M. Bitschnau, A. Drähne (Hrsg.)

Homöopathie in der Frauenheilkunde

Micha Bitschnau, Anton Drähne (Hrsg.)

Homöopathie in der Frauenheilkunde

Integrative Therapiekonzepte für Klinik und Praxis

Mit Beiträgen von

Leo Auerbach, Cornelia Bajic, Dagmar Bancher-Todesca, Micha Bitschnau, Mathias Brunbauer, Ute Bullemer, Kinga Chalubinski, Ursula Denison, Daniela Dörfler, Anton Drähne, Henning Droege, Jörg Feiler, Cornelia Fischer, Michael Frass, Georg Freude, Günter Freundl, Elisabeth Friedrich, Ulrich Gembruch, Walter Glueck, Jutta Gnaiger-Rathmanner, Elisabeth Hacket-Balluch, Jürgen Hansel, Engelbert Hanzal, Hanns Helmer, Kora Hirtenlehner-Ferber, Anton Horvat, Heinrich Hümmer, Martin Imhof, Elmar Joura, Viktor Jenni, Eva-Maria Jung, Herbert Kiss, Tomas-Hendrik Knocke-Abulesz, Petra Kohlberger, Peter König, Michael Krause, Martha Krumpl-Ströher, Elisabeth Kucera-Sliutz, Martin Langer, Katharina Leithner-Dziubas, Sepp Leodolter, Markus Lipovac, Franziska Maurer, Margit Mayer, Rosemarie Mayr, Andrea Mazanek, Eva Pritz, Helmut B. Retzek, Michaela Riegler-Keil, Heinrich Salzer, Christine E. Sam, Josef M. Schmidt, Peter Schneck, Katharina Schuchter, Brigitte Seul, Paul Sevelda, Dario Spinedi, Beat Spring, Marianne Springer-Kremser, Susanne Stoeckl-Gibs, Gabriele Stolz-Sedemund, Clemens Tempfer, Gertrud Unfried, Beate Vollmer, Thomas Waibel, Katharina T. Walch, Gerlinde Wawra-Pölzl, Monika Weigert, Frank Wieland, Uta Willimowski, Jens Wurster, Dieter Zakel, Maria Zeller, Michaela Zorzi

ELSEVIER
URBAN & FISCHER

URBAN & FISCHER
München · Jena

Zuschriften und Kritik an:
Elsevier GmbH, Urban & Fischer Verlag, Lektorat Komplementäre und Integrative Medizin, Karlstraße 45, 80333 München
Dr. med. Micha Bitschnau, Abteilung für Gynäkologie und Geburtshilfe, Krankenhaus Hietzing, Wolkersbergenstraße 1, 1130 Wien
Dr. med. Anton Drähne, Johanniterstraße 17, 53113 Bonn

Bibliografische Information der Deutschen Nationalbibliothek
Die Deutsche Nationalbibliothek verzeichnet diese Publikation in der Deutschen Nationalbibliografie; detaillierte bibliografische Daten sind im Internet unter http://dnb.d-nb.de abrufbar.

1. Auflage November 2007

Der Urban & Fischer Verlag ist ein Imprint der Elsevier GmbH.

07 08 09 10 11 5 4 3 2 1

Um den Textfluss nicht zu stören, wurde bei Berufsbezeichnungen die grammatikalisch maskuline Form gewählt. Selbstverständlich sind in diesen Fällen immer Frauen und Männer gemeint.

Planung und Lektorat: Elisabeth Harth, Stefanie Regensburger, München
Layout: mogwitz | design, München
Herstellung: Antje Arnold, München
Satz: Kösel, Krugzell
Druck und Bindung: LegoPrint, Lavis
Fotos/Zeichnungen: s. Abbildungsnachweis
Umschlaggestaltung: SpieszDesign, Büro für Gestaltung, Neu-Ulm
Titelfotografie: ©Getty Images

ISBN-13: 978-3-437-56570-0
ISBN-10: 3-437-56570-2

Aktuelle Informationen finden Sie im Internet unter www.elsevier.de und www.elsevier.com

Inhaltsverzeichnis

Kasuistikverzeichnis

Geleitwort

Zu denken, dass ausschließlich wir Ärzte wissen, was unseren Patientinnen gut tut, ist ein Irrglaube. Als gewissenhafter Arzt muss man sich ausreichend Zeit dafür nehmen, um neben der rein medizinischen Abklärung und Diagnostik im Gespräch herauszufinden, welche Therapiestrategie für die jeweilige Patientin als Individuum am passendsten ist. Die tägliche Praxis zeigt, dass Frauen keine autoritären medizinischen Vorgaben erfüllen wollen, sondern das Gespräch und die Diskussion mit der Ärztin oder dem Arzt ihres Vertrauens suchen. Eine wesentliche Anforderung an den modernen Arzt besteht daher darin, komplexe medizinische Details verständlich zu erklären und deren Vor- und Nachteile in Bezug auf andere medizinische Methoden mit der Patientin zu diskutieren.

Als Gynäkologe wird man von Patientinnen immer wieder nach den Möglichkeiten alternativer oder komplementärer Behandlungsmethoden gefragt. Da die klassische Homöopathie eine komplexe Heilmethode ist, war es bisher schwierig – ohne entsprechende Kenntnisse –, objektiv Auskunft zu geben. Das vorliegende Buch hat es sich zum Ziel gesetzt, in der Frauenheilkunde eine Brücke zwischen den Möglichkeiten der homöopathischen Behandlung und denen der konventionellen Medizin zu schlagen. So werden homöopathische Prinzipien und Behandlungsmethodik vom Fachmann dargestellt und zudem jedes Thema der Frauenheilkunde von einem Spezialisten der konventionellen Medizin besprochen. Das korrekte homöopathische Vorgehen wird anhand von exakt dokumentierten und diskutierten Fallbeschreibungen deutlich. Erstmals kann man sich als Facharzt orientieren, wann eine homöopathische Intervention bei einer bestimmten Pathologie sinnvoll und möglich ist. Darüber hinaus ist das vorliegende Buch ein umfassendes Lehrbuch und Update sowohl für Homöopathen als auch für Allgemeinmediziner, die mit spezifisch gynäkologischen Krankheitsverläufen nicht so vertraut sind.

Das Buch zeigt auf, dass der für die Patientin richtige Weg nicht entweder in Richtung „konventionelle Medizin“ oder „Homöopathie“ führt, sondern dass eine zeitgemäße, individuelle integrative Behandlungsmethode die Synergien von konventioneller Medizin UND Homöopathie nutzt.

Gerade in der Schwangerschaft, bei der Geburt und im Wochenbett stehen Frauen der Einnahme von Medikamenten sehr skeptisch gegenüber. Als Geburtshelfer ist man für eine valide Behandlungsalternative wie die klassische Homöopathie dankbar. Die vorliegende Publikation macht deutlich, dass Homöopathie und konventionelle Medizin nicht im Widerspruch stehen – vorausgesetzt, dass die Homöopathie von gut ausgebildeten Ärzten und Hebammen in enger Kooperation mit dem gynäkologischen Facharzt betrieben wird.

Die geburtshilfliche Abteilung der Universitätsklinik Wien gründete die erste klassisch homöopathische Ambulanz für Schwangere an einer Universitätsklinik in Österreich. Um eine derartige Ambulanz erfolgreich führen zu können, werden regelmäßige interne Fortbildungen sowohl für Ärzte als auch für Hebammen veranstaltet, die eine hohe Qualität der homöopathischen Betreuung gewährleisten. Die Patientinnen nehmen solche Angebote gerne an, vor allem bei chronischen Krankheiten wie Colitiden, Migräne, Bluthochdruck, Schmerzzuständen und Angststörungen, die unter alleiniger schulmedizinischer Therapie in der Regel zu dauernden Medikamenteneinnahmen führen. Besonders erfolgreich werden „Hebammengeburten“ von homöopathisch ausgebildeten Hebammen geleitet.

Dieses Buch der Homöopathie und der Frauenheilkunde kann als Lehrbuch der beiden medizinischen Heilmethoden angesehen werden. Es ist das erste umfassende Werk zum Thema im Sinne einer „integrativen Medizin“.

o. Univ. Prof. Dr. Peter Husslein
Vorstand der Abteilung
Geburtshilfe und Gynäkologie
der Universitätsklinik für Frauenheilkunde,
Allgemeines Krankenhaus Wien

Wien, im Juli 2006

Vorwort der Herausgeber

Warum ein Buch zu Homöopathie in der Frauenheilkunde? Bei vielen Ärzten, die nach dem Medizinstudium eine Homöopathieausbildung beginnen, dokumentiert eine langjährige Weiterbildung das Bestreben, weitere Erklärungen von Krankheitsentstehung und Therapiemöglichkeiten zu suchen. Wir kennen alle die therapeutischen Notsituationen, die der Berufsalltag in Klinik oder Praxis bereithält und uns mit Krankheitsbildern konfrontieren, die die konventionelle Medizin an ihre Grenzen führen.

Die Medizin hat in den vergangenen Jahrzehnten bewundernswerte Fortschritte gemacht, ausgeblieben ist aber bisher ein tragfähiges Konzept für die Entstehung einer Krankheit. Die Homöopathie hilft hier weiter: Gerade die Kombination von langjähriger ärztlicher Erfahrung und Beobachtung mit der Theorie miasmatischer Erklärungsmodellen für chronische Krankheiten erweitert das Spektrum heilenden Handelns. Andererseits ist die Homöopathie zur Beurteilung von Krankheitsverläufen und im operativen Bereich auf die konventionelle Therapie angewiesen. Diese Einsichten führten uns zu der Idee, schulmedizinisch und homöopathisch arbeitende Ärzte gemeinsam zu Wort kommen zu lassen. Die Herausgeber und auch die Autoren aus Deutschland, Österreich und der Schweiz sind der Ansicht, dass diese integrative Sicht zeitgemäß und zukunftsweisend zugleich ist.

Besonders erfreulich war die Erfahrung, wie unkompliziert es war, kompetente namhafte Spezialisten als Autoren für dieses integrativ-medizinische Fachbuch zu gewinnen. Es zeigte uns, dass bei Schulmedizinern, aber auch bei homöopathisch arbeitenden Ärzten die alten gegenseitigen Vorurteile der Vergangenheit angehören. Die integrative Sicht von Schulmedizin und Homöopathie ist kein Spezifikum der Frauenheilkunde. Mediziner, ganz gleich welcher Ausrichtung, haben immerhin das gemeinsame Ziel, das Samuel Hahnemann im „Organon der Heilkunst" im ersten Paragraphen festgemacht hat. Er sah die Aufgabe der Medizin darin, „kranke Menschen gesund zu machen, was man Heilen nennt". Vielleicht lassen sich von dieser konstruktiven Zusammenarbeit auch die Kolleginnen und Kollegen anderer Fachgebiete zu integrativ-medizinischer Zusammenarbeit anregen.

Homöopathie ist Kunst und Wissenschaft zugleich. Sie ist ärztliche Heilkunst, indem sie die Symptome der Patientinnen und Patienten als individuellen Ausdruck einer Störung im dynamischen Bereich, dass heißt auf der körperlichen, geistigen und seelischen Ebene begreift und darauf ausgerichtet ist, den Krankheitsverlauf tief greifend zu verstehen. Zur ärztlichen Wissenschaft aus homöopathischer Sicht zählen wir die Wahrnehmung des individuell Spezifischen der Erkrankten. Erst auf dieser Grundlage kann ein therapeutisches Konzept entworfen und ein homöopathisches Einzelmittel gegeben werden.

Unsere Absicht war es, das vorliegende Buch als konventionelles medizinisches Lehrbuch zu gestalten, gleichberechtigt aber die homöopathische Sichtweisen und Therapiemöglichkeiten aufzuzeigen. Die gesamte Frauenheilkunde wird hiermit aus zwei unterschiedlichen Perspektiven thematisiert. So soll das Buch dem Frauenarzt und dem interessierten Allgemeinarzt als Lehrbuch und Nachschlagewerk zugleich dienen. Für den homöopathischen Arzt gibt es Hinweise zu Diagnose und Therapie auf dem aktuellen Stand der Forschung. Den konventionell arbeitenden Fachärzten gibt das Buch einen fundierten Überblick über die homöopathischen Therapiemöglichkeiten.

Aufgeteilt ist das Buch in drei Abschnitte. Im ersten Teil wird ein Einblick in die Geschichte der Frauenheilkunde, der Geburtshilfe und der Homöopathie gegeben. Dabei widmen sich die Autoren Zusammenhängen zwischen Homöopathie und Frauenheilkunde, von Wissenschaft und Homöopathie, der Evidence-based Medicine sowie Evidence-based Medicine in der Homöopathie. Darauf aufbauend, beschreibt der zweite Teil den methodischen Aspekten der Homöopathie. Im umfassenden dritten Abschnitt werden die einzelnen frauenheilkundlichen Krankheitsbilder behandelt. An die Darstellung der konventionell-medizinischen Diagnostik und Therapie schließt sich die homöopathische Sichtweise des Krankheitsbildes mit den zugehörigen homöopathischen Kasuistiken an. Wer Bücher macht, der muss sich einschränken. So konnten wir in einem Band leider nicht alle Teilbereiche der homöopathischen Kasuistiken behandeln. Dies zeigt aber umso mehr, dass es bei diesem einen Band nicht bleiben kann – wir wünschen uns daher sehr die Bereitstellung von weiteren homöopathischen Behandlungsergebnissen.

Abschließend danken wir ganz herzlich dem Elsevier-Verlag und seinen Mitarbeitern. Dieser Dank gilt besonders Rolf Lenzen, der schon seit vielen Jahren auf diese Lücke in der verbindenden Darstellung von konventioneller Medizin und Homöopathie hingewiesen hat. Stefanie Regensburger hat die Struktur des Buches mit ausgearbeitet und immer wieder verfeinert und uns besonders in der Planungsphase immer wieder Mut gemacht und durch schwierige Phasen gelotst. Und ganz besonders danken wir Elisabeth Harth, die uns durch ihre sachkundige, verständnisvolle und hilfsbereite Art besonders in Zeiten, als uns die Arbeit am Buch neben den Anforderungen unseres Berufes schwer wurde, unterstützend und aufmunternd geholfen hat. Ohne den Impuls und die Unterstützung von allen hätte das Buch nur sehr schwer den Weg in die Öffentlichkeit finden können. Danken möchten wir auch den Autoren, den Kolleginnen und Kollegen und den Patientinnen aus Österreich, der Schweiz und Deutschland. Ohne sie würde es dieses Buch nicht geben.

Micha Bitschnau
Wien, im Juli 2006

Anton Drähne
Bonn, im Juli 2006

Herausgeber- und Autorenverzeichnis

Herausgeber

Dr. med. Micha Bitschnau
Abteilung für Gynäkologie und Geburtshilfe
Krankenhaus Hietzing
Wolkersbergenstraße 1
A – 1130 Wien

Dr. med. Anton Drähne
Johanniterstraße 17
D – 53113 Bonn

Autoren

Univ.Ass. Prof. Dr. med. Leo Auerbach
Abteilung für Spezielle Gynäkologie
Universitätsklinik für Frauenheilkunde
Medizinische Universität Wien
Währinger Gürtel 18 – 20
A – 1090 Wien

Cornelia Bajic
Viktoriastraße 13
D – 42853 Remscheid

ao. Univ.Prof. Dr. Dagmar Bancher-Todesca
Abteilung für Geburtshilfe und Gynäkologie
Universitätsklinik für Frauenheilkunde
Medizinische Universität Wien
Währinger Gürtel 18 – 20
A – 1090 Wien

Dr. med. Micha Bitschnau
Abteilung für Gynäkologie und Geburtshilfe
Krankenhaus Hietzing
Wolkersbergenstraße 1
A – 1130 Wien

Dr. med. Mathias Brunbauer
Abteilung für Gynäkologie und Geburtshilfe
Wilhelminenspital der Stadt Wien
Montleartstraße 37
A – 1160 Wien

Dr. med. Ute Bullemer
Lindwurmstraße 10
D – 80337 München

ao. Univ.Prof. Dr. Kinga Chalubinski
Abteilung für Geburtshilfe und Gynäkologie
Universitätsklinik für Frauenheilkunde
Medizinische Universität Wien
Währinger Gürtel 18 – 20
A – 1090 Wien

Dr. med. Ursula Denison
Abteilung für Gynäkologie und Geburtshilfe
Krankenhaus Hietzing
Wolkersbergenstraße 1
A – 1130 Wien

Dr. med. Daniela Dörfler
Abteilung für Gynäkologie und Geburtshilfe
Universitätsklinik für Frauenheilkunde
Medizinische Universität Wien
Währinger Gürtel 18 – 20
A – 1090 Wien

Dr. med. Anton Drähne
Johanniterstraße 17
D – 53113 Bonn

Henning Droege
Eichenweg 51
D – 88289 Waldburg

Dr. med. Jörg Feiler
Hannoversche Straße 31
D – 29221 Celle

Dipl.-Med. Cornelia Fischer
Bernhardstraße 50
D – 04315 Leipzig

Univ.Prof. Dr. Michael Frass
Abteilung für Onkologie
Universitätsklinik für Innere Medizin I
Medizinische Universität Wien
Währinger Gürtel 18 – 20
A – 1090 Wien

Prim. Dr. Georg Freude
Kinderwunschzentrum GYNANDRON Wien und
Abteilung für Gynäkologie und Geburtshilfe
Krankenhaus Hietzing
Wolkersbergenstraße 1
A – 1130 Wien

apl. Prof. Dr. med. Günter Freundl
Gynäkologische Endokrinologie und
Reproduktionsmedizin
Am Alten Rhein 4
D – 40593 Düsseldorf

Dr. med. Elisabeth Friedrich
Friedrich-Schmidt-Platz 7/15
A – 1080 Wien

o. Univ.Prof. Dr. Ulrich Gembruch
Klinik für Geburtshilfe und Pränatalmedizin
Universitätsklinikum Bonn
Sigmund-Freud-Straße 25
D – 53105 Bonn

PD Dr. Walter K. Glueck
Erzherzog-Wilhelm-Ring 13
A – 2500 Baden

Dr. med. Jutta Gnaiger-Rathmanner
Hirschgraben 15
A – 6800 Feldkirch

Dr. med. Elisabeth Hacket-Balluch
Abteilung für Gynäkologie und Geburtshilfe
Krankenhaus Hietzing
Wolkersbergenstraße 1
A – 1130 Wien

Dr. med. Jürgen Hansel
Harthauserstraße 127
D – 81545 München

ao. Univ.Prof. Dr. Engelbert Hanzal
Abteilung für Gynäkologie und Geburtshilfe
Universitätsklinik für Frauenheilkunde
Medizinische Universität Wien
Währinger Gürtel 18 – 20
A – 1090 Wien

ao. Univ.Prof. Dr. Hanns Helmer
Abteilung für Geburtshilfe und Gynäkologie
Universitätsklinik für Frauenheilkunde
Medizinische Universität Wien
Währinger Gürtel 18 – 20
A – 1090 Wien

ao. Univ.Prof. Dr. Kora Hirtenlehner-Ferber
Abteilung für Geburtshilfe und Gynäkologie
Universitätsklinik für Frauenheilkunde
Medizinische Universität Wien
Währinger Gürtel 18 – 20
A – 1090 Wien

Dr. med. Anton Horvat
Abteilung für Gynäkologie und Geburtshilfe
Krankenhaus Hietzing
Wolkersbergenstraße 1
A – 1130 Wien

Dr. med. Heinrich Hümmer
Weinhartstraße 4
D – 82211 Herrsching

Univ.Doz. Dr. med. Martin Imhof
Abteilung für Endokrinologie und
Sterilitätsbehandlung
Universitätsklinik für Frauenheilkunde
Medizinische Universität Wien
Währinger Gürtel 18 – 20
A – 1090 Wien

ao. Univ.Prof. Dr. Elmar Joura
Abteilung für Gynäkologie und Geburtshilfe
Universitätsklinik für Frauenheilkunde
Medizinische Universität Wien
Währinger Gürtel 18 – 20
A – 1090 Wien

Dr. med. Viktor Jenni
Länggass-Straße 36
CH – 3012 Bern

Dr. med. Eva-Maria Jung
Lindwurmstraße 85
D – 80337 München

ao. Univ.Prof. Dr. Herbert Kiss
Abteilung für Geburtshilfe und Gynäkologie
Universitätsklinik für Frauenheilkunde
Medizinische Universität Wien
Währinger Gürtel 18 – 20
A – 1090 Wien

ao. Univ.Prof. Dr. Tomas-Hendrik Knocke-Abulesz
Sonderabteilung für Strahlentherapie
Krankenhaus Hietzing
Wolkersbergenstraße 1
A – 1130 Wien

ao. Univ.Prof. Dr. Petra Kohlberger
Abteilung für Gynäkologie und Geburtshilfe
Universitätsklinik für Frauenheilkunde
Medizinische Universität Wien
Währinger Gürtel 18 – 20
A – 1090 Wien

Dr. med. Peter König
Esterhazyplatz 5
A – 7000 Eisenstadt

Dr. med. Michael Krause
Klinik für Frauenheilkunde
Klinikum Nürnberg Süd
Breslauer Straße 201
D – 90471 Nürnberg

Dr. med. Martha Krumpl-Ströher
Abteilung für Gynäkologie und Geburtshilfe
Krankenhaus Hietzing
Wolkersbergenstraße 1
A – 1130 Wien

ao. Univ.Prof. Dr. Elisabeth Kucera-Sliutz
Abteilung für Gynäkologie und Geburtshilfe
Universitätsklinik für Frauenheilkunde
Medizinische Universität Wien
Währinger Gürtel 18 – 20
A – 1090 Wien

ao. Univ.Prof. Dr. Martin Langer
Abteilung für Geburtshilfe und Gynäkologie
Universitätsklinik für Frauenheilkunde
Medizinische Universität Wien
Währinger Gürtel 18 – 20
A – 1090 Wien

Dr. med. Katharina Leithner-Dziubas
Klinik für Tiefenpsychologie und Psychotherapie
Medizinische Universität Wien
Währinger Gürtel 18 – 20
A – 1090 Wien

o. Univ.Prof. Dr. Sepp Leodolter
Abteilung für Gynäkologie und Geburtshilfe
Universitätsklinik für Frauenheilkunde
Medizinische Universität Wien
Währinger Gürtel 18 – 20
A – 1090 Wien

Dr. med. Markus Lipovac
Abteilung für Endokrinologie und
Sterilitätsbehandlung
Universitätsklinik für Frauenheilkunde
Medizinische Universität Wien
Währinger Gürtel 18 – 20
A – 1090 Wien

Hebamme Franziska Maurer
Fachstelle Fehlgeburt und perinataler Kindstod
Postfach 480
CH – 3000 Bern 25

Dr. med. Margit Mayer
Weinstraße 45
D – 67480 Edenkoben

Dr. med. Rosemarie Mayr
Station f. Kinder- und Jugendpsychiatrie
1. Psychiatrische Abteilung der Christian Doppler Klinik
Ignaz-Harrer-Straße 79
A – 5020 Salzburg

Dr. med. Andrea Mazanek
Abteilung für Gynäkologie und Geburtshilfe
Krankenhaus Hietzing
Wolkersbergenstraße 1
A – 1130 Wien

Mag. Eva Pritz
Sigmund Freud PrivatUniversität (SFU)
Schnirchgasse 9a
A – 1030 Wien

Dr. med. Helmut B. Retzek
Oberbleichfleck 2
A – 4840 Vöcklabruck

Dr. med. Michaela Riegler-Keil
Abteilung für Gynäkologie und Geburtshilfe
Wilhelminenspital der Stadt Wien
Montleartstraße 37
A – 1160 Wien

o. Univ.Prof. Dr. Heinrich Salzer
Abteilung für Gynäkologie und Geburtshilfe
Wilhelminenspital der Stadt Wien
Montleartstraße 37
A – 1160 Wien

Dr. med. Christine E. Sam
Abteilung für Gynäkologie und Geburtshilfe
Universitätsklinik für Frauenheilkunde
Medizinische Universität Wien
Währinger Gürtel 18 – 20
A – 1090 Wien

Priv. Doz. Dr. med. Dr. phil. Josef M. Schmidt
Institut für Geschichte der Medizin
der Ludwig-Maximilians-Universität
Lessingstraße 2
D – 80336 München

Prof. Dr. sc. med. Dr. phil. Peter Schneck
ehem. Institut für Geschichte der Medizin
der Charité, Humboldt-Universität Berlin
Thäterstraße 10b
D-01139 Dresden

Univ.Doz. Dr. Katharina Schuchter
Sozialmedizinisches Zentrum Ost
Gynäkologische und Geburtshilfliche Abteilung
Donauspital
Langobardenstraße 122
A – 1220 Wien

Dr. med. Brigitte Seul
Fichtenweg 4
D – 82340 Feldafing

Univ.Prof. Dr. Paul Sevelda
Abteilung für Gynäkologie und Geburtshilfe
Krankenhaus Hietzing
Wolkersbergenstraße 1
A – 1130 Wien

Dr. med. Dario Spinedi
Clinica Santa Croce
Via al Parco 27
CH – 6644 Orselina

Dr. med. Beat Spring
Bantigerstraße 37
CH – 3006 Bern

o. Univ.Prof. Dr. Marianne Springer-Kremser
Klinik für Tiefenpsychologie und Psychotherapie
Medizinische Universität Wien
Währinger Gürtel 18 – 20
A – 1090 Wien

Dr. med. Susanne Stoeckl-Gibs
Auhofstraße 156a/1
A – 1130 Wien

Dr. med. Gabriele Stolz-Sedemund
Wiesstraße 24
D – 85737 Ismaning-Fischerhäuser

ao. Univ.Prof. Dr. Clemens Tempfer
Abteilung für Endokrinologie und
Sterilitätsbehandlung
Universitätsklinik für Frauenheilkunde
Medizinische Universität Wien
Währinger Gürtel 18 – 20
A – 1090 Wien

Univ. Doz. Dr. Gertrud Unfried
Privatklinik Josefstadt
Skodagasse 32
A – 1080 Wien

Dr. med. Beate Vollmer
Homöopathisches Ärztehaus München
Offenbachstraße 9
D – 81245 München

Dr. med. Thomas Waibel
Clinica Santa Croce
Via al Parco 27
CH – 6644 Orselina

Dr. med. Katharina T. Walch
Abteilung für Endokrinologie und
Sterilitätsbehandlung
Universitätsklinik für Frauenheilkunde
Medizinische Universität Wien
Währinger Gürtel 18 – 20
A – 1090 Wien

Gerlinde Wawra-Pölzl
Trazerberggasse 37/6
A – 1130 Wien

Dr. med. Monika Weigert
Abteilung für Gynäkologie und Geburtshilfe
Krankenhaus Hietzing
Wolkersbergenstraße 1
A – 1130 Wien

Frank Wieland
Klein Grün 13
D – 79117 Freiburg

Dr. med. Uta Willimowski
Zeppelinstraße 6
D – 71691 Freiberg a. N.

Dr. med. Jens Wurster
Clinica Santa Croce
Via al Parco 27
CH – 6644 Orselina

Dr. med. Dieter Zakel MA
Wagner Jauregg Landes-Nervenklinik OÖ
Wagner-Jauregg-Weg 15
A – 4020 Linz

ao. Univ. Prof. Dr. Maria Zeller
Universitätsklinik für Frauenheilkunde
Medizinische Universität Wien
Währinger Gürtel 18 – 20
A – 1090 Wien

Dr. med. Michaela Zorzi
Abteilung für Gynäkologie und Geburtshilfe
Krankenhaus Hietzing
Wolkersbergenstraße 1
A – 1130 Wien

Abkürzungen

A

A./Aa.	Arteria(e)
ABBI	advanced breast biopsie instrumentation
AC	Adriamycin + Cyclophosphamid
ACE	angiotensin converting enzyme
ACOG	American College of Obstetricians and Gynecologists
AE	Appendektomie
AFP	Alpha-Fetoprotein
agg.	aggraviert
AGS	adrenogenitales Syndrom
amel.	amelioriert
AMG	Arzneimittelgesetz
AO2	Sauerstoffangebot
APL-AK	Antiphospholipid-Antikörper
APS	Antiphospholipidsyndrom
ARDS	adult respiratory distress syndrome
ART	assisted reproduction technologies
ASCO	American Society of Clinical Oncology
ASR	age standardized rate
ASRM	American Society for Reproductive Medicine
ASS	Acetylsalicylsäure
AST	Aspartataminotransferase (früher GOT)
ATP	Adenosintriphosphat
AUC	area under the curve
AZ	Allgemeinzustand

B

BB	1) Blutbild 2) Beckenboden
BFB	Biofeedback
BIRAD	breast imaging report and data
BMI	Body-mass-Index
bpm	beats per minute
BWS	Brustwirbelsäule
BSG	Blutkörperchensenkungs-geschwindigkeit
BWK	Brustwirbelkörper
BZ	Blutzucker

C

Ca	Karzinom
CA	cancer antigen
caO2	arterieller Sauerstoffgehalt
CEE	conjugated equine estrogen
CIN	cervikale intraepitheliale Neoplasie
CIS	carcinoma in situ
CK	Die Chronischen Krankheiten (Werk von Samuel Hahnemann)
CLIS	Carcinoma lobulare in situ
CMF	Cyclophosphamid + Methotrexat + 5-Fluorouracil
CO	cardiac output
CRH	corticotropin releasing hormone
CT	Computertomogramm
CTG	Cardiotokographie

D

d	Tag(e)
DCIS	duktales carcinoma in situ
DD	Differentialdiagnose
DEGUM	Deutsche Gesellschaft für Ultraschall in der Medizin
DIC	disseminated intravascular coagulation
DHEA	Dehydroepiandrosteron
Dil.	Dilution
DIR	deutsches IVF-Register
DNA	Desoxyribonucleinsäure
Drg.	Dragee(s)
dptr	Dioptrie
DSM	Diagnostic and Statistical Manual (of Mental Disorders)

E

EBM	evidence-based medicine
EDTA	ethylene diamine tetraacetic acid
EK	Erythrozytenkonzentrat
EL	Esslöffel
EMG	Elektromyographie (-gramm)
EORTC	European Organisation for Research and Treatment of Cancer
EschG	Embryonenschutzgesetz
ESHRE	European Society of Human Reproduction and Embryology

ET	Embryotransfer
EUG	Extrauteringravidität
ext.	externus

F

FFP	fresh frozen plasma
FGF	fibroblast growth factor
FIGO	Fédération Internationale de Gynécologie et d'Obstétrique
FISH	Fluoreszenz-in-situ-Hybridisierung
FSH	follikelstimulierendes Hormon

G

GAS	general adaptation syndrome
G-CSF	Granulozyten-Kolonie-stimulierender-Faktor
GCT	glucose challenge test
GDM	Gestationsdiabetes
Glob.	Globuli
GnRH; GRH	gonadotropin releasing hormone
GOG	Gynecologic Oncology Group
GOT	Glutamat-oxalacetat-transaminase (jetzt AST)
GV	Geschlechtsverkehr
Gy	Gray

H

h	Stunde(n)
HAB	Homöopathisches Arzneibuch
Hb	Hämoglobin
HDL	high-density lipoproteins
HCG	human chorionic gonadotropin
HDR	high dose rate
HELLP	hemolysis, elevated liver enzymes, low platelets
Her-2	human epidermal growth factor receptor 2
HF	Herzfrequenz
Hkt	Hämatokrit
HLA	Human-Leukocyte-Antigen
HMG	human menopausal gonadotropin
HMV	Herzminutenvolumen
HPV	humanes Papilloma-Virus
HRT	hormone replacement therapy
HSG	Hysterosalpingographie
HT	Herzton
HUS	hämolytisch-urämisches Syndrom
HWI	Harnwegsinfektion
HWS	Halswirbelsäule

I

ICD	International Classification of Diseases
ICS	International Continence Society
ICSI	intracytoplasmatische Spermien-injektion
IgD, IgE, IgG, IgM	Immunglobuline D/E/G/M
IGF	insulin-like growth factor
IGT	impaired glucose tolerance
i. m.	intramuskulär
IMS	International Menopause Society
ITP	immunologisch-thrombozytopenische Purpura
IU	international unit
IUD	intrauterine device
IUGR	intrauterin growth retardation
IUP	Intrauterinpessar
IUS	Intrauterinsystem
i. v.	intravenös
IVF	In-vitro-Fertilisation

J

Jh.	Jahrhundert

K

KG	Körpergewicht
KHK	koronare Herzkrankheit
KO	Körperoberfläche

L

LAP	Laparotomie
LCIS	Carcinoma lobulare in situ
LCR	ligase chain reaction
LDH	Laktatdehydrogenase
LDL	low-density lipoproteins
LDR	low dose rate
LEEP	loop electrical excision procedure
LH	luteinisierendes Hormon
LHRH	luteinisierendes Hormon-releasing-Hormon
Lig./Ligg.	Ligamentum/Ligamenta
Lj.	Lebensjahr

Lk	Lymphknoten
LLETZ	large loop excision of the transformation zone
LSK	Laparoskopie
LVSI	lymph-vascular space invasion

M

M.	1. Musculus 2. Morbus
MBU	Mikroblutanalyse
MESA	microscopic epididymal sperm aspiration
MeV	Megaelektronenvolt
MKP	Mutter-Kind-Pass
Min.	Minute(n)
Mio.	Million
MM	Muttermund
Mm.	Musculi
MMMT	maligner Müllerscher Mischtumor
MPA	Medroxyprogesteronacetat
MRI	magnetic resonance imaging
MRKS	Mayer-Rokitansky-Küster-Syndrom
MRT	magnetic resonance tomography
MTX	Methotrexat
mU	Milliunit

N

N.	Nervus
NCI	National Cancer Institute
neg.	negativ
ng	Nanogramm
Nn.	Nervi
NNH	Nasennebenhöhlen
NNR	Nebennierenrinde
NSAR	nichtsteroidale Antirheumatika

O

OAT(-Syndrom)	Oligo-Astheno-Teratozoospermie (-Syndrom)
OAB	over active bladder
o. B.	ohne Befund
oGTT	oraler Glucose-Toleranztest
OHSS	ovarielles Hyperstimulationssyndrom
Op.	Operation
ORG V/VI	Organon der Heilkunst, 5./6. Auflage (Werk von Samuel Hahnemann)

P

PAPP	pregnancy associated plasmaprotein
p. o.	peroral
pH	pondus Hydrogenii
PCO(-Syndrom)	(Syndrom der) polycystischen Ovarien
PCR	polymerase chain reaction
PDA	Periduralanästhesie
Ph. Eur.	Europäische Pharmakopöe
PID	Präimplantationsdiagnostik
PIP	proximales Interphalangeal-Gelenk
PMDD	premenstrual dysphoric disorder
PMS	prämenstruelles Syndrom
PNI	Psychoneuroimmunologie
pos.	positiv
p. p.	post partum
pT	Primärtumor
PTSD	posttraumatic stress disorder

R

RAML	Reine Arzneimittellehre (Werk von Samuel Hahnemann)
RES	retikuloendotheliales System
Rh	Rhesus
RR	Riva-Rocci (Symbol für den mit dem Riva-Rocci-Apparat gemessenen Blutdruck)

S

S	Sakralwirbel/-segment
s. c.	subcutan
SHBG	sexualhormonbindendes Globulin
SIDS	sudden infant death syndrome
SLE	systemischer Lupus erythematodes
STD	sexual transmitted diseases
SSL	Scheitel-Steiß-Länge
SSRI	serotonin (selective) reuptake inhibitors
SSW	Schwangerschaftswoche
SV	Schlagvolumen

T

T3	Trijodthyronin
T4	Thyroxin
Tbl.	Tablette
TBT	Term Breech Trial

TE	Tonsillektomie
TEP	Totalendoprothese
TESE	testicular sperm extraction
tgl.	täglich
Th	thorakales Segment
TIA	transitorische ischämische Attacke
TNF	Tumornekrosefaktor
TNM	tumor, nodes, metastases
TRH	thyreotropin releasing hormon
Trp.	Tropfen
TSH	thyroid stimulating hormone
TTP	thrombotisch-thrombozytopenische Purpura
TVT	tension-free vaginal tape
TXA	Thromboxan

U

Urt.	Urtinktur
u. U.	unter Umständen

V

V. a.	Verdacht auf
v. a.	vor allem
VAIN	vaginale intraepitheliale Neoplasie
VAS	visuelle Analogskala
VEGF	vascular endothelial growth factor
VIN	vulväre intraepitheliale Neoplasie
VNPI	Van Nuys-Prognose-Index

W

Wo.	Woche(n)

Z

Z. n.	Zustand nach
ZNS	Zentralnervensystem

Symbole

↑	hoch, erhöht
↓	tief, erniedrigt
>	mehr als
<	weniger als
☞	siehe (Verweis)
®	Handelsname

Abbildungsnachweis

I.2-1	Eucharius Roesslin
I.2-2	Cornelius Troost
I.5-2	Prof. Dr. Engelbert Hanzal, Wien
I.6-1	Dr. med. Heinrich Hümmer, Herrsching
II.3-2	Frank Wieland, Freiburg
II.3-1, III.1-1, 2-1 – 2-3, 3-3, 3-12, 5-2, 6-1, 9-5, 9-6, 11-1, 12-1, 14-1, 19-3, 19-4	S. Adler, Lübeck
III.2-4	Dr. med. Daniela Dörfler, Wien
III.3-1, 3-2	Aus: Schneider/Husslein: Die Geburtshilfe, 2. Aufl., mit freundlicher Genehmigung des Springer-Verlages, Heidelberg
III.3-4 – 3-9	Prof. Dr. Dagmar Bancher-Todesca, Wien
III.3-9 – 3-11	Prof. Dr. Kinga Chalubinski, Wien
III.4-1 – 4-4	Prof. Dr. Herbert Kiss, Wien
I.5-1, II.5-1, III.2-5, 18-1, 18-4, 19-1, 19-2, 19-5 – 19-7, 25-1, 25-3	Kösel, Altusried-Krugzell
III.2-6, 16-1	Dr. med. Micha Bitschnau, Wien
III.5-1	Prof. Dr. Hanns Helmer, Wien
III.6-2	Daniel Nikolaus Chodowiezki
III.8-1	Dr. med. Martin Imhof, Wien
III.8-2 – 8-5	Dr. med. Katharina T. Walch, Wien
III.9-1, 9-2, 9-7	G. Raichle, Ulm
III.9-3	Prof. Dr. med. Günter Freundl, Düsseldorf
III.10-1, 10-2	Prof. Dr. Sepp Leodolter, Wien
III.11-2	Aus: Bühling/Friedmann: Intensivkurs Gynäkologie und Geburtshilfe, Urban & Fischer, München 2004
III.11-3 – 11-17	Dr. med. Christine E. Sam, Wien
III.11-18	Mit freundlicher Genehmigung von Johnson & Johnson Medical Products, Wien
III.14-2, 14-3	Dr. med. Ursula Denison, Wien
III.15-1 – 15-11	Prof. Dr. Elmar Joura, Wien
III.17-1 – 17-4	Prof. Dr. Paul Sevelda, Wien
III.18-2, 18-3, 18-5	Prof. Dr. Heinrich Salzer, Wien
III.25-2	Dr. med. Rosemarie Mayr, Salzburg

I
Einleitung

1 Zur Geschichte der Frauenheilkunde und Geburtshilfe

Peter Schneck

1.1 Einleitung

Die **Geburtshilfe** mit ihrer Jahrtausende alten Geschichte ist der einzige Zweig der Medizin, der sich von Anbeginn vorwiegend gesunden Menschen – den schwangeren und gebärenden Frauen – zugewendet hat. Ihre praktische Ausübung lag bis in die Neuzeit hinein fast ausschließlich in weiblichen Händen. Die Geburtshelferinnen, die den Schwangeren, Gebärenden und Müttern bald auch bei gynäkologischen Leiden Beistand leisteten, gewannen ihr Wissen vor allem aus eigenen Erfahrungen und Beobachtungen. Auch schöpften sie aus den reichen, allerdings nicht immer klaren Quellen der Volksmedizin. Später nannte man sie Wehe-Mütter oder Hebe-Ammen.

Die **Gynäkologie** im modernen Sinne hat hingegen eine relativ junge Geschichte. Sie ging im Laufe des 19. Jahrhunderts aus der erweiterten, inzwischen in ärztlich-männliche Hände geratenen Geburtshilfe hervor. Dank der in dieser Zeit möglich gewordenen operativen Therapie spezifischer Frauenkrankheiten konnte sie sich allmählich aus der Chirurgie emanzipieren. Den Begriff Gynäkologie hatte der vielseitige Dresdner Geburtshelfer *Carl Gustav Carus* (1789 – 1863) bereits 1820 in die deutschsprachige Fachliteratur eingeführt.

Am Ende des 19. Jahrhunderts war die Herausbildung des klinischen Doppelfaches Frauenheilkunde und Geburtshilfe unter dem Dach einer Frauenklinik weitgehend abgeschlossen.

Es kann hier nur in groben Zügen auf die wesentlichen Entwicklungslinien dieses Fachgebietes eingegangen werden. Darüber hinaus sei auf die Literaturauswahl am Ende dieses Kapitels verwiesen.

1.2 Die Anfänge der Frauenheilkunde und Geburtshilfe

1.2.1 Vom Mythos zum Logos: Die Anfänge wissenschaftlichen Denkens in der Geburtshilfe und Frauenheilkunde

„[...] propter solum uterum, est mulier id quod est" – allein der Uterus macht die Frau zu dem, was sie ist. Mit diesem Diktum hatte im 17. Jahrhundert der große flämische Renaissancearzt *Johann Baptist van Helmont* (1577–1644) die tradierten Erkenntnisse über das Wesen der Frau und ihrer Krankheiten auf den Punkt bringen wollen. Damit stimmte er nicht nur mit den Ansichten der antiken medizinischen Autoritäten überein, sondern auch mit denen der platonischen und aristotelischen Philosophie, ja sogar mit den Mythen der Volksmedizin, die bis in die Neuzeit in Legenden und Märchen, als Aberglaube und in sprachlichen Wendungen lebendig geblieben sind.

Der Uterus galt in den **frühen Kulturen** (u.a. bei den Ägyptern und Indern) als ein Organ mit merkwürdigem Eigenleben und einer erstaunlichen Mobilität. Unklare Bauchbeschwerden bei Frauen wurden meist mit dem „Wandern" der Gebärmutter als Muttersucht oder – wie es Paracelsus später nannte – der „Mutter Siechtage" erklärt. Neben den weit verbreiteten Uterus-Mythen hatten sich aber auch allmählich medizinische Kenntnisse von der Morphologie und Physiologie des Uterus durchgesetzt. So enthalten schon die **ägyptischen Papyri** Kahun (ca. 2000 v. Chr.) und Ebers (ca. 1500 v. Chr.) zahlreiche Behandlungsanweisungen für gynäkologische Erkrankungen wie Dysmenorrhoe, Amenorrhoe etc.

In der **Antike** wurde der Gebärmutter, der Hystera oder auch Metra der Griechen, ebenfalls eine rege Wanderfreudigkeit in relativ weiten Grenzen nachgesagt. Man glaubte, dass die Gebärmutter bis zum Oberbauch gelangen, Leber und Herz malträtieren und sogar kopfwärts steigen könne, um Herzensängste und Leberdruck sowie Kopfschmerzen und Krämpfe aller Art zu verursachen. Auch findet sich schon in den Schriften des *Hippokrates* (460–375 v. Chr.) eine damit in Zusammenhang stehende Krankheitsbezeichnung, die bis heute Bestand hat: die Hysterie. Diese von Hystera abgeleitete Erkrankung sei die „Ursache von 1000 Übeln" und befalle natürlich nur Frauen.

Platon (427–348/49 v. Chr.) ging in seinem Alterswerk „Timaios" unter anderen auf das „Hysterieproblem" ein. Seine These von der Entwicklung des Menschen beruht letztlich auf der Annahme, dass „Frau-Sein" als Strafe anzusehen sei. Das Weib, so Platon, sei ein menschliches Wesen, das gleichsam eine Art missglückter Mann darstelle und deshalb mit einer Reihe von Übeln, so auch mit der Hysterie, geschlagen sei.

Spätere Autoren waren bemüht, diese misogynen Ansichten, mit denen die lange währende Tradition der Diskriminierung der Frau gestützt wurde, zu korrigieren. So berichtete der große englische Arzt des 17. Jahrhunderts *Thomas Sydenham* (1624–1689) in seiner Abhandlung über die „Hysteric Diseases" auch von einer männlichen Variante dieses Leidens, das man jedoch „Hypochondrie" nannte. Heute kennt jeder den Typ des hysterischen Mannes, diesen durch nimmermüde Unzufriedenheit gekennzeichneten Virtuosen des Egozentrismus.

In der **hippokratischen Schrift** „Über die Krankheiten der Frauen" ebenso wie in der späteren „Gynaecologia" des *Soranos von Ephesos* (1. Hälfte des 2. Jh.), waren Schwangerschaft, Geburt, Wochenbett, Menstruation aber auch Sterilität, Abort und Ratschläge zur Kontrazeption die Hauptthemen. Wie in der hippokratischen Heilkunde generell, dominierten auch in der Geburtshilfe, Gynäkologie und in der antiken Zeugungslehre die humoralpathologischen Theorien (☞ I.1.2.3). Der weibliche Organismus war danach von relativ lockerer Konsistenz und vorwiegend durch kalt-feuchte Eigenschaften geprägt, während der Mann von kräftigem, festerem Bau und als warm und trocken angesehen wurde. Für das Verständnis der frühen Fortpflanzungsphysiologie ist auch von Bedeutung, dass man sich lange Zeit den Uterus analog der Tieranatomie als ein mehr- oder zumindest zweikammeriges bzw. durch ein Septum geteiltes Hohlorgan vorstellte.

Im Übrigen beruhte die hippokratische **Zeugungslehre** auf der **Zweisamentheorie**, die besagte, dass Frau und Mann paritätische Samenanteile zur Zeugung beisteuern. Verschiedene durch sogenannte Kochungen ausgelöste Stoffwechselvorgänge sollten eine Abscheidung des Samens bewirken – gewissermaßen als ein veredeltes Filtrat des Blutes. Da der Mann als der ausgereiftere Teil des Menschengeschlechts galt – die gelungene Senkung und das Herausgetretensein seiner Genitalorgane aus der Bauchhöhle galt als äußerer Beweis dafür – und zudem noch von Natur aus über mehr Wärme als die Frau verfüge, war sein Samen der wertvollere. Die Frau hingegen sei nur in der Lage, schwächeren dünnen Samen, dafür aber in größeren Mengen zu bilden. Vom Verhältnis der beiden Samenanteile bei der Konzeption war das Geschlecht des zu erwartenden Kindes abhängig.

Aristoteles (384–322 v. Chr.) schätzte den weiblichen Anteil am Zeugungsakt noch geringer ein. Er schrieb nur dem Mann befruchtende und gestaltende Eigenschaften bei der Fortpflanzung zu. Den Beitrag der Frau reduzierte er auf das Menstrualblut, das lediglich den Nährboden für die Keimentwicklung darstelle. Darüber hinaus nahm man an, dass Knaben sich stets in der rechten und Mädchen immer in der linken Uterushälfte entwickeln würden. Der in Rom wirkende griechische Arzt *Galen* (Galenos, 129– ca. 200), der das gesamte Wissen der antiken Medizin zusammenfasste, erklärte diese alte Theorie mit der Nähe der Leber, die die rechte Uterushälfte mit kräftigerem, wärmerem und damit unverbrauchterem Blut versorge.

Diese Ansichten blieben dank der intensiven **Tradierung antiker medizinischer Lehren** über ein Jahrtausend lebendig. Die Anatomen im hellenistischen Alexandria hatten schon im zweiten vorchristlichen Jahrhundert neben der Gebärmutter die Ovarien beschrieben, die sie als weibliches Analogon der männlichen Hoden deuteten und daher als „Testes muliebres" bezeichneten. Allerdings blieb diese Erkenntnis angesichts der wechselnden Ansichten über Herkunft und Bedeutung des vermeintlich weiblichen Samens für die Fortpflanzungsphysiologie lange Zeit ohne größere Folgen. Ein Umschwung trat erst in der Renaissance (☞ I.1.3.1) mit *Regnier de Graafs* (1641–1673) Entdeckung der Follikel ein, die er irrtümlich für die „Eier" des nun von ihm so bezeichneten Ovars („Eiträgers") hielt. Es vergingen nochmals anderthalb Jahrhunderte, bis *Karl Ernst von Baer* (1792–1876) im Jahre 1828 die Eizelle fand und als weibliche Generationszelle richtig deutete.

Allmählich verdrängte nun das Ovar den Uterus aus seiner symbolträchtigen zentralen Stellung. Ein Indiz dafür ist das eingangs zitierte Wort des *Johann Baptist van Helmont* vom Uterus, der die Frau zur Frau mache, das nun in abgewandelter Form nochmals für Furore sorgte. Denn der Franzose *Achilles Chereau* (1817–1885) schrieb 1844 ebenso apodiktisch: „Propter solum ovarium, est mulier id quod est". Auch der Berliner Pathologe *Rudolf Virchow* (1821–1902) ließ sich 1848 – in Anlehnung an den Franzosen – emphatisch vernehmen: „Das Weib ist eben Weib nur durch seine Generationsdrüse [...]. Alles, was wir an dem wahren Weibe Weibliches bewundern und verehren, ist nur eine Dependenz des Eierstocks."

Der Uterus war nun scheinbar endgültig entzaubert und zeitweilig zum bloßen „Fruchthalter" degradiert. Zumindest solange, bis die wissenschaftliche Endokrinologie – bei beiden Geschlechtern – jenes wunderbare Zusammenspiel im Organismus wie auch seine subtil austarierten hormonellen Regulationen offenbarte und sie für die medizinische Praxis nutzbar machte.

1.2.2 Frauenheilkunde und Geburtshilfe in den frühen Kulturen

Schon in der Medizin früher Kulturen und in der Antike waren also Schwangerschaft, Geburt, Wochenbett, Menstruation, Uterus, Fluor und Sterilität wichtige Themen.

Sie kommen in den oben erwähnten **ägyptischen Papyri** (☞ I.1.2.1) ebenso vor wie in den Zeugnissen der Medizin Mesopotamiens und der ostasiatischen Reiche in Indien und China wie auch in den altamerikanischen Kulturen der Maya, Azteken und Inka. Zwar war die Heilkunde jener Zeit noch weitgehend von Priesterärzten und deren Glauben an geheimnisvolle übernatürlich Kräfte sowie das Wirken von Geistern und Dämonen geprägt, wenn es aber um Geburt und Mutterschaft ging, wurden die vermittelten Kenntnisse doch bemerkenswert konkret.

Beachtlich sind auch erste Vorläufer des Schutzes für Schwangere und Gebärende wie sie der Gesetzeskodex des babylonischen Königs *Hammurapi* (1728–1686 v. Chr.) enthält. Dort gibt es nicht nur Bestimmungen zum Eherecht (§§ 127–136) und zur

Adoption (§§ 185–193), sondern auch zu Strafen bei fremdverschuldetem Abort (§§ 209–214). Frühe Erkenntnisse über den Zusammenhang von sozialer Stellung der Frau und deren Gesundheit finden sich überdies im **Talmud** sowie im Alten und Neuen Testament der **Bibel** wie auch im **Koran**.

Wie praxisorientiert das in den medizinischen Papyrus-Handschriften niedergelegte Wissen war, zeigen die über 20 Rezepte mit Ratschlägen zur Geburtserleichterung, wobei u. a. Drogen wie Süßholz, Rizinus, Hanf, Granatrinde, Mohnsaft und Mineralien wie Salz, Salpeter und Bleierde empfohlen wurden.

Auch Fragen der Sterilitätsdiagnostik und pränatalen Geschlechtsbestimmung kamen zur Sprache. So heißt es beispielsweise zur Prognose bei Kinderlosigkeit einer Patientin: „Lasse für eine Nacht bis zum Morgengrauen eine Knoblauchzehe in ihrer Scheide. Wenn der Knoblauchgeruch am Morgen aus ihrem Munde entweicht, so wird sie Kinder zur Welt bringen. Wenn aber nicht, so wird sie niemals gebären." Für die Voraussage des Geschlechts des Kindes riet man, je eine Portion Gersten- und Weizenkörner mit Urin der Schwangeren anzufeuchten. Keime zuerst die Gerste, werde es ein Knabe; sei es zuerst der Weizen, kündige sich weiblicher Nachwuchs an.

In der **alten indischen Medizin** und so auch in der Frauenheilkunde spielen die Elemente Galle, Schleim und Wind (= Atem) eine besondere Rolle. Dominierend ist dabei der „Wind", dessen Art und Stärke für Empfängnis, Schwangerschaft und Geburt bzw. Abort entscheidend sei.

Die **alte chinesische Medizin** war stark von der Yin-Yang-Lehre mit dem Kategorienpaar des weiblichen Yin (kühl, dunkel, Ruhe, Erde) und des männlichen Yang (warm, hell, Bewegung, Sonne) beeinflusst und bildete die Grundlage für die auch in der frauenheilkundlichen Therapie genutzte Akupunktur und Moxabustion.

1.2.3 Frauenheilkunde und Geburtshilfe in der Antike

Die Geburtshilfe und die Behandlung von Frauenleiden im antiken Griechenland und im römischen Imperium (ca. 6. Jh. vor bis 4. Jh. nach Chr.) war vom ersten umfassenden wissenschaftlichen System der hippokratischen Heilkunde, der **Säftelehre** (☞ I.1.2.1), beeinflusst. Danach beruhten Gesundheit und Krankheit auf dem richtigen bzw. fehlerhaften Mischungsverhältnis der vier „Humores" (Kardinalflüssigkeiten Blut, gelbe Galle, schwarze Galle und Schleim). Diese wiederum waren durch die vier Grundqualitäten warm, trocken, kalt und feucht charakterisiert. Unter den 53 Schriften des Hippokrates und seiner Schüler findet sich eine Reihe von geburtshilflich-gynäkologisch bedeutsamen Werken. Dazu gehören die Bücher über die Krankheiten der Frauen, den Samen, die Sieben- und Achtmonatskinder, die Unfruchtbarkeit und die Überfruchtung (Superfetatio). Es handelt sich dabei zumeist um naturphilosophisch-theoretische Abhandlungen. Die praktische Geburtshilfe lag jedoch ebenso wie die einfachen gynäkologischen Behandlungen in den Händen der Hebammen.

Folgenreicher für die künftige Entwicklung der Gynäkologie war das Buch des in Rom wirkenden *Soranos von Ephesos* (Soran, 1. Hälfte des 2. Jh.) über Geburtshilfe und Frauenkrankheiten, das er wahrscheinlich vor allem für Hebammen schrieb. Darin werden die Fortschritte der Frauenheilkunde und ihrer anatomisch-physiologischen Grundlagen seit Hippokrates sichtbar. *Soran* vermittelt aber auch praktische Kenntnisse wie die Wendung des Kindes auf die Füße mit anschließender Extraktion. Außerdem beschreibt er u. a. die Stadien der Schwangerschaft, das enge Becken, die verschiedenen Kindslagen, die Lagerung der Gebärenden, die vaginale Spekulumuntersuchung und einen Gebärstuhl. Außerdem geht er auf die Leitung der Geburt und der Nachgeburtsperiode sowie ausführlich auf die Pflege und Behandlung des kranken Säuglings sowie die Auswahl einer guten Amme ein. Von den Frauenleiden handelt er die Menstruationsstörungen, Entzündungen, Tumoren und Lageveränderungen des Uterus ab. Dieses Werk des *Soran*, der als erster Frauenarzt der Antike gilt, hat durch zahlreiche Übersetzungen und Bearbeitungen die Gynäkologie des Mittelalters maßgeblich beeinflusst.

Die späteren, bald auch mit Holzschnitten von Kindslagen versehenen Studenten- und Hebammenlehrbücher der frühen Neuzeit fußten auf dieser Tradition. Auch *Galen*, der am nachhaltigsten die Medizin der Spätantike und des Mittelalters beeinflusste, hat sich beim Thema Geburtshilfe und Gynäkologie weitgehend an *Sorans* „Gynaecologia" gehalten.

1.2.4 Frauenheilkunde und Geburtshilfe im Mittelalter

Im Mittelalter, also etwa in dem Jahrtausend vom 6. bis zum 15. Jahrhundert, reichte das geburtshilfliche Wissen sowohl im byzantinischen und arabisch-islamischen Kulturkreis als auch in den europäischen Ländern im Allgemeinen kaum über das der Antike hinaus.

Byzanz und die muslimischen Reiche

Zunächst hatte Byzanz das medizinische Erbe der Antike nach dem Untergang des weströmischen Reiches übernommen. Dieses Wissen, das in griechischer Sprache vorwiegend in den beiden Zentren Alexandria und Byzanz, dem späteren Konstantinopel, vorlag, wurde von Gelehrten wie *Oreibasios von Pergamon* (4. Jh.), *Aetios von Amida* (6. Jh.), *Alexandros von Tralleis* (6. Jh.) und *Paulos von Aegina* (7. Jh.) in umfangreichen Enzyklopädien gesammelt und kommentiert. Auf diese Weise blieb vieles von dem frauenheilkundlichen Erfahrungsschatz der Griechen und Römer erhalten. Neue Akzente setzten im byzantinischen Reich vor allem die durch das Christentum geförderte Krankenpflege und der Bau von Hospitälern.

Bedeutend waren auch die Verdienste der arabischen Ärzte, die ihrerseits einige Sammelwerke der Byzantiner ins Arabische übersetzten, aber auch medizinisches Wissen aus Indien und eigene, vor allem chemische und mathematische Erkenntnisse beitrugen. Zu den namhaftesten Vertretern im muslimischen Ostreich (Kalifat Bagdad) gehörten *Rhazes* (Ar-Razi, 865–932) und *Avicenna* (Ibn Sina, 980–1037), im Westreich (Spanien) *Avenzoar* (Ibn Zuhr, 1091–1162) und *Maimonides* (Ibn Maimun, 1135–1204). Allerdings findet sich auch bei ihnen zur Geburtshilfe und Gynäkologie nicht allzuviel Neues. *Maimonides* gibt den Frauen u. a. Ratschläge zur Gewinnung und Erhaltung der Liebe des Mannes sowie Empfehlungen von Kosmetika und Aphrodisiaka, aber erstaunlicherweise auch von Antiaphrodisiaka.

Europa und die Scholastik

Auch in **Europa** blieb die praktische Geburtshilfe weiterhin in weiblichen Händen. Ärzte wurden lediglich im Notfall zur operativen Geburtsbeendigung hinzugezogen, die meist in der Embryotomie bestand. Die von *Soran* propagierte Wendung auf die Füße geriet indes in Vergessenheit.

Aus der Zeit der **Scholastik** des Hochmittelalters sind schließlich die gelehrte Äbtissin und Ärztin *Hildegard von Bingen* (1098–1179) und der Dominikaner *Albert von Bollstädt* (Albertus Magnus, 1193–1280) zu nennen. *Hildegard* verfasste neben ihren theologischen Visionsschriften auch zwei Lehrtraktate, die naturwissenschaftliche „Physica" und die heilkundliche „Causae et curae", worin sie sich auch zu frauenheilkundlichen Themen äußerte. Der Menstruation misst sie als einem Vorgang der Generalreinigung und Entgiftung des Frauenkörpers große Bedeutung bei.

Albertus Magnus brachte mit einer Schrift „De mulieri forte" das „tapfere Weib" mit seinen geschlechtsbezogenen Funktionen wie Konzeption, Geburt, Mutterschaft und Kinderpflege mit biblischen Interpretationen in Verbindung. Mit einer postum unter seinem Namen erschienenen Kompilation, die später auch als Buchdruck weit verbreitete „De secretis mulierum", hatte er aber vermutlich nichts zu tun.

Tatsächliche Weiterentwicklungen gab es in der ärztlichen Ausbildung mit der Gründung der ersten medizinischen **Schule von Salerno** und den **Universitäten** (u. a. Bologna, Oxford, Montpellier). In Salerno standen nicht nur Geburtshilfe und Frauenkrankheiten auf dem Lehrplan, sondern es waren dort auch erste Ärztinnen tätig und zur Ausbildung zugelassen. In einer von ihnen wird die Autorin des gynäkologischen Werkes „Trotula, de passionibus mulierum ante, in et post partum" (12. Jh.) vermutet, die darin u. a. erstmals die Naht von Dammrissen erwähnt.

1.3 Frauenheilkunde und Geburtshilfe in der Neuzeit

1.3.1 Frauenheilkunde und Geburtshilfe in der Renaissance

Die Renaissance (ca. 1450 – 1700) war eine Epoche tiefgreifender sozialer, wissenschaftlicher und auch technischer Veränderungen (z. B. Buchdruck, Mikroskop, Fernrohr). Die „Wiedergeburt" betraf das Studium und die genauere Kenntnis der originalen antiken Quellen, mehr aber noch die Wiederaufnahme des kritischen empirisch-naturwissenschaftlichen Denkens der Antike.

Auch für die Frauenheilkunde waren die Ergebnisse der morphologischen und physiologischen Forschung von größter Bedeutung. Es sei nur an die Begründung der modernen Anatomie durch *Andreas Vesalius* (1514 – 1564) in Padua und an die Entdeckung des Blutkreislaufes durch den Londoner *William Harvey* (1578 – 1657) erinnert. Harvey hat auch die antike Zweisamentheorie (☞ II.1.2.1) endgültig widerlegt und im Tierexperiment nachgewiesen, dass Fehlbildungen aus Fehlern der Keimesentwicklung resultieren und alle höheren tierischen Lebewesen aus „Eiern" hervorgehen. Dennoch blieb seine These „Omne vivum ex ovo" lange umstritten, bis die Entdeckung der **Eizelle** durch *Karl Ernst von Baer* 1828 diese Diskussion beendete. Der Niederländer *Regnier de Graaf* hatte 1672 die Follikel des Ovars beschrieben (☞ II.1.2.1), sich aber in der Annahme, die „Eier" selbst entdeckt zu haben, getäuscht. Der Leidener Student *Jan Ham* (1650 – 1723) hingegen beobachtete bereits 1675 als erster die wesentlich einfacher zu findenden menschlichen **Spermatozyten** unter dem Mikroskop. Der Anatom *Gabriele Fallopio* (1523 – 1562) in Padua beschrieb u. a. die Eileiter. Auf ihn gehen die anatomischen Benennungen „Tubae" ebenso wie „Vagina" und „Ligamenta rotunda" zurück.

Durch den Pariser Wundarzt, Chirurgen und Geburtshelfer *Ambroise Paré* (1510 – 1590) kam es bei komplizierten Geburten zur Wiederentdeckung der Wendung des Feten auf die Füße (☞ II.1.2.3) mit anschließender Extraktion als einen für Mutter und Kind oft lebensrettenden Eingriff.

Noch immer war die Geburtshilfe ein Terrain der Frauen. Doch hatten inzwischen landesherrliche oder städtische Obrigkeiten den Hebammen mit Vorschriften und Ordnungen straffere Zügel angelegt, ihre Ausbildung reglementiert und sie dazu verpflichtet, in schwierigen Fällen einen Arzt zur Geburt hinzuzuziehen. Die früheste deutsche Hebammenordnung erließ die Stadt Regensburg im Jahre 1452. Als erster Druck eines deutschsprachigen Hebammenlehrbuches erschien 1513 „Der Swangern Frauwen und Hebammen Rosegarten" von *Eucharius Roesslin* (um 1470 – 1526), Stadtarzt in Frankfurt a.M. Zuvor hatte zwar *Ortolff von Bayerland* ein „Frauenbüchlein" (um 1495) veröffentlicht, das sich jedoch mehr an schwangere Frauen als an Geburtshelferinnen wandte.

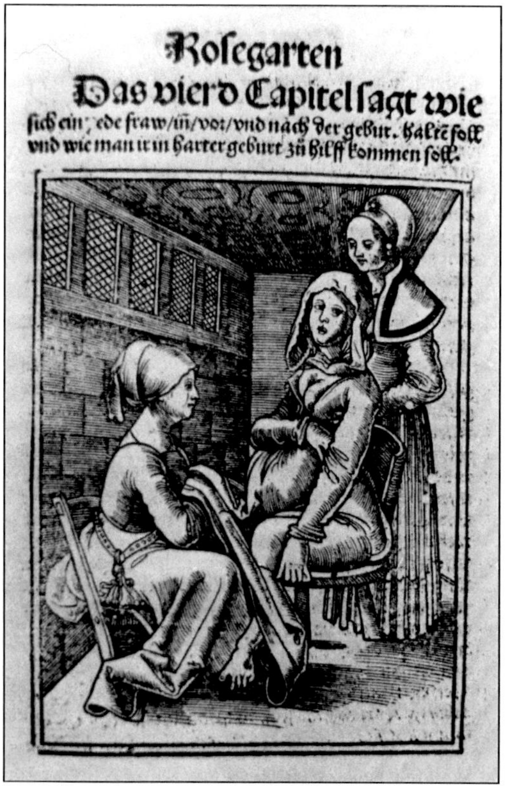

Abb. I.1-1: Holzschnitt aus Eucharius Roesslins Rosegarten, Schwangere auf Gebärstuhl mit Hebamme und ihrer Gehilfin (Stuhlfrau).

Auch Hebammen verfügten mitunter über eine gediegene Bildung und fassten ihre Kenntnisse und Fähigkeiten in Büchern zusammen.

So berichtete die am Hôtel-Dieu in Paris wirkende *Louise Bourgeois* (1565–1645) in einem Hebammenlehrbuch (Paris 1609) über ihre Erfahrungen bei normalen Geburten aber auch Komplikationen und geburtshilflichen Notsituationen (Quer- und Gesichtslage, Nabelschnurvorfall etc.). Die Berliner Hebamme *Justine Siegemundin* (1648–1705) ist mit einem nach ihr benannten „doppelten Handgriff" zur Wendung bei Querlagen, den sie in ihrem Buch „Die Preußische Chur-Brandenburgische Hof-Wehe-Mutter" (Cölln a. d. Spree 1690) beschrieben hat, sogar in die Geschichte der Geburtshilfe eingegangen.

Im 17. Jahrhundert kam es zur Anwendung von **geburtshilflichen Zangen** zur Beendigung schwieriger Geburten. Doch wurde diese Neuerung von der englischen Chirurgenfamilie *Chamberlen* zunächst aus Konkurrenzgründen geheimgehalten. Erst durch den Flamen *Jan Palfyn* (1650–1730) fand dieses hilfreiche Instrument nach 1721 rasche Verbreitung.

Wundärzte waren es auch, die in verzweifelten Notfällen wagten, den **Kaiserschnitt** bei lebenden Schwangeren vorzunehmen.

Als erster hat vermutlich der Schweizer Schweineschneider *Jakob Nufer* um 1500 diesen Eingriff erfolgreich ausgeführt. Der italienische Wundarzt *Christoph Bain* nahm nachweislich 1540 eine Schnittentbindung vor, und *François Rousset* (geb. 1535) veröffentliche 1581 die erste Druckschrift über den Kaiserschnitt an der Lebenden. In Deutschland gelang dem Wittenberger Wundarzt *Jeremias Trautmann* im Jahre 1610 die erste erfolgreiche Entbindung durch Leibschnitt.

Aus der Pariser Wundärzte- und Chirurgenzunft gingen mit *Jacques Guillemeau* (1550–1613) und *Francois Mauriceau* (1637–1709) zwei namhafte Frauenärzte hervor. Auch sie waren an der Gebärabteilung des Hôtel-Dieu tätig und begründeten mit bedeutenden Werken eine wissenschaftliche Geburtshelferschule in Frankreich, die im 17. Jahrhundert europaweit dominierte.

1.3.2 Frauenheilkunde und Geburtshilfe im 18. Jahrhundert

Das 18. Jahrhundert, das Zeitalter der Aufklärung, hatte für einige medizinische Fachgebiete, zu denen die Geburtshilfe, die Kinderheilkunde und die Psychiatrie gehörten, besonderes Interesse und Verständnis geweckt. Überdies nahm neben anderen Therapierichtungen um die Wende zum 19. Jahrhundert auch *Samuel Hahnemanns* (1755–1843) **Similia-similibus-Konzept** der Homöopathie (☞ I.3, ☞ II.1) seinen Anfang.

Für die Vervollkommnung der theoretischen Geburtshilfe waren die Arbeiten der Franzosen *André Levret* (1703–1780) und *Louis Baudelocque* (1746–1810) sowie der Schotten *William Smellie* (1697–1763) und *William Hunter* (1718–1783) wegweisend. Ihnen waren u. a. diverse Verbesserungen der Geburtszange zu verdanken, die bis in das 20. Jahrhundert ein wichtiges Instrument im Arsenal der praktischen Geburtshilfe blieb.

Zu den wesentlichen Neuerungen gehörte die **Gründung von Gebäranstalten**. Während in Paris am Hôtel-Dieu 1630 eine zunächst von Hebammen geleitete geburtshilfliche Abteilung gegründet worden war, folgte dem 1727 in Straßburg eine von dem Geburtshelfer *Johann Jakob Fried* (1689–1769) geleitete Ausbildungsstätte, an der außer Hebammen auch Medizinstudenten unterrichtet wurden. In Deutschland gründete 1751 der Fried-Schüler

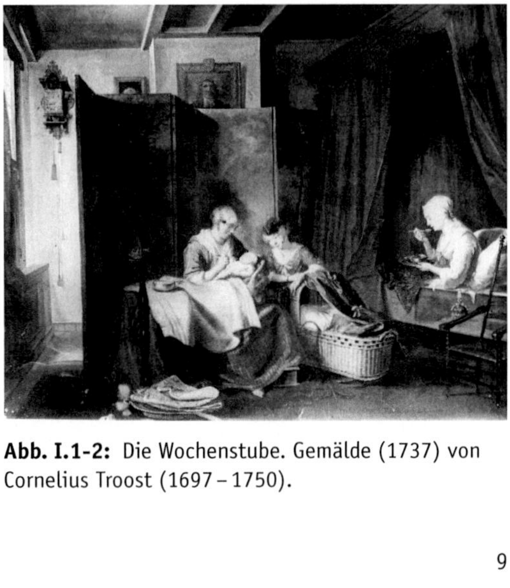

Abb. I.1-2: Die Wochenstube. Gemälde (1737) von Cornelius Troost (1697–1750).

Johann Georg Roederer (1726–1763) die erste reguläre geburtshilfliche Abteilung und Unterrichtsstätte an der Universität in Göttingen.

Mit diesen zunächst der Unterbringung mittelloser und lediger Gebärender und zur Verbesserung des geburtshilflichen Unterrichts dienenden Einrichtungen war die allmähliche Verdrängung der „Wehmütter" durch nun auch geburtshilflich ausgebildete und agierende Ärzte verbunden. Diese wurden oft als so genannte **Hebammenmeister** und Accoucheure zur Beaufsichtigung der Hebammen eingesetzt. Ihnen oblag fortan die Auswahl der Schülerinnen für die vielerorts gegründeten Hebammen-Lehranstalten, der theoretische geburtshilfliche Unterricht, die Abnahme der Prüfungen sowie die Kontrolle und Novellierung der **Hebammenordnungen**.

In rascher Folge kam es zur Gründung von weiteren Entbindungsanstalten: Berlin 1751, Wien 1755, Kassel 1763, Altona 1765, Mannheim 1766, Freiburg 1768, Dresden 1774, Fulda 1775, Magdeburg 1777, Jena 1779, Hannover 1781, Breslau und Würzburg 1791 und 1792 in Marburg. Dies waren die Keimzellen von späteren geburtshilflichen Abteilungen an den Allgemeinen Krankenhäusern und – zusammen mit der Gynäkologie als Doppelfach – der künftigen Universitätsfrauenkliniken.

1.3.3 Frauenheilkunde und Geburtshilfe im 19. Jahrhundert

In der ersten Hälfte des 19. Jahrhunderts waren Wundinfektionen und das Kindbettfieber die am meisten gefürchteten Komplikationen in den chirurgischen und geburtshilflichen Kliniken.

Dem in Wien wirkenden ungarischen Geburtshelfer *Ignaz Philipp Semmelweis* (1818–1865) gelang es 1847, das Puerperalfieber durch ein sinnvolles antiseptisches Regime wirksam zu bekämpfen. Er konnte aufgrund von pathologisch-anatomischen und vergleichenden statistischen Untersuchungen die Genese der Puerperalsepsis klären und kam zu der Überzeugung, dass diese oft tödlich verlaufende Wochenbettserkrankung eine iatrogene Wundinfektion ist. Mit einfachen Maßnahmen wie Händewaschungen in einer Chlorkalklösung vor jeder geburtshilflichen Handlung, gelang es ihm, die hohe Sterberate bei Wöchnerinnen drastisch zu senken.

Durch exakte Messungen des weiblichen Beckens und die pathophysiologischen Forschungen von *Gustav Adolph Michaelis* (1798–1848) und *Karl Theodor Litzmann* (1815–1890) erhielt die Geburtshilfe ein festeres theoretisches Fundament.

Die hohe Sterblichkeit beim Kaiserschnitt konnte durch verbesserte Operationsmethoden, etwa mit der von *Edoardo Porro* (1842–1902) 1876 eingeführten supravaginalen Uterusamputation und der von *Max Saenger* (1853–1903) und *Ferdinand Adolph Kehrer* (1837–1914) 1882 inaugurierten doppelten Uterusnaht, weiter gesenkt werden. Dennoch betrug die Mortalität bei der Sectio caesarea am Ende des 19. Jahrhunderts immer noch etwa sechs Prozent.

Die frauenärztliche Praxis erfuhr mit der Einführung der bimanuellen Palpation sowie des Scheidenspekulums, der Uterussonde, des gynäkologischen Untersuchungsstuhls und des Gummihandschuhs einen beträchtlichen Wandel. Die Neuerungen in der allgemeinen Chirurgie, wie Inhalationsanästhesie, Antisepsis, die bald durch die Asepsis ergänzt wurde, und die Vermeidung großer intraoperativer Blutverluste u. a. durch erste i.v.-Infusionen trugen wesentlich zu besseren Ergebnissen auch in der chirurgischen Frauenheilkunde bei. Der Gynäkologe *James Young Simpson* (1811–1870) verwendete 1847 in Edinburgh als erster in Europa Äther und später Chloroform zur Anästhesie in der Geburtshilfe (☞ I.1.3.4).

Die Scheidenfistel, meist eine Folge von schweren Dammrissen bei Geburtskomplikationen, wurde ebenso erfolgreich operiert wie Ovarialzysten und andere Eierstockstumoren. Im Jahre 1809 hatte der amerikanische Chirurg *Ephraim McDowell* (1771–1830) ein zystisches Ovar operativ entfernt, und seit 1858 baute *Thomas Spencer Wells* (1818–1897) in London die Ovariotomie zur Routineoperation aus. Die erste operative Heilung einer Blasen-Scheiden-Fistel gelang 1854 *James Marion Sims* (1813–1883) in New York. Er verwendete dabei erstmals feine

Silberdrähte als Nahtmaterial, um Wundinfektionen zu vermeiden. Sims erfand auch das heute seinen Namen tragende Rinnenspekulum. Die abdominale Uterusextirpation – 1878 von *Wilhelm Alexander Freund* (1833–1917) erstmals vorgenommen – erfuhr durch die etwa zur gleichen Zeit von *Vinzenz Czerny* (1842–1916) weiterentwickelte vaginale Gebärmutterentfernung eine wertvolle Ergänzung. Die erste vaginale Gebärmutterkrebsoperation war bereits 1822 dem Schweizer *Johann Nepomuk Sauter* (1766–1840) gelungen. Am Ende des 19. Jahrhunderts konnten diese Operationen zur Vermeidung von Metastasen von den Wiener Gynäkologen *Friedrich Schauta* (1849–1919) und *Ernst Wertheim* (1864–1920) zur erweiterten vaginalen (1896) bzw. abdominalen (1898) Uterus-Totalexstirpation ausgebaut werden. Verbesserte Techniken ermöglichten bald auch die operative Behandlung des Uterusprolapses und anderer Lageanomalien der weiblichen Genitalorgane.

Eine bedeutende Neuerung für die kleinere gynäkologische Chirurgie brachte die Erfindung der Uterus-Kürette im Jahre 1846 durch Joseph Claude *Anthelme Récamier* (1774–1856). Mit ihr konnten nicht nur Polypen oder Abortreste aus dem Uteruskavum entfernt, sondern auch Endometrium für die histologische Diagnostik gewonnen werden. An größeren Frauenkliniken entstanden vielfach aus wissenschaftlichen und diagnostischen Erwägungen pathohisto-zytologische Abteilungen.

In der zweiten Hälfte des 19. Jahrhunderts hatte eine Welle von Spezialisierungen in der Medizin begonnen. Mit ihr entstand eine Reihe neuer Fachgebiete, unter ihnen auch die Frauenheilkunde mit der Geburtshilfe. Zu den Kriterien einer solchen Verselbstständigung gehörten die Anerkennung als akademisches Lehr- und Prüfungsfach an den Universitäten mit eigenen Kliniken und Spezialärzten sowie wissenschaftliche Zeitschriften und Gesellschaften.

So hatten sich an der Wende vom 19. zum 20. Jahrhundert die alte Gebäranstalt zur Frauenklinik und der einstige Hebammenmeister und Accoucheur zum Frauenarzt gemausert. Dabei soll ungeachtet aller wissenschaftlich-fachlichen Höhenflüge nicht verkannt werden, dass die Zeit der männlichen Dominanz in der Frauenheilkunde, so lange die Frauen vom Medizinstudium ausgeschlossen waren – in Deutschland also bis ca. 1910 –, auch medizinsoziologische Probleme mit Langzeitwirkung zur Folge hatte.

1.3.4 Frauenheilkunde und Geburtshilfe im 20. Jahrhundert

Die Frauenheilkunde und Geburtshilfe erlebte seit dem Beginn des 20. Jahrhunderts bedeutende Weiterentwicklungen der operativen Gynäkologie. Auch die neu gewonnenen Erkenntnisse in der Endokrinologie, Karzinomfrühdiagnostik, Strahlentherapie und histologischen Diagnostik sowie die Möglichkeiten der modernen Empfängnisverhütung und Sterilitätstherapie brachten beachtliche Erweiterungen ihres wissenschaftlichen Profils, ihres diagnostischen und therapeutischen Spektrums mit sich.

Der Wandel, den das Doppelfach erlebte, führte auch zu erhöhten Anforderungen an die ärztliche und postgraduale medizinische Ausbildung. Das im 19. Jahrhundert entstandene unkontrollierte Spezialärztewesen wurde in Deutschland 1924 durch eine Facharztordnung geregelt. Unter den ersten 14 Fachgebieten befanden sich auch die Gynäkologie und die Geburtshilfe. Später als in anderen Ländern, wie etwa in der Schweiz, in Schweden, England, Rußland und in den USA, wurden Frauen in Deutschland erstmals 1899 in Baden und zuletzt in Mecklenburg 1909 zum Medizinstudium zugelassen, sodass sich seitdem zunehmend Ärztinnen auch der Gynäkologie und Geburtshilfe zuwenden konnten.

Die Herausbildung moderner Frauenkliniken drängte auch die noch immer dominierende Hausgeburtshilfe allmählich zurück. In Deutschland stieg der Anteil der Klinikentbindungen von 1,7% im Jahre 1903 auf 12,7% im Jahre 1930 an und betrug in den 1970er Jahren etwa 90%.

Schon Ende des 19. Jahrhunderts hatte sich durch die Einbeziehung sozialmedizinischer und psychologischer Sichtweisen eine über die rein klinische Sicht hinausreichende soziologisch orientierte Frauenkunde herausgebildet. Diese auch als **Soziale Gynäkologie** (bzw. Frauenkunde) bezeichnete Richtung suchte der Gesamtproblematik der gesundheitlichen Betreuung der Frau umfassender gerecht zu werden. Neben dem Engländer *John William Ballantyne* (1861–1923), der die moderne ärztliche Schwangerenfürsorge („Antenatal care") begründete, gehörten in Deutschland vor allem *Max Hirsch* (1877–1948), *Wilhelm Liepmann* (1878–1939), *Albert Niedermeyer* (1888–1957) und *Hugo Sellheim* (1871–1936) zu den wichtigsten Pionieren der Sozialen Gynäkologie. Zu ihren wissenschaftlich bearbeiteten und auch praktisch betreuten Tätigkeitsfeldern zählten die Schwangerenfürsorge, Ehe- und Sexualberatung, Kontrazeption einschließlich Beratung bei ungewollter Schwangerschaft, der Gesundheitsschutz für die berufstätigen Frauen und die Krebsbekämpfung durch Vorsorgeuntersuchungen. Alle diese Gebiete sind inzwischen weitgehend in die Zuständigkeit der allgemeinen Frauenheilkunde übergegangen.

Geburtshilfe

Für die **klinische Geburtshilfe** waren die umfassenden Studien *Hugo Sellheims* über die Geburtsmechanik und die von dem Russen *Vasili V. Stroganov* (1857–1938) eingeführte medikamentöse Eklampsietherapie mittels hochdosierter Narkotikagaben aufschlussreich. Nicht zuletzt hatte auch die Entdeckung der Röntgenstrahlen in der Geburtshilfe u. a. bei Verdacht auf Mehrlingsschwangerschaft oder zur Früherkennung von Fehlbildungen ante partum und in der Gynäkologie bei der Hysterosalpingographie zur Sterilitätsdiagnostik sowie anfänglich auch als Strahlentherapie bei Malignomen neue diagnostische und therapeutische Optionen eröffnet.

Dem Problem der Linderung des Geburtsschmerzes wurde auch im 20. Jahrhundert unter dem Einfluss der Psychotherapie als „psychoprophylaktische Geburtsvorbereitung" u. a. durch gymnastisches Training mit Entspannungs- und Atemübungen im Rahmen der Schwangerenfürsorge Rechnung getragen. Als erster war der britische Frauenarzt *Grantly Dick Read* (1890–1959) 1919 mit einem Konzept der „schmerzlosen und angstfreien Geburt" hervorgetreten, das er auch in seinem Buch „Natural Childbirth" propagierte. Ein früher Vorläufer einer wirklich „schmerzfreien" Entbindung war *James Young Simpson* in England, der Äther und Chloroform in der Austreibungsphase der Geburt zur Schmerzausschaltung einsetzte. Die Vorwürfe, die ihm u. a. wegen des Unterlaufens des einschlägigen biblischen Verdiktes begegneten, verstummten erst, als Königin *Victoria* (1819–1901) sich im Jahre 1853 bei der Geburt ihres achten Kindes mit Chloroform narkotisieren ließ. Damit wurde die **„Narcose à la reine"** für einige Zeit eine Modeerscheinung.

In die operative Geburtshilfe führte *Alfred Dührssen* (1863–1933) in Berlin den **vaginalen Kaiserschnitt** ein, und verbesserte **Zangenmodelle** u. a. von *Erwin Zweifel* (geb.1885) in München und dem Schweden Christian Kjelland (1871–1941) erweiterten die Forceps-Indikationen.

In den 1950er Jahren erlebte der von dem originellen Briten *James Young Simpson* bereits 1847 konstruierte „Air-tractor", der aus einem Lederhelm (für die kindliche Kalotte!) und einer mit diesem verbundenen Luftpumpe bestand, eine bemerkenswerte Renaissance, als der **Vakuumextraktor** des Schweden *Tage Malmström* (1909–1995) die Geburtszange aus den meisten Kreißsälen verdrängte.

Der **Kaiserschnitt** verlor dank der modernen und weniger gefährlicheren Anästhesiearten und der Antibiotikatherapie weitgehend seine Schrecken. Die Mortalität der Schnittentbindung sank bis unter 0,1%, was allerdings mitunter zu einer unkritischen Indikationserweiterung mit Sectio-Frequenzen von 30% und mehr geführt hat.

Die verstärkte Hinwendung der klinischen Geburtshilfe zum Kind ging einher mit perfektionierten Methoden der **prä- und intrapartalen Überwachung** wie Amnioskopie, Fetoskopie, Blutgasanalyse, Ultraschalldiagnostik und Kardiotokographie.

Unter dem Einfluss einer zunehmenden Kooperation mit der Pädiatrie wandelte sich die Geburtshilfe allmählich zur **Geburtsmedizin (Perinatologie)**.

Gynäkologische Endokrinologie

Mit der Entdeckung der Corpus-luteum-Funktion (1901) durch *Ludwig Fraenkel* (1870–1951) und dem Nachweis der periodischen Veränderungen der Uterusschleimhaut durch *Fritz Hitschmann* (1870–1926) und *Ludwig Adler* (1876–1958) begann die moderne **gynäkologische Endokrinologie.** *Robert Schröder* (1884–1959) erkannte 1915 die subtile koordinierende Hormonwirkung auf den Uterus und die Physiologie des Menstruationszyklus als eine durch die Ovarien gesteuerte endokrine Leistung, die auch den Zeitpunkt der Ovulation regelt. Nach der Entdeckung der wichtigsten Sexualhormone war es in den 1930er Jahren *Carl Kaufmann* (1900–1980) gelungen, mit einer zyklusgerechten Hormon-Substitutionstherapie Menstruationsstörungen kausal zu behandeln. Als ein weiteres Ergebnis endokrinologischer Forschungen fanden 1927 die Berliner Gynäkologen *Selmar Aschheim* (1878–1965) und *Bernhard Zondek* (1891–1966) den hormonalen Nachweis der Gravidität und damit den ersten biologischen Frühschwangerschaftstest, der in die frauenärztliche Praxis als **Aschheim-Zondek-Reaktion (AZR)** eingegangen ist.

Nicht zuletzt hat die moderne Hormonforschung auch die Sterilitätstherapie maßgeblich beeinflusst. Es sei nur an die Optimierung der homologen und heterologen sowie der **In-vitro-Fertilisation** (☞ III.8.3.3) und an die Geburt des ersten **„Retorten-Babys"** 1978 erinnert.

Klinische Gynäkologie

In der **Karzinomtherapie** kam es durch Früherkennung und ausgefeiltere Operationstechniken sowie die Strahlenbehandlung (Radium, Tele-Kobalt, Elektronenbeschleuniger, Radionuklide) und Zytostatikatherapie zu deutlich besseren Heilergebnissen.

Die **Frühdiagnostik des Gebärmutterhalskrebses** als dem häufigsten weiblichen Genitalkarzinom konnte durch die von *Hans Hinselmann* (1884–1959) 1924 eingeführte lupenoptische Untersuchung mit dem **Kolposkop** verbessert werden.

Wenig später entwickelte *George Nicholas Papanicolaous* (1883–1962) mit der **Exfoliativzytologie** ein Untersuchungsverfahren, das in der frauenärztlichen Praxis durch vaginale Zellabstriche ebenfalls zur Krebsfährtensuche genutzt werden konnte. Damit standen für die Früherkennung des Portiokarzinoms effektive Screeningmethoden zur Verfügung.

Empfängnisverhütung – Familienplanung

Seit dem ausgehenden 19. Jahrhundert nahm mit dem gewachsenen Wissen über die Fortpflanzungsphysiologie die Artenvielfalt der **Empfängnisverhütung** zu. Die Bemühungen um eine Geburtenregelung durch zuverlässige Schwangerschaftsverhütung war für sehr viele Frauen, aber auch für die medizinisch-pharmazeutische Forschung von besonderem Interesse. Da außer dem Kondom die meisten Kontrazeptionsmethoden von Frauen anzuwenden waren, wurde der Gynäkologe stets zum ersten und oft auch einzigen Ratgeber. Zunächst standen dafür wie von alters her nur chemisch wirkende (Salben, Scheidenzäpfchen u. a.) und mechanische Verhütungsmittel (neben dem Kondom auch Scheidendiaphragmen, Portiokappen, Intrauterinpessare) zur Verfügung.

Als ein neben der Askese und dem Coitus interruptus weiteres „natürliches" Verhütungsverfahren empfahlen in den 1930er Jahren der Österreicher *Hermann Knaus* (1892–1970) und der Japaner *Kyusako Ogino* (1882–1975) die morgendliche Basaltemperaturmessung zur Bestimmung des Eisprungtermins (☞ III.9.2.1). Damit wurde die Wahrnehmung der empfängnisarmen Zeit zwar auf eine rationalere Basis gestellt, was das Verfahren aber auch nicht wesentlich sicherer machte.

Bereits 1921 erzielte *Ludwig Haberlandt* (1885–1932) mit Corpus-luteum-Extrakten im Tierversuch eine temporäre hormonale Kontrazeption. In den 1950er Jahren konnte *Gregory Goodwin Pincus* (1903–1967) auch beim Menschen eine Ovulationshemmung durch Hormongaben nachweisen. Dies führte umgehend zur Erprobung und Anwendung oraler Kontrazeptiva in Form von Östrogen-Progesteron-Kombinationspräparaten. Am 18. August 1960 wurde in den USA das erste hormonale Kontrazeptivum zuge-

lassen. Die **„Pille"** setzte sich bald als das sicherste und noch heute millionenfach angewandte Verfahren der Familienplanung durch (☞ III.9.5.1).
Schließlich sei erwähnt, dass in neuerer Zeit auch die freiwillige **irreversible Sterilisation** (☞ III.9.4), meist als operativer Eingriff mit Verschluss der Ei- bzw. Samenleiter vorgenommen, als Ultima ratio zu den anderen Kontrazeptionspraktiken gilt. Erinnert werden soll aber auch daran, dass in der Zeit des Nationalsozialismus in Deutschland von Frauenärzten und Chirurgen an ca. 200 000 Kranken und Behinderten unter Zwang aus eugenischer und ethnischer Indikation solche Sterilisationen in gesetzlich sanktioniertem staatlichen Auftrag durchgeführt wurden.
Die heutige Heilkunde ist vielgestaltiger und wohl auch toleranter hinsichtlich ihres breitgefächerten diagnostisch-therapeutischen Spektrums nicht zuletzt auch durch den Abbau autoritärer „schulmedizinischer" und anderer Indoktrinationen geworden. Aber, gleich welcher theoretischen oder therapeutisch-praktischen Richtung man den Vorzug gibt, das Wichtigste war, ist und bleibt die persönliche Zuwendung des Arztes zum Patienten. Auch das lehrt die Geschichte, und es gilt für die Frauenheilkunde in besonderem Maße.
Trotz aller tatsächlicher oder vermeintlicher Fortschritte von Wissenschaft und Technik wird der therapeutische Erfolg und das Bemühen um die Gesunden in hohem Maße von einem durch äußere, auch monetäre, Einflüsse möglichst ungestörten, von hohem Ethos und solidem Fachwissen getragenen Arzt-Patienten-Verhältnis abhängen. Ungeachtet der zahlreichen Trends und Strömungen der „modernen" Medizin muss auch heute das hippokratische „nil nocere" uneingeschränkt gelten, wenn sie das Vertrauen, das sie gegenwärtig noch genießt, auch künftig rechtfertigen will.

Literatur

Buess H: Die historischen Grundlagen der wissenschaftlichen Gynäkologie in Tabellenform, Gynaecologia (1966)162:453–504

Cianfrani T: A short History of Obstetrics and Gynaecology, C C Thomas, Springfield 1960

Diepgen P: Geschichte der Frauenheilkunde der Alten Welt, J. F. Bergmann, München 1937

Diepgen P: Frau und Frauenheilkunde in der Kultur des Mittelalters, Thieme, Stuttgart 1963

Fischer I: Geschichte der Gynäkologie, in: Halban J und Seitz L (Hrsg.): Biologie und Pathologie des Weibes, Urban & Schwarzenberg, Berlin/Wien 1923

Fischer-Homberger E: Krankheit Frau und andere Arbeiten zur Medizingeschichte der Frau, Huber, Bern/Stuttgart/Wien 1979

Schmidt-Mathiessen H: Wandlungen. Die Entwicklung der Gynäkologie von 1948 bis 1988. Eine kritische Bilanz, Urban & Schwarzenberg, München/Wien/Baltimore 1988

Schneck P: Frauenheilkunde der Neuzeit, in: Gerabek WE et al. (Hrsg.): Enzyklopädie Medizingeschichte, de Gruyter, Berlin/New York 2005

Schneck P: Die Geburtshilfe und Gynäkologie als Lehrgegenstand in der ärztlichen Ausbildung während des 19. Jahrhunderts, Zentralbl Gynäkol (1986)108:1324–1329

Schneck P: Zur Geschichte der Sozialen Gynäkologie, in: Rauchfuß M, Kuhlmey A, Rosemeier P (Hrsg.): Frauen in Gesundheit und Krankheit: Die neue frauenheilkundliche Perspektive, trafo, Berlin 1996

Simmer H: Gynäkologische Endokrinologie in den Verhandlungen der Deutschen Gesellschaft für Gynäkologie von 1886 bis 1935. Beiträge deutschsprachiger Frauenärzte, in: Beck L (Hrsg.): Zur Geschichte der Gynäkologie und Geburtshilfe, Springer, Berlin 1986

Speert H: Obstetric and gynaecolic milestones. Essays in Eponymy, Mac Millan, New York 1958

Speert H: Obstetrics and Gynaecology: A History and Iconography, Taylor & Francis, London/New York/Oslo 2003

2 Geschichte der Homöopathie

Josef M. Schmidt

2.1 Die Homöopathie als Vermächtnis Hahnemanns

Wie kaum ein anderes Heilsystem ist die Homöopathie, was ihre methodischen Prinzipien betrifft, das Werk eines einzigen Mannes. Im Gegensatz etwa zur Traditionellen Chinesischen Medizin, zum Ayurveda oder zu magisch-alchemistischen Praktiken, deren Ursprünge sich im Dunkel der vorgeschichtlichen Zeit verlieren, kann die Homöopathie ihren **Begründer**, ihr Geburtsjahr und das sie konstituierende Grundlagen-Werk eindeutig benennen. Dies ist für eine Heilkunde, die sich gleichwohl als Wissenschaft begreift, höchst ungewöhnlich, zumal das moderne Ideal eines egalitär-demokratischen Wissenschaftsbetriebs davon ausgeht, dass sich der aktuelle Stand einer Disziplin stets aufs Neue aus dem freien Spiel der Beiträge und Diskurse zahlloser Forscherteams ergibt, ohne an historische Daten oder Persönlichkeiten gebunden zu sein. Demgegenüber lässt das ungebrochene, jahrhundertelange Festhalten homöopathischer Ärzte an den Kern-Aussagen Hahnemanns und seiner treuen Schüler die Homöopathie leicht als patriarchalisch, autoritär und dogmatisch, mithin als unzeitgemäß oder obsolet erscheinen. Hier besteht offenbar historischer Klärungsbedarf.

Die Zeit, in der Samuel Hahnemann (1755–1843), der Begründer der Homöopathie, lebte, unterschied sich in mehrerlei Hinsicht von der gegenwärtigen Nach-Moderne. Aus technologischer, sozialer und politischer Sicht entbehrten die Menschen damals nicht nur zivilisatorische Selbstverständlichkeiten wie elektrischen Strom, Motoren, Telefon usw., sondern auch Sozialversicherungen, Chancengleichheit, Wahlrecht, ja sogar einen eigenen, deutschen Staat. Medizinisch gesehen wusste man weder etwas von Zellularpathologie, Bakteriologie oder Chemotherapie noch von Radiologie, Genetik oder Psychoanalyse. Beflügelt durch die Aufbruchstimmung der Aufklärung und ein naives Vertrauen in die Vernunft beeiferten sich Mediziner und Philosophen stattdessen, die Natur des Menschen geistig, aber auch empirisch zu durchdringen und möglichst in ein geschlossenes **System** zu bringen. In Ermangelung objektiver Qualitätsstandards oder statistisch-quantitativer Instrumente konnte aber jedes der so entstandenen medizinischen Systeme gleichermaßen für sich Rationalität und – mit der Beteuerung praktischer Wirksamkeit – exklusive Gültigkeit beanspruchen. Das nahezu einzig hilfreiche Kriterium zur Beurteilung eines Heilsystems war und blieb daher bis ins vorige Jahrhundert die Einschätzung des jeweiligen Begründers oder Vertreters als wissenschaftliche Autorität und sittlich-charakterliche **Persönlichkeit**.

Entsprechend dieser geistesgeschichtlichen Rahmenbedingungen war es für Hahnemann selbstverständlich, sich mit seinen Publikationen von Anfang an nicht nur als kritischen, scharfsinnigen und innovativen Geist in Fachkreisen zu profilieren, sondern auch als selbstlosen, integren und sich um das körperlich-seelisch-geistige Wohl der Kranken sorgenden Menschenfreund zu stilisieren. Wichtige fachliche Verdienste, die er noch in seiner vorhomöopathischen Zeit erwarb, waren etwa seine gerichtsmedizinischen Monographien (1786, 1787), chemische Entdeckungen wie die „Hahnemannsche Weinprobe" auf Bleizucker (1787) oder das „Mercurius solubilis Hahnemanni" (1788), seine Schriften zur öffentlichen Gesundheit (1792, 1795) oder sein vierbändiges Apotheker-Lexikon (1793–1799). In geistig-moralischer Hinsicht wurde Hahnemann zeit seines Lebens nicht müde, offensichtliche Missstände der Medizin wie den exzessiven Einsatz von Aderlässen oder Purgiermitteln, gedankenlose Rezeptgemische, Aberglauben, aber auch den Schlendrian und die Gewinnsucht selbstherrlicher Modeärzte anzuprangern. In dezidierter Abgrenzung sowohl von der medizinisch wie auch ethisch unhaltbaren Theorie und Praxis der „alten Schule", die er ab 1813 „Allopathie" nannte, beschrieb Hahnemann selbst retrospektiv seinen Weg zur Entdeckung der Homöopathie als den eines Wahrheitssuchers, der – frei von niederen Absichten – in seinem Streben allein von höheren Zielen, ja letztlich von der Vorsehung Gottes geleitet wurde. Die durch solche Rhetorik erwirkte **Sonderstellung** Hahnemanns verlieh und verleiht bis heute – in den Augen seiner Jünger – seiner Person und damit seiner Lehre ein besonderes Gewicht.

2.2 Kurze Biographie Hahnemanns

Geboren wurde Samuel Hahnemann am 10. April 1755 in Meißen, als Sohn eines in bescheidenen Verhältnissen lebenden, aufklärerisch geprägten Porzellanmalers. Nach dem Abitur an der Fürstenschule St. Afra studierte Hahnemann ab 1775 Medizin in Leipzig, Wien, Hermannstadt und Erlangen, wo er 1779 promovierte. Die ersten Jahrzehnte seiner Praxis-und Publikationstätigkeit verliefen äußerst bewegt und unstet. Bis 1805 wechselte er über zwanzig Mal seinen Wohnort: Leipzig, Hettstedt, Dessau, Gommern, Dresden, Lockwitz, Leipzig, Stötteritz, Gotha, Georgenthal, Molschleben, Göttingen, Pyrmont, Wolfenbüttel, Braunschweig, Königslutter, Altona, Hamburg, Mölln, Machern, Eilenburg, Wittenberg, Schildau. Die Orte liegen fast alle in Sachsen, Sachsen-Anhalt, Thüringen und Niedersachsen. Erst ab 1805, im Alter von 50 Jahren, wurden seine Aufenthaltszeiten länger und die Motive für seine Ortswechsel klarer (1805 Torgau, 1811 Leipzig, 1821 Köthen, 1835 Paris). Über die Hintergründe seiner häufigen Umzüge äußerte sich Hahnemann nie genau, doch spielten Konflikte mit der jeweiligen Ärzte- und Apothekerschaft eine entscheidende Rolle, zumal er schon früh seine Medikamente selbst dispensierte.

In Gommern hatte Hahnemann 1782 Henriette Küchler (1764–1830) geheiratet, die Stieftochter des Apothekers, in dessen Labor er chemische Studien durchführte. Henriette Hahnemann begleitete ihn durch 47 Jahre Ehe und brachte insgesamt elf Kinder zur Welt, von denen eines bei der Geburt und eines im Säuglingsalter starb. So hatte die Familie schließlich acht erwachsene Töchter und einen Sohn (Friedrich), der auch homöopathischer Arzt wurde.

Nachdem Hahnemann 1796 in einem Aufsatz in Hufelands Journal die Prinzipien der Homöopathie und 1810 das „Organon der rationellen Heilkunde" veröffentlicht hatte, **habilitierte** er sich an der Universität Leipzig mit einer medizinhistorischen Analyse griechischer, lateinischer und arabischer Quellen zur Verwendung der Heilpflanze Veratrum album und hielt ab 1812 siebzehn Semester lang Vorlesungen über seine neue Heilmethode. Zusammen mit seinen Studenten führte er in dieser Zeit viele Arzneimittelprüfungen durch und publizierte deren Ergebnisse in seiner sechsbändigen „Reinen Arzneimittellehre" (1811–1821). Als er auch in Leipzig auf das Selbstdispensier-Verbot verwiesen wurde, zog Hahnemann 1821 nach Köthen, wo ihm sein Patient und Freimaurerlogen-Bruder Herzog Ferdinand von Anhalt-Köthen das Selbstdispensieren gestattete und ihm zudem den Hofrattitel verlieh. Hahnemann hatte dort bald eine gut gehende Praxis, sodass er einen Assistenzarzt zu seiner Entlastung beschäftigte. Die Patienten kamen teilweise von weit her oder korrespondierten mit Hahnemann, der – abgesehen vom Hofe des Herzogs, von dem er ein ansehnliches Gehalt bezog – keine Hausbesuche mehr machte. Während dieser Zeit entstand Hahnemanns vierbändiges Werk „Die chronischen Krankheiten" (1828–1830).

1829, zu seinem fünfzigjährigen Doktorjubiläum, erschienen Gäste aus aller Welt. Hahnemann erhielt unter anderem ein „Gratulationsdiplom" der Erlanger medizinischen Fakultät, die Ehrenmitgliedschaft der Naturforschenden Gesellschaft von Altenburg sowie eine zweibändige Sammlung seiner „Kleinen medizinischen Schriften", herausgegeben von Ernst Stapf. Darüber hinaus wurde zu diesem Anlass der Vorläufer des heute noch bestehenden **„Deutschen Zentralvereins homöopathischer Ärzte"** gegründet. Im Jahr darauf verstarb seine Frau Henriette.

1835 heiratete Hahnemann, in seinem achzigsten Lebensjahr, zum zweitenmal. Die 34-jährige französische Malerin und Dichterin Mélanie d'Hervilly (1800–1878) war Ende 1834 von Paris nach Köthen gereist, um sich von ihm homöopathisch behandeln zu lassen. Nach drei Monaten ließen sich die beiden trauen und nach weiteren fünf Monaten teilte Hahnemann sein Vermögen unter seinen Kindern auf und zog mit seiner neuen Gattin nach Paris. Mélanie Hahnemann hatte sich rasch in die Homöopathie eingearbeitet, sodass beide dort eine ausgedehnte Praxis führen konnten. Die Patienten kamen aus allen Teilen Europas und allen gesellschaftlichen Schichten, auch viele Adelige und prominente Künstler waren darunter. Bis zu seinem Tod mit 88 Jahren hielt Hahnemann Sprechstunden ab, korrespondierte mit seinen Patienten und machte auch wieder Hausbesuche.

Hahnemann wurde 1843 auf dem Friedhof von Montmartre beerdigt. 1898 wurde sein Sarg zum Prominenten-Friedhof Père Lachaise überführt.

2.3 Hahnemanns Begründung, Entwicklung und Abgrenzung der Homöopathie

Analog zum Aufschwung der Künste und Wissenschaften, besonders der Physik, Chemie und Philosophie, wollte Hahnemann auch die Medizin, die immer noch eine „Vermutungskunst" (Francis Bacon) geblieben war, in den Rang einer sicheren **Wissenschaft** erheben.

Dazu mussten als erstes die Hindernisse beseitigt werden, für die die Ärzte selbst verantwortlich waren. So drang Hahnemann zunächst auf eine genauere Kenntnis der verordneten Arzneimittel, die Verhinderung von Verfälschungen, eine verbesserte Nomenklatur der Heilpflanzen, die Beseitigung von Surrogaten, eine Ablehnung der Verordnung von Arzneigemischen und die Sicherstellung einer guten Mitarbeit der Patienten. Zum anderen sollten die Krankheitszustände der Patienten nicht mehr nach spekulativen Einteilungen klassifiziert, sondern genau beobachtet und differenziert beschrieben werden. Eine rationale, verantwortungsvolle Therapie dürfe sich, so forderte Hahnemann, weder auf Zufallsfunde, „parempirische" Laienpraxis (im Sinne unkritischer Ansammlung von Erfahrungen) noch auf Aberglauben, Signaturenlehre oder auf naturphilosophische Spekulationen berufen.

Doch auch den sich abzeichnenden naturwissenschaftlichen Ansatz einer Reduktion von Krankheitserscheinungen auf Materielles, Mechanik und Messbares verwies Hahnemann in seine Grenzen. Zwar könne die Chemie die Inhaltsstoffe der Arzneisubstanzen exakt analysieren, Verfälschungen aufdecken, Dosierungen verfeinern und eine gewisse Standardisierung gewährleisten. Auch Gallen- oder Blasensteine bzw. verschluckte Säuren könnten am besten mechanisch oder chemisch beseitigt werden. Doch lassen sich auf diese Weise keine inneren Krankheiten heilen, die meist weder mechanisch noch chemisch erklärbar, sondern dynamischen (unsichtbaren) Ursprungs sind. Aus der Sichtung und Kritik der bis dato vorliegenden therapeutischen

Möglichkeiten erwuchs schließlich die verzweifelte Suche nach einem neuen Heil-Prinzip.

Zum **Simile-Prinzip** kam Hahnemann letztlich durch seinen Selbstversuch mit Chinarinde (1790). Die Rinde des China-Baumes war zum einen als Spezifikum gegen Wechselfieber bekannt, zum anderen rief sie bei ihm gerade jene Symptome hervor, die er noch von seinem Jahre zuvor selbst durchgemachten Wechselfieber her kannte. Aufgrund dieser und ähnlicher Beobachtungen folgerte Hahnemann schließlich 1796: So wie eine natürliche Krankheit durch eine ihr ähnliche natürliche Krankheit ausgelöscht und damit geheilt werden kann (etwa die Kuhpocken durch die Menschenpocken), so müsste dies auch durch eine künstlich erzeugte Arznei-Krankheit möglich sein. Jeder dynamische (nicht-chirurgische) Krankheitszustand sollte also mit einem individuell-spezifischen Mittel behandelt werden, das in einer vorausgegangenen Prüfung an Gesunden ähnliche Symptome hervorgebracht hat. Da durch Verordnung eines ähnlich wirkenden Mittels eine vorübergehende Verschlimmerung des Zustandes des Patienten zu befürchten und tatsächlich zu beobachten war, sollten nur kleinste Gaben verabreicht werden.

Damit war 1796 die Homöopathie in ihren Grundprinzipien konstituiert: Einzelmittel, Arzneimittelprüfungen an Gesunden, das Ähnlichkeitsprinzip „Similia similibus“ und die Verwendung kleinster Gaben.

Die Verkleinerung der Gaben, die zunächst lediglich der Wirkungsabschwächung dienen sollte, führte schließlich zu einer unerwarteten Entdeckung, für die Hahnemann 1827 den Begriff **„Potenzieren“** prägte. Bei schrittweiser Verdünnung, Verreibung und Verschüttelung von Arzneisubstanzen (meist im Verhältnis 1:100) beobachtete er nicht etwa eine Abnahme ihrer homöopathischen Arzneikraft, sondern eine Zunahme – als ob eine in der Materie schlummernde Kraft durch mechanische Bearbeitung befreit bzw. „vergeistigt“ würde! Um das optimale Verhältnis zwischen Verdünnung und Verschüttelung sowie der Gabenwiederholung herauszufinden, stellte Hahnemann zahlreiche Versuche an, deren Endergebnis die 50000er- oder Q-Potenzen waren, wie sie im Manuskript der sechsten Auflage seines „Organon der Heilkunst“ 1842 beschrieben sind.

Nachdem sich gezeigt hatte, dass die Homöopathie in ihrer allgemeinen Form chronische Krankheiten nur vorübergehend, nicht aber dauerhaft heilen konnte, modifizierte Hahnemann 1828 seine Lehre noch durch eine spezielle Theorie, derzufolge alle (nicht-venerischen) chronischen Krankheiten auf einem Befall mit **Psora** (Krätz-Miasma, übertragbar durch Ansteckung oder Erbschaft) beruhen. In Analogie zur Syphilis stellte er sich die „innere Krätzkrankheit“ als Systemkrankheit vor, die verschiedenste Hautsymptome erzeugen kann, die nach nur symptomatischer Behandlung jedoch solange wiederkehren, bis das Miasma durch antipsorische Homöopathika getilgt wird.

Als sich abzeichnete, dass diese späteren Ergänzungen für den Großteil seiner Schüler nicht nachvollziehbar waren, legte Hahnemann fortan größten Wert auf die Verteidigung und Reinerhaltung seiner vollständigen Lehre. War die Homöopathie zunächst als Angebot einer neuen, rationalen, empirisch überprüfbaren Heilmethode aufgetreten, bekam sie ab den 1820er Jahren einen dogmatischen, unerbittlichen, ja eifernden Zug. Aus dem „Versuch über ein neues Prinzip“ wurde „der einzig heilbringende Weg“ bzw. ein „ewiges Naturgesetz“, und Abweichungen oder Relativierungen von Seiten kritischer Anhänger wurden als „unhomöopathische Verbrechen“ verworfen und mit Hahnemanns Bannstrahl (1832/33 gegen die Leipziger „Bastard-Homöopathen“) belegt. Nach seiner Übersiedelung nach Paris 1835 verzichtete er allerdings ganz auf Interventionen und Anteilnahme an der weiteren Entwicklung der Homöopathie in Deutschland.

2.4 Die Ausbreitung der Homöopathie in Deutschland

Nachdem Hahnemanns erste homöopathische Schriften von der Ärzteschaft kaum beachtet wurden und auch sein 1811 angebotener Ärztekurs mangels Nachfrage nicht zustande kam, lehrte er seine neue

Heilmethode ab 1812 Medizinstudenten der Universität Leipzig. War er bis dahin vermutlich der einzige Homöopath gewesen, gewann er nun seine ersten Schüler. Der aus seiner akademischen Lehrtätigkeit hervorgegangene Kreis von früh begeisterten Jüngern wie Johann Ernst Stapf (1788 - 1860), Gustav Wilhelm Gross (1794 - 1847) oder Franz Hartmann (1796 - 1853) blieb Hahnemann in der Regel auch in all seinen späteren Entwicklungen treu. Bereits praktizierende Ärzte, die erst in den 1820er Jahren die Homöopathie kennen lernten, wie Moritz Müller (1784 - 1849), Carl Gottlob Caspari (1789 - 1828) oder Friedrich Rummel (1793 - 1854), erwiesen sich dagegen als kritischer und distanzierter gegenüber Hahnemann, besonders nach seinen umstrittenen Modifikationen der Lehre (☞ I.2.3).

Die frühe **Spaltung** seiner Anhängerschaft in Hahnemannianer und so genannte freie oder kritische Homöopathen differenzierte sich in den 1830er Jahren noch weiter, als neben der ersten, seit 1822 bestehenden, orthodox-homöopathischen Ärztezeitschrift, Stapfs „Archiv für die homöopathische Heilkunst", 1832 die liberale, heute noch existierende „Allgemeine homöopathische Zeitung" und 1834 die kompromisslos-kritische Zeitschrift der so genannten Spezifiker, die „Hygea", gegründet wurden - jeweils als Sprachrohr einer der drei Hauptrichtungen jener Zeit. Ihren vorläufigen Höhepunkt erreichte die Emanzipationsbewegung der kritischen Homöopathen 1836, als kurz nach Hahnemanns Weggang nach Paris der Zentralverein homöopathischer Ärzte einstimmig die von Paul Wolf (1795 - 1857) verfassten „Achtzehn Thesen für Freunde und Feinde der Homöopathie" annahm. Darin wurden unter anderem die Grundprinzipien der Homöopathie (☞ I.2.3) anerkannt, die Psora-Theorie und das Konzept des Potenzierens aber verworfen.

Die Hoffnung, durch Konzentration auf naturwissenschaftlich-rational nachvollziehbare Elemente der Homöopathie und gleichzeitige Abstoßung vermeintlich irrationaler Elemente von der sich machtvoll etablierenden Schulmedizin anerkannt zu werden, erfüllte sich für die kritischen Homöopathen dennoch nicht. Gleichwohl sind die (inoffiziellen) positiven **Einflüsse** der Homöopathie auf die akademische Medizin des 19. Jahrhunderts unverkennbar, von der Vereinfachung der Verordnungen, der Verkleinerung der Arzneigaben und der Erforschung von Arzneivergiftungen bis zur Relativierung der Hypothesenpathologie und zum so genannten therapeutischen Nihilismus. Umgekehrt fühlten sich auch Homöopathen genötigt, nach Art der Schulmedizin nicht mehr nur individuelle Symptome, sondern ebenso die Ätiologie, pathologische Anatomie, Konstitution, Meteorologie usw. zu berücksichtigen bzw. die Organspezifität oder den „Charakter" von Arzneien herauszuarbeiten.

Einen Versuch der konzeptuellen **Verbindung** beider Schulen stellte die in den 1880er Jahren von Rudolf Arndt und Hugo Schulz formulierte Biologische Reizregel dar, wonach individuelle „kleine Reize die Lebenstätigkeit anfachen, mittelstarke sie fördern, starke sie hemmen und stärkste sie aufheben". Theodor von Bakody (1825 - 1911) versuchte ab 1873 von seiner Professur für vergleichende Pathologie an der Universität Budapest aus, die Ähnlichkeit von natürlichen und Arzneikrankheiten (und damit das Simile-Prinzip) naturwissenschaftlich zu belegen. Aus Versuchen wie diesen, Brücken zu bauen, speiste sich die in Deutschland bis in die 1950er Jahre dominierende naturwissenschaftlich-kritische Richtung der Homöopathie, deren Hauptvertreter Hans Wapler (1866 - 1951) und Alfons Stiegele (1871 - 1956) waren. 1925 erhielt die Homöopathie, im Rahmen der damaligen Krise der Medizin, einen gewaltigen Fürsprecher in dem renommierten Berliner Chirurgen August Bier (1861 - 1949), der die damals populäre Reizkörperbehandlung als „eine Art von Homöopathie" interpretierte und erfolgreich praktizierte. Trotz beträchtlicher finanzieller und ideologischer Unterstützung durch das Reichsgesundheitsamt während der Zeit des Nationalsozialismus gelang es in der 1936 - 1939 stattfindenden Überprüfung der Homöopathie den damaligen Studienleitern nicht, die Wirksamkeit potenzierter Substanzen in Arzneimittelprüfungen nach modernen Standards nachzuweisen.

Die Ära der **klassischen Homöopathie** begann in Deutschland in den 1950er Jahren mit dem Auftreten Schweizer Ärzte wie Adolf Voegeli (1898 - 1993),

Rudolf Flury-Lemberg (1903–1977) oder Jost Künzli von Fimmelsberg (1915–1992), eines Schülers von Pierre Schmidt (1894–1987), der selbst 1920 in New York und Philadelphia die Homöopathie nach der Kentschen Schule gelernt hatte. Grundlagenwerke wie das Kentsche Repertorium oder dessen „Lectures on Homoeopathic Philosophy" wurden ins Deutsche übersetzt und in Repertorisations-Kursen inhaltlich und praktisch erschlossen. In den 1980er und 1990er Jahren wurden, wohl mitbedingt durch ein generell wiedererwachendes Interesse an alternativen Heilverfahren, homöopathische Ausbildungsinstitute (in Detmold und Celle) sowie die Karl und Veronika Carstens-Stiftung gegründet, Lehraufträge für Homöopathie an Universitäten vergeben, die Homöopathie in den Gegenstandskatalog der Ärztlichen Prüfung aufgenommen und die homöopathische Weiterbildung im Sinne der klassischen Homöopathie reformiert. Getragen von dieser Renaissance, wurde 1996 die Jubiläumsfeier zum 200-jährigen Bestehen der Homöopathie in festlichem Rahmen in der Frankfurter Paulskirche unter der Schirmherrschaft des Bundesgesundheitsministers zelebriert. Auch der 2005 in Berlin abgehaltene Kongress der „Internationalen Liga homöopathischer Ärzte" setzte neue Maßstäbe, indem er rund 1000 Kollegen aus aller Welt versammelte.

2.5 Die Verbreitung der Homöopathie in anderen Ländern

Die Verbreitung der Homöopathie in den einzelnen Ländern der Welt verlief höchst **unterschiedlich**, je nach den historischen, kulturellen, ökonomischen, politischen, medizinischen, sozialen und religiösen Rahmenbedingungen und Kräften vor Ort. Obwohl die inhaltlichen Argumente der Vertreter und Kritiker der Homöopathie nur wenig variierten, gab es große Unterschiede, was das Vorhandensein von charismatischen Arzt-Persönlichkeiten, wohlwollenden Machthabern und Mäzenen, politisch aktiven Patientenvereinen, einen freien medizinischen Markt sowie interessierte Pharmaunternehmen und Verleger betrifft. Aus den variablen nationalen Konfigurationen dieser und ähnlicher Faktoren resultierten erstaunliche zeitliche Verschiebungen in der jeweiligen Institutionalisierung der Homöopathie in Form von Gesellschaften, Ausbildungsstätten, Krankenhäusern, Apotheken, Zeitschriften, Lehrbüchern und Kongressen sowie in der Professionalisierung der homöopathischen Ärzteschaft, einschließlich deren Verhältnis zu homöopathischen Laienpraktikern, oder in der staatlichen Anerkennung.

In der Regel gelangte die Homöopathie in den 1820er und 1830er Jahren direkt von Deutschland aus über bestimmte „Sendboten" in die europäischen Nachbarländer (Matthias Marenzeller 1816 in Österreich, Adam 1823 in Russland, Sébastian Des Guidi 1828 in Frankreich, Frederick Quin 1827 in England usw.), von wo aus sie dann in den 1840er und 1850er Jahren in die überseeischen Gebiete getragen wurde. In den Vereinigten Staaten von **Amerika** wurde die Homöopathie allerdings bereits 1825 von Hans Burch Gram in New York und von Wilhelm Wesselhoeft und Heinrich Dettwiller ab 1828 in Pennsylvania praktiziert, wo Constantin Hering (1800–1880) 1833 die „Hahnemann-Gesellschaft" gründete und 1835 die erste Homöopathie-Schule der Welt, die deutschsprachige „Nordamerikanische Akademie der homöopathischen Heilkunst" errichtete. Ihre Blütezeit erreichte die Homöopathie in den USA gegen Ende des 19. Jahrhunderts, als jeder siebte amerikanische Arzt von einem homöopathischen College graduiert war. 1898 zählte man 20 homöopathische Colleges, 140 homöopathische Krankenhäuser, 57 homöopathische Dispensatorien, 9 nationale, 33 bundesstaatliche und 85 lokale homöopathische Gesellschaften sowie 31 homöopathische Zeitschriften.

Die Verbreitung der Homöopathie konnte primär durch Ärzte (z. B. in Frankreich) bzw. Militärärzte (z. B. in Italien), Laienheiler (z. B. in Brasilien), Missionare (z. B. in Indien) oder durch den Klerus (z. B. in Russland) erfolgen. In **Indien** fand sie unter anderem gerade deshalb so rasche Aufnahme, weil sie im Gegensatz zur modernen westlichen Medizin stand (die mit dem politischen Feind Großbritannien assoziiert wurde). Seit dem 1973 erlassenen „Homoeopathic Central Council Act" ist die Homöopathie dort anderen Heilsystemen gleichgestellt und erfreut sich uneingeschränkter staatlicher Unterstützung. In 23 von 32 indischen Bundesstaaten wurden zuletzt 2536 homöopathische Polikliniken in staatlicher Trägerschaft gezählt (Ayurveda: 8671; Schulmedizin: 27495). Mit etwa 140000 homöopathischen Ärzten, 125000 ausgebildeten Laienhomöopathen (zusammen 17 Prozent des registrierten Heilpersonals) und 250000 nichtregistrierten homöopathischen Heilern verfügt Indien heute international über die meisten Homöopathen sowie den größten homöopathischen Arzneimittelmarkt.

Aufgrund der **Verschiedenheit der Entwicklung** der Homöopathie an verschiedenen Orten zu verschiedenen Zeiten lässt sich kein einheitliches Muster ihrer Verbreitung angeben, dem überregionale und überzeitliche Gültigkeit zukäme. Doch zeigt ihre Geschichte, dass über die Akzeptanz einer Heilmethode in einer freien Gesellschaft eine Menge von **externen Faktoren** mitentscheiden. Dazu zählen das Auftreten überzeugender Persönlichkeiten, medienwirksame Selbstdarstellung im Hinblick auf die Ängste und Hoffnungen von Patienten, das Ansprechen des religiösen und kulturellen Hintergrundes bestimmter Bevölkerungsgruppen einerseits, politische, ökonomische, soziale und mediale Unterstützung und Protektion sowie vertrauensfördernden Professionalisierung und Institutionalisierung andererseits. Klinische Wirksamkeits-Nachweise und naturwissenschaftliche Erklärungsmodelle zum Wirkmechanismus sind aus medizinisch-akademischer Sicht zwar das Entscheidende, aus der Perspektive der Gesellschaft als ganzer aber nur zwei unter mehreren Gesichtspunkten.

Allen Aspekten gemeinsam ist jedoch, und das sollte die Medizin nie vergessen, der unabdingbare Bezug zum Patienten, um dessen Wohl sich doch die ganze Auseinandersetzung dreht und der zuletzt – durch Abstimmung mit den Füßen – seinem persönlichen Helden die Siegespalme überreichen wird.

3 Homöopathie und Frauen

Jürgen Hansel

3.1 Vorgeschichte

Betrachtet man die Galerie homöopathischer Ahnen, so wird man fast ausnahmslos Portraits von Männern vorfinden. Hahnemanns Anhänger wie Stapf, Gross oder Bönninghausen ebenso wie seine Kritiker, allen voran Hufeland, und seine prominenten Nachfolger von Hering über Kent und Pierre Schmidt bis zu unseren Zeitgenossen Vithoulkas, Scholten oder Sankaran waren und sind allesamt Männer.

Besucht man heute einen Homöopathie-Kurs, bietet sich ein ganz anderes Bild: Ähnlich wie bei psychotherapeutischen Fortbildungen ist das Zahlenverhältnis zwischen weiblichen und männlichen Teilnehmern homöopathischer Seminarveranstaltungen mindestens 2:1, häufig sogar 3:1 oder noch höher. Das gilt gleichermaßen für die ärztliche Fort- und Weiterbildung wie für die Heilpraktiker-Ausbildung. Mittlerweile verschiebt sich dieses Zahlenverhältnis nicht nur bei den Teilnehmern, sondern auch bei den Dozenten zunehmend zu Gunsten der Frauen.

Aus diesen beiden Beobachtungen soll zunächst die einfache, aber durchaus schwerwiegende Schlussfolgerung gezogen werden: War die Homöopathie in der Vergangenheit eindeutig männlich dominiert, so wird sie in unserer Gegenwart augenscheinlich immer mehr zur Frauensache.

3.2 Geschlechtsspezifischer Umgang mit Gesundheit und Krankheit

Dieser Trend ist allerdings nicht spezifisch für die Homöopathie. In unserer Gesellschaft kümmern sich vor allem Frauen um Gesundheit – um ihre eigene, die ihrer Familie und die ihrer Mitmenschen. Das liegt nicht zuletzt daran, dass sich die Einstellung zum eigenen Körper und zur Gesundheit zwischen den Geschlechtern stark unterscheidet. Frauen widmen diesem Thema im Allgemeinen mehr Aufmerksamkeit und achten sensibler auf ihren Organismus. Die Sorge um den eigenen Körper und die Einstellung, ihm etwas Gutes zu tun und selbst zur Gesundheit beizutragen, ist bei Frauen weitaus ausgeprägter als bei Männern. So sind 80–90 Prozent der Teilnehmer bei Nichtraucher-, Bewegungs-, Entspannungs- oder Stressbewältigungstrainings sowie bei der Ernährungsberatung und ähnlichen Kursen weiblich. (Hurrelmann 2002)

Männer kümmern sich in der Regel weniger um ihren Körper. Sie betrachten ihren Körper vergleichsweise funktionalistisch, sie besitzen ihn und treiben ihn an wie eine Maschine. Sie verdrängen eher Belastungen und Risiken und ergreifen seltener Vorsichtsmaßnahmen. Dabei halten sie sich für gesünder als Frauen und suchen erst dann ärztliche, psychologische, soziale oder seelsorgerische Hilfe, wenn sie sich ernsthaft krank und absolut hilflos fühlen. So überrascht es nicht, dass in den Wartezimmern der Ärzte doppelt so viele Frauen wie Männer sitzen. (Hurrelmann 2002)

3.3 Geschlechtsspezifische Vorurteile bei Therapeuten

Das Geschlechterverhältnis von 2:1 ist im Zusammenhang mit dem Thema „Frauen, Männer und Gesundheit" immer wieder anzutreffen. Es gilt nicht nur für die Zahl der Arztbesuche, sondern auch für die Art der Krankheiten, die diagnostiziert werden. So vermuten Ärzte beim weiblichen Geschlecht eher psychische Leiden und stellen doppelt so oft psychische oder psychiatrische Krankheitsdiagnosen als bei Männern. Die Psychotherapeuten machen da keine Ausnahme: Schon Anfang der 70er Jahre wurde nachgewiesen, dass in den Köpfen von Psychologen und Psychotherapeuten ein „Gender Bias" (geschlechterspezifisches Vorurteil) existiert, das „typisch" weibliche Eigenschaften mit psychischer Krankheit in Verbindung setzt. Als solche Eigenschaften galten: Passiv, abhängig, ängstlich, unselbstständig, nachgiebig. Psychische Gesundheit dagegen wurde mit „normalen" männlichen Eigenschaften – wie aktiv, selbstbewusst, ehrgeizig, aggressiv – assoziiert (Hurrelmann 2002).

> **! Definition Gender Bias:** Systematische geschlechterbezogene Verzerrungseffekte (z. B. bei Planung von Projekten, Studien), die dadurch zustande kommen, dass Geschlechterunterschiede nicht angemessen berücksichtigt werden.

Die Folge davon ist, dass Ärzte und Therapeuten in der Praxis körperliche Beschwerden bei Männern häufig ernster nehmen. Diese können sich mit ihrem Anliegen schneller und direkter durchsetzen als Frauen. So ist zum Beispiel bekannt, dass Herzinfarkte bei Frauen viel häufiger verkannt werden als bei Männern. Dabei wird das Herzinfarktrisiko bei Frauen nicht nur deshalb unterschätzt, weil die frauentypische Beschwerdesymptomatik (Übelkeit/Erbrechen, Rückenschmerzen) häufiger als bei Männern an andere Krankheiten denken lässt.

Männer landen auf der Intensivstation, Frauen in der Psychosomatik (Hurrelmann 2002).

Sowohl für ambulante psychotherapeutische als auch für stationäre psychosomatische Behandlung gilt das Geschlechterverhältnis von 2:1 zu Gunsten – oder vielleicht doch besser: zu Lasten – der Frauen. Es ist deshalb kaum verwunderlich, dass dieser ominöse Quotient auch auf die Kosten im Gesundheitswesen zutrifft, die zu zwei Dritteln von Frauen und ihren Leiden verursacht werden. (Hurrelmann 2002)

Frauen achten, wie schon erwähnt, nicht nur stärker auf ihre eigene Gesundheit, sie kümmern sich auch mehr um andere Menschen. Und so gilt der Quotient von 2:1 auch für die Zahl der Beschäftigten im Gesundheitswesen, die zu zwei Dritteln weiblich sind.

Laut Statistik der Bundesärztekammer waren Ende 2004 118 590 Ärztinnen in den verschiedenen Bereichen des Gesundheitswesens tätig, ihr Anteil an der Gesamtzahl der Ärzte stieg auf 38,7%. Zwar mit positivem Trend, aber insgesamt dennoch unzureichend ist die Entwicklung im Bereich leitender Positionen. Lediglich 16% der Habilitanden im Fach Medizin sind weiblich, nur jede 20. C-4-Professur wird an eine Frau vergeben. Nur 10% der Chefarztpositionen werden bisher von Ärztinnen erreicht.

Tab. I.3-1: Geschlechterverhältnis in Bezug auf des Thema „Gesundheit"

Arztbesuche	2:1
Prävalenz psychischer Störungen	2:1
Ambulante Psychotherapie	2:1
Stationäre psychosomatische Behandlung	2:1
Kosten im Gesundheitswesen	2:1
Beschäftigte im Gesundheitswesen	2:1

3.4 Einfluss des Geschlechts bei homöopathischen Arzneimittelprüfungen

Der hohe Frauenanteil in der homöopathischen Aus- und Fortbildung (☞ I.3.1) wirkt sich auf einen Kernbereich der Homöopathie in einer Weise aus, die von der homöopathischen Gemeinschaft bisher wenig beachtet wurde. Der originäre und besondere Beitrag, den Samuel Hahnemann zum wissenschaftlichen Erkenntnisprozess geleistet hat, ist die homöopathische Arzneimittelprüfung am Gesunden (☞ II.2). Bei der Arzneimittelprüfung geht die subjektive Wahrnehmung der Probanden, ihr ganz persönliches Erleben in das wissenschaftliche Ergebnis mit ein. Mit dieser Methode hat er den Bereich des Individuellen und Subjektiven für die Wissenschaft (v. a. für die Psychosomatik) erschlossen.

3.4.1 Geschlechterverhältnis bei homöopathischen Arzneimittelprüfungen

Die Teilnehmer homöopathischer Arzneimittelprüfungen (☞ II.2) waren seit Hahnemanns Zeit meist selbst Homöopathen oder deren Schüler und Verwandte. Heute werden solche Prüfungen vor allem in homöopathischen Weiterbildungsgruppen durchgeführt. Waren die Probanden im 19. Jahrhundert meist männlichen Geschlechts, zeichnete sich in den vergangenen 10 bis 20 Jahren ein Übergewicht des Anteils an Frauen an. Diese Entwicklung spiegelt sich in der folgenden Aufstellung einiger moderner Arzneimittelprüfungen wider (☞ Tab. I.3-2). In allen Prüfungen war der Frauenanteil höher als der männlicher Probanden, in mehr als der Hälfte der Fälle lag das Verhältnis bei 3:1 oder noch höher.
Besonders eklatant ist das Beispiel der von Jeremy Sherr als Arznei neu in die Homöopathie eingeführten Schokolade *(Chocolate)*. Das Protokoll der Prüfung von Chocolate aus dem Jahr 1993 verzeichnet ausschließlich weibliche Probanden.

Gender Bias in der Arzneimittelforschung

In der klinischen Pharmakologie werden die meisten allopathischen Arzneien – wenn es sich nicht um exklusiv für Frauen vorgesehene Medikamente handelt – traditionell häufig nur an Männern erprobt. Der Grund dafür ist einfach: Tests mit Frauenbeteiligung sind komplizierter und u. U. langwieriger (Schwangerschaft) und somit teurer. Obwohl bekannt ist, dass Frauen wegen unterschiedlicher Enzymaktivitäten, wegen des höheren Körperfettanteils, Interaktionen mit Hormonen und anderen Faktoren auf viele Medikamente anders reagieren, gibt es bislang nur für wenige Stoffgruppen Studien, die sich mit den geschlechtsspezifischen Unterschieden in der Arzneiwirkung befassen.
Die Homöopathie geht in eine andere Richtung, indem sie bei der ihr eigenen Form pharmakologischer Studien Frauen zunehmend bevorzugt. Idealerweise sollte ein Gleichgewicht zwischen Männern und Frauen angestrebt werden, um geschlechtsspezifische Symptome erfassen zu können.

Tab. I.3-2: Geschlechtsverteilung bei homöopathischen Arzneimittelprüfungen

Geprüftes Arzneimittel	weiblich	männlich
Androctonus	15	13
Bambus	12	8
Chocolate	9	0
Cola	18	5
Ephedra sinica	13	4
Gingko	12	4
Hydrogenium	12	6
Kauri	17	2
Ozon	25	20
Rosa damascena	9	3

Jeremy Sherr: *Hydrogenium* (1992), *Androctonus* (1982), *Chocolate* (1993), Anne Schadde: *Ozon* (1995), *Gingko* (2000), Bernd Schuster: *Bambus* (1996), *Cola* (1997), Artur Wölfel: *Rosa damascena* (1999), Jürgen Hansel: *Ephedra sinica* (1998)

Auswirkung eines Gender Bias auf die Entwicklung der Homöopathie

Die geschlechtsspezifische Pharmakokinetik dürfte wohl kaum einen Einfluss auf die Anwendung hoch potenzierter Arzneien haben. Die Frage ist vielmehr, ob und wie das Geschlecht der Probanden über deren subjektive Wahrnehmung das Ergebnis einer homöopathischen Arzneimittelprüfung beeinflusst. Es wurde bereits darauf hingewiesen, dass sich die Einstellung zum eigenen Körper und zur Gesundheit zwischen den Geschlechtern stark unterscheidet und dass Frauen sensibler auf ihren Organismus achten (☞ I.3.2). Diese Aussage beruht auf den Ergebnissen aus soziologischen Studien zum unterschiedlichen Verhältnis von Männern und Frauen zur Gesundheit (Hurrelmann 2002).

Unterschiede in der Wahrnehmung

Neuropsychologische Untersuchungen haben darüber hinaus auf fundamentale Unterschiede in der Wahrnehmung zwischen Männern und Frauen hingewiesen (Anderson 2002, Kimura 2002). Diese Erkenntnisse wurden in den vergangenen Jahren vor allem für populistische Zwecke benutzt. Der nachfolgende Überblick basiert auf objektiven Darstellungen der geschlechtsspezifischen Wahrnehmungsunterschiede.

- Anatomie des Gehirns: Die beiden Hemisphären sind bei den meisten Frauen nahezu gleich groß, bei den Männern ist in der Regel die linke Hemisphäre etwas größer.
- Vernetzung der rechten und linken Gehirnhälfte: Bei Frauen sind Teile des Corpus callosum und der vorderen Kommissur, die die beiden Hemisphären miteinander verbinden, größer als bei Männern.

Diese beiden gehirnanatomischen Varianten werden zur Erklärung funktioneller Unterschiede herangezogen. So verarbeiten Männer Informationen eher seitenspezifisch. Das führt zu einer stärkeren Spezialisierung mit Vorteilen z. B. bei der räumlichen Wahrnehmung oder in der Mathematik.

Frauen benutzen beide Gehirnhälften dagegen eher gleichzeitig. Hirnforscher führen die sprachliche Überlegenheit des weiblichen Geschlechtes auf diese Tatsache zurück. Das zeigt sich schon bei Kleinkindern: Mädchen sprechen früher; sie haben einen größeren Wortschatz, wenn sie in den Kindergarten kommen; sie stottern seltener und lernen leichter Fremdsprachen.

Die Nutzung beider Gehirnhälften für die Sprache führt auch dazu, dass Frauen nach Schlaganfällen weniger Sprachprobleme als Männer haben bzw. ihre Sprache schneller und besser wieder zurückgewinnen. Die bessere Vernetzung und Generalisierung der neuronalen Prozesse erlaubt es Frauen zudem, mehrere Sinnesreize gleichzeitig zu verarbeiten und damit mehr simultan wahrzunehmen. In psychologischen Tests ist ihre Wahrnehmung subtiler und differenzierter.

> **Beispiel:** Wenn Männer aus einer Reihe von Fotografien die dargestellten Emotionen herausfinden sollen, achten Sie mehr auf grobe und oberflächliche Hinweise, während Frauen auch feinere Details berücksichtigen. Frauen können deshalb Emotionen zutreffender identifizieren als Männer, brauchen dafür allerdings etwas länger.

Die für die Homöopathie bedeutenden Unterschiede der Geschlechter lassen sich folgendermaßen zusammenfassen:

Frauen achten mehr auf ihren Organismus und ihre Emotionen, sie nehmen diese subtiler und differenzierter wahr und sie können ihre Wahrnehmungen besser verbalisieren. Natürlich gibt es Ausnahmen von dieser auf Statistik beruhenden Regel. Bezogen auf ein männliches oder weibliches Individuum können die Verhältnisse sogar umgekehrt sein. So fein diese Unterschiede auch sein mögen, in Forschung und Praxis der Homöopathie machen sie sich deutlich bemerkbar.

3.4.2 Beispiel einer Arzneimittelprüfung

Wie sich der Gender Bias auf die homöopathische Arzneimittelprüfung auswirken kann, zeigt das Beispiel der Arzneimittelprüfung von *Ephedra sinica*, die der Autor mit einer Gruppe von Kollegen 1997 durchführte. 13 Frauen und 4 Männer zeichneten die Beschwerden und Symptome auf, die sie nach der Einnahme einer C-30-Potenz von Herba ephedrae an sich beobachtet hatten. In Tab. I.3-3 wird das Ergebnis der Prüfung in absoluten Zahlen der Geistes- und Gemütssymptomen, der Träume und der körperlichen Symptome getrennt nach Geschlechtern dargestellt.

Tab. I.3-3: Gender Bias in der Homöopathie am Beispiel der Prüfung von Ephedra sinica

	weiblich	männlich
Prüfer	13	4
Gemütssymptome	73	5
Träume	34	4
Körpersymptome	102	51

Der wesentliche Unterschied zwischen Frauen und Männern fällt sofort ins Auge. Während sich bei den Frauen die Symptome von Psyche und Körper die Waage halten, haben die Männer fast nur körperliche Symptome aufgezeichnet.

Die oben aufgeführten sozial- und neuropsychologischen Erkenntnisse (☞ I.3.2, ☞ I.3.3 legen zwei miteinander zusammenhängende Erklärungen für diesen signifikanten Unterschied nahe: Zum einen sind Männer sowohl im Verhalten als auch in der Wahrnehmung stärker auf das Materielle und den Körper fokussiert als auf die Psyche, zum anderen ist ihre Wahrnehmung weniger subtil und differenziert, sodass sie vor allem „handfeste" physische Beschwerden wahrnehmen.

3.5 Schlussfolgerung

In neueren homöopathischen Arzneimittelprüfungen finden sich wesentlich mehr psychische Symptome als in den älteren Prüfberichten. Neben einer allgemeinen „Psychologisierung" dürfte der zunehmende Frauenanteil unter den Probanden ein wichtiger Grund dafür sein. Dadurch entstehen Arzneimittelbilder, die in hohem Maße von weiblicher Wahrnehmung und Ausdrucksweise geprägt sind. Es kann deshalb bei der Anwendung neuer Arzneien nach dem Ähnlichkeitsgesetz schwierig sein, das subjektive Beschwerdebild männlicher Patienten in den Symptomenlisten moderner Arzneimittelprüfungen zu finden oder wiederzuerkennen. Von einer Arznei wie *Chocolate*, die ausschließlich von Frauen geprüft wurde, sollte man also erwarten, dass sie sich in der Homöopathie zu einem typischen „Frauenmittel" entwickelt. Tatsächlich wurden bei den zehn Kasuistiken zu *Chocolate*, die seit der Arzneimittelprüfung in der internationalen Literatur publiziert wurden, in neun Fällen Frauen mit dieser Arznei behandelt.

Die geschlechtsspezifischen Unterschiede in Wahrnehmung und Kommunikation zeigen sich nicht nur bei den Arzneimittelprüfungen, sondern auch in der Ausübung der homöopathischen Heilkunde, die vom Wesen her ganz erheblich von solchen persönlichen Faktoren abhängig ist und die immer häufiger in den Händen von Frauen liegt. Weibliche Therapeuten nehmen in der Regel Nuancen im Ausdruck und subtile nonverbale Signale deutlicher wahr als ihre männlichen Kollegen – immer mit der Einschränkung, dass das im individuellen Fall ganz anders sein kann. Und auf der Seite der Patienten fällt es Frauen in der biographischen Anamnese häufig leichter, ihr körperliches und seelisches Befinden differenziert zu schildern

Ohne eine Wertung damit zu verbinden, lässt sich zusammenfassend feststellen, dass sich die Homöopathie zu einer weiblichen Medizin entwickelt, zu einer Heilkunde, die in allen Bereichen immer mehr von Frauen geprägt wird. Da die subjektive Wahrnehmung und die Fähigkeit, diese auszudrücken, in der Homöopathie einen ganz anderen Stellenwert hat als in der naturwissenschaftlichen Medizin, ist noch nicht abzusehen, wie sich dieser Prozess auf Theorie und Praxis der Homöopathie auswirken wird.

Literatur

Anderson S: Brain Differences in Males and Females. Tarleton State University, Stephenville 2002

Hurrelmann K, Kolip P: Geschlecht, Gesundheit und Krankheit. Huber, Bern 2002

Kimura D: Sex Differences in the Brain, Online Scientific American 2002 (www.sciam.com)

Bundesministerium für Familie, Senioren, Frauen und Jugend (BMFSFJ): Verbundprojekt zur gesundheitlichen Situation von Frauen in Deutschland (1999)

Internetseiten

www.genderhealth.ch/html/de/glossar/index.php?Gender%20Bias

www.sciam.com

Homöopathische Literatur

Hansel J: Ephedra und die Zauberpflanzen, Hahnemann Institut für homöopathische Dokumentation, Greifenberg 1998

4 Wissenschaft in der Homöopathie

Michael Frass

4.1 Homöopathische Forschung

Die Prinzipien der Homöopathie unterscheiden sich grundlegend von denen der konventionellen Medizin (☞ II.1). Die therapeutische Anwendung der Homöopathie berücksichtigt in besonderem Maße die Individualität des Patienten. Dabei kann es vorkommen, dass für Patienten mit derselben Diagnose unterschiedliche Arzneimittel verschrieben werden. Im Hinblick auf diese Besonderheit der homöopathischen Heilmethode ist es naheliegend, in Bezug auf Studien andere experimentelle Modelle anzuwenden als in der klassischen Methodologie.

Ein Hauptproblem der wissenschaftlichen homöopathischen Forschung ergibt sich aus der Tatsache, dass der Homöopathie wegen mangelnder Anbindung an universitäre Einrichtungen das wissenschaftliche Umfeld fehlt und daher auch ein Anreiz für Wissenschaftler, sich mit einer Methode zu beschäftigen, die vielerorts belächelt wird. Von Seiten der öffentlichen Hand und der Pharmaindustrie ist kein Interesse an homöopathischer Forschung zu erwarten. Andere Sponsoren sind schon deshalb schwer zu finden, weil die Homöopathie keine Aussicht auf Patente verspricht und zudem die Produktionskosten der in der Homöopathie verwendeten Arzneimittel vergleichsweise gering sind. Es muss auch kritisch angemerkt werden, dass viele Homöopathen wenig Kenntnis oder Interesse an wissenschaftlichen Studien haben.

Eine besondere Problematik der homöopathischen Forschung ist die Anwendung von Potenzen mit einem Wirkstoffanteil jenseits der Loschmidt-Zahl (6×10^{23}), da die Wirksamkeit einer Arzneimittelverdünnung jenseits der molekularen Nachweisbarkeit die Vorstellungskraft bei jenen Ärzten übersteigt, die sich noch nicht von der Wirksamkeit der Homöopathie überzeugen konnten. Hinzu kommt, dass die meisten Homöopathen in einen Praxisbetrieb eingebunden sind, wo die Durchführung von verblindeten Studien (Verum versus Placebo) von den Patienten nicht angenommen würde. Selbst

wenn die zur Studiendurchführung nötigen homöopathischen Arzneimittel kostenlos zur Verfügung gestellt würden, bliebe die Finanzierung der Patientenversicherung (die ebenso hoch ist wie bei einer schulmedizinischen Studie mit potentiell nebenwirkungsreichen Medikamenten) eine unüberwindliche Hürde. In Anbetracht dieser extrem schlechten Bedingungen ist es erstaunlich, dass es doch eine bemerkenswerte Anzahl wissenschaftlicher Arbeiten mit starken Hinweisen auf die Wirksamkeit der Homöopathie gibt. Zur Erarbeitung der Grundlagen empfiehlt sich die Lektüre des Buches „Wissenschaftliche Grundlagen der Homöopathie" von Resch und Gutmann (1994).
Im Folgenden wird ein kleiner Überblick über die bisher durchgeführten Arbeiten gegeben.

4.1.1 Untersuchungen an Zellen

1988 kam es zu einer großen Kontroverse, als Davenas und Mitarbeiter eine Arbeit über potenzierte Antikörper in der angesehenen Zeitschrift „Nature" veröffentlichten. Darin wurde der Effekt hoch potenzierter Antikörper gegen Anti-IgE (Immunoglobulin E) bezüglich der Degranulation von basophilen Granulozyten untersucht. Die Autoren betonen, dass die dabei beobachteten Effekte durch die mittels starken Schüttelns hergestellten Potenzen entstanden sind, wobei die Vermittlung der biologischen Information durch die molekulare Organisation des Wassers bedingt sein könnte. Die Ergebnisse wurden angezweifelt und ihre Veröffentlichung durch parteiische Einflussnahme des Herausgebers kontrolliert. Die Arbeit ließ sich jedoch durch neuere Publikationen bestätigen (Belon et al. 2004).

4.1.2 Tierexperimente

Eine Besonderheit stellen Tierexperimente dar, da hier der Vorwurf der Suggestion, d.h. des Placeboeffekts (☞ I.4.2, ☞ II.2.2) weitgehend ausgeschlossen werden kann. Endler konnte nachweisen, dass die mittels Thyroxin in molekularer Dosis beschleunigte Metamorphose der Kaulquappen vom Zwei- zum Vierbeinerstadium durch Zugabe von potenziertem Thyroxin gebremst werden kann (Endler et al. 2003). Diese Experimente wurden inzwischen von mehreren Labors bestätigt (Guedes 2004).

4.1.3 Das Gedächtnis des Wassers

Die Arbeiten von Giudice beschäftigen sich mit dem dynamischen Aspekt des Wassers (Del Giudice et al. 1988). Zur Informationsübertragung können auch Experimente herangezogen werden, die mittels Laser im Terahertz-Bereich zeigen, dass das elektromagnetische Feld einer Lösung die Formation stabiler kohärenter Areale im Lösungsmittel mit Hilfe strukturierter und spezifischer Vibration induzieren kann. Rey hat in Versuchen mit Thermolumineszenz gezeigt, dass das Verhalten von schwerem Wasser durch Zugabe von potenziertem Natriumchlorid (Kochsalz) und Lithiumchlorid beeinflusst werden kann, und zwar nicht nur mit niedrigen Potenzen, die noch molekulare Strukturen des Ausgangsstoffes enthalten, sondern auch mit einer C-15-Potenz, also einer Potenz jenseits der Loschmidt-Zahl (6×10^{23}), die keine Ausgangsmoleküle mehr enthält (Rey 2003). Die Thermolumineszenz ist die Besonderheit von Stoffen, nach Bestrahlung und Erwärmung Licht abzugeben.

4.1.4 Clusterforschung

Weitere interessante Aspekte ergeben sich durch die Clusterforschung, die sich mit der Entstehung von größeren Aggregaten in Lösungsmitteln beschäftigt. In einer Studie wurden Verdünnungen aus Lösungen verschiedener Konzentration hergestellt. Unerwarteterweise konnte man nachweisen, dass umso größere Cluster gebildet werden, je verdünnter die Ausgangslösung war (Samal 2001).

4.1.5 Metaanalysen

In einer Metaanalyse beschäftigten sich Kleijnen et al. 1991 mit der methodologischen Qualität von 107 homöopathischen, klinisch kontrollierten Studien. Sie fanden heraus, dass nur 22 der Studien (20%) eine ausreichende methodologische Qualität aufwiesen; von diesen zeigten 15 (68%), dass eine Behandlung mit homöopathischen Arzneimitteln der Place-

bobehandlung überlegen ist. Die Autoren räumen ein, dass das Ausmaß der positiven Evidenz überraschend war. Die Akzeptanz der Homöopathie als nachweislich effektive Heilmethode hängt nach ihrer Meinung von einer plausiblen Erklärung ihres Wirkmechanismus ab.
In ähnlicher Weise untersuchten 1997 Linde et al. 89 homöopathische, klinisch kontrollierte Studien, wobei sie zu dem Schluss kamen, dass die positiven Resultate der homöopathischen Studien nicht durch Placeboeffekte alleine erklärbar sind.
Eine weitere im „Lancet" erschienene Metaanalyse beschreibt, dass die Homöopathie nicht wirksam ist (Shang et al. 2005). Allerdings halten die Behauptungen einer objektiven statistischen Analyse nicht stand (Frass et al. 2006): Abstract und Einleitung enthalten kein klares Studienziel. Zudem weicht das Design der Studie von den angewendeten Rechenschritten ab und gibt eine Scheininformation nach einer langen Beschreibung der Auswahl von publizierten Arbeiten und Datenbasen: Die Autoren reduzieren die Zahl der zunächst je 110 eingeschlossenen Studien, bei denen sowohl für die Homöopathie als auch für die konventionelle Medizin eine Wirkung nachgewiesen wurde, in einem ersten Schritt auf „Untersuchungen höherer Qualität" und dann auf „größere Untersuchungen höherer Qualität". Bei Verwendung dieser Untergruppen scheinen die Resultate zwischen konventioneller Medizin und Homöopathie zu differieren. Allerdings bleibt eine gewisse Unsicherheit über die Auswahlkriterien von acht (Homöopathie) versus sechs (konventionelle Medizin) Studien. Die Trennlinie zwischen „guten" und „schlechten" Studien wirkt willkürlich gewählt. Zudem vergleicht diese Arbeit nicht Studien der Homöopathie mit Studien der konventionellen Medizin, sondern die spezifischen Effekte der beiden Methoden in separaten Analysen. Daher darf ein direkter Vergleich aus dieser Studie nicht gezogen werden.

4.2 Placeboforschung

Ein logistisches Problem ergibt sich aus der Erforschung des Placebos. In einer Metaanalyse kommen Hróbartsson und Gøtzsche (2001) zu dem Schluss, dass Placebo nicht mehr kann als „Nichtstun". Dies bedeutet also, dass man die Rolle des Placebo neu überdenken muss. Derzeit wird die Bedeutung des Placebo in der konventionellen Medizin sehr hoch eingeschätzt und als Erklärung für Phänomene herangezogen, die sich wissenschaftlich bis dato nicht beweisen lassen. So wird das Placebo oft als Scheinmedikament eingesetzt, wenn man die Wirkung oder Nichtwirkung eines Medikaments untersuchen will. In geringschätziger Weise wird dieser Begriff oft für die Homöopathie herangezogen, wenn zwar die Wirkung nicht geleugnet, die Ursache aber nicht anerkannt wird. Wenn also laut der oben zitierten Arbeit das Placebo in der Tat nicht mehr kann als Nichtstun, so kann der Vorwurf, Homöopathie sei nicht mehr als Placebo, in dieser Form nicht aufrechterhalten werden.

4.2.1 Entgiftung

Zum Placeboeffekt bei Tieren ☞ auch 1.4.1.2. Zur Untersuchung des entgiftenden Effektes wurde Ratten Arsen verabreicht (Cazin 1987). Wurde kurz nach der Vergiftung Arsen in potenzierter Form (C 7) zugeführt, konnte eine signifikant raschere Entgiftung beobachtet werden.

4.2.2 Behandlung von Diarrhoe

Jacobs et al. (1994) publizierten in der angesehenen Zeitschrift „Pediatrics", dass eine individualisierte Homöopathie unter Verwendung von C-30-Potenzen bei 81 Kindern in Nicaragua mit akuter Diarrhoe zu einer signifikanten Reduktion von Dauer und Anzahl der Stühle im Vergleich mit Placebo führt. Die Metaanalyse dreier Studien (Jacobs et al 2003) zeigte eine verkürzte Dauer der Diarrhoe in der Homöopathiegruppe ($p = 0{,}008$).

4.2.3 Sterilitätsbehandlung

Gerhard untersuchte die Wirksamkeit einer individuellen homöopathischen Behandlung weiblicher Sterilität verschiedenster Ursache im Vergleich zu einer konventionell behandelten Gruppe (Gerhard

1993a, 1993b, 1996). In dieser Studie kam es in beiden Gruppen zu sechs Schwangerschaften von je 21 Patientinnen. Während es in der Homöopathiegruppe bei allen Schwangerschaften zu einer Geburt kam, war das in der konventionell behandelten Gruppe hingegen nur zweimal der Fall. Zusätzlich konnten in der Homöopathiegruppe bereits länger bestehende gesundheitliche Probleme erfolgreich mitbehandelt werden.

Da die Behandlungskosten in der Homöopathiegruppe wesentlich geringer sind, schlägt Gerhard vor, dass in bestimmten Patientinnenkollektiven mit Sterilität zunächst nur mit Homöopathie behandelt werden sollte.

4.2.4 Behandlung von Senfgasverbrennungen

Von Paterson (1944) wurden während des Zweiten Weltkrieges Studien zur Behandlung von Patienten mit Senfgasvergiftung durchgeführt. Eine Doppelblindstudie betrifft Prophylaxe und Therapie von Hautverbrennungen durch Senfgas. Homöopathische Potenzen von *Rhus toxicodendron, Kalium bichromicum* und Senfgas in einer Potenz von C 30 verminderten die Zahl tiefer Senfgasverbrennungen im Vergleich mit einer Kontrollgruppe signifikant (Paterson 1944).

4.2.5 Rezidivierende Rhinopharyngitis

Eine weitere Studie wurde bei 431 Kleinkindern mit häufig auftretender akuter Rhinopharyngitis durchgeführt (Vainchtock 2002). Hier war die homöopathische Behandlung der konventionellen in Hinblick auf Wirksamkeit und Lebensqualität bei gleichen Kosten für die Krankenkassen überlegen. Die Studie wurde durchgeführt, da akute Otitiden und Rhinopharyngitiden ein großes Problem bei Kindern im Alter zwischen sechs Monaten und vier Jahren darstellen. Bei 499 Kindern zeigte sich, dass die Häufigkeit der Rhinopharyngitiden und die Zahl der Komplikationen bei der homöopathischen Gruppe kleiner waren.

4.2.6 Therapie von Allergien

Die Hypothese, dass es sich bei den in der Homöopathie verwendeten potenzierten Arzneimitteln um Placebos handelt, wurde in einer randomisierten, doppelblinden, placebo-kontrollierten Studie von Reilly et al. (1986) untersucht. Das Studienmodell verglich die Effekte einer homöopathischen Präparation von gemischten Graspollen bei 144 Patienten mit aktivem Heuschnupfen mit Placebo. Die homöopathisch behandelten Patienten zeigten eine signifikante Reduktion bei den von Patienten und Ärzten erstellten Symptomen-Scores. Die Signifikanz wurde noch erhöht, wenn die Resultate entsprechend der Pollenzahl korrigiert wurden. Die homöopathische Behandlung war mit einer Halbierung des Bedarfs an Antihistaminika kombiniert. Eine anfängliche Verschlimmerung der Symptome wurde häufiger bei den homöopathisch behandelten Patienten beobachtet, worauf eine Verbesserung in dieser Gruppe folgte. Es gibt für die Autoren keine Anhaltspunkte, dass die Placebowirkung allein den klinischen Effekt erklären könnte.

In einer weiteren Studie untersuchten Reilly et al. (1994) die Reproduzierbarkeit der Evidenz zweier früherer immunotherapeutischer Studien in Hinblick darauf, ob sich Homöopathie von Placebo unterscheidet. 28 Patienten mit allergischem Asthma (v.a. Hausstaubmilbe), wurden randomisiert und erhielten entweder eine orale homöopathische Immunotherapie gegen ihr jeweiliges Hauptallergen oder ein identisches Placebo. Beide Therapien wurden zusätzlich zur konventionellen Behandlung durchgeführt. Die täglich ermittelte visuelle Analogskala zur Erfassung der Veränderung der Symptomenintensität wurde als Zielparameter gewählt. Eine Woche nach Beginn der Behandlung zeigte sich ein Trend zugunsten der homöopathischen Immunotherapie. Dieser Trend hielt über acht Wochen an ($p = 0{,}003$). Ähnliche Trends wurden für die Lungenfunktion und bronchiale Reaktionstests festgestellt. Eine Metaanalyse aller drei Studien verstärkte die Evidenz, dass Homöopathie einem Placeboeffekt überlegen ist ($p = 0{,}0004$).

4.2.7 Intensivmedizin

Eine doppelblinde, randomisierte und placebokontrollierte Studie betrifft den Einfluss von *Kalium bichromicum* auf die Schleimsekretion bei 50 Intensivpatienten (Frass et al. 2005a). Dabei konnte die Menge an trachealen Sekretionen in der Homöopathiegruppe signifikant gesenkt werden ($p < 0{,}0001$), auch die Extubation konnte in dieser Gruppe signifikant früher erfolgen ($p < 0{,}0001$). Außerdem war der Aufenthalt auf der Intensivstation in der Homöopathiegruppe kürzer ($4{,}20 \pm 1{,}61$ vs. $7{,}68 \pm 3{,}60$ Tage, $p < 0{,}0001$). Diese Daten lassen vermuten, dass potenziertes *Kalium bichromicum* helfen kann, die Menge an zähen trachealen Sekretionen bei Intensivpatienten zu vermindern.

Bekanntlich ist die Mortalität von Patienten mit schwerer Sepsis hoch. Ziel einer randomisierten, doppelblinden, placebokontrollierten Studie war es, den Einfluss der Homöopathie auf das Überleben von Sepsispatienten zu untersuchen (Frass et al. 2005a). 70 Patienten erhielten entweder eine homöopathische Behandlung ($n = 35$) oder ein Placebo ($n = 35$). Es wurden zweimal täglich fünf Globuli in einer C-200-Potenz gegeben. Als Zielparameter wurde das Überleben nach 30 und 180 Tagen untersucht. Dabei zeigte die Analyse an Tag 30 einen nicht statistisch signifikanten Trend des Überlebens zugunsten der Homöopathie (Verum 81,8%, Placebo 67,7%, $p = 0{,}19$), an Tag 180 war das Überleben in der Homöopathiegruppe statistisch signifikant höher (75,8% vs. 50,0%, $p = 0{,}043$). Es wurden keine Nebenwirkungen verzeichnet. Die Daten lassen den Schluss zu, dass eine homöopathische Behandlung eine nützliche zusätzliche Maßnahme bei Patienten mit schwerer Sepsis ist.

! Zusammenfassend lässt sich sagen, dass trotz der Schwierigkeiten der Anpassung eines homöopathischen Modells an die moderne wissenschaftliche Gemeinschaft eine große Zahl bemerkenswerter Studien publiziert wurde. Um eine entsprechende Evidenz zu erlangen, ist dringend weitere Forschung nötig.

Literatur

Belon P, Cumps J, Ennis M et al.: Histamine dilutions modulate basophil activatio,. Inflamm Res 2004(53):181–188

Cazin JC, Cazin M, Gaborit JL, Chaoui A et al.: A study of the effect of decimal and centesimal dilutions of arsenic on the retention and mobilization of arsenic in the rat, Human Toxicology, 1987(6):315–320

Davenas E, Beauvais F, Amara J, Oberbaum M et al.: Human basophil degranulation triggered by very dilute antiserum against IgE, Nature 1988(333):816–818

Del Giudice E, Preparata G, Vitiello G: Water as a free electric dipole laser, Phys Rev Lett. 1988(61):1085–1088

Frass M, Dielacher C, Linkesch M, Endler C et al.: Influence of potassium dichromate on tracheal secretions in critically ill patients, Chest 2005a(127):936–941

Hróbartsson A, Gøtzsche PC: Is the placebo powerless? An analysis of clinical trials comparing placebo with no treatment, N Engl J Med 2001(344):1594–1602

Jacobs J, Jiménez LM, Gloyd SS, Gale JL: Treatment of acute childhood diarrhea with homeopathic medicine: a randomized clinical trial in Nicaragua, Pediatrics 1994(93):719–725

Jacobs J, Jonas WB, Jimenez-Perez M, Crothers D: Homeopathy for childhood diarrhea: combined results and metaanalysis from three randomized, controlled clinical trials, Pediatr Infect Dis J 2003 (22):229–234

Kleijnen J, Knipschild P, ter Riet G: Clinical trials of homoeopathy, BMJ 1991(302):316–623

Linde K, Clausius N, Ramirez G, Melchart D et al.: Are the clinical effects of homeopathy placebo effects? A meta-analysis of placebo-controlled trials, Lancet 1997(350):834–843

Reilly D, Taylor MA, Beattie NG, Campbell JH et al.: Is evidence for homoeopathy reproducible?, Lancet. 1994(344):1601–1606

Reilly DT, Taylor MA, McSharry C, Aitchison T: Is homoeopathy a placebo response? Controlled trial of homoeopathic potency, with pollen in hayfever as model, Lancet 1986(2):881–886

Rey L: Thermoluminescence of ultra-high dilutions of lithium chloride and sodium chloride, Physica A 2003(323):67–74

Samal S, Geckeler KE: Unexpected solute aggregation in water on dilution, Chem Commun 2001:2224–2225

Shang A, Huwiler-Muntener K, Nartey L, Juni P et al.: Are the clinical effects of homoeopathy placebo effects? Comparative study of placebo-controlled trials of homoeopathy and allopathy, Lancet 2005 (366):726–732

Vainchtock A, Lamarsalle L, Chaufferin G, Dansette GY: Medicoeconomic assessment of the treatment of recurrent acute rhinopharyngitis in 18-months-old to 4-years-old children by general practioners, Eur J Health Econ 2002(3, Suppl. 1):S83

Homöopathische Literatur

Endler PC, Ludtke R, Heckmann C, Zausner C: Pretreatment with thyroxine (10-8 parts by weight) enhances a 'curative' effect of homeopathically prepared thyroxine (10-13) on lowland frogs, Forsch Komplementarmed Klass Naturheilkd 2003(10):137–142

Frass M, Linkesch M, Banyai S, Resch G et al.: Adjunctive homeopathic treatment in patients with severe sepsis: a randomized, double-blind, placebo-controlled trial in an intensive care unit, Homeopathy 2005b(94):75–80

Frass M, Schuster E, Muchitsch I, Duncan J et al.: Asymmetry in The Lancet meta-analysis, Homeopathy 2006(95):52–53

Gerhard I: Weibliche Fertilitätsstörungen: Homöopathie versus Hormontherapie, Therapiewoche 1993b(43/48):2582–2588

Gerhard I: Wirksamkeit homöopathischer Einzel- und Komplexmittel bei Frauen mit unerwünschtem Kinderwunsch, Erfahrungsheilkunde 1993a(3):132 – 137

Gerhard I: Homöopathische Behandlung bei weiblicher Unfruchtbarkeit (Jahrbuch 2), Karl und Veronica Carstens-Stiftung, Hippokrates, Stuttgart 1996

Guedes JR, Ferreira CM, Guimaraes HM, Saldiva PH, Capelozzi VL: Homeopathically prepared dilution of Rana catesbeiana thyroid glands modifies its rate of metamorphosis, Homeopathy 2004 (93):132 – 137

Paterson J: Report on Mustard Gas Experiments – Glasgow and London, Journal of the American Homeopathic Association 1944 (37): 47 – 50, 88 – 89

Resch G, Gutmann V: Wissenschaftliche Grundlagen der Homöopathie, 3. Aufl., Barthel & Barthel, Liechtenstein 1994

5 Evidence-based Medicine (EBM)

Engelbert Hanzal

5.1 Was ist Medizin?

Spätestens seit im antiken Griechenland die Heilkunde als „Medizin" bezeichnet wurde, ist der Versuch des Menschen erkennbar, die Diagnose, Behandlung und Vorbeugung von Erkrankungen auf eine rationale Basis zu stellen. Denn das griechische Verb „medomai", von dem sich unser Begriff „Medizin" herzuleiten scheint, bedeutet nicht nur „sorgen", „bekümmert sein", sondern auch „er-sinnen", „denken", „beabsichtigen". Wer Medizin betreibt, **sorgt** sich demnach um Hilfsbedürftige, **denkt nach** und **ersinnt** schließlich eine Behandlung. Medizin hat also schon von Beginn an auch den Anspruch, bei der Zuwendung zu Kranken den Verstand einzusetzen, nachzudenken. Das Nachdenken innerhalb der Grenzen allgemeingültiger Grundsätze vervollständigt sich zur Wissenschaft.

Wissenschaft bezeichnet ganz allgemein den **systematisch erfassten Wissensstand einer bestimmten Zeit,** dann den **Erwerb neuen Wissens** durch bestimmte, genau festgelegte und nachvollziehbare Methoden sowie die **Dokumentation und Weitergabe dieses Wissens** in Forschung und Lehre. Die oft zitierten „alten Griechen" scheinen die Ersten gewesen zu sein, die durch Nachdenken und Hinterfragen von Erklärungsmodellen auf der Grundlage logischer Schlussfolgerungen die Wissenschaft erfunden haben: „Nach meinem Wissen wurde die kritische oder rationalistische Tradition nur ein einziges Mal erfunden. Sie ging zwei oder drei Jahrhunderte später verloren, vielleicht durch das Aufkommen der aristotelischen Lehre der episteme, des sicheren und beweisbaren Wissens (einer Weiterentwicklung der Unterscheidung zwischen sicherer Wahrheit und bloßer Vermutung seitens der Eleaten und des Heraklit). Sie wurde in der Renaissance wiederentdeckt und ganz bewußt wiederbelebt, insbesondere von Galileo Galilei" (Parmenides, zitiert nach Popper 2005). Vor der Erfindung der Wissenschaft haben vor allem mythologische und religiöse Erklärungsmodelle zur Rechtfertigung von Entscheidungen in vielen menschlichen Lebensbereichen, natürlich auch in der Heilkunde gedient.

Um eine Behauptung (z.B. die Behauptung, dass eine bestimmte Behandlung bei einer Erkrankung wirksam sei) wissenschaftlich überprüfen zu können, muss sie in einer **widerlegbaren Form** vorliegen. Der Satz „die Erde ist keine Scheibe, sondern eine Kugel", enthält eine Behauptung, in der nicht angegeben wird, worauf die Hypothese beruht und wie sie möglicherweise widerlegt werden kann. Hingegen ist der Satz „wenn die Erde keine Scheibe, sondern eine Kugel ist, dann müsste man bei der geradlinigen Fortbewegung in eine beliebige Richtung auf der Oberfläche der Erde wieder an den Ausgangspunkt zurückkehren" widerlegbar und daher einer wissenschaftlichen Untersuchung besser zugänglich. Entspricht dieser Satz nach experimenteller Überprüfung seiner Hypothese nun der Wahrheit, ist er bewiesen? Keinesfalls. Wenn wir die Hypothese (oder Theorie) getestet – in unserem Beispiel die Erde umrundet haben –, so folgt aus der Bestätigung der Theorie durch ein bestimmtes Experiment nicht unbedingt, dass sie nun der Wahrheit entspricht, sie kann vielmehr durch ein noch besseres Erklärungsmodell jederzeit abgelöst werden.

Die Medizin ist also schon lange eine Wissenschaft, allerdings haben sich die Methoden ständig weiterentwickelt und sind heute äußerst komplex geworden. Neben der schieren Menge an angesammeltem Wissen in den medizinischen Wissenschaften ist die **Beschleunigung der Wissenszunahme** bemerkenswert. Diese Kombination aus Vielfalt und Beschleunigung hat den Nachteil, dass weder Mediziner noch ihre Patienten in der Lage sind, mit der Vielzahl an Entwicklungen Schritt zu halten. Es sind daher heute neue Methoden der ärztlichen Aus- und Weiterbildung und die Integration geeigneter Kommunikation zur Vermittlung neuen Wissens gefragt, um die enormen Fortschritte der Medizin besser nutzbar zu machen.

5.2 Was ist Evidenz?

Der Begriff „Evidenz" ist im Deutschen wenig gebräuchlich, aber im englischen Sprachraum (Evidence) sehr verbreitet, wo er in den unterschiedlichsten Zusammenhängen verwendet wird. Das lateinische Wort „evidens", zusammengesetzt aus „e/ex" (aus, heraus) und „videre" (sehen, schauen) bedeutet „herausscheinend", „augenscheinlich". Interessant ist, dass die Augenscheinlichkeit als Begriff auch ein Körnchen Zweifel beinhaltet und kein Synonym für Gewissheit darstellt. Evidenz im naturwissenschaftlichen Sinn ist schlecht übersetzbar und wird in der Bedeutung von „Beleg", „Beobachtung" oder „Anhaltspunkt" verwendet. Die öfters gehörte Übersetzung mit „Beweis" ist nur in geschlossenen Systemen (z.B. in der Mathematik oder in einem Rechtsraum) anwendbar und hat in der Wissenschaft einen eher problematischen Charakter.

5.2.1 Naturwissenschaftliche Grundlagenforschung

Der enorme Fortschritt, den die Medizin seit Einführung naturwissenschaftlicher Methoden im Laufe des vergangenen Jahrhunderts vor allem in der Grundlagenforschung (z.B. Pharmakologie, Molekularbiologie, Genetik) gemacht hat, hat neben den unbestreitbaren positiven Auswirkungen dieses Wissenszuwachses auch zu Problemen geführt, die die Naturwissenschaft (und damit ihre Errungenschaften) von der praktischen Medizin zu entfernen drohten:

- das **exponentielle Wachstum von wissenschaftlichen Publikationen** mit einer verwirrenden, durch Einzelpersonen nicht mehr zu überschauenden Vielfalt von neuen Begriffen, Konzepten und Ideen,
- die in vielen Bereichen **ungenügende und teilweise methodologisch dilettantische Überprüfung** der Ergebnisse der Grundlagenforschung.

Hatte jemand im Labor eine – zugegebenermaßen vielleicht großartige – Entdeckung gemacht, genügte dies oft schon, um nach einigen wenigen, schlecht nachvollziehbaren Studien Therapieverfahren verbreitet einzusetzen und schließlich sogar zum Standard auszurufen, nur weil die Wirksamkeit des Verfahrens so einleuchtend, so überzeugend erschien.

5.2.2 Biostatistik

Im Bereich der Planung und Durchführung klinischer Studien sowie der Analyse gewonnener Daten hat die Entwicklung der Biostatistik (vgl. Biostatistik-Artikel in Wikipedia) und medizinischen Wissenschaft einen wichtigen Beitrag geleistet und Methoden geschaffen, die es ermöglichen, die Wirksamkeit medizinischer Maßnahmen an Patientinnen und Patienten immer besser zu überprüfen.

5.3 Historische Entwicklung der EBM

Der Drang, die Wirksamkeit einer Behandlung am Patienten zu überprüfen, kann historisch bis in biblische Zeiten zurückverfolgt werden (vgl. Daniel 1:1 – 16). Ein weiteres frühes Beispiel aus China findet sich in einem Dokument über ein medizinisches Experiment aus der Song Dynastie (960 – 1279), in dem ein gewisser Ben Cao Tu Jing von der Überprüfung der Wirksamkeit der Ginseng-Wurzel auf die Entwicklung der Atemnot bei Läufern berichtet. Die „Studie", die an zwei (!) Patienten durchgeführt wurde, kommt zu dem Schluss, dass Atemnot unter Ginseng später auftritt. Diese viel versprechenden Anfänge haben durch die **Entwicklung der Biostatistik** im 20. Jahrhundert zusätzliche Bedeutung erhalten: immer raffiniertere Methoden wurden erarbeitet, mit denen man vor allem unbewusste Einflussfaktoren in der Beurteilung von Studienergebnissen unter Kontrolle bringen konnte (☞ Tab. I.5-1). Der Biostatistiker Austin Bradford Hill war schließlich der erste, der das Design einer **randomisierten Studie** (Randomised controlled trial, RCT) entwarf, die 1948 im British Medical Journal veröffentlicht wurde (Medical Research Council 1948). Wo immer es sinnvoll, möglich und ethisch vertretbar ist, wird seitdem im klinischen Bereich dieser Studientyp verwendet, bei dem die Zuteilung von Interventionen nach dem Zufallsprinzip erfolgt. In der Pharmakologie ist es mittlerweile undenkbar, eine neue Substanz ohne vorherige Überprüfung im Rahmen eines RCT in der klinischen Routine einzusetzen.

Entsprechend sind in den vergangenen Jahrzehnten RCT-Publikationen sowohl absolut als auch im Vergleich zu Veröffentlichungen mit anderen Studiendesigns angestiegen. So listete die National Library of Medicine („Medline") 1966 insgesamt 174710 Publikationen auf, davon 186 randomisierte Studien (0,1%), 2004 waren es bei einer Gesamtzahl von 614805 Studien bereits 13719 RCTs (2,2%), was einer 22-fachen relativen Steigerung entspricht (☞ Abb. I.5-1).

Tab. I.5-1: Einige Methoden zur Ausschaltung von Störfaktoren („Bias") bei klinisch-wissenschaftlichen Studien

Kontrollgruppe	Zur Beantwortung der Frage „Wie hätte das Ergebnis ohne Studienintervention oder unter einer Standardbehandlung ausgesehen?"
Verblindung	Studienpatienten (einfach-), Prüfärzte (doppelt-), evtl. auch Biostatistiker (dreifach-blind) wissen nicht, welche Intervention im Einzelfall erfolgt ist
Placebo	Scheinmedikament, äußerlich nicht unterscheidbar von der Prüfsubstanz (-intervention)
Randomisierung	Zuteilung der Studienintervention(en) nach dem Zufallsprinzip
„Allocation concealment" (verdeckte Zuteilung)	Studienpatienten und Prüfärzte wissen nicht, in welche Studiengruppe ein bestimmter Patient randomisiert wird

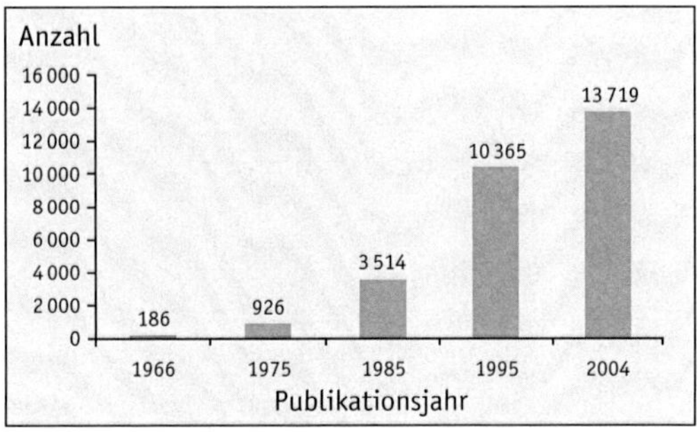

Abb. I.5-1: Anzahl randomisierter Studien in der Datenbank der National Library of Medicine (Medline).

5.4 EBM in der Praxis

Die Vielfalt an Publikationen der wissenschaftlich fundierten Medizin sind unüberblickbar geworden (☞ Abb. I.5-1). Selbst in einem engen Spezialgebiet ist ein Überblick über die gesamte Fachliteratur nicht mehr möglich. Die Folge ist das Dilemma, dass immer mehr Zeit in den Erwerb neuen Wissens investiert werden muss, und immer weniger Zeit für die Patienten bleibt. Einen Ausweg bietet die Evidence-based Medicine.

! Der Begriff Evidence-based Medicine wurde in den 1990er Jahren von einer Gruppe um David Sackett eingeführt, um einen Zugang zur Medizin zu beschreiben, mit dessen Hilfe die behandelnden Ärzte medizinische Maßnahmen nach den besten verfügbaren wissenschaftlichen Erkenntnissen auswählen und dabei die individuellen Eigenschaften ihrer Patienten (inklusive deren Wünsche und Ängste) berücksichtigen.

Der **integrative Zugang** der EBM enthält also von Anfang an nicht nur die Forderung nach wissenschaftlicher Qualität, sondern auch und ganz besonders, nach der Fähigkeit, die persönlichen Eigenschaften unserer Patienten, ihre Wünsche und Ängste zu erkennen und unser klinisches Handeln danach entsprechend zu modifizieren (☞ Abb. I.5-2).

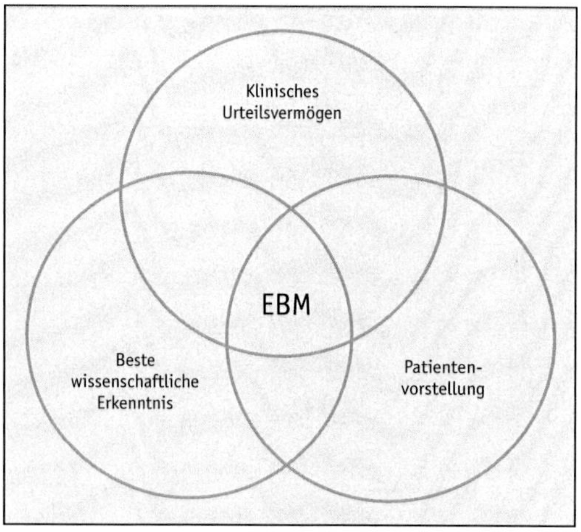

Abb. I.5-2: EBM integriert ärztliche Eigenschaften mit den Vorstellungen und individuellen Eigenschaften von Patienten und wendet dabei Erkenntnisse an, die sowohl wissenschaftlich als methodisch auf dem neuesten Stand sein müssen.

Tab. I.5-2: Vorgehen in der Evidence-based Medicine

1.	Umwandlung des Informationsbedarfs in eine beantwortbare klinische Frage (☞ I.5.4.1)
2.	Suche nach der besten Evidenz (☞ I.5.4.2)
3.	Kritische Beurteilung der Evidenz (☞ I.5.4.3)
4.	Integrationsvorgang: Vorstellungen der Patientin und beste wissenschaftliche Evidenz (☞ I.5.4.4)
5.	Evaluierung der Effizienz der Schritte 1–4 und deren ständige Verbesserung (☞ I.5.4.5)

Die EBM muss in der Praxis erlernt werden und erfordert einige Fertigkeiten (Grundbegriffe der Biostatistik, Literatursuche, kritische Bewertung von Studien etc.), die in den 1990er Jahren in den USA und Kanada, im deutschen Sprachraum ca. zehn Jahre später Eingang in die medizinischen Lehrpläne gefunden haben.

Der Vorgang evidenz-basierter gynäkologischer Praxis beginnt immer bei der Patientin und orientiert sich an ihren Problemen. Eine exzellente, gezielte **Anamnese** und **klinische Untersuchung** ist daher die Voraussetzung jeder EBM. Im Anschluss geht man in fest definierten Schritten vor (☞ Tab. I.5-2).

5.4.1 Umwandlung des Informationsbedarfs in eine beantwortbare klinische Frage

Unter einer beantwortbaren klinischen Frage versteht man eine Formulierung, die die Wahrscheinlichkeit erhöht, bei der Suche nach der besten wissenschaftlichen Evidenz, qualitativ hochwertige und für die jeweilige Situation brauchbare Studien zu finden. Das „PICO"-Akronym bezeichnet vier Teile einer Frage nach diagnostischen oder therapeutischen Interventionen (☞ Tab. I.5-3) und soll bei der Strukturierung einer beantwortbaren klinischen Frage helfen.

Tabelle I.5-3: Das PICO-Modell zur Strukturierung beantwortbarer klinischer Fragen	
P	= Patientin
I	= Intervention
C	= Kontrollintervention
O	= Outcome

Fallbeispiel: 45-jährige Patientin, III-Gravida, III-Para, Zustand nach Tubenligatur, ohne Vorerkrankungen, klagt über verlängerte und verstärkte, sonst aber regelmäßige Menstruationen. Beim praktischen Arzt wurde die Diagnose einer Eisenmangelanämie gestellt (Hämoglobin 10,4 g/dl).

Die gynäkologische Untersuchung der gesund wirkenden, leicht adipösen Frau, zeigt einen normal großen, gut beweglichen Uterus von unauffälliger Konsistenz, mit einem 4 cm großen Knoten im Fundusbereich. Die Adnexregionen sind frei, ebenso die Parametrien. Die Vaginalsonographie bestätigt den klinischen Befund: ein 43 mm im Durchmesser haltendes, kugeliges Gebilde im Fundus liegt 2 cm vom max. 5 mm messenden, homogenen Endometriumecho entfernt und dürfte einem solitären Myomknoten entsprechen. Darüber hinaus wird ein unauffälliger gynäkologischer Status erhoben.

Im Rahmen des Gespräches im Anschluss an die Untersuchung werden als Therapievarianten Hysterektomie und intrauterines Levonorgestrel System (IULNS) diskutiert.

Die beantwortbare klinische Frage gemäß PICO-Modell (☞ Tab. I.5-3) lautet folgendermaßen „45-jährige, sonst gesunden Patientin (P): ist eine Hysterektomie (I) oder die Einlage eines IULNS (C) in Bezug auf Reduktion der Hypermenorrhoe in Abwägung mit den Komplikationen und Nebenwirkungen (O) zu bevorzugen?“. Die Formulierung strukturiert folgende Suchbegriffe:

- weiblich,
- 45 Jahre,
- Hysterektomie,
- IULNS,
- Hypermenorrhoe,
- Komplikationen,
- Nebenwirkungen.

Es gibt auch einfachere, aus drei Teilen bestehende Fragen, die besonders dann geeignet sind, wenn zusätzliche Hintergrundinformationen über Erkrankungen benötigt werden (z. B. „Was verursacht Hepatitis D?“). Diese Fragen kommen vor allem dann ins Spiel, wenn Begleiterkrankungen, die uns nicht so geläufig sind, die Eigenschaften der Patientin verändern.

5.4.2 Suche nach der besten Evidenz

Buch vs. Internet

Sorgsam gedruckte, liebevoll gestaltete und kunstvoll illustrierte Lehrbücher, einst eine häufig genutzte Informationsquelle, zeigen sich den Anforderungen der modernen Informationstechnik nur noch zum Teil gewachsen. Die Halbwertszeit medizinischen Wissens hat sich stark verkürzt, außerdem kann Wissen über das Medium Internet auf Knopfdruck augenblicklich weltweit verbreitet und abgerufen werden. Das Medium Buch kämpft mit dem Problem, dass sich kaum vorhersagen lässt, welches Wissen in Zukunft unverändert bestehen bleiben wird.

Internet-Recherche

Es stellt sich die Frage, wie effizient es ist, vor dem Hintergrund der immer kürzeren Halbwertszeit medizinischer Fachliteratur, Wissen anzuhäufen für den Fall, dass man es braucht **(Just-in-case-learning)**. Oftmals ist man gar nicht gezwungen, sofort mit Problemlösungen aufzuwarten und kann es sich leisten, für einen speziellen Fall nach geeigneter Literatur zu suchen **(Just-in-time-learning)**.

Von entscheidender Bedeutung ist es, **geeignete Suchstrategien** für die Recherche in Online-Datenbanken (☞ Tab. I.5-4) zu finden und zu erlernen. Voraussetzung dafür sind gute bzw. sehr gute Englischkenntnisse. Nicht nur für bereits fertig ausgebildete Mediziner mit entsprechendem Lernbedarf gibt es online Übersetzungshilfen für spezielle medizinische Fachbegriffe (z. B. „Leo", „Hexal Englischwörterbuch Medizin").

Vor allem bei Medline ist gewöhnlich eine große Menge an Literatur zu finden, und hier zeigt sich dann, wie wertvoll eine gut konstruierte „PICO"-Frage (☞ Tab. I.5-3) sein kann: Verbindet man die Suchbegriffe mit den logischen Operatoren „AND" oder „OR", kann man das Suchergebnis nach den speziellen individuellen Eigenschaften der Patientin eingrenzen. Eine weitere Möglichkeit besteht darin, Suchfilter zu verwenden, die nur bestimmte Arten von Studien auswählen (beispielsweise nur Metaanalyen oder nur randomisierte Studien).

5.4.3 Kritische Beurteilung der Evidenz

Abhängig von der in einer bestimmten Studie angewendeten Methodik kann man eine Hierarchie der medizinisch-wissenschaftliche Evidenz für Studien angeben **(Levels of evidence)**. An der Spitze steht derzeit der systematische Review mehrerer randomisierter Studien, am Ende die Expertenmeinung (☞ Tab. I.5-5).

Dieses Schubladenmodell ist eingängig, lässt sich leicht transportieren und ist daher zu einer Art Symbol der Evidence-based Medicine geworden. Effektvoll wurden damit Experten in Grund und Boden verdammt und (auch mangelhaft durchgeführte) randomisierte Studien in den Himmel gehoben. Zur kritischen Überprüfung gefundener Evidenz gehört aber selbstverständlich einiges mehr als die Einstufung nach Evidenz-Levels. Auch dazu gibt es Online-Ressourcen mit entsprechenden Checklisten zur Beurteilung aller wichtigen Studientypen (z. B. Centre for Evidence-based Medicine des Toronto General Hospital). Wer den Weg abkürzen will, kann sich der immer zahlreicher werdenden Sekundärjournale bedienen, in denen nach Themen geordnet oder online durchsuchbar die Publikationen bereits kritisch evaluiert vorliegen (☞ Tab. I.5-6). Einige dieser Datenbanken gibt es auch als Versionen für Handheld-Computer, die sich im klinischen Routinebetrieb zunehmend als äußerst hilfreich erweisen (Baumgart 2005).

Tab. I.5-4: Wichtige Online Datenbanken für die Suche nach medizinisch-wissenschaftlicher Evidenz

Cochrane Database of Systematic Reviews	http://www.cochrane.org
National Library of Medicine (Medline, PubMed)	http://www.pubmed.gov
SumSearch (Suchmaschine der Universität Texas, San Antonio)	http://sumsearch.uthscsa.edu/

5.4.4 Integrationsvorgang: Vorstellungen der Patientin und beste wissenschaftliche Evidenz

Nach Auffinden der besten und aktuellsten wissenschaftlichen Evidenz und nach kritischer Überprüfung der Validität besteht die nächste Aufgabe darin, die Effektgröße an die Patientin weiterzugeben, um ihr damit eine informierte Entscheidung zu einem medizinischen Verfahren zu ermöglichen. Hierbei kommt es häufig zu Missverständnissen vor allem unter Ärzten. Auch die hochwertigste Studie wird

Tab. I.5-5: Hierarchie medizinsch-wissenschaftlicher Evidenz (Oxford Centre for Evidence-based Medicine 2001)

Level 1	
A	Systematischer Review randomisierter Studien
B	Einzelne randomisierte Studie
C	Alles-oder-nichts-Studie
Level 2	
A	Systematischer Review von Kohortenstudien
B	Einzelne Kohortenstudie
Level 3	
A	Systematischer Review von Fall-Kontroll-Studien
B	Einzelne Fall-Kontroll-Studie
Level 4	
Fallserie, Fallbericht	
Level 5	
Expertenmeinung	

kaum jemals absolute medizinische Entscheidungen begründen können. Dies wird aber manchmal in medizinischen Leitlinien suggeriert, die neuerdings auch noch das Etikett: „evidence-based" tragen. Was für den Arzt optimal erscheinen mag, kann für die Patientin zu zweiten Wahl werden und umgekehrt. Es ist viel **Fingerspitzengefühl, Erfahrung** und **Empathie** notwendig, um im Einzelfall gemeinsam mit der Patientin zu geglückten Entscheidungen zu gelangen (Straus 2005).

5.4.5 Evaluierung der Effizienz der Schritte 1–4 und deren ständige Verbesserung

Medizinische Praxis nach der EBM-Methode erfordert in hohem Maß Übung. Da sich das Umfeld unserer ärztlichen Tätigkeit so rasch ändert, stehen vor allem im Internet immer wieder aktualisierte, interessante Werkzeuge zur Verfügung, die Suchvorgänge in Datenbanken, Literaturbestellung etc. beschleunigen und erleichtern. Die ständige Verbesserung der Schritte:

- Fragen,
- Suchen,
- kritisches Überprüfen,
- Integrieren

(☞ Tab. I.5-2) dient der Perfektionierung der Abläufe und minimiert die Gefahr des Abgleitens in eine langweilige Routine.

Tab. I.5-6: Sekundärpublikationen mit vorab kritisch überprüfter Evidenz

Clinical Evidence	http://www.clinicalevidence.com/ceweb/conditions/index.jsp
Bandolier	http://www.jr2.ox.ac.uk/bandolier/
Evidence-based Medicine	http://ebm.bmjjournals.com/
Evidence-based Nursing	http://ebn.bmjjournals.com/
Evidence-based Obstetrics & Gynecology	http://www.harcourt-international.com/journals/ebog/

5.5 Schlussbetrachtung

Evidence-based Medicine umfasst alle Maßnahmen, mit deren Hilfe das naturwissenschaftliche Fundament der Medizin für die praktische Anwendung am Patienten stärker nutzbar gemacht werden kann. **EBM beginnt und endet am Patienten.** Ausgangspunkt ist eine Frage, die das aktuelle Problem beschreibt und als Grundlage für die Suche nach der besten wissenschaftlichen Evidenz genutzt wird. Die gefundene Evidenz wird nach kritischer Überprüfung auf Validität und klinischen Nutzen einem Integrationsprozess mit den Vorstellungen und Wünschen des Patienten zugeführt – geleitet vom klinischen Können und der Erfahrung des Arztes. Da wissenschaftliche Ergebnisse selbst bei einwandfreier Methodik niemals Anspruch auf letztgültige Wahrheit haben – wenn das so wäre, wäre das gleichzeitig auch das Ende jeder weiteren Wissenschaft –, kann auch die evidenzbasierte Medizin kein Dogma sein, sondern bleibt abhängig von der Qualität der Forschung, die ihr zugrunde liegt.

Literatur

Baumgart DC: Personal digital assistants in health care: experienced clinicians in the palm of your hand?, Lancet 2005 (366):1210–1222

Medical Research Council: Streptomycin treatment of pulmonary tuberculosis, BMJ 1948(2):769–782.

Pickering GW: The Purpose of Medical Education, BMJ 1956(2):113–115

Popper K: Die Welt des Parmenides: Ursprünge europäischen Denkens, Piper, München/Zürich 2005

Straus SE, Richardson WS, Glasziou P, Haynes RB: Evidence-based medicine: how to practice and teach EBM, 3rd ed., Churchill Livingstone, Edinburgh 2005

Internetseiten

Centre for Evidence-Based Medicine/Toronto General Hospital: Critical appraisal worksheet (http://www.cebm.utoronto.ca/teach/materials/caworksheets.htm)

Centre of Evidence-based Medicine/ Oxford Centre for Evidence-based Medicine: Levels of Evidence (May 2001) (http://www.cebm.net/levels_of_evidence.asp#levels)

Hexal Englischwörterbuch Medizin (http://www.hexal.de/subdomains/englisch-woerterbuch-medizin/)

Leo Deutsch-Englisches/Englisch-Deutsches Wörterbuch (http://www.leo.org/)

The James Lind Library: illustrating the development of fair tests of treatment in health care (http://www.jameslindlibrary.org)

Wikipedia, die freie Enzyklopädie (http://de.wikipedia.org)

6 Evidence-based Medicine und Homöopathie

Heinrich Hümmer

6.1 Hahnemann und die Anfänge wissenschaftlicher Medizin

Durch die rabiaten Behandlungsmethoden der Medizin seiner Zeit abgestoßen und auf der Suche nach einer schonenderen, die Patienten weniger gefährdenden Therapie, offenbarte sich für Hahnemann das – schon von Paracelsus angedeutete – Prinzip der Heilung von Ähnlichem durch Ähnliches, dem er, abgeleitet aus dem Griechischen (griech. homoios: ähnlich), die Bezeichnung „Homöopathie" gab.

Sein allzeit (selbst)-kritischer Geist war dabei immer auch von der Idee besessen, das (eigene) **ärztliche Handeln auf eine empirische und wissenschaftliche Basis** zu stellen. Wir dürfen deshalb Hahnemann neben dem in Wien tätigen ungarischen Arzt Ignaz Semmelweis (dem im deutschsprachigen Raum die Erstautorenschaft für die „systematische klinische Beobachtung" in der medizinischen Forschung zukommt, ☞ I.1.3.3) getrost als Mitbegründer des exakten wissenschaftlichen Arbeitens in der Medizin benennen, der sich mit dem Credo „Ich glaube der Erfahrung mehr als meinem Verstehen" selbst Rechenschaft ablegte. Beide dürfen wir sogar als Vordenker der Evidence-based Medicine (EBM) sehen. Streng verurteilte Hahnemann spekulatives, von persönlichen Vorurteilen und Vorlieben beeinflusstes Denken und legte strikte Regeln für die Fallaufnahme und Interpretation sowie für das therapeutische Vorgehen fest (vgl. Organon, insbes. § 153). Sein Aufruf „Macht's nach, aber macht's genau nach!" stand dabei immer wieder im Kontrast zur Mahnung, wissenschaftlichem Denken und Überprüfen Raum zu geben, was in seiner Aufforderung „Wage zu wissen!" deutlich wird.

Auch seine Schüler, allen voran Hering und Bönninghausen, bemühten sich intensiv darum, individuelle Erfahrungen zu sammeln und kritisch zu bewerten und schließlich das Handwerkszeug der homöopathischen Therapie durch Arzneimittellehren und Repertorien bereitzustellen.

6.2 Homöopathie und Wissenschaft in der heutigen Zeit

Wissenschaft bedeutet nicht nur systematischen Erkenntnisgewinn, sondern auch vorurteilsfreie und offene Auseinandersetzung mit allen Lehrmeinungen (die im Extremfall zum Glaubenssatz bzw. Dogma erklärt werden) und mit allen subjektiven

Erfahrungen (☞ I.5.1). In diesem Sinne ist die Theoriebildung auch in der homöopathischen Methodik unabdingbare Voraussetzung zur Weiterentwicklung und Standardisierung.

Bis vor einiger Zeit herrschte unter Homöopathen die Elfenbeinturm-Mentalität vor. Sich bekämpft und unverstanden fühlend, war man bemüht, sich tunlichst keine Blöße zu geben (Grunow 1998). Gleichzeitig wurde im Bewusstsein der eigenen Außenseiterposition die Hochschulmedizin zum Feind erklärt.

Die so genannte wissenschaftliche Medizin wiederum leugnete die Phänomene der Homöopathie aufgrund ihrer „Nichterklärbarkeit". Zur Milderung des Urteils, es handle sich bei der Homöopathie um reine **Placebowirkung** (☞ I.4.2, ☞ II.2.2), wurde darauf hingewiesen, dass selbiger Effekt auch bei schulmedizinischen Behandlungen mit zu berücksichtigen sei.

Wie sich jedoch zeigt, sind Vertrauen und Glaube – die wichtigen Bedingungen für die Placebo-Wirkung – keineswegs unabdingbare Voraussetzungen für die Wirkung der Homöopathie, tritt doch der erhoffte Effekt bisweilen erst nach wiederholten, sich über Monate hinziehenden Behandlungen mit etlichen vergeblichen Versuchen ein.

Den theoretisch und in vitro leicht nachvollziehbaren biochemischen und physiologischen Reaktionswegen der Hochschulmedizin stehen die **bisher noch ungeklärten Wirkmechanismen** der Homöopathie gegenüber. Außerdem lassen sich die Wirkungen, die durch das Verhalten des Therapeuten und damit verbundene suggestive Effekte entstehen, von der Eigenwirkung der homöopathischen Mittel manchmal schwer trennen.

Die im modernen Qualitätsmanagement und speziell von der EBM (☞ I.5) geforderte „finale Evaluation" muss also auch für die Homöopathie darin bestehen zu prüfen, ob das angestrebte Ziel wirklich erreicht wurde und zwar durch Aufdeckung der Zusammenhänge auf „intersubjektiver", wissenschaftlicher Basis (Schüppel 2003). Dabei wird das Kriterium „Art der Wirksamkeit" einer Therapieform gegenüber dem Kriterium „Nutzen" in den Hintergrund rücken. Länge und vor allem Qualität des Lebens müssen durch die Intervention positiv beeinflusst werden.

6.2.1 Mögliche Fehlerquellen in der Homöopathie

Dogmatismus

Kein Homöopath wird die genialen Ideen Hahnemanns leugnen, jedoch führt das Herunterbeten der Paragraphen aus der „Bibel" der Homöopathie, dem „Organon der Heilkunst", leicht in Richtung eines dogmatischen Denkens, wobei meist vergessen wird, dass Hahnemann selbst sich am Krankenbett weit pragmatischer verhielt, als man es aufgrund der zu Lebzeiten veröffentlichten Schriften erwarten würde (Hümmer 1994). So verbietet er zwar im „Organon" (§ 169) die gleichzeitige oder wechselseitige Anwendung zweier homöopathischer Mittel, konnte diesen Grundsatz jedoch in späteren Jahren bei problematischen Fällen nicht immer einhalten.

Dogmen in der Homöopathie werden einerseits als Argumentationshilfe in der Auseinandersetzung zwischen den verschiedenen Homöopathie-Schulen angeführt, andererseits sollen sie Schutz vor möglichen Angriffen durch die Schulmedizin bieten. Letztlich wenden sie sich jedoch gegen die Anwender selbst, indem sie durch schematisches Handeln einen Zugewinn an Erfahrungen behindern.

Mangelnde Objektivität des Behandlers

Das größte Hindernis einer erfolgreichen homöopathischen Behandlung kann der Behandler selbst sein, wenn er aufgrund von **Subjektivität** und **Vorurteilen** zu einer falschen Mittelwahl kommt, und wenn er sich durch mangelnde Selbstkritik und Weigerung des Eingestehens von Fehlern nicht lernfähig zeigt. Spekulation und Wunschdenken, verbunden mit falscher Einschätzung der Mittelwirkung und des Therapieverlaufs, treten dann oft an die Stelle objektiver Beurteilung des eigenen Handelns, der Kausalität und der tatsächlichen Erfolge.

Ein Beispiel: Anstatt unmittelbare Medikamentenwirkungen zu identifizieren, werden die Veränderungen in Langzeitverläufen automatisch dem homöopathischen Mittel zugeschrieben, jedoch ohne interferierende Einflüsse und Therapien zu berücksichtigen.

Unzureichendes Quellenmaterial

Schließlich erweisen sich die **homöopathischen Repertorien** mit einigen fragwürdigen Einträgen aus unsicheren Quellen und Nachträgen aus unkritischen Arzneimittelprüfungen (ohne Verblindung) fehleranfällig.

Deshalb macht es Sinn, in den Repertorien vor allem die (zu einem Symptom angegebenen) Mittel in die engere Auswahl einzubeziehen, die durch höhere Wertigkeit anzeigen, dass sie sich bei diesem Symptom schon in vielen Fällen bewährt haben oder in ihrer Wirkung durch aktuellere Erfahrungen bestätigt wurden (Beispiel: hochgestellter Stern im „Repertorium Synthesis 9.1").

Andererseits geht man bei der neuesten Version des „Repertorium Synthesis" bereits einen Schritt in Richtung EBM, indem Mittel, die aus Arzneimittelprüfungen ohne Doppelblinddesign stammen, mit einem hochgestellten Kreis markiert oder in geschwungenen Klammern am Schluss eines Symptoms als unzuverlässig zusammenfasst.

6.2.2 Grenzen der homöopathischen Therapie

In den Fällen, in denen ein chirurgischer Eingriff wegen vitaler Gefährdung erforderlich ist, wird ebenso wie z. B. bei der Entfernung des Tumors beim Mammakarzinom (☞ III.17.3) – insbesondere wenn die Tumorexstirpation in toto möglich ist – die homöopathische Therapie zumindest bis zum Vorliegen von Studien zum Thema „Homöopathie versus konventionelle Therapie" adjuvanten Charakter behalten (Hümmer et al. 2005). Insofern wird man den Patienten in diesen Fällen nicht ein „Entweder – oder" sondern ein „Sowohl als auch" empfehlen, zumal sich **konventionelle Therapien und homöopathische Wirkung durchaus ergänzen** können (☞ III.17.5).

Beispielhaft ergeben sich Grenzen für die homöopathische Therapie bei genetisch fixierten Erkrankungen, wobei auch hier noch gute Begleiteffekte erzielt werden können, da homöopathische Mittel offensichtlich Einfluss auf die Genexpression und damit die variable Ausprägung eines Krankheitsbildes nehmen können (z. B. bei der Psoriasis und beim Down-Syndrom).

Auf der anderen Seite markiert weniger die homöopathische Therapie an sich als viel häufiger die Selbstüberschätzung einiger homöopathischer Therapeuten, die jede Erkrankung für homöopathisch heilbar halten ohne Berücksichtigung der eigenen und der homöopathie-immanenten Möglichkeiten, eine Grenze für die erfolgreiche Behandlung.

6.3 Argumente für eine wissenschaftliche Evaluation der Homöopathie

6.3.1 Hinterfragen des eigenen therapeutischen Handelns

Jeder Homöopath, der sein Tun auch nur in Ansätzen selbstkritisch betrachtet, wird gelegentlich von Zweifeln hinsichtlich der „Evidenz" seines Handelns geplagt (Grunow 1998). Die Suche nach dieser „internen Evidenz" beginnt beim Hinterfragen des eigenen Wissen und der eigenen Erfahrungen (Schüppel 2003):

- Wie zuverlässig sind meine Beobachtungen?
- Wirkt meine homöopathische Therapie überhaupt oder ist alles nur Einbildung, Suggestion und Autosuggestion?

Auf diese Weise entsteht auch ohne institutionellen Druck das Bedürfnis, das eigene Tun, die individuellen Erkenntnisse wissenschaftlich-evidenzbasiert abgesichert zu sehen.

Die genaue Beobachtung der Veränderungen beim Patienten bzw. die Beurteilung des Therapieerfolgs nach homöopathischer Mittelgabe stützt sich unter anderem auf die **Hering'sche Regel** (Bewegung von Beschwerden von der geistigen hin zur körperlichen Ebene, Verbesserung innerer Erkrankungen bei möglicher (vorübergehender) Verschlechterung äußerer Strukturen wie z. B. der Haut; Besserung von Symptomen im oberen Bereich des Körpers zugunsten vorübergehender Symptome in unteren Körperabschnitten; Auftauchen von früher durchgemachten Beschwerden bei Besserung der aktuellen Beschwerden, ☞ II.5.1.1). Wie auch in zahlreichen, in den vergangenen Jahren in der AHZ veröffentlichten Fällen in exemplarischer Weise dargestellt, zeigt sich die Wahl des passenden homöopathischen Mittels in unmittelbaren Reaktionen (d.h. innerhalb von Tagen) auf allen Ebenen (sowohl auf der geistigen als auch auf der körperlichen) und muss von zufälligen Veränderungen abgegrenzt werden. Ein eindrucksvolles Beispiel für eine sofortige und im Sinne der Hering'schen Regel genau passende Reaktion wurde in der Münchner Medizinischen Wochenschrift (MMW 2005) wiedergegeben, in der eine nicht homöopathisch arbeitende Kollegin in Wort und Bild das plötzliche Auftreten eines intensiven Exanthems am Oberkörper eines Mannes darstellt, der wegen gravierender psychischer Probleme am Vortag eine Einzeldosis *Stramonium* C 1000 erhalten hatte und sich fortan psychisch völlig befreit fühlte.

Da sich aber auch bei kritischer Beobachtung der geistig-körperlichen Veränderungen der subjektive Faktor, der sich aus dem Erwartungsdruck des Therapeuten und des Patienten ergibt, auf die Beurteilung des Therapieerfolgs niederschlägt und zu selektiver Wahrnehmung führt, sind **objektive Beurteilungskriterien** wie zum Beispiel Tumorgröße oder Regression und serologische Parameter wie Tumormarker oder Anzahl zirkulierender, epithelpositiver (zur Metastasierung befähigter) Tumorzellen im Blut ein unabhängigeres Kriterium für das Ansprechen auf ein homöopathisches Mittel. Es spricht demnach nichts dagegen, primär in der konventionellen Tumortherapie angewandte Überprüfungskriterien auf die homöopathische Therapie anzuwenden, um aufgrund der biochemisch messbaren Veränderungen wissenschaftlich unwiderlegbare Beweise für die homöopathische Wirkung (auch bei Tumoren) zu erbringen.

Der Therapieerfolg gibt jedoch noch keinen Aufschluss über das homöopathische Wirkprinzip, dessen Theorien vom Resonanzphänomen bis zur Quantentheorie reichen, und dem derzeit in etlichen theoretischen, wissenschaftlichen Arbeiten nachgegangen wird.

6.3.2 Positionierung unter anderen Therapieformen

Für die Erstattung des zeitlichen Aufwandes, der Behandlungskosten sowie der Medikamentenkosten wird von den Kassen und der Politik für alle Therapieformen zunehmend der **Wirksamkeitsnachweis** im Sinne einer beweisgestützten Medizin (EBM) gefordert (Glasbrenner et al. 2001). Diesem Zwang kann sich auch die Homöopathie nicht entziehen. Damit die Homöopathie im selben Maße wie die Schulmedizin anerkannt wird, muss sie ebenso wie diese ihre Wirksamkeit nachweisen. Nur die öffentliche Präsentation des Handelns kann die Homöopathie aus der selbstgewählten Isolation befreien und die Kluft zwischen Anspruch und Wirklichkeit überbrücken.

In diesem Sinn konnte die 1977 von Linde und Mitarbeitern veröffentlichte Metaanalyse randomisierter, kontrollierter homöopathischer Studien wertvolle Aussagen liefern. 186 klinische Studien wurden identifiziert, von denen 119 den methodischen Einschlusskriterien (u.a. placebokontrolliert) genügten. Die Autoren folgerten: „Die Ergebnisse unserer Metaanalyse sind nicht mit der Hypothese vereinbar, dass die klinische Wirksamkeit der Homöopathie vollständig auf den Placeboeffekt zurückzuführen ist" (☞ I.4.2, ☞ II.2.2).

Die von Shang und Mitarbeitern im August 2005 in Lancet veröffentlichte neuere Metastudie kam zwar zu einem gegenteiligen Schluss, wurde aber ihrerseits von Statistikern in ihrer Aussagekraft angezweifelt, da sie in unverständlicher Weise zur Beurteilung nur Studien ab einer gewissen Größe heranzog (☞ I.4.1.5).

Fast zeitgleich veröffentlicht, konnte eine – auch einer kritischen Überprüfung standhaltende – doppelblinde Studie zur Wirksamkeit rein homöopathischer Therapie bei ADS (Frei et al. 2005) mit signifikant besseren Ergebnissen als Placebo aufwarten.

6.4 Evidenz und Homöopathie

Die Homöopathie bekommt wegen der rasanten Zunahme chronischer Krankheiten wie Allergien, Immunstörungen und Tumoren, denen die Schulmedizin vielfach hilflos gegenübersteht, immer stärkere klinische Relevanz. Gerade deshalb muss sie sich im Therapiealltag bewähren und den Eindruck einer diffusen „Wundermedizin" ablegen. Der alleinige Verweis auf Hahnemann und das „Organon der Heilkunst" reicht heute als Evidenzbeweis nicht mehr aus. Hahnemann selbst stellte die **erfolgreiche Krankenbehandlung,** die das „Primum non nocere" beinhaltete, in den Mittelpunkt seiner Bemühungen, suchte aber gleichzeitig die **wissenschaftliche Fundierung** seines Tuns (Dean 2005). Diese Synthese von zukunftsweisendem Stellenwert finden wir in der EBM mit ihrem patientenorientierten Anspruch als Kriterium einer erfolgreichen Behandlung wieder (☞ I.5.4).

Ebenso wie im Jahr 1854 in London die Bewertung der verschiedenen Cholera-Behandlungen klar überlegene Resultate der homöopathischen Therapie aufzeigte, können heute Studien an die Stelle des Verweises auf einzelne Erfolge treten, und die bislang überwiegend subjektiven Beurteilungskriterien des homöopathischen Heilerfolgs können durch Wirksamkeitsnachweise mit gleichem methodischem Niveau wie in der Hochschulmedizin ersetzt werden.

Den Einwänden einiger Homöopathen, randomisierte und doppelblinde klinische Studien würden unzulässig verallgemeinern und damit einer individuellen Therapie wie der Homöopathie nicht gerecht

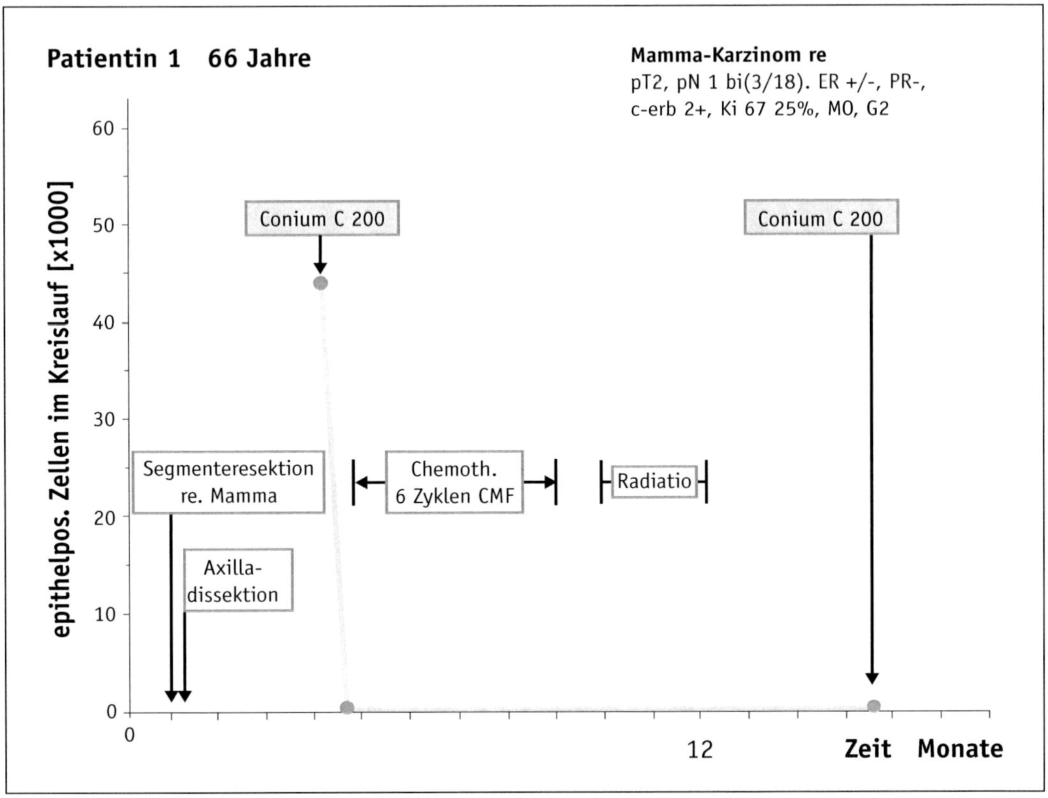

Abb. I.6-1: Reduktion im Blut zirkulierender, epithelantigenpositiver, tumorverdächtiger Zellen (die zur Bildung von Metastasen führen können) durch alleinige homöopathische Therapie nach operativer und vor Chemotherapie eines Mammakarzinoms (Hümmer et al. 2005).

werden, kann entgegengehalten werden, dass **innovative Prüfungsdesigns** existieren, die auf die besonderen Bedürfnisse der Homöopathie eingehen, ohne an Wissenschaftlichkeit einzubüßen (Hümmer et al. 2005, ☞ Abb. I.6-1). Umgekehrt können klinische Studien auf den individuellen Fall angewendet werden und erlauben uns, von berechenbaren und somit berechtigten Erwartungen auszugehen (Ernst 1997).

Die gezielte Unterstützung der homöopathischen Wissenschaft sowohl auf dem Gebiet der **Grundlagenforschung** als auch mit **pragmatischen, klinischen Studien** unter Einbeziehung immunologischer, toxikologischer und psychopharmakologischer Gebiete (wie sie z.B. durch die Karl und Veronica Carstens-Stiftung erfolgt) und andererseits die **zentralisierte Aufbereitung der Erfahrungen und Daten** in etlichen homöopathischen Datenbanken lässt die vielen beeindruckenden Einzelerfahrungen zu einem „evidenten Ganzen" kristallisieren.

Wenn jedoch ausschließlich die EBM als Maßstab für patientengerechtes Handeln herangezogen wird, so entpuppt sich deren Realität als alleine auf Statistik basierend. Erfahrungsmedizin, soziale Auswirkungen, individuelle Entscheidungen (wie sie gerade in der homöopathischen Therapie erforderlich sind) und Emotionen werden nicht anerkannt.

Die Forderung, den Wert einer medizinischen Behandlung für den einzelnen Betroffenen zu beurteilen, führt zum Begriff **„Valued-based Medicine"**. Dieser Wert im Kontext zum einzelnen Menschen betrachtet (als Teil eines biopsychosozialen Modells) wird als **„Human-based Medicine" (HBM)** bezeichnet. Die EBM kann bestenfalls ein erster Schritt auf dem Weg zur HBM sein (Wikipedia).

! Es muss also, wie schon im in den allgemeinen Erörterungen zur EBM (☞ I.5) festgestellt wurde, festgehalten werden:

- Die Evidenz-basierte Medizin beginnt und endet beim Patienten.
- Alle medizinischen Entscheidungen müssen sich am Wohl des Patienten messen.

Literatur

Ernst E: Homöopathie: Argumente und Gegenargumente, Dtsch. Ärzteblatt 1997(94):2340–342

Frei H et al.: Homeopathic treatment of children with attention deficit hyperactivity disorder: a randomiced, double blind, placebo controlled crossover trial, Eur J Pediatrics 2005(164):758–767

Gebhardt K-H: Was ist gesichert in der Homöopathie?, Internist 1999(40):1266–1270

Linde K et al.: Are the clinical effects of homoeopathy placebo effects? A meta-analysis of placebo-controlled trials, Lancet 1997(350): 834-843

MMW: Blickdiagnose: Obwohl die Haut brennt und der Eiter fließt: Ein zufriedener Patient, Münchner Medizinische Wochenschrift 2005 (41)

Shang A et al.: Are the clinical effects of homoeopathy placebo effects?, Lancet 2005(366):726

Homöopathische Literatur

Dean ME: Die klinischen Prüfungen der Homöopathie, AHZ 2005(250):175–182

Glasbrenner M, Gebhardt K-H, Kron M, Gaus W: Wirksamkeitsnachweis in der Homöopathie, AHZ 2001(246): 9–13.

Grunow D: Zur Selbstdarstellung der Homöopathie und ihren Auswirkungen, AHZ 1998(243): 143–149

Hahnemann S: Organon der Heilkunst. Textkritische Ausgabe der 6. Auflage, bearb. u. hrsg. von Schmidt JM, Haug, Heidelberg 1992

Hümmer H et al.: Adjuvante homöopathische Therapie bei konventionell behandeltem Mammakarzinom, AHZ 2005(250):127–133

Hümmer H: Three Heredical Theses on the Self-Evidence of Homoeopathy in our Time. Homoeopathic Links 1994(4):8

Schüppel R: Evidenzbasierte Homöopathie (EBM). Irrglaube aus der Schulmedizin oder Gebot der Stunde?, AHZ 2003(248):173–184

Wischner M: Evidenz statt Scholastik, AHZ 2001(246):3–8

II
Methodik der Homöopathie

1 Prinzipien der Homöopathie

Micha Bitschnau, Anton Drähne

1.1 Einleitung

Der sächsische Arzt Samuel Hahnemann (☞ I.2.2) definierte im Jahr 1810 im „Organon der rationellen Heilkunde" (Leipzig 1810) die Prinzipien der Homöopathie. Die klassische Homöopathie beruht auf Prinzipien, die in den knapp 200 Jahren ihrer Anwendung immer wieder überprüft wurden und sich bis heute bewährt haben. Jeder Versuch, diese Grundsätze der Homöopathie in der Anwendung zu modifizieren, zu vereinfachen oder umzudeuten (z.B. Komplexmitteltherapie, Schüssler-Salze, anthroposophischer Einsatz homöopathischer Arzneien, Behandlung ausschließlich nach „bewährten Indikationen") endete damit, dass keine Heilungen mehr erreicht wurden, sondern lediglich Linderungen von Krankheitssymptomen (Palliation) oder Verschiebungen der Krankheitssymptomatik („Metastasierung": z.B. nach der Behandlung eines Hautausschlags mit topischen Corticosteroiden verschwindet dieser, einige Monate später entstehen Allergien oder Asthma). Nur wenn die Homöopathie getreu ihren im Organon formulierten Prinzipien angewendet wird, können auch komplizierte chronische Krankheitsverläufe geheilt werden.

Tab. II.1-1: Grundlagen der homöopathischen Heilkunst
• Simile-Prinzip (☞ II.1.2) • Arzneimittelprüfung (☞ II.1.3, ☞ II.2) • Verwendung potenzierter Arzneimittel (☞ II.1.4, ☞ II.3.4) • Anamnese (☞ II.1.5, ☞ II.4.1) • Arzneimittelfindung und Verlaufsbeobachtung (☞ II.4.1, ☞ II.5)

! „Der einzige und höchste Beruf des Arztes ist es, kranke Menschen gesund zu machen. Das nennt man Heilen." (Organon, § 1)

Der klassische homöopathische Arzt gibt sich nicht mit Palliation oder einer Verschiebung von Krankheitssymptomen zufrieden, sondern will den Kranken „dauerhaft" heilen (Organon, § 2). Dies bedeutet, dass der Patient am Ende einer erfolgreichen Behandlung frei von beeinträchtigenden Symptomen ist und ein aktives Leben ohne Einschränkungen führen kann. Ein Hautausschlag – um beim oben genannten Beispiel zu bleiben – gilt nur dann als geheilt, wenn nach dessen Verschwinden keine andere Erkrankung auftritt.

Dauerhafte Heilung: Wenn eine Patientin mit schwerer Dysmenorrhoe bei bekannter Endometriose in homöopathische Behandlung kommt, wird eine erfolgreiche Therapie nicht nur die Dysmenorrhoe heilen, sondern auch die Nebenbefunde Infertilität, Migräne, chronische Sinusitis etc. Erst wenn alle in der Anamnese erfassbaren Leiden verschwunden sind, gilt die Patientin als geheilt.

1.2 Simile-Prinzip

Die traditionelle Medizin nutzt zur Bekämpfung von Krankheiten seit jeher das **„Contraria-contrariis-Prinzip"** (Gegensätzliches wird mit Gegensätzlichem behandelt). So wird beispielsweise eine Schmerzbehandlung mit einem Analgetikum durchgeführt, das die Schmerzverarbeitung blockiert oder eine rheumatoide Schwellung mit einem Immunsuppressivum, das die Entzündungsreaktion des Körpers unterdrückt, solange das Medikament eingenommen wird. Nach Absetzen des Medikaments flammt die Krankheit in der Regel bald wieder auf.

Die Homöopathie (griech. homoion = ähnlich, pathos = Krankheit, Leiden) hingegen heilt nach dem Simile-Prinzip **„Similia similibus curentur"** (Ähnliches möge durch Ähnliches geheilt werden).

Ein **Schmerz** wird z. B. mit einer Arznei behandelt, die an einem Gesunden – in zu häufigen Gaben verabreicht (Arzneimittelprüfung) – genau diesen Schmerz erzeugen würde. Gleiches gilt für **Entzündungen**, z. B.: Eine Patientin leidet an einer akuten, ausgesprochen berührungsempfindlichen rheumatoiden Entzündung des rechten Knies mit stechender Schmerzqualität und hellrosa bis weißlicher, ausgeprägter Schwellung, kalte Umschläge bringen Besserung. Bei ihr wird das homöopathische Arzneimittel *Apis* (Honigbiene), das in seinem Arzneimittelbild genau diese Symptome hat, innerhalb kurzer Zeit den Schmerz lindern und die Schwellung reduzieren.

Die klassische Homöopathie wendet zur Heilung Arzneien an, die am Gesunden eine „Kunstkrankheit" erzeugen, die der tatsächlichen Krankheit möglichst ähnlich ist und die diese rasch und nebenwirkungsfrei auslöscht (Organon, § 34). Der Krankheitsreiz der Kunstkrankheit ist stärker als die tatsächliche „natürliche" Krankheit. Es scheint, dass die die Kunstkrankheit auslösende homöopathische Arznei das körpereigene Immunsystem zur Aktivierung einer geeigneten Abwehrstrategie anregt. Chronische Erkrankungen brauchen zur Heilung längere Zeit als akute, deren Krankheitsverlauf oft nur wenige Stunden dauert (Organon, § 72). Die Geschwindigkeit der Heilung entspricht der des Krankheitsverlaufes.

1.3 Arzneimittelprüfung

Voraussetzung für den erfolgreichen Einsatz einer homöopathischen Arznei am kranken Menschen ist die Kenntnis ihrer Krankheit erregenden Potenz. Die Arznei kann am Kranken nur jene Symptome heilen, die sie am Gesunden in Form einer Kunstkrankheit zu erzeugen vermag (Organon §§ 66, 92, 138, 140). Um das Wirkspektrum einer homöopathischen Arznei sichtbar zu machen, werden folgende Vorgehensweisen genutzt:

- **Arzneimittelprüfung am Gesunden** (☞ II.2.3): Gesunde Probanden nehmen wiederholt ein verblindetes Arzneimittel ein und entwickeln in der Folge Arzneimittelsymptome. Diese sind – pharmakologisch gesehen – toxikologische Erscheinungen, die in Form von Krankheitssymptomen auftreten. Der Proband dokumentiert diese exakt bzw. wird vom Prüfungsleiter regelmäßig zu den neu entstandenen Symptomen befragt. Hört der Proband mit der Einnahme der homöopathischen Arznei auf, so verschwinden die Symptome nach einiger Zeit wieder (Organon §§106, 108, 110, 120).
- **Toxikologische Berichte** sind nützlich, da sie das gesamte Wirkspektrum einer Arznei sichtbar machen (Organon, §110 f.). Bei der Arzneimittelprüfung am Gesunden (s. o.) bestätigen sich die toxikologisch erfassbaren Symptome.
- Hahnemann empfiehlt **Selbstversuche**, da sie die Erkenntnis und die Gewissheit über die intensive und unmittelbare Wirkung homöopathischer Arz-

neien auf den Organismus verdeutlichen. Ferner wird die Fähigkeit der Selbstbeobachtung und damit auch der Fremdbeobachtung geschult. Und schließlich würden Arzneimittelprüfungen zu einer Abhärtung der eigenen Gesundheit führen (Organon, §§ 141, 145/1).

- Eine Arznei ist **„ausgeprüft"**, sobald bei einer neuerlichen Arzneimittelprüfung am Gesunden keine unbekannten Symptome mehr auftreten (Organon, § 135).
- In einer **Materia Medica** werden Symptome gesammelt, die bei Arzneimittelprüfungen der unterschiedlichen homöopathischen Arzneien beobachtet wurden (Organon, § 143 f.).

1.4 Verwendung potenzierter Arzneimittel

Hahnemann führte die ersten Arzneimittelprüfungen an sich selbst, an Freunden und an seinen Familienmitgliedern in therapeutisch wirksamen Dosen durch. Dies führte dazu, dass seine Probanden toxischen Substanzen ausgesetzt waren, die er als gesundheitsgefährdend erkannte. Um das von ihm postulierte „Simile-Prinzip" weiter erforschen zu können, musste er einen Weg finden, Arzneimittelprüfungen durchzuführen, die eine Vielzahl an Wirkungen der Prüfsubstanz offenbarten, ohne bleibenden körperlichen Schaden am Probanden anzurichten. Sein Ziel war eine **Wirkungserhöhung der Substanzen**, ohne dabei in einen toxischen Bereich durch Dosiserhöhung zu gelangen. Das von ihm entwickelte Verfahren nannte er Potenzierung (= Wirkung verstärken, ☞ II.3.3).

Bei der Arzneimittelpotenzierung werden die Substanzen in vielen Arbeitsschritten verdünnt und verschüttelt. Hochpotenzen beginnen in Bereichen jenseits der Loschmidt'schen Zahl, d.h. jenseits der Nachweisbarkeitsgrenze von Arzneimolekülen in der Trägersubstanz (☞ I.4.1). Je höher eine Arznei potenziert wird, desto intensiver ist ihre Wirkung und desto länger (bis zu vielen Monaten nach der einmaligen Einnahme) ist die Wirkdauer. Durch Potenzierung entfalten sich die der Substanz innewohnenden Kräfte. Theoretisch kann unendlich hoch potenziert werden. Üblicherweise reichen Potenzierungen bis zur C 100 000 aus, um eine Heilung zu erreichen.

Die potenzierten Arzneien haben – in Einzelgaben verabreicht – kaum Nebenwirkungen. Die einmalige Einnahme kann aber ausreichen, eine Krankheit zu heilen. Bei wiederholter Einnahme erzeugen sie allerdings eine Kunstkrankheit (Arzneimittelprüfung). Die C 30 (☞ II.3.4.1) ist die übliche Potenzstufe für Arzneimittelprüfungen (☞ II.2), da sie einerseits eine Vielzahl von Symptomen am Gesunden erzeugt, anderseits die Arzneimittelsymptome nach Ende der Einnahme rasch wieder abklingen lässt.

1.5 Miasma

Das Erkennen des aktiven Miasmas hilft bei der Arzneimittelfindung (☞ II.4.2) und ermöglicht Rückschlüsse auf den Heilungsverlauf. Im Folgenden sind die von Hahnemann definierten drei Miasmen – psorisches, sykotisches, syphilitisches Miasma – erwähnt. Die in neuerer Zeit eingeführten Miasmen Tuberkulinie und Krebsmiasma setzen sich aus diesen drei Miasmen zusammen und werden hier nicht explizit erwähnt.

1.5.1 Bedeutung der Miasmentheorie in der Frauenheilkunde

Der Begriff „Miasma" beschreibt die **Empfänglichkeit eines Menschen für bestimmte Abläufe von Symptomen**. Durch ein Miasma (griech. Verunreinigung) wird im menschlichen Organismus eine Unordnung ausgelöst, die in der Folge Funktionsabläufe im Körper beeinflusst. Diese Beeinflussung von Funktionsabläufen wird zusammen mit der zugrunde liegenden Ordnungsstörung als Symptom bzw. als Krankheitszeichen sichtbar.

Immer wieder erlebt man im Verlauf einer homöopathischen Behandlung, dass sich Beschwerden einer Patientin (z.B. klimakterisch bedingte Hitzewellen) nach Gabe eines gut ausgewählten homöopathischen Mittel bessern, dass aber nach einiger Zeit weitere Symptome wie depressive Verstimmung oder Trockenheit der Haut und Schleimhäute auftreten. Ein nächstes, gut gewähltes homöopathisches Mittel, das die neue Symptomatik abdeckt, sorgt zwar wiederum für deutliche Besserung, aber nach einer gewissen Zeit zeigen sich erneut weitere Symptome.

Das Verständnis der Miasmentheorie kann in der homöopathischen Praxis erheblich zur Verbesserung in der Behandlung chronischer Beschwerden beitragen.

Krankheiten haben nach homöopathischem Verständnis zum einen eine auslösende Ursache (z.B. Verkühlung, psychische Belastung, übermäßige körperliche Anstrengung u.a.), zum anderen eine durch Vererbung im Menschen mitgebrachte **Krankheitsveranlagung** oder **Prädisposition** (Miasma). Diese Krankheitsveranlagung ist entweder erworben (z.B. durch schwere Infektionen oder durch unterdrückende Behandlungen) oder vererbt, d.h. von Generation zu Generation weitergegeben.

Tab. II.1-2: Miasmatische Symptomatik (Auswahl)

Hauptsächlich aktives Miasma	Beschwerdebild
Psorisches Miasma	• Sterilität bei Kinderwunsch, Menstruationsbeschwerden, klimakterische Beschwerden, Brustentzündungen und Fluor • Ängste, die die Gesundheit der Patientin betreffen • Schwitzen, Mundgeruch • Rezidivierende Halsentzündungen, immer wiederkehrende Heiserkeit • Ständige Blähungen • Hämorrhoiden, Varicosis • Unverträglichkeit von Zugluft
Sykotisches Miasma	• Intensive Blutungsstörungen, übel riechender Ausfluss, Kondylome (auch in der Schwangerschaft), Trichomonadenkolpitis, chronische Candidainfektionen, Polypen, Unterleibsentzündungen • Starkes, anhaltendes Erbrechen in der Schwangerschaft, häufige Aborte und Neigung zu Frühgeburten • Chronische Migräne • Chronische Nasennebenhöhlenentzündung • Rezidivierende Zystitis • Alkoholprobleme • Asthmatische Beschwerden • Angina pectoris • Diabetes mellitus • Gelenkrheumatismus
Syphilitisches Miasma	• Wässrige, übel riechende Blutung, Ausfluss (scharf, wund machend, reißt die Vaginalschleimhaut auf) • Schmerzhafte Herpes-Ulzerationen • Totgeburten, Fehlbildungen, plötzlicher Kindstod • Hiatushernie, chronisches Schniefen bei Kindern • Uterusfehlbildungen, Labienverwachsungen, akzessorische Brustdrüsen • Aortenaneurysma • Vitiligo • Alopezie • Suizidneigung • Krebserkrankung

1.5.2 Die drei chronischen Miasmen (Psora, Syphilis, Sykosis)

Bei der Behandlung chronischer Krankheiten ist es notwendig zu verstehen, welches Miasma im vorliegenden Krankheitsprozess den vorhandenen Symptomen entspricht. Zunächst muss das aktive (sichtbare) Miasma beseitigt werden, sodann müssen evtl. in tieferen Schichten des Organismus vorhandene Miasmen behandelt werden. Auf diesem Weg werden die Beschwerden der Patientin am dauerhaftesten geheilt werden können.

Laut Hahnemann gibt es drei miasmatische Ursachen für chronische Krankheiten, die er nach der jeweiligen Grunderkrankung benannte:

- **psorisches Miasma** (griech. Psora = Juckreiz), benannt nach der Krätzkrankheit,
- **sykotisches Miasma** (griech. Syco = Feige), benannt nach Feigwarzenkrankheit (Tripper),
- **sphilitisches Miasma**, benannt nach der zugrunde liegenden Syphilis.

Die praktische Erfahrung zeigt, dass bei chronischen Krankheiten nicht nur eines der Miasmen, sondern meistens mehrere Miasmen vorliegen. Die Krankheiten aller drei Miasmen sind unterteilt in jeweils drei Phasen:

- **Latenzphase:** die vorhandene miasmatische Belastung verursacht bei der Patientin nur geringfügige Beschwerden, die auch wieder spontan vergehen können (z. B. gelegentlich auftretender Fluor, der nach Spülungen mit Apfelessig für längere Zeit wieder verschwindet).
- **Sekundärphase:** Die Symptome treten wesentlich stärker hervor (z. B. starker Ausfluss, der nicht einfach verschwindet). Häufig kommen die Patientinnen in homöopathische Behandlung, nachdem sie auf schulmedizinische Verschreibung Zäpfchen und Salben langfristig erfolglos zur Behandlung versucht haben.
- **Tertiärphase:** Es entstehen organische Beschwerden, die nicht nur das befallene Organ verändern, sondern auch das Allgemeinbefinden der Patientin schwer beeinträchtigen (z. B. Ausfall der Schamhaare, Verlust der Libido, psychische Beeinträchtigungen wie Ruhelosigkeit und Depressivität).

Prognostische Bedeutung der Miasmen

Wenn das miasmatische Gesamtbild erkannt und verstanden wird, kann das aktive Miasma bzw. können die miasmatischen Schichten mithilfe der passend gewählten Nosode (☞ II.3.2.1) oder des chronischen homöopathischen Arzneimittels geheilt werden.

Aufgrund des Verständnisses der miasmatischen Erkrankung lässt sich im Einzelfall eine genauere Prognose über den Heilungsablauf erstellen. Leidet eine Patientin z. B. unter einer immer wiederkehrenden Fluor-Erkrankung, ohne dass eine familiäre, sykotische oder syphilitische Belastung vorliegt, ist die Heilung viel rascher und sicherer möglich als bei einer zusätzlichen miasmatischen Prädisposition.

Literatur

Geißler J, Quak T: Leitfaden Homöopathie, Elsevier/Urban & Fischer, München 2005

Hahnemann S: Die chronische Krankheiten: ihre eigentümliche Natur und homöopathische Heilung (5 Bde.), Haug, Heidelberg 1995

Hahnemann S: Organon der Heilkunst, Neufassung der 6. Aufl. Hrsg. v. Schmidt JM, Elsevier/Urban & Fischer 2004

Vithoulkas G: Die wissenschaftliche Homöopathie, Burgdorf, Göttingen 1986

2 Homöopathische Arzneimittelprüfung (HAMP)

Frank Wieland

2.1 Einleitung

Homöopathische Arzneimittelprüfungen „sind nicht so leicht, wie sie aussehen" (Hartmann 1850). Schon zu Hahnemanns Zeiten haben sich nur wenige Ärzte an Arzneiprüfungen beteiligt, da die Durchführung einer HAMP großen persönlichen Einsatz und fundiertes Wissen erfordert. Die HAMP-Medaille hat zwei Seiten: Einerseits ist sie die tragende Säule der Homöopathie. Als Methode, um die Heilkraft von Prüfungssubstanzen zu erforschen, dient sie der „Forschung nach innen" und ist für die Homöopathie unverzichtbar. Andererseits sind Homöopathika Arzneimittel im Sinne des Arzneimittelgesetzes (AMG) und unterliegen dessen Bestimmungen. Es gibt also auch Anforderungen an die HAMP „von außen".

Die HAMP verfolgt ganz andere Ziele als konventionelle klinische Arzneimittelprüfungen. In der konventionellen klinischen Forschung gilt eine Studie als „wissenschaftlich anerkannt", wenn sie nach den geltenden Regeln der Good Clinical Practice (Leitlinie E6, Kap.6 der Guideline For Good Clinical Practice von 1997), meist als randomisierte, placebokontrollierte Studie durchgeführt wurde und die allgemein geforderten Kriterien für wissenschaftliche Untersuchungen „Objektivität", „Reliabilität" und „Validität" erfüllt. Dieses Verständnis von Wissenschaft greift für die homöopathische Arzneimittelprüfung jedoch zu kurz.

> ! Bei der Durchführung einer homöopathischen Arzneimittelprüfung geht es darum, die Heilkraft einer Substanz zu erforschen, indem durch das Ermitteln von Prüfsymptomen zunächst die „krankmachende Potenz" (Organon, § 71) dieser Substanz untersucht wird.

Bei einer HAMP wird kein Wirksamkeitsnachweis angestrebt. Vielmehr geht es um die Fragen:

- Welche Art von vorübergehender **Kunstkrankheit** (☞ II.1.2) erzeugt die Prüfsubstanz?
- Welches Symptomenbild ergibt sich aus den **Prüfsymptomen?**

Gegner der Homöopathie behaupten häufig, dass es bei der HAMP gar keine Prüfsymptome gäbe, dass es sich lediglich um Placebosymptome handle, ebenso wie die ganze Homöotherapie eine Placebotherapie sei. Daher zunächst einige Anmerkungen zum Placebokonzept.

2.2 Homöopathie und Placebo

Nach Pepper war das Wort „Placebo" als medizinischer Begriff bereits im 18. Jahrhundert in englischsprachigen Ländern bekannt. Es bezeichnete eine Ersatzmedizin (ohne Wirkstoff), die den Patienten gegeben wurde, um sie zufrieden zu stellen. Auch Hahnemann benutzte Placebos, er gab sie z. B., wenn er ein Mittel nicht wiederholen wollte „zwischendurch" (Jütte 1992).

2.2.1 HAMP als erste placebokontrollierte Doppelblindstudie

Die erste placebokontrollierte, randomisierte Doppelblindstudie in der Geschichte der Medizin wurde1835 von J.J. Reuter, einem homöopathischen Arzt in Nürnberg als homöopathische Arzneimittelprüfung durchgeführt. Schon damals ging es um die Frage, ob eine „30fach potenzierte Kochsalzlösung" im Vergleich zu Placebogaben an gesunden Probanden Symptome auslösen könne. Der Ausgang des Experiments war für die Homöopathie nicht sehr ermutigend. Allerdings war dieser Ausgang zu erwarten, da die Probanden teilweise erklärte Gegner der Homöopathie waren und vorhandene Symptome möglicherweise nicht genannt haben.

Interessant an dieser Arzneimittelprüfung ist vor allem, dass das damals revolutionäre Konzept der Doppelblindstudie nicht aufgegriffen wurde. Offensichtlich passte es nicht zu den damals vorherrschenden Paradigmen in der Medizin (Stolberg 1996). Erst 1946, mehr als 100 Jahre später, wurde die Placebodiskussion wieder aufgenommen. Orthodoxe Ärzte sahen immer häufiger, dass Patienten erfolgreich mit Homöopathika und Phytotherapeutika behandelt wurden. Diese Behandlungserfolge waren jedoch mit den gängigen Theorien in der Medizin, welche für Arzneien einen pharmakologischen Wirkungsmechanismus postulierten, nicht erklärbar.

Die „Conference on Therapy" der Cornell University von 1946 wurde vom Vorsitzenden mit dem Hinweis eröffnet, dass die Placeboforschung der wichtigste Schritt in der wissenschaftlichen Medizin sei – eine Überzeugung, die angesichts der Therapieerfolge der Homöopathie zustande gekommen war: „The enormous success of homeopathy, where drugs are given in great dilution, in sugar pills, drugs so dilute that they could not possibly have any pharmacologic action, is a good example. Its success and therapeutic results are probably better than those in the case of some regular drugs, that are given in huge doses by the rival practitioners. At least, it has demonstrated very clearly, what can be done by placebos". (Therapeutics 1946)

> ! Die Erklärung war ebenso simpel wie überzeugend: keine pharmakologische Wirkung = Placebo.

Als dann Beecher 1955 seinen Artikel „The powerful placebo" veröffentlichte, in dem er behauptete, dass bei 35% von 1082 Fällen durch eine Placebotherapie eine therapeutisch befriedigende Wirkung erzielt würde, wurden diese Aussagen ungeprüft übernommen, woraufhin der Siegeszug der placebokontrollierten, randomisierten Doppelblindstudien begann (Beecher 1955).

2.2.2 Placebo-Definition

Die Placebo-Definitionen sind in verschiedenen Veröffentlichungen recht unterschiedlich. Die am häufigsten zitierte stammt von Shapiro (2000): „Ein Placebo [...] ist [...] eine therapeutische Maßnahme, [...] die absichtlich oder ohne Wissen des Arztes einen Effekt auf den Patienten oder ein Symptom ausübt, aber **objektiv** ohne spezifische Wirkung auf die betreffende Krankheit oder Symptomatik ist". Die Placebogabe soll dazu dienen, die subjektive Reaktion des Patienten vom objektiven pharmakologischen Effekt der Arznei zu unterscheiden.

Netter wies schon 1977 darauf hin, dass beim Vergleich von Placebo- und Verumeffekten oft ein wesentliches methodologisches Problem übersehen wird: Die **Verumreaktion** setzt sich nach Netter aus folgenden Komponenten zusammen:

- wahrer pharmakologischer Effekt (V'),
- zugehöriger Placeboeffekt (P'),
- spontane Änderung des Ausgangswertes im Zeitverlauf (K), die ihrerseits durch die Höhe des Ausgangswertes als solcher beeinflusst wird (Abnahmen sind häufiger bei hohen, Anstiege häufiger bei niedrigen Ausgangswerten).

„Der üblicherweise in der Literatur als Placeboeffekt gedeutete Änderungswert wäre also P = K+P'. In allen Untersuchungen, in denen [zur Ermittlung der Größe von „K"] keine unbehandelte Kontrollgruppe mitgeführt wird, ist daher nicht zu entscheiden, ob ein Placeboeffekt überhaupt vorhanden ist." (Netter 1977)

Netters These wurde durch die Untersuchungen von Hrobjartsson und Götzsche vom Nordic Cochrane Center bestätigt. Nach ihrer Analyse haben Placebos bei vielen Krankheiten keine messbaren Effekte (Hrobjartsson 2001).

Bereits 1996 wurde von Kienle und Kiene eine kritische Analyse zur angeblichen Größe des Placeboeffekts erstellt, aus deren Ergebnis die Autoren zu folgender Schlussfolgerung kamen: „Zusammenfassend lässt sich sagen, dass die verbreiteten Literaturangaben zu Größe und Häufigkeit des Placeboeffekts unbegründet und in hohem Maße übertrieben, wenn nicht gänzlich falsch sind". Die abschließende Frage der Autoren lautete, ob die Existenz des Placeboeffekts nicht „größtenteils, oder gar insgesamt, eine Illusion ist" (Kienle 1996).

2.2.3 Nachprüfungen

Bei placebokontrollierten Nachprüfungen, z.B. von *Petroleum* (Böttcher-Haase 1984), traten viele Symptome auf, die bereits bei Prüfungen von Hahnemann beobachtet worden waren (CK). Die Wahrscheinlichkeit, dass Probanden bei zwei Arzneimittelprüfungen, die mehr als 150 Jahre auseinander lagen, zufällig die gleichen Placebosymptome entwickelt haben könnten, ist offensichtlich sehr gering. Dieselben Erfahrungen wurden bei verschiedenen anderen Nachprüfungen bestätigt. Diese praktische Erfahrung bestätigt, dass bei HAMP echte Prüfsymptome und eben keine Erwartungs- oder Placebosymptome generiert werden.

Amerikanische homöopathische Ärzte führten bereits 1885 einfach blinde placebokontrollierte HAMP durch. Die Placebos wurden dort als „Blanks" bezeichnet und bestanden aus unarzneilichen Globuli (Mcguire 1885). Wenn bei konventionellen klinischen Prüfungen Placebos gegeben werden, geschieht dies zur Bestimmung der Größe des Placeboeffekts im Rahmen der Wirksamkeitsbeurteilung eines Arzneimittels. Der Einsatz von Placebos bei homöopathischen Arzneimittelprüfungen ist davon grundverschieden und dient dem Vermeiden von Beobachtungsfehlern. Um diesen Unterschied deutlich zu machen, wurde 2002 vom Subcommittee Drug Provings des European Committee for Homeopathy (ECH) vorgeschlagen, Placebos bei HAMP „Blanks" zu nennen.

2.3 Durchführung einer HAMP

Hahnemanns Arzneimittelprüfungen

Im „Organon" wird die Durchführung von Arzneimittelprüfungen ausführlich beschrieben (§§ 105–145). Zunächst verwendete Hahnemann Urtinkturen, verdünnte Lösungen oder Pulver getrockneter Pflanzen. Er modifizierte sein Vorgehen jedoch immer wieder in neuen Experimenten:

- In der 3. Auflage (1824, § 132) empfiehlt er noch eine Dosierung, wie man sie „ in der gewöhnlichen Praxis zu brauchen pflegt".
- In der 5. Auflage (1833, § 128) heißt es dann, dass man den Probanden „am besten [...] 4–6 feinste Streukügelchen mit der 30ten, potenzirten Verdünnung einer solchen Substanz [...] täglich, nüchtern einnehmen und dieß mehre Tage fortsetzen läßt." (Luft 2001)

Hahnemann hat leider keine Angaben über den genauen Ablauf seiner Prüfungen gemacht. Weder lassen sich die angegebenen Symptome einzelnen Probanden zuordnen, noch sind Angaben zu Potenzierung oder Dosierung erhalten. Das mindert zwar nicht die Gültigkeit der angegebenen Prüfsymptome, ist aber nach heutigen Maßstäben für wissenschaftliches Arbeiten inakzeptabel, da es exakte Nachprüfungen unmöglich macht.

Mängel bei neueren HAMPs

Bei Berichten über neuere Prüfungen fehlen teilweise die elementarsten Angaben, wie die Analyse von 156 homöopathischen Arzneimittelprüfungen zeigt, die zwischen 1945 und 1995 in verschiedenen Ländern und in sechs verschiedenen Sprachen durchgeführt wurden (Dantas et. al. 1998). 86 dieser Prüfungen fanden von 1986–1995 statt, 20 davon in deutscher Sprache. Eine vollständige Beschreibung der Herkunft der Prüfsubstanzen fand sich in 17 Publikationen (10,9%), nur bei sieben aus dieser Gruppe (4,5%) wurden Angaben zur Herstellung gemacht. Nur in 56% war die Dosierung angegeben. Lediglich in jedem dritten Bericht fanden sich Angaben darüber, ob die Probanden gesund waren. Nur in 31% wurde berichtet, dass bei Beginn der Prüfung eine homöopathische Anamnese erfolgte.
Schon dieser kurze Überblick zeigt, wie mangelhaft die Berichterstattung bei homöopathischen Arzneimittelprüfungen in vielen Punkten ist.

> ! Es ist zwingend notwendig, dass ein Mindestmaß an Systematik in der Durchführung und Berichterstattung eingehalten wird, damit die Qualität der Prüfungen verbessert werden kann.

2.4 Qualitätskontrolle durch systematisches Vorgehen

Ein methodisch sauberes Vorgehen ist bei der HAMP am besten durch das Erstellen eines detaillierten Prüfungsplans auf der Basis bestimmter Mindestvoraussetzungen möglich. Dazu bieten sich die Good Clinical-Practice-Richtlinien der International Conference on Harmonization (ICH) als Checkliste an. Die Einhaltung der GCP-Richtlinien ist in Deutschland erst seit 1995 gesetzlich vorgeschrieben, die ICH-Leitlinie E6 (Gute Klinische Praxis) ist seit 1997 in Kraft.

> ! Die GCP-/ICH-Richtlinien sollten nach der Maxime „Begründe, was Du tust und schreibe genau auf, was Du gemacht hast" angewendet werden. Eine kritiklose Anwendung der Methodologie konventioneller klinischer Forschung kann bei homöopathischen Arzneimittelprüfungen nicht befürwortet werden.

Homöopathische Arzneimittelprüfungen unterscheiden sich grundsätzlich von konventionellen klinischen Arzneimittelprüfungen, angefangen bei der unterschiedlichen **Terminologie** (z. B. „Blanks" und „Verblindung"), bis hin zur noch nicht endgültig geklärten **Stellung von HAMPs innerhalb der klinischen Forschung** (Wieland 1996). Homöopathische Arzneimittelprüfungen bilden eine eigene Kategorie, für die es bisher weder eine allgemeingültige Nomenklatur noch eine Gesetzgebung gibt, die den Besonderheiten einer HAMP ausreichend Rechnung trägt, z. B. fehlen Definitionen für Begriffe wie „Gabe", „Dosis", „Erst-Wirkung", „Nach-Wirkung". Auch ist im Zusammenhang mit der Qualitätssicherung bislang nicht festgelegt, ob für ein neues Prüfsymptom aus einer HAMP die Heilung dieses Symptoms beim Kranken (klinische Verifikation) belegt sein muss, bevor dieses Symptom als Arzneisymptom gelten kann.
Alle homöopathischen Therapeuten sind aufgefordert, aktiv dafür einzutreten, dass eigene Bestimmungen zur Durchführung von HAMPs mit homöopathischen Einzelmitteln ab den Potenzstufen D 24/ C 12 in das AMG aufgenommen werden, so, wie es bereits eigene Bestimmungen für die Dosierungsanleitungen ab diesen Potenzen gibt (BfArm 2004).

2.5 Ablauf einer HAMP

Im Folgenden werden die wichtigsten Schritte einer HAMP sowie einige Punkte aus einem Prüfprotokoll stichwortartig erläutert.

2.5.1 Prüfplan

Die Struktur des Protokolls entspricht der internationalen GCP-Richtlinie (Guideline E6), welche den Erfordernissen einer HAMP angepasst wurde (☞ Tab. II.2-1).

Tab. II.2-1: Prüfplan und Protokollergänzungen (E6.6)

6.1	Allgemeine Informationen
6.2	Hintergrundinformationen
6.3	Ziele und Zweck der klinischen Prüfung
6.4	Prüfdesign
6.5	Auswahl und Ausschluss von Probanden
6.6	Behandlung der Probanden
6.7	Bewertung der Arzneiwirkung
6.8	Bewertung der Sicherheit
6.9	Statistik
6.10	Direkter Zugang zu Originaldaten/-dokumenten
6.11	Verfahren zur Qualitätskontrolle und Qualitätssicherung
6.12	Ethik
6.13	Umgang mit Daten und Aufbewahrung der Studienunterlagen
6.14	Finanzierung und Versicherung
6.15	Verfahrensweise bei der Veröffentlichung
6.16	Appendices/Anhänge

2.5.2 Prüfungsdesign

Allgemeine Angaben

Eine HAMP sollte – um Rückschlüsse auf das zu erwartende Wirkspektrum der Arznei zu vermeiden – immer doppelblind durchgeführt werden, auch wenn keine Blank- oder Placebogabe erfolgt.

Zeitplan

Tab. II.2-2: Ablauf und Zeitplan einer HAMP

Woche	1	2	3	4	5
Probandenschulung	x	–	–	–	–
Homöopathische Anamnese	x	–	–	–	–
Einschluss/Ausschluss Kriterien	x	–	–	–	–
Kontakt Proband/ Prüfarzt	x	x	x	(x)	(x)
Vorbeobachtungsphase	x	–	–	–	–
Arzneigabe (1. Tag der 2. Woche)	–	x	–	–	–
Beobachtungsphase	–	x	x	–	–
Nachbeobachtungsphase	–	–	–	x	(x)
Beobachtung unerwünschter Arzneiwirkungen	–	x	x	x	(x)
Bearbeitung der Daten, Abschlussbericht	–	–	–	–	x

Probandenschulung

Die Probanden, die erstmals an einer HAMP teilnehmen, werden genau über den Ablauf der Prüfung informiert.

Homöopathische Anamnese

Mittels der Anamnese wird sichergestellt, dass der Proband gesund ist. Außerdem wird ein persönliches Symptomenbild jedes Probanden erstellt, das später mit den aufgetretenen Prüfsymptomen verglichen werden kann.

Auswahl und Ausschluss von Probanden

Einschlusskriterien Probanden

Alle Probanden sollten gesund sein. Die Definition von „gesund“ ist schwierig und wurde in verschiedenen Gruppen, die sich um die Methodologie von HAMP bemühen, ausführlich diskutiert. Folgender Konsens wurde gefunden:

- Der Proband darf keine schweren physischen oder psychischen Krankheitssymptome haben und darf sich nicht selbst für behandlungsbedürftig halten. Auch der Prüfarzt darf (nach Erhebung der homöopathischen und klinischen Anamnese und nach der körperlichen Untersuchung) keine Indikation für eine medizinische Therapie sehen.

- Die Person muss vertrauenswürdig und fähig sein, ihre Erfahrungen während der Arzneimittelprüfung genau zu beschreiben (vgl. Organon, § 126, § 139).
- Keine wesentlichen Änderungen der Lebensgewohnheiten während der Prüfung.
- Keine medizinischen Eingriffe wie Zahnbehandlungen, Operationen oder Psychotherapie während der Prüfung.
- Alter über 18 Jahren (Ausnahmen sind zu begründen).

Ausschlusskriterien für Probanden

- Laufende allopathische oder homöopathische Behandlung während der Vorbeobachtungsphase oder während der Prüfung
- Verordnung von Arzneimitteln in den letzten vier Wochen
- Chirurgische Behandlungen in den letzten zwei Monaten
- Alter unter 18 Jahren (Ausnahmen sind zu begründen)

Kontakt Proband/Prüfarzt

Je nach Bedarf haben die Probanden jeden Tag oder einige Male pro Woche persönlichen, telefonischen oder E-Mail-Kontakt zum Prüfarzt. Die Probanden dürfen während der Beobachtungsphase nicht mit anderen Probanden über ihre Prüfsymptome sprechen.

Vorbeobachtungsphase

Zur Ermittlung einer „Basislinie der Alltagssymptome" wie z. B. „morgendliche Müdigkeit", „häufiges Erwachen um 4 Uhr morgens", „Zugluft unverträglich", „sehr empfindlich auf Gerüche", „Abneigung gegen Trost", „enge Kleidung unangenehm" etc.

Arzneigabe

Bei homöopathischen Arzneimittelprüfungen wurden viele unterschiedliche Potenzen und Dosierungen verwendet. Das Proving-Subcommittee des ECH empfiehlt in den Homeopathic Drug Proving Guidelines (2004) eine C 30 bis zu 6 × an einem Tag im Abstand von ca. zwei Stunden zu verabreichen. Die Prüfarznei sollte jedoch nur so lange gegeben werden, bis Prüfsymptome auftreten. Es ist nicht zu empfehlen, Hoch- oder Höchstpotenzen über längere Zeit einzunehmen, da dies zu lang anhaltenden unangenehmen Symptomen führen kann (Marim 2004).

Beobachtungsphase

In dieser Phase ist ein intensiver Kontakt zwischen Proband und Prüfarzt notwendig. Wichtig ist es, die **Modalitäten eines Symptoms** genau zu bestimmen.

> **! Wichtig:** Der Prüfarzt sollte nur die Aussagen des Probanden protokollieren, keine eigenen Vermutungen hinzufügen (vgl. Organon, §§ 139, 140).

Nachbeobachtungsphase

Alle Teilnehmer treffen sich zum Erfahrungsaustausch, was dem besseren Verständnis der erlebten Prüfsymptome dient.

Beobachtung unerwünschter Arzneimittelwirkungen

Eine unerwünschte Arzneimittelwirkung wird definiert als ein unerwünschtes Prüfsymptom, das so speziell und/oder intensiv ist, dass es den Probanden in der Ausübung seiner Alltagsroutine wesentlich beeinträchtigt.

Bearbeitung der Daten, Abschlussbericht

Die Prüfungssymptome sollten nach dem Kopf-zu-Fuß-Schema (☞ II.4.2.2) geordnet werden. Jedes Symptom muss nummeriert werden und die Identifikation des Probanden enthalten, damit es eindeutig zugeordnet werden kann. Es ist anzugeben, wann und in welcher Intensität es begonnen und wie lange es gedauert hat.

Es wäre wünschenswert, eine allgemein anerkannte „Maske“ für die Publikation der Ergebnisse von HAMPs zu schaffen (z.B. im Internet). Das würde die Dokumentation und Verbreitung der Ergebnisse vereinfachen. Erste Schritte in dieser Richtung wurden bereits realisiert (www.dynamis.edu).

Detaillierte Informationen zum Abfassen von Abschlussberichten sind in der ICH-Leitlinie E3 (Note for Guidance on Structure and Content of Clinical Study Reports) enthalten (s.u. Internetadressen).

2.6 Zusammenfassung

Zum Abschluss sei allen homöopathischen Ärztinnen und Ärzten mit Hahnemanns Worten ans Herz gelegt, zur Erweiterung der Materia Medica, zur Sicherung der Qualität der HAMP und aus Gründen der eigenen Selbsterfahrung Arzneimittelprüfungen durchzuführen, denn es „bleiben diejenigen Prüfungen [...] der künstlichen Krankheitszustände und Symptome, [...] welche der gesunde, vorurtheillose, gewissenhafte, feinfühlige Arzt an sich selbst mit aller ihn hier gelehrten Vorsicht und Behutsamkeit anstellt, die vorzüglichsten. Er weiß am gewissesten, was er an sich selbst wahrgenommen hat.“ (Organon, § 141).

„Ferner wird er durch solche merkwürdigen Beobachtungen an sich selbst theils zum Verständniß seiner eignen Empfindungen, seiner Denk- und Gemüthsart [...], theils aber, was keinem Arzt fehlen darf, zum Beobachter gebildet“ (Organon, § 141/ Anmerkung).

„Er wähne auch nicht, daß solche kleine Erkrankungen beim Einnehmen prüfender Arzneien überhaupt seiner Gesundheit nachtheilig wären. Die Erfahrung lehrt im Gegentheile, daß der Organism des Prüfenden, durch die mehren Angriffe auf das gesunde Befinden nur desto geübter wird in Zurücktreibung alles seinem Köper Feindlichen [...]. Seine Gesundheit wird unveränderlicher; er wird robuster [...].“

Literatur

Beecher HK: The Powerful Placebo, JAMA 1955(15917):1602 – 1606

Bundesinstitut für Arzneimittel und Medizinprodukte (BfArM): Bekanntmachung vom 17.03.2004, Änderung der Dosierungsempfehlungen der Kommission D für homöopathische Arzneimittel in hohen Verdünnungsgraden (ab D24/C12)

Dantas F, Fisher P: Systematic review of provings, in: Ernst E, Hahn E (Hrsg): Homoeopathy a critical appraisal, Butterworth Heinemann, London 1997

Hrobjartsson A, Götzsche PC: Is the Placebo powerless?, N Engl J Med 2001(344):1594

Kienle GS: Placeboeffekt und Placebokonzept – eine kritische methodologische und konzeptionelle Analyse von Angaben zum Ausmaß des Placeboeffekts, Forsch Komplementärmed 1996(3):121 – 138

Netter, P. (1977). Der Placebo-Effekt, Münch. Med. Wschr. 1977(119):203 – 208

Shapiro AK, Shapiro E: The Powerful Placebo: From Ancient Priest to Modern Physician, Johns Hopkins University Press, Baltimore 2000

Stolberg M: Die Homöopathie auf dem Prüfstein. Der erste Doppelblindversuch der Medizingeschichte im Jahr 1835. Münchener medizinische Wochenschrift 1996(138): 364 – 366.

State NY, Cornell JM: Conferences on Therapy (1. Aug.), Therapeutics 1946:1718 – 1727

Internetadressen

Deklaration von Helsinki (aktuelle Fassung)http://www.bundesaerztekammer.de/30/Auslandsdienst/92Helsinki2000.pdf

European Committee for Homeopathy (ECH): www.homeopathyeurope.org

ICH/BfArM: http://www.ifpma.org/ich1.html

ICH Sekretariat E-Mail: ich@ifpma.org

ICH Leitlinie E6 und E3: www.bfarm.de

Prüfplan: www.homeopathyeurope.org

Homöopathische Literatur

Böttcher-Haase C: Erfahrungen mit der Auswertung der Arzneimittelprüfungen von Petroleum (1984) und Luffa operculata (1986), KHZ 1991(35):203 – 206

Dictionary of Homoeopathy, Homoeopathic Medicine Research Group of the European Commission (1996)

European Committee For Homeopathy (ECH) – Subcommittee Provings: Homeopathic Drug Proving Guidelines, European Committee For Homeopathy, Brussels 2004

Hahnemann S: Die chronischen Krankheiten: ihre eigentümliche Natur und homöopathische Heilung (5 Bde.), 3. Nachdr., Haug, Heidelberg 1983

Luft B, Wischner M (Hrsg.): Samuel Hahnemann – Organon-Synopse, Haug, Heidelberg 2001

Hahnemann S: Organon der Heilkunst. Textkritische Ausgabe der 6. Aufl., hrsg. v. Schmidt, JM, Haug, Heidelberg 1992.

Hartmann F (1850), zitiert nach: Thon K (Hrsg.): Samuel Hahnemann. Sein Leben und Schaffen von Richard Haehl, 2. Bd., Reprint, T&W, Dreieich 1988

Jütte R (Hrsg.): Samuel Hahnemann. Kritische Gesamtedition, Bd. 43. Krankenjournal DF5(1837 – 1842), Haug, Heidelberg 2004

Marim M: Persönliche Mitteilung beim ECH Provings Subcommittee meeting on November 13-14, 2004 in Brussels nach Durchführung von Prüfungen mit Hochpotenzen

Mcguire DJ: Transactions of the Thirty-Eighth Session of the American Institute of Homeopathy, held at St. Louis, Report of the directors of provings, Detroit 1885

Wieland F: Is a homeopathic Drug Proving Just a Clinical Trial Phase One?, Homeopathic Links 1996(9):39 – 40

3 Herstellung homöopathischer Arzneimittel

Frank Wieland

3.1 Pharmakopoe

Homöopathische Arzneien sind botanischen, chemischen, mineralischen, zoologischen oder mikrobiologischen Ursprungs. Sie werden nach einem in der **Europäischen Pharmakopoe (Ph. Eur.)** beschriebenen homöopathischen Herstellungsverfahren zubereitet. Allerdings ist die Europäische Pharmakopoe noch nicht vollständig erstellt, sodass die Arzneien meist noch nach den Vorschriften der in den Mitgliedstaaten offiziell verwendeten Pharmakopoen hergestellt werden. Langfristig wird die Ph. Eur. das zurzeit gültige deutsche homöopathische Arzneibuch (HAB) ersetzen.

Im Folgenden werden wichtige und kritische Punkte bei den Herstellungsprozessen aufgezeigt mit dem Ziel, Verständnis für die Notwendigkeit genauer Kenntnisse über Herstellung und Herkunft der verordneten homöopathischen Arznei zu wecken.

MERKE

Je genauer die verordnete Arznei derjenigen entspricht, mit welcher ursprünglich die Prüfsymptome ermittelt wurden, desto eher kann sie nach dem „Simile-Prinzip" (☞ II.1.2) angewendet werden.

Genau genommen, wird eine Substanz erst durch ihre Anwendung nach dem Ähnlichkeitsprinzip zu einer „homöopathischen“ Arznei – unabhängig davon, ob sie potenziert ist oder nicht. Im üblichen Sprachgebrauch wird unter einer homöopathischen Arznei jedoch eine potenzierte Substanz verstanden, welche in verschiedenen Darreichungsformen verabreicht wird.

3.2 Ausgangsstoffe

> ! **Definition gemäß Europäischer Pharmakopoe:** Ausgangsstoffe für die Herstellung homöopathischer Zubereitungen sind pflanzlichen, chemischen, mineralischen oder tierischen Ursprungs (☞ Tab. II.3-1).

3.2.1 Zubereitung

Laut HAB sind **Nosoden** „Zubereitungen aus Krankheitsprodukten von Mensch oder Tier, aus Krankheitserregern oder deren Stoffwechselprodukten oder aus Zersetzungsprodukten tierischer Organe“, sodass obige Definition zu kurz greift.

3.2.2 Darreichungsformen

Die gängigsten Darreichungsformen für homöopathische Arzneien lt. HAB bzw. Ph. Eur. sind in ☞ Tab. II.3-2 aufgeführt.

Obwohl sich die Arzneiträger in der Ph. Eur. von denen im HAB unterscheiden, wird dadurch die Arzneiwirkung nicht beeinflusst, weil nach heutigem

Tab. II.3-1: Beispiele für Ausgangsstoffe homöopathischer Arzneimittel

Ursprung	Substanz	Zubereitung
Pflanzlich	*Pulsatilla pratensis, Bryonia alba*	Frische Pflanzen oder Pflanzenteile
	• *Chinarinde* • *Nux vomica, Ignatia amara* (Früchte/Samen)	Getrocknete Drogen
Mineralisch	*Natrum muriaticum*	Löslich
	Silicea, Calcium carbonicum	Unlöslich
Tierisch	*Sepia,* Milchen, Schlangengifte	Sekrete
	Apis mellifica/Apisinum	Ganze Insekten/Bienengift
Künstlich hergestellte Verbindungen	*Causticum Hahnemanni*	Destillat aus gelöschtem Kalk und zuvor geglühtem und geschmolzenem doppelsaurem, schwefelsaurem Kali (Kaliumhydrogensulfat)
	Hepar sulphuris	Austernschalen und Schwefelblumen werden 10 Min. lang weiß glühend erhitzt und mittels Verreibung potenziert
Nosoden (Krankheitsprodukte)	**Nosode**	**Ausgangsstoff**
	Psorinum	Sekret aus Krätzebläschen
	Medorrhinum	Eiter aus der Harnröhre eines Gonorrhoe-Kranken
	Syphilinum/Luesinum	Sekret aus Geschwüren Syphilis-Kranker
	Herstellung aus sterilisiertem Ausgangsstoff (gereinigtes bovines Tuberkulin)	
	Tuberculinum	Unterschiedliche Zubereitungen, verschiedene Arten, z. B.: • *Tuberculinum Burnett (= Bacillinum)* • *Tuberculinum aviaria* • *Tuberculinum bovinum Kent* (☞ II.3.2.5)

Stand des Wissens davon ausgegangen werden kann, dass die Arzneiinformation im Wasser gespeichert wird (☞ I.4.1.3; auch getrocknete Globuli enthalten noch Wasser).

3.2.3 Prüfung der Identität

Bei der Verordnung einer Arznei nach dem Ähnlichkeitsprinzip (☞ II.1.2) ist entscheidend, dass nach Möglichkeit immer die gleichen – genau definierten – Ausgangsstoffe verarbeitet werden. Daher sollten Herkunft und Herstellungsprozess der Ausgangsstoffe immer sehr genau und lückenlos dokumentiert sein. Trotz der Schwierigkeiten, die sich aus den unterschiedlichen nationalen Herstellungsvorschriften ergeben, konnten bei der „Harmonisierung" von HAB und Ph. Eur. bereits einige wichtige Erfolge erzielt werden.

3.2.4 Pflanzliche Ausgangsstoffe

Makroskopische/Mikroskopische Beschreibung: Inspektion der frischen Pflanzen: keine wahrnehmbaren Krankheiten, verwelkte oder abgestorbene Teile, keine größere Beschädigungen, kein Insektenbefall oder tierische Verunreinigungen, Schimmel oder Fäulnis.

Für den pflanzlichen Stoff sind der **Herstellungsprozess** und die **Prozesskontrollen** angemessen zu beschreiben:

- Erzeugung und Gewinnung der Pflanze (einschließlich der geographischen Herkunft der Arzneipflanze), Anbau, Ernte, Ernteort und -zeitpunkt, Trocknung, Lagerbedingungen und Verwendung aus einer Wildsammlung oder einer Kultur.
- Art des verwendeten Pflanzenmaterials und seiner Verarbeitung (frisch oder getrocknet) sowie die Herstellungsvorschrift. Auch die „homöopathische" Bezeichnung und die Art der Vor- und/oder Nachbehandlung sowie Informationen zur Lagerung müssen angegeben werden.

Tab. II.3-2: Beispiele für Grundstoffe homöopathischer Arzneimittel nach HAB und Ph. Eur.

Bezeichnung	Arzneiträger lt. HAB	Arzneiträger gemäß Ph. Eur.
Globuli (Glob.)	Saccharose	Saccharose, Lactose und Hilfsstoffe
Dilutionen (Dil.)	Alkohol (Ethanol) ca. 43–70 Vol.%	Alkohol (Ethanol)
Tabletten (Tbl.)	Lactose und Hilfsstoffe	Saccharose, Lactose und Hilfsstoffe

3.2.5 Ursprüngliche Ausgangsstoffe und Herstellung nach HAB

Bei mehreren Arzneien fallen wesentliche Änderungen laut Vorschriften im HAB im Vergleich zu den ursprünglich verwendeten Ausgangsstoffen auf, die sehr wahrscheinlich auch die Wirkung der Arzneien beeinflussen, z. B.:

Tuberculinum bovinum Kent

Die Nosode, die Kent benutzte, „[...] wurde aus tuberkulösen Drüsen von geschlachteten Rindern gewonnen" (Kent 1990). Heute wird gefriergetrocknetes und gereinigtes bovines Tuberculin (DAB 9) verwendet. Der Zusatz von bestimmten Konservierungsstoffen, z. B. Phenol, ist erlaubt.

> ! Damit ist die uns heute zur Verfügung stehende Nosode eine ganz andere als bei Kent und seinen Zeitgenossen. Dies sollte bei ihrer Anwendung kritisch bedacht werden.

Bryonia alba

Die Zaunrübe kommt als **Bryonia alba** mit schwarzen Beeren sowie als **Bryonia dioica** mit roten Beeren vor. Hahnemann kannte beide Arten, verwendete aber nachweislich nur *Bryonia alba.*

In späteren Jahren wurde zur Herstellung des homöopathischen Arzneimittels *Bryonia* meist *Bryonia dioica* verwendet, vielleicht deshalb, weil sie wesentlich häufiger als *Bryonia alba* vorkommt. Schwabe gibt bis zur 4. Auflage der „Pharmacopoea homoeopathica polyglottica" (1898) nur *Bryonia alba* an, ab 1901 jedoch neben *Bryonia alba* gleichwertig *Bryonia dioica.* Eine Begründung dafür gibt es nicht. Diese Unklarheit findet sich auch noch im HAB 2000. Dort darf zur Herstellung nicht nur *Bryonia alba*, sondern auch *Bryonia dioica* verwendet werden, ohne dass es einer speziellen Deklarierung bedarf. Dennoch verwenden viele Hersteller im Sinne Hahnemanns nur *Bryonia alba* als Ausgangsstoff.

! Homöopathische Ärzte sollten darauf achten, nicht nur *Bryonia*, sondern *Bryonia alba* zu rezeptieren, wenn sie dieselbe Arznei wie die von Hahnemann geprüfte verordnen wollen.

Apis mellifica/Apisinum

Apis

Das Arzneimittelbild von *Apis* setzt sich fast ausschließlich aus Vergiftungsberichten und Arzneimittelprüfungen des Bienengiftes (Apium virus) zusammen. Hering beschrieb die Gewinnung des Giftes in den „Guiding Symptoms": „The pure poison, which is obtained by grasping the bee with a small forceps, and catching the minute drop of virus suspended from the point of sting, in a vial or watch cristal."

! Vermutlich aus Gründen der Bequemlichkeit oder Wirtschaftlichkeit wird heute bei der Herstellung von *Apis* statt des Bienengiftes die ganze Biene als Rohstoff verwendet.

Apisinum

Unter der Bezeichnung *Apisinum* wurde 1991 das „schonend getrocknete reine Bienengift" als Monographie ins HAB aufgenommen, sodass wieder annähernd die Originalsubstanz der Arzneimittelprüfung Herings zugänglich ist. Der gravierende Unterschied zwischen *Apis* und *Apisinum* ergibt sich aus den Mengenverhältnissen der Inhaltsstoffe bei der Zubereitung: Die ganze Biene enthält bei einem Lebendgewicht von ca. 100 mg in ihrer Giftblase nur rund 0,3 mg flüssiges Bienengift, was einem Trockenanteil von etwa 0,1 mg an reinem Gift entspricht.

! Die Bienengiftanteile in *Apis* und *Apisinum* unterscheiden sich ca. um das Tausendfache. Außerdem wird bei der Verarbeitung der ganzen Bienen der komplette Inhalt des Darmtraktes, einschließlich aller Fremd- und Schadstoffe, mitpotenziert. Deshalb sollte besser *Apisinum* verschrieben werden, um annähernd über die Originalsubstanz der Arzneimittelprüfung Herings zu verfügen.

Petroleum

Im Falle von Petroleum (oleum petrae, Steinöl) zeigt sich, wie wichtig genaue Angaben zur Quelle der Ausgangsstoffe sind. Hahnemann beschreibt zwar in den „Chronischen Krankheiten", dass es in Persien „[...] und auf der Insel Sumatra, so auch zu Baldsbronn in Lothringen" vorkommt, und im „Apothekerlexikon", dass es „[...] hie und da in Deutschland [...] aus der Erde und zwischen Steinritzen hervorquillt." Er gibt jedoch nicht an, woher er sein Petroleum bezog, sodass wir heute nicht wissen, wie dessen ursprüngliche Zusammensetzung war. Denn je nach Herkunft setzt es sich aus verschiedenen Kohlenwasserstoffanteilen zusammen bzw. enthält es unterschiedliche Beimengungen.
Gemäß Hahnemann sollte *Petroleum* bis zur C 3 verrieben und laut HAB für flüssige Zubereitungen in Ethanol 86% gelöst werden.

! Das heutige homöopathische Arzneimittel *Petroleum* hat kaum noch Ähnlichkeit mit der ursprünglichen Arznei: Es wird „[...] durch Rektifikation von Erdöl gewonnen" (HAB), woraus niedrig siedende (Benzin, Petroläther) und bei Normaltemperatur feste Bestandteile (Paraffine, Vaseline) eliminiert wurden.

Ausgangsstoff und Arzneiwirkung/ Dokumentation

Es ist fraglich, ob das heutige *Petroleum* noch die gleiche Arzneikraft hat wie das von Hahnemann verwendete Steinöl. Diese Frage kann nur durch neue Arzneimittelprüfungen und aus Beobachtungen bei Verschreibungen unterschiedlich hergestellter *Petrolei* beantwortet werden. Grundsätzlich ist es schwierig, persönliche Erfahrungen mit einer Arznei auszuwerten, denn sie wirkt im Vergleich zu pharmakologisch wirksamen allopathischen Medikamenten nicht per se in einer bestimmten Weise, sondern nur dann, wenn sie entsprechend der Anwendung nach dem Ähnlichkeitsgesetz „stimmt" (☞ II.1.2). Um die Arzneiwirkung beurteilen zu können, müssen die Ergebnisse akribisch und über einen langen Zeitraum dokumentiert werden, was im Praxisalltag sehr schwierig ist.

Der homöopathische Arzt Peter König aus Eisenstadt (Österreich) hat über gute Erfahrungen mit „Petroleum aus Rohöl" berichtet, welches von einigen Herstellern angeboten wird.

3.2.6 Verarbeitung der Ausgangsstoffe

Je nach Art der Ausgangssubstanzen werden aus ihnen **Verreibungen** oder **Urtinkturen** hergestellt. Bei Pflanzen und Pflanzenteilen ist zu überlegen, ob daraus eine Urtinktur oder eine **Frischpflanzenverreibung** hergestellt werden soll.

Hahnemann hat die Arzneien zunächst als Urtinkturen verwendet. 1811 gebrauchte er erstmals den Begriff „Verdünnung" im Sinne von Potenzierung (☞ II.1.4). Erst ab ca. 1833 empfiehlt er auch für Pflanzen Verreibungen bis zur C 3 und danach eine flüssige Potenzierung. Er setzte nur kleine Mengen ein: 1 Gran (= 0,062 g) „der zu bearbeitenden, gepülverten Arznei-Substanz" wurde mit 100 Gran Milchzucker unter Zugabe von jeweils einem Drittel des Milchzuckers zur C 1 verrieben. Dieser Vorgang dauerte je eine Stunde und wurde dreimal wiederholt, bis „zur million-fachen Pulver-Verdünnung" (C3). Dann wurde flüssig weiter potenziert (Organon, § 270).

Urtinktur und Verreibung

Bei der Verreibung bzw. der Urtinktur werden unterschiedliche Stoffe weiterpotenziert (Madaus 1987). Madaus zeigte, dass bei der Frischpflanzenverreibung, die er als „TEEP" (Teepulver) bezeichnete, andere Stoffe erhalten bleiben bzw. überhaupt erst in die Zubereitung gelangen als bei der alkoholischen Lösung. Als Vorteil nannte er, dass viele Enzyme erhalten bleiben, Eiweiße nicht denaturiert werden und normalerweise unlösliche Stoffe durch das Verreiben kolloidal gelöst werden. Einen Nachteil sah er darin, dass auch alle eventuellen Verunreinigungen mit verrieben werden.

> ! Ein verriebener Ausgangsstoff entfaltet eine andere Arzneidynamik als ein in Alkohol gelöster. Der verordnende Arzt sollte daher wissen, ob seine Arznei aus einer Verreibung oder einer Urtinktur hervorgegangen ist.

Verreibungen nach HAB 2005

In der Vorschrift 6 des HAB (2005) werden nur noch das Mengenverhältnis und die Dauer der Verreibung angegeben: „Die Verreibungen werden bis einschließlich der 4. Verdünnung [...] im Verhältnis 1 zu 10 (Dezimalverdünnung) oder 1 zu 100 (Centesimalverdünnung) hergestellt". Auch die Maschinenverreibung ist erlaubt bzw. sogar vorgeschrieben: „Mengen über 1 kg sind durch Maschinenverreibung herzustellen".

Eine weitere Besonderheit besteht darin, dass eine echte Verreibung nur bis zur D 4 oder C 4 gefordert wird. Zur Herstellung von höheren Verdünnungsgraden reicht eine Vermischung bis zur Homogenität. Das bedeutet, dass eine D-12- oder C-12-Tablette nur bis D 4 bzw. C 4 echt verrieben wird, bei höheren Potenzen wird gemischt.

Ärzte sollten solche Widersprüche erkennen und ggf. darauf hinwirken, dass bei der Herstellung von Arzneien in allen Schritten echte Verreibungen erfolgen, damit sich die Arzneikräfte optimal entwickeln können.

3.3 Hahnemanns Weg zur Entdeckung der Potenzierung von Arzneien

Hahnemann verabreichte seine Arzneien zunächst in unverdünnter Form. Häufig beobachtete er dabei sehr starke Reaktionen oder Erstverschlimmerungen. In jahrelanger Forschungsarbeit entwickelte er eine Methode, welche die schädlichen Wirkungen reduzierte und gleichzeitig die Wirksamkeit der Arznei steigerte. Dabei ging er offenbar zunächst davon aus, dass sich die Wirkung durch Verdünnen und Verschütteln abschwächt. In seiner Schrift „Heilung und Verhütung des Scharlachfiebers" beschreibt er bereits 1801 schrittweise mit 200 bzw. 300 Tropfen verdünnte und verschüttelte „*Belladonna*-Auflösungen". Die am höchsten verdünnten nannte er jedoch noch „schwache *Belladonna*-Auflösung".

Später potenzierte er die Arzneien im Verhältnis 1:100 (Centesimalpotenzen) und bezeichnete die höheren Potenzen als starke Potenzen, da er 1827 Folgendes erkannt hatte: „[...] vielmehr entsteht durch das fortgesetzte Schütteln oder Reiben nicht nur die innigste Mischung, sondern zugleich – was die Hauptsache ist – eine so grosse, bisher ganz unbekannte, nie geahnte Veränderung in Aufschliessung und Entwickelung der dynamischen Kräfte der so bearbeiteten Arznei-Substanz" (RAML).

In den letzten Jahren seines Schaffens war Hahnemann davon überzeugt, dass die Wirkung der Arzneien keine pharmakologische sei, sondern dass: „Homöopathische Dynamisationen (= Potenzen; Anm. d. Verf.) [...] wahre Erweckungen der in natürlichen Körpern während ihres rohen Zustandes verborgen gelegenen arzneilichen Eigenschaften [sind], welche dann fast geistig auf unser Leben, das ist, auf unsre empfindende (sensible) und erregbare (irritable) Faser einzuwirken fähig werden" (CK).

Hahnemann war bis zu seinem Lebensende bestrebt, die Wirkung und Dosierung seiner Arzneien der individuellen Reaktionsweise seiner Patienten anzupassen. Seine unermüdlichen Forschungen führten schließlich zur Entwicklung der C-3-Verreibungen und Q-Potenzen.

3.4 Potenzformen

In heutiger Zeit werden homöopathische Arzneien verwendet, die im Verhältnis 1:10 (Dezimalpotenzen), 1:100 (Centesimalpotenzen), oder 1:50000 (Q- oder LM-Potenzen) verdünnt und potenziert wurden.

3.4.1 C- und D-Potenzen

D-Potenzen

Dezimalpotenzen wurden 1831 von C. Hering in den Vereinigten Staaten und 1836 von Vehsemeier in Deutschland eingeführt. Zur Herstellung ☞ Tab. II.3-3.

Anwendung

Hauptsächlich im Tiefpotenzbereich (D 3, D 6, D 12), selten über D 30. Meist organotrope Anwendung. Zur Behandlung chronischer Krankheiten werden sie seltener eingesetzt.

Bewährte Indikationen

- *Phytolacca* D 1 – D 3 (Abstillen)
- *Rhus toxicodendron* D 6 – D 12 (Ischias)
- *Hepar sulphuris* D 4 – D 12 (Nagelgeschwür).

Tab. II.3-3: Herstellung von D-Potenzen

1 ml Urt. + 9 ml Alkohol (Konzentration entsprechend HAB) vermischen und 10-mal kräftig nach unten schlagen	**D 1**
1 ml D1 + 9 ml Alkohol (Konzentration entsprechend HAB) vermischen und 10-mal kräftig nach unten schlagen	**D 2** usw.

Tab. II.3-4: Herstellung von C-Potenzen

1 ml Urt. + 99 ml Alkohol (Konzentration entsprechend HAB) vermischen und 10-mal kräftig nach unten schlagen	**C 1**
1 ml C1 + 99 ml Alkohol (Konzentration entsprechend HAB) vermischen und 10-mal kräftig nach unten schlagen	**C 2** usw.

C-Potenzen

Centesimal-Potenzen wurden von Hahnemann sowohl als Verreibungen als auch als Verdünnungen (Dil.) verwendet. Zur Herstellung ☞ Tab. II.3-4.

Anwendung

C-Potenzen werden sowohl als tiefe Potenzen (am häufigsten C 6) als auch im mittleren (C 30) und hohen Potenzstufen (C 200 bis C 1000), seltener auch als Höchstpotenzen bis C 10 000 oder noch höher eingesetzt. Alle Potenzstufen können sowohl zur Behandlung akuter, als auch chronischer Erkrankungen eingesetzt werden.

3.4.2 Q-/LM-Potenzen

Geschichte der Q-Potenzen

Hahnemann erprobte die so genannten Q- oder LM-Potenzen in Paris. Er nannte sie zunächst ganz neutral „Dynamisationen" oder „Potenzen in verschiedenen Graden" (Organon, § 269) und hat nur mit engsten Vertrauten (z. B. Bönninghausen) über diese Neuentwicklung gesprochen. Alle Eingeweihten wurden zur absoluten Verschwiegenheit verpflichtet und hielten sich auch nach Hahnemanns Tod an ihr Versprechen. Hahnemann hatte die Herstellung der Q-Potenzen zwar schon 1842 in der 6. Auflage des „Organon" (ORG VI) beschrieben, aufgrund unglücklicher Umstände wurde diese Auflage jedoch erst 1921, fast 80 Jahre nach Hahnemanns Tod, von Richard Haehl herausgegeben. Es dauerte nochmals ca. 30 Jahre, bis die Q-Potenzen allmählich bekannt wurden. Erst Pierre Schmidt entdeckte sie 1947, als er das ORG VI ins Französische übersetzte. 1948 wurden Q-Potenzen von den Schweizer Ärzten **Flury** und **Künzli** mit großem Erfolg in der Praxis eingesetzt. Voegeli machte die Q-Potenzen vor allem in Deutschland bekannt.

Terminologie

Die Bezeichnung **„LM"** steht für die römischen Zeichen „L" (= 50) und „M" (= 1000). Der Name **„Q-Potenzen"** (= Quinquagintamillesimal-Potenzen) setzt sich zusammen aus den lateinischen Begriffen „Quinquaginta" (= 50) und „mille" (= 1000; Ordnungszahl = millesimus). Da sich jedoch der Name LM-Potenzen einbürgerte, wurde er in das HAB und auch von vielen Arzneiherstellern übernommen.

In § 270 des ORG VI beschreibt Hahnemann, wie diese Potenzen hergestellt werden. Er beschreibt sie „als die kräftigsten und zugleich mildest wirkenden, d. i. als die vollkommensten [...]". Spezielle Herstellungsvorschriften für die LM-Potenzen sind seit 1978 im jeweils gültigen HAB zu finden. Hahnemanns Angaben wurden hier jedoch nur unzureichend aufgenommen. Eine Vorschrift für Frischpflanzenverreibungen fehlte bisher im HAB, was dazu führte, dass die Bezeichnungen „Q" oder „LM" heute auch auf Unterschiede in der Herstellung hinweisen. So wird beispielsweise bei den Q-Potenzen eine C3-Frischpflanzenverreibung anstelle der Urtinktur verwendet (☞ Tab. II.3-5).

Vorschrift 17: LM-Potenzen

Zur Herstellung der Potenzstufe LM I werden 60 mg einer C-3-Verreibung der zu potenzierenden Substanz in 20 ml Ethanol 15% (m/m; entsprechend 500 Trp.) gelöst. 1 Trp. dieser Lösung wird in einem kleinen Arzneiglas mit 2,5 ml Ethanol 86% (m/m) (entsprechend 100 Trp.) versetzt und 100-mal kräftig geschüttelt. Mit dieser Lösung werden 100 g Streukügelchen Größe 1 (etwa 50 000 Stück) gleichmäßig befeuchtet. Nach der Imprägnierung in einem geschlossenen Gefäß werden die Streukügelchen an der Luft getrocknet. Diese Streukügelchen entsprechen der Potenzstufe LM I.

1 Globulus dieser LM I oder Q1 (je nachdem, ob die C 3 per Verdünnung oder Verreibung hergestellt wurde) wird in 1 Trp. Wasser gelöst, mit 2,5 ml Ethanol 86% (m/m) (entsprechend 100 Trp.) versetzt und 100-mal kräftig geschüttelt. Mit dieser Lösung werden wiederum 100 g Globuli imprägniert, was die Potenz LM II oder Q 2 usw. ergibt.

Ergänzung der Vorschrift 6 HAB (Verreibungen – Frischpflanzenverreibung)

Im Dezember 2005 wurde folgende Vorschrift für Frischpflanzenverreibungen in das HAB aufgenommen, die auch für die Herstellung von Q-Potenzen von Bedeutung ist: „Bei der Herstellung von Verreibungen aus frischem Pflanzenmaterial („Frischpflanzenverreibungen") ist so viel Arzneiträger ein-

Tab. II.3-5: Herstellung von Q- und LM-Potenzen nach ORG VI und HAB

ORG VI (§ 270)	HAB (Vorschrift 7: Verreibungen)
„Um nun diese Kraft-Entwickelung am besten zu bewirken, wird ein kleiner Theil der zu dynamisirenden Substanz, etwa Ein Gran, (ca. 60 mg) **zuerst durch dreistündiges Reiben** mit dreimal 100 Gran Milchzucker auf die unten angegebne Weise zur millionfachen Pulver-Verdünnung gebracht [...]" (millionenfache Verdünnung = C 3).	„Zubereitungen nach Vorschrift 7 sind feste Zubereitungen aus Urtinkturen und Lösungen [...]. Der erforderlichen Gesamtmenge des Lactose-Monohydrats wird [...] die vorgeschriebene Gesamtmenge der flüssigen vorherigen Verdünnung nach und nach **zugemischt.**"
Kommentar: Die Herstellung einer „Q" bedeutet bei Hahnemann, dass die zu dynamisierende Substanz wirklich **verrieben** wird.	**Kommentar:** • Es fällt auf, dass im Titel der Vorschrift 7 nicht „Mischungen", sondern „Verreibungen" steht, obwohl nichts verrieben, sondern nur gemischt wird. • „Verreibungen" von Urtinkturen und Lösungen werden nach HAB V7 **nicht verrieben, sondern gemischt.** • Sowohl die wenigen echten Verreibungen von festen Ausgangsstoffen, die nach Vorschrift 6 hergestellt wurden, als auch die Mischungen, welche nach Vorschrift 7 aus Urtinkturen gemischt wurden, werden später in der Vorschrift 17 als „C3-Verreibungen" bezeichnet.

zusetzen, dass nach einem eventuell notwendigen Trocknen auf 1 Teil Ausgangsmaterial insgesamt 10 Teile Verreibung (Dezimalverdünnung) beziehungsweise 100 Teile Verreibung (Centesimalverdünnung) erhalten werden." In der Zeit vor dieser Ergänzung wurde die „Frischpflanzenverreibung" im HAB nicht explizit erwähnt. Mit Aufnahme dieser Bestimmung dürfte die Herstellung einer Q-Potenz aus einer Frischpflanzenverreibung nun offiziell HAB-konform sein. Für eine eindeutige Deklaration ist es dennoch sinnvoll, weiterhin „Q" und „LM" zu unterscheiden, da beide Ausgangsstoffe – Frischpflanzenverreibung oder Urtinktur – nach HAB verwendet werden dürfen.

3.5 Potenzierverfahren

In einigen Jahren werden auch in Deutschland aufgrund der „Harmonisierung" im Rahmen der EU-Gesetzgebung verschieden hergestellte Arzneien erhältlich sein. Dann wird es für den verordnenden Arzt umso wichtiger sein, den genauen Ablauf der Herstellung „seiner Arznei" zu kennen. Denn es ist zu erwarten, dass eine CK 200 (☞ II.3.5.2), welche auf einer C-3-Verreibung und anschließender Mehrglaspotenzierung (☞ II.3.5.1) bis C 30 basiert, eine andere Dynamik entfaltet als eine CK 200, die aus einer Urtinktur direkt bis zur C 200 potenziert wurde.

3.5.1 Mehrglasmethode

Bei der Herstellung von C- und D-Potenzen (☞ II.3.4.1) nach HAB muss für jede Potenz **ein eigenes Gefäß** verwendet werden. Hahnemann verwendete immer neue Gläschen; nach HAB dürfen aber auch **gespülte Gefäße** wiederverwendet werden.
Die Mehrglasmethode erfordert besonders für die Herstellung von Hochpotenzen einen hohen Materialaufwand, da ebenso viele Fläschchen erforderlich sind, wie es die Zahl des Potenzgrades angibt (für eine C 200 werden 200 neue oder gereinigte Fläschchen benötigt).
In Frankreich werden Mehrglaspotenzen mit „CH" – das „H" steht für Hahnemann – gekennzeichnet (CH 30 = C 30).

3.5.2 Einglasmethode nach Korsakoff

Das Prinzip dieses Verfahrens besteht darin, dass beim Ausschütten eines gefüllten Glases noch ein Flüssigkeitsrest an der Gefäßinnenwand haften bleibt, woraus sich bei neuerlicher Befüllung des Gläschens eine definierbare Verdünnung ergibt, die bei entsprechender Wahl des Gläschens einem Verdünnungsverhältnis von ca. 1:100 entspricht.
Hering hatte als einer der ersten dieses Potenzierungsverfahren erprobt, bei dem nur ein einziges Gefäß verwendet wird, um eine Arzneilösung über beliebig viele Potenzstufen zu potenzieren. Dieses Verfahren wurde von Korsakoff (1788–1853) weiterentwickelt und 1831 publiziert. Einglaspotenzen werden mit „K" gekennzeichnet (CK 30 = C 30 nach Korsakoff).

> ! Die Herstellung nach der Einglasmethode ist in Deutschland nicht erlaubt, sie wird aber in anderen Ländern (v.a. in Frankreich) häufig verwendet.

Die Einglasmethode eignet sich aufgrund ihrer rationellen Methodik besonders für die Herstellung von Hochpotenzen (es wird immer wieder dasselbe Fläschchen gefüllt, verschüttelt und entleert, bis die gewünschte Potenzstufe erreicht ist). Es ist zu erwarten, dass im Zuge der weiteren Entwicklung der Ph. Eur. auch in Deutschland Einglaspotenzen zugelassen werden.

3.5.3 Manuelle Verfahren/Maschinenverschüttelungen

Hochpotenzen von Jenichen

Schon zu Zeiten Hahnemanns stellte Jenichen (1787–1849) **handverschüttelte** (!) **Höchstpotenzen** mit bis zu 8000 Potenzierungsstufen her, welche nachweislich von zahlreichen Homöopathen wie Bönninghausen, Groß, Nash, Hering und Stapf sowie laut Haehl auch von Hahnemann verwendet wurden.
Dass die Potenzen von Jenichen wirksam waren und zuweilen der Erfolg einer homöopathischen Behandlung nicht nur von der Wahl der richtigen Arznei, sondern auch von deren Herstellung und Potenzstufe abhing, belegt folgende Kasuistik von Nash: Bei einer Patientin mit Nervenschmerzen, bei der *Arsenicum album* in der C 30 und C 200 die Symptome nicht besserte, half die 8000. Potenz von Jenichen sofort und dauerhaft. Wenn man sicher ist, das richtige Mittel gewählt zu haben, dessen Wirkung aber nicht zufrieden stellend ist, sollte die Gabe einer Höchstpotenz erwogen werden.

LM-/Q-Potenzen (Hand- oder Maschinenherstellung)

LM- oder Q-Potenzen (☞ II.3.4.2) werden bei einer hohen Verdünnung von 1:50000 pro Potenzstufe mit relativ wenigen Potenzierungsschritten (meist Q 1 bis Q 30) hergestellt, man könnte sie daher auch als „hochverdünnte Niedrigpotenzen" bezeichnen. Die genaue Art der Herstellung ist im HAB nicht vorgegeben, denn sowohl die Verreibung als auch die Verschüttelung dürfen wahlweise manuell oder maschinell durchgeführt werden. Der Arzt ist also gut beraten, sich genau nach dem Herstellungsverfahren zu erkundigen, denn je nach Hersteller kann die Wirkung einer Arznei sehr unterschiedlich sein.

3.5.4 Maschinelle Verfahren

Schon zu Hahnemanns Zeit wurden maschinell potenzierte Arzneien verwendet. Benoit Mure benutzte1839 in Lyon zur Herstellung von Triturationen (Verreibungen) eine Verreibungsmaschine. In Paris bot ein Apotheker ab 1849 maschinenverriebene Potenzen an. Julius Aegidi (1795–1884), Leibarzt der Prinzessin Friederike v. Preußen, der in Düsseldorf, Königsberg und Berlin tätig war, benutzte ebenfalls eine Schüttelmaschine (Pelz 1990).

Quinn-Potentizer

Michael Quinn konstruierte 1986 eine Maschine zur Herstellung von Korsakoff-Potenzen. Sie sollte den Ablauf der Handverschüttelung möglichst genau nachahmen. Dazu befestigte er ein Fläschchen an einem Metallarm, der seiner eigenen Armlänge entsprach, und ließ diesen mit der gleichen Stärke und Frequenz auf ein Gummipolster schlagen, die Inge-

nieure während seiner eigenen Potenzierungen gemessen hatten.
Als Ausgangspotenzen verwendet er heute handverschüttelte Mehrglaspotenzen (C 15), die aus einer maschinellen C-3-Verreibung hergestellt werden.

K-Tronic

Von einer belgischen Firma wird eine Maschine (K-Tronic) zur Herstellung von Korsakoff-Potenzen mit der Besonderheit angeboten, dass die Potenzen mit einem Hub von nur fünf Millimetern und einer Vibrationsfrequenz von 50 Hz verschüttelt werden, weswegen man eher von einer „Vibrierung" als einer Verschüttelung sprechen kann.

3.5.5 Fluxionspotenzen

Unterschieden werden die **kontinuierliche** und die **diskontinuierliche Fluxion**. Diese Potenzierungsformen werden im englischen Sprachraum als Abgrenzung zur Potenzierung mit Verschüttelung auch als „attenuation" (Skinner 1879) bezeichnet.
Bei der kontinuierlichen Fluxionsmethode wird eine Ausgangspotenz verdünnt, ohne dass das Potenzierungsgefäß zwischenzeitlich geleert oder verschüttelt wird. Bei der diskontinuierlichen Fluxion wird das Gefäß nach jedem Verdünnungsschritt geleert (wie bei den Korsakoff-Potenzen, ☞ II.3.5.2), aber ebenfalls ohne zu verschütteln.
Das Fluxionsverfahren wurde meist erst für Potenzen oberhalb von C 1000 (1 M) mit unterschiedlichen Ausgangssubstanzen für die Fluxionspotenzen verwendet. Üblicherweise wurde vor der Verdünnung mindestens eine Mehrglaspotenz C 30 (☞ II.3.5.1) eingesetzt.

Kontinuierliche Fluxionspotenzen

Sie wurden von Bernhard Fincke (1821 – 1906) entwickelt. Bei diesem Prozess wird ein Wasserstrahl kontinuierlich in ein Glasgefäß geleitet, welches ein Quentchen (3,7 g) einer Mehrglaspotenz C 30 nach Hahnemann (☞ II.3.5.1) enthält. Das Wasser fließt durch einen Glashals zum Boden des Glasgefäßes und lässt das darüber stehende Wasser überlaufen. Wenn die Menge von einem Quentchen Wasser hineingelaufen ist, hat sich die Potenz um eine Stufe erhöht. Die für eine bestimmte Potenz benötigte Wassermenge wird vorher berechnet.
Fincke benutzte zum Potenzieren Leitungswasser. Wenn die notwendige Menge hindurchgelaufen war, wurde das Gefäß ausgeschüttet und mit Alkohol gefüllt. Mit diesem Alkohol wurden dann Globuli benetzt. Die Methode von Fincke wird heute in abgewandelter Form von einem Hersteller in Österreich angewendet. Die Fluxionspotenzen werden in keinem europäischen Arzneimittelbuch erwähnt, sodass sie dort nur auf dem Wege der magistralen Verordnung (individuelle Rezept-Einzelanfertigung) eines Therapeuten bezogen werden können.

Diskontinuierliche Fluxionspotenzen

Thomas Skinner (1825 – 1906) war zunächst ein Gegner der Homöopathie. Nachdem er 1873 mit *Sulphur* (in der Potenz MM) von einer langjährigen massiven Schlafstörung geheilt wurde, wandelte er sich zum begeisterten Homöopathen. 1876 ging er von Schottland in die USA und stellte in Philadelphia verschiedene Maschinen zur diskontinuierlichen Fluxion her, bei denen das Gefäß nach jeder Füllung entleert, aber nicht verschüttelt wurde (☞ Abb II.3-1 und II.3-2. Skinner-Potenzen waren sehr geschätzt und verbreitet. Ein Skinner-Potentizer, der zwischen 1920 – 1930 gebaut wurde, war wohl noch bei B & T

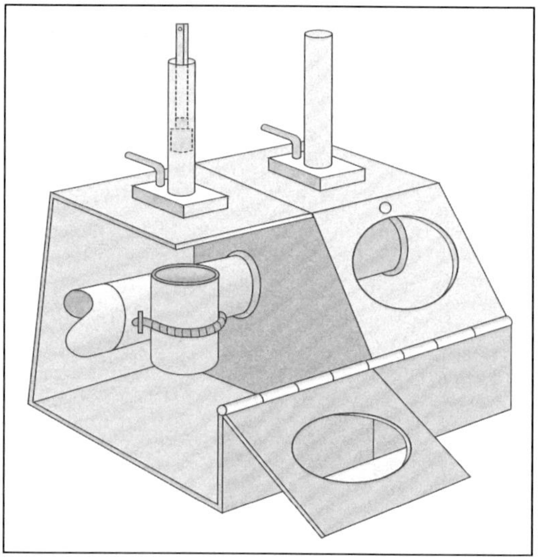

Abb. II.3-1: Skinner-Potentizer.

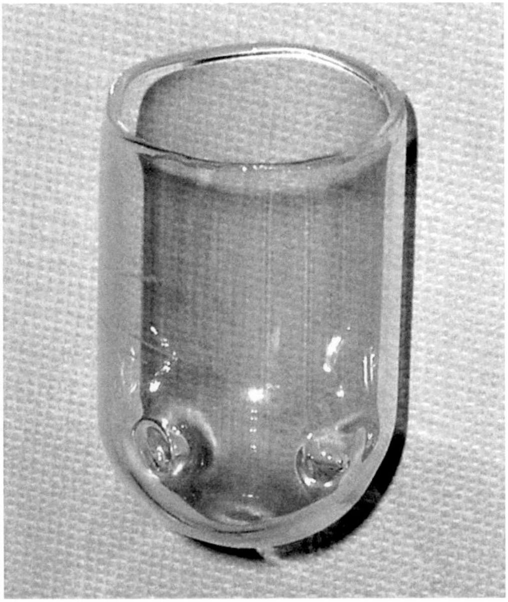

Abb. II.3-2: Originalgefäß des Skinner-Potentizer.

in Philadelphia in Gebrauch (Winston 1989), bis die Firma 1992 nach Santa Rosa in Kalifornien umsiedelte, wo sie 2004 geschlossen wurde. Soweit dem Verfasser bekannt ist, werden Skinner-Potenzen auch anderweitig nicht mehr produziert. Daher dürften heute nur noch wenige im Umlauf sein.

Die Wirkung von Fluxionspotenzen wurde schon immer sehr kontrovers und emotional diskutiert. Dass sie wirksam sind, scheint angesichts der Vielzahl von Kasuistiken bekannter Autoren außer Frage zu stehen. Im Zuge der Harmonisierung der Herstellungsregeln in Europa könnten Fluxionspotenzen auch hier zugelassen werden und damit wieder Bedeutung erlangen. Zunächst sollte jedoch systematisch erprobt werden, ob bzw. wie sie sich in ihrer Wirkung von Mehrglaspotenzen (☞ II.3.5.1) und Korsakoff-Potenzen (☞ II.3.5.2) unterscheiden.

3.5.6 Gemischte Methode

Hochpotenzen wurden zunächst in den USA, später auch in Europa (Schmidt 1961) oft gemäß der gemischten Methode nach Kent hergestellt, wobei je nach Potenzstufe verschiedene Potenzierungsverfahren zum Einsatz kamen (☞ Tab. II.3-6).

Kurt Hochstetter, ein in Santiago de Chile ansässiger deutscher Apotheker, berichtete noch 1978, dass auch in Deutschland Korsakoff-Potenzen hergestellt wurden, was bis zur Einführung der 1. Ausgabe des Homöopathischen Arzneibuches (HAB 1) im Jahr 1978 möglich war (Hochstetter 1978).

3.6 Bedeutung des Herstellungsprozesses für die Therapie

Es kann nicht genug betont werden, wie wichtig für den behandelnden Therapeuten eine möglichst große Transparenz bei der Arzneiherstellung ist, denn: „[...] um sich auf ihre Heilkraft verlassen zu können, [...] muss der Arzt [...] sie selbst nach ihrer Aechtheit kennen" (Organon, § 264). Aus diesem Grund sollte sich der Therapeut genau nach Herkunft und Herstellungsmodus erkundigen und dokumentieren, welche Arznei er wann eingesetzt hat. Nur so kann er ein Gespür dafür bekommen, ob eine richtig gewählte Arznei eventuell nur deshalb nicht wirkt, weil sie von schlechter Qualität ist oder stärker wirkt, weil ein anderes Herstellungsverfahren verwendet wurde.

Tab. II.3-6: Herstellung von Hochpotenzen nach der gemischten Methode (nach Kent)

Potenz	Methode	Eingeführt von
C 1 bis C 30	Mehrglas, handverschüttelt	Hahnemann
C 30 bis C 1000	Einglas, maschinenverschüttelt	Korsakoff
C 1000 bis XM (= C 10 000) bzw. MM (C 1 000 000)	Fluxion (kontinuierlich oder diskontinuierlich)	Skinner, Fincke u.a.

3.7 Ausblick

Einheitliches Europäisches Arzneibuch

Im Laufe des nächsten Jahrzehnts sollen voraussichtlich alle Herstellungsvorschriften für homöopathische Arzneien europaweit „harmonisiert" werden. Auf lange Sicht wird die Pharmacopoea Europaea als einheitliches Europäisches Arzneibuch die nationalen Pharmacopoen ablösen. Im Zuge der Harmonisierung ist zu erwarten, dass z.B. Korsakoff-Potenzen (☞ II.3.5.2) zukünftig auch in Deutschland hergestellt und vertrieben werden. Sogar die Fluxionspotenzen (☞ II.3.5.5) könnten als ein sehr preisgünstiges Herstellungsverfahren eine Renaissance erleben, sofern sie sich als gleich wirksam wie die anderen Potenzformen herausstellen.

Notwendige Transparenz

Die Wirksamkeit der verschiedenen Potenzen kann bis heute nur annähernd durch Anwendungsbeobachtungen beurteilt werden. Einige Erfahrungen dazu liegen bereits vor. Regelrechte klinische Studien zur Wirksamkeit gleicher, aber verschiedenartig potenzierter homöopathischer Arzneien wird es wahrscheinlich nicht geben, weil erst ein Studiendesign erarbeitet werden müsste, welches dieser Fragestellung gerecht würde. Auf Designs von konventionellen klinischen Studien mit Randomisierung und Placebogaben kann aufgrund methodologischer Überlegungen nicht zurückgegriffen werden (☞ II.2.2). Eine konsequente Planung und Durchführung homöopathischer klinischer Forschung (☞ I.4.1) ist aus finanziellen Gründen nicht durchführbar.

Damit Therapeuten wenigstens auf vergleichbare Arzneien zurückgreifen können, sollten Bezeichnung und Quellen der Ausgangsstoffe, Herstellungsverfahren und deren Dokumentation möglichst klar und einheitlich formuliert werden.

Heute sind die einzelnen **unterschiedlichen Herstellungsverfahren nicht auf den Arzneien vermerkt**, weshalb viele Fragen unbeantwortet bleiben:

- Wurde eine C-3-Verreibung per Hand mit 60 mg Arzneiträger + 5,94 g Milchzucker oder per Maschine mit 10 g + 990 g Milchzucker verrieben?
- Wurde eine Mehrglaspotenz in Gefäßen mit 0,1 ml + 9,9 ml oder 10,0 ml + 990 ml per Hand oder Maschine verschüttelt?

Alle Varianten wären denkbar und würden möglicherweise eine unterschiedliche Dynamik entfalten. Bei Korsakoff-Potenzen (☞ II.3.5.2) sind die möglichen Varianten noch weitaus gravierender. Ob eine Korsakoff-Potenz ausgehend von einer Urtinktur, einer Verreibung oder einer C-30-Mehrglaspotenz hergestellt wurde, wird nicht deklariert, ebenso fehlen Angaben dazu, ob sie per Hand, Maschinen-Schüttelschlägen oder Vibrationsmethode oder mit welcher Frequenz sie verschüttelt wurde. Einheitliche Verarbeitungsvorschriften bzw. eine genaue Kennzeichnung sind aber unerlässlich, solange unterschiedliche Herstellungsverfahren eingesetzt werden.

Die Anwender homöopathischer Arzneien stehen mit in der Verantwortung, sich aktiv daran zu beteiligen, dass die oben geschilderte notwendige Transparenz bei der Arzneiherstellung geschaffen wird, wenn sie auch in Zukunft die Not ihrer Patienten mit homöopathischen Arzneien lindern wollen (z.B. auf europäischer Ebene das „Subcommittee Pharmacy").

Homöopathische Literatur

Bönninghausen C v.: Die Versammlung dhom.Ärzte Rheinlands und Westph. zu Dortmund am 26.Juli, AHZ 1860(61):70–72

Böttcher-Haase C: Erfahrungen mit der Auswertung der Arzneimittelprüfungen von Petroleum (1984) und Luffa operculata (1986), KHZ 1991(35):203–206

Gypser K-H (Hrsg.): Herings Medizinische Schriften, Bd.3., Burgdorf, Göttingen 1988

Gypser K-H, Waldecker A (Hrsg.): Gesammelte Arzneimittelprüfungen aus Stapfs „Archiv für die homöopathische Heilkunst" (1822–1848), Haug, Heidelberg 1991

Thon K (Hrsg.): Samuel Hahnemann. Sein Leben und Schaffen von Richard Haehl, 1. Bd., Nachdr., T & W, Dreieich 1988

Hahnemann S: Apothekerlexikon (2 Bde.), Haug, Heidelberg 1986

Hahnemann S: Die chronischen Krankheiten: ihre eigentümliche Natur und homöopathische Heilung (5 Bde.), Nachdr., Haug, Heidelberg 1983

Hahnemann, S: Heilung und Verhütung des Scharlachfiebers, Gotha 1801, in: Hahnemann S: Kleine medizinische Schriften, Bd.1, 2. Nachdr., Haug, Heidelberg 1989

Hahnemann S: Reine Arzneimittellehre (6 Bde), 3. Nachdr. Haug, Heidelberg 1983

Hering C: Bemerkungen über die Jenichen'schen Hochpotenzen, AHZ 1845(29):199–205

Hering C: The Guiding Symptoms of Our Homoeopathic Materia Medica. B. Jain Publishers, New Delhi 1974

Hochstetter K: Überblick über die homöopathischen Hochpotenzen, AHZ 1978(2):49–59

Homöopathisches Arzneibuch 200–2005 (HAB 2000–2005), Deutscher Apotheker-Verlag, Stuttgart 2000–2005

Julian O: Materia Medica der Nosoden, Haug, Heidelberg 1977

Kent JT: Kents Arzneimittelbilder. Vorlesungen zur homöopathischen Materia medica, 8. Aufl., Haug, Heidelberg 1990

Korsakoff NS v: Korsakoff-Potenzen. Stapf's Archiv für die Homöopathische Heilkunst 1831 (Bd. 10/2:104–111), in: Deutsches Journal für Homöopathie 1986(4):307–310

Madaus G: Lehrbuch der Biol. Heilmittel, Bd.1, Nachdr. d. Ausg. Leipzig 1938, Mediamed, Ravensburg 1987

Pelz EJ: Die mechanischen Potenzierungsverfahren, Naturheilpraxis 1990(3):286–294

Hahnemann S: Organon der Heilkunst, Textkritische Ausgabe der 6. Aufl, hrsg. v. Schmidt JM, Haug, Heidelberg 1992

Schmidt P: Über die drei Arten der homöopathische Dynamisation, KHZ 1961(5):206–212

Skinner T: The dynamization of Medicines, The Organon 1879(2):895

Pharmacopea Europea, 5. Ausgabe, Grundwerk 2005

Winston J: A brief history of potentizing machines, BHJ 1989(78) 59–68

4 Homöopathische Behandlung

Micha Bitschnau, Anton Drähne

4.1 Anamnese

Kern der homöopathischen Behandlung ist die Erfassung der **Gesamtheit der Krankheitssymptome** im Sinne vollständiger Angaben zu:

- **Lokalisation:** Wo im/am Organismus treten die Beschwerden auf? Uterus, Mammae?
- **Empfindungen**, die mit dem Symptom verbunden sind (z. B.: Wehen fühlen sich krampfend/schneidend/quälend etc. an).
- **Modalitäten** in Bezug auf das Symptom: Wodurch verbessert oder verschlechtert sich das Symptom (z. B. abwärts ziehende Schmerzen in der Gebärmutter verschlechtern sich durch Liegen, verbessern sich durch Kreuzen der Beine. Zeitmodalitäten, Temperatur etc.)?
- **Causa:** Was ist die Ursache der Symptome (z. B. Bauchschmerzen in den Ovarien nach Koitus)?
- **Begleitsymptome**, die das vorhandene Symptom ergänzen (falls vorhanden), z. B. Zahnschmerzen während der Menses, Durchfall bei Menses.

In der Homöopathie spielen im Gegensatz zur traditionellen Medizin die **pathognomonischen Symptome** (für eine Krankheit typische Symptome, die schließlich zu einer definierbaren Diagnose führen, beispielsweise Dysmenorrhoe bei Endometriose) eine untergeordnete Rolle. Allerdings kann das Symptom „Dysmenorrhoe bei Endometriose" für die homöopathische Fallanalyse Bedeutung bekommen, wenn es besonders, charakteristisch, ungewöhnlich, d. h. individuell wird. Die homöopathische Arzneimittelfindung (☞ III.4.2) stützt sich auf eben diese „auffallenderen, sonderlichen, [...] eigenheitlichen (charakteristischen) [...] Symptome" (Organon, § 153). Das sind jene Symptome, die möglicherweise untypisch für die Krankheit, aber umso typischer für den Kranken als Individuum sind. Diese individuellen, charakteristischen Symptome führen den homöopathischen Arzt zum heilenden Arzneimittel.

MERKE

> Die für die Arzneimittelfindung entscheidenden Symptome sind möglicherweise untypisch für die Krankheit, aber umso typischer für den Kranken als Individuum.

Zu jeder vollständigen Anamnese gehört das Erheben eines Allgemeinstatus der Patientin. So werden oft wertvolle homöopathische Symptome gefunden, z. B.:

- **Hände:** Nagelform, Flecken auf den Nägeln, Halbmonde am Nagelgrund, Warzen,
- **Mund:** Zahneindrücke an der Zunge, Landkartenzunge, Zungenbelag,
- **Brust:** rote Flecken (durch Aufregung) o.ä.

4.1.1 Akute Krankheiten

Bei akuten Krankheiten, die in kurzer Zeit heftig aufflammen, entwickelt der Kranke prägnante, deutliche Symptome. Diese können vom homöopathischen Arzt durch Beobachtung oder durch eine **kurze Anamnese** erfasst werden.

Fallbeispiel:

Symptomatik: 26-jährige Erstgebärende, Geburtsstillstand seit drei Stunden, Muttermund 4 cm, dicksaumig, spastisch, Schädel - 4, Wehen unerträglich. Patientin mit rotem Gesicht, schreit bei jeder Wehe laut und verzweifelt auf, überstreckt den Rücken (!), will das CTG abnehmen und davonlaufen.

REPERTORISATION (RADAR 9.1)
Weibliche Genitalien – Schmerz – Wehen – vergeblich
Gemüt – Schmerz – während
Gemüt – Schreien – Schmerzen, bei den
Weibliche Genitalien – Schmerz – Wehen – exzessiv
Allgemeines – Beugen, Drehen – hinten, nach – amel.
Gemüt – fliehen, versucht zu – springt plötzlich aus dem Bett
Gesicht – Farbe – rot – Schmerzen, bei

Verschreibung: *Belladonna* C 30, 5 Glob. als Einmalgabe

Verlauf: Repertorisiert man die Symptome, zeigt sich das Arzneimittelbild von *Belladonna*. Nach einer Gabe *Belladonna* C 30 reduzieren sich die Schmerzen der Patientin nach 15 Min. von VAS (☞ II.5.4) 10 auf VAS 6. Der Muttermund ist nach 30 Min. weich, dehnbar, dünnsaumig und 6 cm weit. Die Patientin sagt, dass sie nun mit den Wehenschmerzen gut zurechtkomme. Drei Stunden später kommt es zur unauffälligen Spontangeburt.

4.1.2 Chronische Krankheiten

Chronische Erkrankungen bedürfen einer **ausführlichen, mindestens 90-minütigen Anamnese**, um die Gesamtheit der Kranheitssymptome der Patientin erfassen zu können. Die vollständige homöopathische Anamnese besteht aus folgenden Teilen:

Spontanbericht

Dem Spontanbericht muss besondere Aufmerksamkeit gewidmet werden, da er die relevantesten Krankheitssymptome der Patientin beinhaltet. In den Follow-ups wird dann anhand der Veränderung der im Spontanbericht genannten Symptome der Heilungsverlauf beurteilt. Eingeleitet wird der Spontanbericht mit einer allgemein gehaltenen Frage wie etwa „Was führt sie zu mir?“ oder „Welche Probleme haben Sie?“. Die Patientin soll die Möglichkeit haben, diejenigen Symptome zu nennen, die ihr subjektiv am unangenehmsten sind – auch dann, wenn sie z. B. wegen einer definierten Diagnose wie „rezidivierende vulvovaginale Infekte“ überwiesen wurde. Die Patientin berichtet nun, was sie zum homöopathischen Arzt führt. Der Arzt unterbricht diesen Spontanbericht **keinesfalls**, sondern notiert alle von der Patientin angesprochenen Punkte. Stockt die Patientin während des Spontanberichts, kann man ihrem Gedankenfluss weiterhelfen, indem man die bereits von ihr genannten Punkte wiederholt und fragt, ob es noch weitere körperliche oder psychische Symptome gibt. Erst wenn die Patientin eindeutig signalisiert, dass sie alle relevanten Symptome angesprochen hat, geht man zum „gelenkten Bericht“ über.

Gelenkter Bericht

Nach dem Bericht der Patientin fragt der Arzt **jedes** im Spontanbericht erwähnte **Symptom** exakt nach, um es in seiner Besonderheit zu erfassen:

- Wann ist das Symptom zum ersten Mal aufgetreten?
- Was war der Auslöser?
- Kehrt das Symptom zu einer bestimmten Tages-, Nacht- oder Jahreszeit wieder?
- Wie ist die Qualität des Schmerzes (stechend, brennend, ziehend, krampfend etc.)?
- Was verbessert, was verschlechtert das Symptom (Wärme, Kälte, Essen, Meeresluft, Wetterwechsel, Licht/Dunkelheit, Bewegung/Ruhe etc.)?

Erfragt man zu jedem Symptom eine VAS (☞ II.5.4), hat man beim nächsten Besuch der Patientin einen guten Parameter bezüglich der Verbesserung oder Verschlechterung des Symptoms.

Familienanamnese

Sie dient der Erfassung der aktiven und latenten **Miasmen** der Patientin. Miasmen geben Hinweise über den zu erwartenden Krankheitsverlauf und engen die Wahl der infrage kommenden Arzneimittel weiter ein (☞ II.1.5).

Psychisches Befinden (Gemütssymptome)

Die Gemütssymptome gelten in der Homöopathie als die hochwertigsten und fallen als „sonderliche" und „eigenheitliche" Krankheitszeichen unter die „Paragraph-153-Symptome" (s.o.). Sie haben als charakteristische Symptome größte Bedeutung bei der Arzneimittelfindung. Zum Abfragen der Gemütssymptome gehört die Frage nach den **Lebenstraumen** und den psychischen oder körperlichen Reaktionen darauf:

- Stehen Trauer, Ärger, Enttäuschungen, Ängste, Schock im Gefolge eines erlebten Traumas in Zusammenhang mit der Erkrankung?
- Traten Alpträume, Panikattacken, Depressionen oder körperliche Krankheiten auf?

Die Exploration umfasst auch **Ängste** und **Wahnvorstellungen**. Da viele Erwachsene eine Scheu davor haben, über Ängste zu sprechen, eignet sich die Frage nach Ängsten in der Kindheit, um dann auf aktuelle Ängste zu sprechen zu kommen. Nachvollziehbare Ängste wie Existenzangst nach Kündigung oder Angst vor Hunden nach einem Hundebiss sollten nicht in die Repertorisation einfließen, da sie als logische Reaktion auf ein Erlebnis auftraten. Irrationale Ängste wie die Angst vor Spinnen, Gespenstern, vor Dunkelheit, Vergewaltigung oder Wahnvorstellungen wie z. B., dass jemand im Raum wäre, die Patientin würde von einem wilden Tier angefallen, der Körper sei in Teile zerstückelt etc. haben hingegen allerhöchste Bedeutung bei der Arzneimittelfindung. Der Therapeut sollte sich jedoch nie auf ein Geistes- oder Gemütssymptom festlegen, wenn es nicht deutlich ist.

> ! **Beispiel:** Patientin mit Hyperemesis; hat seit dem Auftreten des Erbrechens starke Ängste um ihr Kind und kommt deshalb in die Praxis. Sind die Ängste sehr stark ausgeprägt, so sind diese als Geistes- und Gemütssymptome sehr hochwertig einzustufen. Sind die Ängste nicht sehr stark, hingegen die körperlichen Beschwerden sehr ausgeprägt, so sind die körperlichen Symptome höherrangig einzustufen.

Körperliche und seelische Energie

Um die Energie der Patientin zu erfassen, eignet sich die Visuelle Analogskala (VAS) von 1 bis 10 bzw. 1 bis 100 (☞ II.5.4). Sie bietet einen anschaulichen Parameter zur Verlaufskontrolle (Verbesserung, Verschlechterung oder Gleichbleiben des Zustands). Die Energie spielt in der Verlaufsbeurteilung (☞ II.5) eine wesentliche Rolle, da bei chronischen Krankheiten oft nach Einnahme des Simile eine deutliche Verbesserung der Energie zu verzeichnen ist, aber keine unmittelbare Besserung der Krankheitssymptome. Verbessert sich die Energie, ist das ein eindeutiges Indiz für einen prognostisch günstigen Heilungsverlauf.

Kopf-zu-Fuß-Schema

Nach Abschluss des gelenkten Berichts werden noch einmal systematisch die einzelnen Körperteile nach möglichen Beschwerden abgefragt, die im bisherigen Gespräch unberücksichtigt geblieben sind. Hier werden auch **Allgemeinsymptome** wie Wärme- und Kälteempfinden, Verlangen nach Sonne oder Sonnenunverträglichkeit, Allergien und Ähnliches abgefragt.

Verhalten in Zeiten körperlicher und geistiger Gesundheit

Dieser Aspekt ist wichtig, um den Schweregrad der aktuellen Krankheit und das Behandlungsziel erfassen zu können. Bei depressiven Patientinnen ist der ursprüngliche psychische Zustand oft nicht mehr erfassbar. In diesem Fall gibt die Fremdanamnese (s. u.) Aufschluss darüber, welcher psychische Zustand am Ende der Behandlung wieder erreicht werden soll.

Beobachtung des Arztes

Es hat sich bewährt, die Patientin beim ersten Besuch im Wartezimmer abzuholen, da diese Begegnung bereits bedeutende Symptome liefern kann. Als homöopathischer Arzt nimmt man die Patientin vom ersten Blick an intensiv war. Man beobachtet, wie sie sich erhebt, wie ihr Händedruck ist, ob sie offen oder misstrauisch auf einen zugeht, darüber hinaus die Körperhaltung, den Gesichtsausdruck, den Körpergeruch, die Haut und vieles mehr. In jedem Detail des Verhaltens der Patientin kann ein homöopathisch bedeutendes Symptom stecken.

Das Anamnesegespräch wird akribisch notiert, entweder per Hand oder am Computer. Dabei ist es wichtig, die Patientin auch während des Schreibens genau zu beobachten. Oft merkt man nur an kleinen Regungen in der Mimik der Patientin, dass man einen traumatischen Punkt angesprochen hat. Es sollte einem erfahrenen Homöopathen nicht entgehen, wenn die Patientin einen Kloß im Hals verspürt und versucht, ihn wegzuschlucken, oder wenn sie plötzlich Tränen in den Augen hat. Es empfiehlt sich, das eben besprochene Thema zu markieren, um später in einem für die Patientin weniger aufwühlenden Moment nochmals darauf zu sprechen zu kommen. Häufig offenbaren sich in diesen psychischen Manifestationen bei genauem Nachfragen die charakteristischen, auffallenden Symptome, die zur Arzneimittelfindung nötig sind.

Fremdanamnese

Bei Kindern werden die Eltern befragt; bei Patienten, die sich nicht gut ausdrücken können oder wollen, eine nahe stehende Person.

Abschließende Frage

Zum Abschluss wird die Frage gestellt, ob es irgendetwas gibt, was die Patientin dem Arzt noch mitteilen möchte. Häufig liefert diese letzte Frage nochmals aufschlussreiche Symptome über die Krankheitsentstehung oder bedeutende Symptome.

Tab. II.4-1: Fragenkatalog einer vollständigen homöopathischen Anamnese
✔ Spontanbericht
✔ Gelenkter Bericht
✔ Familienanamnese
✔ Psychisches Befinden (Gemütssymptome)
✔ Körperliche und seelische Energie
✔ Körperbefinden nach dem Kopf-zu-Fuß-Schema
✔ Verhalten in Zeiten körperlicher und geistiger Gesundheit
✔ Beobachtung des Arztes
✔ Fremdanamnese

Die akribische Symptomensammlung dient als Grundlage zur Arzneimittelfindung.

4.2 Arzneimittelfindung

Je schwerer eine akute Krankheit verläuft, umso charakteristischer und ungewöhnlicher sind die Krankheitssymptome. Je chronischer eine Krankheit verläuft und je länger Medikamente (Antibiotika, Immunsuppressiva, Schmerzmittel etc.) eingenommen wurden, desto weniger charakteristische Symptome bietet die Patientin und desto mehr verschlimmern sich chronische Krankheiten im Lauf der Jahre. Die klassisch homöopathische Behandlung regt die Selbstheilung des Organismus an. Ihr Ziel ist es, die chronische Krankheit zum Stillstand zu bringen und auszuheilen.

4.2.1 Homöopathische Symptomenlehre

! Definition Symptom: Ein Symptom ist die Lebensäußerung eines zuvor gesunden Organismus nach einer Störung (Beschwerde). Die Störung kann durch einen Arzneireiz oder durch einen Krankheitsreiz hervorgerufen sein.

Die in der Anamnese gesammelten Symptome werden entsprechend ihrer Bedeutung hierarchisch geordnet („Bewertung der Symptome", vgl. Organon, §§ 150–154).

Bewertung der Symptome

Je spontaner und präziser ein Symptom oder eine Modalität berichtet wird, desto deutlicher ist dies auf ein homöopathisches Symptom hinweisend. Das heißt, homöopathische Symptome müssen **deutlich, präzise und spontan geäußert werden** und – bei Konstitutionsbehandlungen – schon **lange bestehen.**

Individualisierende Symptome: Da die homöopathische Heilweise immer die Individualität der Lebensäußerung eines Organismus im Blick hat (☞ II.4.1), kommt dieser Lebensäußerung (dem Symptom im homöopathischen Sinne) ebenfalls eine individualisierende Bedeutung zu: auffallend, die Gemütsverfassung betreffend, allgemein, lokal, gewöhnlich.

Tab. II.4-2: Hierarchisierung der Symptome
• Auffallende, charakteristische Symptome • Geistes- und Gemütssymptome • Allgemeinsymptome • Lokalsymptome • Gewöhnliche Symptome

Auffallende, charakteristische Symptome

Auffallend ist jedes Symptom und jeder Umstand, die einen erkrankten Organismus als solchen auszeichnen:

- Auffallend durch eine besondere Modalität, z. B. Brustspannen vor den Menses,
- auffallend durch die Lokalisation, z. B. Mamma Tumor links,
- auffallend durch Periodizität, z. B. Hitzewallungen vor dem Einschlafen.

Dazu zählen insbesondere alle Symptome, die einen homöopathischen Arzt stutzig machen. Sie erhalten bei der Arzneimittelfindung die höchste Bewertung, da sie einen individuellen Krankheitsausdruck darstellen. Die charakteristischen Symptome (Organon, § 153) – z. B. schmerzlose, nicht druckdolente Mastitis; Alopecia totalis, ausgelöst durch Liebeskummer; schwere Dysmenorrhoe, gebessert durch ein eiskaltes Sitzbad; durstlos bei hohem Fieber; Lachen auf einem Begräbnis etc. – sollten bei einer Arzneimittelprüfung der verordneten Arznei hervorgebracht worden sein (☞ II.1.3, ☞ II.2). Zu den „Paragraph-153-Symptomen" (☞ II.4.1) werden auch die Gemütssymptome (s. u.) gezählt.

Um ein Krankheitszeichen als ungewöhnlich einzuordnen, ist das Wissen um einen typischen Krankheitsverlauf notwendig, um die ungewöhnlichen, charakteristischen, also die für die Arzneimittelfindung wichtigen Symptome herausfiltern zu können.

Geistes- und Gemütssymptome

Jeder Mensch hat in seiner Persönlichkeitsstruktur einen bestimmten Charakter, was an sich noch kein Symptom im homöopathischen Sinne ist: z. B. am Arbeitsplatz oder in der Familie aufgeschlossen oder zurückhaltend zu sein, gläubig zu sein, in bestimmten Situationen reizbar zu sein. Homöopathisch von Bedeutung sind psychische Auffälligkeiten wie etwa zwanghafte Gedanken oder Handlungen, Wahnvorstellungen, Ängste, Depressionen, paranoide Zustände, Suizidalität sowie Liebeskummer, Nägelkauen oder Stottern bei Aufregung. Weitere Gemütssymptome sind z. B. der beim Anblick eines Messers aufkommende Impuls, das eigene Neugeborene zu töten, Angst vor Gespenstern, grundlose Eifersucht, lautes Sprechen im Schlaf oder Suizidgedanken während der Menstruation. Der Gemütszustand tritt am deutlichsten von allen Symptomen zutage und ist oft ausschlaggebend bei der Wahl des Arzneimittels.

Allgemeinsymptome

Allgemeinsymptome beeinflussen den Organismus „im Allgemeinen", sie stehen im Zusammenhang mit dem ganzen Organismus:

- **Absonderungen** oder **Ausscheidungen** (z.B. Schwäche durch starkes Schwitzen im Klimakterium),
- **Modalitäten** der Menstruation, Libido, Verschlimmerung durch Zugluft, Seitenbetonung der Symptome, Verschlimmerung bei Wetterwechsel, Verbesserung oder Verschlimmerung der Beschwerden durch kalte oder warme Anwendungen, durch eine bestimmte Wetterlage oder eine bestimmte Schmerzqualität, wenn die Verschlechterung/Verschlimmerung jedes Mal bei Schmerzen in gleicher Weise auftritt.
- Symptome durch **Kälte** und **Hitze** (z.B. Besserung oder Verschlimmerung durch Abkühlung, oder Wärme wie beispielsweise Bettwärme verschlimmert oder verbessert Symptome),
- **Verlangen und Abneigungen gegen Nahrungsstoffe** (z.B. Süßigkeiten, Milch etc.),
- **Schlafsymptome** (z.B. Träume, Schlaflage),
- **Sexualität** (z.B. vermehrtes oder verringertes sexuelles Verlangen),
- **Lokalsymptome** (s.u.), die mindestens dreimal in ähnlicher Art an unterschiedlichen Körperstellen auftreten.
  Beispiel: Hat eine Frau brennende Schmerzen im Unterleib, ist dies für sich genommen ein Lokalsymptom. Falls allerdings brennende Schmerzen außer im Unterleib auch am Kopf oder zusätzlich im Magen auftreten, wird aus dem Lokalsymptom ein Allgemeinsymptom.

Da Allgemeinsymptome den gesamten Organismus betreffen, haben sie sehr hohe Bedeutung.

Lokalsymptome

Darunter sind Symptome zu verstehen, die sich nur auf einzelne Organe, Organveränderungen oder Beschwerden beziehen wie juckender Ausfluss, eine Verbrennung, Schnupfen oder Lumbago durch Überheben. Sie betreffen nicht die Gesamtheit des Organismus. Lokalsymptomen wird wenig Bedeutung bei der Hierarchisierung von Symptomen beigemessen. Stehen sie jedoch bei genauer homöopathischer Befragung in Zusammenhang mit dem gesamten Organismus (Schnupfen vor jeder Menstruation; Lumbago durch jedes Heben selbst geringer Lasten), werden sie in den Rang von Allgemeinsymptomen (s.o.) gehoben und gewinnen stark an Bedeutung für die Arzneimittelfindung.

Gewöhnliche Symptome

Darunter fallen allgemeine, unbestimmte und pathognomonische Symptome wie Appetitlosigkeit, Kopfschmerzen, Mattigkeit, unruhiger Schlaf und allgemeines Unwohlgefühl. Sie sind Bestandteil fast jeder Krankheit und werden demnach nicht zur Arzneimittelfindung herangezogen. Die akribische Befragung durch den homöopathischen Arzt stößt die Patientin auch auf unbedeutende, kleine Befindlichkeitsstörungen, die möglicherweise erst kurze Zeit bestehen. Diese Symptome bleiben bei der Arzneimittelfindung ebenfalls unberücksichtigt, da sie keine homöopathisch verwertbaren Informationen liefern.

4.2.2 Fallanalyse

Das Wesen der Fallanalyse ist es, die Krankheit der Patientin unter homöopathischen Gesichtspunkten nachvollziehbar zu machen.

Ungeachtet der verschiedenen Richtungen, die die Homöopathie seit ihrer Begründung durch Hahnemann genommen hat (☞ I.2.3), sind allen Ausprägungen der klassischen Homöopathie (Kent, v. Bönninghausen, Vithoulkas, Sankaran usw.) zwei Prinzipien gemeinsam: Vorgehen nach dem **Ähnlichkeitsgesetz** (☞ II.1.2) und Verordnung von **Einzelmitteln** (☞ II.4.3.1).

> ! In der klassisch-homöopathischen Therapie wird das gewählte Einzelmittel nach dem Ähnlichkeitsgesetz verordnet.

Im Folgenden wird auf die in allen Schulen zugrunde gelegte klassische Fallanalyse nach Kent Bezug genommen:

1. Erfassen und Individualisieren der Symptome
2. Hierarchisierung

3. Repertorisation
4. Auswertung

Individualisierung der Symptome

Im Praxisalltag der gynäkologischen Praxis schildern die Patientinnen vor allem pathognomonische Symptome, die homöopathisch meist ohne Bedeutung sind. Aufgabe des Arztes ist es, aus der pathognomonischen Symptomatologie die Hinweise auf die den jeweiligen Krankheitsfall individualisierenden Symptome herauszulösen (☞ II.4.2.1). So werden in der Anamnese nicht nur das entwickelte Krankheitsbild erfragt, sondern auch die sozialen Umstände, unter denen die Patientin groß geworden ist und diejenigen, unter denen sie jetzt lebt. Eine weitere Leitfrage zur Ermittlung des individuellen Krankheitsbildes ist die Frage nach Erkrankungen der Eltern (und ihrer Geschwister) und Großeltern, d.h. nach einer miasmatischen Veranlagung, die den Organismus der Patientin so beeinflusst hat, dass die zu behandelnde Erkrankung zu einem bestimmten Zeitpunkt ausgebrochen ist.

Hierarchisierung

Wertigkeit von Symptomen

Gemäß der Methode nach Kent werden die erfassten Symptome bestimmten hierarchisch strukturierten Gruppen zugeordnet. Die Hierarchisierung hat den Zweck, die besondere **Wertigkeit** (individuelle Wichtigkeit) der Symptome zu erfassen und auf diese Weise in den Repertorien, ggf. in der Materia Medica, das geeignete Arzneimittel zu finden.

Am wichtigsten für die homöopathische Analyse sind folgende Symptomgruppen:

1. Auffallende, besondere, charakteristische Symptome,
2. Geistes- und Gemütskrankheiten,
3. Allgemeinsymptome,
4. Lokalsymptome.

Falls die Ursache (Causa) auffallend, besonders ist, kann auch sie zu einem charakteristischen Symptom (1.) werden.

Akute/chronische Krankheiten

Akute Erkrankung

Bei der Symptom-Hierarchisierung wird außerdem unterschieden, ob es sich um einen akuten Krankheitsfall oder um ein chronisches Beschwerdebild (☞ II.4.1.2) handelt. Bei einer Akuterkrankung werden nur die Symptome für die Mittelwahl berücksichtigt, die der Organismus bei der gerade ausgebrochenen Erkrankung äußert (Symptome, die mit/seit der Akuterkrankung neu aufgetreten sind).

Hahnemann definiert akute Krankheiten als solche, die „in ihrem Verlauf in mäßiger, mehr oder weniger kurzen Zeit zu beendigen geneigt sind" (Organon, § 72). Im akuten Krankheitsfall ist meist die auslösende Ursache richtungsweisend für das zu wählende Arzneimittel. Die nähere Differenzierung geschieht dann anhand der Symptome des akuten Zustandes und der Modalitäten, d.h. der Auswirkungen von Verschlimmerung und Besserung auf die Krankheitssymptome.

> ! **Beispiel:** Eine schwangere Frau bekommt die Nachricht, dass der Vater ihres Kindes einen Autounfall erlitten hat. Sie weiß nicht, wie schwer seine Verletzungen sind. Es setzen vorzeitige Wehen ein. *Aconitum*, das in seinem Arzneimittelbild die passenden Symptome hat (Beschwerden durch Schreck, Angst, plötzliches Auftreten eines Symptoms), dämmt die Wehen rasch ein.
> **Beispiel** eines akuten Beschwerdebildes ohne auslösende Ursache im eigentlichen Sinne (*Belladonna*): Eine Wöchnerin entwickelt ganz rasch eine Brustentzündung, sie hat hohes Fieber und ein heißes Gesicht mit kalten Extremitäten. Auffällige Modalität: äußerst starke Berührungsempfindlichkeit.

Chronische Krankheit

Bei einer chronischen Erkrankung (Konstitutionsbehandlung) werden sämtliche die Frau betreffenden homöopathischen Symptome erfasst. Nach Hahnemann sind chronische Krankheiten solche, „die anfangs oft unbemerkt und jede auf ihre eigene Weise den lebenden Organismus dynamisch verstimmen und allmählich so vom gesunden Zustand entfernen, dass die zur Erhaltung der Gesundheit bestimmte, automatische Lebens-Energie – Lebenskraft (Lebensprinzip) genannt – ihnen [...] nur unvollkommenen, unzweckmäßigen, unnützen Widerstand entgegensetzen kann. Sie kann sie durch ihre eigene Kraft nicht in sich selbst auslöschen [...].“ (Organon, § 72).

Beispielsweise entsteht bei immer wiederkehrenden Scheidenentzündungen im akuten Krankheitsfall der Eindruck, es handle sich um eine Akuterkrankung. Erst anhand der ausführlichen Anamnese wird ersichtlich, dass die akute Scheidenentzündung seit Jahren immer wiederkehrend als Beschwerdebild besteht. Weitere gynäkologische Beispiele: Störungen des weiblichen Zyklus, unerfüllter Kinderwunsch (☞ III.8), klimakterische Beschwerden (☞ III.10.2). Beispiele aus dem Bereich der Geburtshilfe: immer wiederkehrende Fehlgeburten (☞ III.3.2), rezidivierende Entzündungen der Blase (III.11.5.4), Darmentleerungsbeschwerden, Schlafstörungen etc.

Tab. II.4-3: Beispiele für das Auffinden von Symptomen in einem homöopathischen Repertorium

Symptom	Übertragung in die Repertoriumssprache
Eine Patientin klagt darüber, dass sie „seit vielen Monaten nach der Periode immer Ausfluss hat, der stark juckt“.	Weibliche Genitalien – Empfindungen – Jucken – Fluor durch
Eine 41-jährige Frau klagt darüber, dass sie seit einem halben Jahr keine Periodenblutung mehr hat.	Weibliche Genitalien – Menses – fehlend – vorzeitig, vor dem richtigen Alter
Eine 53-jährige Patientin beklagt sich darüber, dass ihr Ehemann sexuell nicht mehr auf sie eingehen würde und „alles so schnell vorbei sei“.	Weibliche Genitalien – Sexualtrieb – Koitus – Befriedigung fehlt

Repertorisation

Sprache des Repertoriums

Die Repertorisation stellt vor allem den weniger erfahrenen Therapeuten vor die Schwierigkeit, sich mit der komplexen repertorialen Struktur auseinander zu setzen und die in der Anamnese ermittelten Symptome im Repertorium aufzufinden. Es bedarf darüber hinaus einiger Übung, um die erhobenen Symptome mit der Sprache des Repertoriums in Einklang zu bringen, ohne dass die Anamnese der Patientin verfälscht wird.

Aufbau eines Repertoriums

Homöopathische Repertorien sind lexikalisch aufgebaute Symptomensammlungen, die die Arzneimittelfindung erleichtern. Die meisten Repertorien wie das von Kent oder das Repertorium Synthesis sind nach dem Kopf-zu-Fuß-Schema gegliedert. Es existieren auch „kurzgefasste“ Repertorien, die alphabetisch geordnet sind (z. B. Boger, Phatak).

Hinter jedem Symptom, das bei einer Arzneimittelprüfung aufgetreten ist oder mehrfach klinische Bestätigung gefunden hat (durch eine Arznei, die dieses Symptom am Kranken geheilt hat), findet sich eine Auflistung möglicher Arzneien. Man „repertorisiert“ alle charakteristischen Symptome und Gemütssymptome sowie die hervorstechendsten Allgemeinsymptome und die auffälligen Lokalsymptome. Anschließend überprüft man, welche Arzneimittel in möglichst allen Rubriken enthalten sind. Höchste Bedeutung haben dabei charakteristische Symptome und Gemütssymptome (s. o. „Hierarchisierung der Symptome“).

Auswertung

Die Ein-, Zwei- oder Dreiwertigkeit der Mittel, die zu einem homöopathischen Symptom gehören, ist im Repertorium durch das Schriftbild (Kleinschreibung, Versalien und kursive bzw. fette Auszeichnung) wiedergegeben.

Vorgehen

Alle Mittel, die auf ein Symptom zutreffen, werden herausgeschrieben. Bei der Computer-Repertorisation werden sie nach Eingabe der Symptome automatisch erfasst. Ausschlaggebend ist, wie häufig die gleichen Mittel insgesamt und in welchen Graden sie auftreten. Die **Gradeinteilung** wird in den Repertorien anhand des Drucktyps dargestellt:

- Mittel im 1. Grad (nach Künzli) im Normaldruck wurden bei Arzneimittelprüfungen und in der Klinik weniger häufig beobachtet, ihr Aussagewert wird deshalb weniger hoch eingestuft. Aber auch einwertige Mittel können bei der Behandlung eine sehr wichtige Rolle spielen.
- Arzneien im 2. Grad werden *kursiv* gedruckt, was einen mittleren Wert dieses Mittels ausdrückt.
- Mittel im 3. Grad sind **fett** gedruckt und haben einen hohen Aussagewert.

Mittel im 1. Grad sind Mittel, die in einem Anwendungsfall schon einmal einer Patientin geholfen haben, aber noch nicht von Prüfärzten bestätigt wurden, also Bestätigung in der Praxis, aber nicht durch eine Arzneimittelprüfung. Ein Mittel im 2. Grad wurde bei Arzneimittelprüfungen (☞ II.1.3, ☞ II.2) von mehreren Prüfern bestätigt, hat aber noch keine häufige klinische Bestätigung (Heilung immer wiederkehrender Krankheitssymptome). Arzneimittel im 3. Grad sind Mittel, die in Arzneimittelprüfungen und bei Patienten immer wieder bestätigt wurden.

Wertigkeit

Die Wertigkeit wird in einem Bruch erfasst: *Sepia* 14/6 bedeutet z. B., dass von allen bei einer Patientin im Repertorium erfassten Symptome *Sepia* sechsmal vertreten war, bei einer addierten Gradeinteilung (Summenwertung) von 14 (bei zwei Symptomen dreiwertig, dreimal zweiwertig, einmal einwertig. Bei einem Symptom gab es für *Sepia* kein Arzneimittelprüfungsergebnis).

Bewertung

Falls sich ein Mittel rein rechnerisch sehr stark von anderen abhebt, dann wird dieses als das heilende Mittel gewählt.
Falls sich ein Mittel besonders unter den charakteristischen Symptomen befindet, dann ist es meist das zu wählende Mittel.
Ist ein Arzneimittel – trotz geringer Punktzahlen – in fast allen verwendeten Symptomen, so ist es häufig das geeignete Mittel.

Tab. II.4-4: Beispiel für die Wertigkeit von Arzneimitteln in einem homöopathischen Repertorium

Symptom „im Wochenbett – Lochien dauern zu lange an"		
Belladonna	einwertig	Belladonna hat einer Patientin mit diesem Symptom geholfen
Calcium carbonicum	zweiwertig	*Calcium carbonicum* hat dieses Symptom schon öfters beseitigt
Natrium muriaticum	dreiwertig	**Natrium muriaticum** hat schon häufig bei Frauen im Wochenbett mit lang anhaltenden Lochialfluss dieses Symptom zum Verschwinden gebracht

4.2.3 Materia Medica

Die Materia medica als Sammlung von Arzneimittelbeschreibungen (Arzneimittelbilder) wird genutzt, um aus den Arzneimittel-Vorschlägen, die sich durchs Repertorisieren ergeben, das am besten passende Arzneimittel für die Patientin auszuwählen.

MERKE: Nur das Mittel mit der größten Ähnlichkeit zu den Krankheitssymptomen (Simillimum) wird heilen.

Entscheidend für die Mittelwahl ist der Abgleich des(r) mittels Repertorisation aufgefundenen Mittel(s) mit der Materia Medica. Die Repertorisation gibt den Hinweis auf ein Mittel. Ausschlaggebend ist aber die differentialdiagnostische Abwägung, welches Mittelbild der Materia Medica dem Krankheitsbild am ähnlichsten ist.

4.3 Potenzwahl und Dosierung

Potenzwahl und Dosierung werden individuell vom behandelnden homöopathischen Arzt festgelegt. Dabei ist das Ziel, die Potenz und die Dosierung so zu wählen, dass möglichst wenig Erstverschlimmerungen auftreten. Unerfahrene Homöopathen neigen dazu, Arzneimittel in zu hoher Potenz bzw.

zu häufig zu verabreichen, was unangenehme, ausgeprägte Erstverschlimmerungen provoziert (☞ II.4.3.5). Die Potenz muss der individuellen Energie und dem Krankheitsverlauf der Patientin angepasst werden:

- Hat die Patientin eine starke Energie und eine kräftige Konstitution, wird sie Hochpotenzen ohne überschießende Arzneimittelreaktion vertragen.
- Ist die Patientin seit längerem chronisch krank und sehr geschwächt, sollte entweder eine mittlere C-Potenz (z.B. C 30 als Einmalgabe) oder noch besser eine Q-Potenz (zur täglichen oder zweitägigen Einnahme) verabreicht werden.

Kristallisiert sich nach der Repertorisation der Gesamtheit der Symptome ein Arzneimittel heraus, das auf der psychischen oder organischen Ebene eine besondere Idiosynkrasie (Überempfindlichkeit) zeigt (Mondsüchtigkeit, Hellsichtigkeit, besondere Geräusch- oder Geruchsempfindlichkeit, heftige allergische Reaktionen bei minimaler Allergenexposition etc.), sollte ebenfalls entweder eine Q-Potenz oder eine mittlere C-Potenz verabreicht werden. Höhere Potenzen und vor allem zu häufige Gaben können schwerwiegende Folgen für die kranke Frau nach sich ziehen (☞ II.4.3.5).

4.3.2 C-Potenzen und Kent'sche Skala

Homöopathische Verordnungen (in der C-Potenz) werden im Allgemeinen nach der **„Kent'schen Skala"** getroffen. Der Schweizer Homöopath Pierre Schmidt fasst sie folgendermaßen zusammen: „Mit der Zeit fand er [Kent] an Hand seiner Erfahrung folgende beste Stufenfolge [der Wiederholung homöopathischer Potenzen]: C 30, C 200, C 1000 (M), C 10 000 (XM), C 50 000 (LM), C 100 000 (CM), C 500 000 (DM), C 1 000 000 (MM, welche ihm die besten Resultate gab, was alle Schüler bisher bestätigten [...]" (Künzli 1985). Kent hat, wie von Hahnemann empfohlen (Organon, §§ 246, 248, 280), stets Einzelmittel in ansteigenden Potenzstufen verwendet, allerdings in wesentlich niedrigeren Potenzen (C 1, C 3, C 6, C 12, C 18, C 24 und C 30) (Künzli 1985).

Eine Einzelgabe muss ausreichend lange wirken dürfen, um ihre heilende Wirkung vollständig entfalten zu können.

MERKE

Arzneiwiederholungen von C-Potenzen sind nicht zulässig, solange sich die Symptome weiter bessern. Zu frühe Wiederholungen führen zu Verschlimmerungen.

Hat die Arznei ausgewirkt, d.h. gibt es keine weitere Besserung über einen längeren Zeitraum, oder treten altbekannte Krankheitssymptome nach einer Phase der Besserung erneut auf, wird sie zunächst in derselben Potenz wiederholt. Erst wenn die Potenz zu keiner weiteren Besserung mehr führt, wird eine höhere Potenzstufe verabreicht. Kent verabreichte dieselbe Potenz insgesamt **zweimal**, in Ausnahmefällen auch dreimal, dann ging er zu der nächst höheren Potenzstufe über. Hatte er die Skala von C 30 bis zur MM (s.o.) durchlaufen, ohne eine komplette Heilung zu erreichen, so begann er wieder auf der untersten Stufe mit C 30.

Kent kannte allerdings die 6. Auflage des „Organon" von Hahnemann nicht, da sie erst nach seinem Tod publiziert wurde (☞ II.3.4.1). Darin empfiehlt Hahnemann bei chronischen Krankheiten die Verwendung von Q-Potenzen (☞ II.3.3) zur täglichen Einnahme, da diese zur schonendsten (keine Erstverschlimmerungen) und raschesten Heilung chronischer Krankheiten führen (Organon, § 248).

MERKE

Keine Wiederholung bei leichter Erstverschlimmerung. Es gibt in der Regel keine zu schwachen Arzneigaben (zu niedrige Potenzierungsstufen), sondern nur falsche Verordnungen. Wirkt eine Arznei nicht, so ist sie in den meisten Fällen falsch ausgewählt.

4.3.3 Q-Potenzen

Q-Potenzen dürfen im Unterschied zu C-Potenzen wiederholt werden, da sie vor jeder Einnahme nochmals minimal weiter potenziert werden, was die Entwicklung von Arzneimittelprüfsymptomen verhindert.

Tab. I.4-5: Einnahmevorschriften für Q-Potenzen (Organon, § 248)

1–3 Globuli der Arznei in etwas Wasser und Alkohol lösen	
Vor jeder Einnahme die Flüssigkeit 8-, 10- oder 12-mal verschütteln (potenzieren)	
Chronische Krankheiten	Einnahme jeden 2. Tag
Akute Krankheiten	Einnahme alle 6 (oder 4/3/2) Stunden, in dringenden Fällen noch häufiger

Die Einnahme wird so lange fortgesetzt, bis eine Besserung spürbar wird, ohne dass neue beeinträchtigende Beschwerden auftreten. Kommt es zu neuen Symptomen, muss ein neues, besser passendes Arzneimittel gesucht werden. Verschlimmern sich gegen Ende der Behandlung einer chronischen Krankheit die von der Grundkrankheit übrig gebliebenen Krankheitssymptome, so muss man die Arznei seltener geben oder über mehrere Tage ganz absetzen. Anschließend kann man beobachten, ob die Patientin überhaupt noch eine Arznei benötigt. Die „Scheinsymptome", die evtl. durch Überdosierung entstanden sind, verschwinden rasch und die Gesundheit ist wieder hergestellt.

MERKE

Bringt eine Arznei neue, unangenehme Symptome zusätzlich zu den bestehenden Krankheitssymptomen hervor, dann ist sie falsch verordnet und kann auch bei häufiger Wiederholung nicht heilen. (Organon, § 249)

4.3.4 Mittelwechsel

Entwickelt die Patientin nach Verabreichung eines schlecht gewählten Arzneimittels neue Symptome, so muss die falsch gewählte Arznei entweder antidotiert oder ein besser ausgewähltes Arzneimittel verabreicht werden, damit die neuen Symptome wieder verschwinden.

Man repertorisiert die auffälligen neuen Symptome gemeinsam mit den auffälligen alten Symptomen, die bereits vor der Arzneimittelgabe vorhanden waren, und sucht nun ein besser passendes Arzneimittel (Organon, § 167).

Antidotierung

Hahnemann kannte zwar die Möglichkeiten, ein falsch gewähltes Arzneimittel, das Arzneimittelprüfsymptome erzeugte, zu antidotieren, empfahl das Antidotieren aber nur mit Einschränkungen. Es ist wirkungsvoller, das passendere Arzneimittel zu suchen und zu verabreichen: „Der wohlunterrichtete und gewissenhaft behutsame Arzt hat es nie nötig, ein Antidot in seiner Praxis zu geben, wenn er, wie er soll, seine gut gewählte Arznei in der kleinstmöglichen Gabe zu gebrauchen anfängt. Eine ebenso kleine Gabe der besser ausgewählten Arznei bringt alles wieder in Ordnung" (Organon, § 249/2).

4.3.5 Homöopathische Verschlimmerung

Es gibt drei Arten von homöopathischer Verschlimmerung, die voneinander differenziert werden müssen, um den Behandlungsverlauf korrekt beurteilen zu können: Arzneimittelprüfung, Erstverschlimmerung, Spätverschlimmerung (vgl. Organon, §§ 155–161).

Arzneimittelprüfung

Krankheitssymptome und Arzneimittelsymptome decken sich praktisch nie vollständig. Jedes Arzneimittel hat eine umfangreiche Kapazität, Krankheitssymptome zu erzeugen. Daher kann eine Arznei an der Patientin auch noch nie aufgetretene Symptome erzeugen. Diese treten bald nach der Einnahme des Arzneimittels auf, beeinträchtigen die Lebensqualität wenig und verschwinden nach wenigen Tagen wieder. Diese Symptome entsprechen einer Arzneimittelprüfung. Eine Arzneimittelprüfung entsteht durch zu häufige Gabe eines falsch gewählten Arzneimittels.

Erstverschlimmerung

Verschlimmerungen der Krankheitssymptome im Sinne einer Erstverschlimmerung entstehen nur bei der Behandlung mit C-Potenzen (☞ II.4.3.2). Sie irritieren die unaufgeklärte Patientin, weil es wie eine Verschlimmerung der Krankheit erscheint. Es handelt sich dabei aber um eine Arznei-induzierte Verstärkung der bereits vorhandenen Krankheitssymptome, die bei akuten Geschehen nach wenigen Minuten zu einer deutlichen Besserung der gesamten Symptomatik führt. In chronischen Fällen kann diese Verschlimmerung einige Tage anhalten. In jedem Fall ist eine Erstverschlimmerung ein prognostisch positiver, aber für die Patientin unangenehmer Faktor.

Spätverschlimmerung

Spätverschlimmerungen sind Verschlimmerungen der Krankheitssymptome, die gegen Ende der Behandlung auftreten und nur bei der Einnahme von Q-Potenzen (☞ II.4.3.3) beobachtet werden können. Spätverschlimmerungen indizieren, die Arznei in größeren Abständen einzunehmen, bis diese nicht mehr gebraucht wird, oder abzusetzen und zu beobachten, ob bereits eine rezidivfreie Heilung erreicht wurde.

Homöopathische Literatur

Künzli von Fimmelsberg J: Zur Theorie der Homöopathie. J.T. Kents Vorlesungen über Hahnemanns Organon, 3. Aufl., Grundlagen und Praxis, Leer 1985

Hahnemann S: Organon der Heilkunst, Neufassung der 6. Aufl., hrsg. v. Schmidt JM, Elsevier/Urban & Fischer 2004

Hahnemann S: Organon der Heilkunst. 3. Aufl. Hippokrates, Stuttgart 1982

Hahnemann S: Reine Arzneimittellehre (6 Bde), 5. Nachdr., Haug, Heidelberg 1991

Kent JT: Theorie und Philosophie der Homöopathie, Grundlagen und Praxis, Leer 1976

Meili W: Grundkurs in Klassischer Homöopathie, Sonntag, Regensburg 1989

Köhler G: Lehrbuch der Homöopathie, Hippokrates, Stuttgart 1994

Braun A: Methodik der Homöotherapie, 3. Aufl., Sonntag, Regensburg 1985

Vithoulkas G: Die wissenschaftliche Homöopathie, Burgdorf, Göttingen 1986

5 Verlaufsbeurteilung und Folgeverschreibung

Micha Bitschnau

5.1 Verlaufsbeurteilung

Die Beurteilung des Krankheitsverlaufs beginnt bei der **Folgekonsultation (Follow-up)** nach der Arzneimitteleinnahme.

- Je akuter und dramatischer die Symptome sind, desto rascher sieht man die heilende Wirkung.
- Je chronischer die Krankheit verläuft, desto geduldiger muss der Heilungsverlauf beobachtet werden.

Bei Wehendystokie oder postpartaler Blutung (Akutsituationen) müssen nach wenigen Minuten, bei Endometriose oder Sterilität (chronische Verläufe) nach wenigen Wochen eindeutige Veränderungen im Krankheitsverlauf eintreten.

Aus der **Reaktion der Kranken auf das Arzneimittel** lässt sich, bei genauer Beobachtung, eine Prognose bezüglich des Heilungsverlaufes und sogar der Krankheitsdauer ableiten. Den Schluss, den der homöopathische Arzt aus der Beobachtung zieht, entscheidet über das weitere Vorgehen und damit den Heilungsverlauf. Schätzt er seine Beobachtungen falsch ein und wiederholt er eine Arznei zu früh oder verschreibt aus Unwissenheit ein neues, nicht passendes Arzneimittel, wird er damit der Patientin im besten Fall nicht helfen, im ungünstigsten Fall sogar schaden. Nach einer falschen Beurteilung des Krankheitsverlaufes ist eine homöopathische Behandlung nicht oder kaum mehr nachvollziehbar. Selbst ein erfahrener Homöopath kann nach mehreren falschen Verordnungen nicht mehr unterscheiden, welche Symptome durch falsch verordnete Arzneien entstanden sind und welche ursprünglich typisch für die Krankheit der Patientin waren. Zu viele falsche Verordnungen in kurzen Zeiträumen können eine zielführende homöopathische Therapie unmöglich machen.

MERKE

> Eine unvoreingenommene, exakte Beobachtungsgabe und die nachvollziehbare, interpretationsfreie Zuordnung des Beobachteten sind die Grundlagen erfolgreichen homöopathischen Arbeitens.

Wurde nach der Anamnese das **Simile** (☞ II.1.2, ☞ II.4.1) verabreicht, beginnt es sofort zu wirken. Manche Krankheitssymptome werden sich verbessern oder vergehen, andere werden sich verstärken, oder es können neue Symptome auftreten. Für die Verlaufsbeurteilung ist die Reihenfolge des Auftretens der Symptome von zentraler Bedeutung. Definiert wird sie in der Hering'schen Regel (☞ II.5.1.1). Die Patientin wird Symptome in bestimmter Reihenfolge entwickeln, die nachvollziehbar eine positive oder negative Mittelwirkung offenbaren.

5.1.1 Hering'sche Regel

Die Hering'sche Regel definiert die „Richtung" des Heilungsverlaufs. Sie wurde von Constantin Hering definiert (1800–1880, ☞ I.2.5) und von seinen Schülern beschrieben. Die Hering'sche Regel zeigt an, ob der Behandlungs- und Heilungsprozess einen günstigen oder ungünstigen Verlauf nimmt.
Voraussetzung für eine Beurteilung des Verlaufs nach der Hering'schen Regel ist die Verabreichung des passenden Arzneimittels (Simile). Hat man eine falsche Arznei als Einmalgabe verordnet, so tritt meistens keine Veränderung der Krankheitssymptome auf. Es muss nochmals repertorisiert werden, um ein passenderes Mittel zu finden. Wochenlanges Zuwarten wäre in diesem Fall Zeitverschwendung.

Von innen nach außen

Die Beschwerden bewegen sich von lebenswichtigen Organen weg in Richtung Körperoberfläche.

> ! **Beispiel:** Eine Patientin mit postpartaler Depression erhält eine Arznei. Die Depression vergeht nach wenigen Stunden und ein starker, mehrere Tage anhaltender Durchfall setzt ein. Der Durchfall ist nicht bedrohlich, aber unangenehm für die Patientin. Die Symptome haben sich von einer für die Patientin bedrohlichen Ebene (Psyche) auf eine ungefährliche organische Ebene (Darm) verlagert.
> Der Verlauf ist prognostisch günstig: Die Patientin wird rezidivfrei gesund werden.

Von oben nach unten

Die Beschwerden wandern, wenn die Heilung beginnt, den Körper entlang hinunter. Besonders gut lässt sich das bei Hautausschlägen beobachten.

> ! **Beispiel:** Ein Ekzem auf der Brust, das sich nach der Verabreichung des Simile in Richtung Beine bewegt, wird heilen. Eine rheumatoide Arthritis, die zunächst das Ellenbogengelenk betraf und sich nach Behandlungsbeginn ins Knie verlagert, wird ebenfalls ausheilen. Wandert der Hautausschlag oder bewegen sich die Gelenksbeschwerden allerdings den Körper entlang hinauf, so ist keine Heilung zu erwarten, sondern ein Fortschreiten der Erkrankung.
> Es wurde das falsche Arzneimittel verordnet.

In umgekehrter Reihenfolge des Auftretens der Symptome

Nahezu jeder chronischen Krankheit gehen andere Krankheitssymptome voraus. Hat man die zeitliche Abfolge von Erkrankungen bei der Anamnese genau exploriert, kann der erfahrende homöopathische Arzt ableiten, an welchem Punkt des Heilungsverlaufs sich die Patientin befindet und wie lange es bis zur Gesundung noch dauern wird.

> ! Ergibt sich aus der Erstanamnese, dass eine Patientin mit rezidivierendem PAP IV vor Jahren immer wiederkehrenden grünlichen, auffällig riechenden Fluor vaginalis hatte, der jedes Mal mit einem Antibiotikum behandelt wurde, dann Condylomata acuminata entwickelte, die mittels Elektrokoagulation entfernt wurden, und schließlich den PAP IV entwickelte, so werden nach der Similegabe zunächst die Kondylome wieder auftreten und danach der stinkende grünliche Fluor. Diese Symptome sind durch die medizinischen Interventionen nicht geheilt, sondern jeweils unterdrückend behandelt worden. Da an der Bereitschaft des Organismus, eine urogenitale Erkrankung zu entwickeln, nichts geändert wurde, kam es zu einem Fortschreiten der Pathologie, bis schließlich der rezidivierende PAP IV auftrat.

Will man in einem solchen Fall eine homöopathische Heilung erreichen, darf von nun an keines der unter homöopathischer Therapie wieder auftretenden Symptome unterdrückt werden. Die Patientin muss darüber aufgeklärt werden, dass sowohl die wieder aufgetretenen Kondylome als auch der Fluor nach einigen Wochen verschwinden werde. Zuletzt wird sich der PAP IV zurückbilden. Gegen den Fluor können nicht unterdrückende phytotherapeutische Anwendungen empfohlen werden.
Die Patientin wird gesund werden.

5.1.2 Einzelmittelgabe

Mit dem Zeitpunkt der Verabreichung einer Arznei als Einmalgabe beginnt die Verlaufsbeobachtung.

MERKE
In der klassischen Homöopathie werden niemals Arzneimittel gemischt, sondern Einzelmittel in Einzelgaben verabreicht.

„In der Homöopathie [...] ist es nicht erlaubt, dem Kranken zwei verschiedene Arzneisubstanzen auf einmal zu geben" (Organon, § 273). Arzneimischungen (Komplexmittel) sind in ihrer Wirkung unvorhersehbar. Selbst wenn jede Substanz als Einzelmittel am Gesunden gut geprüft ist, wissen wir nicht, wie sich die Arzneimittelmischung auf den jeweils individuellen Krankheitsfall auswirkt. Hat der homöopathische Arzt ein schlecht gewähltes Arzneimittel verabreicht, so wird die Patientin von ihrer ursprünglichen Krankheit abweichende Symptome erzeugen, die Teil des Symptomenbildes der verabreichten Arznei sind (Arzneimittelprüfungssymptome). Durch diese Beobachtung lernt der homöopathische Arzt auch bei inkorrekten Verordnungen viel über die Arznei. Komplexmittel verhindern dieses Lernen und führen nicht zu Heilungen. Außerdem ist zu berücksichtigen, dass sich verschiedene Arzneimittel in ihrer Wirkung gegenseitig aufheben. Beinhaltet ein Arzneimittelgemisch die heilende Substanz, so kann es zu einer Besserung des vordringlichen Krankheitssymptoms kommen, allerdings um den Preis, dass neue Prüfsymptome entstehen, die anderen Arzneien in der Mischung zugeordnet werden müssen. Durch die wiederholte und regelmäßige Einnahme läuft die Patientin Gefahr, Arzneimittelprüfsymptome zu entwickeln, die nicht als solche erkannt werden und eine unnötige erneute homöopathische oder konventionell medizinische Intervention zur Folge haben. In einem solchen Fall ist nicht klar, welche die hilfreiche Arznei war. Der gesamte Fall wird unübersichtlich, ist nicht mehr nachvollziehbar und muss ggf. neu aufgenommen werden.

MERKE
Da die Homöopathie auf Empirie beruht, ist die Nachvollziehbarkeit einer Verordnung oberstes Gebot.

5.1.3 Reaktionen auf Arzneimittelgaben (C-Potenzen) nach Kent

Es gibt zwölf Möglichkeiten, auf eine Arzneimittelgabe zu reagieren. Die klassische Homöopathie geht in der Beurteilung des Heilungsverlaufes sehr analytisch vor. Jede Reaktion des Organismus nach einer Arzneimitteleinnahme muss korrekt interpretiert werden, um den nächsten Behandlungsschritt richtig zu setzten. Falsche Interpretationen führen zu falschen Folgeverordnungen und damit zu einer Verzögerung des Heilungsverlaufes. Kent hat zwölf mögliche Reaktionsarten des kranken Organismus nach einer Arzneimittelgabe definiert (Künzli von Fimmelsberg 1985). Kent kannte die 6. Auflage des Organon noch nicht, in der Hahnemann die Q-Potenz (☞ II.4.3.3) als schonende, keine Verschlimmerung erzeugende Therapieform einführt.
Die folgenden Ausführungen gelten daher nur für die **Verabreichung von C-Hochpotenzen**. Einmalgaben von Hochpotenzen haben eine sehr lange Wirkungsdauer:

- C 30 einige Wochen,
- C 1000 ein bis zwei Monate,
- C 10 000 mehrere Monate usw.

Tab. II.5-1: Die 12 Arzneimittelreaktionen nach Kent (C-Potenzen)

1. Reaktion	Arzneimittelprüfung
2. Reaktion	Zunehmende Verschlimmerung der Symptome und Übergang in den Zusammenbruch
3. Reaktion	Lange Verschlimmerung, dann langsame Besserung
4. Reaktion	Rasche, heftige Verschlimmerung, dann rasche Besserung
5. Reaktion	Keine Erstverschlimmerung und guter Heilungsverlauf
6. Reaktion	Anfängliche Besserung geht einer Verschlimmerung voraus
7. Reaktion	Zu kurzes Andauern der Besserung
8. Reaktion	Besserung der Krankheitssymptome für die volle Wirkungsdauer des Mittels ohne subjektive Besserung
9. Reaktion	Arzneimittelprüfung bei jeder Arzneimittelgabe
10. Reaktion	Auftreten neuer Symptome nach Mittelgabe
11. Reaktion	Rückkehr alter Symptome
12. Reaktion	Es treten Symptome entgegen der Hering'schen Regel auf

Die meisten homöopathischen Ärzte folgen der Kent'schen Schule, und behandeln primär mit C-Potenzen.

1. Reaktion: Arzneimittelprüfung

Arzneimittelprüfungen sind typische Krankheitssymptome, die durch ein homöopathisches Arzneimittel am Gesunden erzeugt werden (☞ II.1.3, ☞ II.2).

2. Reaktion: Zunehmende Verschlimmerung der Symptome und schließlich Übergang in den Zusammenbruch

Zu beobachten ist ein zunehmendes Schwächerwerden der Patientin nach einer Simile-Gabe. In diesem Fall ist bereits ein sehr fortgeschrittenes Krankheitsstadium erreicht. Die Arznei schwächt den Organismus mit der „Arzneikrankheit" (☞ II.1.2, ☞ II.1.3) zunehmend. Das Immunsystem ist nicht mehr positiv stimulierbar. Es kann keine Selbstheilung mehr angeregt werden. Eine kurative homöopathische Behandlung ist nicht mehr möglich, lediglich homöopathische Palliation. Kent empfiehlt bei derart fortgeschrittenen Pathologien, die bereits mit der Zerstörung lebenswichtiger Organe einhergeht, mit der C 30 oder höchstens mit der C 200 zu behandeln. Seiner Beobachtung nach beschleunigen höhere Potenzen den Krankheitsverlauf. Pierre Schmidt ergänzt dazu: „Man verliert keinen Kranken, weil man zu wenige [homöopathische] Mittel in zu schwacher Dosierung gab, aber viele Kranke, weil man zu viele Mittel in **zu starken Dosen** und vor allem in **zu häufigen Dosen** gegeben hat" (Künzli von Fimmelsberg 1985).

MERKE

Diese eindringlichen Warnungen gelten nur für den Gebrauch von C-Potenzen, nicht für Q-Potenzen.

3. Reaktion: Lange Verschlimmerung, dann langsame Besserung

Diese Reaktion kann man bei Patientinnen finden, die zwar schwer krank sind, deren Organismus aber noch stark genug ist, um eine Selbstheilung in Gang zu setzen. Es wird eine beginnende Gewebsveränderung lebenswichtiger Organe angezeigt, die homöopathisch noch heilbar ist. Die Patientinnen reagieren auf eine Hochpotenz zunächst mit einer lang anhaltenden (oft mehrere Wochen) Verschlimmerung der Krankheitssymptome. Aber schließlich setzt eine langsame, beständige Besserung ein, die dem Homöopathen bestätigt, dass die Patientin zwar sehr geschwächt, aber nicht verloren ist.

! Die Prognose ist gut, der Heilungsverlauf wird aber langsam sein.

Kent empfiehlt, in solchen Fällen mit niedrigen Potenzen (C 30) zu beginnen, da bei der Arzneiwiederholung mit einer zu hohen Potenz wieder mit einer wochenlangen Verschlimmerung zu rechnen ist. Sie wird umso schwerer verlaufen, je höher die Potenz der Verordnung ist. Ist die Verschlimmerung zu stark, sollte die Arznei umgehend antidotiert werden. Um diese Verschlimmerung bei schwer kranken Patienten zu umgehen, würde man heutzutage Q-Potenzen (☞ II.3.4.2, ☞ II.4.3.3, ☞ II.5.3) verordnen.

4. Reaktion: Rasche, heftige Verschlimmerung, dann rasche Besserung

Eine starke Erstverschlimmerung, die kurz andauert (Stunden im Falle einer akuten Erkrankung bis wenige Tage im Fall einer chronischen) und dann rasch in Heilung übergeht, zeigt, dass die Patientin einen gesunden, reaktionsfähigen Organismus hat, an dem keine Organschädigungen vorliegen. Die Krankheit betrifft nur die oberflächlichen Strukturen des Organismus, nicht die lebensnotwendigen.

> ! Eine kurze, heftige Erstverschlimmerung ist ein sehr gutes prognostisches Zeichen.

5. Reaktion: Keine Erstverschlimmerung und guter Heilungsverlauf

Die Homöopathen streben eine Heilung ohne Erstverschlimmerung an, die aber mit C-Hochpotenzen selten erreicht wird. Findet die Heilung ohne Verschlimmerung statt, so weist das auf einen insgesamt sehr guten Gesundheitszustand der Patientin und auf eine ideal gewählte Potenzstufe hin. Die Krankheit, an der die Patientin leidet, hat noch keine lebensnotwendigen Organstrukturen ergriffen.

> ! Die Krankheit wird rasch und rezidivfrei geheilt werden.

6. Reaktion: Anfängliche Besserung geht einer Verschlimmerung voraus

Tritt gleich nach Arzneimitteleinnahme eine deutliche Besserung auf, der aber nach einigen Tagen eine Verschlimmerung der Krankheitssymptome folgt, muss die Patientin erneut untersucht werden, um abzuklären, ob eine Arznei verordnet wurde, die nur die schweren Krankheitssymptome der Patientin abdeckt, aber nicht die Gesamtheit der Symptome. Sollte das Arzneimittel nicht die Gesamtheit der Symptome umfassen, muss der Fall noch einmal repertorisiert werden, um das tatsächliche Simile zu finden.

> ! Möglichkeit 1: Das Arzneimittel ist nicht das Simile, sondern deckt nur einen Teil der Symptome ab. Es konnte deshalb nur palliativ wirken.

Eine zweite Möglichkeit einer anfänglichen Besserung mit nachfolgender Verschlimmerung ist, dass die Patientin das Simile erhalten hat, aber die Krankheit bereits so weit fortgeschritten ist, dass keine Heilung mehr möglich ist. Die Arznei bewirkt in diesem Fall eine Besserung der Symptome nur für die Wirkungsdauer der Arznei. Lässt diese nach, dann kommt es wieder zum Rückfall. Es wird keine endgültige Heilung mehr zu erreichen sein, nur Palliation. Die Patientin wird in regelmäßigen Abständen eine Hochpotenz des Simile benötigen, um symptomfrei zu sein.

> ! Möglichkeit 2: Das Arzneimittel ist das Simile, aber die Symptomatik ist für eine Besserung zu weit fortgeschritten und kann nur noch palliativ beeinflusst werden.

7. Reaktion: Zu kurzes Andauern der Besserung

Hohe C-Potenzen haben eine sehr lange Wirkungsdauer (s.o.). Wirkt eine Potenz wesentlich kürzer und muss häufiger als erwartet wiederholt werden, sollte nach „Heilungshindernissen" (übermäßiger Kaffee- oder Alkoholkonsum, Drogen, unterdrückende Medikamente wie Cortison, Antibiotika, Immunsuppressiva, übermäßiger psychischer Stress, ungesunde Lebensform, Kontakt mit einem Antidot) geforscht werden.

> ! Bestätigt sich kein Heilungshindernis, sind die Heilungschancen der Patientin schlecht. Meist ist die Krankheit in diesen Fällen bereits sehr fortgeschritten.

8. Reaktion: Besserung der Krankheitssymptome für die volle Wirkungsdauer des Mittels ohne subjektive Besserung

In diesem Fall liegt eine „einseitige Krankheit" (Organon, §§ 172–184) vor. Nach homöopathischem Verständnis stehen einseitige Krankheiten ohne erkennbaren Zusammenhang zum restlichen Organismus. Ein typisches Beispiel ist die Endometriose mit Dysmenorrhoe und Verwachsungen im kleinen Becken ohne weitere Krankheitssymptome. Diese Krankheiten können uncharakteristisch verlaufen, d.h. sie entwickeln keine auffälligen Symptome im Sinne des Organon, § 153. Meist zeigen sie insgesamt wenige Symptome außer uncharakteristischen Schmerz mit allgemeinem Unwohlsein. In diesem Fall muss man die Arznei verordnen, die am ehesten zu der Krankheitssymptomatik passt. Das Arzneimittel wird an der Kranken „Nebenbeschwerden" hervorbringen, die nochmals exakt repertorisiert werden müssen, um ein passenderes Arzneimittel zu finden. So tastet man sich langsam an das Simile heran.

> ! Die Arznei wird die Beschwerden lindern (Palliation), aber die Krankheit nicht heilen, weil durch den Mangel an Krankheitssymptomen kein Simile gefunden werden kann.

Das bedeutet im Fall der Endometriose, dass die Verwachsungen bestehen bleiben, aber die Schmerzen für die Wirkdauer der Arznei vergehen. Hat die Arznei ausgewirkt, muss sie wiederholt werden. Es ist keine endgültige Heilung zu erwarten. Einseitige Krankheiten treten aber sehr selten auf. Fast immer sind charakteristische Symptome des gesamten Organismus festzustellen, die dem homöopathischen Arzt zum heilenden Simile führen.

9. Reaktion: Arzneimittelprüfung bei jeder Arzneimittelgabe

Dies betrifft Patientinnen, deren Organismus auf alle Umweltreize, Medikamente und auf homöopathische Arzneien sehr empfindlich reagiert. Diese angeborene, schon beim ersten Substanzkontakt schwer verlaufende Überempfindlichkeit wird Idiosynkrasie genannt (☞ II.5.3). Die Patientinnen machen nach Einnahme einer Arznei jedes Mal die komplette Arzneikrankheit durch, d.h. sie haben ein Prodromalstadium, einen Krankheitshöhepunkt und eine abklingende Krankheitsphase.

> ! Idiosynkratische Patientinnen sollten nicht mit C-Potenzen behandelt werden, sondern ausschließlich mit den wesentlich milder wirkenden Q-Potenzen (☞ II.5.3).

Für den homöopathischen Arzt sind diese Menschen die idealen Probanden für homöopathische Arzneimittelprüfungen (☞ II.1.3, ☞ II.2). Sie entwickeln eine Vielzahl klarer Symptome und lehren uns ein tieferes Verständnis für homöopathische Arzneimittel.

10. Reaktion: Auftreten neuer Symtome nach Mittelgabe

Tritt eine Vielzahl neuer, noch nie zuvor von der Patientin beobachteter Symptome auf, war das verordnete Arzneimittel falsch.

> ! Nach Abklingen der Symptome wird die Patientin weiter an ihrer Krankheit leiden.

Der Fall muss nochmals exakt repertorisiert werden um das Simile zu finden.

11. Reaktion: Rückkehr alter Symptome

Nach der Hering'schen Regel (☞ II.5.1.1) müssen alte Symptome, die durch Fortschreiten der Erkrankung von neuen Symptomen überlagert wurden, wieder auftauchen, bevor endgültige Heilung eintritt. Diese alten Symptome verlaufen kürzer und weniger heftig als die ursprüngliche Krankheit und vergehen von selbst wieder.

> ! Das Wiederauftreten alter Krankheitssymptome bedeutet, dass die Patientin gesund werden wird. In dieser Phase darf das Arzneimittel jedoch nicht wiederholt werden.

Eine Arzneiwiederholung ist erst angezeigt, wenn es zu einer zweifelsfreien Stagnation des Heilungsprozesses kommt. Zu frühe Arzneiwiederholung würde den Heilungsprozess stören.

12. Reaktion: Es treten Symptome entgegen der Hering'schen Regel auf

Beispiel: Eine Patientin mit starken menopausalen Beschwerden (Herzrasen, Flush, Schweißausbrüche, Atemnot, Schlaflosigkeit) erhält *Cimicifuga*. Dieses Mittel war nicht das Simile. In der Folge vergehen die äußeren Menopause-typischen Symptome, aber eine Depression, eine tiefe Beinvenenthrombose und eine kardiale Insuffizienz stellen sich ein. In diesem Fall sind die Symptome von der Körperperipherie nach innen zu lebenswichtigen Organsystemen gewandert. Dieser „Symptomenshift" ist äußerst gefährlich. Dem homöopathischen Arzt muss klar sein, dass er durch eine inkorrekte Verschreibung äußere Symptome unterdrückt und damit ein Fortschreiten der Erkrankung in Richtung auf innere Organsysteme erzeugt hat.

> ! Das Arzneimittel muss umgehend antidotiert werden bzw. durch das Simile ersetzt werden.

Das Simile (in diesem Fall war es das Arzneimittel *Lachesis*) brachte die menopausalen Symptome umgehend zurück, entlastete das Herz, heilte die Depression und nach einigen Wochen waren auch die Wechselbeschwerden vergangen.

> ! „Die große Gefahr ist stets, ein Mittel zu wählen, das nur auf die äußeren Symptome alleine passt [...] und dabei jene Symptome zu ignorieren, die der Patient sonst noch hat [...]. Es entwickelt sich dann [statt der oberflächlichen Symptome] etwas inneres, was stets schlimmer ist als das äußere." (Künzli von Fimmelsberg 1985)

Werden äußere Symptome durch ein schlecht gewähltes homöopathisches Mittel oder ein Medikament unterdrückt, so schreitet die Krankheit „nach innen" fort. Um eine Krankheit zu stoppen, muss die Selbstheilungskraft des Organismus aktiviert werden. Dieser Vorgang wird durch das korrekte homöopathische Mittel, das auf die Gesamtheit der Symptome einer Patientin abzielt, initiiert.

5.2 Folgeverschreibung bei der Gabe von C-Potenzen

5.2.1 Keine Arzneiwiederholung während der Besserung

Das oberste Gebot der Folgeverschreibung lautet: „Jede in einer Behandlung merklich fortschreitende und auffallend zunehmende Besserung schließt, solange sie anhält, jede Wiederholung irgendeines Arznei-Gebrauchs durchgängig aus"(Organon, § 246). Hat eine Arznei einen Heilungsprozess eingeleitet, soll dieser nicht gestört werden. Sowohl bei akuten als auch bei chronischen Krankheiten kann der Heilungsverlauf durch eine Arzneiwiederholung während der Besserung oder durch einen verfrühten Arzneiwechsel unterbrochen oder sogar gestoppt werden.

- Besonders bei **akuten Krankheiten** reicht oft die Einmalgabe des richtigen Mittels aus, um zu einer restlosen Heilung zu führen.
- Bei **chronischen Krankheiten** sollte ein Arzneimittel erst wiederholt werden, wenn der Heilungsverlauf zweifelsfrei ins Stocken geraten ist.

In der Regel werden die vordringlichen Krankheitssymptome mit der ersten Gabe des korrekten Arzneimittels beseitigt. Übrig bleiben die uncharakteristischen, weniger beschwerlichen Nebensymptome der Krankheit.

Für die weitere Behandlungsstrategie gilt: Geduld haben und weiter beobachten. Der Zeitpunkt für eine Arzneiwiederholung oder Verabreichung einer neuen Arznei ist noch nicht gegeben. Findet eine Arzneiwiederholung zu früh statt, so würde das Auftreten ursprünglicher alter Krankheitssymptome gestoppt werden. Diese prognostisch wichtigen Symptome braucht der homöopathische Arzt, um den idealen Zeitpunkt der zweiten Verordnung erkennen zu können.

5.2.2 Arzneiwiederholung

Es darf keine Arzneigabe stattfinden, solange eine Besserung der Patientin erkennbar ist.

Wiederauftreten der ursprünglichen Krankheitssymptome nach einer Phase der Besserung

In jedem Krankheitsfall sollte der Heilungsverlauf so lange beobachtet werden, bis die Besserung nicht mehr weiter voranschreitet oder bis die bereits verschwundenen Krankheitssymptome wieder auftreten. Dies ist der ideale Zeitpunkt für die Wiederholung der Hochpotenz.

Treten im Laufe der Behandlung alte Krankheitssymptome auf, die bereits **vor der aktuellen Krankheit** vorhanden waren, ist geduldig abzuwarten, bis diese Reaktionen abklingen. In diesem Fall darf die Arznei **nicht** wiederholt werden, da nach der Hering'schen Regel (☞ II.5.1.1) das Auftreten von Symptomen in umgekehrter Reihenfolge Teil des Heilungsprozesses sind, der ungestört ablaufen muss.

Keine weitere Besserung (Heilungsprozess ist noch nicht abgeschlossen)

Kommt es nach der Phase eines positiven Heilungsverlaufs zu einer Stagnation, sollte dennoch einige Wochen zugewartet werden, ob der Organismus tatsächlich kein Voranschreiten in Richtung Heilung mehr schafft. In diesem Fall sollte die ursprüngliche Arznei in derselben Potenz wiederholt werden. Das Credo lautet: Never change a winning team! Solange eine Arznei wirkt, sollte sie niemals gewechselt werden. Sie wird in großen Abständen so oft wiederholt, bis sie mit Sicherheit keine Wirkung mehr zeigt.

5.2.3 Auftreten neuer Symptome

Treten neue Symptome auf, so muss geklärt werden, ob es sich tatsächlich um völlig neue Symptome handelt. Wären es tatsächlich alte, lange zurückliegende Krankheitssymptome, die wieder auftreten, so dürfte noch keine neuerliche Arzneigabe verordnet werden. Sind es allerdings ganz neue, der Patientin unbekannte Symptome, so hat statt einer Heilung nur eine **Verschiebung von Symptomen** stattgefunden. Um diese unerwünschte Wirkung eines falsch verordneten Arzneimittels rückgängig zu machen, müssen die neu entstandenen Krankheitssymptome aufgenommen und gemeinsam mit den Hauptsymptomen der ursprünglichen Krankheit repertorisiert werden. Es wird nun das Simile verordnet. Fehler in der Arzneiverschreibung erschweren die Beurteilung und Nachvollziehbarkeit des Krankheitsverlaufs.

5.2.4 Wechsel der Potenzhöhe

Kommt der Heilungsverlauf zum Stillstand oder treten die ursprünglichen Krankheitssymptome nach anfänglicher Besserung wieder auf, sollte die Arznei wiederholt werden. Entsprechend der Kent'schen Skala (☞ II.4.3.2) wird die ursprüngliche Arznei zunächst in derselben Potenz wiederholt. Danach wird auf die nächst höhere Potenzstufe übergangen. Kent begann seine Kuren mit der C 30. Wenn diese nach zweimaliger Gabe nicht mehr wirkte, verordnete er die C 200 (wieder zweimal), danach die C 1000, C 10 000, C 50 000, C 100 000, C Million. Führten diese Verordnungen noch nicht zur restlosen Heilung, begann er wieder mit der C 30.

5.2.5 Arzneimittelwechsel

Kent warnt davor, ein Arzneimittel zu wechseln, nur weil sich die Symptome im Laufe der Behandlung verändert haben: „Man soll nicht von dem Mittel abgehen, solange es heilende Eigenschaften zeigt" (Künzli von Fimmelsberg 1985). Ein Mittelwechsel ist auch dann nicht angezeigt, wenn sich die Krankheitssymptome verändern und scheinbar nicht mehr mit dem verabreichten Arzneimittel übereinstimmen. Wenn ein Simile gefunden wurde, muss es so lange in ansteigenden Potenzen gegeben werden, bis die Patientin sicher keine Besserung mehr durch die Arznei verspürt. Geht es der Patientin besser, obwohl sich die Symptome verändert haben, bleibt man bei demselben Arzneimittel.

Ein Mittelwechsel ist indiziert,

- wenn neue Symptome auftreten, **ohne** dass eine Besserung der Patientin erkennbar ist,

- oder wenn neue, **noch nie da gewesene** Symptome auftreten und die Hauptsymptome der ursprünglichen Erkrankung verschwunden sind.

Zu frühe Wiederholungen eines Arzneimittels sind ein homöopathischer Kunstfehler. Bei Unsicherheit sollte lieber länger beobachtet, als zu früh eine falsche Verordnung getroffen werden.

MERKE

Geduld und unvoreingenommene Beobachtungsgabe sind die wichtigsten Eigenschaften eines homöopathischen Arztes.

Komplementäre Verschreibung

Eine komplementäre Verschreibung ist dann nötig, wenn das erstverschriebene Arzneimittel nicht zur kompletten Heilung geführt hat.

Beispiel: Eine junge Frau leidet an einem eiweißartigen Fluor, der so stark ist, dass sie mehrmals täglich die Einlage wechseln muss. Nach Einsetzen des Fluor hat sie zunächst eine stark verminderte Libido. Die Patientin erhält *Calcium phosphoricum* C 30. Nach wenigen Tagen ist der Fluor verschwunden und die Libido wieder normal. Allerdings sind ihre Kopfschmerzen an der Stirn noch vorhanden, die durch Arbeiten am Computer ausgelöst werden, und sie neigt dazu, nach jedem Kältereiz einen Schnupfen mit wochenlangem Husten zu entwickeln. *Calcium phosphoricum*, wiederholt in ansteigender Potenz gegeben, beeinflusst diese konstitutionellen Symptome nicht positiv. Es muss also ein komplementäres Mittel – in diesem Fall war es *Tuberculinum bovinum* – verordnet werden. Nach der *Tuberculinum*-Gabe verschwanden auch die Erkältungsneigung und der Kopfschmerz, ohne wieder aufzutreten.

Komplementärmittel werden oft benötigt, um die endgültige Heilung aller Krankheitssymptome zu erzielen.

5.3 Verschreibung von Q-Potenzen

Samuel Hahnemann hat sich in seinen letzten Lebensjahren intensiv mit dem Thema „Erstverschlimmerung" beschäftigt. Er wollte eine Methode finden, die eine Heilung **ohne** vorangehende unangenehme Symptome, also ohne Verschlimmerung für die Patienten ermöglicht. Die Lösung fand er in den Q-Potenzen (vgl. Organon, §§ 245–251, ☞ II.4.3.3). Hahnemann erkannte, dass bei Wiederholung einer Hochpotenz unangenehme Symptome nur vermeidbar sind, wenn die Arznei in ihrem Potenzierungsgrad vor jeder Einnahme leicht verändert wurde: „Vorsichtshalber muss der Potenz-Grad jeder Gabe von dem der vorangegangenen und nachfolgenden Gaben etwas abweichen, damit sich das Lebensprinzip, das zur ähnlichen Arzneikrankheit umzustimmen ist, nie zu widrigen Gegenwirkungen aufgeregt und empört fühlen kann" (Organon, § 246).

Einnahmemodus der Q-Potenz

Die Handhabung von Q-Potenzen weicht von der Einmalverordnung der C-Potenz ab (☞ II.4.3.2). Q-Potenzen werden täglich oder öfter verabreicht. Ein bis drei Globuli der Q-Potenz werden in etwas Wasser und Alkohol gelöst. Vor jeder Einnahme sollte die Flüssigkeit acht-, zehn- oder zwölfmal geschüttelt (potenziert) werden. Das minimale Potenzieren der Arznei verhindert bei regelmäßiger Einnahme die Entwicklung von Arzneimittelprüfsymptomen. Von dem Gemisch lässt man die Kranke einen oder ansteigend mehrere Teelöffel täglich einnehmen. Bei chronischen Krankheiten sollte die Einnahme jeden oder jeden 2. Tag stattfinden, bei akuten Krankheiten alle sechs bis zwei Stunden, in besonders schweren Fällen auch öfter (☞ II.4.3.3).

Auftreten neuer Symptome

Bringt eine Arznei in Q-Potenz neue, unangenehme Symptome zusätzlich zu den ursprünglichen Krankheitssymptomen hervor, wurde eine falsche Arznei verordnet. Treten nach der Verordnung einer schlecht gewählten Arznei neue Symptome auf, müssen die auffälligen neuen Symptome nochmals zusammen mit den auffälligen Symptomen der ursprünglichen Krankheit repertorisiert werden, um das passende Arzneimittel zu finden. Die daraufhin besser ausgewählte Arznei wird die Prüfsymptome und die Krankheit rasch zum Verschwinden bringen.

Dauer der Einnahme

Die Einnahme einer Q-Potenz wird so lange fortgesetzt, bis die Patientin eine eindeutige Besserung verspürt, **ohne** neue beeinträchtigende Beschwerden zu entwickeln.

Kommt es allerdings **gegen Ende der Behandlung einer chronischen Krankheit** zu einer Verschlimmerung der restlichen Krankheitssymptome, muss die Gabe seltener gegeben oder mehrere Tage ganz abgesetzt werden.

In dieser Phase kann man beobachten, ob die Patientin überhaupt noch eine Arznei benötigt oder sich bereits völlige Gesundheit eingestellt hat. Die „Scheinsymptome", die durch eine zu lange Einnahme der Q-Potenz entstanden sind, verschwinden rasch nach Einnahmestopp der Arznei, und Symptomfreiheit bleibt zurück.

Idiosynkrasie

Q-Potenzen werden auch von besonders empfindlichen Patientinnen gut vertragen, die auf jede C-Potenz (☞ II.4.3.2) mit einer starken Verschlimmerung reagieren. Bei idiosynkratischen Patientinnen kommt die **„Mehrglasmethode"** (☞ II.3.5.1) zur Anwendung: Nach dem Verschütteln des Arzneifläschchens wird 1 EL der Arznei in 8 EL Wasser gemischt und kräftig verrührt. Von dem Gemisch wird ein EL eingenommen.

Extrem empfindliche Kranke verdünnen die Arznei vor der Einnahme weiter: Nach jedem kräftigen Rühren wird 1 EL der Flüssigkeit in ein weiteres Glas Wasser eingerührt, davon wieder ein EL entnommen und in ein weiters Glas Wasser gegeben usw. Die zunehmende Verdünnung mildert die Arzneiwirkung und verhindert die Entwicklung von Arzneimittelsymptomen.

Q-Potenzen werden in aufsteigender Reihe (Q 1, Q 2, Q 3 etc.) gegeben, wenn nötig über Monate. Im Unterschied zu den Einmalgaben der C-Potenzen führt die repetitive Einnahme von Q-Potenzen zu einer rascheren und verschlimmerungsfreien Heilung.

Grenzen der Q-Potenz Verordnung

Q-Potenzen werden nur von wenigen homöopathischen Ärzten eingesetzt, obwohl die Vorteile gegenüber den C-Potenzen auf der Hand liegen (s. o.).

Dafür gibt es vor allem zwei Gründe:

- Nicht alle Patientinnen verfügen über eine ausreichende Compliance, um die Q-Potenz jeden Tag erneut zu verschütteln und gewissenhaft einzunehmen.
- Die Behandlung mit Q-Potenzen erfordert regelmäßige Follow-ups, damit der ideale Zeitpunkt für das Absetzen des Arzneimittels bzw. für einen Arzneiwechsels nicht übersehen wird. Werden Q-Potenzen in die Heilung hinein weiter eingenommen, führen sie zu Verschlimmerungen der ursprünglichen Krankheitssymptome. Treten neue Symptome auf, so indizieren sie einen Arzneiwechsel. Der häufige telefonische oder persönliche Kontakt mit der Patientin ist von ärztlicher Seite oft schwer organisierbar.

5.4 Beurteilung des Heilungsverlaufs

Der **psychische Zustand** der Patientin zeigt an, ob die Arznei wirkt oder nicht: Wirkt die Arznei, wird sich die Patientin wohler und gelassener fühlen. Sie wird sagen, dass sie weniger erschöpft und leistungsfähiger als zuvor ist.

> MERKE: Die Psyche ist das Leitbild homöopathischer Heilungsverläufe.

Wurde eine unpassende Arznei verordnet, zeigt sich das gegenteilige psychische Bild: Die Patientin ist abgespannt, reizbar und bewältigt den Alltag schlechter als vor der Mitteleinnahme.

Körperliche Symptome bessern sich bei chronischen Krankheiten oft erst nach einer längeren Phase der Arzneimitteleinnahme und sind daher weniger verlässliche Prädiktoren.

Hahnemann warnt den Therapeuten davor, dass Patienten Besserungen oder Verschlechterungen mitunter nicht objektiv wiedergeben. Dies kann der Fall sein, wenn sich eine Patientin zu ihrem homöopathischen Arzt sehr hingezogen fühlt, und ihn mit der Nachricht, dass es ihr nicht besser geht, nicht enttäuschen will. Hat die Patientin ein pessimistisches

Naturell, so will sie die Heilung nicht zugeben aus Angst, es könne eine neuerliche Verschlimmerung eintreten (Organon, § 255).

MERKE

Der behandelnde homöopathische Arzt muss sich auf seine vorurteilsfreie Beobachtung verlassen.

Visuelle Analogskala (VAS)

Je akribischer man die Beschwerden der Patientin dokumentiert hat, desto genauer kann man die Veränderung bei der folgenden Konsultation erfassen: Jede dokumentierte Beschwerde muss nach „besser", „schlechter" oder „gleich geblieben" abgefragt werden.

Dabei bewährt sich die Visuelle Analogskala von 0-10. Diese Skala hat einen Schieber, der sich zwischen einem lächelnden Gesicht (Wert 0) und einem schmerzverzerrten (Wert 10) bewegen lässt. Man liest an der Rückseite der Skala die Zahl ab, die die Patientin eingestellt hat.

Bereits bei der Erstanamnese wird zu jeder Beschwerde die Zahl der VAS notiert. Beim Follow-up wird erneut nach der Intensität jeder Beschwerde

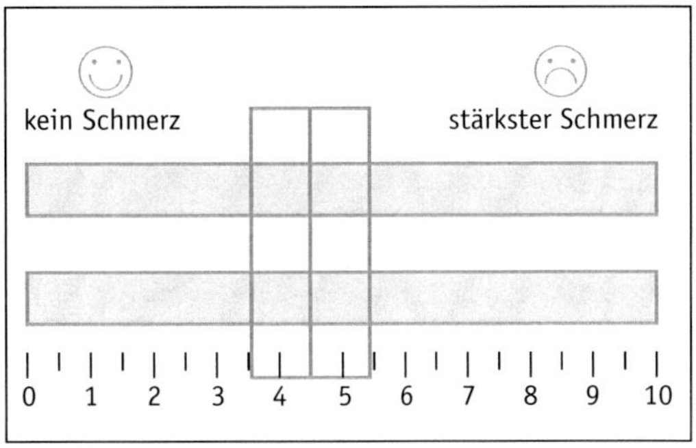

Abb. II.5-1: Visuelle Analogskala (VAS) von 1 bis 10 zur Beurteilung der veränderten Symptomatik.

gefragt. So ergibt sich ein objektives Bild der Verbesserung, Verschlechterung oder des Gleichbleibens der Symptome. Die VAS ermöglicht es, auch über lange Zeiträume eine Tendenz der Wirkung der homöopathischen Behandlung objektiv zu erfassen.

Homöopathische Literatur

Künzli von Fimmelsberg J: Zur Theorie der Homöopathie. J.T. Kents Vorlesungen über Hahnemanns Organon, 3. Aufl., Grundlagen und Praxis, Leer 1985

Hahnemann S: Organon der Heilkunst. Neufassung der 6. Aufl., hrsg. v. Schmidt JM, Elsevier/Urban & Fischer 2004

III
Praxis

1 Kindergynäkologie

1.1 Entwicklungsperioden

Gynäkologische Erkrankungen in der Kindheit unterscheiden sich wesentlich von denen, die typischerweise im Jugend- und Erwachsenenalter auftreten. Ätiologie, Symptome und Therapie von gynäkologischen Krankheitsbildern sind vielfach abhängig vom endokrinologischen Entwicklungszustand. Kenntnisse der physiologischen Entwicklungsperioden (☞ Tab. III.1-1) sind Grundvoraussetzung für die kindliche/jugendliche gynäkologische Begutachtung (Heinz 1994).

Die Begutachtung der kleinen Patientinnen erfolgt durch Erhebung einer Eigen-, Familien- und psychosozialen Anamnese sowie einer Beurteilung des Verhaltens und des Entwicklungstandes. Größe und Gewicht werden gemessen und mit den Perzentilenkurven verglichen. Die Beurteilung der Pubertätsentwicklung erfolgt anhand der Tanner-Stadien (☞ Abb. III.2-1 – III.2-3) (Tanner 1962).

MERKE

> Die individuelle Pubertätsentwicklung und das chronologische Alter können eine große Variationsbreite zeigen.

Als Faustregel für die Praxis können die Meilensteine der Pubertätsentwicklung (☞ Tab. III.1-3) bei Mädchen gefunden werden (Buck 2004).

Die **gynäkologische Untersuchung** des Mädchens (☞ auch III.2.2) ist oft mit Angst belastet und bedarf einer vertrauensvollen, ruhigen Atmosphäre. Nach exakter Inspektion des äußeren Genitales mit Beurteilung von Vulva, Introitus und Anus erfolgt die Beurteilung des Hymens, wobei manchmal sogar der untere Anteil der Vagina eingesehen werden kann. Weitere Maßnahmen wie Abstrichentnahme, Sondierung (mit Einmalurinkatheter) oder eine vaginoskopische Untersuchung erfolgen je nach Fragestellung, werden aber niemals erzwungen. Bei dringender Indikation erfolgt der Eingriff in Kurznarkose. Nach Palpation des Abdomens erfolgt je nach Fragestellung gegebenenfalls eine rektale bimanuelle Untersuchung. Durch den Einsatz hoch auflösender Ultraschallgeräte hat die rektale Palpation im Kindesalter ihre Bedeutung in der Größenbeurteilung der Organstrukturen zwar einerseits verloren, ist aber andererseits bei manchen Fragestellungen jedoch zur exakten gynäkologischen Beurteilung erforderlich.

In der **hormonellen Ruheperiode** sind es krankhafte Befunde oder Abnormitäten an Vulva, Hymen und Vestibulum vaginae, die behandelt oder im Hinblick auf das spätere Sexualleben bewertet werden müssen. Dabei spielen fachübergreifende Symptome und Erkrankungen und damit die Zusammenarbeit zwischen Gynäkologen, Pädiatern, Kinderchirurgen und -urologen eine wesentliche Rolle.

Mädchen in der Pubertät **(Reifeperiode)** suchen hingegen ärztlichen Rat meist wegen Blutungsunregelmäßigkeiten (☞ III.2.4.2), perimenstrueller Befindlichkeitsstörungen (☞ III.2.5) oder Sexualberatung und Kontrazeptionswunsch (☞ III.9).

Die häufigsten Gründe für eine ärztliche Konsultation bei Kindern und Jugendlichen sind Entzündungen im Genitalbereich, Entwicklungsstörungen, Blutungsstörungen und Verdacht auf Missbrauch.

Tab. III.1-1: Entwicklungsperioden in der Kinder- und Jugendgynäkologie

Periode	Klinik	Endokrinologische Grundlagen
Neugeborenenperiode (bis 4./6. Lebenswoche)	• Hymen ödematös • Evtl. Mamma bis B2 (☞ III.2.1) • Evtl. vaginale Blutung („Halban-Reaktion“)	• Östrogene erhöht (mütterlicher Einfluss) • Gonadotropine niedrig • Androgene: abfallend
Kindheit (bis 7./8. Lj.)	• Hymen glatt, scharfkantig • Keine sekundären Geschlechtsmerkmale	• Ruheperiode der Ovarien • Östrogene: niedrig Basissekretion aus NNR • Gonadotropine (bes. FSH): bis 3. Lebensmonat ansteigend, dann abfallend • Androgen: kontinuierlich absinkend bzw. niedrig
Präpupertät (ca. 8.–10. Lj.)	• Wie Kindheit • Übergang zur Pubarche	• Östrogen: wie Kindheit • Gonadotropine: FSH allmählicher Anstieg, LH gleich bleibend niedrig • Androgene: adrenale Androgenbildung (DHEA, DHEAS, Androstendion) selektiv gesteigert (= Adrenarche)
Pubertät (ca. 10.–15. Lj., Menarche + 2 Jahre)	• Hymen verquollen, ödematös, gefältelt • Mammarche bis B4 (☞ III.2.1) • Pubarche bis P4 (☞ III.2.1) • Menarche • Anovulatorischer Zyklus	• Östrogene: kontinuierlicher Anstieg • Gonadotropine: FSH- und LH basal ansteigend • Androgene: Anstieg
Adoleszenz (ca. 15.–18. Lj.)	• Volle Geschlechtsreife • Wachstumsstillstand • Ovulatorischer Zyklus	• Zunehmend volle Funktion der Achsen • Hypothalamus-Hypophyse-Ovar-NNR-System

1.2 Physiologische und abnorme Genitalbefunde

Im Rahmen der gynäkologischen Untersuchung eines Kindes kommt der Inspektion des äußeren Genitales ein zentraler Stellenwert zu. Neben der Festlegung der Reifezeichen nach Tanner (☞ Abb. III.2-1) ist die Beurteilung des Hymens von besonderer Bedeutung.

1.2.1 Beurteilung des Hymens

Der normale Hymenalring ist genügend weit, sodass auch bei einem Säugling schon das untere Viertel der Vagina eingesehen werden kann, wenn die Vulva richtig entfaltet wird. In der hormonellen Ruhephase präsentiert sich das Hymen hingegen infolge der Atrophie als rigide.

Die Form des Hymens ist variabel, entweder rund **(Hymen anulare)** oder halbmondförmig **(Hymen semilunare)**. Mitunter reicht die obere Begrenzung bis an das Orificium urethrae externum **(Hymen semilunare altus)**, sodass das Hymen nur einen schmalen Zugang zur Scheide lässt (Pokorny 2001). Die Therapie des Hymen altus sollte frühzeitig erfolgen, da sich bei der Miktion der Urin zunächst in die Scheide ergießt und lange nachtropft, was zu rezidivierenden Infektionen des Urogenitaltraktes führen kann. Die Diagnose eines **Hymenalseptums** oder eines **Hymen cribriformis**, wobei sich das Hymen über die gesamte Vaginalöffnung erstreckt, jedoch zahlreiche Löcher aufweist, erfordert keine sofortige operative Intervention im Kindesalter, sollte jedoch evtl. vor der Kohabitarche operativ saniert werden, um dem Mädchen unangenehme Erfahrungen zu ersparen (Wachter 2002). Das **Hymen fimbriatus** gibt oft bei Eltern Neugeborener Anlass zur Sorge, da es wie ein Polyp imponiert, der von der hinteren Kommissur ausgeht. Es hat jedoch keinen Krankheitswert, ist als unterbrochenes Hymen septus aufzufassen und kann belassen werden.

> ! Bei Verdacht auf genitale Fehlbildungen sollte man zu einem möglichst frühen Zeitpunkt um eine exakte Diagnosefindung bemüht sein. Insbesondere intersexuelle Anomalien, bei welchen die Geschlechtszuordnung des Neugeborenen nicht eindeutig ist, und Verschlussfehlbildungen, die mit einem Sekretaufstau einhergehen, sollten rasch geklärt werden (Terruhn 1987).

Die **Hymenalatresie** kann schon bei Säuglingen zum Mukokolpos führen und bedarf einer Exzision der Hymnealplatte unter Oberflächenanästhesie. Oft wird die Hymenalatresie im Kindesalter übersehen und führt erst in der Pubertät bei Ausbleiben

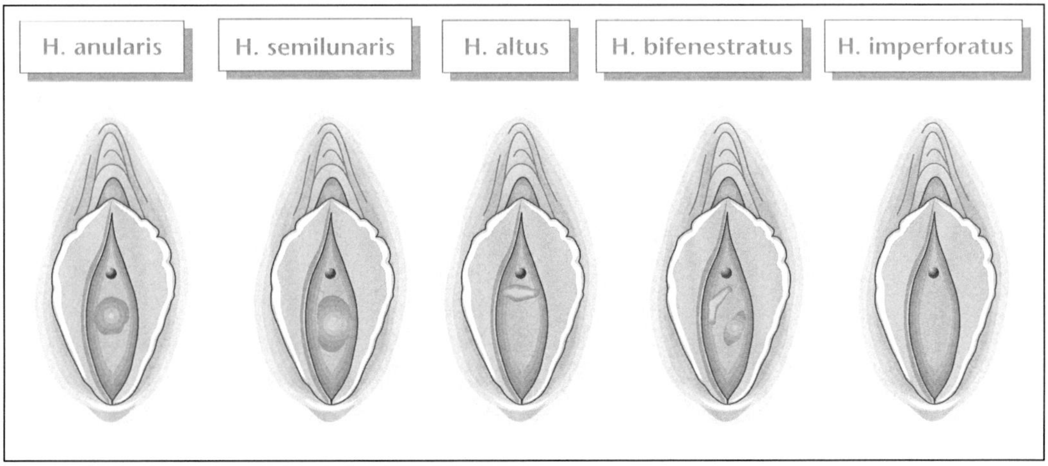

Abb. III.1-1: Formen des Hymens.

der Menarche bei ansonsten zeitgerechter Pubertätsentwicklung zur Diagnose. Die Mädchen leiden oft unter rezidivierend auftretenden Unterbauchbeschwerden ohne Blutung. Je nach Zeitpunkt der Diagnosestellung und damit Anzahl der stattgehabten Menstruationsblutungen finden sich als Folge der Vaginalplatte ein Hämatokolpos mit stark erweiterter Vagina, eine Hämatometra und Hämatosalpinx mit Hämosiderin- und Fibrinablagerungen im kleinen Becken (Buck 2004).

1.2.2 Mayer-Rokitansky-Küster-Hauser-Syndrom (MRKHS)

Klinik und Diagnostik

Die häufigste Form der Genitalagenesie als Vollbild stellt das Mayer-Rokitansky-Küster-Hauser-Syndrom dar. Es ist mit einer Inzidenz von 1 : 4000 weiblichen Lebendgeborenen durch das kongenitale **Fehlen von Uterus, Zervix** und **oberer Vagina** charakterisiert, das auf eine embryonale Entwicklungsstörung der Müller'schen Gänge zurückzuführen ist (Geiger 2002). MRKHS-Patientinnen zeigen einen unauffälligen Karyotyp (46, XX) und weisen normale sekundäre Geschlechtsmerkmale auf.

Die Ursache für das MRKHS-Syndrom ist bis heute unbekannt, genetische Veränderungen konnten bislang nicht nachgewiesen werden.

Zu beachten ist, dass diese Genitaldifferenzierungsstörungen häufig von Fehlbildungen oder Aplasien der ableitenden Harnwege begleitet sind. Das MRKHS-Syndrom wird meist erst in der Pubertät wegen des Ausbleibens der Menarche erkannt. Die Inspektion des äußeren Genitales ist zunächst unauffällig, da die Vulva inspektorisch normal aussieht und der Hymenalring sichtbar ist. Der Vaginalverschluss beginnt erst ein bis zwei Zentimeter oberhalb des Hymenalringes.

Therapie

Therapeutisch kann der Patientin im geschlechtsreifen Alter durch die Schaffung einer Neovagina die Kohabitation ermöglicht werden, das Mädchen ist jedoch über die nicht zu behebende Kinderlosigkeit aufzuklären.

1.2.3 Labiensynechie

Klinik und Diagnostik

Die Labiensynechie im Kindesalter ist eine relativ häufige Erkrankung und wird fälschlicherweise oft für eine Verschlussfehlbildung gehalten. Es handelt sich um eine **Verklebung der kleinen Schamlippen**, die meist **im Gefolge einer Vulvovaginitis** auftritt (Geiger 2002). Aufgrund des Hormonmangels tritt sie typischerweise in der hormonellen Ruheperiode (erstes bis achtes Lj.) auf und löst sich meist spontan mit Einsetzen der Pubertät. Die Verklebung kann zum nahezu vollständigen Verschluss des Scheideneinganges und Verlegung der Urethralmündung und damit zu erheblichen Miktionsbeschwerden führen.

Typischerweise berichten die Kinder auf Befragen über ein Nachträufeln von Urin nach dem Toilettengang.

Therapie

Die Behandlung ist einfach und sehr effektiv. Die Lösung der Synechie erfolgt digital durch täglich ein- bis zweimalige lokale Applikation von Östrogen. Nach ein- bis zweiwöchiger Anwendung wird die stumpfe Lösung der Synechie ermöglicht. Eine Nachbehandlung mit östrogenhaltigen Cremes ist meist notwendig, da die Neigung zum Rezidiv bzw. neuerlichem Verkleben sehr groß ist. Eine operative Lösung ist obsolet und muss wegen der resultierenden narbigen Synechien als Fehlbehandlung angesehen werden.

Labiensynechien werden in der Präpubertät und Pubertät nicht mehr beobachtet, da in diesem Lebensalter die Östrogene ihren Schutzmechanismus bereits entfaltet haben.

1.3 Infektionen

Insgesamt sind entzündliche Erkrankungen des Genitale der häufigste Konsultationsgrund in der kindergynäkologischen Sprechstunde.

Klinik und Diagnostik

Das klinische Erscheinungsbild ist einigermaßen einförmig: Meist finden sich eine **Rötung der Vulva** und eine **Flüssigkeitsansammlung im Vestibulum**. Die Kinder klagen über **Brennen oder Jucken an der Vulva** und fallen durch **Kratzen** an dieser Stelle auf. Nicht selten ist die Vulvitis von einer **Dysurie** begleitet. Aufgrund des Hormonmangels in der Ruhephase (erstes bis achtes Lj.) fehlt die physiologische Döderleinflora. Das Epithel von Vulva und Vagina ist atrophisch, weshalb mechanische Reizung (Sandkastenvulvitis), Hygienefehler sowie allergische Reaktionen zur Rötung des Epithels und sogar zu **Ausfluss** führen können.

Bei den meisten Entzündungen liegt eine primäre Vulvitis mit eventuell sekundärer Beteiligung der Vagina vor. Im akuten Stadium erscheint die Vulva einschließlich des Introitus vaginae entzündlich gerötet, die Rötung ist unscharf begrenzt, die kleinen Schamlippen und das Hymen ödematös geschwollen. Man findet gelbliche Auflagerungen, Kratzspuren und Smegma (Talgdrüsensekret mit abgestorbenen Hautzellen und Urinrückständen) zwischen großen und kleinen Schamlippen. Im chronischen Stadium hingegen findet sich meist eine lachsfarbene Rötung mit dazwischen liegenden weißlichen Zonen mit Kratzspuren und Borken. Auffallend sind meist die **extreme Trockenheit der Vulva** und die Rötung, die meist bis zum Anus reicht.

Erreger

Haupterreger dieser unspezifischen Vulvovaginitiden (☞ III.4) sind Enterokokken, E. coli, Staphylococcus epidermidis, Staphylococcus aureus, Streptokokken der Gruppe B, Proteus mirabilis und andere (Geiger 2002).

Therapie

Lokal desinfizierende Maßnahmen wie **Sitzbäder** mit Kaliumpermanganat oder Polyvidonjodlösung, einmaliges Aufbringen/Einbringen einer **desinfizierenden Creme** lokal oder intravaginal (über Einmalkatheter) sichern meist den Therapieerfolg.

Bei Rezidiven kann eine kurzzeitige Behandlung mit **östrogenhaltigen Salben** indiziert sein. Es sollte eine exakte Aufklärung über Intimhygiene erfolgen (☞ Tab. III.1-2).

Liegt hingegen ein therapieresistenter, putrider, übel riechender, evtl. blutig tingierter Fluor vor, ist dies Anlass für eine **Vaginoskopie**. Ein intravaginaler **Fremdkörper** muss ausgeschlossen, gegebenenfalls entfernt werden.

Spezifische Infektionen wie Infektionen mit **Streptokokken der Gruppe A** verursachen eine schmerzhafte Entzündung und sollten mit **Antibiotika** behandelt werden.

Pilzinfektionen im Rahmen einer Antibiotikatherapie oder Immunsuppression sind eher selten und bedürfen einer lokalen **antimykotischen Therapie.**

Bei Infektionen wie **Trichomonaden, Gardnerella vaginalis, Gonokokken, Chlamydien, Condylomata acuminata** muss immer an eventuell stattgehabte sexuelle Übergriffe gedacht werden (☞ III.1.7). Diese müssen aber nicht immer die Ursache sein. Eine sorgfältige Anamnese, Untersuchung und Ursachenklärung sollte die Konsequenz sein.

1.4 Lichen sclerosus et atrophicus

Lichen sclerosus ist eine nicht entzündliche, nicht neoplastische Erkrankung des äußeren Genitales. Ätiologisch vermutet man neben einem **Östrogenmangel** einen **gestörten Testosteronstoffwechsel** (5α-Reduktase-Mangel), auch **genetische Ursachen** und Autoimmunprozesse (Vytiska 2003).

Klinik und Diagnostik

Klinisch steht der **oft quälende Juckreiz** im Vordergrund. Bei der Inspektion ist die Haut der Vulva oft pergamentartig dünn, verletzlich, faltenlos mit petechialen Blutungen. Beim hyperplastischen dystrophen Typ imponieren Keratosen im Vulvabereich mit Hautverdickungen und Rarefizierung der kleinen Labien. Eine bakterielle Superinfektion als Komplikation ist möglich. Bei eindeutiger Klinik ist im Kindesalter eine Biopsie zur histologischen Klärung nicht zwingend notwendig, da höhergradige Zellatypien sehr selten sind. Regelmäßige Kontrolluntersuchungen, vor allem bei klinischen Beschwerden, sind jedoch angezeigt.

Tab. III.1-2: Tipps für die Intimhygiene

Was soll man tun?	Was soll man lassen?
• Die Schamgegend möglichst einmal täglich waschen. • Feuchttücher, Waschgel oder -lotion verwenden (stören nicht das biologische Gleichgewicht der lokalen Hautflora)	• Keine stark parfümierten Seifen, keine zu starken Badezusätze verwenden • Nicht zu viel waschen (ein zu feuchtes Milieu macht anfällig für Infektionen)
Reinigung mit der Hand oder/und mit der Handbrause	Keine Desinfektionsmittel und Scheidenspülungen verwenden (stören bzw. zerstören die normale Bakterienbesiedelung der Haut und Scheide)
• Waschlappen (wenn überhaupt) nur einmal benutzen • Separates Handtuch zum Abtrocknen der Schamgegend verwenden	Nicht das gleiche Handtuch für „oben" und „unten" verwenden
• Nach dem Stuhlgang von vorne nach hinten wischen, niemals umgekehrt (Verschleppung von Keimen) • Möglichst weiches Toilettenpapier verwenden	• Nach dem Stuhlgang niemals von hinten nach vorn abputzen • Nicht zweimal mit dem gleichen Stück Papier wischen • Beim Abwischen nicht rubbeln
Nach dem Besuch des Schwimmbades/der Sauna gründlich (ohne Badeanzug) abduschen (inkl. Schamgegend)	Im Schwimmbad/in der Sauna nicht ohne Unterlage (z. B. das eigenes Handtuch) auf Bänke setzen (Fremdkeime)
Auf der Haut möglichst Baumwollslips tragen (verhindert feuchtes Milieu)	• Keine Unterwäsche aus synthetischen Fasern tragen • Keine synthetische Fasern (z. B. Strumpfhose) ohne Unterhose tragen (nimmt zu wenig Feuchtigkeit auf)
Möglichst täglich die Unterwäsche wechseln	Unterwäsche nicht länger als einen Tag tragen
weite Hosen/Röcke tragen (verhindern Wärme-Verdunstungsstau)	Nicht zu enge Hosen tragen (drücken oder scheuern, werden feucht und begünstigen Wucherung von Bakterien)

Therapie

Als Behandlung eignen sich neben **thymushaltigen Salben** eventuell **kurzzeitige topische Corticoidgaben** zur Besserung der Symptome. Weitere Behandlung mit inerten Salben oder fetthaltigen Pflegesalben sind neben besonderer Beachtung der Genitalhygiene von Nutzen. Typisch ist ein chronisch-rezidivierender Verlauf, eine Spontanheilung in der Pubertät ist häufig.

1.5 Zyklus- und Blutungsstörungen

Vaginale Blutungsstörungen vor Pubertätsbeginn müssen immer abgeklärt werden. Häufige Ursachen dafür sind eine Entzündung oder eine Verletzung durch das Einführen eines Fremdkörpers (☞ III.1.3). Im Teenageralter sind Zyklusstörungen sehr häufig (☞ III.2.4.2).

Neben hypothalamischen Dysfunktionen, häufig bei Stress oder Untergewicht, führt auch eine **Hyperandrogenämie** zu erheblichen Zyklusstörungen (☞ III.2.4.2). Zu den bekannten, aber nicht obligaten klinischen Symptomen wie Adipositas und

Hirsutismus, den auffälligen Hormonparametern (hohes LH, niedriges FSH, hoher LH/FSH Quotient, erhöhtes Testosteron und DHEAS) kommt die beidseitige Vergrößerung der Ovarien. Das **PCO-Syndrom** (☞ III.8.2.3) ist meist Ursache einer erhöhten Insulinresistenz bei Hyperinsulinämie (Kleinstein 1998).

1.6 Entwicklungs- und Funktionsstörungen

Die Kenntnis der normalen Pubertätsentwicklung ist Vorraussetzung für das Erkennen pathologischer Verläufe (☞ Tab. III.1-3).

Die Basisdiagnostik bei Pubertätsstörungen umfasst neben der Anamnese die Registrierung der Reifemerkmale nach Tanner (☞ III.2.1), die Perzentilenkurven für Größe und Gewicht und die gynäkologische Untersuchung (☞ III.1.1) inklusive Ultraschall (☞ III.2.2). Erst wenn hier Auffälligkeiten bemerkt werden, sollten Laboruntersuchungen (Hormonstatus), evtl. MRT des Schädels zum Ausschluss hypophysärer Veränderungen, Röntgen des Handgelenks zur Knochenalterbestimmung und schließlich eine Karyotypisierung durchgeführt werden.

Tab. III.1-3: Meilensteine der Pubertätsentwicklung bei Mädchen – Faustregeln für die Praxis

Thelarche (Brustentwicklung)	10 ± 2 Jahre
Pubarche (Entwicklung der weiblichen Schambehaarung)	11 ± 2 Jahre
Wachstumsschub	12 ± 2 Jahre
Menarche	13 ± 2 Jahre
Zeitbedarf Thelarche/Menarche	< 5 Jahre
Längenwachstum nach Menarche	ca. 8 cm

Vorzeitige Pubertätsentwicklung

Pubertas praecox

! Eine Pubertas praecox liegt vor, wenn es vor dem achten Geburtstag zu einem oder mehreren Pubertätszeichen (Brustentwicklung, Pubesbehaarung) kommt, oder wenn es vor dem neunten Geburtstag zur Menarche kommt (Hauffa 1987).

Klinik und Diagnostik

Bei der GnRH-abhängigen, zentralen Pubertas paecox kommt es zu einer vorzeitigen Aktivierung des hypothalamischen Pulsgenerators und damit der Hypophysen-Gonaden-Achse. In 70% der Fälle kann keine Ursache gefunden werden **(idiopathische Pubertas praecox)** (Grumbach 1990). In den übrigen Fällen können ZNS-Veränderungen (entzündliche ZNS-Erkrankungen, -Tumore, -Fehlbildungen) die vorzeitige Pubertätsentwicklung auslösen. Neben den psychosozialen Auswirkungen kommt es infolge des Östrogeneinflusses zur Akzeleration des Knochenalters mit vorzeitigem Verschluss der Epiphysenfugen und zu einer verminderten Erwachsenengröße (unter der 3. Perzentile).

Therapie

Die Behandlung zielt darauf ab, zunächst die Ursachen zu beseitigen oder im Falle der idiopathischen Pubertas praecox die vorzeitige Geschlechtsentwicklung medikamentös (mittels GnRH-Superagonisten) zu unterbrechen. Dies sollte in enger Kooperation mit einem erfahrenen Endokrinologen geschehen.

Pseudopubertas praecox

Die periphere, GnRH-unabhängige Pseudopubertas praecox wird im Gegensatz zur zentralen Pubertas praecox nicht durch die vorzeitige Aktivierung der neuroendokrinen Achse ausgelöst, sondern durch hormonaktive Tumoren (funktionelle, vorübergehend östrogenproduzierende Ovarialzysten, östrogenproduzierende Tumoren des Ovars oder der Nebenniere) oder durch eine schwere primäre Hypothyreose oder exogene Östrogenzufuhr.

Prämature Thelarche/Pubarche

Eine isolierte oder prämature Thelarche oder Pubarche kann Ausdruck einer partiellen, vorübergehenden Reifeentwicklung sein, ohne dass es zu einer Akzeleration des Knochenalters kommt. Die prämature Thelarche bzw. Pubarche ist zunächst nicht behandlungsbedürftig. Regelmäßige klinische Untersuchungen und Ultraschalldiagnostik (Größe des Uterus als Ausdruck der Östrogenisierung) sind jedoch erforderlich, da es sich in seltenen Fällen um erste Anzeichen einer langsam ablaufenden Pubertas praecox handeln kann.

Verspätete Pubertätsentwicklung

Von einer **Pubertas tarda** spricht man, wenn erste Pubertätssignale erst nach dem 14. Lebensjahr auftreten oder wenn der Zeitbedarf von der Thelarche bis zur Menarche mehr als fünf Jahre beträgt. Eine **primäre Amenorrhoe** ist definiert als das Ausbleiben der Menarche bis zum 15. Geburtstag (Stolecke 1987). Neben der konstitutionellen Entwicklungsverzögerung, bei der es zu einer Verzögerung von Wachstum und Pubertät bei ansonsten gesunden Mädchen kommt, entsprechen Körperlänge und Entwicklungszustand dem Knochenalter, sind aber gegenüber Gleichaltrigen verzögert. Wichtiges Kriterium für das Vorliegen einer konstitutionellen Entwicklungsverzögerung ist die erhaltene Synchronizität zwischen Knochenalter, Längenentwicklung und Stadium der Pubertätsentwicklung.
Eine medikamentöse Therapie ist nicht erforderlich. Bei mehr als 80% der betroffenen Mädchen finden sich in der näheren Verwandtschaft ebenso „Spätentwickler".

Hypogonadotroper Hypogonadismus

Bei Vorliegen eines hypogonadotropen Hypogonadismus (Störungen im Bereich der zentralen Steuerung) muss in jedem Fall nach Tumoren des Zentralnervensystems (Kraniopharyngeome, Germinome etc.) gefahndet werden. Andere Ursachen können kongenitale ZNS-Fehlbildungen, Schädel-Hirntraumen oder Defekte nach ZNS-Infektionen sein. Die dabei entstehenden Läsionen gehen jedoch noch mit anderen hormonellen Ausfällen einher. Ursache eines isolierten Gonadotropinmangels kann beispielsweise ein **Kallmann-Syndrom** sein, das durch Hyposmie (teilweiser Verlust des Geruchssinns) oder Anosmie (totaler Verlust des Geruchssinns) charakterisiert ist.

Einen funktionellen Gonadotropinmangel finden sich bei jungen Mädchen mit Ess-Störungen (☞ III.25), Unterernährung oder bei Wettkampfsportlerinnen.

Hypergonatotroper Hypogonadismus

Die häufigste Form eines hypergonatotropen Hypogonadismus (Störung im Bereich der Gonaden bzw. auf Ebene der Erfolgsorgane, z. B. Uterusfehlbildungen) ist mit einer Inzidenz von 1:2500 weiblichen Lebendgeborenen das **Ullrich-Turner-Syndrom**. Der dabei vorliegende 45-X0-Karyotyp ist assoziiert mit einem weiblichem Phänotyp, ausgeprägtem Minderwuchs, ausbleibender Pubertätsentwicklung und verschiedenen körperlichen Auffälligkeiten. Auch andere Organsysteme wie Herz, Nieren und Skelettsystem können von Fehlbildungen betroffen sein. Sonographisch lässt sich ein kleiner, den infantilen Proportionen entsprechender Uterus darstellen sowie Ovarien, die in bindegewebige Streakgonaden umgewandelt sind. Histologisch handelt es sich dabei um fibröses Ovarialstroma ohne Primordialfollikel.
Bei Mosaikformen finden sich gelegentlich Übergangsformen bis hin zu normal entwickeltem inneren Genitale. Patientinnen mit **XY/X-Mosaikbildung** haben ein erhöhtes Risiko für die Entwicklung eines Gonadoblastoms und sollten nach Abschluss des Längenwachstums gonadektomiert werden. Dasselbe gilt auch für das **Swyer-Syndrom** (reine XY-Gonadendysgenesie). Die Mädchen sind normal groß oder sogar hochwüchsig, Leitsymptom ist das Fehlen der sekundären Geschlechtsmerkmale (☞ Tab. III.1-1, ☞ III.2.1).
Ursache eines primären Hypogonadismus können auch eine angeborene **Hypothyreose, Nebennierenhypoplasie** sowie **onkologische Erkrankungen** mit nachfolgender Bestrahlung oder Chemotherapie sein.

Therapeutische Strategie bei verspäteter Geschlechtsentwicklung

Die Therapie ist bei symptomatischen Formen auf die Grundkrankheit gerichtet. Unabhängig davon kann eine Hormonersatztherapie (Östrogenmonotherapie oder Östrogen-/Gestagen-Gaben) erfolgen.

Bei jüngeren Mädchen kommt in der Regel zunächst nur der Östrogenersatz infrage, ab dem 13. Lebensjahr sollte eine Kombinationstherapie erfolgen. Bei kombinierten hypothalamisch-hypophysären Ausfällen ist die Östrogen-Gestagen-Substitution mit anderen Hormonen (Hydrocortison, L-Thyroxin, Wachstumshormon) zu ergänzen.
Im Rahmen der Diagnosestellung und bei der Beratung ist die Zusammenarbeit mit dem Humangenetiker, bei der Substitution mit Wachstumshormon mit dem pädiatrischen Endokrinologen gefordert.

1.7 Verdacht auf sexuellen Missbrauch

1.7.1 Begriffsbestimmung

Das Erkennen eines sexuellen Missbrauchs und die korrekte ärztliche Vorgangsweise werden im Kapitel III.32.8.4, der Umgang mit sexuell missbrauchten Patientinnen im Kapitel III.32.7 ausführlich beschrieben.

! Der Begriff „sexueller Missbrauch" bezeichnet unterschiedlichste Aktivitäten an einem wehrlosen Opfer zur Befriedigung der sexuellen Lust des Täters. Definitionsgemäß umfasst der Begriff nicht nur die tätliche Verletzung eines Kindes in sexueller Absicht, sondern auch jene Handlungen (Exhibitionismus, Pornographie, Berührungen etc.), die keine körperlichen Verletzungsspuren hinterlassen (NCCAN 1978).

Retrospektive Studien haben gezeigt, dass rund ein Drittel aller Mädchen unter 18 Jahren sexuell missbraucht werden (Muram 2001). Die Täter sind meist vertraute Personen und häufig im näheren familiären Umfeld zu finden. Entgegen der verbreiteten Vermutung, der sexuelle Missbrauch sei für den Täter ein „einmaliger Ausrutscher", handelt der Täter in den seltensten Fällen spontan. Der sexuelle Missbrauch kann über lange Zeit andauern, besonders wenn er in der Familie stattfindet. Manche Mädchen werden über viele Jahre hinweg missbraucht, wobei sich der Grad der Gewalttätigkeit und die Intensität der sexuellen Übergriffe mit der Zeit meist steigern.
Die Tabuisierung führt zu einer hohen Dunkelziffer, zur Verschleierung und Verdrängung der Vorfälle. Nicht selten brechen die seelischen Wunden vieler Frauen erst nach vielen Jahren wieder auf und äußern sich in Gestalt verschiedenster Beschwerdebilder (z. B.: Bulimie, Anorexia nervosa, Fresssucht und psychosomatische Beschwerden).

1.7.2 Sexueller Missbrauch aus kindergynäkologischer Sicht

Nachweis

Der Nachweis des sexuellen Missbrauches an Kindern ist schwierig, da nur selten körperliche Spuren zurückbleiben (s. o.). In den meisten Fällen sind bei der gynäkologischen Untersuchung keine Hinweise auf Gewalteinwirkung nachweisbar (Navratil 2002). Von kindergynäkologischer Seite sind die exakte

Tab. III.1-4: Gynäkologische Untersuchungsbefunde präpubertärer Mädchen bei Verdacht auf sexuellen Missbrauch (Adams 1988)

1. Gruppe	**Normaler Untersuchungsbefund**	Keine Abnormalitäten oder physiologische Varietäten
2. Gruppe	**Unspezifische Abnormalitäten**	Rötung, Irritation, Abschürfung, Verletzlichkeit der hinteren Kommissur, Labialsynechie, Hymenalpolypen, Hymenalfurchen Einkerbungen
3. Gruppe	**Spezifische Abnormalitäten**	Hymenal-vaginaler Riss, hymenal-analer Riss, sexuell übertragbare Erkrankungen
4. Gruppe	**Definitive Hinweiszeichen**	Nachweis von Sperma, Schwangerschaft einer Jugendlichen

genitale und anale Inspektion, Abstrichentnahmen und evtl. intravaginale Untersuchung unabdingbar.

Ein Merkmal haben in der Regel chronisch sexuell missbrauchte Kinder gemeinsam: Sie wirken depressiv und traurig, es fehlt ihnen die kindliche Unbeschwertheit. Sie erscheinen dadurch reifer und erwachsener, ohne dass diesem Verhalten eine definitive Reife zugrunde liegt. Obwohl die genannten Störungen nicht nur infolge von sexuellem Missbrauch entstehen können, ist die Wahrscheinlichkeit dazu bei Missbrauchsopfer deutlich erhöht.

Interdisziplinäre Betreuung

Die Notwendigkeit einer interdisziplinären Betreuung der Patientinnen gemeinsam mit Psychologen und Sozialarbeitern ist für das Wohl und die weitere Entwicklung des Kindes von zentraler Bedeutung.

Der Umgang mit sexuell missbrauchten Kindern erfordert einen hohen Zeitaufwand. Neben der körperlichen Untersuchung muss sich der Arzt auch Zeit für eine ausführliche Gespächsführung mit dem betroffenen Kind und der Begleitperson nehmen. Die Beobachtung des Kindes vor, während und nach der Untersuchung ist äußerst wichtig. Körperhaltung, Gesichtsausdruck, Haltung des Kopfes und z. B. nestelnde Bewegungen sollten vom Arzt ebenso registriert werden wie zu jedem Zeitpunkt der Untersuchung und Konsultation die Interaktionen zwischen Begleitperson und Kind.

Oft kann ein multidisziplinäres Vorgehen unter Einbeziehung des Kinderarztes, Hausarztes, Psychologen, Erziehers und Jugendamtes notwendig sein. Eine Kooperation mit ärztlichen physischen und psychischen Akut – und Langzeitversorgungen sind empfehlenswert. Die Folgen des sexuellen Missbrauches können durch kompetente Hilfe vermindert werden, der Erfolg jeder Art Therapie ist jedoch von der sicheren Beendigung der Missbrauchssituation abhängig.

1.8 Homöopathische Aspekte in der Kindergynäkologie

1.8.1 Entwicklungs- und Funktionsstörungen aus homöopathischer Sicht

Das chromosomale Geschlecht wird beim Menschen im Augenblick der Befruchtung festgelegt. Beim normal entwickelten Menschen stimmen überein:

- das chromosomale Geschlecht,
- das gonadale Geschlecht,
- der Phänotypus,
- die psychische Geschlechtsidentität.

1.8.2 Störungen in der Geschlechtsdifferenzierung

Störungen in der Geschlechtsdifferenzierung zeigen sich z. B beim **Ullrich-Turner-Syndrom** und bei **Gonadendysgenesien** (☞ III.1.6). Beim **Hermaphroditismus** treten Störungen auf, die eine Diskrepanz zwischen morphologischem Gonadenbefund und den äußeren und inneren Geschlechtsorganen aufweisen. Beim **androgenitalen Syndrom** (☞ III.2.4.2) ist im Kindesalter eine starke Virilisierung sichtbar (starkes Wachstum von Achsel- und Schambehaarung), allerdings bleibt die Entwicklung der sekundären weiblichen Geschlechtsorgane aus.

Störungen in der Entwicklung des weiblichen Genitales können zur **Aplasie von Uterus und Vagina** (Mayer-Rokitansky-Küster-Hauser-Syndrom, ☞ III.1.2.2) führen. Außerdem können **Fehlbildungen** auftreten wie Vaginal- und Uterussepten. Eine gestörte Vereinigung und Entwicklung der Müllerschen Gänge ist mögliche Ursache für zahlreiche Fehlbildungen in der Gebärmutter (z. B. Uterus bicornus unicollis/bicollis) bis hin zur Nichtanlage eines Adnexbereichs.

Miasmatischer Ansatz der homöopathischen Behandlung

Erfahrungsgemäß kommen Jugendliche nicht wegen der genannten Entwicklungsstörungen in homöopathische Behandlung. Aus homöopathischer Sicht sind diese Störungen als Ausdruck einer hereditären miasmatisch-syphilitischen Erkrankung zu sehen.

Das miasmatische Gesamtbild bei rezidivierenden Beschwerden von jungen und heranwachsenden Mädchen wird in der ausführliche Anamnese (☞ II.4.1) erfasst. Es ist immer das Mittel zu wählen, das dem aktuell aktiven Miasma entspricht.

Syphilitisches Miasma

Falls bei Mädchen, die wegen anderer Beschwerden in die Sprechstunde kommen, zugleich geschlechtsspezifische Entwicklungsstörungen festzustellen sind, ist bei der Therapie nach den Regeln der Konstitutionsbehandlung unbedingt der syphilitisch-miasmatische Aspekt einzubeziehen (☞ Tab. III.1-5).
Säuglinge und kleine Mädchen werden z. B. häufig wegen verklebter Labien vorgestellt. Das vorsichtige Einölen (Babyöl, Sonnenblumenöl) des verklebten Labienbereichs und die Gabe eines syphilitisch(psorisch-)miasmatischen Mittels führen meist zu rascher Besserung.

Sykotisches und psorisches Miasma

Bei Vorliegen eines sykotischen Miasmas (☞ Tab. III.1-5) liegt anamnestisch besonderes Gewicht auf dem Eruieren früherer Ausflusserkrankungen. Mädchen kommen z. B. in homöopathische Behandlung wegen Ausfluss bei Vulva- und Scheidenentzündungen. In der bakteriologischen Auswertung zeigen sich zumeist Streptokokken, Staphylokokken und Darmbakterien (DD: Wurmbefall). Bei schon länger anhaltender Symptomatik oder bei Zustand nach schulmedizinischer Therapie und Wiederaufflackern der Beschwerden ist homöopathisch eine chronische Behandlung durchzuführen.
Weibliche Säuglinge werden oft wegen einer Windeldermatitis (psorisch-sykotisches Miasma) vorgestellt. Zunächst kann eine Akutbehandlung versucht werden (☞ III.4.1). Tritt nicht eine rasche Besserung (innerhalb von wenigen Tagen) ein, ist die Gesamtheit der Symptome des Falls aufzunehmen und der chronische Behandlungsweg einzuschlagen.

Tab. III.1-5: Hinweise auf sykotische und/oder psorische Anteile einer Erkrankung

Syphilitisches Miasma	• Alopezie • Labiensynechien • Spärlicher Haarwuchs • Uterusfehlbildungen • Akzessorische Brustdrüsen • Ständige Knochenschmerzen (nachts) • Entwicklungsstörungen im Zahnbereich • Colitis ulcerosa • Diphtherie • Fistelbildungen (z. B. im Analbereich) • Diabetes mellitus im Kindesalter • Epilepsie • Angeborene Hüftluxation • Nystagmus • Suizidversuch im Jugendalter • Suchterkrankungen in der Familie (hereditär) • Suizid in der Familie (hereditär)
Sykotisches Miasma	• Warzen (Dellwarzen, Dornwarzen) • Dysmenorrhoe • Rezidivierende Blasenentzündungen • Nägelbeißen • Unklare Anämie • Rheumatismus beim Kind • Chronische Bronchitiden • Astma bronchiale • Pylorusspasmus • Chronischer Katarrh • Hyperaktivität • Kopfschmerzen schon als Kind • Ständiger Ausfluss schon als Kind
Psorisches Miasma	• Ständige Angstzustände • Unterdrückte Hautausschläge • Rezidivierende Erkältungsneigung • Häufige Ohnmachtsanfälle • Häufige Schwindelanfälle • Starkes Verlangen nach Süßigkeiten • Erholt sich langsam nach Krankheiten • Hautausschläge (trocken, juckend, nässend) • Depressive Zustände • Rezidivierende Nasennebenhöhlenverstopfung • Häufige Bauchschmerzen unklarer Genese • Schwitzige Extremitäten

> MERKE
> Sollten vor der Pubertät Erreger gefunden werden, die üblicherweise sexuell übertragen werden (Chlamydien, HPV, Trichomonaden etc.), ist daran zu denken, dass möglicherweise ein sexueller Übergriff stattgefunden hat (☞ III.1.7).

Miasmatisch relevante Rubriken

Symptom „vulvovaginale Entzündungen" im Repertorium (RADAR 9.1)
Weibliche Genitalien
– Entzündung – Schamlippen
– Entzündung – Vulva
– Fluor – anhaltend, chronisch
– Fluor – Kindern, bei
Symptom „Hautausschläge"/„Jucken"
Weibliche Genitalien
– Hautausschläge
– Hautausschläge juckend
– Hautausschläge – Schamlippen
– Hausausschläge – Schamlippen – Pusteln
– Jucken
– Jucken – Schamgegend
– Jucken – Schamlippen – zwischen den
– Jucken – Würmer, durch – Madenwürmer
– Jucken – wollüstig
– Jucken – Urinieren – nach – agg.
– Klitoris – Beschwerden der

1.8.3 Entwicklungsstörungen

Nur selten kommen Jugendliche wegen einer **Pubertas praecox** (☞ III.1.6) in die homöopathische Praxis, häufiger wegen einer **verzögerten Menarche** (älter als 15 Jahre). Die **primäre Amenorrhoe** (☞ III.1.6) im Sinne einer konstitutionell verlangsamten Entwicklung (☞ III.2.7.2) ist homöopathisch meist gut behandelbar. Es empfiehlt sich, einen endokrinologischen Status durchzuführen (Serum: Östradiol, FSH, LH, Testosteron, Prolaktin, TRH) zum Ausschluss einer hypogonadotropen/hyperprolaktinämischen Amenorrhoe etc. Aus homöopathischer Sicht sind Störungen in Zusammenhang mit der Menses psorisch-miasmatisch bedingt (☞ Tab. III.1-5).
Zum Thema Amenorrhoe finden sich im Repertorium zahlreiche Rubriken.

Weiterführende Menses-Symptome im Repertorium (RADAR 9.1)
Weibliche Genitalien
– Menses – fehlend
– Menses – fehlend – Mädchen, bei
– Menses – früh, zu
– Menses – unterdrückt
– Menses – unterdrückt – Mädchen – bei jungen
– Menses – verzögerte Menarche
– Menses – spärlich

1.8.4 Homöopathische Kasuistiken

Kasuistik 1-1: Vulvaekzem eines Mädchens

Jutta Gnaiger-Rathmanner

Alter, Aussehen der Patientin

Sechsjähriges, kräftig gebautes Mädchen auf strammen Beinen mit heiterem, unbekümmertem und unternehmungslustigem Ausdruck. Nimmt aufgeweckt und lebhaft am Gespräch teil.

Spontanbericht

Das Mädchen leidet unter einem heftigen Juckreiz an den Schamlippen, an After und Gesäßfalte. Nachts erwacht es davon und klagt sehr. Auch tagsüber ist es dadurch gestört, doch weniger intensiv. Seit einem Jahr haben diese Beschwerden allmählich zugenommen. Sonst gibt und gab es keine Hautprobleme. Oxyuren sind noch nie beobachtet worden.

Eigenanamnese

Die Pat. ist das zweite Kind unter drei Geschwistern. Die Eltern sind verheiratet, die Mutter ist größtenteils zu Hause.

Familienanamnese

Mutter: Z. n. Tonsillektomie, rezidivierende Soorkolpitis.
Ein **Bruder** litt bis zum dritten Lebensjahr an Neurodermitis.

Anfälligkeiten

Rezidivierende katarrhalische Otitis bis vor einem Jahr.
Nagelbeißen und ticartiges Nasenbohren seit neun Monaten.
Gelegentlich Nabelkoliken.

Gelenkter Bericht

Geist, Gemüt: war ein braves, sonniges Baby. Als ihr kleiner Bruder geboren wurde, war sie erst 14 Monate alt. Die Mutter weiß, dass sie damals sehr gefordert war und ihre kleine Tochter zurückstellen musste. Darunter hat die Tochter spürbar gelitten, sie verlor ihr Gleichgewicht und wurde etwas anspruchsvoller. Körperlich ist das Kind sehr robust.
Ihr Verhalten in der Familie ist schwierig und anstrengend für alle. Sie benimmt sich hektisch, ungeduldig, reizbar und beherrschend. Sie ist vorlaut und benutzt einen Befehlston gegenüber allen Familienmitgliedern. Sie hat immer das letzte Wort, widerspricht gerne und heftig. Sie kämpft mit dem großen Bruder und setzt sich überall durch.
Sie ist wenig zärtlich, sehr eifersüchtig und zeigt dies direkt und unverhohlen. Sie ist rasch beleidigt und lässt sich nicht trösten. Sie ist tüchtig und hilft der Mutter gerne.
Sie gibt sich zum einem burschikos, dann wieder sehr mädchenhaft: trägt gerne Kleidchen und schmückt sich, verkleidet sich gerne und spielt Prinzessin. Sie geht gerne zur Schule (erste Klasse), macht gut mit, ist aber unruhig und ablenkbar.
Rektum: Neigung zu Obstipation.
Extremitäten: Motorisch ist sie eher vorsichtig und ungeschickt. Sie stolpert, hat überbewegliche Gelenke.
Schlaf: Braucht zum Einschlafen lange, ist unruhig und liegt immer verkrümmt im Bett.
Frost, Fieber, Schweiß: Ist hitzig, gerne nackt, nachts immer abgedeckt.

Diagnostik

Vulva ist stark gerötet mit deutlichen Kratzspuren.

Fallanalyse

Die Mutter kommt mit ihrer Tochter vor allem aufgrund eines isolierten Problems (Vulvaekzem). Das Mädchen wirkt gesund und kräftig. Im Verlauf der Anamnese ergeben sich eine Reihe von Verhaltensauffälligkeiten, die in das ganzheitliche Therapiekonzept eingebaut werden müssen. Als wesentliches auslösendes, krank machendes Moment erscheint die Eifersucht.
Die Ekzemlokalisation am Genitale gehört dem sykotisch-syphilinischen Miasma an. Das Verhalten des Kindes, das eine Integration verweigert und die Welt der Erwachsenen herausfordert, ist dem syphilinischen Miasma mit der Tendenz zu Desintegration und Destruktion zuzuordnen. (Ortega 1998, Dorcsi 1998, Gnaiger 1985)
So ergibt sich das Vollbild einer „chronischen Erkrankung" im homöopathischen Sinn, d.h. es muss die Gesamtheit der Symptome mit eingebunden werden, um zur passenden Arznei zu gelangen.

Verschreibung

REPERTORISATION (RADAR 9.1)
Weibliche Genitalien – Hautausschläge – juckend
Gemüt – Beißen – Nägel
Nase – Bohren mit den Fingern in der Nase
Gemüt – Sprache – laut
Gemüt – diktatorisch
Gemüt – Widerspruch – Neigung zu widersprechen
Gemüt – beleidigt, leicht
Gemüt – Trost – agg.
Extremitäten – Ungeschicklichkeit – Beine – stolpert beim Gehen
Allgemeines – Hitze – Gefühl von
Gemüt – Ruhelosigkeit – Hitze – während

Lachesis 200, 3 × 5 Glob. am ersten Tag.

Begründung der Mittelwahl: In der Repertorisation führt *Lachesis*. Unter dem Aspekt der Eifersucht käme nur *Nux vomica* noch in Frage, das aber eher für die frostige Konstitution angezeigt ist. Ebenso kräftig und vorlaut wie *Lachesis* könnte auch *Sulphur* sein. *Lachesis* fehlt in der Rubrikenreihe nur bei den Tics.
Die Mutter wird über die Notwendigkeit einer Konstitutionsbehandlung aufgeklärt.

Follow-up nach vier Wochen

Die Haut und der genitale Juckreiz sind gut. Die Nächte sind wesentlich ruhiger (besseres Einschlafen, entspannte Schlaflage). Das Nagelbeißen ist etwas geringer geworden.
Laut Lehrerin ist das Kind viel ruhiger, aufmerksamer und kooperativer geworden. Sie zeigt sehr gute Leistungen. Ihr heftiges Temperament fällt auch in der Schule auf. Sie schwätzt und singt gerne während des Unterrichts, widerspricht auch dort, sogar der Lehrerin. Oft klagt sie über Langeweile. Die Lehrerin fragt sich, ob das Mädchen unterfordert ist.
Zu Hause ist die Pat. sehr unleidlich und reizbar. Die Arznei hat einige Entlastung gebracht, besonders bezüglich der Haut, doch auch im Verhalten. Es wird eine weitere Beobachtungsphase angeregt.

Follow-up nach weiteren zwei Monaten

Die Vulva ist symptomfrei. Das Nagelbeißen ist fast verschwunden, ebenso das tic-artige Nasenbohren. Schlaf, Nabelkoliken und Verdauung sind gut. In der Schule kommt sie gut zurecht. Sie hat sich in die Klasse besser eingefügt, stört nicht mehr. In der Familie ist sie mit ihrem starken Temperament noch sehr fordernd.
Verschreibung: *Lachesis* M, 3 × 5 Glob. für einen Tag. Die Arznei wird mit veränderter Potenz beibehalten.

Telefonisches Follow-up nach weiteren sechs Wochen

Die Unterleibsbeschwerden sind nach wie vor gut. Sonst hat sich nicht mehr viel, weder zum Guten noch zum Schlechten, verändert.

Diskussion

Die Arznei *Lachesis* hat dieses kräftige Kind mit seinen Beschwerden regulativ gut erreicht. *Lachesis* passt für die lokale Ebene, aber auch für die Konstitution und das Verhalten im Sinne des sykotischen Miasmas mit der Tendenz zu Übertreibung und Hypertrophie sowie des syphilinischen Miasmas (s. o.).
Die Krankengeschichte macht deutlich, wie viele komplexe Zusammenhänge sich hinter einem so genannten Lokalsymptom verbergen können. Heilung im regulativen Sinne ist erst möglich, wenn das gesamte Beschwerdebild erfasst und behandelt wird.
Das Symptom Nagelbeißen im Repertorium führt *Lachesis* nicht an. Trotzdem hat sich in diesem Fall das Nagelbeißen auf *Lachesis* wesentlich gebessert. Es wäre daran zu denken, diese Arznei unter dieser Rubrik vorzumerken. Entsprechende Erfahrung bezüglich Nagelbeißens liegt auch bei anderen Kindern vor (Gnaiger 1995).

Kasuistik 1-2: Pruritus vaginae im Kindesalter

Gabriele Stolz-Sedemund

Alter, Aussehen der Patientin

Achtjähriges Mädchen, freundlich, mit dunklem Teint; vorstehenden Schneidezähnen mit breiter Incisivenlücke, abstehenden Ohren, unruhig.
Therapiebeginn: März 2004.

Vorgeschichte

Geht in die erste Klasse, mag nicht lesen, aber schreiben. Das Kind wird von der Mutter und ihrem Lebenspartner vorgestellt wegen Unruhe, Schlafstörungen und Enuresis.

Spontanbericht

„Ich liebe die Indianer und ich spiele immer Bücherei mit meiner Freundin."
„Ich kann nicht so schlafen, ich gehe ins Bett, aber ich wache immer wieder auf und geh zur Mama."

Bericht der Mutter: „Mit ihr war es von Anfang an schwierig. Ich bin in der Schwangerschaft von ihrem Vater stehengelassen worden. Ich habe viel geraucht und sie hat getobt in meinem Bauch, v. a. nachts, so dass ich wachlag. Dafür konnte ich tagsüber schlafen. Auch nachdem sie dann auf der Welt war, wollte sie immer nachts wach sein und spielen und tagsüber schlafen. Wenn es heute vorkommt, dass sie bis mittags schläft, ist sie die ganze nächste Nacht wach. Manchmal schlafwandelt sie auch: Sie steht auf, läuft herum und guckt, erinnert sich aber am Morgen nicht."

Schon als Baby häufig Pilz in der Windel mit nächtlichem Brennen, Jucken und Weinen, bis sie alle geweckt hat. Dann bekommt sie „Haue" und gibt vor 1 Uhr nachts keine Ruhe. Nachts spielt sie viel an sich herum, was den Juckreiz verschlimmert. Sie nässt jede Nacht ein. Der Urin riecht würzig, die Unterhose ist verdreckt und stinkt. Sie hat Mühe mit dem Stuhl, der klebt und sie sagt, er piekst.

Schwangerschaft: seltsame Gelüste auf Pfirsiche und anderes Obst. „Ich habe mich geritzt" (in den Unterarm). Ihr jetziger Lebenspartner kennt das Mädchen von Anfang an und ist wie ein Vater zu ihr. Er war auch bei der Geburt dabei.

Geburt: Das Kind hatte kurzzeitig Atemprobleme. Das Kind wurde nur wenige Tage gestillt, weil die Mutter wegen eines Milchstaus mit aufgeplatzten Brustwarzen abstillte. Die Mutter nahm unmittelbar darauf zehn Kilo ab. Das Kind war und ist ein Leichtgewicht.

Familienanamnese

Die Pat. ist das zweite von drei Geschwistern. Die Mutter lebt bereits mit dem dritten Mann zusammen, hat von jedem Mann ein Kind und ist sichtlich überfordert. Der Kindsvater hat die Mutter während der Schwangerschaft verlassen, aber der jetzige Lebenspartner hat seine Stelle eingenommen. Das Kind weiß um die Verhältnisse, kennt seinen leiblichen Vater aber bisher nicht. Der jetzige Partner opfert sich für die beiden fremden und sein eigenes Kind auf, trotzdem ist die Mutter oft unzufrieden mit ihm.

Anfälligkeiten

Schnupfen das ganze Jahr über; die Nase läuft nicht, der Schleim ist zäh.

Gelenkter Bericht

Geist, Gemüt: Wenn sie alleine ist, ist sie gut zu haben und beschäftigt sich viel selber. In Gesellschaft der Geschwister hingegen ist sie eifersüchtig auf die anderen, haut, schreit und bekommt nichts fertig. Sie streitet viel mit dem Partner ihrer Mutter, insbesondere, wenn er sie küssen will, was sie nicht will. Sie liebt es, gekitzelt zu werden. Sie mag Tiere, ist jedoch vorsichtig im Umgang mit ihnen.

Mund: Die Zähne kamen alle mit anhaltendem Fieber, Durchfall und Wundheit im Windelbereich, weshalb sie einmal ins Krankenhaus musste.

Nahrungsmittelverlangen, -abneigung: [V] Pizza, Spaghetti, Fisch (lieber als Fleisch), süßsaures Obst, Eis (auch Eiswürfel), Schokolade. [A] Gemüse. Viel Durst auf kalte Getränke aus dem Eisschrank.

Schlaf: Als Baby bis zum Alter von vier Jahren Schlaflage auf dem Bauch, auf den Knien, den Po in die Luft.

Haut: Vor einem Jahr Warzen an beiden Sohlen (erst rechts, dann links), die alle mit Warzentinktur behandelt wurden.

Frost, Fieber, Schweiß: Schweiß an Händen und Füßen, im Schlaf oft am ganzen Körper, kein spezieller Geruch, färbt nicht.

Allgemeines: Das Kind ist nicht gekrabbelt, sondern im Alter von einem Jahr gleich gelaufen. Im Sprechen war sie immer schon schnell, sie spricht schneller, als sie kann und bleibt dann mitten im Wort stecken.

Alle Impfungen, keinerlei Nebenwirkungen feststellbar

Beobachtungen des Arztes

Der Mund des Mädchens ist offen, die Nase verstopft (ohne akuten Schnupfen), sie ist schüchtern, aber trotzdem offen, flüstert manchmal mit der Mutter. Der Partner der Mutter ist ebenfalls anwesend, hält sich aber eher zurück. Wenn die Mutter und ihr Partner miteinander sprechen, wirkt der Ton aggressiv. Die Mutter weist ihn oft zurecht.

Diagnostik

Schweißnasse Füße.
Hochrote wunde Labien, verschmutzt, keine Erosionen.

Fallanalyse

Wenn man diese Fallgeschichte miasmatisch betrachtet, fallen die Familienverhältnisse auf: die Spannung zwischen Mutter und Partner, die vielen Partner der Mutter. Vermutlich gibt es deutlich mehr Gewalt, als hier zur Sprache kommt.
Das Kind hat Probleme bereits vor der Geburt durch auffällige Unruhe und Umkehr des Tag-Nacht-Rhythmus, was ihm auch nach der Geburt Schwierigkeiten bereitete. Dazu kommen die schwierige Zahnung, die auffällige Schlaflage bis zum vierten Lebensalter und die Lokalsymptome im genitalen Bereich. Die Symptomatik lässt insgesamt Sykosis denken.

Verschreibung

REPERTORISATION (RADAR 9.0)
Schlaf – Schlaflosigkeit – spielt und lacht, Kind
Blase – Urinieren – unwillkürlich – nachts – Kindern, bei
Haut – Wundliegen – Kind, bei einem
Rektum – Diarrhoe – Zahnung – während der
Schlaf – Lage – genupektoral
Weibliche Genitalien – Masturbation – Neigung zu – Kindern, bei
Weibliche Genitalien – Entzündung – Vagina – chronisch
Weibliche Genitalien – Fluor – Kindern, bei – Mädchen, bei kleinen
Weibliche Genitalien – Jucken – Fluor, durch
Weibliche Genitalien – Fetus – Bewegungen – heftig

Medorrhinum C 200, 3 Glob.

Begründung der Arzneimittelwahl: s. o. „Fallanalyse“.

Unterstützende Maßnahme

Sitzbäder 1 × tgl. mit Tannosynt® über 3 Tage.

Follow-up nach vier Wochen (April 2004)

Bericht der Mutter: Das Mädchen ist wesentlich ruhiger, hat seit der Arzneimittelgabe nur noch einmal eingenässt (nachdem sie außergewöhnlich viel getrunken hatte, vorher täglich). Sie steht neuerdings nachts auf, geht auf die Toilette und schläft dann weiter. Der Urin brennt nicht mehr. Der Juckreiz ist verschwunden. Sie schwitzt viel an Händen und Füßen
Untersuchung: Labien jetzt reizlos.

REPERTORISATION (RADAR 9.0)
Extremitäten – Schweiß – Füße
Extremitäten – Schweiß – Hände

Verschreibung: *Medorrhinum* C 200, 3 Glob.

Follow-up nach einem weiteren Monat (Mai 2004)

Der Schweiß ist auf ein normales Maß zurückgegangen, genital weiterhin beschwerdefrei, keine weitere Therapie notwendig

Weiterer Verlauf

Vier Wochen später führt die Mutter das Kind zu seinem leiblichen Vater, und lässt sich daraufhin erneut auf ein Verhältnis mit ihm ein, wodurch es in der Beziehung zwischen Mutter und neuem Partner zu erheblichen Spannungen kommt. Einen Monat später bricht die Mutter die Behandlung ab. Dem Kind ging es zu diesem Zeitpunkt unverändert gut.

Kasuistik 1-3: Fluor vaginalis eines Mädchens

Jutta Gnaiger-Rathmanner

Symptomatik

Das dreijährige Mädchen leidet seit einer Woche unter einem vaginalen Ausfluss (grünlich, übel riechend, wund machend, juckend).

Der Stuhl ist wie zerhackt. Zähneknirschen stellt sich immer ein, wenn das Kind erkrankt, so auch jetzt. Sie ist immer warm.
Vor zweieinhalb Monaten hatte sie die dritte Polio-Schluckimpfung (1996) bekommen und mit Fieber und Ohrenschmerzen reagiert, sodass sie vom Hausarzt Antibiotika bekam. Seither hat sie schon zwei

subakute Infekte durchgestanden. Die Mutter vermutet einen Zusammenhang mit dem Ausfluss.

Vorgeschichte

Eher hypertoner und empfindlicher Säugling. Nach den Impfungen, schonend seit dem zweiten Lebensjahr durchgeführt, gab es immer Irritationen: Kopfschlagen, Zähneknirschen und langwierige fieberhafte, katarrhalische Infekte. Das wird erst im Rückblick deutlich, da das Kind schon immer kränklich, zart und schwierig war.

Diagnostik

Rötung der Vulva mit einer Rhagade an der großen Labie links am äußeren Genitale. Harn unauffällig.

Verschreibung

REPERTORISATION (RADAR 9.1)
Weibliche Genitalien – Fluor – Kindern, bei – Mädchen, bei kleinen
Weibliche Genitalien – Fluor – scharf, wund fressend
Weibliche Genitalien – Fluor – juckend
Weibliche Genitalien – Fluor – übel riechend
Zähne – Zähneknirschen – Schlaf, im
Nase – Schnupfen – unterdrückt
Allgemeines – Impfung – Beschwerden nach

Mercurius solubilis C 200, 3 × 5 Glob. am ersten Tag.

Begründung der Mittelwahl: Alle Symptome zusammen – samt der letzten zwei Rubriken unter dem Aspekt der Unterdrückung – ergeben *Sepia* vor *Mercurius*, beide in allen Rubriken erscheinend. Aufgrund des schlechten Stuhls und des hitzigen Temperaturverhaltens wird zunächst *Mercurius* gewählt.

Verlauf

Mercurius bringt innerhalb von 14 Tagen keinen Erfolg. Da es sich um eine akute Symptomatik handelt, muss die Arznei nun gewechselt werden. Es wird die Arznei eingesetzt, die in der Repertorisation an zweiter Stelle folgt.

Verschreibung: *Sepia* C 200, 3 × 5 Glob. für einen Tag.

Rat an die Mutter: bei mangelndem Erfolg unbedingt Termin beim Gynäkologen.

Innerhalb von zehn Tagen kein Erfolg, nur eine Veränderung fällt auf: ein Schnupfen mit grünem Sekret ist aufgetreten, so, wie er vor dem Fluor vaginalis bestanden hatte. Möglicherweise hat *Sepia* eine unterdrückte Ausscheidung der Nase in Gang gebracht. Eine sonstige Veränderung oder Besserung im Sinne der Hering'schen Regel bleibt jedoch aus.

Das Mädchen hatte früher neben *Silicea, Belladonna, Tuberculinum, Bismutum subnitricum* etc. schon mehrmals *Kreosotum* bekommen und gut darauf reagiert: bei Zahnungsbeschwerden und unruhigem Schlaf. Bei der aktuellen Symptomatik erscheint es in obiger Repertorisation nur in den Rubriken der Fluoreigenschaften. Diese sind allerdings für ein Kind sehr auffallend: grünlicher, juckender, wund machender, übel riechender Fluor vaginalis.

Verschreibung: *Kreosotum* C 200, 3 × 5 Glob. für einen Tag.

Weiterer Verlauf

Vaginalfluor und Schnupfen hörten sofort auf. Ein Abstrich beim Gynäkologen war deshalb nicht mehr möglich. Einige Monate später war das Kind gesundheitlich stabil, auch sein Verhalten schien lockerer und unkomplizierter. Es jammert nicht mehr so viel, wirkt aufgeweckter, selbstständiger, zufriedener und lässt die Mutter etwas freier.

Diskussion

Kreosotum ist bekannt als Kinder- und Zahnungsmittel sowie als tief greifendes Schleimhautmittel. In der Literatur werden für *Kreosotum* jedoch keine Unterdrückungs- oder Impffolgen genannt.

Literatur

Adams JA, Harper K, Knudson S: A proposed system for the classification of anogenital findings in children with suspected sexual abuse, Adolesc Pediatr Gynecol 1999(5):73

Buck G, Kreienberg R: Kinder- und Jugendgynäkologie, Basiswissen für die Frauenarztpraxis, Der Gynäkologe 2004(37):527 – 544

Geiger W: Normale und pathologische Inspektionsbefunde von Vulva und Vagina, in: Wolf AS, Esser-Mittag J (Hrsg.): Kinder und Jugendgynäkologie, 2. Aufl., Schattauer, Stuttgart 2002

Grumbach MM, Kaplan SL: The neuroendocronology of human puberty: an ontogenic perspective, in Grumbach MM, Sizonenko PC, Aubert ML (eds.): Control of the Onset of Puberty, Williams and Wilkins, Baltimore 1990

Hauffa BP: Vorzeitige Geschlechtsreife bei Mädchen, in: Stolecke H, Terrhun V (Hrsg.): Pädiatrische Gynäkologie, Springer, Berlin/Heidelberg/New York 1987

Heinz M: Kinder und Jugendgynäkologie in Sprechstunde und Klinik, Deutscher Ärzte-Verlag, Köln 1994

Kleinstein J: Androgenisierungserscheinungen bei jungen Mädchen – Diagnostik und Therapie, Der Gynäkologe 1998(31):534 – 538

Muram D: Child Sexual Abuse, in: Sanfilippo JS, Muram D, Dewhurst J, Lee PA (Hrsg.) Pediatric and adolescent gynecology, Saunders, Philadelphia 2001

Muram D: Classificaton of genital findings in prepubertal girls who are victims of sexual abuse, Adolesc Pediatr Gynecol 1988(2):149

National Center on Child Abuse and Neglect (NCCAN): Child sexual abuse: incest, assault and exploitation. Special report, Washington 1978

Navratil F: Diagnostik und Befunderhebung bei Verdacht auf sexuellen Missbrauch, in: Wolf AS, Esser-Mittag J (Hrsg.) Kinder- und Jugendgynäkologie, 2. Aufl., Schattauer, Stuttgart 2002

Pokorny S: The hymen: variations, configurations, and alterations, in: Sanfilippo JS, Muram D, Dewhurst J, Lee PA (eds.): Pediatric and adolescent gynecology, 2nd ed., Saunders, Philadelphia 2001

Stauber M, Weyersathl T: Gynäkologie und Geburtshilfe, Thieme, Stuttgart 2005

Stolecke H: Primäre und sekundäre Amenorrhoe, in: Stolecke H, Terrhun V (Hrsg.): Pädiatrische Gynäkologie, Springer, Berlin/Heidelberg/New York 1987

Tanner JM: Wachstum und Reifung des Menschen, Thieme, Stuttgart 1962

Terrhun V: Fehlbildungen des weiblichen Genitale im Kindes und Jugendalter und ihre Behandlung, in: Stolecke H, Terrhun V (Hrsg.): Pädiatrische Gynäkologie, Springer, Berlin/Heidelberg/New York 1987

Vytiska E, Dörfler D: Fluor vaginalis im Kindes- und Jugendalter, Jatros 2003(2):12 – 13

Wachter I: Die kindergynäkologische Sprechstunde. Untersuchungsmethoden, in: Wolf AS, Esser-Mittag J (Hrsg.) Kinder- und Jugendgynäkologie, 2. Aufl., Schattauer, Stuttgart 2002

Homöopathische Literatur

Dorcsi M: Homöopapthie, Bd. 3, Konstitution, 6. Aufl., Haug, Heidelberg 1998

Gnaiger J: Die Psoralehre heute. Zeitschrift für Klassische Homöopathie, 1985(5):186 – 190

Gnaiger J: Lachesis muta beim Kind, Documenta Homoeopathica 15, Maudrich, Wien 1995:61 – 74

Gnaiger J: Mexiko – Wien zwei Schulen, zwei Persönlichkeiten. Documenta Homoeopathica 7, Haug, Heidelberg 1985:125 – 129

Morrison R: Handbuch der homöopathischen Leitsymptome und Bestätigungssymptome, Kai Kröger, Groß Wittensee 1997

Ortega PS: Die Miasmenlehre Hahnemanns, 5. Aufl., Haug, Heidelberg 1998

Phatak RS: Homöopathische Arzneimittellehre, 2. Aufl., Elsevier/Urban & Fischer, München 2004

Vermeulen F: Synoptische Materia Medica. Kai Kröger, Groß Wittensee 1996 – 1998

2 Menarche und Menstruationsbeschwerden

2.1 Physiologische Geschlechtsentwicklung

Abhängig von der jeweiligen physiologisch-hormonellen Situation unterscheidet man eine **Neugeborenenperiode**, eine **Ruheperiode** und eine **Reifeperiode**. Mit dem Einsetzen der hypothalamisch-hypophysären Regelfunktionen kommt es zur Induktion der ovariellen Follikelreifung und Hormonsynthese **(Reifeperiode).**

Als Pubertätsbeginn wird die oftmals auch asymmetrisch, zumeist links beginnende Brustentwicklung angenommen, die nicht vor dem achten Lebensjahr einsetzen sollte. Etwa um das neunte Lebensjahr kommt es zu einem rasch fortschreitenden Wachstum der Genitalorgane. Die präpuberale Phase endet mit dem Eintritt der Menarche (☞ III.2.3). Es folgen die puberale Phase und die Adoleszenz (☞ Abb. III.2-1).

Brustentwicklung (Tanner B 1 – 5, ☞ Abb. III.2-2)

- B1: präpubertär
- B2: Knospenbrust
- B3: Drüsenkörper und Areola ohne Trennung der Konturen
- B4: Papille erhoben über Areola
- B5: Areola flach

Schambehaarung (Tanner SP 1 – 5, ☞ Abb. III.2-3)

- P1: keine Schambehaarung
- P2: wenig Schambehaarung an den Labia majora
- P3: Schambehaarung bis zur Symphyse
- P4: adulter Typ
- P5: Schambehaarung bis zu den Oberschenkeln
- P6: pathologisch

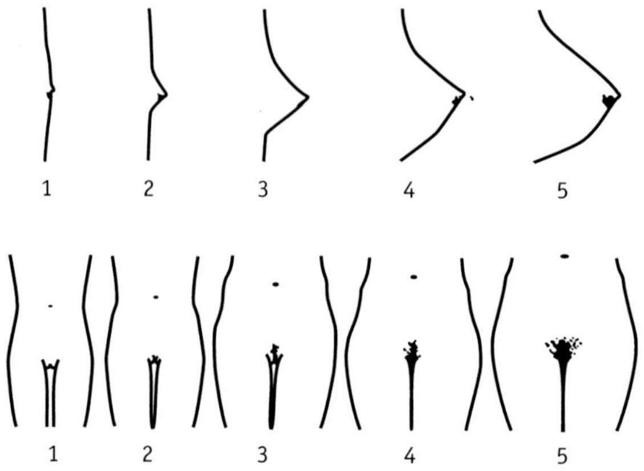

Auftreten sekundärer Geschlechtsmerkmale bei Mädchen in der Pubertät

	Alter in Jahren
Mammae (Thelarche)	10 ± 2
Schambehaarung (Pubarche)	11 ± 2
Axillarbehaarung (Adrenarche)	12 ± 2
Erste Regelblutung (Menarche)	13 ± 2

Abb. III.2-1: Stadien der Pubertätsentwicklung nach Tanner.

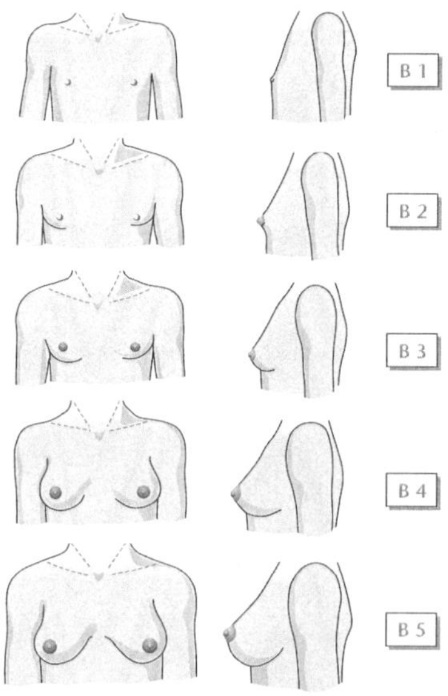

Abb. III.2-2: Stadien der Brustentwicklung nach Tanner.

2.2 Kinder- und jugendgynäkologischen Untersuchung

Zur vorzeitigen Geschlechtsentwicklung ☞ III.1.6. Optimal ist eine einmalige Untersuchung vor der Menarche zum Ausschluss kongenitaler Fehlbildungen (☞ auch III.1.1). Eine routinemäßig, präventive Untersuchung wird beim niedergelassenen Gynäkologen kaum durchgeführt. Eine kinder- bzw. jugendgynäkologische Untersuchung ist in folgenden Fällen notwendig:

- Verdacht einer Erkrankung im Genitalbereich (auch bei Mädchen vor der Menarche),
- Nach der Kohabitarche (dann einmal jährlich Pap-Kontrolle),
- Beschwerden wie Blutungen, Schmerzen, Regeltempoanomalien etc.
- Verdacht auf Infektion, Fremdkörper, Verletzung, Fehlbildung oder Tumor im Genitalbereich (Abklärung durch Spezialisten).
- Verdacht auf sexuellen Missbrauch (☞ III.1.7.2)

Zur Durchführung der gynäkologischen Untersuchung des kleinen Mädchens und der Jugendlichen siehe auch Kapitel III.1. Der Umfang der Untersuchung und das Ausmaß weiterführender diagnostischer Maßnahmen sind in erster Linie vom Beschwerdebild abhängig, wobei das Alter und damit der Reifezustand (☞ Tab. III.1-1) zu berücksichtigen sind.
Bei Inspektion und Vaginoskopie stehen die Allgemeinbetrachtung des Kindes bzw. der Jugendlichen, das eventuelle Vorliegen einer genitalen Fehlbildung sowie entzündlicher Veränderungen des äußeren Genitales im Vordergrund. Die abschließende rektale Untersuchung dient der Beurteilung der Uterusgröße und dessen Lage im kleinen Becken.

2.3 Menstruation

Menarche: Die erste von den Ovarien gesteuerte Regelblutung (etwa 12. Lebensjahr). Meistens liegt eine Östrogenentzugsblutung nach monophasischem (nicht-ovulatorischem) Zyklus vor.

2.3.1 Normaler Zyklus

Menstruationszyklus

Zeitraum vom Beginn einer Regelblutung (erster Tag) bis zum Beginn der nächsten Regelblutung (25 – 35 Tage).

Tab. III.2-1: Umfang der jugendgynäkologischen Untersuchung

Standard
✔ Anamnese
✔ Inspektion
✔ Vaginoskopie
✔ Rektale Untersuchung
Optional
✔ Laborchemische Untersuchungen (Hormonanalyse, Bestimmung von Tumormarkern etc.)
✔ Transvaginaler Ultraschall (Größenbestimmung und Beurteilung der Organstruktur von Uterus und Adnexen)
✔ Radiologische Verfahren (CT, i. v.-Pyelographie bei Vorliegen von genitalen Fehlbildungen oder bei Verdacht auf maligne Neubildungen)

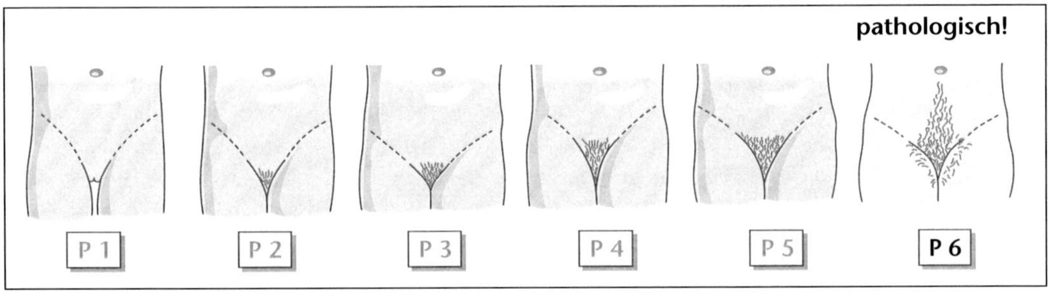

Abb. III.2-3: Stadien der Schambehaarung nach Tanner.

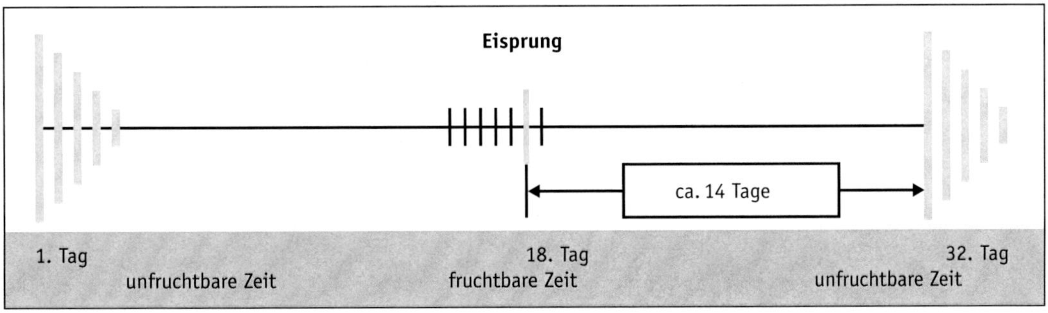

Abb. III.2-4: Eisprung und fruchtbare Tage bei einer Zykluslänge von 32 Tagen.

Zyklusphasen

1. Menstruelle Phase

Die ersten Tage des Menstruationszyklus (Desquamation/Abstoßung des Endometriums).

2. Proliferationsphase

Wachstumsphase des Endometriums unter Östrogeneinfluss, endet mit der Ovulation (ca. 14. Zyklustag).

3. Sekretionsphase

Beginnt im Anschluss an die Ovulation, Endometrium steht unter Östrogen- und Progesteron-Wirkung.

4. Prämenstruelle Phase

Zwei bis drei Tage umfassend, Teil der Sekretionsphase (Regression des Gelbkörpers).

2.3.2 Zyklushygiene

Die persönliche Hygiene ist für die Verhütung entzündlicher Erkrankungen im Bereich der Geschlechtsorgane von großer Bedeutung. Schon im Kindes- und Jugendalter sollte Hygiene zur selbstverständlichen Gewohnheit werden.

Was soll man tun?

- Morgens und abends die Schamgegend mit milder Seife oder Lotion waschen und danach gründlich abtrocknen.
- Waschlappen, Hand- und Badetücher möglichst oft erneuern (auskochen), nach Benutzung aufhängen, damit sie rasch trocknen.
- Alle Absonderungen aus der Scheide (Menstruationsblut, Ausfluss) mit wegwerfbarem, saugfähigem Material auffangen: Tampons (Wechsel alle vier bis sechs Stunden), Binden (Geruchsbelästigung), Slipeinlagen. Für die erste Blutung werden am besten Binden benutzt. Sobald das Mädchen mit dem Ablauf der Blutung vertraut ist, kann ein Tamponversuch gestartet werden. Bei Schwierigkeiten oder Schmerzen sollten weiterhin Binden gebraucht werden.
- Nach dem Stuhlgang nach hinten abputzen oder abspülen. Nach dem Urinieren behutsam trocken tupfen (weiches Toilettenpapier, evtl. Feuchttücher).
- Unmittelbar auf der Haut saugfähige, am besten kochfeste, weiße Baumwollunterwäsche tragen. Täglich wechseln.

Was soll man lassen?

- Keine stark parfümierten Seifen benutzen. Intimspray nur an der Hautoberfläche, nicht in der Scheide. Keine Scheidenspülungen.
- Keine gemeinsame Benutzung von Waschlappen, Hand- und Badetüchern oder gemeinsame Unterlage auf Bänken (Sauna, Schwimmbad) benutzen.
- Kein Zellstoff oder lose Watte zur Monatshygiene. Kein ständiges Tragen von Slipeinlagen mit Plastikfolie.

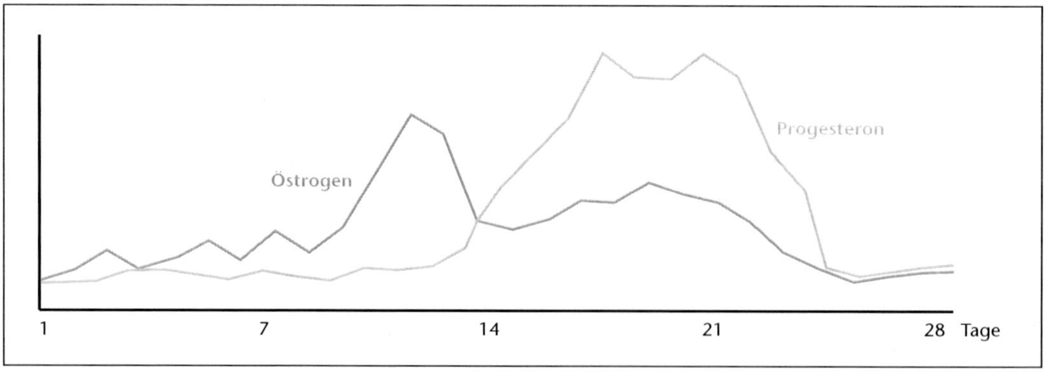

Abb. III.2-5: Produktion von Östrogen und Progesteron (Gestagen) im normalen weiblichen Zyklus.

- Nach dem Stuhlgang nie von hinten nach vorn wischen. Nie zweimal mit dem gleichen Stück Papier abwischen.
- Keine synthetischen Stoffe direkt auf der Haut tragen. Kleidung nicht zu eng kaufen.
- Sitzbäder, Salben, Vaginalzäpfchen nur nach Rücksprache mit dem Arzt verwenden.

2.4 Blutungsstörungen

2.4.1 Vaginale Blutungen im Kindesalter

Ursachen

- Pubertas praecox (Menarche vor dem achten Lj.), Pseudopubertas praecox (☞ III.1.5).
- Genitale Blutungen ohne Pubertätszeichen.
- Extragenitale Blutungen.
- Blutungen ohne Reifezeichen (Entzündungen, Verletzungen, Fremdkörper, Tumoren, Diapedeseblutung (Blutaustritte durch krankhaft erweiterte Lücken zwischen den Kapillarendothelien).

Diagnostik

- Zusätzlich zur Anamnese und Inspektion sollten ein Ultraschall, eine Hormonanalyse, CT, MR und ein GnRH-Test durchgeführt werden.

Therapie

- Je nach Ursache der Blutung sollte eine spezifische Entzündungsbehandlung, eine Fremdkörperentfernung oder eine operative Sanierung von lokalen Tumoren durchgeführt werden. Bei der Pubertas praecox wird mit GnRH-Analoga (Down-Regulation) behandelt und ggf. chirurgisch interveniert (☞ III.1.5).

MERKE

Vaginale Blutungen bei kleinen Mädchen während der hormonellen Ruheperiode sind immer pathologisch.

- Die Diagnostik sollte deshalb immer umfassender sein (☞ Tab. III.2-1).
- Es müssen Blutungen mit und ohne Pubertätsentwicklung unterschieden werden.
- Die häufigste Ursache ist eine Vulvovaginitis (☞ III.4).

2.4.2 Blutungsstörungen bei jungen Mädchen nach der Menarche

(☞ Tab. III.2-2, ☞ auch III.14).

Primäre Amenorrhoe

Definition

Ausbleiben der Menarche bis zum vollendeten 15. Lebensjahr.

Ursachen

- Hypothalamisch-hypophysär (50%), z. B. Anorexie (☞ III.26.4), Hypophyseninsuffizienz, Hypophysenadenome, Traumata
- Ovarialinsuffizienz (12-15%), z. B. Ullrich-Turner-Syndrom (☞ III.1.6), Chemotherapie
- Anatomische Defekte (10%), z. B. Hymenalatresie, Mayer-Rokitansky-Küster-Hauser-Syndrom (☞ III.1.2.2)
- Metabolisch-endokrine Amenorrhoe (13%), z. B. Hypothyreose, Adipositas
- Hyperandrogenämie (7%), z. B. PCO (☞ III.8.2.3), AGS

Dysfunktionelle juvenile Blutung

Häufigste Ursachen

- Follikelpersistenz
- Dauerblutung durch Dysregulation des Endometriums
- Hyperfibrinolyse
- Tumore

Zyklusstörungen

In den ersten drei Jahren nach der Menarche sind Zyklusstörungen wie **Oligomenorrhoe, Polymenorrhoe** sowie **sekundäre Amenorrhoe** häufig auftretende Funktionsstörungen und bedürfen zunächst keiner weiteren endokrinologischen Abklärung.

Oligomenorrhoe

Zyklen im ersten Jahr nach der Menarche sind in 60 – 80% anovulatorisch und selbst fünf Jahre nach der Menarche finden sich bei den 18- bis 20-Jährigen nur in 40% regelmäßig ovulatorische Zyklen (Wolf 2002). Ab dem vierten Jahr nach der Menarche (17. bis 18. Lj.) sollte eine endokrinologische

Tab. III.2-2: Blutungsanomalien/juvenile Zyklusanomalien

Tempoanomalien	Primäre und sekundäre Amenorrhoe	Primäre Amenorrhoe: nach Vollendung des 16. Lj. noch keine Menstruation Sekundäre Amenorrhoe: Menstruationsblutung im Abstand von ≥ 3 Monaten nach der regulär aufgetretenen Menarche
	Oligomenorrhoe	Zyklusdauer 35 Tage bis zu drei Monaten
	Polymenorrhoe	Verkürztes Intervall zwischen zwei Menstruationen (< 25 Tage)
Anomalie der Regelstärke	Hypermenorrhoe	In der Dauer normale, sehr starke Regelblutung (Blutverlust > 80 ml/Regel)
	Hypomenorrhoe	Verminderung von Stärke und/oder Dauer der Regelblutung
	Menorrhagie	Verlängerte und meist auch verstärkte Regelblutung
Schmerzhafte Menstruation	Dysmenorrhoe	Primäre und sekundäre Regelschmerzen
	Prämenstruelles Syndrom (PMS)	Körperliche Symptome: z. B. Wasseransammlung, Unterleibskrämpfe, Migräne Psychische Symptome (z. B. Depressionen, Angstzustände oder Hyperaktivität), die einige Tage vor Beginn der Regelblutung auftreten können

Abklärung erfolgen, wenn die Menstruation länger als vier bis sechs Monate ausbleibt und eine Gravidität ausgeschlossen werden kann.

Sekundäre Amenorrhoe

Die sekundäre Amenorrhoe ist die schwerste Form einer funktionellen Zyklusstörung. Etwa 2 – 7% der weiblichen Bevölkerung sind davon betroffen. Sekundäre Amenorrhoen entstehen nie schlagartig, sondern meist graduell in mehreren Schritten, bedingt durch eine Corpus-luteum-Insuffizienz mit Oligomenorrhoe je nach Dauer und Art der zugrunde liegenden Störung.

Einteilung der sekundären Amenorrhoe

Die häufigste Form der sekundären Amenorrhoe ist die **hypothalamische.** In den vergangenen Jahren haben auch **hyperandrogenämische** Veränderungen bei jungen Mädchen deutlich zugenommen. Ebenso können **metabolisch-endokrine** Faktoren wie Schilddrüsenstörungen, Diabetes mellitus sowie extreme Gewichtsabweichungen Ursache einer Amenorrhoe sein. Die primäre Ovarialinsuffizienz ist bei Adoleszenten meist im Zusammenhang mit Chemotherapie oder Bestrahlung zu finden. Auch die **hyperprolaktinämische Amenorrhoe** ist bei Jugendlichen sehr viel seltener als bei Erwachsenen. Zum Ausschluss eines Tumors empfiehlt sich eine CT- oder MR-Untersuchung.

Die **hypothalamische Amenorrhoe** ist durch Veränderungen von Frequenz und Amplitude der hypothalamischen GnRH-Episoden bis zu deren völligem Verschwinden gekennzeichnet.

Sekundäre Amenorrhoe in Verbindung mit Ess-Störungen

Die Verbindung von Amenorrhoe und Ess-Störungen wie **Anorexie** (☞ III.26.4) und **Bulimie** (☞ III.26.5) haben in den vergangenen Jahren als Folge des gesellschaftlichen Jungend- und Schönheitskults stark zugenommen. Der Grad der Zyklusstörung korreliert dabei mit der Dauer der Diät, mit dem Grad der Fehlernährung und mit dem Ausmaß des Untergewichtes bei gleichzeitigem Kalorienverbrauch (Leistungssport). Auch eine rein vegetarische Diät kann zu Zyklusstörungen führen. Eine kurzfristige Gewichtsreduktion von 15 – 20% des Ausgangsgewichtes (bzw. 15% unter Sollgewicht) wie bei Anorexia nervosa führt fast immer über Zyklusstörungen zur sekundären Amenorrhoe. Gleichzeitig neigen anorektische Patientinnen zu Überaktivität und extremer sportlicher Betätigung. Auch durch Ausdauer belastete Leistungssportlerinnen (Langstreckenläuferinnen) haben in 30–50% der Fälle Zyklusstörungen und Amenorrhoen. Dabei wirken sich ein frühzeitiger Beginn des Leistungssports (verspätete Menarche) und gleichzeitig bestehende Körperbildstörungen mit pathologischen Essgewohnheiten sowie Stress besonders ungünstig auf die Entstehung einer Amenorrhoe aus.

Hyperandrogenämie

Hyperandrogenämische Veränderungen haben in den vergangenen Jahren besonders bei Jugendlichen stark zugenommen. Die **hyperandrogenämische Ovarialinsuffizienz** (PCO ☞ III.8.2.3) ist gegenwärtig die häufigste hormonelle Ursache der weiblichen Sterilität. Die Wurzeln des PCO-Syndroms sind bereits in der Adoleszenz und Perimenarche zu sehen (Wolf 2002).

MERKE

Bei Vorliegen hyperandrogenämischer Veränderungen sowie exzessiven Androgenüberschusses (Testosteron > 1 ng/ml, DHEAS über 7 µg/ml) mit Virilisierungserscheinungen innerhalb kurzer Zeit, muss ein hormonaktiver Tumor des Ovars oder der Nebenniere (5–10%) ausgeschlossen werden.

Zum Ausschluss eines **androgenitalen Syndroms** (AGS) empfiehlt sich bei primär erhöhten androgenen Ausgangswerten ein ACTH-Test. Die Therapie besteht in der Substitution mit Cortison, wodurch eine Zyklusnormalisierung erreicht wird.
30% aller Mädchen mit Zyklusstörung und 25% aller Mädchen mit sekundärer Amenorrhoe leiden an einem **polyzystischen Ovar** (☞ III.8.2.3). Anamnestisch findet man bei diesen Mädchen häufig eine Spätmenarche mit primärer Oligomenorrhoe und erhöhtem Gewicht mit Adipositas vom androiden Typ. Gleichzeitig kommt es bereits mit der Pubertät zum Auftreten von Androgenisierungserscheinungen wie Akne und Hirsutismus. Das PCO-Syndrom ist ein weit verbreitetes Problem, das über die rein gynäkologische Zyklusstörung hinaus vor allem auch metabolische Konsequenz hat. Deshalb sollte bei allen jungen Mädchen mit Zyklusstörung und Adipositas ein PCO so früh wie möglich diagnostiziert werden. Als Therapie ist neben diätetischen Maßnahmen mit Gewichtsreduktion vor allem die ovarielle Suppression durch hormonelle Kontrazeptiva zu nennen, um eine Normalisierung der Androgene und der anderen Stoffwechselparameter zu erzielen.

2.5 Menstruationsbeschwerden bei jungen Frauen

Dysmenorrhoe

Definition und Inzidenz: Schmerzhafte Regelblutung bzw. Schmerzen einige Tage vor der Menstruation. 20% der jungen Mädchen in den ersten zwei Jahren nach der Menarche haben Dysmenorrhoe.
Ursache: Lageanomalien, psychovegetative Komponenten, Uteruskontraktionen, Endometriose.
Therapie: Symptomatisch mit Antiphlogistika und Analgetika, Hormone (Gestagene, orale Kontrazeptiva), fischölreiche Diät, Verhaltenstherapie.

Prämenstruelles Syndrom (PMS)

(☞ III.25).
Symptome: zyklusabhängige depressive Verstimmung, Wasserstau, Änderung des Appetitverhaltens, Gewichtszunahme, Verdauungsprobleme. Beginn nach dem Eisprung. Dauer: 10–14 Tage.
Ursache: Hormonschwäche im zweiten Teil des Zyklus, der vom Gelbkörperhormon dominiert ist.
Therapie: Sportliche Aktivität, diätetische Maßnahmen (z. B. Fischöl), Progesteron.

Schmierblutungen

Einteilung: Im zeitlichen Zusammenhang mit der Regelblutung werden prämenstruelle Blutung, postmenstruelle Blutung, Mittelblutung (Ovulationsblutung um die Zyklusmitte) unterschieden.

2.6 Teenagerschwangerschaften

Die Betreuung und Beratung von schwangeren Mädchen erfordert einen grundsätzlich anderen Zugang als bei Frauen über 19 Jahren. Die Fachliteratur zeigt, dass Teenagermütter öfters aus zerrütteten Familienverhältnissen kommen, oft alleinstehend sind, Gewalt- oder Missbrauchserfahrungen hinter sich haben, keinen oder einen niedrigen Schulabschluss und weniger berufliche Perspektiven haben (Kluge 2002).

Die Zahlen der Teenagerschwangerschaften in Europa haben in den vergangenen Jahren stark zugenommen (☞ Tab. III.2-3).

Häufige Ursachen

Teenagerschwangerschaften sind vor allem auf eine **unsichere bzw. unregelmäßige Verhütungspraxis** bei Jugendlichen zurückzuführen. Dafür werden vor allem folgende Gründe verantwortlich gemacht (Ostenhoff 1999):

- ungeplanter Geschlechtsverkehr,
- Hoffnung, dass nicht gleich beim ersten Mal „etwas passiert",
- unsicherer Umgang mit Verhütungsmitteln,
- Vergessen von Verhütungsmitteln,
- Hoffnung, dass der Partner aufpasst oder für die Verhütung sorgt,
- Schwangerschaftsrisiko wird in Kauf genommen,
- Mädchen können mit ihrem Partner nicht über Verhütung sprechen,
- Verheimlichung der sexuellen Aktivität vor den Eltern,
- Verhütung wird als Störfaktor empfunden,
- Angst vor Nebenwirkungen des Verhütungsmittels,
- Angst vor dem Frauenarztbesuch, um ein Rezept z. B. für ein orales Kontrazeptivum zu bekommen.

Prävention

Bisherige Erfahrungen haben gezeigt, dass es schwierig ist, diese Mädchen mit institutionalisierten Beratungs- und Betreuungsangeboten anzusprechen.

Vorschläge zur Prävention

- Akzeptanz der Entscheidung des Mädchens (egal ob für oder gegen das Austragen einer Schwangerschaft).
- Sexualaufklärung ab dem Kindesalter durch Elternhaus, Schule, offene Jugendarbeit, Kinder- und Jugendmedien etc.
- Informationen über Verhütung müssen für alle Jugendliche zugänglich sein.
- Verhütungsmittel müssen insbesondere für Jugendliche leicht zugänglich sein (auch die „Pille danach").
- Unterstützung junger Mütter, damit sie auch mit Kind eine Berufsausbildung abschließen können.
- Unterstützung der Jungen und jungen Väter, damit sie ihre Verhütungs- und Vaterschaftsverantwortung stärker übernehmen.

Tab. III.2-3: Schwangerschaftsabbrüche bei jungen Frauen im Alter zwischen 15 und 19 Jahren in acht ausgewählten europäischen Ländern (Eurostat 2002)

Land	Jahr				
	1996	**1997**	**1998**	**1999**	**2000**
Deutschland	11131	12010	12864	13759	14930
Finnland	1514	1633	1786	2192	2264*
Großbritannien	35557	36633	40371	39676*	40235
Rumänien	35814	26095	20886	20386	19549
Schweden	4225	4240	–	4090	5001
Spanien	7211	7074	7657	8510	–
Tschechische Republik	5059	4330	4259	3595	2990
Ungarn	11405	10571	9362	8375	7163

* vorläufige Angabe – keine Angabe

Rechtliche Grundlage

> ! Die Entscheidung für oder gegen eine Schwangerschaft trägt immer die betroffene Frau. Bei Jugendlichen unter 14 Jahren ist darüber hinaus die Zustimmung des gesetzlichen Vertreters erforderlich.

Ärztliche Schweigepflicht: Der Arzt muss die Eltern informieren, wenn eine medizinische Behandlung notwendig ist, die gewöhnlich mit einer schweren oder nachhaltigen Beeinträchtigung der körperlichen Unversehrtheit oder der Persönlichkeit verbunden ist. Für die Vornahme einer im Regelfall risikolosen, einfachen Operation, die weder eine an sich schwere Beeinträchtigung noch eine längere Gesundheitsschädigung nach sich zieht, ist die Zustimmung der Eltern nicht erforderlich.

2.7 Menarche und Menstruationsbeschwerden aus homöopathischer Sicht

2.7.1 Menarche und Pubertas praecox

Aus homöopathischer Sicht wird die Menarche nur in Bezug auf die Reife des heranwachsenden Mädchens beurteilt. Eine sehr frühe Menarche (vor dem zehnten Lebensjahr) zeigt eine unphysiologisch beschleunigte Entwicklung an, die sich auch in der Psyche des Mädchens bemerkbar machen kann. Die betroffenen Kinder sind oft auch intellektuell reifer, als es ihrem Alter entspricht.

Symptomatik der Frühreife

Die Hauptrubrik im Repertorium lautet „Gemüt – Frühreife – altkluge Kinder". Die negativ gefärbte Formulierung „altklug" stammt aus der Zeit der Wende vom 19. zum 20. Jahrhundert, als Kinder und Jugendliche noch nicht als gleichberechtigte Gesprächspartner anerkannt wurden. Selbstbewusste, emotional und intellektuell frühreife Jugendliche wurden als „altklug", „impertinent" oder „manipulativ" bezeichnet. Um die Frühreife als Symptom eines jungen Mädchens korrekt repertorisieren zu können, muss das Symptom in den alten Kontext – auch die Sprache des Repertoriums stammt aus der Zeit der Jahrhundertwende (19./20. Jahrhundert) – übersetzt werden.
Folgende Rubriken (RADAR 9.1) müssen unter Umständen mit in Betracht gezogen werden.

Symptome der Frühreife im Repertorium
Gemüt
– Impertinenz, Unverschämtheit
– Verwegenheit
– Widerspruch – Neigung zu widersprechen

Körperlich frühreife Mädchen schlüpfen mitunter früh in Rollen, die ihnen für ihr Alter inadäquat viel Verantwortung abverlangen. Häufig findet man sie als Vermittlerinnen in den Ehekonflikten der Eltern, als selbstständige Betreuerinnen ihrer kleinen Geschwister oder kranken Verwandten. Sie engagieren sich in ihrer Freizeit in karitativen Vereinen oder für gemeinnützige Ziele (Greenpeace, Amnesty International, Vier Pfoten etc.). Sie können zu starkem Idealismus neigen und leiden psychisch unter Ungerechtigkeit, die sie nicht ertragen oder akzeptieren können.
Diese Jugendlichen können charismatischen Heilsversprechungen verfallen oder sich fanatischen Ideen anschließen. Es besteht aber auch die Gefahr, dass sie Missbrauchsopfer werden, da sie körperlich reif wirken, aber den kindlichen Glauben an Autoritätspersonen noch nicht in Frage stellen.

Symptome zu verwandten Themen der Frühreife
Gemüt
– Pflicht – zu viel Pflichtgefühl
– ernst
– Lächeln – niemals
– Idealist
– Ungerechtigkeit – erträgt keine
– Beschwerden durch moralische Erregung

Therapienotstand

Aus homöopathischer Sicht kann eine **Hormontherapie** das Grundproblem der Pubertas praecox nicht lösen, sondern nur die Symptome unterdrücken. Die Fehlfunktion des Organismus ist nach wie vor vorhanden, und es besteht die Möglichkeit, dass die Krankheit unbemerkt in einer anderen Form fortschreitet. In der Homöopathie werden Krankheiten in Zusammenhang gebracht, auch wenn sie zeitlich in großen Zeitabständen voneinander auftreten.

Die konventionelle Medizin beispielsweise stellt keine Verbindung zwischen einer hormonell behandelten Pubertas praecox und einer zehn Jahre später entwickelten Multiplen Sklerose her. Der konventionellen Medizin mangelt es in diesem Fall an Behandlungsstrategien. Die Homöopathie stellt den Zusammenhang her und bezieht die Reihenfolge auftretender Erkrankungen und deren individuelle Ausprägung in das Behandlungskonzept ein (☞ II.1).

Die akribische **Beobachtung von Krankheitsverläufen** ist Grundlage der erfolgreichen homöopathischen Behandlung (☞ II.5.1.1). Je früher pathologische Symptome homöopathisch behandelt werden, desto gesünder bleibt die Patientin, je intensiver Krankheitssymptome unterdrückend behandelt werden, desto kränker wird die Patientin.

Homöopathische Behandlung

Das therapeutische Ziel ist es, die körperliche Entwicklung in ein physiologisches Tempo zurückzuführen. Zu diesem Zweck muss das **Konstitutionsmittel** des Mädchens gefunden werden.

Der erste Behandlungsschritt ist eine ausführliche **Anamnese**. Idealerweise sollte das Gespräch zunächst gemeinsam mit einer engen Bezugsperson (meist die Mutter) geführt werden. Anschließend bittet man die Mutter hinaus, klärt das Mädchen über die ärztliche Schweigepflicht auch gegenüber der Mutter auf, und befragt die Jugendliche nochmals unter vier Augen.

Nach ausführlicher **diagnostischer Abklärung** sollte das Kind zunächst homöopathisch behandelt werden und das Simile (☞ II.1.2) erhalten. Es sollte zwischen dem behandelnden Endokrinologen, Homöopathen, den Eltern und dem Mädchen ein zeitlicher Rahmen fixiert werden, der ausschließlich der homöopathischen Therapie vorbehalten ist. Kommt die Pubertas praecox nach der Simile-Gabe zum Stillstand, kann auf eine nebenwirkungsreiche Hormontherapie verzichtet werden. Bringt die homöopathische Behandlung nach einem Zeitraum von mindesten drei und maximal sechs Monaten keinen Erfolg, muss gemeinsam mit der Patientin, den Eltern und dem behandelnden Endokrinologen über eine hormonelle Behandlung nachgedacht werden. Idealerweise sollte dann die homöopathische Therapie parallel zur allopathischen Therapie weiterlaufen.

2.7.2 Späte Menarche und Pubertas tarda

Tritt die Menarche erst nach dem 15. Lebensjahr auf, sollte eine kindergynäkologische Untersuchung (☞ III.2.2.2) stattfinden.

Finden sich organisch keine Abnormalitäten (☞ III. 1.2), muss das Anamnesegespräch Aufklärung darüber bringen, ob die Entwicklungsverzögerung ein konstitutionelles Problem (das auch die emotionale und intellektuelle Entwicklung betrifft) ist, oder ein rein körperliches. Anamnestisch sind im Falle einer **konstitutionell verlangsamten Entwicklung** häufig eine verzögerte motorische und sprachliche Entwicklung in der Kleinkindzeit sowie Lernschwierigkeiten in der Schulzeit erhebbar. In diesem Fall wird das Konstitutionsmittel einen auffallenden Entwicklungsschub bewirken.

Handelt es sich um die **körperliche Ausprägung einer Entwicklungsverzögerung**, und findet sich Pubertas tarda auch bei verwandten Frauen in der Familienanamnese, besteht bei sonstiger Gesundheit kein Behandlungsbedarf. Auf keinen Fall sollte hormonell eingegriffen werden. Hormone verändern einen unreifen Organismus stark und verschleiern Krankheitssymptome, die sichtbar sein müssen, um eine persistierende Entwicklungsverzögerung homöopathisch behandeln zu können.

2.7.3 Menstruationsbeschwerden (Dysmenorrhoe)

> ! Grundsätzlich sind alle Menstruationsbeschwerden behandlungswürdig, die über leichte Bauchkrämpfe, Ziehen in den Beinen und im Kreuz kurz vor oder am ersten Blutungstag hinausgehen.

Möglichkeiten der homöopathischen Behandlung

Immer noch wird jungen Mädchen und Frauen unter Verweis auf ähnliche Beschwerden bei der Mutter oder Großmutter zu Unrecht suggeriert, dass körperliche und psychische Beschwerden in Zusammenhang mit der Menstruation normal seien.

Alle Symptome im Zusammenhang mit der Menstruation weisen auf eine gesundheitliche Störung des Organismus hin und sind einer homöopathischen Behandlung sehr gut zugänglich. Homöopathische Arzneien haben sich längst als potente und rasch wirksame Analgetika bewährt. Es gibt **krampflösende, Entzündungsschmerz und Neuralgien hemmende** sowie **psychisch beruhigende Arzneimittel.**

Akute und konstitutionelle Therapie der Dysmenorrhoe

Die akute, Schmerz lindernde, krampflösende homöopathische Therapie wirkt nur während einer Menstruation und hat keinen Einfluss auf andere gesundheitliche Störungen der Patientin. Die Behandlung erfolgt rein palliativ. Das Behandlungsziel der Homöopathie ist allerdings immer die Heilung (vgl. Organon, § 1). Menstruationsbeschwerden zeigen immer nur die durch Krankheitssymptome sichtbar gemachte Spitze einer konstitutionellen Erkrankung an. Will man die Patientin heilen, muss eine konstitutionelle Behandlung durchgeführt werden.

Akute Therapie: Bei der Akutverschreibung werden die vordringlichen Symptome des Krankheitsbildes erfasst und repertorisiert. Das korrekte Arzneimittel hilft rasch und effektiv (☞ Abb. III.2-6), jedoch ist die Linderung der Beschwerden nicht von Dauer.

Chronisch-konstitutionelle Therapie: Die konstitutionelle Therapie verlangt eine ausführliche Anamnese (☞ III.4.1.2) mit nachfolgender Repertorisation aller charakteristischen Symptome. Die Konstitutionsbehandlung ist wesentlich zeitaufwändiger als die Akutbehandlung, garantiert aber eine rezidivfreie Heilung der Beschwerden (☞ Abb. III.2-6). Erfahrungsgemäß nehmen die Beschwerden innerhalb der nächsten zwei bis drei Monatsblutungen, die auf die Arzneigabe folgen, ab und sistieren schließlich ganz.

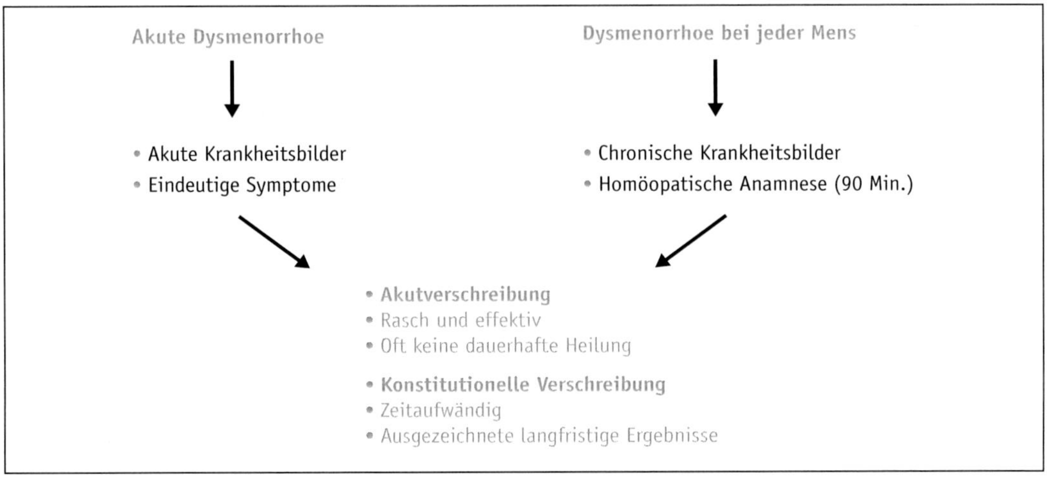

Abb. III.2-6: Akute versus konstitutionelle Verschreibung bei Dysmenorrhoe.

2.7.4 Homöopathische Kasuistiken

Kasuistik 2-1: Dysmenorrhoe mit Kollaps

Micha Bitschnau

Symptomatik

27-jährige Pat., Nullipara, kollabiert während der Arbeit (Krankenschwerster) bei Menstruationsbeginn auf der Toilette. Diarrhoe, Kaltschweißigkeit, Übelkeit, Erbrechen. Kann nicht aufstehen, weil ihr gleich wieder schwarz vor den Augen wird. Der Körper fühlt sich sehr kalt an. Sie friert und zittert, obwohl der Raum warm ist.

Verschreibung

REPERTORISATION (RADAR 9.1)
Weibliche Genitalien – Menses – schmerzhaft – Übelkeit und Erbrechen
Rektum – Diarrhoe – Menses – während agg.
Haut – Kälte – Menses – während
Weibliche Genitalien – Menses – schmerzhaft – Frost, mit
Allgemeines – Ohnmacht – Menses – während agg.

Veratrum album C 30, einmalig 5 Glob.

Verlauf

Nach fünf Minuten hören Kältegefühl und Übelkeit auf. Die Pat. kann sich aufsetzen, ohne dass ihr schwindlig wird.

Nach 15 Minuten sind die Schmerzen kaum mehr wahrnehmbar. Die Pat. schläft ein.

Nach zwei Stunden erwacht sie ohne Beschwerden, der Kreißlauf ist stabil. Keine weiteren Beschwerden während dieser Monatsblutung.

Unterstützende Maßnahmen

Wärmflasche.

Diskussion

Da keine ausführliche Anamnese durchgeführt, sondern lediglich die Akutsymptomatik für die Arzneimittelfindung herangezogen werden konnte, ist nicht mit einer dauerhaften Heilung der seit längerem bestehenden Dysmenorrhoe zu rechnen. Was der Fall eindringlich zeigt, ist die rasche, effektive Wirkung homöopathischer Arzneien – vorausgesetzt, sie sind korrekt nach der Simile-Regel (☞ II.1.2) verordnet. Sie wirken im Akutfall rascher als allopathische Medikamente und sind bei korrekter Anwendung (☞ III.4.3) nebenwirkungsfrei. Nach Arzneiverabreichung schlafen Patientinnen häufig tief und erholsam. Danach wachen sie erfrischt und beschwerdefrei auf. Diese Ruhephase wird vom Organismus zur Heilung genutzt und ist ein prognostisch gutes Zeichen.

Kasuistik 2-2: Dysmenorrhoe

Henning Droege

Symptomatik

18-jährige Abiturientin und Leistungssportlerin leidet seit einer Diphtherie-Impfung vor sieben Wochen unter extremer Schwäche. Sie liegt den ganzen Tag im Bett und hat ein Gefühl wie bei hohem Fieber. Sie lässt Dinge fallen. Mit *Apis* C 30 fühlt sie sich innerhalb von drei Tagen wieder gesund und kann wieder trainieren. Nach einer Vitamin-C-Infusion bekommt sie einen Rückfall, mit einer Wiederholungsgabe *Apis* C 30 ist sie wieder leistungsfähig.

Unverändert blieb danach jedoch der unregelmäßige Zyklus von ca. zwei bis sechs Wo. aufgrund des Leistungssports sowie zunehmend Bauchschmerzen einen halben Tag bis zum Beginn der Blutung mit schlechter Laune. Druck und Sitzen bessern, gestreckte Rückenlage verschlechtert.

Vor Beginn der Schmerzen hat sie drei Klausuren geschrieben, nachts durchgelernt und tagsüber trainiert. Manchmal hat sie Schweißausbrüche Sie schläft gerne lang. Wenige Tage zuvor hatte sie einen Sturz auf die LWS und konnte sich vor Schmerzen nicht bewegen. Sie hat eine Abneigung gegen Süßigkeiten.

Verschreibung

REPERTORISATION (COMPLETE REPERTORY DEUTSCH)
(gesucht ist das Folgemittel von Apis)
Weibliche Genitalien – Schmerzen – allgemein – Uterus – Menses – agg. – vor
Weibliche Genitalien – Schmerzen – allgemein – Uterus – Menses – amel. während – Blutfluss, durch
Weibliche Genitalien – Schmerzen – allgemein – Uterus – Sitzen – amel.
Rücken – Wirbelsäulentrauma
Allgemeines – Speisen und Getränke – Süßigkeiten – Abneigung
Schlaf – lang – allgemein
Allgemeines – Schlaf – Schlafmangel, durch
Gemüt – Beschwerden durch – Arbeit – geistige

Belladonna C 30 einmalig. Es passt auf alle Symptome außer dem Schlafmangel und ist Folgemittel zu *Apis*.

Verlauf

Beim nächsten Termin 14 Wochen nach Erstkonsultation hat sie zwei regelmäßige und schmerzfreie Zyklen hinter sich. Sie ist beschwerdefrei abgesehen von Überforderung mit Schlafmangel. Keine Verordnung.

Es handelte sich um Restbeschwerden eines chronisch werdenden Erschöpfungszustandes (d.h. kein natürliches Ende absehbar). Die Zyklusunregelmäßigkeit bestand schon seit Jahren, die Dysmenorrhoe nahm sogar zu. Sie war bei der Erstanamnese noch im Rahmen des Tolerierbaren, wurde dann aber zum Hauptproblem.

Nachbeobachtungszeit: viereinhalb Monate nach der Erstkonsultation.

Kasuistik 2-3: Dysmenorrhoe „wie 1000 Messer im Bauch"

Micha Bitschnau

Alter, Aussehen der Patientin

43-jährige Pat., Nullipara, 0-Gravida. Sehr jugendliche, sportliche Frau mit freundlichem, fröhlichem Auftreten. Rot gefärbtes kurzes Haar, bunte Brille, farblich abgestimmt mit der modischen Kleidung und dem Schmuck. Offenes, warmes, jederzeit hilfsbereites Wesen.

Symptomatik

Die Pat. klagt über Menstruationsbeschwerden, als wären „1000 Messer" in ihrem Bauch. Der Schmerz überfällt sie so plötzlich, dass ihr die Luft wegbleibt. Der schneidende Schmerz dauert ca. zwei Stunden. Er ist so heftig, dass sie versucht, ihn wie eine Wehe zu veratmen. Am schlimmsten ist der zweite Tag, am dritten Tag klingen die Beschwerden ab.

Zu Beginn der Menstruation Kreuzschmerzen und Spannungsgefühl in der Brust. Drei Tage vor Menstruationsbeginn wässrige Blutung.

Menses regelmäßig (Zyklus von 26 Tagen).

Vorgeschichte

Zwölf hormonelle Stimulationen zur IVF, drei Eizellpunktionen, nur ein Transfer (erfolglos).

Rezidivierende Adnexitis rechts. Rezidivierende HWI-Symptome im Rahmen jeder Hormonstimulation.

Spontanbericht

Die Pat. erzählt, dass sie als Heranwachsende vom Vater täglich Ohrfeigen bekam. Er konnte Liebe nicht zeigen. Es kränkte sie tief, dass er sie nur sehen wollte, wenn sie die besten Schulnoten bekam. Sie ist die älteste von mehreren Geschwistern. Sie hat zu Hause viel Leistungsdruck erfahren, Kinder durften nicht auffallen, waren nur geduldet. In der Familie gab es viele Geheimnisse. Alle unangenehmen Dinge wurden vertuscht. Ihre Rolle in der Familie war und ist die der Verlässlichen. Sie ist die Stütze, diejenige, die für alle da ist, die immer Kraft hat, die aber selbst niemals bedürftig sein darf. Sie hat bis heute nie gegen ihre Eltern revoltiert. Sie ist mitfühlend, hilfsbereit, aufopfernd und steht mit beiden Beinen im Leben.

Familienanamnese

Vater: Tuberkulose.
Onkel: Suizid.
Cousins: An Heroinüberdosis verstorben.
Urgroßeltern: Doppelselbstmord.

Verschreibung

Follikulinum C 30, einmalig 5 Glob.

Verlauf

Nach sechs Wochen kein wässrig-blutiger Ausfluss mehr vor Menstruationsbeginn. Die Pat. benötigte bei letzter Menstruation erstmals seit der Menarche kein Schmerzmittel.
Kontrolle nach 18 Monaten: Die Dysmenorrhoe ist nicht wieder aufgetaucht. Keine Beschwerden bei der Menstruation.

Diskussion

Dieser Fall wurde nicht repertorisiert, da eine Nosode angezeigt schien. Nosoden wie *Tuberculinum*, *Carcinosinum* oder *Follikulinum* sind – da sie erst in der Nach-Hahnemannischen Zeit geprüft wurden – im Repertorium noch zu selten vertreten. Diese Pat. weist viele *Carcinosinum*-Symptome auf: Das ausgeprägte Mitleid, die Hilfsbereitschaft, die schwere Kindheit mit dauernden Demütigungen durch den Vater, gegen die sie sich nie zur Wehr gesetzt hat. Sie ist sehr verantwortungsbewusst, freundlich und liebevoll, auch wenn sie von anderen Menschen schlecht behandelt wird. Sie neigt dazu, sich für andere aufzuopfern und ordnet ihre eigenen Bedürfnisse oder Beschwerden denen anderer Personen, um die sie sich kümmert, unter. *Carcinosinum*-Patienten leiden unter einer Vielzahl von Ängsten. Diese Pat. hat keine Ängste, aber eine Geschichte von rezidivierenden Adnexitiden, eine rezidivierende HWI-Symptomatik, eine quälende Dysmenorrhoe seit der Menarche und wurde mehrfach mit höchsten Hormondosen stimuliert.
Zur Arzneimittelfindung wurde eine Recherche in der Materia medica über Nosoden durchgeführt. Der Materia-Medica-Abgleich ergab, dass *Carcinosinum* nicht die korrekte Nosode ist. *Follikulinum* ist ein Komplementärmittel von *Carcinosinum* und in diesem Fall angezeigt. Für diese Nosode existiert keine klassische Arzneimittelprüfung. Melissa Assilem, Dorothy Cooper und andere homöopathische Ärzte haben *Follikulinum* klinisch erprobt und ihre Ergebnisse publiziert.

Literatur

Beolchi S, Brambilla C, Roberti P, Fadin M et al.: Vulvo-vaginitis in pediatric age, Minerva Pediatr 1993(45):453

Cox RA, Slack MPE: Clinical and microbiological features of Haemophilus influenzae vulvovaginitis in young girls, J Clin Pathol 2002(55):961 – 964

Cuadros J, Mazon A, Martinez R, Gonzalez P et al.: The aetiology of paediatric inflammatory vulvovaginitis, Eur J Pediatr 2004(163): 105 – 107

Dörfler D.: Rechtliche Aspekte in Österreich, Gyn Aktiv 2006(1): 33 – 35

Eurostat: New Cronos-Datenbank (2002)

Jaquiery A, Stylianopoulos A, Hogg G, Grover S: Vulvovaginitis: clinical features, aetiology, and microbiology of the genital tract, Arch Dis Child 1999(81):64 – 67

Kluge N.: Abruptiones bei Teenagern, korasion 2002(4)

Pena MJ, Campos-Herrero MI, Ruiz MC, Rodriguez H, Lafarga B: Microbiological study of vulvovaginitis in premenarcheal girl. Enferm Infec Microbiol Clin 1996(14):311 – 313

Schneider H, Husslein P, Schneider KTM (Hrsg.): Die Geburtshilfe, 2. Aufl., Springer, Berlin 2004

Stricker T, Navratil F, Sennhauser FH: Vulvovaginitis in prepubertal girl, Arch Dis Child 2003(88):324 – 326

Tanner JM: Wachstum und Reifung des Menschen. Thieme, Stuttgart 1962

Weidinger B, Kostenwein W, Drunecky G: Das erste Mal. Sexualität und Kontrazeption aus Sicht der Jugendlichen. ÖGF, Wien 2001

Wolf AS, Esser-Mittag J: Kinder- und Jugendgynäkologie. Atlas und Leitfaden für die Praxis, Schattauer, Stuttgart 2002

Homöopathische Literatur

Assilem M: Follikulinum: Dunst oder Miasma?, The Homeopath 1991(11)

Vermeulen F: Synoptische Materia Medica, 2. Aufl., Emryss, Haarlem 1998

3 Schwangerschaft

3.1 Vorsorge und Screening in der Schwangerschaft

3.1.1 Einleitung

> ! Vorsorgeuntersuchungen in der Schwangerschaft haben das Ziel, potenzielle Gesundheitsstörungen von Mutter oder Kind frühzeitig zu erkennen, um dadurch mögliche Gefahren für deren Leben und Gesundheit abwehren zu können.

Durch die Entwicklung der modernen Geburtshilfe haben Vorsorgeuntersuchungen und neue Untersuchungsmethoden während der gesamten Schwangerschaft an Bedeutung gewonnen. Allgemeiner Konsens besteht darüber, dass eine deutliche Reduktion von Schwangerschaftskomplikationen sowie mütterlichen und kindlichen Problemen bei der Geburt durch eine Identifikation von Risikoschwangerschaften erreicht werden kann. Eine routinemäßige, gezielte medizinische Betreuung gesunder schwangerer Frauen kann dies sehr effizient sicherstellen. Aus diesem Grund wurden in vielen Ländern entsprechende Richtlinien als elementarer Bestandteil der Vorsorgemedizin entwickelt.
In Österreich hat sich seit über 30 Jahren das **Mutter-Kind-Pass-Programm** bewährt. In Deutschland wird die Schwangerenvorsorge im **Mutterpass** dokumentiert.
Die Zukunft der Medizin liegt in der Prävention. So hat sich auch die Geburtshilfe in den letzten Jahren immer mehr von der Geburtenmedizin hin zu einer auf Prophylaxe orientierten Schwangerenmedizin entwickelt. Dieser Entwicklung muss eine moderne Schwangerenvorsorge heute Rechnung tragen. In der gynäkologischen Praxis sollte deshalb jede Frau mit bestehendem Kinderwunsch nach Möglichkeit schon vor Eintritt einer Schwangerschaft gezielt aufgeklärt und beraten werden.

3.1.2 Präkonzeptionelle Beratung

In den ersten Gesprächen vor und während der frühen Schwangerschaft ist die allgemeine Lebensführung anzusprechen. Maßnahmen zur Gesundheitsförderung und Krankheitsverhütung, wie z.B. Schutzimpfungen, sind hier ebenso ein Thema wie eine schwangerschaftsspezifische Beratung über Ernährung, Genussmittel und Drogen, Tätigkeit/Beruf, Sport, Reisen, Medikamente, Schwangerschaftsgymnastik und Partnerschaft.

Rauchen/Alkohol/Kaffee

Tabak ist das weltweit am häufigsten verbreitete Genussmittel. Etwa 28% aller Frauen rauchen, wobei 40% jener Frauen, die während der Schwangerschaft den Zigarettenkonsum beenden, nach der Stillphase wieder zu rauchen beginnen. Raucherinnen bekommen weitaus häufiger untergewichtige Babys (SGA: small for gestational age). Außerdem finden sich bei ihnen häufiger Blutungen, Spontanaborte, vorzeitiger Blasensprung, SIDS (Sudden infant death syndrome) und Schädigungen der kindlichen intellektuellen und emotionellen Entwicklung. Das Risiko oben angeführter Komplikationen kann sogar durch das Rauchen des werdenden Vaters erhöht werden (Passivrauchen).
Eine der führenden Ursachen für kongenitale physische und psychische Retardierung ist die **Alkoholembryopathie** (betroffen ca. 1:200 Neugeborene). Besonders beachtenswert ist, dass mehr als zwei Drittel der Alkoholikerinnen zusätzlich auch rauchen (Dudenhausen 1995).
Obwohl von werdenden Müttern Kaffeegenuss oft als schädlich angesehen wird, gibt es dafür medizinisch keinen Anhaltspunkt. Extrem hohe Dosen an **Koffein** sind im Tierexperiment teratogen. Im Gegensatz dazu konnte in mehreren prospektiven Studien kein erhöhtes teratogenes Risiko von Koffein für den Menschen beobachtet werden.

Beratung bei vorbestehenden Erkrankungen

Wichtigste Grundlage einer Beratung ist eine genaue **Anamnese**, insbesondere bei vorbestehenden Erkrankungen. Nur so kann beispielsweise bei bestehendem Diabetes mellitus oder bei einer Epilepsie eine optimale medikamentöse Einstellung bereits präkonzeptionell gewährleistet werden.

Die weitaus meisten Schwangerschaften verlaufen gesund und problemlos. Folgende Faktoren können aber eine Schwangere zur Risikopatientin machen:

- **mütterliches Alter** > 35 Jahre oder < 16 Jahre,
- **Vorerkrankungen** der Mutter wie z.B. Diabetes, Asthma, Epilepsie, Nierenerkrankungen, Schilddrüsenveränderungen, Herzerkrankungen, Bluthochdruck, Anämie, Eisenmangel, Tuberkulose, Hepatitis, Syphilis,
- **geburtshilfliche Faktoren** wie früheren Fehlgeburten, vorausgegangene Sectio, Anomalien der Gebärmutter, vorausgegangene fetale Fehlbildungen, Rh-Inkompatibilität,
- **Erbkrankheiten** in der Familie,
- **Mehrlingsschwangerschaft.**

Beim Vorliegen von Erbkrankheiten ist eine eingehende genetische Beratung durchzuführen.

Folsäure

Neuralrohrdefekte

Neuralrohrdefekte sind Fehlbildungen im Nervensystem des Säuglings, die eine starke genetische Komponente haben, deren genaues Vererbungsmuster jedoch nicht bekannt ist. Fehlbildungen wie Spina bifida, Meningomyelozele oder Anencephalus entwickeln sich in den ersten Embryonalwochen und führen entweder zum Tod oder zu schwerer Behinderung (Czeizel 1995).

Die **Inzidenz** liegt bei 1,5 auf 1000 Schwangerschaften, wobei Frauen, die bereits ein Kind mit einem Neuralrohrdefekt hatten, statistisch ein zehnfach höheres Risiko haben, ein weiteres Kind mit einer solchen Fehlbildung zu bekommen.

Folsäureprophylaxe

MERKE

> Die orale Zufuhr von Folsäure kann die Inzidenz von Neuralrohrdefekten um bis zu 70% senken.

Da der Verschluss des Neuralrohrs bereits sechs Wochen nach der Menstruation (also zwischen dem 22. und 28. Tag post conceptionem) stattfindet, ist es notwendig, mit der Einnahme von Folsäure bereits perikonzeptionell zu beginnen. Eine Dosis von täglich 0,4 mg Folsäure sollte daher bereits vier Wochen präkonzeptionell bis acht Wochen postkonzeptionell angeraten werden. Frauen, die bereits eine Schwangerschaft mit einem Neuralrohrdefekt hatten, ist eine Folsäuredosis von 4 mg/d zu empfehlen.

Neueste Studienergebnisse lassen die Vermutung zu, dass die Folsäuresupplementierung auch die Inzidenz von Lippen-Kiefer-Gaumenspalten (Van Rooij et al. 2003), angeborenen Herzfehlern (Shaw et al. 1994), angeborenen Fehlbildungen der Harnwege (Li et al. 1995), akuter lymphatischer Leukämie (Thompson et al. 2001) und Trisomie 21 (James et al. 1999) reduzieren kann.

3.1.3 Vorsorgeuntersuchungen in der Schwangerschaft

Mutter-Kind-Pass(MKP)-Untersuchungen in Österreich

Durch die Einführung des Mutter-Kind-Passes ist es gelungen, eine strukturierte Erhebung mütterlicher und fetaler Befunde während der Schwangerschaft zu gewährleisten. Da der Pass bei der werdenden Mutter verbleibt, sind diese Befunde jederzeit verfügbar. Die MKP-Untersuchungen sind auch für nichtversicherte Schwangere kostenlos und die Voraussetzung für die Weitergewährung des vollen Kinderbetreuungsgeldes ab dem 21. Lebensmonat.

Die Anzahl der einzelnen ärztlichen Untersuchungen variiert international zwischen vier bis zwölf Besuchen. In Österreich sind im Rahmen des **MKP-Vorsorgeprogramms** folgende Untersuchungen vorgesehen:

- Fünf gynäkologische Untersuchungen,
- eine internistische Untersuchung,
- zwei serologische Untersuchungen,
- zwei fakultative Ultraschall-Untersuchungen.

Außerdem werden die Entbindung und eine Untersuchung des Neugeborenen unmittelbar nach der Geburt dokumentiert.

Mit diesen Untersuchungen wird eine kontinuierliche, medizinische Grundbetreuung der Schwangeren und des Kindes sichergestellt.

Eine gute vorgeburtliche Betreuung sollte allerdings durch weitere diagnostische Maßnahmen ergänzt werden (Ultraschalldiagnostik, Pränataldiagnostik).

Wurde Ultraschall früher erst im zweiten Trimenon der Schwangerschaft eingesetzt, so ist diese Untersuchungsmethode im Rahmen einer modernen Schwangerenvorsorge bereits im ersten Schwangerschaftsdrittel ein wichtiges Diagnoseinstrument.

Mutterpass in Deutschland

Deutschland kennt verbindliche Mutterschaftsrichtlinien, die im Mutterpass festgehalten werden. Darin können bis zu zwei Schwangerschaften dokumentiert werden. Die Mutterschaftsrichtlinien bestimmen Anzahl und Umfang der Kontrolluntersuchungen, die von den gesetzlichen Krankenkassen bezahlt werden:

- bis zur 24. SSW alle vier Wochen,
- ab der 28. SSW alle drei Wochen,
- ab der 34. SSW alle zwei Wochen,
- ab der 41. SSW jeden zweiten Tag,
- ab 10 bis 12 Tage nach dem errechneten Geburtstermin: stationäre Aufnahme.

Eine Reihe von Vorsorge-, Labor- sowie drei Ultraschalluntersuchungen werden mit Gravidogramm und Normkurven dokumentiert, um frühzeitig Probleme während der Schwangerschaft und der Entwicklung des Fetus zu entdecken und geeignete Therapien einsetzen zu können.

Schwangerenvorsorge in der Schweiz

Das neue Krankenversicherungsgesetz (KVG) bezahlt in der Grundversicherung für eine normale Schwangerschaft acht Vorsorgekontrollen, die postpartale Nachkontrolle ist inbegriffen. Wie die optimale Schwangerenvorsorge im Detail aussehen sollte, darüber herrscht noch kein allgemeiner Konsens. Wohl aber über die Wertigkeit der sonographischen Ersttrimester-Diagnostik. Im Sinne eines „Betreuungsstandards" und zur Erkennung von Risikoschwangerschaften gibt es publizierte Empfehlungen.

Inhalt der Schwangerenvorsorge

- Information, Beratung, Betreuung während der Schwangerschaft, Vorbereitung auf die Geburt, allgemeine Verhaltensmaßnahmen, prägenetische Beratung
- Klinische Untersuchung mit Urin- und Blutkontrollen zum Ausschluss einer Risikoschwangerschaft (Diabetes, Gestose, Retardierung, Frühgeburt, Infekt)
- Vorbeugung, Behandlung von Schwangerschaftskomplikationen (Diabetes, Gestose, Retardierung, Frühgeburt, Infekt)
- Behandlung von Schwangerschaftsbeschwerden, die lästig für die Schwangere, aber harmlos für das Kind sind (Rückenprobleme, Fluor, Kontraktionen, Beinkrämpfe)

Umfang der Schwangerschafts-Ultraschalluntersuchung

- 1. Ultraschalluntersuchung in der 11. bis 13. SSW (Festlegung des Schwangerschaftsalters, Erfassen von Mehrlingen und deren Chorionizität, Messung des Nackenödems, Erfassen von schweren Fehlbildungen wie Anencephalie, siamesische Zwillinge etc.)
- 2. Ultraschalluntersuchung in der 20. bis 23. SSW (Beurteilung des fetalen Wachstums, Erfassen relevanter Fehlbildungen wie Spina bifida, Bauchwanddefekte, Herzfehler etc., Beurteilung der Placentalokalisation, Beurteilung der Fruchtwassermenge)
- 3. Ultraschalluntersuchung in der 30. bis 33. SSW

3.1.4 Pränataldiagnostik/ Ultraschalluntersuchungen

Die Konfrontation der werdenden Eltern mit der Möglichkeit von Untersuchungen im Rahmen der pränatalen Diagnostik erfolgt bereits sehr früh, der

Tab. III.3-1: Fragestellungen zur sonographischen Diagnostik

- ✔ Lage der Schwangerschaft: intra- oder extrauterin?
- ✔ Ist die Schwangerschaft intakt?
- ✔ Einling oder Mehrlinge? Falls Mehrlingsschwangerschaft: welche chorialen Verhältnisse?
- ✔ Scheitel-Steiß-Länge und Schwangerschaftsalter?
- ✔ Nackentransparenzmessung/Combinedtest?
- ✔ Hinweise auf Fehlbildungen?

optimale Zeitpunkt liegt am Ende des ersten Schwangerschaftsdrittels. Nicht nur aus forensischen Gründen ist eine ausreichende und frühzeitige Aufklärung notwendig, sondern auch zur Entscheidungsfindung über Akzeptanz sowie die Art und Weise einer Pränataldiagnostik.

Geburtstermin

Da das fetale Wachstum in diesem Zeitraum mit zwei bis drei Millimeter pro Tag rasant ist, ist eine optimale Festlegung des Geburtstermins durch eine Scheitel-Steiß-Längenmessung (SSL bis 14. SSW) möglich. Später durch Messung des Kopfdurchmessers.

Mehrlingsschwangerschaft

Die sonographische Untersuchung erlaubt nur am Ende des ersten Trimenon die genaue Bestimmung der Chorionizität bei Mehrlingen.

> MERKE
> Die Komplikationsrate bei monochorioten Mehrlingsschwangerschaften ist um ein Vielfaches erhöht. Deshalb muss die Betreuung von monochorioten Mehrlingsschwangerschaften wesentlich engmaschiger erfolgen als jene von dichorioten Mehrlingsschwangerschaften.

Risiko für spezielle Erkrankungen

Im Rahmen von Screening-Untersuchungen wird mittels Ultraschall versucht, ein Risikokollektiv für bestimmte Erkrankungen wie z. B. Morbus Down zu evaluieren.

> ! Das Ziel einer Screening-Untersuchung ist das Herausfiltern von Personen mit einem erhöhten Risiko für eine spezifische Erkrankung unter asymptomatischen Personen. Den im Screening auffälligen Personen wird angeraten, sich einem diagnostischen Test zu unterziehen, da nur so eine endgültige Diagnose gestellt werden kann.

Zum Beispiel ist bei der Entdeckung einer Omphalozele eine Placentapunktion indiziert, da es sich dabei um eine Trisomie 18 handeln könnte. Sonographische Befunde allein reichen in diesem Schwangerschaftsalter für definitive Diagnosen häufig nicht aus. Es ist daher notwendig, einen Konsiliarbefund eines in Pränataldiagnostik spezialisierten Facharztes einzuholen.
In Deutschland kommt in diesem Fall für die Befund-Überprüfung oder Zweitmeinung die Überweisung zu einem Facharzt mit höherer Qualifikation (DEGUM-Stufe II, Österreich OEGUM Stufe II) in Frage.

> MERKE
> Gerade im Fall einer Fehlbildung, wie z. B. bei Anencephalus oder einer schweren Chromosomenstörung, bei der die Überlegung einer medizinisch indizierten Schwangerschaftsbeendigung nahe liegt, ist es für die betroffene Mutter wünschenswert, möglichst früh eine sichere Diagnose zu bekommen.

Eine vergleichsweise weniger belastende Kürettage zum Schwangerschaftsabbruch kann nur bis zur vollendeten 14. SSW durchgeführt werden, da danach das Risiko für Komplikationen wie Blutungen oder Uterusperforation deutlich steigt. Zu einem späteren Zeitpunkt wäre dazu eine medikamentöse Geburtseinleitung notwendig.

Falschpositivrate bei Screening-Untersuchungen

Ein wichtiges Anliegen bei Screening-Untersuchungen ist es, die Falschpositivrate niedrig zu halten. Beim Ultraschall-Screening zur Entdeckung von Trisomie 21 im ersten Trimenon entspricht die Falschpositivrate dem Prozentsatz an invasiven Eingriffen, wie der Chorionzottenbiopsie oder Amniozentese. Die Punktionen infolge einer auffälligen Screeninguntersuchung führen nicht nur zu einer Verunsicherung der werdenden Eltern, sondern haben zusätzlich das Risiko einer 1%igen Fehlgeburtenrate. International ist die Falschpositivrate (und somit die Eingriffsrate) aufgrund von Screeninguntersuchungen auf Trisomie 21 derzeit bei ca. 5% festgelegt.
Wenn man nur aufgrund eines erhöhten mütterlichen Alters eine chromosomale Abklärung an-

strebt, wäre die Eingriffsrate ca. 20%, da heutzutage jede fünfte schwangere Frau über 35 Jahre alt ist.
Da durch eine rein altersindizierte Amniozentese nur etwa 30–50% der Down-Syndrome entdeckt werden, wurden andere Methoden wie die Nackentransparenzmessung, der Tripletest oder der Combinedtest etabliert, die eine höhere Diagnosesicherheit gewährleisten.

Screening im ersten Trimenon (11.–14. SSW)

Nackentransparenz-Screening

Unter Nackentransparenz (Nackendicke bzw. Nackenfalte) versteht man eine Flüssigkeitsansammlung zwischen Haut und Muskulatur im Bereich des fetalen Nackens, die sonographisch in Einheiten von **0,1 Millimeter** zu messen ist (ab > 3 mm Abhebung der Nackenhaut wird eine „pathologische" Nackentransparenz diagnostiziert). Eine verbreiterte Nackentransparenz zwischen der 11.–14. SSW gilt als wichtigster Hinweis für chromosomale Anomalien, fetale Herzfehler und verschiedene Syndrome.

MERKE

> Allein mit der Messung der Nackentransparenz können bereits ca. 70–80% der Down-Syndrome entdeckt werden (Pajkrt et al. 1998, Snijders et al. 1998).

Combined-Test

Laut den Ergebnissen der Studien von Spencer et al. (1999) kann die Entdeckungsrate für Morbus Down auf über 90% gesteigert werden, wenn die **Messung der Nackenfalte** mit der serologischen Bestimmung von **zwei feto-maternalen Hormonparametern** (PAPP A (= Placentaasoziiertes Plasmaprotein A) und freies β-HCG) sowie dem **mütterlichen Alter** kombiniert wird. Aus der Kombination dieser Parameter wird eine Risikoberechnung durchgeführt.

Fetales Nasenbein

Ein neues, weiteres Hinweiszeichen für Trisomie 21 ist das Fehlen des fetalen Nasenbeins. Die fehlende Diagnostizierbarkeit des Nasenknorpels stellt ein erhöhtes Risiko für das Down-Syndrom dar. Diese Risikobestimmung in Kombination mit dem Combinedtest kann die Entdeckungsrate von Down-Syndromen auf 95% steigern (Cicero et al. 2001 und 2003).

Frühes Fehlbildungsscreening

Da schon in der frühen Schwangerschaftsphase viele schwere Fehlbildungen entdeckt werden können, ist eine sonographische Durchuntersuchung des Feten sowohl im Längsschnitt als auch im Querschnitt von großer Wichtigkeit (Economides 1998).

Screening im zweiten Trimenon

Triple-Test (15.–20. SSW)

Bei dieser Untersuchung wird die mütterliche Serumkonzentration von drei verschiedenen fetoplazentaren Hormonen bestimmt:

- **α-Fetoprotein** (AFP),
- **unkonjugiertes Östriol** (uE3) und
- **Human-Chorion-Gonadotropin** (HCG).

Da jedes dieser Hormone bei Down-Syndrom-Schwangerschaften andere Konzentrationen aufweist als im Normalfall, ist die Bildung eines Risikokollektivs möglich. Die Entdeckungsrate für das Down-Syndrom beträgt etwa 70%.
Dieser Test ist dem Combined-Test (s. o.) deutlich unterlegen und wird heute nur noch angewendet, wenn die Schwangerschaft für eine Erst-Trimenon-Screening-Untersuchung zu weit fortgeschritten ist.

Organscreening (20.–23. SSW)

Bei dem sogenannten Organscreening werden **sämtliche Organe,** die **Extremitäten,** das **Gesicht** und die **gesamte fetale Einheit** auf Fehlbildungen untersucht.
In den 80er Jahren wurde das Organscreening als „Soft-Marker"-Screening für Down-Syndrom etabliert. Die alleinige altersindizierte Amniozentese hat sich als mangelhafte Screeningmethode erwiesen, da dadurch nur ca. 30–40% der Down-Syndrom-Schwangerschaften entdeckt wurden. Heutzutage können durch effiziente Screeningmethoden die meisten chromosomalen Fehlbildungen bereits im ersten Trimenon entdeckt werden.
Wird diese Ultraschalluntersuchung von geschultem Personal durchgeführt, können 60% der Feten mit

Down-Syndrom entdeckt werden. Da aber auch viele gesunde Feten diese Zeichen aufweisen, ist die Falschpositivrate mit ca. 15% relativ hoch.

Im Zuge des Organscreenings können **zusätzlich die Uterinarterien mittels Dopplerultraschall** untersucht werden. Im Falle einer pathologischen Durchblutung wird ein Risikokollektiv für Präeklampsie (☞ III.3.5.2), intrauteriner Wachstumsretardierung (☞ III.3.6) und vorzeitiger Placentalösung evaluiert.

Vorsorge im Ausblick

Aufgrund der guten Screening-Ergebnisse bei Chromosomenanomalien und der hohen Entdeckungsrate fetaler Fehlbildungen hat die Schwangerenvorsorge einen neuen Stellenwert. Eine weitere Verbesserung der Qualität erhofft man sich durch das Herausfiltern jener Schwangeren, die in späteren Phasen der Schwangerschaft Komplikationen entwickeln wie beispielsweise Präeklampsie oder ein erhöhtes Risiko für Frühgeburtlichkeit (☞ III.3.7). Da die geburtshilfliche Anamnese hierfür nicht immer ausreichend ist und diese Komplikationen oft bei Erstgebärenden auftreten, ist es eine besondere Herausforderung, diese Patientinnen frühzeitig zu erfassen. Auf diesem Gebiet werden von speziellen Ultraschalluntersuchungen über ein erweitertes Infektions-Screening bis hin zur Bestimmung von Polymorphismen zahlreiche Studien durchgeführt. Bis dato konnte aber noch kein „Golden Standard" zur Erfassung eines Risikokollektives dieser Erkrankungen festgelegt werden.

In Zeiten begrenzter finanzieller Ressourcen ist es notwendig, Vorsorgemaßnahmen immer wieder evidenzbasiert auf ihre Wertigkeit zu überprüfen. Im Sinne der Evidence-based Medicine (☞ I.5, ☞ I.6) macht heute beispielweise die Fahndung nach HIV mehr Sinn als die nach Toxoplasmose.

> ! In jedem Fall muss Schwangerenvorsorge immer auf den Einzelfall ausgerichtet sein, um eine bestmögliche Versorgung von Mutter und Kind, auch im Interesse unserer Gesellschaft, zu gewährleisten.

3.2 Abortus

Eine Schwangerschaft kann sowohl intra- als auch extrauterin entstehen.

Abnorme intrauterine Schwangerschaften führen meist zum **frühen Schwangerschaftsverlust** (Abort). Vor Eintritt der Lebensfähigkeit eines Kindes wird unterschieden zwischen **Frühabort** (bis zur 14. SSW) und **Spätabort** (ab der 14. SSW).

Die Grenze zum lebensfähigen Feten liegt derzeit bei 24. SSW beziehungsweise ab einem Geburtsgewicht von über 500 Gramm.

Bei Implantation des befruchteten Eis außerhalb der Gebärmutterschleimhaut spricht man von einer **Extrauteringravidität** (EUG, ☞ III.3.4).

Tab. III.3-2: Schwangerschaftszeichen (nach Goerke et al. 2003)

Sicher	Fetale Herzaktion im Ultraschall (ab 5.–6. SSW)
	Hörbare fetale Herztöne (ab 12. SSW)
	Fühlbare Kindsteile (ab 18. SSW)
	Fühlbare Kindsbewegungen (ab 20. SSW)
Wahrscheinlich	Amenorrhoe
	Uterusvergrößerung mit Konsistenzwechsel (Kontraktionen)
	Einseitige, aufgelockerte Vorwölbung des Uterus (Hegar-Zeichen)
	Positiver HCG (Differenzialdiagnose: Blasenmole, Chorionepitheliom, Ovarialtumor)
Unsicher	Übelkeit
	Erbrechen
	Mastodynie
	Hyperpigmentation: Areolae, Linea fusca
	Livide Verfärbung von Introitus und Vagina

3.2.1 Diagnostik und Differenzialdiagnostik (Schwangerschaftsnachweis)

Human Chorionic Gonadotropin (HCG)

> MERKE
> Der Nachweis von HCG im mütterlichen Blutserum ist bereits 10 Tage nach der Implantation möglich.

Die derzeit erhältlichen immunologischen Schwangerschaftstests weisen HCG im Harn ab einer Konzentration von 20 – 25 mU/ml (meist erst nach Ausbleiben der Menstruationsblutung) nach.

> MERKE
> Ein positiver Schwangerschaftstest allein sagt jedoch weder aus, ob die Schwangerschaft intakt ist, noch ob sie intra- oder extrauterin lokalisiert ist.

Bei **intakten, frühen intrauterinen Schwangerschaften** verdoppelt sich die HCG-Konzentration ungefähr alle 48 Stunden.
Mit einem Gestationsalter von 41 – 56 Tagen wird nur mehr ein 48-Stunden-HCG-Anstieg von 33% erwartet, der mit 57 – 65 Tagen Gestationsalter auf 5% zurückgeht.
Nicht intakte Schwangerschaften – unabhängig ob intra- oder extrauterin lokalisiert – haben eine verminderte HCG-Produktion und dadurch meist eine verlängerte Verdoppelungszeit. Bei HCG-Werten, die weniger als 50% binnen 48 Stunden ansteigen sind gesunde intrauterine Schwangerschaften unwahrscheinlich, vor allem wenn das Gestationsalter weniger als 41 Tage beträgt (Berek 2002).
Durch HCG-Serienbestimmungen alle 48 Stunden kann bei Verdoppelung des HCG-Wertes differenziert werden, ob es sich aller Wahrscheinlichkeit nach um eine intakte intrauterine Schwangerschaft handelt; zusätzlich ist ab einem HCG-Wert um 1500 mU/ml in der Vaginalsonographie zumindest ein Gestationssack/Chorionhöhle nachweisbar.

Progesteron im Serum

> MERKE
> Das Serumprogesteron spiegelt die Produktion des Progesterons durch das Corpus luteum graviditatis wieder (☞ III.10.1.1), das durch eine intakte Gravidität stimuliert wird.

In den ersten acht bis zehn SSW verändern sich die Serumprogesteronkonzentrationen nur geringfügig. Bei der **intakten Gravidität** liegt der Progesteronwert idealerweise konstant über ≥ 25 ng/ml, kann aber auch manchmal darunter liegen.
Bei **nicht intakter Schwangerschaft** fallen die Progesteronwerte meist ab. Mit einer Sensitivität von 97,5% kann ein Progesteronwert von ≥ 25 ng/ml eine EUG ausschließen. Bei Progesteronwerten von < 5 ng/ml liegt in 85% der Fälle ein Abortus vor, in 10 – 15% der Fälle eine EUG. Bei Progesteronwerten von 5 – 25 ng/ml dagegen kann nur unter Kombination von HCG-Verlaufskontrollen mit vaginosonographischen Untersuchungen eine Diagnose gestellt werden (Carson 1993).

Flexible Algorithmen

Sie beziehen zusätzlich zu HCG-Werten und Vaginalsonographie klinische Symptome und Risikofaktoren wie z. B. bereits stattgehabte Tubargraviditäten (☞ III.3.4) oder vorangegangene Chirurgie im Bereich der Tuben etc. mit ein und erreichen einen signifikant höheren positiven Vorhersagewert als inflexible Algorithmen, die nur HCG-Werte und Vaginalsonographie verwenden (Positive predictive value 80% versus 60%; Mol et al. 1999).

3.2.2 Spontaner Abort

Inzidenz und Prävalenz

Die Häufigkeit spontaner Aborte nach Ausbleiben der Regelblutung bezogen auf die Gesamtzahl aller verifizierten Schwangerschaften liegt bei 15 – 20%. Unter Zuhilfenahme serieller HCG-Bestimmungen zur Verifizierung früher präklinischer Aborte steigt diese Rate auf 30% an. Rund 80% aller spontanen Aborte finden im ersten Trimenon statt; die Inzidenz sinkt mit fortschreitender Schwangerschaft.

Einteilung

In der Klinik wird unterschieden zwischen:

- **sporadischen Aborten:** ein bis drei spontane Aborte,
- **habituellen Aborten:** mehr als drei spontane Aborte hintereinander.

Bei Frauen, die bereits einen spontanen Abort erlebt haben, beträgt die Wahrscheinlichkeit eines neuerlichen Aborts 20%, bei Frauen die bereits drei spontane Aborte erlebt haben rund 50%.

Ätiologie

Als Abortursache kommen zahlreiche Faktoren in Frage, trotzdem sind nicht alle möglichen Gründe komplett zu klären.

> ! In jedem Fall sollten Patientinnen insofern beruhigt und motiviert werden, dass ein neuerlicher Abort nicht zwingenderweise stattfinden muss.

Chromosomale Anomalien

Numerische Chromosomenanomalien können nachgewiesen werden:

- in 50–70% der Aborte im ersten Trimenon,
- in 20% der Aborte im zweiten Trimenon.

Ebenso werden gelegentlich auch Mosaikbildungen von Chorion oder Placenta bei sporadischen Aborten nachgewiesen.

Beim **habituellen Abort** zählen Chromosomenanomalien eher seltener zu den Ursachen. Meistens wird ein normaler Chromosomensatz im Abortgewebe nachgewiesen. Molekulare Defekte, multifaktorielle Syndrome und andere, seltenere chromosomale Anomalien eines Elternteils gelten als mögliche Verursacher des habituellen Aborts. Durch Karyotypisierung beider Elternteile läßt sich in 8% eine Chromosomenanomalie eines Partners nachweisen, d.h. in einem fünf- bis zehnfach höheren Prozentsatz als in der Normalbevölkerung.

Uterine Anomalien

Ein weitere Ursache bzw. ein erhöhtes Risiko für Früh- und Spätaborte sowie auch für habituelle Aborte können angeborene und erworbene Anomalien des Uterus darstellen. Dazu zählen:

- Fehlbildungen der Müller'schen Gänge (Uterus subseptus und septus, Uterus unicornis mit oder ohne rudimentäres Horn, Uterus bicornis unicollis oder bicollis),
- Myome,
- intrauterine Synechien,
- Ashermann-Syndrom (Verklebungen oder Verwachsungen der Gebärmutterschleimhaut nach operativen Eingriffen wie z.B. mehrfachen Kürettagen),
- Zervixinsuffizienz.

Infektionen

Auch virale, bakterielle (☞ III.4) und parasitäre Infektionen verursachen sporadische Aborte. Häufige Erreger sind:

- embryo- und fetotoxische Viren (z.B. Herpes-, Zytomegalie-, Röteln-Virus),
- Mischflora bei bakteriellen Vaginosen,
- Chlamydien,
- Ureaplasmen,
- Syphilis,
- Borrelien,
- Listeria monocytogenes,
- Toxoplasma gondii.

Die meisten dieser Infektionen sind unter Therapie von kurzer Dauer und hinterlassen eine lebenslange Immunität. Meist wird eine antibiotische Behandlung durchgeführt, die den Erreger eliminieren soll.

> MERKE
> Infektionen können zwar als Ursache eines einzelnen Abortus sein, sind jedoch selten die Ursache von habituellen Aborten.

Stoffwechselstörungen

Sowohl extreme Adipositas als auch Diabetes mellitus sowie Hypo- oder Hyperthyreose werden als Ursache für sporadische und habituelle Aborte diskutiert.

Genussgifte und Schadstoffe

Erhöhte Abortraten finden sich vor allem bei Patientinnen:

- mit chronischem Alkohol-, Opiat-, Kokain-, Nikotin- oder Koffeinabusus,
- bei Exposition gegenüber Narkosegasen und Zytostatika,
- bei Arbeiten in bestimmten Bereichen der Metall-, chemischen, und pharmazeutischen Industrie.

Endokrine Ursachen

Eine häufig angegebene, jedoch kontrovers diskutierte Ursache von sporadischen und insbesondere von habituellen Frühaborten ist die so genannte **Lutealinsuffizienz**. Dabei handelt es sich um eine inadäquate sekretorische Umwandlung des Endometriums aufgrund einer gestörten Funktion des Corpus luteum (Ginsburg 1992).
Zur Behandlung eines Lutealdefekts wird die Gabe von Gestagenen empfohlen.

Immunologische Aspekte

Die Frage nach der fehlenden Abstoßung der fetoplazentaren Einheit durch das mütterliche Immunsystem wird seit Jahren diskutiert. Einer der Schutzmechanismen besteht sicherlich darin, dass anstelle der wichtigen Transplantationsantigene auf dem Zytotrophoblasten das weitgehend monomorphe HLA-G exprimiert wird, wodurch Abstoßungsreaktionen verhindert werden.
Seit längerer Zeit ist bekannt, dass erhöhte Serumspiegel von **Antikörpern gegen Phospholipide (APL-Ak)** signifikant häufiger zu Aborten führen. Bei den APL-Ak handelt es sich um eine Gruppe von Antikörpern, die sich gegen verschieden Epitope richten und den Hauptklassen IgG, IgM und IgA angehören können. APL-Ak scheinen einen Einfluss auf die Blutgerinnung zu haben und eine Hyperkoagulabilibität zu bewirken. Es ist daher denkbar, dass sich die potenziell nachteilige Wirkung dieser Antikörper auf die Schwangerschaft im Bereich der mütterlichen, die Placenta versorgenden Gefäße entfaltet und sich hier als Mikrothrombosen im Placentabett manifestiert.
Die derzeitigen therapeutischen Optionen sind empirischer Natur und beschränken sich meist auf die Gabe von Acetysalicylsäure (100 mg/Tag) oder auf die Gabe von Heparin. Auch der Einsatz von intravenösen Immunglobulinen erbrachte bis dato ebenfalls vielversprechende Ergebnisse bei Patientinnen mit habituellen Aborten, obgleich die Evidenz anhand von prospektiv randomisierten Studien noch fehlt.

Weitere Ursachen

Als Faktoren, die einen sporadischen Abort geschehen lassen, kommen auch embryonale Anomalien, das fortgeschrittene mütterliche Alter, das Tragen von Intrauterinpessaren, diverse teratogene und mutagene Substanzen, mütterliche Erkrankungen, plazentare Anomalien sowie extensives mütterliches Trauma psychischer und physischer Natur in Betracht.
Andrologische Anomalien wie z. B. OAT-Syndrom (☞ III.8.2.1) führen meist zu keiner Befruchtung.

3.2.3 Habitueller Abort

> ! Unter habituellem Abort versteht man das Auftreten von mehr als drei aufeinander folgenden spontanen Fehlgeburten. Dieses Geschehen findet sich bei 1% aller Frauen im reproduktiven Alter.

Die drei häufigsten Ursachen sind:
- angeborene oder erworbene Uterusanomalien in 15–30%,
- maternale Faktoren in 25% (z. B. Diabetes mellitus),
- genetische Anomalien des Partners in 3–8%.

In 40–60% der Fälle findet sich allerdings kein diagnostizierbares Korrelat als Ursache für das Abortgeschehen.

3.2.4 Die verschiedenen Arten des Abortgeschehens und ihre Behandlungsmöglichkeiten

Rein klinisch ist es mitunter nicht möglich zwischen drohendem Abort, komplettem Abort oder nicht rupturierter EUG zu unterscheiden, wobei hier der gynäkologischen Spiegeluntersuchung und der Vaginalsonographie wesentliche Bedeutung zukommen.

MERKE
Meist findet ein spontaner Abort vor der 8. SSW statt, nur 3% der Patientinnen erleben einen spontanen Abort nach der 8. SSW.

In der Diagnostik hilfreich sind serielle HCG-Bestimmungen (☞ III.3.2.1).

Vaginalsonographie

Mit der sonographischen Untersuchung kann ein Gestationssack/Chorionhöhle bereits bei HCG-Werten um 1500 mU/ml (ca. 5./6. SSW) nachgewiesen werden (☞ III.3.2.1). Ab der 7. SSW müsste zusätzlich auch die positive Herzaktion des Feten sichtbar sein. Stellt sich ein Gestationssack dar, kommt es nur in 11,5% der Fälle zum Abort, wird ein Dottersack erkennbar, sinkt diese Rate auf 8,5%, beträgt die biometrische Messung eines Feten zehn Millimetern Länge, sinkt die Abortrate auf 0,5%.
Nach der 14. SSW kommt es nur mehr in 2% der Fälle zum Abort.

! Bei einem mittleren Durchmesser des Gestationssacks von 13 Millimetern ohne sichtbaren Dottersack oder aber einem mittleren Durchmesser des Gestationssacks von 17 Millimetern ohne nachweisbaren Embryo ist die Unmöglichkeit einer intakten intrauterinen Schwangerschaft gegeben.

Abortus imminens

Der „drohende Abort“ ist definiert als **vaginale Blutung vor der 20. SSW** (Zervikalkanal ist nur minimal geöffnet („Trichterbildung“, d.h. Eröffnung des inneren Muttermundes), die Länge des Zervikalkanals kann unter Umständen verkürzt sein) und tritt in rund **30–40% aller Schwangerschaften** auf.
Normalerweise ist die vaginale Blutung sehr leicht und nur manchmal von Unterbauchziehen oder krampfartigen Schmerzen begleitet.
De facto gibt es **schulmedizinisch keine effektive Therapie** für den Abortus imminens. Bettruhe wird zwar oft empfohlen, ist aber nachweislich nicht effektiv. Die Progesteron-Therapie brachte erwiesenermaßen auch keine weiterführenden Erfolge. Insofern bleibt die Behandlung eventuell vorliegender Infektionen als Therapieansatz.

! Bei drohendem Abort werden Aufklärung, Beruhigung und psychische Unterstützung der Patientin empfohlen.

Abortus incipiens

Beim „beginnenden Abort“ oder „Abort im Gange“ kommt es zu einer **stärkeren vaginalen Blutung.** Unter **krampfartigen Kontraktionen der Gebärmutter** eröffnet sich die Zervix, und der Zervikalkanal dilatiert sich. **Sonographisch** findet man meist einen entrundeten Gestationssack/Chorionhöhle mit ausgeprägtem Hämatom oder ein bereits im Zervikalkanal befindliches Schwangerschaftsprodukt.
Beim Abortus incipiens handelt es sich um eine schulmedizinisch nicht mehr behandelbare Situation.

! Bei Abortus incipiens müssen Blutgruppe, Rhesusfaktor und Blutbild bestimmt werden, um bei Rh-negativen Patientinnen Rhesusimmunglobulin vor oder nach der Kürettage zu verabreichen und um objektiv den Blutverlust abschätzen zu können.

Laborchemisch finden sich **schleppende Verdopplungszeiten des HCG** sowie meist fallende Progesteron-Werte.
Im Falle einer über-regelstarken Blutung sollte bis zur 14. SSW eine **Saugkürettage** unter gleichzeitiger Gabe von Uterotonika durchgeführt werden.
Jenseits der 14. SSW kann eine medikamentös **mit Prostaglandinen unterstützte Spontanausstoßung** angestrebt werden, wobei eine anschließende Kürettage zwecks völliger Evakuierung noch eventuell verbliebener Placentareste gelegentlich nötig ist.

Abortus incompletus/completus

Beim diesem Abortgeschehen ist es bereits zu einer teilweisen (incompletus) oder aber vollständigen (completus) Ausstoßung des Schwangerschaftsprodukts gekommen.

Klinisch ist der **Uterus kleiner** als dem Gestationsalter entsprechend, die **vaginale Blutung** ist meist leichter als Regelstärke. Der Zervikalkanal ist üblicherweise klaffend, kann sich beim kompletten Abort aber bereits wieder formiert haben.

Vaginosonographisch findet man **weder Gestationssack noch Fetalanlage**, wobei schwer zwischen Blutkoageln und verbliebenen Placentaresten unterschieden werden kann.

Therapeutisch ist bei Abortus incompletus eine **Vakuumkürettage** in Erwägung zu ziehen, obgleich neuere Daten zeigen, dass in Fällen bis zu 12. SSW ein expektatives Vorgehen mit dem Nachweis fallender serieller HCG- und Progesteron-Werte vertretbar ist.

> ! Bei Abortus incompletus wird die Kontrolle der HCG-Werte bis unter die Nachweisgrenze empfohlen.

Missed Abortion

Beim „verhaltenen Abort" kommt es trotz der abgestorbenen oder sich nicht mehr weiter entwickelnden Schwangerschaft zu keinem spontanen Fruchtabgang:

- Klinisch imponiert der **Uterus meist kleiner,** als es der Amenorrhoedauer entsprechen würde. Die Zervix ist derb und nicht verkürzt, der Zervikalkanal ist geschlossen.
- Laborchemisch finden sich **ausbleibende bzw. verzögerte Verdoppelungszeiten des HCG.**
- Vaginosonographisch findet man einen **Gestationssack ohne Fetus (Windei)** oder einen Gestationssack mit nicht vitalem Fetus. Biometrisch entspricht der Fetus meist weder der Amenorrhoedauer noch dem Durchmesser des Gestationssackes.
- Beim „verhaltenen Abort" wird üblicherweise eine **Kürettage** durchgeführt bzw. medikamentös ein Abort induziert.

> MERKE: Aufgrund der unreifen Zervix ist hier häufiger die Applikation von Prostaglandinen vor einer Evakuierung des Uteruscavums zu erwägen.

Septischer Abort

Unter einem „infizierten Abort" versteht man das gleichzeitige Vorliegen von:

- Temperaturerhöhung über 38 °C,
- Leukozytose,
- signifikante Erhöhung der BSG,
- erhöhter Wert von CRP.

Manchmal handelt es sich bereits um einen Abortus incipiens oder incompletus (s. o.).

Allerdings sollte auch daran gedacht werden, dass ein versuchter jedoch inkomplett durchgeführter Schwangerschaftsabbruch stattgefunden hat.

> MERKE: Um eine Septikämie zu verhindern, ist die intravenöse Gabe von Antibiotika obligat, da die Mortalitätsrate bei bestehender Sepsis bei 13% und im Rahmen eines Schockgeschehens mit Multiorganversagen sogar bei 28% liegt.

Neben Antibiotikatherapie und Volumensubstitution ist die rasche **Saugkürettage** bzw. – jenseits der 14. SSW – die medikamentös unterstützte Spontanausstoßung mit anschließender Kürettage die empfohlene Therapie.

Artifizieller Abort oder Abruptio

Bis vor 30 Jahren wurde der **artifizielle oder induzierte Abort (Schwangerschaftsabbruch oder Abruptio/Interruptio)** als krimineller Abort bezeichnet. In der Folgezeit kam es weltweit zur Liberalisierung der Abtreibungsgesetze. Die Mehrzahl der Länder Europas und die USA haben nun zum Teil seit über 25 Jahren eine Fristenregelung, die eine Abruptio bis zur 12. SSW erlaubt. In Kanada gibt es nach wie vor kein Abtreibungsgesetz, Afrika und Südamerika haben zum Teil sehr restriktive Gesetze. Deshalb ist die Zahl der illegalen Abtreibungen dort hoch, was zu rund 80000 Todesfällen/Jahr aufgrund von unsachgemäß durchgeführten Abtreibungen führt.

> ! Nach der fast weltweiten Legalisierung der Abruptio ist die Zahl der durchgeführten Schwangerschaftsabbrüche nicht gestiegen, die mütterliche Mortalität durch unsachgemäß durchgeführte Eingriffe jedoch drastisch gesunken.

Rechtslage im deutschsprachigen Raum

Eine Zusammenfassung der Rechtssituation in Österreich findet sich im § 93 StGB, die Rechtssituation in Deutschland ist im § 218–219 StGB nachzulesen, für die Schweiz gelten die Artikel 118–120 StGB. Im österreichischen und deutschen Gesetz vorgesehen ist eine **verpflichtende Beratung** vor Durchführung des Schwangerschaftsabbruchs. 97% der Abbrüche im Jahre 2003 wurden nach dieser Beratung durchgeführt – nur 3% aufgrund medizinischer (Chromosomenanomalie, Grunderkrankung der Mutter) oder kriminologischer (Vergewaltigung, Inzest) Indikation. Seit 1. Oktober 2002 gilt in der Schweiz die vom Volk am 2. Juni angenommene **Fristenregelung**, d.h. in den ersten zwölf Wochen liegt der Entscheid über den Abbruch einer ungewollten Schwangerschaft bei der Frau. Ab der 13. Woche ist ein Abbruch zulässig, wenn er nach ärztlichem Urteil notwendig ist, um von der Frau die Gefahr einer schwerwiegenden körperlichen Schädigung oder einer schweren seelischen Notlage abzuwenden.

3.2.5 Methoden der Abortinduktion

Verhinderung der Nidation

Pille danach

Die früheste Möglichkeit, die weiterführende Einnistung eines Keimbläschens (Blastozyste) zu verhindern, ist mit der „Pille danach" binnen 12 bis maximal 72 Stunden nach stattgehabtem ungeschütztem mittelzyklischem Geschlechtsverkehr (☞ III.9.6.1).

IUP

Weniger gebräuchlich ist heute das Einsetzen eines kupferhaltigen Intrauterinpessars zur Verhinderung der weiteren Einnistung (☞ III.9.6.2).

Medikamentöser Schwangerschaftsabbruch

Bis zu sieben Wochen nach der letzten Periode bzw. bis zum 49. Zyklustag oder aber bis zu fünf Wochen nach der Befruchtung ist eine Abortinduktion durch die Gabe des Antiprogesterons **Mifepriston** oder **Mifegyne® (RU 486)** möglich.
Mifegyne® wird seit 1988 in Frankreich verwendet, seit 1999 ist es auch im übrigen Westeuropa mit Ausnahme von Irland, Italien, Portugal, seit Oktober 2000 in den USA erhältlich. 2003 wurden in der Schweiz bereits 40% aller Abbrüche mit Hilfe von Mifegyne® durchgeführt.
Dieses Medikament bewirkt einen Entwicklungsstop des Embryos, eine Ablösung und in der weiteren Folge eine Abstoßung der Gebärmutterschleimhaut. Das zusätzlich verabreichte Prostaglandin führt zu Kontraktionen der Gebärmutter und einer Beschleunigung der Ausstoßung.

Durchführung

Insgesamt werden laut Schema drei Tabletten Mifegyne® oral verabreicht, nach zwei Tagen werden 400 µg des Prostaglandins Misoprostol intravaginal gegeben. Nach drei Stunden Beobachtung (nach Misoprostol intravaginal) wird die Patientin nach Hause entlassen. Die erste ambulante Kontrolle zur Durchführung einer Vaginosonographie und einer HCG-Bestimmung wird sechs bis zehn Tage später angesetzt.

MERKE

> Mit diesem Schema kommt es in 97% der Fälle zur kompletten Abruptio ohne Notwendigkeit, sekundär eine Kürettage durchführen zu müssen.

Operativer Schwangerschaftsabbruch

Je nach Gesetzeslage und vorliegender Indikation kann bis zur 12.–14. SSW eine Saugkürettage unter Uterotonikaschutz durchgeführt werden. Nach der 14. SSW wird eher keine Kürettage mehr durchgeführt, sondern medikamentös eine Ausstoßung der Frucht bis maximal zur 24. SSW induziert. Danach wird bei nicht lebensfähigen Feten oder multiplen Fehlbildungen die Weheninduktion mittels Prostaglandinen eingeleitet und gegebenenfalls nachkürettiert.

3.3 Blutungen in der Schwangerschaft

Blutungen können in jedem Trimenon einer Gravidität auftreten und stellen eine häufig gesehene Schwangerschaftskomplikation dar. Ihre Ätiologie ist je nach Gestationsalter unterschiedlich. Prinzipiell können vaginale Blutungen in der Schwangerschaft auch Ursachen haben, die nicht mit der Gravidität assoziiert sind. Nichtschwangerschaftsbedingte Blutungen gehen meist mit einem geringeren Blutverlust und somit geringeren Risiko für Mutter und Kind einher.

3.3.1 Blutungen im ersten Trimenon

Im **ersten Trimenon** (bis SSW 14) erleben etwa 25% aller Schwangeren eine vaginale Blutung unterschiedlichen Stärkegrades, wobei es in knapp der Hälfte der Fälle zu einem Abort kommt (Carter 1999).
Verschiedene Arten des Abortgeschehens, Ätiologie (☞ III.3.2.4).

> MERKE
> Wesentliches diagnostisches Kriterium ist der vaginalsonographische Befund einer vitalen Frühschwangerschaft.

Diagnostik

> MERKE
> Bei jeder Blutung in der Frühschwangerschaft muss die exakte klinische Untersuchung mit Einstellung der Portio und aktuellem Pap-Befund erfolgen.

- Exakte klinische Evaluierung
- Beurteilung der Zervix
- Transvaginale Sonographie
- Bestimmung von Steroidhormonen
- Bestimmung der Verdopplungszeit von β-HCG

Die Vaginalsonographie gibt Aufschluss über die Lokalisation der Gravidität.

Differentialdiagnosen

- Ektope Gravidität
- Molare Gravidität
- Zervikale Erkrankungen (z.B. Portioektopie, intrazervikale Neoplasie)

Therapie

Bei **drohendem Abort** wird die Applikation von Gestagenen mit oder ohne HCG empfohlen. Allgemein wird seit vielen Jahrzehnten körperliche Schonung (ggf. Bettruhe) und Arbeitsfreistellung zusätzlich angeraten. Jedoch liegen hierzu keine zufrieden stellenden internationalen Studien vor. Trotzdem wird diese Form der Therapie (auch wenn sie keine Vorgangsweise im Sinne der EBM darstellt) vom Arzt und von der Patientin als einziges Instrument zur möglichen Verbesserung des Schwangerschafts-outcomes empfunden. Wissenschaftlich eindeutig belegt ist der schwangerschaftsprotektive Effekt von Progesteron (Di Renzo et al. 2005). Lassen sich mittels Ultraschall embryonale Vitalzeichen (Herzaktionen) darstellen, kann in über 90% der Fälle mit einem günstigen Schwangerschaftsverlauf gerechnet werden (Everett et al. 1996).

Bei **Abortus incompletus**, starker vaginaler Blutung und fehlenden embryonalen Vitalzeichen ist ein konservatives Vorgehen nicht mehr gerechtfertigt. In diesem Fall sollte bis zu einer Uterusgröße entsprechend der 14. SSW eine Vakuumkürettage unter gleichzeitiger Gabe von Uterotonika durchgeführt werden. Ab einer Uterusgröße größer als 14. SSW ist zunächst eine medikamentös induzierte Spontanausstoßung mit anschließender Kürettage anzustreben (Bagratee et al. 2004, Wieringa-de Waard et al. 2003).

Das Management des **habituellen Abortes** ist vielschichtig und beginnt mit der Abklärung sämtlicher Faktoren, die möglicherweise mit einem erhöhten Abortrisiko einhergehen:

- exakte geburtshilfliche **Anamnese:**
  - genetische Auffälligkeiten in der Familie,
  - mütterliche Erkrankungen (Schilddrüse, Diabetes),
  - Autoimmunphänomene, Gerinnungsstörungen,
  - Schadstoffexposition.
- **Diagnostik:**
  - Karyotypisierung der Partner,
  - Vaginalsonographie, Hysteroskopie,
  - Endokrinologische Analyse (inkl. LH, TSH),
  - Antikörper gegen Phospholipide (Anticardiolipin, Antiphosphoserin), Lupusantikoagulans, aPTT,
  - Screening zervikaler Infektionen (inkl. Chlamydien, Mycoplasmen).

In der Literatur belegt ist der therapeutische Einsatz von **Acetylsalicylsäure** oder **niedermolekularen**

Heparinen bei Frauen mit Antiphospholipidsyndrom (Di Nisio et al. 2005, Empson et al. 2005). Hierbei könnte die Abortneigung um 54% gesenkt werden. Im Rahmen der Therapie unklarer habitueller Aborte steht vor allem die **psychosoziale Betreuung** des Paares im Vordergrund.

Therapienotstand

Eine klassische kausale Therapie von Blutungen im ersten Trimenon existiert nicht, da in der Frühschwangerschaft das „Alles-oder-nichts-Gesetz" herrscht. Außerdem stehen in diesem Zeitraum keine tatsächlichen Präventivmaßnahmen zur Vermeidung einer vaginalen Blutung zur Verfügung. Ausgenommen sind Blutungen, die durch pathologisch-zervikale Veränderungen oder therapierbare Stoffwechselerkrankungen verursacht sind.

3.3.2 Blutungen im zweiten Trimenon

Die Ursachen für vaginale Blutungen im zweiten Trimenon (SSW 14–24) sind im Wesentlichen die gleichen wie für das Abortgeschehen in der Frühschwangerschaft (☞ III.3.2.4). Die Übergänge zwischen Früh- und Spätabort sind meist fließend. Aufgrund der enormen Entwicklung der Intensivneonatologie sind Feten ab einem Geburtsgewicht von mehr als 500 Gramm (> SSW 24) bereits als lebensfähig anzusehen und werden als Frühgeburten bezeichnet (Fawke et al. 2002).

Im zweiten Trimenon tritt die Problematik der **Zervixinsuffizienz** als eine Hauptursache für Spätaborte (0,5–2% der Schwangerschaften) auf. Jedoch führt diese meist symptomarm – und somit auch ohne oder nur mit geringer Blutung zum Fruchtabgang (Lidegaard 1994).

3.3.3 Blutungen im dritten Trimenon

Schwere Blutungen im dritten Trimenon (SSW 24 bis Geburt) sind auch in Ländern mit adäquater medizinischer Versorgung eine der **Hauptursachen mütterlicher Todesfälle;** in den Entwicklungsländern stellen sie sogar die häufigste Todesursache dar. Zusätzlich wird auch die kindliche Morbidität und Mortalität durch Blutungskomplikationen entscheidend belastet.

Die Häufigkeit von Blutungen in der Spätschwangerschaft liegt etwa bei **2–10%,** wobei in 2–3% der Fälle schwere Blutungen (> 800 ml Blutverlust) auftreten (Pernoll 1991). Blutungen im dritten Trimenon sind **hauptsächlich plazentaren Ursprungs,** in 30–50% aller vaginalen Blutungen in diesem Zeitraum lässt sich jedoch kein eindeutiges klinisches Korrelat erfassen.

Placenta praevia

Die vollständige oder teilweise Implantation der Placenta im unteren Uterinsegment unter Einbeziehung des inneren Muttermundes tritt bei 0,3–0,5% aller Schwangerschaften (Faiz et al. 2003) auf. Je nach Lokalisation wird unterschieden:

- **Placenta praevia totalis:** Der innere Muttermund wird vollständig von der Placenta überdeckt.
- **Placenta praevia partialis:** Der innere Muttermund wird teilweise von der Placenta überdeckt.
- **Placenta praevia marginalis:** Die Placenta erreicht das Os internum.

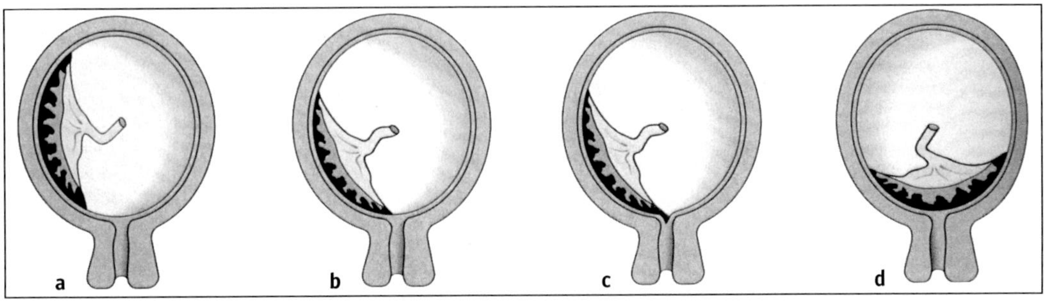

Abb. III.3-1: Placenta-praevia-Befunde in Beziehung zum inneren Muttermund. Tief reichende Placenta (a), Placenta praevia marginalis (b), Placenta praevia partialis (c), Placenta praevia totalis (d).

- **Tief reichende Placenta:** Der Placentarand ist zwei Zentimeter vom Os internum entfernt darstellbar (Bhide et al. 2003).

Risikofaktoren

Diskutiert werden eine verminderte Vaskularisation des Endometriums (z. B. Narben nach Sectio, Kürettagen, Entzündungen), Multiparae sowie Mehrlingsschwangerschaften (Macones et al. 1997, Ananth et al. 1997, Gilliam M et al. 2002).

Klinik

Leitsymptom ist die **vaginale Blutung**, die plötzlich bei völligem Wohlbefinden der Patientin auftritt. Schmerzen oder Wehentätigkeit fehlen meist. Anamnestisch ist nach einer vaginalen Untersuchung und einem Koitus zu fragen.
Selten ist bereits die initiale Blutung lebensbedrohlich. Es kommt vielmehr immer wieder zu einzelnen Blutungsepisoden („annoncierende Blutungen"), die mit der Häufigkeit oft auch an Intensität zunehmen.
In 10% geht die Blutung bei einer Placenta praevia mit einer vorzeitigen Placentalösung einher, sodass die Symptomatik vielschichtiger sein kann.
Die mütterliche Mortalität liegt bei rechtzeitiger Diagnostik und den damit gegebenen Möglichkeiten der Intensivmedizin unter 0,1%. Das fetale Risiko wird vor allem durch die Frühgeburtlichkeit (☞ III.3.7) bestimmt. Die perinatale Mortalität liegt zwischen 4–8% und wird somit als hoch bewertet (Mabie et al. 1992).

Diagnostik

Primär abdominale Sonographie. In Zweifelsfällen ist ein vorsichtiger vaginaler Ultraschall indiziert. Eine additive Spekulumuntersuchung ist in jedem Fall zur Beurteilung der Blutungsstärke und Farbe des Blutes durchzuführen. Die **typische helle Farbe des Blutes bei Placenta-praevia-Blutung** steht im Gegensatz zur dunkelroten Blutung bei vorzeitiger Placentalösung. Jedoch ist bei seröser Flüssigkeitsbeimengung stets an einen vorzeitigen Blasensprung zu denken, der diagnostisch ausgeschlossen werden muss.

MERKE

> Kontaindiziert ist eine vaginale digitale Untersuchung, da jede mechanische Irritation eine Blutungsepisode auslösen kann.

Therapie und Management

Das große Problem der Placenta-praevia-Blutung ist der unvorhersehbare weitere Verlauf. Jede neuerlich auftretende Blutung kann in kürzester Zeit zu schweren mütterlichen (hämorrhagischer Schockzustand) und kindlichen Komplikationen führen.

> ! Bei jeder Blutung sollte zur weiteren kontinuierlichen mütterlichen Überwachung rasch die stationäre Einweisung in ein Zentrum mit Intensivstation erfolgen. Ist der Fetus bereits älter als 24 SSW, sollte eine Neonatologie angeschlossen sein.

Bei **lebensbedrohlicher Blutung** ist unabhängig vom Gestationsalter die **Entbindung** indiziert.
Bei gesicherter **Placenta praevia totalis** ist auch vor der 24. SSW eine **Sectio** notwendig.
Bei **reifem Kind** sollte **schon bei geringer Blutung** möglichst die **Sectio** durchgeführt werden. Die Entscheidung ist nicht immer einfach, da die Festlegung des optimalen Entbindungszeitpunktes eine Gratwanderung darstellt und in großem Ausmaß von Erfahrung des Geburtshelfers abhängt.

Vorzeitige Placentalösung

Die vorzeitige Placentalösung ist die zweithäufigste Ursache für vaginale Blutungen im dritten Trimenon. Man unterscheidet eine **vollständige** von einer **partiellen vorzeitigen Lösung**. Die primäre Ursache ist noch unbekannt.
Die mütterliche Mortalität der schweren vollständigen Placentalösung wird mit etwa 1% beschrieben, wobei ursächlich eine DIC und/oder ein hämorrhagischer Schock verantwortlich sind. Die perinatale Mortalität hängt vom Grad der vorzeitigen Lösung ab, wird aber hoch (zwischen 10 und 60%) angegeben (Okonofua et al. 1985). Die Hälfte der Kinder versterben bereits intrauterin.

Prädisponierende Faktoren

- **Traumen** (z.B. Verkehrsunfall), Zigaretten- oder Drogenabusus, äußere Wendung bei Lageanomalien, Hyperhomozysteinämie, Faktor-V-Leiden-Mutation, vorzeitiger Blasensprung, Nabelschnurpunktion, Amniozentese oder Fetoskopie (Ananth et al. 2004, Leunen et al. 2003, Steegers-Theunissen et al. 2004, Facchinetti et al. 2003, Sheiner et al. 2003).
- **Immunologische Faktoren** (Steinborn et al. 2003).
- **Maternale Hypertension** (☞ III.3.5.2) in etwa 50% aller schweren vollständigen vorzeitigen Placentalösungen (Golditch et al. 1970).

Placentarand-Sinusblutung

Sonderform, die in etwa 15–30% für vaginale Blutungen im dritten Trimenon verantwortlich ist. Hierbei findet sich eine Blutung aus einem randständigen Placentaanteil, häufiger bei tiefem Placentasitz. Es kommt meist zu keiner kompletten vorzeitigen Lösung mit fetaler Gefährdung, wobei dies aber nicht ausgeschlossen werden kann. Eine stationäre Überwachung der Schwangeren und des Feten sollte obligat sein.

Tab. III.3-3: Klinische Einteilung der vorzeitigen Placentalösung nach Schweregraden

Grad 0	• Asymptomatisch • Diagnostik entweder sonographisch bzw. meist erst postnatal • Keine fetale Beeinträchtigung
Grad 1	• Geringe Blutung nach innen oder außen • Geringe Druckschmerzhaftigkeit des Uterus mit mäßiger Tonuserhöhung • Keine Beeinträchtigung der mütterlichen Kreislaufsituation • Fetale Beeinträchtigung ist selten, jedoch möglich
Grad 2	• Mittelschwere Blutung nach innen oder außen • Kompensierte mütterliche Kreislaufsituation • Zeichen fetaler Gefährdung
Grad 3	• Schwere Blutung nach innen oder außen • Extrem druckschmerzhafter Uterus mit abdomineller Abwehrspannung • Mütterlicher Schockzustand (30% mit Gerinnungsstörung) • Der Fetus ist immer abgestorben

Klinik

Man unterscheidet je nach Schweregrad vier Stadien (Grad 0–3, ☞ Tab. III.3-3), wobei die schwerste Form immer mit einem intrauterinen Fruchttod einhergeht (Page et al. 1954). Klinisches Leitsymptom der vorzeitigen Placentalösung ist das plötzliche Auftreten **abdominaler Schmerzen,** in der Hälfte der Fälle mit Wehentätigkeit, häufig mit einer Tachysystolie (= Wehentätigkeit mit sehr hoher Frequenz).

Charakteristischerweise wirkt die Patientin unruhig, schwach und leidet unter Übelkeit und Durstgefühl. Es kommt stets zu einer **uterinen Dauerkontraktion** (Tetanus uteri). Bei 70–80% der Patientinnen tritt eine **vaginale Blutung** auf, die **typischerweise dunkelrot** ist. Bei starkem Blutverlust kann sich rasch das Vollbild eines hämorrhagischen Schockzustandes bei akutem Abdomen (☞ III.16) entwickeln.

In 20–30% verläuft eine vorzeitige Placentalösung symptomlos und kann nur sonographisch und aufgrund fetaler Beeinträchtigung diagnostiziert werden.

Diagnostik

Klinik und Sonographie sind die entscheidenden Faktoren. Trotzdem treten sowohl falsch positive als auch falsch negative Befunde auf. Der Farb-Doppler-Ultraschall erleichtert die Diagnose insoweit, als sich das Hämatom gut darstellen lässt, da es keine Perfusion zeigt.

Therapie

Das klinische Management einer vorzeitigen Placentalösung ist von verschiedenen Faktoren abhängig:

- Schweregrad der Lösung,
- klinisches Zustandsbild der Schwangeren,

- fetales Wohlbefinden,
- Gestationsalter.

MERKE: Eine kontinuierliche stationäre Überwachung der Schwangeren ist stets erforderlich.

Ein **abwartendes Vorgehen** kann bei extremer Frühgeburtlichkeit gerechtfertigt sein, solange kein Risiko für die Mutter eingegangen wird (leichte Lösung, Grad 0 – 1, ☞ Tab. III.3-3).
Eine **tokolytische Therapie** wird kontrovers diskutiert. In manchen Fällen führt die Hemmung der Wehentätigkeit jedoch zur erfolgreichen Verlängerung der Gravidität mit deutlichen Vorteilen für den Fetus. Es werden keine Nachteile der Tokolyse beschrieben, daher wird sie, insbesondere wenn eine Lungenreifungsinduktion notwendig ist, gemeinsam mit den Kortikosteroiden appliziert.
Ein aktives Vorgehen (**Sectio**) wird bei fetaler oder maternaler Gefährdung notwendig.
Eine **Spontangeburt** wird nur in seltenen Fällen bei Formen der leichten Lösung (Grad 0 oder 1) ohne fetalen oder maternalen Distress anzustreben sein.

Uterusruptur

Die häufigste Ursache einer Uterusruptur ist eine **vorangegangene Operation** am Uterus **mit Cavumeröffnung**. Nach einer Sectio caesarea mit korporalem Längsschnitt wird das Risiko einer Ruptur mit 3 – 4%, bei isthmischer Schnittführung mit 0,25% angegeben (Wilson et al. 2004, Guise et al. 2004).
Spontanrupturen sind insgesamt sehr selten, finden sich aber häufiger bei Mehrgebärenden mit rasch aufeinanderfolgenden Geburten.
Traumatische Rupturen können bei extremer äußerer Gewalteinwirkung (z. B. Unfall) auftreten, werden aber sehr selten beschrieben (Ali et al. 1997).
Die perinatale Mortalität wird in der Literatur zwischen 0,02% und 8% angegeben, wobei etwa 370 elektive Schnittentbindungen bei Frauen mit einer Sectio in der Anamnese durchgeführt werden müssen, um eine symptomatische Uterusruptur zu verhindern (Ekpo 2000, Guise et al. 2004). Dies ist sicherlich bei der Beratung einer Patientin zu bedenken, die eine Spontangeburt nach einem Kaiserschnitt anstrebt.

Klinik

Klinisch charakteristisch für eine **drohende Ruptur** sind **zunehmende, stark schmerzhafte Wehen** bei steigender Wehenfrequenz bis zum Wehensturm (Tetanus uteri). Die Patientin leidet zusätzlich unter innerer Unruhe und Angst. Das untere Uterinsegment ist typischerweise stark druckdolent. Meist wird ein Geburtsstillstand beobachtet; bei der vaginalen Untersuchung imponiert der vorangehende Kindesteil im kleinen Becken fixiert. Selten kann eine Hämaturie ein zusätzlicher Hinweis auf eine drohende Ruptur sein, da es zu einer Verletzung der Harnblase mit Schleimhautblutungen kommt (Raghavaiah et al. 1975). Die Symptome einer Narbenruptur sind meist schwach ausgeprägt oder können völlig fehlen („stille Ruptur“).
Bei **eingetretener Uterusruptur** kann eine fetale Asphyxie mit Abfall der kindlichen Herzfrequenz das erste Anzeichen sein. Schlagartig kommt es zum Sistieren der Wehentätigkeit. Je nach Ausmaß der meist vorhandenen Blutung treten bei der Patientin Schocksymptome auf. Die Stärke der vaginalen Blutung ist unterschiedlich und bei Narbenruptur nur sehr gering.

Management einer vaginalen Geburt nach Sectio

Die Ursache der vorangegangen Sectio ist zu evaluieren und genau in Betracht zu ziehen:

- Frauen, die wegen primärer oder sekundärer Wehenschwäche einer Einleitung bedurften oder ein Schädel-Beckenmissverhältnis aufwiesen.
- Patientinnen mit einem Body-mass-Index > 30 (Normwert zwischen 19 und 25. BMI > 30 bezeichnet eine Adipositas) und jenseits der 40. SSW haben eine geringere Wahrscheinlichkeit, nach einer Sectio spontan zu entbinden.
- Auch sollte die Schnittführung der Sectio (transisthmische oder korporale Uteruseröffnung) unbedingt bekannt sein.

Die beste Voraussetzung für eine erfolgreiche vaginale Geburt nach Sectio ist eine bereits stattgefundene vaginale Geburt vor dem Kaiserschnitt, der optimalerweise länger als 18–24 Monate zurückliegt.

Es wird empfohlen, Wehenmittel vorsichtig dosiert zu geben. Von sequenzieller Applikation, prinzipieller Gabe von Prostaglandinen und Syntocinon®-Dauerperfusoren wird abgeraten, da sich das Uterusrupturrisiko dadurch wesentlich erhöht. (Juhasz et al. 2005, Landon et al. 2005, Martel et al. 2005)

Diagnostik

Neben der Klinik ist die **Sonographie** eine wichtige zusätzliche Untersuchungsmethode. Häufig kann bei bereits eingetretener Ruptur freie Flüssigkeit oder der Fetus in der freien Bauchhöhle dargestellt werden.

Die drohende Ruptur ist mittels Ultraschall dagegen meist nur mit geringer Sensitivität (Beurteilung der Sectionarbe) voraussehbar.

Therapie

MERKE

Bei drohender Uterusruptur ist nach notfallmäßiger intravenöser Tokolyse unverzüglich eine Sectio durchzuführen. Bei eingetretener Ruptur ist eine Notfall-Sectio indiziert, da eine akute Bedrohung für Mutter und Kind besteht.

Evtl. ist eine mediane **Unterbauchlaparotomie** angezeigt, um die Exploration des Abdomens zu erleichtern.

In manchen Fällen bei schwer beherrschbarer Blutung und Zerstörung der Uteruswand durch Hämatome und Einrisse kann eine **Hysterektomie** notwendig sein.

Prävention

Eine Uterusruptur kann durch optimale geburtshilfliche Betreuung und letztlich primäre Re-Sectio caesarea im Einzelfall verhindert werden.

! Jede Frau mit einer Sectio in der Anamnese sollte in der Folgeschwangerschaft als „Risikopatientin" eingestuft werden und während der Schwangerschaft intensiv betreut werden. Eine vaginale Geburt (s.o. „Management einer vaginalen Geburt nach Sectio") ist durchaus möglich.

Vasa-praevia-Blutung

Eine Vasa-praevia-Blutung ist eine seltene, aber gefürchtete geburtshilfliche Komplikation. Hierbei queren fetale Gefäße das untere Uterinsegment in den Eihäuten und liegen dem vorangehenden Kindsteil vor. Die Inzidenz liegt zwischen 1:1500 und 1:1800 Schwangerschaften. Im Falle eines Blasensprungs tritt eine für die Mutter schmerzlose vaginale Blutung auf, die aber sehr rasch zu einer fetalen Asphyxie führen kann. In der Literatur wird die **fetale Mortalität zwischen 22% und 100%** beschrieben (Lijoi et al. 2003, Sepulveda et al. 2003).

Es sind folgende **Risikofaktoren** bekannt, die mit einem häufigeren Auftreten von Vasa-praevia assoziiert sind:

- Placentaanomalien (Häufigkeit zwischen 0,04% und 4%) wie etwa Placenta bilobata/bipartita oder succenturiata,
- Placenta velamentosa (Vorkommen in etwa 1%), wobei bei dieser plazentaren Anomalie der Nabelschnuransatz entlang der Eihäute verläuft. Dies ist in zwei Drittel aller Placentae bilobatae zu finden,
- Mehrlingsschwangerschaft,
- IVF-Schwangerschaft,
- Palpable Gefäße bei vaginaler Examination,
- Tief liegende Placenta.

Folgende **Differentialdiagnosen** zu Vasa-praevia-Blutungen sind bekannt:

- normale Nabelschnur,
- marginaler plazentarer Gefäßsinus,
- Amnionband oder chorioamniotische Membranen.

Klinik

Eine Vasa-praevia-Blutung tritt meist als Komplikation einer **Amniotomie** oder eines **Blasensprungs** auf. Meist zeigt sich eine sehr starke vaginale Blutung mit folgender fetaler Asphyxie und Abfall der Herzfrequenz.

Diagnostik

In vielen Fällen ist die Diagnose antepartal nicht bekannt. Es wird empfohlen, Frauen mit einem erhöhten Risiko (s.o.) zu screenen. **Ultraschalluntersuchungen** (immer in Kombination mit **Vaginalsonographie**) ab dem 2. Trimenon, insbesondere mit Farb-Doppler kombiniert, führen in 70–99% zu einer richtigen Diagnose. Einige Untersucher sprechen sogar von einer 100%igen Sensitivität und einer 99,8%igen Spezifität, besonders bei velamentöser Placenta (Noniyama et al. 1998, Pretorius et al. 1996). Der **Farb-Doppler** hilft bei der Abgrenzung der Differentialdiagnosen. Die Verwendung des 3-D-Ultraschalles hat sich jedoch in der Diagnostik der Vasa-praevia-Blutung als nicht vielversprechend herauskristallisiert.

Therapie

Bei gesicherter Diagnose von Vasa-praevia ist die **geplante Sectio in der 38. SSW** indiziert. Wird erst unter der Geburt (nach Blasensprung oder Amniotomie) evident, dass es sich um diese Gefäßanomalie handelt, ist die Geburt so rasch wie möglich zu beenden, um eine fetale Gefährdung zu vermeiden. Dies ist wahrscheinlich nur in manchen Fällen noch vaginal möglich (bei extrem raschen Geburtsfortschritt und spätem Blasensprung in der Austreibungsphase). Ansonsten ist eine Notfallssectio durchzuführen.

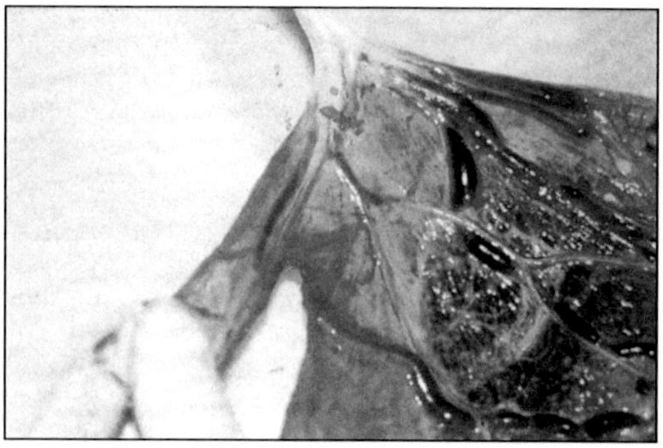

Abb. III.3-2: Vasa-praevia-Blutung nach Amniotomie (Placenta mit massiver Blutung).

Die Zeichnungsblutung

Diese physiologisch auftretende Blutung markiert den Beginn der Eröffnungsperiode und tritt gemeinsam mit der Wehentätigkeit auf. Sie ist relativ gering, blutig-schleimig und geht immer mit einem geburtsreifen Zervixbefund einher.

Diagnostik

Anamnese und klinische Untersuchung.

Therapie

Keine Intervention erforderlich, da diese Form der Blutung mit fortschreitender Eröffnung des Muttermundes und Tiefertreten des vorangehenden Kindesteiles sistiert. Es ist weder eine kindliche noch mütterliche Gefährdung zu erwarten.

3.3.4 Schlussbemerkung

Zusammenfassend stellen vaginale Blutungen in der Schwangerschaft eine ernst zu nehmende, relativ häufig auftretende Komplikation unterschiedlichster Genese dar (☞ Tab. III.3-4).

Bei Blutungen plazentaren Ursprungs im zweiten und dritten Trimenon ist eine **stationäre Aufnahme mit engmaschiger Überwachung** indiziert.

Akute intensive Blutungen stellen meist eine größere Gefährdung für Mutter und Kind dar als chronische, obwohl dies immer vom Ausmaß der Blutung abhängt. Eine maternale Anämie (mit Hb < 8 g/dl) als Resultat chronischer Blutungen kann langfristig zu einer fetalen Sauerstoffmangelversorgung führen.

Bei einem **Blutverlust von > 1000 ml** ist mit dem Auftreten eines hämorrhagischen Schockzustands zu rechnen. Durch die Hypovölämie kommt es zur Hypoperfusion verschiedener Organe, wobei vor allem die Durchblutung der mütterlichen Niere und der Placenta gefährdet ist. Die Empfehlung der Intensivmedizin schreibt bei einem Blutverlust > 30% Erythrozytenkonzentrate vor, bei geringerem Blutverlust werden Plasmaexpander und Elektrolytlösungen infundiert.

Die kausale Therapie ist immer die **Beendigung der Schwangerschaft.** Das Festlegen des richtigen Entbindungszeitpunktes ist häufig eine Gratwanderung zwischen den Komplikationen der Frühgeburtlichkeit und einer mütterlichen Gefährdung. Diese oftmals schwierige Entscheidung obliegt dem erfahrenen Geburtshelfer.

3.4 Extrauteringravidität (EUG)

Inzidenz und Mortalität

Als Extrauteringravidität wird **jede außerhalb des Uterus lokalisierte Schwangerschaft** bezeichnet. Die Häufigkeit der EUG ist in den letzten 30 Jahren gestiegen und beträgt **1–2%** aller Schwangerschaften (Van Den Eeden 2005).

Hierfür werden das **vermehrte Auftreten von Salpingitiden** (Eileiterentzündungen, ☞ III.16) und die **gehäufte Anwendung der ART** (assistierten Reproduktion, ☞ III.8.3) bei Frauen über 30 Jahren als wichtige Faktoren mitverantwortlich gemacht: Bis zu einem Alter von 20 Jahren beträgt die Rate der Extrauteringraviditäten etwa 0,4%, von 20 bis 30 Jahren etwa 0,7% und von 30 bis 40 Jahren ca. 1,3–2%. Theoretisch ist auch eine Austragung der Tubargravidität möglich. Jedoch gibt es in der Literatur nur wenige publizierte Einzelfälle, die mit einer hohen mütterlichen Sterblichkeit verbunden sind.

Die Mortalität der Tubargravidität ist im Gegensatz zur Inzidenz deutlich zurückgegangen. Lag sie zu Beginn der 70er Jahre bei etwa 1,7%, fiel sie Mitte der 80er Jahre aufgrund der frühen Diagnostik auf 0,3%. Trotzdem bleibt die Extrauteringravidität mit 0,004 ‰ (bezogen auf alle Schwangerschaften) die **häufigste Ursache der mütterlichen Mortalität im ersten Trimenon.**

Lokalisation

In 90% der Fälle entsteht die EUG im Eileiter **(Tubargravidität)**, in 10% kommt es zur Ausbildung von nicht tubaren Extrauteringraviditäten. Meist sitzt die Tubargravidität im ampullären (75%),

Tab. III.3-4: Häufige Blutungsursachen in der Spätschwangerschaft

Symptomatik	Placenta praevia	Vorzeitige Placentalösung	Zeichnungsblutung
Blutung	Geringe oder starke helle Blutung nach außen, meist langsam einsetzend	Dunkelrote Schmierblutung nach außen, starke Blutung nach innen, plötzlich auftretend	Gering, blutig-schleimig
Schmerzen	Keine	Heftiger Dauerschmerz	Wehenabhängig
Uterustonus	Gering	Erhöht bis bretthart	Wehenabhängig
Wehen	Meist fehlend	Vorhanden bis hin zu Tetanus uteri	Regelmäßig
CTG	Meist unauffällig	Pathologisch, meist Asphyxiezeichen	Normal
Fetale Lage	35% Beckenendlage, kein vorangehender Kindsteil tastbar	Vorangehender Kindsteil manchmal ins kleine Becken eingetreten	Vorangehender Kindsteil meistens ins kleine Becken eingetreten
Zervix	Unreif	Unreif	Geburtsreif
Kreislauf	Gute Korrelation zwischen Blutverlust und mütterlichem Zustand	Diskrepanz zwischen geringem Blutverlust nach außen und evtl. mütterlichem Schockzustand	Unauffällig
Blutgerinnung	Meist normal	Pathologisch	Normal

seltener im isthmischen (20%), und noch seltener im interstitiellen bzw. intramuralen (3–5%) Teil der Tube und wird dann als **interstitielle** oder **intramurale Schwangerschaft** bezeichnet. In wenigen Fällen kann es auch zur Entwicklung einer Extrauteringravidität im gesprungenen Eifollikel **(Ovarialgravidität)** oder aber zur Implantation und Entwicklung einer Schwangerschaft auf dem Peritoneum (zumeist Douglas-Raum) kommen. Man spricht dann von einer **Abdominalgravidität**. Sie kann prinzipiell auch durch sekundäre Implantation nach dem Abtropfen von Trophoblastgewebe aus der Tube entstehen.

Weitere atypisch lokalisierte intrauterine Graviditäten

Von der Extrauteringravidität im Sinne der Tubargravidität zu unterscheiden ist z.B. die **anguläre Gravidität**. Hier kommt es zur Implantation im lateralen Bereich des Cavum uteri bzw. unmittelbar vor dem Tubenostium, was zu einer asymmetrisch imponierenden und Schmerzen verursachenden Vergrößerung des Uterus führen kann. Klinisch präsentiert sich die anguläre Gravidität oft ähnlich einer Tubargravidität. In fast 40% der Fälle kommt es zum Abort, bei vielen Patientinnen klingen jedoch die Symptome im zweiten Schwangerschaftsdrittel ab. Die Ruptur der angulären Gravidität stellt eine Rarität dar (Lau et al. 1999).

Bei der **Zervikalgravidität** hat sich das befruchtete Ei (Konzeptus) im Bereich der Cervix uteri eingenistet. **Heterotope** Graviditäten, d.h. gleichzeitig vorliegende Extra- (meist Tubargravidität) und Intrauteringravidität, kommen in etwa 1 : 30 000 Fällen vor, können aber im Rahmen der Methoden der assistierten Reproduktion (☞ III.8.3) häufiger (1 : 84) auftreten (Marcus et al. 1995).

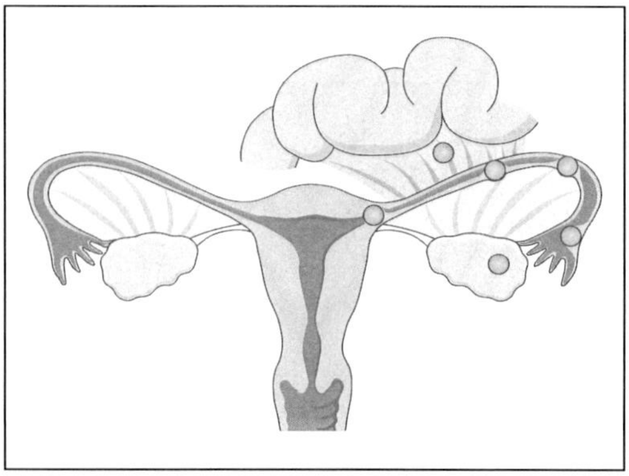

Abb. III.3-3: Mögliche Lokalisationen der Extrauteringravidität.

Ätiologie

Am fünften bis sechsten Tag nach der Befruchtung erlangt das befruchtete Ei seine Nidationsfähigkeit (Implantationsfähigkeit) und bettet sich dort ein, wo es sich gerade befindet.

Risikofaktoren

- **Hohe Risikofaktoren:** vorangegangene Operationen an den Adnexen (Saktosalpinx, Sterilisation, bereits stattgehabte Tubargravidität), Intrauterinpessare (die zu einer Störung der Tubenperistaltik führen können) sowie die bereits bei einer Voroperation dokumentierte Tubenpathologie (Pisarska et al. 1998).
- **Mittlere Risikofaktoren:** Infertilität, Infektionen mit Chlamydien, Staphylokokken und Gonokokken, seltener Tuberkulose sowie häufige Partnerwechsel.
- **Niedrige Risikofaktoren:** Zigarettenrauchen und jugendliches Alter beim ersten Geschlechtsverkehr (< 18 Jahre).

Pathogenese

Nach abgelaufenen Salpingitiden scheinen Passagehindernisse innerhalb des Eileiters aufgrund von **Verklebungen der Tubenschleimhautfalten** zu einem Hängenbleiben des Konzeptus zu führen. Die Zilien tragenden Zellen der Schleimhaut werden infolge der Salpingitiden in Mitleidenschaft gezogen und reduziert, sodass sie ihre eigentliche Funktion – den Transport der Eizelle und später des Präembryos – nicht mehr wahrnehmen können. Als weitere Ursache für die Implantation des Konzeptus in der Tube wird die sekundär durch narbige Abheilung entstandene **Motilitätsbeeinträchtigung der Tube** und der daraus resultierende behinderte Eitransport angenommen. Die Tubenperistaltik kann allerdings auch durch **Endometrioseherde** oder eine **Ovarialinsuffizienz** mit muskelschwachen, hypoplastischen Tuben mit nur mäßig dichtem Flimmerbesatz beeinträchtigt sein.

Morphologische Anlagestörungen sind bei Extrauteringraviditäten nicht selten, chromosomale Störungen wie haploider, triploider oder multiploider Chromosomensatz werden aber nur in einigen Publikationen dokumentiert. Generell wurden Fehlbildungen im weiteren Sinn bei extrauterinen Graviditäten nicht häufiger als bei intrauterinen Graviditäten nachgewiesen (Coste et al. 2000).

Verlauf

Der Krankheitsverlauf hängt im Wesentlichen vom Sitz der Tubargravidität ab. **Ampulläre Tubargraviditäten** enden häufig als **Tubarabort,** bei dem Trophoblastgewebe ins Abdomen gelangt und dort zu einer peritonealen Reizung mit Auftreten von Fieber führen kann. Nach dem Abort in die freie Bauchhöhle geht der Konzeptus meist rasch zu Grunde. Der Abort verursacht eine Einblutung in die Tube, das so entstehende Hämatom kann die Blutung sekundär zum Stillstand bringen. Der Tubarabort ist sechs bis zehn Mal häufiger als die Tubenruptur und äußert sich in rezidivierenden Schmerzattacken leichter bis mittlerer Stärke.

Im Falle einer **interstitiellen bzw. intramuralen Gravidität** ist der Konzeptus von Myometrium umgeben und hat keine Verbindung zum Cavum uteri. Bleibt die interstitielle Gravidität unerkannt, kommt es jenseits der zwölften Schwangerschaftswoche in 20% der Fälle zur **Tubenruptur** (Lau et al. 1999). Die Entwicklung des Eis hat dabei zum größten Teil in der Tubenwand stattgefunden. Unter Einwirkung proteolytischer Fermente durchbricht der ektope Trophoblast die Tubenwand zur Bauchhöhle. Dabei kommt es zur Eröffnung von zum Stromgebiet der A. ovarica gehörenden größeren Gefäßen mit der Gefahr einer starken, lebensbedrohlichen arteriellen Blutung in die freie Bauchhöhle. Sie äußert sich als plötzlicher, sehr heftiger Schmerz mit Schwächeanfall aus völliger Beschwerdefreiheit heraus.

MERKE

Ein akutes Abdomen mit plötzlich auftretenden Zeichen der inneren Verblutung bei positivem Schwangerschaftstest und eventuell zusätzlich bestehender leichter Schmierblutung ist bei Frauen im gebärfähigen Alter immer hochgradig verdächtig auf Tubenruptur bei Tubargravidität.

Klinik

Obwohl das befruchtete Ei sein Ziel, das Uteruscavum, bei einer Extrauteringravidität nicht erreicht, bewirken die Schwangerschaftshormone mehr oder weniger deutlich ausgeprägte Schwangerschaftszeichen am Uterus: Er wird größer und weicher, jedoch nur selten so groß, wie es der Amenorrhoedauer entsprechen würde. Im sehr frühen Stadium der Tubargravidität ist die Diagnostik im Rahmen einer klinischen Untersuchung schwer, da die Veränderungen im Eileiter noch nicht getastet werden können. Eine Tubargravidität imponiert je nach Schwangerschaftsdauer als ca. drei bis sieben Zentimeter große, meist derbe, druckschmerzhafte Resistenz. Der schmerzhafte Tastbefund kann allerdings auch auf der kontralateralen Seite der Tubargravidität liegen.

! Ein häufiges klinisches Zeichen der EUG ist der so genannte Portioschiebeschmerz (Adnexschmerz bei Bewegung des Uterus).

Tab. III.3-5: Stadieneinteilung Extrauteringravidität

Symptomloses Stadium	• Zu Beginn • Tube und Frucht noch intakt
Symptomarmes Stadium	• Absterbende oder tote Embryonalanlage in der Tube • Blutung in die Tube • Einseitige, u. U. wehenartige Schmerzen im Adnexbereich • Vaginale Schmierblutung 5–8 Wo. nach der letzten Regelblutung
Symptomatisches Stadium	Akutes Abdomen bei Blutung in die Bauchhöhle

Bereits bei der nicht rupturierten Tubargravidität können peritoneale Schmerzen auftreten, die durch die Auftreibung und Dehnung der Tubenwand entstehen. Kommt es zu einer Blutung in die freie Bauchhöhle, kann sich rasch eine **Peritonitis** unter dem Bild eines akuten Abdomens mit Schock und Kreislaufkollaps entwickeln.

MERKE

Prinzipiell sollten bei jeder Frau zum Ausschluss einer EUG im gebärfähigen Alter folgende Symptome abgeklärt werden, wenn sie kombiniert auftreten:
- Schmierblutungen fünf bis acht Wochen nach der letzten Regelblutung,
- einseitige Unterbauchschmerzen,
- positiver Schwangerschaftstest,
- Schwangerschaft vaginosonographisch nicht eindeutig intrauterin nachweisbar (Fehlen des Gestationssackes).

Die **vaginalen Blutungen** bei Extrauteringravidität werden durch den hormonell bedingten Zerfall und die Ausstoßung der Decidua (Schwangerschaftsendometrium) aus dem Uterus verursacht, da mit dem langsamen Absterben der Frucht auch das Corpus luteum graviditatis zugrunde geht. Kommt es schon vor dem Absterben der Frucht zur Tubenruptur, kann diese Blutung jedoch auch ausbleiben.

Diagnostik

Durch die Kombination aus seriellen (alle 48 Stunden) HCG-Bestimmungen mit verlängerten Verdoppelungszeiten und vaginosonographischem Befund (fehlender intrauteriner Gestationssack bei 1000–2000 mIU/ml HCG) kann eine Extrauteringravidität meist bereits vor der sechsten Amenorrhoe-Woche diagnostiziert werden, d.h. noch vor Auftreten einer klinischen Symptomatik.

Sonographie

Bei **HCG-Werten um 1500 mIU/ml** sollte bei intrauterinen Schwangerschaften immer ein Gestationssack im Fundusbereich darstellbar sein, auch wenn er nur wenige Millimeter groß ist (Lipscomb et al. 2000). Dieser ist durch eine Echoasymmetrie mit einseitiger Verstärkung gekennzeichnet (**„Double-sac-sign"**), da Chorion und Chorion mit Decidua eine unterschiedliche Dichte besitzen. Darüber hinaus erhöht die transvaginale Farb-Doppler-Sonographie die Sensitivität und Spezifizität durch die Darstellung spezifischer Flow-Muster.

Bei **Mehrlingsschwangerschaften** ist die Wahrscheinlichkeit, intrauterin einen Gestationssack zu entdecken, mit deutlich höheren HCG-Werten assoziiert als bei Einlingsschwangerschaften im gleichen Gestationsalter (cave: Patientinnen, die sich einer ART (☞ III.8.3) unterzogen haben). Streng zu unterscheiden vom Gestationssack bei intrauterinen Schwangerschaften ist der in etwa 8–20% vorliegende **Pseudogestationssack bei Extrauteringraviditäten**, der sich durch eine intrauterine Flüssigkeitsretention entwickelt und Ausdruck des stimulierenden Einflusses von Progesteron auf das Endometrium ist (Condous et al. 2005). Er liegt in der Regel sehr zentral im Cavum uteri und kann mit oder ohne echoreichen Randsaum bestehen. Kennzeichnend ist das Fehlen des „Double-sac-sign", das Endometrium selbst variiert von schmal bis hoch aufgebaut.

Ein Nachweis der extrauterinen Fruchtanlage ist bei der Extrauteringravidität nicht immer möglich; der Embryo mit positiver Herzaktion ist nur in 8–26% der Fälle darstellbar. Häufiger (40–60%) lässt sich ein **Ringecho**, i.d.R. mit echoreichem Randsaum, im Bereich der Tube mit oder ohne Dottersack/Embryonalanlage darstellen. Meist ist jedoch nur eine unspezifische Raumforderung im Bereich der Adnexe erkennbar. In 70% der Fälle kommt die bei der Extrauteringravidität auftretende intraperitoneale Blutansammlung im Douglas-Raum (z.B. durch Blutungen aus der Tube bei Tubarabort) zur Darstellung.

Uteruskürettage

Bei schleppendem HCG-Anstieg und unklarem vaginosonographischen Befund kann eine Kürettage zur sicheren Diagnostik notwendig werden (Carson et al. 1993). Ein HCG-Abfall von > 15% innerhalb von 12–24 Stunden nach der Kürettage weist auf eine stattgehabte Fehlgeburt hin. Bei persistierenden oder steigenden HCG Werten nach komplett durchgeführter Kürettage ist die Diagnose Extrauteringravidität zu stellen.

Weitere diagnostische Verfahren

Beweisend für eine intrauterine Schwangerschaft sind die im **histologischen Präparat** nachgewiesenen **Placentazotten.** Eine **Douglas-Punktion** zur Diagnose der Tubargravidität ist heute weitgehend obsolet.
Von rein wissenschaftlichem Interesse sind **Serummarker** wie CA 125, CA 19-9, Kreatininkinase und VEGF. Sie sind noch keine Entscheidungshilfe in der klinischen Routine.

Differentialdiagnostik

Frühe intrauterine Gravidität: Unter Umständen ist bei der frühen Intrauteringravidität trotz eventueller zystische Raumforderung im Adnexbereich (Corpus luteum graviditatis) noch kein Gestationssack zu sehen.
Ein **Corpus rubrum** kann in seltenen Fällen sogar das Bild eines akuten Abdomens bis hin zum Schockzustand hervorrufen.
Abgegangene **Aborte** oder **gestörte intrauterine Schwangerschaften** können ebenfalls eine der Tubargravidität ähnliche Symptomatik auslösen. Dazu zählt das Vorhandensein von freier Flüssigkeit im Douglas-Raum ebenso wie fallende Serum-HCG-Werte.
Eine akute **Appendizitis** tritt im Verlauf einer Frühschwangerschaft selten auf. Die klinische Symptomatik beeindruckt durch die typischen Druckpunkte (McBurney) und normale HCG- und/oder Progesteronwerte, Leukozytose und Fieber. Freie Flüssigkeit im Abdomen kann aber hier auch durch eine verstärkte peritoneale Reizung entstehen.

Tab. III.3-6: Differentialdiagnostik Extrauteringravidität

- Frühe intrauterine Gravidität
- Corpus rubrum (frisch eingeblutete Follikelhöhle nach dem Eisprung)
- Abgegangener Abort (☞ III.3.2)
- Gestörte intrauterine Schwangerschaft
- Akute Appendizitis (☞ III.16.3)

Therapie

Die Therapiestrategien sind abhängig von der hämodynamischen Situation und dem klinischen Beschwerdebild der Patientin (☞ Tab. III.3-5).

Operative Therapie

Laparoskopische Salpingotomie und Salpingektomie

Die klassische Therapie der EUG ist die operative Sanierung mittels Laparoskopie. Nach Anlage eines Pneumoperitoneums wird minimalinvasiv über drei bis vier kleine Inzisionen im Nabelbereich und im Unterbauch die Beschaffenheit der Tuben inspiziert. In den vergangenen Jahren haben die **laparoskopische Salpingotomie** (Eröffnen des Eileiters) und **Salpingektomie** (Entfernen des Eileiters) die Laparotomie fast vollständig abgelöst. Laparotomien werden nur noch in Ausnahmefällen bei Schockgefahr und hämodynamischer Instabilität durchgeführt oder wenn ein laparoskopischer Zugang nicht möglich ist.
Bei Patientinnen mit Kinderwunsch ist die lineare antemesenterielle Salpingotomie mittels Elektrokoagulationselektrode, Schere oder Laser mittlerweile die Methode der Wahl, da nach diesen Verfahren intrauterine Schwangerschaftsraten von 60% zu erwarten sind. Das Schwangerschaftsprodukt wird mittels Sauger oder Fasszange aus der Tube entfernt. Nach exakter Blutstillung wird die Salpingotomie meist offen gelassen, seltener genäht. Anschließend wird das gesamte Operationsgebiet mit Kochsalzlösung gespült und gesäubert.
Die laparoskopische Salpingektomie ist die Methode der Wahl für Patientinnen mit abgeschlossener Familienplanung sowie im Falle einer Tubenruptur.
Bleibt der HCG-Wert postoperativ auf einem Plateau, spricht man von **Trophoblastpersistenz** (ca. 5–10% aller konservativ mittels Salpingotomie operierten Patientinnen). In diesen Fällen werden häufig eine Re-Operation mit Salpingektomie oder eine medikamentöse Therapie (s. u.) notwendig.

Andere laparoskopische Verfahren

Selten kommen **Instillationsmethoden** zur Anwendung. Hierbei werden laparoskopisch Prostaglandine, 33% Glucose oder das Zytostatikum Methotrexat (s. u.) in die Extrauteringravidität eingebracht. Diese Methode ist in der Literatur wenig dokumentiert und erreicht nicht den gewünschten Behandlungserfolg.

Medikamentöse Therapie mit Methotrexat (MTX)

Als Alternative zur Operation wurde in den letzten 20 Jahren insbesondere im angloamerikanischen Raum die Therapie mit Methotrexat ständig weiterentwickelt. Das Chemotherapeutikum ist ein Folsäure-Antagonist, der die Zellproliferation bzw. die DNA-Synthese über die Purin- und Pyrimidinsynthese hemmt. Aktives Trophoblastgewebe reagiert sehr empfindlich auf MTX. Laparoskopische Salpingotomie und Methotrexat erreichten in einer prospektiv randomisierten Studie gleichwertige Behandlungserfolge (Hajenius et al. 1997). An der Universitäts-Frauenklinik Wien werden seit über fünf Jahren Patientinnen mit der Diagnose Extrauteringravidität mit Methotrexat therapiert (Kucera et al. 2000).

Indikationen

- Hämodynamisch stabile Patientinnen mit gesicherter, nicht rupturierter EUG
- Interstitielle Gravidität
- Zervikalgravidität
- Abdominalgravidität

Wirksamkeit

In einer aktuellen Publikation (Lipscomb et al. 1999) konnte bei 350 Patientinnen ein exzellenter Behandlungserfolg von 92% bei HCG-Werten ≤ 4000 mIU/ml (3. Internationale Referenzpräparation) versus 82% bei HCG-Werten bis 12 000 mIU/ml bestätigt werden. Bei HCG-Werten > 12 000 mIU/ml liegt die dokumentierte Erfolgsrate für Methotrexat nur mehr bei 68%.

Bei positiver Herzaktion des Konzeptus ist die Wirksamkeit von MTX allerdings deutlich vermindert (70% Erfolgsrate) und die Gefahr der Ruptur in vermehrtem Maße gegeben. Hämodynamisch instabile Patientinnen sollten chirurgisch/laparoskopisch behandelt werden (s. o.). Bei der richtigen Indikationsstellung kann man mit MTX eine über 90%ige Heilungsrate erzielen.

Dosierung

- **Single-dose-Therapie** einmalig: 50 mg/m^2 Körperoberfläche bzw. 1 mg/kg Körpergewicht intramuskulär (meist stationär).
- Bei HCG-Abfall zwischen Tag 4 und 7 weniger als 15% zweite Applikation in gleicher Dosierung an Tag 7, maximal drei Applikationen, danach chirurgische Intervention.
- Nach Tag 7 werden so lange wöchentliche HCG-Kontrollen durchgeführt, bis kein HCG mehr nachweisbar ist.

Nebenwirkungen

- Rezidivierende **ziehende Unterbauchschmerzen** (20%), die sich u. U. nur schwer von einer Tubenruptur unterscheiden lassen (Therapieversuch mit NSAR).
- **Systemischen Nebenwirkungen** wie Haarausfall, Lichtempfindlichkeit, Knochenmarkdepression und Stomatitis i. d. R. nur bei hohen Dosierungen.

MERKE

- Kontrollen von Hämodynamik und Hämatokrit sind bei Unterbauchschmerzen obligat.
- Bei Absinken des Hämatokrits sowie Nachweis von reichlich freier Flüssigkeit außerhalb des kleinen Beckens besteht die Indikation zur sekundären operativen Intervention.

3.5 Erkrankungen in der Schwangerschaft

3.5.1 Gestationsdiabetes

! Gestationsdiabetes (GDM) ist definiert als eine in der Schwangerschaft erstmals aufgetretene oder diagnostizierte Glucosetoleranzstörung (Kjos 1999).

Inzidenz und Prävalenz

Die Inzidenz sowohl des Gestationsdiabetes als auch des Diabetes mellitus ist global im Steigen begriffen. Die Häufigkeit des GDM variiert in Abhängigkeit von der untersuchten Population und den angewendeten Diagnosekriterien zwischen 3% und über 15% und liegt in Mitteleuropa bei **ca. 5–10%** (King 1998). Die Dunkelziffer des GDM im deutschsprachigen Raum ist sehr hoch, da ein generelles Screening mittels oralen Glucosetoleranztests (oGTT) während der Schwangerschaft bis dato nicht vorgeschrieben ist. Aktuelle Veröffentlichungen bringen evidenzbasierte Ergebnisse über kindliche Folgen bei unbehandeltem GDM (Langer et al. 2005, Crowther et al. 2005). Neben Bekanntem unterstreichen die Ergebnisse der jüngsten Studien die Notwendigkeit eines generellen GDM-Screenings und einer konsequenten Behandlung (Langer et al. 2005, Crowther et al. 2005, Greene 2005).

Komplikationen des GDM

Mütterliche Erkrankungsfolgen

Patientinnen mit GDM haben im Vergleich zu Schwangeren mit normaler Glucosetoleranz ein erhöhtes Risiko für **Harnwegsinfekte**, schwangerschaftsinduzierter **Hypertonie** und **Präeklampsie** (Weiss 1996, Solomon 2001).

Bei der Geburt stehen eine erhöhte Rate an **Kaiserschnitt-Entbindungen**, vaginal-operativen Entbindungen und eine signifikante Häufung **postpartaler Nachblutungen** im Vordergrund (Weiss 1996).

Nach Schwangerschaften mit GDM besteht ein Risiko von 50% für das erneute Auftreten einer Glucosetoleranzstörung in der folgenden Schwangerschaft (Major et al. 1998). Die Inzidenzraten von gestörter Glucosetoleranz bzw. **Diabetes im Follow-up** von Patientinnen mit GDM-Anamnese variieren weltweit je nach der Dauer der Nachbeobachtungszeit und der ethnischen Zusammensetzung der untersuchten Gruppen zwischen 20 und 80% (Kim 2002). Nach fünf Jahren entwickeln ca. 50% der Mitteleuropäerinnen mit GDM in der Anamnese einen manifesten Diabetes oder eine gestörte Glucosetoleranz. Aus diesen Daten ergeben sich entscheidende therapeutische Ansatzmöglichkeiten. Eine Änderung des Lebensstils mit fettarmer, ballaststoffreicher Ernährung und gesteigerter körperlicher Aktivität sowie Gewichtsreduktion vermindern das Risiko, an Diabetes zu erkranken, um 30–50% (Tuomilehto et al. 2001). Ein GDM-Screening in der Schwangerschaft lässt somit auf ein späteres Erkrankungsrisiko an Diabetes mellitus schließen; dementsprechend können vorzeitige Maßnahmen und Kontrollen frühzeitig eingeleitet werden.

Kindliche Erkrankungsfolgen

Chronisch erhöhte Blutglucosewerte und postprandiale Blutzuckerspitzen der Mutter passieren die Placenta und bewirken beim Fetus eine gesteigerte Insulinproduktion mit β-Zell-Hypertrophie/Hyperplasie des Pankreas. Der **fetale Hyperinsulinismus** wiederum verzerrt das fetale biochemische Gefüge und führt zu den für GDM typischen neonatalen Komplikationen, wie **Makrosomie, Frühgeburtlichkeit, postnatale Adaptationsstörungen, Hypoglykämie, Hypokalzämie, Polyglobulie, Hyperbilirubinämie** und **Atemnotsyndrom** des Neugeborenen (Kjos 1999, Langer et al. 2005, Crowther et al. 2005).

Perinatale/Neonatale Erkrankungsfolgen

Die Rate der typisch makrosomen Neugeborenen ist insbesondere bei leichtem GDM durch den fetalen Hyperinsulinismus erhöht (Weiss 1996). Da jedoch ein schwerer GDM in der Regel mit einer Placentainsuffizienz assoziiert ist, die der Makrosomie entgegenwirkt, kann das Geburtsgewicht weder zur Qualitätskontrolle der Behandlung noch zum Nachweis eines GDM herangezogen werden (Weiss 1996). Bei Geburten von makrosomen Kindern sind die Sectiorate und die Rate vaginal-operativer Entbindungen erhöht. Eine gefürchtete Komplikation ist die **Schulterdystokie**, die zu Klavikelfrakturen, teilweise irreversiblen Erb-Duchenn'schen-Lähmung oder schlimmstenfalls zu perinatalen Todesfällen führen kann (Weiss et al. 1999). Ein unbehandelter schwerer GDM kann zu **intrauterinem Fruchttod** führen, der in der Regel ohne Vorzeichen auftritt. In 28% der pränatalen Todesfälle muss ein unerkannter GDM als Todesursache angenommen werden (Salzberger 1975). Die perinatale Morbidität und Mortalität ist in hohem Maße davon abhängig, ob es sich um einen erkannten oder unerkannten GDM handelt. Während ein erkannter und behandelter GDM gegenüber Stoffwechselgesunden ein kaum erhöhtes Risiko hat, ist die perinatale Morbidität und Mortalität bei unerkanntem und unbehandeltem GDM deutlich erhöht (Langer et al. 2005, Crowther et al. 2005). Handelt es sich beim GDM definitionsgemäß um einen vor der Schwangerschaft nicht erkannten Typ-1-/2-Diabetes, kann die Hyperglykämie in der Frühschwangerschaft Ursache einer **diabetischen Embryopathie** sein, die durch Fehlbildungen an Herz, Niere, Skelettsystem und ZNS gekennzeichnet ist (Schaefer-Graf et al. 2000).

Spätfolgen

Jüngste Studien zeigen, dass Nachkommen von Gestationsdiabetikerinnen ebenso wie jene von Patientinnen mit Typ-1- oder Typ-2-Diabetes während der Gravidität ein höheres Risiko tragen, im weiteren Leben **neuropsychologische Veränderungen** und **Entwicklungsstörungen** aufzuweisen, sowie frühzeitig an **Übergewicht** zu erkranken und Parameter des **metabolischen Syndroms** wie Hypertonie, Dyslipoproteinämie, gestörte Glucosetoleranz oder erhöhte Nüchternglucose bis hin zu manifestem

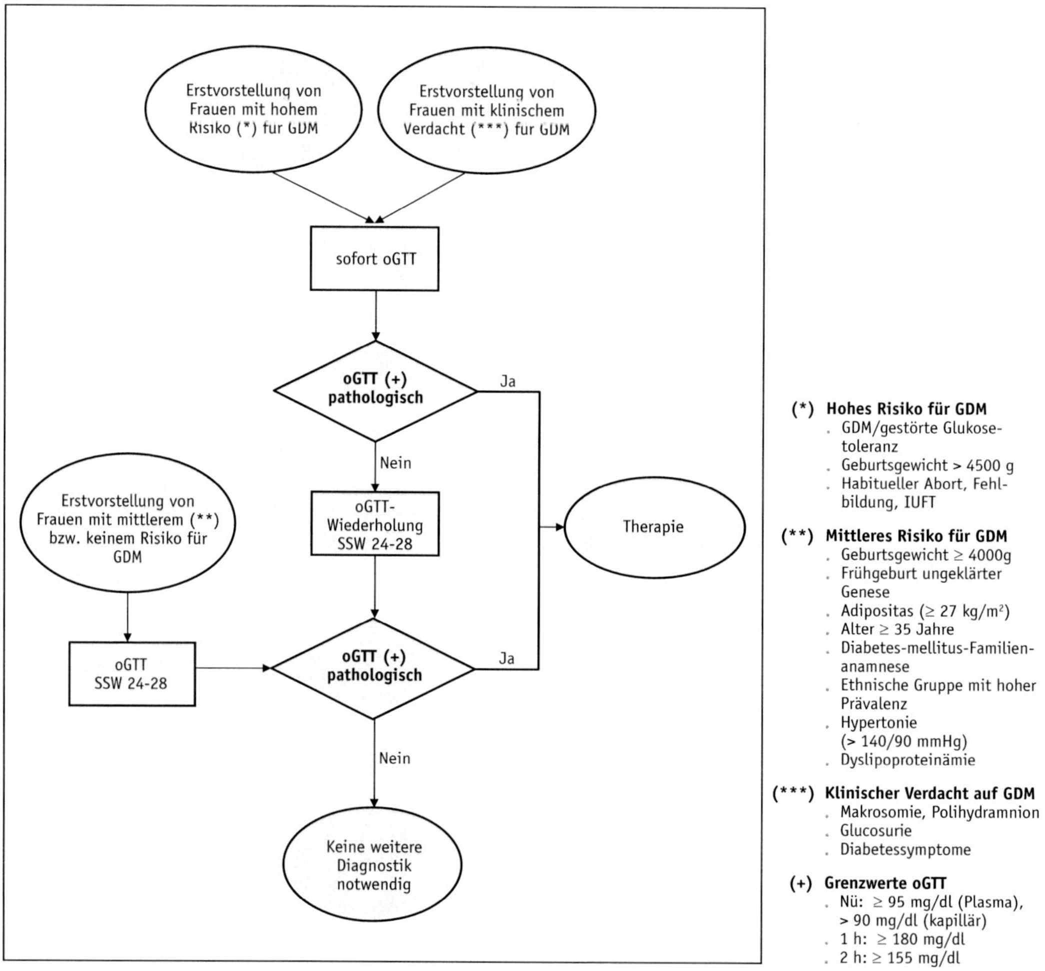

Abb. III.3-4: Diagnostik des Gestationsdiabetes (GDM) – Risikoerhebung bei Erstvorstellung der Patientin.

Diabetes zu entwickeln (Ratzon 2000, Vohr et al. 1999).

> ! Eine gute metabolische Kontrolle der Mutter oder Einleitung einer Insulintherapie kann das Risiko der Kinder, eine Adipositas mit Folgekomplikationen zu entwickeln, signifikant reduzieren (Simmons 1997).

Diagnostik des GDM

Die Arbeitsgruppe für Diabetes und Schwangerschaft der österreichischen Diabetesgesellschaft (ÖDG) empfiehlt die in Abb. III.3-4 dargestellte Vorgehensweise bei Erstvorstellung einer Schwangeren mit Risikoevaluierung und Durchführung eines oralen Glucosetoleranztests hinsichtlich GDM.

Weltweit besteht keine Einigkeit, ob generell alle Schwangeren oder selektiv nur Schwangere bei Vorhandensein von Risikofaktoren auf GDM untersucht werden sollten. Deshalb liegen von den einzelnen Fachgesellschaften unterschiedliche Empfehlungen vor.

Die amerikanische Diabetesgesellschaft (ADA) fordert keine Untersuchung auf GDM bei normalgewichtigen Frauen unter 25 Jahren, sofern keine positive Familienanamnese für Diabetes bei Erstgrad-Verwandten, fehlende Zugehörigkeit zu ethnischen Gruppen mit hoher Diabeteshäufigkeit und keine vorangegangene Glucosetoleranzstörung oder geburtshilflichen Komplikationen vorliegen (ADA 2001). Eine prospektive Multicenterstudie an über 3000 Frauen in Kanada zeigte, dass die wesentlichen unabhängigen Risikofaktoren für GDM ein Alter über 35 Jahren, einen BMI > 25 kg/m^2 und eine asiatische Abstammung sind (Moses et al. 1998). Eine Studie der Universität von Michigan zeigte an der Untersuchung von 25 000 oGTT-Tests, dass bei selektivem Screening nach den ADA-Kriterien ca. 90% der Frauen getestet werden müssten, jedoch 4% der Frauen mit GDM und dadurch assoziierter erhöhter maternaler und kindlicher Morbidität nicht erkannt werden würden (Williams 1999). In dieser Studie konnte gezeigt werden, dass durch ein Risikoscreening die Anzahl der oGTTs nur geringfügig vermindert würde, ein beträchtlicher Prozentsatz an Gestationsdiabetikerinnen jedoch nicht erkannt würde.

Für Österreich forderte eine Expertenkommission, bestehend aus Diabetologen, Geburtshelfern und Neonatologen, eine generelle Untersuchung aller Schwangeren auf GDM. Dies wird jedoch flächendeckend erst nach Aufnahme des oGTT in den Mutter-Kind-Pass umsetzbar sein.

In Anlehnung an die Leitlinie der Deutschen Diabetesgesellschaft und der Deutschen Gesellschaft für Geburtshilfe und Gynäkologie (2001) soll im deutschsprachigen Raum jede Patientin zwischen der 24. bis 28. SSW einem Glucosetoleranztest (oGTT) unterzogen werden (Stauber 2005). Bei Vorliegen von Hochrisiko-Faktoren für GDM sollte der oGTT bereits im ersten Trimenon durchgeführt werden. Zusätzlich soll bei Glucosurie in der Frühschwangerschaft oder Neuauftreten von Glucosurie zu einem späteren Zeitpunkt baldmöglichst ein diagnostischer oGTT durchgeführt bzw. wiederholt werden, wenn der letzte oGTT mehr als vier Wochen zurückliegt. Ein diagnostischer oGTT ist auch bei erstmalig festgestellter Makrosomie des Feten zur Ursachenklärung erforderlich.

Verschiedene Testverfahren

Derzeit werden weltweit unterschiedliche Protokolle zur Beurteilung der Glucosetoleranz in der Schwangerschaft verwendet (☞ Tab. III.3-7). Die in Europa am weitesten verbreiteten Kriterien sind die – allerdings nicht Schwangerschafts-spezifischen – WHO-Kriterien, im angloamerikanischen Raum ein zweizeitiges Testverfahren unter Berücksichtigung der National Diabetes Data Group(NDDG)-Kriterien. Die von der NDDG empfohlene Vorgehensweise (☞ Tab. III.3-7) wird in Europa wegen der relativ geringen Sensitivität (79%) und Spezifität (87%) abgelehnt. Nicht geeignet für die Diagnose „Gestationsdiabetes“ sind auch Messungen der Nüchternblutglucose, von HbA1c- oder Fruktosamin. HbA1c-Bestimmungen sind individuell zur Verlaufskontrolle hilfreich und sollen allgemein im mittleren Normbereich liegen.

Die Bemühungen der letzten Zeit, weltweit akzeptierte Diagnosekriterien zu entwickeln, könnten

Tab. III.3-7: International etablierte Kriterien zur Diagnose des Gestationsdiabetes (GDM)

Autoren/ Kriterien	Glucose-belastung (g)	Blut-Fraktion	Grenz-Werte Nü	1 h	2 h	3 h	Diagnose-kriterien
O'Sullivan/ Mahan	100	VB	90	165	145	125	≤ 2
NDDG/ Screening (GCT)	50	VP	–	140	–	–	1
NDDG/ Diagnose	100	VP	105	190	165	145	≤ 2
Langer et al.	–	VP	105	190	165	145	1
WHO Diabetes	75	VP/KB	140	–	200	–	≤ 1
WHO IGT	75	VP/KB	< 140	–	140–200	–	2
Carpenter/ Coustan	100	VP	95	180	155	140	≤ 2
Grazer Kriterien	75	KB	–	160	–	–	1
ÖDG	75	KV	90	180	155	–	1 (IGT)
DDG	75	VP	95	180	155		≥ 2

VB: venöses Blut, VP: venöses Plasma, KB: Kapillarblut, KP: kapillares Plasma, KV: kapillares Vollblut, GCT: Glucose challenge test, IGT: Impaired glucose tolerance, NÜ: Nüchternwert, NDDG: National Diabetes Data Group, DDG: Deutsche Diabetes-Gesellschaft, ÖDG: Österreichische Diabetesgesellschaft

nach Vorliegen der Ergebnisse einer aktuellen multizentrischen Studie (HAPO-Studie: Hyperglycemia and Adverse Perinatal Outcome) erfolgreich sein. Im Rahmen der HAPO-Studie werden bei 25 000 Schwangeren Grenzwerte evaluiert, die mit einer erhöhten kindlichen Morbidität assoziiert sind. Die Ergebnisse werden jedoch frühestens im Jahr 2008 erwartet (Schäfer-Graf 2005).

! Bis weitere Studienergebnisse vorliegen, scheint eine Belastung mit 75 g Glucose und die modifizierten Kriterien nach Carpenter und Coustan, die nach den Originaldaten von O'Sullivan adaptiert und vom 4. Internationalen GDM-Workshop (Chicago 1997), der ADA und der DDG akzeptiert wurden, vom geburtshilflichen Standpunkt am geeignetsten (DDG 2001).

Oraler Glucosetoleranztest (oGTT)

Der diagnostische 75 g orale Glucosetoleranztest (oGTT) wird morgens nach einer mindestens achtstündigen Nahrungskarenz und Einhalten einer kohlenhydratreichen Ernährung durchgeführt. Die Testlösung (75 g Glucose in 300 ml Wasser) wird innerhalb von drei bis fünf Minuten getrunken. Die Schwangere sollte für die Dauer des Tests in der Praxis/Ambulanz sitzen und nicht rauchen. Bewertet werden die Blutglucosewerte nüchtern sowie eine und zwei Stunden nach Trinken der Glucoselösung.

Testbewertung

In Anlehnung an die Richtlinien der Deutschen Gesellschaft für Gynäkologie und Geburtshilfe (DGGG) gemeinsam mit der deutschen Diabetesgesellschaft und Gesellschaft für Perinatologie (2001) gelten als modifizierte Grenzwerte die Carpenter- und Couston-Kriterien (DDG 2001): Werden mindestens zwei Blutglucose-Werte erreicht oder überschritten, liegt ein GDM vor, trifft dies nur für einen Wert zu, besteht eine gestörte Glucosetoleranz (GDM-IGT). Beide Stoffwechselstörungen werden gleich behandelt, da unbehandelte GDM-IGTs eine höhere fetale/neonatale Morbidität aufweisen als behandelte GDMs (Vambergue et al. 2000).

Therapie

Ziel der Therapie ist es, die mütterliche diabetische Stoffwechsellage zu verbessern und eine diabetische Fetopathie zu verhindern. Die Behandlungsstrategie besteht darin, postprandiale Glucosepeaks so niedrig wie möglich zu halten, um eine fetale Hyperinsulinämie (s. o.) zu verhindern. Die Betreuung Schwangerer mit GDM sollte in enger Zusammenarbeit von Geburtshelfern, Internisten und Neonatologen erfolgen. Die drei Grundsäulen der Therapie sind **Diät, Bewegung** und **Insulintherapie** (Kautzky-Willer 2003).

Diät

Nach Diagnosestellung erhält die Patientin einen Diätplan, dessen Umfang vom Körpergewicht der Patientin und deren körperlicher Aktivität abhängt. Die Diät enthält bei **Normalgewicht** ca. 24–30 kcal/kg Körpergewicht, aufgeteilt auf 40–50% Kohlenhydrate, 30–40% Fett und 15–20% Eiweiß. Besonders komplexe Kohlenhydrate, die in Vollkornprodukten, Getreide, Kartoffeln und Hülsenfrüchten vorkommen, erweisen sich als günstig, da durch langsame Aufspaltung in niedermolekulare Kohlenhydrate der Glucosepeak gering gehalten wird. Die Nahrungszufuhr sollte auf fünf bis sechs Mahlzeiten verteilt werden, darunter mindestens zwei Zwischenmahlzeiten. Bei **adipösen Patientinnen** ist in Abhängigkeit des BMI eine Kalorienreduktion bis minimal 12 g/kg Körpergewicht sinnvoll, sofern keine Gewichtsabnahme oder Ketonurie resultiert (Jovanovic-Peterson 1996).

Bewegung

Regelmäßige moderate körperliche Aktivität während der Gravidität bei GDM-Patientinnen ist ein weiterer wichtiger Bestandteil des Therapiekonzepts (Jovanovic-Peterson 1996, Avery et al. 1997). Körperliches Training hat einen positiven Einfluss auf die Insulinsensitivität, Insulinsekretion und auf den Glucosemetabolismus.

Blutzuckerselbstmessungen

Die Patientin sollte regelmäßig Blutzucker-Selbstmessungen durchführen und Blutglucoseprofile erstellen. Diese sollten mindestens vier Messungen täglich enthalten (nüchtern, 1 (evtl. auch 2) Stunden postprandial und bei Insulintherapie zusätzlich spätabends) (Kautzky-Willer 2003). Die strikte Stoffwechselführung ist bis zur Entbindung und während der Geburt notwendig, um neonatale Hypoglykämien und Anpassungsstörungen zu vermindern.

Insulintherapie

Werden die Grenzwerte in Tab. III.3-8 überschritten, ist eine individuell anzupassende Insulintherapie zu beginnen – meist in Form einer konventionell-intensivierten Therapie mit getrennter Gabe von basalem und prandialem Insulin. Insulin ist derzeit die einzige während der Schwangerschaft zugelassene Blutglucose-senkende Therapie.

Kontrolluntersuchungen

Mütterlicher Stoffwechsel

Im Schwangerschaftsverlauf wird im Abstand von zwei Wochen eine ambulante diabetologisch-geburtshilfliche Kontrolle empfohlen. Zusätzlich zu den bestehenden Mutter-Kind-Pass-Richtlinien sollten vor allem auf die Stoffwechseleinstellung und den fetalen Ultraschall geachtet werden. Klinische Kontrollen mit Überwachung des Blutdrucks, Harnbefundes und der Gewichtszunahme der Mutter sind notwendig, um Komplikationen wie Präeklampsie (☞ III.3.5.2), Harnwegsinfekte (☞ III.11.4) oder vaginale Infektionen (☞ III.4) frühzeitig zu erkennen und zu behandeln.

Tab. III.3-8: Ziele der Blutzuckereinstellung bei GDM-Patientinnen

Einstellungsziele	Kapillares Vollblut
Nüchtern/präprandial	< 90 mg/dl
1 h postprandial	< 130 mg/dl
2 h postprandial	< 120 mg/dl

Fetaler Ultraschall

Besteht schon im ersten Trimenon eine beträchtliche Hyperglykämie und somit der Verdacht auf einen bereits vor der Gravidität vorliegenden Diabetes mellitus, muss die Patientin bezüglich eines höheren Risikos für Fehlbildungen (diabetische Embryopathie) (Schaefer-Graf 2000) aufgeklärt werden und ein sonographisches Fehlbildungsscreening frühzeitig um die 20. SSW empfohlen werden. Sonographisch sollten das fetale Wachstum regelmäßig anhand von biparietalem Durchmesser, Abdomenumfang und Femurlänge sowie die Fruchtwassermenge bestimmt werden. Entwickelt sich ein Polyhydramnion, nimmt der Abdomenumfang anhand der Wachstumskurven überproportional zu oder liegt er über der 95. Wachstumsperzentile, sollte der Blutzucker der Patientin aus geburtshilflicher Indikation besonders streng eingestellt und gegebenenfalls eine Insulintherapie überlegt werden, da in diesem Fall die Entwicklung eines fetalen Hyperinsulinismus zu befürchten ist.

> ! Cave: Aufgrund des individuell unterschiedlichen Glucosetransfers der Placenta, der unvorhersehbaren Idiosynkrasie (= angeborenen oder erworbene Überempfindlichkeit) der placentaren fetalen Glucoseversorgung und der unterschiedlichen Expression von placentaren Glucosetransportern (GLUT1) ist die Entwicklung eines fetalen Hyperinsulinismus durch alleinige Kontrolle des mütterlichen Stoffwechsels nicht immer vorhersehbar (Hahn et al. 2000). Die Ergebnisse des fetalen Ultraschallmonitorings sollten deshalb in die Therapieplanung mit einfließen.

Zwei prospektiv randomisierte Studien jüngeren Datums zeigten bei Berücksichtigung der Ultraschall-Biometrie einen deutlichen Vorteil gegenüber alleiniger BZ-Messungen (Schäfer-Graf et al. 2004, Bonomo 2004). Es wurde nachgewiesen, dass auch schon eine geringfügige Anpassung der Zielwerte an das kindliche Wachstum durch eine intensivierte Therapie das fetale Outcome verbessert (Bonomo 2004).

Fetale Insulinbestimmung

Eine fetale Insulinbestimmung aus dem Fruchtwasser in der 28.–32. SSW mittels Amniozentese zur Indikationsstellung einer Insulintherapie der Mutter (Weiss 2002) wird international wegen fehlender Evidenz für einen Vorteil dieses invasiven Vorgehens abgelehnt.

Doppler-Sonographie

Routinemäßige dopplersonographische Untersuchungen sind bei GDM nicht indiziert, sofern nicht andere geburtshilflichen Risiken (Hypertonie, Präeklampsie etc.) vorliegen, die eine Abklärung mittels Doppler-Sonographie erfordern (Buchanan et al. 1994).

Kardiotokographie

Obwohl in vielen Zentren routinemäßig CTG-Kontrollen nach der 36. SSW durchgeführt werden, ist eine Verbesserung des fetalen Outcomes mittels einer fetalen Herzfrequenzüberwachung bei Frauen mit unkomplizierten GDM nicht belegt (Landon et al. 1992).

Medikamentöse Therapie

Bei Frühgeburtsbestrebungen (☞ III.3.7) sollten der Einsatz von Glucocorticoiden zur Induktion der fetalen Lungenreife und die Verordnung von β-Mimetika zur Tokolyse nur nach strenger Indikation und in Kooperation mit Diabetologen erfolgen, da sie kurzfristig zur metabolischen Dekompensation führen können.

Management des Geburtszeitpunktes

> ! International wird von geburtshilflichen Gesellschaften eine Entbindung nahe dem Geburtstermin empfohlen, wenn keine speziellen Risiken (Placentainsuffizienz, Präeklampsie, ausgeprägte Makrosomie etc.) vorliegen, die eine vorzeitige Schwangerschaftsbeendigung erfordern. Eine Überschreitung des errechneten Geburtstermins ist bei Frauen mit insulinpflichtigem GDM zu vermeiden.

Eine prospektive Studie mit 200 GDM-Patientinnen zeigte, dass bei Geburtseinleitung in der 38. SSW die Sectiofrequenz gleich hoch war wie in der Kontrollgruppe bei konservativem Management, die Makrosomierate (10% vs. 23%) und Schulterdystokierate (0% vs. 3%) jedoch deutlich geringer lagen (Kjos et al. 1993). Allerdings können durch die limitierte Anzahl der prospektiven Studien und die kleine Fallzahl noch keine eindeutigen Empfehlungen bezüglich des Managements des idealen Geburtszeitpunktes abgegeben werden. Es werden noch weitere Studien benötigt (Boulvain et al. 2001).

3.5.2 Hypertensive Erkrankungen in der Schwangerschaft

Inzidenz und Ätiologie

Hypertensive Erkrankungen treten in **6–8%** aller Schwangerschaften auf (Rochat et al. 1988, ACOG 1996). Sie können zu zerebralen Blutungen, disseminierter intravasaler Gerinnung oder Leber-, Nieren- bzw. Multiorganversagen führen und zählen heute zu den häufigsten maternalen Todesursachen in den Industrie- und insbesondere in den Entwicklungsländern.

Risikofaktoren

- Mütterliches Alter > 35 Jahre
- Nulliparität
- Mehrlingsschwangerschaft
- Vorangegangene Präeklampsie
- Präexistente Hypertonie
- Chronische Nierenerkrankung
- Diabetes mellitus
- Antiphospholipidsyndrom
- Adipositas
- Familiäre Belastung (Mutter oder Schwester betroffen)

Pathogenese

Die Pathogenese der Hypertension in der Schwangerschaft ist bis heute nicht geklärt. Überwiegend wird davon ausgegangen, dass eine **vermehrte Produktion von Vasopressoren** – insbesondere Endothelin und Angiotensin II – sowie ein **vermindertes endotheliales Ansprechen auf Vasodilatoren** wie Prostazyklin eine Rolle spielen (Dekker 1998). Darüber hinaus vermutet man einen **Mangel an fetalen Wachstumsstimulanzien für Fibroblasten** (FGF = Fibroblast growth factor), die dem Einfluss von Vasopressoren regulierend entgegenwirken können (Damon et al. 1997, Kurz et al. 2001, Hohlagschwandtner et al. 2002). Laut jüngerer Untersuchungen bewirkt eine **vermehrte Produktion von Thromboxan** (TXA) die Verschiebung des Prostazyklin-Thromboxan-Verhältnisses in Richtung **Vasokonstriktion** (Walsh 1989; Liu et al. 1998).

Bei Schwangeren mit **Präeklampsie** (Hypertonie mit Proteinurie > 0,3 g in 24 Stunden) können Bildung und Durchblutung der Placenta gestört sein (Cunningham et al. 1997). Ursache der oft beobachteten fetalen Wachstumsretardierung ist wahrscheinlich eine **inkomplette Throphoblasteninvasion** der uterinen Spiralarterien (Fox 1988, Pijnenborg 1990, Zhou et al. 1993).

Als weitere pathogenetische Faktoren werden neben **genetischen Ursachen** die Dysfunktion endothelialer Zellen durch **inflammatorische Zytokine** (z.B. TNF) und erhöhten **oxidativen Stress** sowie das **sympathische Nervensystem** und **kalziotrope Hormone** diskutiert (Hubel et al. 1989, Roberts et al. 1989, Taylor et al. 1991, August et al. 1992, Roberts et al. 1992, Seely et al. 1992, Barden et al. 1996, Davidge et al. 1996, Poranen et al. 1996, Schobel et al. 1996, Hubel et al. 1997).

Einteilung

Hypertensive Erkrankungen in der Schwangerschaft werden entsprechend den Ausarbeitungen des American College of Obstetricians and Gynecologists (ACOG) eingeteilt (☞ Tab. III.3-9).

Klinik und Verlauf

Hypertonie und Präeklampsie

- Blutdruckwerte > 140/90 mmHg (Korotkoff-Phase V, Blutdruckmanschette adäquater Größe), RR-Messung nach zehnminütiger Ruhephase in sitzender Position, davor kein Nikotin- oder Koffeinkonsum nach mindestens zweimaliger Kontrolle
- Proteinurie (> 0,3 g/24 h)
- Gewichtszunahme (> 1 kg/Woche), generalisierte Ödeme o.k.

- Kopfschmerz (meist frontal, manchmal okzipital; cave Eklampsie!)
- Epigastrischer Schmerz (rechter Oberbauch)
- Visuelle Störungen (Augenflimmern, Doppelbilder)

MERKE

Folge einer Präeklampsie sind häufig eine fetale Wachstumsretardierung bzw. Placentainsuffizienz, vorzeitige Placentalösung und hohe kindliche Morbidität und Mortalität aufgrund von Frühgeburtlichkeit.

Tab. III.3-9: ACOG-Kritierien zur Einteilung der hypertensiven Erkrankungen in der Schwangerschaft

Hypertonie	Blutdruckwerte > 140 mmHg systolisch oder > 90 mmHg diastolisch
Chronische Hypertonie	• Hypertonie, die bereits vor Beginn der Schwangerschaft bzw. vor der 20. SSW besteht oder länger als 42 Tage post partum persistiert • Geht in 25% der Fälle in eine Präeklampsie über
Pfropfpräeklampsie, Pfropfeklampsie	Chronische Hypertonie, die durch eine bestehende Schwangerschaft verschlechtert wird, meist nach der 24. SSW
Gestationshypertonie	• Erstmanifestation der Hypertonie nach der 20. SSW • Normalisierung des Blutdrucks postpartal
Präeklampsie	• Hypertonie mit Proteinurie > 0,3 g/24 h. • Schweregrade (☞ Tab. III.3-10)
Eklampsie	Hypertonie mit Proteinurie und zerebralen Krämpfen, die keiner anderen Ursache zugeordnet werden können
HELLP-Syndrom	Komplikation der schweren Präeklampsie mit kombiniertem Auftreten von Hämolyse, erhöhten Leberparametern und Thrombozytopenie

Eklampsie

- Tonisch-klonische **Krampfanfälle,** welche meist durch **Prodromalsymptome** wie Übelkeit, Erbrechen, Kopfschmerz oder Diplopie angekündigt werden.
- **Vorübergehende neurologische Symptome** wie passagere Sehstörungen bzw. Blindheit, fokale motorische Defizite oder Verwirrtheit bis zum Koma.
- **Intrakranielle (Massen-)Blutungen** sind die Ursache einer hohen mütterlichen Mortalität. CT unauffällig oder zeigt Befunde von kleinen Mikroinfarkten über Hirnödeme und ischämische Infarktzonen bis hin zu intrazerebralen Blutungen unterschiedlicher Größe (Dahmus et al. 1992, Moodley et al. 1993).

MERKE

Häufig besteht keine Korrelation zwischen dem klinischen Schweregrad und dem erhobenen Befund.
Cave Alarmzeichen: neurologische Symptome mit Hypertonie, Ödemen und Proteinurie. Deshalb regelmäßige Kontrolle der Reflexe.

HELLP-Syndrom

Das HELLP-Syndrom wird als Komplikation der schweren Präeklampsie angesehen (Sibai 2004) und zeigt klinisch die Trias **Hämolyse, Thrombozytopenie** und **erhöhte Leberenzymwerte**. In den meis-

Tab. III.3-10: Schweregrade der Präeklampsie

Milde Präeklampsie	Schwere Präeklampsie (ein oder mehrere Kriterien zutreffend)
• RR systolisch > 140 mmHg, RR diastolisch > 90 mmHg • Proteinurie > 0,3 g/24 h	• RR systolisch > 160 mmHg, RR diastolisch > 110 mmHg • Proteinurie > 5 g/24 h, Oligurie < 500 ml/24 h • Kopfschmerz, Sehstörungen • Epigastrische Schmerzen • Lungenödem • Erhöhte Leberwerte, Thrombozytopenie (< 100 000/mm³) • Fetale Wachstumsretardierung • Eklampsie

ten Fällen bestehen gleichzeitig eine **Hypertonie** (82–88%) und **Proteinurie** (86–100%).
Die mütterliche Mortalität des HELLP-Syndroms liegt bei einem Prozent. Dazu tragen die folgenden Komplikationen bei (Audibert et al. 1996, Martin et al. 1999):

- Lungenödem (8%),
- akutes Nierenversagen (3%),
- Disseminierte intravasale Gerinnung DIC (15%),
- Abruptio placentae (9%),
- Leberblutung bzw. Leberversagen (1%),
- ARDS (Schocklunge),
- Sepsis,
- Gehirnblutungen.

Die perinatale Mortalitätsrate des HELLP-Syndroms liegt zwischen 7,4 und 20,4% (Visser 1995, Van Pampus et al. 1998, Abramovici et al. 1999, Martin et al. 1999, Van Pampus et al. 2000) und ist vor allem auf ein Gestationsalter unterhalb der 28. SSW in Verbindung mit schwerer Wachstumsretardierung und/oder Abruptio placentae zurückzuführen. Die Frühgeburtenrate beträgt etwa 70% (davon 15% bereits vor der 28. SSW). (Sibai et al. 1993, Visser 1995, Van Pampus et al. 1998)

Tab. III.3-11: Laborparameter bei Hypertonie und Präeklampsie (National High Blood Pressure Education Program 2000)

Parameter	Klinischer Hintergrund
Hämoglobin und Hämatokrit	Korrelation der Hämokonzentration mit Schweregrad der Erkrankung (je schwerer das Erkrankungsbild, desto deutlicher die Hämolyse)
Thrombozytenzahl	Thrombozytopenie → schwere Präeklampsie bzw. HELLP-Syndrom
Serumkreatinin	Erhöhte Kreatininwerte (evtl. kombiniert mit Oligurie) → schwere Präeklampsie
Harnsäure	Erhöhte Harnsäurewerte → Präeklampsie
Lebertransaminasen	Erhöhte Werte → schwere Präeklampsie mit Leberbeteiligung bzw. HELLP-Syndrom
Serumalbumin	Hypoalbuminämie → erhöhte endotheliale Durchlässigkeit
• LDH • Blutausstrich • Blutgerinnung	Erhöhte LDH-Werte, Schizozytose, Sphärozytose → Hämolyse und/oder Gerinnungsstörung

Diagnostik

Hypertonie und Präeklampsie

Neben den oben genannten klinischen Befunden sind die Laborparameter in Tab. III.3-11) sowohl zur Diagnosestellung als auch zur Beurteilung des Krankheitsverlaufes von Bedeutung.

HELLP-Syndrom

- **Anamnese**
  - RR normal oder erhöht
  - Oberbauchschmerz rechts
  - Übelkeit, Erbrechen
  - Ausgesprochenes Krankheisgefühl
  - Kopfschmerz, Sehstörungen wie Augenflimmern, Doppelbilder
  - Hämaturie, hämorrhagische Petechien (Thrombozytopenie)
- **Klinisch-chemische Untersuchung**
  - Komplettes Blutbild (Hämolyse)
  - Blutausstrich (Hämolysezeichen)
  - Thrombozytenzahl (< 100000/mm³)
  - Gerinnungsstatus
  - AST (> 70 IU/l)
  - LDH (> 600 IU/l)
  - Bilirubin (> 1,2 mg/dl)
  - Kreatinin (> 1,2 mg/dl)

Hinsichtlich der exakten Grenzwerte der einzelnen Laborparameter gibt es in der Literatur keinen Konsensus (Sibai 2004).
Apparative Diagnostik (Dopplersonographie der maternalen und fetalen Gefäße) bei Prä- und Eklampsie wichtig.

MERKE

Rechtsseitige Oberbauchschmerzen in der zweiten Schwangerschaftshälfte müssen differentialdiagnostisch abgeklärt werden.

Differentialdiagnostik

Tab. III.3-12: Differentialdiagnosen der Hypertonie in der Schwangerschaft

HELLP-Syndrom	• Thrombotisch-thrombozytopenische Purpura (TTP) • Hämolytisch-urämisches Syndrom (HUS) • Immunologisch-thrombozytopenische Purpura (ITP) • Systemischer Lupus erythematodes (SLE) • Antiphospholipidsyndrom (APS) • Cholezystolithiasis • Fulminante Virushepatitis • Akute Fettleber • Akute Pankreatitis • Hämorrhagischer oder septischer Schock
Eklampsie	• Epilepsie • Zerebrovaskuläre Ursachen (Sinusvenenthrombose, intrazerebrale/subarachnoidale Blutung, Embolie) • Hypertensive Erkrankungen (Phäochromozytom) • Raumfordernde ZNS-Läsionen (Tumor, Abszess) • Infektiöse Erkrankungen (Meningitis, Enzephalitis) • Metabolische Ursachen (Hypoglykämie) • Idiopathische Krämpfe

Therapie

Antihypertensive Therapie

Ziel einer antihypertensiven Behandlung ist einerseits die Verbesserung der maternalen Situation. Andererseits wird versucht, die Schwangerschaft zu verlängern, um über ein höheres Gestationsalter die Chancen des Kindes zu optimieren.

Chronische Hypertonie und Präeklampsie

Die Therapie einer chronischen Hypertonie in der Schwangerschaft reduziert das Risiko des Übergangs in eine schwere Präeklampsie (Sibai et al. 1990, Sibai 1996).

Da der Blutdruck in der ersten Schwangerschaftshälfte physiologisch sinkt, kann in diesem Zeitraum auf eine antihypertensive Therapie eventuell verzichtet werden. Von besonderer Wichtigkeit ist daher der RR-Verlauf während der gesamten Schwangerschaft.

Bei erhöhtem Blutdruck (systolische Werte > 160 mmHg und diastolische Werte > 105–110 mmHg) ist **Methyldopa** das Mittel der Wahl für die Langzeittherapie (☞ Tab. III.3-13).

Bezüglich ernährungstechnischer Maßnahmen wie Reistage, oder kochsalzarme Ernährung gibt es keine ausreichenden Daten hinsichtlich eines Benefits dieser Maßnahmen.

Akute Blutdruckkrise

Als Grenzwerte werden systolische Werte > 160 mmHg und diastolische Werte > 105–110 mmHg angegeben (Cunningham 1997). Zur Behandlung der akuten Blutdruckkrise werden die Substanzen Hydralazin, Labetalol und Nifedipin empfohlen.

MERKE

> Der Blutdruck darf weder zu rasch, noch zu tief gesenkt werden, da dies zu utero-plazentarer Perfusionsstörung und fetalem Distress führen kann. Blutdrucksenkung sollte unter Überwachung des fetalen Zustandes erfolgen.

Postpartale Hypertonie

Bezüglich der Behandlung der postpartalen Hypertonie sind keine negativen Kurzzeiteffekte bei Anwendung von Methyldopa oder Hydralazin bekannt (National High Blood Pressure Education Program 2000) Aufgrund der schlechten Datenlage sollten jedoch gestillte Kinder antihypertensiv behandelter Mütter engmaschig beobachtet werden.

Antikonvulsive Therapie

Kommt es zu zerebralen Krämpfen, wird eine antikonvulsive Therapie eingeleitet. Parenteral verabreichtes Magnesiumsulfat ist im Fall einer Eklampsie wirksamer als Phenytoin (Chien et al. 1996, Witlin 1998, Duley 2003) oder Diazepam (Duley 2003). Bezüglich der Wirksamkeit von Magnesiumsulfat als Prophylaxe bei Patientinnen mit Präeklampsie ist die Datenlage unklar (National High Blood Pressure Education Program 2000).

Tab. III.3-13: Antihypertensive Therapie in der Schwangerschaft		
Blutdruck	Medikament	Anmerkung
Chronische Hypertonie, Präeklampsie (RR systolisch > 160 mmHg, RR diastolisch > 105–110 mmHg)	Methyldopa	Mittel der Wahl
	Labetalol (Alpha-/Betablocker)	Mögliche Alternative zu Methyldopa (limitierte Datenlage)
	Kalziumantagonisten (Nifedipin)	
	Betablocker	Unklare Wirkung auf fetale Situation
	ACE-Hemmer	Kontraindiziert
	Diuretika	Umstritten
Akute Blutdruckkrise	Hydralazin i.v.	Empfohlen
	Labetalol i.v.	Empfohlen
	Nifedipin p.o.	Empfohlen

Klinisches Management

Maternale Überwachung

Treten klinische Symptome wie Hypertonie, steigende Proteinurie, schnelle Gewichtszunahme, generalisierte Ödeme, Kopfschmerz, visuelle Störungen und Oberbauchschmerzen auf, werden die relevanten Laborparameter erhoben (☞ Tab. III.3-11). Unter stabilen Verhältnissen, d.h. normalen RR-Werten, unauffälligen Laborparametern, sowie unauffälliger Klinik, reichen Kontrollen in ein- bis zweiwöchigen Abständen aus. Bei Verschlechterung der Symptomatik muss ggf. eine stationäre Aufnahme veranlasst werden.

Im Falle eines fulminanten Krankheitsverlaufs (Eklampsie, Abruptio placentae) sollte die stationäre Betreuung der Hochrisikopatientinnen immer in einem perinatalen Zentrum erfolgen.

Tab. III.3-14: Indikationen für eine Beendigung der Schwangerschaft bei Präeklampsie (ACOG 2000)	
Maternale Faktoren	Fetale Faktoren
• Therapieresistente schwere Hypertonie • Kopfschmerz • Visuelle Störungen • Epigastrische Schmerzen • Übelkeit, Erbrechen (bis hierher als 1 Punkt gewertet Wichtig!) • Thrombozytopenie < 100 000/mm^3 • Verschlechterung der Nierenfunktion • Abruptio placentae	• Schwere Wachstumsretardierung • Wachstumsstillstand, Oigohydramnion • Drohende intrauterine Asphyxie

Fetales Monitoring

Sonographische Kontrolle des fetalen Wachstums und der Fruchtwassermenge alle zwei bis drei Wochen. Bei beginnender Wachstumsretardierung oder akuter Verschlechterung des fetalen oder mütterlichen Zustandes werden entsprechend kürzere Abstände der Untersuchungen inklusive Doppler-Sonographie der Nabelschnur- bzw. bei Bedarf der fetalen Gefäße empfohlen. (National High Blood Pressure Education Program 2000).

Zeitpunkt der Entbindung

Die Beendigung der Schwangerschaft ist die einzige kausale Therapiemöglichkeit der Präeklampsie, da deren Ursache nicht bekannt ist.

Der Zeitpunkt der Entbindung sollte sowohl vom maternalen Zustandsbild als auch von fetalen Faktoren (Wachstum, Gestationsalter, Lungenreifung) abhängig gemacht werden (☞ Tab. III.3-14). Im Falle eines Gestationsalters < 34. SSW wird zur Verbesserung der neonatalen Situation die **Induktion der fetalen Lungenreifung** mit Glucocorticoiden unbedingt empfohlen (Amorium et al. 1999).

Entbindungsmodus

Die **vaginale Entbindung** kann angestrebt werden (National High Blood Pressure Education Program 2000). Bei milder Präeklampsie in Terminnähe, entsprechend reifem Zervixbefund und stabilem mütterlichen Zustandsbild wird die **Geburtseinleitung mit Prostaglandinen** (☞ III.5.1) empfohlen. Eine **Sectio caesarea** ist indiziert, wenn die Weheninduktion erfolglos war oder die Beendigung der Schwangerschaft aus mütterlicher oder kindlicher Indikation (auch bei niedrigem Gestationsalter) dringend erforderlich wird.

Die **Spinalanästhesie** stellt eine sichere Analgesiemethode bei Präeklampsie dar (Hood 1999). Im Fall einer schweren Koagulopathie muss die Art der Anästhesie von einem Spezialisten individuell entschieden werden.

Die **Epiduralanästhesie** ist kontraindiziert, insbesondere bei einer Thrombozytenzahl < 75 000/mm³ (Methode der Wahl: **Intubationsnarkose**). **Thrombozytentransfusionen** werden bei einer Thrombozytenzahl < 20 000/mm³ oder bei Auftreten von spontanen Blutungen empfohlen (Sibai 2004).

Therapie und Management des HELLP-Syndroms

- Stationäre Aufnahme bzw. Transferierung in ein perinatales Zentrum
- Mütterliches und fetales Monitoring
- Adäquate Blutdruckeinstellung
- Intravenöse Magnesiumsulfatgabe
- Induktion der fetalen Lungenreifung < 34. SSW (Magann et al. 1994, Abramovici et al. 1999; O'Brien et al. 2000).

Die Angaben in der Literatur bezüglich des Managements bei stabilem mütterlichen und fetalen Zustand **vor der 34. SSW** variieren. Die Empfehlungen reichen von abwartendem Vorgehen, bis die Induktion fetaler Lungenreifung abgeschlossen ist (Magann et al. 1994, Tompkins 1999, O'Brien et al. 2000), bis zu generell abwartendem Verhalten so lange wie möglich (MacKenna et al. 1983, Heyborne et al. 1990, Visser 1995, Heller 1997, Van Pampus et al. 2000).

MERKE

Folgende Situationen stellen eine Indikation zur sofortigen Beendigung der Schwangerschaft dar (Sibai et al. 1993; Haddad et al. 2000):
- HELLP-Syndrom nach der 34. SSW,
- Multiorganversagen,
- DIC,
- Leberblutung,
- Nierenversagen,
- Abruptio placentae,
- fetaler Gefahrenzustand.

Die **Wahl des Geburtsmodus** ist abhängig vom Gestationsalter, fetalem und mütterlichem Zustand, Wehentätigkeit und Zervixbefund (Bishop Score).

Indikationen für eine elektive Schnittentbindung (Sibai 2004) bei HELLP Syndrom

- Gestationsalter < 30. SSW, ohne Wehentätigkeit, Bishop Score < 5 (quantitative Beurteilung der Zervix im Sinne eines geburtshilflichen Prognoseindex)
- Fetale Wachstumsretardierung, Oligohydramnion, Gestationsalter < 32. SSW, unreifer Zervixbefund

Postpartales Management

Patientinnen mit Präeklampsie oder HELLP-Syndrom müssen im Wochenbett besonders überwacht werden. Dazu gehören eine **Kontrolle der Vitalparameter** sowie **Flüssigkeitsbilanzierung** über mindestens 48 Stunden.

MERKE

Spätestens sechs Wochen post partum sollten Blutdruckwerte und sämtliche Laborparameter im Normbereich liegen.

Wichtig ist die **Beratung** der Patientinnen bezüglich weiterer Schwangerschaften. Das Wiederholungsrisiko einer Präeklampsie, die vor der 30. SSW aufgetreten ist, liegt bei 40% (Sibai et al. 1986, Sibai et al. 1991), während es im Fall einer Präeklampsie nach der 36. SSW nur 10% beträgt (Chesley 1978). Mit dem erneuten Auftreten eines HELLP-Syndroms muss in etwa 5% der Fälle gerechnet werden (Sibai et al. 1995).

Prophylaxe der Präeklampsie

Der Nutzen von **Acetylsalicylsäure** als thrombozytenaggregationshemmende Substanz wird in der Literatur unterschiedlich bewertet (Imperiale 1991, Hauth et al. 1993, Sibai et al. 1993) und ist abhängig vom Zeitpunkt des Behandlungsbeginns sowie von der Dosierung (Leitich et al. 1997). Bei einem Behandlungsbeginn im ersten Trimenon noch vor dem Zeitpunkt der Plazentation (Yu et al. 2002) und einer Dosierung von 100 mg tgl. kann davon ausgegangen werden, dass keine negativen Auswirkungen für den Fetus und die Mutter zu erwarten sind (Sibai et al. 1993, Duley et al. 2001, Martin et al. 2001, Coomarasamy et al. 2003).

Während die prophylaktische **Kalzium-Supplementation** kontrovers diskutiert wird, zeigte eine Prophylaxe mit **Magnesium** oder **Fischöl** keine eindeutige Reduktion der Präeklampsie-Inzidenz (National High Blood Pressure Education Program 2000, Atallah et al. 2002).

Ein verlässlicher **Screening-Test** für die Entwicklung einer Präeklampsie steht noch nicht zur Verfügung (Conde-Agudelo et al. 2004).

3.6 Fetale Wachstumsretardierung und intrauterine Gefährdung durch chronischen Versorgungsmangel

Einleitung

Die fetale Wachstumsretardierung stellt eine ätiologisch heterogene Anomalie der intrauterinen Entwicklung dar. Kinder mit einem Geburtsgewicht **unterhalb der 5. Perzentile für das jeweilige Gestationsalter** gelten als intrauterin wachstumsverzögert.

Man unterscheidet kleine, gesunde Feten von denen, die intrauterin durch einen pathologischen Prozess ihr genetisch determiniertes Wachstumpotential nicht erreichen. Dies ist entscheidend für das weitere diagnostische und klinische Management (s. u.). Der Ausdruck **IUGR** (Intrauterin growth retardation) bleibt für Feten reserviert, deren Entwicklung durch ein pathologisches Geschehen verzögert ist.

Fällt ein Wachstumsrückstand bereits im 2. Trimenon auf und sind die gemessenen Körperabschnitte gleichmäßig betroffen, liegt eine **symmetrische Retardierung** vor. Zu dieser Gruppe zählen entweder anlagebedingt kleine Kinder oder Feten, die eine genetisch fixierte Anomalie bzw. eine intrauterin erworbene Erkrankung aufweisen.

Tritt ein verzögertes Wachstum erst am Ende des zweiten Trimenons oder später auf, **und bezieht sich vor allem auf die Abdomengröße**, ist von einer **disproportionierten Retardierung** auszugehen. Mit 70–80% aller IUGRs zählt sie zu den häufigsten Retardierungsformen. Die nutritive Mangelversorgung kann zu hypoxämischen Schäden führen, sodass der Diagnostik und dem Management **der asymmetrischen Wachstumsverzögerung** eine wichtige Bedeutung in der Schwangerschaftsüberwachung zukommt.

Ätiologie

Der plazentare Blutfluss unterliegt keiner neurologischen Widerstandsregulation. Die Strömung ist vom Ausmaß der Gefäßdilatation, der Größe der Austauschfläche und vom fetalen arteriellen Druck abhängig. Bei einer chronischen plazentaren Insuffizienz sind histomorphologisch unspezifische Veränderungen nachweisbar, welche auf eine unzureichende Trophoblastimplantation in den Spiralarterien hinweisen. Aus der Implantationsstörung resultiert eine inadäquate Dilatation der versorgenden Gefäße, eine verminderte Produktion vasodilatatorisch wirksamer Substanzen im Endothel und in der Folge eine verminderte Placentaperfusion.

Die Ursache ist höchstwahrscheinlich auf eine fehlerhafte Immunmodulation mit Inaktivierung des trophoblastären Invasionspotentials zurückzuführen. Ein Zusammenhang mit kardiovaskulären, renalen und autoimmunbedingten Grunderkrankungen der Schwangeren wurde bewiesen (Zimmermann et al. 1997).

Klinik

Im Verlauf einer normalen Schwangerschaft nimmt mit zunehmendem Gestationsalter der plazentare Widerstand ab. Dementsprechend nimmt der diastolische Blutfluss in den Umbilikalarterien zu. Unterbleibt diese Anpassung, die für eine asymmetrische IUGR typisch, da ursächlich ist, führt das im weiteren Schwangerschaftsverlauf zu einer verminderten umbilikalen Strömung. In der ersten Schwangerschaftshälfte wirkt sich dies kaum auf das kindliche Wachstum aus. Erst mit steigendem Bedarf des Feten führt die mangelnde Versorgung zu Wachstumsverzögerung bzw. -stillstand. Hämodynamisch kommt es **beim Kind** durch Stimulierung der Baro- und Chemorezeptoren im Aortenbogen zu einer kompensatorischen Umverteilung der Blutströmung mit einer bevorzugten Durchblutung von Gehirn, Myokard und Nebennieren. Diese Kreislaufzentralisation dient der Aufrechterhaltung der wichtigsten Organfunktionen des Feten. In dieser Phase ist auch die fetale Spontanaktivität reduziert, da die kindlichen Bewegungen einen 30%igen Sauerstoffmehrverbrauch verursachen.

Ist die Kompensationsfähigkeit der fetoplazentaren Einheit ausgeschöpft, kommt es terminal als Folge der Hypoxämie zu einer veränderten Reaktivität der fetalen **Herzfrequenz und in Folge gegebenenfalls zum intrauterinen Fruchttod.**

Die perinatale Mortalität aller IUGR-Kinder beträgt 10–12%. Die Morbidität der Feten mit disproportionierter Wachstumsretardierung weist eine hohe Asphyxie-Rate auf mit einer erhöhten Inzidenz von Mekoniumaspiration, hypoxisch-ischämischen Enzephalopathie und Hyperviskositätssyndrom. Bei genetisch gesunden, aber schwer dystrophen Kindern ist insgesamt bei ca. 40% der Fälle mit leichten und bei 11% mit deutlichen zerebralen Schädigungen zu rechnen (Baschat 2004).

Diagnostik und Differentialdiagnostik

Die diagnostische Abklärung beginnt mit Sicherung des **Gestationsalters.** Sehr dienlich ist dabei die sonographische Messung der Scheitel-Steißlänge im ersten Trimenon, da die Zyklusanamnese oft Ungenauigkeiten aufweist (☞ Abb. III.3-5). Falls diese nicht vorliegt, kann die Biometrie des Cerebellums im zweiten Trimenon (☞ Abb. III.3-6) hilfreich sein (Chang et al. 1992).

Die Erhebung eines **anamnestischen Risikos** ist sehr wertvoll, da eine Prädisposition in 75% der asymmetrischen IUGRs eruierbar ist (Zimmermann et al. 1997).

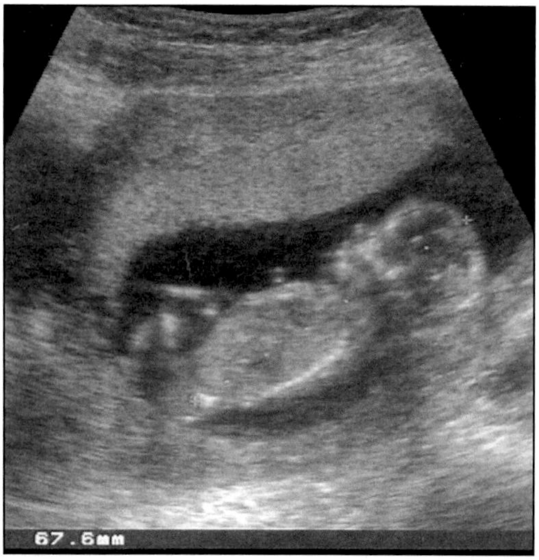

Abb. III.3-5: Sonographische Vermessung der Scheitel-Steißlänge.

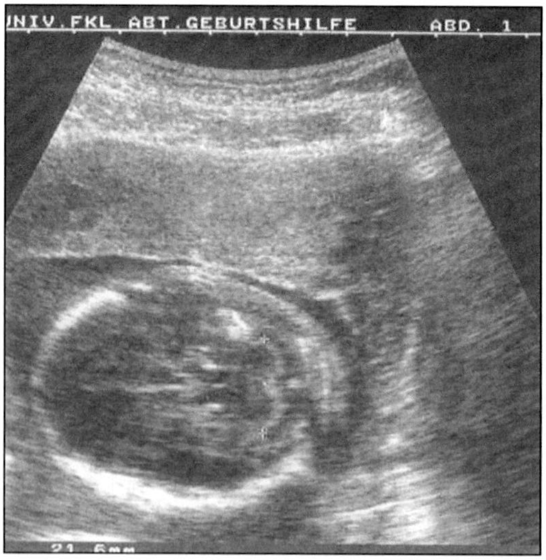

Abb. III.3-6: Biometrie des Cerebellums quer.

Die weitere Diagnostik besteht aus **Wachstumskontrollen** und **Doppler-Sonographie** der feto-maternalen Strombahn.

Biometrie

Mit der sonographischen Vermessung der Kopf-, Abdomen- und Femurgröße können bei gesichertem Geburtstermin bis zu 89% aller kleinen Feten entdeckt werden (Chang et al. 1992). Falls eine Entwicklungsverzögerung nachgewiesen werden kann, sollte ein Vergleich zwischen der fetalen Kopf- und Abdomengröße erstellt werden:

Wachstum symmetrisch

- Gesundes, genetisch kleines Kind mit kontinuierlicher Größenzunahme auf einem niedrigen Perzentilenniveau. Fruchtwasser und feto-maternale Strömungsparameter entsprechen der Norm.
- **Wachstumsabflachung durch fetale Erkrankung: Fehlbildungsscreening** und ggf. **eine invasive Diagnostik zur Karyotypanalyse.** Am häufigsten ist eine Triploidie, eine Trisomie 18 oder 13 oder eine Deletion 4 mit einer symmetrischen IUGR und Organfehlbildung verbunden. Ferner kann ein Infekt in der Frühschwangerschaft ursächlich sein (Zytomegalie, Röteln, Herpes, Toxoplasmose), wobei die fetale **Infektabklärung** jedoch in einigen Fällen ergebnislos bleibt.
- **Substanzabusus.** Vor allem chronischer Nikotinkonsum führt zu einer Retardierung. Jedoch weisen diese Feten keine ausgeprägten Hypoxiezeichen auf.

Wachstum asymmetrisch

Resultierend einer Mangelversorgung. Da die hepatalen Glykogenreserven verbraucht werden, bleibt das Abdomenwachstum im Vergleich zur Skelettgröße deutlich zurück (☞ Abb. III.3-7). Aufgrund der peripheren Minderdurchblutung ist die Fruchtwassermenge reduziert und die kindliche Aktivität deutlich herabgesetzt.

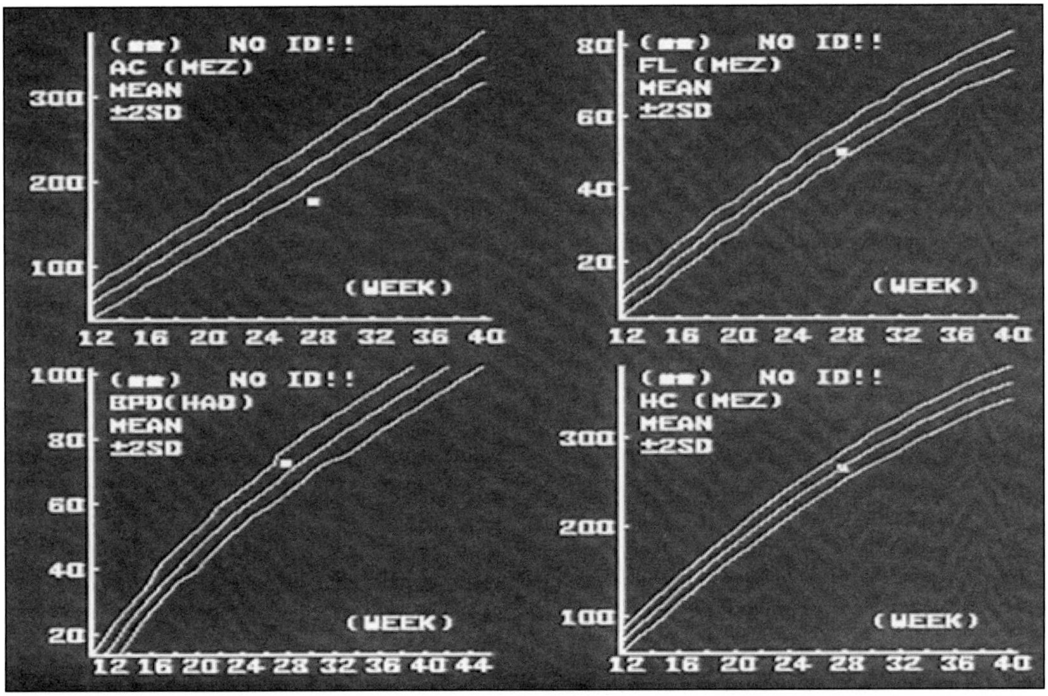

Abb. III.3-7: Wachstumskurven bei einer asymmetrischen IUGR.

Doppler-Sonographie

> ! Die Überprüfung der feto-maternalen Zirkulation dient zunächst der Differenzierung der IUGR sowie der prognostischen Einschätzung des Schwangerschaftsverlaufes. Diese Untersuchung ist in der Überwachung des kindlichen Versorgungszustandes unersetzbar (Baschat 2004, Senat et al. 2000).

Folgende **Gefäßgebiete** werden begutachtet:

- Aa. uterinae: Liefern eine prognostische Aussage zur weiteren fetalen Entwicklung (v.a. bei einer Risikoanamnese indiziert).
- A. umbilicalis: diagnostische Differenzierung und Selektion der gefährdeten Feten.
- A. cerebri media: Feststellung der Kreislaufzentralisierung.
- Ductus venosus: Erkennung der kardialen Hypoxie, Nachweis des Kompensationslimits.

Monitoring

Bei unauffälliger fetaler Entwicklung, jedoch belasteter Anamnese ist eine **Dopplersonographie der beiden Aa. uterinae** angezeigt. Ein nach der 24. SSW erhöhter Gefäßwiderstand weist auf eine beeinträchtigte Blutströmung im intervillösen Raum hin. Eine verbleibende **Pulswellenreflexion** („Notch") ist bei mangelhafter Erweiterung des Spiralarterien darstellbar (☞ Abb. III.3-8). Dagegen relativiert eine unauffällige uterine Strömung das anamnestische Risiko (☞ Abb. III.3-9).

Während die Beurteilung der uterinen Zirkulation mit einer Spezifität von 95% einer prognostischen IUGR-Vorhersage dient, eignet sich die Dopplersonographie der feto-plazentaren Strombahn für die eigentliche Observanz (Bilardo 2004, Ferrazzi et al. 2004).

Der **umbilikale** Blutfluss spiegelt die periphere und plazentare Strömung wider. Er wird in der Einschätzung der intrauterinen Gefährdung gemeinsam mit den Messwerten in den fetalen Gefäßen beurteilt (☞ Abb. III.3-10).

Unterhalb einer kritischen Versorgungsschwelle wird – als Resultat der fetalen Hypoxämie – die relative Organdurchblutung des Feten umverteilt. Die Blutströmung in der vaskulären Körperperipherie wird gedrosselt, der zerebrale Blutfluss steigt an. Letzterer wird in der **A. cerebri media** bewertet. Dieser Anpassungsmechanismus führt zu einer vorübergehenden Kompensation und ist in der Regel ein ernstes Warnzeichen für eine ausgeprägte Versorgungsstörung. Andererseits darf dieses Kriterium, vor allem bei extrem prämaturen Feten, nicht als alleinige Entbindungsindikation dienen (Ferrazzi

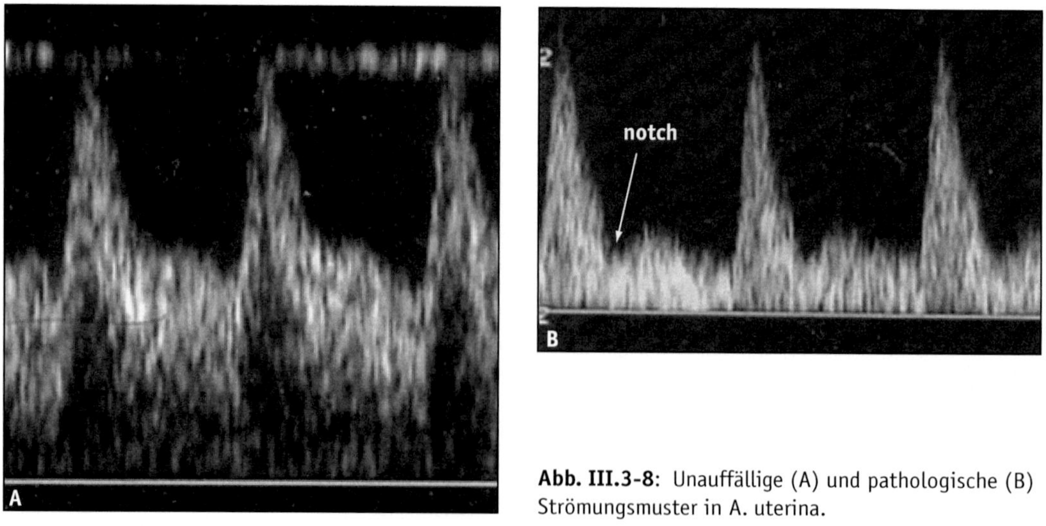

Abb. III.3-8: Unauffällige (A) und pathologische (B) Strömungsmuster in A. uterina.

et al. 2002). Es sollte immer zwischen einer hämodynamischen Zentralisierung bei noch akzeptablem fetalen Befinden und einer Dekompensation unterschieden werden.

Nach erfolgter Kreislaufzentralisation kommt es auf der arteriellen Seite zu keiner weiteren Strömungsänderung, die auf eine intrauterine Gefährdung schließen lassen könnte. Mithilfe einer Strömungsanalyse im **Ductus venosus** ist jedoch eine potenzielle myokardiale Hypoxie nachweisbar, da aufgrund einer verminderten Herzkontraktilität das Blut in das venöse System zurückfließt. Pathologische Strömungsmuster im Ductus venosus spiegeln somit eine fetale Gefährdung wider (☞ Abb. III.3-11). Diese Veränderungen gehen den Herzfrequenzauffälligkeiten, die mittels CTG registriert

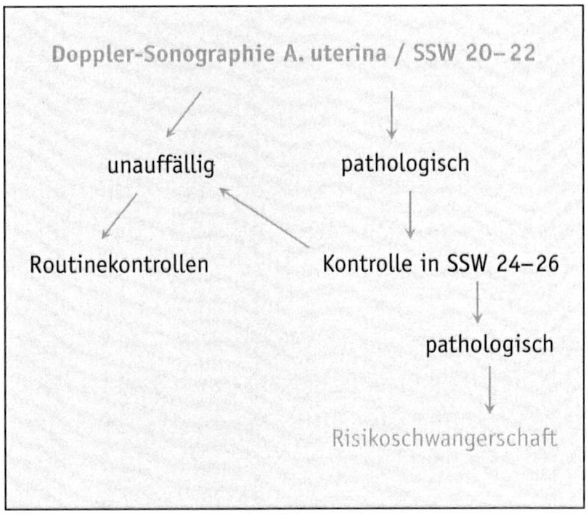

Abb. III.3-9: Empfohlene Untersuchungszeitpunkte für Doppler-Sonographie der Aa. uterinae bei Risikopatientinnen.

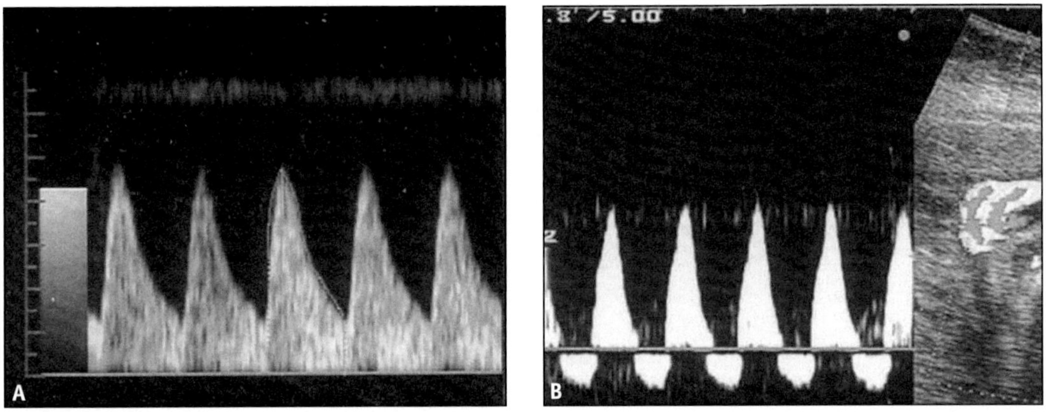

Abb. III.3-10: Unauffällige (A) und hochpathologische (B) Strömungsmuster in der A. umbilicalis.

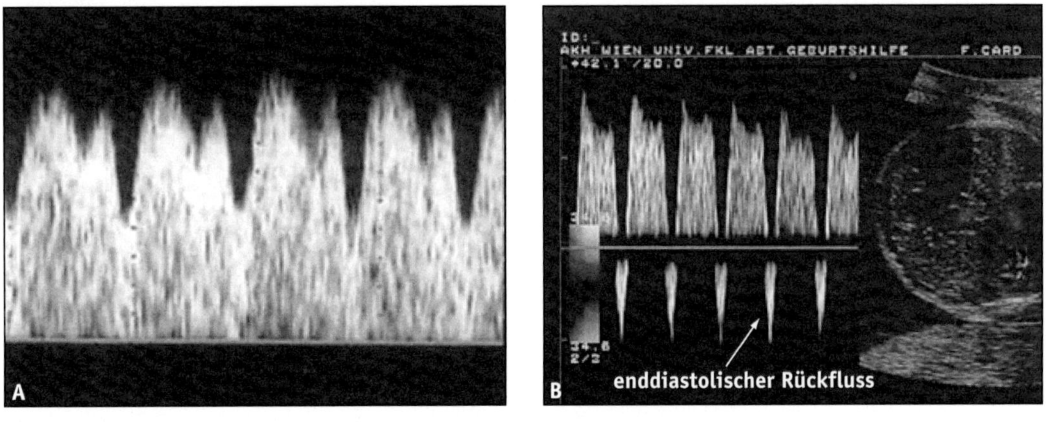

Abb. III.3-11: Unauffällige Strömung (A) und enddiastolischer Rückfluss (B) im Ductus venosus.

werden, um einige Zeit voraus (Senat et al. 2000, Bilardo 2004).

Die Frequenz der Doppleruntersuchungen ist vom Ausmaß der Mangelversorgung abhängig. Bis zur Zentralisierung der fetalen Hämodynamik können Patientinnen ambulant im Abstand von drei bis sieben Tagen kontrolliert werden. Danach erfolgt eine stationäre Überwachung mit engmaschigen **CTG-Kontrollen**. Vor der 34. SSW wird auch die **Stimulation der fetalen Lungenreife** durchgeführt. Dopplersonographie des Ductus venosus ist jeden bzw. jeden zweiten Tag angezeigt. Der enddiastolische Null- bzw. Rückfluss im Ductus venosus indiziert die Entbindung – in Abhängigkeit vom Gestationsalter.

Die adäquate Observanz erlaubt also die Schwangerschaft so lange wie möglich fortzusetzen, um eine extreme Prämaturität zu vermeiden und somit den optimalen Zeitpunkt der Entbindung zu wählen.

Die **fetale Biometrie** stellt keine eigentliche Überwachungsmethode einer intrauterinen Gefährdung dar. Sie dient nur der Beurteilung der Größenzunahme des Feten und der Gewichtsschätzung. Die Überprüfung des Wachstums sollte im Abstand von ca. 14 Tagen erfolgen, da eine höhere Messfrequenz fehlerbehaftet und diagnostisch unbedeutend ist.

Ergänzend zur Biometrie sollte auch die **Fruchtwassermenge** beurteilt werden, da die zunehmende periphere Drosselung des Blutflusses mit einer verminderten fetalen Harnausscheidung einhergeht und der Fruchtwasser-Index gut mit den umbilikalen Strömungsindizes korreliert (Ferrazzi et al. 2002).

> ! Es gibt kein allgemein gültiges Schema für ein optimales klinisches Management von prämaturen, wachstumsretardierten Feten, da jede dieser Schwangerschaften in Abhängigkeit von der Ursache, vom Gestationsalter und der Ausprägung der Störung sehr individuell zu behandeln ist.

Behandlungsmöglichkeiten (evidence based) und Therapienotstände

Laut neuerer Literatur kann man mithilfe der Dopplersonographie (s. o.) eine kritische Versorgung des Feten frühzeitig erkennen.

In Beobachtungsstudien, die die diagnostische Wertigkeit der Verfahren beurteilten, konnte gezeigt werden, dass der pathologische Blutfluss in den fetalen Gefäßen stärker mit fetaler Azidose, niedrigem 5'-Apgar sowie neonatologischer Intensivbehandlung assoziiert ist als die Veränderungen der CTG-Muster (Baschat 2004). Der Vergleich mit der objektivierbaren computergestützten CTG-Analyse ergab nicht nur eine frühere, sondern auch eine treffsicherere Prognose mittels Dopplersonographie (Bilardo et al. 2004).

Eine signifikante Korrelation von einem pathologischen Dopplerbefund mit einer fetalen Hypoxämie wurde durch Blutgasanalyse bestätigt, die mittels Cordozentese erhoben wurde (Hecher et al. 1995).

Die Integration der umbilikalen Dopplersonographie in das klinische Management zwecks Identifizierung der nutritiven und respiratorischen Mangelversorgung führte zu einer Reduktion der peri- und neonatalen Mortalität, ohne dabei eine Zunahme der Morbidität zu verursachen (Baschat 2004).

> ! Für ultraschallerfahrene Geburtshelfer sind die genannten Untersuchungsmöglichkeiten wertvolle Methoden zur Überwachung des fetalen Zustandes. Inwieweit jedoch dadurch das eigentliche Fetal outcome verbessert wird, kann nur durch prospektiv-randomisierte Studien bewiesen werden, die aber aus ethischen Gründen kaum vertretbar sind.

3.7 Frühgeburtlichkeit

Definitionen

Unter einer Frühgeburt versteht man eine Geburt **vor Vollendung der 37. Schwangerschaftswoche post menstruationem** (bis 36 + 6 SSW post menstruationem). Aufgrund der hohen Komplikationsraten beim Frühgeborenen und der unterschiedlichen Ätiologie ist es sinnvoll, die Frühgeburten nochmals zu unterteilen:

- Gruppe der frühen Frühgeburt vor Vollendung der 32. SSW (bis 31 + 6 SSW)
- Frühgeburt zwischen 32 + 0 bis 36 + 6 SSW.

Davon abzugrenzen ist die **Definition des Kindes mit niedrigem Geburtsgewicht** (unter 2500 g) und sehr niedrigem Geburtsgewicht (unter 1500 g). Zu beachten ist, dass bei den Kindern mit niedrigem Geburtsgewicht ein Drittel keine Frühgeburten sind, sondern reif geborene mit einer intrauterinen Wachstumsrestriktion (☞ III.3.6).

Schwieriger ist die **Definition einer unteren Grenze der Frühgeburt**. Hier wird häufig die Grenze der Lebensfähigkeit angesetzt, die sich in den vergangenen Jahren deutlich nach unten verschoben hat und derzeit in der Literatur zwischen 22 + 0 und 24 + 0 SSW angesetzt wird. Andere sprechen von vorzeitigen Wehen und Frühgeburt bereits nach Vollendung der 20. SSW (20 + 0 SSW), davor hingegen von einem Spontanabort.

Inzidenz

Trotz aller Fortschritte auf dem Gebiete der Schwangerenbetreuung und der pränatalen Medizin hat die Inzidenz der Frühgeburt nicht abgenommen. Sie wird **in Deutschland zwischen 7% und 8%** angegeben, in den **USA um 10%**. Neben der Vorverlegung der Grenze der Lebensfähigkeit (s. o.) und somit auch der Frühgeburtlichkeit haben insbesondere die Schwangerschaften nach künstlicher Befruchtung (artifizielle Reproduktion, ☞ III.8.3) zugenommen, sodass Mehrlinge heutzutage 20% bis 25% der Frühgeburten ausmachen. Anders ausgedrückt, werden 60% der Zwillinge und über 90% der Drillinge und fast alle höhergradigen Mehrlinge vor Vollendung der 37. Woche geboren. Auch die in den letzten Jahrzehnten stattgehabte Verschiebung des maternalen Alters – mittlerweile sind mehr als 20% aller Schwangeren 35 Jahre und älter – bewirkt aufgrund vermehrter Komplikationen dieser Schwangerschaften eine Zunahme der Frühgeburten.

Probleme der Frühgeburtlichkeit

Frühgeburten haben einen großen Anteil an der **perinatalen Mortalität**, ebenso an der **Säuglingssterblichkeit**. Zwischen der 22. und 30. SSW kommt es zu einer drastischen Abnahme der perinatalen Mortalität von über 90% auf 20%. Betrachtet man die Säuglingssterblichkeit, so ist die Frühgeburtlichkeit hinter den angeborenen Fehlbildungen die häufigste Ursache. Aufgrund verbesserter operativer und nicht operativer Behandlungsmöglichkeiten bei Kindern mit angeborenen Fehlbildungen (insbesondere bei Herzfehlern), aber aufgrund des Schwangerschaftsabbruchs bei schweren Fehlbildungen infolge einer verbesserten frühen pränatalen Diagnostik, hat die Gesamtletalität angeborener Fehlbildungen im ersten Lebensjahr deutlich abgenommen.

Die **Letalität der Frühgeborenen** im ersten Lebensjahr hingegen ist gleich bleibend. Alle neueren Studien zeigen zudem, dass die neonatale Mortalität und Morbidität primär durch das Gestationsalter und somit durch die Reife des Kindes beeinflusst wird, weit weniger durch das Geburtsgewicht, obwohl wachstumsrestringierte Feten gegenüber gleichaltrigen eutrophen Feten auch im Kollektiv der Frühgeborenen eine deutlich höhere Mortalität und Morbidität aufweisen.

Auch wenn die **Kurzzeitmorbidität** bei sehr unreifen Frühgeborenen (< 32. SSW) deutlich höher ist als bei danach geborenen frühgeborenen Kindern, so ist auch bei Geburten nach der 34. Woche mit einer relevanten Kurzzeitmorbidität zu rechnen. Hingegen ist die **Langzeitmorbidität** überwiegend bei Kindern, die vor der 28. SSW geboren sind, deutlich erhöht, wobei ca. 50% der zwischen der 24. und 26. Woche geborenen Kinder neurologische Störungen aufweisen.

Ursachen

Die Pathogenese der spontanen Frühgeburt ist komplex. In den letzten Jahren konnte gezeigt werden, dass bei der frühen Frühgeburt vor der 32. SSW in mehr als 70% der Fälle eine **klinische und subklinische Infektion** vorhanden ist, die ihrerseits auch einen direkten ungünstigen Einfluss auf die Kurz-

und Langzeitmorbidität des Kindes ausübt. In dieser Gruppe ist auch die Wahrscheinlichkeit eines erneuten Auftretens einer Frühgeburt deutlich erhöht.

Nach der 32. SSW stehen andere Ursachen einer Frühgeburt im Vordergrund, bei Mehrlingsschwangerschaften und Polyhydramnie eher **vorzeitige Kontraktionen und ein vergrößertes Uterusvolumen** oder auch **plazentare Hypoxien** bei einer utero-plazentaren Dysfunktion mit oder ohne fetale(r) Wachstumsrestriktion (☞ III.3.6) und Präeklampsie (☞ III.5.2).

Von der spontanen Frühgeburt abzugrenzen ist die **ärztlich indizierte (iatrogene) Frühgeburt,** deren Anteil mittlerweile zwischen 30% und 50% der Frühgeburten ausmacht. Unter diesen iatrogenen induzierten Frühgeburten überwiegen in der Regel Frühgeburten nach der 34. SSW, wobei Präeklampsie, utero-plazentare Dysfunktion mit fetaler Wachstumsrestriktion, Blutungen und Abruptio placentae, aber auch fetale Erkrankungen, die das Leben des Feten bedrohen, für eine vorzeitige Entbindung (Geburtseinleitung oder primäre Sectio abdominalis) verantwortlich sind. In diese Gruppe fallen auch die seltenen Indikationen einer vorzeitigen Entbindung bei schweren mütterlichen Erkrankungen wie z.B. die chronische maternale Hypertension, schwere Nieren-, Herz- und Lungenerkrankungen.

Pathophysiologische Faktoren

Die Frühgeburt gilt als multifaktorielles Geschehen. So scheint die **frühe Störung der Plazentation** (gestörte Throphoblastinvasion und damit unvollständige Umwandlung der Spiralarterien) eine normale Placentaentwicklung zu verhindern und auch zu Ischämien und Hypoxien im Bereich der Placenta zu führen, was Blutungen, Präeklampsie und/oder fetale Wachstumsrestriktion bewirken kann, ferner auch zum frühen vorzeitigen Blasensprung oder zu vorzeiten Wehen.

Mütterlicher und fetaler Stress ist ebenfalls gehäuft mit einer spontanen Frühgeburt assoziiert. Wichtig dabei scheint die Aktivierung der fetalen hypothalamisch-hypophysär-adrenalen Achse. Eine vermehrte Freisetzung von maternalem Cortisol, bei fetalem Stress (Hypoxämie im Rahmen einer utero-plazentaren Dysfunktion) auch von fetalem Cortisol, kann zu vermehrter Prostaglandin-Freisetzung und zur Störung des Prostaglandin-Abbaus führen. Auch Störungen der maternalen und plazentaren Cortico-tropin-Releasing-Hormon-(CRH-)Regulation können in diesen Prozess eingreifen und proinflammatorische Zytokine und letztlich Prostaglandine freisetzen. Dies erklärt die Assoziation von Frühgeburt und intrauteriner Wachstumsrestriktion bzw. fetaler Hypoxämie (☞ III.3.6) sowie die Beobachtung, dass maternaler, psychischer und körperlicher Stress, insbesondere bei ungünstigen sozioökonomischen Bedingungen, gehäuft zu einer Frühgeburt führen können.

Hingegen scheinen bei der sehr frühen Frühgeburt **Infektionen** ätiologisch ganz im Vordergrund zu stehen, wobei ein Wechselspiel zwischen dem Erreger der Infektion und der mütterlichen Abwehr darüber entscheidet, ob eine Infektion der Eihäute überhaupt stattfinden kann. So sind es einerseits die bakteriellen Endotoxine selbst und andererseits Störungen der Immunantwort auf Bakterien und deren Endotoxine, die zu einer derartigen Aktivierung der lokalen Abwehr führen, dass über die Freisetzung von proinflammatorischer Zytokinen (Interleukin (Il)-1, Il-6, TNF-α) schließlich ein Kaskade in Gang gebracht wird, die zu einer vermehrten Produktion von Prostaglandinen und anderer lokal wirksamer Substanzen führt (z.B. Matrixmetalloproteinasen), die ihrerseits vorzeitige Wehen und/oder einen Blasensprung, ferner auch eine Zervixreifung bewirken, selten auch zum klinischen Bild der Sepsis führen.

In der Spätschwangerschaft kommen andere Faktoren hinzu, wie die **Überdehnung der Gebärmutter** bei Mehrlingsschwangerschaften und **Polyhydramnie**, wobei es in dieser Situation auch durch die Überdehnung selbst zu einer Störung der utero-plazentaren Perfusion und somit der plazentaren Sauerstoffversorgung kommen kann.

Risikofaktoren

Wahrscheinlich spielt eine genetische Disposition eine Rolle, wobei genetische Unterschiede in der Immunantwort auf lokale Infektionen besonders wichtig sein können. Ethnische Herkunft der Mutter, das Vorliegen von Infektionen in Scheide und Harnwegen, sind ebenfalls Risikofaktoren.

Tab. III.3-15: Risikofaktoren der Frühgeburtlichkeit

- Vorausgegangene Frühgeburt
- Infektionen
- Zervixverkürzung
- Vorausgegangene Konisation
- Ethnische Faktoren
- Uterine Blutungen
- Uterine Anomalien
- Mehrlingsschwangerschaften
- Künstliche Befruchtung
- Weitere Einflussfaktoren (Rauchen, Stress etc.)

Vorausgegangene Frühgeburt

Einer der wichtigsten Risikofaktoren lässt sich aus der geburtshilflichen Vorgeschichte ablesen. Bei einer vorhergehenden frühen Frühgeburt steigt das Risiko einer erneuten spontanen Frühgeburt um den Faktor 4 an (von 4% auf 16%, bei zwei vorhergehenden Frühgeburten sogar auf 28%). Je früher die erste Frühgeburt aufgetreten ist, desto höher ist die Wahrscheinlichkeit, dass wiederum eine Frühgeburt auftritt.

Infektionen

Infektionen mit verschiedensten Bakterien sind mit der spontanen Frühgeburt assoziiert. Insbesondere bei Frühgeburten vor der 30. SSW finden sich mehr als 70% mit positiven Kulturen in den fetalen Membranen, verglichen mit nur 20% der Geburten am Termin.

Die meisten Keime, die im Zusammenhang mit vorzeitigen Wehen und spontaner Frühgeburt gefunden werden, sind vaginale Keime geringer Virulenz **(Ureaplasma urealyticum, Mycoplasma hominis, Gardnerella vaginalis etc.)**. Eine bakterielle Vaginose (☞ III.4) ist mit einem höheren Risiko einer Frühgeburt assoziiert. Es kommt jedoch nur bei einer Minderzahl der Schwangeren mit bakterieller Vaginose zu einer Frühgeburt.

Neue Daten zeigen, dass nicht die bakterielle Besiedlung der Scheide, sondern vielmehr die lokale und systemische Reaktion der Mutter, aber auch des Feten, auf die fremden Keime und ihre Produkte entscheidend sind, ob es zu einer Ausbreitung einer Infektion in der Gebärmutter und im Körper unter dem Bild einer Sepsis kommt oder, wesentlich häufiger, zu einer überschießenden Abwehrreaktion mit Blasensprung und/oder vorzeitigen Wehen und/oder Zervixverkürzung. Leukozytose, CRP-Anstieg, Fieber und Auftreten von Kontraktion zeigen eine klinische Chorioamnionitis an, die aber häufiger subklinisch verläuft; auch bei subklinischen Infektionen können Abwehrmechanismen induziert werden, die zur maternalen und fetalen Inflammation und konsekutiv zu Frühgeburt (Blasensprung und/oder vorzeitige Wehen) einerseits und chronischer Lungenerkrankung und neurologischer Schädigung des Feten anderseits führen können. Auch kann eine Zervixverkürzung zunächst das einzige Zeichen einer Infektion sein.

Es ist zu beobachten, dass die durch Infektionen ausgelöste Frühgeburt überwiegend eine frühe Frühgeburt ist. Gleichzeitig müsste die Wahrscheinlichkeit einer aufsteigenden Infektion der Eihäute mit zunehmendem Schwangerschaftsalter ansteigen. Dieser Widerspruch zeigt, dass andere Mechanismen als das einfache Aufsteigen von Keimen der Vaginalflora wirksam sein müssen. Es konnte auch nachgewiesen werden, dass bei einigen asymptomatischen Frauen bereits im zweiten Trimenon eine Besiedlung der Fruchthöhle mit Mikroorganismen besteht und mit einer höheren Rate von Frühgeburten assoziiert ist.

Einiges spricht auch dafür, dass schon vor der Befruchtung das Endometrium mit Keimen besiedelt ist, auch ohne Zeichen einer chronischen Endometritis. Diese Mikroorganismen können dann im Laufe einer Schwangerschaft zur **subklinischen oder klinischen Chorionamnionitis**, zur Freisetzung inflammatorischer Zytokine sowie konsekutiv von Prostaglandinen und Matrixmetalloproteinasen und dann zu **Zervixverkürzung, Kontraktionen** und **Blasensprung** führen.

Infektionen außerhalb der Gebärmutter scheinen ebenfalls eine Rolle zu spielen, insbesondere schwere Harnwegsinfektionen (Pyelonephritis) oder auch eine Appendizitis. Auch chronische maternale Zahnfleischinfektionen scheinen gehäuft mit einer Frühgeburt assoziiert zu sein.

Kompetenz der Cervix uteri

Die **transvaginale sonographische Messung der Zervixlänge** zwischen der 20. und 24. SSW ist ein Prädiktor der Frühgeburt; bei Einlingsschwangerschaften sind Zervixlängen von 30 mm und mehr selten mit spontanen Frühgeburten assoziiert, bei kleineren Längen nimmt die Wahrscheinlichkeit einer Frühgeburt kontinuierlich invers zu. Ihr prädiktiver Wert ist größer als der der palpatorischen Zervixbeurteilung (Zervixlänge, Bishopscore). Bei zunehmender Verkürzung der sonographisch gemessenen Zervixlänge nimmt das Risiko einer Frühgeburt stetig zu, insbesondere steigt das Risiko der frühen Frühgeburt vor Vollendung der 32. Woche an. Sowohl bei Einlings- als auch bei Mehrlingsschwangerschaften scheint die sonographisch gemessene Zervixlänge sehr gut Funktion und Kompetenz des Gebärmutterhalses widerzuspiegeln, da sie auch unabhängig von begleitenden Faktoren, wie z.B. ethnische Herkunft und Infektion, das Risiko einer Frühgeburt vorhersagt. Bei Frauen, die schon einmal eine Frühgeburt hatten, ist die Zervix in der zweiten Schwangerschaft deutlich kürzer, je früher die Frühgeburt eingetreten war.

Ethnische Faktoren

Auch bei Ausschluss von sozioökonomischen Faktoren ist die Frühgeburt unter Afroamerikanerinnen in den USA häufiger als in den anderen Bevölkerungsgruppen. Die Häufigkeit der bakteriellen Vaginose ist bei Afroamerikanerinnen erhöht, scheint aber nur ein indirekter Marker für Infektionen der Eihäute zu sein. Neure Studien zeigen, dass Polymorphismen der Zytokine bei schwarzen Amerikanern häufiger sind, sodass auch hier veränderte Reaktionen in der systemischen und lokalen Abwehr von Mikroorganismen zur Auslösung einer Frühgeburt führen können.

Uterine Blutungen

Blutungen im zweiten und dritten Trimenon, aber auch im späten ersten Trimenon, ferner der sonographische Nachweis von Hämatomen im Bereich der Eihäute, sind häufig mit frühem **vorzeitigen Blasensprung** und Frühgeburt assoziiert; in einigen Fällen kommt es bereits vor der 20. SSW zum Blasensprung. Da diese plazentaren Blutungen letztlich auf einer frühen Plazentationsstörung beruhen, ist auch ihre Assoziation mit Abruptio placentae, fetaler Wachstumsrestriktion und Präeklampsie erklärt.

Uterine Anomalien

Fehlbildungen der Gebärmutter, **insbesondere Uterus subseptus und Uterus bicornis,** werden gehäuft mit einer Frühgeburt in Verbindung gebracht. Dies mag einerseits daran liegen, dass eine frühe Überdehnung der Gebärmutter auftritt, andererseits scheinen Störungen der Plazentation und damit verbundene Komplikationen wie Blutungen, Abruptio placentae sowie Präeklampsie und intrauterine Wachstumsrestriktion die Ursachen für die erhöhte Zahl von Frühgeborenen bei Frauen mit angeborenen Uterusfehlbildungen zu sein.

Mehrlingsschwangerschaften

Mehrlingsschwangerschaften machen einen beträchtlichen Teil der Frühgeburten aus. Obwohl nur 3% aller Lebendgeborenen aus Mehrlingsschwangerschaften stammen, sind 13% aller Frühgeborenen und 15% aller frühen Frühgeburten Mehrlinge. Der Anteil der Mehrlingsschwangerschaften an der perinatalen Mortalität beträgt 13%, an der neonatalen Mortalität 16% und an den Totgeburten 10%. Auch zu der Kurz- und Langzeitmorbidität tragen Mehrlinge wesentlich bei: Unter den Kindern mit schweren Hirnblutungen sind 12% Mehrlinge, bei denen mit einem Atemnotsyndrom 14% und bei denen mit einer Zerebralparese 15%. Ein möglicher auslösender Faktor bei Mehrlingsschwangerschaften ist die **Überdehnung der Gebärmutter**, die einerseits zu einem vermehrten Auftreten von uterinen Kontraktionen, andererseits zu einer plazentaren Ischämie mit Freisetzung wehenauslösender Substanzen führen kann.

Aufgrund der **gehäuften Assoziation mit Schwangerschaftskomplikationen** wie Präeklampsie, intrauterine Wachstumsrestriktion und Abruptio placentae findet sich in diesem Kollektiv auch ein hoher Anteil iatrogen induzierter Frühgeburten.

MERKE

In Bezug auf die spontane Frühgeburt bei Mehrlingsschwangerschaften ist die gemessene Zervixlänge in der 20. bis 24. Woche der beste Prädiktor.

Künstliche Befruchtung

Die Ursachen der deutlich erhöhten Frühgeburtlichkeit im Kollektiv der Schwangeren, bei denen eine künstliche Befruchtung vorgenommen wurde, sind vielfältig. Ein wesentlicher Faktor ist der **hohe Anteil von Mehrlingsschwangerschaften** in diesem Kollektiv, der teilweise 50% bis 60% erreicht. Aus diesem Grund treten die mit Mehrlingsschwangerschaften assoziierten Komplikationen (s.o.) in diesem Kollektiv häufiger auf.
Ein anderer Grund ist das **häufigere Auftreten von Plazentationsstörungen**, die mit der ersten Schwangerschaft einer Frau assoziiert sind. Die hieraus resultierenden Komplikationen wie Präeklampsie, uteroplazentare Dysfunktion mit fetaler Wachstumsrestriktion und Abruptio placentae bedingen ebenfalls einen höheren Anteil von spontanen, aber überwiegend iatrogen induzierten Frühgeburten.
Schließlich hat auch das **höhere Alter** dieser Frauen gegenüber den Frauen, bei denen die erste Schwangerschaft spontan eintritt, eine Bedeutung, da maternale Erkrankungen wie arterielle Hypertension und Diabetes mellitus mit zunehmendem Alter der Schwangeren häufiger auftreten.

Weitere Einflussfaktoren

Stärkeres Rauchen in der Schwangerschaft ist mit dem gehäuften Auftreten einer spontanen Frühgeburt assoziiert.
Sexualität: Ein Koitus kann zwar Kontraktionen auslösen und sexuelle Aktivität in der Schwangerschaft birgt auch die Möglichkeit, Infektionen im Genitalbereich zu erwerben, die ihrerseits eine Frühgeburt begünstigen. In Bezug auf sexuelle Aktivität und spontane Frühgeburt existieren jedoch **keine gesicherten Daten**, die ein gehäuftes Auftreten einer Frühgeburt belegen.
Außerdem scheint **schwere körperliche Arbeit** in der Schwangerschaft gehäuft mit einer spontanen Frühgeburt assoziiert zu sein, ebenfalls auch **stärkerer maternaler psychischer Stress**, der jedoch schwer zu definieren ist.

Prädiktion der spontanen Frühgeburt

Die vielfältigen Ursachen und Pathomechanismen der Frühgeburt sind der Grund dafür, dass es wohl nie einen Test geben wird, der eine Frühgeburt vorhersagen kann. Vielmehr kommt eine Vielzahl von **Testmethoden** zur Anwendung (☞ Tab. III. 3-16).

Klinische Risikoabschätzung

Die klinische Risikoabschätzung liefert wertvolle Informationen. So ist z.B. einer der wichtigsten Faktoren, die das Risiko einer Frühgeburt erhöhen, die belastende Anamnese vorheriger Schwangerschaften (s.o. „Risikofaktoren").

- Frauen, die bereits eine spontane Frühgeburt (insbesondere vor der 32. SSW) hinter sich haben, haben ein deutlich erhöhtes Risiko, auch in der folgenden Schwangerschaft eine Frühgeburt zu erleiden.
- Hingegen ist die iatrogen induzierte Frühgeburt in der vorherigen Schwangerschaft (z.B. bei Mehrlingen oder bei Vorliegen von Komplikationen wie Präeklampsie und Placentainsuffizienz) nicht mit einem wesentlich erhöhten Risiko einer spontanen Frühgeburt assoziiert.

Tab. III.3-16: Testmethoden zur Vorhersage einer spontanen Frühgeburt

- Klinische Risikoabschätzung
- Sonographische Messung der Zervixlänge
- Aufzeichnung der uterinen Kontraktionen
- Biochemische Marker im
  - maternalen Blut
  - im zervikovaginalen Sekret
- Mikrobiologische Untersuchung der Scheidenflora

- Uterine Blutungen, auch im ersten und zweiten Trimenenon, sind oft mit einer Frühgeburt assoziiert.
- Eine Mehrlingsschwangerschaft ist ein wesentlicher Faktor, der das Risiko einer Frühgeburt erhöht.

Sonographische Messung der Zervixlänge

Die Reifungsvorgänge im Bereich der Cervix uteri setzen bereits Wochen vor der Frühgeburt ein. Die sonographische Messung der Zervixlänge ist deshalb einer der wichtigsten Prädiktoren der spontanen Frühgeburt, insbesondere der frühen Frühgeburt vor der 32. SSW. Mit zunehmender Verkürzung der sonographischen Zervixlänge um die 20. Woche herum nimmt die Wahrscheinlichkeit der Frühgeburt, insbesondere auch der frühen Frühgeburt, deutlich zu. Bei einer Zervixlänge über 30 mm ist das Risiko einer spontanen Frühgeburt sehr gering, darunter steigt es kontinuierlich invers zur gemessenen Zervixlänge an.

Aufzeichnung der uterinen Kontraktionen

Die Häufigkeit der aufzuzeichnenden uterinen Kontraktionen über 24 Stunden korreliert mit dem Risiko der Frühgeburt. Doch ist der Unterschied zwischen den Frauen, bei denen es zur Frühgeburt kommt und denen, bei denen keine spontane Frühgeburt eintritt, zu gering, sodass die Methode der wöchentlichen Aufzeichnung der uterinen Kontraktionen zur Vorhersage der Frühgeburt klinisch keinen Stellenwert besitzt.

Biochemische Marker

Multiple biochemische Marker im maternalen Blut sind mit einer gehäuften Frühgeburtlichkeit assoziiert (alkalische Phosphatase, Alpha-Fetoprotein, β-2-Mikroglobulin, CRH, C-reaktives Protein (CRP), Ferritin, Granulozyten-Kolonie-stimulierender Faktor (GCSF), Interleukin 6), doch sind ihre Vorhersagewerte zu gering, um klinisch eingesetzt werden zu können.

Fetales Fibronektin im zervikovaginalen Sekret

Bei der Untersuchung des zervikovaginalen Sekrets hat sich als bester Marker das fetale Fibronektin erwiesen, das sich bei ca. 3–4% der Schwangeren zwischen der 21. und 37. Woche in zervikovaginalen Sekreten findet. Fetales Fibronektin ist ein extrazelluläres Matrixprotein, das eine Adhäsion zwischen den fetalen Membranen und der Dezidua bewirkt. Es ist physiologisch in der ersten Hälfte der Schwangerschaft in den Zervixsekreten anzutreffen, dann aber bis zur Geburt nicht mehr. Sein späteres Auftreten in den Zervixsekreten zeigt eine Lösung bzw. Schädigung im Bereich der chorioamnialen Grenzflächen an. Die Sensitivität ist mit über 90% sehr hoch, die Spezifität liegt um 50%, sodass der positive Vorhersagewert einer Frühgeburt bei ca. 40–50%, der negative aber nahe 95% liegt.

> ! Klinisch bedeutsam ist, dass ein negativer Fibronektintest eine Geburt innerhalb der nächsten vier bis sechs Wochen mit einer sehr hohen Sicherheit ausschließt.

Von den verschiedenen Testmethoden scheint die sonographische Messung der Zervixlänge, eventuell in Kombination mit der Bestimmung des fetalen Fibronektins in den zervikalen Sekreten, derzeit am besten zur Vorhersage des Frühgeburtenrisikos geeignet. Das Vorliegen einer vorherigen spontanen Frühgeburt ist ebenfalls ein wichtiger Vorhersageparameter.

Prävention

Die Möglichkeit einer teilweisen Prädiktion der Frühgeburt bedeutet noch nicht, dass die Frühgeburt verhindert werden kann.

Antibiotikatherapie

Bei Veränderungen der Scheidenflora wurde in vielen Studien versucht, durch eine antibiotische Therapie und „Normalisierung“ der Scheidenflora eine Frühgeburt zu vermeiden. Zumindest scheint die Behandlung gegen Chlamydien, Ureaplasmen, Trichomonaden und Gruppe-B-Streptokokken zu keiner Reduktion der Frühgeburtlichkeit in diesem Kollektiv zu führen. Auch in der Gesamtgruppe mit bakterieller Vaginose (☞ III.4) konnte eine antibiotische Therapie nicht die erwartete Frühgeburtlichkeit senken. In einigen Studien zeigen sich aber Erfolge bei der antibiotischen Behandlung von Frauen mit bakterieller Vaginose vor der 20. SSW.

Auch eine präkonzeptionelle Antibiotikabehandlung bei Frauen mit vorangegangener Frühgeburt kann das Risiko einer weiteren Frühgeburt nicht reduzieren.

Andere Studien zeigen wiederum, dass es in einigen Kollektiven nach antibiotischer Therapie von Infektionen im Genitalbereich sogar zu einer Zunahme der Frühgeburten kam. Dies scheint damit zusammenzuhängen, dass nicht die Veränderungen der Scheidenflora zur Frühgeburt führen, sondern die **Interaktion zwischen vaginaler Besiedlung und lokaler und systemischer Inflammation**. Ausgelöst durch die Mikroorganismen und deren Produkte, entscheidet die systemische und lokale Immunantwort auf Seiten der Mutter und des Feten darüber, ob es zur Frühgeburt kommt oder nicht. Eine antibiotische Behandlung kann die Balance zwischen Abwehr und Vaginalflora stören, eine vaginale Candidose begünstigen, über die Freisetzung bakterieller Stoffe bei Mutter und Fetus eine schädigende lokale oder systemische Inflammation auslösen, aber auch die intestinale und periodontale Flora tief greifend stören.

Anhand der aktuellen Studienlage ist derzeit eine **starke Zurückhaltung im Screening auf vaginale Infektionen** zu fordern. Auch können weder ein generelles Screening noch eine generelle antibiotische Behandlung bakterieller Vaginosen empfohlen werden. Allenfalls bei Frauen, die schon eine spontane frühe Frühgeburt hatten, kann bei Nachweis einer bakteriellen Vaginose eine antibiotische Behandlung indiziert sein. Auch repetitive Messungen des pH-Wertes im Vaginalsekret kombiniert mit einer Behandlung mit Lactobazillen und/oder Antibiotika können aufgrund der derzeitigen Datenlage nicht empfohlen werden.

Cerclage

Der Nachweis einer sehr kurzen sonographischen Länge der Cervix uteri (s.o. „Prädiktion“) bedeutet zwar ein hohes Risiko einer Frühgeburt, jedoch scheint das Legen einer Cerclage (operative Umschlingung der Cervix uteri) in dieser Situation aufgrund der derzeitigen Datenlage nicht gerechtfertigt zu sein. Allenfalls in Untergruppen mit sich rasch verkürzender Zervixlänge kann eine Cerclage indiziert sein.

Tokolytika

Die Behandlung einer gesteigerten uterinen Aktivität mit Tokolytika führt zu keiner Senkung der Frühgeburtlichkeit, sodass die Langzeitbehandlung mit oral, subkutan oder intravenös verabreichten Tokolytika obsolet ist.

Nahrungsergänzungsmittel

Obwohl in einigen Studien positive Effekte durch Zugabe einzelner Nahrungsbestandteile erreicht werden konnten, war dies in größeren Studien nicht reproduzierbar. Dies gilt insbesondere für Kalzium, Magnesium und auch für die antioxidativen Vitamine C und E. Ob Omega-3-Fettsäuren (z.B. in Form von Fischöl) über die Modifikation der maternalen Immunantwort die Häufigkeit der Frühgeburt senken können, ist derzeit ungeklärt.

Progesteron

Viel versprechend scheint die Langzeitgabe von Progesteronen in der Schwangerschaft zu sein – unter der Annahme, dass eine Frühgeburt auch durch einen Progesteronabfall ausgelöst werden kann. Sowohl wöchentliche Injektionen von Progesteronen als auch Progesteron-Gaben in Form von vaginalen Zäpfchen waren in der Lage, die Rate von Frühgeborenen im so behandelten Kollektiv signifikant zu senken, und zwar sowohl die der frühen als auch die der späten Frühgeburt, unabhängig auch von der ethnischen Komponente. Optimaler Applikationsweg, Darreichungsform, Dosis und Zeitraum der Progesterongabe werden derzeit in größeren Studien ermittelt.

Reduktion von Stressfaktoren

Wichtig scheint zu sein, schwere körperliche Arbeit und anderen physischen und auch psychischen Stress zu reduzieren. Eine gute Schwangerschaftsbetreuung scheint teilweise über diesen Weg positiv zu wirken. Andererseits haben Maßnahmen wie Bettruhe und frühe Hospitalisierung selbst bei Mehrlingsschwangerschaften und anderen Risikopatienten zu keiner Reduktion der Frühgeburtlichkeit geführt. Auch ist es in der Regel schwierig, bei psychischem Stress wirkungsvoll zu intervenieren.

Therapie

Tokolyse

Bei vorzeitiger Wehentätigkeit und auch vorzeitigem Blasensprung ist es in vielen Fällen indiziert, mithilfe einer Tokolyse einige Tage Zeit zu gewinnen mit folgenden Zielen

- Verbesserung der perinatalen Versorgung durch Verlegung der Mutter in ein Perinatalzentrum,
- Ermöglichung des erforderlichen Zeitraums bis zum Eintritt der gewünschten Wirkung von mind. 24–48 Stunden für eine Corticoidbehandlung zur Vermeidung eines Atemnotsyndroms, aber auch von Hirnblutungen.

Verschiedene Tokolytika stehen zur Verfügung, wobei Betasympathomimetica, Indometacin, Nifedipin und Atosiban derzeit am gebräuchlichsten sind. Daneben werden immer noch Magnesiumsulfat und selten auch Nitroglyceride (NO-Donatoren) eingesetzt. Tokolytika sind Medikamente, die nicht nur erwünschte, sondern auch unerwünschte Wirkungen entfalten können und in bestimmten Situationen auch kontraindiziert sind. Aufgrund der sich immer mehr erhärtenden Befunde, dass eine Inflammation des Feten bei frühen Frühgeburten zu schweren Schädigungen im Bereich des zentralen Nervensystems und der Lunge führen kann, ist bei der Gabe von Tokolytika größere Zurückhaltung zu empfehlen. Auch wenn nur geringe Zeichen einer Infektion als mögliche Ursache der Kontraktionen und/oder des vorzeitigen Blasensprungs vorliegen, sollte eine rasche Entbindung erfolgen. In diesem Zusammenhang ist zu beachten, dass besonders in der Gruppe der frühen Frühgeburt in der Mehrzahl der Fälle Infektion und somit Inflammation als Ursache der Symptomatik anzusehen sind.

Nach Abschluss der 34. SSW (34 + 0 SSW) gilt heute allgemein, dass eine Wehenhemmung nicht mehr indiziert ist, da einerseits durch eine Verlängerung der Schwangerschaft keine großen Vorteile für das Neugeborene mehr erwachsen, andererseits aber die Gefahren durch die infrage kommenden Ursachen (Infektion, utero-plazentare Ischämie und Hypoxämie) als schwerwiegend einzustufen sind.

MERKE

> Bei einem vorzeitigen Blasensprung nach der 34. SSW gilt die allgemeine Empfehlung, möglichst rasch, innerhalb von zwölf Stunden, die Geburt einzuleiten.

Antibiotikatherapie

Grundsätzlich sollte bei vorzeitigem Blasensprung, aber auch bei vorzeitiger Wehentätigkeit mit Zeichen einer maternalen Inflammation (erhöhte Leukozyten-Konzentrationen und CRP-Anstieg), bei vorzeitigem Blasensprung und nachgewiesener Keimbesiedlung mit β-hämolysierenden Streptokokken der Gruppe B sowie bei unbekanntem Keimstatus großzügig eine antibiotische Behandlung begonnen werden.

3.8 Lageanomalien

Terminologie

Geburtsmechanisch relevant sind einerseits Form und Größe des Beckens, andererseits Größe, Lage, Stellung und Haltung des Kindes.

Lage

Unter Lage versteht man die Lage des Kindes innerhalb des mütterlichen Körpers. Es gibt die Längslagen (99%), die Querlagen und die Schräglagen.

Poleinstellung

Abzugrenzen von der Lage ist die Poleinstellung, die den führenden Teil des Feten bezeichnet, der entweder innerhalb des Geburtskanals oder ihm am nächsten liegt. Bei den Längslagen ist die Schädellage von der Beckenendlage zu trennen, bei einer Querlage entsteht eine Schultereinstellung.

Stellung

Die Stellung wird durch die Stellung des kindlichen Rückens innerhalb der Gebärmutter definiert. Bei der ersten Stellung ist der Rücken nach links gewandt, bei der zweiten Stellung nach rechts.

Haltung

Die Haltung bezeichnet die Haltung des kindlichen Kopfes, die im Beckeneingang zunächst indifferent ist und dann zunehmend gebeugt (flektiert) wird, seltener gestreckt (deflektiert).

Einstellungs- und Haltungsanomalien

Einstellungsanomalien (hoher Gradstand, tiefer Querstand, hintere Hinterhauptslage) und Haltungsanomalien (Deflektionslagen) stellen sich erst beim Eintreten bzw. nach Eintreten des Kopfes ins Becken ein.

Lageanomalien

Wahre Abweichungen von der Lage des Feten (Querlage und Schräglage). Meist resultieren daraus Poleinstellungsanomalien, sodass die **Querlage** zu einer Schultereinstellung führt. Auch bei der **Längslage** kann es zur Poleinstellungsanomalie kommen (Beckenendlage).
Die Lage- bzw. Poleinstellungsanomalien des Feten werden durch **abdominale Palpation** (Leopold'sche Handgriffe), **vaginale Untersuchung** und in Zweifelsfällen immer durch eine **Ultraschalluntersuchung** verifiziert.

Hinterhauptseinstellung

Typisch ist bei Geburtbeginn und Eintreten in das Becken die Hinterhaupteinstellung mit querstehender Sagittalnaht.

- 40% der Feten treten in das Becken in einer **linken queren Hinterhauptslage** ein,
- 20% in einer **rechten queren Hinterhauptslage.**
- **Vordere Hinterhauptslagen** (der Kopf geht in das Becken mit dem Okziput 45 Grad anterior der queren Position ein) haben einen ähnlichen Geburtsverlauf,
- bei 20% der Feten in Schädellage tritt der Kopf in einer **hinteren Hinterhauptslage** ein, die in den meisten Fällen zum normalen Geburtsverlauf führt.
- Bei bis zu 10% der Kinder ist allerdings dann die **innere Rotation unvollständig**, sodass der Kopf im Querstand oder auch als Hinterhauptslage verharrt.

Nachfolgend wird auf die eigentlichen Lageanomalien – Querlage und Beckenendlage – eingegangen. Die Schräglage wird oft als instabile Lage bezeichnet, da sie bei Einsetzen der regelmäßigen Wehentätigkeit entweder zu einer Längslage oder zu einer Querlage wird.

3.8.1 Querlage

Die **Inzidenz** der Querlagen liegt bei ca. 0,5%. Als wichtigster **Risikofaktor** gilt die Multiparität, die bei über 90% der Einlingsfeten mit Querlage anzutreffen ist. Ferner treten Querlagen bei Frühgeburten häufiger auf sowie bei Placenta praevia (☞ III.3.3.3), Uterusanomalien, Polyhydramnie und Mehrlingen.
Die **Diagnose** wird klinisch durch die abdominale Palpation (Leopold'sche Handgriffe) und vaginale Untersuchung gestellt und durch eine Ultraschalluntersuchung verifiziert.
Die Querlage gilt als geburtsunmögliche Lage. Die hauptsächlichen **Gefahren** bei Querlagen sind Nabelschnur- und/oder Armvorfall, fetale Hypoxie und Uterusruptur.

Perinatales Vorgehen bei Querlage

Beobachtung

Zunächst sollten Ursachen der Querlage, wie Placenta praevia (☞ III.3.3.3), Tumore im kleinen Becken (☞ III.19), Uterusanomalien und fetale Fehlbildungen, ausgeschlossen werden. Sind diese nicht vorhanden, empfiehlt sich bei stehender Fruchtblase und fehlender Wehentätigkeit ein zuwartendes Vorgehen, da in über 80% bis zur Vollendung der 37. SSW eine Spontandrehung in eine Schädel- oder auch Beckenendlage eintritt. Nach der 37. SSW kann ebenfalls noch zugewartet werden, allerdings sollte dies unter stationären Bedingungen erfolgen, um bei vorzeitigem Blasensprung und Wehen (☞ III.3.7) rasch einen Kaiserschnitt durchführen zu können.

Äußere Wendung

Alternativ kann zwischen der 35. und 37. SSW eine äußere Wendung erfolgen. Auch hier müssen zuvor die oben genannten Kontraindikationen ausgeschlossen werden. Häufig (v.a. bei Mehrgebärenden) ist es bei günstigem Zervixbefund indiziert, direkt im Anschluss an die erfolgte äußere Wendung eine Geburtseinleitung zu beginnen. Bei der geringen Rückdrehungsrate von nur 5% kann bei ungünstigem Zervixbefund auch abgewartet werden, wobei jedoch die Lage des Kindes kontrolliert werden sollte.

Entbindung aus Querlage

Sectio caesarea

Persistiert die Querlage über die 37. SSW hinaus, und kommt es zum Auftreten der Wehen oder zum Blasensprung, sollte immer ein Kaiserschnitt erfolgen. Bei nicht ausgezogenem unterem Uterinsegment und auch nach bereits erfolgtem Blasensprung (☞ III.7) ist es oft günstiger, eine Längsinzision an der Gebärmutter vorzunehmen, um den Feten gut entwickeln zu können. Bei querer **Uterotomie** kann der Vorfall fetaler Arme die Entwicklung erschweren; zudem kann nach Eröffnen und Entleerung der Fruchtblase eine innere Wendung des Feten sehr schwierig sein kann. Alternativ kann versucht werden, vor der Uterotomie intraabdominal eine Wendung vorzunehmen, um so einen tiefen Querschnitt zu ermöglichen und die höhere Kurz- und Langzeitmorbidität eines uterinen Längsschnitts zu vermeiden.

Innere kombinierte Wendung

Die innere kombinierte Wendung ist heutzutage nur noch **Zwillingsschwangerschaften** vorbehalten. Wenn das zweite Kind in Querlage liegt, wird sofort mit der Hand in den Uterus eingegangen, der Kopf unter Zuhilfenahme auch der äußeren Hand nach oben geschoben, einer oder beide Füße (möglichst bei noch intakter Fruchtblase) gefasst und nach Sprengen der Fruchtblase das Kind so herausgezogen, um es dann aus Fußlage zu extrahieren. Auch bei dieser Maßnahme hilft eine Ultraschalluntersuchung, Steiß und Beine des Feten aufzusuchen. Sollte eine innere Wendung nicht gelingen, muss rasch ein Kaiserschnitt erfolgen, um den zweiten Zwilling zu entwickeln. Dies setzt voraus, dass bei der Entbindung von Zwillingen entsprechende organisatorische Voraussetzungen erfüllt sind, um ggf. möglichst rasch einen Kaiserschnitt vornehmen zu können und eine neonatologische Erstversorgung der Kinder zu ermöglichen.

3.8.2 Beckenendlage

Bei der Beckenendlage kommt der Steiß in die führende Position. Durch abdominale, vaginale und insbesondere sonographische Untersuchung kann man verschiedene Unterformen unterscheiden:

- einfache **Steißlage** mit gestreckten oder sich überkreuzenden Beinen,
- die vollkommene und die unvollkommene **Steiß-Fußlage,**
- die vollkommene und die unvollkommene **Fußlage,**
- die vollkommene und die unvollkommene **Knielage.**

Fuß- und Knielagen sind geburtshilflich ungünstig. In diesen Fällen ist eine Entbindung durch eine primäre Sectio abdominalis zu empfehlen.

Auch die **einfache Steißlage** kann Schwierigkeiten bereiten, da der größte Umfang im Bereich des kleinen Steißes nur 28 Zentimeter beträgt (bei der vollkommenen Steiß-Fußlage sind es 33 Zentimeter). Bei gestreckten Beinen wird die Abbiegung des Rumpfes zusätzlich behindert. Deshalb ist es wichtig, zur Planung der Geburt die unterschiedlichen Beckenendlagen genau zu beschreiben.

Die **Inzidenz** der Beckenendlage nimmt im Laufe der Schwangerschaft deutlich ab, da sich die Mehrzahl der Kinder in Schädellage dreht. In der 30. Woche beträgt sie 14%, in der 34. Woche 10% und nach der Vollendung der 37. Woche nur noch 5%. Daher

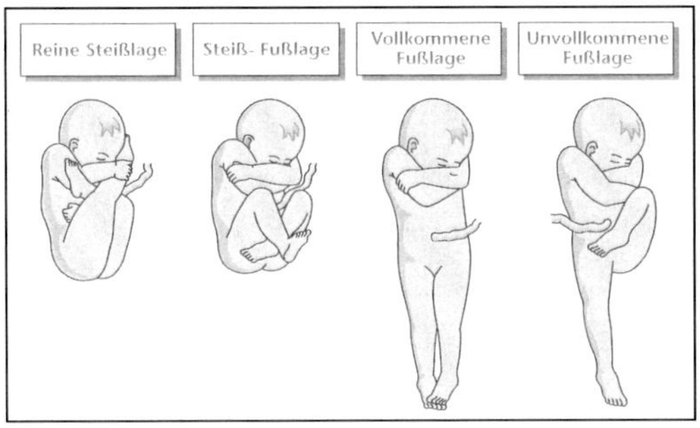

Abb. III.3-12: Beckenendlagen.

sind Beckenendlagen unter der Gruppe der Frühgeburten häufiger.

Andere **prädisponierende Faktoren** sind Anomalien der Gebärmutter, fetale Fehlbildungen sowie Placenta praevia (☞ III.3.3.3). Einiges spricht auch dafür, dass intrauterin erworbene neurologische Schäden die spontane Drehung in Schädellage verhindern können.

Die **Diagnose** der Beckenendlage erfolgt neben palpatorischen Untersuchungen idealerweise durch die kombinierte abdominale und vaginale Ultraschalluntersuchung, mit deren Hilfe genau die Stellung der Beine und der führenden Teile eruiert werden kann.

Perinatales Vorgehen bei Beckenendlage

Äußere Wendung

Die äußere Wendung hat in den letzten Jahren eine Renaissance erfahren, da sie den geburtshilflich und forensisch zunehmend problembehafteten Anteil der Feten mit Beckenendlagen bei Geburt signifikant senkt. Dabei wird versucht, eine äußere Wendung der Beckenendlage in Schädellage durchzuführen, am besten **unmittelbar nach Vollendung der 37. SSW**, obwohl andere Autoren die Wendung zwischen der 34. und 36, SSW befürworten (Hutton 2006).

Zuvor müssen **Kontraindikationen** wie Uterusanomalien, Placenta praevia (☞ III.3.3.3), fetale Fehlbildungen sowie eine utero-plazentare Dysfunktion mit intrauteriner Wachstumsrestriktion (☞ III.3.6), ausgeschlossen werden. Zustand nach Sectio abdominalis, eine maternale Adipositas oder auch eine Vorderwandplacenta gelten nicht als absolute Kontraindikationen, obwohl die Erfolgsaussichten einer äußeren Wendung deutlich geringer sind (Retzke 2004).

Die äußere Wendung sollte in **„Sectio-Bereitschaft"** durchgeführt werden, um bei Auftreten einer persistierenden fetalen Bradykardie und/oder Placentalösung sofort einen Kaiserschnitt vornehmen zu können. Derartige Komplikationen treten bei 1–2% aller Wendungsversuche auf.

In der Regel wird eine intravenöse **Tokolyse** mit Beta-Sympathomimetika **unmittelbar vor der Wendung** begonnen. Diese kann dann unter sonographischer Kontrolle als Vorwärts- oder Rückwärtsrolle erfolgen.

MERKE

> Die Manipulationen an der Gebärmutter sollten vorsichtig erfolgen. Die Wendung selbst wird von einer oder auch von zwei Personen vorgenommen. Es ist sehr wichtig, dass mit möglichst geringem Druck der kindliche Kopf Richtung Becken gedreht wird und gleichzeitig der Steiß aus dem Becken heraus gedrängt und dann Richtung Fundus geschoben wird.

Die **Erfolgsraten** bei einer äußeren Wendung in der 36. und 37. Woche liegen bei ca. 65%, wobei allerdings bei 10–15% der erfolgreich gewendeten Kinder doch noch ein Kaiserschnitt wegen anderer Komplikationen erfolgt (Zhang 1993, Hutton 2006).

Alternative Verfahren zur Änderung der Poleinstellung

Andere Verfahren zur Lageänderungen sind die **indische Brücke** (Hochlagerung von Becken und Bauch in Rückenlage mit konsekutiver Hyperlordose der Lendenwirbelsäule), die **Zilgrei-Methode** (kombinierte Atmungs- und Haltungsbehandlung), die Homöopathie sowie die **Moxibustion** (Stimulation von bestimmten Akupunkturpunkten durch das Abbrennen von Beifußkraut) (Retzke 2004). Die Wirksamkeit dieser und anderer alternativer Verfahren ist bisher nicht bewiesen.

Entbindung aus Beckenendlage

Sectio caesarea

Bei Persistenz der Beckenendlage wird heute zunehmend der **primäre Kaiserschnitt** als Entbindungsmethode gewählt. In einer prospektiv randomisierten Studie (Term Breech Trial, TBT) an 2088 Schwangeren mit Beckenendlage wurde das fetale und mütterliche Outcome bei Spontangeburt am Termin mit der primären Sectio caesarea verglichen. Perinatale Morbidität und Mortalität waren in der Gruppe der geplanten vaginalen Beckenendlagen-Entbindung höher als in der Gruppe mit primärem Kaiserschnitt (5% versus 1,6%) (Hannah et al. 2000).

In den Empfehlungen vieler Fachgesellschaften wurde daraufhin rasch reagiert und die primäre Sectio caesarea als die Methode der Wahl bei Beckenendlage dargestellt, sodass der Anteil der Entbindungen durch primäre Sectio bei Beckenendlage in den meisten Ländern zwischen 70% und 90% liegt. Inwieweit sich diese Entwicklung noch ändern lässt, ist fraglich, obwohl viele kritische Stimmen die Ergebnisse des TBT relativierten (Einbeziehung von Patientinnen, bei denen relative Kontraindikationen zur vaginalen Entbindung vorlagen; geringe Erfahrung von einigen teilnehmenden Zentren mit vaginalen Entbindungen bei Beckenendlage; Vorauswahl von Patientinnen, die sich am Trial beteiligten; unzureichende Organisationsstrukturen, u. a. fehlende Möglichkeit einer sofortigen Sectio und einer neonatologischen Versorgung des Neugeborenen. 22% der vaginalen Entbindungen fanden ohne Geburtshelfer statt; unter 10% der Frauen hatte eine radiologische Pelvimetrie; die meisten Geburten fanden in Ländern statt, in denen die antenatale Überwachung nicht dem deutschen Standard entsprach etc.) (Bowes 2004, Vidaeff 2006).

Neurologische Nachuntersuchungen (Cunnigham 2005, Vidaeff 2006) haben in einigen Studien keine Nachteile der Kinder mit vaginaler Beckenendlagen-Entbindung gezeigt, auch nicht im dem TBT (Hannah et al. 2004) selbst, wobei andere, unter anderem auch neue Untersuchungen (Molkenboer 2006), eine verzögerte neurologische Entwicklung von Kindern nach geplanter Beckenendlagen-Geburt zeigten.

Bezüglich der **maternalen Mortalität und Morbidität** fanden sich nach zwei Jahren im TBT keine Unterschiede (Hannah et al. 2004), wobei allerdings zu bedenken ist, dass 56% der geplanten vaginalen Beckenendlagen-Entbindungen zu einem sekundären Kaiserschnitt führten. Komplikationen, die nach Sectio caesarea in weiteren Schwangerschaften auftreten können wie Uterusruptur, Placenta praevia (☞ III.3.3.3) und Placenta accreta wurden bei dieser Nachuntersuchung nicht einbezogen.

Vaginale Entbindung

Nach entsprechender Aufklärung über die Risiken kann eine vaginale Beckenendlagen-Geburt am Termin erfolgen. Voraussetzung sind allerdings eine große Erfahrung des Geburtshelfers, die Möglichkeit, rasch (innerhalb von zehn Minuten) einen Kaiserschnitt durchführen zu können und die Gewährleistung einer neonatologischen Versorgung des Neugeborenen. Unbedingt sollten die Kriterien für eine „sichere" vaginale Entbindung aus Beckenendlage erfüllt sein.

Eine **kontinuierliche CTG-Überwachung während der Geburt** wird empfohlen, da der Anteil unerkannter utero-plazentarer Dysfunktionen größer ist.

Zum Ausschluss eines zephalopelvinen Missverhältnisses sollte zumindest klinisch eine sorgfältige **Pelvimetrie** erfolgen. Viele Experten fordern auch eine radiologische Pelvimetrie, die heutzutage mittels MRT durchgeführt werden sollte (Bowes 2004, Retzke 2004, Vidaeff 2006, Cunningham et al. 2005).

Ungeeignet für eine Entbindung aus Beckenendlage sind Patientinnen mit Uterusnarben, vorzeitigem Blasensprung (Gefahr des Fuß- und Nabelschnurvorfalls) und Übertragung, Zeichen einer utero-plazentaren Dysfunktion, ferner mit Nabelschnurumschlingung um den fetalen Hals, Fußlagen, Hyperextension des fetalen Kopfes, fetalem Schätzgewicht über 3500 g (bzw. 4000 g). Oxytozin sollte zurückhaltend verwendet werden (Bowes 2004, Retzke 2004, Cunningham et al. 2005, Vidaeff 2006).

Risikosenkung

Multiparität scheint günstiger als Nulliparität, obwohl die Parität im Term Breech Trial keine Rolle spielte. Sind alle Voraussetzungen erfüllt, scheint auch heute noch – insbesondere bei kritischer Auswertung des Studienaufbaus und der Ergebnisse des TBT (s.o.) – die vaginale Entbindung aus Beckenendlage am Geburtstermin gerechtfertigt. Bei weiterer Auswertung des TBT zeigte sich zudem, dass nicht nur die Vermeidung der vaginalen Beckenendlagen-Entbindung, sondern auch die Vermeidung von Geburtswehen bei Entbindung durch eine geplante Sectio caesarea zu Beginn der 38. SSW zur geringeren Mortalität und Morbidität beitrugen, ähnlich wie dies auch bei Feten mit Schädellage diskutiert wird (Su et al. 2004). Durch die geplante Sectio caesarea zu Beginn der 38. SSW werden Komplikationen durch eine unerkannte utero-plazentare Dysfunktion, aber auch infolge anderer seltenerer Ursachen vermieden, die sich erst nach der 38. SSW oder nur unter Wehen manifestieren und zu Hypoxie und Tod des Feten führen können. Durch die moderne pränatale Diagnostik und Überwachung, die neben dem CTG auch ein biophysikalisches Profil und die Doppler-Sonographie der Aa. uterinae, der A. umbilicalis und ggf. auch fetaler Gefäße umfasst, werden utero-plazentare Störungen rechtzeitig erkannt und in die Planung einer vaginalen Beckenendlagen-Entbindung einfließen. Alle genannten Faktoren tragen zur Risikosenkung der vaginalen Beckenendlagen-Entbindung bei.

3.9 Homöopathie und Schwangerschaft

3.9.1 Individuelle Patientinnenbetreuung

Klassische Homöopathie und Frauenheilkunde

Viele schwangere und stillende Frauen stehen der Einnahme von Medikamenten sehr kritisch gegenüber. Die Angst, den Embryo, Fetus oder Säugling mittelbar mit Medikamenten zu belasten oder sogar zu schädigen, ist weit verbreitet.

Die Homöopathie hingegen findet breite Akzeptanz bei schwangeren und stillenden Frauen. Diesen **Trend hin zu komplementärmedizinischen Heilmethoden** belegen eine Reihe europäischer und amerikanischer Studien (Fischer 1994, Thomas et al. 2000, Eisenberg et al. 2000). Zwischen 1991 und 1997 sind die Ausgaben für alternative Heilmethoden in den USA um 45% (!) angestiegen. Alle genannten Studien machen deutlich, dass Frauen komplementäre Methoden generell signifikant positiver beurteilen als Männer und häufiger in Anspruch nehmen. Besonders dann, wenn sie eine höhere Schulbildung und ein höheres Einkommen haben. Es besteht der Wunsch von Seiten unserer Patientinnen, die klassische Homöopathie mit der Frauenheilkunde enger zu vernetzen. Nahezu 50% der Befragten gaben an, dass sie gerne mehr Informationen über den gesundheitlichen Nutzen komplementärer und alternativer Heilverfahren hätten. Die Untersuchungen zeigen, wie hoch der **Bedarf an fachkundiger Patientenaufklärung** in Bezug auf alternative Verfahren ist. Besonders in der Schwangerschaft erwarten sich Frauen eine kompetente medizinische und komplementärmedizinische Aufklärung auch von ihrem betreuenden Arzt. Um diesem Patientenbedürfnis gerecht zu werden, werden für den Gynäkologen fachkundiges Wissen auch auf dem Gebiet der Alternativmedizin und die Zusammenarbeit mit einem vertrauenswürdigen Alternativmediziner zunehmend bedeutender. Schwangerschaft, Geburt und Wochenbett führen im Leben einer Frau zu einer Vielzahl von tief greifenden Veränderungen des Körpers, der Lebensumstände und der Psyche:

- In der **Frühschwangerschaft** leiden Patientinnen oft an Übelkeit, Erbrechen, Schlafstörungen, Erschöpftheit bis hin zu leichten Formen von Depressionen oder an einem generell schlechten Allgemeinbefinden, das dem chronischen Müdigkeitssyndrom ähnelt.
- Im **1. und 2. Trimenon** werden Schwangere häufig von intensiven, widersprüchlichen Gefühlen geplagt, die die Ambivalenz zwischen Freude auf das Kind und Angst vor dem Umbruch ihres gewohnten Lebens widerspiegeln. Die Sorge vor den unsicheren zukünftigen Entwicklungen kann zur

unbewussten Ablehnung der Schwangerschaft führen, die sich in psychosomatischen Symptomen wie Hyperemesis, Aggression, Depression, Erschöpftheit oder Infektanfälligkeit äußern.

- Im **späten 2. und im 3. Trimenon** stabilisiert sich meist die emotionale Aufgewühltheit, und die Frauen erleben eine Phase von Wohlbefinden, körperlicher Leistungsfähigkeit und bewusster und lustvoller Auseinandersetzung mit der Schwangerschaft. Die Kindesbewegungen werden erlebbar und über Ultraschalluntersuchungen kann visueller Kontakt zum Baby aufgenommen werden, was einen positiven Bonding-Effekt (Beziehung, die die werdende Mutter zum ungeborenen Kind aufbaut) bedeutet. Diese Faktoren stabilisieren nachweislich das seelische Befinden der werdenden Mutter.
- **Während der Geburt** ist die Frau wieder höchsten psychischen Belastungen ausgesetzt: Dieser Zustand kann ein Teufelskreis aus Angst, Spannung und Schmerz sein, der auf den Geburtsverlauf einen negativen Einfluss nehmen kann.

Vorteile der homöopathischen Schwangerschaftsbegleitung

Die ausführliche, alle somatischen und psychischen Symptome erfassende Erstanamnese (☞ II.4.1) ermöglicht ein **frühzeitiges Erkennen von gesundheitlichen Störungen** und **rechtzeitiges therapeutisches Eingreifen.** Eine wichtige Aufgabe des homöopathischen Arztes ist es, „Gesundheits-Erhalter" zu sein, d.h. frühzeitig zu erkennen, was „die Gesundheit stören und Krankheit erzeugen und unterhalten kann, und sie von den gesunden Menschen zu entfernen" (Organon, § 4). Durch eine ausführliche homöopathische Anamnese können viele gesundheitliche Störungen auf der körperlichen, aber auch auf der psychischen Ebene frühzeitig erkannt und behandelt werden. Die gesamte Krankheitsgeschichte der Patientin wird zur Arzneimittelfindung herangezogen: Hatte eine Frau in ihrer Vorgeschichte eine depressive Episode und entwickelt sie in der Schwangerschaft eine Hyperemesis, so wird sie eine homöopathische Arznei erhalten, die in ihrem Bild als Symptom auch die Depression beinhaltet. Dadurch kann ein neuerlicher depressiver Schub verhindert werden. Dies ist möglich, weil die Homöopathie nicht eine Pathologie (Hyperemesis), sondern die **Gesamtheit der Symptome** (☞ II.4.2.1) und damit die **Individualität der Patientin** behandelt. In diesem Sinne wirkt Homöopathie auch präventiv.

3.9.2 Homöopathische Schwangerschaftsbegleitung

In der Schwangerschaft und Geburtshilfe hat sich die Homöopathie als eine nützliche Methode zur psychischen Stabilisierung und Krankheitsbehandlung erwiesen. Der Frauenarzt, der auch die klassische Homöopathie erlernt hat oder mit einem homöopathisch ausgebildeten Arzt oder einer homöopathisch ausgebildeten Hebamme zusammenarbeitet, kann die meisten körperlichen und seelischen Schwangerschaftsbeschwerden und Erkrankungen in dieser Lebensphase heilen. Es ist sehr nützlich, die Homöopathie als „Pfeil im Köcher" zu haben und so dem Wunsch der Frau nach einer – bei fachkundiger Anwendung – **nebenwirkungsfreien und wirkungsvollen Therapie** entgegenkommen zu können. Typische Schwangerschaftsbeschwerden wie Schmerzzustände (Übelkeit, Ischiasbeschwerden, Bauchdeckenschmerz, erhöhter Blutdruck, Ängste, Depressionen, schlechte fetale Durchblutung etc.) sowie vorbestehende chronische Erkrankungen wie Neurodermatitis, Asthma, Allergien und entzündliche Darmerkrankungen können sich unter kompetenter homöopathischer Therapie während der Schwangerschaft stark verbessern und oft rezidivfrei ausgeheilt werden.

Potenzwahl

In der Schwangerschaft und während des Stillens wird durch das homöopathische Mittel nicht nur die Mutter, sondern auch das Kind behandelt. Hahnemann gab die Empfehlung, kranken Säuglingen das benötigte Arzneimittel nicht direkt zu verabreichen, sondern der stillenden Mutter oder Amme zu geben. Das Kind würde so die Arznei in milder Form über die Muttermilch bekommen (Organon, § 284). Dass homöopathische Arzneien „muttermilchgängig"

sind, beobachten viele Homöopathen. Bei der Verabreichung homöopathischer Arzneien muss bedacht werden, dass sie in der Schwangerschaft **immer auf Mutter und Kind** wirken.
In homöopathischen Kreisen werden Fallbeschreibungen über Entwicklungsstörungen durch die Gabe homöopathischer Hochpotenzen während der Organogenese diskutiert.

MERKE

Es ist anzuraten, während der Schwangerschaft und Stillzeit keine Potenzen jenseits der C 30 und keine häufigen Arzneiwiederholungen durchzuführen. Schwangere Frauen sollten nie undifferenziert und ohne Anweisung eines homöopathischen Arztes Globuli einnehmen, da bei unsachgemäßer und zu häufiger Anwendung mit einer unerwünschten Arzneiwirkung auf die Schwangere und den Feten gerechnet werden muss.

Eugenische Kur

An dieser Stelle soll auch die so genannte „Eugenische Kur" einer kritischen Betrachtung unterzogen werden. Der eugenischen Theorie liegt die Vermutung zugrunde, dass die Verabreichung von homöopathischen „Erbnosoden" (Arzneien, deren Ausgangssubstanz Krankheitserreger sind, ☞ II.3.2) die genetische Disposition eines Feten, im Laufe seines Lebens bestimmte Erkrankungen zu entwickeln, positiv beeinflussen könne.

Durchführung

- *Tuberculinum* D 200 (hergestellt aus Tuberkulosekrankheitsprodukten, ☞ II.3.2)
- Nach vier Wochen *Luesinum* bzw. *Syphilinum* D 200 (hergestellt aus Syphiliskrankheitsprodukten)
- Nach weiteren vier Wochen *Medorrhinum* D 200 (hergestellt aus Gonorrhoekrankheitsprodukten)
- Schließlich *Sulphur* D 200 (hergestellt aus Schwefel)

Bei der Eugenischen Kur setzt man Mutter und Kind hochwirksamen homöopathischen Arzneimitteln – ohne Beachtung der Simile-Regel (☞ II.1.2) oder des miasmatischen Hintergrundes von Mutter und Feten – aus. Es werden, ohne Anamneseerhebung – also im „Blindschuss" – homöopathische Arzneien in Hochpotenzen verabreicht. Da sich der Fetus weitgehend der Verlaufsbeobachtung einer homöopathischen Behandlung entzieht, ist es nicht sinnvoll, homöopathische Arzneien in Hochpotenzen „blind" auf den Fetus wirken zu lassen. Homöopathische Arzneimittel können im Sinne einer Arzneimittelprüfung (☞ II.1.3, ☞ II.2) negativ auf das entstehende Leben sowie auf die Schwangere einwirken. Nicht nur das Kind, auch die Mutter, die die Arznei einnimmt, ohne arzneitypische Krankheitssymptome zu haben, wird der Gefahr ausgesetzt, unerwünschte Arzneimittelsymptome zu entwickeln.
Jeder sorgfältig arbeitende klassische Homöopath wird die Erfahrung bestätigen, dass **die zu häufige Gabenwiederholung von Hochpotenzen ein hohes Risiko für die Gesundheit** des Patienten birgt (☞ II.5.2). Hahnemann warnte eindringlich davor: Eine gut gewählte Arznei (Simile), die in zu hoher Potenz und zu häufiger Wiederholung dem Kranken verabreicht wird, kann weit mehr Schaden anrichten als ein nebenwirkungsreiches pharmazeutisches Medikament, das nach dem „Contraria-contrariis-Prinzip" (☞ II.1.2) verordnet wurde (Organon, § 276). Es entsteht eine „Arzneikrankheit", die den Patienten noch viel kränker machen kann, heftiger als die natürliche Krankheit verläuft und viel schwieriger zu behandeln ist. Der Zustand des Patienten verschlimmert sich und wird homöopathisch zunehmend schwerer beeinflussbar.
Darum gehen klassische Homöopathen sehr sorgsam mit der Verschreibung von Hochpotenzen um. Homöopathische Arzneien sind nur bei sachgemäßer Anwendung „nebenwirkungsfrei". Eine zu häufige, unkontrollierte Einnahme einer Arznei provoziert Arzneimittelprüfsymptome (☞ II.1.3, ☞ II.2), die oft schwer behandelbar sind.

Homöopathische Geburtsvorbereitung: Pulsatilla und Caulophyllum

Viele Gynäkologen und homöopathisch arbeitende Ärzte empfehlen ihren schwangeren Patientinnen, einige Wochen vor dem Geburtstermin zum Zweck einer raschen, komplikationslosen Geburt mehrere

MERKE

- Besonders in Schwangerschaft und Stillperiode muss sehr umsichtig mit der Verordnung homöopathischer Arzneien umgegangen werden, da nicht nur die Mutter, sondern immer auch das Kind Ziel der Arzneiwirkung ist.
- Arzneiwiederholungen dürfen nie in eine bestehende Verbesserung hinein gegeben werden. Geduldiges Beobachten des Heilungsverlaufes und überlegtes Wiederholen der Arznei führen zur Heilung der Patientin.
- Die klassische Homöopathie verlangt immer eine belegbare, nachvollziehbare Behandlungsmethodik. Neu auftretende Symptome müssen richtig zugeordnet werden: Auf Arzneimittelprüfungssymptome, die durch eine falsche Behandlung entstanden sind, muss anders reagiert werden als beispielsweise auf eine Erstverschlimmerung oder das Auftreten noch nie da gewesener Symptome.

Wochen lang die homöopathischen Arzneien *Caulophyllum* und *Pulsatilla* einzunehmen.

Beobachtung

Nach einigen Jahren Erfahrung im Kreißsaal konnte die Autorin folgende Beobachtung machen: Die unsachgemäße, zu häufige Einnahme dieser beiden Arzneien führt zu einer **verkürzten Eröffnungsphase** mit dem Risiko eines **Geburtsstillstandes in der Austreibungsphase.**

Erklärung

Viele Schwangere entwickeln gegen Ende der Schwangerschaft Symptome, die dem Arzneimittelbild von **Pulsatilla** entsprechen: Weinerlichkeit, Anhänglichkeit, Ängstlichkeit, innere Unruhe und Obstipation, heiße Füße. Diese Frauen profitieren von der Arznei, da ihre Symptome mit dem Arzneimittelbild von *Pulsatilla* übereinstimmen. Sie werden ruhiger, ausgeglichener, weniger ängstlich und haben eine verkürzte Eröffnungsphase. Hat die Schwangere allerdings keine Symptome, die dem Arzneimittelbild von *Pulsatilla* entsprechen, wird sie nach einiger Zeit regelmäßiger Arzneieinnahme unangenehme Prüfsymptome wie Weinerlichkeit, Unsicherheit, Obstipation, evtl. Durstlosigkeit bei trockenem Mund und dergleichen mehr entwickeln. Vom homöopathisch nicht geschulten Arzt wird der Zusammenhang der Beschwerden mit der homöopathischen Arznei nicht erkannt. Die Patientin wird durch die unsachgemäße Verordnung einer homöopathischen Arznei einer unnötigen psychischen und physischen Belastung ausgesetzt.

Caulophyllum hingegen ist als Konstitutionsmittel weitgehend unbekannt, da es nur unvollständig am Gesunden geprüft wurde. Es ist ein so genanntes „kleines Arzneimittel" (nur zwei Arzneimittelprüfungen mit einer zu kleinen Probandenzahl in den Jahren 1864 und 2003 sowie einige Fallbeschreibungen aus den USA um 1900). Die gesicherten Symptome von *Caulophyllum* sind krampfartige Zustände der Gebärmutter bei Dysmenorrhoe, Krampfwehen, Nachwehen, falsche Wehen, Blutungen nach Abort und im Wochenbett, Muttermundrigidität, Wehenschwäche und Rheumatismus der kleinen Gelenke. Metzger (1995) verweist darauf, dass *Caulophyllum* – undifferenziert und nicht nach dem Simile-Gesetz verordnet – für vorzeitigen Blasensprung und Wehenschwäche verantwortlich sein kann. Diese Beobachtung stimmt mit der Erfahrung der Autorin überein. Patientinnen, die *Caulophyllum* regelmäßig über Wochen eingenommen haben, entwickeln oft einen Blasensprung, der ohne Wehen einhergeht, und einen Geburtsstillstand wegen Wehenschwäche in der Austreibungsphase. Medizinische Konsequenzen sind die künstliche Weheninduktion (Prostaglandine oder Syntocinon) und im Geburtsverlauf hohe Dosen Syntocinons, was zu Wehendystokie mit drohender intrauterinen Asphyxie und in der Folge zu medizinischen Interventionen bis hin zur Sectio führen kann.

MERKE

Homöopathie kann nicht prophylaktisch angewendet werden. Es müssen Krankheitssymptome vorhanden sein, um das korrekte Arzneimittel (Simile) auswählen zu können.
Die Gabe von *Pulsatilla* und *Caulophyllum* ohne entsprechende Symptome der Patientin sind ein homöopathischer Kunstfehler.

Zusammenfassung

Vorteile einer schwangerschaftsbegleitenden Homöopathie, die von vielen Frauen ausdrücklich gewünscht wird:

- Die ausführliche Anamnese und Familienanamnese ermöglichen eine frühzeitige therapeutische Intervention durch frühzeitiges Erkennen einer sich entwickelnden Krankheit.
  Beispiel: Eine Patientin, die als Konstitutionsmittel *Phosphorus* braucht, hat postpartal oft eine verstärkte Blutungsneigung. Eine Patientin, die konstitutionell *Sepia* braucht, könnte eine Zervixinsuffizienz oder eine postpartale Depression entwickeln.
- Durch frühzeitige homöopathische Intervention wird das Fortschreiten der Krankheit verhindert.
- Die Homöopathie ist eine effiziente und bei korrekter Anwendung nebenwirkungsfreie Therapieform.
- Der Medikamentenverbrauch wird durch die homöopathische Behandlung gesenkt.
- In der homöopathischen Anamnese wird dem psychischen Befinden der Patientin breiter Raum eingeräumt. Die Therapie beeinflusst den psychischen Bereich ebenso wie den somatischen.
- Durch die ganzheitliche Betreuung der Schwangeren steigt die Patientenzufriedenheit.

3.9.3 Akute Beschwerden/Notfälle

Vorzeitige Wehentätigkeit

Die vorzeitige Wehentätigkeit wird häufig durch **vulvovaginale Infektionen mit Keimaszension** ausgelöst (☞ III.4).

> ! Bei der homöopathischen Behandlung ist zu beachten, dass die Arzneiwirkung primär die Gesundheit der Mutter wiederherzustellen versucht und zu diesem Zweck den Fetus als entstehendes Leben dem mütterlichen Wohlergehen unterordnet. Aus dieser Tatsache erklärt sich, dass die homöopathische Behandlung oft zu einer Intensivierung der Wehentätigkeit und – bei bereits aufgestiegener Infektion – sogar zu einer Ausstoßung der Frucht führen kann.

Die konventionelle Medizin bekämpft die Keimbesiedelung mit Antibiotika (☞ III.4.4) und die vorzeitige Wehentätigkeit mit Tokolytika gemäß dem „Contraria-contrariis-Prinzip“ (☞ II.1.2). Antibiotika zerstören die Bakterien und Tokolytika verhindern, dass die Muskelzellen des Uterus kontraktil tätig werden können. Die Bereitschaft der Gebärmutter, kontraktil tätig zu sein, wird genauso wenig verändert wie die mangelnde Keimabwehr der Patientin im vulvovaginalen Bereich. Die homöopathische Behandlung hingegen setzt durch das „Simile-Prinzip“ einen Selbstheilungsmechanismus in Gang.

> ! **Vorsicht:** Vorzeitige Wehentätigkeit als Folge aufsteigender vaginaler Keimbesiedelung kann zum Abort führen.

> MERKE: Bei der homöopathischen Behandlung vorzeitiger Wehentätigkeit aufgrund vaginaler Infekte ist maximale Vorsicht geboten. Diese Art vorzeitiger Wehentätigkeit kann durch traditionelle medizinische Intervention (Antibiotika und Tokolytika) oft beherrscht werden. Die homöopathische Behandlung hingegen verstärkt erfahrungsgemäß die Wehentätigkeit, da eine Heilung im homöopathischen Sinne mit der Abstoßung der Frucht einhergeht.

In unserer Gesellschaft erlebt jede Frau durchschnittlich nur etwa zwei Geburten. Eine Schwangerschaft zu erhalten, hat daher oberste Priorität. Bei vorzeitiger Wehentätigkeit ab der 25./26. SSW (Zeitpunkt der potenziellen Lebensfähigkeit des Kindes) sollte nur mit größter Vorsicht homöopathisch behandelt werden, da in diesen kritischen Wochen ein Verbleiben in utero oberste Priorität hat. Dies ist mit den Mitteln der konventionellen Medizin eher gewährleistet als durch eine homöopathische Intervention.

> MERKE: Der ideale Zeitpunkt für die homöopathische Behandlung vorzeitiger Wehentätigkeit ist **nach** der antibiotischen und tokolytischen Stabilisierung der Patientin gegeben.

Sobald Keimfreiheit im vulvovaginalen Bereich nachgewiesen ist, kann die homöopathische Behandlung den Körper stimulieren, eine bessere vaginale Abwehrlage aufzubauen. Als Erstreaktion tritt häufig verstärkter vaginaler Fluor auf, der bland ist und nicht behandelt werden sollte. Die Erfahrung zeigt, dass der Fluor oft mit subjektiv wahrgenommener Wehentätigkeit entsprechend einer Erstreaktion (bei der Gabe von C-Potenzen) einhergeht. Diese Reaktion klingt typischerweise nach 24 Stunden ab und führt zu keiner Zervixverkürzung und damit zu keiner Dynamik in Richtung Geburt. Es ist ratsam, die Zeit der Erstreaktion unter stationären Bedingungen abzuwarten und die Patientin im Vorfeld über die zu erwartenden Reaktionen aufzuklären.
Bei der vorzeitigen Wehentätigkeit bei nachgewiesener vaginaler Infektion erweist sich die homöopathische Behandlung nach der konventionell medizinischen Therapie als wirksam.
Die klassische **Zervixinsuffizienz** (vaginaler Infektionsabstrich negativ, bei progredienter Verkürzung der Zervix) ist homöopathisch sehr gut beeinflussbar, da sowohl die Bindegewebsschwäche als auch mögliche psychische Auslösefaktoren behandelt werden können. Die Erfahrung zeigt, dass es auch in diesen Fällen häufig zu einem Anwehen im Sinne einer **Erstreaktion** nach Arzneimitteleinnahme (☞ II.5.1.3) kommt. Diese Wehen werden zwar von der Patientin als deutlich spürbar beschrieben, sind auch am CTG (Cardiotokogramm) ablesbar, führen aber zu keinem Geburtsfortschritt. Wird die passende Arznei verabreicht, so sistiert die Wehentätigkeit nach spätestens 12 bis 24 Stunden. Die Zervixlänge bleibt konstant oder verlängert sich sogar wieder.

Vorzeitiger Blasensprung

Der Blasensprung ist ein starker Reiz zur Wehenentwicklung. 95% aller Frauen mit Blasensprung entwickeln nach 28 Stunden eine natürliche Wehentätigkeit (Leitlinie Geburtshilfe der Universitätsfrauenklinik Wien). Entstehen innerhalb weniger Stunden nach Blasensprung keine Wehen, besteht die Gefahr, dass Keime aus der Vagina in die Fruchthöhle aufsteigen und im Extremfall zum gefürchteten Amnioninfektionssyndrom des Kindes führen. Wurde die Patientin nach Blasensprung digital untersucht – was an vielen Krankenhäusern nach wie vor üblich ist –, so steigt die kindliche Infektionsrate sprungartig an. Ein bedenkenloses tagelanges Warten auf eine natürliche Wehenentwicklung ist daher nicht möglich.

MERKE

- Nicht jede Schwangere benötigt eine homöopathische Behandlung, aber jede Schwangere sollte dahingehend aufgeklärt werden, dass durch Homöopathie chronische und akute körperliche sowie psychische Beschwerden geheilt bzw. gelindert werden können.
- Die homöopathische Aufklärung sollte Teil der Schwangerenaufklärung sein, besonders weil sie in 83% der deutschen geburtshilflichen Abteilungen eingesetzt wird und von vielen Patientinnen verlangt wird (Fischer 1994, Thomas et al. 2000, Eisenberg et al. 2000).

Homöopathisches Management des vorzeitigen Blasensprungs

Tritt ein **Blasensprung vor der 34. SSW** ein, rät die Autorin aus Erfahrung von einer homöopathischen Intervention ab. Die homöopathische Behandlung führt zu einer Weheninduktion, die sämtliche Probleme der Frühgeburtlichkeit (☞ III.3.7) nach sich ziehen kann. Eine Erklärung dieses Phänomens liegt im Heilprinzip der Homöopathie: Da wir die schwangere Frau behandeln, wird ihre Abwehrkraft angeregt, die sich gegen mögliche Infektionen richtet. Kommt es wegen aufsteigender Keime zum Blasensprung, so schafft erst eine Ausstoßung der Frucht die Voraussetzung für eine Heilung der Mutter. Würde der Fetus in utero verbleiben, so würde er als Hauptinfektionsquelle die Gesundheit bis hin zum Leben der Frau gefährden. Die Homöopathie versucht immer, den bestmöglichen Gesundheitszustand des Behandelten herzustellen, im Falle eines Blasensprungs vor der 34. SSW die Gesundheit der Mutter – ggf. zu Ungunsten des ungeborenen Kindes.

> Es empfiehlt sich bei einem Blasensprung vor der 34. SSW ein schulmedizinisches Vorgehen mit Antibiotikagabe nach Antibiogramm, Lungenreifung und Verabreichung von Tokolytika.

Ein **Blasensprung nach der 34. SSW** ohne spontanen Wehenbeginn stellt eine ideale homöopathische Behandlungsmöglichkeit dar. Oft kann mithilfe der Homöopathie eine künstliche Geburtseinleitung mit ihren bekannten Komplikationen (Zervix- und Wehendystokie mit einhergehender drohender intrauteriner Asphyxie) vermieden werden. Ein vorzeitiger Blasensprung am Geburtstermin betrifft 8–10% aller Schwangerschaften. Wird die Geburt nicht eingeleitet, setzt die spontane Wehentätigkeit bei bis zu 80% innerhalb von 24 Stunden ein, bei 95% der Schwangeren innerhalb von 72 Stunden (Schneider 1999). Wegen der drohenden Gefahr des Amnioninfektionssyndroms, einer Endometritis oder Endomyometritis sollte nicht länger als 6–24 Stunden – in Abhängigkeit von ungünstigen Zusatzfaktoren (positiver Vaginalabstrich, Häufigkeit der digitalen Untersuchung) – auf einen spontanen Wehenbeginn gewartet werden.
Das Konstitutionsmittel der Patientin ist in der Regel der stärkste Reiz, um produktive Wehen auszulösen. Zeigt die Patientin zusätzliche individuelle Symptome, so sollten diese repertorisiert und das entsprechende Arzneimittel gegeben werden. Der Vorteil einer homöopathischen Geburtseinleitung gegenüber einer Prostaglandin- oder Oxytocin-Einleitung besteht darin, dass es zu keinen überschießenden Reaktionen wie Wehendystokien kommen kann. Die Patientinnen erleben eine stetige, aber nicht unerträglich heftige Zunahme der Wehenschmerzen.

> Die Wehen in einer homöopathisch geleiteten Geburt sind kürzer, weniger heftig und effektiver als unter Wehen fördernden Mitteln.

3.9.4 Homöopathische Kasuistiken

Kasuistik 3-1: Vertigo und Hyperemesis in SSW 38/39

Micha Bitschnau

Symptomatik

Stationäre Aufnahme der Pat. im März 2005 in SSW 38 + 2 wegen **Hyperemesis gravidarum**. Stationäre Behandlung nach dem Krankenhaus-internen Hyperemesis-Schema (Anitemetika, Flüssigkeitszufuhr). Nach zwei Tagen keine Besserung.

Homöopathische Anamnese

Die Pat. liegt völlig regungslos im Bett, redet sehr langsam und versucht, den Kopf möglichst nicht zu bewegen. Vor drei Tagen plötzliches Auftreten von **starkem Schwindel** und Brechreiz bis hin zum **Erbrechen von Galle**. Der Schwindel war so stark, dass sie nicht mehr fähig war, sich aufzurichten. Jede Bewegung, selbst das Wenden des Kopfes im Bett, verursachten Brechreiz. Sie beschreibt den Zustand wie „Schwindel bei starkem Seegang" oder als würde man aus einem Karussell aussteigen. Die Pat. gab die Beschwerden auf der **VAS von 0 bis 100 mit 90** an.

Es zeigte sich ein **Nystagmus beider Augen** nach links.

Die Pat. hat eine behinderte Tochter mit Gehörgangsatresie und hypotonem Muskeltonus (Q-18-Syndrom).

Auslöser der Erkrankung war zum Teil ein **schwerer respiratorischer Infekt mit Ohrenbeteiligung**. Zusätzlich war die Tochter der Pat. krank: Sorge und unterbrochener Schlaf.

Diagnostik

MRI: unauffällig.

Verschreibung

Repertorisation (Radar 9.1)
Schwindel – Drehens; Gefühl des – alles im Kreis drehen – als würde sich
Schwindel – Gegenstände – drehen – scheinen sich im Kreis
Schwindel – Begleitet von – Erbrechen
Gemüt – Angst – Familie, um seine

Cocculus C 30, 3 × 5 Glob. innerhalb von 24 Stunden.

Verlauf

Am nächsten Tag gibt die Pat. die Beschwerden mit nur noch VAS 20 an, nach zwei Tagen war die Pat. beschwerdefrei.

Diskussion

Der Fall zeigt, wie durch eine homöopathische Anamnese, die oberflächliche und falsche Diagnose „Hyperemesis gravidarum" berichtigt werden konnte. Die Pat. litt an vestibulärem Schwindel – vermutlich ausgelöst durch eine vorbestehende Erkältung, die das Ohr mitbetraf. Die homöopathische Behandlung kann die Ursache erfassen und einen therapierefraktären Symptomenkomplex rasch heilen. *Cocculus* wurde als passendes Arzneimittel bei der Beobachtung der Pat. im Umgang mit ihrer kleinen, behinderten Tochter deutlich: Sie war kaum bereit, mit der Homöopathin zu reden, da sie trotz ihrer Beschwerden ihre gesamte Aufmerksamkeit dem kleinen Mädchen schenkte. Sie erwähnte, dass sie sich große Sorgen mache, weil es für ihre Tochter so schwierig sei, da sie nicht zu Hause sei. Hier zeigt sich ein Keynote von *Cocculus*: Sorge um die Familie. *Cocculus*-Patienten neigen aus Sorge um ihre Familienangehörigen zur körperlichen und psychischen Selbstaufgabe. Sie ignorieren eigene Bedürfnisse und stellen die Bedürfnisse der anderen in ungesundem Maße über das eigene Wohl. *Cocculus* war ein hilfreicher Ausweg aus einem schulmedizinischen Therapienotstand.

Kasuistik 3-2: Abort mit Nachblutung

Henning Droege

Symptomatik

34-jährige Pat., III-Gravida, von der Schwangerschaft überrascht, hat in der 14. SSW einen Spontanabort. Medikation durch den Frauenarzt: Methergin®. Die Schwangerschaft war innerhalb eines Monats nach Entfernung einer über einen Zeitraum von sieben Jahre liegenden Spirale eingetreten.

Diagnostik

Anhaltende Nachblutungen, sonographisch sichtbare Placentareste (Mitteilung der Pat.). Eine Ausschabung ist für die nächsten Tage angesetzt.

Verschreibung

Repertorisation (Complete Repertory deutsch)
Weibliche Genitalien – Placenta – Retention – Abort, nach
Weibliche Genitalien – Nachgeburt –verzögert
Weibliche Genitalien – Placenta – Retention – adhärent, fest – kann mit Gewalt kaum gelöst werden (1)

Gossypium D 6, mehrfach täglich. Verordnung nach Mittelkenntnis – „Subinvolution des Uterus und Fibroide mit Magenschmerz und Schwäche. [...] Abort; infolge Uteruserschlaffung (habituell). [...] Frau ist zu schwach, um das Kind auszutreiben. [...] der Muttermund weitet sich nicht; es tut sich nichts. [...] Die Placenta löst sich nicht; infolge Atonie. [...] Blutungen nach Geburten" (Seideneder) – und bewährter Indikation. Die Rubriken wurden erst für diese Veröffentlichung zusammengestellt.

Alternativ wäre z. B. Secale in Frage gekommen, das bereits allopathisch verordnet wurde.

Verlauf

Die Pat. hat Methergin® abgesetzt und regelmäßig *Gossypium* genommen. Bei der Nachuntersuchung fünf Tage später keine Placentareste mehr. Keine Blutung mehr, die Kürettage wird abgesagt. In den nächsten Jahren gynäkologisch beschwerdefrei. **Beobachtungszeitraum:** fünf Jahre.

Kasuistik 3-3: Zweitgebärende mit Hyperemesis gravidarum gravis

Jutta Gnaiger-Rathmanner

Spontanbericht

Schon während der gesamten ersten Schwangerschaft litt die jetzt 25-jährige, schwangere Pat. an Übelkeit. Dieses Mal Beginn der Übelkeit mit Erbrechen gleich zu Beginn der Schwangerschaft, also vor drei Monaten. Die Pat. hat dadurch drei Kilogramm Gewicht verloren und wurde zweimal über jeweils fünf Tage stationär mit Infusionen behandelt.

Akutes Geschehen: Erbrechen bis zur Erschöpfung, auch Flüssiges wird erbrochen. Die Pat. fühlt sich sterbenselend. Die Übelkeit ist mit schlechtem Mundgeschmack, Aufstoßen und Schluckauf verbunden und dauert tagelang. Schlechter ist es morgens und im Liegen. Auch nachts gibt es Übelkeit. Keine Geruchsüberempfindlichkeit.

Gelenkter Bericht

Geist, Gemüt: Die Pat. wirkt gequält durch ihr Leiden, spricht jedoch sachlich, ruhig, geordnet und unaufdringlich darüber. Die Pat. macht einen schweigsamen, etwas gedämpften, „stumpfen" Eindruck. Das zweite Kind ist erwünscht. Es gibt weder Kummer noch Sorgen.

Kopf: häufig rot und heiß.

Verdauung: Obstipation.

Schlaf: Der Schlaf ist gut.

Frost, Fieber, Schweiß: Fröstelgefühl am Körper und Neigung zu kaltem Schweiß.

Diagnostik

Gynäkologische Untersuchung: Normalbefund bei Gravidität in der 14. SSW.

Verschreibung

REPERTORISATION (RADAR 9.1)
Magen – Übelkeit – Sterben, tödlich, wie zum
Magen – Übelkeit – Schwangerschaft, während
Magen – Erbrechen – Wasser
Magen – Übelkeit – Liegen, beim
Magen – Erbrechen – nachts
Magen – Erbrechen – unablässig
Kopf – Hitze – Frösteln, während

Die Pat. bekommt *Digitalis* D 200, 3 × 5 Glob. am ersten Tag.

Fallanalyse

Die ersten Arzneien bei Hyperemesis gravidarum mit Sterbensübelkeit (als eliminierend eingesetzt) sind *Arsenicum*, *Colchicum* und *Cocculus*, *Tabacum*, *Ipecacuanha*, *Lobelia* und *Digitalis*. Unter Berücksichtigung weiterer Symptome wie „Stumpfheit" und „schweigsam" bleiben *Arsenicum*, *Cocculus* und *Digitalis* in der engeren Auswahl. Da die Pat. weder die Unruhe von *Arsenicum* noch die nervöse Schwäche von *Cocculus* zeigt, wird *Digitalis* gewählt.

Unterstützende Maßnahmen

Die Pat. wird dazu angeregt, ihre Gefühle und inneren Bilder gegenüber ihrem ungeborenen Kind genau zu beobachten. Dies kann ihr Verhältnis zu ihrem ungeborenen Kind verstärken sowie mögliche unbewusste Widerstände ans Tageslicht bringen.

Follow-up nach sechs Tagen

Sofortige Besserung an den ersten beiden Tagen. Dann gab es noch einmal Erbrechen, abends gelegentlich noch etwas Übelkeit. Die Pat. fühlt sich insgesamt viel wohler, besonders tagsüber. Meist guter Appetit, bessere Verdauung.

Im Gegensatz zu früher träumt sie seit der Einnahme von Digitalis auffallend viel, jede Nacht. Träume von anderen Menschen, nicht von der nahen Familie. Besonders träumt sie von einem Cousin, einem Außenseiter in der Familie, dem sie früher nahe stand. Sie weiß nun, dass sie ihn unbedingt mit ihrem Mann zusammen besuchen und ihm von ihrer Schwangerschaft erzählen will.

Dieser Gedanke beruhigt sie. Es stellt sich die Frage, ob dies als eine Heilreaktion der Seele zu werten ist. Träume von der Familie oder von Verwandten sind nicht als *Digitalis*-Symptom zu verifizieren. Doch könnte der Traum mit seinem daraus resultierenden klaren Auftrag aus der Sicht der systemischen Fami-

lientherapie von seelenhygienischem Wert sein. Mithilfe dieser Therapieform kann erlernt werden, wie bedeutend für eine Familie ein sorgfältiger innerer Umgang mit den Verwandten ist.
Weiteres Vorgehen: Placebogabe.

Follow-up nach drei Wochen

In der 18. SSW deutliche Besserung. Der Magen ist viel ruhiger, der Appetit hat sich normalisiert. Übelkeit nur noch morgens beim Erwachen, erbrechen muss sie nur noch gelegentlich gleich nach dem Aufstehen einmal. Der aktuelle Zustand ist gut zu ertragen, jedoch gibt es seit einigen Tagen keinen rechten Fortschritt mehr.
Verschreibung: *Digitalis* D 200, 3 × 5 Glob. einmalig, um die restlichen Beschwerden auszugleichen.
Anruf einen Monat später: Die Pat. ist beschwerdefrei.

Kasuistik 3-4: Hyperemesis – bedrohlicher Mutter-Kind-Konflikt in graviditate

Peter König

Alter, Aussehen der Patientin

30 Jahre alte Pat., II-Gravida, I-Para. Große und muskulös gewachsene „nervöse" Frau mit „straffer Faser" – eine „starke", ehrgeizige und kämpferische Frau, die sehr genau weiß was sie will und oft auffallend gekleidet ist.

Vorgeschichte

Die Pat. kommt nach vier Jahren homöopathischer Therapiepause auf Veranlassung ihres Mannes wieder in die Sprechstunde. Schon vor acht Jahren wurde sie immer wieder wegen prämenstrueller Brustschmerzen, irregulärer Menses und Dysmenorrhoe erfolgreich mit *Ignatia* behandelt. Vor ca. zwei Jahren hat sie ihr erstes Kind, ein gesundes Mädchen, bekommen.
Alles was Druck oder Einengung bedeutet, macht sie unruhig, verträgt sie nicht. Als Kind hat sie sich immer mehr am Vater orientiert, wohl auch mehr mit Buben identifiziert, mit der Mutter gab es immer schon Konflikte.

Symptomatik

Die Pat. ist ungeplant und ungewollt zum zweiten Mal im fünften Monat schwanger und kommt wegen einer akuten Sinnkrise in homöopathische Behandlung.
Sie hatte anfänglich über einen Schwangerschaftsabbruch nachgedacht: Diese Schwangerschaft verläuft im Gegensatz zur ersten „verheerend". Wegen unbeherrschbaren Schwangerschaftserbrechens musste sie bis vor zwei Monaten stationär zur Infusionstherapie aufgenommen werden. Trotzdem erbricht sie noch bis jetzt, vornehmlich ca. zehn Minuten nach dem Essen. Suppen kann sie noch am ehesten behalten.

Hyperemesis-Symptome

- Verlangen nach warmen, salzigen, scharf gewürzten Speisen (v. a. Ketchup).
- Verlangen nach Schokolade und nach Cola-Getränken, die sie sonst ablehnt.
- Sie aß lange nur chinesische Instant-Suppen, obwohl sie wusste, dass sie sie wieder erbrechen würde.
- Kalte Getränke lehnte sie ab, da sie sofort zu Erbrechen führten.

Sie hat in Selbstmedikation schon *Nux vomica*, *Sepia* und *Pulsatilla* genommen, wobei *Nux vomica* für ca. eine Woche Erleichterung brachte. *Pulsatilla* besserte psychisch ein wenig.
Seit sechs Wochen geht es ihr seelisch sehr schlecht, sie fühlt sich depressiv: „Die Decke fällt mir auf den Kopf", „ich stelle die Schwangerschaft in Frage".
Der Konflikt mit ihrer Mutter ist akut eskaliert: Die Mutter besucht sie jeden Tag und betreibt „Psychoterror", indem sie sich in alles einmischt. Die Mutter hatte schon ihre erste Schwangerschaft nicht gutgeheißen.

Noch vor eineinhalb Wochen hatte die Pat. eine Interruptio gewollt. Sie fühlt sich, als ob sie ein „Stiefkind" in sich trägt.
Seit zwei Tagen hat sie ein **trockenes juckendes Ekzem** an der Innenseite der Oberschenkel und an den oberen Extremitäten. Die Haut ist überhaupt trocken und bildet Risse an den Handflächen. Auch der Mund ist trocken, sie hat ständig Durst und trinkt viel lauwarmes Mineralwasser. Sie hat Zahnschmerzen.
Die Pat. hatte einen schrecklichen Traum, aus dem sie schreiend erwachte: Zwei Männer brachen zu Hause ein und ließen sie zusehen, wie sie im Kinderzimmer ihre kleine Tochter vergewaltigten und dann mit dem Kissen erstickten.

Diagnostik

Akute Sinnkrise bei ungewollter Schwangerschaft mit deutlichen autoaggressiven Zügen. Ausgeprägte Hyperemsis gravidarum.

Verschreibung

REPERTORISATION (NACH COMPLETE REPERTORY)
Magen – Erbrechen – während der Schwangerschaft
Magen – Erbrechen – nach dem Essen
Allgemeines – Speisen und Getränke – Verlangen nach salzigen Speisen
Allgemeines – Speisen und Getränke – Verlangen nach gut gewürzten Speisen
Allgemeines – Speisen und Getränke – kalte Getränke verschlimmern
Gemüt – Angst – beim Erwachen aus furchterregenden Träumen
Gemüt – Abneigung gegen Berührung

Tarentula hispanica Q 24, 1 × tgl. 5 Trp. bis zur Besserung, dann zunehmend seltenere Gaben.

Begründung der Mittelwahl: Alle gewählten Rubriken enthalten *Tarantula hispanica*. Zu *Tarantula* passt rückblickend (das „chronische" Bild der Pat. fokussierend) auch die typische (bis ins Hysterische sich hineinsteigernde) Intoleranz von Druck, Berührung und Beengung – entsprechend kann auch das Ereignis der Schwangerschaft gedeutet werden und das (auto-)aggressive Verhalten, das sich nicht nur durch die „Ess-Verweigerung" (*Tarantula* steht dreiwertig in der Rubrik „Gemüt – Essen – verweigert zu essen") – auf der Subjekt-Ebene betrachtet – sehr dramatisch in dem geschilderten Traum zum Ausdruck bringt.

Verlauf

Anruf der Pat. nach ca. einem Monat: es geht ihr unvergleichlich besser. Und das, obwohl die realen Belastungen zu Hause noch zugenommen haben. Jedoch ist die Haut schlechter. Rat an die Pat., die Arznei schrittweise abzusetzen.
Katamnestisch haben die Hautprobleme im weiteren Verlauf keine Probleme mehr bereitet. Vier Monate später brachte die Pat. ein gesundes Mädchen zur Welt – ohne weitere psychische Probleme, auch nicht im Wochenbett.

Kasuistik 3-5: Schwangerschaftsübelkeit

Uta Willimowski

Symptomatik

30-jährige Pat., I-Gravida, 16. SSW. Kommt wegen Übelkeit, die vor allem nachmittags auftritt, mit Ekel vor dem Essen, schon beim Gedanken an Essen (egal welche Speisen). Die Pat. hat außerdem einen niedrigen Blutdruck mit Schwindel, dabei auch Übelkeit. In den vergangenen drei Wochen sollte sie wegen rezidivierender genitaler Blutungen Bettruhe halten. Die Pat. kann dazu keine genaueren Angaben dazu machen. Zum Zeitpunkt der Konsultation sistieren die Blutungen wieder.

Vorbehandelt mit *Sepia* C 12 ebenfalls wegen Schwangerschaftsübelkeit am Beginn der Schwangerschaft sowie konstitutionell in C 30 und C 200. Das Mittel hatte bei ca. dreimaliger Wiederholung innerhalb von drei bis vier Wochen gut geholfen, dann nicht mehr.

Verschreibung

REPERTORISATION (SYNTHESIS 9.1)
Magen – Übelkeit – Schwangerschaft, während
Magen – Übelkeit – Speisen – Gedanken an, beim
Magen – Übelkeit – nachmittags
Schwindel – Schwangerschaft, während
Schwindel – Übelkeit, mit
Weibliche Genitalien – Metrorrhagie – Schwangerschaft, während

Cocculus C 30, 3 Glob. über 1 Tag verkleppert gegeben.

Begründung der Mittelwahl: Als einziges Mittel zieht sich *Cocculus* durch die Repertorisation. Insbesondere ist die bei der Pat. ausgeprägte Übelkeit beim Gedanken an Speisen hochwertig gedeckt, was differentialdiagnostisch noch bei *Colchicum* der Fall gewesen wäre. Außerdem kamen *Arsenicum album* oder *Sepia* in höherer Potenz in die engere Arzneiwahl.

Verlauf

Innerhalb von zwei bis drei Tagen verschwanden der Schwindel und die Übelkeit für den Rest der Schwangerschaft.

Keine weiteren Blutungen im Verlauf der Schwangerschaft mehr.

Diskussion

Das eigentlich Verwunderliche an diesem Fall ist die Beobachtung, dass *Sepia*, das Mittel aus der Vorbehandlung, nicht mehr ausreichend wirkte. Nicht auszuschließen ist als Erklärung, dass *Sepia* in höherer Potenz wieder mehr Wirkung gezeigt hätte. Auch bei Beschwerden nach der Schwangerschaft kam *Sepia* wiederholt erfolgreich zum Einsatz.

Kasuistik 3-6: Harnwegsinfekt in der Schwangerschaft

Henning Droege

Symptomatik

31jährige I-Gravida in der 24. SSW. Brennschmerz vor allem in der Blase vor und nach dem Wasserlassen, ausgelöst durch Kälte. Tenesmus. Gleichzeitig etwas Halsweh. Sie würde am liebsten davonlaufen, alles hinschmeißen.

Diagnostik

Lediglich Schilderung der subjektiven Beschwerden per Telephon.

Verschreibung

REPERTORISATION (COMPLETE REPERTORY DEUTSCH)
Blase – Harnentleerung – Dysurie – Schwangerschaft, während der
Blase – Schmerzen – allgemein – Verkühlung, durch
Blase – Kälte – Beschwerden durch
Gemüt – entfliehen, versucht zu
Blase – Schmerzen – Brennen – Harnentleerung, vor
Hals – Schmerzen – allgemein

Die Repertorisation während des Telefongesprächs ergibt *Eupatorium purpureum.* Verordnung in D 6 zur häufigen Einnahme.

Verlauf

Nach nur einmaliger Einnahme leichte Verschlechterung der Beschwerden für eineinhalb Tage, danach beschwerdefrei (alle Beschwerden) Nach zwei und nach vier Wochen jeweils ein HWI-Rezidiv, das jedes Mal mit einer Einzelgabe *Eupatorium purpureum* D6 kupiert werden kann. Ein Jahr später spricht ein erneuter Harnwegsinfekt wieder gut auf *Eupatorium purpureum* D 6 an.

Kasuistik 3-7: Akute Ovarialzystentorsion in der Schwangerschaft

Jutta Gnaiger-Rathmanner

Symptomatik

Ein Notfall per Telefon: Die 36-jährige Pat. in der 33. SSW hat seit dem Morgen einen unerträglichen Schmerz im rechten Unterleib, nachdem sie ausgerutscht war und sich mit einer heftigen, ruckartigen Gegenbewegung vor einem Sturz rettete.
Sie kann sich nicht bewegen, muss liegen, um den Schmerz zu beruhigen. Der Schmerz strahlt in den Oberschenkel aus.

Diagnostik

Der behandelnde Gynäkologe diagnostizierte einen Torsionsschmerz bei bekannter bestehender Ovarialzyste rechts (Größe 8 cm). Am Abend desselben Tages sollte die Notoperation vollzogen werden.

Verschreibung

REPERTORISATION (RADAR 9.1)
Weibliche Genitalien – Tumoren – Ovarien – Zysten
Weibliche Genitalien – Schmerz – Ovarien – rechts
Weibliche Genitalien – Schmerz – Ovarien – Schwangerschaft, während der
Weibliche Genitalien – Schmerz – nagend – Ovarien – rechts – Gehen agg.
Weibliche Genitalien – Schmerz – Ovarien – erstreckt sich zu – Oberschenkel

Als führende Arznei ergibt sich *Podophyllum*, vor *Belladonna*, *Palladium* und *Apis*.
Podophyllum D12, 5 Glob. alle 15 Min. über 2 Stunden.

Verlauf

Anruf nach einigen Tagen: Die Schmerzen haben sich so rasch und deutlich gebessert, dass die Operation unnötig geworden ist.
Zehn Tage später spricht die Pat. nochmals vor: Der Unterleib ist völlig ruhig geblieben. *Podophyllum* D12, 2 × 5 Glob. tgl. wurden für einen weiteren Monat verordnet, da es eine bewährte Arznei bei Ovarialzyste (insbesondere rechts) ist.
Wiederum Monate später Anruf bei ihrem Gynäkologen: Die weitere Schwangerschaft und die Geburt waren komplikationsfrei verlaufen. Die Zyste bereitete keine weiteren Probleme.

Kasuistik 3-8: Migräne in der Schwangerschaft

Micha Bitschnau

Alter, Aussehen der Patientin

26-jährige Pat., I-Gravida, 16. SSW, kommt im September 1999 in die Schwangerenambulanz.

Spontanbericht

Sie leidet seit vielen Jahren an heftigen **Migräneattacken**: Der Schmerz war durch Mexalen (Paracetamol) nicht beeinflussbar. Andere Analgetika lehnt sie ab, da sie Angst hat, ihr Kind zu schädigen. Vor der Schwangerschaft Migräneanfälle einmal pro Monat, seit der Schwangerschaft mehrmals wöchentlich. Die Pat. ist verzweifelt, weint während der gesamten Konsultation. Sie gibt die Intensität der Schmerzen auf der visuellen Analogskala (VAS, ☞ II.5.4) von 0 bis 10 mit **9,5** an.
Unerträgliche Schmerzen, oft den ganzen Tag über. Ihr Mann, ihre Schwester oder ihre Mutter mussten sich abwechselnd Pflegeurlaub für diese Tage nehmen, da sie während der Migräneattacken Angst hatte, allein zu Hause zu sein, nicht fähig war aufzustehen und jemanden brauchte, der ihr Kopf, Nacken und die Füße massierte, was eine gewisse Linderung brachte.
Die Symptomatik der Migräne ist um das Fünffache intensiver und häufiger als vor der Schwangerschaft, jedoch sind Schmerzqualität und Modalitäten gleich.

Verschlechterung

Wenn sie den Kopf vorbeugt oder sich ein wenig bückt, wird ihr schwindlig und sie beginnt zu erbrechen, ebenso beim Aufstehen vom Bett. Der Schmerz wandert über den ganzen Kopf, mit einem Gefühl als würde der Kopf zerspringen. Eindeutige Verschlimmerung durch Bücken, Essen und jeweils am späten Nachmittag und Abend.

Besserung

- Frische Luft (ständig weit geöffnetes Fenster, obwohl es bereits sehr kalt war).
- Wenn ihr jemand die Hände mit leichtem Druck auf den Kopf legt oder sie massiert.
- Kalte Umschläge.
- Muss sich zwingen aufzustehen, um einen Spaziergang zu machen, da die Bewegung anfänglich den Schmerz intensiviert, dann allerdings lindert.

Gelenkter Bericht

Geist, Gemüt: Eine **freundliche, anlehnungsbedürftige** Frau, die von ihrem Mann zur Konsultation begleitet wird, der ihr die ganze Zeit liebevoll die Hand hält und sie sehr umsorgt. Die Pat. **weint beim Erzählen der Symptome**. Sie macht sich immer **Sorgen** um Menschen, die sie liebt. Sie hat beständige **Angst**, dass jemandem etwas **zustoßen** könnte. Sie **mag nicht alleine sein**, auch nicht tagsüber. Sie braucht jemanden, der sie beruhigt und massiert, dann geht es ihr psychisch besser. Seit der Schwangerschaft fühlt sie sich psychisch sehr labil. Ihre **Stimmung schwankt** dauernd zwischen Glück, Ängstlichkeit, Sorgen und Weinen. Sie ist sehr **ordentlich** und leidet darunter, wegen der Migräne nicht aufstehen zu können, um die Wohnung täglich zu putzen. Sie ist sehr häuslich und will in Zukunft nicht mehr berufstätig sein, sondern sich ganz dem Kind widmen.
Sehr gewissenhaft im Umgang mit Geld, den Geburtstagen der Familienmitglieder, in allen Lebensbelangen (Auskunft des Ehemannes).
Gesicht: Neigung zu **Gerstenkörnern** an den Augen.
Nahrungsmittelverlangen, -abneigung: [A] Verträgt **kein Fleisch**, besonders kein **fettiges** (seit jeher). Bekommt davon Blähungen und Magendrücken. Es graust ihr davor. Mag auch keine **Butter** oder **Milch**. In den ersten zwölf Schwangerschaftswochen hatte sie das Gefühl, jeden **Geschmack verloren** zu haben. Alles schmeckte fad oder faulig. Sie verlor in dieser Zeit fünf Kilogramm Gewicht.
[V] Am ehesten nach **süßen, cremigen** Dingen wie Cremeschnitten oder Keksen. Mag heiße Schokolade, die ihr Kraft gibt. Sie hat **keinerlei Durstgefühl**, obwohl sie einen sehr **trockenen Mund** hat. Muss sich zum Trinken zwingen, weil sie zu Blasenentzündungen neigt.
Rektum: Meist ist sie sehr verstopft, aber gelegentlich hat sie grundlos starken Durchfall.

Beobachtung des Arztes

Hübsche dunkellockige Frau mit ausdrucksvollen blauen Augen, gepflegtes Äußeres, sehr gut affizierbar (Ansprechbar auf Außenreize), drückt sich gewählt und gut aus, obwohl ihre Muttersprache nicht deutsch ist. Die **Unterlippe** ist in der Mitte **aufgesprungen**. Der Mund trocken mit etwas weißlichem Schleim im Mundwinkel.

Verschreibung

REPERTORISATION (RADAR 9.1)
Gemüt – Trost – amel.
Gemüt – Weinen – Erzählen, beim – Krankheit, von der eigenen
Gemüt – Gesellschaft – Verlangen nach
Gemüt – Angst – Familie, um seine
Gemüt – Stimmung, Laune – wechselnd, wechselhaft
Kopf – Schmerz – wandernde Schmerzen
Kopf – Schmerz – nachmittags – 17 Uhr – 17–22 Uhr
Gesicht – rissig – Lippen – Unterlippe – Mitte der
Auge – Gerstenkörner
Mund – Geschmack – Geschmacksverlust
Rektum – Diarrhoe – abwechselnd mit – Obstipation
Allgemeines – Speisen und Getränke – Fett – agg.
Allgemeines – Speisen und Getränke – cremige Speisen – Verlangen

Pulsatilla C 30, 5 Glob. als Einmalgabe.
Begründung der Mittelwahl: Die Repertorisation ergibt *Pulsatilla* als das Mittel mit der höchsten Wahrscheinlichkeit an erster Stelle. Der weinerliche, anlehnungsbedürftige Gemütszustand, der ausgeprägte Ordnungs- und Familiensinn, die Wechsel-

haftigkeit der Symptome (wandernder Schmerz über den gesamten Kopf, Obstipation und Durchfall im Wechsel), die Abneigung gegen fettes Essen und Fleisch, die Durstlosigkeit und das starke Verlangen nach Süßem sind „Keynotes" (= Schlüsselsymptome) von *Pulsatilla*. Der Riss in der Mitte der Unterlippe und die Neigung zu Gerstenkörnern bestätigen *Pulsatilla* als Arzneimittel.

Follow-up nach drei Wochen

Die klinische Kontrolle ergibt eine deutliche Besserung der Migräneattacken (VAS 2–3). Die Schmerzen kamen nur einmal in den drei Wochen und dauerten lediglich zwei Stunden. Auslöser war ein Wetterwechsel (von kalt zu warm).

Vorgehen: Da die Pat. eine deutliche Besserung verspürt, keine Verschreibung.

Nach weiteren drei Wochen nehmen die Migränebeschwerden wieder zu, sowohl in der Häufigkeit als auch in der Intensität (VAS 5–6).

Verschreibung: Wiederholung von *Pulsatilla* C 30, 5 Glob. als Einmalgabe.

Danach traten für den Rest der Schwangerschaft keine weiteren Kopfschmerzepisoden mehr auf. Zwei Monate nach der Entbindung (komplikationslose Spontangeburt, Pat. stillt) wieder gehäufte Migräne (VAS 5).

Verschreibung: Wiederholung von *Pulsatilla* C 30.

Weiterer Verlauf

Bis zur Geburt des zweiten Kindes zwei Jahre später keine Kopfschmerzen mehr.

Bei der zweiten Geburt: Gefühl, nach jeder Wehe ohnmächtig zu werden.

REPERTORISATION (RADAR 9.1)

Weibliches Genitale – Schmerz – Wehen – Ohnmacht – Gefühl bei jeder Wehe

Das Symptom verging fünf Minuten nach der Einnahme von *Pulsatilla* C 30, 5 Glob. als Einmalgabe. Es kam zu einer komplikationslosen Spontangeburt.

Diskussion

Die Pat. war konstitutionell eine *Pulsatilla*-Patientin. Alle Beschwerden besserten sich unter dem Arzneimittel. Die Weinerlichkeit hörte auf. Sie hatte kein Problem mehr, den Tag allein zu verbringen, wenn ihr Mann in der Arbeit war. Die Obstipation und der Durchfall traten nicht wieder auf. Sie erzählte, dass sie sich innerlich ruhiger und gelassener fühle.

Dieses Beispiel zeigt, dass durch eine homöopathische Behandlung ein viele Jahre bestehendes chronisches Leiden rasch gelindert und in der Folge völlig geheilt werden kann. Mithilfe der homöopathischen Behandlung konnte dem Wunsch der Pat. entsprochen werden, keine Schmerzmittel einnehmen zu müssen. Die Pat. benötigte Pulsatilla in keiner höheren Potenz als C 30 in großen Abständen (zunächst Wochen, dann viele Monate).

Kasuistik 3-9: Uterus myomatosus permagnus in graviditate

Micha Bitschnau

Alter, Aussehen der Patientin

36-jährige Pat., I-Gravida, 0-Para, unerfüllter Kinderwunsch seit mehr als zehn Jahren. Kleine, kachektisch wirkende Frau. Unauffällige, dezente Erscheinung.

Therapiebeginn: August 1999.

Vorgeschichte

1991 Uterus myomatosus permagnus. Hormontherapie frustran. 1992 Therapieversuch mittels konservativer Myomoperation. Dabei konnten nur kleinere Knoten entfernt werden, ein großer Knoten (Ultraschallbefund: 140 mm, Uterusvorderwand suprazervikal bis in Nabelhöhe reichend, Uteruskörper in Nabelhöhe wegen des Myoms stark nach rechts gedrängt, Endometrium und Ovarien unauffällig) verblieb wegen Inoperabilität in situ.

Krankenblatt

Mai 1999: überraschend spontan eingetretene Schwangerschaft (Pat. galt als infertil).

Ultraschallbefund: intrauterine, intakte Schwangerschaft SSW 11, **Myomknoten 145 × 131** mm. Das Uteruscavum vom Myomknoten ausgefüllt. Stationäre Aufnahme der Pat. wegen leichter vaginaler Blutung. Die Pat. wird über die ungünstige Prognose der Schwangerschaft umfassend aufgeklärt. Es wird nach dem zu erwartenden Abort eine Hysterektomie empfohlen.

Die Pat. beharrt auf der Fortführung der Schwangerschaft. Sistieren der vaginalen Blutung am folgenden Tag, nach drei Tagen stationären Aufenthalts Entlassung.

Sechs Wochen später Wiederaufnahme wegen **tiefer Beinvenenthrombose.**

Venenduplex: komplette Thrombosierung der Vena femoralis communis dextra. Während dieses Aufenthalts wird eine Biopsie des Myoms durchgeführt, da sich die behandelnden Ärzte wegen der Größe des Myoms Sorgen bzgl. der Dignität machen. Histologischer Befund: benignes Leiomyofibrom.

In **SSW 18** Wiederaufnahme der Pat. wegen heftiger Uterusschmerzen. Behandlung mit Tokolytika trotz Zervixlänge von 58 mm. Tokolytika ergeben eine kurzfristige leichte Besserung der Schmerzen. Dann wieder zunehmende Schmerzen, die nur mäßig auf Analgetika reagieren. Beiziehen der Abteilung für Anästhesie. Diese gibt folgendes Behandlungsschema zur Dauermedikation vor: 3 × tgl. Tramal® 100 mg, 3 × tgl. Parkemed® 500 mg sowie 1 × tgl. Novalgin®, Mexalen® und Dormicum®.

Mäßige Wirkung der Analgetika. Daher nach einwöchigem stationären Aufenthalt homöopathische Anamnese:

Spontanbericht

Starker Kinderwunsch seit vielen Jahren. Die Pat. versuchte viele naturheilkundliche Methoden, um schwanger zu werden: Energiearbeit, Lymphdrainage, Schwermetallausleitung, Ernährungsumstellung. Schließlich trat unerwartet und spontan eine Schwangerschaft ein.

Zum Zeitpunkt der Anamnese 22. SSW. Tagsüber leidet sie an heftigen stechenden Schmerzen entlang des rechten Rippenbogens. Die Schmerzen sind massiv im Bereich des Myoms, wie rohes Fleisch, wie nach einer **Bauchoperation**. Der Schmerz strahlt in den Rücken und den gesamten Beckenbereich aus, wo er eher dumpf wird. Ganz schlimm sind die Beschwerden nachts, tagsüber erträglicher. Die Schmerzen begannen in der 18. SSW und steigerten sich seitdem. Seit 10 Tagen sind sie unerträglich stark (**VAS 10** nachts, **VAS 8** tagsüber).

Anfälligkeiten

Erkältungen, Ohrenstechen, Sodbrennen, Nahrungsmittelunverträglichkeit.

Schicksalsschläge, Kränkungen, Demütigung, Verlust

Bruder mit 15 Jahren tödlich verunglückt. Sie hat 10 Jahre gebraucht, um den Verlust zu verkraften. Sie erlebte den Verlust als schweren Schock und fragte sich, warum sie „übrig geblieben“ sei. Die Menschen in der Umgebung trösteten die Eltern damit, dass sie ja noch eine Tochter hätten. Sie litt sehr unter diesem Erwartungsdruck. Sie **trauerte** jahrelang intensiv.

Möglicher Krankheitsauslöser: Verhalten des Partners. Sie leben in getrennten Wohnungen. Er wollte kein Kind, macht ihr Vorwürfe wegen der Schwangerschaft. Die Schmerzen begannen nach einem Streit. Sie fühlt sich **sehr enttäuscht** von ihm. Sie hat das Gefühl, dass sich jeder mehr um sie zu sorgen scheint als ihr Partner.

Als sie die tiefe Beinvenenthrombose hatte, lag sie eine Woche ganz allein in einem Zimmer in der Klinik. Unter der **Einsamkeit** hat sie sehr gelitten.

Weint, als sie erzählt, dass alle Ärzte ihr sagten, dass diese Schwangerschaft nicht funktionieren kann. Die wiederholte Aufklärung über einen medizinisch induzierten Schwangerschaftsabbruch hat sie sehr deprimiert.

Vor zwei Jahren wurde sie durch eine Arbeitskollegin, die sie für ihre Freundin hielt, schwer gekränkt. Die Kollegin erzählte herum, dass sie „stinken würde". Sie fühlte sich so **gedemütigt** und **gekränkt**, dass sie eine Woche lang **nicht schlafen** konnte. Dauernde Gedanken über den Vorfall verhinderten den Schlaf. Sie brauchte ein ganzes Jahr, bis diese Demütigung verkraftet war.

Gelenkter Bericht

Causa: Kränkung, Entrüstung, Enttäuschung.

Geist, Gemüt: schüchtern; immer sehr zurückhaltend gegenüber Männern gewesen, aus Ängstlichkeit. Kontakt zu Frauen fällt ihr leichter. Bekam einmal eine Trichomonadeninfektion, was sie extrem schockiert hatte. Hatte immer „Angst vor dem Leben" und Angst, eine Partnerschaft einzugehen. Hat einen **„Perfektionswahn"** und deshalb Angst, Kind und Haushalt nicht zu schaffen. Sagt, sie grüble zu viel. Sehr leicht **gekränkt**, auch über Kleinigkeiten. Auf die Frage, wie sie sich im Falle eines Streites mit dem Partner verhält, gibt sie die überraschende Antwort, dass sie sehr **wütend** werden kann und sogar schon handgreiflich wurde.

Kopf: häufige Erkältungen mit stark stechenden Schmerzen im Ober- und Unterkiefer. Stark ziehender Schmerz von den Ohren bis in den Kiefer.

Magen: Aufstoßen nach jedem Essen. Viel Sodbrennen.

Abdomen: starke **Blähungen** nach dem Essen, schmerzhaft.

Nahrungsmittelverlangen, -abneigungen: [V] **Fleisch**, Wurst, salziges Gebäck. [A] **Käse**, führt zu Magenkrämpfen; kalte Getränke. **Unverträglichkeit:** Paprika, Äpfel, Nüsse führen zu Übelkeit, Aufstoßen. Maroni und rohe Karotten führen zu wehenartigen Magen-Darm-Krämpfen mit Schweißausbruch bis zum Erbrechen. Appetit und Durst vermindert.

Geschlechtsorgane: Schmerz des **Uterus** im Bereich des Myoms **stechend, schneidend, wund, wie Feuer, wie nach einer Bauchoperation**. Der Schmerz ist unerträglich. Trotz Analgetika schlaflos. Sie geht die ganze Nacht langsam im Gang auf und ab.

Menses: Menarche sehr **früh:** mit 10 Jahren. Menses unregelmäßig mit heftigen Schmerzen als „wäre der Bauch eine **offene Wunde", schneidend.**

Extremitäten: sehr kalte Füße, dich sich nur schwer erwärmen.

Beobachtungen des Arztes

Abgemagerte, freundliche und mild wirkende Frau, die gegen jede medizinische Vernunft und Aufklärung davon überzeugt ist, dass sie ein gesundes, lebensfähiges Kind gebären wird. Sie spricht sehr leise und überlegt. Wirkt schüchtern.

Fallanalyse

Dieser Fall musste medizinisch wegen der steten Größenzunahme und wegen der ungünstigen Lage des Myoms, welches das Uteruscavum stark einengte als infaust gelten. Das Myom war so ausgedehnt, dass es von medizinischer Seite her fraglich war, ob die Placenta genügend Haftungsfläche finden könnte, um sich adäquat zu entwickeln. Die Pat. war sehr freundlich und zurückhaltend, hörte sich die wiederholten Aufklärungen verschiedener Ärzte über das zu erwartende intrauterine Absterben des Feten an, ohne ihnen Glauben zu schenken und besteht auf einer Fortführung der Schwangerschaft. Als die Schmerzen im Bereich des Myoms, ausgelöst durch den Streit (Kränkung) mit ihrem Lebensgefährten auftraten, halfen Analgetika kaum, da der schulmedizinische Therapieansatz der Schmerzunterdrückung nicht funktionierte. Es musste also ein homöopathisches Arzneimittel gefunden werden, das auf die psychische Situation der wiederholten Kränkungen, der Demütigungen, der Schüchternheit und des unterdrückten Zornempfindens Bezug nimmt.

Verschreibung

REPERTORISATION (RADAR 9.1)
Weibliche Genitalien – Tumoren – Uterus – Myom
Weibliche Genitalien – Schmerz – Uterus
Allgemeines – Schmerz – heftig – reißend
Abdomen – Schmerz – erstreckt sich zu – über das Abdomen
Gemüt – Beschwerden durch – Kränkung, Demütigung
Gemüt – Schüchternheit, Zaghaftigkeit – schamhaft

Gemüt - Beschwerden durch - Zorn - unterdrückten Zorn, durch
Schlaf - Schlaflosigkeit - Gedanken - Gedankenandrang, durch
Gemüt - Gedanken - hartnäckig
Allgemeines - Speisen Allgemeines - Speisen und Getränke - Käse - Abneigung und Getränke - Fleisch - Verlangen

Staphysagria D 12, tgl. 5 Glob.

Weiterer Verlauf

Nach zwei Tagen keine Analgetika mehr nötig. Nach einer Woche stationäre Entlassung bei Beschwerdefreiheit.

Einen Monat später: keine Schmerzen mehr. Kaum Sodbrennen. Sie nimmt erstmals in der Schwangerschaft adäquat an Gewicht zu. Kommt zweimal wöchentlich zum Doppler-Ultraschall.

Nach abgeschlossener Lungenreife wurde eine Sectio für die 33. SSW geplant, da von gynäkologischer Seite eine zunehmende Placentainsuffizienz, für die es keinen dopplersonographischen Hinweis gab, befürchtet wurde. Das Kind hatte zwar eine normale umbilikale Durchblutung, wuchs aber nur entlang der 5. Perzentile. Es hatte in utero kaum Bewegungsfreiheit, da das Myom nahezu das gesamte Uteruscavum einnahm.

3. November 1999: **Sectio und Hysterektomie in SSW 32 + 3.** Der Zeitpunkt der Sectio wurde nicht aus kindlicher Indikation, sondern aus der Sorge der Gynäkologen gewählt, das Kind könnte intrauterin an einer plötzlich auftretenden Placentainsuffizienz versterben. Das gesunde Kind (männlich, 1940 g, 45 cm, APGAR 9/10/10) konnte nach zehn Tagen gemeinsam mit der Mutter das Krankenhaus verlassen.

Diskussion

Die Pat. litt zunehmend an den Schmerzen, die der nekrotisch zerfallende Myomkern verursachte. Im Laufe der Behandlung wurde das Myom zweimal biopsiert, da die rasche Größenzunahme und die Kachexie der Pat. den Verdacht eines Leiomyosarkoms nahe legten. Beide Biopsien ergaben ein gutartiges Zellbild. Die endgültige Histologie zeigte, dass das Myom auch während der homöopathischen Therapie weiter wuchs, allerdings schmerzfrei.

Diagnostik

Histologie des Uterus: multiple, apoplektische (hämorrhagische) Leiomyome. Das größte an der Vorderwand misst **250 × 200 mm.**

Margaret Tyler gibt folgende Erläuterung zu *Staphysagria*: „Der Schlüssel zu Staphysagria liegt in seiner ihm eigentümlichen Gemütsverfassung. Beschwerden in Folge von aufgestauter Wut, unterdrücktem Zorn, unterdrückten Gefühlen. Sprachlosigkeit durch unterdrücke Entrüstung [...] Schlaflosigkeit [...]". Die Patienten, die *Staphysagria* brauchen, sind so empfindlich, dass selbst Kleinigkeiten sie tief verletzen und entrüsten. Sie neigen dazu, alles Gesagte persönlich zu nehmen und gekränkt und empört darüber nachzugrübeln, was ihnen den Schlaf raubt. Sie können Ärger und Zorn nicht offen zeigen, sondern unterdrücken die Gefühle nach außen hin und ziehen sich verletzt zurück. Die innere Wut wird so groß, dass sie davon krank werden. In der Familie können *Staphysagria*-Patientinnen sehr aufbrausend sein. In der sicheren Umgebung fällt es ihnen schwer, sich zu beherrschen. Sie können Wutausbrüche aus Hilflosigkeit heraus bekommen, in denen sie Türen knallen, Teller werfen oder auch einmal zuschlagen. Dies geschieht, wenn sie das Gefühl haben, vom Partner nicht gehört zu werden.

Es ist das ideale Mittel nach Verletzungen der **seelischen oder körperlichen Integrität**. Seelisch, wenn jemand wie in diesem Fall, dem die Pat. vertraut, dieses Vertrauen scheinbar missbraucht und hinter ihrem Rücken schlecht über sie redet („sie stinkt"). Körperlich, beispielsweise durch das Einführen eines Harnkatheders mit folgender Zystitis, eine Operation mit starken Wund- oder Blähungsschmerzen oder eine Vergewaltigung. Nach Erfahrung der Autorin beschreiben Patientinnen den Schmerz oft mit den Worten „wie eine Wunde" oder „wie ein Schnitt", was seelischer Ausdruck der großen Empfindlichkeit gegenüber jeder Art von Verletzung ist.

In diesem Fall führten die Gemütssymptome zur Arzneimittelwahl: Der Auslöser der Schmerzen war die tiefe Kränkung durch den Partner, der das Kind nicht wollte und sie völlig vernachlässigte sowie durch die Ärzte, die ihr die Schwangerschaft „nicht zutrauten". Die leise Entrüstung und Empörung nach außen hin und die heftigen Wutausbrüche in der Partnerschaft sind „Keynotes" von *Staphysagria*. Der empfindliche Magen, das Sodbrennen, die Nahrungsmodalitäten, das beständige Frösteln sowie die Art des Schmerzes bestätigten das Arzneimittel.
Die Potenz D 12 wurde gewählt, da eine regelmäßige wiederholte Einnahme zweckmäßig erschien. Niedrige D-Potenzen wirken schwächer und führen im Gegensatz zu C-Potenzen im Allgemeinen zu keinen Verschlimmerungen. Damals hatte die Autorin noch keine Erfahrung mit Q-Potenzen. Heute würde sie Q-Potenzen aufsteigend von Q 1 verwenden.
Dieser Fall zeigt, wie die klassische Homöopathie bei einem medizinischen Therapienotstand Hilfe bringen kann. Er demonstriert eindrucksvoll die rasche und dauerhafte Wirkung einer korrekten homöopathischen Therapie.

Kasuistik 3-10: Pathologischer Doppler der A. umbilicalis bei Gemini-Schwangerschaft

Micha Bitschnau

Alter, Aussehen der Patientin

Fröhliche, rotblonde Frau, mit ausdrucksvollen Augen, die trotz des großen Bauches immer noch beweglich und agil wirkt. **Therapiebeginn:** Mai 2005. Zuweisung der Pat. durch ihren betreuenden Gynäkologen. Zwillingsschwangerschaft, wobei die umbilikale Durchblutung des zweiten Feten sich zunehmend verschlechtert. Z. n. ICSI wegen pathologischen Spermiogramms des Ehemanns. Errechneter Geburtstermin 27. Juli 2005. Derzeit SSW 30 + 6.

Spontanbericht

Die Pat. wird in homöopathische Behandlung überwiesen, weil der betreuende Gynäkologe hofft, die plazentare Durchblutung des einen Feten wieder optimieren zu können. Ferner leidet die Pat. an so starkem Sodbrennen, dass sie im Sitzen schlafen muss. Sie hat immer wieder vorzeitige Wehen und eine Restzervixlänge von nur 17 mm. Sie muss sich sehr schonen, jede Tätigkeit ist ihr körperlich unangenehm. Taubheitsgefühl der Finger, die schmerzen; die **Nase ist immer verstopft**, und sie leidet seit Eintritt der Schwangerschaft häufig an **Nasenbluten**. Auf Grund einer **Schilddrüsenüberfunktion** nimmt sie tgl. L-Thyroxin 75 mg (½ Tbl.).

Anfälligkeiten

Allergien auf Hausstaub, Roggen, Pollen. Bettnässen bis zum achten Lebensjahr, hat als Kind immer gehüstelt, laut eigener Vermutung, weil sie zuwenig Aufmerksamkeit bekam (Sandwichkind).

Schicksalsschläge, Kränkungen, Verlust

Keine psychischen Traumen erhebbar.

Gelenkter Bericht

Geist, Gemüt: Die Pat. ist eine **fröhliche**, gut gelaunte Frau, die sich nur zurückzieht, wenn ihre Freundinnen sie mit ihren Problemen gelegentlich zu sehr belasten. Sie hört gerne zu, beschäftigt sich gerne und geduldig mit den Problemen anderer und kann sich **gut in andere Menschen einfühlen**. Sie wird **ungeduldig**, wenn andere ihre Gedankengänge nicht gleich verstehen. Sie **denkt sehr rasch** und nimmt an, dass es bei anderen auch so sei. Sehr gute, genaue Beobachterin, **rasch** in ihren Tätigkeiten, lässt sich nur ungern „einbremsen". Auf die Frage nach dem Traumberuf lacht sie und antwortet: „Nichts arbeiten, sondern in der Sonne liegen und

reisen". Als Kind hat sie sich viel mit dem Tod und dem Sterben beschäftigt. Dieses Thema ist stets so präsent, dass sie Autogenes Training erlernt hat, um abzuschalten. In Krisensituationen schlägt sie verbal um sich und setzt erst dann ihren Kopf ein. Wenn sie wütend ist, würde sie gern schreien oder mit Gegenständen werfen.
Ängste: vor dem Tod und vor dem Sterben, allein sein, allein im Wald, vor **Dunkelheit;** Angst davor, dass ihre Mutter stirbt. Als Kind hatte sie Angst vor einem schwarzen Mann in der Ecke, den sie sah, wenn sie wach wurde.
Kopf: bis vor zehn Jahren oft Migräne. Rezidivierendes, intensives **Nasenbluten** als Kind, mit nachfolgender **Verödung**. Wiederauftreten von Nasenbluten erst wieder in der Schwangerschaft. Ab 30. Lebensjahr wurden die **Zähne** schlecht: viele Wurzelbehandlungen, Zahnfleischbluten, eiternde Zahntaschen mit erheblichen Schmerzen.
Magen: starkes Sodbrennen in der Schwangerschaft (pathognomonisch bei einer Zwillingsschwangerschaft). Der Magen fühlt sich **kühl** an, obwohl ihr insgesamt heiß ist. Sehr starkes **Durstgefühl**. Verlangen nach **kühlem Wasser**.
Frost, Fieber, Schweiß: Verlangen nach Sonne und Hitze, da sie immer friert. Mag kalt-feuchtes Wetter nicht.

Beobachtungen des Arztes

Sie erzählt sehr lebhaft und unbeschwert. Ihre Augen sind hell und beobachten sehr aufmerksam. Ihr Gedankenfluss ist rasch und ihre Ausdrucksweise sehr gewählt. Sie spricht schnell, erzählt spannend.

Diagnostik

Wöchentliche dopplersonographische Untersuchungen und zehntägige Biometrie der Zwillinge. Regelmäßige Zervixlängenmessung.

Fallanalyse

Warum die Placenta eines Geminus eine zunehmende Widerstandserhöhung entwickelte, ist aus homöopathischer Sicht nicht erklärbar. Ausgehend von der Hypothese, dass die Störung von der mütterlichen Seite ausging, sollte das Konstitutionsmittel der Mutter die Durchblutung des Kindes wieder stabilisieren. Es waren anamnestisch keine markanten psychischen oder körperlichen Traumen erhebbar. Die Pat. präsentiert sich als aktive Frau mit viel Energie, die gerne reist und gerne mit Neuem konfrontiert wird.
Da das Nasenbluten bereits in ihrer Kindheit ein markantes Symptom war, das erst durch eine Verödung sistierte und in der Schwangerschaft wieder auftritt, ist die Epistaxis als ein starkes konstitutionelles Symptom zu werten.

Verschreibung

REPERTORISATION (RADAR 9.1)
Nase – Nasenbluten – Schneuzen der Nase agg.
Nase – Verstopfung – Gefühl von
Äußerer Hals – Schilddrüse; Beschwerden der
Gemüt – Mitgefühl, Mitleid
Gemüt – Lebhaft, munter
Gemüt – Gedanken – schnell
Gemüt – Furcht – Tod; vor dem
Gemüt – Furcht – Dunkelheit; vor der
Gemüt – Reisen – Verlangen nach
Allgemeines – Sonne – Aufenthalt in der Sonne – amel.
Allgemeines – Wärme – amel.
Magen – Kälte – Gefühl von
Mund – Bluten – Zahnfleisch
Mund – Eiterung – Zahnfleisch

Phosphorus C 30, 5 Glob. als Einzelgabe.

Follow-up nach einer Woche

Der betreuende Gynäkologe teilt mit, dass die umbilikale Durchblutung des Geminus wieder innerhalb der Norm ist.

Telefonisches Follow-up nach weiteren sieben Monaten (20. Dezember 2005)

Die Sectio wurde am 22. Juni 2005 durchgeführt. Den Kindern geht es sehr gut, ihr selbst auch. Nach der Einnahme von *Phosphorus* hörte das Nasenbluten auf und kam knapp vor der Entbindung ganz leicht wieder. Das Sodbrennen und das Kältegefühl im Magen verschwanden ebenfalls nach der Einnahme von *Phosphorus*.

Sie erzählt, dass sie aus unerfindlichen Gründen in der achten Woche schwanger sei, obwohl das Paar jahrelang einen unerfüllten Kinderwunsch hatte, und das Spermiogramm ihres Mannes nach einer Mumpserkrankung sehr schlecht war.

Diskussion

Phosphorus stammt aus dem Griechischen und bedeutet „Lichtbringer". Die Signatur (Lehre von den Zeichen der Natur) sagt oft viel über das Wesen der Patienten aus, die ein bestimmtes Element zur Heilung benötigen. Phosphor leuchtet und strahlt, ist leicht entflammbar und interagiert gerne und unbeschwert mit seiner Umgebung. So hat sich auch diese Pat. auch dargestellt. Sie strahlte, trotz des beschwerlichen Schwangerschaftsbauches, lachte und verbreitete vom Moment des Eintretens in den Raum eine fröhliche, optimistische Stimmung. Scholten beschreibt den *Phosphorus*-Patienten in „Homöopathie und die Elemente" als Kommunikation verbreitend. Die Keynotes für dieses Mittel sind das Genießen der Kommunikation, Einfühlsamkeit, der Austausch mit anderen, die Neugierde und damit verbunden die Reiselust. Scholten weist darauf hin, dass der Verlust von Beziehungen oder Liebe tiefe Traumen erzeugt. Die Pat. des vorliegenden Falles äußert diese Verlustangst durch die dauernde Furcht vor dem Tod und dem Sterben, die in scheinbarem Widerspruch zu ihrem optimistischen, sonnigen Wesen und zu ihrer unbeschwerten Biographie steht. Die erschöpfte, geschwächte Seite des Arzneimittels zeigt sich in dieser Pat. nicht. Im Gegenteil: Obwohl sie sich in einer Frühschwangerschaft befindet und siebenmonatige Zwillinge zu betreuen hat, wirkt sie energievoll und fröhlich.

Kasuistik 3-11: Allergie in der Schwangerschaft

Gabriele Stolz-Sedemund

Alter, Aussehen der Patientin

29-jährige Pat., groß, schlank, dunkle Haare, dunkle Augen, scharf geschnittene Züge, freundlich.
Therapiebeginn: April 2004.

Vorgeschichte

Seit Jugendzeit Dauerschnupfen über das ganze Jahr und im Frühjahr **Heuschnupfen** auf Gräser, den sie sonst mit Heuschnupfenkombimittel (Luffa D 4, Galphimia D 3, Cardiospermum D 3) selbst behandelt hat. Im vergangenen Jahr hatte *Allium cepa* D6 Globuli geholfen, das aber dieses Mal nicht anspricht.

Spontanbericht

Die Pat. ist in der 18. Woche schwanger, hat **Atemnot** wegen des Heuschnupfens. Aus der Nase rinnt der Schnupfen wie Wasser, sie muss häufig und oft hintereinander niesen. Schlafen aber ist schwierig wegen dann verstopfter Nase und schweren Atems. Atemnot beim Sprechen und beim Essen. Jucken im Hals. Augenjucken, verstärkt beim Essen von rohen Äpfeln.

Die erste Tochter ist zweieinhalb Jahre alt; „als ich mit ihr schwanger war, hatte ich überhaupt keinen Heuschnupfen".
Die Familie steht kurz vor einem Umzug, weil ihr Mann eine neue Stelle hat.

Familienanamnese

Keine Geschwister, alle Großmütter und Großväter an Tumoren gestorben.
Cousin mütterlicherseits: Leukämie.

Anfälligkeiten

Schon als Kind immer Bauchschmerzen, musste dann in der Küche liegen, weil sie nicht allein sein wollte. Heute Bauchschmerzen nach Alkohol.

Gelenkter Bericht

Geist, Gemüt: Die Pat. ist ordentlich und penibel. Sie ist jähzornig, hat als Kind oft und anhaltend geschrieen und getobt. **Alles musste an seinem Platz sein**, sonst habe sie einen **Schreianfall** bekommen, auch schon einmal eine Stunde lang. Danach war es ihr sehr wichtig, sich **wieder zu versöhnen**, denn sie sei sehr harmoniebedürftig. Kummer muss sie bereden. **Weinen tut ihr gut, aber sie kann oft nicht weinen,** wenn sie traurig ist. Sie muss dann ein trau-

riges Buch lesen, um weinen zu können. **Trost mag sie nicht, sondern erst, wenn sie sich bereits selbst beruhigt hat. Sie könne auch gut ihre Stimmungen** überspielen, sie geht zum Beispiel weinend ans Telefon und spreche dann ganz normal.
Ängste: vor Hunden (sehr ausgeprägt), Schlangen, Ratten, Dunkelheit, Einbrecher, in der Höhe (erst seit kurzem). Keine Angst vor Gewitter („das ist schön").
Die Pat. kaut Nägel (neuerdings, aber hat sie als Kind auch getan), fühlt sich nervös.
Augen: Astigmatismus.
Mund: ein- bis zweimal jährlich Aphthen.
Magen: Eine abendliche, schwangerschaftsbedingte Übelkeit ist seit drei Wochen vorbei. Obstipationsneigung, besonders auf Reisen.
Extremitäten: Warzen an den Fußsohlen als Kind.
Durst: wenig (ein halber bis ein Liter Flüssigkeit täglich).
Nahrungsmittelverlangen, -abneigung: Die Pat. ist ein spartanischer Esser, am ehesten mag sie noch Brot mit Butter und Kartoffeln mit Salz, nur selten etwas Süßes, ansonsten lieber nichts. **[A]** Innereinen.
Harnorgane: Kann den Urin schwer halten, wenn sie zu lange gewartet hat. Kann auf öffentlichen Toiletten nicht urinieren, wenn andere Menschen anwesend sind.
Genitalien: Menarche mit 14 Jahren. Menses hin und wieder mit Bauchschmerz. Menses regelmäßig alle vier Wochen, starke, abwechselnd helle und dunkle, klumpige Blutung über fünf Tage. Sexuelles Verlangen eher weniger, während der Schwangerschaft mehr Verlangen. Sie könne darüber nicht gut reden, sie könne auch nicht gut herzlich sein, sie müsse das erst lernen.
Schlaf: Lage eingerollt auf der rechten Seite, spricht im Schlaf, schlafwandelt, schnarcht. Morgens nicht fit, Morgenmuffel. Träume sind nicht erinnerlich, sie hat aber noch nie einen Alptraum gehabt
Haut: weiße Pigmentflecken jeweils in Hautfalten (über den Augen am Oberlid, an den Handgelenken, in den Kniekehlen, am Knöchel), weiße Flecke auf den Nägeln, weiße Wimpern des rechten Auges.
Schweiß: viel unter den Armen, bei Konzentration.

Verschreibung

REPERTORISATION (RADAR 9.0)
Gemüt – gewissenhaft – peinlich genau in Bezug auf Kleinigkeiten
Gemüt – Weinen – kann nicht weinen, obwohl er traurig ist
Gemüt – Beißen – Nägel
Gemüt – Furcht – Hunden, vor
Gemüt – Gesellschaft – Abneigung gegen – Fremden – Abneigung gegen die Anwesenheit von – Urinieren, beim
Gemüt – Harmonie- Verlangen nach
Nase – Niesen – anfallweise
Nase -Schnupfen – Absonderungen, ohne – abwechselnd mit Fließschnupfen
Nase – Heuschnupfen – asthmatischer Atmung, mit
Haut – Farbe weiß – Stellen, an einzelnen

Natrium muriaticum C 200 2 Glob.

Fallanalyse

Auffällig ist bei der Patientin die Gemütsverfassung mit ausgesprochen starkem Harmoniebedürfnis und Ordnungssinn. Aufgrund der Familiengeschichte mit zahlreichen Krebserkrankungen ist miasmatisch sicher an *Carcinosinum* zu denken, das auch in einigen auffälligen Heuschnupfenrubriken vertreten ist wie „asthmatische Atmung bei Heuschnupfen", „chronischem Schnupfen", „anfallsweises Niesen" sowie „wässrige Absonderungen". Auch bei „Verlangen nach Brot" findet sich *Carcinosinum*. Die Pat. hatte ein Jahr zuvor *Carcinosinum* in der Potenz C 200 (2 Glob.) bekommen, was aber für den Heuschnupfen nichts bewirkt hatte. Danach bekam sie *Allium cepa* D 6, womit der Heuschnupfen auf einem erträglichen Maß zu halten war.
Angesichts der Schwangerschaft und der im Vorjahr fehlenden Wirkung von *Carcinosinum* auf den Heuschnupfen erneute Auswertung der Anamnese und Entscheidung für *Natrium muriaticum*, das in vielen Rubriken vertreten ist, ebenso wie *Carcinosinum* und weitere Natriumsalze (v.a. *Natrium sulphuricum*). Eine wichtige Rolle bei der Entscheidung für *Natrium muriaticum* spielten die Rubriken „kann nicht urinieren in Anwesenheit Fremder" und „kann nicht weinen, obwohl traurig". Wahlanzeigend war

außerdem die Fähigkeit der Pat., ihre Gefühle zu verstecken (geht weinend ans Telefon und spricht dann normal), vertreten in der Rubrik „Gemüt – verschlossen – zu", in der *Natrium muriaticum* neben *Carcinosinum*, *Platinum* und *Calcium carbonicum* anzutreffen ist.

Verlauf

Zwei Stunden nach Einnahme von *Natrium muriaticum* wurde der Schnupfen weniger, in der ersten Nacht konnte sie bereits fünf Stunden schlafen. Die Atmung ist wesentlich besser, was aber nur wenige Tage anhält.

Verordnung: *Natrium muriaticum* LM 6, 2 × tgl. 2 Trp. auf einen Esslöffel Wasser, worauf der Schnupfen auf ein erträgliches Maß zurückgeht, weniger Schneuzen als gewöhnlich, nur noch seltenes Niesen. Nach zwei Wochen stoppt sie die Einnahme des Mittels, weil sie keine Symptome mehr hat (trotz Heuschnupfen-Jahreszeit Mai).

Jeweils ein und zwei Monate später erneute Verschlimmerung der Beschwerden.

Verordnung: *Natrium muriaticum* LM 9, danach LM 12, 2 tgl. 2 Trp. auf einen Esslöffel Wasser, was schnell und jeweils für vier Wochen hilft.

Danach ist keine Medikation mehr nötig. Das Kind wird im August geboren und ist gesund. Der sonst zu dieser Jahreszeit chronische Schnupfen ist deutlich besser: Sie muss auffällig weniger schneuzen als in den vergangenen Jahren und nimmt keine Medikamente (auch nicht *Allium cepa*). Das ist auch bisher (Juni 2006) so geblieben, aber das nächste Frühjahr bleibt abzuwarten.

Literatur Kapitel 3.1 (Vorsorge und Screening in der Schwangerschaft)

Cicero S, Curcio P, Papageorghiou A, Sonek J, Nicolaides KH: Absence of nasal bone in fetuses with trisomy 21 at 11–14 weeks of gestation: an observational study, Lancet 2001(358):1665–7

Cicero S, Bindra R, Rembouskos G, Spencer K, Nicolaides KH: Integrated ultrasound and biochemical screening for trisomy 21 at 11–14 weeks, Prenat Diagn 2003(21):15–8

Czeizel AE: Folic acid in the prevention of neural tube defects, J Pediatr Gastroenterol Nutr 1995(20):4–16

Dudenhausen JW: Früherkennung und Beratung vor der Schwangerschaft: Prägravide Risiken. Ein Leitfaden der Stiftung für das behinderte Kind zur Förderung von Vorsorge und Früherkennung, Umwelt & Medizin, Frankfurt/Main 1995

Economides DL, Braithwaite JM: First trimester ultrasonographic diagnosis of fetal structural abnormalities in a low risk population, Br J Obstet Gynecol 1998(105):53–7

James SJ, Pogribna M, Pogribny IP, Melnyk S et al.: Abnormal folate metabolism and mutation in the methylenetetrahydrofolate reductase gene may be maternal risk factors for Down syndrome, Am J Hum Genet 1999(67):495–501

Li DK, Daling JR, Mueller BA, Hichok DE, Fantel AG, Weiss NS: Periconeptional mutlivitamin use in relation to the risk of congenital urinary tract anomalies, Epidemiol 1995(6):212–18

Pajkrt E, van Lith JMM, Mol BWJ, Bleker OP, Bilardo CM: Screening for Down's syndrome by fetal nuchal translucency measurement in a general obstetric population, Ultrasound Obstet Gynecol 1998(12):163–9

Shaw GM, Wassermann CR, O´Malley CD: Pericontional vitamin use and reduced risk of conotruncal and limb defects in California, Teratology 1994(49):372

Snijders RJM, Noble P, Sebire N, Souka A, Nicolaides KH: UK multicentre project on assessment of risk of trisomy 21 by maternal age and fetal nuchal translucency thickness at 10–14 weeks of gestation, Lancet 1998(102):957–62

Spencer K, Souter V, Tul N, Snijders R, Nicolaides KH: A screening program for trisomy 21 at 10–14 weeks using fetal nuchal translucency, maternal serum free β-human chorionic gonadotropin and pregnancy-associated plasma protein-A, Ultrasound Obstet Gynecol 1999(13):231–7

Thompson JR, Fitz Gerald P, Willoughby MLN, Armstrong BK: Maternal folate supplementation in pregnancy and protection against acute lymphoblastic leukaemia in childhood: a case-control study, Lancet 2001(358):1935–40

Van Rooij IALM, Vermeij-Keers C, Kluijtmans LAJ, Ocké MC et al.: Does the interaction between maternal folate intake and the methylenetetrahydrofolate reduktase polymorphysm affect the risk of cleft lip with or without cleft palate?, Am J Epidemiol 2003(157):583–91

Literatur Kapitel 3.2 (Abortus)

Berek JS: Novak's Gynecology, 13th ed., Lippinicot Williams and Wilkins, Philadelphia 2002

Carson S, Buster J: Ectopic pregnancy, N Engl J Med 1993 (329):1174–81

Ginsburg KA: Luteal phase defect. Etiology, diagnosis, and management, Endocrinol Metab Clin North Am. 1992 (1):85–104

Goerke k, Steller J, Valet A: Klinikleitfaden Gynäkologie Geburtshilfe, 6. Aufl., Urban & Fischer, München 2003

Mol BW, Van der Veen F, Bossuyt PM: Implementation of probabilistic decision rules improves the predicitive values of algorithms in the diagnostic management of ectopic pregnancy, Hum Reprod 1999(14):2855–62

Literatur Kapitel 3.3 (Blutungen in der Schwangerschaft)

Ali J, Yeo A, Gana TJ, McLellan BA: Predictors of fetal mortality in pregnant trauma patients, J Trauma 42 1997(5):782–785

Ananth CV, Oyelese Y, Srinivas N, Yeo L, Vintzileos AM: Preterm premature rupture of membranes, intrauterine infection, and oligohydramnios: risk factors for placental abruption, Obstet Gynecol 2004(104):71–77

Ananth CV, Savitz DA, Williams MA: Placental abruption and its association with hypertension and prolonged rupture of membranes:

a methodologic review and meta-analysis, Obstet Gynecol 1996(88): 309–318

Ananth CV, Smulin JC, Vintzileos AM: The association of placenta praevia with history of cesarean delivery and abortion: a meta-analysis, Am J Obstet Gynecol 1997(176):144

Bagratee JS, Khullar V, Regan L, Moodley J, Kagoro H: A randomized controlled trial comparing medical and expectant management of first trimester miscarriage, Hum Reprod 2004(9):266–271

Bhide A, Prefumo F, Moore J, Hollis B, Thilaganathan B: Placental edge to internal os distance in the late third trimester and mode of delivery in placenta praevia, BJOG 2003(110):860–864

Buhimschi CS, Buhimschi IA, Patel S, Malinow AM, Weiner CP: Rupture of the uterine scar during term labour: contractility or biochemistry?, BJOG 2005(112):38–42

Carter S: Overview of common obstetric bleeding disorders, Nurse Pract 1999(24):50–51, 54, 57–58

Di Nisio M, Peters L, Middeldorp S: Anticoagulants for the treatment of recurrent pregnancy loss in women without antiphospholipid syndrome, Cochrane Database Syst Rev 2005(2):CD004734

Di Renzo GC, Mattei A, Gojnic M, Gerli S: Progesterone and pregnancy, Curr Opin Obstet Gynecol 2005(6):598–600

Ekpo EE: Uterine rupture as seen in the University of Calabar Teaching Hospital, Nigeria: a five-year review, J Obstet Gynaecol 20, 2000(2):154–156

Empson M, Lassere M, Craig J, Scott J: Prevention of recurrent miscarriage for women with antiphospholipid antibody or lupus anticoagulant, Cochrane Database Syst Rev 2005(2):CD002859

Everett CB, Preece E: Women with bleeding in first 20 weeks of pregnancy: Value of general practice ultrasound in detecting fetal heart movement, Br J Gen Pract 1996(46):7–9

Facchinetti F, Marozio L, Grandone E, Pizzi C, Volpe A, Benedetto C: Thrombophilic mutations are a main risk factor for placental abruption, Haematologica 2003(88):785–788

Facchinetti F: Factor-V-Leiden in pregnancies complicated by placental abruption, BJOG 2003(110):462–466

Faiz AS, Ananth CV: Etiology and risk factors for placenta previa: an overview and meta-analysis of observational studies, J Matern Fetal Neonatal Med 2003(13):175–190

Fawke J, McIntyre J: Recent advances in neonatology, Curr Opin Obstet Gynecol 2002(14):153–158

Gilliam M, Rosenberg D, Davis F: The likelihood of placenta previa with greater number of cesarean deliveries and higher parity, Obstet Gynecol 2002(99):976–980

Golditch IM, Boyce NE: Management of abruptio placentae, JAMA 1970(212):2888

Green JR: Placenta abnormalities: Placenta praevia and abruptio placentae,1989 in: Creasy RK, Resnik R (eds.): Maternal-fetal medicine: principles and practice, Saunders, Philadelphia

Guise JM, McDonagh MS, Osterweil P, Nygren P, Chan BK, Helfand M: Systematic review of the incidence and consequences of uterine rupture in women with previous caesarean section, BMJ 3;329, 2004(7456):19–25

Hay PE, Morgan DJ, Ison C, Bhide SA; Roney M, McKenzie P, Pearson J, Lamont RF, Taylor Robinson D: A longitudinal study of bacterial vaginosis during pregnancy, Br J Obstet Gynaecol 1994(101): 1048–1053

Juhasz G, Gyamfi C, Gyamfi P, Tocce K, Stone JL: Effect of body mass index and excessive weight gain on success of vaginal birth after cesarean delivery, Obstet Gynecol 2005(106):741–746

Kajii T, Ferriert A: Cytogenetics of aborters and abortuses, Am J Obstet Gynecol 1978(131):33–38

Kalousek DK, Barrett IJ, Gartner AB: Spontaneous abortion and confined chromosomal mosacism, Hum Genet 1992(88):642–646

Landon MB, Leindecker S, Spong CY, Hauth JC, Bloom S et al. (National Institute of Child Health and Human Development Maternal-Fetal Medicine Units Network): The MFMU Cesarean Registry: factors affecting the success of trial of labor after previous cesarean delivery, Am J Obstet Gynecol 2005(193):1016–23

Leunen K, Hall DR, Odendaal HJ, Grove D: The profile and complications of women with placental abruption and intrauterine death, J Trop Pediatr 2003(49):231–234

Lidegaard O: Cervical incompetence and cerclage in Denmark 1980–1990: a register based epidemiological survey, Acta Obstet Gynecol Scand 1994(73):35–38

Lijoi AF, Brady J: Vasa previa diagnosis and management, *J Am Board Fam Pract* 2003(16):543-548

Lockwood CJ, Rand JH: The immunobiology and obstetrical consequences of antiphospholipid antibodies, Obstet Gynecol Surv 1994(49):432–441

Mabie WC: Placenta praevia, Clin Perinatol 1992(19):425–35

Macones GA, Sehdev HM, Parry S, Jackson GM, Morgan MA: The association between maternal cocaine use and placenta praevia, Am J Obstet Gynecol 1997(176):159

Martel MJ, MacKinnon CJ (Clinical Practice Obstetrics Committee, Society of Obstetricians and Gynaecologists of Canada): Guidelines for vaginal birth after previous caesarean birth, J Obstet Gynaecol Can. 2005(27):164–188

Mills JL, Simpson JL, Driscoll et al.: The National Institute of Child Health and Human Development – Diabetes in Early Pregnancy Study: Incidence of spontaneous abortion among normal women and insulin-dependent diabetic women whose pregnancies were identified within 21 day of conception, N Engl J Med 1988(319):1617–1623

Nomiyama M, Toyota Y, Kawano H: Antenatal diagnosis of velamentous umbilical cord insertion and vasa previa with color Doppler imaging, Ultrasound, Obstet Gynecol 1998(12):426–429

Okonofua FE, Olatubosun OA: Caesarean versus vaginal delivery in abruptio placentae associated with live fetuses, Int J Gynecol Obstet 1985(23):471–474

Page EW, King EB, Merrill JA: Abruptio placentae; dangers of delay in delivery, Obstet Gynecol 1954(3):385

Pernoll ML: Third-trimester hemorrhage,1991 in: Pernoll ML: Current obstetric and gynecologic diagnosis and treatment, Appleton & Lange, Stamford, p388

Pretorius DH, Chau C, Poeltler DM, Mendoza A et al.: Placental cord insertion visualization with prenatal ultrasonography, J Ultrasound Med 1996(15):585–93

Raghavaiah NV, Devi AI: Bladder injury associated with rupture of the uterus, Obstet Gynecol 1975(46):573–576

Sepulveda W, Rojas I, Robert JA, Schnapp C, Alcalde JL: Prenatal detection of velamentous insertion of the umbilical cord: a prospective color Doppler ultrasound study, Ultrasound, Obstet Gynecol 2003(21):564–569

Sheiner E, Shoham-Vardi I, Hallak M, Hadar A, Gortzak-Uzan L, Katz M, Mazor M: Placental abruption in term pregnancies: clinical significance and obstetric risk factors, Matern Fetal Neonatal Med 2003(13):45–49

Steck T, Bussen S, Marzusch K: Strategien zur Abortprophylaxe bei einer Vorgeschichte mit wiederholten Aborten (I). Epidemiologie, genetische und anatomische Abortursachen, Fertilität 1997(13): 7–16

Steck T, Bussen S, Marzusch K: Strategien zur Abortprophylaxe bei einer Vorgeschichte mit wiederholten Aborten (III). Histokompatibilität, Autoantikörper, Antiphosopholipidsyndrom, aktive und passive Immun-therapie, psychosoziale Faktoren, Fertilität 1997(13): 69–82

Steegers-Theunissen RP, Van Iersel CA, Peer PG, Nelen WL, Steegers EA: Hyperhomocysteinemia, pregnancy complications, and the timing of investigation, Obstet Gynecol 104, 2004(2):336–343

Steinborn A, Rebmann V, Scharf A, Sohn C, Grosse-Wilde H: Placental abruption is associated with decreased maternal plasma levels of soluble HLA-G, J Clin Immunol 2003(23):307–314

Thorstensen KA: Midwifery management of first trimester bleeding and early pregnancy loss, J Midwifery Womens Health 45, 2000(6): 481–497

Tillett J, Hanson L: Midwifery triage and management of trauma and second/third trimester bleeding, J Nurse Midwifery 44 1999(5): 439–448

Wieringa-de Waard M, Ankum WM, Bonsel GJ, Vos J, Biewenga P, Bindels PJ: The natural course of spontaneous miscarriage: analysis of signs and symptoms in 188 expectantly managed women, Br J Gen Pract 2003(53):704–708

Wilson RD, Johnson MP, Flake AW, Crombleholme TM, Hedrick HL, Wilson J, Adzick NS: Reproductive outcomes after pregnancy complicated by maternal-fetal surgery, Am J Obstet Gynecol 2004(191): 1430–1436

Literatur Kapitel 3.4 (Extrauteringravidität)

Carson S, Buster J: Ectopic pregnancy, N Engl J Med 1993(329): 1174–1181

Condous G, Okaro E, Khalid A, Lu C et al.: The accuracy of transvaginal ultrasonography for the diagnosis of ectopic pregnancy prior to surgery, Hum Reprod 2005 (20):1404–1409

Coste J, Fernandez H, Joye N, Benifla LJ et al.: Role of chromosme abnormaliaties in ectopic pregnancy, Fertil Steril 2000 (74):1259–1260

Hajenius PJ, Engelsbel S, Mol BWJ, Van der Veen F et al.: Randomised trial of systemic methotrexate versus laparoscopic salpingostomy in tubal pregnancy, Lancet 1997(350):774–779

Kooi S, Kock HC, van Etten FH: Tubal rupture despite low and declining serum hCG levels, Eur J Obstet Gynecol Reprod Biol 46 1992(1):56–59

Kucera E, Schindl M, Sliutz G et al.: Could we treat more unruptured ectopic pregnancies with intramuscular methotrexate?, Gynecol Obstet Invest 49, 2000(1):6–11

Lau S, Tulandi T: Conservative medical and surgical management of interstitial ectopic pregnancy, Fertil Steril 1999(72):207–215

Lipscomb GH, McCord ML, Stovall TG et al.: Predictors of success of methotrexate treatment in women with tubal ectopic pregnancies, N Engl J Med 1999(341):1974–1978

Lipscomb GH, Stovall TG, Ling FW: Nonsurgical treatment of ectopic pregnancy, N Engl J Med 2000(343):1325–1329

Marcus SF, Macnamee M, Brinsden P: Heterotopic pregnancies after in-vitro fertilization and embryo transfer, Hum Reprod 1995(10): 1232–1236

Pisarska MD, Carson SA, Buster JE: Ectopic pregnancy, Lancet 1998(351):1115–1120

Stovall TG, Ling FW, Gray LA, Carson SA, Buster JE: Methotrexate treatment of unruptured ectopic pregnancy: a report of 100 cases, Obstet Gynecol 1991(77):749–753

Van Den Eeden SK, Jun S, Bruce Cl, Glasser M: Ectopic Pregnancy Rate and Treatment Utilization in a Large Managed Care Organization, Obstetrics & Gynecology 2005(105):1052–105

Van Den Eeden SK, Shan J, Bruce C, Glasser M: Ectopic pregnancy rate and treatment utilization in a large managed care organization, Obstet Gynecol 2005 (105): 1052-1057

Literatur Kapitel 3.5 (Erkrankungen in der Schwangerschaft)

Abramovici D, Friedman SA, Mercer BM, Audibert F, Kao L, Sibai BM: Neonatal outcome in severe preeclampsia at 24 to 36 weeks' gestation: does HELLP (hemolysis, elevated liver enzymes, and low platelet count) syndrome matter?, Am J Obstet Gynecol 1999(180): 221–225

ACOG Committee on Practice Bulletins: Chronic Hypertension in Pregnancy, ACOG Practice Bulletin July 2001(29), 2002(33)

American College of Obstetricians and Gynecologists (ACOG): Hypertension in pregnancy, ACOG Technical Bulletin, The College, Washington DC 1996(29):1–8

American Diabetes Association: Clinical Practice Recommendations 2001, Diabetes care 2001(Suppl. 1): 77–79

Amorium MMR, Santas LC, Faundes A: Corticosteroid therapy for prevention of respiratory distress syndrome in severe preeclampsia, Am J Obstet Gynecol 1999(180):1283–1288

Atallah AN, Hofmeyr GJ, Duley L: Calcium supplementation during pregnancy for preventing hypertensive disorders and related problems, Cochrane Database Syst Rev 2002(1): CD001059

Audibert F, Friedman SA, Frangieh AY, Sibai BM: Clinical utility of strict diagnostic criteria for the HELLP (hemolysis, elevated liver enzymes, and low platelets) syndrome, Am J Obstet Gynecol 1996(175):460–464

August P, Marcaccio B, Gertner JM, Druzin ML, Resnick LM, Laragh JH: Abnormal 1,25-dihydroxyvitamin D metabolism in preeclampsia, Am J Obstet Gynecol 1992(166):1295–1299

Avery MD, Leon AS, Kopher RA: Effects of a partially home-based exercise program for women with gestational diabetes, Obstet Gynecol 1997(89):10–15

Barden A, Beilin LJ, Ritchie J, Croft KD, Walters BN, Michael CA: Plasma and urinary 8-iso-prostane as an indicator of lipid peroxidation in pre-eclampsia and normal pregnancy, Clin Sci (Colch) 1996(91):711–718

Bonomo M, Cetin I, Pisoni M, Faden D et al.: Flexible treatment of gestational diabetes modulated on ultrasound evaluation of intrauterine growth: a controlled randomized clinical trial, Diabetes Metab 2004(30):237–244

Boulvain M, S tan C, Irion O: Elective delivery in diabetic pregant women, Cochrane Database Syst Rev 2001(2):CD001997

Buchanan T, Kjos S, Montoro M, Wu P et al.: Use of fetal ultrasound to select metabolic therapy for pregnancies complicated by mild gestational diabetes, Diabetes Care 1994(17):275–293

Carpenter MW, Coustan DR: Criteria for screening tests for gestational diabetes, Am J Obstet Gynecol, 1982(144):768–773

Chesley LC: Hypertensive disorders of pregnancy, Appleton-Century-Crofts, New York 1978

Conde-Agudelo A, Villar J, Lindheimer M: World Health Organization systematic review of screening tests for preeclampsia, Obstet Gynecol 6, 2004(104):1367–1391

Coomarasamy A, Honest H, Papaioannou S, Gee H, Khan KS: Aspirin for prevention of preeclampsia in women with historical risk factors: a systematic review, Obstet Gynecol 6, 2003(101):1319–32

Crowther C, Hiller J, Moss J et al.: Effect of treatment of gestational diabetes mellitus on pregnancy outcome, N Engl J Med 2005(352): 2477–2486

Cunningham FG, MacDonald PC, Gant NF, Leveno KJ, Gilstrap LC, Hankins GD et al.: Williams Obstetrics, 20th ed., Appleton and Lange, Norwalk 1997

Cunningham FG: Common complications of pregnancy: hypertensive disorders in pregnancy, in: Cunningham FG (ed.): Williams obstetrics, 20th ed., Appleton and Lange, Stamford 1997

Dahmus MA, Barton JR, Sibai BM: Cerebral imaging in eclampsia: magnetic resonance imaging versus computed tomography, Am J Obstet Gynecol 1992(167):935–941

Davidge ST, Signorella AP, Hubel CA, Lykins DL, Roberts JM: Distinct factors in plasma of preeclamptic women increase endothelial nitric oxide or prostacyclin, Hypertension 1996(28):758–764

DDG, AGMFM der DGGG und Deutsche Gesellschaft für Perinatale Medizin: Empfehlungen zu Diagnostik und Therapie des Gestationsdiabetes, Frauenarzt 2001(42):891–899

Duley L, Henderson-Smart D, Knight M, King J: Antiplatelet drugs for prevention of pre-eclampsia and its consequences: systematic review, BMJ 2001(322):329–333

Fox H: The placenta in pregnancy hypertension, In: Rubin PC (ed.): Handbook of hypertension (vol. 10): hypertension in pregnancy, Elsevier, New York 1988

Greene MF, Solomon C: Gestational diabetes mellitus-time to treat, N Engl J Med 2005(352):2544–2546

Haddad B, Barton JR, Livingston JC, Chahine R, Sibai BM: Risk factors for adverse maternal outcomes among women with HELLP (hemolysis, elevated liver enzymes, and low platelet count) syndrome, Am J Obstet Gynecol 2000(183):444–448

Hahn T, Hahn D, Blaschitz A, Korgun E, Desoye G, Dohr G: Hyperglycemia uinduced subcellular redistribuition of GLUT1 glucose transporters in cultured human term placental trophoblast cells, Diabetologia 2000(43):173–180

Hauth JC, Goldenberg RL, Parker CR, Philips JB, Copper RL, DuBard MB, Cutter GR: Low-dose aspirin therapy to prevent preeclampsia, Am J Obstet Gynecol 1993(168):1083–1091, discussion:1091–1093

Heller CS, Elliott JP: High-order multiple pregnancies complicated by HELLP syndrome: a report of four cases with corticosteroid therapy to prolong gestation, J Reprod Med 1997(42):743–746

Heyborne KD, Burke MS, Porreca RP: Prolongation of premature gestation in women with hemolysis, elevated liver enzymes and low platelets, J Reprod Med 1990(35):53–57

Hood DD, Curry R: Spinal versus epidural anesthesia for cesarean section in severely preeclamptic patients: a retrospective survey, Anesthesiology 1999(90):1276–1282

Hubel CA, Kagan VE, Kisin ER, McLaughlin MK, Roberts JM: Increased ascorbate radical formation and ascorbate depletion in plasma from women with preeclampsia: complications for oxidative stress, Free Radic Biol Med 1997(23):597–609

Hubel CA, Roberts JM, Taylor RN, Musci TJ, Rogers GM, McLaughlin MK: Lipid peroxidation in pregnancy: new perspectives on preeclampsia, Am J Obstet Gynecol 1989(161):1025–1034

Imperiale TF, Petrulis AS: A meta-analysis of low-dose aspirin for the prevention of pregnancy-induced hypertensive disease, JAMA 2, 1991(266):260–264

Jovanovic-Peterson L, Peterson CM: Review of gestational diabetes and low-caloric diet and physical exercise as therapy, Diabetes Metab Rev 1996(12):287–308

Kautzky-Willer A, Bancher-Todesca D: Gestationsdiabetes, Wiener Med Wochenschrift 2003(21/22):478–484

Kim C, Newton KM, Knopp RH: Gestational diabetes and the incidence of type 2 diabetes. A systematic review, Diabetes Care 2002(25):1862–1868

King H: Epidemiology of glucose intolerance and gestational diabetes in women of childbearing age, Diabetes Care 1998(21):1414–1431

Kjos S, Buchanan T: Gestational diabetes mellitus, N Engl J Med 1999(341):1749–1756

Kjos S, Henry O, Montoro M, Buchanan T, Mestman J: Insulin-requiring diabetes in pregnancy: a randomized trial active induction of labor and expectatnt management, Am J Obstet Gynecol 1993(169): 611–615

Landon M, Langer O, Gabbe S: Fetal surveillance in pregnancies complicated by insulin-dependent diabetes mellitus, Am J Obstet Gynecol 1992(167):617–621

Langer O, Yogev Y, Most O et al.: Gestational diabetes: the consequences of not treating, Am J Obstet Gynecol 2005(192):989–997

Leitich H, Egarter C, Husslein P, Kaider A, Schemper M: A meta-analysis of low dose aspirin for the prevention of intrauterine growth retardation, Br J Obstet Gynaecol 1997(104):450–459

Liu HS, Chu TY, Yu MH, Chang YK, Ko CS, Chao CF: Thromboxane and prostacyclin in maternal and fetal circulation in pre-eclampsia, Int J Gynaecol Obstet 1, 1998(63):1–6

MacKenna J, Dover NL, Brame RG: Preeclampsia associated with hemolysis, elevated liver enzymes, and low platelets: an obstetric emergency?, Obstet Gynecol 1983(62):751–754

Magann EF, Bass D, Chauhan SP, Sullivan DL, Martin JN: Antepartum corticosteroids: disease stabilization in patients with the syndrome of hemolysis, elevated liver enzymes, and low platelets (HELLP), Am J Obstet Gynecol 1994(171):1148–1153

Major C, De Veciana M, Weeks J, Morgan H: Recurrence of gestational diabetes: Who is at risk?, Am J Obstet Gynecol 1998(179):1038–1042

Martin AM, Bindra R, Curcio P, Cicero S, Nicolaides KH: Screening for pre-eclampsia and fetal growth restriction by uterine artery Doppler at 11–14 weeks of gestation, Ultrasound Obstet Gynecol 2001(18):583–586

Martin JN, Rinehart B, May WL, Magann EF, Terrone DA, Blake PG: The spectrum of severe preeclampsia: comparative analysis by HELLP syndrome classification, Am J Obstet Gynecol 1999(180):1373–1384

Moodley J, Bobat SM, Hoffman M, Bill PL: Electroencephalogram and computerised cerebral tomography findings in eclampsia, Br J Obstet Gynaecol 1993(100):984–988

Moses RG, Moses J, Davis WS: Gestational diabetes: do lean young Caucasian women need to be tested ?, Diabetes Care 1998(21):1803–1806

O'Brien JM, Milligan DA, Barton JR: Impact of high-dose corticosteroid therapy for patients with HELLP (hemolysis, elevated liver enzymes, and low platelet count) syndrome, Am J Obstet Gynecol 2000(183):921–924

O'Sullivan JB, Mahan CM: Criteria for the orale glucose tolerance test, Diabetes 1964(13):278–285

Poranen AK, Ekblad U, Uotila P, Ahotupa M: Lipid peroxidation and antioxidants in normal and pre-eclamptic pregnancies, Placenta 1996(17):401

Ratzon N, Greenbaum C, Dulitzky M, Ornoy A: Comparison of the motor development of school-age children born to mothers with and without diabetes mellitus, Phys Occup Ther Pediatr 2000(20):43–57

Roberts JM, Edep ME, Goldfien A, Taylor RN: Sera from preeclamptic women specifically activate human umbilical vein endothelial cells in vitro: morphological and biochemical evidence, Am J Reprod Immunol 1992(27):101–108

Roberts JM, Taylor RN, Musci TJ, Rodgers GM, Hubel CA, McLaughlin MK: Preeclampsia: an endothelial cell disorder, Am J Obstet Gynecol 1989(161):1200–1204

Rochat RW, Koonin LM, Atrash HK, Jewett JF: Maternal mortality in the United States: report from the Maternal Mortality Collaborative, Obstet Gynecol 1988(72):91–97

Salzberger M, Liban E: Diabetes and antenatal fetal death, Isr J Med Sci 1975(11):623–628

Schaefer-Graf U, Buchanan T, Xiang A, Songster G: Patterns of congenital anomalies and relationship to initial maternal fasting glucose levels in pregnancies complicated by type 2 and gestational diabetes, Am J Obstet Gynecol. 2000(182):313–320

Schäfer-Graf U, Kjos Sl, Fauzan O, Bühling K et al.: A Randomized Trial Evaluating a Predominately Fetal Growth-Based Strategy to Guide Management of Gestational Diabetes in Caucasian Women, Diabetes Care 2004(27):297–302

Schäfer-Graf U, Kleinwechter H: Neue Daten zum Gestationsdiabetes: Zeit zu (be)handeln!, Frauenarzt 2005(46):569–570

Schobel HP, Fischer T, Heuszer K, Geiger H, Schmieder RE: Preeclampsia – a state of sympathetic overactivity, N Engl J Med 1996(335):1480–1485

Seely EW, Wood RJ, Brown EM, Graves SW: Lower serum ionized calcium and abnormal calciotropic hormone levels in preeclampsia, J Clin Endocrinol Metab 1992(74):1436–1440

Sibai BM, Caritis SN, Thom E, Klebanoff M, McNellis D, Rocco L, Paul RH, Romero R, Witter F, Rosen M et al.: Prevention of preeclampsia with low-dose aspirin in healthy, nulliparous pregnant women. The National Institute of Child Health and Human Development Network of Maternal-Fetal Medicine Units, N Engl J Med 17, 1993(329):1213–1218

Sibai BM, El-Nazer A, Gonzalez-Ruiz A: Severe preeclampsia-eclampsia in young primigravid women: subsequent pregnancy outcome and remote prognosis, Am J Obstet Gynecol 1986(155):1011–1016

Sibai BM, Mabie WC, Shamsa F, Villar MA, Anderson GD: A comparison of no medication versus methyldopa or labetalol in chronic hypertension during pregnancy, Am J Obstet Gynecol 1990(162): 960–965

Sibai BM, Mercer B, Sarinoglu C: Severe preeclampsia in the second trimester: recurrence risk and long-term prognosis, Am J Obstet Gynecol 1991(165):1408–1412

Sibai BM, Ramadan MK, Chari RS, Friedman SA: Pregnancies complicated by HELLP syndrome (hemolysis, elevated liver enzymes, and low platelets): subsequent pregnancy outcome and long-term prognosis, Am J Obstet Gynecol 1995(172):125–129

Sibai BM, Ramadan MK, Usta I, Salama M, Mercer BM, Friedman SA: Maternal morbidity and mortality in 442 pregnancies with hemolysis, elevated liver enzymes, and low platelets (HELLP syndrome), Am J Obstet Gynecol 1993(169):1000–1006

Sibai BM: Diagnosis, Controversies, and Management of the Syndrome of Hemolysis, Elevated Liver Enzymes, and Low Platelet Count, Obstet Gynecol 2004(103):981–991

Sibai BM: Treatment of hypertension in pregnant women, N Engl J Med 1996(335):257–265

Simmons D, Robertson S: Influence of maternal insulin treatment on the infants of women with gestational diabetes, Diabetes Medicine 1997(14):762–765

Solomon CG, Seely EW: Hypertension in pregnancy. A manifestation of the insulin resistance syndrome?, Hypertension 2001(37):232–239

Stauber M, Weyerstahl T: Gynäkologie und Geburtshilfe, 2. Aufl., Thieme, Stuttgart 2005

Taylor RN, Casal DC, Jones LA, Varma M, Martin JN, Roberts JM: Selective effects of preeclamptic sera on human endothelial cell procoagulant protein expression, Am J Obstet Gynecol 1991(165):1705–1710

Tuomilehto J, Lindstrim J, Eriksson J, Valle T et al.: Prevention of type 2 diabetes mellitus by changes in lifestyle among subjects with impaired glucose tolerance, N Engl J Med 2001(344):1343–1350

Vambergue A, Nuttens M, Verier-Mine O et al.: Is mild gestational hyperglycemia associated with maternal and neonatal complications? The Diagest Study, Diabet Med 2000(17):203–208

Van Pampus MG, Wolf H, Ilsen A, Treffers PE: Maternal outcome following temporizing management of the (H)ELLP syndrome, Hypertens Pregnancy 2000(19):211–220

Van Pampus MG, Wolf H, Westenberg SM, van der Post JA, Bonsel GJ, Treffers PE: Maternal and perinatal outcome after expectant management of the HELLP syndrome compared with preeclampsia without HELLP syndrome, Eur J Obstet Gynecol Reprod Biol 1998(76):31–36

Vohr BR, Mc Garvey ST, Tucker R: Effects of maternal gestational diabetes on offspring adiposity at 4–7 years of age, Diabetes Care 1999(22):1284–1291

Walsh SW: Physiology of low-dose aspirin therapy for the prevention of preeclampsia, Semin Perinatol 2, 1990(14):152–170

Weiss AM: Diabetes und Schwangerschaft, Springer, New York 2002

Weiss P, Walcher W, Scholz H: Der vernachlässigte Gestationsdiabetes: Risiken und Folgen, Geburtsh Frauenheilk1999(59):535–544

Weiss PAM: Diabetes in pregnancy: lessions from the fetus, in: Dornhorst A, Hadden DR (eds.) Diabetes and pregnancy: An international approach to diagnosis and management, John Wiley, Chicester 1996

Williams C, Iqbal S: Effect of selectiv screening for Gestational diabetes, Diabetes Care.1999(22):418–422

Yu CK, Papageorghiou AT, Boli A, Cacho AM, Nicolaides KH: Screening for pre-eclampsia and fetal growth restriction in twin pregnancies at 23 weeks of gestation by transvaginal uterine artery Doppler, Ultrasound Obstet Gynecol 2002(20):535–540

Zhou Y, Damsky CH, Chiu K, Roberts JM, Fisher SJ: Preeclampsia is associated with abnormal expression of adhesion molecules by invasive cytotrophoblastsm, Clin Invest 1993(91):950–960

Literatur Kapitel 3.6 (Fetale Wachstumsretardierung)

Baschat AA: Doppler application in the delivery timing of the preterm growth-restricted fetus: another step in the right direction, Ultrasound Obstet Gynecol 2004(23):111–118

Bilardo CM, Wolf H, Stigter RH, Ville Y, Baez E, Visser GHA, Hecher K: Relationship between monitoring parameters and perinatal outcome in severe, early intrauterine growth restriction, Ultrasound Obstet Gynecol 2004(23):119–125

Chang TC, Robson SC, Boys RJ, Spencer JA: Prediction of the small for gestational age infant: which ultrasonic measurement is best?, Obstet Gynecol 1992(80):1030–1038

Ferrazzi E, Bozzo M, Rigano S, Bellotti M et al.: Temporal sequence of abnormal Doppler changes in the peripheral and central circulatory systems of the severely growth-restricted fetus, Ultrasound Obstet Gynecol 2002(19):140–146

Hecher K, Snijders R, Campbell S, Nicolaides K: Fetal venous, intracardiac, and arterial blood flow measurements in intrauterine growth retardation: a relationship with fetal blood gases. Am J Obstet Gynecol 1995(173):10–15

Senat MV, Schwärzler P, Alcais A, Ville Y: Longitudinal changes in the ductus venosus, cerebral transverse sinus and cardiotocogram in fetal growth restriction. Ultrasound Obstet Gynecol 2000(16):19–24

Zimmermann P, Eiriö V, Koskinen J, Kujansuu E, Ranta T: Doppler assessment of the uterine and uteroplacental circulation in the second trimester in pregnancies at high risk for pre-eclampsia and/or intrauterine growth retardation: comparison and correlation between different Doppler parameters, Ultrasound Obstet Gynecol 1997(9): 330–338

Literatur Kapitel 3.7 (Frühgeburtlichkeit)

Creasy RK, Resnik R, Iams JD (eds.): Maternal-Fetal Medicine: Principles and Practice, 5th ed., Saunders, Philadelphia 2004

Cunningham FG, Leveno KJ, Bloom SL, Hauth JC et al.: Williams Obstetrics, 22nd ed., McGraw-Hill, New York 2005

Espinoza J, Erez O, Romero R: preconceptional antibiotic treatment to prevent preterm birth in women with previous preterm delivery, Am J Obstet Gynecol 2006(194):630–637

Gaudet LM, Smith GN: Cerebral palsy and chorioamnionitis: the inflammatory cytokine link, Obstet Gynecol Surv 2001(56):433–436

Romero R, Chaiworapongsa T, Kuivaniemi H, Tromp G: Bacterial vaginosis, the inflammatory response and the risk of preterm birth: a role for genetic epidemiology in the prevention of preterm birth, Am J Obstet Gynecol 2004(190):1509–1519

Schneider H, Husslein P, Schneider KTM (Hrsg.): Die Geburtshilfe, 2. Aufl., Springer, Berlin 2004

Literatur Kapitel 3.8 (Lageanomalien)

Bowes WA Jr, Thorp JM Jr: Clinical aspects of normal and abnormal labor, in: Creasy RK, Resnik R, Iams JD (eds.): Maternal-Fetal Medicine: Principles and Practice, 5th ed., Saunders, Philadelphia 2004

Cunningham FG, Leveno KJ, Bloom SL, Hauth JC et al.: Williams Obstetrics, 22nd ed., McGraw-Hill, New York 2005

Hannah ME, Hannah WJ, Hewson SA et al.: Planned caesarean section versus planned vaginal birth for breech presentation at term: a randomized multicentre trial, Lancet 2000(356):1375–1383

Hannah ME, Whyte H, Hannah WJ et al.: Outcomes of children at 2 years after planned cesarean birth versus planned vaginal birth for breech presentation at term: the international randomized Term Breech Trial, Am J Obstet Gynecol 2004(191):864–871

Hannah ME, Whyte H, Hannah WJ et al.: Maternal outcomes at 2 years after plannes caesarean section versus planned vaginal birth for breech presentation at term: the international randomized Term Breech Trial, Am J Obstet Gynecol 2004(191):917–927

Hutton EK, Hofmeyr GJ: External cephalic version for breech presentation before term, Cochrane Database of Syst Rev 2006(1):CD000084

Molkenboer JFM, Roumen FJME, Smits LJM, Nijhuis JG: Birth weight and neurodevelopmental outcome of children at 2 years of age after planned vaginal delivery for breech presentation at term, Am J Obstet Gynecol 2006(194):624–629

Retzke U: Regelwidrigkeiten des Geburtsmechanismus: Poleinstellungsanomalien, in: Schneider H, Husslein P, Schneider KTM (Hrsg.): Die Geburtshilfe, 2. Aufl., Springer, Berlin 2004

Scheer K, Nubar J: Variation of fetal presentation with gestational age, Am J Obstet Gynecol. 1976(125):269–270

Su M, Hannnah WJ, Willan , et al.: Planned caesarean section decreases the risk of adverse perinatal outcome due to both labour and delivery complications in the Term Breech Trial, BJOG 2004(111): 1065–1074

Vidaeff AC: Breech delivery before and after the Term Breech Trial, Clin Obstet Gynecol 2006(49):198–210

Zhang J, Bowes WA Jr, Fortney JA: Efficiancy of external cephalic version: a review, Obstet Gynecol 1993(82):306–312

Homöopathische Literatur

Eisenberg DM, Davis RB, Ettner SL, Appel S: Trends in alternative medicine use in the United States, 1990–1997: Results of a dollow up national survey, JAMA 2000(283):884–886

Fischer P, Ward A: Medicine in Europe: Complementary Medicine in Europe, BMJ 1994(309):107–111

Härtel U, Volger E: Inanspruchnahme und Akzeptanz klassischer Naturheilverfahren und alternativer Heilmethoden in Deutschland – Ergebnisse einer repräsentativen Bevölkerungsstudie, Forsch Komplementärmed Klass Naturheilkd 2004(11):327–334

Hahnemann S: Organon der Heilkunst. Neufassung mit Systematik und Glossar, hrsg. v. JM Schmidt, Urban & Fischer, Munchen 2003

Metzger J: Gesichtete homöopathische Arzneimittellehre (Bd. 1), Haug, Heidelberg 1995

Morrison R: Handbuch der homöopathischen Leitsymptome und Bestätigungssymptome. Kai Kröger, Groß Wittensee 1997

Phatak RS: Homöopathische Arzneimittellehre, 3. Aufl., Elsevier/Urban & Fischer, München 2005

Schneider H, Husslein P (Hrsg): Geburtshilfe. Springer , Heidelberg 1999

Scholten J: Homöopathie und die Elemente. Stichting Alonissos, Utrecht 1997

Schroyens F (Hrsg.): Synthesis 9.0 in Radar für Windows. Archibel S.A., Assese 2004

Seideneder A: Mitteldetails der homöopathischen Arzneimittel (3 Bde.), Similimum, Ruppichteroth 2000

Thomas KJ, Nicholl JP, Coleman P: Use and expenditure on complementary medicine in England. A population based survey, Complement Ther Med 2001(9):2–11

Tyler ML: Homöopathische Arzneimittelbilder, Burgdorf, Göttingen 1993

Vermeulen F: Concordant Materia Medica. Emryss, Haarlem 1994

4 Vulvovaginale Infektionen

4.1 Einleitung

Frauen kommen abgesehen von der allgemeinen gynäkologischen Voruntersuchung am häufigsten wegen vaginaler Infektionen zum Frauenarzt. Symptomlose oder asymptomatische Infektionen – eindeutiger formuliert: eine abnormale vaginale Flora – bedürfen fast nie einer Behandlung. In der Schwangerschaft jedoch können auch asymptomatische vaginale Infektionen zu Kontraktionen und vorzeitigen Wehen führen und sollten keinesfalls vom betreuenden Facharzt übersehen werden. Ist die Patientin nicht schwanger, sind unangenehme Symptome wie Fluor vaginalis, vaginales Brennen und Pruritus der Grund für den Arztbesuch.

Die Vagina gesunder Frauen im fortpflanzungsfähigen Alter ist ständig von fakultativ pathogenen Keimen besiedelt. Der gesunde Körper der Frau verfügt über **natürliche Abwehrmechanismen**, um Infektionen vorzubeugen. Dazu zählen die Aufrechterhaltung eines physiologischen Scheidenmilieus, der erschwerte Zugang von Keimen in das Körperinnere durch den Schleimpfropf des Zervixkanals sowie humorale und zelluläre immunologische Lokalfaktoren.

Abhängig vom mikrobiologischen Milieu kommt es zu unterschiedlichen, zum Teil hoch signifikanten Umverteilungen der Keimflora: Einen wesentlichen Einfluss auf das Scheidenmilieu haben die Sexualhormone, die direkt und indirekt den Säuregrad des Vaginalsekrets verantworten. Dieser **Säuregrad** wird im Wesentlichen von den physiologischen Lactobazillen wie z.B. den Döderlein-Stäbchen bestimmt. Sie sind in der Lage, aus dem Glykogen der durch Östrogeneinfluss gewachsenen vaginalen Superfizialzellen, nach der durch Progesteron begünstigten Zytolyse, Milchsäure zu bilden. Gemeinsam mit dem H_2O_2, das von bestimmten Unterarten der Lactobazillen erzeugt wird, kommt es so zu einer Ansäuerung beziehungsweise Absinken des pH-Werts des Scheideninhaltes und dadurch zu einer Infektionsprohylaxe.

Tab. III.4-1: Physiologische Veränderungen der Normalflora in verschiedenen Lebensabschnitten	
Weibliches Neugeborenes	Besiedelung durch die Geburt, Vaginalflora entspricht der mütterlichen Flora
Präpubertäres Mädchen	Entspricht der Darmflora, keine Lactobazillen
Pubertät	Änderung zur Lactobazillenflora
Geschlechtsreife Frau	Änderung im Rahmen des Ovulationszyklus: • 1. Zyklushälfte Anaerobier und coliforme Keime • 2. Zyklushälfte dominiert durch Lactobacillus spp.

Abhängig vom hormonellen Stimulus kommt es zu einer vermehrten bzw. verminderten Glykogenolyse und entsprechenden pH-Unterschieden während des weiblichen Zyklus und natürlich auch in der Gravidität.

Tab. III.4-2: Spiegel-Kriterien (Grad I–III) (Spiegel 1983)	
Grad I	**Normale Flora:** dominiert durch Lactobazillen-Morphotypen
Grad II	**Intermediäre Flora:** reduzierte Lactobazillenflora gemischt mit anderen Morphotypen; dabei handelt es sich entweder um eine **zwischenzeitliche Reduktion** der Lactobazillen, die sich selbst reguliert, oder möglicherweise um ein **Übergangsstadium zur Infektion**
Grad III	**Abnormale Flora:** wenig bis gar keine Lactobazillen-Morphotypen mit einer erhöhten Anzahl von Gardnerella vaginalis und/oder anderen Morphotypen **Bakterielle Vaginose:** Lactobacillus < 5 und Gardnerella-Morphotypen > 5 zusammen mit 5 oder mehr Morphotypen (grampositive Kokken, gramnegative Stäbchen) pro x 1000 Ölimmersion Gesichtsfeld

Aus dem **Vaginalsekret einer gesunden Frau** können mittels mikrobiologischer Kultur unter anderem folgende Keime isoliert werden:

- Lactobacillus (Döderlein) 90%,
- Enterokokken und E.coli 25%,
- Clostridium perfringens 10%,
- B-Streptokokken 10%,
- Gardnerella vaginalis 10–40%,
- Hefepilze (v.a. Candida albicans) 5–10%,
- Mykoplasmen bis zu 55%,
- Ureaplasmen 60–80%.

Die intakte **Vaginalflora** besteht aus Mikroorganismen, die den weiblichen Genitaltrakt kolonisieren, jedoch keine Krankheit verursachen, die durch klinische Symptome gekennzeichnet wäre. Dieselben Keime können unter bestimmten Gegebenheiten auch krankheitsauslösend sein.

Die Normalflora unterliegt im Laufe der verschiedenen Zyklusphasen und Lebensabschnitte einem physiologischen Wandel.

4.2 Diagnostik

Für die mikrobiologische Untersuchung der Vaginalflora eignet sich in erster Linie die **mikroskopische Untersuchung des Vaginalsekrets**. Entweder wird ein Sekretausstrich **nativ** (☞ Tab. III.4-2) im Phasenkontrast untersucht oder nach **Gram-Färbung** (☞ Tab. III.4-3) das fixierte Präparat. Die Gram-Färbung gilt heute als „goldener“ Standard zur Beurteilung der vaginalen Flora.

MERKE

- Eine mikrobiologische Kultur des Vaginalsekrets sollte nicht routinemäßig, sondern bei eindeutiger Indikation durchgeführt werden, z.B. bei chronisch-rezidivierenden Infektionen.
- Bei der Interpretation des Kulturergebnisses sollte darauf geachtet werden, dass
  - ein Großteil der in der Kultur gezüchteten Keime physiologisch ist und nicht als behandlungsbedürftig oder pathogen gilt,
  - der Reinheitsgrad des Grampräparats immer mit einbezogen wird (☞ Tab. III.4-3).
- Nur so lässt sich ein „Overtreatment“ verhindern.

4.3 Klinische Bedeutung vaginaler Infektionen

Die vaginale Infektion mit der größten Prävalenzrate in Europa ist die **vulvovaginale Candidose**. 70–75% aller Frauen haben mindestens einmal im Leben eine vaginale Pilzinfektion. Etwa 5% leiden unter rezidivierend wiederkehrenden Episoden.

Tab. III.4-3: Kriterien nach Nugent (Nugent 1991)

Grampräparat bei x 1000-Vergrößerung			
(a)	Große grampositive Stäbchen (Lactobacillus-Morphotypen)		
(b)	Kleine gramvariable Stäbchen (G.-vaginalis-Morphotypen) Kleine gramnegative Stäbchen (Bacteroides-spp.-Morphotypen)		
(c)	Sichelförmige/gebogene gramvariable Stäbchen (Mobiluncus-spp.-Morphotypen)		
(d)	Grampositive Kokken		
Score: Quantifizierung pro Gesichtsfeld x 1000, Ölimmersion			
0	Keine Morphotypen		
+ (1 +)	1 Morphotyp		
++ (2 +)	1–4 Morphotypen		
+++ (3 +)	5–30 Morphotypen		
++++ (4 +)	30 oder mehr Morphotypen		
Score	**(a)**	**(b)**	**(c)**
0	4 +	0	0
1	3 +	1 +	1 + oder 2 +
2	2+	2 +	3 + oder 4 +
3	1 +	3 +	
4	0	4 +	
Kokken (d) werden separat beschrieben			
Summe = a + b + c			
0–3	= normal		
4–6	= intermediär		
7–10	= bakterielle Vaginose		

Zu den weltweit häufigsten, durch Bakterien verursachten vaginalen Infektionen gehört die **bakterielle Vaginose**, die in Mitteleuropa etwa die gleiche Prävalenzrate wie die Pilzinfektion hat, in Schwarzafrika jedoch mit einer Prävalenz von 50% angegeben wird. In den angloamerikanischen Ländern werden Prävalenzraten von 10–40% beschrieben, wobei es große geographische und rassische Unterschiede gibt. (CDC 2002)

MERKE

> In der Schwangerschaft kann eine bakterielle Vaginose das Risiko einer Frühgeburt signifikant erhöhen. Von einigen Autoren wird daher in der Schwangerschaft ein Screening nach bakterieller Vaginose und auch Intermediärflora sowie deren Therapie gefordert.

Mit bedeutend geringerer Prävalenz gehören **Trichomonas vaginalis** sowie **Chlamydia trachomatis** und **Neisseria gonorrhoeae** zu den häufigeren

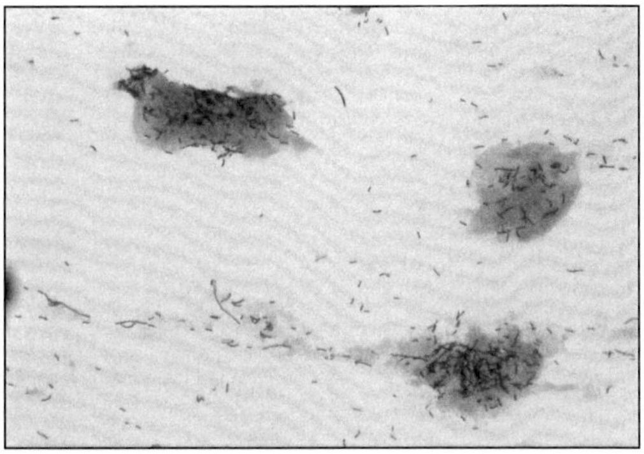

Abb. III.4-1: Normale vaginale Flora, RG I.

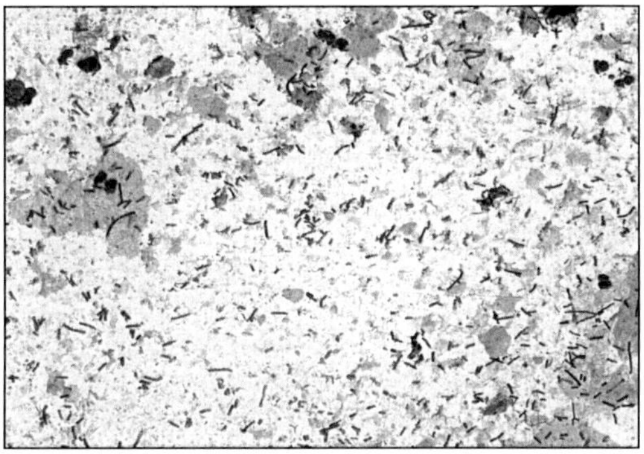

Abb. II.4-2: Intermediäre vaginale Flora, RG II.

Erregern von vaginalen Infektionen und mukopurulenter Zervizitis.
Als **Folge von bakterieller vaginaler Infektion oder Zervizitis** kann es zu einer aufsteigenden Infektion mit Adnexitis, pelvic inflammatory disease (PID) mit u. U. gravierenden Spätfolgen oder in der Schwangerschaft zu vorzeitigen Wehen, Blasensprung und Frühgeburt kommen.

4.4 Spezielle Krankheitsbilder

4.4.1 Vulvovaginale Candidose (Soorinfektion)

Auslöser

Auslöser der Candidose sind in erster Linie Candida albicans (Soorpilz, 85–90%), gefolgt von Candida glabrata, Candida tropicalis und anderen Hefepilzen. Candida-Spezies kommen physiologisch im Darm und Vaginalsekret vor und haben nur **bei klinischen Symptomen** wie Fluor vaginalis, Pruritus und Brennen eine **pathogene Bedeutung.**

Tab. III.4-4: Prädisponierende Faktoren für eine Candidose

- Vorangegangene Antibiotikatherapie
- Diabetes mellitus
- HIV-Infektion
- Einnahme von Kontrazeptiva
- Gravidität
- Gebrauch von Intimsprays

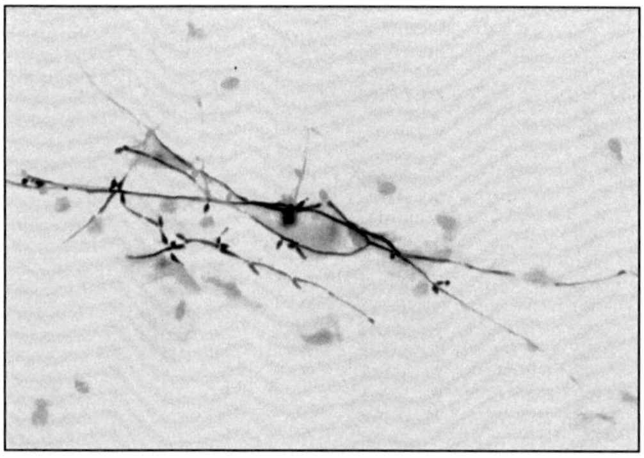

Abb. III.4-3: Candida albicans. Hyphen und Pilzsporen treten im Grampräparat dunkel hervor.

! Bei der Interpretation von Pilzkulturen aus Vaginalsekreten ist daran zu denken, dass bei 10–20% der klinisch unauffälligen Frauen ein positives Kulturergebnis zu erwarten ist.

Klinik

Typische Symptome sind:
- Pruritus,
- Erythem,
- weißer, topfiger, geruchsarmer Fluor,
- Dysurie und Dyspareunie.

Diagnostik

Diagnostika der Wahl sind das Nativpräparat (besser nach Zusatz von 10%iger Kalilauge) und das Grampräparat (☞ Abb. III.4-3). Im Nativ- und im Grampräparat kann man die typischen baumartig verzweigten Hyphen und Pilzsporen erkennen.

Therapie

Antimykotikatherapie

- **Orale Therapeutika** wie Flukonazol 150 mg als Singleshot oder Eintagestherapie mit Itrakonazol 200 mg morgens und abends (zur Mahlzeit!).
- Als Alternative stehen verschiedene **topische Antimykotika** (Clotrimazol, Ekonazol, Mikonazol u. a.) zur Verfügung.

Partnerbehandlung

Bei einmalig auftretender Candidose ist keine **Partnertherapie** notwendig.

Therapie in Schwangerschaft und Stillzeit

Sowohl in der Schwangerschaft als auch in der Stillzeit sollten **nur topische Antimykotika** (Clotrimazol, Ekonazol, Mikonazol u. a.) über sechs bis sieben Tage angewandt werden.

MERKE
- In der Schwangerschaft höhere Prävalenz von Candidosen.
- Häufigeres Auftreten von Kontraktionen bzw. vorzeitigen Wehen.
- Erhöhte mütterliche Morbidität.
- Das Risiko einer Frühgeburt ist, wie in einer großen Studie US-amerikanischen Studie (Cotch et al. 1998) nachgewiesen wurde, nicht erhöht. Dennoch haben Studien gezeigt, dass durch die Behandlung mit topischen Azolen das Risiko einer Frühgeburt verringert wird (Kiss et al. 2004).

4.4.2 Chronisch-rezidivierende vulvovaginale Candidose

Klinik

Treten Soorpilzinfektionen innerhalb eines Jahres **viermal oder öfter** auf, spricht man von chronisch-rezidivierender vulvovaginaler Candidose (RVVC). Die **Prävalenz** dieser Infektion liegt bei etwa 5%.
Die klinischen Symptome sowie die Diagnose der Infektion gleichen der einer Soorkolpitis (☞ III.4.4.1). Zur Diagnosesicherung sollte zusätzlich immer eine **Pilzkultur** angelegt und eine **Resistenzprüfung** von verschiedenen Antimykotika durchgeführt werden.

Therapie

Antimykotikatherapie

Das Wesen in der Behandlung der chronisch-rezidivierenden Vulvovaginalcandidose liegt in der **Dauertherapie** mit entsprechendem Gewebespiegel eines **oralen Antimykotikums** und Kontrolle des Therapieerfolgs mittels Kultur.
Zurzeit liegen Erfolg versprechende Behandlungsergebnisse sowohl mit oralem Flukonazol wie auch Itrakonazol vor. Im Rahmen der Dauertherapie sollte einmal in ein- bis zweiwöchigem Abstand eine Eintagestherapie mit 1 × 150 mg Flukonazol oder 2 × 200 mg Itrakonazol durchgeführt werden.

Partnerbehandlung

Wesentlich seltener zeigen die männlichen Geschlechtspartner klinische Zeichen wie Pruritus, Balanitis oder Dysurie und Dyspareunie. Eine **Partnerbehandlung** ist in Fällen der chronisch-rezidivierenden Vulvovaginalcandidose zu erwägen. Therapeutisch bieten sich in diesen Fällen topische Antimykotika sowie systemische Behandlungsregime an (☞ III.4.4.1).

! Genaue Anamneseerhebung und Aufklärung bezüglich Prädispositionsfaktoren sowie eingehende Betreuung der Patientin durch den behandelnden Arzt tragen wesentlich zum Therapieerfolg bei. Stoffwechselerkrankungen wie z.B. ein Diabetes mellitus sollten ausgeschlossen werden.

4.4.3 Bakterielle Vaginose

Die Bakterielle Vaginose (BV) ist ein klinisches Syndrom, das durch den Verlust von H_2O_2-bildenden Lactobacillus spp. in der Vagina bzw. durch die Verdrängung derselben durch hohe Konzentrationen von anaeroben Bakterien wie Gardnerella vaginalis, Bacteroides spp., Prevotella spp., Mobiluncus spp. u. a. entsteht. In älteren Lehrbüchern wird diese Infektion auch als Aminkolpitis beschrieben.

MERKE
Die bakterielle Vaginose ist der häufigste Grund für Fluor vaginalis und Vaginalschmerz, dennoch sind etwa 50% der Frauen, die die klinischen bzw. labordiagnostischen Kriterien erfüllen, klinisch symptomlos.

Der Mechanismus der mikrobiellen Alteration ist noch nicht völlig aufgeklärt. Obwohl die BV mit häufigem Sexualpartnertausch assoziiert wird, ist nicht mit Sicherheit zu sagen, ob die Infektion durch ein sexuell übertragbares Pathogen ausgelöst wird. Fest steht, dass Frauen ohne jegliche sexuellen Kontakte so gut wie nie unter diesem Symptom leiden.
Eine **Partnerbehandlung** hat sich **nicht** zur Prävention für ein Rezidiv bewährt.

Klinik

Klinisch treten in erster Linie folgende Symptome auf:

- Fluor vaginalis,
- Vaginalschmerz,
- Unterbauchschmerzen,
- Dyspareunie,
- Amin-Geruch.

Diagnostik

In der Literatur wird das **Grampräparat** als Gold-Standard der Diagnose bezeichnet. Die objektive Beurteilung des Grampräparats erfolgt nach den **Nugent-Kriterien** (normale vaginale Flora, intermediäre vaginale Flora, bakterielle Vaginose ☞ Tab. III.4-3).

Für die klinische Diagnosestellung müssen nach Amsel (1983) drei der folgenden vier Kriterien erfüllt sein:

- Homogener, weißlicher **Fluor**,
- so genannte **Clue cells** (Schlüsselzellen, vaginale Epithelien die mit einem Bakterienrasen übersäht sind) bei der nativ-mikroskopischen Untersuchung (☞ Abb. III.4-4),
- **pH-Wert des Vaginalfluors** > 4,5,
- **„Whiff Test"**: Typischer Fischgeruch vor oder nach Zugabe einer 10%igen Kalilauge.

Mikroskopie

Im Nativpräparat sind bei normaler vaginaler Flora neben den oberflächlichen vaginalen Epithelzellen bei 400facher Vergrößerung und Phasenkontrast die Lactobazillen als stäbchenförmige Bakterien eindeutig erkennbar. Diese Stäbchen sind überall im Bild gleichmäßig verteilt, was für eine normale vaginale Flora mit Dominanz der Lactobazillen spricht. Im Grampräparat sind diese Stäbchen grampositiv gefärbt (☞ Abb. III.4-1). Bei 1000facher Vergrößerung und Öl-Immersion kann der Unterschied zu anderen fakultativ pathogenen Keimen (gramnegative kleine Stäbchen) gezeigt werden. Ein kompletter Laktobazillenverlust (Nugent-Kriterien, ☞ Tab. III.4-3) ist gleichzusetzen mit einer bakteriellen Vaginose (☞ Abb. III.4-4).

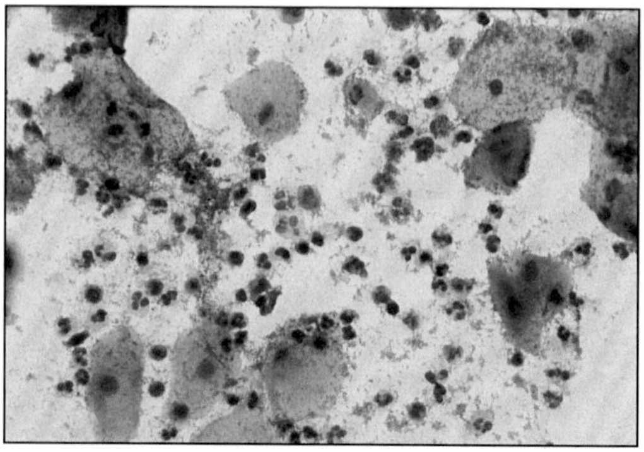

Abb. III.4-4: Bakterielle Vaginose, RG III (mit Clue cell).

MERKE

Eine Diagnose ohne exakte mikrobiologische Untersuchung des Vaginalsekrets führt in 50% der Fälle zu einer falschen Therapie, wie eine Untersuchung von Schaaf (1990) eindeutig belegt.

Therapie

Antibiotikatherapie

Die Therapie sollte in erster Linie mit Clindamycin 300 mg 2 × 1 über 7 Tage oder Metronidazol 500 mg 2 × 1 über 7 Tage durchgeführt werden. Einige Studien empfehlen auch als Kurzzeittherapie 1 × 2 g Metronidazol über 2 Tage.

Über die Sinnhaftigkeit von Lactobazillen-Präparationen nach einer Antibiotikaeinnahme gibt es äußerst wenige Angaben in der Literatur. Generell gibt es keine international gültige Empfehlung dafür, nach der Therapie mit Clindamycin einen Wiederaufbau der Keimflora mit einem Lactobacillus-Präparat durchzuführen.

Partnerbehandlung

Die Ergebnisse verschiedener klinischer Studien zeigen keine Beeinflussung des Heilungsverlaufes und der Reinfektionsrate durch Partnerbehandlung.

Bei **chronisch-rezidivierenden Infektion kann eine Partnerbehandlung sinnvoll sein.**

Therapie während der Schwangerschaft und Stillzeit

In der **ersten Schwangerschaftshälfte vor Abschluss der Organogenese** gilt eine **topische Therapie** mit Clindamycin-Vaginalcreme über sechs bis sieben Tage als sicher.
Ende des ersten und ab dem zweiten Trimenon wird international Clindamycin 300 mg 2 × 1 über 7 Tage oder eine Therapie mit Metronidazol (als Kurzzeittherapie 1 × 2 g über 2 Tage oder Metronidazol 500 mg 1 × 1 über 7 Tage) empfohlen. Jüngsten Publikationen von Ugwumadu (2003) und auch Lamont (2003) zur Folge dürfte die Therapie mit Clindamycin nicht nur die Rezidivrate senken, sondern auch die mit der bakteriellen Vaginose assoziierte Frühgeburtlichkeit signifikant reduzieren.
Bei **stillenden Müttern** ist Clindamycin 300 mg 2 × 1 über 7 Tage die Therapie der ersten Wahl.

MERKE

- Bei Schwangeren mit bakterieller Vaginose ist das Risiko einer Frühgeburt signifikant um das Zwei- bis Vierfache erhöht.
- Bei unbehandelter BV in der Spätschwangerschaft besteht post partum eine erhöhte Inzidenz an Endometritis. Diagnose und Therapie haben deshalb in der Schwangerschaft einen besonders hohen Stellenwert.
- Nach einer Therapie sollte unbedingt ein Kontrollabstrich mit mikroskopischer Diagnostik (am besten Grampräparat, ☞ Tab. III.4-3) durchgeführt werden.

4.4.4 Trichomoniasis

Trichomonadeninfektionen werden durch das Protozoon Trichomonas vaginalis ausgelöst. Die Krankheit korreliert mit der sexuellen Aktivität und der Anzahl der Sexualpartner, kann aber auch durch Kontaktinfektion in Bädern und Toiletten oder durch Badeschwämme übertragen werden.

Klinik

Ungefähr 50% der Patientinnen zeigen klinische Symptome. Charakteristisch sind:

- **Dünnflüssiger, gelblich-grünlicher, übel riechender Fluor vaginalis**, der meist auch **schaumig** imponiert.
- Entzündlich irritierte Vaginalschleimhaut.

Diagnostik

Diagnostisch hat sich mit der höchsten Sensitivität das **Nativpräparat** durchgesetzt, obwohl auch andere Techniken wie Gramfärbung, Giemsa, Papanicolaou eingesetzt werden. Im Nativpräparat sieht man die **typischen Bewegungen der birnenförmigen, geißeltragenden Trichomonaden.**

Therapie

Antibiotikatherapie

Als Therapeutikum der einzigen Wahl gilt Metronidazol als Singleshot 1 × 2 g oder Metronidazol 500 mg 2 × 1 über 7 Tage.

Partnerbehandlung

Eine Partnertherapie **ist auch bei Symptomlosigkeit unbedingt indiziert** (Metronidazol als Singleshot 1 × 2 g).

Therapie in Schwangerschaft und Stillzeit

Auch in der **Schwangerschaft** wird mit Metronidazol behandelt: lokal als Metronidazol Vaginalkapseln 500 mg oder 1000 mg 1 × 1 über 7–10 Tage, oder nach dem ersten Trimenon als Singleshot 1 × 2 g oral verabreicht.
Vor allem bei gleichzeitiger bakterieller Vaginose (☞ III.4.4.3) besteht ein signifikant erhöhtes Risiko einer Frühgeburt. Durch eine entsprechende Therapie kann dieses Risiko um die Hälfte reduziert werden.
Post partum kommt es bei unbehandelten Patientinnen häufiger zu einer Endometritis.
Bei stillenden Frauen kann Metronidazol angewandt werden.

4.4.5 Mukopurulente Zervizitis

Dieses klinische Symptom wird der Differenzierung des Erregers oft vorgezogen und als solches mit einer antimikrobiellen Kombination gegen Neisseria gonorrhoeae und Chlamydia trachomatis therapiert, da die Kosten der Antibiotika deutlich unter den Kosten der Austestung liegen. Als Folgen einer unbehandelten oder insuffizient behandelten Infektion kann es durch Aufsteigen der Erreger zu einer Salpingitis, Oophoritis, einer Adnexitis mit Tubenverschluss und sekundärer Sterilität kommen.

Inzidenz und Prävalenz

Neisseria gonorrhoeae

Die Inzidenz der durch den Keim Neisseria gonorrhoeae ausgelösten Erkrankung ist abhängig vom sozialen Status: Je niedriger dieser ist, desto höher die Inzidenz. Andere demographische Faktoren sind:

- wechselnde Sexualkontakte,
- Gonorrhoe in der Anamnese.

In bis zu 60% der Fälle kann eine Infektion mit Neisseria gonorrhoeae symptomlos ablaufen. Aufgrund des geänderten Sexualverhaltens im Rahmen der HIV-Aufklärung nahm die Inzidenz deutlich ab. Der Nachweis dieser intraleukozytär vorkommenden Diplokokken erfolgt entweder mittels Kultur eines Abstrichs oder mittels PCR.

Chlamydia trachomatis

Chlamydieninfektionen des Urogenitaltraktes sind durch den Stamm der C. trachomatis bedingt. Seit Bekanntwerden als Krankheitserreger (1986 in den USA) nimmt diese selbstständige Keimgruppe an Bedeutung und – bedingt durch die verbesserten Diagnosetechniken – an Inzidenz zu.

Die Nachweisrate reicht in internationalen Studien von 3–5% bei asymptomatischen Frauen, bis über 20% bei Frauen in STD(Sexual transmitted disease)-Kliniken.

Die höchste Rate an positiven Zervikalkulturen liegt in der Gruppe der 15- bis 19-Jährigen, bei sexuell aktiven Frauen (ca. 30%), und sinkt dann im Laufe des Lebens kontinuierlich bis auf ca. 10%. Von besonderer Bedeutung für den Nachweis von Chlamydien ist die Tatsache, dass es sich um intrazellulär nachweisbare Organismen handelt. Dieser Nachweis gelingt nur, wenn man Zellen aus dem Zervikalkanal mittels Abstrich entnimmt und erfolgt mittels PCR oder LCR.

Klinik

Gelblich-eitriges Zervikalsekret im Rahmen eines entzündlichen Erythems der Portio.

Therapie

Antibiotikatherapie

- Ceftriaxon 250 mg i.m. Singleshot + Doxycyclin 200 mg p.o. über 14 Tage.
- Ciprofloxacin 500 mg p.o. Singleshot + Doxycyclin 200 mg p.o. über 14 Tage.

Als Alternative zur Therapie der **Gonorrhoe** stehen statt Ceftriaxon andere oral verfügbare Cephalosporine, Gyrasehemmer oder Penicillin G i.m. zur Verfügung, zur Therapie der **Chlamydien** statt Doxycyclin Makrolidantibiotika wie Roxithromycin, Clarithromycin und Azithromycin.

Partnerbehandlung

Eine Partnertherapie **ist auch bei Symptomlosigkeit unbedingt indiziert.**

MERKE

Da es sich bei der mukopurulenten Zervizitis um eine Infektion mit Neisseria gonorrhoeae und/oder Chlamydia trachomatis handelt, ist eine Therapie unbedingt erforderlich.

Therapie in Schwangerschaft und Stillzeit

In **Schwangerschaft** und **Stillzeit** sind Doxycyclin und Gyrasehemmer **kontraindiziert**. Geeignete Therapeutika sind Cephalosporine in Kombination mit Makrolidantibiotika. In der Schwangerschaft muss immer eine Dosisanpassung auf den erhöhten Grundumsatz und veränderten Flüssigkeitshaushalt erfolgen.

4.5 Homöopathische Therapie

4.5.1 Therapienotstand

Vaginale Infektionen gehören zu den häufigsten Ursachen für einen Besuch beim Gynäkologen (☞ III.4.1). Gehen vaginale Infektionen in einen chronischen Zustand über, leidet nicht nur die Patientin, sondern auch der behandelnde Arzt, da der Patientin oft nicht zufrieden stellend geholfen werden kann und sie in kurzen Intervallen immer wieder in die Sprechstunde kommt.

Therapieresistente Beschwerden werden von Frauen physisch und psychisch als extreme Belastung empfunden. Physisch, weil der quälende Juckreiz die wunde Haut im Vulva-Anusbereich zur Exkoriation und damit zu Schmerzen und Dyspareunien führt. Als psychische Belastung, weil sich die Patientin „schmutzig" und „unattraktiv" fühlt und unter der Vorstellung leidet, „nie wieder gesund zu werden". Die Bewältigung des Alltages und ein erfüllendes Sexualleben sind gestört. Je kürzer die rezidivfreien Intervalle und je ausgedehnter die Krankeitsepisoden werden, desto verzweifelter und depressiver reagieren die Patientinnen.

Die Behandlung einer bakteriellen Vaginose (☞ III.4.4.3) mit Antibiotika führt in einen Circulus vitiosus: Nach Antibiotikagabe flammt meist eine vaginale Pilzinfektion auf, die häufig therapieresistent wird. Topische und systemisch angewandte Antimykotika werden im Allgemeinen gut vertragen, bei Patientinnen mit Prädisposition zu Candidainfekten werden jedoch die Intervalle zwischen den Infektionen zunehmend kürzer, bis die Patientinnen fast ununterbrochen an belästigendem Pruritus und Fluor leiden. **Hier zeigt die schulmedizinische weitere Behandlung meist keinen therapeutischen Ausweg, da sie ein monokausales Therapiekonzept verfolgt.** Rezidivierende Candida-Infektionen stellen häufig einen Therapienotstand dar. Die homöopathische Therapie kann als Ausweg und Chance auf Heilung empfohlen werden.

Das homöopathische Symptom der Leukorrhoe

Guernsey (1817–1885), ein homöopathischer Arzt aus Boston, der sich erstmals speziell mit dem Fachgebiet der Frauenheilkunde in der Homöopathie beschäftigte, beschreibt in „Homöopathie in Gynäkologie und Geburtshilfe" die Leukorrhoe als Folge einer akuten oder chronischen Entzündung der Vagina bzw. des Uterus. Vulvovaginale Infektionen sind aus homöopathischer Sicht als „Lokalübel" zu bewerten (☞II.4.2.1). Er führt die Leukorrhoe auf die Aktivierung der **Psora** (☞ II.1.5) zurück, und bemerkt, dass es umso schwieriger sei, die Leukorrhoe zu heilen, je stärker die psorische Präsidposition zur Leukorrhoe ausgeprägt ist.

Als Leukorrhoe auslösende Ursachen beobachtete Guernsey eine Vielzahl von Faktoren, z. B.:

- Kälteexposition,
- das Leben in feuchten Wohnungen,
- Gewalteinwirkungen jeder Art (worunter er auch Geburt, Abort und exzessiven Geschlechtsverkehr verstanden wissen wollte),
- ungesunde Speisen und Getränke.

Er beschreibt weiter, dass heftige und plötzliche Anfälle von Leukorrhoe als Folge einer „klinischen Metastasierung" zu beobachten seien.

Unter dem Begriff der **Metastasierung** verstand die alte Homöopathie das Auftreten eines neuen Symptoms an einer anderen Körperstelle, nachdem ein anderes Krankheitssymptom nicht geheilt, sondern unterdrückend behandelt wurde (☞ II.1.2). Ein zeitgemäßes Beispiel für eine Metastasierung wäre das Auftreten der Leukorrhoe nach Pilleneinnahme: Die Pilleneinnahme unterdrückt den physiologischen Vorgang der Ovulation, woraufhin ein psorisch belasteter Organismus mit Leukorrhoe reagieren kann. Dies erklärt auch aus homöopathischer Sicht, warum unter der Pilleneinnahme eine erhöhte Inzidenz von rezidivierenden Candidosen zu verzeichnen ist.

Behandlungsverlauf

Pruritus und unerträgliches Brennen an der Vulva sind die häufigsten Manifestationen eines vulvovaginalen Infektes. Guernsey fordert vom homöopathischen Arzt, diesen Symptomen höchste Aufmerksamkeit zu schenken, da sie Vorläufer einer malignen Erkrankung des Genitaltraktes sein können. Zu Guernseys Zeiten war ein Fluor vaginalis eine der wenigen Symptome, die neben der Palpation Hinweise auch auf maligne Erkrankungen des weiblichen Genitaltrakts zuließen. Aus diesem Grund hatte der vaginale Fluor eine große Bedeutung in der homöopathischen Behandlung.

Der jeweilige Krankheitsverlauf ist genauestens zu beobachten. Die Erfahrung vieler Generationen von homöopathischen Ärzten hat gezeigt, dass durch die

effektive homöopathische Behandlung vulvovaginaler Infekte eine **Chronifizierung** verhindert werden kann.
Erfahrungsgemäß lassen sich akute vulvovaginale Infektionen homöopathisch rasch, d.h. innerhalb von wenigen Tagen heilen (☞ III.4.5.2). Rezidivierende Infektionen, die bereits zu einer chronischen Krankheit geworden sind, bedürfen oft vieler Wochen oder sogar Monate, bis eine nachhaltige Rezidivfreiheit eintritt. Bei korrekter Behandlung verringern sich allerdings die Intensität der Beschwerden sowie die Häufigkeit des Auftretens sukzessive, bis diese schließlich völlig sistieren.

Unterstützenden Maßnahmen

In Fällen chronifizierter Infektionen bedarf es eines hohen Maßes an Compliance, da die Patientin auch Episoden von Pruritus ertragen muss. Es ist deshalb ratsam, die Patientin uber Schmerz und Juckreiz lindernde Maßnahmen aufzuklären.
Die Patientin muss durch Ausprobieren herausfinden, welche der in Tabelle III.4-5 angeführten adjuvanten Methoden ihre Beschwerden am besten lindert.
Die klassische Homöopathie kann in vielen chronischen wie akuten Fällen einer vulvovaginalen Infektion helfen. Die allgemeine Abwehrkraft des Organismus wird gestärkt, und bei idealem homöopathischem Behandlungsverlauf kann Rezidivfreiheit erreicht werden.

Tab. III.4-5: Unterstützende Maßnamen bei Schmerzen und Pruritus

Intravaginal	• Joghurttampons • Olivenöltampons: kaltgepresstes Olivenöl, MelprotektGel® vor GV und wenn Beschwerden zunehmen
Vulva und perivaginal	• Weizenkeimöl • Kaltgepresstes Olivenöl • Joghurt, Topfen (bei Hautexkoriation) • Sitzbäder („Totes-Meer"-Salz, Käsepappeltee, Eichenrindentee)

4.5.2 Akute Therapie

Die meisten Menschen tragen die Tendenz zu chronischen Erkrankungen in sich. So zeigt die homöopathische Praxis, dass Frauen nach der schulmedizinischen Behandlung von Vulvovaginitiden immer wieder Infektionen im Scheidenbereich bekommen (☞ III.4.5.1).

MERKE
Eine akute Vulvovaginitis liegt nach homöopathischem Verständnis dann vor, wenn die Beschwerden zum ersten Mal auftreten oder die letzte Infektion etwa ein Jahr zurückliegt.

In jedem Fall ist zu klären, ob die Pat. zusätzlich andere, schon länger bestehende Beschwerden hat (z.B. chronisches Hautekzem, hartnäckiger Schnupfen etc.). Hat sich das Beschwerdebild der zugrunde liegenden Krankheit mit dem Auftreten der Vaginalinfektion verändert, so ist die Vulvovaginitis in der Regel Teil der chronischen Symptomatik und muss entsprechend (☞ II.4.1.2) behandelt werden.
Zur Pathologie der einzelnen Krankheitsbilder ☞ III.4.4.

4.5.3 Chronische Therapie

Durch vielfache, über längere Zeit dauernde medikamentöse Behandlungen von vulvovaginalen Infektionen mit Allopathika haben sich die „charakteristischen" Symptome (Organon, § 153) häufig so stark verändert, dass für den homöopathischen Arzt keine verwertbaren Symptome der Infektion mehr erkennbar sind. Beobachtbar sind lediglich noch pathognomonische Symptome, die für eine Arzneimittelfindung in der Regel unbrauchbar sind. In diesen Fällen ist eine umfassende Anamnese mit anschließender konstitutioneller Behandlung nötig (☞ II.4).
Ziel der chronischen Behandlung ist es, das **Konstitutionsmittel** der Pat. zu finden, das die Immunabwehr so stark stimuliert, dass es zu einer rezidivfreien Heilung kommt.
Pilzinfektionen sind für die Patientinnen psychisch und physisch unangenehm, führen aber – außer während der Schwangerschaft (☞ III.4.3) – zu keinen Folgeerkrankungen.

Für **lang bestehende bakterielle Vaginosen** (☞ III.4.4.3) gilt allerdings, dass die Infekte aufsteigen können und zu Infertilität oder intraabdominellen Verwachsungen mit chronischen Schmerzen im kleinen Becken führen können. Daher muss bei der homöopathischen Behandlung bakterieller Infektionen gelten:

- **Kontrollabstrich** fünf Wochen nach Behandlungsbeginn. Es darf keine bakterielle Vaginose mehr diagnostiziert werden!
- Sind immer noch Keime vorhanden, muss die homöopathische Therapie neu evaluiert werden, ggf. ein erfahrener homöopathischer Kollege zugezogen oder eine **antibiotische Therapie** in Erwägung gezogen werden (☞ III.4.4), da offensichtlich das heilende Arzneimittel nicht gefunden wurde.

MERKE

Die Pat. muss darüber aufgeklärt werden, dass sie an einer fakultativ sexuell übertragbaren Krankheit leidet und bei Geschlechtsverkehr ein Kondom verwenden sollte, um eine Ansteckung des/der Partner zu vermeiden bzw. um eine Reinfektion durch den Partner zu verhindern.
Werden beide Partner homöopathisch behandelt, sollte ebenfalls bis zum Kontrollabstrich beider Partner, der Keimfreiheit beweist, ein Kondom verwendet werden, um einen Pingpong-Effekt der Infektion zu verhindern.

4.5.4 Homöopathische Kasuistiken

Kasuistik 4-1: Akute bakterielle Vaginose

Anton Drähne

Symptomatik

34-jährige Pat. Starker, wässriger Fluor nach Koitus; käseartiger Geruch. Kältegefühl im Unterleib; muss sich warm anziehen. Kälte agg. Scheide fühlt sich wie entzündet an. Berührung unangenehm.

Diagnostik

Starker weißer Fluor, nach 10%iger Kalilaugenzugabe typischer Fischgeruch, pH-Wert 5,0.

Verschreibung

REPERTORISATION (KENTS REPERTORIUM)
Fluor – übel riechend – Käse – wie alter
Kälte – Körperteiles – allg. Verschlimmerung durch Kaltwerden eines
Schmerz – Vagina – Koitus, bei
Berührung agg.

Hepar sulphuris C 30 als Einzelgabe (5 Glob.). Führend für die Mittelwahl waren der besondere Geruch sowie die Kältemodalität.

Verlauf

Nach einem Tag bereits deutliche Besserung des Geruchs. Das Gefühl der Kälte und der Berührungsempfindlichkeit hat nachgelassen. Nach drei Tagen keine Beschwerden mehr.

Kasuistik 4-2: Akute bakterielle Vaginose

Anton Drähne

Symptomatik

28-jährige Pat. Seit der letzten Periode dünner, wässriger, unangenehm faulig riechender Ausfluss. Fluor fühlt sich scharf an. Ausnahmsweise Kopfschmerzen vor der Periode. Gefühl, als sei die Scheide geschwollen. Regelmäßige Kontrazeptiva-Einnahme.

Diagnostik

Starker weißer Fluor, faulig riechend, kaum Lactobazillen, pH-Wert 4,8.

Verschreibung

REPERTORISATION (KENTS REPERTORIUM)
Leukorrhoe – übel riechend, faulig
Leukorrhoe – dünn, wässrig:
Schwellung – Vagina
Leukorrhoe – scharf, wund machend
Kopfschmerz – Menses, vor

Kreosotum LM6, 1 × tgl. 2–3 Trp. auf einen TL Wasser. Die LM-Gabe wird wegen guter Erfahrungen bei regelmäßiger Antibabypilleneinnahme gewählt. Führend für die Mittelwahl: Kopfschmerz vor Menses, faulig übel riechender Ausfluss, Gefühl des scharf, wund machenden Ausflusses.

Verlauf

Nach einem Tag gibt die Pat. an, dass das Schwellungsgefühl in der Scheide zurückgegangen sei. Am zweiten Tag treten leichte Kopfschmerzen auf, die nach wenigen Stunden vergehen.
Nach Rücksprache mit der Pat. wird das Mittel weiter gegeben. Laufend tägliche Besserung. Nach einer Woche keine Beschwerden mehr.

Kasuistik 4-3: Vulvovaginale Candidose

Anton Drähne

Symptomatik

40-jährige Pat. Akuter Juckreiz im Scheidenbereich; seit zehn Tagen Ausfluss. Einsetzen der Beschwerden nach Koitus, vor letzter Mens. Abneigung gegen Koitus (besonders seit der Vaginalinfektion). Starke Trockenheit in der Scheide. Fluor weißlich, stark klumpig; heftiger Juckreiz, schlimmer nach den Menses. **Vergeblicher** Versuch der Pat., den Ausfluss lokal mit Zwiebeln und Knoblauch **vaginal** zu therapieren.

Diagnostik

Nativ: Reichlich Soorbefall.

Verschreibung

REPERTORISATION (KENTS REPERTORIUM)
Leukorrhoe – Menses, vor
Jucken – Leukorrhoe, durch
Trockenheit – Vagina
Sexuelles Verlangen – vermindert
Jucken – Vagina

Sepia C 30 einmalig, 5 Glob. Neben *Sepia* kam differentialdiagnostisch *Kreosotum* in Betracht. Da die Pat. eine starke Abneigung gegen Geschlechtsverkehr hatte, wurde *Sepia* gewählt.

Verlauf

Bereits am folgenden Tag ließ der starke Juckreiz nach, nach ca. einer Woche deutliche Besserung und Linderung. Nach zwölf Tagen keine Beschwerden mehr.

Kasuistik 4-4: Vulvovaginale Candidose

Anton Drähne

Symptomatik

13-jähriges Mädchen in Begleitung der Mutter. Starker, dicker juckender Fluor. Menarche mit zwölf Jahren. Letzte Mens vor zehn Tagen; danach über längere Zeit die Vorlage nicht gewechselt. Nach **sieben Tagen** Ausfluss und Jucken. Pat. ist stark übergewichtig, wirkt behäbig.

Diagnostik

Nativ: reichlich Soorbefall.

Verschreibung

REPERTORISATION (KENTS REPERTORIUM)
Leukorrhoe – Menses- nach
Leukorrhoe – Mädchen, bei kleinen
Leukorrhoe – dick
Jucken- Leukorrhoe – durch
Adipositas
Faulheit

Calcium carbonicum C 30 als Einmalgabe. *Calcium carbonicum* wurde gewählt, da es sich um ein dickliches, eher faules Kind handelt, außerdem weil die Leukorrhoe dicklich ist.

Komplementäre Maßnahmen

Scheiden-Spülung mit Calendula-Wasser.

Verlauf

Nach vier Tagen deutliche Besserung und Linderung. Nach einer Woche symptomfrei.

Kasuistik 4-5: Vaginale Candidose

Anton Drähne

Symptomatik

24-jährige Pat. Candidabeschwerden nach Saunabesuch mit ausgiebigem Aufenthalt im Pool. Juckreiz und Ausfluss; Fluor cremeartig, einmal dick, dann wieder wässrig; Juckreiz spürbar, aber nicht allzu stark. Pat. verträgt Aufenthalt in warmen Räumen nicht. Weint und lacht, während sie berichtet.

Diagnostik

Nativ: starker Soorbefall.

Verschreibung

REPERTORISATION (KENTS REPERTORIUM)
Leukorrhoe – cremeartig
Leukorrhoe – dick
Stimmung – unbeständig, labil
Stimmung – wechselnde
Widersprüchliche und wechselnde Zustände
Wärme agg.

Pulsatilla C 30 Einmalgabe. Pulsatilla wurde wegen der sich wechselnden Symptomatik, der wechselnden Stimmungslage und der Abneigung gegen Wärme gewählt

Komplementäre Maßnahmen

Scheiden-Spülung mit verdünntem Apfelessig (1 EL Apfelessig auf ½ Tasse lauwarmes Wasser).

Verlauf

Deutliche Linderung und Besserung der Beschwerden nach wenigen Tagen.

Kasuistik 4-6: Trichomonadeninfektion

Anton Drähne

Symptomatik

29-jährige Pat. Stark riechender, scharfer, wund machender, grünlicher Ausfluss nach Saunabesuch zwei Wochen zuvor. Getrockneter Ausfluss hat das Aussehen von Stärke. Ausfluss besonders stark nachts im Liegen. Kleine Schamlippen geschwollen. Lymphknoten in der rechten Leiste geschwollen. Trotz der Beschwerden starkes sexuelles Verlangen.

Diagnostik

Nativ: Trichomonaden.
Die vaginale Untersuchung zeigt entzündliche Veränderungen am Muttermund.

Verschreibung

REPERTORISATION (KENTS REPERTORIUM)
Sexuelles Verlangen – vermehrt
Schwellung – Labia minora
Leukorrhoe – grünlich
Leukorrhoe – nachts
Leukorrhoe – eitrig

Mercurius solubilis C 30 einmalig 5 Glob. Das Besondere in dieser Fallgeschichte war neben den aufgeführten Symptomen der verstärkte Ausfluss nachts (*Mercurius solubilis* dreiwertig).

Komplementäre Maßnahmen

Scheiden-Spülung mit Calendula und Apfelessig im Wechsel, 2 × tgl. für 3 Tage.

Verlauf

Besserung des Fluors nach drei Tagen. Rückgang der Schwellung in Labien und Verschwinden des Lymphknotens in der Leiste

Kontrolle nach einer Woche: Nativ frei von Trichomonaden, Muttermund o. B.

Kasuistik 4-7: Trichomonadeninfektion

Anton Drähne

Symptomatik

34-jährige Pat. Starke Beschwerden im Unterleib mit Übelkeit erregendem Ausfluss. Einsetzen des Ausfluss ca. zehn Tage zuvor; seitdem Gefühl, als würde alles nach unten drängen. Konsultation des Hausarztes wegen eines Brennreizes in der Harnröhre, Urin bis auf einige Leukozyten unauffällig.
Pat. fühlt sich schrecklich, weil sie einen Ausfluss hat, ist darüber „richtig sauer". Beginn der Beschwerden, zwei Wochen nachdem sie mit einem ihr bis dahin unbekannten Mann eine Beziehung eingegangen ist.

Diagnostik

Nativ: Trichomonaden. Reizung und Rötung des Muttermundes.

Verschreibung

REPERTORISATION (KENTS REPERTORIUM)
Schmerz – abwärts drängend – Uterus und Uterusregion
Reizbarkeit
Leukorrhoe – scharf, wund machend
Leukorrhoe – übel riechend
Urethra – Schmerz – brennend – Urinieren, während

Lilium tigrinum C30 einmalig 5 Glob., wurde gewählt wegen des starken abwärtsdrängenden Gefühls der Gebärmutter mit Auftreten der Infektion.

Komplementäre Maßnahmen

Scheiden-Spülung mit Calendula; wenn die Schmerzen abklingen mit Apfelessig.

Verlauf

Zunächst hellt sich die Stimmung der Pat. auf, sie fühlt sich wieder ausgeglichener und zuversichtlicher. Deutliche Besserung des Ausflusses nach drei Tagen. Unauffälliges Nativpräparat nach zwölf Tagen.

Kasuistik 4-8: Rezidivierende vulvovaginale Infektionen

Micha Bitschnau

Alter, Aussehen der Patientin

Große, schlanke 35-jährige Frau, viel jünger aussehend, mit strahlenden, freundlichen Augen. Attraktiv, bewegt sich geschmeidig und leicht wie eine Tänzerin. Lächelt freundlich, auch wenn sie sehr traurige Dinge erzählt.

Vorgeschichte

Die Pat. wurde von ihrem Gynäkologen wegen **hartnäckiger, therapieresistenter vaginaler Pilzinfektionen** einer Studie über rezidivierende, vulvovaginale Infektionen zugewiesen (Durchführung: Universitätsfrauenklinik Wien, Infektionsambulanz 2000–2005). Ein Jahr lang wurde sie im Rahmen der Studie zum ersten Mal klassisch homöopathisch behandelt. Um den Therapieverlauf zu objektivieren, wurde sechs Monate lang monatlich ein vaginaler Abstrich gemacht, das zweite halbe Jahr zweimonatlich.
Therapiebeginn: Januar 2001.

Spontanbericht

Oktober 1999: Plötzliches Einsetzen einer unbeschreiblichen Müdigkeit (Fatigue-Syndrom), die ein Jahr andauert. Pat. schläft ein, sobald sie sich hinsetzt. Zugleich bekommt sie einen Hautausschlag unter den Augen, der sich über die gesamte linke Gesichtshälfte ausbreitet. Cortison hilft nicht. Während

dieses Jahres beständiges Gefühl, eine Grippe zu bekommen mit Schwäche und Kältegefühl im Rücken und in der Lunge. Außerdem orale Pilzinfektion mit starker Trockenheit und fauligem Geschmack im Mund. Seither fortwährendes, starkes Trockenheitsgefühl im Mund. Nach dreimaliger antimykotischer Behandlung der Mundhöhle tritt der hartnäckige vaginale Pilz auf, der immer wieder mit oralem Itrakonazol behandelt wird, aber nach jeder Behandlung wiederkommt.
Die ständigen körperlichen Beschwerden erzeugen eine Depression mit ausgeprägtem Einsamkeitsgefühl, beständigem Weinen, Konzentrationsstörungen und unkontrollierbarem Heißhunger auf Schokolade und Süßigkeiten. Die Pat. arbeitet mit teils bettlägerigen Patienten; hat Gewissensbisse wegen ihrer Ungeduld im Umgang mit den Patienten; leidet sehr darunter, dass sie wegen körperlicher und geistiger Erschöpfung nicht mehr pünktlich sein kann.

Eigenanamnese

Die Pat. übernimmt früh viel Eigenverantwortung, hat immer sehr gute Noten in der Schule, ohne dafür gelobt zu werden. Sechs ältere Brüder und drei ältere Schwestern. Sehr fröhliches, heiteres Kind, obwohl sie in einer gewalttätigen Familie mit Drogenproblemen und psychischen Erkrankungen aufwächst; sehr penibel und ordnungsliebend.
Als Kind chronische Otitis media mit pochenden Schmerzen und rezidivierende Anginen.
Sie ist „glücklich geschieden" und hat eine zehnjährige Tochter.

Familienanamnese

Mutter: an Pankreaskarzinom verstorben.
Vater: Lungenkarzinom.
Onkel: Leberkarzinom; Prostatakarzinom.
Brüder: Drogenabhängigkeit (Heroin, LSD), Schizophrenie mit religiösem Wahn, Gewalttätigkeit, Alkoholabusus, kriminelle Vergehen.

Anfälligkeiten

Pilzinfektionen, Heuschnupfen, Depressionen.

Schicksalsschläge, Kränkungen, Demütigung, Verlust

Tod der Mutter 1999.

Gelenkter Bericht

Causa: Tod der Mutter.
Geist, Gemüt: Fröhlicher, heiterer Mensch, verständnisvoll, höflich und mitfühlend, hilfsbereit; kann mit ihren Patienten mitweinen. Hasst Unordnung und Unpünktlichkeit. Will es ihrem Chef recht machen. **Perfektionistin.**
Ängste: Keine.
Rektum: bis zum Fatigue-Syndrom (s.o. Spontanbericht) ständig Verstopfung; seitdem eher Durchfall.
Geschlechtsorgane: Herpes genitalis seit dem ersten Geschlechtsverkehr. Dehnt sich seit sieben Jahren zunehmend aus. Fühlt sich an, als wäre die Haut **verätzt.** Therapie mit Zovirax®.
Nahrungsmittelverlangen, -abneigungen: [V] **Schokolade**, Süßes, große Mengen **Eiscreme.** [A] **Milch**, fettige Wurst, Mayonnaise, Schmalz.
Schlaf: Schlafstörungen, kann trotz großer Müdigkeit und Erschöpfung schwer einschlafen, wacht um 3 oder 4 Uhr wieder auf.
Haut: als Kind Anfälligkeit für blaue Flecken.
Allgemeines: Ernährt sich gesund, macht sehr viel Sport, wenn es die Müdigkeit zulässt. Früher sehr verfroren; seit sie sich krank fühlt, ist ihr immer warm, aber die Hände sind kalt.
Modalitäten: amel. Wärme, Ruhe.

Beobachtungen des Arztes

Die Pat. erzählt über ihren geschwächten, müden Zustand, wirkt dabei aber agil, offen, freundlich und gesprächig. Weint beim Erzählen ihrer Beschwerden.
Wenn sie von ihrer Kindheit, umgeben von Drogen, Schizophrenien, Gewalt und Vernachlässigung erzählt, hat man nicht das Gefühl, dass diese kultivierte, angenehme, sanfte Person all das erlebt haben kann. Das Erlebte hat keine sichtbaren Spuren an ihr hinterlassen.

Diagnostik

Kulturbefund des vaginalen Abstrichs: reichlich Candida albicans, beta-hämolysierende Streptokokken der Gruppe B, Staphylokokken.

Fallanalyse

Starke miasmatische Krebsbelastung vonseiten beider Elternteile.

Syphilitische Anteile: Geisteskrankheiten in der nahen Verwandtschaft, Drogenabusus, Gewalttätigkeit und Kriminalität.

Tuberkulinische Anteile: rezidivierende Infekte in der Kindheit der Pat. und die Lust am Reisen. Sie liebt es, durch Felder zu galoppieren und den Wind im Gesicht zu spüren.

Das Krebsmiasma vereint die Psora, die Sykose, die Syphillis und das tuberkulinische Miasma.

Verschreibung

Verschreibung aufgrund miasmatischer Überlegungen ohne Repertorisation der Symptome.

Carcinosinum M, Einmalgabe, 5 Glob.

Verwendetes Präparat

Carcinosinum von Pharmacy Nelson in London. Es entspricht dem von Foubister am Royal Homeopathic Hospital geprüften Arzneimittel, das ursprünglich aus Amerika stammt. Welche Krebsarten als Ausgangssubstanzen verwendet wurden, ist unklar. Es existieren nur kleine Prüfungen. Foubister trug arzneimittelimmanente Symptome vor allem durch klinische Beobachtungen zusammen.

Die Erfahrungen der Autorin mit *Carcinosinum* anderer Hersteller (Ausgangssubstanz: szirrhöses Mammakarzinom) sind schlecht: viele Erstverschlimmerungen und kaum Heilungserfolge. Dagegen positive Erfahrungen mit *Carcinosinum* von Nelson bei Anwendung entsprechend der Symptomensammlung von Foubister (1954, 1967) und aufgrund miasmatischer Überlegungen.

Follow-up nach sechs Wochen (Februar 2001)

Niedergeschlagenes, erschöpftes Gefühl ↓ (100%) wenige Tage nach Arzneimittelgabe.

Fluor vaginalis ↓ (100%). **Herpes genitalis** ↓ (100%), bislang rezidivfrei. Keinerlei vaginale Beschwerden mehr.

Positive Ausstrahlung, Geduld im Umgang mit den Patienten ↑ (Pat. lächelt wieder bei der Arbeit).

Energie (Sport) ↑.

Pelziges Gefühl im Mund ↓, kommt aber nach vier Wochen wieder.

Depression ↓ (50%), **Konzentrationsstörungen** ↓ (65%), **Heißhunger auf Schokolade** ↓ (75%).

Schlaf: ungestört und ruhig, außer bei Vollmond.

Verschreibung: keine.

Follow-up nach weiteren drei Monaten (Mai 2001)

Extreme **Heuschnupfensymptome:** Gesicht stark verquollen, Augen tränen, Kopfhaut und gesamte Haut jucken, Nase rinnt. Maximum der Beschwerden um 23 Uhr und 3 Uhr morgens. Antihistaminika machen die Pat. sehr müde und energielos. Sie muss auch Cortison nehmen.

Verschreibung: *Allium cepa* D12 bei Bedarf.

Follow-up nach weiteren vier Wochen (Juni 2001)

Psychisches Befinden: nach *Allium cepa* fühlt sich die Pat. „high“: voller Energie, gut gelaunt, leistungsfähig.

Die Laune der Pat. ist stark wetterabhängig: überglücklich bei Sonnenschein, bei Regen eher niedergeschlagen; liebt Gewitter; starkes Bedürfnis nach Sport und Bewegung.

Heuschnupfen ↓ (50%); Pat. braucht weder Antihistaminika noch Cortison.

Pelziges Gefühl im Mund ↓ (100%), dennoch starker Durst.

Verdauung: völlig normalisiert.

Herpes genitalis: kurzer Rückfall, jedoch zum ersten Mal nicht therapiebedürftig, klingt innerhalb weniger Tage wieder ab.

Diagnostik

Der Ausgangsbefund des vaginalen Abstriches zeigt eine bakterielle Vaginose und Candida albicans. Während der einjährigen, regelmäßigen Abstrichkontrollen hat die Pat. zweimal einen Rückfall der vulvovaginalen Infektion, der allerdings jedes Mal ohne Medikamente (weder allopathische noch homöopathische) innerhalb kurzer Zeit abklingt.

Resümee

Telefonische Rückfrage im Februar 2005: Die Symptomatik der rezidivierenden vulvovaginalen Infektion ist nicht mehr aufgetreten. Lange Zeit keine Beschwerden durch den Herpes genitalis, allerdings wieder vermehrtes Auftreten in den letzten Monaten. Starker Heuschnupfen im vergangenen Sommer. Pat. will weiterhin in homöopathische Behandlung kommen. Der Fall ist noch nicht abgeschlossen (Juli 2005).

Kasuistik 4-9: Rezidivierende vulvovaginale Infektionen

Micha Bitschnau

Alter, Aussehen der Patientin

40-jährige Frau mit hellem Teint, wasserblauen, großen, glänzenden Augen und weichem, welligem, blondem Haar. Sehr schlank, zierlich, groß gewachsen. Elegantes, zurückhaltendes Auftreten.
Therapiebeginn: August 2001.

Vorgeschichte

Die Pat. wurde von ihrem Gynäkologen wegen **therapieresistenter vaginaler Pilzinfektionen** einer Studie über rezidivierende, vulvovaginale Infektionen zugewiesen (Durchführung: Universitätsfrauenklinik Wien, Infektionsambulanz 2000–2005). Ein Jahr lang wurde sie im Rahmen der Studie – zum ersten Mal – klassisch homöopathisch behandelt. Um den Therapieverlauf zu objektivieren, wurde sechs Monate lang monatlich ein vaginaler Abstrich gemacht, das zweite halbe Jahr zweimonatlich.

Spontanbericht

Im Alter von 20 Jahren erkrankt die Pat. akut an einem **Erythema nodosum**. Kein eruierbarer Auslöser, seither **rheumatoide Arthritis**. Leichte Besserung durch Massagen, Bäder, Infiltration und Infusionen; kommt in Schüben wieder und führt im akuten Schub zu Bewegungsunfähigkeit. Die vulvovaginalen Beschwerden bestehen seit zwei Jahren. Bisherige Therapie: topische und systemische Antimykotika, die anfangs kurzfristig besserten, mittlerweile kaum helfen. Sie leidet permanent an Pruritus und vaginalen Schmerzen.
Nach jeder Unterwassertherapie wegen des Rheumas tritt eine **vulvovaginale Pilzinfektion** auf.
In der kalten Jahreszeit rezidivierende **Halsinfektionen**, im Anschluss regelmäßig eine mehrere Wochen dauernde, kräftezehrende **Bronchitis**.

Eigenanamnese

Tonsillektomie als Kind wegen rezidivierender Anginen. **Schwere Lungenentzündung** im Alter von neun Jahren mit Krankenhausaufenthalt, seither **Penicillinallergie**. Häufige **grippale Infekte** mit **Husten** und schweren **Halsentzündungen.**

Familienanamnese

Bruder: Lungenentzündung als Kind.
Vater: rheumatische Beschwerden, Blasenkarzinom (daran verstorben), Herzprobleme, Depression (Vergangenheit im Konzentrationslager).
Mutter: rheumatische Beschwerden, kalte Thyroideaknoten. Kürzlich zweimal Lungenentzündung, kurz hintereinander.
Großvater: Leberkarzinom.

Anfälligkeiten

Rheumatoide Arthritis, vulvovaginale Candidainfektionen, Bronchitis, Angina.

Schicksalsschläge, Kränkungen, Demütigung, Verlust

Tod des Vaters, der an einem Blasenkarzinom verstarb.

Gelenkter Bericht

Geist, Gemüt: starkes Verlangen nach schnellen **Sportarten** (Radfahren, Musikgymnastik, Walking, Schwimmen). **Liest** sehr gerne, vor allem Krimis und Romane.

Leidet unter ihrem **Perfektionismus:** fühlt sich gestresst, will es jedem recht machen, alles gut organisieren; ist sehr harmoniebedürftig. Arbeitet hart, um alles perfekt zu machen. Legt großen Wert darauf, dass ihr Chef mit ihr zufrieden ist. Hat **Angst vor Kritik.**

Liebt Tiere, besonders Katzen.

Leicht verletzt durch ungerechtfertigte Kritik, kann eine Demütigung **lange nicht vergessen.** Weint bei sentimentalen Filmen.

Seit Ende des Mutterschaftsurlaubs vor vier Jahren fühlt sie sich oft müde, schlapp und **überfordert.** Sie wird leicht nervös, versucht aber, ihre Ungeduld vor der Umgebung zu verheimlichen, weil sie nicht will, dass andere darunter leiden.

Ängste: um die Familie, vor Krankheit; vor **Kritik;** dass **höhere Erwartungen an sie gestellt werden, als sie erfüllen kann.**

Als Kind: Angst vor Dunkelheit und davor, kritisiert zu werden.

Hals: Rezidivierende Halsentzündungen in der kalten Jahreszeit, die über Nacht mit Schnupfen, Husten und starken Schluckbeschwerden beginnen. Anschließend regelmäßig wochenlange Bronchitis. Amel.: Inhalieren, Wärme.

Blase, Nieren, Urin: Wandernieren beidseits; Nierenkolik wegen Nephrolithiasis im Alter von 16 Jahren.

Geschlechtsorgane: Vulvovaginale Beschwerden des vergangenen Monats auf der Visuellen Analogskala (VAS, ☞ II.5.4) **75.**

Menarche mit 15 Jahren. Schwache Menstruation vor der Geburt ihres Sohnes, seither unauffällig.

Schwangerschaft: vorzeitige Wehen ab der 19. SSW, muss die meiste Zeit liegen. Drei Wochen vor dem Geburtstermin Blutungen, die zur Geburt führen. Ihr Sohn hat eine dreifache Nabelschnurumschlingung und war dystroph.

Brust: nach jedem grippalen Infekt schwächende **Bronchitis** mit hartem, trockenem Husten und grün-gelbem Auswurf. Agg.: morgens; amel.: Inhalieren, Wärme.

Extremitäten: schmerzlose **Sehnenknoten** an den Fingergelenken.

Appetit, Durst: viel Durst auf warme Getränke.

Nahrungsmittelverlangen, -abneigungen: **[V]** Süßes, v.a. Schokolade, Cremes, Torten; süße Mehlspeisen, Milch, Tee. **[A]** Tomaten.

Frost, Fieber, Schweiß: schwitzt leicht, besonders bei Bewegung; bei grippalen Infekten auch nachts. Pat. friert immer.

Schlaf: Träumt sehr intensiv, kann sich gut an ihre Träume erinnern. Traumthemen: Katastrophen, bei denen Arbeitskollegen verletzt oder verschüttet werden.

Modalitäten: amel. heißes, trockenes Wetter, am Meer. Agg. kalt-feuchtes Wetter, was die Gelenkschmerzen verstärkt.

Beobachtungen des Arztes

Die Pat. hat eine gewählte Sprache, ist sehr höflich und zuvorkommend; wirkt, als wäre sie besorgt, Umstände zu machen. Sie spricht offen und ungehemmt über ihre Probleme. Wirkt etwas zerbrechlich, anlehnungsbedürftig und Hilfe suchend.

Diagnostik

Nativpräparat und Kultur: Candida albicans positiv, Hyphen nachweisbar.

Verschreibung

Tuberculinum bovinum C 30.

Begründung der Mittelwahl: Die Repertorisation ergibt kein klares Arzneimittelbild. *Tuberculinum bovinum* ist nicht das Simillimum der Pat., aber die passendste Nosode:

- Rezidivierende grippale Infekte in der kalten Jahreszeit.
- Danach regelmäßig über viele Wochen hartnäckige Bronchitis.
- Rheumatische Beschwerden agg. nasskaltes Wetter, amel. trockene Wärme.
- Verlangen nach Milch, Süßem, fetten Cremes.
- Neigung zu Nachtschweiß während grippaler Infekte.

Follow-up nach vier Monaten (November 2002)

Kurz nach der Mitteleinnahme **Durchfall**, der seitdem besteht.
Zugleich **Bronchitis mit grün-gelbem Auswurf, allerdings ohne Erkältungssymptome;** Verlauf kurz und weniger heftig als üblich. Seither ungewöhnlich starkes und lang anhaltendes Gefühl eines Drucks auf den Bronchien und Engegefühl in der Brust mit Kurzatmigkeit. Besserung nur langsam.
Pat. **schwitzt tagsüber und nachts in heftigen Wallungen**, besonders bei körperlicher Anstrengung.
Ein **inguinaler Lymphknoten**, der seit Beginn der rheumatoiden Arthritis tastbar ist, vergrößert und verkleinert sich je nachdem, wie stark die Gelenke schmerzen.
Starke Belastungssituation in den letzten Wochen: Ihr Sohn erkrankt sechsmal hintereinander an Scharlach; sie wird gegen ihren Willen Elternsprecherin im Elternverein.
Rezidivierende vulvovaginale Candidiasis: unverändert schlecht; tägliche vaginale Joghurtspülungen lindern etwas.
Polyarthritisschub: heftige Schmerzen, vierwöchige Krankschreibung. Finger- und Fußgelenke reagieren sehr schmerzhaft auf **Wetterwechsel**; starke Gelenksteifigkeit morgens, die sich erst nach einer **heißen Dusche** bessert. Nach *Tuberculinum*-Gabe neuer Sehnenknoten an den Fingergelenken.
Intensive Träume: von einem Abszess hinterm Ohr, am Haaransatz. Als sie ihn ausdrückt, fließt **unendlich viel Eiter** heraus. Pat. empfindet diesen Traum als sehr unangenehm.
Ein weiterer **Traum** von ihrem kürzlich an einem Blasenkarzinom **verstorbenen Vater**, von dem sie sich nicht mehr verabschieden konnte: Im Traum ist ihr Vater inkontinent und tut ihr unendlich Leid. Die Pat. interpretiert diesen Traum als unbewältigte Trauer.
Danach verschiedene Träume, dass sie sich z.B. nicht gegen ihre Umwelt durchsetzen kann, aber auch amüsante, lustige Träume.
Energie: Ermüdet leicht, muss sich kurz hinlegen und ausruhen, um sich dann wieder etwas besser zu fühlen.
Aktuelle Hauptprobleme: Durchfall und **Energielosigkeit**.

Verschreibung

REPERTORISATION (RADAR 9.1)
Gemüt – Harmonie – Verlangen nach
Gemüt – Milde
Gemüt – Angst – andere, um
Gemüt – gewissenhaft, peinlich genau in Bezug auf Kleinigkeiten
Gemüt – Beschwerden durch – Tadel
Gemüt – empfindlich – Kritik; gegen
Gemüt – Freude bereiten, zufrieden stellen – Verlangen, anderen eine Freude zu bereiten, sie zufrieden zu stellen
Extremitäten – Schmerz – Wetter – nassem Wetter, bei
Allgemeines – Wärme – amel.
Allgemeines – Kälte – agg.
Allgemeines – Speisen und Getränke – Milch – Verlangen
Allgemeines – Speisen und Getränke – Süßigkeiten – Verlangen

Carcinosinum M, Einmalgabe, 5 Glob. (Hersteller: Nelson Pharmacy, ☞ Kasuistik 4.8).
Begründung der Mittelwahl: Nach *Tuberculinum bovinum* kam es zu zahlreichen Verschlimmerungen, Arzneimittelsymptomen, ohne Verbesserung bestehender Beschwerden.

Miasmatische Überlegungen

Die neuerliche Durchsicht der Krankengeschichte und die Computer-Repertorisation rücken ein starkes **Krebsmiasma** aus der Familienanamnese in den Vordergrund. Viele *Carcinosinum*-Symptome treten in den Vordergrund.

Follow-up nach weiteren acht Monaten (Juni 2003)

Psychisches Wohbefinden ↑, Pat. fühlt sich monatelang sehr gut.
Vulvovaginale Beschwerden ↓ (von VAS 75 (s. o.) auf VAS 30).
Heißhunger auf Süßes, Hustenreiz und Auswurf ↓ (100%).
Lymphknoten: stark verkleinert.
Nachschweiß ↓ (100%).
Allgemeinbefinden: Fühlt sich immer noch erschöpft, kann keinen Sport machen, hat ein müdes Gefühl in den Muskeln, aber über lange Zeit keine Schmerzen in den Gelenken mehr. Vermehrte Gelenkschmerzen in der kühleren Jahreszeit.
Träume: von Katastrophen, von ihrem **verstorbenem Vater.**

Verschreibung

Carcinosinum hat keine Besserung bezüglich der **großen Erschöpftheit** und der **ausgeprägten Empfindlichkeit** gegen nasskaltes Wetter gebracht. Nach neuerlicher Durchsicht der gesamten Krankengeschichte fällt auf, dass zwei Symptome, die nach *Tuberculinum* auftraten in der Arzneimittelfindung bisher unbeachtet blieben: Der Traum von einem sich entleerenden Abszess und die Träume vom verstorbenen Vater. Diese Symptome sind Schlüsselsymptome des schlecht geprüften Mittels *Calcium silicatum*. Folgende Rubriken werden zusätzlich verwendet: „Allgemeines – Abszesse – Eiterungen – dick" und „Allgemeines – Abszesse – Eiterungen – grüngelb" (*Calcium silicatum* dreiwertig).

REPERTORISATION (RADAR 9.1)
Gemüt – Milde
Allgemeines – Schmerz – Muskeln, der
Extremitäten – Schmerz – Wetter – nassem Wetter, bei
Allgemeines – Wetter – Wetterwechsel – agg.
Allgemeines – Schwäche – Anstrengung, bei – leichte, durch
Auswurf – grünlich
Träume – Verstorbenen, von

Die Repertorisation bringt *Calcium silicatum* an prominenter Stelle. Verordnung: *Calcium silicatum* Q1 täglich bis zu einer Reaktion (nach fünfmaligem Schütteln 1 EL in ½ Glas Wasser einrühren, davon einen Schluck). Die aufsteigende Q-Potenz wurde gewählt, weil die Pat. sehr heftig auf *Tuberculinum bovinum* C 30 reagiert hatte. Erfahrungsgemäß sind *Calcium-silicatum*-Patientinnen überaus empfindlich und neigen zu heftigen Arzneimittelprüfungen und Erstverschlimmerungen, was sich aus der psychischen und physischen Empfindsamkeit der *Calcium-silicatum*-Patientinnen erklärt.

> MERKE: Bei der Dosierung von *Calcium silicatum* ist Vorsicht angebracht.

Follow-up nach weiteren 15 Monaten (September 2004)

Wenig Wirkung nach *Calcium silicatum* Q 1, unter Q2 erneut heftige Gelenkreaktionen. Arzneimittel wird abgesetzt. **Nach Abklingen der Gelenkbeschwerden fühlt sich die Pat. sehr gut.**
Müdigkeit ↓, Gelenkbeschwerden ↓, inguinaler Lymphknoten wird untastbar klein.
Psychisches Wohlbefinden und viel **Energie**, trotz wenig Schlaf und viel beruflichen Stresses.
Zum ersten Mal in ihrem Leben **keine grippalen Infekte oder Husten** während des gesamten Winters.
Nach Abklingen der polyarthritischen Beschwerden **gänzliches Abheilen der vulvovaginalen Infektion.**
Träume: Sie wird gemeinsam mit zwei anderen Patienten von ihrer Homöopathin zum Essen eingeladen, was ein sehr netter und gemütlicher Abend wird.

Diagnostik: Rheumafaktoren ↓ (100%), **Gelenkbeschwerden** ↓ (100%). **Vaginaler Abstrich** seit Monaten ohne Befund.

Follow-up nach weiteren sieben Monaten (März 2005)

In den letzten 18 Monaten der insgesamt viereinhalb Jahre dauernden Behandlung waren die rheumatoide Arthritis und die vulvovaginalen Infekte ausgeheilt.

Kurze Zeit später erneute Vorstellung wegen eines stressbedingten **perioralen Ekzems** (starke berufliche Belastung). In der Vorgeschichte stressbedingtes Ekzem gegen Ende des Studiums.

Verschreibung: *Calcium silicatum* Q4 einmalig (nach fünfmaligem Schütteln 1 EL in ½ Glas Wasser einrühren und davon einen Schluck nehmen). Per E-Mail berichtet die Pat. fünf Wochen später, dass der inguinale Lymphknoten nach der Q4 kurze Zeit größer geworden war. Sowohl das Ekzem und der Lymphknoten bilden sich aber kurz darauf völlig zurück, seitdem geht es ihr sehr gut.

Daraus ist zu ersehen, wie Q-Potenzen – auch wenn sie in Wasser verdünnt werden – bei einmaliger Gabe eine heilende Wirkung entfalten können, wenn es sich um das Simillimum handelt.

Diskussion

Tuberculinum bringt zwei Träume hervor – der Traum von einem sich entleerenden Abszess und vom verstorbenen Vater –, die direkt zum Simillimum *Calcium silicatum* geführt hätten, wenn sie gleich in die Repertorisation eingeflossen wären. Leider wird ihnen zunächst zu wenig Bedeutung beigemessen.

Carcinosinum hilft mehrere Monate lang gut und beseitigt die durch *Tuberculinum* aufgewühlten Beschwerden. Auch die vulvovaginalen Infektionen sind deutlich gebessert und beeinträchtigen den Alltag der Pat. nicht mehr. Allerdings führt *Carcinosinum* zu keiner endgültigen Heilung der Pat.

Foubister warnt aufgrund seiner langjährigen Erfahrung im klinischen Einsatz von *Carcinosinum* nachdrücklich vor wiederholten Gaben dieses Arzneimittels (Foubister 1954, 1967), da es zu starken Verschlimmerungen führen kann. Es wird daher nicht wiederholt.

Die Verordnung von *Tuberculinum bovinum* hat den Fall für die Verschreibung von *Calcium silicatum* geöffnet. Scholten (1997) weist darauf hin, dass Sankaran das Symptom der „Träume von Verstorbenen" (Sankaran 1994) in das Arzneimittelbild von *Calcium silicatum* eingeführt hat. Scholten gibt als **Schlüsselsymptom weiter an, dass Calcium-silicata-Patienten sehr hart arbeiten in dem Bemühen, ihre Arbeit jeder Kritik zu entziehen.** Dies entspricht der psychischen Motivation zum ausgeprägten Perfektionismus der Pat.

Eine neuerliche Repertorisation unter Einbeziehung der Träume führt schließlich zum heilenden Simillimum *Calcium silicatum.*

Differenzierende Gedanken zu den Tuberkulinen

Peter König

Die verschiedenen Tuberkuline sind weder in den Repertorien noch in der Materia Medica eindeutig voneinander unterscheidbar. Unklare Formulierungen und Namensverwechslungen in der alten Literatur, zweideutige Abkürzungsgepflogenheiten und dergleichen haben zu dieser unbefriedigenden Situation beigetragen (☞ II.3.2.5). Diese Konfusion scheint vor allem auf H. C. Allen zurückführbar zu sein (Witzig 1994).

Dies gilt vor allem für *Tuberculinum bovinum* (Tub.) und *Bacillinum* (Bac.) und natürlich für *Tuberculinum Koch* (Tub-k.).

Wahrscheinlich ist es für die homöopathische Verschreibungspraxis zielführender (auch wenn es nicht ganz stilecht und „klassisch" ist), wenn *Tuberculinum bovinum* in einer Rubrik des Repertoriums auftaucht, differenzierend auch an *Bacillinum* oder an *Tuberculinum Koch* (oder auch an ein anderes Tuberkulin) zu denken. Das gilt natürlich auch umgekehrt, z. B. für *Tuberculinum bovinum*, wenn *Bacillinum* in einer Rubrik angeführt ist.

Unterscheidungskriterien

Da die Unterscheidung der Tuberkuline voneinander weder mit dem Repertorium noch anhand der

Materia Medica erfolgreich durchführbar ist, hat es sich in der homöopathischen Praxis bewährt, als Unterscheidungskriterium den **Organbezug** bzw. die **herstellungstechnischen Abstammung des jeweiligen Mittels** zu berücksichtigen (☞ II.3.2):

- **Tuberculinum bovinum** stammt aus den tuberkulösen Lymphknoten geschlachteter Rinder. Es ist also ein Mittel tierischer Herkunft und hat eher mit dem Organbereich „Bauch" zu tun als mit dem Respirationstrakt.
- **Bacillinum** wird aus tuberkulösem Sputum bzw. kavernösem, menschlichem (!) Lungengewebe gewonnen. Diese Arznei trägt also viel deutlicher einen Lungenbezug in sich als *Tuberculinum bovinum*. Bei rezidivierenden Infekten der Luftwege hat sich immer wieder *Bacillinum* auch dann bewährt, wenn repertorial *Tuberculinum (bovinum)* in den Rubriken vorherrschend war. M. Tyler schreibt dazu in den „Homöopathischen Arzneimittelbildern": „[...] so scheint mir Bacillinum das unendlich mächtigere Mittel von beiden zu sein".
- **Tuberculinum Koch** ist ein „synthetisches" Mittel, das streng genommen keinen Organbezug hat, da es aus Mycobacteriumkulturen stammt, auf Rinderbouillon (!) gezüchtet werden. *Tuberculinum Koch* wird in vielen Apotheken verkauft, wenn die Verschreibung auf „Tub." lautet und vom behandelnden homöopathischen Arzt nicht genauer spezifiziert wurde. Wahrscheinlich geht der Apotheker in diesen Fällen mit Recht davon aus, dass auch der verschreibende Homöopath die Tuberkuline nicht zu differenzieren weiß.

Vielleicht lassen sich einige Verschreibungs-Misserfolge durch neuerliches Überdenken und differenziertere Verordnung der Tuberkuline korrigieren.

Kasuistik 4-10: Herpes genitalis

Ute Bullemer

Alter, Aussehen der Patientin

27-jährige, große und schlanke Pat. mit dunklem Teint und dunklen, lockigen Haaren. Gut aussehend, sehr geschmackvoll gekleidet und geschminkt.

Vorgeschichte

Vor fünf Monaten erkrankte sie erstmals an einem Herpes genitalis der rechten großen Labie. Es zeigten sich typische Herpesbläschen mit brennenden Schmerzen. Ein Lymphknoten in der rechten Leiste war geschwollen und ebenfalls schmerzhaft. Die Pat. fühlte sich krank und hatte erhöhte Temperaturen bis 38,5 °C.

Spontanbericht

Zurzeit hat sie zum zweiten Mal einen Herpes-genitalis-rezidiv am rechten Labium majus. Sie fürchtet, dass sie von nun an ein Leben lang damit zu tun haben wird.

Seit vielen Jahren bekommt sie immer wieder einen Herpes der Oberlippe. Seit der Kindheit leidet sie an Heuschnupfen (nachgewiesene Allergie auf Haselnuss- und Birkenpollen). Sie reagiert allergisch auf Steinobst (Pflaumen, Kirschen), Äpfel, Birnen und Nüsse, nach deren Verzehr sie mit Jucken im Hals und in den Augen reagiert.

Eigenanamnese

Als Kind Appendektomie, Tonsillektomie und Leistenbruch-Operation rechts. Varizen-Operation am rechten Bein ein Jahr zuvor.

Familienanamnese

Vater: chronische Gastritis, Z. n. Magenulkus.
Großvater: Kolonkarzinom.

Anfälligkeiten

Als Kind rezidivierende Tonsillitiden, seit der Tonsillektomie im Alter von zwölf Jahren rezidivierende Seitenstranganginen.

Gelenkter Bericht

Geist, Gemüt: Pat. ist Jurastudentin. Das Studium gefällt ihr sehr gut. Sie mag es nicht, wenn sie vor Publikum ein Referat halten muss. Dann hat sie großes Lampenfieber, obwohl es ihr immer sehr gut gelingt.
Gesicht: Sehschwäche des rechten Auges.
Hals: Hat viel mit Halsschmerzen zu tun. Seiten-

stranganginen beginnen immer rechts und breiten sich dann auf den ganzen Hals aus.
Magen: häufiges Sodbrennen, vor allem nach dem Rauchen.
Rektum: Neigung zu Verstopfung, schon als Kind. Auf Reisen hat sie tagelang keinen Stuhlgang.
Appetit, Durst: normal.
Nahrungsmittelverlangen: Süßigkeiten, besonders Schokolade.
Schlaf: normal.
Frost, Fieber, Schweiß: verfroren, mag es warm.
Extremitäten: diskretes Ekzem der rechten Handfläche. Warzen an beiden Zeigefingern wurden mit „Warzenpflaster" entfernt.

Beobachtungen des Arztes

Mundwinkelrhagaden rechts.

Diagnostik

Inspektion der Vulva: typische Herpesbläschen an der rechten großen Labie.

Fallanalyse

Auffällig bei dieser Kasuistik ist die deutliche Seitendominanz: Fast alle Symptome der Patientin betreffen die rechte Seite.
Herpes genitalis ist eine Erkrankung mit Bezug zum sykotischen Miasma.

Verschreibung

REPERTORISATION (SYNTHESIS 7.0)
Weibliches Genitale – Hautausschlag – Bläschen
Allgemeines – Seite – rechts
Nase – Heuschnupfen
Gesicht – Hautausschlag – Bläschen – Lippen – Fieberbläschen
Abdomen – Hernie – Leistenhernie
Extremitäten – Krampfadern – Beine
Rektum – Obstipation – Reisen
Magen – Sodbrennen – Rauchen
Gesicht – rissig – Mundwinkel – rechts
Gemüt – Beschwerden – Erwartungsspannung

Lycopodium C 200 einmalig 5 Glob.
Zur lokalen Schmerzlinderung wird Melissen-Salbe (Lomaherpan®) verordnet.

Follow-up nach sechs Wochen

Herpes-Läsion heilte innerhalb einer Woche ab, bislang kein Rezidiv.
Verdauung ↑, Pat. hat fast jeden Tag Stuhlgang.
Ekzem an der rechten Handfläche ↑.

Follow-up nach drei Monaten

Herpes: Weiterhin kein Herpes-genitalis-Rezidiv, aber wieder Lippenherpes.
Stuhlgang unverändert gut. Zunehmend Blähungen nach dem Essen, vor allem nach Gemüse.
Handekzem ↓.
Bislang keine **Halsschmerzen** mehr.
Verschreibung: *Lycopodium* C 200 einmalig 5 Glob.
Die Pat. erhält in den folgenden zwei Jahren noch zweimal eine Gabe *Lycopodium* C 1000 und hatte in dieser Zeit kein Rezidiv des Herpes genitalis.

Diskussion

Herpes genitalis lässt sich gut konstitutionell homöopathisch behandeln, sodass Rezidive seltener werden oder im besten Fall ganz ausbleiben. Eine akute Herpes-Läsion jedoch kann nach Erfahrung der Autorin weniger gut homöopathisch beeinflusst werden.

Kasuistik 4-11: Rezidivierender Herpes genitalis

Cornelia Bajic

Alter und Aussehen der Patientin

61-jährige Pat., Größe 158 cm, Gewicht 77 kg, adipös. Sie hat aschblondes, kurzes, teils ergrautes, gewelltes Haar in gutem Allgemeinzustand. Die Pat. ist verheiratet und hat drei Kinder.
Therapiebeginn: Mai 2001.

Vorgeschichte

Hormonersatztherapie mit Merimono® (Estradiolvalerat) seit Hysterektomie 1989. Karpaltunnelsyndrom rechts (Op. 1996), Tonsillektomie 1960.

Spontanbericht

Die Pat. hatte vor ca. sieben Jahren eine Vaginalmykose, nach der antimykotischen Behandlung hatte sie weiterhin starken Juckreiz und teilweise in Selbstmedikation verschiedene Salben ausprobiert, die nicht halfen. Als die Läsionen sich zu eiternden Ulzera am Scheideneingang entwickelten, verordnet der behandelnde Dermatologe Kaliumpermanganat-Sitzbäder.
Da keine Besserung erzielt werden konnte, stellte sie sich in der Universitätsklinik vor, wo sie mit dem synthetischen Gerbstoff Tannolact® und Locacorten Vioform® (Flumetason-21-pivalat + Clioquinol) behandelt wird. Auch diese Behandlung besserte die Symptomatik nicht, woraufhin eine Probeexzision einen Herpes genitalis ergab. Unter der Behandlung mit Aciclostad® (Aciclovir) als Creme verschwanden die Beschwerden zunächst, kamen aber in immer kürzeren Abständen wieder, zuletzt alle zwei bis drei Wochen.

Akutes Geschehen

Die Herpes-genitalis-Beschwerden beginnen zunächst auf einer Seite (unterschiedlich) juckend, wechseln am nächsten Tag zur anderen Seite; daraufhin schmerzhaftes Brennen beim Wasserlassen und Wundheitsgefühl. Tagsüber, wenn sie beschäftigt ist, spürt sie nichts, abends, wenn sie zur Ruhe kommt oder wenn sie im Bett liegt, wird es schlimmer. Verschlimmerung auch durch emotionale Aufregung; Besserung durch Spülen mit kaltem Wasser. Mittlerweile ereignet sich alle zwei bis drei Wochen ein neuer Schub, Aciclostad® bringt kurzfristig Besserung.
Sie leidet außerdem an rezidivierenden Sinusitiden, beginnend mit dem linken Sinus maxillaris, übergehend auf den rechten. Im Durchschnitt erhält sie deswegen zweimal jährlich eine Antibiose.
Außerdem gibt sie eine Pollinosis an (Allergie gegen Roggen und Wildkräuter im Mai/Juni): Die Augen jucken und tränen, die Nase juckt und sondert klares Sekret ab.

Familienanamnese

Mutter: Krebs (unklarer Primärtumor).
Vater: ist im Krieg gefallen.
Tante mütterlicherseits: Anfallsleiden.
Mehrere Geschwister des Vaters: Krebs.

Anfälligkeiten

Sinusitis, Herpes genitalis.

Gelenkter Bericht

Geist, Gemüt: Familienmensch, macht sich viele Sorgen um ihre Kinder. Die Pat. beginnt fast zu weinen, als sie erzählt, dass ihr Sohn als Historiker für sechs Jahre nach Kalifornien geht. Sie hat Angst, dass sich dort ein Erdbeben ereignet. Gedanken macht sie sich auch um einen anderen Sohn, der vor zwei Jahren in den USA geheiratet hat. Sie ärgert sich über ihren Mann, der alles sammelt, nichts wegschmeißen kann und in seinem Zimmer großes Chaos verbreitet. Sie ist dagegen sehr ordentlich. Ihren Ärger lässt sie jedoch nicht heraus, fühlt sich hilflos. Wenn sie traurig ist, hört sie gern Musik, dann geht es ihr besser. Trost mag sie nicht.
Ängste: um die Familie.
Magen: seit Anfang des Jahres hat sie häufiger Sodbrennen. Appetit ist gut, Verdauung gut und regelmäßig.
Blase, Nieren, Urin: muss häufig urinieren.
Weibliche Genitalien: Menses bis zur Hysterektomie (1989) mit starken Blutungen, hat die Pille genommen. Drei komplikationslose Schwangerschaften (drei spontane Geburten).

Rücken: vor ca. 10 Jahren Lumbago, heißes Duschen und anschließend Eisstäbchen taten gut.

Nahrungsmittelverlangen,-abneigungen:[V]Scharfes, Fett (aber verträgt es nicht), Fett am Fleisch, Herzhaftes. [A] Innereien, Schleimiges, Meeresfrüchte. Wenig Durst.

Schlaf: gut, schläft meist auf der linken Seite. Sie schnarcht teils heftig. Sie träumt jede Nacht, vergisst es aber immer.

Frost, Fieber, Schweiß: Sie friert eher, zieht im Bett Wollsocken und Wolljacke an, hat häufig kalte Hände und Füße; verträgt Hitze und Sonne gut, Kälte hat sie nicht gern. Kaum Schweiß.

Haut: Zweimal im Jahr (Sommer und Winter) schält sich die Haut unter den Fußsohlen und in den Handinnenflächen ab, dabei keine Schmerzen, kein Jucken. Die Haut ist sehr empfindlich und trocken. Als Kind hatte sie Dornwarzen an Füßen und Händen.

Wettereinflüsse: Sie mag keine Meeresluft, fühlt sich gut bei strahlendem Wetter, Zugluft kann sie nicht vertragen.

Diagnostik

Probeexzision von Vaginalgewebe: Herpes genitalis.

Verschreibung

REPERTORISATION (SYNTHESIS 7.0)
Gemüt – gewissenhaft, peinlich genau in Bezug auf Kleinigkeiten
Gemüt – sorgsam, sorgfältig
Gemüt – Beschwerden durch Erwartungsspannung
Gemüt – Beschwerden durch Erregung des Gemüts
Gemüt – Furcht vor Unglück
Allgemeines – Speisen und Getränke – Fett – Verlangen
Allgemeines – Speisen und Getränke – Fett agg.
Allgemeines – Luft – Zugluft agg.
Allgemeines – Hitze, Lebenswärme – Mangel an
Weibliche Genitalien – Hautausschläge – herpetisch

Natrium carbonicum Q1 über 4 Wo. (alle 2 Tage 1 Trp. in Wasser gelöst).

Begründung der Arzneimittelwahl: Während der Anamnese kristallisieren sich die **repertorisierten Charakterzüge** als die hervorstechenden heraus. Die Patientin legt sehr viel Wert auf Ordnung und gepflegtes Auftreten, was in den ersten beiden Rubriken zum Ausdruck kommt.

Ihre **Hauptbeschwerde**, der Herpes genitalis, verschlimmert sich durch emotionale Aufregung sowie durch Erwartungsspannung (z. B. Sorge um die Hochzeit des Sohnes). Überdies hat sie Furcht, dass ein Unglück passiert und Ihr Sohn in den USA ein Erbebenopfer wird. Diese Gedanken beschäftigen sie stark.

Bei den **Allgemeinsymptomen** fällt das Verlangen nach fetten Speisen bei gleichzeitiger Unverträglichkeit derselben auf. Die Verschlechterung durch Zugluft beschrieb die Patientin als immer wiederkehrendes, typisches Symptom, entsprechend neigt sie insgesamt zum Frieren.

Schließlich fließt die **körperliche Symptomatik** in die Repertorisation mit ein: Die Natrium-Verbindungen sind bekannt für Ihre Wirkung auf Herpes im Allgemeinen, *Natrium carbonicum* speziell auch für die hier vorliegende Lokalisation.

Differentialdiagnostisch wurde auch *Natrium muriaticum* in Erwägung gezogen, jedoch schienen die Selbstlosigkeit und Liebenswürdigkeit im Vordergrund zu stehen, im Vergleich zur Abwehrhaltung und Kummerproblematik von *Natrium muriaticum*; ein tief gehender Kummer wurde nicht berichtet.

Follow-up nach zwei Monaten (Juli 2001)

Die Pat. hat die Einnahme des allopathischen Medikamentes (Merimono®) gestoppt.

Gemüt: Sie ärgert sich nach wie vor über ihren Mann und zeigt es nicht.

Angst (um den Sohn in Kalifornien) ↓.

Sodbrennen ↓ (100 %).

Altes Symptom: ca. eine Woche lang **Rückenprobleme im LWS-Bereich**, die von selbst wieder verschwanden.

Altes Symptom: ca. fünfmal pro Tag **Hitzewallungen und Schweißausbrüche** (tritt wieder auf, vermutlich weil sie Merimono® abgesetzt hat).

Erneut **Herpes genitalis**, der mit Aciclostad® wieder vorbeiging.

Sinusitis ↓ (100 %).

Heuschnupfen in diesem Jahr verspätet, aber heftig

Schlaf: gut, aber Schnarchen wie zuvor.

Temperatur: wie zuvor eher frierend und Zugluft unverträglich.
Beurteilung: Da die Ängste sich verringerten, das Symptom „Sodbrennen", welches ein junges Symptom war, als erstes verschwand, und ein altes Symptom (Rückenproblematik) wieder aufgetreten ist, ist eine langsam einsetzende Wirkung von *Natrium carbonicum* zu konstatieren.
Verschreibung: *Natrium carbonicum* in aufsteigenden Q-Potenzen (Q 2 und Q 3), jeweils 4 Wo. lang: alle 2 Tage 1 Trp. in Wasser gelöst.

Follow-up nach weiteren zwei Monaten (September 2001)

Psychisch geht es der Pat. gut: keine Angst um ihre Familie. Sie hat ihrem Mann gesagt, dass sie zu ihrer Schwester ziehen würde, wenn er sich nicht bessert, seitdem gibt er sich mehr Mühe.
Träume: gegen Morgen die wildesten Träume, kann sich aber nicht erinnern.
Herpes genitalis ereignet sich seltener; sie benötigt Aciclostad® nur noch alle drei bis vier Wochen, statt alle ein bis zwei Wochen.
Neu ist, dass sie vor allem **nachmittags häufig müde** ist.
Hitzewallungen und Schweißausbrüche: ↓ (noch ca. zwei- bis dreimal pro Tag).
Zwischenzeitlich **keine Sinusitis**.
Weiterhin **kein Sodbrennen.**
Erneut **Rückenprobleme im LWS-Bereich**, beidseits ziehender Schmerz, Stehen und Bewegung agg., Ruhe, Liegen mit hoch gelagerten Beinen agg.
Schlaf: gut, aber Schnarchen wie zuvor.
Temperatur: wie zuvor frierend.
Beurteilung: Weiterhin reagiert die Patientin gut auf *Natrium carbonicum*. Positiv sind die psychische Verbesserung und der leise aufkeimende Widerstand gegen ihren Mann. Ihre Hauptbeschwerde, der Herpes genitalis, hat sich ebenfalls gebessert. Müdigkeit und wilde Träume werden als Heilreaktionen beurteilt.
Verschreibung: weiter mit *Natrium carbonicum* Q 4 bis Q 7, jeweils 4 Wo. lang (alle 2 Tage 1 Trp. in Wasser gelöst).

Follow-up nach weiteren vier Monaten (Januar 2002)

Psychisch fühlt sie sich gut.
Herpes genitalis ist nicht mehr aufgetreten, sie benötigt kein Aciclostad® mehr. Die Haut ist noch sehr empfindlich, wogegen sie sich mit Panthenol-Creme hilft.
Hitzewallungen und Schweißausbrüche weiterhin noch ca. alle zwei bis drei Tage.
Weiterhin **keine Sinusitis** aufgetreten.
Sodbrennen nur nach Genuss von Marzipan.
Rückenbeschwerden ↓ (100 %).
Müdigkeit: sie ist nach wie vor häufig müde (geht spät ins Bett).
Schlaf: gut, aber Schnarchen wie zuvor.
Temperatur: wie zuvor eher frierend.
Neu sind eine **Heiserkeit** und **belegte Stimme** nachmittags.
Verschreibung: Die Pat. erhält *Natrium carbonicum* Q 8 bis Q 13, jeweils 4 Wo. lang (alle 2 Tage 1 Trp. in Wasser gelöst).

Diagnostik

Zur weiteren Abklärung der Heiserkeit wird eine Konsultation beim HNO-Arzt empfohlen. Die Untersuchung ergibt lediglich ein grenzwertig schlechtes Hörvermögen, Pharynx und Trachea ohne Befund. Da sie außerdem teilweise stark schnarcht und tagsüber oftmals müde ist, wird ein Schlafapnoesyndrom vermutet. Diagnose des Lungenfacharztes: „obstruktives Schnarchen". Ein Schlafapnoesyndrom konnte nicht verifiziert werden.

Follow-up nach weiteren sechs Monaten (Juli 2002)

Psychisch geht es ihr gut.
Herpes genitalis ↓ (100 %).
Hitzewallungen und Schweißausbrüche ca. zweimal pro Woche.
Weiterhin **keine Sinusitis. Heuschnupfen** in diesem Jahr nicht so stark.
Kein Sodbrennen.
Rückenprobleme nur bei falscher Belastung.
Sie gibt **keine Müdigkeit** mehr an.
Schlaf: gut.

Die **Stimme** ist wieder in Ordnung, es tritt **keine Heiserkeit** mehr auf.

Diskussion

Während der Einnahme von *Natrium carbonicum* Q 13 hatte sie das Gefühl: „Das genügt jetzt“. Die Hauptbeschwerde der Patientin, der Herpes genitalis, war mittlerweile komplett ausgeheilt und nicht wieder aufgetreten. Verschiedene andere Symptome hatten sich im Verlauf der Behandlung gezeigt und waren wieder verschwunden, bzw. hatten sich reduziert, was als eine Reaktion des Körpers auf das Simillimum gedeutet werden kann. Über diese Reaktionen stellte sich eine neue Ordnung ein.

Wichtig erscheint auch die psychische Entwicklung: Bei der letzten Konsultation gibt die Patientin an, dass sie mit ihrem Ehemann viel Konfliktstoff hat, seit dieser in den Ruhestand gegangen ist. Sie überlegt, eine Psychotherapie zu machen, um damit besser umgehen zu können. Dies kann als Fortschritt in der persönlichen Entwicklung gewertet werden, da sie nicht mehr bereit ist, alles hinzunehmen und den Ärger „runterzuschlucken“.
Es wird vereinbart, die Therapie an dieser Stelle zu beenden mit der Option, sie wieder aufzunehmen, sofern wieder Beschwerden auftauchen.
Eine Nachfrage im November 2005 ergab, dass es der Patientin weiterhin gut geht und der Herpes genitalis nicht wieder aufgetreten ist.

Kasuistik 4-12: Chronisch-rezidivierende Vulva- und Vaginalinfektionen nach Gonorrhoe

Ute Bullemer

Alter, Aussehen der Patientin

24-jährige Pat., mittelgroß, schlank, helle fettige Haut, blonde krause Haare, blaue Augen, auffallend lässig gekleidet.
Therapiebeginn: Februar 2002

Vorgeschichte

Vor drei Jahren mehrmonatiger Aufenthalt in Westafrika, im Dorf der Familie ihres Freundes. Nach der Rückkehr nach Deutschland regelmäßig wiederkehrender, dicker gelber Ausfluss und Brennen in der Scheide.
Sie war bei mehren Gynäkologen, wurde immer wieder lokal mit Salben und Zäpfchen behandelt, bis eine Gonorrhoe diagnostiziert und antibiotisch behandelt wurde. Auch bei ihrem Freund wurde eine Gonorrhoe festgestellt und antibiotisch behandelt.

Spontanbericht

Seit der Antibiose leidet die Pat. unter rezidivierenden vaginalen Infektionen (Pilze, Bakterien, Trichomonaden, Mykoplasmen). Der Ausfluss ist abwechselnd gelb und weiß, manchmal dünn wie Wasser, manchmal von schlechtem Geruch wie nach Fisch. Vulva und Vagina jucken und brennen, besonders nach GV. Der Juckreiz ist so stark, dass sie sich blutig kratzt.
Außerdem häufiges Stechen in der Harnröhre.

Familienanamnese

Mutter: Nierenanomalie (drei Nieren), Nierensteine.
Vater: Adipositas permagna.
Großmutter: Mammakarzinom.
Großvater: Lungenkarzinom.

Anfälligkeiten

Als Kind rezidivierende Tonsillitiden und Zystitiden.

Gelenkter Bericht

Allgemeines: Schwaches Bindegewebe und Striae an Bauch, Gesäß und Oberschenkeln. Die Pat. war früher übergewichtig, hat innerhalb von sechs Monaten zehn Kilo abgenommen, weil sie eine gute Figur haben wollte.
Geist, Gemüt: Die Pat. beschreibt sich selbst als „extremen Typen“. Hat vor nichts Angst, macht das Gegenteil von dem, was man ihr sagt. Sieht Gefahren als Herausforderung. Sie macht stets nur das, was sie will. Sie fährt gerne schnelle Autos, mag Tiere, am liebsten Adler, Bären, große Hunde. Zu Ordnung und Pünktlichkeit hat sie kein gutes Verhältnis.

Appetit: extreme Essgewohnheiten. Entweder sie hat Heißhunger und isst alles, was ihr in die Finger kommt (schnelle Gewichtszunahme), oder sie hat gar keinen Appetit und nimmt ab.
Nahrungsmittelverlangen: scharfes Essen, aber auch Süßes und Saures, saures Obst.
Extremitäten: Seit der Gonorrhoe besteht eine Ödemneigung, besonders an den Fußknöcheln, die im Besonderen abends dick angeschwollen sind.
Geschlechtsorgane: starkes sexuelles Verlangen, hat mit ihrem Freund mehrmals täglich Sex. Die Menses sind unregelmäßig (19–30 Tage), prämenstruell schwellen ihre Brüste stark an.
Schlaf: unruhig, dreht sich dauernd im Bett herum, kann nur auf dem Bauch einschlafen. Schreckt oft aus dem Schlaf hoch.
Haut: sehr unreine, fettige Haut im Gesicht, fettige Haare. Pat. schwitzt sehr viel, vor allem am Dekolleté und unter den Achseln. Schweiß riecht schlecht und hinterlässt Ränder in der Wäsche. Früher hatte sie die ganzen Hände voller Dellwarzen und Dornwarzen an den Fußsohlen.
Frost, Fieber, Schweiß: warmblütig, streckt nachts die Füße aus dem Bett.

Beobachtungen des Arztes

Die Pat. kommt eine halbe Stunde zu spät zur Anamnese.

Diagnostik

Gynäkologische Untersuchung: Vulva gerötet, dünner wässriger Fluor, Amintest positiv.
Nativ-Präparat: Clue cells.
Gynäkologischer Ultraschall: unauffällig.

Fallanalyse

Entscheidend für die Mittelwahl ist die Beobachtung, dass die Beschwerden (vulvovaginaler Infektionen und Fluor vaginalis) nach einer unterdrückten Gonorrhoe begonnen haben. Die Pat. hatte schon davor viele Zeichen einer sykotischen Belastung (Warzen, Zystitiden, Schweiße, fette Haut, extremer „Lebensstil“).

Nach der unterdrückten Gonorrhoe kommen weitere sykotische Symptome dazu: Ausflüsse, fischartiger Geruch, Ödeme.

> ! „Bei chronischen Krankheiten des weiblichen Geschlechts müssen besonders [...] Abgänge aus der Scheide und der Zustand der monatlichen Blutung berücksichtigt werden. [...] Ist Weißfluss bei ihr? Wie isst er beschaffen, Von welchen Empfindungen begleitet? In welcher Menge? Unter welchen Bedingungen und auf welche Veranlassung erscheint er?“ (Organon, § 94/1)

Verschreibung

REPERTORISATION (SYNTHESIS 7.0)
Allgemeines – Gonorrhoe – unterdrückt
Weibliches Genitale – Entzündung
Weibliches Genitale – Fluor – reichlich
Extremitäten – Schwellung – Knöchel
Weibliches Genitale – sexuelles Verlangen – vermehrt
Schweiß – färbt die Wäsche
Schlaf – Lage – Abdomen
Gemüt – Auffahren – Schlaf
Extremitäten – Hitze – Füße – entblößt sie

Medorrhinum C 1000, einmalig 5 Glob.
Begründung der Mittelwahl: Auffällig sind die Extreme: extreme Essgewohnheiten, starkes sexuelles Verlangen, Vorliebe für extreme Geschwindigkeiten, Angstlosigkeit, Risikofreudigkeit – zusammen mit „Beschwerden durch unterdrückte Gonorrhoe“ starke Hinweise auf *Medorrhinum*. Knöchelödeme sind ebenfalls ein häufiges Zeichen für *Medorrhinum*.

Follow-up nach zwei Wochen

Fluor: dicker gelber Vaginalausfluss (wie der bei der Gonorrhoe), Juckreiz und Brennen der Vulva. Die Pat. ist beunruhigt, ob die Gonorrhoe wieder „aufgeflammt“ sei.
Diagnostik: Zervixabstrich erbringt keinen Gonokokken- oder Chlamydiennachweis. Nativpräparat: Leucozyten ↑↑, Clue-cells.
Allgemeinbefinden: Die ersten Tage nach der Mitteleinnahme ungewöhnliche Müdigkeit, dann wie-

der Energie wie vorher. Knöchelödeme unverändert. Schlaf gut.

In dieser Situation ist es wichtig, den Ausfluss nicht erneut zu unterdrücken. Durch *Medorrhinum* wurde das „Ventil" Ausfluss wieder geöffnet, um dem Körper die Möglichkeit einer Ausscheidung zu geben.

Strategie: abwarten.

Unterstützende Maßnahmen

Vaginale Essigspülungen zur Linderung der Beschwerden (3 × tgl. Scheidenspülung mit Multi-gyn®-Vaginaldusche: 1 Teil Apfelessig, 4 Teile Wasser).

Follow-up nach weiteren vier Wochen

Fluor ↓ (nachlassend), Jucken und Brennen ↓ (50 %), Juckreiz ↓ (100 %).

Diagnostik: Nativpräparat kaum noch Leucozyten, Amintest positiv.

Allgemeinbefinden: schreckt im Schlaf nicht mehr so oft auf. Weiterhin Knöchelödeme. Großer Appetit auf Mandarinen, viel Durst.

Strategie: keine weitere Mittelgabe.

Unterstützende Maßnahmen

Weiterhin Essigspülungen, zusätzlich Döderlein Med®-Kapseln (eine Kapsel abends vaginal).

Follow-up nach weiteren acht Wochen

Fluor nicht mehr störend, noch ganz leichtes Scheidenjucken, v. a. nach GV.

Diagnostik: Nativpräparat Normalbefund.

Langzeitbeobachtung

Die Pat. kommt danach nicht mehr in die homöopathische Sprechstunde. Zu ihrer Frauenärztin kommt sie nur noch selten (ein- bis zweimal im Jahr) wegen einer Pilzinfektion in Behandlung.

Diskussion

Medorrhinum ist in diesem Fall das Mittel, um die Folgen einer unterdrückten Gonorrhoe zu behandeln. Zugleich hat die Patientin viele konstitutionelle Symptome, die zu *Medorrhinum* passen wie z. B. ihr „extremer Lebensstil".

Medorrhinum hat zunächst zu einer Ausscheidungsreaktion geführt und den früher unterdrückten Ausfluss zurückgebracht. Es ist wichtig, diesen nicht wieder durch allopathische Medikamente zu unterdrücken. Die homöopathische Behandlung ist an diesem Punkt eigentlich noch nicht beendet, da die Patientin weiterhin, wenn auch selten, Kolpitiden hat. Sie scheint aber keinen weiteren Behandlungsbedarf zu sehen.

> **! Anmerkung:** In Mitteleuropa ist die Gonorrhoe mittlerweile eine seltene Krankheit. Die Chlamydieninfektion (☞ Kasuistik 4-13) ist in ihrer Symptomatik der Gonorrhoe täuschend ähnlich und kommt vergleichsweise häufig vor. Da im Rahmen der Mutterschaftsrichtlinien bei allen Schwangeren ein Chlamydienabstrich durchgeführt wird, ist bekannt, dass Chlamydieninfektionen mit einer Prävalenz von ca. 5 % vorkommen.
>
> Für die homöopathische Therapie nach einer Chlamydieninfektion empfiehlt sich dasselbe Vorgehen wie nach einer Gonorrhoe. Dies betrifft vor allem die Folgen von unterdrückten (antibiotisch behandelten) Chlamydien (Rubrik „Allgemeines – Gonorrhoe – unterdrückt").
>
> Nach aktueller Rechtslage sind die akute Gonorrhoe und die akute Chlamydieninfektion antibiotisch zu behandeln, inklusive Partnerbehandlung. Allerdings ist eine homöopathische Nachbehandlung sehr sinnvoll.

Kasuistik 4-13: Chlamydieninfektion

Brigitte Seul

Symptomatik

19-jährige Pat., die weinend in die Praxis kommt. Der Gynäkologe hat soeben eine Chlamydieninfektion festgestellt.

Die Pat. ist schockiert, v. a. wegen der möglichen Gefahr einer Kinderlosigkeit. Sie möchte aber aufgrund schlechter Erfahrungen auf keinen Fall Antibiotika einnehmen und kommt deshalb in homöopathische Behandlung. Trotz eingehender Beratung bezüglich Komplikationen (schwere Unterleibsentzündung, die unbehandelt zur Unfruchtbarkeit führen kann,

Risiko für ektopische Schwangerschaften, Risiko für eine Frühgeburt oder einen vorzeitigen Fruchtblasensprung) verweigert sie Antibiotika und besteht auf einer homöopathischen Behandlung. Sie erklärt sich jedoch bereit, Antibiotika zu nehmen, sofern der Gynäkologe bei einem Kontrollabstrich noch Chlamydien feststellen sollte.

Akute Beschwerden: fleischfarbener, z. T. brennender Ausfluss. Die Beschwerden sind besonders schlimm, wenn sie geht, nach jeder Harnentleerung und nach dem Geschlechtsverkehr, weshalb sie nicht mehr mit ihrem Freund schläft. Auffällig ist ein Herpes am rechten Mundwinkel, seit sich die Pat. bei einem Essen in einer Pizzeria geekelt hat. Herpes bekommt sie jedes Jahr zur Heuschnupfenzeit.

Seit ungefähr drei Monaten hat sie Zwischenblutungen. Schon seit einiger Zeit fühlt sie sich unwohl: Sie hat immer wieder Bauchschmerzen und eine unerklährliche Übelkeit. Schon wenn sie daran denkt, wird es schlimmer. Besonders der Gedanke an Fett ist unerträglich. Trotzdem hat sie großen Appetit, sobald sie jedoch etwas isst, ist sie gleich wieder satt.

Diagnostik

Diagnostik durch den Gynäkologen (Befund liegt nicht vor). Schilderung der Beschwerden durch die Patientin. Befund kann ich aus Datenschutzgründen nicht mitgeben.

Verschreibung

REPERTORISATION (COMPLETE REPERTORY DEUTSCH)
Gemüt – Weinen – allgemein – erzählt, wenn sie von ihrer Krankheit
Weibliche Genitalien – Ausfluss, Fluor – fleischfarben
Weibliche Genitalien – Ausfluss, Fluor – brennend – heiß
Weibliche Genitalien – Ausfluss, Fluor – allgemein – Gehen – agg.
Weibliche Genitalien – Ausfluss, Fluor – allgemein – Koitus, nach – agg.
Weibliche Genitalien – Metrorrhagie, Uterusblutung – allgemein – Menses – zwischen den Perioden
Magen – Appetit – vermehrt, Hunger allgemein – Essen – Beginn zu essen, nach
Magen – Übelkeit – Fett agg.
Gesicht – Hautausschläge – Herpes – Mund – Mundwinkel
Haut – Hautausschläge – herpetisch – Frühling, jeden

Sepia LM 6, tgl. morgens 2 Trp.

Begründung der Mittelwahl: mittelweisend waren die typischen Floursymptome. Für *Sepia* typisch sind außerdem das Weinen beim Erzählen der Symptome und der wiederkehrende Herpes. Bei diesen beiden Symptomen ist differentialdiagnostisch an *Natrium muriaticum* zu denken. Beide Mittel sind häufig komplementär.

Verlauf

Nach vier Wochen Kontrolluntersuchung durch Gynäkologen. Danach Anruf der Pat., dass alles in Ordnung ist. Zum Erstaunen des Gynäkologen sind die Beschwerden auch ohne Antibiotikabehandlung vergangen.

Die Pat. fühlt sich allgemein besser: Bauchschmerzen und Übelkeit sind drei Tage nach der Einnahme von *Sepia* verschwunden. Der Ausfluss wurde langsam weniger, bis er ganz verschwunden war. Sie hat keine Zwischenblutung mehr.

Unterstützende Maßnahmen

Zusätzlich Vagiflor®-Zäpfchen (tgl. abends).

Literatur

McGregor JA, French JI: Bacterial vaginosis in pregnancy, Obstet Gynecol Survey 2000(55, suppl):1 – 19.

Nugent RP, Krohn MA, Hillier SL: Reliability of diagnosing bacterial vaginosis is improved by a standardized method of gram stain interpretation, J Clin Microbiol 1991(29):297 – 301

Amsel R, Totten PA, Spiegel CA, Chen KCS, Eschenbach DA, Holmes KK: Nonspecific vaginitis. Diagnostic criteria and microbial and epidemiologic associations. Am J Med 1983(74):14 – 22

Spiegel CA, Amsel R, Holmes KK: Related Articles: Diagnosis of bacterial vaginosis by direct gram stain of vaginal fluid, J Clin Microbiol 1983(1):170 – 7.

Ugwumadu A, Manyonda I, Ried F, Hay P: Effect of early oral clindamycin on late miscarriage and preterm delivery in asymptomatic women with abnormal vaginal flora and bacterial vaginosis: a randomised controlled trial, Lancet 2003(361):983 – 88

Lamont RF, Dunchan SLB, Mandal D, Basset P: Intravaginal clindamycin to reduce preterm birth in women with abnormal genital tract flora, Obstet Gynecol Survey 2003(101):516 – 22

Kiss H, Petricevic L, Husslein P: Prospective randomised controlled trial of an infection screening programme to reduce the rate of preterm delivery, BMJ 2004(329):371–5

Cotch MF, Hillier SL, Gibbs RS, Eschenbach DA: Epidemiology and outcomes associated with moderate to heavy Candida colonization during pregnancy, Am J Obstet Gynecol 1998(178): 374–80

Schaaf VM, Perez-Stable EJ, Borchardt K: The limited value of symptoms and signs in the diagnosis of vaginal infections, Arch Intern Med 1990(150):1929–33

Burton JP, Cadieux PA, Reid G. Improved understanding of the bacterial vaginal microbiota of women before and after probiotic instillation, Appl Environ Microbiol 2003; 69(1):97–101

Center for Disease Control (CDC) - Sexually Transmitted Diseases Treatment Guidelines 2002: Recommendations and Reports, May 10, 2002, Vol. 51, No. RR–6

Homöopathische Literatur

Clarke JH: Der neue Clarke – Eine Enzyklopädie für den homöopathischen Praktiker. Übers. v. Vint P, Stefanovic, Bielefeld 1996

Foubister D: The Carcinosin Drug Picture. British Homeopathic Journal, Vol. LVI, 1967:180

Foubister D: Clinical Impressions of Carcinosin. British Homeopathic Journal, Vol. XLIV, 1954:116

Guernsey HN: Homöopathie in Gynäkologie und Geburtshilfe. Similimum, Ruppichteroth 1995

Hahnemann S: Die chronischen Krankheiten: ihre eigentümliche Natur und homöopathische Heilung (5 Bde.), Haug, Heidelberg 1991

Hahnemann S: Organon der Heilkunst. Neufassung mit Systematik und Glossar, hrsg. v. JM Schmidt, Elsevier Urban & Fischer, München 2003

Heudens-Mast H: Das Tuberkulinische Miasma, in: Heudens-Mast H: Leitfaden zum heilenden homöopathischen Heilmittel (Bd. 1): Hyperkinese, Kristina Lotz, Ergoldsbach 2003

Metzger J: Gesichtete homöopathische Arzneimittellehre (Bd. 1), Haug, Heidelberg[11] 1995

Sankaran R: The Substance of Homeopathy, B. Jain Publishers, New Delhi 1994

Seideneder A: Mitteldetails der homöopathischen Arzneimittel (3 Bde.), Similimum, Ruppichteroth 1997

Scholten J: Homöopathie und die Elemente, Stichting Alonissos, Utrecht 1997

Tyler M: Homöopathische Arzneimittelbilder, 2. Aufl., Urban & Fischer 2004

Vermeulen F: Synoptische Materia Medica, Kai Kröger, Groß Wittensee 1996–1998

Witt A, Bitschnau M, Kiss H: Comparison of two different strategies for the treatment of recurrent vulvovaginal candidiasis – Itraconazole plus Lactobacillus vs. Homeopathy (Erscheinungstermin steht noch nicht fest)

Witzig, F: Über Bacillinum Burnett, Deutsches Journal für Homöopathie 1/94, Barthel & Barthel, Schäftlarn 1994

Ungern-Sternberg M Freiherr von: Carcinosin. Dt. J. f. Hom. I/1991 (Bd. 10), Barthel & Barthel, Schäftlarn 1991

Zaren A: Kernelemente der Materia Medica der Gemütssymptome, Burgdorf, Göttingen 1994

5 Geburt

FERTILE FRAU

5.1 Geburtseinleitung

> **Definition:** Zur Geburtseinleitung zählen alle Maßnahmen, die einen direkten Einfluss auf die Vorbereitung des Geburtsgeschehens bzw. auf das Initiieren des Geburtsvorganges besitzen. Es stehen verschiedene Methoden zur Geburtseinleitung zur Verfügung. Eine Geburtseinleitung sollte ausschließlich unter stationären Bedingungen durchgeführt werden.

5.1.1 Indikationen/Kontraindikationen

Indikationen

Zur Geburtseinleitung können verschiedene maternale und/oder fetale Indikationen herangezogen werden. Nicht in jedem Fall ist eine eindeutige Zuordnung der Indikation möglich, da in bestimmten klinischen Situationen die Indikation sowohl maternale als auch fetale Komponenten besitzt und Überschneidungen möglich sind. In der folgenden Aufzählung wird versucht, eine Zuordnung zu treffen.

Maternale Indikationen

- Proteinurische Hypertonie, Präeklampsie, HELLP-Syndrom
- Nicht schwangerschaftsinduzierte, maternale Erkrankungen wie z. B. Diabetes mellitus Typ I, Pyelektasie, Malignome
- Intrauteriner Fruchttod
- Nicht medizinische Gründe (Geburtseinleitung unter Berücksichtigung der Lebenssituation und -planung des Paares bzw. des Partners)

Fetale Indikationen

- Intrauterine Wachstumsretardierung (☞ III.3.6) respektive Plazentainsuffizienz
- Vorzeitiger Blasensprung (☞ III.3.7)
- Übertragung (> 42 + 0 SSW), ggf. Terminüberschreitung
- Mehrlingsgravidität > 38 kpl. SSW
- Rh-Inkompatibilität

Kontraindikationen

Für eine Geburtseinleitung aus medizinischer/geburtshilflicher Indikation existiert nur eine bekannte Kontraindikation: die Chorioamnionitis (☞ III.3.7). Bei Schwangeren im Zustand nach Sectio caesarea sollte anlässlich einer Geburtseinleitung allerdings sehr genau auf die klinische Symptomatik geachtet und ein Unterschreiten des Sicherheitsabstandes bei wiederholter Gel-Applikation von mindestens sechs Stunden ebenso wie die synergistische Oxytocin-Infusion vermieden werden.

5.1.2 Medikamentöse Methoden

Oxytocin-Infusion

Das älteste, bekannteste und bei reifem Muttermundsbefund wirksamste Verfahren der Geburtseinleitung ist die Oxytocin-Infusion.

Wirkung

Bewirkt am Uterus die Auslösung von Kontraktionen/Wehen bzw. verstärkt oder synchronisiert die Wehentätigkeit.

Vorteile

- Exakte Dosierbarkeit
- Rascher Wirkungseintritt
- Gute Steuerbarkeit **aufgrund der kurzen Halbwertszeit**
- Eine Überstimulation des Myometriums tritt so gut wie nie auf

Nachteil

Relative Unwirksamkeit bei unreifem Muttermundsbefund.

Anwendung

Als Basislösung für den Wehentropf dient eine 500-ml-Vollelektrolytlösung, in der 6 IE Oxytocin gelöst werden. Begonnen wird der Geburtseinleitungsversuch mit der Infusion über Infusiomat von 7 ml/h (= 1,5 mIE). Die Dosis wird alle 10 bis 15 Minuten um 1,5 mIE gesteigert, bis eine regelmäßige Wehentätigkeit ausgelöst wird. Je nach Notwendigkeit kann die Dosis weiter erhöht werden, um den gewünschten Geburtsfortschritt zu erzielen. Bei

frustranem Einleitungsversuch kann die Infusion sofort wieder gestoppt werden.
Während der gesamten Zeit der Oxytocin-Einleitung sollte eine kontinuierliche fetale Überwachung mittels CTG gewährleistet sein. Nach Beendigung der Wehenmittelinfusion sollte noch für weitere 30 Min. die CTG-Registrierung durchgeführt werden.

Intrazervikale Applikation von Prostaglandin-E_2-Gel (PGE_2)

Wirkung

- Prostaglandine stellen die zentralen Hormone des menschlichen Geburtsmechanismus dar. Sie besitzen ein breites Wirkungsspektrum: unspezifische Modulation der Aktivität von Muskelzellen.
- Immunmodulierende Effekte.
- Induktion der Biosynthese spezieller Proteine.

Prostaglandine wirken im Rahmen des Geburtsprozesses sowohl bei der Zervixreifung als auch kontraktionsfördernd am Myometrium. Insbesondere das Prostaglandin E_2 wirkt auf die Uterusmuskulatur kontraktionsfördernd. Gleichzeitig bewirkt es eine relaxierende Wirkung auf das Zervikalgewebe.

Vorteile

- Hoher Wirkstoffspiegel am Zielorgan
- Eignet sich besonders zur Geburtseinleitung bei unreifem Muttermundsbefund

Nachteile

- Erhöhtes Risiko einer myometranen Überstimulation
- Schlechte Dosier- und Steuerbarkeit
- Methode im Vergleich zu anderen technisch anspruchsvoll und umständlich

Anwendung

- Applikation von PGE_2-Gel (0,5 mg Dinoproston, Prepidil®-Gel) intrazervikal mittels beigelegtem Applikator.
- Zur exakten Positionierung des Gels sollte die Schwangere auf dem gynäkologischen Untersuchungsstuhl gelagert werden.
- Die Wirkung tritt meist innerhalb von 30 Minuten nach Applikation auf.
- Eine erneute Gel-Applikation sollte nach den derzeit gültigen Empfehlungen nicht unterhalb von sechs Stunden vorgenommen werden.

Intravaginale Applikation von PGE_2-Gel bzw. -Tabletten

Vorteile

- Einfache Anwendbarkeit
- Rascher Wirkungseintritt nach ca. 15 – 30 Minuten
- Das Gel kann sowohl bei unreifem als auch bei reifem Muttermundsbefund mit gutem Erfolg angewendet werden

Nachteile

- Schlechte Dosier- und Steuerbarkeit der Wirkung.
- Wurde das Gel einmal appliziert, kann es nicht oder nicht ohne erheblichen Aufwand aus der hinteren Fornix vaginae entfernt werden.
- Darüber hinaus besitzt PGE_2 eine deutlich längere Halbwertzeit gegenüber Oxytocin. Die Einlage von PGE_2-Tabletten (3 mg Dinoproston) hat sich wegen der Unwägbarkeiten und des unbekannten Zeitpunktes des Wirkungseintritts nicht bewährt.

Anwendung

In den vergangenen Jahren hat sich die intravaginale, zervixnahe Applikation von PGE_2-Gel (2 mg Dinoproston, 2 mg Minprostin®-Vaginaigel) etabliert. Die Wirkungsweise ist mit der intrazervikalen Anwendung vergleichbar.

Überwachung

Die Schwangere bzw. der Fetus sollten während des Einleitungsversuchs kontinuierlich betreut und überwacht werden (CTG). Bei der Anwendung von PGE_2-haltigen Gelen soll nach einem 20-minütigem Vorlauf-CTG die kontinuierliche Aufzeichnung der fetalen Herzfrequenz bis zu zwei Stunden nach der Gel-Applikation fortgeführt werden. Anschließend kann eine intermittierende CTG-Registrierung erfolgen. Der Zeitpunkt einer erneuten Kontrolluntersuchung sollte durch die klinische Symptomatik der Schwangeren bestimmt werden.

Vaginale bzw. orale Anwendung von Misoprostol (PGE_1, Cytotec®)

Die Versuche, Substanzen anderer Wirkstoffgruppen für die Zervixreifung und damit zur Geburtseinleitung in die klinische Praxis zu überführen, verliefen mit unterschiedlichem Erfolg. Beste Chancen auf die Einführung und Zulassung besitzt das synthetisch hergestellte Prostaglandin-E_1-Analogon Misoprostol (Cytotec®).

Dieses Medikament war in der Vergangenheit jedoch in Deutschland für eine Anwendung in der Geburtshilfe **offiziell nicht zugelassen**. Sowohl in der Cochrane Pregnancy and Childbirth Database als auch in Guidelines anderer internationaler gynäkologisch-geburtshilflicher Organisationen wird die Anwendung des Medikaments ausdrücklich für diese Indikationen empfohlen.

Zum Jahresbeginn 2006 wurde das Medikament seitens der Firma aus verschiedenen, nicht nachvollziehbaren Gründen gänzlich vom Markt genommen. Es kann nur noch über den Umweg eines Importes über internationale Apotheken beschafft werden.

Vorteile

- Hohe Effektivität.
- Verringerte Nebenwirkungsrate.
- Sehr geringe Medikamentenkosten.
- Ausgezeichnete Akzeptanz von Seiten der Schwangeren.
- Verschiedene Dosisfindungsstudien zeigten, dass eine repetitive orale oder vaginale Anwendung von Misoprostol zu einer sehr effektiven und schnell wirksamen Geburtseinleitung genutzt werden kann. Die Anwendung von PGE_1 in der unten angegebenen Dosierung führt unter Vermeidung bzw. Minimierung der myometranen Überstimulation zu einer gleichzeitig effektiven Wirkung.

Kontraindikationen

- Z. n. Sectio caesarea
- Z. n. transmuralen Uterusoperationen
- Präeklampsie
- Mehrlinge

Die Frage, ob diese genannten Kontraindikationen wirklich „absolute" Kontraindikationen sind, kann zurzeit wegen der noch ungenügenden klinischen Datenlage nicht eindeutig beantwortet werden. Hierzu müssen die Ergebnisse und Empfehlungen weiterer Studien abgewartet werden.

Anwendung

In Anlehnung an verschiedene publizierte Studien ist der oralen Applikation der Vorzug zu geben: Beginn mit einer Initialdosis von 50 µg Misoprostol. Im Anschluss daran erhält die Schwangere dann in vierstündlichen Abständen eine Einzelmaximaldosis von 100 µg Misoprostol, bis die gewünschte Wehentätigkeit einsetzt bzw. der erwartete Geburtsfortschritt erzielt wurde. Die täglich applizierte Maximaldosis sollte 400 µg nicht überschreiten (4 × 100 µg). Es zeigte sich, dass die Anwendung dieses Schemas in allen bisherigen Fällen zu einer raschen, erfolgreichen Geburtseinleitung im dritten Trimenon führte.

Überwachung

Das materno-fetale Monitoring während der Einleitung mit Misoprostol ist ebenfalls deutlich verkürzt. Nach einem Vorlauf-CTG von ca. 20 Minuten wird bei laufender CTG-Registrierung das Misoprostol von der Schwangeren eingenommen und die CTG-Registrierung für 45 Minuten fortgeführt. Anschließend erfolgt eine intermittierende Überwachung, die von der klinischen Situation bestimmt wird.

Wahl der Einleitungsmethode in Abhängigkeit vom Zervixbefund

- **Bei reifer Zervix** ist die Oxytocin-Infusion die wirksamste Methode. Selbstverständlich kann auch das Vaginalgel angewandt werden. Die Entscheidung, welche der beiden Methoden zur Anwendung gebracht werden soll, ist in Abhängigkeit der Parität und der Konsistenz der Zervix zu treffen: Mehrgebärende sprechen deutlich schneller und effektiver auf die Geburtseinleitungsmethoden an. Offensichtlich spielt der bereits stattgefundene vorangegangene Geburtsprozess eine entscheidende Rolle. Bei bereits eröffneter Portio (reifer Befund) spricht das Oxytocin besser an, da durch die eingetretene Reifung eine größere Anzahl von Oxytocin-Rezeptoren zur Verfügung steht.

- **Unreifer Zervixbefund:** Die intrazervikale (0,5 mg Dinoproston) oder intravaginale (2 mg Dinoproston) Prostaglandin-E_2-Gel-Applikation ist die bevorzugte Methode bei unreifem Zervixbefund. Ob die intrazervikale gegenüber der intravaginalen Applikation Vorteile bietet, ist nicht entschieden. Die umständliche Applikationsart sowohl der intrazervikalen Gel-Applikation als auch der intravaginalen Gabe spricht für eine orale Misoprostol-Anwendung, nicht zuletzt auch wegen der verbesserten Effektivität und Akzeptanz von Seiten der Schwangeren. Die Einlage einer PGE_2-Tablette sollte wegen der o.g. Gründe nicht mehr durchgeführt werden.

Applikationsintervall und Wiederholungshäufigkeit

Nach den aktuellen Empfehlungen der Fachgruppen und der Präparathersteller sollte ein Intervall von sechs Stunden bei intravaginaler oder intrazervikaler Prostaglandin-E_2-Anwendung nicht unterschritten werden. Die synergistische Infusion von Oxytocin ist kontraindiziert. Allerdings scheint eine allmähliche und vorsichtig dosierte Oxytocin-Infusion im Abstand von zwei bis drei Stunden nach der Gel-Applikation bei reiferen Zervixbefunden hinsichtlich der Förderung des Geburtsforts erfolgreich zu sein.

Die Wiederholungshäufigkeit des Einleitungsversuchs hängt von der Dringlichkeit, der Indikation und dem Zeitrahmen der beabsichtigten Schwangerschaftsbeendigung ab. Erfahrungsgemäß existiert kein oberes Limit für die Anzahl der Einleitungsversuche. Allerdings sollte je nach klinischer und psychosomatischer Gesamtsituation der Schwangeren und der Dringlichkeit der beabsichtigten Schwangerschaftsbeendigung vor jeder erneuten Geburtseinleitung geprüft werden, ob der eingeschlagene Weg einer vaginalen Geburt noch aufrechterhalten werden kann.

> ! Nach mehrmaligen frustranen Einleitungsversuchen und bei bestehend hoher Dringlichkeit der Schwangerschaftsbeendigung sollte unter Abwägung der Risiken die Schnittentbindung diskutiert werden.

Die stationäre Betreuung der Schwangeren nach einem Einleitungsversuch mit PGE_2 sollte mindestens 12 bis 24 Stunden umfassen. Erst nach Ablauf dieser Frist kann sie in die ambulante Betreuung entlassen werden, wenn keine weiteren Einleitungsversuche geplant sind.

> ! Vor ambulanten Einleitungsversuchen ohne adäquate medizinische Betreuungsmöglichkeit der Schwangeren ist zu warnen, da unvorhergesehene Komplikationen zu fatalen Folgen für Mutter und Kind führen können.

Nebenwirkungen

Myometrane Überstimulation

Bei korrekter und stetig steigender Dosierung der Oxytocin-Infusion bei laufender CTG-Registrierung ist eine myometrane Überstimulation praktisch ausgeschlossen. Demgegenüber muss in einem geringen Prozentsatz mit einem uterinen Überstimulationseffekt bei der intrazervikalen Applikation von 0,5 mg Dinoproston gerechnet werden. Als gut wirksames Gegenmittel sollte in allen Fällen die intrapartale Bolustokolyse (25 µg Fenoterol) intravenös angewendet werden. Bei der intravaginalen Anwendung von 2 mg Dinoproston in Gelform oder 3 mg Dinoproston in Tablettenform konnten bisher nur sehr selten myometranen Überstimulationseffekte festgestellt werden. Gleiches gilt für die orale Misoprostol-Anwendung.

Vorzeitiger Blasensprung

Nicht selten wurde nach repetitiver vaginaler Gel-Applikation ein vorzeitiger Blasensprung (☞ III.3.7) beobachtet. Eine ungünstige Ausgangssituation bzw. Prognose besitzt der vorzeitige Blasensprung bei unreifem Muttermundsbefund. Die Wahrscheinlichkeit einer beginnenden Chorioamnionitis oder eines Amnioninfektionssyndrorns steigt stetig an und ist abhängig von der Zeitdauer bis zur erwarteten Geburt.

Uterine Polysystolie

Häufig werden nach der Gel-Applikation über einen längeren Zeitraum anhaltende Phasen einer uterinen Polysystolie beobachtet. Diese werden von den Schwangeren z.T. als sehr schmerzhafte Kontraktionen wahrgenommen und können zu einer frühzeitigen Anwendung von Analgetika führen.
Auch eine niedrig dosierte intravenöse Tokolyse (500 ml Vollelektrolytlösung plus zwei Ampullen Fenoterol à 0,5 mg) verschafft in vielen Fällen eine Linderung, ohne dass der in Gang gebrachte Reifungsprozess des Zervikalgewebes negativ beeinflusst oder unterbrochen wird. In diesem Zusammenhang kann nicht selten ein zweiter, aber abgeschwächter Wirkungsgipfel nach ca. 8 bis 12 Stunden beobachtet werden.

5.1.3 Nicht medikamentöse Methoden

Die nicht medikamentösen Methoden sind überwiegend historischen Ursprungs. Ihnen kommt bis auf wenige Ausnahmen keine Bedeutung mehr zu.

- **Eipollösung:** Anlässlich der geburtshilflichen Befunderhebung der Zervix (Bishop Score) kann bei bereits eröffneter Zervix versucht werden, den unteren Eipol von der Uteruswand zu distanzieren. Diesem Effekt wird eine endogene prostaglandinfreisetzende Wirkung zugeschrieben.
- Zervixdilatation mittels **Foley-Katheter:** Der Katheter wird so appliziert, dass der zum Blocken vorgesehene Ballon intrazervikal zu liegen kommt. Anschließend wird der Ballon mit ca. 10 – 15 ml Flüssigkeit gefüllt. Der entstehende mechanische Druck des Ballons auf das Zervixgewebe führt dort zu einer vermehrten endogenen Prostaglandinausschüttung. Diese beschleunigt die zervikalen Reifungsvorgänge und führt letztlich zur Eröffnung der Zervix.
- In ausgewählten Fällen kann eine frühzeitige, isolierte **Amniotomie** bei einer Mehrgebärenden mit bereits reifer Zervix als Geburtseinleitung von Nutzen sein. Insgesamt sollte diese Methode in Anbetracht der vielfältigen medikamentösen Verfahren jedoch nur mit großer Zurückhaltung Anwendung finden (☞ III.3.3.3).
- Geschlechtsverkehr („Das, was das Kind gemacht hat, bringt es auch auf den Weg!“).

5.1.4 Aufklärung zur Geburtseinleitung

Jede Geburtseinleitung bedarf einer medizinischen Indikation. Dabei sollten Nutzen und Risiken für Mutter und Kind sorgfältig abgewogen werden.

> ! Abzulehnen ist die Geburtseinleitung aus nicht medizinischen Erwägungen oder aus Gefälligkeit wie z. B. in Abstimmung mit dem Terminkalender des Partners. Es ist zu bedenken, dass bei jeder Geburtseinleitung bei einer Schwangeren mit bisher unkompliziertem Verlauf diese zur Risikogeburt wird, mit allen möglichen juristischen Problemen.

- Im Rahmen des Aufklärungsgesprächs hinsichtlich der Notwendigkeit einer medizinisch begründeten Geburtseinleitung sollte die Schwangere auf die möglichen Risiken, Nebenwirkungen und die Grenzen der Methode hingewiesen werden.
- Aufklärung über den Grund, den Ablauf der Geburtseinleitung, die beabsichtigten Wirkungen und Ziele sowie über die möglichen Nebenwirkungen → Hinweis zur Durchführung einer Notfallsectio bei therapieresistenter fetaler Bradykardie infolge einer myometranen Überstimulation.
- Inhalt des Gesprächs sowie die Indikationsstellung in kurzen Stichpunkten im Krankenblatt für jedermann nachvollziehbar dokumentieren.

5.2 Physiologie und Anomalien der Wehentätigkeit

5.2.1 Physiologie der Wehentätigkeit

Im Verlauf der Schwangerschaft wächst der Uterus kontinuierlich und passt sich den steigenden Volumina des Feten, der Placenta und des Fruchtwassers an. Mit zunehmendem Gestationsalter, vor allem in der Zeit kurz vor dem Geburtstermin, bereitet sich das Myometrium durch Steigerung der Kontraktilität auf die Wehentätigkeit und die Geburt vor.

Nach heutigem Wissensstand verändern sich während der Schwangerschaft im Myometrium und in der Dezidua zahlreiche strukturelle, humorale und zelluläre Faktoren, die letztlich zu regelmäßigen Wehen führen. Dabei kommt es zu einem Zusammenspiel von schwangerschaftserhaltenden, das Myometrium relaxierenden Ereignissen auf der einen Seite und kontraktionsfördernden, zur Geburt führenden Faktoren auf der anderen Seite.

Phasen der Uterustätigkeit

Man kann die Aktivität des Uterus während der Schwangerschaft in vier Phasen unterteilen (Casey 2001) (☞ Abb. III.5-1):

- Ruhephase,
- Vorbereitungs- bzw. Aktivierungsphase,
- Stimulationsphase,
- Involutionsphase.

Während der überwiegenden Zeit der Schwangerschaft bis etwa zur 36. – 38. SSW verweilt das **Myometrium** in einem Zustand relativer Ruhe **(Ruhephase)**. Im weiteren Verlauf geht das Myometrium aus diesem Ruhezustand über in eine zunehmende Kontraktionsbereitschaft mit erhöhter Sensibilität gegenüber kontraktilen Reizen **(Aktivierungsphase)**. Die zunehmende Kontraktilität ist bedingt durch ansteigende Konzentrationen von kontraktionsassoziierten Membranproteinen wie Oxytocin-, Vasopressin-1a- und Prostaglandinrezeptoren, CRH sowie Gap junctions, Ionenkanälen und zahlreicher anderer Faktoren.

Gleichzeitig setzt die **Reifung der Zervix** ein. Mit dem Auftreten regelmäßiger Wehen beginnt die zur

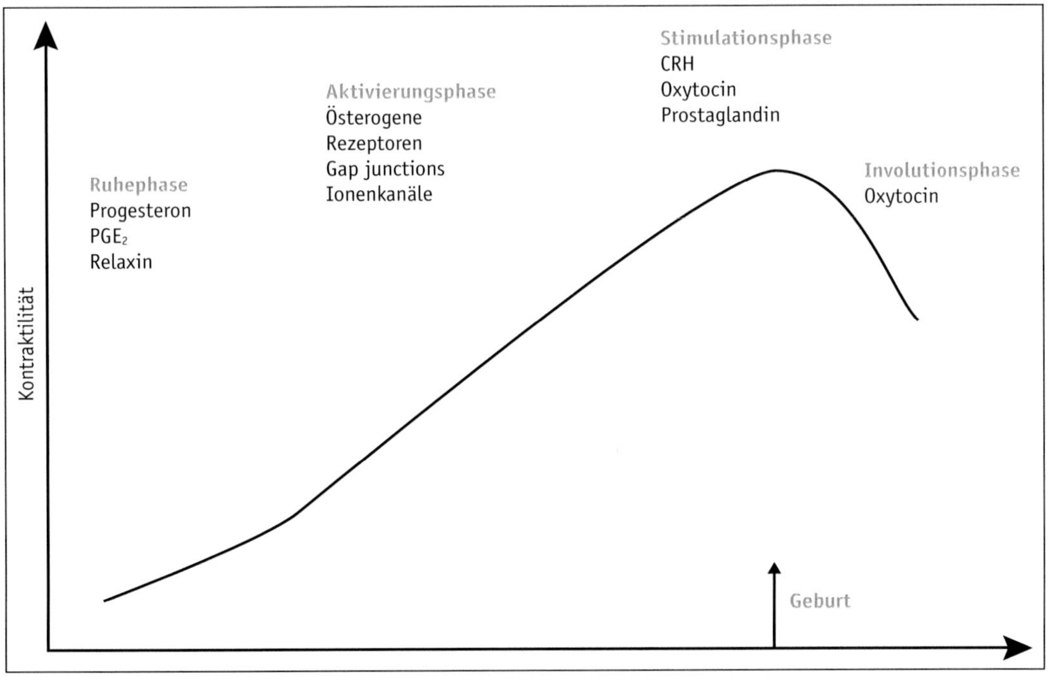

Abb. III.5-1: Die vier Phasen der Uterusaktivität während der Schwangerschaft.

Geburt führende **Stimulationsphase**. Der Zeitraum der Rückbildung des Uterus nach der Geburt wird als **Involutionsphase** bezeichnet (☞ Abb. III.5-1). Ergebnisse aus zahlreichen Tierversuchen zeigen, dass bestimmte Faktoren, vor allem Prostaglandin E2 und F2α, die Gap-junction-Formation und das Oxytocin-System die Funktion des Myometriums sowie uterotrophe und uterotone Vorgänge beeinflussen. Es ist anzunehmen, dass die gleichen Faktoren auch beim Menschen eine entsprechende Wirkung zeigen.

Aufbau und Struktur des Uterus

Der Uterus entwickelt sich durch die Verschmelzung der **Müller'schen Gänge**. Anatomisch gesehen besteht er aus der Serosa (Perimetrium), dem Muskel- und Bindegewebe (Myometrium/Zervix) und dem Endometrium, das sich in der Schwangerschaft zur **Dezidua**, einem eigenständigen, endokrinen Organ mit zahlreichen geburtsspezifischen Aufgaben, entwickelt. Die Ligg. cardinalia und rotunda fixieren den Uterus im mütterlichen Becken, verhindern eine unerwünschte Rotation und übertragen während der Wehe die Kraft. Im Verlauf der Schwangerschaft vergrößert sich die Gebärmutter und nimmt an Gewicht um das 15fache des Ausgangswertes zu. Das intrauterine Volumen vergrößert sich sogar um das 500- bis 1000fache.

Das **Myometrium** besteht aus glatter Muskulatur, Fibroblasten, Nervengewebe und Blutgefäßen. Diese Strukturen sind in einer extrazellulären Matrix eingebettet, die überwiegend aus Kollagenfasern besteht. Die **glatte Muskulatur** besitzt zwei Schichten, jeweils zirkulär und longitudinal ausgerichtet. Die Muskelfasern verlaufen spiralförmig und verzweigen sich anschließend. Die hoch flexibel organisierte Anordnung der glatten Muskulatur des Myometriums ermöglicht der Gebärmutter einerseits, sich jeder Größen- und Lageveränderung des/der Feten anzupassen und andererseits, die notwendigen Kräfte für die Wehentätigkeit zu erzeugen.

Die Vorstellung eines sich regelmäßig kontrahierenden Muskels der Gebärmutter unter Wehentätigkeit hat in der Vergangenheit oft zu einem Vergleich zwischen der Herztätigkeit und dem Uterus geführt. Im Unterschied zum Herzmuskel, der eigenständige Aktionspotentiale generiert, fehlt im Uterus ein solches Reizleitungssystem. Allerdings konnte eine elektrischen Aktivität sowohl im Myometriumgewebe als auch in isolierten Myozyten nachgewiesen werden, sodass man annimmt, dass auch im Uterus Reize über Aktionspotentiale, vor allem über Gap junctions, weitergeleitet werden (Young 1997).

Gap junctions

Die einzelnen Zellen des Myometriums sind durch spezielle Strukturen der Plasmamembran, den so genannten Gap junctions, miteinander verbunden. Diese Zellkanäle ermöglichen den Austausch von Signalen zwischen den Zellen. Dadurch kommt es zu einer schnellen Ausbreitung von **Aktionspotentialen** zwischen benachbarten Zellen, wodurch der synchrone Ablauf der Wehentätigkeit gefördert wird (Garfield, 1977).

Endokrine Regulierung

Der Uterus ist im Gegensatz zur Gefäßmuskulatur kaum vegetativ, sondern vorwiegend sympathisch innerviert. Der ohnehin geringe Anteil der vegetativen Innervation nimmt während der Schwangerschaft sogar noch ab (Fuchs 1993).

Catecholamine und uterine Innervation

Die Nervenfasern des Uterus enthalten überwiegend Norepinephrin. Uterus, Zervix und Vagina besitzen aber auch dopaminerge, serotoninerge Nervenfasern sowie Fasern des Vasoactive intestinal peptide (VIP). Die vier Rezeptortypen der adrenergen Innervation (α1, α2, β1 und β2) sind nur im Uterus zu finden. Die Aktivierung des Alpha-Rezeptors bewirkt eine Kontraktion und die des β-Rezeptors eine Relaxierung. Die Bedeutung der adrenergen und cholinergen Innervation liegt möglicherweise in der Koordination der Kontraktionen (Sjöberg et al. 1984).

Hormon-Rezeptoren

Hormon-Rezeptoren werden vorwiegend von Alpha-adrenergen Katecholaminen, Azetylcholin, Oxytocin, Vasopressin, Prostaglandinen, Relaxin sowie einer Vielzahl weiterer Liganden aktiviert. Weitere

Aktivatoren auf Rezeptorebene sind Neuropeptide (CRH und Verwandte). Diese können auch in autokriner bzw. parakriner Funktion ihre spezifischen Rezeptoren aktivieren.

Steroidhormone

Maternale Steroide

Östrogene und Gestagene beeinflussen die glatte Muskulatur des Myometriums maßgeblich, indem sie kontraktionsfördernde Proteine sowie andere Faktoren steuern, die der Erregungsausbreitung innerhalb des Myometriums dienen. Die Östradiol- und Progesteronspiegel nehmen während der Schwangerschaft bis zur Geburt konstant zu.
Die physiologische Ursache besonders hoher bzw. auch deutlich verminderter Östrogenspiegel zu Geburtsbeginn konnte bisher nicht geklärt werden. Mütter mit Sulfatasemangel, durch den fetales Dehydroepiandrosteron-Sulfat (DHEAS) nicht in Östrogene umgewandelt werden kann, zeigten ein erhöhtes Vorkommen an Übertragungen (Andauern der Schwangerschaft über die vollendete, 42. SSW). Andererseits ist die Übertragung generell nicht mit erniedrigten Östrogenspiegeln vergesellschaftet (Reynolds et al. 1986).

Fetale Steroide

Es bestehen unterschiedliche Angaben über die Bedeutung der fetal gebildeten Steroide zur Geburtsauslösung. Einerseits wurde gezeigt, dass es vor dem Wehenbeginn zu einem Anstieg des fetalen Cortisolspiegels kommt (Murphy 1974). In einer anderen Studie, die sowohl Cortisol- und DHEA-Spiegel als auch Östrogene und Progesteron bei Mutter und Kind im Rahmen von Sectiones untersuchte, wurde kein Unterschied vor und nach Wehenbeginn gefunden (Laatikainen et al. 1980).

Hormone der Nebenniere

Cortisol und Dehydroepiandrosteron (DHEA)

Glucocorticoide lösen keine Kontraktion am Myometrium aus, sind jedoch wichtig für den Metabolismus der Zellen des Myometriums. Länger andauernde Behandlung mit Dexamethason beeinflusst weder den Beginn noch die Dauer der Wehentätigkeit (Gennser et al. 1977).

Beim Menschen ist DHEA und sein Sulfat DHEAS aufgrund der niedrigen Aktivität von 3β-Hydroxysteroid-Dehydrogenase das wichtigste Produkt der fetalen Nebenniere. Beide dienen als Vorstufen der im Laufe der Schwangerschaft zunehmenden plazentaren Östrogensynthese, wobei Östriol vorwiegend aus fetalen Vorstufen gebildet wird, während sich Östradiol und Östron aus maternalen und fetalen Vorstufen entwickeln (Murphy 1981).

Corticotropin releasing hormone (CRH)

Im Verlauf der Schwangerschaft (insbesondere in der zweiten Schwangerschaftshälfte) wird ein eindrucksvoller Anstieg der zirkulierenden CRH-Plasmaspiegel beobachtet (Champbell 1987). Der Rezeptor für CRH übt anscheinend, abhängig vom Gestationsalter, zwei unterschiedliche Funktionen aus: eine myometriumrelaxierende, „protektive“ Wirkung während der Schwangerschaft und eine kontraktionsfördernde Wirkung am Termin bzw. aus pathologischer Sicht bei vorzeitigen Wehen.

Oxytocin und Vasopressin

Oxytocin ist das am stärksten uterotonisch wirksame Hormon. Aufgrund dieser Eigenschaft wird es routinemäßig zur Geburtseinleitung, zur Unterstützung der Wehentätigkeit, bei postpartaler Blutung und zur Uterusinvolution eingesetzt. **Vasopressin** besitzt eine uteruskontrahierende Wirkung, die über spezifische Rezeptoren der Myozyten (Vasopressin-1a-Rezeptoren) vermittelt wird.
Die Konzentration an Oxytocin-Rezeptoren (OTR) im Myometrium nimmt im Laufe der Schwangerschaft um das ca.100fache zu (Fuchs 1984). Unmittelbar vor Wehenbeginn steigt die Oxytocin-Rezeptor-Konzentration nochmals um das Zwei- bis Dreifache an, womit eine weitere Sensibilisierung des Myometriums einhergeht.
Es besteht eine wichtige Interaktion zwischen Oxytocin und Prostaglandinen. Nachweislich kommt es bei der Geburtseinleitung durch Oxytocin nur dann zur notwendigen Dilatation des Muttermundes, wenn sich gleichzeitig die mütterliche Prostaglandin-F-Synthese erhöht.
Fetale Oxytocin- und Vasopressinproduktion: Bei der Wehentätigkeit steigt die fetale Oxytocin-

und Vasopressinproduktion. Dies konnte in Studien durch signifikante arterio-venöse Differenzen des Nabelschnurblutes nachgewiesen werden (Johannesen et al. 1985). Die Unterschiede der Plamaspiegel waren bei Proben, die bei Kaiserschnitten nach dem Wehenbeginn gewonnen wurden, deutlich größer als bei Proben von elektiven Kaiserschnitten vor Wehenbeginn. Das lässt den Schluss zu, dass die Hormone der fetalen Neurohypophyse nicht nur als Folge von „Fetal distress" ausgeschüttet werden, sondern auch am physiologischen Ablauf der Initiierung der Wehentätigkeit beteiligt sind.

Prostaglandine

Prostaglandine sind Derivate der Arachidonsäure, die von dem Enzym Zyklooxygenase (COX) katalysiert werden. Synthese und enzymatischer Abbau von Prostaglandinen erfolgt im engen Zusammenspiel von Eihäuten, Dezidua und Myometrium.

Prostaglandin E_2 (PGE_2) und Prostaglandin $F_2\alpha$ ($PGF_2\alpha$)

Diese beiden Moleküle sind in der humanen Geburtsphysiologie von besonderer Bedeutung (Challis 1994). Eine kontrahierende Wirkung durch Prostaglandin $F_2\alpha$ konnte bei In-vitro-Experimenten im Fundus nur während der Wehentätigkeit gezeigt werden, nicht jedoch vorher. Prostaglandin E_2 hingegen stimuliert die uterine Aktivität sowohl vor als auch während der Wehentätigkeit. Zahlreiche Studien haben gezeigt, dass Prostaglandine aufgrund ihrer Funktion bei der autokrinen Regulation des Myometriums zusätzlich zur parakrinen Regulierung durch Amnion und Dezidua die Kontraktilität des Myometriums beeinflussen. Die Wichtigkeit des Rezeptors für Prostaglandine zur Geburtsauslösung wurde auch durch Versuche an „Knock-out"-Mäusen (Mäuse, denen unter Anwendung rekombinanter DNA-Technologie spezifische Gene entfernt wurden, um festzustellen welche Funktionen diese Gene erfüllten) mit einer Null-Mutation für den FP-Rezeptor nachgewiesen. Bei diesen Mäusen kam es zu einem verzögerten Wehenbeginn (Sugimoto et al. 1997).

Stockstoff-Monoxid (NO)

Die physiologische Rolle von NO ist noch nicht völlig geklärt, scheint aber in der Erhaltung des uterinen Ruhezustandes zu liegen. Jedenfalls unterscheidet sich die NO-induzierte Wirkung auf das Myometrium grundsätzlich von NO-Wirkungen auf andere glatte Muskelzellen. Eine wichtige Funktion liegt in der Beteiligung an der Entzündungsreaktion.

5.2.2 Anomalien der Wehentätigkeit

Es gibt eine Vielzahl möglicher Störfaktoren für den Geburtsablauf, welche die drei Einheiten Wehen, Kind und Geburtsweg betreffen, wobei meist keine singuläre Ursache für diese Störungen anzunehmen ist.

Infektion und Frühgeburt

Von Bedeutung ist insbesondere die subklinische Infektion als Ursache der vorzeitigen Wehentätigkeit und des vorzeitigen Blasensprungs (☞ III.3.7). Infektionen des Genitaltraktes sind häufig Ursache für frühe Frühgeburten (24 – 30. SSW, ☞ III.3.7) (Romero 1997). Darüber hinaus scheinen idiopathische Ursachen, die zu einer Destabilisierung des Ruhezustandes des Myometriums führen, ebenfalls eine größere Rolle zu spielen.

Die aszendierende Infektion im Bereich des Amnions und Chorions setzt verschiedene Inflammationsmechanismen frei, in deren Rahmen vor allem aktivierte Zytokine zu einer gesteigerten Prostaglandinsynthese und somit zur vorzeitigen Wehentätigkeit führt. Als aufsteigende Keime führen **Gardnerella vaginalis, Chlamydia trachomatis, Neisseria gonorrhoeae, Trichomonas vaginalis** sowie **Ureaplasma urealyticum** zu vorzeitiger Wehentätigkeit.

Whendystokie

Unter „Dystokie" versteht man prinzipiell eine pathologische Geburt. Mit dem Ausdruck „Wehendystokie" wird meist eine insuffiziente Wehentätigkeit beschrieben, wodurch es zu einer **protrahierten Geburt** kommen kann. Als Zeitangabe für die Definition der protrahierten Geburt wird bei Erstgebärenden als Richtwert ein Zeitraum von mehr als 18 Stunden ab Geburtsbeginn und für Mehrgebärende 12 Stunden seit Beginn regelmäßiger Wehen mit gleichzeitiger Zervixeröffnung angegeben.

Dystokien des Myometriums können sich sowohl in Form einer Unterfunktion (uterine Hypoaktivität, Frequenz < 2/10 Min., Druckamplitude < 10 mmHg) als auch einer Überfunktion (uterine Hyperaktivität, Frequenz > 5/10 Min., Druck > 50 mmHg) ausdrücken. Weitere Formen der myometranen Dystokie sind die hypertone Motilität, bei der es zum Anstieg des Basaltonus zwischen den Wehen kommt. Dadurch kann der uterine Blutfluss vor allem des venösen Bereichs beeinträchtigt werden.

Maßnahmen bei uteriner Hypoaktivität (sekundäre Wehenschwäche)

Es stehen zwei geburtshilfliche Interventionen zur Verfügung:

- Durchführung einer **Amniotomie**,
- **Applikation von Oxytocin**.

Allgemein wird empfohlen, die Amniotomie erst in der Austreibungsphase durchzuführen. Zur Behandlung einer uterinen Hypoaktivität sollte zumindest der Kopf im mütterlichen Becken fixiert sein. Ein Vorteil der routinemäßigen Durchführung einer Amniotomie im Sinne eines „Active management of labor" konnte in Studien nicht nachgewiesen werden.

Oxytocin

Durch die intravenös zugeführte Stimulation eines hypoaktiven Uterus wird sowohl die Frequenz der Wehentätigkeit als auch die Amplitude des intrauterinen Drucks erhöht. Einheitliche Angaben zur Dosierung bestehen nicht, das American College of Obstetricians and Gynecologists (ACOG) empfiehlt ein Hochdosis-Schema mit einer Initialdosis von 6mE/Min. und Dosissteigerungen von 4 – 6 mE/Min. in Intervallen von 15 – 20 Minuten, wobei eine Maximaldosis von 40 mE/Min. nicht überschritten werden sollte.

Eine besondere Nebenwirkung der Oxytocin-Medikation ist vor allem die **Überstimulation** mit folgenden Symptomen:

- Wehenfrequenz > 5/10 Min.,
- Wehendauer > 2 Min.,
- Wehen mit < 1 Min. Wehenpause.

> MERKE
> Bei Überstimulation mit Oxytocin muss die Applikation sofort beendet und bei Zeichen eines fetalen Distress eine Notfalltokolyse (z. B. mit einem Betamimetikum) durchgeführt werden.

Weitere Nebenwirkungen der Oxytocin-Applikation sind die **Hyponatriämie** als Folge der antidiuretischen Wirkung von Oxytocin, **vorzeitige Lösung der Placenta** sowie **Ruptur des Myometriums** (meist bei Voroperationen am Uterus).

Bei versuchter, vaginaler Entbindung nach Sectio ist das Rrisiko einer Narbendehiszenz bei Applikation von Oxytocin zur Stimulation eines hypoaktiven Uterus leicht, aber nicht signifikant erhöht (Mc Donagh 2005).

Die wichtigsten **Kontraindikationen** zu einer Wehenstimulation sind ein mechanisches Geburtshindernis und eine Lageanomalie des Feten.

Zervixdystokie

Unter dem Begriff „Zervixdystokie" versteht man das Ausbleiben der notwendigen Zervixdilatation trotz vorhandener, guter Wehentätigkeit. Beispiele für mögliche Ursachen sind vorhandene Narben der Zervix nach Konisation, nach Versorgung eines Emmet-Risses und nach Cerclage bei vorangegangenen Schwangerschaften.

5.3 Dammriss/Episiotomie

5.3.1 Dammriss

Damm: Anatomische Bezeichnung der Gegend zwischen dem Genitale – von der hinteren Kommissur der Scheide – bis zum Rektum.

Unter einem Dammriss versteht man eine bei einer Geburt entstandene Zerreißung der Scheidenhaut, der Dammhaut sowie der Damm- und Beckenbodenmuskulatur.

5.3.2 Dammschnitt (Episiotomie)

Der Damm wird mit einer Operationsschere eingeschnitten, um die Geburtsöffnung zu erweitern und damit die Entbindung zu beschleunigen. Der Damm-

Tab. III.5-1: Einteilung der Schweregrade des Dammrisses

Grad I	Einriss der hinteren Vaginalhaut, Einrisse an der Dammhaut bis zu einer Länge von 2 cm ohne Muskeleinriss
Grad II	Weiterreichende Einrisse des perinealen Gewebes ohne Beteiligung des Sphinkters, mit Läsion der Dammmuskulatur
Grad III	Alle Sphinkterverletzungen ohne Beteiligung der Rektalschleimhaut
Grad IV	Verletzung von Sphinkter und Rektumschleimhaut

schnitt ist die häufigste Operationsmethode in der Frauenheilkunde. In den USA beträgt die Episiotomierate 62,5%, in Europa ca. 30% (Krumpl-Ströher 2002), in England 90% und in Holland 8% (Klein et al. 1994).

Geschichte des Dammschnitts

Die ersten Angaben über das Bestreben der Ärzte, den Damm bei der Geburt vor Zerreißung zu bewahren, über die Naht des kompletten Dammrisses und eine Art Dammschutz finden wir in einem Buch von Trotula und Eros (1579, zitiert nach Eulenburg 1886). 1741 wird von Sir Fielding Ould (1710–1789) erstmals die chirurgische Erweiterung des Beckenbodens mittels Schere oder Skalpell zur Vorbeugung eines Dammrisses erwähnt. Im 18. Jahrhundert hören wir wiederholt von erfolgreichen Operationen der Dammrisse. Während man anfänglich nach der Auffrischung nur den Damm durch eine Naht vereinigte (Dieffenbach 1873), empfahl Langenbeck 1860 eine Art Lappenplastik, die er „Perineosynthese" nannte.

Auf den Grundsätzen der **direkten Auffrischung** und der **Lappenspaltung** bauten ab der zweiten Hälfte des 19. Jahrhunderts die zahlreichen Methoden für die Operationen des inkompletten und kompletten Dammrisses auf (Fischer 1929).

Ab Mitte des 19. Jahrhunderts begannen vor allem Chirurgen, sich mit der Heilung dieser Rissquetschwunde zu beschäftigen. Anfänglich wurden nach Auffrischung die Wundflächen mit einer nicht resorbierbaren Naht (Seide, Silkworm, Silberdraht) vereinigt.

Indikation

Eine Episiotomie kann bei maternaler und/oder fetaler Indikation angelegt werden.

Fetale Indikation

Verkürzung der Austreibungsphase bei fetaler Gefährdung
- bei drohender intrauteriner Asphyxie,
- bei Frühgeburten.

Maternale Indikation

Entgegen der früher üblichen Indikationsstellung (drohender Dammriss bei sehr straffem Damm, forensische Gründe, Vorliegen bestimmter Erkrankungen, die sich durch starkes Pressen verschlimmern, Vermeidung von Scheiden- und Uterussenkung) haben zahlreiche Studien bewiesen, dass eine Episiotomie ein zusätzliches perineales Trauma ist (Klein et al. 1992, 1994; Carroli 2002). Der Wert des Dammschnittes zur Prävention einer späteren Insuffizienz des Beckenbodens ist umstritten. Mehrere Studien haben gezeigt, dass trotz Dammschnitt okkulte (nicht sichtbare und daher auch nicht versorgte) Sphinkterschäden entstehen.

Die Diskussionen über Pro und Contra von Dammriss versus Episiotomie ist noch nicht abgeschlossen.

Vorteile des Dammrisses

- Weniger schmerzhaft
- Bessere Wundheilung
- Kleinere und oberflächlichere Verletzung des Dammes

Kleine Abschürfungen müssen nicht operativ versorgt werden (sofern keine Blutung vorliegt).

Schnittführung

Mediane Episiotomie

Dammschnitt in der Mittellinie von der hinteren Kommissur unter Schonung der perinealen Nerven und Blutgefäße.

Vorteil: relativ kleiner Schnitt, keine Durchtrennung von Muskeln, größeren Gefäßen und Nervengewebe, beste Heilung. Das kosmetische Ergebnis ist

fast immer sehr gut, weniger Schmerzen postpartal, geringe Blutung.
Nachteil: Reicht die Erweiterung nicht aus, kann der Schnitt aus anatomischen Gründen nicht verlängert werden, die Gefahr des Weiterreißens ist sehr groß (Folge: Dammriss Grad III – IV, ☞ Tab. III.5-1)

Mediolaterale Episiotomie

Am häufigsten angewendete operative Technik. Schnittführung von der hinteren Kommissur in Richtung des Tuber ossis ischii (45°-Winkel).
Vorteil: Schnitt bei Bedarf erweiterbar; Verletzungsgefahr des Sphincter ani geringer, schafft mehr Platz für den führenden Kindesteil.
Nachteil: Führt zur Durchtrennung von Muskeln (M. transversus perinei superficialis, M. bulbospongiosus), daher häufig stärkere Blutung und vermehrt Schmerzen sowohl postpartal als auch noch nach Jahren. Hämatome, evtl. Revisionen, Narbenbildung, Schmerzen beim Geschlechtsverkehr und bei Wetterveränderungen.

Laterale Episiotomie

Etwa ein bis zwei Zentimeter von der Mittellinie entfernt (bei 7 bis 8 Uhr) seitlich in Richtung Tuber ossis ischii. Gilt heute als obsolet.
Vorteil: Größtmögliche Erweiterung des Geburtskanals.
Nachteil: Schlechte Heilungstendenz, Wundfläche sehr groß, Blutungen können sehr stark sein. Beschwerden wie bei mediolateraler Episiotomie, jedoch verstärkt und noch häufiger.

Zeitpunkt

Eine frühzeitiger Dammschnitt (bevor die Weichteile gespannt und gedehnt sind) schont den Damm vor Überdehnung, der Schnitt ist jedoch häufig tiefer, bewirkt verstärkte Blutungen, ist operativ schwerer zu versorgen und schmerzhafter. Eine rechtzeitige Episiotomie erfolgt dann, wenn der Damm „ausgewalzt" ist (vordere Partie des Dammes ist dünn, blass und spiegelnd), bzw. wenn der Durchtritt des Kopfes in den nächsten Wehen erwartet wird. Die operative Versorgung des Schnittes ist dann fast immer schmerzloser und wegen der glatten Wundränder einfacher.

5.3.3 Versorgung des Dammrisses

Möglichst bald nach Abgang der Placenta, jedoch spätestens eine Stunde nach der Geburt sollte die Versorgung des Risses oder der Episiotomie erfolgen.
Zur Schmerzlinderung: Lokalanästhesie, Nachspritzen der liegenden PDA oder in Vollnarkose (bei nicht einsehbarem tiefen Scheidenriss, bei extremer Schmerzempfindlichkeit, bei Dammriss IV).
Um eine gute Wundheilung zu ermöglichen, müssen die Wundränder durch Nähte entsprechend der intakten Anatomie adaptiert werden. Als Orientierung

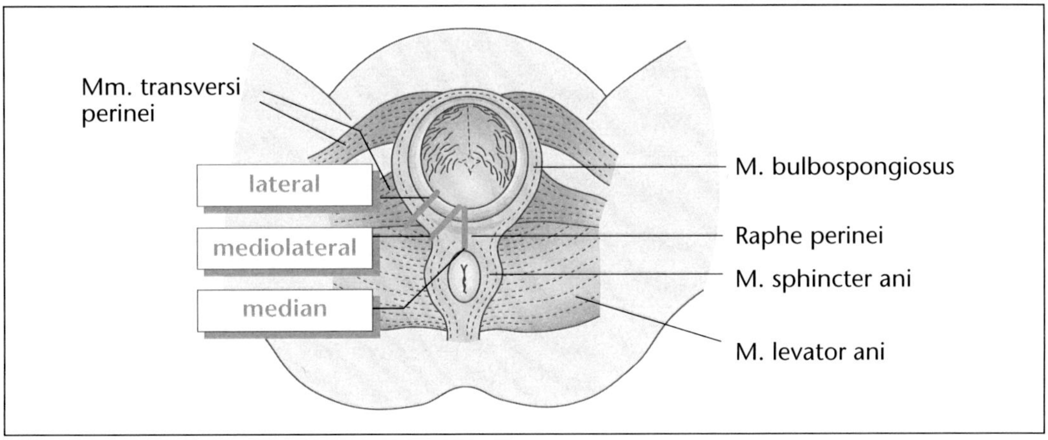

Abb. III.5-2: Techniken der Episiotomie.

gelten die Hymenalsaumreste. Die abschließende Hautnaht kann intrakutan oder sollte durch weitere Adaptation der Wundränder so geführt werden, dass ein kosmetisch schönes Ergebnis erzielt werden kann.

Nahtmaterial: Vorzugsweise synthetische, resorbierbare Fäden. Sie weisen eine schnelle Resorption (nach ca. 40 Tagen vollständig resorbiert, makroskopisch nicht mehr nachweisbar) gepaart mit kontrollierter Reißfestigkeit auf. Vorteil: Fäden müssen nicht mehr entfernt werden.

Pflege

Tägliches Abduschen oder Abspülen mit lauwarmem Leitungswasser oder Kamillosan®-Lösung (v.a. nach dem Toilettengang), häufiges Wechseln der Vorlage, die Operationswunde ab und zu lufttrocknen lassen, keine topischen Anwendungen (Salben, Cremes). Hände sorgfältig reinigen (Infektionsgefahr durch Lochien).

Komplikationen

- Wundheilungsstörungen (bei schlechter Adaptation)
- Sekundärheilung
- Hämatome
- Schmerzen (postpartal, während der Wundheilung oder sogar nach Jahren)
- Narbenbildung, Verziehungen
- Probleme beim Geschlechtsverkehr (Dyspareunie bis zur Unmöglichkeit der Kohabitation)
- Verlust von Lebensqualität
- Stressfaktor für die Mutter-Kind-Beziehung

5.4 Vaginal-operative Entbindungen

Zum geschichtlichen Hintergrund der Geburtszange ☞ I.1.3.1. Ursprünglich glaubte man, dass durch die Zangenblätter eine Kompression auf den kindlichen Schädel ausgeübt wird, wodurch er kleiner und dadurch leichter durch das mütterliche Becken gehen kann (Kuhn 1987).

5.4.1 Forceps-Zangenentbindung

Voraussetzungen

Der Muttermund muss vollständig eröffnet, die Fruchtblase muss gesprungen bzw. eröffnet sein, der Kopf muss „zangengerecht" stehen (kein Schädel-Becken-Missverhältnis, die Zange darf keine Kompression auf den kindlichen Schädel ausüben), das Kind muss leben (Guggisberg 1916).

Indikation

- Fetale Indikation: drohende intrauterine Asphyxie (CTG, MBU).
- Maternale Indikation: Herz-Lungenerkrankung der Mutter; Kontraindikationen zum Mitpressen (Augenerkrankung, Stoffwechselerkrankung), psychische Indikationen, Wehenschwäche, Erschöpfung der Mutter, Krampfleiden der Mutter etc.

Die Zangenoperation ist nur dann indiziert, wenn die Gefahr nicht auf eine andere, einfachere Art beseitigt werden kann.

MERKE

> In Grenzsituationen ist die sofortige Sectio einem riskantem vaginal-operativem Vorgehen immer und unbedingt vorzuziehen.

Technik

- **Entleerung der mütterlichen Harnblase**
- Vaginale Untersuchung zur **Kontrolle des Höhenstandes** und der **Einstellung des kindlichen Kopfes**
- **Anlegen der Zange nach den vorgegebenen einzelnen Schritten** (Hinhalten der geschlossenen Zange, Einführen des linken Löffels, Einführen des rechten Löffels, Wandernlassen eines Zangenlöffels)
- **Nachtasten** (Kontrolle der Lage der Zange am Kopf, Ausschluss von eingeklemmten Weichteilen)
- Probezug und anschließend Extraktion durch **wehensynchrone Traktion** am kindlichen Kopf nach Anlegen einer Episiotomie

5.4.2 Vakuum-Saugglockengeburt

Wirkprinzip

Durch Unterdruck wird eine künstliche kindliche Kopfgeschwulst erzeugt, die das Saugglockenvolumen ausfüllt und dadurch eine Haftfläche zwischen Saugglocke und kindlichem Kopf erzeugt. Dies ermöglicht die Extraktion des kindlichen Kopfes.

Anstatt der bis vor wenigen Jahren verwendeten Metallsaugglocken, die ein Schlauchsystem zu einer Vakuumpumpe benötigten, werden heute Silikonsaugglocken verwendet. Der kindliche Kopf haftet durch Adhäsion, der Unterdruck kann einfach, schnell und für das Kind wenig traumatisierend aufgebaut werden (z. B. KIWI-Vakuum).

Indikationen

Wie Forceps-Zangengeburt (☞ III.5.4.1).

Technik

- **Entleerung der mütterlichen Harnblase**
- **Platzierung der Saugglocke an die Leitstelle des kindlichen Kopfes** in der Führungslinie
- **Digitale Kontrolle** (ob kein Scheidengewebe durch die Glocke mitgefasst wurde)
- Aufbau des Unterdruckes und **wehensynchroner „Zug"** in der Führungslinie mit entsprechendem Wechsel der Traktionsrichtung
- Nach der Entwicklung des Kopfes vorsichtige **Abnahme der Saugglocke** durch **Ablassen des Unterdrucks,** Entwicklung des Kindes wie bei einer Spontangeburt

5.4.3 Vakuum versus Forceps

Die Entscheidung „Zange oder Vakuum" wird seit einigen Jahren eindeutig in Richtung Saugglockengeburt getroffen. Technische Entwicklungen der Saugglocke (unkomplizierte Handhabung, niedrigere Rate an mütterlichen und kindlichen Verletzungen) und die erhöhte Klagebereitschaft der Patientinnen haben diese Tendenz verstärkt.

> MERKE
> Für beide vaginal-operativen Geburtsverfahren gilt: Bei Risken oder nach Fehlbeurteilung des Höhenstandes des kindlichen Kopfes ist eine sofortige Sectio durchzuführen. Im Vorfeld einer vaginal-operativen Entbindung müssen die organisatorischen Voraussetzungen für die sofortige Durchführung einer Notsectio geschaffen sein.

Ein wichtiges Kriterium bei der Entscheidung für einen Geburtsmodus ist die **Zufriedenheit der Patientin:** Studien bestätigen, dass die Zufriedenheit bei einer spontan-vaginalen Geburt und der elektiven Sectio am höchsten ist, bei der Notsectio und operativ-vaginalen Geburten deutlich schlechter. Die vaginal-operative Geburtsbeendigung wird heute als im Einzelfall nicht immer vermeidbare, aber letztlich unerwünschte Form der Geburt angesehen (Husslein 2002).

5.5 Geburtshilfliche Notfälle

5.5.1 Blutungen im dritten Trimenon/während der Geburt

Placenta praevia

> ! Gefährdung der Mutter: posthämorrhagischer Schock.
> Gefährdung des Kindes: Hypoxie wegen akuter Placentainsuffizienz, Blutverlust aus den intervillösen Gefäßen, dadurch auch posthämorrhagischer Schock und Atemnotsyndrom wegen Unreife und Volumenmangel.

Therapie: Sofortige Schnittentbindung.

Vorzeitige Placentalösung

In 10% der Fälle geht eine Blutung der Placenta praevia mit einer vorzeitigen Placentalösung einher.

Therapeutische Maßnahmen

- Intravenöser Zugang (großlumige Kanüle, evtl. zentraler Venenkatheter)
- Blutabnahme für Labordiagnostik
- Bereitstellen von Erythrozytenkonzentraten

- Volumensubstitution
- Atemwege freihalten (evtl. Sauerstoffmaske)

Das klinische Management ist von dem Schweregrad der vorzeitigen Placentalösung und somit vom fetalen Wohlbefinden, und klinischem Zustand der Schwangeren abhängig.

MERKE: Bei bereits abgestorbenem Fetus wird eine vaginale Geburt angestrebt, solange der Fetus lebt unbedingt eine Notsectio durchführen.

Blutungen aus den Nabelschnurgefäßen

Ursachen

Subpartale Ruptur der Nabelschnur bei Insertio velamentosa beziehungsweise Vasa praevia (☞ III.3.3.3). Diese Komplikation ist sehr selten.

Diagnostik

- Im Zusammenhang mit Amniotomie oder Blasensprung plötzlich auftretende massive Blutung aus dem Muttermund. Der Fetus kann aus den Nabelschnurgefäßen verbluten.
- Sofortige Herzfrequenzänderung des Fetus.
- Das Neugeborene fällt durch blasse Asphyxie und fehlende Besserung der Hautfarbe trotz ausreichender Sauerstoffzufuhr auf (Intubation bringt auch oft keine Besserung)
- Postpartal Nachweis rupturierter Nabelschnurgefäße.

Therapie

Sofortige Entbindung (Notsectio) anstreben.

Varix-Blutung

Ursachen: Varikosis der Vulva oder Vagina, Platzen eines Varixknoten.

Tab. III.5-2: Differentialdiagnose Blutungen im 3. Trimenon bzw. während der Geburt

Placenta praevia	• Vaginale Blutung bei sonst beschwerdefreier Patientin • Keine Wehentätigkeit und auch sonst keine Schmerzen • Blutung beginnt meist langsam (annoncierende Blutung)	☞ III.3.3.3
Vorzeitige Placentalösung	• Plötzliches Auftreten abdominaler Schmerzen, zu 50% mit Wehentätigkeit • Vaginale, dunkelrote Blutung(70–80% der Patientinnen) • 4 Schweregrade von asymptomatisch bis schwerer Blutung mit intrauterinem Kindstod	☞ III.3.3.3
Blutung aus den Nabelschnurgefäßen (Vasa-praevia-Blutung)	• Im Zusammenhang mit Amniotomie oder Blasensprung plötzlich auftretende massive Blutung • Sehr seltene Komplikation	☞ III.3.3.3 (Vasa-praevia-Blutung)
Varix-Blutung	Platzen eines Varixknoten in der Vulva oder Vagina während der Geburt	
Uterusruptur	• Vorzeichen: – auffallende Zunahme der Wehen bei steigender Wehenfrequenz bis zum Wehensturm (Tetanus uteri), – innere Unruhe und Angst, – Uterus stark druckdolent, – meist Geburtsstillstand. • Eingetretene Ruptur: – fetale Asphyxie mit Abfall der kindlichen Herzfrequenz (erstes Anzeichen), – schlagartiges Sistieren der Wehentätigkeit, – Schocksymptome, – Stärke der vaginalen Blutung unterschiedlich.	☞ III.3.3.3

Diagnostik: Inspektion der Vulva, Spekulumeinstellung der Vagina.
Therapie: Nach der Entbindung sofortige Versorgung der Blutungsquelle.

Uterusruptur

Warnsignale

- Auffallende Zunahme der Wehen bis zum Wehensturm und Wehenschmerzen, die unerträglich werden („als ob innen etwas zerreißen würde").
- Erkennbarwerden und Hochsteigen des Retraktionsringes (Bandl-Kontraktion, Bandl-Furche = oberer Grenze des unteren Uterinsegments) bis in Höhe des Nabels.
- Gesichtsausdruck der Patientin ist gequält und ängstlich, der Puls ist beschleunigt.

Bei Narbenrupturen können diese Warnsignale fehlen („stille Rupturen").

Symptome nach der Uterusruptur

- Plötzlicher Abfall der fetalen Herzfrequenz.
- Im Vordergrund stehen Druckschmerzen und starke Abwehrspannung im gesamten Bauchbereich sowie Kollaps der Gebärenden. Es kommt außerdem zum Geburtstillstand.

> MERKE
> Bei jedem plötzlichen Kollaps unter der Geburt ist an die Möglichkeit einer Uterusruptur zu denken.

Therapie: Unverzügliche Notsectio und unverzügliche Versorgung der Uterusruptur. Bei anhaltender Blutung ist eine Hysterektomie erforderlich.

5.5.2 Blutungen in der Nachgeburtsperiode

Jede verstärkte Blutung während der Nachgeburtsperiode (bis vier Stunden nach der Geburt) mit einer Menge von über 500 ml. Der physiologische Blutverlust in der Nachgeburtsperiode beträgt 200 – 300 ml bis höchstens 500 ml.

Rissblutungen

Blutung aus verletzten Weichteilen wie Zervix-, Scheiden-, Labien-, Dammriss, selten aus der Episiotomiewunde (☞ III.5.3).

> MERKE
> Die Blutung beginnt sofort nach der Entwicklung des Kindes.

Placentaretention

Um eine Placentaretention zu verhindern, sollte eine aktive Leitung der Nachgeburtsperiode durchgeführt werden (Prendeville 1996):

- i. v.-Injektion von Oxytocin unmittelbar nach der Geburt des Kindes,
- rasches Abbinden der Nabelschnur,
- Geburt der Placenta unter leichtem Zug an der Nabelschnur bei gleichzeitigem Zurückhalten des Fundus uteri.

Bei Placentaretention kann zunächst der **Crede-Handgriff** durchgeführt werden: Ein möglichst großer Teil des Fundus uteri wird zwischen Daumen und Finger gefasst, zunächst eine Wehe angeregt und dann komprimiert.
Bei Placentaretention und Blutung sollte rasch eine **manuelle Placentalösung** im Operationssaal in Allgemeinnarkose erfolgen. Bei Placentaretention ohne Blutung kann bis zu 30 – 60 Minuten gewartet werden, bis eine manuelle Placentalösung eingeleitet wird.
Bei geringstem Verdacht auf unvollständige Placentalösung muss unbedingt sofort eine **Nachtastung** durchgeführt werden, weil schon bohnengroße Placentareste in der Gebärmutter zur atonen Nachblutung sowie im Wochenbett zu einer Infektion führen können. In seltenen Fällen Übergang eines Placentapolyp in einen Trophoblasttumor (☞ III.21).

Placenta accreta

Durchwachsen von Teilen oder der ganzen Placenta durch die Decidua bis an das Myometrium.
Therapie: Durch konservative Maßnahmen wie manuelle Placentalösung oder Kürettage kann eine Hysterektomie verhindert werden.

Placenta increta

Die Placenta wuchert in das Myometrium ein.
Therapie: Hysterektomie.

Placenta percreta

Einwachsen der Placenta durch das Myometrium hindurch bis an die Serosa und eventuell benachbarte Organe (meist Blase).
Therapie: Hysterektomie mit Blasenteilresektion unumgänglich (Operation gemeinsam mit urologischem Facharzt). Um (zusammen mit dem Urologen) eine interdisziplinäre operative Sanierung zu ermöglichen, ist es von besonderer Bedeutung, bereits präpartal mittels Ultraschalldiagnostik die Diagnose zu sichern.
Zwei Drittel aller Fälle von Placenta accreta treten bei einer Placenta praevia auf. Als Risikofaktor gilt eine Sectionarbe (Craigo 1997).
Diagnostik: Im Ultraschall zeigt sich zwischen Placenta und Myometrium eine hypoechogene Zone, die das retroplacentare Strombett darstellt. Fehlt diese hypoechogene Zone, muss an Placenta accreta, increta, percreta gedacht werden (Lerner et al. 1995). Ebenso kann man große Lakunen („Schweizer-Käse-Muster") als Warnhinweis erkennen.

Verstärkte Blutung aus der Placentahaftstelle

Bei der Lösung einer Placenta adhaerens, accreta, increta, percreta besteht die Gefahr einer unvollständigen Placentalösung mit dem erhöhten Risiko einer Infektion im Wochenbett und/oder der Bildung eines Placentapolypen.

Uterusatonie

Die Blutung setzt erst einige Minuten nach der Geburt ein, da sich zunächst die Uterushöhle mit Blut füllt. Erst in der Folge kommt es zur sichtbaren vaginalen Blutung, die in Schüben verläuft.

Ursachen

- Überdehnung des Myometriums (Polyhydramnion, Geminigravidität, großes Kind, Multipara)
- Ermüdung des Myometriums bei protrahiertem Geburtsverlauf
- Zu schnell entleerter Uterus (Sectio, Vakuumextraktion)
- Wehenschwacher Uterus bzw. Sättigung der Rezeptoren nach Oxytocin-Dauerinfusion
- Uterusanomalien (Uterus arcuatus, subseptus usw.)
- Uterus myomatosus oder Adenomyosis uteri

Therapie

Zunächst Rückversicherung, dass die Placenta vollständig ist (Begutachtung der Placenta), dann kräftige Massage des Fundus uteri.
Die medikamentöse Therapie stützt sich auf Huch (1997):

- Stufe 1: wiederholte Gabe von Syntocinon 5 IE i. v., bei mangelnder Wirkung Infusion von 4 Ampullen mit 5 IE in 500 ml 0,9% NaCl und Methergin®, 1 Ampulle mit 0,2 mg i.m.
- Stufe 2: Gabe von Prostaglandinen. Das Prostaglandinderivat Sulpostron darf wegen der Druckerhöhung im Lungenkreislauf nie i. v. verabreicht werden. Es empfiehlt sich die Gabe von 1 Ampulle Sulpostron in 250 ml NaCl-Infusion. Die Infusion kann von 40 Trp./Min. auf 160 Trp./Min. gesteigert werden.

MERKE

Oxytocin darf nicht gleichzeitig mit Prostaglandinen verabreicht werden, da es zu einer Potenzierung der Wirkung kommt.

! **Cave:** Prostaglandine wirken auch auf die glatte Muskulatur der Gefäße, haben eine gefäßerweiternde Wirkung und führen somit zu einer Blutdrucksenkung mit Tachykardie. Deshalb sind sie bei kardialen oder vaskulären Gefäßerkrankungen kontraindiziert.

Blutungen aufgrund von Gerinnungsstörungen (akutes hämorrhagisches Syndrom = Koagulopathie)

Ursachen

Grund ist eine Verminderung des Fibrinogens im Plasma aufgrund der erhöhten Fibrinogenolyseaktivität. Die Fibrinogenverminderung kommt einerseits durch erhöhten Verbrauch (Verbrauchstheorie), andererseits durch Zerstörung (Fibrinogenolyse, Fibrinolyse) zustande.

Das im Retroplazentarblut zahlreich vorhandene Fibrinogen und die fibrinspaltenden Enzyme werden durch Gewebsaktivatoren stimuliert, die massenhaft in der Decidua und im Myometrium vorhanden sind. Folge ist die proteolytische Zerstörung des Fibrinogens bzw. der Fibrinmoleküle im Blut, wodurch die Gerinnbarkeit reduziert und schließlich aufgehoben wird (eine manuelle Placentalösung sowie eine Nachtastung scheinen die Aktivierung zu fördern).

Bei vorzeitiger Placentalösung tritt in 10% der Fälle eine **disseminierte intravasale Gerinnungsstörung (DIC)** auf. Aus dem retroplazentaren Hämatom treten gerinnungsaktivierende Substanzen aus, wodurch es zu einer generalisierten Aktivierung der Gerinnungskaskade mit der Bildung von Mikrothromben im peripheren Kapillarbett kommt. Die Aktivierung der Gerinnungskaskade führt zu einem Verbrauch von Thrombozyten und Gerinnungsfaktoren. Dieser Prozess hält so lange an, bis die Pathologie behoben ist, wie z. B. bei vorzeitiger Placentalösung oder Uterusatonie.

Die intravaskulären Gerinnsel werden durch die gleichzeitig stattfindende erhöhte Fibrinolyseaktivität aufgelöst. Die komplexe Gerinnungsstörung entsteht durch einen Mangel an Fibrinogen, an weiteren Gerinnungsfaktoren mit Thrombozytopenie, gleichzeitig erhöhter Fibrinolyseaktivität und somit einer **Verbrauchskoagulopathie.**

Therapie

Ersatz des Fibrinogens durch die Zuführung von Humanfibrinogen sowie durch Hemmung der Fibrinolyse z. B. durch Trasylol® (Protease-Inhibitor) oder AMCHA (Aminomethylcyclohexancarbonsäure).

5.5.3 Eklamptischer Anfall

Unter Eklampsie versteht man generalisierte tonisch-klonische Krämpfe, die antepartal, intrapartal oder bis zu sieben Tage postpartal auftreten (EPH-Gestose, Präeklampsie und Eklampsie ☞ III.3.5.2).

5.5.4 Appendizitis während der Schwangerschaft

Definition: Mit 1:1500 ist die Appendizitis das häufigste nicht gynäkologisches Geschehen während der Schwangerschaft.

Diagnostik

Im ersten Trimenon gleicht die Symptomatik derjenigen einer Nicht-Schwangeren, mit zunehmendem Gestationsalter wird die Diagnose durch die physiologische Verlagerung des Appendix erschwert.

- Ab der 20. SSW liegt der Appendix im rechten Mittelbauch, ungefähr in Nabelhöhe über der Spina iliaca anterior (cave: Fehldiagnose Pyelonephritis gravidarum).
- Portioschiebeschmerz und Psoasphänomen (rechtes Bein angezogen) sind vorhanden.
- Die Leukozytose ist kein wirkliches Kriterium, da in der Schwangerschaft stets eine Leukozytose vorliegt.
- Die Körpertemperatur liegt bei der nicht perforierten Appendizitis unter 38 °C, bei Fieber kann von einer Perforation ausgegangen werden.

Differentialdiagnosen

Geburtshilfliche Differentialdiagnosen wie Chorioamnionitis, stilgedrehte Adnexe, Dehnungsschmerz des Ligamentum rotundum sowie nicht geburtshilfliche Differentialdiagnosen wie Pyelonephritis, Cholezystitis, Pankreatitis, Gastroenteritis müssen ausgeschlossen werden.

Therapie

Bei nicht perforierter Appendizitis kann nach einer Appendektomie ohne weiteres eine vaginale Geburt angestrebt werden.

Bei perforierter Appendizitis und fortgeschrittener Schwangerschaft sollten einzeitig zunächst eine Appendektomie und danach eine Sectio durchgeführt werden.

Eine perioperative Tokolyse sowie antibiotische Abschirmung ist anzuraten.

5.5.5 Amnioninfusionssyndrom (Fruchtwasserembolie)

Definition: Eindringen von Fruchtwasser in den mütterlichen Blutkreislauf durch Eihaut-Zervix-Risse oder über den venösen Randsinus der Placenta. Kann zu Kreislaufkollaps und Blutgerinnungsstörungen, evtl. zu tödlichen Blutungen infolge Fibrinogenmangels **(Verbrauchskoagulopathie)** führen.
Das Amnioninfusionssyndrom stellt die lebensbedrohlichste Komplikation in der Geburtshilfe dar. Die Häufigkeit wird mit 1:6000 (Burrows 1995) bis 1:80000 (Watananukul et al. 1979) angegeben. Die Mortalität beträgt zwischen 25 bis 86%.

Symptomatik

- Plötzliches Auftreten von Dyspnoe, Agitiertheit und Angst während oder kurz nach der Geburt
- Verwirrtheit, Bewusstseinsverlust, Krämpfe
- Schüttelfrost, Erbrechen
- In schweren Fällen rasche Entwicklung eines Atem- und Kreislaufstillstand
- Verbrauchskoagulopathie

Verlauf

Die Obstruktion der pulmonalen Mikrozirkulation führt zur Abnahme des linksventrikulären Füllungsdrucks und des Herzminutenvolumens, wodurch es zum kardiogenen Schock kommt. Es entwickelt sich eine akute pulmonale Hypertension mit Rechtsherzversagen. Ca. 25% der Frauen versterben innerhalb der ersten Stunde.
Folgen der Hypoxie sind Leber-, Nierenversagen, Koma und Krämpfe. Etwa eine halbe Stunde später entwickelt sich eine disseminierte intravasale Gerinnung (DIC) mit reaktiver Fibrinolyse und Verbrauchskoagulopathie (☞ III.5.5.2).
Differentialdiagnose einer Fruchtwasserembolie ist das klinische Bild einer Lungenembolie ohne thorakale Schmerzen.

Therapie

Bei geringstem Verdacht muss sofort gehandelt werden:

- Oxygenierung mit hohen Sauerstoffkonzentrationen (Intubation und Ventilation) zur Erzeugung eines positiven endexpiratorischen Drucks,
- Volumensubstitution,
- Erythrozytengabe zur Bekämpfung der Hypotension, evtl. unterstützt durch
- Dopamingabe,
- frühzeitige Gabe von FFP (fresh frozen plasma) zur Behandlung der Gerinnungsstörung (☞ III. 5.5.6).

5.5.6 Notfalltransfusionen

Transfusionsgesetz von 1988

Die transfusionsbezogenen Gesetzte sind in Deutschland, Österreich und der Schweiz unterschiedlich formuliert, haben aber alle ein Ziel: gesetzlich die Grundlagen für ein sicheres Handeln im Sinne der Patienten zu gewährleisten.

> ! Zweck dieses Gesetzes ist es, „nach Maßgabe der [...] Vorschriften zur Gewinnung von Blut und Blutbestandteilen von Menschen und zur Anwendung von Blutprodukten für eine sichere Gewinnung von Blut und Blutbestandteilen und für eine gesicherte und sichere Versorgung der Bevölkerung mit Blutprodukten zu sorgen und deshalb die Selbstversorgung mit Blut und Plasma zu fördern."

Für die Anwendung gilt: „Blutprodukte sind nach dem Stand der medizinischen Wissenschaft und Technik anzuwenden. Es müssen die Anforderungen an die Identitätssicherung, die vorbereitenden Untersuchungen, einschließlich der vorgesehenen Testung auf Infektionsmarker und die Rückstellproben, die Technik der Anwendung sowie die Aufklärung und Einwilligung beachtet werden. Ärztliche Personen, die im Zusammenhang mit der Anwendung von Blutprodukten Laboruntersuchungen durchführen oder anfordern, müssen für diese Tätigkeiten besonders sachkundig sein. Die Anwendung von Eigenblut richtet sich auch nach den Besonderheiten dieser Blutprodukte. Die zu behandelnden Personen sind, soweit es nach dem Stand der medizinischen Wissenschaft vorgesehen ist, über die Möglichkeit der Anwendung von Eigenblut aufzuklären."

Gesetzliche Bestimmungen

Transfusionsverantwortlicher

Gemäß den einschlägigen Bestimmungen muss „der Transfusionsverantwortliche [...] eine approbierte ärztliche Person [sein] und [...] eine den Aufgaben entsprechende Qualifikation und Kompetenz besitzen. [Sie] muss transfusionsmedizinisch qualifiziert sein und sollte über hämostaseologische Grundkenntnisse verfügen. Seine Aufgabe ist es, die Einhaltung der einschlägigen Gesetze, Verordnungen, Richtlinien, Leitlinien und Empfehlungen sicherzustellen und eine einheitliche Organisation bei der Vorbereitung und Durchführung von hämotherapeutischen Maßnahmen zu gewährleisten sowie das Qualitätssicherungssystem fortzuentwickeln. Er sorgt für die qualitätsgesicherte Bereitstellung der Blutprodukte, ist konsiliarisch bei der Behandlung der Patienten mit Blutprodukten tätig und leitet ggf. die Transfusionskommission."

Transfusionsbeauftragter

„Für jede klinische Abteilung ist eine approbierte ärztliche Person als Transfusionsbeauftragter zu bestellen, der in der Krankenversorgung tätig und transfusionsmedizinisch qualifiziert ist. Er muss über eine entsprechende Erfahrung und sollte über hämostaseologische Grundkenntnisse verfügen. Der Transfusionsbeauftragte stellt in Zusammenarbeit mit dem Transfusionsverantwortlichen (s. o.) bzw. der Transfusionskommission der Einrichtung die Durchführung der festgelegten Maßnahmen in der Abteilung sicher." (Bundesgesundheitsblatt)

Transfusionskommission

Aufgabe der Transfusionskommission ist die Erarbeitung von Vorgaben für die Sicherstellung der Einhaltung und Durchführung von Gesetzen, Verordnungen, Richt- und Leitlinien sowie Empfehlungen für die Qualitätssicherung. [...] Die Transfusionskommission hat dafür zu sorgen, dass einrichtungs- und fachspezifische Regelungen zur Anwendung von Blut- und Blutprodukten auf dem Boden der Leitlinien der Bundesärztekammer zur Therapie mit Blutkomponenten und Plasmaderivaten in der jeweils gültigen Fassung und dieser Richtlinien erstellt werden (Bundesgesundheitsblatt).

Qualitätssicherung

Trotz mannigfaltiger und teurer Tests stellt die sorgfältige Blutspenderauswahl, die sich auf Anamnese, physikalische Untersuchung und Laboruntersuchungen stützt, die wirkungsvollste Maßnahme zur Qualitätssicherung von Blutkonserven dar. Alle großen Blutspendedienste unterhalten rigorose QM-Maßnahmen, die nach menschlichem Ermessen Fehler in der Zuordnung und in der Virusfreiheit der Produkte ausschließen sollen. Zusätzlich sind redundante Kontrollmechanismen eingebaut. Einer der wichtigsten in der klinischen Praxis ist der vom transfundierenden Arzt durchzuführende Bedside-Test der unbedingt am Patientenbett durchzuführen ist um die Unmittelbarkeit der Handlungen die diesen Patienten betreffen zu gewährleisten (ABO-Indentitätstest).

Indikation

> ! Die Indikation für eine Transfusion von Erythrozyten stellt sich immer dann, wenn die Patientin für Ihre jeweilige Situation zu wenige Sauerstoffträger verfügbar hat. D.h. wenn ein Missverhältnis von Angebot und Nachfrage besteht.
> Wichtig zu wissen ist, dass eine hämodiluierte Patientin durch den Blutverlust relativ mehr Wasser als Erythrozyten verleiert (da sie einen niedrigeren Hämatokrit hat) als Patientinnen mit einem hohen Hämatokrit.
> Eine Transfusion ist nur dann indiziert, wenn die Patientin mit Volumen und Sauerstoff behandelt wurde und trotzdem Zeichen einer Unterversorgung mit Sauerstoff zeigt.

Risiken

Das Risiko, durch die Therapie mit Fremdblutderivaten inkl. spezieller gerinnungsaktiver Präparationen zu Tode zu kommen, ist in Mitteleuropa derzeit immer noch höher einzustufen als beispielsweise durch eine Flugreise oder eine Narkose. Dabei ist der Arzt die größte Gefahr für den Patienten. Die Gefahr eines tödlichen Ausganges einer Transfusion durch **Verwechslung** liegt weit höher als die Infektionsgefahr z. B. mit Hepatitis.

Das **Infektionsrisiko** ist für in Mitteleuropa in kontrollierter Produktion hergestellte Konserven für die Praxis gleich Null. Je nach Quelle werden Infektionsrisiken von 1 : 1 000 000 bis 1 : 10 000 000 angegeben. Die größte Infektionsgefahr ist die bakterielle Kontamination der Konserven durch nachlässige Behandlung auf der Station, indem angestochene Konserven kontaminiert und dann längere Zeit bei Raumtemperatur gelagert werden. Blut ist ein gutes Kulturmedium für Bakterien.
Obwohl Transfusionen bezüglich der Infektionsgefahr sehr sicher sind, drohen von physiologischer Seite Gefahren und Einschränkungen. Diese entstehen vorwiegend aus der Tatsache, dass es sich bei transfundierten Erythrozyten um „altes Blut" handelt, d.h. um gelagerte Erythrozyten mit einem **Lagerungsschaden** (s.u.).

Erythrozytentransfusion

Durchführung einer Notfalltransfusion

Im Notfall (akute Lebensbedrohung durch Mangel an Sauerstoffträgern), wird die Patientin zunächst ausreichend mit Sauerstoff und Volumen therapiert, erst dann wird die Gabe von Erythrozyten erwogen. Der akute Notfall liegt also meistens schon hinter uns wenn es zur Gabe von Erythrozyten kommt. In einer Situation in der akut Sauerstoffträger benötigt werden (vgl.: Indikationsstellung zur Transfusion) ist auch die Gabe von Konserven „Null negativ ungekreuzt" (ohne Laboruntersuchung) indiziert, jedoch nur dann, wenn alle anderen Maßnahmen (Volumen, Sauerstoffgabe) ausgeschöpft wurden. Erythrozyten sind kein Volumentherapeutikum, sondern **ersetzen benötigte fehlende Sauerstoffträger**. Im Notfall ist das Risiko der Hypoxie größer als das der möglichen Unverträglichkeit des Blutproduktes.

Kompatibilität von Spender- und Empfänger-Blutgruppe

Da fremdes Blut als fremdes Organ zu verstehen ist, ist die Gabe von Blut ähnlich zu sehen wie jede andere Organtransplantation. Selbst wenn das fremde Blut im AB0-System kompatibel ist, gibt es eine Reihe von weiteren Antigenen auf den fremden Blutzellen, gegen die die Patientin Antikörper bilden kann (oder schon gebildet hat), was bei der nächsten Transfusion zu Problemen führen kann.
Falls die Patientin von einer vorangegangenen Transfusion oder Geburt schon sensibilisiert ist, hat sie Antikörper gegen Blutgruppenantigene im Blut, und es muss im Rahmen eines Kompatibilitätstests („auskreuzen") in der Blutbank festgestellt werden, welche der in Frage kommenden Blutkonserven (im AB0-System) keine Antigene für die vorhandenen Antikörper der Patientin enthalten.

Gewinnung von Erythrozytenpräparaten

Erythrozyten werden von besonders gut untersuchten und verlässlichen Einzelspendern gewonnen und haben schon aus diesem Grund keine große Infektiosität. Die routinemäßig durchgeführten Laboruntersuchungen gewährleisten eine hohe Infektionssicherheit. Unbekannte Infektionsauslöser sind dabei naturgemäß nicht berücksichtigt.

Lagerungsschäden

Bei der Lagerung von Erythrozytenpräparaten sind **Veränderungen des Erythrozytenstoffwechsels** unvermeidlich. Die Sauerstoff-Dissoziationskurve in gelagerten Blutkonserven verschiebt sich bereits nach einer Woche nach links, d.h, diese Erythrozyten geben im Gewebe nicht dieselbe Menge Sauerstoff ab wie frisch entnommene. Der Erythrozyt ist zwar voll beladen, kann den Sauerstoff aber nicht abgeben. Die Linksverschiebung normalisiert sich erst 24 – 72 Stunden nach der Transfusion. In dieser Zeit kann der Erythrozyt den Sauerstoff aufgrund seines durch die Lagerung beeinträchtigten Stoffwechsels nicht so gut abgeben. Außerdem kommt es durch die Lagerung zu **Verformungen**, die Erythrozyten werden kugelförmig und rigide und verstopfen die Mikrozirkulation, was zur weiteren Einschränkung der Sauerstoff-Versorgung in der Mikrozirkulation führen kann.

Kompensationsmechanismen

Normalerweise wird das Sauerstoffangebot an alle Organe in körperlicher Ruhe so eingestellt, dass es den Verbrauch bei weitem übersteigt.

! Das Angebot des für die Zelle zur Verfügung stehenden Sauerstoffs im Blut ergibt sich aus Herzzeitvolumen und Sauerstoffgehalt des Blutes: $AO_2 = SV \times HF \times caO_2$. Der arterielle Sauerstoffgehalt (caO_2) beträgt ca. 20 ml/100ml Blut. Benötigt wird in Ruhe allerdings nur 5 ml/100ml Blut. Das Sauerstoffangebot beträgt ca. 1000 ml/min. Der Verbrauch liegt bei ca. 250 ml/min, beträgt also nur ein Viertel des O_2-Angebots.

Das Überangebot an Sauerstoff dient im Organismus als Reserve für Höchstleistungen (z. B. Flucht vor Gefahren) oder für Kompensationszwecke (Ausgleich von Blutverlusten). Die Kompensationsmechanismen bestehen im Wesentlichen in einer verstärkten Anlieferung und Entladung des Hämoglobins (Hb). Die gesteigerte Anlieferung wird vor allem durch eine Zunahme des „cardiac output" (CO) erreicht: Mit fließendem Übergang wird zuerst das Schlagvolumen des Herzens vergrößert, dann die Herzfrequenz und zum Schluss die Sauerstoffextraktionsrate. Deswegen zeigt auch eine Sauerstoffextraktionsrate von 50% das Ende der Möglichkeiten zur Kompensation an. Wenn also die periphere Sauerstoffsättigung z. B. am Finger 97% beträgt und die Sauerstoffsättigung im rechten Herzen 47% sind die Kompensationsmechansimen erschöpft.

Gynäkologische Ursachen und Risiken für Blutungen

Schwangerschaft

- Placenta-praevia-Blutung
- Vorzeitige Plazentalösung
- Atonie

Wochenbett

- Große Episiotomien, Verletzungen der Scheide, Zervix, Damm
- Uterusruptur
- Uterusatonie
- Gerinnungsstörung

Hypovolämischer Schock

Ein Hypovolämischer Schock entsteht durch eine akute Verminderung des Blutvolumens. Es führt zu einer verminderten Füllung des Gefäßsystems und damit zur Zentralisierung der Durchblutung auf lebenswichtige Organe.

MERKE

Erstmaßnahme bei Blutungen: Sauerstoff- und Volumen-Gabe.

Um den Sauerstoff ans Ziel zu bringen, sind ein intakter Kreislauf und ein normales Blutvolumen zwingend notwendig.

MERKE

Eine gesunde Patientin ohne Tachykardie ist sehr selten transfusionsbedürftig, da sie den Mangel an Sauerstoffträgern ausreichend kompensieren kann. Erst wenn die Kompensationsfähigkeit eingeschränkt ist, d.h., wenn sie das Schlagvolumen oder die Herzfrequenz krankheitsbedingt nicht steigern kann, ist die Gabe von Blut sinnvoll.

Wird eine Patientin tachycard, muss geprüft werden, ob die Möglichkeiten der Sauerstoffextraktionsrate erschöpft sind. Ein Hb-Abfall bis zu einem Hb von 7,5 wird allein durch eine Zunahme des Schlagvolumens kompensiert (Meßmer 1991). Durch die Herstellung einer Isovolämie (Volumenkonstanz) und O_2-Gabe können sogar Hb-Werte im nicht messbaren Bereich („0 Hb") überlebt werden (☞ Tab. III.5-3).
Eine Patientin kann gefahrlos bis zu einem O_2-Gehalt von 10 ml/dl verdünnt werden. Dies entspricht einer **Hämoglobin-Konzentration von ca. 7**, was auch der heute gültige „Transfusionstrigger" für herzgesunde Patienten ist (Hebert et al. 1999).
Dieses Vorgehen gilt unter folgenden Auflagen:

- Vorliegen einer Normoxämie (paO_2 90 mmHg, SaO_2 96%),
- Vorliegen einer **Normovolämie,**
- **Ruhezustand der Patientin,**
- **Keine Einschränkung der Organdurchblutung** (KHK etc.).

Oberhalb von Hb 7 sollte auf eine Transfusion verzichtet werden. Kurzfristige Unterschreitungen dieses Wertes sollten mit O_2-Gabe therapiert werden, da 100% Sauerstoff den O_2-Gehalt des Blutes um ca. 2 ml/dl (≅ virtuell 1,5 Hb) erhöht. Eine Erhöhung

Tab. III.5-3: Folgende Hb-Werte wurden dokumentiert und überlebt

Hb	Patient/Eingriff	Autor
0 (nicht messbar)	M. Crohn (Resektion)	Lichtenstein (1988)
1	Postpartale Blutung	Brimacombe (1991)
1	Verkehrsunfall	Teßmann (1996)
2	Milzexstirpation	Fertzli (1997)
2	Hüftendoprothese	Busse (1996)
2	Ulcus ventriculi	Nearman (1983)
3	Postpartale Blutung	Rasanayagam (1996)
4	Verbrennung	Vogt (1994)
5	Kolonkarzinom	Haphtel (1996)
5	Aortenruptur	Gutowski (1997)
6	HWS-Fraktur	Feigenbaum (1997)

der Herzfrequenz um ca. 30% kann als Zeichen der Limitierung der Kompensationsmechanismen angesehen werden.

5.6 Homöopathie in der Geburtshilfe

5.6.1 Geburtsverlauf

Laut einer Umfrage bei Patientinnen zeichnen zwei Parameter die „ideale Geburt" aus: Geburtsdauer und Betreuungsqualität (Krumpl-Ströher 2002). Frauen, die während der **Geburt** von ihrer Hebamme, ihrer Gynäkologin oder ihrem Gynäkologen **persönlich betreut** werden, weisen einen kürzeren Geburtsverlauf und ein subjektiv schöner empfundenes Geburtserlebnis auf. Das zeigt die hohe Bedeutung der Vertrauen und Sicherheit gebenden Umgebung und der persönlichen Zuwendung.

Auf Frauen, die zum Entbinden ins Krankenhaus kommen, stürzen ungeahnte Emotionen ein. Im Regelfall hat eine Erstgebärende den Kreißsaal einmal während der Schwangerschaft besichtigt, hat keine Erfahrungswerte bezüglich des Ablaufs einer Geburt, kennt weder die Hebamme noch das betreuende ärztliche Team. Sie hat meist noch keine Geburt miterlebt und weiß nur theoretisch, was auf sie zukommt. Emotionen und Körper reagieren völlig autonom und unkontrollierbar. Dieser Kontrollverlust erzeugt Angst, die Gebärende fühlt sich verunsichert. Sie weiß nicht, wie sie mit dieser Ausnahmesituation von Schmerz, Ängstlichkeit, Erwartungsspannung und Kontrollverlust in einer fremdartigen Umgebung umgehen soll. Die Gebärende wird von unbekannten Augen beobachtet und muss sich von unbekannten Händen untersuchen lassen.

Eigentlich ist der Kreißsaal im Krankenhaus ein Entbindungsort, der den emotionalen Bedürfnissen nach Vertrautheit, Schutz und einer intimen Atmosphäre nicht gerecht werden kann. Der Grund, weshalb dennoch über 98% der Gebärenden eine Entbindung im Krankenhaus einer Hausgeburt vorziehen, liegt im hohen **Sicherheitsbedürfnis** der Frauen. Die Möglichkeiten der medizinisch-technischen Überwachung und der Schmerzbekämpfung lindern die Angst vor der Geburt und stärken das subjektive Gefühl, sich fallen lassen zu können.

Die Vorstellung, Schmerz ertragen zu müssen, verursacht in unserer Gesellschaft Panik. Viele Frauen glauben, eine „schmerzlose Geburt" mittels Periduralanästhesie (PDA) oder durch elektive Sectio zu erreichen. Die wenigsten Frauen wissen, dass die Wehen bis zur PDA und ab den Presswehen fast immer schmerzhaft spürbar sind und dass die Sectio den Schmerz nur in seiner Qualität verändert und im Zeitpunkt des Erscheinens (nach der Entbindung). Nach der Sectio hält der Schmerz insgesamt viele Tage an. Auch ist den Frauen nicht bewusst, dass der Analgetikaverbrauch in den Tagen nach einer Sectio wesentlich höher ist als nach einer Spontangeburt.

Die erste Maßnahme zur Linderung des Schmerzes ist die frühzeitige Auseinandersetzung damit. Um den Geburtsschmerz erträglich zu halten, muss der **Circulus vitiosus aus Angst und Schmerz durchbrochen werden**. Angst verstärkt Schmerz, Schmerz vermehrt wiederum Angst. Durchbrechen lässt sich dieser Kreis durch **vertrauensbildende Maßnah-**

men wie das Schaffen einer beruhigenden, geborgenen Atmosphäre, Assoziationsübungen (☞ III.5.6.6), die vom Schmerz dissoziieren, und dem Vermitteln fachlicher Kompetenz. Das **homöopathische Erstgespräch** ist ebenfalls eine vertrauensbildende Maßnahme. Es vermittelt der Frau Verständnis und Geborgenheit und liefert viele geburtshilflich relevante Informationen. Die Gebärende wird darüber aufgeklärt, dass es Möglichkeiten der homöopathischen Schmerzbehandlung gibt, sie wird dahingehend beruhigt, dass ihre emotionalen und körperlichen Empfindungen normal sind und dass sie die Kontrolle und die Verantwortung für sich selbst vertrauensvoll der Natur des Gebärens und der fachlichen Betreuung durch die Hebamme und den Arzt überlassen kann.

5.6.2 Die homöopathische Geburtsbegleitung

Die homöopathische Geburtsbegleitung ist eine auf die Bedürfnisse der Gebärenden nach **Intimität** und **persönlicher Zuwendung** ausgerichtete Methode. Bereits beim Eintreffen im Kreißsaal wird die werdende Mutter nicht nur nach den medizinischen Eckdaten (Zeitpunkt des Blasensprungs oder Wehenhäufigkeit) befragt, sondern auch nach ihrem psychischen Befinden, der Qualität der Wehen, ihrem Durstgefühl, ihrem subjektiven Wärme- oder Kälteempfinden und besonders nach ihren Vorstellungen und Ängsten in Bezug auf die bevorstehende Geburt. Durch diese **homöopathische Kurzanamnese**, die – so weit es der Zustand der Frau erlaubt – auch den Schwangerschaftsverlauf, eventuelle Komplikationen bei vorangegangenen Geburten mit einschließt, werden wichtige Informationen für die weitere Betreuung der Gebärenden gewonnen.
Falls die Gebärende in homöopathischer Behandlung ist und ihr **Konstitutionsmittel** kennt, mit dem nachweislich Krankheiten geheilt wurden, sollte beim Auftreten einer Pathologie während der Geburt zunächst das Konstitutionsmittel oder ein nach der Simile-Regel (☞ II.1.2) verordnetes **komplementäres Arzneimittel** verabreicht werden (braucht die Gebärende konstitutionell z. B. *Calcium carbonicum*, könnte sie während der Geburt Symptome des Komplementärmittels *Belladonna* entwickeln). Die Wahrscheinlichkeit, dass Störungen während der Geburt – ganz gleich welcher Art sie sind – durch das Konstitutionsmittel oder ein komplementäres Mittel behoben werden, ist sehr groß.

5.6.3 Blasensprung am Termin ohne Wehentätigkeit

Die fehlende Wehentätigkeit (☞ III.5.2.2) spielt nach erfolgtem Blasensprung eine bedeutende Rolle, da aufsteigende Keime zu kindlichen und mütterlichen Infektionen führen können. In den meisten geburtshilflichen Leitlinien wird eine antibiotische Abschirmung bei β-Streptokokken-negativem Abstrich und fehlenden Entzündungszeichen nach etwa zwölf Stunden empfohlen. Mit der Geburtseinleitung soll zwischen zwölf und 24 Stunden nach erfolgtem Blasensprung begonnen werden (Hjertberg et al. 1996). Das Ziel der homöopathischen Behandlung ist es, rechtzeitig physiologische Wehen (☞ III.5.2.1) zu erzeugen, sodass kein Antibiotikum (bei Streptokokken-negativem Vaginalbefund) und keine medikamentöse Geburtseinleitung, die zu Wehenanomalien führen kann, nötig sind. Zwölf bis 24 Stunden sind ein ausreichendes Zeitfenster, um die Geburt homöopathisch in Gang zu bringen.
Es gibt keine Rubrik zum vorzeitigen Blasensprung im Repertorium. Wenn eine Frau auf den starken Reiz des Blasensprungs keine Wehen entwickelt, liegt ein konstitutionelles Problem vor, das nach einer kompletten Anamneseerhebung verlangt.

MERKE

> Es gilt: Ist das Konstitutionsmittel der Patientin bekannt, wird dieses verabreicht (☞ Kasuistik 5-1). Ist die Patientin nicht in homöopathischer Behandlung, wird eine Anamnese durchgeführt, um das Simile zu finden (☞ III.5.6.2).

Diese Vorgehensweise ist im Krankenhaus nur in Ausnahmefällen praktikabel, da sie langwierig ist.

5.6.4 Gefahr der Übertragung

Ab dem Geburtstermin kann noch bis zu maximal 14 Tagen auf das Einsetzen natürlicher Wehentätigkeit gewartet werden. Ein längeres Zuwarten birgt die Gefahr der Placentainsuffizienz, die bis zum intrauterinen Fruchttod führen kann (☞ III.3.6).

Homöopathisches Vorgehen

Ist der festgelegte Termin gesichert, muss eine Anamnese durchgeführt und das **Simile** (☞ II.1.2) verabreicht werden. In der Regel wird die korrekte Arznei zur **Weheninduktion** führen.

Die Empfehlung von Schlüren (1992), bei unreifem Muttermund *Caulophyllum* D 3, drei- bis viermal täglich über mehrere Tage zu geben, hat sich in der Erfahrung der Autorin nicht bestätigt. *Caulophyllum* ist ein wenig geprüftes homöopathisches Arzneimittel. Das bedeutet, dass nur ein Bruchteil der Symptome bekannt ist, die das Mittel zu heilen, aber am gesunden Probanden auch auszulösen vermag. Die Gefahr, Arzneimittelprüfsymptome zu erzeugen, die einen normalen Geburtsverlauf behindern, ist groß (☞ III.3.9.2).

5.6.5 Geburtsverletzung

In einem neueren systematischen Review der Cochrane Database konnte mit hoher Signifikanz bewiesen werden, dass die Durchführung einer Dammmassage ab der 35. SSW die Wahrscheinlichkeit eines **perinealen Traumas** (Episiotomie, Dammriss, ☞ III.5.3) und nachfolgender perinealer Schmerzen senkt (Beckmann 2006).

Die Durchführung einer **Dammmassage** mindestens zwei- bis dreimal pro Woche sollte jeder schwangeren Frau dringend als Prophylaxe des Dammrisses empfohlen werden. Zur Massage eignet sich eine Mischung aus Jojoba-, Mandel- und Weizenkeimöl. Idealerweise sollte der Damm innen und außen zwischen Zeigefinger und Daumen gefasst und in sanft kreisenden Bewegungen massiert werden.

Aus homöopathischer Sicht sollte eine **Episiotomie** nur aus kindlicher Indikation (erschwerte, verzögerte Austreibung bei schlechtem CTG) durchgeführt werden. Die großzügige Anwendung einer Episiotomie stellt eine unnötige Verletzung der Patientin dar und ist daher abzulehnen.

Die Patientin sollte während der Austreibungswehen nicht zum Pressen angefeuert werden, da der zu rasche, unkontrollierte Durchtritt des kindlichen Schädels zu schweren Weichteilverletzungen der Frau führen kann. Das vaginale Gewebe benötigt Zeit, um sich zu dehnen. Wenn das CTG es zulässt, sollte es jeder Gebärenden ermöglicht werden, entsprechend dem Tempo ihres Organismus zu entbinden. Frauen mit starkem, frühem Pressdrang sollten entsprechend ihres inneren Empfindens atmen und pressen. Diese Angaben gelten natürlich nur bei fetaler Unauffälligkeit. Einzig beim Durchtritt des Schädels sollte die Gebärende dazu angehalten werden, die Wehen zu veratmen, da ein unkontrollierter, zu rascher Durchtritt des Schädels zu Geburtsverletzungen führt.

Generell gilt die Empfehlung mit Episiotomien restriktiv umzugehen (Carroli 2000). Ein **zurückhaltendes Management** bringt eine Reihe von Vorteilen:

- weniger posterior perineale Traumen,
- weniger operative Wundversorgung,
- weniger Folgekomplikationen.

Kein Unterschied konnte in Bezug auf Schmerzen im Wochenbett und schwere perineale oder vaginale Traumen bei abwartendem Management versus Episiotomie festgestellt werden (Carroli 2000).

In den meisten Kreißsälen wird bei **Weichteilverletzungen**, unabhängig von ihrer Ursache, Arnica verabreicht. Effektiver ist eine **Verordnung nach der Simile-Regel** (II.1.2): Die Erfahrung der Autorin zeigt, dass die Gabe des korrekt gewählten homöopathischen Mittels unmittelbar nach der Inspektion der Geburtswege folgende Vorteile bringt: Die Blutung aus der Weichteilwunde sistiert bis man mit der Wundversorgung beginnt. Dies ermöglicht optimale operative Bedingungen und erspart der Patientin das dauernde Trockentupfen, das als sehr schmerzhaft und unangenehm empfunden wird. Im Wochenbett hat die Patientin darüber hinaus deutlich weniger Wundschmerz. Das Wundgebiet ist nicht geschwollen und neigt nicht zu Entzündungen.

Tab. III.5-4: Arzneimitteldifferenzierung bei Geburtsverletzungen

Arzneimittel	Art der Geburtsverletzung	Bemerkung
Calendula	• Vaginalriss • Dammriss • Zervixriss • Wundheilungsstörung post sectionem	• **Rissquetschwunde** • Schmerz unproportional stark zur Schwere der Verletzung • Wundheilungsstörung • Post sectionem • Profuse, übel riechende Blutung nach mechanischer Geburt (Wundinfektion)
Arnica	Post partum	• **Hämatome** (Vulva) • Zerschlagenheitsgefühl im kleinen Becken • Ablehnung jeglicher Berührung/Untersuchung • Nach langer schwerer Geburt
Bellis perennis	Unmittelbar post sectionem	• Hauptarznei bei Verletzung der tiefen Bauchorgane (Uterus), sollte nach jeder Sectio verabreicht werden • Trauma der Beckenorgane! • Zerschlagenheitsgefühl der Beckenorgane
Staphysagria	Nach Vakuumextraktion	• **Lanzinierende** Schmerzen im Operationsgebiet • Patientin ist psychisch sehr aufgewühlt, hat das Gefühl, durch den medizinischen Eingriff **„vergewaltigt"** worden zu sein

5.6.6 Die homöopathisch geleitete Geburt

Eine homöopathisch geleitete Geburt zeichnet sich durch einen guten, stetigen Geburtsfortschritt bei **mäßig starker Wehentätigkeit** aus. Das bedeutet für den Geburtshelfer, dass er sich nicht an der **Intensität der Wehen** orientieren darf, sondern den **Geburtsfortschritt** beobachten muss. Die Wehen sind unter homöopathischer Therapie oft kürzer und weniger heftig als man bei einer natürlichen Entbindung erwarten würde. Schlüren (1992) weist darauf hin, dass die homöopathische Spasmolyse stärker ist als jede allopathische. Die Möglichkeiten der homöopathischen Analgesie sind allerdings nicht so potent wie die der Schulmedizin, aber der Schmerz lässt sich homöopathisch auf ein für die Gebärende erträgliches Maß senken. Wird eine Geburt von Anfang an homöopathisch begleitet bzw. geleitet, braucht man im Allgemeinen weder krampflösende noch analgetische und nur in seltenen Fällen Wehen fördernde Medikamente.

Bereits bei beginnender Wehentätigkeit hat es sich bewährt, der Gebärenden eine Vorstellung zu suggerieren (**Assoziationsübungen**). Beispiel: Die Gebärende wird gebeten, sich vorzustellen, sie stünde an einem wilden, einsamen Strand, riesige Wellen rollen heran. Sie hört sie von Ferne herandröhnen, beobachtet wie eine Welle immer mächtiger und lauter wird, bis sie schließlich über ihren gesamten Körper hinwegfegt, um dann langsam wieder zurück ins Meer zu fließen. Dabei sollte sie ruhig weiteratmen und zwischen den Wellen entspannt die Sonne genießen. Bilder wie diese, die man der Gebärenden während einiger Wehen vorsagt, dissoziieren vom Schmerz und helfen ihr, sich in einen weniger verkrampften, tranceartigen Zustand zu versetzen.

Arzneimittel unter der Geburt

Für die homöopathisch geleitete Geburt gibt es **keine bewährten Mittelindikationen.**

Arzneimittelwahl im Kreißsaal

In der Akutsituation wird die Patientin genau beobachtet. Wenn möglich, werden ihr einige Fragen gestellt. Ohne krampflösende, analgetische oder Wehen fördernde Medikamente präsentieren sich die Symptome in der Akutsituation deutlich. Während der Geburt genügen im Allgemeinen drei charakteristische Symptome (ein Gemütsymptom, ein Allgemeinsymptom und ein Lokalsymptom) für die Repertorisation und Arzneimittelfindung. Im Fokus der Beobachtung steht die **psychische Situation** der Frau, z. B.

- Ängstlichkeit, Anhänglichkeit, Schutz und Unterstützung suchend *(Pulsatilla, Gelsemium etc.)*,
- Unzufriedenheit, Aggression (*Kalium carbonicum, Nux vomica, Chamomilla* etc.),
- abweisendes Verhalten mit dem Wunsch im Schmerz nicht berührt zu werden (*Sepia, Anacardium, Arnica* etc.).

Diese Symptome können durch genaue, vorurteilsfreie Beobachtung erfasst werden (vgl. Organon, § 6) wie z. B. zusätzliches Verlangen nach frischer Luft, nach Wärme, Durstgefühl, quälendes Aufstoßen. Die Qualität und Intensität des Schmerzes wird ebenfalls erfragt.

Verlaufsbeurteilung

Um den Verlauf nach der Mittelgabe zu **objektivieren** und zu beurteilen, eignet sich die Visuelle Analogskala (☞ II.5.4) oder eine graphische Skala, die alle zehn bis 30 Minuten erneut evaluiert wird und im Zusammenhang mit dem Geburtsfortschritt zu beurteilen ist.

Homöopathisches Dokumentationsblatt

Für die Nachvollziehbarkeit des Erfolgs der homöopathischen Intervention bei der Geburt sollte ein spezielles Dokumentationsblatt verwendet werden (Vorlage ☞ Tab. III.5-5). Es sollte neben dem Partogramm liegen, damit die Einträge parallel durchgeführt werden können. Nur die exakte Dokumentation ermöglicht eine objektive Nachvollziehbarkeit der homöopathischen Therapie, besonders dann, wenn ebenfalls konventionelle Medikamente verabreicht werden. Erfasst wird der zeitliche Ablauf der psychischen und körperlichen Reaktion in Zusammenhang mit der homöopathischen oder konventionellen Therapie. Nur so kann man die Wirkung homöopathischer Arzneien von allopathischen unterscheiden.

Potenzwahl im Kreißsaal

MERKE

Für die homöopathische Behandlung gilt folgende Regel: Je akuter und bedrohlicher die Situation ist, desto rascher wird die korrekt gewählte homöopathische Arznei wirken.

Im Falle einer Blutung wird die korrekte Arznei innerhalb von weniger als zwei Minuten wirken. Beim Wehensturm muss eine adäquat lange Wehenpause innerhalb weniger Minuten einsetzen. Ist dies nicht der Fall, wurde nicht die passende Arznei ausgewählt.

Nach Erfahrung der Autorin eignet sich die **Potenz C 30** sehr gut im Kreißsaal, da diese mittlere Hochpotenz in der Akutsituation nach **einmaliger** Verabreichung eine rasche Wirkung zeigt. Bei Bedarf kann sie innerhalb von 30 Minuten problemlos gewechselt werden. Sie führt, korrekt verordnet, während der Wehen äußerst selten zu einer Erstverschlimmerung (☞ II.4.3.2). Falls diese doch auftritt, dauert sie nur wenige Minuten, bevor eine deutliche Besserung folgt. Wiederholungen einer C 30 sind selten und nur in Abständen von zwei bis drei Stunden nötig.

D-Potenzen werden häufiger verabreicht als C-Potenzen. Da der Wirkungseintritt bei niedrigen D-Potenzen verzögert sein kann, werden D-Potenzen in vielen Kreißsälen alle fünf Minuten verabreicht, ohne exakte Evaluation, ob das Arzneimittel eine Wirkung zeigt. Auf diese Weise werden Frau und Kind den energetischen Reizen eines Arzneimittels unter Umständen mehrere Stunden lang wiederholt ausgesetzt. Durch die einmalige Verabreichung einer **C 30** mit nachfolgender **Wirkungsevaluation** wird dieser unnachvollziehbaren Vorgehensweise Einhalt geboten.

Die homöopathischen Betreuungsrichtlinien von Gebärenden entsprechen den homöopathischen Behandlungsregeln in jeder anderen Akutsituation. Homöopathische Arzneien dürfen nicht nach „Gefühl" verordnet werden, sondern nachvollziehbar nach dem Simile-Prinzip (☞ II.1.2).

Tab. III.5-5: Dokumentationsblatt Kreißsaal

Datum/Uhrzeit	Untersucher	SSW	Symptome/ Beschwerden	VAS	Homöopathische Verordnung	Sonstige Verordnung
30 Min. später						
1 h später						

Dokumentation

Homöopathische Arzneimittel unterliegen dem Arzneimittelgesetz (☞ II.3.1). Die Verabreichung einer homöopathischen Arznei muss wie jedes Medikament im Partogramm bzw. der Krankengeschichte dokumentiert und von einem Arzt bzw. einer Hebamme abgezeichnet werden.

> **Vorsicht:** In einer potenziell lebensbedrohlichen Situation für Mutter oder Kind (z. B. postpartale Blutung, intrauterine Asphyxie), darf es durch die homöopathische Behandlung zu keiner Zeitverzögerung kommen. Die Hebamme und der Arzt müssen eng zusammenarbeiten, um das passende Arzneimittel zu verabreichen und gleichzeitig alle schulmedizinisch erforderlichen Schritte durchzuführen. Ist das medizinische Team für bedrohliche Akutsituationen nicht gut genug eingespielt, sollte aus forensischen Gründen auf eine homöopathische Therapie verzichtet werden, da der Zeitverlust durch Verabreichung einer falschen Arznei für die Gebärende und ihr Kind bedrohlich sein kann.

Wiederholungen homöopathischer Arzneien

Homöopathische Arzneien dürfen auch im Kreißsaal **nicht zu häufig wiederholt** werden, da für die Gebärende unangenehme Arzneimittelprüfsymptome entstehen könnten (☞ II.1.4, ☞ II.4.3). Erst wenn es nach deutlicher Besserung der Beschwerden zu einer erneuten Verschlimmerung der Symptome kommt, kann die C 30 nochmals gegeben werden. Hahnemann hat im „Organon", § 128, die C-30-Potenz für Durchführungen von Arzneimittelprüfungen empfohlen. Es kann also davon ausgegangen werden, dass bei häufigen, unangezeigten Wiederholungen Prüfsymptome auftreten. Soll die Arznei öfter verabreicht werden, wird sie in einem Glas Wasser aufgelöst. Von dieser Auflösung trinkt die Gebärende nach kräftigem Rühren gelegentlich einen Schluck. Vor jeder weiteren Einnahme sollte die Auflösung nochmals eine Minute kräftig gerührt werden. Diese minimale Weiterpotenzierung verhindert unangenehme Begleitsymptome.

> MERKE
> Die in vielen Kreißsälen übliche Verabreichung von homöopathischen Mitteln alle 15 Minuten ohne Beachtung des Simile-Prinzips (☞ II.1.2) ist abzulehnen, da die Gebärende und ihr Kind Arzneimittelprüfsymptome entwickeln können, die als solche von nicht gut ausgebildeten Homöopathen weder erkannt noch korrekt beurteilt und behandelt werden können (s. o.).

5.6.7 Falsch angewandte Homöopathie in der Geburtshilfe

Ein Beispiel für die falsche Anwendung homöopathischer Arzneien in der Geburtshilfe sind die bereits besprochenen Probleme, die durch eine **undifferenzierte Gabe/Einnahme** von z. B. *Pulsatilla* und *Caulophyllum* (☞ III.5.6.4) in den letzten Schwangerschaftswochen entstehen können (☞ III.3.9). Eine weitere falsche Anwendung ist die undifferenzierte Gabe von *Chamomilla* gegen Wehenschmerzen. Die korrekte homöopathische Anwendung behandelt nicht nur unspezifische Symptome wie Schmerzen, sondern den Gesamtzustand der Gebärenden. *Chamomilla* kann nur dann schmerzlindernd wirken, wenn die **Gesamtheit der Symptome** der Gebärenden auf *Chamomilla* hinweisen:

- Die Chamomilla-Patientin ist typischerweise äußerst gereizt und unzufrieden, sie verlangt vieles und weist es zurück, wenn es ihr gebracht wird. Sie jagt die Hebamme hin und her und ist durch nichts zufrieden zu stellen.
- In der Wehe bäumt sie sich nach hinten auf, ist sehr unruhig und schwitzt.
- Die Wehen beginnen im Rücken und strahlen häufig entlang der Innenseite der Oberschenkel aus. Chamomilla-Patientinnen sind nicht compliant und haben ein hohes Aggressionspotential.

Die genannten Symptome haben nur wenige Gebärende. Hat eine Gebärende diese Symptomatik nicht, kann *Chamomilla* auch bei wiederholten Verabreichungen zu keiner Besserung der Schmerzen führen. Wird einer anhänglichen, entgegenkommenden Patientin ohne Aggression, die im heftigen Schmerz in einen ängstlichen Redeschwall verfällt, in häufigen

Gaben *Chamomilla* (statt des auf die genannten Symptome passenden Mittels *Coffea*) gegeben, wird sie zunehmend unruhiger und reizbarer werden. Der Geburtsverlauf gerät ins Stocken, und die Patientin wird nach anderen Interventionen wie einer PDA oder Sectio verlangen.

> **Cave:** *Chamomilla* wird im Kreißsaal viel zu häufig verordnet. Auch in der Akutsituation muss stets die Simile-Regel (☞ III.1.2) beachtet werden. Nur das korrekt gewählte Arzneimittel kann helfen bzw. heilen.

Wichtige Rubriken bei Wehentätigkeit

Bei zu heftiger Wehentätigkeit müssen folgende Rubriken (RADAR 9.1) in Betracht gezogen werden. Jedes der angeführten Arzneimittel kommt infrage, jede Verordnung muss durch mindestens drei Symptome abgesichert sein. Es ist unumgänglich, die Arzneimittel gegeneinander zu differenzieren.

Wehen-Symptome im Repertorium
Weibliche Genitalien
– Schmerz – Wehen – exzessiv
– Schmerz – Wehen – quälend
– Schmerz – Wehen – schmerzhaft, zu

Nach Gabe des Simile kann nur eine Linderung der Beschwerden auf ein erträgliches Maß erwartet werden. Das einmalig verabreichte Simile in der Potenz C 30 wirkt für wenigstens ein bis zwei Stunden, u.U. für die gesamte Geburtsdauer. **Wiederholungen** derselben Arznei sind nur sinnvoll, wenn die Arznei bei der Erstgabe zu einer **eindeutigen Besserung** geführt hat. War diese nicht erkennbar, lässt sich auch durch häufige Wiederholung des Mittels keine Besserung erzielen. In diesem Fall müssen die Symptome erneut repertorisiert und ein passenderes Mittel gefunden werden.

Häufige Geburtsrubriken

Die folgende Rubriken (RADAR 9.1) betreffen häufige Beschwerden bei der Geburt.

Falls keine der Geburtsrubriken das Symptom der Gebärenden exakt genug beschreibt, ist es ratsam, auf die folgende **allgemeine Rubrik** zu achten, in der alle relevanten Arzneien, die bei Störungen des Geburtsverlaufs infrage kommen, aufgelistet sind.

Symptom „insuffiziente, schwache Wehen"
Weibliche Genitalien
– Schmerz – Wehen – kurz
– Schmerz – Wehen – schwach
– Schmerz – Wehen – unregelmäßig
Symptom „Rigidität des Muttermundes"
Weibliche Genitalien
– Os uteri während der Entbindung, Zustand des – erweitert
– Os uteri während der Entbindung, Zustand des – halboffen
– Os uteri während der Entbindung, Zustand des – krampfhaft kontrahiert
– Os uteri während der Entbindung, Zustand des – starr, rigide
Allgemeine Entbindungsrubriken
Weibliche Genitalien
– Entbindung – während, Beschwerden
Symptom „erfolglose Wehen"
Weibliche Genitalien
– Schmerz – Wehen – falsche Wehen
– Schmerz – Wehen – vergeblich
– Schmerz – Wehen – kurz
Symptom „Wehen vor allem im Rücken spürbar"
Weibliche Genitalien
– Schmerz – Wehen – Rücken – anfallsweises
– Schmerz – Wehen – Rücken – hindurch zum Rücken und den Rücken hinauf
– Schmerz – Wehen – Rücken – erstreckt sich zu – Rektum
– Schmerz – Wehen – Rücken – erstreckt sich zu – Schamgegend, vom Rücken zur
– Schmerz – Wehen – Rücken – unten in die Gesäßmuskeln, den Rücken nach

Symptom „Wehen, die Stuhldrang verursachen bei kindlichem Kopf höher als 0" (oberhalb der Interspinallinie)
Weibliche Genitalien
– Schmerz – Wehen – Stuhlgang – Stuhldrang, mit
Symptom „Wehen lassen plötzlich nach"
Weibliche Genitalien
– Schmerz – Wehen – schwach
– Schmerz – Wehen – hören auf
– Schmerz – Wehen – hören auf – Blutung, mit
– Schmerz – Wehen – hören auf – Erregung des Gemüts, durch
– Schmerz – Wehen – hören auf – Erschöpfung, durch
– Schmerz – Wehen – hören auf – Redseligkeit, mit
– Schmerz – Wehen – hören auf – Wallung vom Uterus zum Hals bringt die Wehen zum Stillstand, eine
Symptom „Aufstoßen bei den Wehen"
Magen
– Aufstoßen – Entbindung, während
Symptom „Wehen verursachen Ohnmacht"
Weibliche Genitalien
– Schmerz – Wehen – Ohnmacht, verursachen

Symptom „Placentaretention"
Weibliche Genitalien
– Placenta – retiniert
– Placenta – retiniert – Abort, nach
Symptom „Psychische Probleme während der Entbindung"
Weibliche Genitalien
– Schmerz – Wehen – Ohnmacht, verursachen
– Schmerz – Wehen – Todesfurcht, mit
– Sexuelles Verlangen – vermehrt – Entbindung – während
Gemüt
– Tod – Gewissheit des (eigenen) Todes
– Furcht – Tod, vor dem – Entbindung – während
– Tod – Vorahnung des Todes – sagt den Zeitpunkt des Todes voraus
Allgemeines
– Ohnmacht – Wehen – nach
– Ohnmacht – Wehen – während

5.6.8 Homöopathische Kasuistiken

Kasuistik 5-1: Blasensprung in SSW 38 + 2

Micha Bitschnau

Vorgeschichte

35-jährige Frau, homöopathisch vorbehandelt mit ihrem Konstitutionsmittel *Nux vomica.* Das Mittel heilte ihre durch berufliche Überanstrengung ausgelösten schweren Kopfschmerzen und die seit zehn Jahren vorhandenen und zunehmend schmerzhafter werdende Varikose der unteren Extremitäten. Sie ist ungeduldig und leicht genervt.

Symptomatik

Pat. mit Blasensprung ohne Wehentätigkeit in SSW 38+2 bei unreifem Zervixbefund (verkürzt, sakral, derb, geschlossen). P 0, G II. Sehr ungehalten, gereizt, weil der Zeitpunkt des Blasensprungs ihrer Meinung nach unpassend sei. Sie hat an diesem Tag unaufschiebbare Termine und lässt sich nur widerwillig davon abhalten, ihre Termine trotz Blasensprungs wahrzunehmen. Sechs Stunden nach Blasensprung noch keine Wehentätigkeit. Gereiztheit und Ungeduld nehmen zu.

Verschreibung

Nux vomica C 30 fünf Glob. einmalig.

Begründung der Arzneimittelwahl: Das Konstitutionsmittel der Pat. ist *Nux vomica.* Da nach dem Blasensprung die für *Nux vomica* typische Reizbarkeit und die Wichtigkeit ihrer Verpflichtungen, die unbedingt noch vor der Geburt erledigt werden müssen, wieder auftrat, war die Verordnung klar.

Verlauf

Wenige Minuten nach Mitteleinnahme lässt die Reizbarkeit nach und die Gebärende schläft ein. Eine Stunde nach Arzneimittelgabe Beginn der Wehentätigkeit, die bald regelmäßig wird. Fünf Stunden später komplikationslose Spontangeburt.

Diskussion

Nux vomica gehört zu den überaus schmerzempfindlichen Arzneien, die Patientinnen tolerieren keinen Schmerz und neigen deshalb zu Analgetikaabusus. *Nux-vomica*-Patientinnen erkundigen sich vor der Geburt eingehend über die Möglichkeiten der PDA. *Nux vomica* hat bei dieser Pat. die Schmerzakzeptanz und den gesamten Geburtsverlauf positiv beeinflusst.

Die Erfahrung aller homöopathischen Ärzte, die im Kreißsaal arbeiten, bestätigt, dass unter der korrekten homöopathischen Therapie die Wehen bei stetigem Geburtsfortschritt weniger intensiv und schmerzhaft verlaufen, daher selbst für sehr schmerzempfindliche Patientinnen tolerabel werden.

Kasuistik 5-2: Umgang mit Geburtsschmerz

Franziska Maurer

Symptomatik

34-jährige Erstgebärende, in der 37 + 4 SSW. Geburtseinleitung wegen Schwangerschaftscholestase (akut in der Schwangerschaft auftretende intrahepatische Cholestase. Ursache unbekannt). Symptome: Pruritus im 3. Trimenon, Ikterus. Normales kindliches Wachstum, Doppler und CTG-Kontrollen unauffällig.

Psychische Dekompensation der Gebärenden bei fortgeschrittenem Geburtsverlauf mit heftigem Verlangen nach schmerzlindernden und geburtsbeendenden Interventionen.

Vorgeschichte

Die Schwangere hatte eine Hausgeburt geplant. Nach Auftreten einer Schwangerschaftscholestase (diagnostiziert durch Laborbefund, klinisch nur heftiger Pruritus im dritten Trimenon) rät ihr der behandelnde Gynäkologe zu einer frühzeitigen Geburtseinleitung in der 36. SSW wegen des erhöhten Risikos eines intrauterinen Fruchttodes. Die Schwangere entscheidet sich, bis Anfang der 38. SSW zu warten, empfindet ihr Verhalten jedoch als „ungehorsam" ihrem Gynäkologen gegenüber.

In der 37 +4 SSW Einleitung mit Prostaglandin und rasche Entwicklung von regelmäßigen Kontraktionen. Die Gebärende kann die Wehen gut verarbeiten. Sie ist ständig in Bewegung, verlangt immer wieder, dass das Fenster geöffnet wird. Sie macht einen entschlossenen Eindruck, „beißt sich durch".

Innerhalb von vier Stunden kommt es von einem unreifen Vaginalbefund zur Muttermundseröffnung auf sechs Zentimeter. Wechsel der Stimmung von ärgerlich und fluchend (gegen ihren Mann und die Hebamme) zu flehend und sehr leidend. Geringe Erleichterung des Wehenschmerzes (starker Druck rechts) durch ein warmes Bad, wo sie es jedoch nicht lange aushält. Sie muss sich wieder mehr bewegen, geht ruhelos im Zimmer auf und ab. Erst verlangt sie heftig nach wehenhemmenden Mitteln (Gynipral®), gleich darauf will sie keine Medikamente, beschimpft ihren Mann und äußert dann den heftigen Wunsch nach einer Sectio. Gleich darauf schickt sie alle aus dem Zimmer, und nach der nächsten Kontraktion verlangt sie eine Periduralanästhesie. Jetzt ist sie in einem Zustand von heftiger Verzweiflung, nach jeder Wehe schämt sie sich für ihr Verhalten.

Diagnostik

Schneller Verlauf bei Geburtseinleitung, sie leidet unter den Wehen, dem Ausgeliefertsein und der Unkontrollierbarkeit der eigenen Reaktionen. Sie schämt sich und ist an der Grenze des für sie Ertragbaren.

Verschreibung

REPERTORISATION (RADAR 9.1)
Weibliche Genitalien – Schmerz – Wehen – quälend
Weibliche Genitalien – Schmerz – Wehen – Ruhelosigkeit mit
Gemüt – Stimmung – Laune – wechselnd, wechselhaft
Gemüt – heftig – vehement – Schmerzen, durch
Abdomen – Leber und Lebergegend, Beschwerden, der

Einmalige Gabe von *Lycopodium* C 30.

Begründung der Mittelwahl: Heftigkeit und Ärger lassen auch an *Chamomilla* denken, die Entschlossenheit und das „Durchbeißen" zu Beginn sowie die Hinweise aus ihrem gesamten Lebenskontext (behauptet sich in einer Männerwelt, Loyalitätskonflikt der Autorität des Gynäkologen gegenüber) sprechen jedoch für *Lycopodium*. Zusätzlich hat *Lycopodium* auf der organotropen Ebene eine starke Beziehung zur Leber.

Verlauf

Sie nimmt das Mittel und wünscht gleichzeitig, dass der Gynäkologe dies nicht erfahren soll. Die folgenden Wehen verlaufen wie bisher. Nach etwa zehn Minuten kommt es zu längeren Pausen, die Gebärende kann sich etwas erholen. Sie kann die Kontraktionen wieder gut verarbeiten. Nach 50 Minuten kommt es zu einem spontanen Blasensprung mit Abgang von klarem Fruchtwasser und Pressdrang. Zwei Stunden nach der Mittelgabe problemlose Spontangeburt eines gesunden Jungen. Die Frau erholt sich rasch und sagt, dass sie immer gewusst habe, dass sie es schaffe – gleichzeitig bittet sie die Hebamme und ihren Mann, niemandem von ihrem Verhalten zu erzählen. Die Scham über ihren Kontrollverlust ist auch nachträglich eine Bestätigung der Arzneimittelwahl (Gemüt – tadelt sich selbst, macht sich Vorwürfe).

Kasuistik 5-3: Vorzeitige Wehen

Henning Droege

Symptomatik

31-jährige Pat., II-Gravida mit Zwillingen in der 32. SSW, war wegen vorzeitiger Wehen stationär: Tokolyse und Cerclage, von der Hebamme *Caulophyllum*, Wala-Pulver und ein wehenhemmendes Öl.

Akute Beschwerden: Beim Laufen heftiges Ziehen nach unten, das rechte Kind liegt weit unten. Liegen bessert die Beschwerden, Rückenlage verursacht Übelkeit. Die Pat. hat Sodbrennen, juckende Leukorrhoe (Vaginalmykose) und einen erhöhten Blutzucker.

Verschreibung

REPERTORISATION (COMPLETE REPERTORY DEUTSCH)
Weibliche Genitalien – Schmerzen – Herabdrängen – Uterus und Umgebung – Gehen – agg.
Magen – Sodbrennen – Schwangerschaft, während der
Weibliche Genitalien – Juckreiz – Vagina – Schwangerschaft, während der
Weibliche Genitalien – Ausfluss, Fluor – allgemein – Schwangerschaft, während der
Allgemeines – Diabetes – mellitus
Weibliche Genitalien – Schmerzen – Wehenschmerzen – übermäßig
Magen – Übelkeit – Liegen – agg. – Rücken, auf dem

Sepia C 30 einmalig.

Begründung der Mittelwahl: Das letzte Symptom (Übelkeit besser oder schlechter durch Rückenlage) wäre eine recht verlässliche Indikation für *Symphoricarpus racemosus* (im Repertorium von Kent ist unter „Magen – Übelkeit – Liegen – Rückenlage – schlechter" als einziges einwertiges Mittel *Mercurius*, *Symphoricarpus racemosus* ist ein Nachtrag von Pierre Schmidt). In diesem Fall geht es nicht um Übelkeit in der Frühschwangerschaft, sondern um vorzeitige Wehen bei fortgeschrittener Zwillingsschwangerschaft, sodass dieses Symptom verständlich war und nicht allein den Ausschlag gab. Darüber hinaus passt der ganze Zustand auf *Sepia*, oder evtl. auf *Murex*, ein Mittel mit ähnlichen Eigenschaften.

Verlauf

Fünf Tage später telefonische Rückmeldung: Die Wehen sind verschwunden, Die Wehenmessung zeigt keine Wehentätigkeit. Auch der Scheidenpilz, d.h. die juckende Leukorrhö, hat sich wesentlich gebessert.

Kasuistik 5-4: Sekundäre Wehenschwäche

Viktor Jenni

Symptomatik

31-jährige II-Para, Geburtsstillstand (Hausgeburt). Die Wehen sind ineffizient. Die Gebärende flucht bei jeder Wehe, schlägt mit der Faust auf das Kissen, jammert, ist unruhig und gereizt. Sie empfindet die Wehen als sehr schmerzhaft. Sie klagt über Krämpfe in den Füssen, insbesondere in den Waden. In sitzender Position Einschlafen der Füße. Sie fühlt sich in keiner Position wohl, weigert sich aber aufzustehen, lehnt überhaupt jeden Vorschlag der Hebamme ab. Hat kalte Füße, zittert.

Verschreibung

REPERTORISATION (COMPLETE REPERTORY DEUTSCH)
Weibliche Genitalien – Schmerz – Wehen – Reizbarkeit mit
Weibliche Genitalien – Entbindung – Ruhelosigkeit, mit
Extremitäten – Krampf – Unterschenkel – Wade
Extremitäten – Gefühllosigkeit – Füße – Sitzen, beim

Chamomilla C 200, einmalig 5 Glob.

Verlauf

Unmittelbar nach der *Chamomilla*-Gabe wird die Pat. ruhig, konzentriert und ist bereit, auf Vorschläge einzugehen. Sie steht auf, setzt sich auf den Gebärstuhl und will jetzt gebären. Die Wehen werden nicht mehr als lästig empfunden, das Fluchen hat aufgehört. In Knie-Ellenbogen-Lage schreitet die Geburt zügig voran. 15 Minuten nach der Mittelgabe ist das Kind da (Apgar 9/10/10). Wegen Placentaretention 30 Minuten nach der Geburt des Kindes zweite *Chamomilla*-Gabe; zwei Minuten später Geburt der Placenta.

Kasuistik 5-5: Schwindel und Übelkeit zwischen den Wehen

Micha Bitschnau

Vorgeschichte

27-jährige Erstgebärende, 40 + 1 SSW. Aufnahme in den Kreißsaal um 21.30 Uhr. Vaginalbefund: 2–3 cm, dehnbar, mittelsaumig, Schädel – 5, beginnende Wehentätigkeit, kein Blasensprung.

Symptomatik

Die Pat. ist sehr unruhig, nervös und ängstlich. Sie klagt über Schwindel und Übelkeit zwischen den Wehen. Sie weint, wenn sie von den Beschwerden erzählt. Zu den Menschen in ihrer Umgebung ist sie freundlich und anhänglich.

Verschreibung

REPERTORISATION (RADAR 9.1)
Magen – Übelkeit – Entbindung – während
Schwindel – Übelkeit, mit
Gemüt – Erregung – nervös
Gemüt – weinen – leicht
Gemüt – liebevoll, voller Zuneigung, herzlich

Pulsatilla C 30, 5 Glob.

Verlauf

10 Min. nach der *Pulsatilla*-Gabe: Schwindel und Übelkeit vergangen. Regelmäßige Wehentätigkeit setzt ein. 23.30 Uhr: Guter Geburtsfortschritt, Schwindel und Übelkeit zwischen den Wehen beginnen wieder, Wiederholung *Pulsatilla* C 30, 5 Glob. 10 Min. später: Patientin ist ruhig und entspannt. 01.09 Uhr: Komplikationslose Spontangeburt.

Diskussion

Pulsatilla ist gemäß der Erfahrung der Autorin immer dann angezeigt, wenn eine freundliche, Hilfe suchende Gebärende über Schwindel zwischen den Wehen klagt (manchmal ist Übelkeit dabei). *Pulsatilla*-Patientinnen sind sehr ängstlich und stützen sich in fast kindlicher Art auf die Begleitperson, die Hebamme und den Arzt. Sie wollen keine Minute allein gelassen werden und brauchen viel Betreuung. Sie wirken hilflos und kindlich, sodass die Begleitperson die mütterliche oder väterliche Rolle übernimmt. Sie helfen der Gebärenden beim An- und Ausziehen, stützen sie, wenn sie herumgeht, massieren stundenlang ihren Rücken.

Körperliche Berührung wie Massagen, Streicheln, Handhalten haben einen sehr positiven Effekt auf *Pulsatilla*-Frauen. Sie brauchen Empathie und spüren diese durch den direkten körperlichen Kontakt am intensivsten. *Pulsatilla* stärkt eine ängstliche weinerliche Frau psychisch, sodass sie selbstbewusster und komplikationsärmer entbinden kann.

Kasuistik 5-6: Wehensturm

Micha Bitschnau

Vorgeschichte

21-jährige I-Para, SSW 41 + 0. Wehen seit 1 Uhr nachts, erhielt wegen der unerträglichen Schmerzen und des rigiden Muttermunds bereits Buscopan® i. v., Nubain® i. v., *Belladonna*-Zäpfchen.

Symptomatik

11.30 Uhr: Amniotomie. Vaginalbefund: im Verstreichen, Schädel – 1, nicht ausrotiert. Es setzt ein Wehensturm ein: keine Wehenpausen mehr, massiver Pressdrang.

Verschreibung

Caulophyllum C 30, 5 Glob.

Verlauf

Wenige Minuten nach *Caulophyllum*: Herztonabfall. Vaginale Untersuchung: Schädel kam plötzlich auf +2 herab. Es setzt eine Wehenpause ein. Nach 3 Min. Erholung der Herztöne. Nach ca. 7 Minuten Wiedereinsetzen der Wehen mit adäquaten Pausen dazwischen. Die Patientin gibt die Schmerzen jetzt als erträglich an. 11.53 Uhr: komplikationslose Spontangeburt.

Diskussion

Caulophyllum („Frauenwurzel") ist in Nordamerika heimisch. Als Arzneimittel ist es unzureichend geprüft. Man kennt lediglich die positive Wirkung bei Wehendystokie, bei Dysmenorrhoe und bei Rheumatismus der kleinen Gelenke (Metzger 1995). Phatak beschreibt zusätzlich schießende, krampfende Schmerzen und ein innerliches Zittern mit Schwäche. Psychisch sind die Patientinnen nervös, ängstlich und unzufrieden. Phatak weist darauf hin, dass *Caulophyllum* besonders angezeigt ist, wenn eine Geburt lange dauert und die Patientin bereits sehr erschöpft ist. Das Os uteri ist rigide und die Gebärende beschreibt manchmal nadelstichartige Schmerzen im Bereich des Muttermundes.

Caulophyllum passte in fast allen Symptomen auf die Patientin. Der kindliche Kopf hatte trotz eines nahezu verstrichenen Muttermundes die Interspinallinie noch nicht erreicht. *Caulophyllum* stoppte also den Wehensturm, der keinerlei Geburtsfortschritt, aber Angst und Schmerz brachte, und regulierte den Höhenstand des kindlichen Kopfes. Dies geschah so abrupt, dass der plötzliche Gegendruck auf den kindlichen Kopf eine Dezeleration auslöste.

Solche Reaktionen sieht man oft unter homöopathischer Therapie. Es ist wichtig, auf das rasche Tiefertreten des Kopfes vorbereitet zu sein, bei der Gebärenden zu bleiben und sie zu beobachten. Die kindlichen Herztöne erholen sich nach wenigen Minuten, wenn die Dezeleration durch das Arzneimittel ausgelöst wurde.

Nach einem Wehensturm tritt immer eine Wehenpause ein, die bis zu 15 Minuten anhalten kann. Die homöopathische Arznei sorgt bei mütterlicher Erschöpfung für eine ausreichende Erholungsphase. Wenn die Herztöne stabil sind, sollte keine wehenfördernde Intervention mit Syntocinon® stattfinden, da man dadurch die „beruhigende" und damit heilende Wirkung der homöopathischen Arznei stören würde. Man sollte geduldig neben dem CTG abwarten, bis sich die Gebärende so weit erholt hat, dass ihr Körper den Geburtsvorgang fortsetzt. Danach ist

immer eine komplikationslose, rasche Spontangeburt zu erwarten.
Die Verlaufsbeurteilung im Kreißsaal setzt große Erfahrung im Umgang mit homöopathischen Arzneimitteln voraus. Arzt und/oder Hebamme müssen die Reaktionen auf die homöopathischen Arzneien (kurzfristiger Herztonabfall und längere Wehenpause) genau kennen. Nur dann können sie die Situation einschätzen und werden keine voreiligen medikamentösen oder operativen Interventionen einleiten.

Kasuistik 5-7: Wehensturm und postpartale Blutung

Micha Bitschnau

Vorgeschichte

38-jährige I-Para, SSW 39 + 6. Wehen seit 4 Uhr morgens. Amniotomie um 13.45 Uhr bei Vaginalbefund 6 cm, dünnsaumig, dehnbar.

Symptomatik

14.15 Uhr: Ab der Amniotomie wird die Gebärende sehr unruhig, die Wehen verstärken sich massiv. Sie schreit bei jeder Wehe. Die vaginale Untersuchung zeigt, dass der Muttermund zwar auf 9 cm aufgegangen ist, jedoch dicksaumig und rigide wurde. Auffallend roter Kopf. VAS 8 (☞ II.5.4).

Verschreibung

Coffea C 30, 5 Glob.

Verlauf

10 Min. nach der Mittelgabe: Die Gebärende schreit nicht mehr, presst und atmet koordiniert nach den Angaben der Hebamme und Geburtshelferin. Trotz rascher Austreibung kann sie sich in den Wehenpausen entspannen. Sie gibt die Wehenintensität nun bei VAS 4 an. 14.57 Uhr: Spontangeburt.
17.00 Uhr: vaginale Blutung bei gut kontrahiertem Uterus. Inspektion des Geburtskanals zeigt eindeutig eine hellrote, intensive Blutung aus dem Muttermund mit Übelkeit.

Verschreibung

REPERTORISATION (RADAR 9.1)
Allgemeines – Blutung – begleitet von – Übelkeit

Ipecacuanha C 30, 5 Glob.

Verlauf

Zehn Minuten später ist die Blutung deutlich weniger. 17.30 Uhr: Blutung steht.

Diskussion

Häufig entwickeln Patientinnen nach der Amniotomie heftige, subjektiv unerträgliche Wehen. Da die Frauen das Gefühl haben, plötzlich und unvorbereitet vom Schmerz überfallen zu werden, reagieren sie panikartig und verkrampfen bei jeder Wehe, was dazu führt, dass die Wehen nicht mehr produktiv von oben nach unten über den Uterus laufen, sondern ungerichtet oder sogar von unten nach oben. Dabei wird der Muttermund rigide und beginnt sich wieder zu verdicken. Die Angst und der Schmerz stellen in dieser Phase das eigentliche Geburtshindernis dar.
Diese Gebärende war in diesem Fall nach zehn Stunden andauernden Wehen mit langsamem Geburtsfortschritt bereits sehr erschöpft und konnte mit den abrupt zunehmenden Wehenschmerzen nicht mehr umgehen. *Coffea* bewirkte, dass die ungerichteten, zu schmerzhaften Wehen sich normalisierten. Es durchbrach den Circulus vitiosus aus Angst und Schmerz, und die Frau konnte 30 Minuten später problemlos entbinden.
Eine Stunde nach der Entbindung begann unerwartet eine starke vaginale Blutung. Die Patientin hatte nach der Geburt der Placenta eine Ampulle Syntocinon® i. v. erhalten (Standardtherapie). Daher war der Uterus gut kontrahiert. Zunächst wurde vermutet, dass ein tiefer Vaginalriss bei der Inspektion der Geburtswege übersehen worden war. Dies war jedoch nicht der Fall. Die Blutung kam eindeutig aus dem Muttermund. Die Pat. klagte zeitgleich mit der Blutung über Übelkeit, was ein eindeutiger Hinweis

auf *Ipecacuanha* war (einzige Mittel in der oben angeführten Rubrik, im 3. Grad). *Ipecacuanha* stoppte die Blutung sofort. Ab da war die Wochenbettperiode unauffällig.

Kasuistik 5-8: Episiotomie

Micha Bitschnau

Vorgeschichte

Dammriss II nach Vakuumextraktion wegen protrahierter Austreibung und pathologischem CTG.

Symptomatik

Die Pat. klagte unmittelbar nach der Wundversorgung über einen starken Druck im After und starke Schmerzen im Bereich des Dammrisses. VAS 7 (☞ II.5.4).

Verschreibung

Calendula C 30, 5 Glob.

Verlauf

Am nächsten Tag gab die Pat. an, dass der Schmerz ca. zwei Stunden nach der *Calendula*-Gabe deutlich nachgelassen hätte (VAS 4) und dass sie sich insgesamt viel besser fühlte.

Diskussion

Zu differenzieren waren in diesem Fall *Calendula* und *Staphysagria*. Da die Patientin den Schmerz eher als einen Druckschmerz angab und nicht – wie es für *Staphysagria* typisch ist – als schneidend oder reißend, wurde *Calendula* der Vorzug gegeben. Die Arznei half prompt. Die Patientin brauchte keine Analgetika.

Kasuistik 5-9: Nabelschnurknoten

Viktor Jenni

Symptomatik

23-jährige II-Para. Geburtsstilltand sechs Stunden nach Wehenbeginn. Sekundäre Wehenschwäche. Die Gebärende wirkt wie paralysiert, erstarrt vor Furcht. Herztöne unauffällig, kein Geburtshindernis ersichtlich. Aus dem gleichsam eingefrorenen Zustand der Pat. ist große Angst herauszufühlen.

Verschreibung

REPERTORISATION (COMPLETE REPERTORY DEUTSCH)
Gemüt – Furcht – sagt den Zeitpunkt des Todes voraus
Gemüt – Furcht – Schwangerschaft, während
Allgemeines – Lähmung – hysterisch
Allgemeines – Katalepsie – Schreck, nach

Aconitum C 200, einmalig 5 Glob.

Verlauf

Unmittelbar nach der *Aconitum*-Gabe setzten die Wehen wieder ein, und die Geburt eines Mädchens erfolgte innerhalb von 30 Minuten. In der Nabelschnur fand sich ein echter Knoten, sie war lang und zusätzlich einmal um den Hals des Kindes geschlungen. Die Geburt verlief komplikationslos mit guter Adaptation (Apgar 9/10/10).

Literatur Kapitel 5.2 (Physiologie und Anomalien der Wehentätigkeit)

Campbell EA, Linton EA, Wolfe CD et al.: Plasma corticotropin-releasing hormone concentrations during pregnancy and parturition, J Clin Endocrinol Metab 1987(64):1054 – 9

Casey M: Initiation of Parturition: Endocrine and Paracrine Regulation of Myometrial Function. 44th Annual Meeting of the Society for Gynecologic Investigation, San Diego 2001

Challis JRG and Mitchell MD: Basic mechanisms of preterm labour, Res Clin Forums 1994(16):39 – 58

Fuchs AR und Fuchs F: Endocrinology of human parturition: a review,. Br J Obstet Gynaecol 1984(91):948 – 967

Fuchs AR, Fuchs F, Stubblefield P: Preterm Birth – Causes, Prevention and Management, 2nd Ed., McGraw-Hill , New York 1993

Garfield RE, Sims S und Daniel EE: Gap junctions: their presence and necessity in myometrium during parturition, Science 1977(198):958 – 60

Gennser G, Ohrlander S, Eneroth P: Fetal cortisol and the initiation of labour in the human, Ciba Found Symp 1977:401 - 426

Johannesen P, Pedersen EB, Rasmussen AB: Arginine vasopressin in amniotic fluid, arterial and venous cord plasma and maternal venous plasma, Gynecol Obstet Invest 1985(19):192 - 195

Laatikainen T, Pelkonen J, Apter D et al.: Fetal and maternal serum levels of steroid sulfates, unconjugated steroids, and prolactin at term pregnancy and in early spontaneous labor, J Clin Endocrinol Metab 1980(50):489 - 494

McDonagh MS, Osterweil P, Guise JM: The benefits and risks of inducing labour in patients with prior caesarean delivery: a systematic review, BJOG. 2005(112):1007 - 1015

Murphy BE: Cortisol and cortisone levels in the cord blood at delivery of infants with and without the respiratory distress syndrome, Am J Obstet Gynecol 1974(119):1112 - 1120

Murphy BE: Ontogeny of cortisol-cortisone interconversion in human tissues: a role for cortisone in human fetal development, J Steroid Biochem 1981(14):811 - 817

Reynolds JW, Burry K, Carlson CV: Fetoplacental steroid metabolism in prolonged pregnancies, Am J Obstet Gynecol 1986(154):74 - 79

Romero R, Gomez R, Mazor M et al.: The preterm labor syndrome, in: Elder MG, Romero R, Lamont R (eds.): Preterm Labor, Churchill Livingstone, New York 1997

Sjöberg N, Alm P, Owman C et al.: Adrenergic, cholinergic and peptidergic innervation of the myometrium – distribution and effects of sex steroids and pregnancy, in: Bottari S, Thomas J, Vokaer A et al. (eds.): Uterine Contractility, Masson, Paris 1984

Sugimoto Y, Yamasaki A, Segi E et al.: Failure of parturition in mice lacking the prostaglandin F receptor, Science 1997(5326):681 - 683

Young RC, Hession RO: Paracrine and intracellular signaling mechanisms of calcium waves in cultured human uterine myocytes, Obstet Gynecol 1997(90):928 - 932

Literatur Kapitel 5.3 (Dammriss/Episiotomie) und Kapitel 5.4 (Vaginal-operative Entbindungen)

Carroli G, Belizan J: Episiotomy for vaginal birth (Cochran Review), Cochran Library 1, Oxford (Update Software 2002)

Eulenburg A: Real-Encyclopädie der Gesammten Heilkunde, Urban & Schwarzenberg, Wien/Leipzig 1886

Fischer I : Historischer Rückblick über die Leistungen des 19. Jahrhunderts auf dem Gebiet der Geburtshilfe und Gynäkologie, in Halban J, Seitz L: Biologie und Pathologie des Weibes (Bd. 8/3), Urban & Schwarzenberg, Berlin/Wien 1929

Guggisberg H : Geburtshilfliche Operationslehre, Ferdinand Enke, Stuttgart 1916

Klein M. et al.: Relation of episiotomy to perineal trauma and morbidity, sexual dysfunktion, and pelvic floor relaxation, Am J Obstet Gynecol 1994(171):591

Klein MC, Gauthier R, Jorgensen SH et al.: Does episiotomy preven perineal trauma and pelvic floor relaxation?, Online J Curr Clin Trials 1992(10):821

Krumpl-Ströher M: Epi – nein danke, Jatros/Medizin für die Frau 2002(4):30

Kuhn W, Tröhler U: Armamentarium obstetricium Gottingense: Eine historische Sammlung zur Geburtsmedizin, Vandenhoeck und Ruprecht, Göttingen 1987

Schneider H, Husslein P, Schneider KTM (Hrsg.): Die Geburtshilfe, 2. Aufl., Springer, Berlin 2004

Spitzer HR: Die falernitanische Gynäkologie und Geburtshilfe unter dem Namen der „Trotula“, Inaugural-Dissertation, Leipzig 1921

Werner E. Gerabek, Bernhard D. Haage (Hrsg.): Enzyklopädie Medizingeschichte, Walter de Gruyter Berlin 2004

Literatur Kapitel 5.5 (Geburtshilfliche Notfälle)

Ananth CV, Smulin JC, Vintzileos AM: The association of placenta praevia with history of cesaeran delivery and abortion, Am J Obstet Gynecol 1997(176):144

Bundesärztekammer: Richtlinien zur Gewinnung von Blut und Blutbestandteilen und zur Anwendung von Blutprodukten (Hämotherapie), Neuformulierung 2003, www.bundesaerztekammer.de/30/Richtlinien/Richtidx/Blutprodukte/Haemo.pdf

Bundesgesundheitsblatt (2000)43,7:555 - 589, unter Berücksichtigung der Neuformulierungen und Kommentare 2001 Bundesgesundheitsblatt (2001)44,12:1240 - 1242

Bundesgesundheitsministerium: Gesetz zur Regelung des Transfusionswesens (Transfusionsgesetz) vom 1. Juli 1998

Burrows A, Khoo SK: The amniotic fluid embolism syndrome: A 10 year's experience at a major teaching hospital, Aust NZ Obstet Gynaecol 1995(35):245 - 250

Craigo S: Placenta praevia with suspected accreta, Curr Opin Obstet Gynecol 1997(9):71 - 75

Heinemann H, Schramm W, Hoffmann P, Lierz P: Multiorganversagen nach Gabe von PPSB beim isolierten Faktor VII-Mangel. Anästh Intensivmed (1993)34:130 - 133

Herbert PC et al.: A multicenter, randomized, controlled clinical trial of transfusion requirements in critical care. Transfusion Requirements in Critical Care Investigators, Canadian Critical Care Trials Group, N Engl. J Med 340, 199(6):409-417

Huch A: Frühe postpartale Blutung, in: Pflichtenheft Leitfaden, Department für Frauenheilkunde, Klinik und Poliklinik für Geburtshilfe. Universitätsspital, Zürich 1997:179 - 180

Kelly JV, Iffy L: Placenta praevia, in: Iffy L, Kaminetzky HA (eds.): Principles and practise of obstetrics and perinatology, Vol.2, Wiley, New York 1981

Lerner JP, Deane S, Timor Tritsch IE: Characterization of placenta accreta using transvaginal sonography and color doppler imaging, Ultrasound Obstet Gynecol 1995(5):198 - 201

Page EW, King EB, Merill JA: Abruptio placentae; dangers of delay in delivery, Obstet Gynecol 1954(3):385

Prendeville WJ: The prevention of post partum haemorrhage: optimising routine management of the third stage of labour, Eur J Obstet Gynecol Reprod Biol 1996(69):19 - 24

Valtis DJ, Kennedy AC: Defective gastransport functions of stored red blood cells, Lancet 1954(i):ll9 - 124

Watananukul P, Benjawongkulchai S, Boonsiri B: Amniotic fluid embolism: report of five cases, Southeast Asian J Trop Med Public health 1979(10):424 - 428

Wilkerson DK et al.: Oxygen extraction ratio: a valid indicator of myocardial metabolism in anemia, J Surg Res198742(6):629 - 634

Zander R, Merzlufft F (eds.): The Oxygen Status of Arterial Blood (Hardcover), Karger, Basel 1991

Literatur Kapitel 5.6 (Homöopathie in der Geburtshilfe)

Beckmann MM, Garrett AJ: Antenatal perineal massage for reducing perineal trauma, Cochrane Database Syst Rev 2006(2):CD005123

Carroli G, Belizan J: Episiotomy for vaginal birth. Cochrane Database Syst Rev 2000(2):CD000081

Hjertberg R, Hammarström M, Moberger B et al.: Premature rupture of the membranes (PROM) at term in nulliparouswomen with aripe cervix: a randomized trial of 12 or 24 hours of expactant management, Acta Obstet Gynecol Scand 1996(75):48 – 53

Krumpl-Ströher M, Sevelda P: Was Frauen im Kreißsaal wünschen, Ärzte Woche, Jatros, 2002(4):28

Homöopathische Kasuistiken

Graf, FP: Homöopathie für Hebammen und Geburtshelfer, das Wochenbett, Staude, Hannover 2004

Hahnemann S: Organon der Heilkunst, Neufassung mit Systematik und Glossar, Hrsg. Schmidt JM, Urban & Fischer, München 2003

Mezger J: Gesichtete homöopathische Arzneimittellehre, 11. Aufl. Haug, Heidelberg 1995

Phatak SR: Materia Medica of Homeopathic Medicines, Eigenverlag, Bombay 1977

Schlüren E: Homöopathie in der Frauenheilkunde und Geburtshilfe, 7. Aufl, Haug, Heidelberg 1992

6 Wochenbett

6.1 Definition

Defintion: Das Wochenbett (Puerperium) schließt sich an die Geburt an und dauert etwa sechs Wochen. In diesem Zeitraum bilden sich die meisten physiologischen Veränderungen wieder zum Zustand vor der Schwangerschaft zurück. Ovarialfunktion und Menses bleiben in Abhängigkeit vom Stillverhalten über einen längeren Zeitraum verändert.

Neben den allgemeinen Veränderungen der maternalen Physiologie und der Wundheilung gilt das besondere Augenmerk bei der Betreuung von Wöchnerinnen der **Involution des Uterus**, der **Laktation** sowie der wiedereinsetzenden **Ovarialfunktion.**

6.2 Uterusrückbildung (Involutio uteri)

6.2.1 Physiologie

Die Rückbildungsprozesse des Uterus (Involutio uteri) setzen sofort mit Ablösung der Placenta ein.

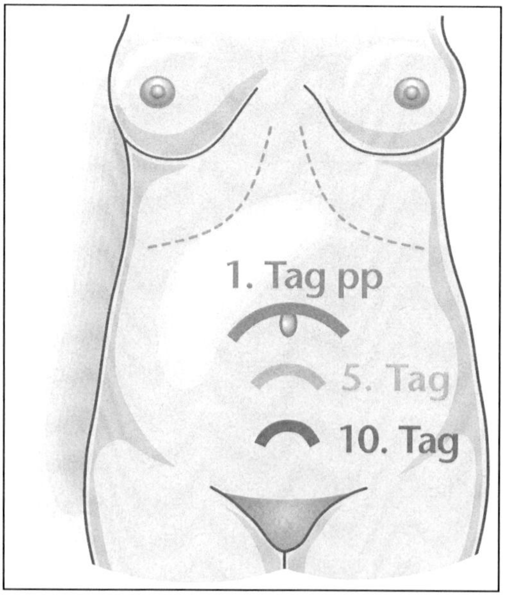

Abb. III.6-1: Uterusrückbildung.

Die **Uteruskontraktion** führt zur Blutstillung und damit zur Bildung lokaler Thromben und zur Einwanderung von Abwehrzellen (Phagozyten, Granulozyten und Lymphozyten). **Größe und Gewicht der Gebärmutter** werden durch die Größe der Myometriumszellen und des Bindegewebes bestimmt (nicht durch die Zahl der myometrialen Zellen). Nach dem zweiten Tag p.p. wird die Gebärmutter deutlich kleiner und ist nach zwei Wochen ins Becken zurückgeführt. Der postpartal ca. 1000 g wiegende Uterus, hat nach einer Woche ein Gewicht von etwa 500 g, nach zwei Wochen wiegt er 300 g und nach drei Wochen nur noch 100 g.

Die Rückbildung wird von wiederholten tonischen Kontraktionen begleitet, die durch die **Oxytocinausschüttung** während des Stillens verstärkt auftreten. Die Portio uteri ist am dritten Wochenbettstag wieder formiert. Nach wenigen Tagen beginnt das **Endometrium**, sich zu regenerieren, ausgehend von den endometrialen glandulären Drüsenresten und dem Stroma des interglandulären Bindegewebes der tiefen Schichten der Dezidua. An der ehemaligen Placentahaftfläche dauern die schrittweise Ablösung des infarzierten und nekrotischen Gewebes und die anschließenden Reparaturvorgänge ausgehend von der Tiefe der Dezidua basilaris sowie den Rändern der Haftfläche drei bis sechs Wochen. Hingegen ist das placentafreie Areal schon nach ein bis zwei Wochen mit Epithel überzogen. Im Rahmen dieses Prozesses läuft in den ersten zwei Wochen histologisch eine **Endometritis** ab, die aber als normaler Prozess während der Involutio uteri anzusehen ist.

Blut, Thromben, Fibrin und abgebaute Dezidua führen zum **Lochienfluss**, der zunächst rot (Lochia rubra) ist, nach drei bis vier Tagen zunehmend serös wird (Lochia serosa), nach zehn Tagen überwiegend gelblich weiß erscheint (Lochia fusca et alba).

MERKE: Jeder Lochienfluss ist aufgrund der Beimischung von Keimen aus der Gebärmutter und der Scheide infektiös, auch wenn er nicht übel riecht.

Bei nicht stillenden Frauen kommt es nach sechs bis zehn Wochen zu ersten **Menstruationsblutungen**. Bei stillenden Frauen bleiben Ovulationen und

Menstruationsblutungen häufig über Monate aus. Doch kann es auch während der Stillphase zu Ovulationen und somit auch zum Eintreten einer Schwangerschaft kommen, wobei Ovulationen bereits drei Wochen post partum auftreten können und nicht immer von einer Menstruationsblutung begleitet sind. Der **Beginn der Geschlechtverkehrs** (Koitus) schwankt in Abhängigkeit einerseits vom Wunsch und andererseits vom Ausmaß der damit verbundenen Beschwerden sehr (zwischen ein bis zwölf Wochen, im Mittel nach fünf Wochen). Stillen führt infolge der supprimierten Östrogenproduktion zu einer vaginalen Atrophie und Trockenheit und so zu einer verminderten vaginalen Befeuchtung während des Koitus. Vagina, Beckenboden und Perineum durchlaufen bei einer vaginalen Geburt tief greifende, teilweise irreversible Veränderungen, die zu einer **Schwächung der Beckenbodenstrukturen** führen. Im Wochenbett strafft sich der Beckenboden allerdings wieder zunehmend, sodass sich die Schwächesymptome (Stressinkontinenz und Uterussenkung) zurückbilden können.

6.2.2 Störungen der Uterusrückbildung

Subinvolutio uteri

Unter dem Begriff Subinvolutio uteri werden **Verzögerung** und **Ausbleiben der Uterusrückbildung** zusammengefasst.

Klinik

- Verstärkter und verlängerter Lochienfluss
- Irreguläre Blutungen
- Wiederauftreten stärkerer Blutungen
- Verzögerung der Größenrückbildung der Gebärmutter
- Uterus nicht gut kontrahiert, sondern von weicher Konsistenz (Tastuntersuchung)

Begleitet wird die Subinvolutio uteri von einer unvollständigen Entleerung der Gebärmutter, teilweise mit Zurückbleiben von Placenta- und Eihautresten sowie einem Lochialstau. In Einzelfällen lässt sich eine gestörte Epithelialisierung im Bereich der plazentaren Haftfläche nachweisen. Sehr häufig findet sich eine verstärkte Endometritis, die als **Myometritis** und **Parametritis** zu schwerwiegenden Infektionen führen kann.

Diagnostik

Eine Störung der Uterusrückbildung sollte rasch diagnostiziert werden: tägliche Kontrollen des Höhenstandes und der Konsistenz des Fundus uteri, der Körpertemperatur der Wöchnerin sowie ihres Lochienflusses. Im Zweifelsfall kann durch eine Ultraschalluntersuchung der Höhenstand des Uterus exakt bestimmt und eine Blutansammlungen sowie Placentareste in der Cavitas uteri ausgeschlossen werden.

Therapie

Eine Subinvolutio uteri ist konsequent mit **Uterotonika** und evtl. auch **Antibiotika** zu behandeln. In Einzelfällen ist eine nochmalige Kürettage erforderlich, insbesondere wenn sonographisch der Verdacht auf Placentareste besteht oder große Blutansammlungen im Uterus vorhanden sind, die auch nach der Gabe von Uterotonika bestehen bleiben.

Späte postpartale Blutungen

Späte postpartale Blutungen treten meist ein bis zwei Wochen nach der Geburt auf. Auslöser kann eine **Placentaretention** sein, wobei sich ein sonographisch nachweisbarer Placentapolyp entwickeln kann. In den meisten Fällen ist die Blutungsursache jedoch eine **gestörte Involution im Bereich der Placentahaftfläche**.

Therapie

Die Blutungen werden in Abhängigkeit von ihrer Stärke zunächst nur mit **Uterotonika** (Oxytocin, Methylergometrin, Prostaglandine) behandelt, bei stärkeren Blutungen wird in der Regel **zusätzlich eine Kürettage** unter sonographischer Kontrolle und antibiotischem Schutz durchgeführt. Bei der Kürettage ist zu beachten, dass nur selten Placentagewebe nachgewiesen werden und die Kürettage im Wochenbett die Reparaturvorgänge des Endometriums tief greifend stören kann, sodass die Blutungen sogar stärker werden können.
Eine Kombinationsbehandlung mit Östrogen und Progesteron unterstützt den Aufbau des Endometriums und verhindert Synechien.

MERKE

Eine Kürettage sollte nur dann durchgeführt werden, wenn trotz medikamentöser Behandlung mit Uterotonika die Blutung fortbesteht oder wieder auftritt.

6.3 Besondere Infektionen im Wochenbett (Puerperalfieber)

Definition

Das Puerperalfieber ist definiert als Körpertemperaturen der Wöchnerin über 38 °C an zwei aufeinander folgenden Tagen innerhalb der ersten zehn postpartalen Tage (der erste postpartale Tag wird nicht gezählt). Es tritt bei 6% bis 7% der Wöchnerinnen auf, nach einem Kaiserschnitt mehr als doppelt so häufig wie nach einer vaginalen Entbindung.

Ausgangspunkt der postpartalen Infektion

In der großen Mehrzahl der Fälle ist eine **Endomyometritis** Ausgangspunkt der Infektion. Andere Ursachen wie akute Pyelonephritis, Thrombophlebitis und pulmonale Komplikationen (bakterielle Pneunomie, Aspirationspneunomie und Atelektasen) müssen jedoch in jedem Fall ausgeschlossen werden. Bei 15% aller Frauen kommt es auch **durch Milcheinschuss zu erhöhten Temperaturen** post partum, die allerdings nicht länger als 24 Stunden anhalten und 39 °C nur sehr selten übersteigen.

6.3.1 Endomyometritis

Die postpartale uterine Infektion beginnt als Endometritis, die sich rasch ins Myometrium und Parametrium ausdehnt, sodass man besser von einer **„Endomyometritis"** oder einer **„Endomyoparametritis"** spricht.

Inzidenz

Nach unkomplizierten vaginalen Geburten (ca. 1 – 2%) tritt eine Endomyometritis sehr selten auf. Das Infektionsrisiko steigt bei länger zurückliegendem Blasensprung und lang anhaltenden Wehen, häufigen zervikalen Untersuchungen während der

Tab. III.6-1: Infektionen im Wochenbett

Infektion	Erreger
Endomyometritis (☞ III.6.3.1)	• Aerob: Escherichia coli, Enterokokken, Streptokokken • Anaerob: Peptostreptokokkus, Peptokokkus, ferner Bakteroides fragilis, Prevotella, Clostridien, Fusobakterien, oft als Mischinfektionen • Andere: Mycoplasma, Chlamydia trachomatis, Neisseria gonorrhoeae
Puerperalsepsis/Endotoxinschock (☞ III.6.3.2)	β-hämolysierende Streptokokken der Gruppe A (aerob)
Toxisches Schock-Syndrom (☞ III.6.3.3)	• Staphylococcus aureus (aerob) • β-hämolysierende Streptokokken der Gruppe A der Serotypen M1 und M3 (aerob)
Wundinfektionen (☞ III.6.3.4)	Gleiches Keimspektrum wie bei der Endomyometritis, aber auch nosokomiale Infektionen
Septische Ovarialvenenthrombose (Beckenvenenthrombophlebitis) (☞ III.6.3.5)	Gleiches Keimspektrum wie bei der Endomyometritis
Parametriale Phlegmone/Abszedierung (☞ III.6.3.6)	Gleiches Keimspektrum wie bei der Endomyometritis
Harnwegsinfektionen (☞ III.6.3.7)	Escherichia coli, Klebsiellen, Proteus, Enterobacter, grampositive Bakterien

Geburt (6%) oder einer bereits intrapartal aufgetretenen Chorionamnionitis (13%). Weitere prädisponierende Faktoren für eine Endomyometritis sind Frühgeburtlichkeit, da sie ihrerseits gehäuft mit einer intrauterinen Infektion assoziiert ist (☞ III.3.7), zervikale und vaginale Verletzungen, eine manuelle Placentalösung, die Retention von Eihäuten und Placentagewebe in der Gebärmutter sowie eine vorbestehende oder postpartal auftretende Anämie.

Hingegen ist eine Endomyometritis **nach einer Sectio** wesentlich häufiger (die Angaben schwanken zwischen 10 und 50%), wobei die gleichen Risikofaktoren wie bei einer vaginalen Entbindung gelten (s. o.); die in Abstrichen bei der Sectio casarea nachweisbaren Keime sind in der Regel die Auslöser der Endometritis, die wenige Tage später symptomatisch wird. Begünstigend für die Ausbreitung einer Infektion wirken die Inzision im unteren Uterinsegment, die verstärkte Gewebstraumatisierung und das Einbringen von Nahtmaterial. Eine der bedeutsamsten Verbesserungen der letzten 25 Jahre in der Geburtshilfe ist die generelle einmalige Durchführung einer **perioperativen antibiotischen Prophylaxe** (Ampicillin oder ein Cephalosporin der 1. Generation wie z. B. Cefazolin) bei jedem Kaiserschnitt direkt nach Abnabeln des Kindes, wodurch 70 – 80% der puerperalen Infektionen nach Kaiserschnitt vermieden werden können.

Klinik und Diagnostik

Erreger: Die puerperalen Veränderungen, die in der Scheide zu einer zunehmenden Alkalisierung führen (Amnionflüssigkeit, Blut und Lochien verändern den pH-Wert), begünstigen das Wachstum **aerober Keime** (v. a. Escherichia coli, Enterokokken). Nekrotisches Gewebe, Reste des Endometriums, der Eihäute und der Placenta sowie Blutkoagel (insbesondere bei Lochialstau) sind zudem ideale Nährböden für die Ausdehnung von **anaeroben Bakterien**. Ca. 70% der puerperalen Infektionen werden durch anaerobe Organismen hervorgerufen (Peptostreptokokkus, Peptokokkus, Streptokokken, ferner Bakteroides fragilis, Prevotella, Clostridien sowie Mischinfektionen). Die in der präantibiotischen Ära besonders gefürchteten foudroyant und schwer verlaufenden septischen Krankheitsbilder im Puerperium werden durch aerobe Streptokokken der Gruppe A und durch Staphylcoccus aureus, seltener auch durch Stroptokokken der Gruppen B und D ausgelöst (☞ III.6.3.2).

Das klinische Bild einer Endomyometritis ist zunächst durch **wechselndes Fieber** weit über 38 °C gekennzeichnet, verbunden mit Schüttelfrost und Fieberspitzen als Zeichen der **Bakterämie**. Der **Bauch ist gespannt**, der **Uterus schmerzhaft** (insbesondere bei der abdominalen und bimanuellen Untersuchung). Der Lochienfluss kann übel riechend sein.

Differentialdiagnostisch muss eine Ganzkörperuntersuchung andere mögliche Fieberherde ausschließen, ebenso Infektionen im Bereich des Dammes sowie gegebenenfalls des Bauches.

Therapie

Aufgrund der Gefährlichkeit des Wochenbettfiebers und der Gefahr einer Sepsis (☞ III.6.3.2) empfiehlt es sich, rasch eine antibiotische (intravenöse) Therapie mit Wirkstoffen einzuleiten, die anaerobe Bakterien in ihrem Spektrum abdecken. Die antibiotische Behandlung sollte erst beendet werden, wenn die Wöchnerin mindestens 48 Stunden fieberfrei gewesen ist. Es werden unterschiedliche Therapieschemata empfohlen, die die häufigsten Keime erfassen und empirisch begründet sind.

Standardtherapie

- **Leichte Krankheitsbilder:** Breitbandantibiotika (Ampicillin, Cephalosporine).
- **Schwerere Infektionen:** Kombination 1) von Clindamycin und Gentamycin oder 2) von Ampicillin und Gentamicin. Bei 1) wird oft Ampicillin (Erfassung der Enterokokken) hinzugefügt, bei 2) vielfach Clindamycin oder Metronidazol (Erfassung der Bacteroides fragiles).
- Nur bei **schwersten therapierefraktären Infektionen** sollte Imipenem in Kombination mit Cilastatin eingesetzt werden.

Daneben werden auch **β-Lactam-Antibiotika,** Cephalosporine 2. und 3. Generation und **Breitbandpenicilline** (Piperacillin, Mezlocillin und Ticarcillin) eingesetzt, teilweise gekoppelt mit

β-Lactamase-Inihitoren (Clavulansäure, Sulbactam, Tazobactam). Auch **Metronidazol** hat wegen seiner exzellenten Wirkung gegen Anaerobier einen festen Stellenwert in der Behandlung postpartaler Infektionen. Die parenterale Therapie sollte fortgesetzt werden, bis die Wöchnerin 24 – 48 Stunden fieberfrei ist. Bei fortbestehendem Fieber sind andere Ursachen auszuschließen, ferner die Ergebnisse der mikrobiologischen Abstriche und Resistenztestungen zu prüfen.

6.3.2 Puerperalsepsis und Endotoxinschock

Die Puerperalsepsis im engen Sinne ist sehr selten, aber besonders gefährlich und war in der präantibiotischen Ära Hauptursache der Müttersterblichkeit im Wochenbett. Auch heute noch hat die foudroyant verlaufende Puerperalsepsis aufgrund einer Infektion mit A-Streptokokken (Streptococcus pyogenes, GAS) häufig eine Letalität von 30% bis 40%.

Klinik und Diagnostik

Die Puerperalsepsis durch A-Streptokokken beginnt innerhalb von 12 bis 48 Stunden post partum mit plötzlichen, **stärkeren Schmerzen im Unterbauch** begleitet von Myalgien, Fieber, Schüttelfrost und Diarrhöen. Der **Lochienfluss** ist häufig **klar und nicht übel riechend**. Labor: rascher Anstieg der Konzentration des C-reaktiven Porteins (CRP) bei Anstieg, dann Abfall der Leukozytenkonzentrationen. Die endgültige Diagnose gelingt durch den kulturellen Nachweis von **Streptokokken** der Gruppe A oder von **Stapholycoccus aureus** aus Wundsekret und Blutkulturen. In einigen Fällen kommt es zum toxischen Schock-Syndrom (☞ III.6.3.3).

Erreger

Ausgelöst wird die Puerperalsepsis meist durch **β-hämolysierende Streptokokken der Gruppe A** (90% der Fälle), die üblicherweise nicht zur Scheidenflora gehören, sondern Bewohner des Nasopharynx oder der Haut sind und durch asymptomatische Carrier oder entsprechend infizierte Personen übertragen werden. Dank der Durchführung antiseptischer Maßnahmen konnte die Häufigkeit dieser hoch kontagiösen und virulenten Erkrankungen mit Streptokokken A drastisch gesenkt werden.

Streptokokken der Gruppe A verfügen einerseits über Virulenzfaktoren, die ein rasches Ausbreiten der Infektion im Becken begünstigen, andererseits kommt es zu einer Endotoxinausschüttung. Das in der Zellwand lokalisierte M-Proteine begünstigt durch seine antiphagozytäre Wirkung die Ausbreitung der Keime. **Endotoxin A** und **M-Proteine** gelten als Superantigene, die zu einer extremen Inflammation mit Aktivierung der Zytokin-Kaskade und somit dem Bild einer Sepsis führen.

Auch andere Erreger, die im Wochenbett eine **Endomyometritis** auslösen (☞ III.6.3.1), können bei zu später oder unzureichender Behandlung septische Krankheitsbilder auslösen, die aber in der Regel nicht foudroyant verlaufen und eine wesentlich geringer Letatlität aufweisen. Neben einer Endomyometritis können auch **Wundinfektionen** (Sectionarbe oder Episiotomie) und eine **Ovarialvenenthrombose** zu einer Puerperalsepsis führen.

Therapie

MERKE

Sorgfältige Überwachung im Wochenbett und rasche Antibiose mit β-Laktam-Antibiotika in Kombination mit Clindamycin. Die zusätzliche Gabe von Immunglobulin (1 × 1 – 2 g/kg Körpergewicht i. v.) senkt die Mortalität der GAS-Sepsis. Da wegen des raschen Krankheitsverlaufs der Keim selten rechtzeitig identifiziert werden kann, werden i. d. R. Antibiotika mit anaerobem Spektrum hinzugefügt.

Bei Auftreten einer Infektion mit A-Streptokokken sind alle Maßnahmen einzuleiten, um die Ursache der Infektion (Carrier oder infizierte Personen unter dem Klinikpersonal oder der Verwandtschaft der Patientin) zu identifizieren, wobei zunächst Abstriche von Nasen- und Rachenraum der Kontaktpersonen erfolgen. Bei schwersten, therapierefraktären Verläufen und nachgewiesener uteriner Infektion ist zudem eine **Hysterektomie** erforderlich.

6.3.3 Toxisches Schock-Syndrom

Selten kann auch ein toxisches Schock-Syndrom im Wochenbett als febriles Krankheitsbild mit Symptomen des Multiorganversagens auftreten. Die Letalität liegt unter 5 – 10%.

Klinik und Diagnostik

Charakteristisch ist die rasche und drastische Zustandsverschlechterung innerhalb weniger Stunden, begleitet von Fieber, Tachykardie, Hypotonie, Kopfschmerzen, Verwirrtheit, rötlichen fleckigen Hautausschlägen, Bauchkrämpfen, Übelkeit, Erbrechen und Durchfall, gefolgt von Ödemen, Nieren-, Leber-, Atem- und Kreislaufversagen. Allerdings können Exanthem und Fieber auch fehlen.

Erreger

Meist finden sich **Staphylococcus aureus** auf den Schleimhäuten (bis zu 10%), die durch die Ausscheidung eines Exotoxins zu einer generalisierten Endothelschädigung beim Wirtsorganismus führen.
In den letzten Jahren wurde oft ein toxisches Schock-Syndrom beobachtet, das durch **β-hämolysierende Streptokokken der Gruppe A** der Serotypen M1 und M3 ausgelöst wurde, und im Rahmen einer Endomyometritis (☞ III.6.3.1) und Pueperalsepsis (☞ III.6.3.2) auftreten kann. Kürzlich wurden mehrere Fälle eines toxischen Schock-Syndroms beschrieben, das durch das anaerobe **Clostridium sordellii** ausgelöst wurde, teilweise auch nach **Abortinduktionen mit Mifepriston und Misoprostol**, wobei Prostaglandine die rasche Diagnostik dieser sehr seltenen Komplikationen unter Umständen verschleiern, da sie ähnliche Wirkungen (Bauchkrämpfe, Erbrechen, Diarrhoe, Schüttelfrost, subfebrile bis febrile Temperaturen) hervorrufen können. Ein kausaler Zusammenhang zur Abortinduktion und speziell zum Einsatz von Prostaglandinen ist allerdings eher nicht zu vermuten (Greene, 2005).

Therapie

Antibiotische Therapie und supportive intensivmedizinische Maßnahmen. Die antibiotische Therapie muss auch gegen Staphylokokken wirksam sein. Sofern Zeichen einer uterinen Infektion vorliegen, ist beim toxischen Schock-Syndrom eine **Hysterektomie** erforderlich, bei Wundinfektion auch ein großzügiges Débridement, um Keimlast und Toxinproduktion rasch zu reduzieren.

6.3.4 Wundinfektionen

Wundinfektion post sectionem

Bei 5 – 10% der Patientinnen kommt es nach einem Kaiserschnitt zur lokalen Wundinfektion im Bereich der abdominalen Inzision. Häufig tritt eine Wundinfektion gemeinsam mit einer Endometritis auf.

Risikofaktoren

Neben den üblichen Risikofaktoren (Sectio caesarea bei intrauteriner Infektion, sekundäre Sectio caesarea, Notsectio, Diabetes mellitus) sind lokale Faktoren wie **Hämatome** und **sehr dicke Bauchdeckenschichten** prädisponierend.

Klinik

Typisch für eine isolierte Wundinfektion ist das Auftreten des Fiebers erst am dritten und vierten Tag mit zunehmender Abszedierung. Die Wunde ist gerötet und kann ein eitriges Sekret absetzen.

Versorgung

Die Behandlung besteht in **kühlenden Maßnahmen, Antibiotikagabe** und gegebenenfalls **Eröffnung der Wunde.**

Infektion der Episiotomiewunde

Risikofaktoren

Prädisponierend für eine Infektion der Episiotomiewunde ist die Nähe zu Scheide, Darm und Harnwegsausgang. Meist gelingt es aber der lokalen Abwehr, dieser Infektion Herr zu werden.

Versorgung

Bei sich ausbreitenden Infektionen mit Spannung, Rötung und Schwellung ist die **Spreizung der Wunde** mit Einlegen einer **Drainage** indiziert. Die Wundheilung erfolgt danach langsam durch Granulation. In Einzelfällen ist auch ein **sekundär-operativer Wundverschluss** indiziert.

Nekrotisierende Fasciitis

Besonders gefürchtet unter den Wundinfektionen ist die nekrotisierende Fasciitis, ausgehend von einer

Episiotomie oder von perinealen Einrissen, besonders bei Risikopatientinnen mit Diabetes, ausgeprägter Adipositas und Hypertonie. Auslöser sind **A-Streptokokken**, häufig liegt eine **Mischinfektion** vor. Eine rasche antibiotische Behandlung kann ausreichen, bei fortgeschrittener Erkrankung sind jedoch tiefe operative Resektionen des nekrotischen Gewebes erforderlich.

6.3.5 Septische Ovarialvenenthrombose (Beckenvenenthrombophlebitis)

Inzidenz und Prävalenz

Die septische Ovarialvenenthrombophlebitis ist selten (Häufigkeit 1 : 2000 bis 1 : 3000). Ausgehend von einer Endomyometritis (☞ III.6.3.1) kommt es zur Ausbreitung der Infektion entlang der venösen Abflüsse der Gebärmutter in Verbindung mit einer Venenthrombose. Betroffen sind einer, meist der rechte, oder auch beide Ovarialvenenplexus. Bei ca. 25% der Frauen dehnt sich der Thrombus auch in die Vena cava inferior oder die Vena renalis links aus.

Klinik und Diagnostik

Klinisch finden sich oft Zeichen einer **Endomyometritis** (☞ III.6.3.1). Trotz antibiotischer Behandlung persistieren die **Fieberschübe** innerhalb der ersten sieben bis zehn Tage nach der Geburt.

Palpation: Verdickung im rechten Unterbauch sowie ein gespanntes bis akutes Abdomen. Bei der **Ultraschalluntersuchung** zeigen sich ein verdickter Adnexbereich und ein Fehlen venöser Flussmuster. Die Diagnose wird durch ein CT oder ein MRI des Beckens gestellt.

Therapie

Therapie der Wahl ist eine breit wirksame **antibiotische Kombinationstherapie** (z. B. Clindamycin, Ampicillin, Gentamicin) über sieben bis zehn Tage, in Verbindung mit einer therapeutischen **intravenösen Antikoagulation** mit Heparin über zwei bis drei Wochen. Eine operative Entfernung (Adnexektomie, Thrombektomie, ggf. Hysterektomie) ist dank dieses Therapieschemas nur sehr selten erforderlich.

6.3.6 Parametriale Phlegmone und Abszedierung

Klinik und Diagnostik

Selten kommt es zu einer kontinuierlichen **Ausbreitung einer Endomyometritis** (☞ III.6.3.1) auf die Parametrien mit dem Ligamentum latum bis hin zur lateralen Beckenwand, in einigen Fällen auch in den Bereich des rektovaginalen Septums. Nach einem Kaiserschnitt kann es neben der parametrialen Phlegmone auch zu einer schweren **Entzündung und Nekrose im Bereich der Uterotomie** kommen, die wegen der Verbindung zur Bauchhöhle rasch zu einer akuten Peritonitis führen kann.

Diagnostisch wegweisend sind **CT und/oder MRT des kleinen Beckens**, die auch dann hilfreich sind, wenn sich im Rahmen einer parametrialen Phlegmone ein Abszess im Bereich der Parametrien oder des Psoasmuskels entwickelt. Differentialdiagnostisch ist neben einer schweren Infektion im Bereich der Uterotomie bei Symptomen einer Peritonitis nach Kaiserschnitt immer auch an die Möglichkeit einer **Verletzung des Darms** zu denken.

Therapie

Bei Vorliegen einer Nekrose ist eine **Re-Laparotomie** und **Entfernung des nekrotischen Gewebes**, gegebenenfalls auch eine **Hysterektomie** indiziert. Die parametriale Phlegmone wird in der Regel durch eine langzeitliche **antibiotische Therapie** ausreichend behandelt. Bei Bildung eines Abszess sind eine antibiotische Therapie und eine **perkutane Drainage** erforderlich.

6.3.7 Harnwegsinfektionen

Nicht nur in der Schwangerschaft, sondern auch im Wochenbett kann es zu febrilen Harnwegsinfektionen kommen.

Risikofaktoren

Begünstigend sind rezidivierende, **asymptomatische Bakterämien der Harnwege in der Schwangerschaft**, sodass im Bereich der Harnwege eine erhöhte Empfindlichkeit gegenüber Infektionen besteht. Die sich erst innerhalb von zwei bis acht Wochen post partum rückbildende Dilatation der

Ureteren und Nierenbecken sowie eine überdehnte Blase sind weitere prädisponierende Faktoren. Die Geburt selbst, das Katheterisieren während der Geburt oder das Legen eines Dauerkatheters während des Kaiserschnitts können durch **Verletzungen der Urethra- und/oder der Blasenwand** das Entstehen einer Harnwegsinfektion begünstigen.

Klinik und Diagnostik

Erregerspektrum: Die weitaus häufigsten Erreger sind Escherichia coli (80 – 90%), außerdem Klebsiellen, Proteus, Enterobacter und grampositive Bakterien. **Schmerzen beim Wasserlassen (Dysurie, Algurie)** und eine **Pollakisurie** sind neben dem **Fieber** Hinweise auf eine Harnwegsinfektion. Eine **Keimzahl von $\geq 10^5$ Keimen/ml im Mittelstrahlurin** gilt als beweisend; wegen möglicher Verunreinigungen durch Lochien sollte die Urinprobe durch eine einmalige Katheterisierung gewonnen werden.

Therapie

Antibiotische Behandlung, die sich nach dem Resistenzverhalten der Keime richtet.

6.4 Harnentleerungsstörungen

6.4.1 Harnverhalt

Die puerperale Blase hat eine erhöhte Kapazität und reagiert weniger auf einen gesteigerten Füllungsdruck. Nach prolongierten Geburten, v. a. in Verbindung mit einer vaginal-operativen Entbindung (☞ III.5.4), kommt es zum Harnverhalt (☞ III.11.3) mit Restharnbildung. Eine **Ödembildung im Sphinkter- und Urethrabereich** sowie eine **Blasenatonie** gelten als pathophysiologische Korrelate, ferner auch **die paralysierende Wirkung der Spinal- und Periduralanästhesie**. Häufigkeit eines Harnverhaltes: einer auf 200 Geburten.

Therapie: Bei frühzeitiger postpartaler Kontrolle der Harnentleerung und Diagnose von Harnverhalt bzw. Blasenüberdehnung verhindert rasches Einmalkatheterisieren meist weitere Probleme. Bei fortbestehendem komplettem Harnverhalt und unvollständiger Harnblasenentleerung ist ein- oder mehrmaliges **Katheterisieren** erforderlich, selten ein Dauerkatheter über wenige Tage. Zum Einsatz kommen **Antiphlogistika** (Diclofenac). In den meisten Fällen verschwindet der Harnverhalt bereits in den ersten Tagen post partum, Verläufe bis über drei Wochen sind selten. Bei längerem Sistieren der Symptomatik sollte eine urologische Abklärung (u.a. Blasendruckmessung) erfolgen. Bei Nachweis einer hypo- oder akontraktilen Detrusormuskulatur (Blasenhypotonie) können auch **Parasympathomimetika** (Neostigmin, Distigminbromid) indiziert sein.

6.4.2 Harninkontinenz

Eine **Belastungsinkontinenz** (☞ III.11.2.1) unterschiedlichen Ausmaßes tritt bei nicht wenigen Frauen (zwischen 5% und 10%, bis 25%) in den ersten drei bis sechs Monaten post partum auf, ist aber zwölf Monate nach der Geburt bei über 50% der betroffenen Frauen wieder verschwunden. **Prolongierte Austreibungsperiode, hohes Geburtsgewicht** und **Episiotomie** korrelieren mit dem Auftreten einer Stressinkontinenz. Eine Störung der Beckenbodenmuskulatur während der Austreibungsphase wird als Ursache vermutet. Abzugrenzen hiervon ist eine Drang-(Urge-)Inkontinenz, deren Ursache vielfältig sein kann.

Therapie: Eine gezielte **Beckenbodengymnastik** (☞ III.12.2.1) soll den Blasenverschlussapparat stärken. Bei länger anhaltender Inkontinenz sollte eine urologische Abklärung erfolgen. Medikamentös wird bei einer durch Blasendruckmessung gesicherten schweren Belastungsinsuffizienz **Duloxetin** empfohlen, bei einer gesicherten Dranginkontinenz Spasmolytika wie Butylscopolamin, Trospiumchlorid und Tolterodin.

6.5 Beckenringlockerung

Ein Auseinanderweichen der Symphysis pubis (Symphysenlockerung und -ruptur) oder eines der sakroiliakalen Gelenke während der Geburt ist extrem selten (< 1:300 bis 5000 Geburten). Große Kinder, prolongierte Geburten, Fehleinstellungen und ein McRobert-Manöver zur Entwicklung des Kindes bei einer Schulterdystokie gelten als mögliche Ursachen.

Klinik: Akute Schmerzen, die bei der Entbindung beginnen und im Wochenbett anhalten, insbesondere bei jeder Belastung des Beckens. Schmerzen bei Belastung und Watschelgang sind die Folgen.
Therapie: zunächst konservativ durch **wechselnde Seitenlagerung** über 10 bis 14 Tage, **fixierende Verbände** (ggf. Stützkorsett) über mehrere Wochen. Adäquate Analgesie und Thromboseprophylaxe sind erforderlich. Lokale Injektionen von Hydrocortison und Lidocain können die Beschwerden bessern. Operative Maßnahmen sind selten (nur bei bleibendem Auseinanderweichen der Symphyse von mehr als vier Zentimetern) erforderlich.
Da in mehr als 50% der Fälle mit einem Wiederauftreten bei erneuter vaginaler Geburt zu rechnen ist, wird in dieser Situation eine Sectio empfohlen.

6.6 Psychische Veränderungen

6.6.1 „Babyblues"

Im Wochenbett können verschiedene psychische Veränderungen auftreten. Als mehr oder weniger physiologisch gelten milde depressive Verstimmungen, die bei 30–70% der Wöchnerinnen innerhalb der ersten drei Tage auftreten und mehrere Tage anhalten können. Der „Babyblues" (☞ III.28.2.1) ist oft verbunden mit **Schlaflosigkeit, Weinattacken, Kopfschmerzen** und **Müdigkeit** und hat sowohl hormonelle (rascher Abfall des Progesteronspiegels) als auch emotionale Ursachen, obwohl die Mutter überwiegend glücklich erscheint.

6.6.2 Postpartale Depression

Eine postpartale Depression (☞ III.28.2.2) erfasst 10–15% der Wöchnerinnen. Sie beginnt in der Regel in den ersten vier Wochen nach der Geburt.

Uncharakteristische Symptome

- Müdigkeit
- Gefühl der Kraftlosigkeit
- Interesseverlust
- Unfähigkeit, die häuslichen Arbeiten zu bewältigen und das Kind zu versorgen
- Schlaflosigkeit

Differentialdiagnostisch gilt es, andere Erkrankungen im Wochenbett auszuschließen (v.a. Hypothyreose). Besonders gefährdet sind Frauen, die bereits antenatal, im Wochenbett einer vorherigen Schwangerschaft oder auch außerhalb der Schwangerschaft Depressionen hatten.
Obwohl sich die postpartale Depression in der Regel verbessert, kann sie das Leben der Mutter und der Familie tief greifend verändern und auch das Kind gefährden, sodass eine **frühzeitige psychosomatische** bzw. **psychiatrische Intervention** erforderlich ist bis hin zu einer antidepressiven medikamentösen Therapie.

6.6.3 Postpartale Psychose

Die postpartale Psychose (☞ III.28.2.3) ist die schwerste Form der puerperalen psychischen Veränderungen, tritt aber sehr selten auf (ein bis zwei Fälle auf 1000 Geburten). Die postpartale Psychose manifestiert sich gewöhnlich innerhalb der ersten zwei Wochen nach Geburt als **bipolare oder auch schizoaffektive Störung**. Die betroffenen Frauen zeigen Verwirrung und Desorientiertheit, dazwischen aber auch klare Bewusstseinsphasen, überschießende Freude und Hochstimmung. Ein besonders hohes Risiko haben Frauen, bei denen zuvor schon eine bipolare oder schizoaffektive Psychose aufgetreten war. Bei postpartaler Psychose ist eine sofortige **psychiatrische Behandlung mit Hospitalisation**, medikamentöser Behandlung und weiterer psychiatrischer Betreuung indiziert.

6.7 Stillen

6.7.1 Physiologische Grundlagen

Laktogenese

Die Muttermilch wird in dem Drüsenepithel der Alveolen gebildet, gelangt in **Milchgänge** und wird dann aktiv durch Kontraktion der myoepithelialen Zellen transportiert. Der Milchgang jedes der 15 bis 25 Brustlappen mündet gesondert in die Brustwarze. Bereits während der Schwangerschaft findet, hormonell gesteuert, eine **Drüsendifferenzierung** und *starkes Wachstum der Brüste* statt. Direkt nach Geburt entfällt einerseits der **blockierende Effekt der plazentaren Hormone**, der mit der laktogenen Wirkung des Prolaktin interferiert, andererseits führt der **Saugreiz** über Ausschüttung von Prolaktin zur Milchbildung und von Oxytocin zur Milchejektion durch die Kontraktion der perialveolären und duktalen Muskelfasern.

Bereits am zweiten Tag nach der Geburt wird das eiweißreiche, fett- und kohlenhydratarme **Kolostrum (Vormilch)** freigesetzt, das auch sekretorisches Immunglobulin A und zahlreiche andere spezifische und unspezifische Abwehrstoffe (Makrophagen, Leukozyten, T- und B-Lymphozyten, Proteine) enthält. Nach drei bis vier Tagen wird die Milch eiweißärmer, fett- und kohlenhydratreicher und wird als **transitorische Milch (Übergangsmilch)** bezeichnet, ehe nach ca. zwei bis drei Wochen die endgültige einweißarme, fett- und kohlenhydratreiche **Frauenmilch** gebildet wird.

Milcheinschuss

An den ersten postpartalen Tagen schwellen die Brüste und spannen. Die Durchblutung der Brüste nimmt stark zu, Gewebswasser wird eingelagert und größere Mengen Milch werden produziert („Milcheinschuss"). Bei sehr starkem Spannungsgefühl können die Brüste nach dem Stillen gekühlt werden. Auch ist es hilfreich, die tägliche Flüssigkeitszufuhr vorübergehend zu reduzieren.

Bestandteile der Frauenmilch

Neben der **Laktose** (Milchzucker), der für die Entstehung einer physiologischen Darmflora (Laktobazillen) und somit der Infektionsabwehr bedeutsam ist, enthält die Frauenmilch weitere wichtige Bestandteile, die der Kuhmilch fehlen wie z. B. **Laktalbumin, Casein, β-Laktoglobulin** und langkettige **ungesättigte Fettsäuren**. Fette, Laktose und nichtessentielle Aminosäuren werden in den Brustdrüsenzellen synthetisiert, während **essentille Aminosäuren** aus dem Blut der Mutter in die Milch gelangen. Ebenso sind mit Ausnahme von Vitamin K alle **Vitamine** in der Milch enthalten.

Immunologische Bedeutung der Muttermilch

Die Muttermilch trägt entscheidend zur Entwicklung einer wirksamen Infektionsabwehr des Neugeborenen und zur passiven Immunität in den ersten Lebensmonaten bei, da sie verschiedenste immunologische Prozesse auslöst.

Die immunologischen Vorteile der Muttermilch für das Neugeborene, ihre rasche Verfügbarkeit, ihre ausgewogene und dem Bedürfnis des Säuglings angepasste Zusammensetzung, die optimale Temperierung machen das Stillen – abgesehen davon, dass keine Kosten entstehen – zur optimalen Ernährung in den ersten sechs Monaten des Lebens.

Das Fehlen von Fremdeiweißen scheint atopischen Erkrankungen vorzubeugen. Weitere Vorteile sind die Förderung der emotionalen Mutter-Kind-Beziehung und der Involutio uteri durch die mit dem Stillen verbundene Oxytocin-Ausschüttung mit folgenden Uteruskontraktionen. Zudem hat Stillen einen sehr hohen antikozeptionellen Effekt (☞ III.9.2). Das Risiko einer Schwangerschaft unter Stillen beträgt bis zu 4%/Jahr. Für eine sichere Kontrazeption in Wochenbett und Stillzeit wird eine reine Gestagenpille (Minipille, ☞ III.9.5.3) ab der zweiten bis dritten Woche post partum empfohlen. Medroxyprogesteronacetat als Depot oder auch eine niedrig dosierte Kombinationspille (Mikropille) sind mögliche Alternativen.

6.7.2 Medikamenteneinnahme in der Stillphase

Zahlreiche Faktoren beeinflussen das Verhältnis der maternalen Milch-Plasma-Konzentrationen, den Übertritt in den Kreislauf des Neugeborenen und somit die Konzentration von Medikamenten im Kreislauf und den anderen Kompartimenten des Neugeborenen. Bei Behandlung mit **Zytostatika, radioaktiven Isotopen, Opiaten** sowie bei Kokainabusus sollte kein Stillen erfolgen.

Kontraindikationen: Bei vielen Medikamenten bestehen strikte oder relative Kontraindikationen, bei einigen kann gestillt werden, sofern eine engmaschige pädiatrische Überwachung gewährleistet ist.

Bei kurzzeitigen medikamentösen Therapien kann durch vorübergehendes Abpumpen und Verwerfen der Milch unter Berücksichtigung der Halbwertzeit der Medikamente nach Beendigung der Therapie das Stillen wieder fortgesetzt werden.

6.7.3 Stillberatung

Ein Stillen nach Bedarf, das erste Anlegen innerhalb der ersten Stunde, Zusatzfütterung nur bei harter Indikation, Rooming-in sowie Stillanleitung sind wesentlich Maßnahmen im Rahmen der Wochenbettbetreuung, die zum Erfolg beitragen und ein ausschließliches Stillen in den ersten sechs Lebensmonaten ermöglichen.
Danach sollte Beikost zugefüttert werden, damit genügend Kalorien und Spurenelemente (z. B. Eisen) für das Wachstum des Säuglings zur Verfügung stehen. Stillberatung in der Klinik und Betreuung durch die Hebamme zu Hause sind wichtig, um Störungen des Stillens früh zu erkennen und zu beheben.

6.7.4 Stillprobleme

Milchstau

Gelegentlich fließt die Milch aus einem Teil der Brust nicht richtig ab, dabei kann es zu einer **Verhärtung** und auch **Rötung** kommen. Mangelhafte Brustentleerung, ungenügendes Trinken des Kindes (z. B Frühgeborenes) oder eng sitzende Kleidung sind mögliche Ursachen. Bei 10 – 15 % der Wöchnerinnen kommt es zu erhöhten Körpertemperaturen („Brustfieber"), selten länger als 24 Stunden anhaltend. Der Übergang zur akuten Mastitis (☞ III.6.7.5) ist fließend.
Entscheidend ist es, rasch eine möglichst vollständige **Entleerung der betroffenen Brust** zu erreichen. Vor dem Anlegen kann durch feuchtwarme Kompressen, Massage und in Einzelfällen durch Oxytocinspray der Milchfluss angeregt werden. Dem Baby soll die betroffene Brust zuerst gereicht und die verhärteten Stellen in Richtung Brustwarze ausgestrichen werden. So können in vielen Fällen die Vermehrung eintretender Keime und der Übergang in eine relevante Mastitis vermieden und auf die Gabe von Antibiotika verzichtet werden. Bei Schmerzen sind Analgetika indiziert.
Nach der Entleerung sollte eine **Kühlung** der Brust (Quarkwickel, kalte Kompressen, Eiswürfel) erfolgen.

Flach- und Hohlwarzen

Bei Hohl-, Flach- und invertierten Warzen ist das Stillen erschwert; sekundär können Brustwarzen und Brüste wund werden. Manuelles Hervorziehen oder Brustformer helfen, die Brüste auf das Stillen vorzubereiten; Brusthütchen schützen die Brüste beim Stillen und helfen bei Ansatzschwierigkeiten.

Unzureichende Milchmengen (Agalaktie)

Eine Agalaktie ist extrem selten. Unzureichende Milchmengen sind auf eine Vielzahl von Faktoren zurückzuführen, die sich gegenseitig verstärken können: fehlende Ruhe, hohe Erwartungshaltung, falsche Stillposition, wunde Brüste etc.

Stillen nach Brustoperationen

Stillen nach Brustoperationen ist häufig möglich, allerdings gelingt es bei Frauen nach Augmentationsplastik mit periareolärer Schnittführung in der Mehrzahl der Fälle nicht.
Nach einer vorherigen Reduktionsplastik, bei der der Stiel der Brustwarze erhalten blieb, kann ebenfalls gestillt werden, allerdings nicht, wenn die Brustwarze transplantiert wurde.

6.7.5 Infektiöse Mastitis (Mastitis puerperalis)

Klinik und Diagnostik

Die puerperale Mastitis ist eine seltene Komplikation bei 2 – 10% der stillenden Frauen. Sie tritt meist zwei bis vier Wochen post partum auf, zunächst mit **Fieber** und **Schüttelfrost**. In der Folge kommt es zur **Rötung eines Brustsegments** mit zunehmenden **Schmerzen**. Der betroffene Bereich ist bei der Tastuntersuchung schmerzhaft und induriert.
Erreger: Am häufigsten finden sich **Staphylococcus aureus**, die aus dem Nasen- und Rachenraum des Neugeborenen über Rhagaden und Epithelabschilferungen im Bereich der Areola in die Brust der Mutter gelangen, seltener Koagulase-negative **Staphylokokken** und **Streptococcus viridans**. Die Keime breiten sich zunächst in den Milchgängen aus, bevor sie ins Parenchym der Brust übertreten.

> ! Als hinweisend auf eine Mastitis gilt eine erhöhte Konzentration von Leukozyten (≥ 10^6/ml Milch) und eine Keimzahl ≥ 10^3 Keimen/ml Milch. Kulturen sind nicht erforderlich.

Therapie

Die Behandlung der Mastitis besteht im gründlichen **Entleeren der Brust**, was bei „Milchstau" (☞ III.6.7.4) und beginnender Infektion gelegentlich ausreichend ist. Bei Fortbestehen des Fiebers erfolgt die Gabe eines **Penicillinase-resistenten Antibiotikums** (Dicloxacillin) oder, bei Vorliegen einer Penicillinallergie, von **Erythromycin**. Es wird empfohlen, vor Beginn der antibiotischen Behandlung etwas Milch auszupressen und eine Kultur anzulegen. Das Stillen sollte nicht unterbrochen werden. Das Kind sollte zunächst die gesunde Brust leer trinken. Ist der Saugakt zu schmerzhaft, kann die Milch vorsichtig ausgestrichen oder abgepumpt werden. **Kühlung** (Eisblase) und **Hochbinden der Brust** lindern die akuten Beschwerden. Bei sehr starken Schmerzen kann die einmalige Gabe eines **Dopaminagonisten** zur kurzzeitigen Hemmung der Prolaktinsekretion helfen. Gewöhnlich verschwinden die Symptome unter der antibiotischen Behandlung innerhalb von 48 Stunden, und es kommt zu keiner Abszedierung. Die Antibiose sollte über 10 bis 14 Tage erfolgen. Bei Reinfektionen sollte nach Staphylokokkeninfektionen des Säuglings oder anderer Familienmitgliedern gefahndet werden.

Komplikationen

Seltenst kann eine Mastitis durch Staphylococcus aureus auch zu einem **toxischen Schock-Syndrom** (☞ III.6.3.3) führen. **Nosokomiale Infektion:** Etwas häufiger sind mittlerweile Ausbrüche einer infektiösen Mastitis auf Wöchnerinnenstationen, die durch neue Stämme Antibiotika-resistenter Staphylokokken ausgelöst werden wie den Methicillinresistenten Staphylococcus aureus (MRSA). In diesen Fällen werden die Neugeborenen meist über die besiedelten Hände des Pflegepersonals infiziert. Die Infektion des Neugeborenen verläuft fast immer asymptomatisch, selten als lokale Infektion der Haut oder des Nabels. Der Nachweis der nosokomialen Infektion und deren Behandlung beruhen auf den Ergebnissen der mikrobiologischen Kulturen und Resistenztestungen.

6.7.6 Brustabszess

Klinik und Diagnostik

Bei Fortschreiten der parenchymatösen Mastitis kommt es zu einer Abszedierung. Erste Zeichen sind ein **Ausbleiben der Entfieberung** innerhalb 48 bis 72 Stunden nach Beginn der Antibiose und die Ausbildung einer abgrenzbaren, fluktuierenden **Raumforderung** in der betroffenen Brust. Sonographisch lässt sich die Abszedierung gut nachweisen.

Therapie

Chirurgische Behandlung durch eine **Inzision, Entleerung** und Einlegen einer oder bei multipler Abszedierung mehrerer **Drainagen** in Vollnarkose. Im Gegensatz zur unkomplizierten Mastitis (☞ III.6.7.5) sollten bakteriologische Kulturen angesetzt werden. Wie bei der Mastitis sollte auch beim Abszess die Milch der betroffenen Brust entleert werden. Alternativ kann unter Lokalanästhesie sonographisch gesteuert die **Aspiration des Abszessinhalts** erfolgen, was in 80 – 90% der Fälle zum Erfolg mit sehr guten kosmetischen Ergebnissen führt. Obwohl meist empfohlen, scheint auch bei Abszessbildung ein Abstillen nicht unbedingt erforderlich zu sein.

6.8 Das Wochenbett aus homöopathischer Sicht

6.8.1 Forderung nach einem „sanften" Wochenbett

Im etwa sechs bis acht Wochen dauernden Wochenbett oder Puerperium laufen zeitgleich die Rückbildung des Uterus, die Wundheilung und die Laktation ab, und es setzt die normale hormonelle Funktion der Ovarien wieder ein (Lauper 2000). Diese Zeit ist vor allem für viele Erstgebärende eine große psychische und physische Herausforderung. Ständige Besuche am Wochenbett verursachen eine unruhige Atmosphäre. Die Tür wird dauernd auf- und zugemacht, fremde Menschen gehen ein und aus und stören die Ruhe und Intimität, die Mutter und Kind füreinander und für ein ungestörtes „Bonding" (Bedürfnis nach körperlicher Nähe und emotionaler Offenheit) brauchen.

Viele junge Mütter leiden unter dieser Unruhe im Wöchnerinnenzimmer. Sie fühlen sich beobachtet und kritisch beurteilt. Eine möglicherweise unsensibel durchgeführte Stillhilfe wird als körperlicher und psychischer Übergriff empfunden, wenn z. B. die Laktationsschwester oder der Arzt bei der Visite ohne die Erlaubnis der Frau einzuholen, ihre Brust berührt, an dieser herumquetscht und dem Kind die Brustwarze in den Mund stopft. Vor den Blicken der Zimmerkolleginnen und aller bei der Visite Anwesenden werden Vorlagen inspiziert und Kontrollen der Wundheilung der Geburtsverletzungen durchgeführt. Die meisten Frauen sind in dieser für sie neuen und ungewohnten Situation nicht selbstbewusst genug, um sich gegen derartige unbedachte Übergriffe und Respektlosigkeiten von Seiten des Pflegepersonals und der Ärzte zu wehren.

Diese gedankenlose **Verletzung der Intimsphäre** ist maßgeblich an der Verunsicherung der Patientin

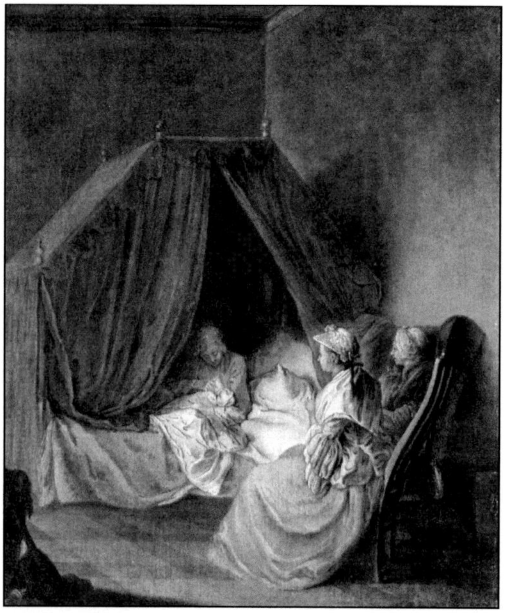

Abb. III.6-2: Wochenstube von Daniel Nikolaus Chodowiezki (um 1770).

beteiligt. Historische Abbildungen einer Zeit, als Frauen noch überwiegend zu Hause gebaren, legen Zeugnis darüber ab, wie ruhig und behütet das Wochenbett früher ablief (☞ Abb. III.6-2).

Die Wöchnerin auf dem Bild von Chodowiezki liegt geborgen mit ihrem Kind in einem Alkoven und stillt konzentriert. Die Besucherinnen (maximal zwei Personen) halten respektvoll Abstand und beobachten die Szene.

Heutzutage bemühen sich nahezu alle geburtshilflichen Abteilungen, den Kriterien der **„sanften Geburt"** zu entsprechen:

- möglichst wenige medizinische Eingriffe in den Geburtsverlauf,
- Anwesenheit des Partners,
- Zusammenbleiben von Mutter und Kind nach der Geburt.

Bisher wurde ein **„sanftes Wochenbett"**, das den Bedürfnissen der Wöchnerin nach Geborgenheit, Pflege, Unterstützung und Ruhe entgegenkommt, noch nicht definiert.

> ! Es muss in der modernen Geburtshilfe ein Umdenken für die Tage nach der Geburt stattfinden. Die Wöchnerinnen haben neben der medizinischen und pflegerischen Betreuung ein Anrecht auf Ruhe, Intimität und auf einen respektvollen Umgang mit ihrem Körper.

Führt man bei Frauen im Wochenbett eine homöopathische Anamnese durch, kann man bei 60 – 70% der jungen Mütter zusätzlich zu den körperlichen Beschwerden auch psychische Probleme erheben. Wenn Frauen sich in dieser vulnerablen Phase der hormonellen, physischen und allgemeinen Lebensumstellung instabil fühlen, neigen sie dazu, körperlich und/oder psychisch krank zu werden.

Die häufigsten **Pathologien im Wochenbett** betreffen neben der Psyche (☞ III.28), die Brust (☞ III.6.5), den Uterus (☞ III.6.2.2) und den perinealen Bereich (☞ III.6.3.4). Weitere Probleme sind eine allgemeine Erschöpftheit, Schwäche und andere Schmerzzustände, die direkt oder indirekt mit der Entbindung zusammenhängen.

Die puerperalen Beschwerden und Pathologien sind der homöopathischen Behandlung gut zugänglich und können den Medikamentenbedarf im Wochenbett stark reduzieren.

6.8.2 Uterus, Vulva und Vagina

Nachwehen

In jeder homöopathisch-geburtshilflichen Publikation seit Kent (☞ I.2.5) wird eine mehrtägige Verabreichung von *Arnica* als Prophylaxe gegen Nachwehen empfohlen. Diese Empfehlung ist gemäß den Prinzipien der klassischen Homöopathie (Simile-Prinzip) nicht haltbar.

Nach Erfahrung der Autorin muss **auch bei Nachwehen das Simile** (☞ II.1.2) verabreicht werden, um den Schmerz erfolgreich zu behandeln. Die Vorstellung, dass jede Frau nach der Geburt *Arnica* braucht, weil eine Geburt in jedem Fall ein Trauma der Weichteile bedeutet, ist nicht richtig. Viele Frauen haben nach der Geburt keine Schmerzen oder andere Beschwerden. Sie fühlen sich fit. Da Homöopathie nicht prophylaktisch angewendet werden kann, besteht bei wiederholten Gaben von *Arnica* die **Gefahr einer Arzneimittelprüfung** (☞ II.2) mit unangenehmen Symptomen.

Als die Autorin neu an eine geburtshilfliche Abteilung eines Krankenhauses kam, bemerkte sie, dass auffallend viele Patientinnen noch am dritten und vierten Tag post partum Analgetika intravenös wegen Nachwehen benötigten. Nachforschungen ergaben, dass jede Frau ein Säckchen mit *Arnica* und *Bellis perennis* (jeweils C 30) bei sich hatte, um täglich beide Arzneien einzunehmen. *Arnica* und *Bellis perennis* (beide aus der Pflanzenfamilie der Compositen) haben ein sehr ähnliches Symptomenspektrum. Da die C-30-Potenz von Hahnemann als ideale Potenz für Arzneimittelprüfungen empfohlen wird (Organon, §128), erklärt sich die negative Wirkung der beiden Arzneimittel (☞ II.4.3.2). Der Analgetikaverbrauch sank deutlich, nachdem die Arzneien nicht mehr routinemäßig ausgegeben wurden, sondern nur jene Patientinnen *Arnica* oder *Bellis perennis* in einer **Einmaldosis** erhielten, deren Symptome auf eines der beiden Arzneimittel passten.

Dokumentation

Das negative Beispiel mit routinemäßig verordneten Homöopathika bestätigt, wie wichtig es ist, nach einer Arzneimittelverabreichung den **Verlauf** zu dokumentieren (☞ Tab. III.6-2). Nur wenn an Hand von Evaluationsbögen, die auch andere zeitgleich verabreichte Medikamente beinhaltet, dokumentiert wird, kann die positive oder negative Wirkung einer homöopathischen Behandlung transparent gemacht werden.

Schmerzen im kleinen Becken

Schmerzen um den Geburtskanal herum (perineal, an Vulva oder Vagina) sind sehr häufige Beschwerden im Wochenbett, besonders nach operativen Entbindungen (Vakuum, Forceps), Episiotomien, nach Damm- und Vaginalrissen.

Die Schmerzen können in der Regel mit homöopathischen Arzneien wirkungsvoll behandelt werden. Eine **Inspektion des Wundgebietes** und eine kurze Befragung der Patientin über die genaue **Schmerzqualität und -intensität** reichen zur Arzneimittelfindung aus. Zusätzlich sollte noch aufmerksam erfasst werden, ob der Schmerz durch ein Hämatom oder eine beginnende Entzündung ausgelöst wird, da die **Schmerzursache** in die Arzneimittelfindung einfließen muss (☞ Kasuistik 6-3).

Rückbildungsstörungen und Lochien

Rückbildungsstörungen (☞ III.6.2.2) können durch Residuen oder mangelnde Oxytocinausschüttung zustande kommen.

Wahl der Symptome

- Art und Beschaffenheit abnormer Lochien
- Allgemeinsymptome wie Schweiß- und Fiebermodalitäten
- Psychisches Befinden der Patientin

Folgende Rubriken (RADAR 9.1) zeigen exemplarisch, wie umfassend und genau die Diagnostik der Lochien von homöopathischen Ärzten durchgeführt wird. Die genaue Geruchsqualität, die Dauer, ob sie mit ungewöhnlichen Empfindungen wie verstärktem sexuellem Verlangen einhergehen oder sich beim Stillen des Kindes verstärken, sind wertvolle

Tab. II.6-2: Homöopathisches Dokumentationsblatt im Wochenbett – Patientenetikette

Datum/Uhrzeit	Untersucher	Tag p.p.	Symptome/ Beschwerden	VAS	Homöopathische Verordnung	Sonstige Verordnungen
30 Min. später						
1 Tag später						
2 Tage später						

Symptome für die Arzneimittelfindung bei Pathologien im Wochenbett.

Wochenbett-Symptome im Repertorium
Weibliche Genitalien
– Lochien – Beschwerden in Bezug auf die
– Lochien – Bewegung agg.
– Lochien – nachts
– Lochien – blutig
– Lochien – braun
– Lochien – dunkel
– Lochien – dünn
– Lochien – eitrig
– Lochien – geronnen
– Lochien – grün
– Lochien – heiß
– Lochien – intermittierend
– Lochien – jauchig

Uterine Infektionen

Studien haben gezeigt, dass nach einer vaginalen Entbindung das Uteruscavum keine Keimbesiedelung aufweist. Nach einer Sectio hingegen ist das Cavum uteri bei nahezu 90% der Patientinnen mit (potenziell) pathogenen Keimen besiedelt. Diese Tatsache erklärt eine um 30–40% **höhere Endometritisrate post sectionem** (Henrich et al. 1993). Heutzutage ist die Endomyometritis (☞ III.6.3.1) ein seltenes Ereignis, da während der Sectio ein Antibiotikum als „Single-shot" verabreicht wird.

> ! Uterine Infektionen werden aus forensischen Gründen antibiotisch behandelt. Es lohnt sich aber der Erfahrung der Autorin nach, begleitend das passende homöopathische Arzneimittel zu verabreichen, um den Krankheitsverlauf abzukürzen und die Erholungsphase zu beschleunigen.

6.8.3 Brust

Laktationsstörungen

> MERKE
> *Belladonna* und *Phytolacca* sind die von Stillberaterinnen am häufigsten verschriebenen homöopathischen Arzneien, obwohl sie am seltensten benötigt werden.

Belladonna-Symptomatik

Die typische *Belladonna*-Symptomatik ist eine Brust, die sich **plötzlich** entzündet hat. Die betroffene Stelle ist heiß, intensiv gerötet und sehr berührungsempfindlich. Die Patientin entwickelt innerhalb kürzester Zeit hohes Fieber und ist ängstlich, unruhig und aufgeregt. *Belladonna* kann nur das Vollbild einer Entzündung heilen, nicht das Frühstadium eines Milchstaus, für das es fälschlicherweise oft eingesetzt wird.

Phytolacca-Symptomatik

Phytolacca wird in der homöopathischen Literatur für Laien immer als typisches Arzneimittel bei Laktationsproblemen oder (in niedriger Potenz) zum Abstillen empfohlen.

Wird die Homöopathie kurativ eingesetzt, gibt sie dem Organismus einen Reiz zur Wiedererlangung des optimalen gesundheitlichen Gleichgewichtes. Stillen ist ein physiologischer Zustand, der natürlicherweise erst endet, wenn die „Nachfrage" weniger wird oder gänzlich sistiert. Warum dennoch die Milch versiegt, wenn Phytolacca über einige Zeit in Tiefpotenz eingenommen wird, liegt daran, dass eine Arzneimittelprüfung erzeugt wird (☞ II.4.3.2).

> ! **Cave:** *Phytolacca* ist eine syphilitische Arznei, die bei vielen Arten von Drüsenkarzinomen (Brust, Hoden, Lymphom, Parotis) erfolgreich eingesetzt wird. Die Beobachtung von homöopathisch behandelten Krankheitsverläufen zeigt, dass eine syphilitische Arznei, wenn sie falsch angewendet wird, bei sehr empfindlichen Personen ein latentes Miasma aktivieren kann. Daher sollten solche Arzneien nie undifferenziert, sondern immer streng nach der Simile-Regel (☞ II.1.2) eingesetzt werden.

Das Leitsymptom bei der *Phytolacca*-Mastitis ist die **steinharte, schmerzhafte Schwellung**. Das Saugen des Kindes erzeugt Schmerzen, die in den ganzen Körper schießen.

Durch den korrekten Einsatz einer syphilitischen Arznei – entsprechend der Simile-Regel – kann ein aktives syphilitisches Miasma in ein latentes umgewandelt werden und die Patientin damit weit von einer destruktiven Pathologie entfernt werden.

MERKE

Homöopathisches Abstillen mit *Phytolacca* in Tiefpotenz funktioniert, kann aber für die Patientin gesundheitsgefährdend sein und sollte daher keinesfalls durchgeführt werden.

Kritische Betrachtung der Behandlung des Säuglings über die Muttermilch

Hahnemann betrachtete die Muttermilch als eine ideale Trägersubstanz für homöopathische Arzneien: „Bewundernswert hilfreich ist die Kraft der Arznei auf den Säugling durch die Milch, die seine Mutter oder Amme gibt. Jede Krankheit des Kindes weicht der homöopathischen Arznei, die für das Kind richtig gewählt und von der Amme in mäßigen Gaben eingenommen wird. Die Krankheit wird bei diesen neuen Erdenbürgern auf diese Art viel leichter und sicherer ausgetilgt, als später jemals geschehen kann" (Organon, § 284). Heutzutage würde man die stillende Frau nicht mehr als „Transportmedium" für eine homöopathische Arznei heranziehen, da das heilende Arzneimittel für den Säugling möglicherweise Arzneimittelsymptome bei der Mutter auslöst (☞ Kasuistik 6-13).

6.8.4 Hämorrhoiden

Hämorrhoiden sind ein häufiges Problem in der Schwangerschaft und nach einer vaginalen Entbindung. Durch den enormen Druck, dem das hämorrhoidale Venengeflecht während der Geburt ausgesetzt ist, kommt es in diesem Bereich zur Dilatation der Venen und zur Stase des Blutflusses in (☞ Kasuistik 6-4).

Hämorrhoiden sind nach genauer Symptomenerhebung homöopathisch gut behandelbar. Der Erfolg stellt sich innerhalb weniger Stunden ein. Die Rubriken im Repertorium (RADAR 9.1), die Hämorrhoiden betreffen, beschreiben genau die Art, das Aussehen, die Schmerz- und Blutungsqualität sowie andere Modalitäten.

Hämorrhoiden-Symptome im Repertorium
Rektum
– Hämorrhoiden – Entbindung, agg.
– Hämorrhoiden – Entbindung nach
– Hämorrhoiden – entzündet
– Hämorrhoiden – Blut gefüllt, geschwollen
– Hämorrhoiden – Trauben in
– Hämorrhoiden – treten hervor
– Hämorrhoiden – thrombotisch

6.8.5 Kokzygodynie

Steißbeinschmerzen sind eine häufige Beschwerde in der Schwangerschaft und nach der Geburt. Physikalische Therapien sind langwierig und für Frauen, die sich um einen Säugling kümmern müssen, zeitlich kaum organisierbar. Die meisten stillenden Frauen wollen keine Analgetika einnehmen. Hier bietet die homöopathische Therapie eine gute Behandlungsalternative. Steißbeinschmerzen heilen rasch und bei Simile-Gabe nach einer einmaligen Konsultation (☞ Kasuistik 6-15).

6.8.6 Erschöpfung/Schwäche

Treten post partum Schwäche, Schwindel und Kopfschmerz infolge einer **Blutungsanämie** auf, gilt es heutzutage als gesichert, dass Blutkonserven bei jungen Frauen nur in Ausnahmefällen angezeigt sind (☞ III.5.5.6). Das Hauptproblem einer Blutungsanämie im Wochenbett sind orthostatische Probleme mit Schwindel, Kopfschmerzen und Ohrenrauschen, verstärkt beim Aufstehen vom Liegen oder Sitzen. Diese Symptome können durch homöopathische Intervention innerhalb von wenigen Stunden geheilt werden. Auf teure Medikamente wie Erythropoetin, dessen Wirksamkeit bei der Blutungsanämie post partum ohnehin nicht als gesichert gilt (Dodd et al. 2006) oder Blutkonserven mit den bekannten Gefahren von Infektübertragung (☞ III.5.5.6) und allergischen Reaktionen, kann auf diese Weise verzichtet werden (☞ Kasuistik 6-14, ☞ Kasuistik 6-16).

6.8.7 Homöopathische Kasuistiken

Kasuistik 6-1: Subinvolutio uteri einer Drittgebärenden

Jutta Gnaiger-Rathmanner

Symptomatik

Die 37-jährige, zarte und schwächliche Pat. hat fünf Tage zuvor ihr drittes Kind geboren. Schwangerschaft und Geburt waren gut verlaufen, die Nachgeburt war vollständig abgegangen. Laut Gynäkologen sind nun „die Eihäute gestaut", die Gebärmutter bildet sich nicht ordnungsgemäß zurück. Die dafür verabreichten Medikamente haben zu wenig Fortschritt gebracht und hemmen den Milchfluss.

Auffälligkeiten: Nachwehen gering und nur über zwei Tage; Lochien spärlich, aber übel riechend, mittelrot gefärbt.

Die Brust ist knotig und fühlt sich gestaut an. Früher hatte die Pat. an Mastitis gelitten. Sie ist auch deshalb in Sorge.

Wochenbett im Krankenhaus: Sehr belastend, Pat. konnte keine Ruhe finden, empfand sich durch die Hektik in der Abteilung ständig gestört. Ihr innerer Zustand ist aufgewühlt. Sie fühlt sich ängstlich, unsicher, blockiert und kommt aus dem Grübeln nicht heraus. Sie vibriert innerlich.

Die Pat. hatte eine Selbstbehandlung mit *Arnica* und *Bellis perennis* versucht.

Diagnostik

Fundus in Höhe N/2, Uterus hart. Die Brust ist laktierend und bland.

Verschreibung

REPERTORISATION (RADAR 9.1)
Weibliche Genitalien – Subinvolution
Weibliche Genitalien – Lochien – unterdrückt
Weibliche Genitalien – Lochien – unterdrückt – Gemütsbewegungen, durch
Weibliche Genitalien – Lochien – übel riechend
Brust – Milch – unterdrückt
Gemüt – Sorgen, voller
Gemüt – Beschwerden durch – Erregung – Gemütes, des
Gemüt – empfindlich – Geräusche, gegen – Entbindung, bei der
Gemüt – Wahnideen – geisteskrank – werden, geisteskrank zu – Entbindung, während der

Cimicifuga C 200 3 × 5 Glob. für einen Tag.

Begründung der Mittelwahl: Die Stimmungslage einer Patientin ist während einer Geburt hochsensibel. Diese Überempfindlichkeit baut sich erst allmählich während des Wochenbetts ab. Deshalb werden die Rubriken, die der Stimmungslage der Patientin entsprechen, aber nur für die Situation der Geburt angeführt sind, in diesem Falle mit verwendet.

Bei den Lokalsymptomen führen die Arzneien *Sulphur*, *Bryonia*, *Pulsatilla* und *Cimicifuga*. Zusammen mit den Gemütssymptomen, die darunter aufgeführt sind, sticht eindeutig *Cimicifuga* hervor. Es ist ein hervorragendes Mittel für die Gemütslage von Gebärenden, besonders wenn Angst, Erregung und Überempfindlichkeit der Frau auffallen.

Verlauf

Nach drei Tagen: Weinanfall am Tag zuvor, was zum ersten Mal seit der Geburt möglich war. Die Gedanken kreisten dabei um die Situation im Wochenbett, wo sie sich ständig gestört gefühlt hatte. Dann trat ein heftiger, wehenartiger Schmerz auf, dem eine starke, kurze Blutung folgte. Das empfand die Pat. als Erleichterung. Seither sind die Ängste leichter, die Pat. fühlt sich kräftiger. Die Lochien bleiben weiter spärlich, aber riechen unauffällig.

Untersuchungsbefund: Fundus N/4, Uterus weicher.

Verschreibung: *Cimicifuga* C 200, 3 × 5 Glob. für einen Tag wird wiederholt, da der Milchfluss noch gering ist und die Pat. noch schwach wirkt. Am nächsten Tag geht eine eigroße, kompakte Masse ab, „dunkelrot und fest wie Eihäute". Seitdem keine Beschwerden mehr. Auch der behandelnde Gynäkologe ist mit dem Ergebnis zufrieden.

Die Sorge um das Stillen ist völlig verschwunden, die gesamte Stillzeit verlief ab diesem Zeitpunkt harmonisch.

Kasuistik 6-2: Lochialstau

Ute Bullemer

Symptomatik

22 Jahre alte Pat., Spontangeburt vor 17 Tagen.

Seit zwei Tagen kaum noch Wochenfluss, auch die Milch wird deutlich weniger.

Die Pat. weint beim Erzählen, ist in den letzten Tagen sehr „nah am Wasser gebaut". Sie verträgt überhaupt keine Wärme, möchte es immer kühl und frisch haben. Beginn der Beschwerden, seit ihr Mann (Ingenieur) auf Montage ins Ausland geschickt wurde. Sie fühlt sich allein gelassen, ohne Unterstützung. Wenn ihre Mutter oder eine Freundin da sind, geht es ihr besser.

Diagnostik

Gynäkologische Untersuchung und Ultraschall: Uterus gut kontrahiert, sonographisch keine Placentareste im Cavum. Kein Uteruskantenschmerz.

Kleines Blutbild, CRP im Normbereich.

Verschreibung

REPERTORISATION (SYNTHESIS 7.0)
Weibliches Genitale - Lochien - unterdrückt
Brust - Milch - unterdrückt
Gemüt - Verlassen - Gefühl, verlassen zu sein
Gemüt - Weinen - erzählt - wenn er von seiner Krankheit erzählt
Gemüt - Gesellschaft amel.

Pulsatilla C 200 als Einmalgabe.

Begründung der Mittelwahl: Bei *Pulsatilla* finden wir die leichte Unterdrückbarkeit von Körperausscheidungen (Mens, Lochien, Milch). Das Alleinsein und das Gefühl des Verlassenseins sind in diesem Fall die Auslöser der Beschwerden.

Verlauf

Am folgenden Tag beginnt der Wochenfluss, wieder stärker zu fließen, Laktation wird ebenfalls wieder stärker, sodass sie nicht zufüttern muss. Gefühl des Verlassenseins ist schwächer geworden. Sie weint weniger und kann ihren Alltag ohne Hilfe bewältigen.

Unterstützende Maßnahmen

Fußreflexzonenmassage.

Kasuistik 6-3: Schmerzen nach Dammriss III

Micha Bitschnau

Vorgeschichte

37-jährige I-Para, Dammriss III nach Vakuumextraktion und Episiotomie.

Symptomatik

Am zweiten Tag p.p. klagt die Pat. bei der Visite über **starke Schmerzen im Bereich des Damms und der Vulva**. Sie kann nicht sitzen, Gehen ist ebenfalls sehr schmerzhaft, Stuhlgang ist wegen der Schmerzen unmöglich.

Inspektion: stark geschwollenes Wundgebiet, bläulich-rotes Hämatom, sehr berührungsempfindlich. Pat. lehnt es sogar ab, eine Salbe im Wundgebiet aufzutragen (VAS 9).

Therapie: Wobenzym® (3 × 1). Im Kreißsaal hat die Pat. nach der Geburt eine Einmalgabe *Calendula* C 30 erhalten.

Verschreibung

Arnica C 30, einmalig 5 Glob.

Verlauf

Bereits am nächsten Tag sind die Schmerzen deutlich zurückgegangen (VAS 5–6). Zwei Tage nach der *Arnica*-Gabe ist die Pat. nahezu schmerzfrei. Die Schwellung ist verschwunden (VAS 1).

Diskussion

Calendula, direkt nach dem Sphinkterriss verabreicht, hat seine Wirkung nicht entfaltet. Die auffallendsten Symptome waren die Ablehnung jeder Berührung, die starke Schwellung und das bläulich-rote Hämatom vom Anus bis zur Vulva. Diese Symptome werden von *Arnica* ideal abgedeckt. *Arnica* ließ das Wundgebiet rasch abschwellen und beschleunigte den Heilungsverlauf.

Kasuistik 6-4: Hämorrhoide, Dysurie post partum

Micha Bitschnau

Vorgeschichte

32-jährige II-Para, Kind 4900 g, vaginal entbunden.

Symptomatik

Am zweiten Tag p.p. klagt die Pat. über **Dysurie** beim Urinieren und über eine extrem **schmerzhafte Hämorrhoide** seit der Geburt. Stuhlgang aufgrund der Schmerzen unmöglich **(VAS 10)**. Ihre achtjährige Tochter ist während der Visite anwesend. Die Pat. wirkt sehr genervt und verbal **aggressiv** gegen das Mädchen. Anamnestisch ist eine Depression erhebbar. Seit Schwangerschaftsbeginn hat die Pat. keine Antidepressiva mehr eingenommen.

Verschreibung

REPERTORISATION (RADAR 9.1)
Gemüt – Reizbarkeit, Gereiztheit – Kindern, gegenüber – eigenen Kindern gegenüber, den
Rektum – Hämorrhoiden – Entbindung agg.
Rektum – Hämorrhoiden – schmerzhaft
Rektum – Hämorrhoiden – treten hervor
Blase – Schmerz – Urinieren, beim – agg. – brennend

Sepia C 30, einmalig 5 Glob.

Verlauf

Am nächsten Tag berichtet die Pat., sie halte *Sepia* für ein „Wundermittel“: Kurz nach der Einnahme bildete sich die Hämorrhoide zurück und es trat kein Schmerz mehr beim Urinieren auf. Der weitere Wochenbettverlauf war unauffällig.

Diskussion

Diese Kurzanamnese wurde innerhalb weniger Minuten bei der Nachmittagsvisite erhoben. Die Reizbarkeit gegen das eigene Kind war das Leitsymptom für *Sepia*. Die Hämorrhoide und die Dysurie bestätigten das Mittel. *Sepia*-Patientinnen haben Probleme, wenn sie sich vereinnahmt fühlen und ihre „Bewegungsfreiheit“ eingeschränkt wird. Ein Säugling braucht seine Mutter anfangs rund um die Uhr. Das Stillen ist für viele *Sepia*-Frauen problematisch, da sie sich sowohl im direkten als auch im übertragenen Sinn „ausgesaugt“ fühlen. Sie werden reizbar und ablehnend vor allem gegen ihre eigene Familie.

Kasuistik 6-5: Abstillen nach Totgeburt

Franziska Maurer

Symptomatik

37-jährige Wöchnerin nach intrauterinem Tod des Kindes in der 36. SSW und Spontangeburt nach Geburtseinleitung mit Prostaglandin. Primär wurde abgestillt mit 2 Tbl. Dostinex® (Prolaktinhemmer Cabergolin). Drei Tage p.p. Kontaktaufnahme mit der Hebamme wegen schmerzhaften Brüsten und psychischer Krise.

Diagnostik

Prall gefüllte Brüste, ca. 6 × 6 cm große Rötung und Verhärtung der druckdolenten rechten Brust.
Sehr nervös und ängstlich, sie hat große Angst vor der Beerdigung des Kindes, die für den Nachmittag angesetzt ist. Sie fürchtet, dort ohnmächtig zu werden.

Unterstützende Maßnahmen

Gespräch über die komplexe Situation und Aufklärung über die Möglichkeiten von Abschiedsfeier und Bestattung (geplant war eine anonyme Bestattung in einem Gemeinschaftsgrab ohne Feier und ohne Angehörige). Hinweis, alles noch einmal zu überdenken, nichts zu übereilen.
Lokal: Quarkwickel, Salbeitee trinken.

Verlauf

Vier Stunden später: Verschlimmerung, nun ist die linke Brust stark gerötet, überhitzt und hoch berührungsempfindlich, Verhärtung der ganzen Außenseite der Brust. Milch fließt rechts. Die Angst vor der Beerdigung ist verstärkt.

Verschreibung

REPERTORISATION (SYNTHESIS 9.1)
Gemüt – Beschwerden durch – Tod von geliebten Personen
Gemüt – Kummer, Trauer
Gemüt – Furcht – Ohnmacht zu fallen, davor in
Brust – Mammae – Beschwerden der
Allgemeines – Seite – rechts – dann linke Seite

Lac caninum CM.

Begründung der Mittelwahl: Die Bedingung Kindstod, die Not in der Bewältigung von Kummer, die Angst in Ohnmacht zu fallen, die Beschwerden der Brust sowie der Seitenwechsel bei den Beschwerden weisen hochwertig auf *Lac caninum* hin.

Verlauf

Telefonisches Follow-up eine Stunde nach Mittelgabe: Fieber 38,8 °C, Schmerz in Brüsten verstärkt, jetzt beidseits. Die Wöchnerin ist bettlägerig und hat die Beerdigung abgesagt.

Hebammenbesuch drei Stunden später

Lokal: Die Rötung ist viel kleiner, die Brüste weicher, Milch kann leicht ausgestrichen werden, keine Schmerzen mehr, afebril.
Psyche: Die Wöchnerin weint viel ist aber ruhiger, sie möchte ihr totes Kind noch einmal sehen.

Zwei Tage später

Das tote Kind war noch zwei Tage bei den Eltern zu Hause aufgebahrt. Die Abschiedsfeier fand mit Angehörigen statt, Bestattung des Kindes in einem eigenen Kindergrab.
Brüste: noch wenig Milchfluss ohne Rötung und ohne Verhärtung.

Diskussion

Psyche: Die Wöchnerin ist dankbar für die Zeit mit ihrem Kind und für den würdevollen Abschied. Sie empfindet den Milchfluss als „Tränen des Körpers“. Die Reaktion eine Stunde nach Mittelgabe entspricht einer Erstverschlimmerung, die homöopathisch als prognostisch günstiger Faktor zu beurteilen ist. Durch die akute Verschlimmerung konnte die Patientin nicht an der unpersönlichen Beerdigung ihres Kindes teilnehmen. Der Rückzug in die Krankheit ermöglichte ihr ein Abstandnehmen und Überdenken der Situation. Schließlich fand sie einen Weg (Aufbahrung des Kindes zu Hause) der eine gute Bearbeitung der Trauer und ein würdevolles Abschiednehmen von ihrem Kind zuließ.
Miasmatisch betrachtet: *Lac caninum* ist ein syphilitisches Arzneimittel. Der intrauterine Fruchttod ist ein syphilitisches Geschehen. Möglicherweise konnte das aktive syphilitische Miasma der Patientin in einen latenten und damit für die Patientin weniger bedrohlichen Krankheitszustand überführt werden.

Kasuistik 6-6: Milchstau

Ute Bullemer

Symptomatik

Die Pat. ist 35 Jahre alt und hat vor sechs Wochen per Sectio entbunden.
Die linke Mamma schmerzt und ist voller harter Knoten. Kein Fieber. Der Säugling bekommt trotz kräftigen Saugens wenig Milch aus der Brust. Vor allem, wenn das Kind anfängt, an der Mamille zu saugen, schießt ihr ein Schmerz durch den ganzen Körper.

Diagnostik

Palpation von Mammae und Lymphabflussgebieten: derbe Knoten in der linken Mamma, ein verdickter Lymphknoten in der linken Axilla.

Verschreibung

REPERTORISATION (SYNTHESIS 7.0)
Brust – Knoten – Mammae
Brust – Schmerz – Mammae – Stillen des Kindes
Brust – Schmerz – Mammae – Brustwarzen – ausstrahlend Körper
Brust – Schwellung – Achselhöhle – Achseldrüsen

Phytolacca C 200 je 5 Glob. alle 6 Stunden, bis Besserung eintritt.

Begründung: *Phytolacca* ist ein wichtiges und bewährtes Mittel bei Milchstau und beginnender Mastitis mit Knoten in den Mammae. Charakteristischerweise strahlt beim Saugen des Kindes der Schmerz von der Mamille in den Körper aus.

MERKE

Bei Milchstau und/oder Mastitis *sollte darauf* geachtet werden, Phytolacca in höheren Potenzen (C 30, C 200) zu verordnen, weil niedrige Potenzen die Milchmenge verringern können. Phytolacca in niedrigen Potenzen *(D 4,* D 6) ist hilfreich beim Abstillen.

Verlauf

Nach drei *Phytolacca*-Gaben im Abstand von sechs Stunden lösen sich die Knoten langsam auf und die Milch fließt beim Stillen besser. Der Lymphknoten in der linken Axilla ist nach einer Woche nicht mehr tastbar.

Unterstützende Maßnahmen

Verordnung von Hebammenhilfe. Quarkumschläge mit gekühltem Magerquark.

Kasuistik 6-7: Chronischer Milchstau, Mamillenekzem

Henning Droege

Symptomatik

36-jährige stillende II-Para mit drei Monate altem Sohn. Stillprobleme: Seit sechs Wochen alle fünf Tage harte rechte Brust mit weißen Blasen an zwei Stellen. Sohn trinkt schlecht an der rechten Brust, diese ist hart, größer, gibt mehr Milch und verursacht seit zwei bis drei Wochen berstende Dauerschmerzen, die sich durch Abtrinken bessern. Rechte Brustwarze ist auf Berührung extrem empfindlich (z. B. Angurten im Auto, Berührung durch den älteren Sohn), könnte dem älteren Sohn eine Ohrfeige geben. Empfindung, als wäre ein Pickel in der hinteren Brust oder wie lauter Stecknadelköpfe, es kribbelt wie Strom. Einige Tage vor Beschwerdebeginn hat die Gynäkologin eine Mammasonographie durchgeführt und die Brust bei der Untersuchung stark gedrückt.
Nach der ersten Schwangerschaft nach Sonographie und Mammographie immer Verschlimmerung der Stillbeschwerden und ständiger Milchstau mit rissigen, wunden und blutigen Brustwarzen.

Diagnostik

Untersuchung: winzige gelbe Punkte an re. Mamille, sonst seitengleich.

Verschreibung

REPERTORISATION (COMPLETE REPERTORY DEUTSCH)
Brust – Verletzungen – Mammae, der (= traumatisch geschilderte Sonographie)
Brust – Schmerzen – allgemein – Mammae – Brustwarzen – Berührung agg.
Gemüt – Gewalt, Heftigkeit – allgemein – Schmerzen, durch
Brust – Schrunden, Fissuren – Mammae – Brustwarzen
Brust - Kongestion, Hyperämie - Mammae
Allgemeines - Berührung - agg.
Brust - Schmerzen - allgemein - Mammae - Brustwarzen
Brust - Schmerzen -allgemein - Mammae - Brustwarzen - rechts
Brust - Ameisenlaufen, Kribbeln - Mammae

Conium C 30 als Einzelgabe.

Begründung der Mittelwahl: Wegen der Gewaltimpulse bei Berührung kann auch an *Hepar sulphuris* gedacht werden, das unter Umständen bei einem Abszess nötig geworden wäre. *Ocimum canum* kam differentialdiagnostisch in Betracht, da es die Schmerzbeschreibung mit Aufschreien bei Berührung recht genau wiedergibt (sie schildert einen berstenden Dauerschmerz, als wolle sie tief in der Mamma einen einen Zentimter großen Pickel aufdrücken). Die vermutliche Causa des Drucktraumas bei der Sonographie gab den Ausschlag für *Conium*, das aber den Hautbefund nicht deckt.

Verlauf

Gleich nach Mittelgabe trinkt der Sohn, als hätte es nie ein Problem gegeben; das Gefühl eines Pickels in der hinteren Brust verschwand. Nach drei Tagen wurde *Conium* C 30 wegen eines erneuten Milchgangstaus wiederholt, danach langsame Besserung der Brustschmerzen und der Trinkschwäche. Leichtere Rezidive in den folgenden zehn Wochen wurden mit *Phytolacca* (Mamillenfissuren), *Borax* (Sohn verweigert die Milch, Aufschreien beim Anlegen), *Dulcamara* (Kälteverschlechterung), *Silicea* (Sohn verweigert die Milch, Verhärtung, Kälteverschlechterung, Folgemittel von *Conium*) und *Carbo animalis* C 30 (harte Knoten) behandelt, bis das Problem zehn Wochen nach der Erstkonsultation ausgestanden war.

Nachbeobachtungszeitraum: 18 Monate.

Diskussion

Conium heilte den vordergründigen Hauptschmerz in der Tiefe und passte dann offenbar nicht mehr ganz zur Restsymptomatik. Eine Konstitutionstherapie wäre die nächste Option gewesen, wenn die Beschwerden nicht schließlich mit *Carbo animalis* verschwunden gewesen wären.

Kasuistik 6-8: Beginnender Milchstau

Micha Bitschnau

Vorgeschichte

32-jährige II-Para. Drei Tage nach unauffälliger Spontangeburt.

Symptomatik

Mamma links und rechts fleckige Rötungen, leicht geschwollen. Mäßig stechender **Schmerz.** Entzündungsparameter ansteigend. Verordnung einer Einmalgabe *Belladonna* C 30 durch die Kinderschwester. Drei Stunden später bei der Visite keine Besserung.

Verschreibung

Apis C 30, einmalig 5 Glob.

Verlauf

Am nächsten Morgen sind beide Mammae unauffällig. Die beginnende Entzündung hat sich völlig zurückgebildet.

Diskussion

Belladonna konnte nicht wirken, da es sich nicht um das Vollbild einer heftigen, akuten Entzündung handelte, wie sie für *Belladonna* typisch ist, sondern um einen beginnenden, entzündlichen Milchstau. Die Symptome der Pat. entsprechen *Apis*: eine dezente Rötung, leichte Schwellung und stechender Schmerz. *Apis* hat umgehend geholfen.

MERKE

Auch wenn nur wenige *Symptome für* die Arzneimittelfindung zur Verfügung stehen, muss das Simile-Prinzip (☞ II.1.2) eingehalten werden, um eine Heilung zu erreichen.

Kasuistik 6-9: Bakterielle Brustwarzenentzündung

Henning Droege

Symptomatik

I-Para (Spontangeburt). Seit dem ersten Anlegen vor elf Wochen stechender Schmerz der rechten Mamille, wenn die Pat. mit dem Stillen beginnt, in der Ruhephase brennt es und tut weh. Die Mamille wird immer wieder feucht und ist aufgerissen. Links hat die Pat. den gleichen Schmerz, obwohl nichts sichtbar ist. Der Schmerz zieht am Büstenhalter entlang nach hinten, die Brust hinauf, bis fast zum Rücken. Vor der Entzündung der Brustwarzen hatte die Pat. erst Rückenschmerzen, abgelöst durch die Stillschmerzen. Wenn sie auf dem Rücken liegt, hat sie keine Schmerzen, aber Darandenken verschlechtert. Die Pat. schreit und weint (auch während der Anamnese) vor Schmerz, der von außen nach innen sticht. Auslöser der Beschwerden war bürokratischer Ärger mit mehreren Ämtern wegen Vaterschaft, die zum Zeitpunkt der Behandlung noch nicht amtlich war. Die Eltern wollen trotz gutem Einvernehmen nicht zusammenziehen.

Diagnostik

Grampräparat: sehr resistenter Staphylokokkentyp (nur mündliche Angabe der Pat.).

Verschreibung

REPERTORISATION (COMPLETE REPERTORY DEUTSCH)
Brust – Schmerzen – allgemein – Mammae – Brustwarzen – Stillen, beim
Brust – Schmerzen – Stechen – Mammae – Brustwarzen
Brust – Schmerzen – Stechen – Mammae – erstreckt sich – Rücken, zum
Gemüt – Weinen – allgemein
Gemüt – Weinen – allgemein – hysterisch – Schmerzen in der rechten Mamma, durch, entlang der Milchgänge nach dem Stillen

Phellandrium C 30, einmalig 1 Globulus (nach 3 Wochen wiederholt).

Begründung der Mittelwahl: Die letzte Rubrik wurde erst für diese Veröffentlichung ergänzt. Sie fasst das Originalsymptom zusammen (Hering, zitiert aus den „Mitteldetails"): „Sehr schmerzhaft reißendes Stechen, in der ganzen linken Mamma, sich verbreitend, nachmittags. Heftiger Stich durch die rechte Mamma nahe dem Brustbein, bis in den Rücken [...]. Etliche spitzige Stiche unter der linken Mamma hinein, ohne Bezug auf das Atmen. Beißendes Stechen an der rechten Brustwarze, abends vor dem Niederlegen. Schmerz in den Brustwarzen, jedesmal wenn der Säugling angelegt wird. Nach dem Stillen immer unerträglicher Schmerz in der rechten Mamma entlang dem Verlauf der Milchgänge; körperliche und geistige Qualen, so daß sie ihre Kräfte verlor und von Anfällen hysterischen Weinens ergriffen wurde; der Schmerz erschien erst einige Zeit nach der Entbindung [...]. Unerträgliche Schmerzen in den Milchgängen zwischen dem Stillen."

Differentialdiagnostisch und Favorit nach Mittelkenntnis während der Fallaufnahme war *Croton tiglium*. Den Ausschlag für *Phellandrium* gaben das Schreien und Weinen.

Verlauf

Nach einer Woche einsetzende Wundheilung, links kein Schmerz mehr, wenn der Säugling „anzieht". Die linke Brustwarze sieht aus wie verheilt. Rechts noch Schmerz: verändert, sticht eher wie mit Nadeln (vorher wie von einem Messer), auch rechts Tendenz zur Wundheilung. Arzneiwiederholung nach drei Wochen, weil die Besserung zuletzt kaum noch fortschritt. Nach weiteren vier Wochen zur Überraschung der Pat. vollständig abgeheilt, kein Schmerz mehr. Beobachtungszeitraum: dreieinhalb Jahre.

Kasuistik 6-10: Laktationsstörungen

Cornelia Fischer

Symptomatik

39-jährige Pat., bis auf rezidivierende depressive Verstimmungen ungestörte Schwangerschaft; VE wegen sekundärer Wehenschwäche. Am fünften Tag post partum verzweifelte und abweisende Stimmungslage, die Pat. weint bei der Befragung. Schmerzen in den Brüsten beim Anlegen, Milchfluss zu dünn und wässrig, der Säugling wird nicht satt.

Verschreibung

REPERTORISATION (RADAR 9.1)
Gemüt – Weinen – Beantworten einer Frage, beim
Gemüt – Stimmung, Laune – abweisend, zurückweisend
Brust – Schmerz – Mammae – Stillen des Kindes, beim
Brust – Milch – dünn, wässrig

Pulsatilla C 1000, 3 Glob. als Einzelgabe.

Begründung der Mittelwahl: Führendes Symptom war das Weinen beim Erfragen der Beschwerden.

Verlauf

Innerhalb einer Woche deutliche Aufhellung des Gemüts. Die Pat. gibt an, sich wieder richtig „strukturiert" zu fühlen. Sie kann ihr Kind voll stillen.

Nach sechs Wochen erneute Konsultation wegen entzündeter Brustwarzen. Es trat erneut die Angst hervor, nicht mehr stillen zu können. Sie fühlt sich alleingelassen.

Diagnostik: Die Mamillen leicht entzündet, beide Brüste weisen einige hellrote Flecken auf und schmerzen.

Die Pat. fühlt sich geschwächt und klagt über erheblichen Schweiß.

Verschreibung

REPERTORISATION (RADAR 9.1)
Gemüt – Verlassen zu sein – Gefühl
Brust – Schmerz – wandernd
Brust – Farbe – Röte – Flecken
Brust – Entzündung – Mammae – Brustwarzen
Schweiß – reichlich

Silicea C 6, 2 × 3 Glob. Ausschlaggebend für die Mittelwahl ist der reichliche Schweiß.

Weiterer Verlauf

Nach zehn Tagen geht es der Patientin besser. Die Schweiße haben sich normalisiert, die Brustwarzen sind fast abgeheilt. Sie fühlt sich gekräftigt.

Aufgrund längsgeriefter Fingernägel mit zahlreichen weißen Flecken wird die weitere Einnahme von *Silicea* C 6 (2 × 3 Glob. tgl.) über sechs Wochen empfohlen. Die Patientin stillt fast ein Jahr lang und hatte keine Stillschwierigkeiten mehr.

Kasuistik 6-11: Akute Mastitis im Wochenbett

Ute Bullemer

Symptomatik

Die 29 Jahre alte Pat. hat zehn Tagen zuvor spontan entbunden.

Akutes Geschehen: plötzlich hohes Fieber (39,9 °C) mit Krankheitsgefühl. Rechte Brust plötzlich heiß mit roten Flecken, geschwollen und schmerzhaft. Die Pat. spürt ein Pulsieren in der rechten Mamma und ist extrem empfindlich auf Berührung und Erschütterung.

Diagnostik

Serum: CRP 17, BKS 35/49.

Bakteriologischer Abstrich der Milch: Nachweis von Staphylococcus aureus.

Verschreibung

REPERTORISATION (SYNTHESIS 7.0)
Brust – Entzündung – Mammae
Brust – Farbe – rot – Mammae
Allgemeines – Schmerz – erscheint plötzlich
Brust – Schmerz – Mammae – Erschütterung agg.
Brust – Schmerz – Mammae – Berührung agg.

Belladonna C 200, 5 Glob. in Wasser aufgelöst, schluckweise über die nächsten Stunden, bis Besserung einsetzt.

Begründung der Mittelwahl: Auffällig und für *Belladonna* typisch ist die Plötzlichkeit der Symptomatik. Ebenso das Pulsieren, die Röte, die Schwellung und die Empfindlichkeit auf Erschütterung und Berührung.

Verlauf

Nach drei Stunden Absinken der Temperatur auf 37,4 °C, deutliche Erleichterung der Schmerzen. Am nächsten Morgen ist die Brust nicht mehr rot und nicht mehr geschwollen. Die Patientin kann weiterhin stillen.

Unterstützende Maßnahmen

Verordnung von Hebammenhilfe. Quarkumschläge mit gekühltem Magerquark.

Kasuistik 6-12: Akute Mastitis mit Fieber

Walter Glueck

Symptomatik

Die 36-jährige Mutter stillt seit etwa einem halben Jahr. Jetzt klagt darüber, dass seit einem Tag ihre linke Mamma schmerzt und entzündet ist. Am Vortag war ihr fröstelig, aktuell hat sie 38,5 °C Fieber. Außerdem kann sie abends nur schlecht einschlafen.

Versuchsweise hatte sie vor etwa fünf Stunden 5 Glob. *Phytolacca* C 12 genommen, was keine Besserung brachte.

Diagnostik

Befund: linke Mamma mäßig rot, geschwollen, heiß und hart, schmerzhaft bei leichtem Druck.

Weitere Symptome: Kopfschmerzen oben am Scheitel und seitlich, die zur Nase ausstrahlen. Leichtes Halsweh mit Zusammenschnüren, Hustenreiz beim Einatmen. Schmerzen in der Brust, besser beim Stillen. Die zarte und ängstliche Frau weint, weil sie Angst um ihre Gesundheit und die ihres Kindes hat.

Verschreibung

REPERTORISATION (KENT'S REPERTORIUM GENERALE)
Schmerz – Mamma – besser durch Stillen
Kopfschmerz – ausstrahlend zur Nase
Psyche – Weinen bei Fieberhitze
Kopfschmerz während Fieber
Brust – Entzündung der Mamma
Fröstelig bei Fieber

Phellandrium C 200 einmalig und C 12, in Wasser aufgelöst und dynamisiert bis zur Besserung halbstündlich 1 Schluck.

Begründung der Mittelwahl: *Phellandrium* ist bei „Entzündung – Mammae" zweiwertig vertreten. Die Besserung durch Stillen findet sich bei *Phellandrium* als einzigem Mittel, allerdings angeführt unter „Allgemeines", nicht als Lokalsymptom (Phatak). Die Weinerlichkeit findet sich in der Arzneimittellehre, ebenso der Kopfschmerz am Scheitel. Die Ausstrahlung zur Nase ist bei *Phellandrium* noch nicht bekannt. Bei „Angst um die Gesundheit" ist *Phellandrium* vertreten, ebenso bei Frösteln während Fieber.

Obwohl in der Repertorisation das Mittel nur bei den Symptomen „Schmerz – Mamma – besser durch Stillen" und „Brust – Entzündung der Mamma" vertreten ist, ergibt sich aufgrund der Arzneimittellehre ein klares Bild für *Phellandrium.*

Verlauf

Über Nacht bessern sich Schmerzen und Fieber, am nächsten Tag ist die Pat. vollkommen in Ordnung. Sie hat *Phellandrium* in Wasser gelöst noch dreimal eingenommen und konnte dann einschlafen.

Phellandrium ist im Repertorium mit etwa 800 Rubriken vertreten und sollte bei akuter Mastitis Berücksichtigung finden. Die Besserung der Beschwerden an der Mamma durch Stillen wurde durch einen ähnlich gelagerten Fall bestätigt. Daher ist ein Nachtrag im Repertorium in der Lokalrubrik angebracht.

Kasuistik 6-13: Mammaabszess rechts

Micha Bitschnau

Vorgeschichte

27-jährige I-Para. Komplikationslose Spontangeburt in einer Klinik vor zehn Tagen.

Symptomatik

Bericht der Pat.: am siebten Tag post partum **Milchstau** (rechte Brust knotig, leicht gerötet, keine Milchsekretion, mäßige, stechende Schmerzen, kein Fieber). Die Pat. sucht die Geburtsklinik auf und bekommt von einer homöopathisch nicht geschulten Ärztin *Phytolacca* D 12 zur stündlichen Einnahme verschrieben. Am nächsten Morgen ist die **Brust steinhart und extrem schmerzhaft**. Die Pat. hat **39,2 °C Fieber** und sucht eine große geburtshilfliche Abteilung auf.

Inspektion: Brust kaum gerötet. Jede Erschütterung ist so schmerzhaft, dass sich die Pat. beim Gehen die Brust mit beiden Händen hält.

Palpation: Mehrere steinharte Knoten in beiden Brüsten, wobei sich ein Knoten in der rechten Brust prallelastisch nach einem reifenden Abszess anfühlt. Rechte Axilla: stark geschwollene Lymphknoten, ebenfalls steinhart.

Die Pat. wird stationär zur antibiotischen und analgetischen i. v.-Therapie aufgenommen. Der Abszess entleert sich noch am selben Abend spontan. *Phytolacca* wurde bei Aufnahme sofort abgesetzt.

Diskussion

Diese Pat. hat eine Arzneimittelprüfung durchgemacht. Durch die häufige (stündliche) Einnahme von *Phytolacca* hat sich die anfangs recht harmlose Pathologie in eine schwere Erkrankung verwandelt. *Phytolacca* erzeugt in der Arzneimittelprüfung Abszesse und führt zu rascher spontaner Entleerung. Genau so hat sich dieser Fall nach der Verschreibung von *Phytolacca* „nach bewährter Indikation" entwickelt. Er zeigt, dass mit homöopathischen Arzneien sorgsam umgegangen werden muss, da empfindliche Patientinnen heftige Reaktionen auf zu häufige Arzneimittelgaben oder zu hohe Potenzen entwickeln können. Homöopathische Arzneien sollten nicht von Laien verschrieben werden, da diese den Krankheitsverlauf nicht korrekt beurteilen können und Verschlimmerungen nicht in Bezug zur falsch verordneten Arznei setzen.

Nach Absetzen der homöopathischen Arznei hat sich die Pat. rasch erholt.

Kasuistik 6-14: Schwächezustand post partum nach Blutverlust

Beat Spring

Symptomatik

26-jährige stillende Pat. Hausbesuch im Februar 1985 wegen eines enormen Schwächezustandes. Beim Versuch, vom Bett aufzustehen, wurde ihr schwindelig. In der Nacht zuvor hatte sie diffuse Bauchschmerzen.

Sie litt an einer allgemeinen Erschöpfung seit ihrer (ersten) Geburt vor drei Monaten. Dabei hatte sie häufig diese enormen Schwächezustände mit kaltem, stinkendem Schweiß am ganzen Körper; sie hatte nur noch ein Bedürfnis, zu schlafen.

Unter der Geburt hatte sie viel Blut verloren. Sie stillte noch.

Weitere Symptome

Permanent leicht erhöhte Temperatur.

Starke Blähungen, besser durch Winde und Aufstoßen.

Migräneartige Kopfschmerzen (älteres Problem seit einer Commotio vor 15 Jahren, das sich aktuell verschlimmert hat).

Verlangen nach frischer Luft, obwohl ihr kalt ist; sie klagt über ein innerliches Kältegefühl.

Guter Appetit und viel Durst.

Sie hat gerne jemanden bei sich, liebt Berührungen.

Sie ist wegen ihres Zustands nicht beängstig.

Körperliche Untersuchung

Allgemeinzustand reduziert mit blassem Hautkolorit und anämischen Konjunktiven. Abdomen unauffällig.

Verschreibung

REPERTORISATION (COMPLETE REPERTORY DEUTSCH)
Allgemeines – Schwäche, Entkräftung, Erschöpfung, Prostration, Hinfälligkeit – Verlust, Mangel, durch – Flüssigkeitsverlust
Allgemeines – Schwäche, Entkräftung, Erschöpfung, Prostration, Hinfälligkeit – Verlust, Mangel, durch – Flüssigkeitsverlust – Blutverlust
Allgemeines – Ohnmacht, in Ohnmacht fallen – allgemein – Flüssigkeitsverlust, durch
Allgemeines – Ohnmacht, in Ohnmacht fallen – allgemein – Aufstehen, beim – Liegen, vom
Abdomen – Auftreibung – allgemein – Rülpsen, Aufschwulken – amel.
Abdomen – Auftreibung – allgemein – Flatusabgang – amel.
Allgemeines – Schwäche, Entkräftung, Erschöpfung, Prostration, Hinfälligkeit – Schweiß – mit – kaltem
Allgemeines – Kälte – zugefächelt bekommen, möchte
Allgemeines – Luft – frische – verlangt

Carbo vegetabilis C 200 einmalig.

Begründung der Arzneimittelwahl: Obwohl der erste Gedanke bei Beschwerden nach Blutverlust oder vitalen Flüssigkeiten an *China* ist, weist die Repertorisation klar auf *Carbo vegetabilis*. Kopf- und Bauchschmerzen sind alte Symptome, die trotz der aktuellen Verschlimmerung nicht zum akuten Krankheitszustand gehören, und bei der Repertorisation nicht berücksichtigt werden.

Arzneimitteldifferenzierung

China: angezeigt nach **mehrmaligem oder prolongiertem Bluten.**

„Anämisch und elende durch wiederholte Blutungen. Allmählich zunehmende Anämie" (Kent).

„Schwäche von Flüssigkeitsverlust, zusammen mit nervöser Erregung. Empfindlich auf Luftzug. [...] Selten angezeigt in frühen Stadien akuter Erkrankungen" (Boericke).

Die **Blähungen bessern nicht durch Windabgang**. Hochgradige **Empfindlichkeit gegen Berührung**, Bewegung und frische Luft.

Phosphoricum acidum: **Beschwerden nach Flüssigkeitsverlust** (v. a. Stillen, Ejakulationen) und **Kummer**. Ausgeprägte **Teilnahmslosigkeit** mit Unfähigkeit zu geistiger Anstrengung. Der starke Bezug zur Geburt und die Begleitsymptome wie im vorliegenden Fall fehlen.

Verlauf

Nach Verabreichung von *Carbo vegetabilis* hatte sie eine Phase von vermehrtem, erholsamem Schlaf, dann kontinuierliche Erholung von der Erschöpfung. Verschwinden der Schwächezustände und der anderen Symptome.

Die alten Beschwerden (Kopf- und Bauchschmerzen) verschwinden später unter konstitutioneller Therapie mit Lycopodium.

Zwei Jahre später bei der zweiten Geburt entwickelte die Pat. einen ähnlichen Schwächezustand mit einmaliger Synkope beim Aufstehen vom Bett und erschwerter, geräuschvoller Atmung.

Verschreibung: *Carbo vegetabilis* C 200 1 Dosis – dieses Mal kurz nach der Geburt bereits im Krankenhaus verabreicht. Die Beschwerden der Pat. bessern sich schnell und das vorher niedrige Hämoglobin (8,4 g/dl) steigt innerhalb eines Tages auf 9,4 g/dl.

Diskussion

Carbo vegetabilis ist ein Spezifikum für Zustände nach der Geburt, wie sie in diesem Fall vorliegen: „Carbo veg. heilt Atonie und Subinvolution. Es hilft auch bei Schwäche nach Menstruation oder nach der Entbindung. Ferner hilft es bei Placentarretention mit spärlicher Blutung. Die Placentarretention lässt sich verhüten durch rechtzeitige Carbo-Gaben. Carbo veg. ist überhaupt ein gutes Vorbeugungsmittel für die Entbindungsfolgen" (Kent).

Die frühe Gabe von *Carbo vegetabilis* nach der zweiten Geburt weist in diese Richtung: die Genesung war sehr schnell und dauerhaft. Eine vorbeugende Gabe ist nicht zu befürworten, wohl aber ein aufmerksames Achten auf die ersten auftretenden *Carbo-vegetabilis*-Symptome: „Abgespanntsein, Mattigkeit, Erbrechen, Flatulenz, übler Geruch der Abgänge, Venenerweiterung, Milchverhaltung, Erschöpfung oder große Schwäche vom Stillen sind Carbo-veg.-Symptome" (Kent).

Typisch für *Carbo vegetabilis* ist auch die fehlende Angst (wie wir sie bei der *Arsenicum*-Schwäche sehen). Sie ergeben sich wie kampflos in ihr Schicksal: „Charakteristische Gleichgültigkeit. Der Carbo-vegetabilis-Patient liegt gern und döst vor sich hin" (Kent).

Kasuistik 6-15: Steißbeinschmerzen nach der Entbindung

Micha Bitschnau

Vorgeschichte

38-jährige II-Para, 35 Tage post partum.

Belastete Schwangerschaft: Die Pat. fühlte sich **ab der siebten SSW extrem schwach**, in der 14. SSW nach fünf Wochen dauernder, schwächender Bronchitis im Hochsommer schwere **Unterlappenpneumonie** rechts. Die Pat. war den eigenen Angaben zufolge zu erschöpft, um ihren homöopathischen Arzt zu konsultieren.

Nach fünf Wochen zwang sie sich dazu, zur Arbeit zu gehen. Nach dem ersten Arbeitstag plötzlich **hohes Fieber** (40,5 °C), die Pat. beginnt zu phantasieren. Klinikeinweisung. Antibiotische intravenöse Therapie über zehn Tage, ohne dass ein Pneumonie-auslösender Keim isoliert werden konnte. Während der gesamten restlichen Schwangerschaft subfebrile Temperaturen, Durchfälle und anhaltende Schwäche. Die Pat. gibt ihr Energielevel in dieser Zeit mit VAS 2–3 (☞ II.5.4) an. Sie verließ kaum mehr das Haus, da sie es alleine nicht schaffte, die zwei Stockwerke in ihre Wohnung hinaufzusteigen. Während der letzten sieben SSW **Schlaflosigkeit** nachts und tagsüber, was die Schwäche noch weiter verstärkte.

Vorzeitige Entbindung in SSW 36 + 3 **per sectionem**, da das Kind stark abnehmende Bewegungen und ein eingeschränktes CTG aufwies. Verdacht auf eine Infektübertragung auf das Kind. Die postnatale Untersuchung ergab ein gesundes Kind mit negativen Entzündungsparametern.

Symptomatik

Unmittelbar nach der Entbindung endeten die Durchfälle und die Pat. fand zu ihrer gewohnten Energie (VAS 8) zurück.

Allerdings entstanden als neues Symptom **starke, ziehende Schmerzen im Steißbein** (VAS 8–9). Beim Aufstehen und bei Bewegungsbeginn bleibt der Pat. vor Schmerz die Luft weg. Sie schafft es nicht, ohne Hilfe vom Sitzen aufzustehen. Beim Gehen und in Bewegung bessern sich die Beschwerden. Im Sitzen Gefühl, als würde die Glutealmuskulatur taub werden.

Verschreibung

Hypericum C 30.

Begründung der Mittelwahl: *Hypericum* ist eine allgemeine Empfehlung in der geburtshilflich, homöopathischen Literatur bei Steißbeinschmerzen nach der Entbindung als bewährte Indikation (z. B. Schlüren 1992).

Verlauf

Nach fünf Tagen keine Wirkung, daher Repertorisation der gesamten Anamnese.

Verschreibung

REPERTORISATION (RADAR 9.1)
Brust – Entzündung – Lunge – rechts – Unterlappen
Rücken – Schmerzen – Aufstehen – Sitzen vom, agg.
Rücken – Schmerzen – Aufstehen – Sitzen vom – langem Sitzen, nach
Rücken – Schmerzen – Steißbein
Rücken – Schmerzen – Steißbein – Bewegung – behindert die Bewegung
Rücken – Gefühllosigkeit – Taubheit
Allgemeines – Schwäche – Schwangerschaft – agg. während der
Schlaf – Schlaflosigkeit – Müdigkeit – trotz Müdigkeit

Phosphorus Q 1, Dilution. Nach zehn heftigen Schüttelschlägen 3 Trp. in ½ Glas Wasser kräftig einrühren, davon 1 Schluck. Diesen Vorgang alle 2 Tage wiederholen.

Verlauf

Die Beschwerden sind nach zwei Tagen bereits deutlich gebessert (VAS 4–5, ☞ II.5.4). Nach acht Tagen keinerlei Beschwerden mehr, normale Beweglichkeit, daher Einnahmestopp. Die Beschwerden sind nicht wieder aufgetaucht

Diskussion

Alle Symptome – außer der Schwäche während der Schwangerschaft – werden in den *Phosphorus*-Rubriken abgedeckt.

Dieser Fall zeigt, wie irreführend „bewährte Indikationen" oft sind. Sie verleiten zu falschen Verschreibungen, da die Simile-Regel (☞ II.1.2) ignoriert wird. Erst die Repertorisation der Gesamtheit der Symptome führte zur heilenden Arznei.

Es wurde eine Q-Potenz gewählt, da zu vermuten war, dass eine wiederholte Arzneieinnahme von Vorteil wäre. Wiederholte Gaben einer C 30 in kurzen Abständen können Arzneimittelprüfsymptome bei der Mutter und beim gestillten Kind provozieren, was durch die Gabe von Q-Potenzen vermieden wird (☞ II.4.3.3).

Kasuistik 6-16: Schwindel und Kopfschmerz nach starker Blutung

Micha Bitschnau

Vorgeschichte

35-jährige Mehrgebärende. Starker Blutverlust bei der Geburt.

Symptomatik

Am Tag nach der Geburt fühlt sich die Pat. beim Aufstehen sehr **schwindlig**, mit starken **Kopfschmerzen** und **Rauschen in den Ohren**. Präpartales Blutbild: Ery: 3,6/pl; Hb 11,2 g/dl. Nach der Geburt: Ery: 2,5/pl; Hb 8,1 g/dl.

Verschreibung

REPERTORISATION (RADAR 9.1)
Allgemeines – Blutung – agg
Kopf – Schmerz – Blutung, nach
Allgemeines – Genesung, Rekonvaleszenz – Beschwerden, während der
Schwindel – begleitet von, Ohr-Geräusche in

China C 30, einmalig 5 Glob.

Verlauf

Die Beschwerden sind am nächsten Tag verschwunden, die Pat. kann das Krankenhaus auf eigenen Wunsch mit ihrem Kind verlassen.

Diskussion

Das homöopathische Leitsymptom von *China* ist „Beschwerden infolge von Verlust von Körpersäften", worunter Blutungen, starke Schweiße, Laktation, Durchfälle und Erbrechen zu verstehen sind. Typische Beschwerden sind Kopfschmerzen mit Schwindel und Ohrgeräuschen. Recormon® (Erythropoetin), das die Pat. ebenfalls erhalten hatte, entfaltet seine Wirkung erst nach einem mehrwöchigen Zeitraum. *China* heilt die Symptome, die infolge eines starken Blutverlustes auftreten, rasch und nachhaltig.

Kasuistik 6-17: Erschöpfungssyndrom post partum

Ute Bullemer

Alter, Aussehen der Patientin

41-jährige, mittelgroße Pat. mit sehr schlanker, jungenhafter Figur und kurzen, blondierten Haaren.

Vorgeschichte

Die Patientin hat vor zwölf Wochen erstmals entbunden (Spontangeburt). Bis auf eine 20 Wochen dauernde Hyperemesis gravidarum waren Schwangerschaft und Geburt unauffällig. Sie stillt voll.

Spontanbericht

Seit das Kind da ist, fühlt sie sich total erschöpft, kraftlos, wie ausgelaugt. Sie ist manchmal wie leer, traurig, dann wieder geht sie wegen jeder Kleinigkeit an die Decke. Sie ist extrem reizbar, alles ist ihr zu viel. Sie sieht alles wie einen unüberwindlichen Berg vor sich, fühlt sich mit der Situation total überfor-

dert. Am liebsten würde sie „auf und davon", weit weg. Sie erschrickt selbst über diese scheinbare Lieblosigkeit ihrer Tochter gegenüber. Sie hat sich das Kind gewünscht, gleichzeitig hatte sie aber während der Schwangerschaft immer wieder Ängste, ob sie eine gute Mutter sein könne.
Zu ihrem Mann empfindet sie keine Nähe, ist ihm gegenüber ungerecht, fängt wegen Nichtigkeiten Streit an, er kann ihr nichts recht machen.
Da sie mit einer kleinen Firma selbstständig ist, geht sie auch in der Stillzeit immer wieder ins Büro. Wenn sie in ihre Arbeit vertieft ist, geht es ihr besser. Auch schnelles Walking, am liebsten allein, und Jogging bringen ihr Erleichterung.
Ihre Frauenärztin hat ihr ein Östrogengel verordnet, das sie aber nicht nehmen möchte.

Eigenanamnese

Tonsillektomie im Kindesalter nach rezidivierenden Tonsillitiden.

Familienanamnese

Mutter: Hypertonie, Diabetes.

Anfälligkeiten

Rezidivierende Soorkolpitiden und Aminkolpitiden seit ca. 20 Jahren.

Gelenkter Bericht

Geist, Gemüt: vor der Schwangerschaft ambivalent bzgl. des Kinderwunsches. Fürchtete, durch ein Kind die für sie sehr wichtige Eigenständigkeit zu verlieren. Ist beruflich erfolgreich und verdient ihr eigenes Geld, was ihr ebenfalls wichtig ist. Fühlt sich seit der Geburt so, wie früher immer prämenstruell: sehr reizbar, überfordert, erschöpft.
Geschlechtsorgane: häufig fischartig riechender Ausfluss. Menarche mit 16 Jahren. Menstruation alle 30 Tage, sehr schmerzhaft. Wurde relativ spät (mit 40 Jahren) schwanger. Heftige Schwangerschaftsübelkeit in den ersten 20 Wochen, sonst komplikationslose Schwangerschaft und Geburt. Vermindertes sexuelles Verlangen, insbesondere seit der Geburt. Kann sich gar nicht mehr vorstellen, Sex zu haben.
Appetit, Durst: normal.
Nahrungsmittelverlangen: Saures wie Essig oder Zitrone (in der Schwangerschaft).
Frost, Fieber, Schweiß: Sehr verfroren, auch in der Stillzeit, hat oft eiskalte Füße. Liebt die Wärme.

Beobachtungen des Arztes

Weint zu Beginn der Anamnese immer wieder, während sie über ihre Erschöpfung und Reizbarkeit spricht.
Ausgeprägtes Chloasma uterinum (braune Hyperpigmentierungen) und Sommersprossen im Gesicht.

Diagnostik

Postpartale Untersuchung unauffällig.

Fallanalyse

Stimmungseinbruch, Reizbarkeit und Erschöpfung nach der Geburt sind das Hauptproblem der Pat. Wahrscheinlich sind diese Beschwerden durch den Hormonabfall nach der Geburt ausgelöst worden. Auch zuvor hatte sie Probleme mit hormonellen Umstellungen (Prämenstruelles Syndrom). *Sepia* ist das Hauptmittel für Beschwerden durch Veränderungen der weiblichen Hormonlage (z. B. in Pubertät, Schwangerschaft, Wochenbett, Stillzeit, prämenstruell oder in den Wechseljahren). Auch die Modalitäten „besser durch Bewegung und Ablenkung" sind charakteristisch für *Sepia.*
Bei *Sepia* findet sich häufig ein großes Bedürfnis nach Unabhängigkeit und Eigenständigkeit. Durch die Geburt eines Kindes kann diese Unabhängigkeit scheinbar gefährdet sein, worauf Frauen, die *Sepia* benötigen, oft mit Unzufriedenheit, Reizbarkeit und Erschöpfung reagieren.
Das Chloasma uterinum ist ebenfalls ein auf *Sepia* hinweisendes Symptom.

Verschreibung

REPERTORISATION (SYNTHESIS 7.0)
Weibliches Genitale – Entbindung, nach
Gemüt – Reizbarkeit – Mens, vor
Gemüt – Mens, vor – Gemütssymptome
Gemüt – Beschäftigung – Ablenkung amel.
Allgemeines – Bewegung – schnelle Bewegung amel.
Gesicht – Farbe – braun – Flecken
Magen – Übelkeit – Schwangerschaft
Allgemeines – Speisen – saure Speisen – Verlangen

Sepia C 200, 5 Glob.

Follow-up nach vier Wochen

Pat. fühlt sich viel besser. Hat sich dazu entschlossen, ihre Firma so zu organisieren, dass sie im ersten Lebensjahr ihrer Tochter nicht arbeitet. Das entlastet sie sehr. Auch die Beziehung zu ihrer Tochter ist jetzt viel besser und sie kann das Zusammensein mit ihr genießen.
Energie ↑ (70%), Pat. ist weniger reizbar, fühlt sich mehr in ihrer Mitte und hat zum ersten Mal das Gefühl von „Familie“.

Weiterhin keine Lust auf Sexualität. In den letzten drei Wochen fällt ihr ein vermehrter Achselschweiß auf.
Strategie: abwarten.

Telefonisches Follow-up nach weiteren sechs Wochen

Reizbarkeit seit zwei Wochen wieder stärker, nachdem es ihr zuvor sehr gut gegangen war. Immer noch viel Achselschweiß. Pat. möchte das homöopathische Mittel noch einmal nehmen.
Verschreibung: *Sepia* C 200 5 Glob.

Weiterer Verlauf

Die Reizbarkeit nimmt wieder ab. Der Achselschweiß wird weniger. Insgesamt ausgeglichene Stimmung.

Diskussion

Das einzige neue, unter *Sepia* aufgetretene Symptom, der Achselschweiß, ist ebenfalls ein Symptom von *Sepia*. Da die Patientin eine deutliche Verbesserung ihrer Gemütslage empfindet, kann die Reaktion auf das Mittel positiv gewertet werden.

Literatur

Creasy RK, Resnik R, Iams JD (eds.): Maternal-Fetal Medicine: Principles and Practice, 5th ed., Saunders, Philadelphia 2004

Cunningham FG, Leveno KJ, Bloom SL, Hauth JC et al.: Williams Obstetrics, 22nd ed., McGraw-Hill, New York 2005

Dodd J, Dare MR, Middleton P: Treatment for women with postpartum iron deficiency anaemia (www.cochrane.de)

Greene MF: Fatal infections associated with mifeprostone-induced abortion, New Engl J Med 2005(353):2317–2318

Henrich W, Wagner J, Dudenhasen JW: Bakterielle Keimbesiedelung des uterus im Wochenbett, Geburtsh Frauenheilkd1993(53):568–573

Huch R: Stillen, in: Schneider H, Husslein P, Schneider KTM (Hrsg.): Die Geburtshilfe, 2. Aufl., Springer, Berlin 2004

Lauper U: Wochenbett, in: Schneider H, Husslein P (Hrsg.): Geburtshilfe, Springer, Heidelberg 2000

Lauper U: Wochenbett, in: Schneider H, Husslein P, Schneider KTM (Hrsg.): Die Geburtshilfe, 2. Aufl., Springer, Berlin 2004

Schlüren E: Homöopathie in der Frauenheilkunde und Geburtshilfe, Haug, Heidelberg 1992

Homöopathische Literatur

Clarke JH: A Dictionary of practical materia medica (vol. 3), B. Jain Publishers, New Delhi 1988

Graf FP: Ganzheitliches Wohlbefinden – Homöopathie für Frauen, Herder, Freiburg/Basel/Wien 1994

Graf FP: Homöopathie für Hebammen und Geburtshelfer, das Wochenbett, Staude, Hannover 2004

Hahnemann S: Organon der Heilkunst. Neufassung mit Systematik und Glossar, hrsg. v. Schmidt JM, Urban & Fischer, München 2003

Künzli J, Barthel M: Kents Repertorium Generale, O. Verlag, Berg 1986

Phatak RS: Homöopathische Arzneimittellehre (indische Ausgabe), Indian Books & Periodicals Syndicate, New Delhi 1977

Seideneder A: Mitteldetails der homöopathischen Arzneimittel (3 Bde.), Similimum, Ruppichteroth 2000

7 Homöopathische Akutbehandlung in der Schwangerschaft und Geburtshilfe

7.1 Tradition homöopathischer Akutmittel

Im 19. und Anfang des 20. Jahrhunderts betrieben fast alle homöopathischen Ärzte Geburtshilfe. In der Literatur gibt es viele interessante Kasuistiken und Empfehlungen von homöopathischen Ärzten. Am meisten gefürchtet von allen geburtshilflichen Komplikationen war demnach die „puerperale Hämorrhagie" (Guernsey 1995). Zu einer Zeit, in der die Narkose noch lebensgefährlich und aseptische Operationsbedingungen noch weitgehend unbekannt waren, versuchten Geburtshelfer, eine operative Entbindung, wenn möglich, zu vermeiden. Homöopathische Arzneien wurden bei Geburtskomplikationen daher breitflächig angewandt. Homöopathisch arbeitende Ärzte und Hebammen können daher auf einen **reichen Erfahrungsschatz** gerade in der Behandlung akuter, lebensbedrohlicher peripartaler Situationen zurückgreifen.

Sobald die **Pharmakologie** in der Lage war, Uterotonika zu produzieren, die bei richtiger Anwendung relativ wenige Nebenwirkungen hatten, und Bluttransfusionen und Gerinnungsfaktoren zum Einsatz kamen, verlor der Einsatz homöopathischer Akutmittel während der Geburt an Bedeutung. Trotzdem haben die Erfahrungen früherer Homöopathen auch heute noch Bestand. So liegt z. B. der Vorteil der homöopathischen Behandlung einer akuten Blutung darin, dass die Blutung rascher und dauerhaft zum Stillstand gebracht werden kann, als es durch konventionelle Medikamente möglich wäre, und dass die Patientin im Wochenbett keine klinischen Beschwerden einer Blutungsanämie aufweist.

Bei Akutsituationen im Kreißsaal ist es heute allgemein üblich, homöopathische Arzneien additiv zur

Schulmedizin einzusetzen, da nur wenige Geburtshelfer ausreichend homöopathische Erfahrung besitzen, sie als alleinige kurative Behandlungsstrategie anzuwenden. Mitunter wird durch den zeitgleichen Einsatz von allopathischen Medikamenten und homöopathischen Arzneien die **Zuordnung des Therapieerfolgs** unmöglich.

Eine bedeutende Rolle spielt die homöopathische Akuttherapie noch immer bei der **Hausgeburt**. Eine homöopathisch gut geschulte Hebamme ist in der Lage, viele geburtshilfliche Komplikationen homöopathisch zu entspannen, bis konventionell-medizinische Hilfe möglich ist. Im günstigsten Fall wird die Akutsituation rein homöopathisch zu bewältigen sein.

7.2 Leitsymptome bei akuten Beschwerden in der Schwangerschaft

7.2.1 Hyperemesis gravidarum

Inzidenz und Prävalenz

Neben einer in der Frühschwangerschaft physiologischen Nausea und einer sporadischen Emesis stellt die Hyperemesis gravidarum mit einer Inzidenz von 0,47% bis 4,5% ein ernst zu nehmendes Krankheitsbild bei Schwangeren dar (Bailit 2005, Al-Yatama et al. 2002).

Klinik

Definitionsgemäß zeigen die betroffenen Frauen in der Frühschwangerschaft **starke Übelkeit** und **unstillbares Erbrechen** bei bereits geringer Nahrungs- bzw. Getränkeaufnahme.

Als Folge ergibt sich ein unterschiedlich ausgeprägter **Gewichtsverlust**, dessen Größe (z. B. Gewichtsverlust > 5%) den Schweregrad der Hyperemesis anzeigt.

Das häufige Erbrechen ist die Grundlage für die **Dehydratation** mit möglichen hämodynamischen Auswirkungen und einer Hämokonzentration, Elektrolytverschiebungen in Form von hypochlorämischen Alkalosen, Hypokali- und Hyponatriämien sowie Hypoglykämien.

Bei etwa 5,3% aller Schwangeren ist die Hyperemesis die Ursache für eine Leberparameterveränderung. Bei etwa 50% der Patientinnen findet sich lediglich eine leichte Transaminasenerhöhung, die keiner gesonderten Behandlung bedarf (Outlaw 2005). Kommt es jedoch zu einer **Entgleisung hepatischer Parameter und Funktionen**, muss ein iatrogener Abbruch der Schwangerschaft durchgeführt werden (Ch'ng et al. 2002). Dies muss auch angedacht werden, wenn das Erbrechen und die Nahrungskarenz zu einem Vitamin-B-(Thiamin)-Mangel und damit zur schwerwiegenden, oft nicht transienten Komplikation einer **Wernicke-Enzephalopathie** (Delirium, Augenbeteiligung, Ataxie) führen (Chiossi et al. 2006).

In Einzelfällen wurde eine **hämorrhagische Retinopathie** mit plötzlichem Visusverlust aufgrund des erhöhten intraabdominellen Drucks beim Erbrechen beschrieben (Zhang 2005, Wickremasinghe et al. 2003).

Ätiologie

Die tatsächlichen Ursachen für die Hyperemesis gravidarum sind nicht restlos geklärt. Jedoch scheinen erhöhte β-HCG-Spiegel im mütterlichen Serum, wie sie z. B. bei **Molen- oder Mehrlingsschwangerschaften** zu finden sind, einen Grund für das Auftreten dieser Frühgestose darzustellen. Weitere Risikofaktoren sind **die Hyperthyreose, psychiatrische Erkrankungen**, ein vorbestehender **Diabetes mellitus, Asthma bronchiale** (Fell et al. 2006) oder eine **Helicobacter-pylori-Infektion** (Shirin et al. 2004). Eine **Hyperemesis in einer früheren Schwangerschaft** gilt ebenfalls als Risikofaktor (15% versus 0,7% bei Frauen ohne vorherige HG) (Trogstad et al. 2005). Als ursächlich und/oder bedingend werden außerdem **psychische Faktoren** genannt (Leeners et al 2000, Iatrakis et al. 1988):

- Stress,
- Depressionen bzw. depressive Verstimmungen,
- widersprüchliche Gefühle der Schwangerschaft bzw. dem Partner gegenüber,
- Angst und/oder unzureichende Informationen über Schwangerschaft und Geburt,
- kurz zuvor stattgefundener Abort.

Für eine psycho-endogene Mitbeteiligung spricht auch die klinische Erfahrung, dass Frauen, die der familiären Umgebung durch Hospitalisation entzogen werden, oft zu einer rascheren Überwindung der Symptomatik neigen.

Fetale Komplikationen

Die Hyperemesis gravidarum korreliert statistisch signifikant mit **Frühgeburtlichkeit** (☞ III.3.7) (Dodds et al. 2006) und einem **geringeren kindlichen Geburtsgewicht** bei verminderter Gewichtszunahme der Mutter während der gesamten Schwangerschaft (Paauw et al. 2005).

Differentialdiagnose

Differentialdiagnostisch müssen **Lebererkrankungen** (z. B. Hepatitiden), **Pankreatitis**, **Ileus** sowie verschiedene gastrointestinale Erkrankungen in Betracht gezogen werden. Bei Patientinnen mit schwerer Hyperemesis gravidarum sollten zusätzlich die **Schilddrüsenparameter** im Serum überprüft (Lazarus 2005) und bei Bedarf behandelt werden. Eine bereits länger andauernde Hyperemesis bzw. das **Auftreten neurologischer Defizite** indiziert eine Vitamin-B_1-Substitution zur Vermeidung einer Wernicke-Enzephalopathie (s. o.).

Therapie

Therapeutisch steht die stationäre Aufnahme der Schwangeren zur **intravenösen Flüssigkeitssubstitution, Antiemetika**- und eventuell **Vitamingabe** unter vorläufiger Nahrungskarenz mit nachfolgendem, langsamem Nahrungsaufbau im Vordergrund.

> ! Von einer parenteralen Ernährung wird aufgrund erhöhter mütterlicher Komplikationen abgeraten (Folk et al. 2004).

Medikamentös wird Metoclopramid oral, intravenös oder subkutan und in Kombination mit Pyridoxin (Vitamin B_6) mit gutem Erfolg angewendet (Buttino et al. 2000, Bsat et al. 2003). Außerdem können Antihistaminika (H1-Blocker) aufgrund eines wahrscheinlich zentralnervös-antiemetisch wirksamen Potentials gefahrlos zur Behandlung eingesetzt werden (Seto et al. 1997). Für schwere Fälle wird die Gabe von **Corticosteroiden** in verschiedenen Darreichungsformen und Dosierungen als prompt wirksames Antiemetikum mit rascher Rückkehr zu normalen Essgewohnheiten und Muskelaufbau diskutiert (Nelson-Piercy et al. 2001, Moran et al. 2002). Bei Therapieresistenz können **Antidepressiva** angezeigt sein (Guclu et al. 2005).

Als Behandlungsalternativen können Ingwer (Borrelli et al. 2005) und adrenocorticotropes Hormon (ACTH) (Jewell 2003) bzw. medizinisches Cannabis (Westfall et al. 2006) eingesetzt werden. Alternativmedizinisch hat sich die **Akupunktur** in Kombination mit der **Akupressur**, die von den Patientinnen selbst durchgeführt werden kann, bewährt. Die Besserung der Symptomatik wird – im Gegensatz zur Metoclopramidgabe – als verzögert, dafür als länger anhaltend dargestellt (Neri et al. 2005). Einen weiteren Therapieansatz bietet die **Hypnose** (Simon 1999).

> ! Es wird empfohlen, Frauen, die bereits in einer vorhergehenden Schwangerschaft unter einer Hyperemesis litten, spätestens mit dem Auftreten erster Symptome antiemetisch zu behandeln (Koren 2004).
> Allen Frauen, die unter einer Hyperemesis leiden, sollte eine unterstützende psychologische Betreuung angeboten und zugänglich gemacht werden.

Homöopathische Behandlung

Bei akuten Beschwerden in der Schwangerschaft wie vorzeitige Wehen (☞ III.3.7), vorzeitiger Blasensprung (☞ III.3.3.3) oder Hyperemesis gravidarum ist homöopathisch ein jeweils unterschiedliches Management angezeigt.

Die Hyperemesis ist ein **multifaktorielles Krankheitsbild unklarer Genese**, das oft deutliche Akutsymptome bietet. Dennoch sind rasche und rückfallsfreie homöopathische Heilungen eher die Ausnahme. Das korrekt gewählte Arzneimittel (☞ II.4.2.1) lindert erfahrungsgemäß fast immer die Symptome, indem sich der übermäßige Brechreiz beruhigt und Begleiterscheinungen (schlechter Geschmack im Mund; Unfähigkeit, Nahrung oder Flüssigkeit zu behalten; körperliche Schwäche, Dysphorie und Ängste) deutlich vermindern.

> ! Da die klassische Hyperemesis gravidarum im ersten Trimenon symptomatisch wird, sollten homöopathische Arzneien mit äußerster Zurückhaltung verordnet werden. Bis zur 12. SSW ist die Organogenese nicht abgeschlossen. Es sollten deshalb keine Potenzen über der C 30 gegeben und Arzneien nicht häufig wiederholt werden, da nie ausgeschlossen werden kann, dass Hochpotenzen (v.a. bei häufigeren Wiederholungen) negative Wirkungen auf den entstehenden Organismus haben.

Bei sehr schweren Verläufen der Hyperemesis hat sich ein fächerübergreifendes Management bewährt: Infusionstherapie und homöopathische Erstanamnese in der Akutphase, danach zusätzlich Akupunktur.

7.2.2 Erschöpfung/Schwäche

Erschöpfung und Schwäche sind häufige Symptome während und nach der Schwangerschaft. Während der ersten 12 bis 16 Schwangerschaftswochen ist ein vermehrtes Schlafbedürfnis und körperliche Erschöpftheit als **pathognomonisch** zu beurteilen und sollte homöopathisch nicht behandelt werden. Hält die Schwäche im zweiten und dritten Trimenon an, sollte die Schwangere einer homöopathischen Behandlung zugeführt werden.

Schwäche und Energielosigkeit in der Schwangerschaft gelten in der konventionellen Medizin als nicht behandlungswürdig, solange keine Anämie, Infektanfälligkeit oder andere Pathologie damit vergesellschaftet ist. Die konventionelle Medizin hat in diesen Fällen kein therapeutisches Konzept anzubieten.

Homöopathische Ärzte wissen, dass bei übermäßiger Energielosigkeit auch andere Krankheitssymptome bei genauer Befragung erhebbar sind, die es ermöglichen, das **Konstitutionsmittel** der Patientin zu finden, das den Schwächezustand beheben und der Patientin eine bessere Lebensqualität verschaffen kann.

7.3 Leitsymptome des geburtshilflichen Notfalls

Leitsymptome des geburtshilflichen Notfalls sind **Blutung** (☞ III.14) und **untypischer Schmerz** (☞ III.16). Blutungen sind entweder primär als vaginale Blutung erkennbar oder sekundär durch Ultraschall diagnostizierbar. Treten **Schockzeichen** hinzu, liegt eine hochakute Situation vor. Bestimmte Pathologien wie die Placenta-praevia-Blutung (☞ III.3.3.3) verstärken sich durch vaginale Untersuchungen. Der anwesende Arzt sollte daher seine primäre Intervention auf die Schockbekämpfung und den umgehenden Transport der Schwangeren in ein Krankenhaus konzentrieren und keine Zeit mit vaginaler Untersuchung verlieren. Da in der geburtshilflichen Notsituation das Leben von Mutter und Kind potenziell gefährdet ist, müssen Zeitverzögerungen, die durch ausführliche Anamneseerhebungen, Repertorisieren oder Nachblättern in homöopathischer Literatur entstehen könnten, unbedingt vermieden werden. Die homöopathische Behandlung in Akutsituationen ist dem erfahrenen homöopathischen Arzt vorbehalten, der durch **Blickdiagnose** die zur Arzneimittelfindung wesentlichen Symptome erfassen und ohne weitere Recherche das korrekte Arzneimittel (Simile) verabreichen kann.

> MERKE: Die homöopathische Intervention geschieht in Abstimmung (parallel oder additiv) mit den nötigen konventionell-medizinischen Maßnahmen und darf nicht zur zeitlichen Verzögerung der konventionellen Maßnahmen führen.

7.3.1 Blutungen

Grundsätzlich bietet die korrekt angewendete Homöopathie eine Behandlungsmöglichkeit, die wirkungsvoll ist und rascher eine Besserung erzielen kann, als es mit konventionell-medizinischen Interventionen möglich wäre. In Akutsituationen wirkt das korrekte Arzneimittel prompt. Ein **eklamptischer Anfall** beispielsweise ist durch das richtige Homöopathikum innerhalb von ein bis zwei Minuten kupierbar, eine Blutung kommt ebenso schnell zum Stillstand. Ist dies nicht der Fall, wurde ein falsches homöopathisches Mittel verabreicht, und es müssen sofort alle erforderlichen konventionellmedizinischen Maßnahmen – am besten bereits parallel zur Verabreichung der homöopathischen Arznei – eingeleitet werden.

Arzneimittelwahl

Die Arzneimittelwahl richtet sich immer nach der Symptomatik. Die Blutungsursache (egal, ob Placenta praevia oder vorzeitige Placentalösung) ist für die homöopathische Behandlung von sekundärer Bedeutung. Passen die Modalitäten der Blutung, der Schmerzen und die Gemütssymptome zu einem bestimmten Arzneimittel, wird es jede Blutung – unabhängig von der dahinter liegenden Pathologie – zum Stillstand bringen. Der Blutungsauslöser und die Begleitsymptome (Angst, Erbrechen, Kälte- oder Hitzegefühl) liefern wichtige und hilfreiche Hinweise für die Arzneimittelwahl.

Wichtige Rubriken bei Blutungen unter der Geburt

Alle infrage kommenden Blutungsarzneien finden sich in RADAR 9.1 in den im Folgenden aufgeführten Rubriken. Für die Arzneimitteldifferenzierung ist es außerdem wichtig, die **Blutungsmodalitäten** zu beobachten: Es gibt Rubriken zur **Farbe** der Blutung (hellrot oder bräunlich bis schwarz) und zur **Konsistenz** (dickflüssig, dünnflüssig, fadenziehend, Koagelabgang).

Vaginale Blutungssymptome im Repertorium
Weibliche Genitalien
– Metrorrhagie – Schwangerschaft, während der
– Metrorrhagie – Entbindung – während und danach
– Metrorrhagie – Entbindung – anhaltend
Farbe der Blutung
Weibliche Genitalien
– Metrorrhagie – hellrot
– Metrorrhagie – hellrot – Entbindung, während
– Metrorrhagie – dunkles Blut
– Metrorrhagie – dunkles Blut – Klumpen, mit
Konsistenz der Blutung
Weibliche Genitalien
– Metrorrhagie – dünnflüssig mit oder ohne Klumpen bis dickflüssig, zäh
– Metrorrhagie – dickflüssiges Blut
– Metrorrhagie – dünnflüssiges Blut
– Metrorrhagie – dünnflüssiges Blut – Klumpen, mit
– Metrorrhagie – fadenziehendes Blut
Blutungsintensität
Weibliche Genitalien
– Metrorrhagie – sickert heraus
– Metrorrhagie – sickert heraus – Entbindung, während
– Metrorrhagie – anhaltend
– Metrorrhagie – Schwall, in Güssen, in einem
Symptom „schmerzlose Blutung"
Weibliche Genitalien
– Metrorrhagie – schmerzlos
Auslöser der Blutung (körperliche Anstrengung, psychischer Schock)
Weibliche Genitalien
– Metrorrhagie – Anstrengung, nach
– Metrorrhagie – Koitus, nach
– Metrorrhagie – Zorn, nach
Gemüt
– Furcht – Tod, vor dem – Blutung aus dem Uterus, während
– Geisteskrankheit, Wahnsinn – Blutungen, nach
Auffallend heiße Blutung
Weibliche Genitalien
– Metrorrhagie – heiß
– Metrorrhagie – heiß – Entbindung, während
Körperliche Bewegung verstärkt die Blutung
Weibliche Genitalien
– Metrorrhagie – Entbindung – Bewegung, bei der geringsten

Uterusatonie als Blutungsursache
Weibliche Genitalien
– Atonie des Uterus
– Atonie des Uterus, durch
– Metrorrhagie – Entbindung – Inertia uteri, mit

7.3.2 Untypischer Schmerz

Zur Arzneimittelfindung müssen außerdem **Schmerzen, Schmerzlosigkeit** oder **psychische Auffälligkeiten** (z. B. Panikreaktion; Vorstellung der Patientin, sie oder das Kind würde sterben; besondere Anhänglichkeit oder das Ablehnen jeder körperlichen Untersuchung/Berührung) mit berücksichtigt werden. Drei auffällige Symptome (eines aus dem Geist- und Gemütsbereich und zwei Blutungsmodalitäten) genügen dem erfahrenen homöopathischen Arzt in der Regel, um ohne zeitliche Verzögerung ein Arzneimittel auszuwählen, das diese Symptome abdeckt und die Blutung rasch zum Stillstand bringt.

Ist die Patientin in der Lage, den Schmerz zu beschreiben, kann die **Schmerzsymptomatik als Lokalsymptom** (☞ II.4.2.1) zur Arzneimittelfindung herangezogen werden. Viele Patientinnen, die noch nie in homöopathischer Behandlung waren, können einen Schmerz nur schlecht beschreiben. Es hat sich bewährt, der Patientin einige rasche Vorgaben zu machen („stechend wie mit Nadeln oder einem Messer", „brennend wie Feuer, oder als wäre es verätzt", „krampfartig, als würde alles zusammengeschnürt oder als wäre ein eiserner Ring darum herum" etc.). Bei einer so großen Zahl an Vorgaben ist die Gefahr gering, die Patientin durch eine Suggestivfrage zu beeinflussen. Mithilfe der Beispiele wird sie aber verstehen, welche Art Informationen der homöopathische Arzt braucht.

7.4 Möglichkeiten und Grenzen der homöopathischen Behandlung beim geburtshilflichen Notfall

Die Grenzen der homöopathischen Behandlungsmöglichkeiten liegen dort, wo durch schwere Verletzungen großer Gefäße (z. B. Amniotomie im Bereich der plazentaren Nabelschnurinsertion bei Placenta velamentosa) **mechanisch Blutungen ausgelöst** werden (☞ III.3.3.3). Ebenso begrenzt sind die Möglichkeiten der homöopathischen Therapie bei Vorliegen eines **mechanisch bedingten Notfalls während der Geburt** wie Nabelschnurvorfall, Armvorfall oder Schulterdystokie.

Die **Lösungsstörung der Placenta increta und percreta** entsteht durch Einwachsungen oder Durchwachsungen der plazentaren Gefäße ins Myometrium oder sogar in umliegende Organe und ist daher homöopathisch nicht „heilbar". Diese Pathologien sind der homöopathischen Behandlung nicht unmittelbar zugänglich. Im „Organon" beschreibt Hahnemann, dass zunächst die „Causa occasionalis" (veranlassende Ursache) behoben werden muss, ehe die verbleibende Symptomatik einer homöopathischen Behandlung zugänglich wird (Organon, § 7).

Leidet die Patientin nach einer schwerwiegenden Lösungsstörung an einer Blutungsanämie oder an Schmerzen nach einem operativen Eingriff, kann diese **Folgesymptomatik** erfolgreich homöopathisch behandelt werden.

7.4.1 Schwangerschaftsbedingte Hypertonie/Präeklampsie

Die homöopathische Behandlung des schwangerschaftsbedingten Bluthochdruckes und der Präeklampsie (☞ III.3.5.2) sind Erfolg versprechend. Ödeme bilden sich zurück, und der Blutdruck pendelt sich auf ein Maß ein, das eine pathologische uteroplazentare Durchblutung verhindert und keinen Wachstumsknick bewirkt (regelmäßige Doppler- und Wachstumskontrollen sind unbedingt nötig).

Auch hier gilt es, eine **umfassende Anamnese** zu erheben und ein Arzneimittel gemäß der **Gesamtheit der Symptome** zu finden.

> ! Patientinnen mit Hypertonie oder Präeklampsie müssen je nach Schwere der Pathologie in mindestens 14-tägigem Abstand geburtshilflich und homöopathisch kontrolliert werden.

Am meisten Erfolg verspricht die Behandlung mit aufsteigenden **Q-Potenzen**, da Q-Potenzen eine rasche Wirkung zeigen, keine Erstverschlimmerung verursachen und eventuelle, prognostisch sehr günstige Spätverschlimmerungen (☞ II.4.3.3) nach Absetzen der Arznei sofort verschwinden.

7.4.2 Posthämorrhagischer fetaler Schock

Gut homöopathisch behandelbar ist das Neugeborene nach einem akuten mütterlichen Blutungsereignis. Das posthämorrhagische fetale Schocksyndrom ist durch eine **blasse Asphyxie** gekennzeichnet, die sich durch Sauerstoffgabe nicht positiv beeinflussen lässt, da das Kind „ausgeblutet" ist. Es weist **Störungen der Herzfrequenz** auf und ist **schlaff.**
Als **Akutmittel** haben sich beim Neugeborenen je nach Symptomatologie *Aconitum*, *Opium* und *Arnica* bewährt.

Wichtige Rubriken bei posthämorrhagischem Schock

Folgende Rubriken (RADAR 9.1) berücksichtigen den psychischen **Schockzustand**, die **Panik**, die während eines Akutereignisses auftritt, und mögliche **innere Blutungen.**

Symptom „Schock"
Gemüt
– Beschwerden durch – Schock, seelischen
– Furcht – plötzlich
Allgemeines
– Erschlaffung – körperlich

Symptom „innere Blutung"
Allgemeines
– Blutung – innerlich
Kopf
– Gehirnblutung
– Verletzungen des Kopfes, nach – Kindern, bei – Entbindung, während der

7.4.3 Koagulopathien

Leitsymptom ist eine **profuse, gleichmäßige vaginale Blutung** trotz gut kontrahierten Uterus bei vollständiger Placenta. Die Rubrik „Allgemeines – Blutung – Blut – gerinnungsfähig, nicht" zeigt die Arzneimittel, die generell bei **Gerinnungsstörungen** infrage kommen. Zusammen mit den **Modalitäten der Blutung** und dem **psychischen Zustand** der Patientin kann – sofern der homöopathische Arzt genügend Erfahrung besitzt – rasch eine Arznei gefunden werden, die die Blutung zum Stillstand bringt.

7.4.4 Eklamptischer Anfall und HELLP-Syndrom

> ! Die Eklampsie und das HELLP-Syndrom sind der intensivmedizinischen Behandlung vorbehalten und werden heutzutage aus Mangel an Erfahrung nicht mehr homöopathisch behandelt.

Leitsymptome des eklamptischen Anfalls

- Neurologische Beschwerden
- Oberbauchbeschwerden
- Kopfschmerzen
- Visusstörungen
- Krisenhafter Blutdruckanstieg
- Leber- und Nierenversagen
- Tonisch-klonische Krampfanfälle

MERKE

> Die kindliche und mütterliche Letalität ist sehr hoch (maternal 3 – 5%, kindlich 10 – 40%), weshalb die Patientin umgehend zu entbinden und Mutter und Kind einer intensivmedizinischen Behandlung zuzuführen sind.

Leitsymptome des HELLP-Syndrom

Das HELLP-Syndrom ist eine mikroangiopathisch ausgelöste hämolytische Anämie. Die Leitsymptome sind

- Bluthochdruck,
- erhöhte Leberwerte,
- zunehmende Thrombozytopenie.

Durch zunehmende Placentainsuffizienz kommt es zu perinataler Asphyxie mit konsekutiver Wachstumsretardierung und hoher kindlicher Letalität (10 – 40%). Die mütterliche Letälitätsrate (3 – 5%) erklärt sich aus der mitunter fulminanten Entwicklung eines Schocksyndroms als Folge der disseminierten intravasalen Gerinnungsstörung, dem akuten Nierenversagen, dem Lungenödem, der Hirnblutung oder der Ruptur eines subkapsulären Leberhämatoms mit intraabdominaler Blutung.

7.4.5 Placenta velamentosa, Varicositas vulvae et vaginae, vorzeitige Placentalösung

Diese Akutfälle sind sehr selten und werden aufgrund mangelnder homöopathischer Erfahrung konventionell-medizinisch behandelt.

> ! Will man Blutungen bei Placenta velamentosa oder Varicositas vulvae et vaginae sowie bei der vorzeitigen Placentalösung additiv zur konventionellen Medizin homöopathisch behandeln, muss streng nach der Symptomatik vorgegangen werden (☞ III.7.3).

Je mehr Symptome auch aus dem **psychischen Bereich** der Patientin erfasst werden können, umso genauer wird die Arzneimittelwahl ausfallen und umso eher wird ein Erfolg zu beobachten sein.

> ! **Cave:** Ein akutes Blutungsgeschehen kann rasch zum mütterlichen und/oder kindlichen Tod führen. Zeitverlust durch langwierige homöopathische Arzneimittelfindung ist inakzeptabel.

7.5 Homöopathische Kasuistiken

Kasuistik 7-1: Hyperemesis gravidarum

Ute Bullemer

Symptomatik

24-jährige I-Gravida, I-Para, 11. SSW.

Der Pat. ist immer übel, sie hat keinen Appetit. Seit drei Wochen erbricht sie mehrmals täglich. Sie ist immer müde, schläfrig, wie „weggetreten".

Die Pat. sieht „verschlafen" aus und wirkt, als würde sie gerade aus dem Bett kommen und noch nicht ganz wach sein. Sie wirkt so, als hätte sie Drogen genommen, was sie aber nicht tut. In der Woche zuvor ist sie zweimal in Ohnmacht gefallen.

Sie hat einen sehr trockenen Mund, aber keinen Durst. Sie trinkt ganz wenig. Gelber Zungenbelag.

Diagnostik

Sonographisch intakte Einlingsgravidität. Serologie: Elektrolyte, Leberwerte, TSH, kleines Blutbild. Ergebnis: alle Parameter im Normbereich.

Verschreibung

REPERTORISATION (SYNTHESIS 7.0)
Magen – Übelkeit – Schwangerschaft
Magen – Erbrechen – Schwangerschaft
Schlaf – Schläfrigkeit – Schwangerschaft
Schlaf – Schläfrigkeit – mit Stumpfheit
Allgemein – Ohnmacht – Schwangerschaft
Mund – Trockenheit – durstlos
Mund – Farbe – Zunge – gelb

Nux moschata D 12, 5 Glob. tgl. bis zur Besserung der Symptomatik.

Begründung der Mittelwahl: geistige Stumpfheit und Schläfrigkeit sowie die Ohnmachtsneigung in der Schwangerschaft. Außerdem ist die Durstlosigkeit trotz Trockenheit des Mundes charakteristisch für *Nux moschata.*

Verlauf

Schon nach einer Gabe von *Nux moschata* weniger Übelkeit und kein Erbrechen mehr. Nach einer Woche keine Müdigkeit und Schläfrigkeit mehr. Daher Absetzen des Mittels nach einer Woche.

Kasuistik 7-2: Hyperemesis gravidarum ohne Erbrechen

Ute Bullemer

Symptomatik

36-jährige III-Gravida, II-Para, neunte SSW.

Die Pat. klagt über große Übelkeit mit dem Drang zu erbrechen, was ihr aber nicht gelingt. Die Übelkeit ist ca. eine Stunde nach dem Essen am schlimmsten. Morgens ist die Übelkeit mit einer großen Reizbarkeit verbunden. Es stört sie dann alles: ihr dreijähriger Sohn, der Haushalt, Lärm, der Anruf einer Freundin.

Sie verträgt ihren geliebten Kaffee am Morgen nicht mehr und bekommt davon Magenschmerzen. Zusätzlich hat sie ständigen Harndrang sowie ständigen Stuhldrang mit Obstipation.

Verschreibung

REPERTORISATION (SYNTHESIS 7.0)
Magen – Übelkeit – Schwangerschaft
Magen – Übelkeit – Unmöglichkeit, sich zu übergeben
Gemüt – Reizbarkeit – morgens
Magen – Schmerz – Kaffee
Rektum – Obstipation – vergeblicher Stuhldrang
Rektum – Obstipation – Schwangerschaft
Blase – Harndrang – anhaltend

Nux vomica D 12, 1 × tgl. 5 Glob. bis zu Besserung der Beschwerden.

Begründung der Mittelwahl: Typisch für *Nux vomica* ist Übelkeit mit Unfähigkeit zu erbrechen, Stuhldrang mit Obstipation und ständiger Harndrang. Charakteristisch sind außerdem die Verschlimmerung am Morgen und die reizbare Stimmung.

Verlauf

Nach der ersten Gabe *Nux vomica* bessert sich bereits die Übelkeit. Nach fünf Tagen normalisiert sich der Stuhlgang und der Harndrang ist verschwunden. Auch die Stimmung ist ausgeglichener.

Kasuistik 7-3: Hyperemesis gravidarum – besser durch Essen

Ute Bullemer

Symptomatik

35-jährige I-Gravida, I-Para, 17. SSW.

Die Pat. hat ein PCO-Syndrom mit gestörter Glucosetoleranz und wurde unter einer Therapie mit dem Antidiabetikum Metformin schwanger. Sie hat eine seit der siebten SSW zunehmende Übelkeit mit Erbrechen, viel Speichelfluss, Sodbrennen, saures Aufstoßen und einem sauren Geschmack im Mund.

Die Übelkeit beginnt morgens beim Erwachen und bessert sich, wenn sie etwas gegessen hat.

Sie hat trotz Übelkeit viel Appetit und trinkt gern Milch, vor allem Buttermilch.

Sie schwitzt viel, wobei der Schweiß einen sauren Geruch hat. Ausgeprägter Fußschweiß.

Diagnostik

Glucose im Urin. Oraler Glucosetoleranztest zeigt erhöhte 1- und 2-Stunden-Werte an.

Verschreibung

REPERTORISATION (SYNTHESIS 7.0)
Magen – Übelkeit – Schwangerschaft
Magen – Erbrechen – Schwangerschaft
Mund – Speichelfluss – Schwangerschaft
Mund – Geschmack – sauer
Magen – Sodbrennen – Schwangerschaft
Magen – Aufstoßen – sauer
Magen – Übelkeit – Essen – besser nach

Magen – Übelkeit – morgens – beim Erwachen
Schweiß – Geruch – sauer
Urin – Zucker

Acidum lacticum D 12, 1 × tgl. 5 Glob. bis zur Besserung der Beschwerden.

Begründung der Mittelwahl: *Acidum lacticum* ist ein Mittel für Schwangerschaftsübelkeit mit Speichelfluss, Sodbrennen und Aufstoßen, was durch Essen gebessert wird. Ein typisches Charakteristikum ist die diabetische Stoffwechsellage. (vgl. Arzneimittelbild bei Vermeulen)

Verlauf

Nach vier Tagen bessern sich Übelkeit, Aufstoßen und Sodbrennen.

Nach vier Wochen ist der orale Glucosetoleranztest normal.

Unterstützende Maßnahmen

Ernährungsempfehlungen wie bei diabetischer Stoffwechsellage, d.h. Vollwertkost mit drei Haupt- und drei Nebenmahlzeiten, bestehend aus ca. 50% Vollkornprodukten, 30% Fett und 15% Eiweiß, möglichst wenig einfache Kohlenhydrate.

Kasuistik 7-4: Placenta-praevia-Blutung in der 17. SSW

Micha Bitschnau

Symptomatik

Pat. mit bekannter Placenta praevia (reicht 15 mm über den inneren Muttermund) hat nach körperlicher Anstrengung eine starke vaginale Blutung.

Diagnostik

Spiegeluntersuchung: starke Blutung aus dem geschlossenen Muttermund, Farbe: intensiv rot.

Ultraschall: Biometrie im Normbereich, Kindesbewegungen darstellbar, Doppler der A. umbilicalis im Normbereich. Koagel im Zervikalkanal darstellbar.

Akute Situation

Die Blutung verstärkt sich bei jeder Bewegung und ist etwas schwächer, wenn die Pat. ganz still hält. Sie hat seit Beginn der Schwangerschaft immer wieder nachts plötzlich Nasenbluten.

Beurteilung: Die Blutung betrifft den Fetus noch nicht (normaler Doppler). Der Blutverlust kann hämodynamisch von der Pat. ausgeglichen werden (keine nennenswerte Kreislaufbeeinträchtigung).

Verschreibung

REPERTORISATION (RADAR 9.1)
Weibliches Genitale – Metrorrhagie – Schwangerschaft, während der – Überanstrengung, durch
Weibliches Genitale – Metrorrhagie – hellrot
Weibliches Genitale – Metrorrhagie – Bewegung bei
Weibliches Genitale – Placenta praevia

Die Repertorisation ergibt *Erigeron* an erster Stelle. Die Pat. bekommt *Erigeron* C 30, 5 Glob. Stationäre Aufnahme zur Infusionstherapie, Bettruhe, Beobachtung.

Verlauf

30 Minuten nach der Arzneimitteleinnahme ist die Blutung der Pat. in Ruhelage deutlich weniger. Am nächsten Morgen bräunliche Schmierblutung nach dem Aufstehen. Einen weiteren Tag später völliges Sistieren der Blutung. Weiterer Schwangerschaftsverlauf: keine weitere Blutung, keine Epistaxis mehr. Vaginale Entbindung, da sich die Placenta vom inneren Muttermund zurückgezogen hat.

Diskussion

Die Leitsymptome für die Verschreibung von *Erigeron* waren die **Blutungsfolge nach Überanstrengung** (DD: *Rhus toxicodendron*) und die profuse, hellrote Blutung ohne Koagelabgang. *Erigeron* hat eine starke Blutungsneigung: vaginale Blutungen, Neigung zu Nasenbluten, hellrote Blutbeimengungen im Stuhl, blutiger Harn, blutiger Auswurf bei pulmonalen Affektionen sowie Bluterbrechen. Was bei dieser Pat. fehlte, waren die für *Erigeron* typischen tenesmusartigen Schmerzen im kleinen Becken.

MERKE

> Die Arzneimittelwahl bei der homöopathischen Behandlung orientiert sich immer nur an den vorhandenen Symptomen, nicht an allen für das Arzneimittel typischen Leitsymptomen.

Zu differenzieren waren in diesem Fall *Ipecacuahna* und *Sabina*. Beide Arzneimittel haben ähnlich intensiv rote Blutungen, allerdings nicht als Folge von Überanstrengung und nicht in Kombination mit Nasenbluten.

> ! Die Homöopathie bewährt sich besonders bei medizinischen Behandlungsnotständen wie z. B. einer Placenta-praevia-Blutung im zweiten und dritten Trimenon.

Kasuistik 7-5: Verbrauchskoagulopathie bei vorzeitiger Placentalösung

Micha Bitschnau

Symptomatik

Pat. in der 30. SSW wird mit starker vaginaler Blutung in die Klinik eingeliefert. Die Blutung ist auffallend dunkel, nahezu schwarz und profus. Die Pat. ist panisch, zittert mit den Zähnen und am ganzen Körper wegen innerer Kälte. Die Augen sind eingefallen mit dunklen Ringen. Die Pat. gibt an, dass sie vor Blutungsbeginn das Gefühl hatte, als ob etwas im Bauch platzte.

Diagnostik

Ultraschall: Vorderwandplacenta, Doppler des uteroplazentaren Randes: 50% der Placenta bereits abgelöst.
CTG: stark eingeschränkt, fetale Bradykardie (90 bpm).
Labor: beginnende Verbrauchskoagulopathie.

Vorgehen

Notsectio.
Verschreibung (additiv): *Elaps corallinus* C 30, einige Globuli auf die Zunge.

Verlauf

Das Kind wird lebend aus dem Uterus geholt und erholt sich auf der Intensivstation zunehmend.
Bei der Operation fällt auf, dass der Uterus mit dunklem Blut angefüllt ist. Auch nach der einschichtigen Versorgungsnaht der Uterotomie blutet jede Nadeleinstichstelle weiter, obwohl der Uterus gut kontrahiert ist. Es müssen zusätzliche Übernähungen durchgeführt werden. Nach 15 Minuten bessert sich die Blutgerinnung. Die bestellten Thrombozytenkonzentrate mussten nicht mehr verabreicht wurden.

Diskussion

Elaps corallinus ist das Gift der südamerikanischen Korallenotter. Leitsymptome sind Blutungsneigung mit auffallend schwarzer Blutung und mit innerem Kältegefühl, Schwäche in den Extremitäten, Kaltschweißigkeit am gesamten Körper und dem Gefühl, etwas im Bauch würde zerreißen. Die Symptome der Pat. deckten die des Arzneimittels ab. Die beginnende Verbrauchskoagulopathie, vermutlich durch die Abruptio placentae ausgelöst, verbesserte sich durch das homöopathische Mittel, ohne dass die Gabe von Gerinnungsfaktoren nötig wurde.

Kasuistik 7-6: Atone Uterusblutung post partum

Micha Bitschnau

Symptomatik

26-jährige I-Gravida aus Polen, die kaum Deutsch spricht. Rotblonde Haare, sehr heller Teint, Sommersprossen, groß und schlank. Trotz der 16-stündigen Spontangeburt unter Syntocinon® i. v. mit protrahierter Austreibungsphase ist die Pat. auffallend freundlich und zugänglich. Die sprachlichen Verständigungsschwierigkeiten versucht die Pat., durch Gestik und Sprachbrocken aus anderen Sprachen auszugleichen.

Inspektion der Geburtswege: Dammriss II und tiefer Vaginalriss. Placenta vollständig.
Während der Vorbereitung für die Wundversorgung beginnt plötzlich eine starke hellrote vaginale Blutung bei atonem Uterus. Die Pat. wird innerhalb von Sekunden blass, sinkt ohnmächtig in das Kissen zurück und kann ihr Kind nicht mehr halten.

Verschreibung

REPERTORISATION (RADAR 9.1)
Gemüt – Sprechen – Verlangen, mit jemandem zu
Gemüt – liebevoll, voller Zuneigung, herzlich
Weibliches Genitale – Metrorrhagie – Entbindung während und danach

Weibliches Genitale - Metrorrhagie - hellrot
Allgemeines - Ohnmacht - Blutung, durch
Allgemeines - Aussehen - rote Haare

Phosphorus C 30, einige Glob. auf die Zunge.
Zugleich wurde die Anweisung gegeben, zwei Ampullen Methergin® und Kochsalz-Infusionen vorzubereiten.

Verlauf

Noch während der Spekulumeinstellung, die eindeutig eine starke Blutung aus dem Muttermund und nicht aus den verletzten Weichteilen zeigt, sistiert die Blutung.
Die Pat. kommt wieder zu sich, die Ohnmacht dauert nicht länger als zwei Minuten.

Diskussion

Der Fall zeigt, wie rasch ein passendes homöopathisches Arzneimittel wirkt. Das freundliche empathische Wesen der Pat. zusammen mit dem auffallend hellen Teint und den rötlichen Haaren wiesen bereits auf *Phosphorus* als konstitutionelle Arznei hin. Hätte man die Blutungssymptome isoliert betrachtet, wären differentialdiagnostisch *Ipecacuhana, Trillium pendulum* oder *China* infrage gekommen, die keine so unmittelbare heilende Wirkung gezeigt hätten, da sie nicht so umfassend zum äußeren Erscheinungsbild und dem psychischen Verhalten der Pat. gepasst hätten wie *Phosphorus.*

Literatur

Al-Yatama M, Diejomaoh M, Nandakumaran M, Monem RA et al.: Hormone profile of Kuwaiti women with hyperemesis gravidarum, Arch Gynecol Obstet, 2002(266):218 – 222

Bailit JL: Hyperemesis gravidarium: Epidemiologic findings from a large cohort, Am J Obstet Gynecol 2005(193):811 – 814

Borrelli F, Capasso R, Aviello G, Pittler MH, Izzo AA: Effectiveness and safety of ginger in the treatment of pregnancy-induced nausea and vomiting (Review), Obstet Gynecol 2005(105):849 – 56

Bsat FA, Hoffman DE, Seubert DE: Comparison of three outpatient regimens in the management of nausea and vomiting in pregnancy, J Perinatol 2003(23):531 – 535

Buttino L Jr., Coleman SK, Bergauer NK, Gambon C, Stanziano GJ: Home subcutaneous metoclopramide therapy for hyperemesis gravidarum, J Perinatol 2000(20):359 – 362

Chiossi G, Neri I, Cavazzuti M, Basso G, Facchinetti F: Hyperemesis gravidarum complicated by wernicke encephalopathy: background, casereport, and review of the literature, Obstet Gynecol Surv 2006(61): 255 – 268

Ch'ng CL, Morgan M, Hainsworth I, Kingham JG: Prospective study of liver dysfunction in pregnancy in Southwest Wales, Gut 2002(51): 876 – 880

Dodds L, Fell DB, Joseph KS, Allen VM: Outcomes of pregnancies complicated by hyperemesis gravidarum, Obstet Gynecol 2006(107): 285 – 292

Fell DB, Dodds L, Joseph KS, Allen VM, Butler B: Risk factors for hyperemesis gravidarum requiring hospital admission during pregnancy, Obstet Gynecol 2006(107):277 – 284

Folk JJ, Leslie-Brown HF, Nosovitch JT, Silverman RK, Aubry RH: Hyperemesis gravidarum: outcomes and complications with and without total parenteral nutrition, J Reprod Med 2004(49):497 – 502

Guclu S, Gol M, Dogan E, Saygili U: Mirtazapine use in resistant hyperemesis gravidarum: report of three cases and review of the literature, Arch Gynecol Obstet 2005(272):298 – 300

Iatrakis GM, Sakellaropoulos GG, Kourkoubas AH, Kabounia SE: Vomiting and nausea in the first 12 weeks of pregnancy, Psychother Psychosom 1988(49):22 – 24

Jewell D, Young G: Interventions for nausea and vomiting in early pregnancy (Review), Cochrane Database Syst Rev 2003(4):CD000145

Lazarus JH: Thyroid disorders associated with pregnancy: etiology, diagnosis, and management (Review), Treat Endocrinol 2005(4): 31 – 41

Ison-Piercy C, Fayers P, de Swiet M: Randomised, double-blind, placebo-controlled trial of corticosteroids for the treatment of hyperemesis gravidarum, BJOG 2001(108):9 – 15

Koren G, Maltepe C: Pre-emptive therapy for severe nausea and vomiting of pregnancy and hyperemesis gravidarum, J Obstet Gynaecol 2004(24):530 – 533

Leeners B, Sauer I, Rath W: Nausea and vomiting in early pregnancy/hyperemesis gravidarum. Current status of psychosomatic factors, Z Geburtshilfe Neonatol 2000(204):128 – 134

Moran P, Taylor R: Management of hyperemesis gravidarum: the importance of weight loss as a criterion for steroid therapy, QJM 2002 (95):153 – 158

Neri I, Allais G, Schiapparelli P, Blasi I, Benedetto C, Facchinetti F: Acupuncture versus pharmacological approach to reduce Hyperemesis gravidarumdiscomfort, Minerva Ginecol 2005(57):471 – 475

Outlaw WM, Ibdah JA: Impaired fatty acid oxidation as a cause of liver disease associated with hyperemesis gravidarum, Med Hypotheses 2005(65):1150 – 1153

Paauw JD, Bierling S, Cook CR, Davis AT: Hyperemesis gravidarum and fetal outcome, J Parenter Enteral Nutr 2005(2):93 – 96

Seto A, Einarson T, Koren G: Pregnancy outcome following first trimester exposure to antihistamines: meta-analysis, Am J Perinatol 1997(14):119 – 124

Shirin H, Sadan O, Shevah O, Bruck R et al.: Positive serology for Helicobacter pylori and vomiting in the pregnancy, Arch Gynecol Obstet 2004(270):10 – 14

Simon EP, Schwartz J: Medical hypnosis for hyperemesis gravidarum (Review), Birth 1999(26):248 – 54

Trogstad LI, Stoltenberg C, Magnus P, Skjaerven R, Irgens LM: Recurrence risk in hyperemesis gravidarum, BJOG 2005(112):1641 - 1645

Westfall RE, Janssen PA, Lucas P, Capler R: Survey of medicinal cannabis use among childbearing women: patterns of its use in pregnancy and retroactive self-assessment of its efficacy against ‚morning sickness', Complement Ther Clin Pract 2006(12):27 – 33

Wickremasinghe SS, Tranos PG, Davey C: Valsalva haemorrhagic retinopathy in a pregnant woman: implications for delivery, Acta Ophthalmol Scand 2003(81):420 – 422

Zhang GS, Mathura JR Jr.: Images in clinical medicine. Painless loss of vision after vomiting, N Engl J Med 2005(352):e16

Homöopathische Literatur

Guernsey HN: Homöopathie in der Gynäkologie und Geburtshilfe, Simillimum, Ruppichteroth 1995

Phatak SR: Materia Medica of Homeopathic Medicines, Eigenverlag, Bombay 1977

8 Sterilität und Kinderwunschbehandlung

FERTILE FRAU

8.1 Ursachen der Sterilität

Die medizinischen Möglichkeiten, einen Kinderwunsch zu erfüllen, werden von Patienten oft überschätzt. Ein Paar mit Kinderwunsch sollte darüber aufgeklärt werden, dass es selbst unter „normalen" Verhältnissen nicht einfach ist, neues Leben zu zeugen: Die Schwangerschaftsrate bei einem gesunden Paar, das innerhalb eines Zyklus regelmäßigen Geschlechtsverkehr hat, liegt nur bei 20%. Die epidemiologische Bedeutung der ungewollten Kinderlosigkeit in den Industrieländern hat in den vergangenen Jahrzehnten stark zugenommen, sodass man heute annimmt, dass ca. 20% der Paare von der Problematik des unerfüllten Kinderwunsches betroffen sind. Dabei sind tatsächlich nur 5% absolut unfruchtbar (☞ III.8.2.1). Den übrigen 95% der ungewollt kinderlosen Paare könnte durch gezielte Diagnostik und Therapie zu einem Kind verholfen werden.

Eine der Hauptursachen für Fertilitätsstörung ist ein **in einen späteren Lebensabschnitt verlegter Kinderwunsch**. Dieser Trend ist am Anstieg des Durchschnittsalters für Erstgebärende ablesbar, das derzeit bei 29 Jahren liegt.

Primäre Sterilität

Von primärer Sterilität spricht man bei Frauen unter 35 Lebensjahren, wenn bei regelmäßigem (mindestens zweimal pro Woche) und ungeschütztem Geschlechtsverkehr nach eineinhalb Jahren keine Schwangerschaft eingetreten ist. Frauen über dem 35. Lebensjahr wird ein Jahr ungeschützter Geschlechtsverkehr vor der Durchführung einer medizinischen Abklärung empfohlen, da mit zunehmendem Alter auch eine medizinische Kinderwunschbehandlung die jährlich abnehmende Fruchtbarkeit nicht mehr ausgleichen kann (Leridon 2004).

Primäre und sekundäre Sterilität

Primäre Sterilität liegt vor, wenn die betroffene Frau trotz Kinderwunsches und regelmäßigem Geschlechtsverkehr innerhalb eines Jahres nicht schwanger wird, sekundäre Sterilität nennt man das Unvermögen, nach bereits vorausgegangenen Schwangerschaften nochmals schwanger zu werden.

8.2 Diagnostische Abklärung vor der Kinderwunschbehandlung

8.2.1 Andrologische Abklärung

Verminderte Samenqualität

Nach WHO liegt eine eingeschränkte Samenqualität vor, wenn die Dichte unter 20 Mill./ml (Oligozoospermie), die rasch progressive Motilität unter 25%, die gesamt progressive Motilität unter 50% (Asthenozoospermie) und die normale Morphologie unter 30% (Teratozoospermie) liegen. Bei OAT III (Oligo-Astheno-Teratozoospermie Grad 3) oder Azoospermie sollte eine andrologische Abklärung bzw. Indikationsstellung für eine Hodenpunktion zur Spermiengewinnung im Rahmen einer IVF (☞ Tab. III.8-2) durchgeführt werden.

Die **Verminderung der Samenqualität** ist die Hauptursache der Infertilität des Mannes. Umwelteinflüsse wie Stress, Nikotin, Alkohol und Umweltgifte wirken sich nachweislich negativ auf die Samenqualität aus. Unklar bleibt die Datenlage allerdings dahingehend, ob es in den letzten Jahrzehnten tatsächlich zu einer Zunahme der männlichen Sterilität durch oben genannte Faktoren gekommen ist.

Die postpubertäre Mumpsinfektion kann für eine **gestörte oder fehlende Hodenfunktion** ursächlich sein. Diese Qualitätsminderung kann temporär sein, wenn z. B. eine Infektion des männlichen Genitaltraktes (mit Verunreinigung des Samens) vorliegt. In diesem Fall kann die passende antibiotische Therapie Abhilfe schaffen.

Falls zwei Spermiogramme im Abstand von vier bis sechs Wochen hinsichtlich Dichte, Motilität und Morphologie unauffällig sind, wird eine Tubenabklärung der Frau durchgeführt (s. u.). Diese ist bei eindeutigem männlichem Sterilitätsfaktor und ohne begründeten Verdacht auf Tubenverschluss vor geplanter IVF nicht zwingend notwendig.

Tab. III.8-1: Einteilung und Klinik der weiblichen Sterilitätsursachen

Primäre Ovarialinsuffizienz	• Gonadendysgenesie • Testikuläre Feminisierung • Ullrich-Turner-Syndrom • Swyer-Syndrom • Ovarhypoplasie • Hyposensitive Ovarien
Sekundäre Ovarialinsuffizienz	• Hypothalamische Ovarialinsuffizienz • Hypophysäre Ovarialinsuffizienz • Hyperprolaktinämie • Hyperandrogenämische Ovarialinsuffizienz (PCO-Syndrom, ☞ III.8.2.3) • Lutealphaseninsuffizienz • LUF-Syndrom
Zähflüssiger Zervixschleim	
Tubare, uterine Sterilität	

Tab. III.8-2: Einteilung der männlichen Sterilitätsursachen

OAT-Syndrom (Oligo-, Astheno-, Teratozoospermie)	• Infektionen • Varikozele • Hormonelle Störung • Hodenhypoplasie/-atrophie • Umweltnoxen: Nikotin, Alkohol, Medikamente etc. • Stress • Genetische Ursachen
Azoospermie	• Verschluss oder Fehlen der Samenleiter • Ausbleiben der Spermienproduktion

Spermaanalyse (Spermiogramm)

Mithilfe eines Spermiogramms kann eine sehr umfassende Aussage über die männliche Fertilität getroffen werden. Zur Durchführung wird nach einer Karenzzeit (Zeit ohne Verkehr oder Masturbation) von drei bis vier Tagen das Ejakulat durch Masturbation gewonnen. Im Labor wird **Farbe, Geruch, Quantität** und **Verflüssigungszeit** beurteilt. Danach werden eine bakteriologische Probe entnommen und die Samenzellen unter einem Mikroskop ausgezählt. Außerdem werden **Spermiendichte, Spermienbeweglichkeit** und **Bewegungsrichtung** sowie die Dichte pathologischer Spermien und der Prozentsatz der toten Zellen beurteilt.

Spezielle Krankheitsbilder

OAT-Syndrom (Oligo-Astheno-Teratozoospermie)

Die verminderte Spermienproduktion im Hoden (zu wenige Spermien mit eingeschränkter Beweglichkeit und abweichender Morphologie) ist die häufigste Pathologie.

Ursachen: vorangegangene **Infektionen** (auch durchgemachte **Kinderkrankheiten** wie **Mumps** bzw. **Mumps-Orchitis**), **Varikose** im Hoden, **hormonelle Störungen, Prostatitis, Erbkrankheiten** sowie **Erkrankungen** bzw. **Fehlbildungen der Hodenkanälchen**. Einen negativen Einfluss auf die Spermienproduktion haben außerdem **Stress, Beeinträchtigungen des zirkadianen Rhythmus** (Schichtdienst), **Suchtgifte** (Nikotin, Alkohol etc.), **Medikamenteneinnahme** oder das **Alter des Patienten** (Kidd et al. 2001).

> MERKE
> Um eine sichere Aussage über die Qualität des Spermiogramms treffen zu können, muss die Untersuchung vor allem bei beeinträchtigter Qualität mindestens einmal wiederholt werden.

Azoospermie

Fehlen beweglicher, reifer Spermien. Unterscheidung zwischen obstruktiver (Verschluss oder Fehlen der Samenleiter) und nicht obstruktiver Azoospermie (Ausbleiben der Samenproduktion). Zur weiteren Abklärung wird eine Hoden- bzw. Nebenhodenbiopsie durchgeführt. Wird der Nachweis einer Restkapazität an Spermien erbracht, besteht die Möglichkeit zur Durchführung einer intracytoplasmatischen Spermieninjektion (ICSI, ☞ III.8.3.4).

Hypospermie/Aspermie

Hypospermie bedeutet ein Ejakulatvolumen von weniger als zwei Millilitern. Bei einer Aspermie liegt ein trockener Orgasmus ohne Ejakulat vor. Die Aspermie kann durch eine Transportaspermie (eine Innervationsstörung im Bereich der ableitenden Sa-

Tab. III.8-3: Terminologie bei der Beurteilung des Spermiogramms

Normozoospermie	Normales Spermiogramm
Aspermie	Kein Ejakulat
Hypospermie	Zu geringe Menge des Ejakulats
Polyspermie	Zu große Menge des Ejakulats
Azoospermie	Fehlen reifer wie unreifer Samenzellen im Ejakulat
Kryptospermie	Sehr wenige Samenzellen
Oligozoospermie • **Oligozoospermie I** • **Oligozoospermie II** • **Oligozoospermie III**	Zu wenige Samenzellen • 10–20 Mio/ml • 5,0–10 Mio/ml • < 5,0 Mio/ml
Hyperzoospermie	> 150 Mio Spermien/ml
Polyzoospermie	> 200 Mio Spermien/ml
Asthenozoospermie	Geringe Beweglichkeit • < 50% progressiv bewegliche Spermien oder • < 25% schnell progressive Spermien
Nekrospermie	Keine Beweglichkeit
Teratozoospermie	Zu viele pathologisch geformte Spemien
OAT-Syndrom	Oligo-Astheno-Terato-Zoospermie. Kombination aus geringer Zahl, schlechter Beweglichkeit und zu vielen pathologischen Spermienformen

menwege) oder durch eine vollständige retrograde Ejakulation verursacht sein.

Therapie

Eingeschränktes Spermiogramm

Die Therapieoptionen sind eingeschränkt und lassen nur in Einzelfällen eine Verbesserung erhoffen. Dazu gehören **Refertilisationsoperationen** und **testikuläre Spermatozoenextraktionen**. Eine Varikose des Hodens wird zur Verminderung des venösen Rückstaus und zur Verbesserung des spermienproduzierenden Gewebes operativ behandelt (**Varikozelektomie**).

Medikamentöse Maßnahmen sind eventuell bei Mangelerscheinungen im Hormonsystem sinnvoll, z. B. die Substitution mit humanem Choriongonadotropin (**HCG**), humanem Menopausengonadotropin (**HMG**), Follikelstimulierendem Hormon (**FSH**), Gonadotropin releasing-Hormon (**GnRH**), mit **Androgenen** wie intramuskulär applizierbares Testosteronönanthat, oral applizierbares Testosterondecanoat und perkutan applizierbares Testosteron-Gel. Möglich ist auch die Gabe von **Prolaktin-Hemmern** und **Testosteron-Aromatase-Hemmern**.

Bei entzündlichen Veränderungen im Genitaltrakt ist eine kombinierte **antiphlogistisch-antibiotische Behandlung** sinnvoll. Am häufigsten werden Erythromycin, Tetracycline, Doxycyclin, Trimethoprim und Antiphlogistica wie Diclofenac eingesetzt mit anschließendem Kontrollspermiogramm und Wiederholung der Bakteriologie.

Statt einer möglichen immunsuppressiven Therapie mit Cortison beim Vorliegen von Spermatozoenantikörpern wird zumeist die **intracytoplasmatische Spermieninjektion** (☞ III.8.3.4) eingesetzt. Bei Spermatozoentransportstörungen (Aspermie) können **Alpha-Sympathomimetika** angewendet werden. Tendenziell wird aber ein eingeschränktes Spermiogramm heute durch assistierte Reproduktionstechniken (☞ III.8.3) ausgeglichen.

Gute Erfahrungen werden neuerdings in der Spermiogenese mit der Kombination wichtiger **Spurenelemente, Vitamine und Aminosäuren** gemacht. In einer aktuellen Untersuchung hatten 50% der untersuchten Patienten wieder ein „normales" Spermiogramm. Welchen tatsächlichen Einfluss dass auf die Fertilität hat, gilt es noch zu untersuchen.

Aspermie/Azoospermie

Bei Aspermie und in den Fällen von Azoospermie, in denen eine ICSI nicht in Frage kommt, wird nach entsprechender Vordiagnostik die Hoden- bzw. Nebenhodenbiopsie auf das Ende der hormonellen Stimulationsphase der Frau und den Zeitpunkt des Punktierens und Absaugens von Eizellen geplant und durchgeführt.

8.2.2 Genetische Abklärung bei beiden Partnern

Bei genetischer Prädisposition ist zur Abklärung eines unerfüllten Kinderwunsches und vor Durchführung einer IVF eine Chromosomenanalyse beider Partner zu empfehlen. Sie kann eine (entscheidende) wichtige Entscheidungshilfe für oder gegen eine IVF sein.

Bei Auffälligkeiten in der Familieanamnese (z. B. Behinderung eines Familienmitglieds, vererbbare Stoffwechselerkrankungen, Verwandtenehe), nach Chemotherapie, Bestrahlung oder bei chronischer Einnahme von Medikamenten ist eine genetische Abklärung in Betracht zu ziehen, um **Chrosomenanomalien** (Veränderungen der Chromosomenanzahl oder -struktur) oder **Genmutationen** als Ursachen der Kinderlosigkeit auszuschließen. Die Diagnose erfolgt mittels Chromosomenanalyse bzw. molekulargenetischer Methoden.

Bei Chrosomenanomalien werden balancierte (normale Entwicklung des Individuums) und unbalancierte (abweichende Entwicklung) Chromosomenveränderungen unterschieden. Bei Männern können in einigen Fällen balancierte Chromosomenveränderungen zu **Azoospermie** bzw. **Oligozoospermie** (☞ III.8.2.1) und damit zu Unfruchtbarkeit führen.

8.2.3 Ursachen weiblicher Sterilität

Endokrine Sterilität

Hormonelle Störungen der Hirnanhangdrüse, der Schilddrüse, der Nebennierenrinde und der Eierstöcke können eine **gestörte Eizellreifung** hervorrufen. Neben den typischen endokrinen Über- oder Unterfunktionen belasten auch Stress, schwere körperliche oder seelische Belastungen den Hormonhaushalt.

Organische Störungen der Reproduktionsorgane

Pathologien der Eierstöcke, Eileiter oder der **Gebärmutter** betreffen etwa ein Drittel aller ungewollt kinderlosen Frauen. Oft sind Verwachsungen im kleinen Becken mit **Verschluss der Tuben** als Folge einer Adnexitis (☞ III.16), einer Endometriose (☞ III.8.2.3) oder iatrogen verursacht (z. B. nach abdominellen Operationen). **Angeborene Fehlbildungen** (z. B. Uterusseptum oder Uterus bicornis, ☞ III.1.2.2) machen nur einen geringen Teil der Störungen aus.

Weitere Ursachen

Eine australische Studie hat gezeigt, dass Frauen mit **Unter-** oder **Übergewicht** im Vergleich zu Frauen mit durchschnittlichem Körpergewicht mehr Schwierigkeiten haben, schwanger zu werden.
Ferner kann das Immunsystem des weiblichen Körpers **Antikörper gegen Samenzellen** bilden. Diese Antikörper behindern die Spermien auf ihrem Weg zur Eizelle oder hemmen das Eindringen in die Eizelle.

Selten besteht eine angeborene **Abweichung von der normalen Chromosomenzahl oder Chromosomenform**, die für die Sterilität einer Patientin Verantwortlich gemacht werden kann.

Abklärung durch operativen Eingriff

Geben die getroffenen Maßnahmen keinen Aufschluss oder liegen Hinweise für organische Störungen vor, sollten folgende Schritte zur diagnostischen Abklärung getroffen werden (☞ Tab. III.8-4).

Spezielle Krankheitsbilder, die mit Sterilität vergesellschaftet sind und deren Therapie

Polyzystisches Ovar (PCO)

Definition

Das PCO-Syndrom (auch Stein-Leventhal-Syndrom genannt), eine der häufigsten endokrinologischen Erkrankungen geschlechtsreifer Frauen, von der etwa 5% aller geschlechtsreifen Frauen betroffen sind, wurde im Jahr 2003 auf der Konferenz der European Society of Human Reproduction and Embryology (ESHRE) und der American Society for Reproductive Medicine (ASRM) in Rotterdam folgendermaßen neu definiert:
Ein PCO Syndrom liegt vor, wenn zwei der folgenden drei Kriterien erfüllt sind:

- Polyzystische Ovarien (in etwa 75% aller Fälle),

Tab. III.8-4: Operative Methoden der Sterilitätsabklärung

Hysterosalpingographie (HSG)	Nach örtlichem Einbringen eines Röntgenkontrastmittels Abklärung anatomischer Unregelmäßigkeiten in der Gebärmutter und Überprüfung der Durchgängigkeit der Eileiter. Es wurde beobachtet, dass die Schwangerschaftsrate nach **Hysterosalpingographie** leicht ansteigt, was auf die Beseitigung leichter Verwachsungen oder auf die Provokation des Endometriums zurückzuführen ist (Watson et al. 1994).
Laparoskopie/ Hysteroskopie	Abklärung eines auffälligen oder unklaren HSG-Befundes mittels Laparoskopie in Kombination mit einer Hysteroskopie zum Ausschluss von Myomen, Adhäsionen oder Endometriose.
Chromopertubation	Überprüfung der Tubenfunktion mittels Spritzens von Methylenblau bei V.a. Tubenverschluss. Bei Vorliegen eines Tubenverschlusses im äußeren Drittel der Tube wird eine **Tuboneostomie durchgeführt.** Die Wahrscheinlichkeit, nach einer **Tubenplastik** (operative Wiedervereinigung der getrennten Tubenenden durch eine feine Naht) schwanger zu werden, liegt je nach Voraussetzungen zwischen 10% und 30% der normalen Fertilität. Eine Plastik stellt dann eine valide Option für Patientinnen dar, wenn eine In-vitro-Fertilisation (☞ III.8.3.3) aus medizinischen oder persönlichen Gründen nicht infrage kommt.

- Oligo- oder Anovulation,
- klinische oder laborchemische Zeichen eines Hyperandrogenismus (nach Ausschluss anderer endokriner Erkrankungen).

Symptomatik

Entsprechend der Definition präsentiert sich das Krankheitsbild klinisch heterogen mit Symptomen wie Akne, Hirsutismus, androgener Alopezie, Adipositas und unerfülltem Kinderwunsch. Diese Veränderungen im äußeren Erscheinungsbild haben deutliche Auswirkungen auf psychischer und sozialer Ebene mit oft massiven Einschränkungen der Lebensqualität und der Sexualität betroffener Patientinnen.

Ätiologie

Beim PCO-Syndrom verbinden sich mehrere endokrinologische Störungen. Es besteht eine **vermehrte Ausschüttung des Hormons LH** und eine **Verminderung der FSH-Sekretion** aus der Hypophyse. Die vermehrte LH-Konzentration stimuliert die Zellen der Theca-interna-Schicht zur Bildung von Androgenen im Follikel. (Normalerweise werden die Androgene unter Einwirkung des Enzyms Aromatase in der Granulosazellschicht des Follikels in Östrogene umgewandelt.) Die überschüssig produzierten Androgene werden beim PCO-Syndrom hauptsächlich im Fettgewebe in weibliche Geschlechtshormone umgewandelt und entgegen dem normalen Menstruationszyklus azyklisch abgegeben. Dies wiederum bewirkt an der Hypophyse die bereits beschriebene Störung der zyklischen LH- und FSH-Ausschüttung. Der zusätzlich verminderte FSH-Spiegel verstärkt die bestehende Hyperandrogenämie und verhindert somit einen normalen Ovulationszyklus.

Die **Hyperandrogenämie** führt am Ovar zu einer Fibrose der äußeren ovariellen Kapsel (Tunica albuginea); die Eierstöcke präsentieren sich kleinzystisch, porzellanglatt und weißlich verdickt. Diese Verdickung vermindert zusätzlich die FSH-Wirkung am Ovar. Zudem hemmen die hohen Androgenspiegel die Bildung von SHBG (sexualhormonbindendes Globulin), das natürlicherweise einen Teil der zirkulierenden aktiven Geschlechtshormone aus dem Blut bindet und somit deren Wirkung abschwächt.

Eine weitere Ursache für die Entstehung des PCO-Syndoms ist in einer Störung des Insulinstoffwechsels – in einer **erhöhten Insulinresistenz** (Rice et al. 2005) – zu finden. Aufgrund der molekularen Ähnlichkeit des Insulins mit den „insulin-like growth factor" (IGF), der maßgeblich an der hormonellen Steuerung des Eierstocks beteiligt ist, kommt es bei einem aus der erhöhten Insulinresistenz resultierenden kompensatorischen Insulinüberschuss im Körper zu Störungen der Eierstockfunktion. Zusätzlich kommt es zu einer ebenfalls überschießenden Produktion der männlichen Geschlechtshormone Testosteron und DHEA *(Baillargeon 2005)* und einer vermehrten hypophysären LH-Freisetzung, die am Ovar ebenfalls zu einer gesteigerten Hormonproduktion führt.

Prävalenz

Endokrinologische Störungen dieser Art entstehen bei übergewichtigen Patientinnen häufiger als bei schlanken Frauen. Allerdings ist beim PCO-Syndrom bereits in jungen Jahren auch eine erhöhte Prävalenz kardiovaskulärer Risikofaktoren (insbesondere erniedrigte HDL-Cholesterinwerte) zu finden (Apridonidze et al. 2005). Bisher ist jedoch noch unklar, ob dies auch zu einer früheren und/oder häufigeren Manifestation kardiovaskulärer Erkrankungen führt. Das PCO-Syndrom ist nicht zwangsläufig mit einer Adipositas vergesellschaftet. In ca. 50% der Fälle handelt es sich um schlanke Frauen.

MERKE

> Der Phänotyp einer Patientin allein kann nicht als positiv prädikativer Wert für die Neigung zu einem PCO-Syndrom herangezogen werden kann.

Es gibt Hinweise auf eine **genetische Komponente** des PCO-Syndroms, da anamnestisch bei betroffenen Patientinnen familiäre Häufungen (Mütter oder Schwestern mit PCO-Syndrom) beobachtet werden konnten. Ethnische Unterschiede in der klinischen Ausprägung deuten ebenfalls auf eine genetische Ursache des PCO-Syndroms hin. Die Heterogenität des Krankheitsbildes mit verschiedenen klinischen Erscheinungsbildern, das Fehlen eines männlichen Pendants und der allem Anschein nach komplexe Vererbungsmechanismus erschweren allerdings die Identifizierung der an der Entstehung des PCO-Syndroms beteiligten Gene.

Diagnostik

Oligo-/Amenorrhoe: Möglich sind alle Zyklusstörungen (Gelbkörperschwäche, regelmäßiger anovulatorischer Zyklus, Oligomenorrhoe, Amenorrhoe). Bei einem Großteil der Patientinnen ist ein chronisch erhöhter LH-/FSH-Quotient feststellbar. Das Ausmaß des Überschusses zirkulierender männlicher Geschlechtshormone korreliert hier mit dem Grad der Zyklusstörungen. Da beim PCO-Syndrom zumeist eine mäßige Hyperandrogenämie vorliegt, findet sich häufig eine Oligomenorrhoe. Das mit der Anovulation einhergehende Ausbleiben des physiologischen Progesteronanstiegs in der zweiten Zyklushälfte unterstützt wiederum die Entstehung einer relativen Hyperöstrogenämie, die damit besonders bei Adipositas (Aromatase im Fettgewebe) die Hyperandrogenämie verstärkt.

Polyzystische Ovarien: Im Ultraschall sind Ovarien einstellbar, die folgende pathomorphologische Eigenschaften aufweisen: Vergrößerung der Ovarien (mehr als 30 mm im Durchmesser, subkapsuläre, persistierende Follikel (< 10 mm, > 10 Stück) sowie eine manchmal nachweisbare Erhöhung des bindegewebigen Anteils (Hyperfibrosis).

> **Cave:** Die Fehlbeurteilung von klein-antralen follikulären Strukturen im Ovar führt häufig zu einer übereilten vaginalsonographischen Diagnostik.

Diagnostische Maßnahmen: Ausführliche Anamnese mit Zykluskalender und Inspektion, Hormonstatus und Ultraschall. Bei Verdacht auf Vorliegen eines PCO ist ein **oraler Glucosetoleranztest** sehr aussagekräftig und richtungsweisend für eine medikamentöse Therapie.

Therapie

Ist abhängig vom klinischen Erscheinungsbild und vom Therapieziel. Wichtig ist vor allem, ob auch wegen eines unerfüllten Kinderwunsches behandelt werden soll.

Tab. III.8-5: Klinische Symptomatik des PCO-Syndroms

- Oligo-/Amenorrhoe
- Polyzystische Ovarien
- Adipositas (50% aller Fälle)
- Insulinresistenz, Hyperinsulinämie, gestörte Glucosetoleranz
- Acanthosis nigricans (aufgrund Hyperinsulinämie und/oder Hyperandrogenämie)
- Metabolisches Syndrom
- Hyperandrogenämie
- Alopezie (DD: nicht androgen bedingt, z.B. durch Schwermetalle oder postpartal)
- Akne
- Hirsutismus
- Infertilität

Bei **Hirsutismus, Alopezie** und **Akne** besteht die Therapie der Wahl in einer oralen **kontrazeptiven Behandlung** („Pille", ☞ III.9.5.1) mit antiandrogener Komponente (z.B. Cyproteronacetat). Eine Therapie mit kombinierten einzelnen Substanzgruppen ist ebenfalls möglich, setzt aber eine hohe Compliance der Patientinnen voraus. Niedrig dosierte Glucocorticoide (z.B. Dexamethason 0,25 mg täglich) können in Einzelfällen zusätzlich zur Hemmung der adrenalen Steroidsynthese genutzt werden. Generell empfiehlt es sich, Kontrazeptiva auch bei weitgehend beschwerdefreien Patientinnen zur Zyklusregulierung einzusetzen. Der Effekt der Ovulationshemmer, insbesondere mit antiandrogener Komponente, kann jedoch mit einer Verschlechterung der metabolischen Parameter und einer Gewichtszunahme einhergehen (davon zu unterscheiden ist ein echter Gewichtsanstieg durch vermehrte Einlagerung von Flüssigkeit im Gewebe, die mit niedrig dosierten Diuretika in der zweiten Zyklushälfte verhindert werden kann).

Bei ausgeprägter **Adipositas** ist eine diätetische Behandlung anzustreben, die jedoch erfahrungsgemäß nur bei wenigen Patientinnen zu einer dauerhaften stabilen **Gewichtsreduktion** führt. Langfristige Gewichtsabnahmen können in der Regel nur durch konsequente Kalorienrestriktion und regelmäßige körperliche Bewegung erreicht werden.

> ! Gelingt es, das Gewicht auf einem niedrigeren Niveau zu stabilisieren, ist eine medikamentöse Therapie oft nicht notwendig.

Führt die Gewichtsreduktion nicht zum gewünschten Erfolg und ist es der Patientin trotz richtigen Verhaltens nicht möglich, Gewicht abzubauen oder besteht ein unerfüllter Kinderwunsch, ist der Einsatz von „Insulinsensitizern" (z. B. **Metformin**) anzuraten. Im Durchschnitt ist unter einer Metformin-Therapie eine Gewichtsabnahme von etwa 5 – 10 Kilo in sechs Monaten zu beobachten. Zudem werden eine Senkung der Triglyceride, des systolischen Blutdrucks und eine Erhöhung des HDL-Cholesterins erreicht. Mit dieser antidiabetogenen Therapie lässt sich der Circulus vitiosus der Hyperinsulinämie, gefolgt von Hyperandrogenämie (s. o.), durchbrechen. Internationale Studien zeigen unter Therapie mit Metformin eine signifikante Senkung des Androgenspiegels, eine Normalisierung des Menstruationszyklus, eine Erhöhung des SHBG und eine Verbesserung der Fertilität (Diamanti-Kandarakis et al. 2005). Zusätzlich scheint es unter einer Metformin-Therapie zu einer Verbesserung der subendometrialen und endometrialen Durchblutung zu kommen, was die Chancen einer Einnistung von Blastozysten durch Verbesserung der endometrialen Parameter erhöhen könnte (Palomba et al. 2005).

Dosierung: Zu Beginn der Therapie sollte in der ersten Woche nur die halbe Dosierung eingenommen werden. Eine Dosissteigerung kann ggf. auch langsamer erfolgen. Die Therapie ist langfristig mit einer Dosis von 2 × 500 mg bis 2 × 1000 mg täglich (abhängig vom anfänglichen Körpergewicht) zu empfehlen.

Bei Kinderwunsch und bei Vorliegen anovulatorischer Zyklen ist eine synthetische Ovulationsauslösung mittels **Clomiphencitrat** (eine nicht-steroidale Substanz mit östrogenagonistischen und östrogenantagonistischen Wirkungen, die eine vermehrte Ausschüttung hypophysärer Gonadotropine verursachen) möglich (Erfolgsrate ca. 70 – 80 %). Allerdings gilt es zu bedenken, dass unter dieser Therapie das Risiko für Mehrlingsschwangerschaften steigt, da es sich bei den vorhandenen Follikelzysten nicht um pathologische und/oder funktionslose Zysten handelt, sondern um reaktionsfähige Follikel, die die Fähigkeit zur Maturation und Ovulation haben. Dies wird durch die Tatsache belegt, dass PCO-Patientinnen bei einer Gonadotropintherapie im Zuge einer IVF-Behandlung in die Gruppe der „High responder" (prospektive Gefährdung für die Entwicklung eines ovariellen Hyperstimulationssyndroms, ☞ III.8.2.6) einzuordnen sind. Außerdem sollte Clomiphen nur über einen beschränkten Zeitraum verabreicht werden, da vermutlich das Risiko für die Patientin steigt, an einem Ovarialkarzinom zu erkranken (Rossing et al. 2004). Beim PCO-Syndrom sollte bereits nach drei erfolglosen Zyklen über eine Umstellung der Therapie nachgedacht werden.

> MERKE
> Die Anwendung von Gonadotropinen im Naturzyklus ohne extrakorporale Befruchtung sollte erst nach erfolgloser Clomiphen-Induktionstherapie durchgeführt werden und ist nur unter einer engmaschigen laborchemischen (Östradiol-Spiegel) und sonographischen Kontrolle durchzuführen.

Nach erfolgreicher Follikelstimulation mit ausreichend großen Follikeln wird die Ovulation, analog der IVF-Behandlung mittels Gabe von humanem Chorion-Gonadotropin (5000 – 10000 IE) induziert. Die Gefahr einer ovariellen Überstimulation ist hier selbstverständlich höher. Im Falle eines Therapieversagens bleibt als Ultima Ratio nur die In-vitro-Fertilisation (☞ III.8.3.3) oder eine operative Sanierung der Ovarien.

Eine der am häufigsten angewandten operativen Techniken zur Behandlung des PCO-Syndroms bei Infertilität stellt die laparoskopische ovarielle **„Stichelung"** dar: Das Durchlöchern bzw. die streifige Eröffnung der Tunica albuginea und die Manipulation mittels eines endoskopischen Koagulationshakens im Mark des Eierstocks verringert die Anzahl hormonaktiver Follikelzysten und verzögert eine Neuentwicklung von Ovarialzysten. Die Patientinnen zyklieren nach einer Stichelung wieder regelrecht, und die Schwangerschaftsrate steigt deutlich an. Der therapeutische Erfolg ist allerdings zeitlich auf ein bis zwei Jahre beschränkt.

Endometriose/Ovarialzysten/ Verwachsungen

Diagnostik: Vaginalsonografie, LSK.
Endometrioseherde werden zur diagnostischen Absicherung intraoperativ biopsiert und anschließend, soweit möglich, koaguliert bzw. exzediert.
Therapie: Bei starkem Endometriosebefall ist es oft sinnvoll, die Patienten über einen Zeitraum von drei bis sechs Monaten z. B. mit einem GnRH-Analogon vorzubehandeln (Downregulation = Blockade der GnrH-Produktion der Hypophyse, was bei der Frau eine „künstliche", auf die Zeit der Medikamentenverabreichung beschränkte Menopause erzeugt, ☞ III.8.2.5) und erst dann ein operatives Vorgehen anzustreben.
Die **Symptomatik** der Endometriose kann sehr unterschiedlich sein und korreliert sehr oft nicht mit dem Operationsbefund. Am häufigsten werden von den betroffenen Frauen sehr starke zyklusabhängige Beschwerden beschrieben (Dysmenorrhoe), die häufig die Lebensqualität dramatisch beeinträchtigen.
Ovarialzysten werden durch chronische diffuse, oft zyklusunabhängige Unterbauchschmerzen, durch Verdauungsstörungen, aber auch als Zufallsbefund im Rahmen einer Ultraschalluntersuchung entdeckt. Sie werden entweder möglichst ausgeschält oder großflächig eröffnet und der Zystenbalg koaguliert.
Verwachsungen treten häufig nach **chronischen Infektionen** oder **Voroperationen** des kleinen Beckens auf. Um eine Infektion als Sterilitätsursache auszuschließen werden Infektionsabstriche durchgeführt bzw. Gewebsproben zur Infektionsdiagnostik entnommen.
Symptome sind diffuse Schmerzen im Unterbauch und/oder Fluor vaginalis als Zeichen einer chronischen Infektion. Farbe, Form und Geruch können als Hinweis für die Art der Infektion dienen.
Bei Verwachsungen sollte die Adhäsiolyse insgesamt zurückhaltend erfolgen, um keinen Reiz für eine neue Adhäsionsbildung zu schaffen.

Hyperprolaktinämie

Diagnostik: Besteht der Verdacht auf ein Adenom der Hypophyse als Ursache für die Hyperprolaktinämie, muss dieses mittels Magnetresonanzuntersuchung gefunden oder ausgeschlossen werden. Ein erhöhter Prolaktin-Blutspiegel ist eine der häufigsten kinderwunschrelevanten Funktionsstörungen der Hypophyse. Prolaktinome haben eine Prävalenz von etwa 1 pro 10000 Menschen. Prolaktin-produzierende Tumore sind gutartig und machen etwa 40% aller Hypophysentumore aus. Die Mikroprolaktinome treten etwa 20-mal häufiger bei Frauen als bei Männern auf. Etwa 19% aller sekundären Amenorrhoen sind auf Prolaktinome zurückzuführen
Ätiologie: Eine der Ursachen einer Hyperprolaktinämie kann eine **Hypothyreose** sein (TRH-Anstieg führt zu Steigerung der Prolaktinproduktion der Hypophyse). Seltener können **Hypophysentumoren** (Prolaktinome) sehr stark erhöhte Prolaktinwerte verursachen. Der Prolaktin-Spiegel kann aber auch infolge **körperlicher** oder **seelischer Belastung** oder nach **Medikamenteneinnahme** (z. B. Östrogene, Gestagene, Opiate, Metaclopramid, trizyklische Antidepressiva, Methyldopa, Amphetamin) ansteigen.
Therapie: Dopamin-Agonisten (z. B. Cabergolin).

Schilddrüsenpathologien

Die Schilddrüse spielt bei der ungewollten Kinderlosigkeit eine zentrale Rolle. Eine manifeste oder latente Hypothyreose verursacht u. a. eine erhöhte TRH- und in der Folge auch eine verstärkte Prolaktin- und LH-Ausschüttung. Dieser Zustand kann ein ähnliches klinisches Bild wie beim polyzystischen Ovar (s. o.) hervorrufen. Die Einstellung und Langzeitbetreuung der Schilddrüsenfunktion sollte vom Internisten durchgeführt und überwacht werden.
Symptome: Zyklusveränderungen und **Galaktorrhoe** oft nur durch Ausstreichen der Brust erkennbar).

Hydrosalpinx

Diagnostik: sonographische Diagnose bzw. Operationsbefund: Weit über der Norm vergrößerte, flüssigkeitsgefüllte Eileiter (sowohl einseitig als auch

beidseitig) meist infolge von Verklebungen durch Infektionen. Die Hydrosalpinx ist ein absolutes **Passagehindernis für Samenzellen** und hat schädigenden Einfluss auf die Qualität der Eizellen.
Therapie: Es wird empfohlen, die betroffenen (einseitig oder beidseitig) Tuben zu entfernen, um die Erfolgschancen einer IVF-Behandlung (☞ III.8.3.3) zu erhöhen (Johnson et al. 2004).

8.2.4 Anamneseerhebung

Am Anfang der Kinderwunschbehandlung steht immer ein ausführliches Erstgespräch mit beiden Partnern. Der behandelnde Arzt versucht dabei, das partnerschaftliche, berufliche und soziale Umfeld sowie die Motivation für den Kinderwunsch zu erfragen und mögliche Problemkonstellationen frühzeitig zu erkennen. Im Vordergrund der Beratung stehen eine realistische Einschätzung der individuellen Erfolgschancen (Schwangerschaftsrate) und der Risiken der IVF.

8.2.5 Diagnostik

Hormonelle Abklärung der Frau

Basaler Hormonstatus (1.-4. Zyklustag)

- **FSH** (< 10 mU/ml, Frauen > 35 Jahre mit regelmäßigem Zyklus < 12 mU/ml), **LH** (< 12 mU/ml),

Tab. III.8-6: Anamneseerhebung im Vorfeld der IVF

Alter der Frau	Bei Frauen über 43 Jahren wird nur vereinzelt von ausgetragenen Schwangerschaften im Rahmen eines IVF-Programmes berichtet
Körpergewicht und Body-mass-Index	• Grundlage für die Dosiskalkulation bei der hormonellen Stimulation • Verbesserter Therapieerfolg bei Normalgewicht • Übergewicht: Risikofaktor in der Schwangerschaft
Zyklusverhalten	• Hinweis zur Sicherung von Verdachtsdiagnosen (z. B. PCO-Syndrom, ☞ III.8.2.3) • Grundlage zur Stimulationsplanung
Dauer des unerfüllten Kinderwunsches	Je länger der unerfüllte Kinderwunsch besteht, desto geringer sind die Erfolgschancen und desto rascher sollte mit einer IVF-Behandlung begonnen werden
Vorangegangene Kinderwunschtherapie(n)	• Frühere Inseminationen, Stimulationen (☞ III.8.3) und IVF-Zyklen • Verwendete hormonelle Stimulation • Anzahl der gewonnenen und befruchteten Eizellen • Therapieergebnis • Aufgetretene Nebenwirkungen und Komplikationen (z. B. ovarielle Überstimulation)
Schwangerschaften	Frauen mit sekundärer Sterilität (☞ III.8.1) besitzen generell eine höhere Erfolgschance
Aborte	Bei Neigung zu habituellem Abort (☞ III.3.2.3) spezifische Abklärung in Bezug auf uterine Malformationen, chromosomale Anomalien und hereditäre Gerinnungsstörungen
Operative Eingriffe	Erfragen von vorangegangenen Operationen im kleinen Becken, v. a. tubenerhaltend behandelte Tubargraviditäten (Wiederholungsrisikos 10–20%)
Systemische Erkrankungen und regelmäßige Medikation	• Beachtung einer möglichen Wechselwirkung mit der hormonellen Stimulation • Abklärung eines erhöhten Teratogenitätsrisikos • Absetzen von Psychopharmaka unter fachärztlicher Betreuung
Alkoholkonsum/-abusus	• Häufiger Zyklusunregelmäßigkeiten • Reduzierte Aussicht auf Konzeption
Nikotinabusus	Sowohl verminderte Anzahl an Eizellen als auch eine um ein Drittel reduzierte Schwangerschaftsrate im Vergleich zu Nichtraucherinnen bei gleichzeitig erhöhtem Bedarf an stimulierenden Hormonen

Prolaktin (< 20 ng/ml), **TSH** (< 2,5 μU/ml) und **E2** (< 50 pg/ml). Ggf. vor Beginn der IVF Therapie mit Prolaktinsenkern oder Schilddrüsenhormonen.

- Basale **E2-Werte über 50 pg/ml** können ein Hinweis auf eine ovarielle Zyste sein, die vor Stimulationsbeginn hormonell therapiert oder vaginal abpunktiert werden sollte, damit das gewünschte Follikelwachstum nicht behindert/negativ beeinflusst wird.
- **Erhöhte FSH-Werte:** i.d.R keine medikamentöse Therapie möglich. Prognostisch ungünstiger Faktor für die Zyklusstimulation (Low response = unzureichendes ovarielles Follikelwachstum). Bei basalem FSH > 12 hat es sich bewährt, den Stimulationsbeginn zu verschieben bzw. bei wiederholtem Vorkommen einen Therapieversuch mit der zyklischen Gabe eines Gelbkörperhormons zu machen. Bei Persistenz des erhöhten FSH-Wertes sollte von der geplanten IVF-Behandlung abgeraten werden.
- Der **LH-Wert** besitzt eine gewisse Wichtigkeit bei der Auswahl der Gonadotropine zur Stimulation (Stimulation nicht nur mit FSH, sondern FSH/LH-Kombination, wenn LH < 3 IU/ml).
- In Einzelfällen Durchführung eines großen basalen Hormonstatus inkl. Androgenen (z.B. bei PCO-Syndom).

Invasive diagnostische Abklärung der Frau

- Bei unsicherem männlichen Sterilitätsfaktor sowie anamnestischem Verdacht auf einen Tubenverschluss (z.B. tubenerhaltend therapierte Tubaria, rezidivierende Vaginitis, Adnexitis, sonographischer Verdacht auf Hydrosalpinx oder Saktosalpinx, Endometriose, Tubenrekonstruktion) sollte eine Durchgängigkeitsprüfung der Eileiter vorgenommen werden, entweder mittels **Hysterosalpingographie** oder **Laparoskopie** bzw. **Chromopertubation**. Dabei besteht gleichzeitig die Möglichkeit, laparoskopisch Endometrioseherde zu entfernen, polycystische Ovarien zu „sticheln" (☞ III.8.2.3) oder saktosalpinxartig veränderte Tuben zu entfernen. Nach der operativen Sanierung solcher chronischer Entzündungsherde wurden deutlich bessere Therapieerfolge im Rahmen der assistierten Reproduktion beobachtet (Johnson et al. 2004).
- Bei wiederholten Fehlgeburten (☞ III.3.2) in der Anamnese oder Verdacht auf submuköse Myome oder uterine Malformationen sollte zusätzlich eine **diagnostische Hysteroskopie** folgen (ggf. mit uteriner Sanierung).

Downregulation

Der positive Effekt einer **ovariellen „Downregulation"** mit GnRH-Analoga (☞ III.8.2.1) vor einer IVF-Behandlung bei Endometriose oder einer Therapie mit oralen Antidiabetika (Metformin) bei PCO-Syndrom (☞ III.8.2.3) ist erwiesen.

Wirkmechanismus: „Ruhigstellung" der Endometrioseherde durch E2-Entzug mittels Downregulation über drei bis sechs Monate vor geplanter IVF-Behandlung. Bei nachfolgendem IVF-Zyklus dann durchschnittlich vierfach höhere Schwangerschaftsrate (Surrey et al. 2002, Sallam et al. 2006). Metformin senkt bei PCO-Patientinnen die hohen Androgenspiegel. Es konnte gezeigt werden, dass die Behandlung mit Meformin vor einem IVF-Zyklus die Anzahl der reifen Eizellen (möglicherweise bessere Eizellreifung durch Normalisierung des hyperandrogenen Milieus im Ovar), die Fertilisierungs- und die Schwangerschaftsrate erhöht, bei gleichzeitiger Reduktion der OHSS-Rate (Stadtmauer et al. 2002).

Allgemeine Befunderhebung

- Hepatitisserologie und HIV-Test (beide Partner)
- Blutbild, Gerinnungsstatus und Blutgruppe
- Röteltiter
- Ergebnis des letzten PAP-Befundes (nicht älter als sechs Monate),
- Chromosomale Abklärung (☞ III.8.2.2) bei mehrfachen Fehlgeburten (drei oder mehr aufeinander folgende Aborte vor der 20. SSW mit dem gleichen Partner), OAT III (☞ Tab. III.8-2, ☞ Tab. III.8-3), Azoospermie oder Erbkrankheiten in der Familie (bei männlichem Sterilitätsfaktor in Deutschland verpflichtend).

8.2.6 Stimulation der Eizellreifung

Prinzipiell können alle reproduktionsmedizinischen Verfahren auch im Spontanzyklus ohne Gabe von Hormonen erfolgen.
So entstand 1978 auch die erste IVF-Schwangerschaft ohne vorherige ovarielle Stimulation. Die Eizelle, die im Naturzyklus gebildet wird, hat bei der Befruchtung in vitro erfahrungsgemäß eine Fertilisierungsrate von lediglich 50–75%. Dies hat dazu geführt, dass heute weltweit im Rahmen der assistierten Reproduktion eine **kontrollierte ovarielle Hyperstimulation (COH)** durchgeführt wird.

Ovarstimulation

Therapie der Wahl ist die **Ovarstimulation mit Gonadotropinen** (LH, FSH), die in urinärer (hMG) oder gentechnisch hergestellter, rekombinanter (recFSH, recLH) Form vorliegen.
In Form des **Stimulationsprotokolls** („Spritzenplan", ☞ III.8.3.3) wird die Art, Dosierung und Dauer der Gonadotropingabe (durchschnittlich neun bis zwölf Tage) individuell für die jeweilige Patientin festgelegt.

MERKE
Schon vom ersten Stimulationstag an entsprechend hohe Dosierung wählen.
Eine spätere Steigerung kann zwar die Geschwindigkeit des Follikelwachstums beeinflussen, jedoch nicht mehr die Anzahl der zur Reifung gebrachten Follikel.

Die **Standarddosis** bei jungen (< 35 Jahre) schlanken Frauen ohne Vorversuche liegt bei 150 IU und kann im Bedarfsfall auf maximal 450 IU gesteigert werden.
Bei Frauen mit bekanntem PCO-Syndrom (☞ III.8.2.3) oder Überstimulation in einem Vorversuch wird die Startdosis auf 100 IU reduziert. Eine längere Stimulationsdauer wird dabei in Kauf genommen (low dose/long term).
Die hormonelle Stimulation durch Gonadotropine wird immer mit der Gabe von GnRH-Agonisten oder GnRH-Antagonisten kombiniert. Durch die hypophysären Suppression wird ein vorzeitiger endogener LH-Anstieg verhindert und der Zyklus somit besser steuerbar.
Ca. 90% der Behandlungszyklen werden mit dem Long-Protokoll (Agonisten-Protokoll) oder dem Antagonisten-Protokoll durchgeführt. Letzteres hat sich in den letzten Jahren immer mehr durchgesetzt.

Tab. III.8-7: Parameter zur Dosisfindung bei Ovarstimulation mit Gonadotropinen

- ✔ Alter
- ✔ Körpergewicht
- ✔ Hormonelle Ausganssituation, v. a. basaler FSH-Wert
- ✔ Anzahl der antralen Follikel bzw. ovarielles Volumen
- ✔ Erfahrungswerte aus vorangegangenen Zyklen der COH
- ✔ Nikotinabusus

8.3 Techniken der Kinderwunschbehandlung

8.3.1 Lutealphasenunterstützung

Die Lutealphasenunterstützung gehört zu den ältesten reproduktionsmedizinischen Verfahren.

Voraussetzungen

- Nachweis eines Eisprungs im **Zyklusmonitoring** (Basaltemperaturkurve, sonographische Follikulometrie, LH-Bestimmung im Serum/Urin)

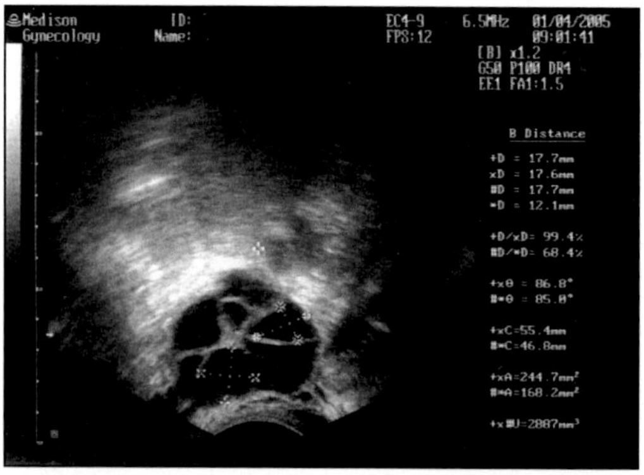

Abb. III.8-1: Stimuliertes Ovar in der Vaginalsonographie (nach neun Tagen Gonadotropingabe).

- **Spermiogramm** normal bis maximal leicht eingeschränkt
- **Vaginalsonographie** und **Hormonstatus** während der Regelblutung unauffällig

Medikamentöse Therapie

- **Folsäure** 0,4 mg tgl., Thromboass® 50 mg tgl. (= Aspirin® in niedriger Dosierung bzw. ASS).
- Bei V.a. Luthealphasenschwäche (Blutung, Progesteronspiegel aus dem Hormonstatus) kann eine Luthealphasenunterstützung mit **Progesteron** (z.B. Vaginalsuppositorien mit Hydroxyprogesteron 400 mg von Tag 15 bis Tag 25) erfolgen.
- Bei unsicherem Vorliegen eines Eisprunges bzw. Zyklusunregelmäßigkeiten Erweiterung der Behandlung mit **Clomifenzitrat** zur Auslösung der Eizellreifung: 50– 00 mg/d über 5 Tage, beginnend vom 2. bis 5. Zyklustag. (cave: erhöhtes Mehrlingsrisiko).
  Nebenwirkungen: u.a. Symptome der Wechseljahre wie Hitzewallungen, Kopfschmerzen und depressive Verstimmungen. Wegen der langen Halbwertszeit des Wirkstoffs lässt sich die hormonelle Stimulation der Eierstöcke nicht exakt durch eine Dosiserhöhung oder -senkung steuern. Es sollten deshalb nicht mehr als sechs Therapiezyklen mit Clomifenzitrat durchgeführt werden. Eine Langzeittherapie mit Clomifen geht mit einem erhöhten Risiko der Entstehung von Eierstockmalignomen einher (Rossing et al. 2004). Als Alternativen gewinnen andere antiöstrogene Substanzen wie Tamoxifen immer mehr an Bedeutung (Beck 2005).

8.3.2 Artifizielle Insemination

Künstliches Einbringen des männlichen Samens in den Genitaltrakt der Frau. Häufigste Methode ist die **intrauterine Insemination (IUI)**, bei der die Spermien direkt in die Gebärmutter eingespritzt werden.

Indikation

Die artifizielle Insemination kommt zum Einsatz, wenn Zyklusmonitoring und Lutealphasenunterstützung (☞ III.8.3.1) über einen Zeitraum von mindestens sechs Monaten nicht erfolgreich waren oder wenn eine eingeschränkte Spermienqualität bis zu einem OAT I (☞ Tab. III.8-2) vorliegt.

Spermiengewinnung und -aufbereitung

Zunächst wird das Ejakulat nach einer Karenzzeit (Zeit ohne Verkehr oder Masturbation) von drei bis vier Tagen durch Masturbation gewonnen und begutachtet. Sofern es für eine Insemination geeignet ist (nicht schlechter OAT I, ☞ Tab. III.8-2), wird es vor dem Eingriff speziell aufbereitet: Das Ejakulat wird nach der Verflüssigung mit einem Kulturmedium vermischt und die Mischung zentrifugiert. Der Überstand wird bis auf die Spermien abgesaugt und erneut in Kulturflüssigkeit aufgelöst. Die gewonnene Lösung wird für die Insemination (und für jede andere Kinderwunschbehandlung) verwendet.

Inseminationszeitpunkt

Bestimmung des Ovulationszeitpunktes durch Zyklusmonitoring, Ovulationsauslösung mittels 5000 bis 10 000 I.E. HCG. Da der Eisprung ca. 36 Stunden nach dieser Injektion stattfindet, wird das Paar für den übernächsten Tag wieder einbestellt.

Durchführung (ambulant)

Eine ambulante IUI unterscheidet sich nur unwesentlich von der Abnahme eines Abstrichs bei einer gynäkologischen Routinekontrolle. Nach Einstellung des Zervikalkanals und sterilem Abtupfen der Zervix werden durch den Zervikalkanal ein weicher, flexibler Katheter in die Gebärmutterhöhle eingeführt und die aufbereiteten Spermien langsam in die Gebärmutterhöhle eingespritzt. Die Patientin bleibt noch einige Minuten liegen.

Die Chancen, mit einer Insemination eine Schwangerschaft zu erreichen, werden in der Literatur sehr unterschiedlich beschrieben (Proctor 2004). Pro Zyklus ist eine Erfolgsrate von 5–15% anzunehmen.

8.3.3 In-vitro-Fertilisation (IVF)

Einleitung

Die In-vitro-Fertilisation (IVF) zählt neben der homologen und heterologen Insemination zu den ältesten reproduktionsmedizinischen Verfahren. Nach der Geburt des ersten „Retortenbabys" Louise Joy Brown in der Nähe von Cambridge im Jahr 1978 (Steptoe 1978) kam es in den frühen 80er Jahren zur Verbreitung und raschen Etablierung der IVF.

Die IVF-Therapie erstreckt sich üblicherweise über einige Wochen und erfordert mehrere Behandlungsschritte.

Indikationen

- Tubare Funktionseinschränkungen,
- Fortgeschrittene Endometriose,
- Polycystisches Ovar-Syndrom (PCO-Syndrom, ☞ III.8.2.3),
- Sterilität:
  - immunologisch bedingte Sterilität,
  - langjährige idiopathische Sterilität,
  - andrologische Subfertilität.

Auffallend ist, dass sich das Indikationsspektrum zur IVF in den letzten Jahrzehnten stark verändert hat. Stand in den 80er Jahren der tubare Sterilitätsfaktor bei 75% der betroffenen Paare im Vordergrund, so nahmen in den letzten Jahren über 50% der Patienten wegen der stark eingeschränkten Samenqualität die assistierte Reproduktion in Anspruch. (ÖBIG (Österreichisches Bundesinstitut für Gesundheitswesn)-Register)

Ovarielles Hyperstimulationssyndrom (OHSS)

Hyperstimulationssyndrom

Hervorgerufen durch übermäßiges Ansprechen auf die hormonelle Stimulation, ist das OHSS die häufigste Komplikation im Rahmen einer IVF-Behandlung.

Pathophysiologie

Die pathophysiologischen Zusammenhänge des OHSS konnten bisher noch nicht vollständig geklärt werden.

Wichtiges Kennzeichen ist eine **erhöhte Permeabilität im Kapillarbereich**, wodurch es zu einer Flüssigkeitsverschiebung vom intravasalen in den extravasalen Raum kommt. Zahlreiche endokrine und parakrine Substanzen sind dabei involviert.

Risikofaktoren

- Junges Alter (< 35 Jahre)
- Niedriges Körpergewicht (Body-mass-Index < 20 m^2/kg)
- Polycystische Ovarien (PCO-Syndrom, ☞ III.8.2.3)
- Höherdosierte Zufuhr exogener Gonadotropine
- Hohe oder rasch ansteigende Serumöstrogenwerte (E2 < 4000 pg/ml vor Ovulationsinduktion)
- OHSS in der Anamnese
- Hohe Anzahl heranwachsender Follikel und punktierter Eizellen (> 20)
- Wiederholte Zufuhr einer hohen Dosis β-HCG
- Eintretende Schwangerschaft

Einteilung

Klassifizierung in drei Schweregrade: leicht, mäßig und schwer.

MERKE: Massiv ausprägte Formen des OHSS können lebensbedrohlich sein.

Nach dem zeitlichen Auftreten unterscheidet man einen **„Early-onset"-Typ**, der auf die exogene Zufuhr von β-HCG zur Ovulationsinduktion zurückzuführen ist, von einem **„Late-onset"-Typ** (endogene β-HCG-Produktion zehn bis zwölf Tage nach Embryoransfer).

Klinik

- **Leichtes Überstimulationssyndrom:** abdomineller Spannungsschmerz, vergrößerte Ovarien ohne freie Flüssigkeit im Ultraschall, gastrointestinale Beschwerden. Die leichte Form des OHSS wird bei bis zu 25% der IVF-Patientinnen beobachtet (The Practice Committee of the American Society of Reproductive Medicine 2003). Zum Teil ist es „gewollt", also Bestandteil der IVF-Behandlung, weil es üblicherweise mit einem guten ovariellen Ansprechen auf die Stimulation vergesellschaftet ist. Die leichte Form des OHSS verläuft fast immer selbstlimitiert und lässt sich zumeist erfolgreich ambulant mit Analgetika und Einhaltung von Verhaltensmaßnahmen (Bettruhe, elektrolythaltige Getränke, Vermeidung von Geschlechtsverkehr) behandeln.

- **Mäßiges OHSS:** zusätzliches Auftreten freier Flüssigkeit im Douglasraum.
- Die **schweren Formen des OHSS** (1–2% der IVF-Patientinnen) machen immer eine stationäre Aufnahme der Patientin notwendig.

> ! Zunehmender Aszites, Hydrothorax, renale Perfusionsstörung und Hämokonzentration können bei der schweren Form des OHSS zu Dyspnoe, Oligo- oder Anurie mit möglichem Nierenversagen, massiver Thromboseneigung und schwerer Dehydrierung führen. Zusätzlich besteht die Gefahr der Stieldrehung der massiv vergrößerten Ovarien mit Ausbildung eines akuten Abdomens.

Der Eintritt einer Schwangerschaft erhöht die Wahrscheinlichkeit, die Dauer und den Schweregrad eines OHSS. Die durch Eintritt einer Schwangerschaft „angekurbelte“ körpereigene HCG-Produktion wirkt erneut stimulierend auf die Ovarien (weil HCG ähnlich wie LH wirkt) und verschlimmert dadurch die Situation.

Labor

Je nach klinischem Schweregrad lassen sich folgende laborchemische Veränderungen beobachten:

- Hämokonzentration mit erhöhtem Hämatokrit,
- Abfall des Gesamteiweißes und Albumins,
- Leukozytose und CRP-Anstieg,
- Zunahme der Thrombozytenzahl,
- Funktionseinschränkung der Leber mit Anstieg der Transaminasen,
- Elektrolytverschiebungen,
- Anstieg der harnpflichtigen Substanzen bei verminderter Nierendurchblutung.

Therapie

Die Therapie orientiert sich an der klinischen Symptomatik und reicht von körperlicher Schonung, ausreichender Flüssigkeitszufuhr und eiweißreicher Kost bei leichtem OHSS bis zu Heparinisierung, Analgesie, Infusionstherapie und Flüssigkeitsbilanzierung, Entwässerung und Aszitespunktion bei schwerem OHSS. In seltenen Fällen ist eine intensivmedizinische Betreuung erforderlich.

> MERKE
> Besonders wichtig ist die frühzeitige Prophylaxe eines OHSS bei Risikopatientinnen (s.o.) durch die möglichst niedrigdosierte Stimulation mit 100 IU im Antagonistenprotokoll und Verzicht auf Lutealstützung mit β-HCG.

Agonisten-Protokoll (Long-Protokoll)

Das „lange“ Protokoll gilt als Klassiker bei der Stimulation für die extrakorporale Befruchtung.

Zum Zweck der **hypophysären Downregulation** wird in der Mitte der zweiten Zyklushälfte des Vorzyklus bei günstigen basalen Hormonwerten zwischen 18. und 22. Zyklustag begonnen, ein GnRH-Analogon (Triptorelin®, Leuporelin®, Nafarelin®) täglich s.c. zu applizieren. Alternativ kann ein GnRH-Nasenspray oder ein lang wirksames Depotpräparat verabreicht werden.

Zunächst kommt es zum **Flare-up-Effekt** mit kurzfristigem Anstieg der LH- und FSH-Konzentrationen im Serum durch Entleerung sämtlicher Reserven der gonadotropen Hormone aus den Hypophysenzellen. Nach einigen Tagen setzt die hypophysäre Suppression mit messbarem Abfall der Gonadotropine im Serum ein.

Nach 12–16 Tagen Kontrolle anhand des E2-Wertes. Zusätzlich vaginaler Ultraschall zum Ausschluss ovarieller Zystenbildung.

Anschließende **Stimulation mit recFSH** (Puregon®, Gonal F®) mithilfe eines FSH-Pen, bei Bedarf Kombination mit einem Präparat mit einem LH-Anteil (Menopur®, Menogon®), z.B. bei bekannter Hypophyseninsuffizienz, niedrigem basalem LH, „Low response“ (unzureichende Antwort auf die hormonelle Stimulation) in einem Vorzyklus oder nach

längerer Downregulationsphase bei Endometriosepatientinnen.
Am fünften bis siebten Stimulationstag Ultraschallkontrolle der Follikelzahl und -größe sowie der Endometriumdicke, ggf. individuelle Dosisadaptation. Die weiteren Untersuchungen erfolgen – abhängig vom der Wachstumsgeschwindigkeit der Follikel – üblicherweise in Abständen von zwei Tagen. Bei Verdacht auf **„Low response"**, Überstimulation oder Zystenbildung zusätzlich regelmäßige E2-Bestimmungen.

MERKE

Die Anzahl der mittels Ultraschall vermessenen Follikel ist oft nicht identisch ist mit der zu erwartenden Anzahl der Eizellen.

Ideales **Ansprechen auf die Stimulationsbehandlung:** Heranwachsen von 5 – 15 Follikel, möglichst synchronisiert und „in der Kohorte". Bei einem durchschnittlichen Follikelwachstum von ein bis zwei Millimetern pro Tag kann bei einer Stimulationsdauer von acht bis zwölf Tagen und einem Follikeldurchmesser von 17 – 19 Millimetern mit einer abgeschlossenen Follikelreifung gerechnet werden. Das Endometrium sollte zu diesem Zeitpunkt eine Dicke von mehr als acht Millimetern haben und einen dreischichtigen Aufbau zeigen. Im Anschluss Induktion der Ovulation und Eizellentnahme mittels transvaginaler Follikelpunktion (s.u.).

Antagonisten-Protokoll

Seit Ende der 90er Jahre sind zwei Präparate mit direkter GnRH-antagonistischer Wirkung und sofortiger kompetitiver Blockade der Rezeptoren in der Hirnanhangsdrüse im klinischen Einsatz (Cetrorelix®, Ganirelix®). Nach Bestimmung des basalen Hormonstatus (s. o.) Beginn mit der FSH- und LH-Stimulation am zweiten bis vierten Zyklustag. Erste Follikulometrie am fünften bis siebten Stimulationstag.
Man unterscheidet eine **„fixe" Form** des Protokolls (Beginn am sechsten Stimulationstag bzw. bei der ersten Ultraschalluntersuchung) von einer **„variablen" Form** (Antagonistengabe ab einer Follikelgröße von 14 Millimetern). Die variable Form kommt zur Anwendung, um einen drohenden unerwünschten vorzeitigen endogenen LH-Anstieg mit nachfolgender Ovulation und prämaturer Luteinisierung zu verhindern. Außerdem gibt es das **„Lübecker Protokoll"**, bei dem der Patientin – zusätzlich zu den Gonadotropinen – der Antagonist täglich s.c. verabreicht wird.
Vorteile des Antagonisten-Protokolls: unbeeinträchtigte Stimulation der Eierstöcke bei Patientinnen mit **PCO-Syndrom** (☞ III.8.2.3), sehr niedrige Dosierungen (Vermeidung einer Überstimulation). Zusätzlich kommt es gegen Ende der Stimulation zu einer nachhaltigen Unterdrückung der zumeist erhöhten LH-Werte und zu einer

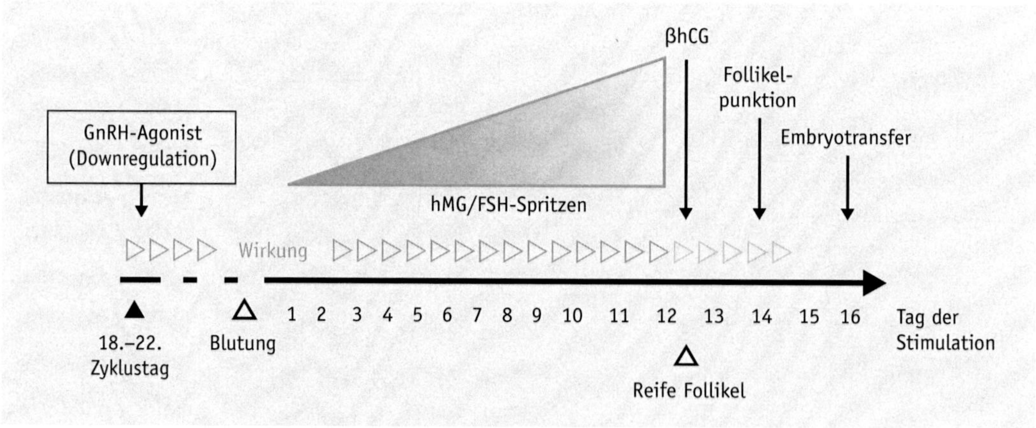

Abb. III.8-2: Agonisten-Long-Protokoll.

Bremsung der oft überschießenden Follikelbildung. Die Stimulation ist dadurch besser steuerbar. Auch Patientinnen mit bekanntem **„Low response"** (v. a. ältere Patientinnen mit ohnehin limitierter Eierstockreserve) profitieren vom Antagonisten-Protokoll.

In der Praxis wird das Antagonisten-Protokoll häufig mit der **Anti-Baby-Pille** (☞ III.9.5.1) **im Vorzyklus** kombiniert. Dadurch wird der Stillstand aller Follikel mit nachfolgender simultaner Heranreifung mit der kürzeren „Spritzendauer" kombiniert. Da die Pille nach 18 – 28 Einnahmetagen zu einem beliebigen Zeitpunkt abgesetzt und am dritten Tag der Blutung mit der Stimulation begonnen werden kann, besteht eine bessere zeitliche Planbarkeit. Weitere Vorteile gegenüber einer Downregulation im Agonistenprotokoll (Long-Protokoll, s. o.): Wegfall von Östrogenentzugserscheinungen und sicherer Ausschluss einer im Vorzyklus eingetretenen Schwangerschaft (selten, aber prinzipiell möglich).

Ultraschallkontrolle

Am fünften bis siebten Stimulationstag (Tag der Gonadotropingabe) werden die Patientinnen zum vaginalen Ultraschall zur Kontrolle der Follikelzahl und -größe **(Follikulometrie)** sowie der **Endometriumdicke** bestellt, wobei zu diesem Zeitpunkt eine individuelle Dosisadaptation vorgenommen werden kann (s. o. „Agonisten-Protokoll"). Die weiteren Untersuchungen erfolgen in variablen, zumeist zweitägigen Abständen entsprechend der Wachstumsgeschwindigkeit der Follikel. Bei Verdacht auf Low response, Überstimulation oder Zystenbildung wird die vaginale Ultraschalluntersuchung zusätzlich durch regelmäßige E2-Bestimmungen im Serum ergänzt.

Ovulationsinduktion

Erfolgt durch Gabe von 5000 – 10 000 IU β-HCG, sobald der Leitfollikel einen Durchmesser von 17–19 Millimetern erreicht hat (abgeschlossene Follikelreifung). Sie wird meist in den späten Abendstunden durchgeführt.

Follikelpunktion (Eizellentnahme)

Der optimale Zeitpunkt für die Follikelpunktion ist 35 – 36 Stunden danach, am Vormittag des übernächsten Tages. Die Punktion innerhalb dieses engen Zeitrahmens ist entscheidend, da bei zu früher Punktion oder nicht fachgerechter Injektion die noch unreife Eizelle fest an der Wand des Follikels

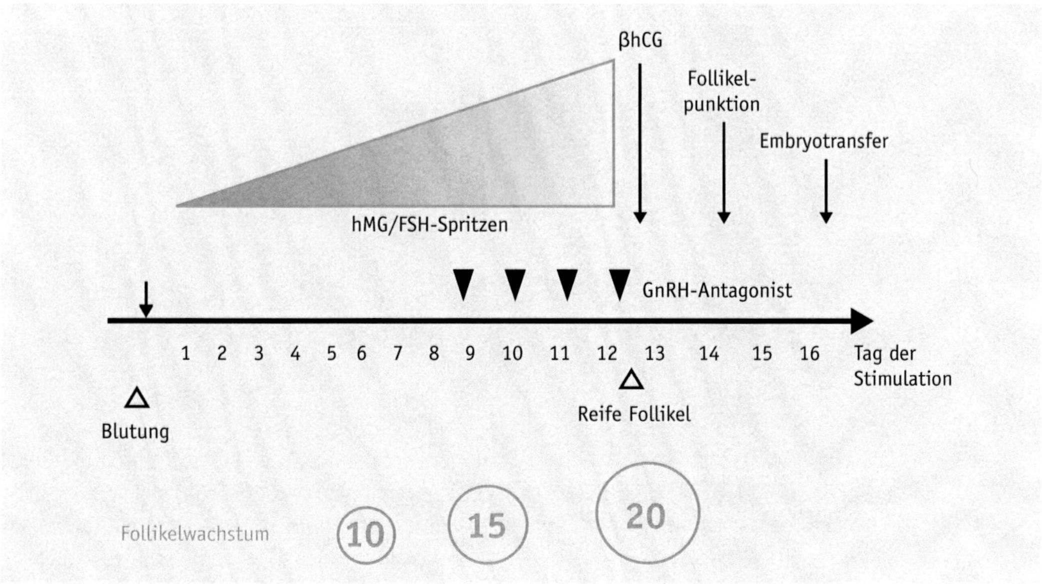

Abb. III.8-3: Antagonisten-Short-Protokoll.

haftet und durch Aspiration der Follikelflüssigkeit nicht gelöst werden kann. Bei Eizellentnahme nach mehr als 38 Stunden ist es bei einem Teil der Follikel bereits zur Ovulation gekommen. Die ovulierten Oocyten befinden sich dann außerhalb des Ovars. Bis 1985 wurde für die Eizellentnahme ausschließlich der laparoskopische Zugang gewählt, heute wird die Punktion transvaginal durchgeführt.

Vorbereitende sonographische Untersuchung

- Lage der Ovarien und des Uterus
- Endometriumdicke
- Freie Flüssigkeit
- Gynäkologischen Zusatzbefunde
- Verlauf der großen Gefäße

Anästhesie/Analgesie

Moglich sind Lokalanästhesie des Scheidengewölbes, Durchführung einer kurzen Vollnarkose oder einer Spinal- oder Epiduralanästhesie. Die Verfasserin hat gute Erfahrungen mit Ohrakkupunktur gemacht bzw. alternativ dazu mit einer Kombination aus Sedierung mit Dormicum® als Prämedikation und Analgesie mit Tramadol i.v.

Durchführung

Bei der Eizellentnahme kommt eine speziell ausgerüstete Vaginalsonde mit Punktionskanüle zum Einsatz (☞ Abb. III.8-4). Einbringen der Punktionsnadel: Durchstechen der Scheide im hinteren, seitlichen Scheidengewölbe, Punktierung möglichst vieler Follikel. Bei konstant negativem Druck von 140-150 mmHg wird die Follikelflüssigkeit mit den Eizellen vollständig aspiriert. Im Anschluss „Eizellsuche" unter dem Mikroskop (s.u.).

Eine Nachblutung aus vaginalen Gefäßen im Bereich der Einstichstelle ist relativ häufig, sistiert jedoch meist nach einigen Minuten. Schwerer Nebenwirkungen wie massive intraabdominelle Blutungen,

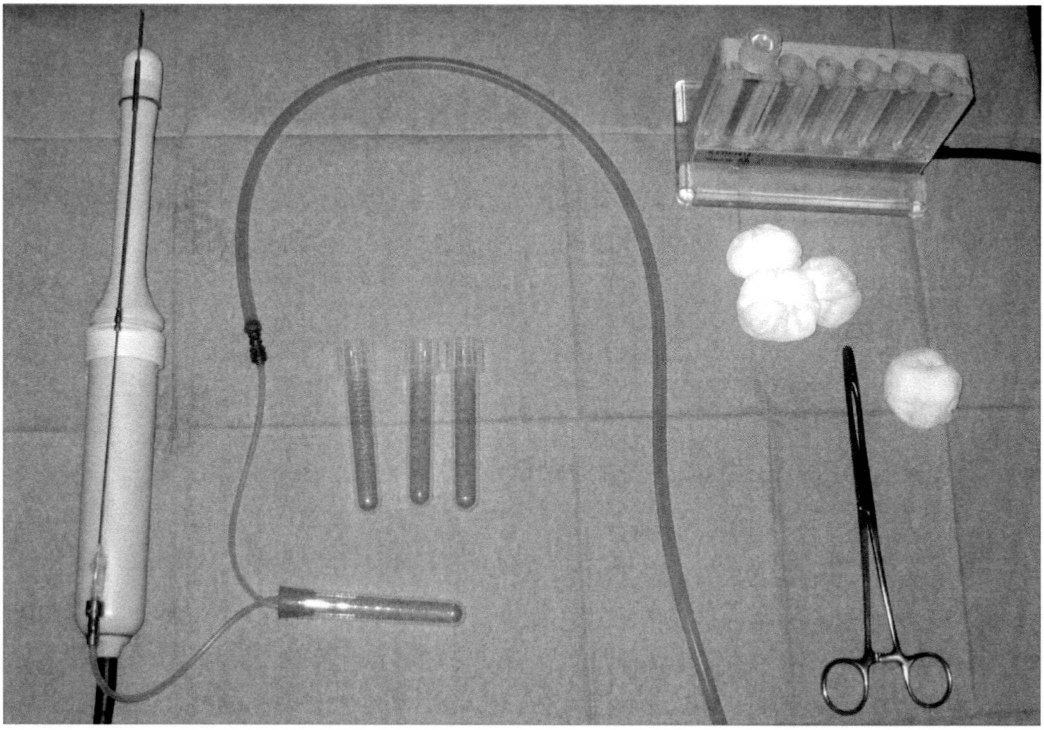

Abb. III.8-4: Follikel-Punktionsset: Ultraschallvaginalsonde mit Kanüle für Punktionsnadel, sterile Behälter zum Auffangen der abgesaugten Follikelflüssigkeit, Warmhaltevorrichtung für die Zwischenlagerung der Behälter bei Körpertemperatur.

Hämatom- oder Abszessbildung sind nur sehr vereinzelt zu beobachten.

Vorteile der transvaginalen Follikelpunktion

- Ambulante Durchführbarkeit
- Leichte Erreichbarkeit der Ovarien
- Hohe Ausbeute an Eizellen
- Geringe Schmerzhaftigkeit bei und nach dem Eingriff
- Niedrige Komplikationsrate (< 1%)

Eizellkultur

Aspirierte Follikelflüssigkeit und Kulturmedien werden bei 37 °C warm gehalten. Das Punktat wird nach der Entnahme möglichst rasch unter dem Lichtmikroskop nach Oozyten abgesucht. Nach der Präinkubationszeit von 1 – 4 Stunden, in der die gewonnenen Eizellen im Inkubator („Brutschrank") bei 37 °C „rasten" konnten, erfolgt die Insemination durch Zugabe der aufbereiteten Spermien (☞ III.8.3.2). Für eine erfolgreiche Befruchtung der Eizelle werden im Mittel 100 000 bewegliche Samenzellen pro Milliliter Kulturmedium benötigt.

Bei IVF-Behandlung aufgrund andrologischer Subfertilität (bei OAT III, ☞ Tab. III.8-2), beträgt die Fertilisierungsrate der Eizellen bei konventioneller IVF weniger als 30%. Für diese Patienten besteht seit Anfang der 90er Jahre die Möglichkeit zur Durchführung einer intracytoplasmatischen Spermieninjektion (☞ III.8.3.4).

Fertilisierung

Der Tag der Follikelpunktion wird als Tag 0 der Embryonenkultur gewertet. An Tag 1 wird entschieden, welche befruchteten Zygoten weiter kultiviert werden. Eizellen im Vorkernstadium gelten nach dem **Embryonenschutzgesetz** (ESschG) noch nicht als Embryonen. Das ESschG in Deutschland verbietet, mehr Eizellen der Frau zu befruchten, als innerhalb eines Zyklus übertragen werden sollen (üblicherweise drei Eizellen). Im Gegensatz dazu ist in einigen anderen europäischen Ländern eine Überführung aller befruchteten Eizellen in ein neues Medium („Cleavage"-Medium) möglich. Ab Tag 1 tägliche Beurteilung der Embryonen hinsichtlich ihrer Wachstumsgeschwindigkeit und Morphologie. An Tag 2 findet man Stadien mit zwei bis acht Zellen, am Tag 3 Stadien mit acht bis sechzehn Zellen.

> MERKE
> Je fortgeschrittener das Teilungsstadium, desto höher das Potential für eine weitere ungestörte Entwicklung und erfolgreiche Implantation.

Bei Vorliegen mehrerer befruchteter und qualitativ hochwertiger (im Sinne morphologischer Kriterien wie z. B. Symmetrie etc.) Embryonen empfiehlt sich das Anlegen einer **Blastozystenkultur** (Tag 3) in einem speziellen Nährmedium, das den höheren Bedarf an Glucose, Pyruvat, Aminosäuren, Wachstumsfaktoren und bestimmten Zytokinen deckt (höhere Schwangerschaftsrate). Blastozystentransfer an Tag 5.

Embryotransfer

Zeitpunkt des Transfers

Ein Embryotransfer wird i. d. R. an Tag 2 und 3, ein Blastozystentransfer an Tag 5 durchgeführt.

Anzahl der transferierten Embryonen

Die Zahl der transferierten Embryonen beeinflusst die Schwangerschaftsrate und ist in Deutschland und der Schweiz gesetzlich auf drei limitiert, was einer gleich lautenden Empfehlung der IVF-Gesellschaften in Österreich entspricht.

> MERKE
> Besonders bei jungen Frauen (< 35 Jahren) ohne langjährige Vorbehandlungen und mit gutem ovariellen Ansprechen sollten maximal zwei Embryonen bzw. Blastozysten transferiert werden, um die Rate an risikoreicheren Mehrlingsschwangerschaften gering zu halten.

Durchführung

> MERKE
> Beim Embryotransfer ist generell eine schnelle, effiziente, atraumatische und unblutige Handlungsweise anzustreben.

Der Transfer wird mittels eines speziellen Transferkatheters transzervikal in Steinschnittlage nach

Spiegeleinstellung der Portio ohne Anästhesie oder Analgesie nach sonografischer Darstellung des Uterus durchgeführt. Die Embryonen werden in das Cavum entladen und ca. einen Zentimeter unterhalb des Fundus positioniert. Der entleerte Katheter wird sofort mit Kulturmedium durchspült, um eventuell an der Katheterwand haftende Embryonen in einem zweiten „Durchgang" zu transferieren.

Lutealphasenunterstützung

Die Stützung der Lutealphase (ab Tag 0) ist bei der assistierten Reproduktion obligat, weil einerseits nach der hypophysären Suppression mit GnRH-Agonisten oder GnRH-Antagonisten nur wenig Progesteron produziert wird und weil andererseits nach der Punktion im Ovar nicht mehr ausreichend Granulosazellen zur Bildung des Corpus luteum vorhanden sind.
Progesteron steht zur oralen (Duphaston®), vaginalen (Crinone 8%®, Utrogest®, Progesteron supp.®) und intramuskulären (Proluton Depot®) Anwendung zur Verfügung. Bewährt hat sich eine Kombination aus Duphaston® 10 mg (2 × 1 Tbl.) und Progesteron supp.® 0,4 g (1 × 1 abends) bis zum Schwangerschaftstest und nach eingetretener Schwangerschaft bis zur SSW 12. Bezüglich der Dauer der Progesterongabe nach IVF gibt es keine einheitliche Expertenmeinung. Zusätzlich empfiehlt sich die Gabe einer speziellen Vitaminkombination mit Folsäure. Optional kann die reine Gestagengabe mit Östrogenen kombiniert werden. In manchen Zentren wird auch β-HCG in Dosierungen von 1000 – 5000 IU alle vier bis sieben Tage i.m. zur Lutealstützung verabreicht (cave: Risiko einer erhöhten OHSS-Rate) (Soliman et al. 1994, Foreman et al. 1990).

Schwangerschaftsnachweis

Schwangerschaftstest zwei Wochen nach dem Embryotransfer, der zu diesem Zeitpunkt bei geglücktem Versuch sowohl bei Bestimmung aus dem Blut als auch aus dem Harn positiv ist.
Die Phase des Wartens zwischen Embryotransfer und Schwangerschaftstest wird von vielen Patientinnen als „die schlimmste Zeit" empfunden. Die Frauen sind in einem Zustand des Hoffens und Bangens. Jede körperliche Veränderung wird intensiv wahrgenommen und als mögliches Zeichen einer eingetretenen Schwangerschaft oder aber der gefürchteten Abbruchsblutung gedeutet.

Schwangerschaftsraten

Die angegebenen Schwangerschaftsraten schwanken sehr stark, je nachdem, ob ein positiver Test, der sonographische Nachweis einer Embryonalanlage (mit oder ohne Herzaktion) oder die Geburt eines Kindes (Baby-take-home-Rate) als Schwangerschaft gewertet wird. Die Schwangerschaftsrate kann sich außerdem entweder auf die Anzahl der begonnenen IVF-Versuche (= niedrigste Rate, da auch vorzeitig abgebrochene Versuche mitgerechnet werden), der Follikelpunktionen oder der Embryotransfers beziehen.
In **Österreich** ist die Schwangerschaftsrate, die auch für den IVF-Fonds Gültigkeit besitzt, definiert als Anzahl der nachgewiesenen intrauterinen Embryonalanlagen mit positiver Herzaktion exakt fünf Wochen nach Embryotransfer, bezogen auf die Anzahl der Follikelpunktionen.
Für die Dokumentation einer Schwangerschaft **im Deutschen IVF-Register (DIR)** ist der Nachweis des Serumtiters von β-HCG über 100 IU/l erforderlich. Lässt sich gleichzeitig eine intra- oder extrauterine Chorionhöhle oder embryonale Struktur nachweisen, handelt es sich um eine **klinische Schwangerschaft** im Gegensatz zur **biochemischen Schwangerschaft** mit transitorischem Anstieg des β-HCG über 100 IU/l, aber anschließendem Abfall und fehlendem sonographischen Nachweis einer Embryonalanlage. In der Schweiz ist die Situation mit der in Deutschland vergleichbar.
Allgemein kann man die (nach Forderungen des DIR berechnete) Schwangerschaftsrate mit 23 – 28% angeben. Diese ist stark abhängig von individuellen Prognosefaktoren:

- Alter der Frau (bei Alter > 40 nur noch ca. 10%),
- vorangegangene Schwangerschaften,
- Dauer der Kinderwunschvorbehandlungen,
- Ursache der Sterilität (☞ III.8.1),
- ovarielles Ansprechen auf die hormonelle Stimulation,

- Beschaffenheit des Endometriums,
- Beschaffenheit der Embryonen).

Frauen mit Tubendurchgängigkeitsstörung, Endometriose oder PCO-Syndrom (☞ III.8.2.3) haben eine geringfügig höhere kumulative Schwangerschaftsrate (55 – 72% nach vier Versuchen) als bei Vorliegen eines andrologischen Sterilitätsfaktors (☞ III.8.2.1).

Schwangerschaftsverläufe

Mehrlingsschwangerschaften: Die Anzahl höhergradiger Mehrlinge (Drillinge etc.) ist bei kontrolliertem Transfer von zwei bis drei Embryonen oder Blastozysten im Vergleich zu Clomifen-stimulierten Zyklen mit Insemination relativ gering. Nach IVF liegt die Rate an Zwillingen bei durchschnittlich 15 – 20%. Schwangerschaften mit Drillingen (< 1%) und mit Vierlingen (nach nochmaliger intrauteriner Teilung eines Embryos, < 1 ‰) sind sehr selten.

Obwohl seit Jahren an den meisten Instituten keine tubaren Transfertechniken mehr durchgeführt werden, liegt die Rate von **Extrauteringraviditäten** (☞ III.3.4) nach IVF bei 3-5%.

Im Vergleich zu natürlicherweise eingetretenen Schwangerschaften ist die **Abortrate** nach IVF mit durchschnittlich 20% ebenfalls erhöht.

Fehlbildungsrisiko: Im Zusammenhang mit der weiteren Verbreitung der ICSI-Methode (☞ III.8.3.4) seit Mitte der 90er Jahre wird über einen Zusammenhang mit einem erhöhten Missbildungsrisikos dieser Kinder spekuliert. Das geringfügig erhöhte Risiko ist jedoch wahrscheinlich nur zu einem Teil auf die Methode, hauptsächlich jedoch auf die Tatsache zurückzuführen, dass Männer, bei denen wegen schwerer andrologischer Subfertilität (☞ III.8.2.1) eine ICSI indiziert ist, ein höheres genetisches Hintergrundrisiko aufweisen (ein genetisches Risikokollektiv darstellen). Hinzu kommt das häufig fortgeschrittene mütterliche Alter, da Kinderwunschpaare, die eine IVF-Behandlung auf sich nehmen, oft einen langjährigen Leidensweg hinter sich haben (Döhmen 2005, Hansen et al. 2005).

Langfristige Entwicklung von Kindern „aus der Retorte“: Eine neuere Studie (Ponjaert-Kristoffersen et al. 2005) zum Vergleich der kognitiven und motorischen Entwicklung von fünfjährigen Kindern, die mithilfe von ICSI, IVF oder auf natürlichem Weg gezeugt wurden, konnte zwischen den drei Gruppen keinen Unterschied feststellen.

Diskussion

In **wissenschaftlicher Hinsicht** ist zu erwarten, dass die noch wenig verstandenen und damit wenig beeinflussbaren Vorgänge der Implantation künftig intensiv erforscht werden, um eine Steigerung der Schwangerschaftsrate (s. o.) zu ermöglichen. Darüber hinaus wäre es nach einer möglichen Legalisierung der Präimplantationsdiagnostik künftig möglich, nur **einen** Embryo bzw. **eine** Blastozyste ohne genetische Defekte zu transferieren, sodass bei gleich guter oder verbesserter Schwangerschaftsrate das Mehrlingsrisiko entscheidend gesenkt würde.

Ein Therapieproblem bei der IVF, wie sie gegenwärtig praktiziert wird, ist sicherlich die einseitige Fokussierung ausschließlich auf medizinische Schemata (Stimulation, Punktion, Transfer etc.) bei zu geringer Einbeziehung der **psychischen Komponente**. Es konnte mehrfach gezeigt werden, dass das Auseinandersetzen mit bzw. das Akzeptieren von Alternativen (Eizellspende, wie sie in unseren östlichen Nachbarländern erlaubt ist; Adoption) mit besseren Erfolgsschancen einer IVF einhergehen, da das betroffene Paar entspannter in einen IVF-Zyklus geht und auch im Falle eines negativen Tests nicht vor dem endgültigen Aus steht. Andernfalls mindert dieser zusätzliche Stressfaktor die Chance auf den positiven Ausgang eines Versuches oft schon von Beginn an. Oft trägt auch das Einbeziehen von Psychologen sowie die additive Anwendung alternativmedizinischer Methoden (Akupunktur, Homöopathie, Hypnose) zum entspannteren Umgang des Kinderwunschpaares mit der oft als sehr belastend empfundenen Situation bei.

Zusätzlich zur psychischen Belastung einer IVF-Behandlung stellt diese das Kinderwunschpaar häufig vor große **finanzielle Probleme**. Die Kosten für einen kompletten Zyklus liegen bei 2800 – 3800 Euro, stark abhängig von der benötigten Menge an Medikation. In Österreich gibt es seit dem Jahr 2000 den so genannten IVF-Fonds, der für vier Versuche zwei Drittel der Behandlungskosten übernimmt, sofern die Frau jünger als 40, der Mann jünger als 50 Jahre ist und eine eindeutige medizinische Indikation vorliegt. Ein ähnliches Modell existiert in Deutschland, wo derzeit drei Versuche zur Hälfte von den Krankenkassen übernommen werden.

8.3.4 Intracytoplasmatische Spermieninjektion (ICSI)

Indikationen

- Astheno-Teratozoospermie, OAT-Syndrom (☞ Tab. III.8-2), Teratozoospermie mit < 10% morphologisch normal geformter Spermien.
- Vollständiges Befruchtungsversagen bei konventioneller IVF (☞ III.8.3.3) oder Befruchtungsraten < 30% (gestörte Akrosomreaktion, „dicke" zona pellucida, unreife Eizellen, immunologische Phänomene etc.)
- Spermiengewinnung aus einer Aspiration oder Biopsie aus dem Hoden oder Nebenhoden, die nur in geringer Konzentration und Motilität vorliegen.

Operative Spermiengewinnung

- **Testikuläre enzymytische Spermatozoenextraktion (TESE):** Spermiengewinnung durch Hodenbiopsie
- **Mikrochirurgische epididymale Spermatozoenaspiarion** aus den Nebenhoden

Eine operative Spermiengewinnung ist indiziert bei Verschlussazoospermie, nicht-obstruktiver Azoospermie, Nekrozoospermie, extremer Kryptozoospermie.

Vorbereitung und Durchführung

Bevor eine ICSI durchgeführt werden kann, muss die **Eizelle** zunächst **denudiert**, d.h. enzymatisch (Hyaluronidase) oder mechanisch (Pipettieren) vom umgebenden Cumulus oophorus und der Corona radiata befreit werden.

Die denudierte Oozyte wird bei 200facher Vergrößerung unter dem Inversionsmikroskop hinsichtlich ihrer Reife beurteilt. Zur **Sameninjektion** wird die Eizelle mit der Haltepipette so arretiert, dass das

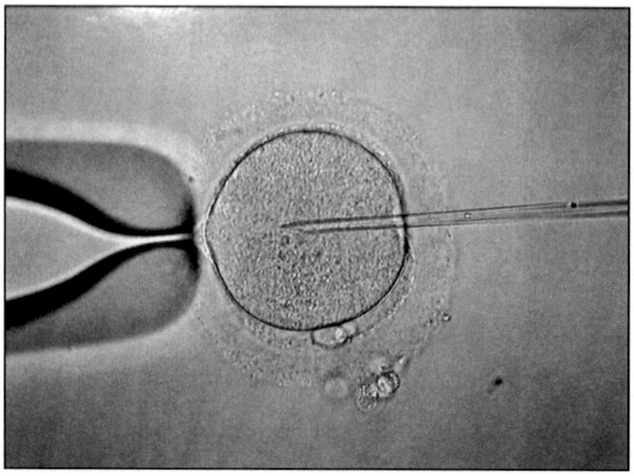

Abb. III.8-5: Das Spermium wird bei der ICSI mit kleinstem Flüssigkeitsvolumen im Zytoplasma der Eizelle deponiert. Das Polkörperchen ist bei 6 Uhr zu sehen.

Polkörperchen der Eizelle bei 6 Uhr oder bei 12 Uhr zu liegen kommt. Anschließendes wird ein Spermium mit der Injektionspipette bei 3 Uhr eingebracht, sodass der zur weiteren Zellteilung notwendige Spindelapparat nicht beschädigt wird.

Die mittlere **Fertilisierungsrate** nach ICSI beträgt 64 – 71%. Bei Verwendung frischer testikulärer Spermien liegt die Befruchtungsrate um 5 – 10% niedriger. Bei Verwendung kryokonservierter testikulärer Samen liegt sie um bis zu 30% niedriger im Vergleich zu frisch ejakulierten Spermien.

8.4 Kinderwunschbehandlung aus homöopathischer Sicht

8.4.1 Einleitung

Seit Beginn des 20.Jahrhunderts nimmt der Anteil der kinderlosen Ehen in den meisten Industrieländern ständig zu.

> **! Beispiel:** Kinderlosenquote von 25- bis 28-Jährigen 1991 und 2003: „Die Kinderlosenquote dieser Altersgruppe lag im Jahr 1991 (Geburtsjahrgänge 1963 bis 1966) bei 23% und ist bis zum Jahr 2003 (Geburtsjahrgänge 1975 bis 1978) auf 64% angestiegen, das heißt sie hat sich nahezu verdreifacht". (Duschek 2005)

Ursachen dieser Zunahme von gewollter und ungewollter Kinderlosigkeit sind zurückzuführen auf Veränderungen in der Gesellschaft mit steigender Erwerbsorientierung, Zunahme der Bildung und Qualifikation von Frauen, veränderter Lebensentwurf bei Männer und Frauen.

8.4.2 Homöopathische Aspekte bei der Behandlung ungewollter Kinderlosigkeit

Stellt sich bei bestehendem Kinderwunsch keine Schwangerschaft ein, bedeutet dies für das betroffene Paar meist eine schwierige und belastende Lebenskrise. Aufgrund der zunehmend verbesserten Diagnostik fallen die so genannten ungeklärten, idiopathischen Sterilitäten mit nur noch fünf Prozentpunkten kaum mehr ins Gewicht (Leiblum 1997).
Homöopathisch nicht beeinflussbar sind mechanische Störungen bei der Frau und beim Mann wie verschlossene Eileiter oder verschlossener Samenstrang. Kaum beeinflussbar ist die fehlende Follikelbildung bei der Frau sowie die Nichtausbildung von Spermien beim Mann (☞ III.8.1, ☞ III.8.2.1).

Möglichkeiten der homöopathischen Behandlung

Bei allen anderen gesundheitlichen Problemen, die Ursache der Kinderlosigkeit sein können, ist eine homöopathische Behandlung immer lohnenswert:

- Liegen die Ursachen eindeutig bei der Frau, so ist nur die Frau zu behandeln.
- Liegen die Ursachen eindeutig beim Mann, so ist der Mann zu behandeln.
- In den 10–30% der Fälle, wo es sich um kombinierte oder immunologische Ursachen handelt, ist die homöopathische Behandlung beider Partner notwendig.

Wie in der nachfolgend beschriebenen Heidelberger Studie gezeigt wird, ist der jeweilige Aspekt der Kinderlosigkeit nur ein Symptom. In der homöopathischen Behandlung der Kinderlosigkeit ist die Beachtung der Gesamtheit der Symptome (☞ II.4.2.1) für eine erfolgreiche Mittelfindung unumgänglich.

Heidelberger Studie

Die so genannte Heidelberger Studie (1997) bei ungewollter Kinderlosigkeit hat belegt, dass die Therapie mit Einzelmittel-Homöopathie (☞ II.4.3.1) eine gleichwertige Alternative zur hormonellen Therapie ist. In dieser Studie wurde die Wirksamkeit der Homöopathie mit Hormontherapie verglichen. Jeweils 21 Frauen mit hormonell bedingter, oder idiopathischer Sterilität wurden einerseits klassisch homöopathisch, andererseits hormonell schulmedizinisch behandelt. Voraussetzung für die Studienteilnahme war, dass die Kinderlosigkeit bereits seit zwei Jahren besteht, dass von Seiten der Frau mindestens ein Eileiter durchgängig ist und von Seiten des Mannes nur eine geringe Einschränkung des Spermiogramms (☞ III.8.2.1) besteht. Der postkoitale Sims-Huhnertest (Entnahme einer Schleimprobe vom hinteren Scheidengewölbe und aus dem Zervixkanal mit anschließender mikroskopischer Untersuchungauf das Vorhandensein beweglicher Spermien) musste positiv sein.
Das Studienergebnis zeigte sechs Schwangerschaften in beiden Kollektiven. Im Kollektiv der **hormonellen schulmedizinischen Therapie** endeten allerdings nur zwei Schwangerschaften mit einer Geburt. Vier Frauen hatten eine Fehlgeburt. Als Nebenwirkungen der Hormontherapie traten Ovarialzysten (führte zu Therapieabbruch), Libidoabnahme, Hitzewallung, vaginaler Juckreiz auf. Die Therapiedauer betrug durchschnittlich 16,5 Monate. Das Allgemeinbefinden wurde von 29% der Frauen als verschlechtert angegeben.
In der Gruppe mit **klassisch homöopathischer Behandlung** konnten alle sechs Frauen die Schwangerschaft erfolgreich austragen. Bis auf Hautunreinheiten bei zwei Frauen wurden keine „Nebenwirkungen“ angegeben. 19% der Frauen in dieser Gruppe gaben an, dass sich manche Störungen wie Kopfschmerzen, Obstipation, Heuschnupfen und verminderte Libido verbessert haben.
Es wäre wünschenswert, eine geförderte Studie mit einem größeren Vergleichskollektiv durchzuführen.

Tab. III.8-8: Homöopathisch behandelbare Ursachen ungewollter Kinderlosigkeit

Homöopathisch behandelbare Ursachen weiblicher Sterilität	
Vaginale Ursachen	• Rezidivierende Entzündungen • Fluor vaginalis
Zervikale Ursachen	• Entzündungen (akut und chronisch) • Starker Fluor cervicalis • Immunologische Störungen (z. B. Antikörperbildung gegen die Spermatozoen des Partners)
Uterine Ursachen	• Z.n. Endometritis • Myome (je nach Lage)
Tubare Ursachen	• Endometriose • Störungen der Beweglichkeit und der Eiaufnahme durch Genitalinfektionen bei erhaltener Durchgängigkeit
Ovarielle Ursachen	• Zyklusstörungen • Endometriose • PCO-Syndrom • Hypothalamisch-hypophysäre Störungen • Hyperprolaktinämie
Psychische Störungen	• Ess-Störungen • Vaginismus
Homöopathisch behandelbare Ursachen andrologischer Sterilität	
Störung in der Spermaqualität	• Oligozoospermie • Asthenozoospermie • Teratozoospermie
Z.n. Entzündungen	• Hoden, Nebenhoden • Samenleiter bei vorhandener Durchgängigkeit • Prostata
Hormonstörungen	Z. B. Testosteronmangel
Psychische Störungen	• Potenzstörungen • Ejakulationsstörungen
Homöopathisch behandelbare Sterilitätsursachen bei beiden Partnern	
Diabetes mellitus	
Schilddrüsenerkrankung	Z. B. Hypo-/Hyperthyreose
Psychische Ursachen	• Psychische Störungen in der Partnerbeziehung • Störungen im Bereich der Sexualität • Ambivalente Haltung gegenüber einer Schwangerschaft
Immunologische Probleme	Z. B. Spermienantikörper

8.4.3 Homöopathische Kasuistiken

Kasuistik 8-1: Ungewollte Kinderlosigkeit

Susanne Stoeckl-Gibs

Alter und Aussehen der Patientin

29-jährige Pat., schlank, blond, blass.
Therapiebeginn: Juni 2004.

Vorgeschichte

Die Pat. war schon fünf Jahre zuvor wegen rezidivierender Anginen bzw. postoperativer persistierender Halsschmerzen nach TE, rezidivierender Eisenmangelanämie, Akne und Krankheitsängstlichkeit bei der Autorin in homöopathischer Behandlung gewesen.
Geburtsgeschichte: Frühgeburt in der 36. Woche, untergewichtig. Wegen schwerer postpartaler Blutung (Placentaresiduen) konnte sie von der Mutter nicht gestillt werden.

Spontanbericht

Die Pat. berichtet, dass seit einem Jahr Kinderwunsch besteht. Die Temperaturhochlage des Zyklus ist jedoch zu kurz. Die Blutung beginnt zögerlich schmierend. Außerdem ständiger Ziehschmerz ihrer bekannten Mastopathieknoten, verstärkt vor den Menses. Der behandelnde Frauenarzt diagnostiziert eine zu kurze Gelbkörperphase und schlägt Hormontherapie vor, die die Pat. ablehnt.

Familienanamnese

Mutter: Cholelithiasis, Schilddrüsenerkrankung (kalte Knoten).
Vater: transitorische ischämische Attacke (TIA), Hirndurchblutungsstörung.
Großmütter: verschiedene Darmleiden, Darmkarzinom.
Großvater: Arteriosklerose.

Gelenkter Bericht

Geist, Gemüt: Von Kindheit an viele Ängste (vor Krankheit, um Angehörige, im Dunkeln, vor Spinnen, vor dem Meer, vor Injektionen etc.). Als Kind enge Bindung an die Mutter, auch an den Großvater. Entscheidungsschwach, unsicher, überbehütet. Mangel an Selbstvertrauen.
Kopf: Ohnmachtsneigung im Sinne von orthostatischer Dysregulation (z. B. bei Impfungen, im Kaufhaus).
Mund: eiternder Zahn, der drei Jahre zuvor gezogen werden musste.
Hals: Angina tonsillaris bzw. Halsschmerz immer mit einseitigem Beginn (meist li).
Für einige Jahre **Schilddrüsenunterfunktion.**
Geschlechtsorgane: Mastopathie. Menses seit Pillenpause vor mehr als einem Jahr pünktlich, mit Bauchschmerz, Hartliegen amel. Kreuzschmerz. Traurigkeit nach der Menses (schon bei Menarche).
Haut: Akne in der Pubertät wurde als „Tragödie" erlebt, wollte nicht mehr zur Schule gehen.
Schwitzen an Händen und Füßen. Flüchtig auftretendes Bläschenexanthem zwischen den Fingern, im Herbst und Winter. Dysplastischer Nävus, der entfernt wurde.
Nahrungsmittelabneigung: absolute Milchunverträglichkeit und -abneigung.

Beobachtung der Ärztin

Pat. spricht meist mit klagender Stimme.

Verschreibung und Verlauf

REPERTORISATION (COMPLETE REPERTORY DEUTSCH)
Gemüt – Unentschlossenheit
Allgemeines – Menses, nach – agg.
Sterilität
Brust – Knoten – Mammae
Brust – Schmerz – Mammae – vor Mens
Allgemeines – Drüsen – Erkrankungen
Milchunverträglichkeit

Nach zwei Fehlverordnungen (*Natrium muriaticum, Sepia*) erhielt die Pat. *Conium* M, 5 Glob. als Einzelgabe. Danach zunächst ein Zyklus mit beschwerdefreien Menses, daraufhin Eintritt der Schwangerschaft.

Fallanalyse

Keine Veränderung bezüglich der Schwermut nach Mens, keine Veränderung der zu kurzen Temperaturhochlage. Zu *Conium* führten die Drüsenbeschwerden (Tonsillen, Schilddrüse, Mamma), die Ohnmachtneigung (bestätigendes Symptom) und vor allem die starken Zweifel (Gemüt – Unentschlossenheit) der Pat. (bei erst seit relativ kurzer Zeit bestehendem Kinderwunsch) und allgemeine Ängstlichkeit und Unsicherheit, ob sie überhaupt Mutter werden könne. Die Thematik der angezweifelten Elternschaft oder Fähigkeit, Kinder großzuziehen wird von Mangialavori als Kennzeichen der Umbelliferen beschrieben.

Miasmatische Überlegung

Mischmiasma aus Psora und Sykosis.

Follow-up nach vier Wochen (22. Juli 2005)

Gravidität in der 5. Woche ohne Beschwerden. Eine Progesteronzusatzmedikation auf Verordnung des Gynäkologen in den ersten SSW wird von der Pat. bis Ende der 12. SSW akzeptiert.

Follow-up nach weiteren drei Monaten (13. Oktober 2005)

Gravidität in der 17. SSW, keine Beschwerden.

Diskussion

(☞ Kasuistik 8-2)

Kasuistik 8-2: Kinderwunsch/Blasenentleerungsstörung

Susanne Stoeckl-Gibs

Alter und Aussehen der Patientin

30 Jahre alte Pat., groß, dunkles langes Haar.
Therapiebeginn: März 2005.

Spontanbericht

Probleme mit Unterleib und mit der Blase. **Blasenentleerungsstörung:** Pat. kann Blase nicht richtig entleeren, muss oft auf die Toilette, besonders, wenn sie nervös ist. In den vergangenen sieben Jahren mehrere Harnwegsinfekte. **Dysmenorrhoe** (Schmerzmittel: Dysmenol®, max. 4 Tbl. über einen Zeitraum von mehreren Tagen), ab Zyklusmitte Ziehen im rechten Unterbauch, am ersten Mensestag Krampfschmerz ext. Sacrum, Übelkeit. Brustschmerz vor Menses.

Depressive Verstimmung im Sinne von mangelndem Selbstvertrauen, Entschlusslosigkeit. Pat. weint leicht, ist leicht entmutigt.

Rezidivierende **Ovarialzysten**. Seit zwei Jahren bestehender **Kinderwunsch**, die Pille wurde bereits vor fünf Jahren abgesetzt. Eine IVF kommt wegen der zu erwartenden v. a. seelischen Belastungen nicht in Frage.

Eigenanamnese

Drittes Kind und „Nesthäkchen". Strenge Erziehung durch den Vater. Mutter hielt sich heraus.

Familienanamnese

Älterer Bruder: Meningitis, danach organisches Psychosyndrom.
Ältere Schwester: Depression.
Vater: Depression, Krankheitsängste, Abszessneigung, Darmprobleme.
Mutter und Großmutter (mütterlicherseits): Cholelithiasis.

Anfälligkeiten

Rezidivierende Sinusitis. Halsweh nach kalten Getränken und Speisen.

Gelenkter Bericht

Geist, Gemüt: Pat. bewegt sich lieber auf der „gewohnten Schiene", Änderungen sind problematisch. Fühlt sich der Belastung einer IVF nicht gewachsen. Versagensangst, Pat. hält nichts von sich, aber ihr ist wichtig, was andere von ihr denken. Deutliche Zweifel an ihrer Fähigkeit, überhaupt Mutter zu werden.
Kopf: Morgendlicher Drehschwindel.
Rektum: Neigung zu blutenden **Hämorrhoiden, Analabszess** im Vorjahr. **Obstipationsneigung.**
Geschlechtsorgane: Konisation zwei Jahre zuvor (Pap III D).
Frost: allgemein verfroren, besonders die Füße.
Haut: Im Winter Neigung zu trockener, schuppender, brennender Haut (Beginn in der Nasolabialfalte, Ausbreitung über Gesicht und Oberarme).

Beobachtungen der Ärztin

Zweiter Behandlungsanlauf der Pat., die bereits im Vorjahr einen Termin vereinbart und nach mehreren Verschiebungen und langatmigen telefonischen Erklärungen wieder abgesagt hatte. Im Anamnesegespräch fällt ihre komplizierte Art, Dinge auszudrücken auf, ihre Unsicherheit zeigt sich auch verbal deutlich.

Verschreibung

REPERTORISATION (COMPLETE REPERTORY DETUSCH)
Unentschlossen
Schüchtern
Sterilität
Weibliche Genitalien – Tumoren – Ovarialzysten
Allgemeines – Kälte – Abkühlung agg.
Brustschmerz – Mammae – vor Mens

Conium LM 6, einmal tgl. 5 Glob.

Begründung der Mittelwahl: Mittelweisend waren die Probleme der Pat. mit jeder Art von Hervorbringung: Urin, Stuhl, Mens, Worte (☞ auch Kasuistik 8-1). Ebenso lassen die Zweifel an ihrer Fertilität an *Conium* denken.

Miasmatische Überlegung

Mischmiasma aus Psora und Sykosis.

Follow-up nach zwei Monaten (Mai 2005)

Zwei Monate nach Beginn der Mitteleinnahme berichtet die Pat. vom Eintritt einer Schwangerschaft. Sie ist weiter in Behandlung, u.a. wegen Hyperemesis.

Diskussion (Kasuistik 8-1 und 8-2)

Die Gemeinsamkeiten der Patientinnen sind auffallend. In beiden Fällen liegen Psora und Sykosis vor, in beiden Fällen war das Finden der passenden Arznei allein über die Repertorisation sehr schwierig, vertiefte Kenntnisse der Materia Medica führten zum Ziel. Für den länger bestehenden Kinderwunsch ist es geradezu „pathognomisch", dass sich alle Gedanken nur noch um die herbeigesehnte Schwangerschaft drehen und gleichzeitig Zweifel an der Fertilität immer stärker werden. In diesem Zusammenhang ist es interessant, sich die Parallelen zum Thema des sich um eine einzige Sache Drehens bei *Conium* (Konus: Kegel, Kreisel) anzusehen: Drehschwindel, zwanghaftes Denken an Sexualität beim alten Menschen.

Kasuistik 8-3: PCO-Syndrom

Beate Vollmer

Alter, Aussehen der Patientin

31-jährige, leicht übergewichtige Pat. mit Gesichtsakne, sehr roten Wangen und Hirsutismus. 72 kg bei 169 cm.

Therapiebeginn: Mai 2000.

Vorgeschichte

Bei der Pat. wurde bereits im Alter von 20 Jahren die Diagnose **PCO-Syndrom** gestellt und mit Diane 35®, Androcur®, Agnolyt® und homöopathisch mit *Sepia* LM 6 behandelt. Wegen **Kinderwunsches** Absetzen der Hormone vor neun Monaten. Bislang keine Schwangerschaft. Seit der Kindheit leicht übergewichtig, sie nimmt schwer ab.

Spontanbericht

Seit spontaner Menarche im Alter von 17 Jahren **Oligomenorrhoe** von fünf bis acht Wochen, Akne, rezidivierende **Herpes-simplex-Virusinfektionen** am Unterlid und **verstärkte Behaarung**. Nadelepilationen, da die Behaarung der Pat. unangenehm ist: Sie schämt sich für ihre Behaarung und kommt sich aus der Norm und unästhetisch vor. Nach etwa sieben Jahren Therapie Absetzen der Hormone (s.o.) wegen Kinderwunsches. Aktuell Periodenblutung alle drei Wochen mit dunklem bis bräunlichem Blut mit dunklen Klumpen. Keine Dysmenorrhoe, keine Mastodynie.

Gelenkter Bericht

Geist und Gemüt: perfektionistisch, verlässlich und ehrgeizig. Die Pat. bleibt bei ihren Entscheidungen, hat nur beste Noten, braucht Anerkennung und Erfolg. Sie legt hohen Wert auf Ästhetik. Die Pat. steht nicht gern im Mittelpunkt. Bedingt durch einen geplanten Hausbau, gewinnt Geld an Bedeutung, sie überlegt, ob sie sich mit ihrem Mann ein Kind überhaupt leisten könne und wolle bzw. ob das Geld ausreicht, wenn sie nicht mehr mitarbeitet. Die Pat. verreist ungern und ist am liebsten zu Hause.

Ängste: vor Pferden.

Kopf: häufige Antibiotikagaben wegen rez. Stirnhöhlenentzündungen im Winter.

Augen: am linken inneren Unterlid rezidivierende Herpes-simplex-Infektionen. Im Frühling diskreter Heuschnupfen mit trockenen, brennenden und juckenden Augen, v.a. am inneren Augenwinkel, was sie zum Reiben veranlasst.

Rektum: Obstipation (bis zu einer Woche) seit der Pubertät mit stinkenden Blähungen. Schmerzhafte Krämpfe im Enddarm, die nicht zur Stuhlentleerung führen. Sehr fester Stuhl ohne Stuhldrang.

Blase: vom Kindesalter bis zur Pubertät manchmal Zystitiden, Wiederauftreten in der Ehe nach Geschlechtsverkehr.

Geschlechtsorgane: macht sich wenig aus Sexualität und Zärtlichkeiten, empfindet dabei keinen Genuss; kein Orgasmus. Kann ihren Körper nicht annehmen und mag es nicht, angefasst zu werden. Pat. zeigt ihre Liebe durch „Taten, nicht durch Körperliches". Ehemann: Ejaculatio praecox.

Nahrungsverlangen: Süßigkeiten, Schokolade, Brot.

Extremitäten: Seit sechs Monaten Karpaltunnelsyndrom bds., links schlimmer, v.a. morgens beim Aufwachen Taubheitsgefühl der Hände bis in die Mitte der Unterarme.

Diagnostik

Allgemeine körperliche Untersuchung: Hirsutismus, Übergewicht. Ansonsten unauffällig.

Gynäkologische Untersuchung mit vaginalem Ultraschall zeigt an beiden nicht wesentlich vergrößerten Ovarien den typischen perlschnurartigen Randsaum polycystischer Ovarien.

Labor: Testosteron 1,10 µg/l (leicht erhöht, Normwert < 0,86 µg/l).

Verschreibung

REPERTORISATION (COMPLETE REPERTORY DEUTSCH)
Weibliche Genitalien – Sterilität
Weibliche Genitalien – Menses – dunkel
Weibliche Genitalien – Menses – flüssiges Blut, das Klumpen enthält
Weibliche Genitalien – Menses – häufig, zu, zu früh
Augen – Hautausschläge – Herpes – Lider
Extremitäten – Taubheitsgefühl, Empfindungslosigkeit – obere Gliedmaßen – Unterarme
Gemüt – Ehrgeiz, Streben, Ambitionen – sehr ehrgeizig
Gemüt – Furcht – allgemein – Armut, vor
Rektum – Obstipation – allgemein – Kontraktion des Anus, mit krampfartiger
Rektum – Obstipation – allgemein – Stuhl – bleibt lange Zeit im Rektum, begleitet von – Drang, abwesendem

Graphites Q 1, 1 × tgl. 2 Trp.

Follow-up nach acht Wochen (Juli 2000)

Geist, Gemüt: Pat. empfindet mehr Selbstbewusstsein, sie bewirbt sich auf eine neue Stelle. Sie wirkt auf andere zufriedener und gelassener, ihre Augen leuchten.

Körperbefinden: Akne etwas besser. Stuhlgang unverändert.

Letzte Periode: 27. Mai 2000.

Verschreibung: *Graphites* Q 3, 1 × tgl. 2 Trp.

Telefonisches Follow-up nach weiteren acht Wochen (September 2000)

Geist, Gemüt: Sie bekommt die Stelle, um die sie sich beworben hat, ist wegen des Wechsels etwas angespannt.

Körperbefinden: Die Akne ist erheblich besser. Der Hirsutismus ist nicht beurteilbar, da sich die Pat. per Laser epilieren lässt. Stuhlgang alle zwei bis drei Tage, normale Konsistenz, während der Periode weich. Gewicht konstant, Pat. bemüht sich abzunehmen. Karpaltunnelsyndrom-Beschwerden haben sich nach einer Paddeltour verschlimmert.

Basaltemperaturkurven-Anstieg, eine Ovulation kann vermutet werden.

Verschreibung: weiter *Graphites* Q 3, 1 × tgl. 2 Trp.

Follow-up nach weiteren acht Wochen (November 2000)

Geist, Gemüt: Den Wechsel der Arbeitsstelle empfindet die Pat. als positiven Stress, abends ist sie sehr müde, der Schlaf ist sehr gut.
Körperbefinden: Die Akne ist viel besser. Stuhlgang regelmäßig fast täglich bei normaler Konsistenz, schmerzlose stinkende Blähungen nach Süßigkeiten (weiterhin Verlangen), die lautlos abgehen. Karpaltunnelsyndrom macht keine Beschwerden.
Letzte Periode: 13. September 2000, seitdem bleibt die Temperatur in der Basaltemperaturkurve unten; seit sechs Wochen kein Geschlechtsverkehr.
Strategie: Abwarten.

Follow-up nach weiteren acht Wochen (Januar 2001)

Stuhlgang weiterhin regelmäßig. Alle vier bis sechs Wochen Laserepilation, der Therapeut wundert sich, wie anhaltend das Ergebnis ist. Akne tolerabel, Pat. ist insgesamt sehr zufrieden, nimmt aber nicht ab. Nebenbei erwähnt sie, dass sie und ihr Mann beim Geschlechtsverkehr immer noch Kondome benutzten.
Letzte Periode: 14. November 2000.
Verschreibung: weiter *Graphites* Q 3, 1 × tgl. 2 Trp.

Telefonisches Follow-up nach weiteren acht Wochen (März 2001)

Pat. hat einen hoch fieberhaften Infekt, den ersten seit Jahren mit Fieber, der mit *Causticum* C 30 behandelt wird.

Follow-up nach weiteren vier Monaten (Juli 2001)

Pat. hat mühsam sieben Kilo abgenommen. Stuhlgang regelmäßig.
Menses alle acht Wochen, letzte Periode: 1. Juli 2001, biphasische Temperaturkurve, 2. Zyklushälfte dauert ca. 18 Tage. Bei der Krebsvorsorge stellt sich das Endometrium mittzyklisch dar, am linken Ovar ist ein Follikel von zwei Zentimetern Größe nachzuweisen (bei bekanntem PC-Bild beider Ovarien).
Verschreibung: *Graphites* C 200, 2 Glob. unter die Zunge.

Telefonisches Follow-up nach weiteren acht Wochen (September 2001)

Gutes Allgemeinbefinden; die Pat. und ihr Ehemann haben häufiger Geschlechtsverkehr (ungeschützt), manchmal im Anschluss Blasenreizung. Sie genießt das intime Zusammensein.
Verschreibung: *Graphites* C 200, 2 Glob. unter die Zunge.

Telefonisches Follow-up nach weiteren acht Wochen (November 2001)

Ein HNO-Infekt wird erfolgreich mit *Kalium bichronicum* C 30 behandelt.
Letzte Periode: 10. November 2001.

Verlauf im Jahr 2002

Die Pat. erhält im Februar, Mai und Juli jeweils 2 Glob. *Graphites* C 200.
Gutes Allgemeinbefinden, sie hat insgesamt 15 Kilo abgenommen. Sie ist nach wie vor zufrieden an ihrer neuen Arbeitsstelle und leistungsfähig.
Menses weiterhin alle ca. acht Wochen, führt Basaltemperaturkurve nicht regelmäßig, da sie davon genervt ist.
Krebsvorsorge im August: unauffällig außer dem Sonographiebild der PC-Ovarien.

Telefonisches Follow-up im Dezember 2002

Positiver Schwangerschaftstest. Letzte Periode: 28. September 2002, Konzeption am 25. Oktober 2002. Pat. ist überrascht über die Schwangerschaft. Ihr ist übel sie stößt auf und hat das Gefühl, erbrechen zu müssen. Sonographie: intrauterine intakte und zeitgerecht entwickelte Gravidität in der achten SSW.
Sie ist psychisch etwas alteriert, da sie bisher immer alles unter Kontrolle hatte. Jetzt hat sie das Gefühl, dass ihr Körper ihr nicht mehr selbst gehört. In der 18. SSW auftretende Kopfschmerzen werden, nachdem *Graphites* nicht bessert, mit *Ferrum metallicum* C 30 behandelt; sie treten nach der 20 SSW nicht mehr auf. Das Karpaltunnelsyndrom verschlechtert sich ab der 35. SSW und wird lokal mit Retterspitz-Umschlägen behandelt. Schwangerschaftsverlauf überwiegend unkompliziert.

Am errechneten Entbindungstermin + 12 wird ein Wehenbelastungstest durchgeführt. Danach springt die Fruchtblase, es setzen regelmäßige Wehen ein, und die Pat. entbindet spontan einen gesunden Jungen. Sie hat wenig Milch, füttert ab September 2003 (fünf Wochen nach der Entbindung) zu und stillt im Dezember ganz ab.
Sieben Monate nach der Geburt Amenorrhoe, zunehmende Körperbehaarung. Gewichtreduktion ist fast unmöglich (hat in der SS 22 Kilo zugenommen).
Labor: FSH, E2, Progesteron, Prolaktin, TSH, HbA1c, Glucose im Normbereich, Testosteron: 1,1 µg/l (leicht erhöht).
Verschreibung: *Graphites* C 200, 2 Glob. unter die Zunge.

Verlauf im Jahr 2003

Zwei Wochen nach der *Graphites*-Gabe tritt eine starke Blutung auf. Im weiteren Verlauf irreguläre Zyklen zwischen 45 bis 60 Tagen. Umzug in einen 200 Kilometer entfernten Ort.
Februar 2005: Die Pat. kommt wegen seit sechs Wochen anhaltender Schmierblutung, zunehmender Behaarung und schwieriger Gewichtsreduktion in die Sprechstunde. Verschreibung: *Graphites* C 2002 Glob. unter die Zunge.

Weiterer Verlauf

Krebsvorsorge im Sommer 2005: gutes Allgemeinbefinden. Periodenblutung alle sechs bis sieben Wochen. Stuhlgang regelmäßig. Pat. hat 14 Kilo abgenommen. Verhütung mit Kondomen, eine zweite Schwangerschaft ist frühestens zum Jahresende geplant.
Beobachtungszeitraum: fünf Jahre.

Diskussion

Graphites hat sich in diesem Fall als das heilende Mittel erwiesen, weil die Therapieziele „Schwangerschaft", „Zyklusregulierung" und „Stuhlregulierung" erreicht wurden. Das Überprüfen der Mittelwirkung bei jedem Follow-up hat ergeben, dass *Graphites* immer wieder angezeigt war und eine ausreichende Wirkung erzielte (z.B. Einsetzen der Menstruation nach Amenorrhoe-Phasen), deshalb kein Mittelwechsel außer in Akutsituationen wie (z.B. HNO-Infekt).
Psychisch hat sich die Pat. im Beobachtungszeitraum hauptsächlich durch die Mutterschaft verändert. Der Hirsutismus ist schwer beurteilbar, die Pat. lässt sich hin und wieder epilieren. Die Pat. hat einen stabilen Zyklus von 40 Tagen und fühlt sich damit wohl.

Kasuistik 8-4: Hyperandrogenämie

Margit Mayer

Alter, Aussehen der Patientin

31-jährige Pat. Schlank, dunkles, langes Haar. Hat zu Beginn der Konsultation die Arme vor der Brust verschränkt. Die Stimme ist monoton unmoduliert, hart, kratzend, fast jammernd.
Therapiebeginn: 21. Februar 2000.

Vorgeschichte

Oligomenorrhoe und Akne seit der Menarche, deswegen seit dem 17. Lebensjahr Einnahme von Ovulationshemmern. Seit Absetzen der Ovulationshemmer 1998 wieder Oligomenorrhoe. 1998 wurde vom damaligen Gynäkologen eine Hyperandrogenämie festgestellt. Zum Zeitpunkt der Erstanamnese im Februar 2000 keine erneute Hormonuntersuchung, da Akne und Oligomenorrhoe noch bestanden als sicheres Zeichen dafür, dass die Hyperandrogenämie noch unverändert vorhanden war.

Spontanbericht

Menarche mit 12 Jahren, seither Oligomenorrhoe mit Zyklusabständen von 38 Tagen bis mehreren Monaten, Dysmenorrhoe. Anorgasmie seit der Kohabitarche. Die Pat. friert leicht, hat kalte Hände und kalte Füße. Blähungen. Z.n. Schilddrüsenüberfunktion.

Eigenanamnese

Im Kindesalter wurde ein blauer Naevus aus dem Auge operativ entfernt. Als Kind Ohrenschmerzen und Loch im Trommelfell, das sich spontan verschloss.

Familienanamnese

Großvater (väterlicherseits): Magenkrebs.
Großmutter (väterlicherseits): Rheuma.
Großvater (mütterlicherseits): Mehrere Schlaganfälle. Grauer und grüner Star.
Großmutter (mütterlicherseits): Zöliakie.
Mutter: Kurzsichtig.
Vater: Hepatitis.

Gelenkter Bericht

Allgemeinbefinden: Kalt unangenehm. Warm tut gut. Schnelles Gehen tut gut. Als Beifahrerin im Auto: Müdigkeit, Schwindel, Kopfschmerzen.
Geist und Gemüt: sachlich, handelt überlegt, perfektionistisch. Falls etwas nicht klappt, wird sie etwas ungeduldig. Sparsam. Geheime Wut bei Ungerechtigkeiten, Verleumdung und Geringschätzung. Spricht nur mit einer nahe stehenden Person darüber.
Wenn sie kritisiert wird, macht sie sich selbst Vorwürfe und denkt, sie sei dumm und könne überhaupt keine Leistung bringen. War eine gute Schülerin. Als Kind jähzornig und trotzig.
Kopf: Selten schwarz vor den Augen beim Aufrichten nach langer gebückter Haltung.
Augen: Weitsichtig (beidseits 1,0 dpt). Zeitweise juckende Erytheme der beiden inneren Lidwinkel. Lider morgens geschwollen.
Ohren: Ohrenschmerzen bei Kälte.
Nase: Morgens verstopft mit zähem, gelbem Schleim. Kann nur starke Gerüche wahrnehmen.
Gesicht: Pickel und Mitesser. Schuppenbildung im Bereich der Augenbrauen und Nase.
Kopfhaut: Schuppenbildung und gelegentlicher Juckreiz. Krustenbildung.
Mund, Hals, Zähne: Zeitweise sehr schmerzhafte Risse in den Mundwinkeln. Zahnfleisch zieht sich zurück. Selten Bläschen seitlich an der Zunge. Hals nachts trocken. Geschmackssinn vermindert.
Magen: Abneigung gegen Fleisch, insbesondere gegen Fett am Fleisch. Manchmal unmittelbar nach dem Essen Gefühl, einen Ballon verschluckt zu haben.
Abdomen: Blähungen, Diarrhoe bei Aufregung oder Stress.
Geschlechtsorgane: Oligomenorrhoe. Bei jeder zweiten Periode Dysmenorrhoe mit Kreuzschmerzen, Wundheitsgefühl im Unterbauch. Die Schmerzen beginnen zeitweise drei Tage vor der Blutung, manchmal gleichzeitig mit der Blutung. Am Nabel ein Stechen wie mit einem Messer. Nervosität vor der Blutung. Acht Tage vor der Periode Mastodynie. Anorgasmie, empfindet Geschlechtsverkehr trotzdem als angenehm.
Appetit, Durst: Durstlos.

Diagnostik

Labor: Hyperandrogenämie.
Gynäkologische Untersuchung und vaginaler Ultraschall: Kein pathologischer Befund am Genitale.

Miasmatische Überlegung

Psorisches (Akne, Kopfschuppen) und sykotisches Miasma (Oligomenorrhoe, Dysmenorrhoe) stehen im Vordergrund.

Verschreibung

REPERTORISATION (COMPLETE REPERTORY DEUTSCH)
Magen – Kloßgefühl
Gesicht – Risse, Schrunden – Mundwinkel
Feminin – Menses – spät, zu
Gesicht – Hautausschläge – Augenbrauen, um die
Feminin – Schmerzen – wund, empfindlich – Menses, vor
Feminin – Schmerzen – allgemein – Uterus – Ausdehnung – Nabel, in den
Kopf – Hautausschläge – Schuppen

Sepia C 200 einmalig 2 Glob. Verschreibung aufgrund der Totalität der Symptome.

Follow-up nach sechs Wochen (8. März 2000)

In der ersten Woche nach der Mitteleinnahme Halskratzen, Husten, Schnupfen, Gliederschmerzen und Fieber. Periodenblutung nach 28 Tagen ohne Dysmenorrhoe, keine Pickel, keine Mastodynie, aber Kreuzschmerzen. Kalte Hände und kalte Füße. Weniger Meteorismus. Nase morgens freier.

Verschreibung: *Sepia* C 200 einmalig 2 Glob. gemäß der Kent'schen Reihe. Die Wärmeregulation ist noch beeinträchtigt, ansonsten gute Wirkung von *Sepia*.

Follow-up nach weiteren drei Monaten (3. Juni 2000)

Periodenblutung nach 36, 29, 30 Tagen mit einmaliger Akne. Keine bis leichte Dysmenorrhoe. Kalte Hände und kalte Füße. Nase morgens nur noch selten verstopft.

Verschreibung: *Sepia* M einmalig 2 Glob. gemäß der Kent'schen Reihe. Wärmeregulation noch beeinträchtigt. Zyklus noch nicht stabil, leichte Dysmenorrhoe.

Follow-up nach weiteren fünf Monaten (18. November 2000)

Periodenblutung nach 31, 28, 33, 45, 43 Tagen. Keine bis leichte Dysmenorrhoe. Zeitweise Blähungen nach Kantinenessen. Geringfügige Akne vor der Periode.

Verschreibung: *Sepia* M einmalig 2 Glob. gemäß der Kent'schen Reihe. Die letzten beiden Perioden kamen wieder deutlich verspätet. Pat. fühlt sich insgesamt sehr gut und leistungsfähig.

Follow-up nach weiteren sieben Wochen (6. Januar 2001)

Periodenblutung nach 30, 28 Tagen. Leichte Dysmenorrhoe, leichte Mastodynie. Kalte Hände und kalte Füsse.

Verschreibung: *Sepia* XM einmalig 2 Glob. gemäß der Kent'schen Reihe. Noch leichte Beschwerden. Wärmeregulation noch beeinträchtigt. Es wurde eine Mastopathie bei der Vorsorgeuntersuchung entdeckt.

Follow-up nach weiteren vier Monaten (2. Mai 2001)

Perioden alle vier Wochen. Noch Akne sowie kalte Hände und kalte Füße.

Verschreibung: *Sepia* XM einmalig 2 Glob. gemäß der Kent'schen Reihe. Noch Akne und Störung der Wärmeregulation.

Follow-up nach weiteren sechs Monaten (5. November 2001)

Periode regelmäßig alle vier Wochen, noch Akne, sonst gutes Allgemeinbefinden. **Verschreibung:** *Sepia* CM einmalig 2 Glob. gemäß der Kent'schen Reihe.

Follow-up nach weiteren acht Monaten (6. August 2002)

Pat. hat zwei Wochen zuvor geheiratet. Gravidität in der 7. SSW.

Follow-up nach weiteren vier Monaten (1. Dezember 2003)

Problemlose Schwangerschaft, problemlose Entbindung und ein komplikationsloses Wochenbett. Es erfolgte in dieser Zeit keine Mittelgabe.

Follow-up nach weiteren 30 Monaten (1. März 2005)

Keine Probleme in der Zwischenzeit. Erneute Gravidität in der 7. SSW. Schwere Übelkeit, tägliches Erbrechen. **Verschreibung:** *Sepia* C 200 einmalig 2 Glob. wegen der Emesis.

Follow-up nach weiteren fünf Wochen (11. April 2005)

Kein Erbrechen mehr, keine Übelkeit. Keine Mittelgabe, da die Beschwerden erträglich sind.

Follow-up nach weiteren neun Monaten (2. Januar 2006)

Problemlose Schwangerschaft, Geburt und Wochenbett. Die Pat. stillt noch, sie hat keine gesundheitlichen Probleme.

Beobachtungszeitraum: sechs Jahre.

Diskussion

Sepia hat die Hyperandrogenämie beseitigt. Die Pat. hat ganz regelmäßige Menstruationszyklen, was beweist, dass keine Hormonstörung mehr besteht. Darüber hinaus hat sie keine Akne mehr – ein weiteres Zeichen dafür, dass keine Hyperandrogenämie mehr besteht. Sie wurde zweimal spontan schwanger, was bei Hyperandrogenämie eher selten ist. Die Dysmenorrhoe verschwand. Auch die Wärmeregulation war zuletzt wieder normal.

Kasuistik 8-5: Hyperprolaktinämie

Ute Bullemer

Alter, Aussehen der Patientin

34-jährige, mittelgroße, leicht übergewichtige Pat. mit braunen, lockigen Haaren, auffälliger Blässe und dunklen Augenringen. Sie ist sehr zugewandt und bemüht, alle Fragen genau zu beantworten.

Vorgeschichte

Seit gut einem Jahr besteht bei der Pat. eine milchige Sekretion aus beiden Mamillen bei gleichzeitig ausbleibender Menstruation. Die Überprüfung des Hormonstatus zeigte eine deutliche Hyperprolaktinämie mit Prolaktinwerten von 79 ng/ml. Die Kernspintomographie des Kopfes erbrachte den Befund eines **Mikroprolaktinoms** von vier Millimetern Größe.

Bei bestehendem Kinderwunsch wurde die Pat. zunächst mit dem Prolaktinhemmer Bromocriptin behandelt. Auf die Prolaktinhemmer reagiert sie mit starken Kreislaufproblemen, weshalb das Medikament abgesetzt werden muss. Auch zwei neuere Prolaktinhemmer, Metergolin (Liserdol®) und Cabergolin (Dostinex®), lösten starke Schwindelanfälle aus und wurden ebenfalls abgesetzt. Die Pat. versucht es nun mit einer homöopathischen Behandlung.

Spontanbericht

Die Pat. hat mit 28 Jahren ihren erlernten Beruf aufgegeben und ein Studium aufgenommen, ist seitdem arbeitslos, fühlt sich daher schlecht und möchte der Gesellschaft nicht „auf der Tasche liegen“. Hat den Wunsch, anderen Gutes zu tun, erlebt stattdessen ihre eigene Nutzlosigkeit. Schämt sich dafür.

Pat. ist müde, schlapp und ohne Energie. Fühlt oft eine unerklärliche Traurigkeit und weint viel, besonders seit dem Ausbleiben der Menstruation. Der Trost ihres Mannes hilft ihr. Sie leidet an Schlafstörungen und hat oft den gleichen Traum, dass sie einen kleinen Hasen besitzt, den sie sehr vernachlässigt und nicht füttert. Der Hase weint so laut, dass sie davon aufwacht und ein schlechtes Gewissen hat.

Eigenanamnese

Als Kind Augenoperation wegen Strabismus.

Familienanamnese

Mutter: Gallensteine, Hypertonie.
Vater: Hypertonie.

Anfälligkeiten

Migräne. Als Kind rezidivierende Zystitiden und Tonsillitiden.

Gelenkter Bericht

Kopf: häufig einseitige, links betonte Kopfschmerzen, meist schon morgens beim Aufstehen.
Gesicht: Sehstörungen (Flimmern) während der Kopfschmerzen.
Geschlechtsorgane: Menarche mit 13 Jahren. Menstruation zunächst unregelmäßig, dann alle 30–35 Tage. Nicht starke, aber sehr schmerzhafte Blutung, dunkel, mit kleinen Koageln. Menstruation bleibt des Öfteren aus.
Appetit, Durst: normal.
Nahrungsmittelabneigung: Verträgt kein Fett, bekommt davon Bauchschmerzen.
Frost, Fieber, Schweiß: verfroren, liebt die Wärme.

Beobachtungen des Arztes

Pat. ist auffällig blass und hat dunkle Augenringe.

Diagnostik

Hormonstatus: Prolaktin 79 ng/ml, Estradiol 11 pg/ml.
Zytologie Mamillensekret: Schaumzellen, unauffällig.

Verschreibung

REPERTORISATION (SYNTHESIS 7.0)
Brust – Milch – schwangeren, nicht schwangeren Frauen
Weibliches Genitale – Mens – unterdrückt
Gemüt – Weinen – Mens – unterdrückt
Gemüt – Trost amel.
Kopf – Schmerz – morgens – Aufstehen, beim
Sehen – Flimmern – Kopfschmerz, bei
Allgemeines – Speisen – Fett agg.

Cyclamen C 1000 fünf Glob. als Einmalgabe.

In der Repertorisation überwiegen *Pulsatilla* und *Cyclamen*. Gegen *Pulsatilla* spricht das Verlangen nach Wärme. Ausschlaggebend für *Cyclamen* war das psychische Bild: das Gefühl, die „Pflicht versäumt zu haben", „Unrecht begangen zu haben" und daraus resultierend Traurigkeit und Reue. Dies spiegelt sich in dem Traum vom Hasen wieder, dessen Vernachlässigung ihr ein schlechtes Gewissen macht. Auch das Gefühl, durch ihre Arbeitslosigkeit nutzlos für die Gesellschaft zu sein, passt zum Arzneimittelbild von *Cyclamen*.

Follow-up nach sechs Wochen

Energie ↑, Pat. ist weniger müde und traurig, weint nicht mehr so viel.

Kopfschmerzen ↓, auch das Flimmern vor den Augen hat nachgelassen.

Nach wie vor milchige Sekretion aus den Mamillen.

Menstruation noch nicht wieder eingetreten.

Prolaktinspiegel kaum verändert (Serumspiegel 71 ng/ml).

Strategie: abwarten

Follow-up nach acht Wochen

Menstruation bleibt weiterhin aus, Milchfluss unverändert.

Allgemeinbefinden gut: Energie und Stimmung gut, keine Kopfschmerzen.

Seit einigen Tagen leichte morgendliche Übelkeit und ein Spannen in den Brüsten.

Schwangerschaftstest überraschend positiv.

In der Folge erlebt sie eine komplikationslose Schwangerschaft und Geburt. Die Prolaktinspiegel bleiben unverändert. Ein Kontroll-Kernspin des Kopfes zeigt keine Veränderung des Mikroprolaktinoms.

Diskussion

Erstaunlich ist in diesem Fall, dass die Pat. trotz hoher Prolaktinspiegel schwanger wird. Ganz offensichtlich findet unter *Cyclamen* eine deutliche Regulation statt, die den Prolaktinspiegel jedoch nicht beeinflusst.

Cyclamen und *Pulsatilla* sind nach Erfahrung der Autorin die beiden häufigsten Mittel für die homöopathische Behandlung von Galaktorrhoe und Amenorrhoe bei Hyperprolaktinämie.

Literatur

Alper MM, Penzias AS, Bayer SR: The Boston Ivf Handbook of Infertility, Taylor & Francis Group (2002)

Andersen AN, Gianaroli L, Felberbaum R, de Mouzon J, Nygren KG: Assisted reproductive technology in Europe, 2001. Results generated from European registers by ESHRE, Hum Reprod 2005; 21: 1158–1176

Apridonidze T, Essah PA, Iuorno MJ, Nestler JE: Prevalence and characteristics of the metabolic syndrome in women with polycystic ovary syndrome, J Clin Endocrinol Metab 2005(90):1929–1935

Baillargeon JP, Nestler JE: Polycystic Ovary Syndrome: A Syndrome of Ovarian Hypersensitivity to Insulin?, J Clin Endocrinol Metab 2006 (91):22–24

Beck J, Boothroyd C, Proctor M, Farquhar C, Hughes E: Oral antioestrogens and medical adjuncts for subfertility associated with anovulation, Cochrane Database Syst Rev. 2005(1):CD002249

Bender HG, Diedrich K, Künzel W: Endokrinologie und Reproduktionsmedizin III, 4. Aufl. Urban & Schwarzenberg, München 1998

Coccia ME, Comparetto C, Bracco GL, Scarselli G: GnRH antagonists. Eur J Obstet Gynecol Reprod Biol 2004(115):44–56

Daya S et al.: Advances in Fertility And Reproductive Medicine: Proceedings of the 18th World Congress on Fertility and Sterility Held in Montreal (23–28 May 2004), Intern. Congress Series, Elsevier Science Health Science Div (2004)

Devroey P, Bourgain C, Macklon NS, Fauser BC: Reproductive biology and IVF: ovarian stimulation and endometrial receptivity, Trends Endocrinol Metab 2004(15):84–90

Diamanti-Kandarakis E, Alexandraki K, Protogerou A, Piperi C, Papamichael C, Aessopos A, Lekakis J, Mavrikakis M: Metformin administration improves endothelial function in women with polycystic ovary syndrome, Eur J Endocrinol 2005(152):749–756

Döhmen G: Assistierte reproduktionsmedizinische Techniken (ART): Inwieweit ist das Fehlbildungsrisiko erhöht?, gyne 26, 2005(2): 21–24

Duschek KJ, Wirth H: Kinderlosigkeit von Frauen im Spiegel des Mikrozensus Eine Kohortenanalyse der Mikrozensen 1987 bis 2003, Statistisches Bundesamt, www.destatis.de/download/d/wista/kinderlosigkeit.pdf (2005)

El-Nemr A, Al-Shawaf T, Sabatini L, Wilson C, Lower AM, Grudzinskas JG: Effect of smoking on ovarian reserve and ovarian stimulation in in-vitro-fertilization and embryo-transfer, Hum Reprod 1998(13): 2192–2198

Fedorcsak P, Dale PO, Storeng R, Ertzeid G, Bjercke S, Oldereid N et al.: Impact of overweight and underweight on assisted reproduction treatment, Hum Reprod 2004(19):2523–2528

Forman RG, Frydman R, Egan D, Ross C, Barlow DH. Severe ovarian hyperstimulation syndrome using agonists of gonadotropin-releasing hormone for in vitro fertilization: a European series and a proposal for prevention, Fertil Steril 1990(53):502–509

Gardner DK, Weissman A, Howles CM, Shoham Z: Textbook of Assisted Reproductive Techniques, 2nd Ed., Taylor & Francis, London 2004

Gerhard I., Reimers G., Keller C., Schmück M. Weibliche Fertilitätsstörungen: Homöopathie versus Hormontherapie. Therapiewoche 19 93(43/48):2582 – 2588

Goerke K, Steller J, Valet A: Klinikleitfaden Gynäkologie Geburtshilfe, 6. Aufl., Urban & Fischer 2003

Hansen M, Bower C, Milne E, de Klerk N, Kurinczuk JJ. Assisted reproductive technologies and the risk of birth defects – a systemic review, Hum Reprod 2005(20):328 – 338

Jansen RP: The effect of female age on the likelihood of a live birth from one in-vitro-fertilisation treatment, Med J Aust 2003(178): 258-261

Johnson NP, Mak W, Sowter MC: Surgical treatment for tubal disease in women due to undergo in vitro fertilisation. Cochrane Database Syst Rev 2004(3):CD002125

Keck C, Neulen J, Behre HM, Breckwoldt M: Endokrinologie, Reproduktionsmedizin, Andrologie, 2. Aufl. Thieme, Stuttgart 2002

Kidd SA, Eskenazi B, Wyrobek AJ: Effects of male age on semen quality and fertility: a review of the literature, Fertil Steril 75, 2001 (2):237 – 248

Klonoff-Cohen H: Female and male lifestyle habits and IVF: what is known and unknown, Hum Reprod Uptake 2005(11):179 – 203

Krebs D, van der Ven H: Aktuelle Reproduktionsmedizin, Thieme, Stuttgart 1999

Leiblum, S.R (ed.) (1997) Infertility- Psychological Issues and Counseling Strategies. New York: John Wiley

Leridon H: Can assisted reproduction technology compensate for the natural decline in fertility with age? A model assessment, Hum Reprod 2004(19):1548 – 1553

Levitas E, Lunenfeld E, Har-Vardi I, Albotiano S, Sonin Y, Hackmon-Ram R et al.: Blastocyst-stage embryo transfer in patients who failed to conceive in three or more day 2-3 embryo transfer cycles: a prospective, randomized study, Fertil Steril 2004(81):567 – 571

Lyons CA, Wheeler CA, Frishman GN, Hackett RJ, Seifer DB, Haning RV: Early and late presentation of the ovarian hyperstimulation syndrome: two distinct entities with different risk factors, Hum Reprod 1994(5):792 – 799

Nagele F, Sator MO, Juza J, Huber JC: Successful pregnancy resulting from in-vitro matured oocytes retrieved at laparoscopic surgery in a patient with polycystic ovary syndrome: case report, Hum Reprod 2002(17):373 – 374

Ng EH, Yeung WS, So WW, Ho PC: An analysis of ectopic pregnancies following in vitro fertilisation treatment in a 10-year period, J Obstet Gynecol 1998(18):359 – 364

Nieschlag E, Behre HM: Andrologie. Reproduktive Gesundheit des Mannes. Springer, Heidelberg1996

Oliveira JB, Martins AM, Baruffi RL, Mauri AL, Petersen CG, Felipe V et al.: Increased implantation and pregnancy rates obtained by placing the tip of the transfer catheter in the central area of the endometrial cavity, Reprod Biomed Online 2004(9):435 – 441

Palomba S, Russo T, Orio F, Jr., Falbo A et al.: Uterine effects of metformin administration in anovulatory women with polycystic ovary syndrome, Hum Reprod 2006(21):457 – 465

Papanikolaou EG, Tournaye H, Verpoest W, Camus M, Vernaeve V, Van Steirteghem A, Devroey P: Early and late ovarian hyperstimulation syndrome: early pregnancy outcome and profile, Hum Reprod 2005(3):636 – 641

Paulus WE, Zhang M, Strehler E, El-Danasouri I, Sterzik K: Influence of acupuncture on the pregnancy rate in patients who undergo assisted reproduction therapy, Fertil Steril 2002(77):721 – 724

Penzias AS: Luteal phase support, Fertil Steril 2002(77):318 – 323

Poehl M, Bichler K, Wicke V, Dorner V, Feichtinger W: Psychotherapeutic counseling and pregnancy rates in in vitro fertilization, J Assist Reprod Genet 1999(16):302 – 305

Poehl M, Holagschwandtner M, Bichler K, Krischker U, Jurgen S, Feichtinger W: IVF-patients with nonmale factor "to ICSI" or "not to ICSI" that is the question?, J Assist Reprod Genet 2001(18): 205 – 208

Ponjaert-Kristoffersen I, Bonduelle M, Barnes J, Nekkebroeck J, Loft A, Wennerholm UB et al.: International collaborative study of intracytoplasmic sperm injection-conceived, in-vitro-fertilization-conceived, and naturally conceived 5-year-old child outcomes: cognitive and motor assessments, Pediatrics 2005(115):283 – 289

Proctor JG, Blackhurst DW, Boone WR: Does seasonality alter intrauterine insemination outcomes: a 5-year study, J Assist Reprod Genet 2004(7):263 – 270

Rice S, Christoforidis N, Gadd C, Nikolaou D, Seyani L, Donaldson A, Margara R, Hardy K, Franks S: Impaired insulin-dependent glucose metabolism in granulosa-lutein cells from anovulatory women with polycystic ovaries, Hum Reprod 2005(20):373 – 381

Rossing MA, Tang MT, Flagg EW, Weiss LK, Wicklund KG: A case-control study of ovarian cancer in relation to infertility and the use of ovulation-inducing drugs, Am J Epidemiol 2004 (160):1070 – 1078

Rufas-Sapir O, Stein A, Orvieto R, Avrech OM, Kotler N, Pinkas H, Bar J, Fisch B: Is assisted hatching beneficial in patients with recurrent implantation failures?, Clin Exp Obstet Gynecol 2004(2):110 – 112

Sallam H, Garcia-Velasco J, Dias S, Arici A. Long-term down-reagulation before in vitro fertilization (IVF) for women with endometriosis, Cochrane Datebase Syst Rev 2006(25):CD004635

Sallam HN: Assisted hatching, Minerva Ginecol 2004(56):223 – 34

Soliman S, Daya S, Collins J, Hughes EG: The role of luteal phase support in infertility treatment: a meta-analysis of randomized trials, Fertil Steril 1994(61):1068 – 1076

Stadtmauer LA, Wong BC, Oehninger S: Should patients with polycystic ovary syndrome be treated with metformin? Benefits of insulin sensitizing drugs in polycystic ovary syndrome beyond ovulation induction, Hum Reprod 2002(17):3016 – 3026

Steck T: Praxis der Fortpflanzungsmedizin, Schattauer, Stuttgart 2001

Steptoe PC, Edwards RG: Birth after reimplantation of a human embryo, Lancet 1978(2):366

Surrey ES, Silverberg KM, Surrey MW, Schoolcraft WB: Effect of prolonged gonadotropinreleasing hormone agonist therapy on the outcome of in vitro fertilization-embryo transfer in patients with endometriosis, Fertil Steril 2002(78):699 – 704

Swan SH, Elkin EP, Fenster L: The question of declining sperm density revisited: an analysis of 101 studies published 1934 – 1996, Environ Health Perspect 108, 2000(10):961 – 6

The Practice Committee of the American Society for Reproductive Medicine: Ovarian hyperstimulation syndrome, Fertil Steril 2003(80): 1309-1314

Wang JX, Davies M, Norman RJ: Body mass and probability of pregnancy during assisted reproduction treatment: retrospective study, BMJ 2000(321):1320 – 1321

Watson A, Vandekerckhove P, Lilford R, Vail A, Brosens I, Hughes E: A meta-analysis of the therapeutic role of oil soluble contrast media at hysterosalpingography: a surprising result?, Fertil Steril 61, 1994(3): 470 – 477

Wilcox AJ, Dunson D, Baird DD: The timing of the „fertile window" in the menstrual cycle: day specific estimates from a prospective study, BMJ 2000(321):1259 – 1262

Wilding M, Forman R, Hogewind G, Di Matteo L, Zullo F, Cappiello F, et al: Preimplantation genetic diagnosis for the teatment of failed in vitro fertilization-embryo transfer and habitual abortions, Fertil Steril 2004(81):1302 – 1307

Zhang X, Chen CH, Confino E, Barnes R, Milad M, Kazer RR: Increased endometrial thickness is associated with improved treatment outcome for selected patients undergoing in vitro fertilization-embryo transfer, Fertil Steril 2005(83):336 – 340

Homöopathische Literatur

Allen JH: Die chronischen Miasmen, Barthel & Barthel, Schäftlarn 1996

Allen TF: The Encyclopedia of Pure Materia Medica, Bd. 4, Repr. Jain B. Publishers, New Delhi 1982

Clarke JH: Der neue Clarke – Eine Enzyklopädie für den homöopathischen Praktiker. Übers. v. Vint P. Stefanovic, Bielefeld 1996

Clarke JH: Der neue Clarke – Eine Enzyklopädie für den homöopathischen Praktiker. Übers. v. Vint P. Stefanovic, Bielefeld 1992

Coulter CR: Portraits homöopathischer Arzneimittel I, 4. Aufl., Haug, Heidelberg 2004

Gerhard I., Ganzheitliche Diagnostik und Therapie bei Infertilität, Zeitschrift Erfahrungsheilkunde 1993:3

Hahnemann S: Die Theorie der chronischen Krankheiten. Barthel & Barthel, Schäftlarn 1982

Hahnemann S: Organon der Heilkunst. Standardausgabe der 6. Aufl, hrsg. u. bearb. v. Schmidt JM. Haug, Heidelberg 1999

Hahnemann S: Reine Arzneimittellehre (6 Bde.). Haug, Heidelberg 1991

Kent JT: Homöopathische Arzneimittelbilder, Haug, Heidelberg 1998

Kent JT: Neue Arzneimittelbilder der homöopathischen Materia medica. Haug, Heidelberg 1997

Kent JT: Zur Theorie der Homöopathie. Vorlesungen über Hahnemanns Organon, Haug, Stuttgart 1996

Laborde Y, Risch G: Die hereditären chronischen Krankheiten. Müller & Steinicke, München 1998

Mangialavori M: Seminarmitschrift (Umbelliferen-Seminars 1997 auf Capri)

Mezger J: Gesichtete Homöopathische Arzneimittellehre. Haug, Heidelberg 1997

Sankaran R: Die Seele der Heilmittel, Homoeopathic Medical Publishers, Mumbai 2000

Sankaran R: Die Substanz der Homöopathie, Homeopathic Medical Publishers, Mumbai 1996

Vithoulkas G: Materia Medica Viva. Burgdorf, Göttingen 1992 – 2002 (Bd. I – IX), Elsevier/Urban & Fischer, München 2005 (Bd. X)

Voisin H: Materia medica des homöopathischen Praktikers, Haug, Heidelberg 1996

9 Kontrazeption

FERTILE FRAU

9.1 Begriffsbestimmung

Synonyme: Empfängnisverhütung, Antikonzeption. Kontrazeption ist die **Verhinderung der Befruchtung einer Eizelle durch eine Samenzelle.**

Pearl-Index: Zahl der ungewollten Schwangerschaften pro 100 gebärfähiger Frauen, die eine Methode ein Jahr lang anwenden, das entspricht 1200 Anwendungsmonaten.

Tab. III.9-1: Übersicht zur Sicherheit kontrazeptiver Maßnahmen

Kontrazeptive Maßnahme	Pearl-Index	☞ Kapitel
Intrauterinsystem (Mirena®) (M)	0,1	III.9.5.4
„Pille"(M)	0,2–0,5	III.9.5.1
Tubenligatur (M)	0,3–0,5	III.9.4.2
Minipille (M)	0,3–3	III.9.5.3
Temperaturmethode (M)	0,1–1,2	III.9.2.1
Depotgestagene (M)	0,1–1,2	III.9.5.4
Vaginalring (NuvaRing®) (M)	0,2–3	III.9.5.2
Intrauterinpessar (M)	0,3–3	III.9.3.6
Vaginalschwamm (M)	0,8–2,2	III.9.3.3
Symptoth. Methode (G)	2,2	III.9.2.2
Schleimmethode (Billings-Methode) (M)	1,2–3	III.9.2.3
Kondom (M)	3–3,6	III.9.3.5
Diaphragma (M)	2–6	III.9.3.1
Spermizide (M)	4–6	III.9.3.4
Zykluscomputer (G)	6	III.9.2.6
Portiokappe (G)	7	III.9.3.2
Coitus interruptus (G)	10-20	III.9.2.7
Kalender-Methode (Knaus-Ogino) (G)	8–30	III.9.2.4
Verhütungspflaster (M)	0,9	III.9.5.2
Postkoitalpille („Pille danach")	–	III.9.6.1
Postkoitale IUP-Insertion	–	III.9.6.2

(M): Methodensicherheit
(G): Gebrauchssicherheit

Lifetable-Analyse: Überlebenskurve von Studienteilnehmern (v.a. Publikationen der onkologischen Forschung). Dabei werden diejenigen Teilnehmer in Prozent angegeben, die nach einem Jahr beispielsweise nicht-schwanger überleben (12-Monate-Lifetable). Der Vorteil einer solchen Analyse ist, dass jederzeit Teilnehmer ein- und aussteigen können.

9.2 Natürliche Empfängnisverhütung

Unter natürlicher Empfängnisverhütung sind diejenigen Verhütungsmethoden zusammengefasst, die auf der biologischen Tatsache beruhen, dass Frauen nur für eine relativ kurze Zeit im Zyklus fertil sind (Methoden der periodischen Abstinenz). Die fruchtbare bzw. unfruchtbare Zeit in ihrem Zyklus kann jede Frau durch **Selbstbeobachtung** oder mit einfachen Hilfsmitteln selbst feststellen. Eine weitere biologische Voraussetzung ist die **zeitlich begrenzte Befruchtungsfähigkeit von Ei- und Samenzelle.**
Voraussetzung für die Wirksamkeit der Methoden der Natürlichen Familienplanung (NFP) ist, dass Paare motiviert sind, in dieser Zeit keinen oder nur geschützten Geschlechtsverkehr zu praktizieren, wenn sie verhüten wollen. Es hat sich gezeigt, dass zwei Faktoren die Effektivität dieser Methoden entscheidend beeinflussen:

- Motivation der Paare,
- Standards der Vermittlung.

Dies zeigt sich unter anderem darin, dass sich die Fehlerraten in Effektivitätsstudien in verschiedenen Ländern stark unterscheiden (Raith et al. 1999).
Je nach den Symptomen oder Körperzeichen, die eine Frau beobachtet, wurden verschiedene Methoden entwickelt und propagiert (☞ III.9.2.1 – III.9.2.4). Zur Beurteilung ihrer Wirksamkeit werden Pearl Index oder Lifetable-Analyse (s.o.) herangezogen. Allerdings existieren bis heute nur wenige randomisierte kontrollierte Studien, die eine Aussage zur Wirksamkeit unter dieser Voraussetzung erlauben (Grimes et al. 2004).

Natürliche Familienplanung (NFP)

Will eine Frau nicht schwanger werden, so muss sie in der fruchtbaren Zeit **abstinent** sein oder darf nur geschützten Verkehr haben. Will sie schwanger werden, kann sie mithilfe der NFP den optimalen Zeitpunkt für die Empfängnis herausfinden. Im Gegensatz zu anderen Methoden der Familienplanung, die entweder eine Schwangerschaft verhindern sollen oder darauf angelegt sind, eine Schwangerschaft zu fördern, kann die Natürliche Familienplanung beides. Voraussetzung ist die Mitarbeit des Partners. (Arbeitsgruppe NFP 2005).

Die fruchtbare Zeit wird als **fertiles Fenster** (fertile window) bezeichnet. Im Zyklus hat die Zeit vor dieser fruchtbaren Zeit eine andere Bedeutung als die Zeit danach: Vor dem Eisprung ist die Frau zwar auch eine gewisse Zeit nicht fruchtbar, jedoch wird innerhalb dieses Zyklus noch ein befruchtungsfähiges Ei entstehen, sodass die Frau theoretisch schwanger werden kann, wenn Samenfäden extrem lange Zeit überleben. Man bezeichnet diesen Teil des Zyklus deswegen als **relativ infertile** Phase. Im Gegenzug steht nach dem Eisprung kein befruchtungsfähiges Ei mehr zur Verfügung. Auch wenn Samenfäden vorhanden sind, die befruchten können, kann es zu keiner Schwangerschaft mehr kommen. Man nennt diese Phase **absolut infertile Phase.**

Alle Methoden der Natürlichen Familienplanung müssen bestimmte biologische Gegebenheiten in die Kalkulation einbeziehen: Eine **menschliche Eizelle** ist nur 12–18 Stunden befruchtungsfähig. **Spermatozoen** sind – je nach Art der Umgebung – wesentlich länger befruchtungsfähig. Im Zervikalschleim können Samenfäden bis zu fünf Tage lang befruchtungsfähig bleiben, in Sonderfällen (besonders guter Zervikalschleim, besonders vitale Samenfäden) sogar noch ein bis zwei Tage länger.

Der weibliche Zyklus

- **Östrogenwirkung:** Östrogene wirken auf die Sekretion im Bereich der Gebärmutter, insbesondere des Gebärmutterhalskanals. Unter ansteigendem Östrogeneinfluss wird dort immer mehr Zervikalschleim gebildet, der zunehmend Konsistenz, Erscheinen sowie physikalische und chemische Eigenschaften ändert. Zum Zeitpunkt des Eisprungs wird der qualitativ beste Zervikalschleim gebildet, der bei Schleimbeobachtung normalerweise leicht zu identifizieren ist.

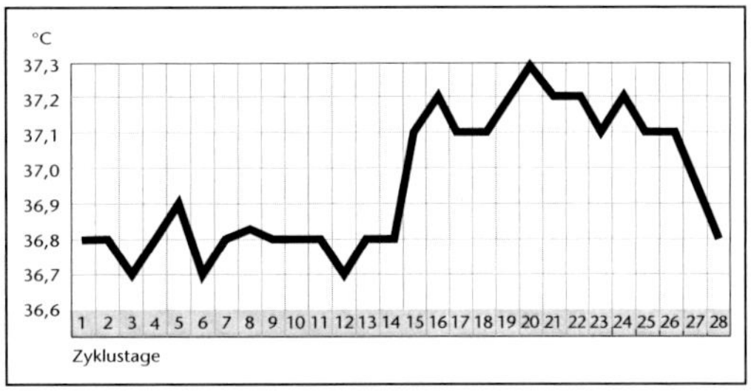

Abb. III.9-1: Basaltemperaturkurve.

- **Gestagenwirkung:** Der Anstieg der Körpertemperatur nach dem Eisprung ist eine Progesteronwirkung. In jedem ovulatorischen Zyklus steigt die Körpertemperatur nach dem Eisprung um 0,2–0,4 °C an. Das zeitliche Verhältnis des Temperaturanstiegs zur Ovulation ist jedoch nicht bei jeder Frau gleich. Normalerweise beginnt der Anstieg ca. einen Tag nach dem Eisprung. Es gibt aber auch bestimmte Veränderungen bei der Frau (z. B. relativ häufig beim Syndrom der polycystischen Ovarien, ☞ III.8.2.3), die diesen Anstieg etwas früher bzw. später erfolgen lassen.
- **Andere Zyklusphänomene:** Das Spannen der Brust ist ein Phänomen, dass meistens in der zweiten Zyklushälfte beobachtet wird. Manche Frauen können es regelmäßig beobachten und können so ihren Zyklus beurteilen. Um den Eisprung herum steigt die Portio in der Scheide nach oben. Dieses Phänomen ist für die Frau deutlich tastbar. Ursache ist z. B. eine veränderte Anspannung der Beckenbodenmuskulatur.

Methoden der NFP

Die veränderte Körpertemperatur und die Schleimbildung sind die herausragenden Symptome, anhand derer die einzelnen Methoden der NFP (☞ Tab. III.9-2) unterschieden werden:

- **Temperaturmethode (TM)**, die mit den Namen Döring, Muchalski und Thyma verbunden wird.
- Die von Billings propagierte **Schleim-** oder **Ovulationsmethode (OM).**

Tab. III.9-2: Methoden der Natürlichen Familienplanung

Methode	Autoren	Abkürzung
Temperaturmethode	Döring 1949, Thyma 1998	TM
Symptothermale Methode	Rötzer 1968, AG NFP 2005	STM
Schleim- bzw. Ovulationsmethode (Billings-Methode)	Billings 1964	OM
Kalendermethode (Knaus-Ogino)	Knaus 1933, Ogino 1932	KM

- Die **symptothermale Methode (STM)** als Kombination aus TM und OM, die vor allem in Europa verbreitet ist und nach Einführung durch Rötzer ständig weiterentwickelt wurde.
- Die so genannte **Kalender-** oder **Knaus-Ogino-Methode (KM)** ist medizinhistorisch interessant, wird aber heute nicht mehr empfohlen. Trotz der geringen Sicherheit ist die KM die am häufigsten angewandte periodische Abstinenzmethode zur Empfängnisverhütung.

„Birth spacing"

Im Sinne des „birth spacing" (Abstand zwischen zwei Geburten) ist das **Stillen** weltweit die bedeutendste Verhütungsmethode. Untersuchungen zur LAM-Methode (Lactational amenorrhoea method) haben gezeigt, dass bei Frauen, die nach der Geburt voll stillten und noch keine Periode hatten, die Effektivität dieser Methode innerhalb der ersten sechs Monate nach der Entbindung bei ≥ 99% liegt (Labbok et al. 1997, Vekemans 1997).

9.2.1 Temperaturmethode

Die Temperaturmethode basiert auf der Beobachtung und Auswertung des **Anstiegs der Körpertemperatur** nach dem Eisprung (ca. 0,2–0,4 °C). Auslöser der Temperaturerhöhung ist ein Anstieg des **Progesteronspiegels** im Serum, der normalerweise ein bis drei Tage nach dem Eisprung auftritt. Die erhöhte Körpertemperatur bleibt bis zur nächsten Periode bestehen.

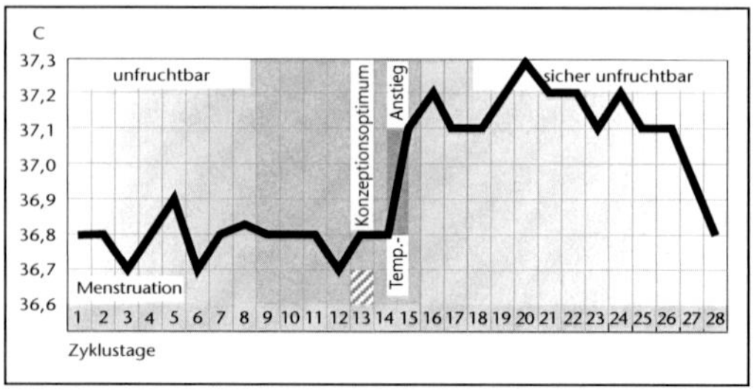

Abb. III.9-2: Berechnung der fruchtbaren und unfruchtbaren Tage (Temperaturmethode).

Postovulatorisch unfruchtbare Zeit

Bei der **strengen Auslegung** der Temperaturmethode werden nur die Tage nach der Ovulation, nachdem die Temperatur angestiegen ist, als sicher unfruchtbar gewertet. Es gilt die Regel, dass die postovulatorisch unfruchtbare Zeit am Abend des dritten Tages mit erhöhter Körpertemperatur (mindestens 0,2 °C) beginnt.

Präovulatorisch unfruchtbare Zeit

Bei der **großzügigeren Form** der Temperaturmethode gibt es auch präovulatorisch unfruchtbare Zeiten, die mittels Auswertung der letzten sechs bzw. zwölf Zyklen ermittelt werden. Dabei sind sechs Zyklen das Minimum für eine relativ sichere Berechnung. Präovulatorisch werden von dem frühesten Tag des Temperaturanstiegs in den letzten sechs bis zwölf Monaten acht Tage abgezogen. Der so bestimmte Tag (Tag minus 8) ist der letzte unfruchtbare Tag vor der Ovulation.
Beispiel: frühester Tag mit Temperaturanstieg (mind. 0,2 °C) war z. B. Tag 11. Minus 8 Tage = Tag 3 (nach Periodenbeginn).
Pearl-Index: 0,1–1,2 (Methodenfehler), 0,3–6,6 (Gebrauchsfehler) (Raith et al. 1999).

9.2.2 Symptothermale Methode (STM)

Beginn und Ende der fruchtbaren Zeit werden bei der STM mittels zweier Indikatoren festgelegt: **Basaltemperatur** und beobachtbare **Zervixschleimbildung** (Arbeitsgruppe NFP 2005, Raith et al. 1999). Der **Beginn** der fruchtbaren Zeit richtet sich danach, welches der beiden Symptome zuerst beobachtet wird. Errechnet sich der Tag z. B. am 6. Zyklustag,

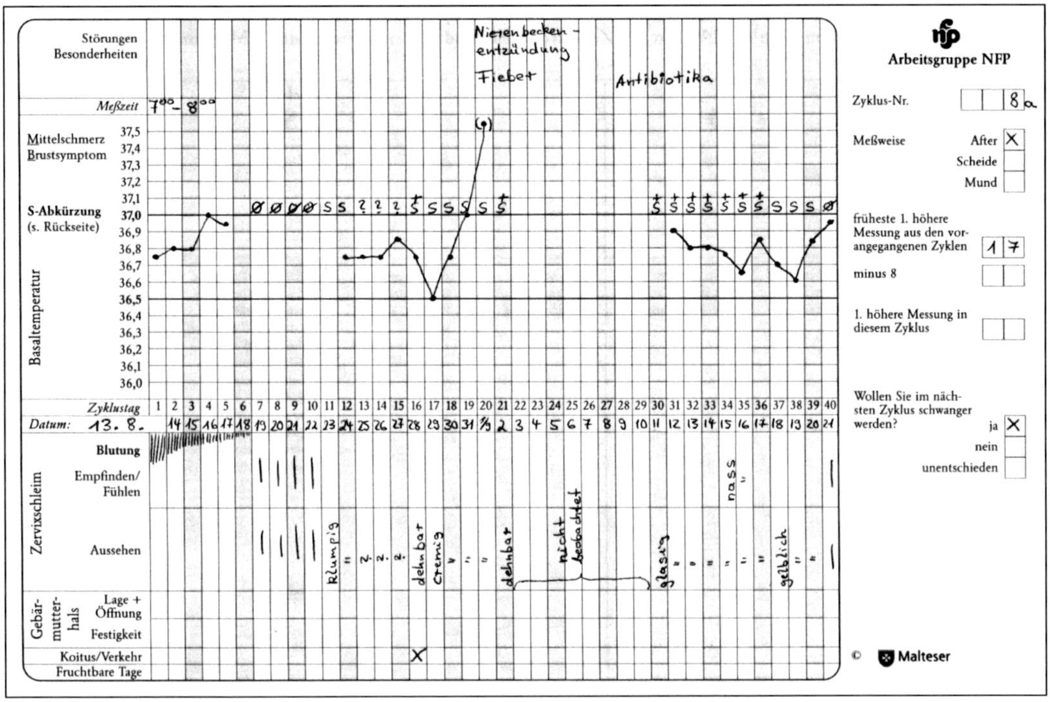

Abb. III.9-3: Zyklusblatt zur Dokumentation der symptothermalen Methode. Eingetragen werden Aufwachtemperatur, Schleimbeobachtung und Zyklusbesonderheiten (Arbeitsgruppe NFP 1994).

die Frau kann aber bereits am 5. Zyklustag Schleim beobachten, so ist der erste fruchtbare Tag der 5. Zyklustag. Das **Ende** der fruchtbaren Zeit wird ebenfalls durch Basaltemperatur und Zervixschleimsymptom festgelegt – je nachdem, welcher Indikator als letzter zu beobachten ist.

Effektivität und Akzeptanz der symptothermalen Methode zur Verhütung von Schwangerschaften wurden in Studien mit bis zu 21000 Verhüter-Zyklen getestet (Raith et al. 1999, dort im Anhang: Übersicht über die internationalen Studien zur Sicherheit der Natürlichen Familienplanung). Die Methode un-

Tab: III.9-3: Effektivität der symptothermalen Methode gemäß Lifetable-Analyse (Stand 8/2005)

Zyklus-Nr.	Anzahl Schwangerschaften	Rate nicht schwanger in %	Schwangerschaftsraten in %	Konfidenz-Intervalle (+/-)
1	0	100	0	0
3	1	99,9	0,1	0,1
6	6	99,34	0,66	0,27
9	15	98,2	1,8	0,46
12	17	97,89	2,11	0,51
13	18	97,7	2,3	0,54
24	24	96,36	3,64	0,76
36	27	95,13	4,87	1,03

terliegt der Kontrolle durch eine prospektive Verlaufsstudie (Frank-Herrmann et al. 1997), in deren Verlauf sich eine **Gebrauchssicherheit** von 2,11% nach der Lifetable-Analyse (s.o.) ergeben hat (☞ Tab. III.9-3). Die Anwender der STM nehmen in den Randbereichen, d.h. am Beginn und Ende der fertilen Zeit, bewusst das erhöhte Schwangerschaftsrisiko in Kauf, wobei die Konzeptionswahrscheinlichkeit in diesen Randbereichen natürlich sehr niedrig ist.

Pearl-Index: 2,2. Ein Maß für die Effektivität der STM gibt Tabelle III.9-3, die im August 2005 aus der deutschen Datenbank berechnet wurde. Der Analyse lagen die Daten von 1069 Frauen mit 23 291 Zyklen zugrunde.

9.2.3 Schleimmethode

Synonyme: Ovulationsmethode, Billings-Methode.

Weltweit bekannt gemacht wurde diese Methode in den 60er Jahren von dem Neurologen Billings und seiner Ehefrau. Direkt nach der Periode empfindet die Frau Trockenheit am Scheideneingang („Dry days"). Unter dem Einfluss steigender Östrogenspiegel wird zunehmend Zervikalschleim produziert, den die Frau am Scheidenausgang als Feuchtigkeit, Schleim oder feuchtes Gefühl feststellen kann. Als Verhütungsmethode erfordert die Ovulationsmethode **sexuelle Abstinenz** nur an den Tagen, an denen Abgang von Schleim oder die entsprechende Sensation am Scheidenausgang beobachtbar ist. Das Schleimsymptom setzt i.d.R. fünf bis sechs Tage vor dem Eisprung ein und verschwindet etwa ein bis zwei Tage nach erfolgter Ovulation wieder. Die Beobachtung des Schleimsymptoms muss erlernt werden.

Pearl-Index

Angaben über die Effektivität der Schleimmethode sind kontrovers. Es werden Methodenfehler zwischen 1,2 und 3 Pearl-Index, die Gebrauchsfehlerrate der Methode wird in verschiedenen Studien mit Werten zwischen 5,5 und 34,9 Pearl-Index als sehr hoch angegeben (Raith et al. 1999).

9.2.4 Kalendermethode (Knaus-Ogino)

Die Methode nach Knaus-Ogino berechnet die fertilen bzw. nicht fertilen Phasen anhand der Daten der vorangegangenen sechs bis zwölf Zyklen. Je mehr Zyklen zugrunde gelegt werden, umso zutreffender wird die Angabe, was den individuellen Zyklus der Frau betrifft. Ogino (1932) nahm zur Berechnung der von ihm angegebenen Zeitspanne eine maximale Lebenszeit der Spermien von drei Tagen an. Knaus (1933) legte als fruchtbare Phase die Zeitspanne von drei Tagen vor der Ovulation bis einen Tag nach der Ovulation fest. Um den Schwankungen der Zyklen gerecht zu werden, empfahl später Marshall (Raith et al.1999) zur Berechnung der fruchtbaren Phase die Formel:

Kürzester Zyklus minus 18 = erster fruchtbarer Tag – längster Zyklus minus 10 = letzter fruchtbarer Tag.

Trotz der hohen Fehlerrate ist die KM nach Knaus-Ogino von allen periodischen Abstinenzmethoden die am häufigsten genutzte. Die großen Schwankungsbreiten der Zyklen sowie unerwartete Einflüsse auf die Zyklusdauer sind verantwortlich für die relativ schlechte Sicherheit der Kalendermethode.

Pearl-Index

Die Methodensicherheit wird nur in sehr wenigen Publikationen beurteilt. Die Gebrauchssicherheit schwankt zwischen 5,9 und 47 Pearl-Index.

9.2.5 Vor- und Nachteile der Methoden der periodischen Abstinenz

Hinsichtlich der Forschungs- und Entwicklungsergebnisse der vergangenen 25–30 Jahre lässt sich feststellen, dass die strenge Form der Temperaturmethode (☞ III.9.2.1) und die symptothermale Methode (☞ III.9.2.2). zu den zuverlässigsten kontrazeptiven Methoden überhaupt gehören. Dies steht nicht im Widerspruch mit den niedrigen Pearl-Indices hormoneller Kontrazeptiva wie z.B. Pille (☞ Tab. III.9-1), da die Angaben zu den Methoden der periodischen Abstinenz die **Gebrauchssicherheit** betreffen, während bei der Pille erstaunlicherweise immer nur die **Methodensicherheit** angegeben wird. Die Gebrauchssicherheit der Pille – auf die Jahre berechnet – liegt nach Angaben aus den USA bei einem Pearl-Index von 5–7, wohl vor allem deswegen, weil die Frauen die Gebrauchanweisungen nicht genau lesen, wo z. B. eine Durchfallerkrankung als Sicherheitsrisiko bei der Pillenanwendung aufgeführt ist. Somit sind vor allem diese Methoden der Natürlichen Familienplanung nicht nur für Paare interessant, denen aus religiösen oder weltanschaulichen Gründen andere Methoden nicht zugänglich sind, sondern auch für diejenigen, für die bei der Wahl der Kontrazeptionsmethode neben der Sicherheit (☞ Tab. III.9-3) geringe Nebenwirkungen sowie u. U. die geringen Kosten von Bedeutung sind. Von der Schleim- bzw. Ovulationsmethode (☞ III.9.2.3) und von der Kalendermethode (☞ III.9.2.4) ist wegen mangelnder Zuverlässigkeit abzuraten.

Tab. III.9-4: Beurteilungskriterien für NFP-Methoden (nach Döring 1988)

Vorteile	Nachteile
Hohe Zuverlässigkeit (TM, STM)	Geringe Zuverlässigkeit (OM, KM)
Unschädlichkeit	Abstinenz für junge Paare schwierig
Geringer Aufwand	Akzeptabilität eingeschränkt, da wenig Vertrauen (Anwendungsnachteil)
Keine Probleme mit Verträglichkeit	Hohe Versagerquote bei mangelnder Compliance (wenn z. B. der Partner nicht mitmacht)
Keine Nebenwirkungen	Hohe Versagerquote bei schlechter Vermittlung (Teaching-failure)
Keine Beeinträchtigung der späteren Fertilität	Tägliches Temperaturmessen unbequem
Akzeptabilität gut, wenn Partner kooperiert	Schwer durchführbar während der Stillperiode
Keine Kosten	Schwer durchführbar bei starken Zyklusunregelmäßigkeiten

9.2.6 Zykluscomputer

Mit technischen Hilfsmitteln können Frauen zyklusabhängige Körperveränderungen beobachten, die sich der natürlichen Betrachtung entziehen. Die eingesetzten Messgeräte stellen teilweise direkte Zyklusmarker, teilweise indirekte Zyklusmarker fest (Martinez et al. 1995). Das Gerätespektrum reicht von einfachen Geräten bis zum hochkomplizierten Computer. Als Algorithmen dienen Daten der Körperphysiologie bzw. Beobachtungen, die bei den originären NFP-Methoden gemacht wurden (☞ III.9.2.1–III.9.2.4). Die beobachteten Veränderungen werden Zyklusveränderungen zugeordnet, die im Lauf des Wachstums einer Eianlage oder verknüpft mit dem Eisprung oder der Entwicklung des Gelbkörpers zu beobachten sind.

Hormon-Computer

Gerät mit vorprogrammierten physiologischen Hormonwerten und Zyklusverläufen, das anhand von Urinteststreifen Hormonmessungen an bestimmten Zyklustagen durchführt. Mittels Knopfdruck wird dem Gerät der Menstruationsbeginn mitgeteilt. Danach teilen rote bzw. grüne Indikatorlampen der Anwenderin mit, ob das Gerät sie für fruchtbar bzw. unfruchtbar hält. Ein gelbes Signal fordert die Anwenderin an bestimmten Tagen auf, einen Streifen-Urintest durchzuführen (Estriol-Glucuronid- und LH-Messung).

In einer prospektiven Multicenter-Studie wurde 1997 und 1998 der Prototyp des Gerätes Persona® der Firma Unipath untersucht. Von 710 Frauen wurden 7209 Zyklen erfasst. Es traten 169 ungeplante Schwangerschaften auf. Methodenschwangerschaften waren 67. Es ergab sich damit ein 13-Monate-Lifetable-Wert von 12,1% (Bonnar et al. 1999, Freundl et al. 1998). Das heute marktübliche Gerät setzt einen Algorithmus ein, der eine sorgfältigere Kalkulation des Schwangerschaftsrisikos ermöglicht. Die kalkulierte Versagerrate beträgt 6,2%.

Temperaturcomputer

Zu den auf dem deutschen Markt erhältlichen Geräten (☞ Abb. III.9-4) liegen zurzeit lediglich Studienergebnisse von Vorläufermodellen vor.

In einer retrospektiven Anwenderstudie wurde das Gerät Ladycomp®/Babycomp® untersucht (Freundl et al. 1998). Von 597 Frauen standen 10 275 Zyklen zur Auswertung zur Verfügung. Es traten 33 ungeplante Schwangerschaften auf, was einem Pearl-Index (Gebrauchsicherheit) von 3,8 entspricht. Die Methode hat lediglich in sechs Fällen versagt (Pearl-Index 0,7) (Freundl et al. 1998). In Effektivitäts-Findungs-Studien lag die erwartete Versagerquote zwischen 0 und 5,0% (Freundl et al. 1992).
Für das Gerät Cyclotest 2 Plus® wurde das Vorläufermodell Cyclotest B® untersucht. Die erwartete Versagerquote lag zwischen 4,3 und 6,2% (Freundl et al. 1992).
Auch zu dem Gerät Bioself-symptotherm®, das zusammen mit der symptothermalen Methode der NFP (☞ III.9.2.2) angewendet wird, liegen Vortestungen vor (Flynn et al. 1989, Ismail 1989). In unterschiedlichen Untersuchungen wurden Versagerquoten zwischen 1% und 14% angegeben.

9.2.7 Coitus interruptus

Prinzip

Der **Penis** wird beim Koitus kurz **vor der Ejakulation aus der Vagina gezogen**. Der Coitus interruptus als Verhütungsmethode wird schon in der Bibel im Buch Moses erwähnt: Onan soll auf Weisung seines Vaters Juda mit seiner verwitweten Schwägerin ein Kind zeugen. Dem väterlichen Ansinnen entzieht er sich, indem er jedes Mal, wenn er mit Tamar schläft, „seinen Samen auf die Erde fallen" lässt.

Vorteile

- Keine Hilfsmittel oder Medikamente
- Keine Kontraindikationen
- Keine Nebenwirkungen bekannt

Nachteil: Bereits vor der Ejakulation kommt es in geringer Menge zum Austritt von Spermien aus dem Penis (mögliche Befruchtung).
Pearl-Index: 10 – 20.

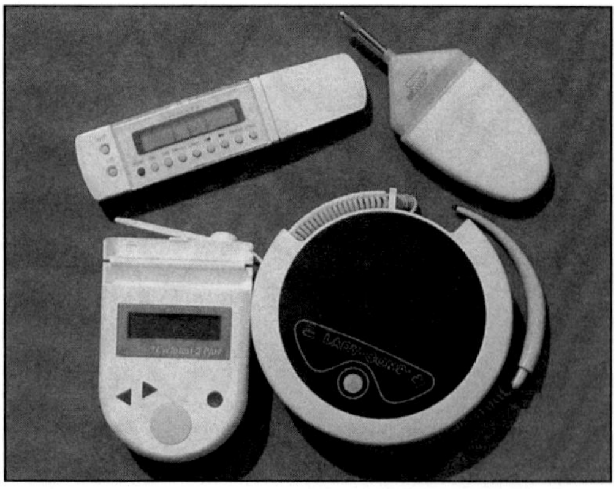

Abb. III.9-4: Auswahl marktüblicher Temperaturcomputer.

9.3 Mechanische/chemische Verhütungsmethoden

9.3.1 Diaphragma

Prinzip

Das klassische Diaphragma besteht aus einem mit Gummi überzogenen flexiblen Metallring und einer Membran aus dünnem, nachgiebigem Latex. Es ist in verschiedenen Größen erhältlich und muss vom Gynäkologen angepasst werden. Ebenso muss eine neuerliche Kontrolle nach Geburt oder starker Gewichtsreduktion durchgeführt werden.
Vor dem Geschlechtsverkehr wird das Diaphragma so in die Scheide eingeführt, dass es die Portio und das vordere Scheidengewölbe bedeckt. Es dient in erster Linie als **Träger für das Spermizid**, das eine Migration der Spermien in die Cervix uteri verhindern soll, sodass die in dem sauren Milieu der Vagina verbleibenden Spermien immobilisiert werden. Zusätzlich kommt dem Diaphragma **auch eine direkte Barrierefunktion** zu. Eine vollständige Abdichtung kann damit allerdings nicht erreicht werden.

Durchführung

Nachdem es mit spermizider Creme bestrichen wurde, wird das Diaphragma mindestens zehn Minuten, maximal zwei Stunden vor dem Geschlechtsverkehr eingesetzt (☞ Abb. III.9-5). **Nach dem Geschlechtsverkehr** muss das Diaphragma **noch mindestens sechs Stunden** in situ **belassen** werden, damit alle Spermien sicher befruchtungsunfähig geworden sind. Nach spätestens 24 Stunden wird es entfernt und mit warmen Wasser und Seife gereinigt.

Nebenwirkungen: vaginale Irritation oder lokale Entzündung mit Häufung von Harnwegsinfektionen.

Kontraindikationen

- Anatomische Veränderungen wie Vagina septa/duplex oder Prolaps uteri et vaginae (☞ III.12)
- Rezidivierende Kolpitiden oder Zystitiden (☞ III.4)
- Gummiallergie, Spermizid-Unverträglichkeit

Vorteile

- Keine systemischen Nebenwirkungen
- Relativer Schutz vor aszendierenden Keimen

Nachteile

- Handhabung des Diaphragmas erfordert Übung
- Zusätzlich Spermizid erforderlich
- Verlust der spontanen Kohabitation
- Bei langer Liegedauer des Diaphragmas Gefahr einer Kolpitis

Pearl-Index: 6 (in den ersten zwei Jahren der Anwendung) bzw. 2,1 (nach zwei Jahren und bei Frauen über 35 Jahren).

9.3.2 Portiokappe

Prinzip

Die 22–31 mm große Kunststoffkappe ist in verschiedenen Größen erhältlich. Nach dem **Aufsetzen auf die Portio** saugt sie sich durch Kapillaradhäsion fest und bildet einen festen Abschluss zur Vagina (☞ Abb. III.9-6), wodurch eine **Aszension der Spermien verhindert** wird. Seit einigen Jahren gibt es am Markt auch eine **Weiterentwicklung** der Portiokappe und des Diaphragmas aus Silikon **(lea®contraceptivum)** mit einer Einheitsgröße von 55 Millimetern und einem angefügten Ventil, sodass Flüssigkeit aus dem Uterus abfließen kann.

Durchführung

Die klassische Portiokappe wird postmenstruell eingesetzt und einige Tage vor der Menstruation wieder abgenommen (ggf. durch die Frau selbst oder meist durch den Gynäkologen). Das lea®contraceptivum wird bei Bedarf von der Frau selbst eingesetzt.

Kontraindikationen

- Portio für die Frau nicht tastbar
- Portio-Veränderungen, die einen guten Sitz der Kappe verhindern können (z. B. Zervixrisse, ausgedehnte Portioerosionen, Ovula Nabothi, Z.n. Konisation)
- Adnexitis (☞ III.16), Kolpitis (☞ III.4)

Vorteile

- Keine systemischen Nebenwirkungen
- Keine zeitliche Bindung an den Koitus
- Schutz vor aszendierenden Infektionen

Nachteile

- Handhabung der Portiokappe erfordert Übung
- Gelegentlich lokale Reizung

Pearl-Index: herkömmliche Portiokappe 7, lea®-contraceptivum 2,2.

9.3.3 Vaginalschwamm

Prinzip

Schaumstoff aus Polyurethan, der **mit einem Spermizid getränkt** ist. **Immobilisierung und Abtötung der Spermien.**

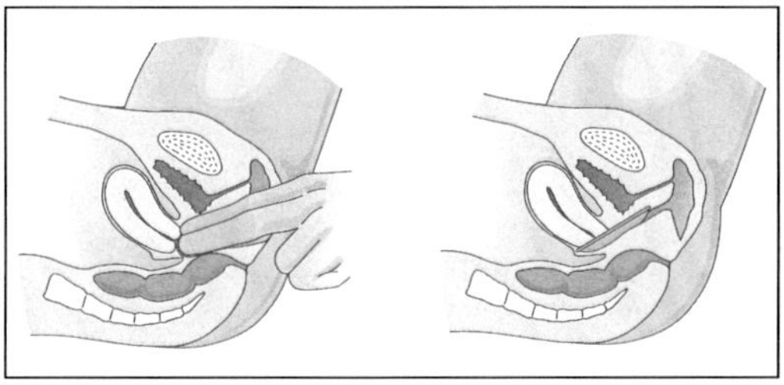

Abb. III.9-5: Diaphragma.

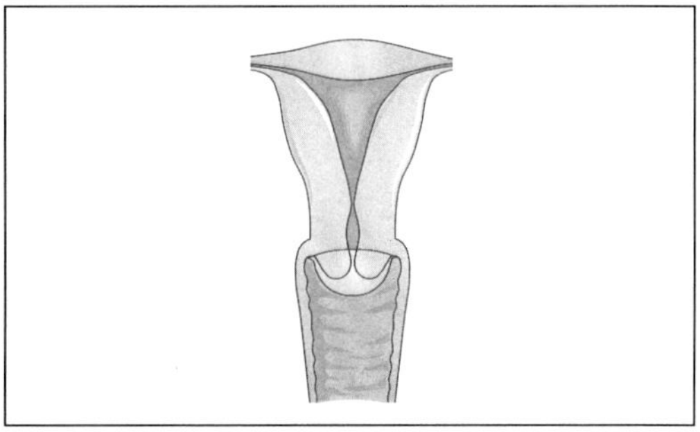

Abb. III.9-6: Portiokappe.

Durchführung
Verwendung im Einmalgebrauch. Der Vaginalschwamm wird entweder manuell oder mithilfe eines Applikators eingeführt und ca. sechs bis acht Stunden nach dem Geschlechtsverkehr wieder entfernt.
Kontraindikation: Spermizid-Unverträglichkeit.

Vorteile
- Einfache Einführungstechnik
- 24 Stunden Wirkungsdauer unabhängig von der Anzahl der Kohabitationen
- Für den Partner nicht spürbar

Nachteil: Irritation der Vaginalhaut.
Pearl-Index: 0,8 – 2,2.

9.3.4 Spermizide

Prinzip
Spermizide gibt es in Form von Schaum, Tabletten, Zäpfchen, Cremes oder Gels. Sie **immobilisieren die Spermien, töten sie ab** und verhindern damit ihr Eindringen in den Zervikalkanal. Spermizide werden zwar zu einem geringen Teil über die Vagina resorbiert, systemische Effekte sind aber nicht nachweisbar.

Durchführung
Vaginal-**Ovula, Tabletten oder Zäpfchen** werden ca. zehn Minuten vor dem Geschlechtsverkehr tief in die Scheide eingeführt. Cremes und Gels werden mit einem Applikator intravaginal appliziert. Die Ejakulation sollte innerhalb von 60 Minuten stattfinden.
Inhaltsstoff: Nonoxinol 9.
Kontraindikation: Spermizid-Unverträglichkeit.

Vorteile
- Leichte Handhabung
- Keine systemischen Nebenwirkungen

Nachteile
- Applikation in zeitlicher Abhängigkeit vom Koitus
- Störendes Wärmegefühl in der Vagina
- Mögliche vaginale Irritationen

Pearl-Index: 4-6.

9.3.5 Kondom (Präservativ)

Prinzip
Verhinderung der Ejakulation des Samens in die Vagina.

Durchführung
Das Kondom wird zu Beginn des Geschlechtsverkehrs auf dem erigierten Penis abgerollt. **Nach der Ejakulation** wird der **noch erigierte Penis** unter Festhalten des Kondoms **aus der Vagina** gezogen. Für jede Kohabitation ist ein neues Kondom zu verwenden.

Vorteile
- Keine Kontraindikationen, keine Nebenwirkungen
- Einbeziehung des Mannes in die Kontrazeption
- Leicht zu erwerben
- Zusätzlicher **Schutz vor verschiedenen sexuell übertragbaren Krankheiten**

Nachteile
- Anwendung zeitlich an den Koitus gebunden
- Verminderte Sensitivität für den Mann
- Gefahr der Ruptur mit der Notwendigkeit einer postkoitalen Kontrazeption (☞ III.9.6)

Pearl-Index: 3 – 3,6.

9.3.6 Intrauterinpessar (IUP)

Synonyme: „Spirale“, intrauterine device (IUD).

Prinzip
Das IUP ist ein bis 3,5 cm großer, meist **T-förmiger Plastikkörper** aus Polyethylen, dessen senkrechter Arm **mit einem feinen Kupferdraht umwickelt** ist (☞ Abb. III.9-7). Zum Entfernen befindet sich am unteren Teil ein Kunststoff-Faden.
Man bezeichnet das IUP auch als „Spirale“, da eines der ersten IUPs die Form einer Spirale hatte.

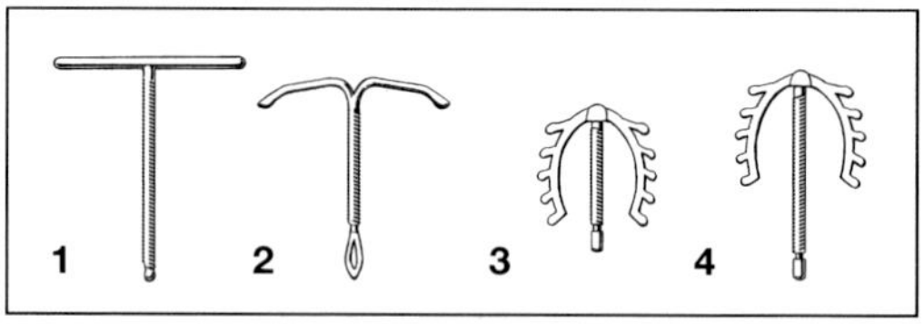

Abb. III.9-7: Intrauterinpessar

Die kontrazeptive Wirkung dürfte multifaktoriell bedingt sein: Den vom IUP abgegebenen **Kupferionen wird eine spermizide Wirkung** zugeschrieben. Außerdem soll aufgrund des **Fremdkörperreizes mit nachfolgender endometrialer Leukozytose und vermehrter Freisetzung von lokalen Prostaglandinen** die Implantation eines befruchteten Eies verhindert werden (Goerke et al. 2003).

Durchführung

MERKE

Aufklärung über Risiken und Nebenwirkungen. Die Patientin muss eine schriftliche Einverständniserklärung unterschreiben.

Vor dem Eingriff gynäkologische Routineuntersuchung mit bimanueller Palpation, um die Uterusposition festzustellen, sowie Spekulumeinstellung mit Abnahme eines Nativsekrets zum Ausschluss einer Kolpitis (☞ III.4).

Die **Einlage des IUP** durch den Gynäkologen optimalerweise **während der Menstruation** (2.-4. Zyklustag) **oder periovulatorisch**, da zu diesen Zeitpunkten der Zervikalkanal etwas geöffnet ist.

Nach Reinigung der Vagina mit einem Schleimhautdesinfektionsmittel wird der Uterus durch Anhaken einer Kugelzange an der vorderen Muttermundslippe gestreckt, die Uterussondenlänge gemessen und anschließend das IUP mittels Applikator laut Anleitung platziert. In einigen Fällen ist dazu trotz Wahl eines günstigen Zeitpunkts eine weitere Dilatation des Zervikalkanals mit Hegarstiften nötig. Danach wird der Rückholfaden auf ca. 1,5-2 cm gekürzt und die Lage des IUP sonographisch kontrolliert. Die **Lagekontrolle** sollte nach der nächsten Menstruation, spätestens nach drei Menstruationen und dann jährlich wiederholt werden. Nur durch die korrekte Lage ist auch ein optimaler Konzeptionsschutz gewährleistet. Das IUP kann je nach Typ **drei bis fünf Jahre belassen** werden.

Risiken und Nebenwirkungen

- Perforation des Uterus mit der Gefahr von Darmkomplikationen durch ein „verloren gegangenes" IUP (lost IUD).
- Hypermenorrhoe und Dysmenorrhoe, gelegentlich Zwischenblutungen
- Durch häufigere/stärkere Blutungen Gefahr der Anämie
- Vermehrtes Auftreten einer Endometritis (☞ III.16.2.3) oder Adnexitis (☞ III.16.2.2)
- Im Zusammenhang mit der Insertion Gefahr einer aszendierenden Infektion bis in die Tuben mit Verschluss und Sterilität
- Ausstoß (total oder partiell) des IUP aus dem Cavum uteri bei verstärkter Blutung und damit fehlender Konzeptionsschutz
- Bei Insertion vaso-vagale Reaktionen (Bradykardie, Blutdruckabfall und kurz dauernde Bewusstlosigkeit) sowie Auslösen eines epileptischen Anfalls bei Patientinnen mit Anfallsleiden
- Inzidenz der Extrauteringravidität (☞ III.3.4) bei Frauen mit liegendem IUP auf 4% gegenüber 0,8% im Normalkollektiv erhöht

Absolute Kontraindikationen

- Schwangerschaft (☞ III.3)
- Unklare Genitalblutungen (Verdacht auf Karzinom, Myom, Polyp etc.)
- Vor kurzem durchgemachte Infektionen des Genitaltraktes
- Postpartale Endometritis oder septischer Abort in den letzten drei Monaten
- Kongenitale oder erworbene Uterusanomalien (Uterus bicornis/arcuatus, hypoplastisches Genitale mit einer Sondenlänge < 5,5 cm, großer Uterus myomatosus)
- Kupferallergie, M. Wilson

Relative Kontraindikationen

- Vorbestehende schwere Hypermenorrhoe oder Dysmenorrhoe (☞ III.14)
- Immunsuppressive Therapie mit erhöhter Infektanfälligkeit
- Chronisch rezidivierende Infektionen des Genitaltraktes (☞ III.4)
- Junge, nullipare Frauen (erhöhtes Risiko, das IUP auszustoßen, erhöhtes Infektionsrisiko und höhere Schwangerschaftsraten)
- Wochenbett (erhöhtes Risiko der Expulsion und

Uterusperforation in den ersten sechs bis acht Wochen post partum, ☞ III.6.2)
- Einnahme von gerinnungshemmenden Medikamenten
- Kongenitale Herzerkrankungen, insbesondere Herzklappenfehler (mögliche Induktion einer bakteriellen Endokarditis)
- Diabetes mellitus

Vorteile

- Hohe Zuverlässigkeit
- Keine systemische Wirkung
- Reversibilität
- Zeitliche Unabhängigkeit vom Geschlechtsverkehr
- Jährliche Kontrolle ausreichend
- Postkoitale IUP-Insertion als „Notfall-Kontrazeption“ bis max. fünf Tage nach der vermuteten Ovulation möglich (☞ III.9.6.2)

Nachteile

- Hypermenorrhoe, Dysmenorrhoe
- Erhöhte Inzidenz an Infektionen und Extrauteringraviditäten

Pearl-Index: 0,3 – 3, bei Verwendung als „Notfall“-Kontrazeptivum bis 5 (☞ III.9.6).

Bei Eintritt einer Schwangerschaft mit Spirale muss mit der betroffenen Frau jeweils eine individuelle Lösung gefunden werden.

Hormonspirale (Intrauterinsystem) ☞ III.9.5.4.

9.4 Sterilisation

Die operative Sterilisation sowohl der Frau als auch des Mannes ist prinzipiell eine **irreversible Methode**, die nur bei abgeschlossenem Kinderwunsch durchgeführt werden sollte.

> ! Die Frau/der Mann sollte bedenken, dass sich die Lebensverhältnisse ändern können. Auch die unmittelbar postpartale Sterilisation sollte nur durchgeführt werden, wenn in ausreichendem Abstand vor der Geburt die Entscheidung gefällt wurde.

Besteht nach einem Partnerwechsel oder nach dem plötzlichen Tod eines Kindes der Wunsch, wieder schwanger zu werden, kann zwar **in einigen Fällen** die **Sterilisation durch eine mikrochirurgische Refertilisierungs-Operation rückgängig gemacht** werden. Die Erfolgsrate hängt von der Geschicklichkeit des Operateurs ab. Oft bleibt aber als einzige Möglichkeit die künstliche Befruchtung.

Während der **präoperativen Aufklärung** sollten daher noch einmal alternative Verhütungsmethoden besprochen werden, außerdem die Methode der Sterilisation, die Versagerquote und das spezielle Operations- und Narkoserisiko. Gründlich überlegt werden sollte auch, ob sich die Frau oder der Mann sterilisieren lässt.

9.4.1 Sterilisation des Mannes (Vasektomie)

Prinzip

In **örtlicher Betäubung** werden die **Samenleiter unterbunden**, wodurch der Spermientransport von den Hoden in den Penis verhindert wird. Das Ejakulat besteht danach nur aus dem Sekret der Prostata und der Samenbläschen und sollte keine Spermien mehr enthalten. Da sich in den Samenleitern noch einige Zeit befruchtungsfähige Spermien befinden, ist der Mann **nach der Operation nicht sofort zeugungsunfähig**. Bis eine Untersuchung gezeigt hat, dass absolut keine Spermien mehr im Ejakulat nachzuweisen sind, muss noch zusätzlich verhütet werden (in der Regel etwa für die Dauer von drei Monaten).

Komplikationen

- Hämatome
- Infektionen
- Wundheilungsstörungen

Zuverlässigkeit: 1 von 400 operierten Männern bleibt zeugungsfähig.

9.4.2 Sterilisation der Frau (Tubenligatur)

Prinzip

Unterbrechung der Tuben durch Koagulation, Clips oder Tubenteilresektion. Die Sicherheit der Methoden ist ungefähr gleich, Reversibilität ist am ehesten bei Clips gegeben.

Methoden

- Laparoskopische Tubenligatur (am häufigsten durchgeführte Methode)
- Subumbilicale Minilaparotomie (bei Sterilisation im Wochenbett, meist ein Tag post partum)
- Laparatomie (z.B. bei Sectio caesarea, Operation von Ovarialzysten)

Komplikationen

- Allgemeine OP-Komplikationen (Narkosezwischenfälle, Blutungen, Infektionen, Verletzung anderer Organe, Wundheilungsstörungen)
- Ovarialinsuffizienz und vorzeitiger Eintritt der Menopause (☞ III.10) durch Reduktion der ovariellen Blutversorgung bei ausgedehnter Koagulation
- Psychische Probleme nach Sterilisation

Kontraindikationen

- Eingeschränkte Operationsfähigkeit
- Akute Entzündungen
- Hämorrhagische Diathese

Vorteile

- Hohe kontrazeptive Sicherheit
- Keine Störung des hormonellen Gleichgewichts (Ovulation und Menstruation finden wie gewohnt statt), solange keine Gefäßkomplikation eintritt.

Nachteile

- Prinzipielle Irreversibilität
- Risiko des operativen Eingriffs und der Narkose
- Postoperative Schmerzen

Pearl-Index: < 0,3, post partum 0,5.

9.5 Hormonelle Kontrazeption

9.5.1 Orale Ovulationshemmer („Pille")

> ! Wegen der mannigfaltigen Kontraindikationen und Nebenwirkungen (s.u.) ist vor Verordnung eines hormonellen Kontrazeptivums eine sorgfältige Anamnese (Medikamenteneinnahme, Rauchgewohnheiten, frühere Erkrankungen, familiäre Häufung von Thrombosen, Herz-Kreislauf-Erkrankungen und Diabetes) zu erheben. Ebenso eine gynäkologische Untersuchung mit Pap-Abstrich, Messung des Gewichts und des Blutdrucks sowie Abklärung des Gerinnungsstatus bei Verdachtsmomenten in der Anamnese. Dies sollte im Rahmen der jährlichen Kontrolle jeweils aktualisiert werden.

- Pilleneinnahme bei Minderjährigen: **Ab dem 14 Lebensjahr** kann die Pille **ohne Einwilligung** (und ohne Wissen) **der Eltern** verschrieben werden, wenn keine Zweifel an der Urteilsfähigkeit der Minderjährigen bestehen.
  Unter 14-Jährige gelten rechtlich als Kinder (§ 176 StGB) und sind nicht einwilligungsfähig. Verschreibt man einer unter 14-Jährigen die Pille, gilt dies laut Gesetz als Vorschubleisten der Unzucht bzw. Förderung sexueller Handlungen (§ 180 StGB). Minderjähriger und ist eigentlich strafbar (vor allem, wenn der Sexualpartner der Patientin über 14 Jahre alt ist). Laut AG Medizinrecht der DGGG (2004) ist jedoch eine Strafbarkeit des verordnenden Arztes wegen Förderung sexueller Handlungen Minderjähriger bei der Verordnung von Kontrazeptiva (§ 180 StGB) nach Abwägung der Interessen nicht anzunehmen.
- Postpartale Pilleneinnahme ☞ III.9.5.3.
- Bei Beachtung der Kontraindikationen ist die Pilleneinnahme auch für Frauen über 40 Jahren möglich.

Prinzip

Regelmäßige Einnahme synthetischer Steroide, die **ein Östrogen und ein Gestagen enthalten.**

Wirkung

- **Ausbleiben der Follikelreifung und Ovulation durch zentrale Hemmung der pulsatilen Sekretion von GnRH** aus dem Hypothalamus und der Gonadotropin-Freisetzung (FSH und LH) aus der Hypophyse,
- Behinderung der Nidation durch Hemmung der endometrialen Proliferation,
- erschwerter Eitransport durch Beeinflussung der Tubenmotilität,
- erschwerte Spermienaszension durch vermehrte Viskosität des Zervixschleims,

Durch Unterbrechung der Hormoneinnahme **alle 21 bzw. 24 Tage kommt es zu einer menstruationsähnlichen** „Abbruchblutung".

Durchführung

Tägliche Einnahme einer Tablette möglichst zur gleichen Tageszeit (12 Stunden-Schwankungsbreite ohne Wirkverlust) **ab dem ersten Menstruationstag** im ersten Einnahmemonat. Ein sicherer Verhütungsschutz ist damit ab dem ersten Einnahmetag gegeben. Bei Vergessen einer Pille oder Einnahmeintervall länger als 36 Stunden ist bis zum Ende dieses Zyklus ein zusätzlicher Schutz (Kondom) notwendig.

Derivate

- Östrogene Komponente: Ethinylestradiol (Dosierung 0,015–0,05 mg).
- Gestagene Komponente in unterschiedlichen Dosierungen je nach Potenz der jeweiligen Substanz: Norgestimat, Cyproteronacetat (antiandrogene Wirkung), Desogestrel, Gestoden, Levonorgestrel, Norethisteron, Dienogest (antiandrogene Wirkung), Drospirenon (antimineralokortikoide Wirkung).

Präparate

Die Kombinationspräparate unterscheiden sich durch die Gestagenart, die Dosierung von Östrogen und Gestagen und durch verschieden abgestufte Dosierungen in einem Zyklus:

- **Ein-Phasen-Präparate** (klassische Pille): Einnahme von 21 Tabletten mit gleicher Kombination von Östrogen- und Gestagendosierung, dann sieben Tage Einnahmepause (bzw. bei neueren Präparaten 24 Tage, dann vier Tage Placebotabletten, dadurch keine Einnahmepause!).
- **„Mikro-Pille":** niedrig dosiertes Einphasen-Präparat mit einem Ethinylestradiolgehalt von < 0,03 mg und meist ebenfalls niedrigem Gestagengehalt.
- **Mehr-Phasen-Präparate** (nach Goerke et al. 2003):
  - **Zwei-Phasen-Präparate** (Sequentialpräparat): Enthalten in der ersten Phase nur Östrogene, in der zweiten Phase zusätzlich Gestagene.
  - **Zwei-Stufen-Präparate**: Enthalten in der ersten Phase eine geringe Gestagendosis, die in der zweiten Phase bei gleich bleibender Östrogendosis erhöht wird.
  - **Drei-Phasen-Präparate**: in der ersten Phase niedrige Östrogen- und Gestagendosen, in der zweiten Phase leichte Erhöhung beider Hormone, in der dritten Phase Reduktion des Östrogenanteils bei weiter gesteigertem Gestagenanteil.

Wirkung

Verhütung durch Drosselung der körpereigenen Hormonproduktion. Unterschiede gibt es bei der Hormongesamtmengen.

Nebenwirkungen

(☞ auch Tab. III.9-5)

- Eher östrogenbedingt: Kopfschmerzen, Übelkeit, Ödembildung, Gewichtszunahme, Varizen
- Eher gestagenbedingt: Müdigkeit, Depression, Libidoverminderung, Gewichtszunahme, Einfluss auf die Haut je nach verwendetem Gestagen (Rückgang von Akne als erwünschte Nebenwirkung der antiandrogenen Gestagene s. o.)
- Mastodynie (☞ III.13.4.8)
- Schmier- und Zwischenblutungen, Amenorrhoe (☞ III.14)
- Thrombosen und Pulmonalembolien durch östrogenbedingte Aktivierung des Gerinnungssystems z. B. bei Raucherinnen (drei- bis sechsfach erhöhtes Risiko), bei erheblicher Adipositas oder

vorbestehender Gerinnungsstörung (z. B.: APC-Resistenz)
- Arterielle Hypertonie, apoplektischer Insult, KHK, Myokardinfarkt (Raucherinnen)
- Lebertumoren, anikterische Hepatitis, Cholestase, Ikterus, Pruritus
- Verminderte Glucosetoleranz
- Akne, Chloasma, Hirsutismus
- Zunahme epileptischer Anfälle
- Bewegungsstörungen, Schwindel
- Seh- und Hörstörungen
- Oversuppressions-Syndrom („Post-Pill-Amenorrhoe"): in ca. 1% der Fälle längere Amenorrhoe nach Absetzen der Pille, v. a. bei Frauen mit labilem Zyklus

Wechselwirkungen: mit anderen Medikamenten wie z. B. Tetrazyklinen und Antiepileptika wegen gemeinsamen Abbaus durch Cytochrom P 450 in der Leber.

Kontraindikationen

- Schwangerschaft (☞ III.3.)
- Z. n. tiefer Beinvenenthrombose oder Pulmonalembolie
- Vorbestehende Gerinnungsstörungen mit Thromboseneigung, Sichelzellanämie, Z.n. Splenektomie mit Thrombozytose
- Maligne Tumoren (v. a. hormonsensitive wie Mammakarzinom (☞ III.17), Endometriumkarzinom, ☞ III.19.2)
- Lebertumoren, akute oder chronisch progrediente Lebererkrankungen
- Mikro- und Makroangiopathien (z. B. bei Diabetes mellitus, Myokardinfarkt, apoplektischem Insult)
- Z. n. Schwangerschaftsikterus und schwerem Schwangerschaftspruritus
- Z. n. Herpes gestationis
- Unklare Genitalblutungen (☞ III.14)
- Raucherinnen über 35 Jahre (mehr als fünf Zigaretten pro Tag)
- Migraine accompagnée, Chorea minor, Epilepsie
- Laktation
- Bettlägrigkeit (Absetzen der Pille vor größeren geplanten Operationen, Liegegips)
- Bei nicht oder schlecht eingestellter Hypertonie

Vorteile

- Hohe kontrazeptive Sicherheit
- Reversibilität
- Unabhängigkeit vom Zeitpunkt des Geschlechtsverkehrs
- Geeignet auch für junge Mädchen und Nulliparae
- Besserung einer vorbestehenden Dysmenorrhoe
- Möglichkeit, die Menstruation zu verschieben

Nachteile

- Tägliche Einnahme erforderlich
- Mögliche Unwirksamkeit bei Erbrechen oder Diarrhoe
- Kein Schutz gegen sexuell übertragbare Erkrankungen
- Hormonell bedingte unerwünschte Nebenwirkungen (s. o.)
- Hormoneller Eingriff in den körpereigenen Zyklus

Pearl-Index: 0,2 – 0,5.

9.5.2 Alternative Applikationen von Ovulationshemmern

Vaginalring (NuvaRing®)

Prinzip

NuvaRing® ist ein Ein-Monats-Verhütungsring. Vaginale Applikation eines flexiblen Kunststoffringes (5,4 cm Außendurchmesser, 4 mm Querschnittsdurchmesser), der über drei Wochen kontinuierlich 0,015 mg **Ethinylestradiol** und 0,12 mg **Etonogestrel** pro Tag abgibt. Nach Resorption über die Scheide kommt es zu einer **Ovulationshemmung** wie bei den oralen Ovulationshemmern (☞ III.9.5.1). Nach drei Wochen Tragezeit wird der Ring wieder entfernt. Während der folgenden **„ringfreien" Woche** kommt es zu einer menstruationsähnlichen **Abbruchblutung**.

Durchführung

Der Vaginalring wird von der Frau selbst **in der Vagina platziert**. Auf einen speziellen Sitz muss nicht geachtet werden, weil der Vaginalring **keinerlei mechanische Barrierefunktion** hat. Nach einer „ringfreien" Woche wird für den folgenden Zyklus ein neuer Ring eingelegt. Sollte er beim Geschlechtsverkehr als störend empfunden werden, kann er für die Dauer von maximal drei Stunden pro Tag entfernt werden, ohne dass die kontrazeptive Wirkung beeinträchtigt wird.

Nebenwirkungen, Wechselwirkungen, Kontraindikationen

(☞ III.9.5.1)

Vorteile

- (☞ III.9.5.1)
- **Kein Wirkverlust bei Erbrechen oder Diarrhoe**
- Applikation nur einmal im Monat notwendig

Nachteile

- Nebenwirkungen (☞ III.9.5.1)
- Evtl. Fremdkörpergefühl
- Eventuell störend beim Geschlechtsverkehr
- Kolpitis und Fluor vaginalis (☞ III.4)

Pearl-Index: Die Wirksamkeit liegt nach Angaben des Herstellers im Bereich der oralen Ovulationshemmer (☞ III.9.5.1).

Verhütungspflaster (Evra®)

Prinzip

Dünnes (4,5 × 4,5 cm), weiches Pflaster (Evra®), das kontinuierlich die Hormone **Ethinylestradiol** und **Norelgestromin** transdermal abgibt, und durch die systemische Wirkung die Ovulation hemmt.

Durchführung

Das Verhütungspflaster wird **einmal wöchentlich** auf eine saubere, trockene und unbehaarte Hautstelle an Bauch, Gesäß, Außenseite des Oberarms oder am Oberkörper (mit Ausnahme der Brust) geklebt und verbleibt dort sieben Tage. Anschließend wird ein neues Pflaster geklebt. In der vierten Woche wird eine **Pflaster-Pause** eingelegt (**Abbruchblutung**) Nach sieben Tagen Pause beginnt ein neuer Zyklus.

Nebenwirkungen, Wechselwirkungen, Kontraindikationen

(☞ III.9.5.1)

Vorteile

- (☞ III.9.5.1)
- **Kein Wirkverlust bei Erbrechen oder Diarrhoe**
- Applikation nur einmal pro Woche nötig

Nachteile

- Nebenwirkungen (☞ III.9.5.1)
- Evtl. lokale Hautreizungen
- Pearl Index: 0,9.

9.5.3 Minipille

Prinzip

Im Gegensatz zu den Kombinationspräparaten enthält die Minipille **nur ein Gestagen** (Norethisteron, Levonorgestrel, Lynestrenol (Deutschland und Schweiz; in Österreich nur Micronovum® mit Norethisteron erhältlich). Die kontrazeptive Wirkung der Minipille beruht in erster Linie auf einem Eindicken des Zervixschleims als Barriere für aszendierende Spermien sowie auf einem verminderten Endometriumaufbau. Bei den meisten Frauen ist die Unterdrückung der Follikelreifung unvollständig, sodass es zu einem Eisprung kommen kann.

Durchführung

Die Minipille wird durchgehend einmal **täglich zur selben Zeit eingenommen (keine monatliche Einnahmepause)**. Da die übliche Einnahmezeit **um nicht mehr als drei Stunden überschritten** werden darf, erfordert die Einnahme der Minipille besondere Compliance. Bei Vergessen einer Pille oder Einnahmeintervall länger als 27 Stunden ist für zumindest 14 Tage ein zusätzlicher Schutz (Kondom) notwendig.

Nebenwirkungen

- Blutungsstörungen (unregelmäßige Zyklen, Amenorrhoe)
- Übelkeit
- Kopfschmerzen
- Depressive Verstimmung
- Appetitsteigerung
- Libidoreduktion
- Akne

Kontraindikationen

- Schwangerschaft
- Hormonabhängige Tumoren
- Schwere Lebererkrankungen

Vorteile

- Geringere hormonelle Belastung als bei Kombinationspräparaten
- Keine Erhöhung des kardiovaskulären Risikos
- Geeignet auch für Frauen mit Diabetes mellitus, Mikro- und Makroangiopathien und Raucherinnen über 35 Jahre
- Anwendung **während der Stillzeit möglich** (Gestagene gehen nur in geringen Mengen in die Muttermilch über)

Nachteile

- Zyklusunregelmäßigkeiten (☞ III.2.4)
- Ovarialzysten (☞ III.16.2.2)
- Notwendigkeit der exakten Einnahmezeit

Pearl-Index: bis 3.

9.5.4 Depotgestagene

Hormonimplantat, Dreimonatsspritze

Prinzip

Durch kontinuierliche Freisetzung eines Gestagens kommt es wie bei der Minipille (☞ III.9.5.3) zu einer **Veränderung des Zervixschleims und des Endometriums** und – ausgeprägter als bei der Minipille – zur **Ovulationshemmung** durch Störung der pulsatilen Gonadotropin-Ausschüttung.

Durchführung

Hormonimplantat (Implanon®): Kunststoffstäbchen (4 cm lang, 2 mm dick), das an der Innenseite des Oberarmes streng **subkutan** eingelegt wird. Das Implantat gibt über drei Jahre kontinuierlich geringe Mengen (0,025 – 0,070 mg/Tag) Etonogestrel ab.

Dreimonatsspritze (z.B. DepoCon®): Intramuskuläre Injektion eines lang wirksamen Depotgestagens (z.B. alle drei Monate 150 mg Medroxyprogesteronacetat).

Hormonimplantat und Dreimonatsspritze sind empfehlenswert bei zyklusabhängigen Beschwerden (z.B. Migräne) und abgeschlossenem Kinderwunsch bzw. Kinderwunsch in weiterer Ferne (wegen verzögert einsetzender Fertilität nach Absetzen, s.u. Nachteile).

Nebenwirkungen

- (☞ III.9.5.3)
- Evtl. Reduktion der Knochendichte durch starke Suppression der körpereigenen Östrogenproduktion

Kontraindikationen

- Schwangerschaft (☞ III.3)
- Lebererkrankungen
- Steroidabhängige Karzinome
- Unklare genitale Blutungen (☞ III.14)

Vorteile

- (☞ III.9.5.3)
- Hohe Sicherheit
- Keine tägliche Einnahme erforderlich

Nachteile

- Nebenwirkungen (☞ III.9.5.3)
- Häufige und länger andauernde Zyklusstörungen
- **Verzögert einsetzende Fertilität nach Absetzen** des Präparates wegen Kumulation des Gestageneffektes
- Gelegentlich schwierige Entfernung des Hormonimplantats

Pearl-Index: ca. 0,1 (Hormonimplantat) bis 1,2 (Dreimonatsspritze).

Intrauterinsystem (IUS, Mirena®)

Synonym: „Hormonspirale".

Prinzip

Ähnlich wie das IUP (☞ III.9.3.6) ist das Intrauterinsystem ein **T-förmiger Plastikkörper**, an dem ein Kunststoffzylinder fixiert ist, der das Gestagen **Levonorgestrel** enthält. Die über fünf Jahre kontinuierliche Gestagenfreisetzung wirkt jedoch nicht rein systemisch, sondern **vorwiegend lokal** am Uterus:

- Nidationshemmung durch geringen Endometriumaufbau,
- progesterontypische Eindickung des Zervixschleims zur Verringerung der Spermienaszension,
- Verminderung der Motilität der Spermien im Uterus und in den Tuben.

! Aufgrund des unterdrückten Endometriumaufbaus kommt es meist zu einer Abnahme der Blutungsstärke. Daher ist bei Frauen mit Hypermenorrhoe die Hormonspirale der herkömmlichen Kupferspirale vorzuziehen.

Durchführung: (☞ III.9.3.6).

Nebenwirkungen

- Schmierblutungen (in den ersten Monaten), evtl. Amenorrhoe (ca. 20%)
- Perforationsgefahr und „lost IUD“ bei Legen des IUS (☞ III.9.3.6)
- Unbemerkte Expulsion möglich und damit kein Konzeptionsschutz
- Inzidenz der Extrauteringravidität mit liegendem IUS etwas erhöht
- Kopfschmerzen
- Brustspannen
- Übelkeit
- Akne
- Stimmungsschwankungen
- Ovarialzysten (☞ III.16.2.2)

Kontraindikationen

- Schwangerschaft (☞ III.3)
- Unklare irreguläre Genitalblutungen (☞ III.14)
- Rezente Infektionen des Genitaltraktes, postpartale Endometritis, septischer Abort (☞ III.3.2.4) in den letzten drei Monaten)
- Erworbene oder kongenitale Uterusanomalien (z.B. Uterus bicornis/arcuatus, hypoplastisches Genitale mit einer Sondenlänge < 5,5 cm, großer Uterus myomatosus)

Vorteile

- Sehr hohe Zuverlässigkeit
- Nahezu keine systemische Wirkung
- Reversibilität
- Unabhängigkeit vom Zeitpunkt des Geschlechtsverkehrs
- Lediglich jährliche Kontrolle erforderlich
- Reduktion der Menstruationsstärke bis hin zur Amenorrhoe
- Seltener aszendierende Infektionen
- Postkoitale IUS-Insertion als „Notfall-Kontrazeption“ (☞ III.9.6) bis max. fünf Tage nach der vermuteten Ovulation möglich

Nachteile: Manche Frauen wünschen aus verschiedenen Gründen keine Amenorrhoe (z.B. wenn Menstruation zu ihrem Frauenbild gehört im Sinne eines Reinigungsgefühls, der Kontrolle über eine evtl. eingetretene Schwangerschaft). Eine Amenorrhoe ist mit ca. 20% jedoch relativ wahrscheinlich.
Pearl-Index: 0,1.

9.6 „Notfall“-Kontrazeption

9.6.1 Postkoitalpille

Synonyme: „Pille danach“, Morning-after-pill.

Prinzip

Der genaue Wirkmechanismus ist nicht bekannt. Bei der verwendeten Dosierung (2 × 0,75 mg) dürfte **Levonorgestrel** die Ovulation unterbinden und dadurch eine Befruchtung verhindern, wenn der Geschlechtsverkehr kurz vor der Ovulation stattgefunden hat. Möglicherweise verhindert es auch die Nidation. Es wirkt jedoch nicht, wenn die Einnistung bereits begonnen hat (Austria-Codex Fachinformation 2002/2003).

! Die „Pille danach“ ist kein Ersatz für konventionelle (hormonelle) Verhütungsmethoden. Sie bietet Hilfe in Notfällen und sollte höchstens einmal pro Zyklus angewandt werden.

Durchführung

Einnahme einer Tbl. 0,75 mg Levonorgestrel spätestens 72 Stunden nach dem ungeschützten Geschlechtsverkehr oder bei Versagen einer Verhütungsmethode, zweite Tbl. zwischen 12 und 24 Stunden nach der ersten Einnahme.
Neue Empfehlungen der Hersteller ermöglichen auch eine einmalige Einnahme von zwei Tbl. 0,75 mg Levonorgestrel gleichzeitig innerhalb von 72 Stunden postkoital, vorzugsweise innerhalb der ersten zwölf Stunden, um eine bessere Wirkung zu erreichen.

MERKE: Je früher mit der Behandlung begonnen wird, desto zuverlässiger ist die Wirkung.

Nebenwirkungen

- Übelkeit
- Kopfschmerzen
- Müdigkeit
- Brustspannen
- Schmierblutungen
- Verfrühtes/verspätetes Einsetzen der nächsten Menstruation

Kontraindikationen

- Schwangerschaft
- Schwere Leberfunktionsstörungen

Zuverlässigkeit

In klinischen Studien mit dem Präparat Vikela® wurden 85% der erwarteten Schwangerschaften verhindert. Die Zuverlässigkeit liegt, abhängig vom Zeitpunkt der Einnahme, zwischen 60 und 95% (Austria-Codex Fachinformation 2002/2003).

9.6.2 Postkoitale IUP-Insertion

Prinzip: Verhinderung der Einnistung des befruchteten Eis.
Durchführung: postkoitale IUP-Insertion ☞ III.9.3.6.
Risiken und Nebenwirkungen: ☞ III.9.3.6.

9.7 Kontrazeption aus homöopathischer Sicht

9.7.1 Beratung

Beratung von Patientinnen im Jugendalter

Über das Thema Schwangerschaftsverhütung haben sich Menschen zu allen Zeiten und in allen Kulturen Gedanken gemacht und mit unterschiedlichsten Methoden experimentiert. Mütter und Väter neigen zu der Einschätzung, dass die Tochter für körperliche Sexualität noch zu jung sei, auch wenn sie sich bereits in der Pubertät befindet. Der Alltag sieht allerdings so aus, dass die Jugendlichen einerseits ihre eigenen Wege gehen, zugleich aber oft zu wenig über Schwangerschaftsverhütung wissen. Das ist auch eine Erklärung dafür, warum 14- und 15-Jährige so viele Abtreibungen durchführen lassen wie nie zuvor.

Folgende Punkte sollten in puncto Schwangerschaftsverhütung Bestandteil der Beratung mit jugendlichen Patientinnen sein:

- Notwendigkeit der Verhütung und Verhütungsmethoden – außer bei gewollter Schwangerschaft
- Beratung über die so genannten „unfruchtbare“ Tage: bei vielen Jugendlichen ist der Zyklus noch unstabil
- Petting und Schwangerschaftsrisiko
- Coitus interruptus: mit einem Pearl-Index von 10–20 (siehe III.9.1.7) ist er bei jungen Frauen prinzipiell keine Option als Verhütungsmethode
- Alkohol, Drogen und Sex
- Safer Sex: Falls der Partner sich weigert ein Kondom zu benutzen, sollte Sex tabu sein
- Kontrollverlust im Umgang mit den eigenen Gefühlen und Sex

Beratung von Patientinnen im Erwachsenenalter

Auch für die Frau Mitte 40 ist die Frage der Schwangerschaftsverhütung von großer Bedeutung. Sollte sie überhaupt noch die Pille nehmen oder gibt es andere Verhütungsmethoden? Sind alternative Verhütungsmethoden sicher genug?

Schwangerschaftsverhütung im Praxisalltag

Empfängnisverhütung ist keine Krankheit. Auch die Frauen selbst wollen das Thema „Verhütung“ nicht mehr als medizinisches Problem verstanden wissen. Der Gynäkologe findet sich im Praxisalltag immer wieder mit Themen rund um die Antikonzeption konfrontiert:

- Kinderwunsch und Berufsverwirklichung,
- Überforderung durch weitere Kinder,
- Risiken einer Schwangerschaft im fortgeschrittenen Alter,
- Ablehnung von Kontrazeptiva, die Hormone enthalten,

Tab. III.9-5: Nebenwirkungsprofil hormonelle Kontrazeptiva/Kupferspirale	
Orale hormonelle Kontrazeptiva	
Östrogenbedingt	• Mastopathie • Kopfschmerzen, Migräne • Wadenkrämpfe • Krampfaderbeschwerden • Gewichtszunahme durch Wassereinlagerung • Übelkeit • Verstärkter Fluor vaginalis
Gestagenbedingt	• Gewichtszunahme durch mehr Appetit • Libidoabnahme • Trockenheit der Schleimhäute • Depressive Störungen • Müdigkeit • Blutungsstörungen (jeder Art)
Nortestosteronderivate	• Akne, Seborrhoe • Haarausfall
Hormonspirale	
• Blutungsstörungen (jeder Art) • Akne • Rückenschmerzen • Kopfschmerzen • Fluor vaginalis • Stimmungsschwankungen • Übelkeit • Ödeme • Gewichtszunahme aufgrund gestagenbedingter Appetitsteigerung • Libidoabnahme • Haarausfall • Brustbeschwerden	
Kupferspirale	
• Hautreaktionen bei Kupferallergie (Morbus Wilson) • Blutungsstörungen (Meno-Metrorhagien, Hypermenorrhoe) • Kreuzschmerzen • Verstärkter Fluor vaginalis • Entzündungsanfälligkeit im Genitalbereich	

- Menstruationsbeschwerden (Zyklusunregelmäßigkeit, Dysmenorrhoe) und Antikonzeptionswunsch,
- seltener Geschlechtsverkehr,
- Verhütungsmethoden für den Mann.

Aus homöopathischer Sicht sind alle Methoden der natürlichen Empfängnisverhütung zu unterstützen. Allerdings stellt sich in der täglichen Praxis am häufigsten die Frage, wie mit dem Thema „Pille" (☞ III.9.5.1) und „Spirale" (IUP, ☞ III.9.3.6, ☞ III.9.6.2) umzugehen ist.

9.7.2 Homöopathische Überlegungen zur Empfängnisverhütung durch hormonelle orale Kontrazeptiva oder Spirale

Nebenwirkungen

Im Beipackzettel der Pille oder Spirale (sowohl Kupfer- als auch Hormonspirale) sind zahlreiche mögliche Nebenwirkungen aufgeführt (☞ Tab. III.9-5). Grundsätzlich sind nach homöopathischem Verständnis alle allopathischen Mittel für den Organismus Krankheitsreize. Langfristig eingenommen, können Allopathika in manchen Fällen den Abwehrmechanismus tief greifend schädigend beeinflussen. Die beschriebenen Nebenwirkungen von Pille und Spirale sind aus homöopathischer Sicht „Arznei-Siechtümer" (Organon, §§ 149, 204), d.h. Zeichen des Organismus, mit denen er auf diese Krankheitsreize reagiert.

Symptomunterdrückung

Die Blutung unter Pilleneinnahme ist eine durch Hormonentzug bedingte Abbruchblutung, also keine vom körpereigenen Hormonsystem geregelte Blutung. Hat die Frau vor der Pilleneinnahme Zyklusunregelmäßigkeiten oder Blutungsanomalien wie Hypo-/Hypermenorrhoe, prä-/postmenstruelles Spotting oder Menorrhagien (☞ III.14) und werden diese Störungen durch die Pille behoben, so liegt eine Unterdrückung vor. Allein die Tatsache, dass es sich um eine Unterdrückung handelt, bedeutet noch nicht, dass damit eine Krankheit im homöopathischen Sinne ausgelöst worden sein muss (s. u.).

Die Symptom-Unterdrückung durch ständige Medikamenteneinnahme wird in der homöopathischen

Literatur als ein Hauptfaktor für die Zunahme chronischer Krankheiten in der westlichen Welt gesehen. So sind sowohl Pille als auch Spirale (insbesondere die Hormonspirale) als Medikamente zu verstehen, die potentiell ein starkes Unterdrückungspotential haben.

In der Allopathie werden Arzneien verordnet, deren Symptome „keine direkte pathische Beziehung zu dem Krankheitszustand haben. Sie sind den Krankheitssymptomen weder ähnlich noch opponiert, sondern heterogen" (Organon, § 22/1).

Da die Schulmedizin nicht nach dem Ähnlichkeitsprinzip verordnet, wird dem Organismus durch diese Medikamente eine der „ursprünglichen unähnliche Kunstkrankheit" (Organon, § 39) aufgesetzt.

Schulmedizinische Medikamente haben unterschiedliche Wirkrichtungen:

- direkt krankmachend,
- unterdrückend, indem der Organismus seine Abwehrmöglichkeit nicht mehr entfalten kann.

Abwehrmechanismus

Aufgrund eines stark wirkenden Medikaments oder aufgrund einer Medikamenteneinnahme, die über längere Zeit (mehrere Wochen bis Monate) durchgeführt wird, kann die Krankheitsempfindlichkeit des Organismus auf eine tiefere, d.h. zentralere Schicht des Organismus verlagert werden. So können z.B. nach monatelanger allopathischer Behandlung eines Fluor vaginalis die Beschwerden sistieren, was zur Annahme einer erfolgreichen Behandlung verleitet. Monate später treten zuvor nicht da gewesene Kopf-, Magen- oder rheumatische Beschwerden auf, die aus schulmedizinischer Sicht nicht in Zusammenhang mit der unterdrückenden Fluortherapie gebracht werden.

Allerdings zeigt die ärztliche Erfahrung, dass in einem robusten Organismus durch schulmedizinische Medikamente Krankheitserreger oder Beschwerden beseitigt werden können, ohne dass das Abwehrsystem Schaden nehmen muss – vorausgesetzt, der Organismus ist in der Lage, wieder ein intaktes Abwehrsystem zu etablieren, was daran zu sehen ist, dass keine neuen Symptome auftreten.

Homöopathische Anamnese

MERKE

> Um herauszufinden, ob der Organismus schon Unterdrückensereignisse durchlebt hat, ist eine genaue Anamneseerhebung (☞ II.4.1) hinsichtlich durchlebter Krankheiten und Nebenwirkungen bei Medikamenteneinnahme unbedingt erforderlich.

Schon Hahnemann maß der gynäkologischen Anamnese große Bedeutung bei und forderte ein besonders gründliches Beobachten der Symptome: „Bei chronischen Krankheiten des weiblichen Geschlechts müssen besonders Schwangerschaft, Unfruchtbarkeit, Neigung zur Begattung, Niederkünfte, Fehlgeburten, Stillen, Abgänge aus der Scheide und der Zustand der monatlichen Blutung berücksichtigt werden. Insbesondere ist die Erkundigung nicht zu versäumen, ob letztere in zu kurzen Perioden wiederkehrt oder über die normale Zeit ausbleibt, wie viele Tage sie anhält, ununterbrochen oder abgesetzt? In welcher Menge überhaupt, wie dunkel von Farbe, ob mit Leukorrhöe (Weißfluss) vor dem Eintritt oder nach der Beendigung? Besonders aber mit welchen Beschwerden des Leibes und der Seele, mit welchen Empfindungen und Schmerzen vor dem Eintritt, bei der Blutung oder nachher? Ist Weißfluss bei ihr? Wie ist er beschaffen? Von welchen Empfindungen begleitet? In welcher Menge? Unter welchen Bedingungen und auf welche Veranlassungen erscheint er?" (Organon, § 95/1).

Wichtige Unterdrückungs-Rubriken

Unterdrückungssymptome (nach Kents Repertorium Generale)
Gemüt
– Bewusstlosigkeit – Menses – unterdrückten, bei
– Gedächtnis – Unterdrückung der sexuellen Regungen, durch
– Geisteskrankheit – Menses – bei unterdrückten
– mannstoll – Menses – bei unterdrückten
– Ruhelosigkeit – Menses – unterdrückten, bei

Unterdrückungssymptome (nach Kents Repertorium Generale)
Gemüt
– Schwermut – Menses – Unterdrückung, bei U. der Menses
– Verzweiflung – religiöse – unterdrückter Menstruation, während
– Wahnsinn – unterdrückten – Menses
Schwindel
– Menses – unterdrückten, bei
Kopf
– Blutandrang – Menses – unterdrückte, durch
– Blutandrang – unterdrückten Ausscheidungen oder plötzlich aufhörendem Schmerz, bei
– Blutandrang – Wochenfluss, durch unterdrückten
– Pulsieren – Menses – unterdrückten, bei
– Menses – während – unterdrückten, bei
– sexuelles Verlangen, nach Unterdrückung des
Allgemeines
– Konvulsionen – Menses – Unterdrückung, durch U. der
– Konvulsionen – Unterdrückung von Absonderungen, durch
– Konvulsionen – Unterdrückung von Absonderungen – Milch
– Konvulsionen – Unterdrückung – Sekrete und Exkrete
Modalitäten
– sexuellen – Verlangens, Unterdrückung des V. agg.
– sexuellen – Verlangens, Unterdrückung – amel.
Fieber
– Kindbettfieber – durch unterdrückte Lochien
Gesicht
– Farbe – blass – Lippen – Menses – unterdrückten, bei
Brust
– Entzündung – Lungen – Menses, bei unterdrückten
– Haemoptoe – Menses – nach Unterdrückung der
– Herzklopfen – Menses – unterdrückten, bei
– Lungen – Tuberkulose – akute – Menses, durch Unterdrückung der
– Mammae – Milch – Menses – unterdrückten, bei
– Mammae – Milch – unterdrückt
Rückenschmerzen
– Menses – unterdrückten, bei
– Lumbalregion – Menses – bei Unterdrückung der Menses
– Coccyx – Menses – unterdrückten, bei
– Wehtun – Menses – unterdrückten, bei
– Zerbrechen – Menses – unterdrückten, bei
Extremitäten
– Schwäche – Schweregefühl – Arme – Menses – während unterdrückter
– Schwäche – Schweregefühl – Beine – Menses – bei unterdrückter
Zittern – Fuß – Menses – Unterdrückung der M. bei
– Gliederschmerzen – reißend – Menses – Unterdrückung M. bei
Augen
– Entzündung – Menses – bei unterdrückten
– Schwellung – Lider – Menses – bei unterdrückten
Ohrenschmerzen
– Schmerz – Menses – bei unterdrückten Hören – Ohrgeräusche
– Schmerz – Menses – bei Unterdrückung der M.
– Schmerz – Sausen – Menses – unterdrückten M., bei
Nase
– Nasenbluten – Menses – unterdrückten Menses, bei
– Schnupfen – Schnupfen – Menses – unterdrückten, bei
Zähne
– Zahnfleisch – Bluten – Menses – unterdrückten, durch
– Zahnschmerzen – stechender – Menses – bei unterdrückten
Atmung
– Asthma – Menses, nach Unterdrückung

Unterdrückungssymptome (nach Kents Repertorium Generale)
Atmung
– Atemnot – Menorrhagie, durch Unterdrückung von
– Atemnot – Menses – Unterdrückung, bei
Husten
– Menses – Unterdrückung der M., durch
– trocken – Menses – Unterdrückung, durch
– Auswurf – blutig – Menses – Unterdrückung, bei
Magen
– Erbrechen – Menses – Unterdrückung, bei
– Erbrechen – Blut – Menses – Unterdrückung der Menses, bei
– Übelkeit – Menses – Unterdrückung, bei
Abdomen
– Flatulenz – Auftreibung – Menses – Unterdrückung der M., bei
– Bauchschmerzen – Frost, mit F. und unterdrückten Menses
– Bauchschmerzen – Menses – Unterdrückung der M., durch
Rektum
– Obstipation – Menses – Unterdrückung der M., bei
– Anus – Blutung – Menses – Unterdrückung, bei
– Anus – Hämorrhoiden – Menses – Unterdrückung der M., bei
Harnorgane
– Harnblase – Entleerung – erschwert – Menses, bei unterdrückten M. mit ziehenden Schmerzen im Bauch
– Harnblase – Harndrang – häufig – Menses – unterdrückten M., bei
– Harnöhre – Blutung – Menses, bei unterdrückten
Urin
– Beimengungen – Blut – Menses, durch unterdrückte
Genitalien
– Weibliche Genitalien – Entzündung – Kongestion
– Ovarien – Menses – unterdrückten M., bei
– Weibliche Genitalien – Menses – unterdrückt
– Schmerzen der Genitalien – weiblich – Uterus – Menses – während – unterdrückten M., bei
– Schmerzen der Genitalien – weiblich – Empfindlichkeit – Ovarien – Menses – Unterdrückung der M., durch

Risiko-Nutzen-Abwägung

Im Praxisalltag ist zu beobachten, dass sich manche Frauen unter Einnahme der Pille oder der Spirale völlig wohl fühlen. In diesen Fällen ist nicht davon auszugehen, dass das Medikament den Organismus schädigt, sodass es weiter eingenommen werden kann. Durch Einnahme der Pille können sich manche für die Patientin beschwerliche Symptome deutlich bessern wie z. B. Hypermenorrhoe, Dysmenorrhoe (☞ III.14). Die Pille sollte zunächst nicht abgesetzt werden. Im beratenden Gespräch muss die Patientin allerdings dazu angehalten werden, neu auftretende Krankheitszeichen mitzuteilen, selbst wenn diese zunächst nicht mit der Hormoneinnahme in Zusammenhang gebracht werden.

> ! Der homöopathische Arzt hat dann auch hier im Einzelfall die Unterdrückungsfolgen zu bewerten, d. h. „Zustände, die nicht anfangs, sondern erst am Ende [...] auftraten und den anfänglichen Zuständen entgegengesetzt waren. Diese Symptome, die der Erstwirkung oder eigentlichen Einwirkung der Arzneien auf die Lebenskraft entgegenstehen, sind die Gegenwirkung des Lebensprinzips des Organismus, seine Nachwirkung" (Organon, § 112).

Sobald Nebenwirkungen (☞ Tab. III.9-5) auftreten, sind diese sorgfältig zu beachten und als mögliche Unterdrückungsfolgen zu bewerten. Falls z. B. während/nach Pilleneinnahme Kopfschmerzen auftreten, die nach mehreren Zyklen verschwinden und daraufhin nach einiger Zeit z. B. gehäuft schwerere grippale Infekte auftreten, so ist aus homöopathischer Sicht ein Unterdrückungssyndrom entstanden: Durch den Krankheitsreiz der Pille entstand zunächst das Symptom Kopfschmerz. Da die Reizzufuhr nicht unterbrochen wurde, konnte der Organismus sich nicht selbst heilen, sondern hat „unterdrückend" das Symptom tiefer nach innen verschoben (Hering'sche Regel, ☞ II.5.1.1).

Diese Zusammenhänge müssen mit der Patientin ausführlich besprochen werden. Es empfiehlt sich ein beratendes Gespräch, ob auf die Methoden der Natürlichen Familienplanungsmethoden (☞ III.9.2) zurückgegriffen werden kann, oder ob diese mit dem Partner erprobt werden können.

Literatur

Arbeitsgruppe NFP: Natürlich und sicher – Leitfaden, 17. Aufl., Trias, München 2005

Austria-Codex Fachinformation: Vikela® 750 Mikrogramm-Tabletten, Pharmakodynamische Eigenschaften, Österreichische Apothekerverlagsgesellschaft 2002/2003

Bahner F, Döring G, Doepfmer R, Holzmann K, Leidenberger F, Semm K et al.: Die geschlechtspezifischen Funktionen der Frau und ihre Störungen, Thieme, Stuttgart 1969

Barbato M: The salivary ferning by the use of PG/53 as diagnostic test to control fertile and infertile days of menstrual cycle. Gynecol Endocrinol 1992, Suppl 1

Billings JJ: The Ovulation Method, Advocate, Melbourne 1964

Bonnar J, Flynn A, Freundl G, Kirkman R, Royston R, Snowden R: Personal hormone monitoring for contraception, Br J Fam Plann 1999 (24):128–34

Deutsche Gesellschaft für Gynäkologie und Geburtshilfe (DGGG), AG Medizinrecht: Stellungnahme zu Rechtsfragen bei der Behandlung Minderjähriger. Leitlinien, Empfehlungen, Stellungnahmen (Stand September 2004)

Döring G: Über rhythmische Schwankungen von Atmung und Körpertemperatur im Menstruationszyklus, Pflügers Archiv 1948(250): 37–46

Döring G: Temperaturmessung als einfaches Hilfsmittel zur Zyklusanalyse, Geburtshilfe und Frauenheilkunde 1949(9):757

Flynn AM: Natural family planning and the new technologies, Suppl Int J Gynecol Obstet 1989(1):123–27

Frank-Herrmann P, Freundl G, Gnoth C, Godehardt E, Kunert J, Baur S et al. Natural family planning with and without barrier method use in the fertile phase: efficacy in relation to sexual behavior: a German prospective long-term study. Adv Contracept 1997;13:179-89.

Freundl G, Baur S, Bremme M, Döring G, Frank-Herrmann P, Godehardt E et al.: Temperaturcomputer zur Bestimmung der fertilen Zeit im Zyklus der Frau: Babycomp, Bioself 110, Cyclotest D, Fertilität 1992(8):66–76

Freundl G, Frank-Herrmann P, Godehardt E, Klemm R, Bachhofer M: Retrospective clinical trial of contraceptive effectiveness of the electronic fertility indicator Ladycomp/Babycomp, Adv Contraception 1998(14):97–198

Freundl G, Bremme M, Frank-Herrmann P, Baur S, Godehardt E, Sottong U: The CUE Fertility Monitor compared to ultrasound and LH peak measurements for fertile time ovulation detection, Adv Contracept 1998(12):111–21

Freundl G, Frank-Herrmann P, Godehardt E, Kern PA, Klose A, Koubenec HJ et al.: Die Effektivität von Zyklusmonitoren zur Bestimmung des fertilen Fensters, Geburtshilfe Frauenheilkd 2003(63): 778–84

Freundl G, Godehardt E, Kern PA, Frank-Herrmann P, Koubenec HJ, Gnoth C.: Estimated maximum failure rates of cycle monitors using daily conception probabilities in the menstrual cycle, Human Reproduction 2003(18):2628–33

Goerke K, Steller J, Valet A: Klinikleitfaden Gynäkologie Geburtshilfe, 6. Aufl., Urban & Fischer, München 2003

GrimesD, Gallo ME, Grigoriewa V, Nanda K, Schulz KF: Fertility awareness-based methods for contraception (review), The Cochrane Library 2004 (4):1–9

Haag P, Hanhart N, Müller M: Gynäkologie und Urologie für Studium und Praxis 2003/04, Medizinische Verlags- und Informationsdienste, Breisach 2003

Ismail M, Arshat H, Pulcrano J, Royston P, Spieler J: An evaluation of the Bioself 110â fertility indicator, Contraception 1989(39):53–71

Knaus H: Die periodische Frucht und Unfruchtbarkeit des Weibes, Zentralblatt für Gynäkologie 1933(57):1408

Labbok MH, Hight LV, Peterson AE, Fletcher V, Hertzen H v, Look PF van: Multicenter study of the Lactational Amenorrhea Method (LAM): I. Efficacy, duration, and implications for clinical application, Contraception 1997(55):327–36

Loewit K, Hoppichler F, Ledermuller G, Widhalm G: Ovulation prediction from cyclic changes in salivary electrical conductivity (letter), Am J Obstet Gynecol 1990(163):708–10

Martinez AR, Zinaman MJ, Jennings VH, Lamprecht VM: Prediction and detection of the fertile period: the markers, Int J Fertil Menopausal Stud 1995(40):139–55

Ogino K: Über den Konzeptionstermin des Weibes und seine Anwendung in der Praxis. Zentralblatt für Gynäkologie 1932(12):721–32

Raith E, Frank P, Freundl G: Natürliche Familineplanung heute mit ausführlicher Darstellung der Zykluscomputer; Springer, Berlin 1999

Rötzer J: Erweiterte Basaltemperaturmessung und Empfängnisregelung, Arch Gynäkol 1968(206):195–214

Thyma P: Fertile and infertile days in married life, Milbank Mem Fund Q 41, Massachusetts 1998

Vekemans M: Postpartum contraception: the lactational amenorrhea method, Eur J Contracept Reprod Health Care 1997(2):105–11

Homöopathische Literatur

Hahnemann S: Organon der Heilkunst, Neufassung der 6. Aufl. Hrsg. v. Schmidt JM, Elsevier/Urban & Fischer 2004

Keller G v, Künzli von Fimmelsberg J: Kents Repertorium der homöopathischen Arzneimittel (3 Bde.). Haug, Heidelberg 1988

10 Klimakterium

PERIMENOPAUSALE FRAU

10.1 Die Lebensphasen einer Frau

10.1.1 Reproduktive Phase/ Menstruationszyklus

Während der Geschlechtsreife kommt es unter dem Einfluss der Hypophysenvorderlappenhormone **(Gonadotropine)** zur Stimulation der weiblichen Keimdrüsen, also der **Eierstöcke (Ovarien)**. Aus dieser Interaktion resultiert der Menstruationszyklus, der im Schnitt 28 Tage dauert und sich in zwei Phasen von jeweils etwa 14 Tagen unterteilen lässt: Eireifungsphase (Follikelphase) und Gelbkörperphase (Corpus-luteum-Phase).

Follikelphase

Sie beginnt mit der Regelblutung und dient der Eireifung. Die Follikelphase steht unter dem Einfluss des gonadotropen Hormons **FSH** (follikelstimulierendes Hormon). Das bestimmende Eierstockhormon während der Follikelphase ist das **Östradiol** (E2). Der Östradiolspiegel erreicht kurz vor dem Eisprung seinen Höchstwert, woraus ein sprunghafter Anstieg des gonadotropen Hormons **LH** (luteinisierendes Hormon) resultiert. Der LH-Peak löst den Eisprung aus (☞ Abb. III.10-1).

Corpus-luteum-Phase

Beginn mit dem Eisprung. Aus den verbliebenen Zellen des Follikels entwickelt sich im Eierstock der

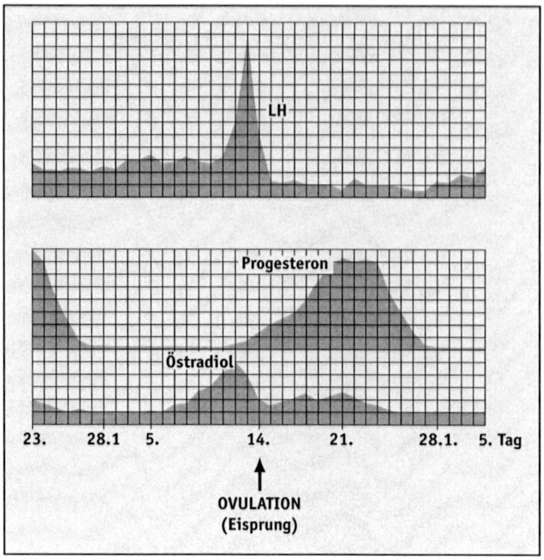

Abb. III.10-1: Menstruationszyklus.

Gelbkörper (Corpus luteum), der das **Gelbkörperhormon (Progesteron)** synthetisiert. Nach vollständiger Ausbildung des Gelbkörpers erreicht der Progesteronspiegel im peripheren Blut seinen Höchstwert. Zusätzlich wird vom Eierstock in der zweiten Zyklusphase **Östradiol** etwa der gleichen Größenordnung wie während der Follikelphase gebildet (☞ Abb. III.10-1). Bei Ausbleiben einer Befruchtung lässt die Gelbkörperfunktion nach, die Progesteronsynthese sistiert, die Östradiolproduktion wird eingestellt, und es kommt zur Regelblutung.

Steroidhormone

Während die Östradiolspiegel im Blutserum sowohl in der ersten als auch in der zweiten Zyklusphase hohe Werte aufweisen, wird Progesteron in nennenswerter Konzentration praktisch nur in der zweiten Zyklusphase nach dem Eisprung synthetisiert. Aus der Höhe der Progesteronproduktion kann daher ein Rückschluss auf den Eisprung gezogen werden. Zusätzlich zu den weiblichen Sexualhormonen werden im Eierstock in beiden Zyklusphasen – ebenfalls unter Gonadotropin-Einfluss – geringe Mengen männlicher Hormone (Androgene) gebildet.

10.1.2 „Wechsel"

Als Klimakterium bezeichnet man den zeitlichen Lebensabschnitt des Übergangs von der vollen Geschlechtsreife bis zum Senium. In diesen Zeitraum (ca. 45.–55. Lj.) – er wird auch als Perimenopause bezeichnet – fällt die letzte vom Ovar gesteuerte Regelblutung **(Menopause)**, auf die ein blutungsfreies Intervall von zumindest zwölf Monaten folgt. Die Menopause ist also kein Zeitraum, sondern ein Zeitpunkt, der das Klimakterium in einen **prämenopausalen** (vier bis fünf Jahre vor der Menopause) und einen **postmenopausalen Abschnitt** (Zeitraum ab dem ersten Jahr nach der Menopause) gliedert.
Die Ursache für das Auftreten der Menopause ist die kontinuierliche Abnahme der Ovarialfunktion durch Atresie der Follikel. Im Laufe des Lebens einer geschlechtsreifen Frau kommt es zu einer stetigen Reduktion der Primordialfollikel, die im Ovar in großer Zahl angelegt sind. Sind um die Pubertät rund 500 000 Follikel in den Eierstöcken angelegt, so sinkt diese Zahl auf wenige Tausend zu Beginn des Klimakteriums. Um das 50. Lebensjahr sind nur mehr wenige Primordialfollikel vorhanden, die auf die Gonadotropine FSH und LH ansprechen und zum Follikel ausreifen können. Die Eierstockfunktion wird außerdem durch eine sukzessive Abnahme des Organgewichts beeinflusst, dessen Gewichtsmaximum zwischen dem 25. und 30. Lebensjahres liegt. Diese Gewichtsabnahme ist überwiegend Folge einer Sklerosierung der Gefäße des Ovarstiels mit daraus resultierender Minderperfusion.
Die Gesamtdauer des Klimakteriums ist sehr unterschiedlich, sie erstreckt sich durchschnittlich über einen Zeitraum von etwa zehn Jahren.

Prämenopause („Vorwechsel")

Bereits ab dem 35. Lebensjahr nimmt bei vielen Frauen die Funktion des Corpus luteum ab (Corpus-luteum-Insuffizienz), woraus eine „Störung" des Gleichgewichts zwischen den Östrogenen und Progesteron resultiert **(relatives Progesterondefizit)**. Bedingt durch das Progesterondefizit liegt ein relatives Östrogenübergewicht vor.
Aufgrund der verminderten Produktion des Gelbkörperhormons können Tempoanomalien (ver-

kürzte oder auch verlängerte Zyklusintervalle) und Unregelmäßigkeiten der Blutungsintensität (Menorrhagie, Hypermenorrhoe, ☞ III.10.2.1, ☞ III.14) auftreten. Gekoppelt mit den Tempoanomalien sind oft Änderungen der Stimmungslage (Gereiztheit, depressive Verstimmung) zu beobachten.

Menopause

> ! **Definition:** Letzte von den Eierstöcken gesteuerte Regelblutung, auf die ein blutungsfreies Intervall von zumindest einem Jahr folgt.

Im zeitlichen Auftreten zeigen die ovariellen Veränderungen nur geringe rassische Unterschiede. So ist das Menopausenalter in Amerika zwischen Weißen und Schwarzen nahezu identisch. Diskutiert werden jedoch sozioökonomische Unterschiede. Frauen mit hohem Sozialstatus und hohem Einkommen kommen später in die Menopause als Frauen mit niedrigerem Sozialstatus. Unterschiede im Menopausenalter finden sich zudem in Entwicklungsländern im Vergleich zu westlichen Industrieländern. Der bessere Ernährungszustand in den Industrienationen führt neben dem späteren Eintritt der Menopause auch zu einem größerem Körperwachstum und einem früheren Auftreten der Menarche.
Bestimmte Lebensgewohnheiten wirken sich in der westlichen Welt zunehmend negativ auf das Menopausealter aus. So kann durch erhöhten Genuss von Nikotin das Menopausealter bis zu zwei Jahre früher eintreten. Nikotin bewirkt durch stärkere ovarielle Gefäßkonstriktion eine Minderdurchblutung des Ovars, deren Folge eine eingeschränkte Östrogenproduktion ist.

Postmenopause

Mit der Menopause stellt das Ovar auch die Östrogenproduktion ein. Ab der Postmenopause besteht deshalb ein „physiologischer Mangel" nicht nur an Progesteron, sondern auch an **Östradiol**. Die Produktion der Androgene kann bis in das siebente Lebensjahrzehnt reichen. Die Androgene (v.a. Androstendion und Testosteron) werden auch noch nach der Menopause in den Zwischen- und Hiluszellen produziert.
Als Reaktion auf das Nachlassen der Aktivität der Ovarien ist eine verstärkte Ausschüttung von FSH und LH aus dem Hypophysenvorderlappen zu registrieren (☞ Abb. III.10-2). Diese hohen Werte bleiben dann bis zum Eintritt in das Senium bestehen. Durch die Altersinvolution der Hypophyse fallen sie dann wieder ab, um sich bis zum Lebensende auf ein mäßig erhöhtes Niveau einzustellen.

Climacterium praecox (vorzeitige Menopause)

Das vorzeitige Eintreten der letzten Blutung (etwa zwischen dem 35. und 45. Lebensjahr) wird in seiner Ursache von einzelnen Autoren sehr unterschiedlich beurteilt, ist jedoch nicht vollständig erforscht.

Iatrogene Menopause

Meist krankheitsbedingter Eintritt der Menopause durch Bestrahlung, Chemotherapie oder chirurgische Entfernung der Ovarien. Aufgrund des plötzlichen Hormonentzugs empfinden die Patientinnen die Beschwerden oft wesentlich heftiger.

10.2 Klinik des Klimakteriums

Die Wechseljahre sind ein natürlicher Abschnitt im Leben einer Frau. Die Mehrzahl der Frauen empfindet die verschiedenen Änderungen der Hormonsituation in dieser Lebensphase nicht als körperliche und/oder psychische Belastung.
Etwa ein Drittel aller Frauen durchlebt den Wechsel ohne subjektive Beschwerden, ein weiteres Drittel gibt verschiedene Beschwerden an, die jedoch die Lebensqualität nicht nachhaltig beeinflussen. Allerdings kann es bei etwa einem Drittel der Frauen perimenopausal zu schweren vegetativen, psychischen und somatischen Beschwerden kommen, die mit einer wesentlichen Einschränkung der Lebensqualität einhergehen.
Das unterschiedliche Auftreten der klimakterischen Beschwerden, die in der Intensität und im Symptomenkomplex völlig unterschiedlich sein können, ist noch nicht völlig erforscht.

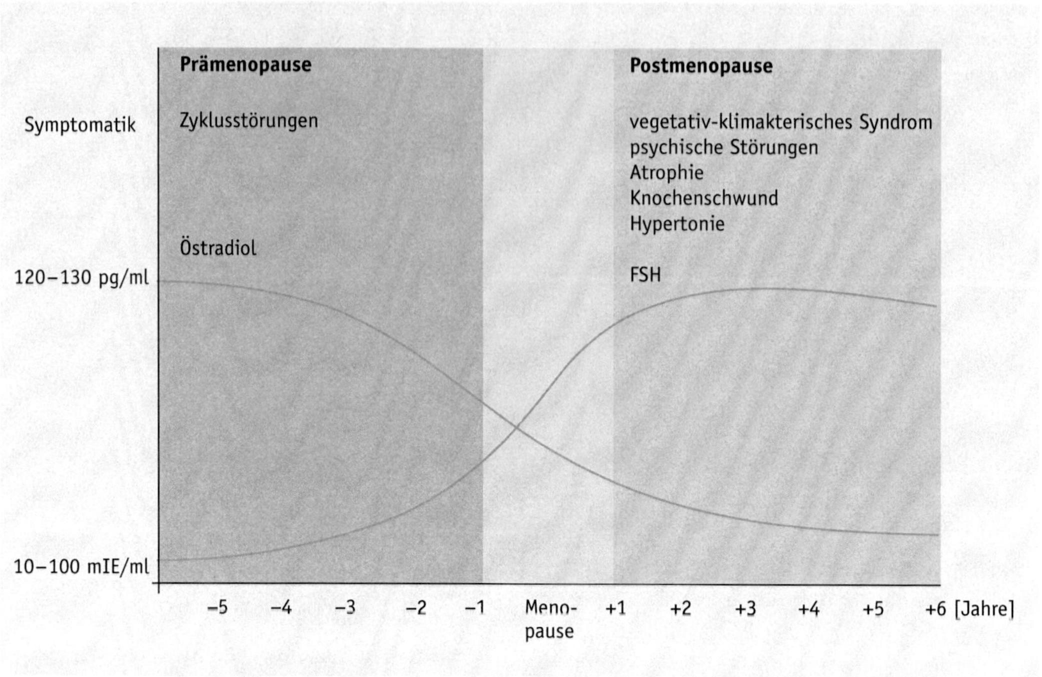

Abb. III.10-2: Konzentration von Östradiol und FSH im Klimakterium.

Es wird postuliert, dass die individuellen Unterschiede in der Beschwerdesymptomatik u.a. durch die unterschiedliche extra-ovarielle Östrogensynthese bedingt sind. Werden z.B. nach der Menopause im Fettgewebe durch Aromatisierung „ausreichend" Östrogene gebildet, so ist davon auszugehen, dass keine bzw. nur geringe Wechselbeschwerden auftreten. Außerdem dürfte das Vorhandensein bzw. die Anzahl von Hormonrezeptoren in den einzelnen Organen und Organsystemen eine Rolle spielen.

Tab. III.10-1: Beschwerden bei Frauen im Alter von 45–60 Jahren (Fischl 1995)

Wallungen, Schwitzen	ca. 20%
Herzbeschwerden	ca. 13%
Schlafstörungen	ca. 28%
Depressive Verstimmung	ca. 13%
Nervosität, Reizbarkeit	ca. 21%
Ängstlichkeit	ca. 13%
Körperliche/geistige Erschöpfung	ca. 28%
Sexualprobleme	ca. 10%
Harnwegsbeschwerden	ca. 8%
Trockenheit der Scheide	ca. 7%
Gelenk- und Muskelbeschwerden	ca. 37%

10.2.1 Dysfunktionelle Blutungen

Bereits prämenopausal kann sich das allmähliche Nachlassen der Eierstockfunktion in **Zyklusanomalien** (Vor- und Nachblutungen, Hypermenorrhoen, Metrorrhagien, irreguläre, meist verlängerte Zyklen) manifestieren. Diese Störungen sind meist funktionell bedingt und lassen sich überwiegend durch eine **Gelbkörperschwäche** (Corpus-luteum-Insuffizienz) und ausbleibende Ovulationen erklären. Sie gehen mit einer gestörten Endometriumstruktur (meist glandulär, zystische Endometriumhyperplasie) einher.
Kommt im weiteren Verlauf zum Gestagenmangel schließlich ein **Östrogenmangel** hinzu (hohes FSH, niedriges E2), stellt sich eine Amenorrhoe mit unterschiedlich ausgeprägten klimakterischen Beschwerden ein. Blutungen in diesem Lebensabschnitt sind

meist Folge pathologischer Veränderungen im Cavum uteri und bedürfen einer Abklärung (s.u. „Weiterführende Diagnostik").

Therapie

Zur Therapie der Blutungsstörung ist eine **Gestagensubstitution** von Tag 14 bis 27 zu empfehlen. In speziellen Fällen mit schweren Blutungen und Anämie kann – nach Ausschluss organischer Ursachen – eine kurzfristige therapeutische Amenorrhoe mit hohen Gestagendosen indiziert sein.

Die Therapie der klimakterischen Beschwerden wird nach Ausschluss von pathologisch-anatomischen Blutungsursachen üblicherweise in einer zyklusgerechten Substitution mit Östrogenen und Gestagenen bestehen (☞ III.10.4).

Weiterführende Diagnostik

Abgesehen von Metrorrhagien, die im Zuge einer Hormonersatztherapie auftreten können, ist der Grund für eine Blutung nach der Menopause eher in pathologisch-anatomischen Veränderungen im Bereich der Gebärmutterhöhle zu suchen, z. B. Schleimhautpolypen, Endometrium-Hyperplasie, Endometriumkarzinom (☞ III.19.2).

In diesen Fällen gibt die **Vaginalsonographie** wichtige Hinweise auf das mögliche Vorliegen intrauteriner Pathologien wie Endometriumhyperplasien, intrakavitäre Polypen oder submuköse Myome.

Eine exakte Diagnose kann jedoch erst die **diagnostische Hysteroskopie** liefern. Mithilfe der operativen Hysteroskopie, bei der flüssige Distensionsmedien (z. B. Purisol®) zur Entfaltung des Uteruscavum und spezielle Zangen und Elektroschlingen eingesetzt werden, können intrauterine Pathologien wie Polypen oder Myome (☞ III.15.3.4) operativ entfernt und einer histologischen Untersuchung zugeführt werden.

Besteht im Klimakterium eine Neigung zu wiederkehrenden Endometriumhyperplasien (aufgrund von Zyklusschwankungen oder im Zuge einer Hormonersatztherapie) und Metrorrhagien, so kann ebenfalls durch Einsatz der operativen Hysteroskopie eine Komplettabtragung des Endometriums (Endometriumablation) erfolgen, mit dem Ziel einer dauerhaften Amenorrhoe.

MERKE: Eine postmenopausale Blutung bedarf immer einer operativen Abklärung mittels Hysteroskopie und Kürettage mit nachfolgender histologischer Abklärung.

10.2.2 Vegetative Symptome („Wechselbeschwerden")

Prämenopause

Das relative **Progesterondefizit** kann in der Prämenopause (☞ III.10.1.2) prämenstruell zu Beschwerden führen (prämenstruelles Syndrom = PMS, ☞ III.24): Unterleibschmerzen, verstärkte Ödembildung, Gewichtszunahme sowie Mastodynie. Bei schwerem PMS kann es darüber hinaus zu Störungen der seelischen Befindlichkeit kommen (Stimmungsschwankungen, Gereiztheit, depressive Verstimmung, geringe Frustrationstoleranz etc.).

Postmenopause

Die nach der Menopause potentiell auftretenden charakteristischen „Wechselbeschwerden", die eine Vielzahl von psychisch-vegetativen und/oder somatischen Beschwerden umfassen können, sind in erster Linie durch das postmenopausale **Östrogendefizit** bedingt (☞ III.10.3):

- **Hitzewallungen** mit Schweißausbrüchen, nicht selten kombiniert mit Herzklopfen, Schlaflosigkeit und allgemeiner Minderung der Leistungsfähigkeit,
- Neigung zu **depressiver Verstimmung** bzw. erhöhter **Reizbarkeit**, andererseits besondere **Empfindsamkeit** mit charakteristischen **Stimmungsschwankungen,**
- **atrophische Haut- und Schleimhautveränderungen**, insbesondere im Bereich der Vulva und der Scheide, aber auch der Blasenschleimhaut („Reizblase", ☞ III.11.2),
- **degenerative Veränderungen am Skelettsystem,**
- überproportionale Zunahme an **kardiovaskulären Erkrankungen** (Bluthochdruck, Hypercholesterinämie, Lipidämie),
- **Arteriosklerose,**
- **Herzinfarkt,**

- **Verschiebung der HDL/LDL-Relation** in Richtung LDL (Atheroskleroseindex).

Eine der Ursachen für das Auftreten von Wechselbeschwerden liegt in der durch Östrogenmangel bedingten **Störung im Bereich des Temperaturzentrums des Hypothalamus** begründet. Für dessen physiologisches Funktionieren ist ein ausreichender Östrogenspiegel notwendig. Aus Östrogenmangel resultiert ein Endorphin-Abfall im Hypothalamus mit entsprechender Symptomatik.

Ein schnelles und einfaches Hilfsmittel zur Diagnostik und Quantifizierung des klimakterischen Syndroms ist die Selbstbeurteilungsskala (Klimax-Score nach Metka 1986) für die klimakterische Frau (☞ Tab. III.10-2).

Tab. III.10-2: Klimax-Score (nach Metka)

Beschwerden	Intensität
Psychovegetative Beschwerden	
Hitzewallungen	
Schlafstörungen	
Nervosität, Reizbarkeit	
Schwäche, Müdigkeit	
Psychische Veränderungen, Ängstlichkeit, Depression	
Verminderung des sexuellen Verlangens (Libido)	
Herzbeschwerden, Herzklopfen, Herzjagen	
Ameisenlaufen (Parästhesien)	
Schwindel	
Vergesslichkeit, Konzentrationsschwäche	
Atrophische Beschwerden	
Trockenheit der Scheide, Brennen, Beißen	
Harnträufeln (Harninkontinenz)	
Gelenksbeschwerden, steife Glieder	
Muskelschmerzen	
Hauttrockenheit	
Trockene Augen	
Gestagen-Mangelsymptome	
Brustspannen	
Migräne	
Tendenz zu geschwollenen Beinen (Ödemen)	
Klimax-Score: 10–19 leichtes Syndrom 20–34 mittleres Syndrom > 35 schweres Syndrom	

Im Bereich des Knochens ist nach der Menopause eine beschleunigte Demineralisierung zu beobachten, die zur Osteopenie und **Osteoporose** (☞ 10.2.3) führen kann. Klinisch äußern sich die osteoporotischen Beschwerden in Kreuz- und Rückenschmerzen sowie in einer Zunahme der Inzidenz an Knochenbrüchen, insbesondere im Bereich der Unterarme, der Wirbelkörper und des Schenkelhalses. Jenseits des sechsten Lebensjahrzehnts ist das weibliche Geschlecht von osteoporotischen Frakturen sechs- bis achtmal häufiger betroffen als das männliche.

Durch die relative **Androgendominanz** in der Postmenopause – die männlichen Hormone werden vom Eierstock auch nach der Menopause noch jahrelang weiterproduziert – kann es außerdem zu **Gewichtszunahme, Zunahme der Körperbehaarung** und **Vergrößerung der Brüste** kommen.

10.2.3 Osteoporose

Prävalenz

Die Osteoporose ist eine systemische Skeletterkrankung, bei der eine **verminderte Knochenmasse** und/oder eine **fehlerhafte Knochenarchitektur** zu einem Anstieg des Risikos für Knochenbrüche führen.

Die WHO hat die Osteoporose als eine der zehn wichtigsten Volkskrankheiten eingestuft. Ungefähr **10% der Bevölkerung** sind betroffen. 20% der Patienten mit Schenkelhalsfrakturen sterben innerhalb des ersten Jahres, weitere 25% bleiben dauerhaft versorgungspflichtig invalide.

Der bei Frauen nach der Menopause auftretende verstärkte Knochenabbau bewirkt, dass nach dem 75. Lebensjahr jede zweite Frau eine Osteoporose aufweist. Demnach sind 90% aller Wirbelkörper- und Oberschenkelhalsfrakturen und 70% aller distalen Radiusfrakturen bei postmenopausalen Frauen auf eine Osteoporose zurückzuführen.

> ! Diese Fakten und die zunehmende Lebenserwartung machen deutlich, dass auf das Gesundheitssystem immense Folgekosten nach osteoporotischen Frakturen zukommen werden. Daher ist für alle Disziplinen der Medizin Diagnostik, Therapie und Prävention der Osteoporose von zunehmend großer Bedeutung.

Das Organ „Knochen"

Der Knochen hat als Aufgabe nicht nur die Belastbarkeit, sondern auch die Elastizität zu erfüllen. Er besteht aus einer elastischen, kollagenen Knochenmatrix und dazwischen eingelagertem Kalzium und Phosphat in kristalliner Form.

Die beiden Bauprinzipien des Knochens sind **Kompakta** (auch Kortikalis oder Knochenrinde) und **Spongiosa** (Knochenbälkchen oder trabekulärer Knochen).

Die Kortikalis der langen Röhrenknochen ist aus Osteonen aufgebaut, während sich im axialen Skelett (Schädel, Wirbelsäule, Thorax und Becken) Knochenbälkchen mit exakter Anpassung an die Belastungslinien (Trajektionslinien) zeigen.

Der Knochen ist ein dynamisches Organ mit hoher Durchblutung und Stoffwechselaktivität.

Das Knochenwachstum (modelling) wird in der Pubertät mit Verknöcherung der Wachstumsfugen abgeschlossen. Auch im Erwachsenenalter wird der Knochen ständig umgebaut und den wechselnden Bedürfnissen angepasst. In regelmäßigen Abständen wird die gesamte Knochensubstanz ausgetauscht (remodelling). Dafür besitzt das Knochengewebe spezielle Zellsysteme:

- **Osteoklasten** sind mehrkernige Riesenzellen, die durch Sezernierung proteolytischer Enzyme alten und schwachen Knochen abbauen können. Zahlreiche Hormone (Parathormon, Östrogen, Leptin, Schilddrüsenhormone) und Wachstumsfaktoren steuern die Osteoklastentätigkeit.
- **Osteoblasten** sind mesenchymale Zellen und bauen langsam über viele Wochen neuen Knochen wieder auf. Auch in Osteoblasten können – wie in Osteoklasten – Östrogenrezeptoren nachgewiesen werden.
- **Osteozyten:** Ungefähr jeder zehnte Osteoblast, der auf der Knochenoberfläche liegt, wird in das neu gebildete Knochengewebe eingebaut und entwickelt sich zum Osteozyten. Diese registrieren das Knochenalter und leiten den Umbau ein.
- **Endostzellen,** die 90 Prozent der Knochenoberfläche bedecken, bilden eine Schutzschicht und gemeinsam mit den Osteozyten ein Überwachungssystem für den Knochenumbau.

Wenn der Umbauprozess (remodelling) des Knochens gestört ist, also mehr Knochen abgebaut wird als erneuert, entsteht eine Osteoporose. Diese **negative Knochenbilanz** kann drei Ursachen haben:

- erhöhte Aktivität der Osteoklasten (High turn over),
- verminderte Aktivität der Osteoblasten (Low turn over),
- verminderte Aktivität von Osteoklasten und Osteoblasten (Knochenatrophie).

Der **Knochenumbau** läuft in Zyklen von 120 Tagen ab, folgende Phasen werden unterschieden:

- Ruhephase,
- Aktivierungsphase (Bereitstellung der Osteoklasten),
- Resorptionsphase (osteoklastischer Knochenabbau),
- Umschaltphase (Bereitstellung der Osteoblasten),
- Anbauphase mit Osteoidproduktion,
- Anbauphase mit Osteoidmineralisation,
- Ruhephase (Umwandlung der Osteoblasten in „Bone lining cells").

Während die Resorptionsphase bereits innerhalb von zwei Wochen abgeschlossen ist, dauert die Mineralisationsphase bis zur Bildung reifen Knochens Monate und ist von der Anwesenheit aktiver Vitamin-D-Metaboliten abhängig. Die Gesamtumbaurate des Skeletts beträgt 8% pro Jahr.

Im Gegensatz zum kortikalen Knochen, der einem sehr langsamen Umbau unterliegt (2,5% pro Jahr), wird jährlich 25% des spongiösen Knochen umgebaut. Das bedeutet, dass sich die Osteoporose zuerst an Knochen mit hohem Spongiosaanteil (Lendenwirbelsäule, Schenkelhals, distaler Radius) manifestiert (Bilezikian et al. 1996).

Die maximale Knochendichte (Peak bone mass)

Die maximale Knochendichte wird im Alter zwischen 25 und 30 Jahren erreicht. **Nach dem 30. Lebensjahr wird die Knochenbilanz negativ**, das bedeutet einen Knochenverlust von ungefähr 1% pro Jahr, unabhängig vom Geschlecht. Dieser Knochenschwund ist genetisch festgelegt und verläuft in allen Skelettarealen annähernd gleich, etwas verstärkt jedoch im Bereich der Wirbelkörper und des proximalen Oberschenkels.
Mit dem Abfall des Östrogenspiegels nach der Menopause steigt bei Frauen der Verlust an Knochen bis auf 4% pro Jahr an. Demnach verlieren Frauen vom 40. bis zum 70. Lebensjahr durchschnittlich 40% ihrer Knochenmasse. Männer verlieren im gleichen Zeitraum nur ca. 12%.

Krankheitsbild

Die Konsensuskonferenz in Amsterdam hat 1996 zu folgender Osteoporosedefinition geführt:

> ! Die Osteoporose ist eine systemische Skeletterkrankung, die durch eine niedrige Knochenmasse und pathologische Strukturveränderungen des Knochengewebes charakterisiert ist und eine gesteigerte Knochenbrüchigkeit und Frakturgefährdung zur Folge hat. Die Größe der Knochenausgangsmasse sowie Ausmaß und Dauer des Knochenmasseverlustes bestimmen die Wahrscheinlichkeit des Auftretens einer Osteoporose.

Pathologische Strukturveränderungen (z.B. die Vernetzung der Knochenbälkchen) haben durch die modernen bildgebenden Verfahren und Messverfahren zunehmend an Bedeutung gewonnen. Die WHO quantifiziert die Osteoporose, ausgehend von der Knochenmasse, nach dem T-Score (☞ Tab. III.10-3).

Die **verminderte Knochendichte** stellt den höchsten Risikofaktor für Frakturen bei postmenopausalen Frauen dar, da sie für 60–80% der Knochenstärke verantwortlich ist. Mit dem Abfall der Knochendichte nimmt das Frakturrisiko exponentiell zu. Eine Abnahme von 10–15% der Knochendichte verdoppelt das Frakturrisiko.
Die Osteoporose ist aber nicht nur ein Problem der Knochendichte, sondern auch der **Knochenqualität**, der „Mikroarchitektur" der Knochenbälkchen und funktionierender Reparaturmechanismen. Diese Überlegungen müssen bei der Therapie der Osteoporose Berücksichtigung finden.

Primäre und sekundäre Osteoporosen

Im Gegensatz zu den primären Osteoporosen sind bei den sekundären Formen die Ursachen bekannt.

Primäre Osteoporosen

Zu den primären (idiopathischen) Osteoporosen werden vor allem die **postmenopausalen und senilen Osteoporosen** gezählt, obwohl bei diesen bereits mehrere pathogenetische Teilfaktoren bekannt sind.
Durch den ausgeprägten Verlust der Östrogene (90%) in der Postmenopause setzt ein physiologischer Abbau der Knochenmasse ein, der durch eine verstärkte Knochenresorption gekennzeichnet ist. Einerseits fällt die Stimulierung der Osteoblasten durch Östrogen weg, andererseits steigen resorptionsfördernde Zytokine (Interleukin 1) an. Im trabekulären Knochen beschleunigt sich dieser Abbau während der ersten fünf Jahre auf ca. 3–4% pro Jahr, danach gleicht es sich demjenigen des kortikalen Knochens an (0,5–0,7% pro Jahr), wobei Ernährung, Kalziumeinnahme und körperliche Betätigung in der frühen Postmenopause keine Rolle spielen.
Die klassische Fraktur der postmenopausalen Osteoporose ist die Mitte 60 auftretende **Wirbelkörperfraktur**. Neben dem Östrogenmangel müssen jedoch noch andere Risikofaktoren wie z.B. eine niedrig aufgebaute peak bone mass (s.o.) mitbeteiligt sein.
Im Gegensatz dazu steht die **Schenkelhalsfraktur** als typische Fraktur des fortgeschrittenen Alters. Sie tritt vorwiegend im Alter von über 80 Jahren auf und ist im Wesentlichen Folge einer Verminderung des

kortikalen Knochens, einhergehend mit einer Tendenz zu verminderten Vitamin-D-Spiegeln und sekundärem Hyperparathyreoidismus (Riggs et al. 1998).

Sekundäre Osteoporosen

Sekundäre Osteoporosen umfassen nur 5% aller Osteoporosefälle, verursachen aber 20% der osteoporosebedingten Frakturen. Folgende Gruppen können unterschieden werden:

- **Endokrinologisch:** angeborener (Turner-Syndrom) oder erworbener (Entfernung der Gebärmutter samt Ovarien) Hypogonadismus, Hyperthyreose, Hyperparathyreoidismus, Morbus Cushing und Diabetes mellitus.
- **Hämatologisch/myelogen:** Erkrankungen des Knochenmarks (z. B. multiples Myelom, chronische myeloische Leukämie).
- **Onkologisch:** Eine diffuse Metastasierung durch einen soliden Tumor kann eine primäre Osteoporose vortäuschen. In diesem Sinne sollten unklare Osteoporosen mit pathologischen Frakturen immer abgeklärt werden. Als häufigster metastasierender Tumor mit osteolytischen Knochenmetastasen kommt das Mammakarzinom (☞ III.17) infrage.
- **Hepatisch/gastrointestinal:** chronische Erkrankungen der Leber (z. B. primär biliäre Zirrhose) und des Gastrointestinaltrakts (z. B. Morbus Crohn) erzeugen aufgrund des Vitamin-D- und C-Mangels das Bild einer Osteoporose mit Osteomalazie.
- **Nephrologisch:** Die chronische Niereninsuffizienz erzeugt wegen des gestörten Vitamin-D-Metabolismus Mischbilder von Osteoporose, Osteomalazie und sekundärem Hyperparathyreoidismus (renale Osteopathie).
- **Medikamentös:** Herauszuheben sind vor allem Glucocorticoide, über einen längeren Zeitraum appliziert und auch Antikoagulantien (Marcumar®).
- **Genetisch:** Die genetischen Faktoren bestimmen die Variabilität der Knochenmasse eines Erwachsenen zu 50–80%. Dafür spricht die Korrelation der Knochenmasse junger Frauen mit derjenigen ihrer prämenopausalen Mütter. Liegen in der Familienanamnese osteoporotische Frakturen vor, ist bei den Nachkommen die Wahrscheinlichkeit einer Osteoporose hoch. Vor allem der genetisch bedingte Körperbau spielt eine große Rolle, schmächtiger Körperbau bedingt ein erhöhtes Risiko für Osteoporose und Fraktur (Bidstrup et al. 1997, Rubin et al. 1999).

Risikofaktoren für Osteoporose

Es lassen sich beeinflussbare und nicht beeinflussbare Risikofaktoren unterscheiden.

Unbeeinflussbare Risikofaktoren

- **Familiäre Belastung:** Die maximale Knochendichte (peak bone mass) und die spätere Knochenverlustrate sind genetisch vorprogrammiert (Gong et al. 1999).
- **Geschlecht und Alter:** Ab dem 35. Lebensjahr beginnt der genetisch festgelegte Knochenschwund, bei Frauen stärker als bei Männern. Postmenopausal nimmt bei der Frau das Osteoporose- und Frakturrisiko deutlich zu, beim Mann erst nach dem 75. Lebensjahr.

Beeinflussbare Risikofaktoren

- **Chronischer Bewegungsmangel:** Fehlende körperliche Aktivität ist der wichtigste Risikofaktor für die Entstehung der Osteoporose.
- **Leistungssport:** Hochleistungssportlerinnen entwickeln oft durch strikte Diät und körperlichen Dauerstress eine Oligo- bis Amenorrhoe mit daraus resultierender Hypoöstrogenämie und der Gefahr, später an Osteoporose zu erkranken.
- **Körpergewicht:** Untergewichtige Frauen haben ein hohes Risiko für Osteoporose und Fraktur.
- **Zigarettenkonsum:** Rauchen verdoppelt das Osteoporoserisiko.
- **Alkoholismus:** Der Grund für die Entwicklung einer Osteoporose sind Mangelernährung und Leberschäden.
- **Fehlernährung:** Bei ungenügender Kalziumaufnahme kommt es über den Anstieg von Parathormon zur Kalziummobilisierung aus dem Knochenspeicher. Folge ist eine negative Knochen-

bilanz (Gefährdung vor allem für Schwangere und Jugendliche).

- **Hormone:** Eine frühe, operativ oder natürlich bedingte Menopause ist ein wichtiger Risikofaktor. Testosteronmangel beim Mann führt ebenfalls zur Osteoporose (z. B. bei Anorexia nervosa).

Diagnostische Möglichkeiten der Osteoporose

Zielsetzung ist die Erstellung eines Risikoprofils, die Diagnosestellung, die Bestimmung des Schweregrades und der Ausschluss einer Grunderkrankung (sekundäre Osteoporose).

Anamnese/körperliche Untersuchung

- **Familienanamnese:** familiäre Osteoporosebelastung?
- **Anamnese:** Kreuz- oder Rückenschmerzen? Vorbestehende Frakturen, knochenschädigende Medikamente/Krankheiten?
- **Körperliche Untersuchung:** Gewicht, Größe, Haltung, Einschränkung der Bewegungen, Deformierungen der Wirbelsäule.

Röntgen und Densitometrie

Die vermehrte Strahlendurchlässigkeit bei verminderter Knochendichte kann erst bei 30–50% Substanzverlust radiologisch erfasst werden. Die radiologische Erstuntersuchung liefert dennoch wichtige Informationen:

- **Röntgen Brust/Lendenwirbelsäule (BWS, LWS) in zwei Ebenen:** Diagnostik von Wirbeleinbrüchen, Skoliosen, Bandscheibenschäden, Spondylophyten.

Tab. III.10-3: Quantifizierung der Osteoporose (WHO)

T-Score	Bewertung
– 1 SD	Normalbefund
– 1–2,5 SD	Osteopenie
> – 2,5 SD	Osteoporose

T-Score: statistischer Mittelwert der Knochendichte in Bezug auf das prämenopausale Maximum (Peak bone mass).

Eine Osteoporose liegt vor, wenn die Knochenmineraldichte um 2,5 Standardabweichungen (SD) unter dem T-Score liegt.

- **Densitometrie mit DXA-Methode** (Dual Energy X-ray Absorptiometry): Zwei Energiestrahlen unterschiedlicher Intensität werden durch den Knochen hindurchgeschickt. Aus der durch den Knochen gelangenden Strahlenmenge kann die Masse des Knochenmineralgehalts gemessen werden. Die Messungen erfolgen an LWS und Hüfte. Die DXA Methode ist von der WHO zur Diagnose einer Osteoporose vorgeschrieben.
- **Quantitative Computertomographie (QCT):** nur bei Patienten mit schweren degenerativen Veränderungen der LWS.
- **Quantitative Ultraschallmessung:** Die Messung an Ferse oder Phalangen kann als Screening verwendet werden. Eine Einschätzung des Frakturrisikos ist möglich, nicht aber die Diagnose einer Osteoporose. Demnach stellt sie keinen Ersatz für die DXA-Messung dar.
- **Magnetresonanztomographie (MRT):** zur Abklärung sekundärer Osteoporosen (z. B. Metastasen).
- **Skelettszintigraphie:** zur Frakturdiagnostik.
- **Labormarker:**
  - für den Knochenaufbau: alkalische Phosphatase und Osteokalzin,
  - für die Knochenresorption: Kollagen-crosslinks (Eastell et al. 2001).
- **Knochenbiopsie:** zur Abklärung einer malignen Grunderkrankung, Entzündung etc. (Bartl 1993).

Therapie

Das Therapieziel ist eine Verringerung des Frakturrisikos und das Erreichen einer positiven Knochenbilanz (Nachweis mittels T-Score an LWS und Hüfte).

Allgemeine Maßnahmen

Als Basistherapie gilt **körperliche Aktivität, knochenbewusste Ernährungsstrategien** (Heaney 1993) und die **Reduktion der Sturzgefahr** in der Umgebung des Patienten (Tinetti et al. 1994).

MERKE

Einen besonderen Stellenwert hat die Sicherstellung einer adäquaten Kalzium- und Vitamin-D-Versorgung. Es gilt die „1000er Regel": 1000 mg Kalzium sowie 1000 IE Vitamin D täglich.

Medikamentöse, antiresorptive Therapien

Die medikamentösen Therapien umfassen Hormonersatztherapie, Bisphosphonate, selektive Östrogen-Rezeptor-Modulatoren (SERM), Parathormon (PTH) und Calcitonin.

Hormontherapie

- **Hormoneratztherapie (HRT) – Östrogen/Gestagen:** Die HRT (☞ III.10.4) wird wegen des erhöhten Risikos für kardiovaskuläre Erkrankungen, thromboembolische Komplikationen und der Mammakarzinom-Inzidenz als Konsequenz der Women's Health Initiative (WHI) nur zur Behandlung von Wechselbeschwerden und möglichst nicht länger als über einen Zeitraum von vier Jahren empfohlen (Women's Health Initiative Group 2002).
- **Tibolon** (Liviella®) ist ein synthetisches Steroid, das durch Bindung an verschiedene Hormonrezeptoren neben östrogenen auch gestagene und androgene Effekte vermittelt und eine knochenprotektive Wirkung zeigt (Geusens et al. 1991).

Bisphophonate

Bisphosphonate in Tablettenform (für die Osteoporose zugelassen):

- **Alendronat** (Fosamax®): Dosierung von 10 mg/d oder 70 mg/Wo.,
- **Risedronat** (Actonel®): Dosierung von 5 mg/d oder 35 mg/Wo.,
- **Ibandronat** (Bonviva): Dosierung von 150 mg/Mon.

Bisphosphonate als Infusion (für die Osteoporose nicht zugelassen, da keine Frakturdaten vorliegen):

- **Zoledronat** (Zometa®): 4 mg Infusion halbjährlich oder jährlich,
- **Pamidronat** (Aredia®): 30 – 60 mg Infusion vierteljährlich.

Raloxifen (Evista®)

Zur Behandlung und Prävention der Osteoporose bei postmenopausalen Frauen sind 60 mg/d oral zugelassen. Zudem reduziert Raloxifen das Mammakarzinomrisiko um 76% und hat einen positiven Effekt auf den Fettstoffwechsel (Ettinger et al. 1999).

Calcitonin

Die Applikation erfolgt entweder subkutan oder als Nasenspray. Die eigentliche Domäne des Calcitonins liegt im schnellen Ansprechen des Knochenschmerzes bei Wirbelkörperfrakturen.
Für die Bisphosphonate Alendronat, Risedronat und Ibandronat, aber auch für Calcitonin und Raloxifen ist die positive Wirkung auf vertebrale Frakturen nachgewiesen (Downs et al. 1999). Die Substanzen senken die Frakturraten um 30 – 60%. Für Alendronat und Risedronat ist ebenfalls ein positiver Effekt auf das axiale und periphere Skelett und in der Folge eine Verringerung des Risikos für Frakturen von Wirbelkörper und Schenkelhals nachgewiesen (Frauen mit postmenopausaler Osteoporose).

1,34-Parathormon (PTH)

1,34-PTH – Teriparatid (Forsteo®) – ist keine antiresorptive Substanz, bewirkt aber in einer pulsatilen, einmal täglichen (20 µg/d s.c.) Verabreichung eine Modulation der Knochenumbauvorgänge, sodass die anabolen Effekte überwiegen. Durch Teriparatid steigt die Knochendichte im Bereich der Lendenwirbelsäule um 10 – 14%, im Bereich des Schenkelhalses um 3 – 5% an, das Frakturrisiko wird vertebral um 65 – 69% , nicht-vertebral um 35 – 40% gesenkt (Orwoll et al. 2003).

Zukünftige Therapieoption – Strontium-Ralenat

Strontium-Ralenat senkt in einer Dosierung von 2g/d peroral das vertebrale Frakturrisiko gegenüber Placebo auf ca. 56%, die Knochendichte steigt um 7,3% pro Jahr (Reginster 2003), das Präparat wird derzeit in einer Phase-III-Studie geprüft und ist noch nicht erhältlich.

10.2.4 Atrophie im Urogenitalbereich

Im Rahmen des klimakterischen Syndroms treten innerhalb der ersten fünf bis 10 Jahre nach der Menopause östrogenmangelbedingte Rückbildungserscheinungen auf, die Anlass für häufige Arztbesuche sind.

Ätiologie

Die schon bald nach der Menopause einsetzenden trophischen Veränderungen im Urogenitalbereich erklären sich aus der gemeinsamen Embryologie von Harn- und Geschlechtsorganen (aus dem Sinus urogenitalis und den Müller'schen Gängen), zusammen mit in diesen Geweben nachgewiesenen Hormonrezeptoren.

Die objektiv nachweisbaren Symptome und Beschwerden (Jucken, Brennen, Ausfluss) werden durch das **Absinken der Östrogene im Gewebe der Zielorgane** und deren Rezeptoren verursacht. Damit verbunden ist auch eine **Verminderung der Durchblutung**, des **Gewebeturgors** durch Kollagenverlust, der **Mitosezahl** sowie des gesamten **Zellstoffwechsels**.

Im Bereich der Vagina bildet sich eine typische **Atrophie mit dünnem Scheidenepithel** aus. Es entstehen Fluor und subepitheliale Blutungen (Colpitis senilis). Häufig kommt es auch zu einer ringförmigen Einengung im oberen Scheidendrittel oder des gesamten Scheidenrohres.

Auch im unteren Harntrakt sind atrophische Erscheinungen nachweisbar. Häufig finden sich **Urethralstenosen**, die zusammen mit der Atrophie des Blasenepithels zum klinischen Bild der **Reizblase** (☞ III.11.2) führen. Symptome sind Pollakisurie und Dysurie bis hin zu nicht unterdrückbarem Harndrang (Urgeinkontinenz).

Diagnostik

Vaginal- und Urethralepithel zeigen neben einem histologisch gleichen, mehrschichtigen, nicht verhornenden Plattenepithel auch die gleichen Östrogen-, Gestagen- und Androgenrezeptoren.

Die Vaginal- und Urethralzytologie ermöglicht den Nachweis einer ausreichenden, endogenen Östrogenproduktion, aber auch die Kontrolle eines Therapieerfolges.

Messungen des pH-Wertes der Vagina beweisen durch eine Verschiebung vom alkalischen in den sauren Bereich ebenfalls die Effizienz der Therapie.

Therapie

Der Steroidhormonrezeptornachweis im Urogenitaltrakt und die damit verbundene Ansprechbarkeit dieses Gewebes auf Östrogene bilden den Hintergrund für den Einsatz der **Hormonsubstitution**, die zu einer Verbesserung des Proliferationsgrades in Vagina und Urethra, einer Steigerung des Blutflusses in den periurethralen Venenplexus, einer Zunahme des Kollagengehaltes im periurethralen Bindegewebe und damit zu einer Steigerung der Elastizität führt.

Lokale Östrogentherapie

Zur Behandlung steht die systemische Gabe einer Kombination von **Östrogenen** und **Gestagenen** zur Verfügung, die oral in Form von Tabletten (Estradiol/Dydrogesteron, z. B. Femoston®), parenteral als Depotspritzen (Estradiol/Prasteronenantat, z. B. Gynodian® Depot) oder perkutan als Pflaster (Estradiol/Norethisteronacetat, z. B. Estracomb TTS®) appliziert werden. Häufiger zur Anwendung kommt die Lokalbehandlung mit Cremes (Estradiol Emulsion, z. B. Linoladiol®), Salben und Suppositorien oder hormonfreisetzenden Silikonringen (Estring®).

In zahlreichen Untersuchungen wird auf die therapeutische Wirkung einer Östrogensubstitution bei postmenopausalen Frauen mit verschiedenen Veränderungen des Harntraktes hingewiesen (Fantl et al. 1994, Geistbühler et al. 1994).

Östriol: Im Vergleich zu Östradiol hat Östriol eine geringere Bindungskapazität am Östrogenrezeptorkomplex und damit eine geringere Verweildauer im Zellkern. Der Vorteil von Östriol ist jedoch, dass es in niedriger Dosierung nur die frühen Östrogeneffekte auslöst wie z. B. die **Epithelproliferation** in der Vagina und Urethra, nicht aber die späten Östrogeneffekte wie **Endometriumproliferation**. Die Epithelproliferation im Urogenitaltrakt bewirkt eine deutliche Verbesserung der subjektiven Beschwerden (Scheidentrockenheit, Jucken, Brennen, Einreißen der atrophen Haut) und einen quantitativen Rückgang des Urinverlustes über eine bessere „Abdichtung“ (Sealingeffekt).

Östradiol, konjugierte Östrogene: Objektive Verbesserungen der **Urethradruckprofile** lassen sich jedoch nur mit Östrogenen, die eine größere Rezeptorbindungsaffinität besitzen (Östradiol, konjugierte Östrogen) und höheren Dosierungen erreichen. (Fantl et al 1994, Geistbühler et al. 1994, Van Geelen 1980).

Ein wichtiges Einsatzgebiet der lokalen Östrogentherapie bei postmenopausalen Frauen stellt der rezidivierende, unkomplizierte **Harnwegsinfekt** dar. Eine lokale Östrogentherapie stellt die physiologische Scheidenflora und Azidität des Sekretes wieder her und bildet so einen natürlichen Schutzmechanismus für die Invasion harnwegspathogener Keime (Raz 1993).

Sowohl die lokale Östriolapplikation als auch die lokale Verabreichung von 17β-Östradiol in Form von Silikonringen oder Salben führen längerfristig zu keiner Erhöhung der Serumspiegel und zeigen in der empfohlenen Dosierung auch keine Effekte auf das Endometrium im Sinne einer Proliferation (Casper 1999). Die lokale Applikation kann deshalb als absolut sicher und risikolos in Hinblick auf die Entwicklung eines Korpus- oder Mammakarzinoms angesehen werden.

Therapie der Drangsymptomatik

Drangsymptome und Dysurie stellen im Senium ein erhebliches Problem dar. Diese Symptome sprechen auf **Östrogene** besonders gut an. Sowohl die orale als auch die lokale Östrogentherapie kann neben der reinen Drangsymptomatik auch eine sensorische Urgeinkontinenz (☞ III.11.2.2) in 60–70 Prozent der Fälle günstig beeinflussen (Miodrag et al. 1988).

Bei einer Kombination verschiedener Therapien wie **Blasentraining, geregelte Flüssigkeitszufuhr, Verhaltenstraining** und Östrogentherapie können Besserung und Heilung in bis zu 80 Prozent der Fälle erreicht werden (Gibson 1991).

10.3 Diagnostik während des Klimakteriums

Die charakteristischen Hormonveränderungen während der Perimenopause sind durch Hormonuntersuchungen aus dem Blutserum zu verifizieren. Die in der Prämenopause nachlassende Steroidhormom-Syntheseleistung der Eierstöcke hat ein allmähliches Nachlassen des Östradiolgehaltes im Blutserum zur Folge, kompensatorisch kommt es zum Anstieg der Gonadotropine (☞ Abb. III.10-2).

Basisstatus: Blutserumwerte für **FSH, Östradiol** (E2) und **HPRL**. Die Bestimmung des Prolaktinspiegels dient dem Ausschluss einer Hyperprolaktinämie als Ursache von Zyklusstörungen.

Erweiterter Hormonstatus: **Testosteron** und **SHBG** (sexualhormonbindendes Globulin). Zusätzlich **Schilddrüsen-** und **Nebennierendiagnostik**, da auch Störungen der Schilddrüsen- bzw. Nebennierenfunktion mit Zyklusstörungen assoziiert sein können.

Knochendichtemessung zur Evaluierung des Knochenstatus.

Prämenopausal ggf. Erfassung des **Progesteronwertes** im Blutserum zur Feststellung eines stattgehabten Eisprungs. Für die Diagnostik einer Gelbkörperhormoninsuffizienz (z.B. bei PMS, ☞ III.24) müssen Progesteron-Mehrfachuntersuchungen während der gesamten zweiten Zyklushälfte durchgeführt werden.

Unter Hormonersatztherapie (HRT, ☞ III.10.4): Ein Monitoring durch regelmäßige Hormonuntersuchungen ist nicht zwingend notwendig. Der beste Indikator für eine individuell zufrieden stellende Medikation ist eine gute Befindlichkeit (gute Lebensqualität) der Patientin. Ist trotz HRT eine nur mäßiggradige bzw. überhaupt keine Besserung der „Wechselbeschwerden“ zu registrieren, ist die Vornahme der **Hormonuntersuchung** obligat. Ein Andauern bzw. sogar eine Zunahme der „Wechselbeschwerden“ unter HRT kann sowohl durch eine zu niedrige, als auch durch eine zu hohe Dosierung der Hormonmedikation bedingt sein.

10.4 Hormonsubstitution im Klimakterium – (k)ein Dilemma

10.4.1 Möglichkeiten und Grenzen der Hormon(ersatz)therapie

Prinzipiell sind drei Arten der Hormonmedikation in den Wechseljahren (und danach) zu unterscheiden:

- **HT** (Hormone therapy, Hormontherapie): Hormonmedikation bei einer Frau, die keine „Wechselbeschwerden" hat.
- **HRT** (Hormone replacement therapy, Hormonersatztherapie): Hormonsubstitution bei einer symptomatischen Frau.
- **ERT** (Estrogen replacement therapy): Hormonersatztherapie mit alleiniger Östrogensubstitution.

HT-/HRT-Kontroverse

Zwischen HT und HRT (bzw. ERT) muss streng unterschieden werden. Verschiedene umfangreiche Studien zur Ermittlung von Risiko und Nutzen einer Hormonmedikation bei postmenopausalen Frauen haben medial großes Interesse erregt und zu Verunsicherung bei Patientinnen und Ärzten geführt haben. Die Studien wurden unabhängig von individuellen „Wechselbeschwerden" vorgenommen. Bei einigen Untersuchungen waren klimakterische Beschwerden sogar ein Ausschließungsgrund. Im Rahmen dieser Studien sollte in erster Linie evaluiert werden, ob eine Hormontherapie (HT) zur **Primär- bzw. Sekundärprävention von kardiovaskulären Erkrankungen** geeignet ist. Tatsächlich zeigte sich kein Vorteil für die HT in Bezug auf diese Fragestellung.

> MERKE
> Die Resultate von HT-Präventionsstudien können nicht auf symptomatische, peri- und postmenopausale Frauen übertragen werden.

In diesem Kontext sind allerdings Hinweise besonders interessant, dass gerade in Bezug auf das kardiovaskuläre System ein **„Window of Opportunity"** besteht. Bei frühem Beginn der Hormongabe könnte diese Medikation möglicher Weise von Nutzen sein, bei spätem Beginn eher von Schaden.

HRT (ERT)

Prinzipiell hat sich eine sinnvolle HRT nach den verschiedenen Phasen des Klimakteriums zu richten (☞ III.10.1.2):

- **Prämenopause:** Progesteronmangel, relatives Östrogen-Übergewicht.
  - Beschwerden: z. B. PMS (☞ III.24).
  - Hormonmedikation: gestagenwirksame Medikamente. Eine zusätzliche Östrogenmedikation würde die Beschwerden eventuell noch verstärken.
- **Frühe Postmenopause:** „State of the art" in den ersten postmenopausalen Jahren ist eine zyklische Hormongabe, später eine kontinuierliche Kombinationstherapie:
  - Östrogen-/Gestagen-Kombination bei nicht hysterektomierten Patientinnen,
  - Östrogen-Monotherapie (ERT) bei hysterektomierten Patientinnen.
- **Späte Postmenopause:** Zur Androgensubstitution in Form einer Monotherapie oder in Kombination mit einer kontinuierlichen Östrogen-/Gestagen-Substitution liegen noch keine Langzeituntersuchungen vor.

Phytoöstrogene

Viele Frauen sehen in der Einnahme von Phytoöstrogenen eine geeignete Möglichkeit zur Behandlung von Symptomen und Erkrankungen, die mit dem Klimakterium assoziiert sind. Die Diskussion über die Vor- und Nachteile der HRT (s. o.) war Anlass für eine intensive Beschäftigung mit pflanzlichen Alternativen zur klassischen HRT.

Phytoöstrogene sind im klassischen Sinn Pflanzenstoffe, die an Östrogenrezeptoren binden und zusätzlich durch Beeinflussung der Biosynthese und des Metabolismus endogener Hormone östrogene und/oder antiöstrogene Wirkung auf die verschiedenen Zielorgane ausüben. Die wichtigsten Phytoöstrogene sind den Substanzklassen der **Isoflavone**, der Lignane und der Coumestane zuzuordnen. Die höchsten Konzentrationen an Isoflavonen sind in Sojabohnen und Rotklee zu finden. Phytoöstrogene

sind in Nahrungsergänzungsmitteln enthalten und bei **perimenopausalen Beschwerden** gut einsetzbar, wobei das therapeutische Potential dieser pflanzlichen Präparate bei perimenopausalen Beschwerden zwischen dem von Placebo und dem einer klassischen HRT liegt.
Epidemiologische Studien deuten außerdem auf einen Benefit der Phytoöstrogene im Rahmen der Prävention von **Osteoporose** und **kardiovaskulären Erkrankungen** hin. Mit der Einnahme von Phytoöstrogenen sollte möglichst früh begonnen werden.

10.4.2 Individuelle Therapieentscheidung („maßgeschneiderte HRT")

Indikation

Wie jede Arzneimitteltherapie bedarf auch die HRT einer klaren Indikation, einer Wirksamkeitsüberprüfung und einer Risikoabschätzung.

> ! Für jede einzelne Patientin ist die individuelle Bilanz unter Berücksichtigung des persönlichen Risikoprofils bzw. persönlicher Prioritäten zu ermitteln.

Bei einer Vielzahl von Frauen bessern sich klimakterische Beschwerden durch **diätetische Maßnahmen**, ausreichende körperliche Betätigung oder durch die Einnahme von Phytoöstrogenen. Bei schweren klimakterischen und/oder urogenitalen Beschwerden bleibt allerdings die HRT die Therapie der Wahl.
Im individuellen Fall dient die Hormonersatztherapie bei erhöhtem Risiko (insbesondere wenn keine Alternativen in Frage kommen) auch der **Osteoporoseprävention**. Bei Vorliegen von Frakturen stehen allerdings wirksamere Alternativen zur Verfügung.
Grundlage für die Initiierung einer HRT (ERT) ist die ausführliche **Anamneseerhebung**. Es ist immer die niedrigste therapeutisch wirksame Dosis zu ermitteln (**„Low-dose"-Prinzip**).

Therapiedauer

Die Dauer der HRT (ERT) richtet sich nach dem Beschwerdebild der Patientin. Im Allgemeinen ist von einer Therapiedauer von drei bis fünf Jahren auszugehen, allerdings kann eine ERT/HRT so lange weiter fortgeführt werden, solange die Indikation besteht. Eine **Langzeittherapie** ist dann gerechtfertigt, wenn ein starker Leidensdruck besteht und die Lebensqualität nur durch Hormonmedikation verbessert werden kann.

> ! Jede Patientin ist ausführlich über Risiken und Nutzen einer HRT (ERT) aufzuklären, sodass eine adäquate Entscheidung zum Abbruch oder zur Fortsetzung der Therapie gefällt werden kann.

Wirkstoffe/Dosierung

Dosis und Behandlungsregime müssen individuell ausgerichtet werden. Durch eine adäquate **Östrogen**-Medikation lassen sich mit hoher Effektivität alle Beschwerden, die auf ein Östrogendefizit zurückzuführen sind, beheben.
Die HRT (ERT) kann mit natürlichen Östrogenen (z. B. mikronisiertes Östradiol, Östradiolvalerat) oder mit konjungierten, equinen Östrogenen (CEE) oral, parenteral oder transcutan durchgeführt werden.

Tagesdosis

- **Generell:** 1–2 mg Östradiolvalerat/mikronisiertes Östradiol bzw. 0,3–0,6 mg CEE.
- Niedrigere Dosierung in der **fortgeschrittenen Postmenopause:** peroral 1 mg 17β-Östradiol bzw. 0,3 mg konjugierte, equine Östrogene (CEE) sowie transdermal 25 mg Estradiol oder intranasal 150 mg Östradiol (bei Tibolon genügen oft 1,25 mg/Tag).
- **Osteoporoseprophylaxe:** Zusätzlich wird eine ausreichende Zufuhr von Kalzium (1,5 g tgl.), eiweißreiche Ernährung und ausgewogene körperliche Aktivität empfohlen.
- Topische Therapie bei **Haut- und Schleimhautbeschwerden:** Östriol (E3) in Form von Salben oder Suppositorien eingesetzt.

Kombinierte Östrogen-/Gestagentherapie

Zur Vermeidung einer übermäßigen Proliferation des Endometriums ist die additive Gabe von Gestagenen obligat. Die Vielzahl von Partialwirkungen der verschiedenen, zur Verfügung stehenden Gestagene (☞ Tab. III.10-4) erlaubt eine individuell ausgerichtete Gestagen-Medikation, z. B. bei **Hirsutismus** mit übermäßiger Behaarung und **Akne** oder bei **Osteoporose**(-gefahr). Alternativ zur systemischen (zumeist peroralen) Gestagengabe kann es auch lokal (intravaginal) verabreicht werden. Eine weitere Alternative ist die Applikation eines intrauterinen Systems („Hormonspirale", ☞ III.9.5.4).

Speziell für Patientinnen mit erhöhtem **Thromboembolie-Risiko** kann die Vermeidung des oralen „first pass effect" durch parenterale (z. B. transdermale) Verabreichung von Vorteil sein.

Kontraindikationen

Absolute Kontraindikationen: Status post bzw. bestehendes hormonabhängiges Malignom (Brust, Endometrium, Melanom), vorausgegangene oder bestehende thromboembolische Prozesse (venös/arteriell), schwere Herz-, Nieren- oder Lebererkrankungen, nicht abgeklärte abnorme Genitalblutungen.

Relative Kontraindikationen: Starker Alkoholkonsum, ausgeprägte Adipositas (BMI > 30), Bluthochdruck (mit Gefäßveränderungen), Gallenwegserkrankungen.

Tab. III.10-4: Gestagen-Partialwirkungen

	Präparation	EST	A-E	AND	A-A	GLU	A-M
	Progesteron	-	+	–	(+)	(+)	+
	Dydrogesteron	–	++	–	–	?	(+)
Pregnane	Medroxyprogesteronacetat	–	+	(+)	–	+	–
	Medrogeston	–	++	–	(+)	?	–
	Cyproteronacetat	–	+	–	++	(+)	–
	Chlormadinonacetat	–	+	–	+	+	–
Nor-Pregnane	Trimegeston	–	+	–	(+)	–	(+)
	Promegeston	–	+	–	–	+	–
	Nomegestrolacetat	–	+	–	+	–	–
Estrane	Norethisteron (-acetat)	–	++	+	–	–	–
	Dienogest	–	+	–	+	–	–
Gonane	Levonorgestrel	–	++	+	–	–	–
	Norgestrel	–	+	(+)	–	+	–
	Desogestrel	–	+	(+)	–	+	–
	(Etonogestrel)	–	+	(+)	–	+	–
	Gestoden	–	+	(+)	–	+	+
	Norgestimat (Norelgestromin)	–	+	(+)	–	?	?
	Drospirenon	+	–	–	+	?	++
	Tibolon-Metabolite	+	+	++	–	–	–

Aktivität: EST = östrogene, A–E = anti-östrogene, AND = androgene; A-A = anti-androgene; GLU = glucocorticoide; A-M = anti-mineralocorticoide
Wirksamkeit: ++ stark wirksam, + wirksam, (+) schwach wirksam, – nicht wirksam, ? = unbekannt

Komplementäre Maßnahmen
Diät, Kalzium, Bewegungstherapie etc.

10.4.3 Nutzen-Risiko-Bilanz einer HRT (ERT)

Risiken
Verschiedene Studien haben einen Anstieg der **Mammakarzinominzidenz** unter HRT proportional zur Therapiedauer ergeben (WHI, MWS). Die jährliche Inzidenz-Zunahme entspricht dabei mit rund 2,1% der Risikozunahme bei einem um ein Jahr späteren Menopauseeintritt. Unter reiner Östrogengabe (ERT) war allerdings eine Reduktion des Mammakarzinomrisikos zu beobachten.
Während aufgrund aktueller Daten die vor kurzem noch postulierte Risikozunahme in Bezug auf Brustkrebs unter ERT in Frage gestellt werden muss (WHI), ist unter HRT und ERT ein erhöhtes Risiko für **Myokardinfarkte, Hirninsulte** und venöse **Thromboembolien** gegeben. Dieses Risiko nimmt allerdings mit der Dauer und der Therapie nicht wesentlich zu.

Risikominimierung
Bei erhöhtem **kardiovaskulären Risiko** oder auch bei **vorbestehender Hypertonie** ist Östradiol den konjugierten Östrogenen (CEE) vorzuziehen. Außerdem muss die Gestagendosis minimiert und sollten nur Gestagene ohne glukokortikoide Partialwirkung verwendet werden. Eine weitere Risikominimierung kann durch Verwendung von transdermalen Präparaten erreicht werden.

Nutzen
Für **kolorektale Karzinome** wurde eine Risikosenkung unter HRT (ERT) ermittelt. Kein Zweifel besteht in Bezug auf eine hohe **Osteoporose-präventive Wirkung** der HRT (ERT). Diese Tatsache betrifft alle Arten von Frakturen.
Auch abgesehen vom Benefit in Bezug auf die Behandlung von „Wechselbeschwerden" ist die Bilanz somit keinesfalls negativ, sondern zumindest ausgewogen.

10.4.4 Schlussbetrachtung

Etwa ein Drittel aller Frauen leidet im Klimakterium unter schweren Wechselbeschwerden, die durch diätetische Maßnahmen, gesunde Lebensführung oder durch Medikation mit Pflanzenhormonen (Phytohormonen) nicht „in den Griff zu bekommen" sind. Bei diesen Frauen ist eine Hormonersatztherapie (HRT, ERT) die einzige Möglichkeit, um die Lebensqualität zu verbessern.
Die Behandlung des (prä-)klimakterischen Syndroms und die Verbesserung der durch Mangel an weiblichen Steroidhormonen bedingten schlechten Lebensqualität sind also die Hauptindikationen für die Vornahme einer HRT. Diese stellt nach wie vor die wirksamste der zur Verfügung stehenden Therapiemöglichkeit dar. Bei leichteren Beschwerden stehen Alternativen (pflanzliche Präparate, komplementärmedizinische Methoden) zur Verfügung.
Eine HRT (ERT) sollte immer Teil einer übergreifenden Strategie sein: Dazu sollten außerdem die Änderung von Lebensgewohnheiten (speziell Beendigung von Rauchen und Alkoholabusus) und komplementäre Maßnahmen gehören. Die Hormonersatztherapie wird in Zukunft zweifellos als Teil der Versorgung der alternden Bevölkerung an Bedeutung gewinnen, zumal zunehmend Prävention (Verbesserung der Lebensqualität) statt Behandlung von Krankheiten im Vordergrund steht.

10.5 Das Klimakterium aus homöopathischer Sicht

10.5.1 Einleitung

Die „Wechseljahre" als Zeit der hormonellen Umstellung sind Teil eines normalen Entwicklungsprozesses, den jede Frau durchlebt: Es wechselt etwas – und das geht über Jahre. Konkret: Frauen wechseln von einer Lebensphase, in der sie Kinder bekommen können, in eine Lebensphase, in der das nicht mehr möglich ist.
Der Begriff „Klimakterium" (griech. Stufenleiter, kritische Phase im Leben) beschreibt einen normalen, natürlichen Vorgang, der an sich nicht behand-

lungsbedürftig ist (☞ III.10.2). In der westlichen Kultur ist diese Phase im Leben der Frau allerdings oft negativ und mit Ängsten besetzt. Die Wechseljahre werden oft mit Unattraktiv-werden oder Gebrechlich-werden assoziiert. In keiner anderen Lebensphase geben Frauen in den Industrieländern so viel Geld für Kosmetika, Hormonmittel und Schönheitsoperationen aus. In anderen Kulturen, in denen das Älter-werden als Teil einer kosmischen Ordnung angesehen wird, haben die Wechseljahre keinen negativen Beigeschmack.

Der Zeitpunkt des Beginns des Klimakteriums ist sehr unterschiedlich. In der Regel haben Frauen Mitte bis Ende 50 die Wechseljahre hinter sich. D. h., bei einer durchschnittlichen Lebenserwartung in der westlichen Welt von 80 Jahren haben Frauen in den Wechseljahren heutzutage noch etwa ein Drittel ihres Lebens vor sich.

! Das Klimakterium bedeutet zwar das Ende der Möglichkeit, Kinder zu bekommen, aber noch nicht das Ende eines erfüllten Lebens. Die Wechseljahre können eine Chance sein für die Entdeckung neuer Kräfte, für Veränderung und persönliches Wachstum.

Anders ausgedrückt: Körper, Geist und Seele sind auf der Suche nach einem neuen Gleichgewicht.

Im Klimakterium passen sich die weiblichen Hormone den veränderten Bedingungen, bedingt durch das **Abnehmen der Ovarialfunktion**, an und begeben sich auf ein neues Niveau, was nicht als Mangel anzusehen, sondern physiologisch, d. h. zu den **natürlichen Lebensvorgängen** gehörig, zu verstehen ist.

Jede Frau erlebt die Wechseljahre individuell, und die meisten Frauen haben in dieser Umstellungszeit keine oder nur wenige Beschwerden (☞ III.10.2). Etwa ein Drittel der Frauen klagt über beeinträchtigende körperliche und psychische Symptome (Hitzewallungen, Schweißausbrüche, Schlafstörungen, Stimmungslabilität etc.) und wünscht aus diesen Gründen eine Therapie.

10.5.2 Individuelle Therapieentscheidung

Um problemlos durch die Wechseljahre zu kommen, ist es entscheidend, dass jede Frau ihren individuellen Weg findet. Für die eine Frau kann eine vorübergehende Hormonersatztherapie die richtige Unterstützung sein (☞ III.10.4), für eine andere die Umstellung ihres Lebensstils, für eine dritte Phytotherapie oder Luna-Yoga.

Die großen Studien zur **Risikoabschätzung einer Hormonersatztherapie** (WHI-Studie, Million Women Study) haben gezeigt, dass eine längerfristige Hormontherapie mit Östrogen-Gestagen-Kombinationen das Risiko für Herz-Kreislauferkrankungen, Thrombosen, Embolien, Schlaganfälle, hormonabhängige Malignome (z. B. Mammakarzinom) und Demenzen erhöht. Die Arzneimittelkommission (AkdÄ) der deutschen Ärzteschaft warnt vor dem routinemäßigen Einsatz von Hormonmedikamenten in den Wechseljahren und rät zur strengen Indikationsstellung wie z. B. bei starken klimakterischen Beschwerden, die durch andere Mittel nicht zu bessern sind.

Aus homöopathischer Sicht bedeutet eine Hormontherapie eine **Unterdrückung** (☞ II.1.2), die im ungünstigen Fall die Entstehung anderer Krankheiten begünstigt.

Die Homöopathie bietet für Frauen in den Wechseljahren eine sehr gute Unterstützung. Mittels gut gewählter homöopathischer Mittel können klimakterische Beschwerden beseitigt und das Finden eines neuen Gleichgewichtes erleichtert werden. Die Homöopathie bietet während der Wechseljahre eine Möglichkeit der wirksamen Unterstützung ohne Risiken.

10.5.3 Grundzüge der homöopathischen Therapie klimakterischer Beschwerden

Die homöopathische Behandlung richtet sich nach den Grundzügen der Behandlung **chronischer Krankheiten** (☞ II.4.1.2): Aufgenommen wird die **Gesamtheit der Symptome** unter besonderer Gewichtung sonderlicher und auffallender Zeichen

(Organon, § 153). Diejenigen Symptome, die im Klimakterium aufgetreten sind, werden ebenfalls besonders berücksichtigt. **Klimakterische Beschwerden** (z. B. nächtliches Erwachen durch Schweiß oder durch Herzklopfen oder durch Atemnot; Hitzewallungen nachts oder nach dem Essen, mit Herzklopfen oder mit Schweiß; Traurigkeit vor den Menses oder morgens oder beim Alleinsein) werden nicht als zu vernachlässigende **pathognomonische Zeichen** gewertet, sondern ihrer individuellen Ausprägung wird besondere Beachtung geschenkt.

Miasmatische Belastung

Jeder Organismus hat eine individuelle Form des Ausdruckes von Beschwerden, die es zu erkennen gilt. Symptome, die ein Organismus in Umstellungs- oder Krisenphasen zeigt, können sehr wertvoll für das Auffinden einer tief wirksamen homöopathischen Arznei sein. Hormonelle Umstellungsphasen wie das Klimakterium sind Belastungssituationen für den Körper und bringen oft Symptome bestehender Miasmen (☞ II.1.5) ans Licht, für deren Kompensation nicht mehr genügend Energie zur Verfügung steht.

Erfahrungsgemäß werden in Zeiten hormoneller Veränderung (Pubertät, Schwangerschaft, Wochenbett, Klimakterium) vor allem **Zeichen aus dem sykotischen Formenkreis** sichtbar: Zysten, Myome, Polypen, Endometriumhyperplasie, Hypermenorrhoe, Fluor, Hautveränderungen, Schweiße. Diese gilt es als solche zu erkennen und in die Mittelwahl einfließen zu lassen.

Homöopathische Vorbehandlung

Die Erfahrung zeigt, dass Frauen, die lange Zeit vor Beginn der Wechseljahre eine **konstitutionelle homöopathische Behandlung** begonnen haben (wegen anderer Beschwerden), deutlich weniger klimakterische Beschwerden bekommen (Geißler 2005). Dieser positive Effekt lässt sich dadurch erklären, dass die chronische homöopathische Therapie die Lebenskraft (vgl. Organon, §§ 11, 15–17) so stärkt, dass der Organismus hormonelle Umstellungsprozesse leichter kompensieren kann. Es gibt zwei Muster, wie ein Organismus auf das Auftreten des Klimakteriums reagiert:

- Das chronische Mittel, das in der letzten Zeit gut geholfen hat, hilft auch zuverlässig bei klimakterischen Beschwerden.

> **Beispiel:** Eine Frau wird seit Jahren erfolgreich wegen chronischer Bronchitis mit *Phosphorus* behandelt. Im Klimakterium entwickelt sie Symptome, die ebenfalls zu *Phosphorus* passen wie z. B. großer Durst nachts, Ängste vor Krankheiten und Hypermenorrhoe mit hellrotem Blut. Auch für ihre klimakterischen Beschwerden hilft *Phosphorus* gut.

- Im Klimakterium verändern sich die Symptome deutlich, sodass das chronische Mittel, das zuvor gut gewirkt hat, nicht hilft – weder in Bezug auf die Gesamtheit der Symptome noch für die klimakterischen Beschwerden. Die neu aufgetretenen Zeichen müssen aufgenommen und für die neuerliche Mittelwahl herangezogen werden. In diesen Fällen scheint es, als wenn der Organismus durch die Umstellung im Klimakterium eine neue Schicht von Symptomen entwickelt, die besonders zu berücksichtigen sind.

> **Beispiel:** Eine Patientin wurde über einige Jahre wegen ihrer Migräne erfolgreich mit *Sepia* behandelt. In den Wechseljahren entwickelt sie Symptome, die von *Sepia* nicht gedeckt werden wie Schwindel durch Umdrehen im Bett, Sehstörungen mit Farbensehen, zittrige Schwäche nach dem Stuhlgang und Brustschmerzen. Zur Gesamtheit der Symptome passt am besten *Conium*, was ihre klimakterischen Beschwerden beseitigt.

Wird die homöopathische Behandlung erst bei Auftreten klimakterischer Beschwerden aufgenommen, kann es sein, dass vonseiten der Patientin und des Behandlers einige Wochen bis Monate Geduld nötig sind, bis ein Therapieerfolg, d. h. zuverlässige und dauerhafte Linderung der Beschwerden, eintritt.

Dosierung

Bewährt haben sich höhere C-Potenzen: C 30, C 200, C 1000 in größeren zeitlichen Abständen nach der Kent'schen Reihe (☞ III.4.3.2). Es können auch Q- oder LM-Potenzen aufsteigend gegeben werden. Besonders dann, wenn andere allopathische Medikamente eingenommen werden, sind Q- oder LM-Potenzen sinnvoll.

Prognose

Bei klimakterischen Beschwerden handelt es sich in der Regel um funktionelle Beschwerden. Eine homöopathische Therapie ist in solchen Fällen sehr lohnend und führt meist zu einer deutlichen Verbesserung des Befindens.
Als anti-miasmatische Therapie (☞ I.5.1) kann die Homöopathie auch als Prophylaxe für eventuelle spätere Erkrankungen wirksam sein. Mit der Behandlung klimakterischer Beschwerden wird durch die antimiasmatische Wirkung der homöopathischen Arzneien zugleich späteren Erkrankungen vorgebeugt.

Wichtige Menopause-Rubriken

Im Folgenden werden einige Repertoriumsrubriken aufgeführt, die hilfreich sein können, das geeignete homöopathische Mittel zu finden, und sich in der gynäkologischen Praxis bewährt haben.

Menopausesymptome (Synthesis 7.0)
Gemüt
– Menopause – agg.
– Traurigkeit – Menopause
Kopf
– Schmerz – Menopause
Brust
– Herzklopfen – Menopause
Weibliches Genitale
– Menopause
– Metrorrhagie – Menopause, während
– sexuelles Verlangen – vermehrt – Menopause
Schlaf
– Schlaflosigkeit – Menopause
– Erwachen – Schweiß, durch
Allgemeines
– Hitze – Hitzewallungen – Menopause
– Hitze – Hitzewallungen – mit Schweiß
– Schwäche – Menopause

10.5.4 Homöopathische Kasuistiken

Kasuistik 10-1: Klimakterisches Syndrom

Margit Mayer

Alter, Aussehen der Patientin

54-jährige Pat. Helle Haut, blondes, leicht ergrautes Haar, sehr aufrechte Haltung, normales Gewicht. Gut gekleidet. Wirkt müde, überlastet.
Therapiebeginn: Februar 2001.

Vorgeschichte

Schwere **Hitzewallungen** und **Schweißausbrüche** Tag und Nacht, Keine Besserung der Beschwerden durch die Einnahme von Hormonpräparaten. Therapieresistende Rosacea im Gesicht, außerdem Heuschnupfen (Behandlung mit Teldane und Cortison) sowie reichlich filiforme Warzen am ganzen Körper. Rezidivierende Migräneanfälle und Reisekrankheit. Uterus myomatosus. Zervixpolyp.

Spontanbericht

1970 nach der Geburt des ersten Kindes (Sohn) Zwölffingerdarmgeschwür. 1998 Hörsturz, in dessen Folge ein **Tinnitus** rechts und ein 40%iger **Hörverlust** bestehen bleiben. **Digitus mortuus**. Schmerzen im rechten Daumengrundgelenk und im linken Kniegelenk nur beim Beugen.
Seit 1992 Schweißausbrüche und Hitzewallungen sowie **Polymenorrhoeen**, weshalb sie ein Hormon-

präparat einnimmt, was aber die schweren Hitzewallungen und Schweißausbrüche nicht bessert. Bei seelischer Belastung oder Hunger bekommt sie Magenkrämpfe.

Familienanamnese

Vater: Leistenhernie, Harnwegsverengung, Nierenzysten, eine Niere wurde entfernt. Mit 67 Jahren Kolonkarzinom.
Mutter: Mit 38 Jahren an Magen- und Gebärmutterkarzinom verstorben.
Schwester: Uterus myomatosus.

Anfälligkeiten

Herpes labialis. Gelenkschmerzen. Warzen. Magenschmerzen. Migräne. Reisekrankheit. Heuschnupfen.
Als Kind gehäuft Tonsillitis (Tonsillektomie).

Schicksalsschläge, Kränkungen, Demütigung, Verlust

Tod der Mutter, als die Pat. 15 Jahre alt war. Sehr unglückliche Ehe. Ehemann zwanghaft, nicht einfühlsam, nicht liebevoll. Scheidung im April 2000 nach langen zermürbenden Ehejahren.

Gelenkter Bericht

Geist und Gemüt: Kann zu Beginn der homöopathischen Behandlung keine Träume erinnern. Als Kind im Traum oft das Gefühl, erdrückt zu werden. Kontrollbedürfnis. Gefühl, ausgenutzt zu werden (Ehemann, Beruf). Hat früher Beleidigungen geschluckt.
Selbsteinschätzung: langmütig, nicht nachtragend, leicht verzeihend, aber bei Wiederholung des Fehlers enttäuscht. Kopfgesteuert. Beachtet eigene Gefühle nicht. Rückzug bei Kummer. War früher vor der Periode gereizt und beschimpfte die Familienmitglieder. Beim Joggen Gefühl als würde jemand neben ihr laufen.
Angst um die Familienmitglieder.
Kopf: Schwindel bei Kopfschmerzen und leerem Magen, wenn Dinge sich auf sie zu bewegen (z.B. Bäume im Wald beim Joggen). Dann sieht sie verschwommen, die Dinge schwanken. Migräne mit Erbrechen manchmal für zwei bis drei Tage, Auslöser früher: kurz vor der Menstruation Reisen, Stress, Anspannung, geschlossene Räume, Menschenansammlungen.
Augen: trocken. Gefühl, als ob beide Augen kleiner würden.
Ohren: Hörsturz, Tinnitus rechts (Rauschen in tiefen Lagen), 40 Prozent Hörverlust. Versteht nichts mehr, wenn viele Geräusche gleichzeitig zu hören sind. Kann Richtung eines Geräuschs schwer ausmachen.
Gesicht: Rosacea über linker Augenbraue und in der Mitte der Stirn. An linker Augenbraue, Nase, Wange und im Mundwinkel kleine stecknadelkopfgroße Pusteln. Haut schuppig, trocken, juckend.
Nase: als Kind häufig plötzliches Nasenbluten. Risse in der Nase. Nase innen angeschwollen, krustig. Heißes, kribbelndes Gefühl in der Nase. Beim Schneuzen blutiges Sekret. Herpes am Nasenflügel.
Mund, Hals, Zähne: Herpes labialis. Zunge sehr zerklüftet. Brennen auf der Zunge. Zungenrand gerötet, brennt. Alle Backenzähne überkront.
Hals: Trägt häufig einen Schal, damit der Hals warm bleibt. Seit Jahren Lymphdrüsenverhärtung am Hals.
Magen: Krämpfe im linken Epigastrium bei Hunger mit Ohnmachtsgefühl, Schwindel, Schweißausbruch und Zittern. Essen bessert sofort. Bei seelischer Belastung krampft der gesamte Oberbauch, gleichzeitig bohrender Schmerz. Essen bessert.
Abdomen/Rektum: reichlich Blähungen. Früher Obstipation. Diarrhoe in Prüfungssituationen.
Extremitäten: bei Kälte digitus mortuus. Rechtes Daumengrundgelenk und linkes Kniegelenk schmerzhaft beim Beugen. Kalte Hände, übriger Körper eher warm.
Geschlechtsorgane: Verletzungen und Risse in den Labien nach Koitus. Brennen und Jucken der Scheide sowie Fluor (kein Erregernachweis). Wenn kein Koitus stattfindet, keine Beschwerden. Früher PMS mit Gereiztheit, Migräne mit Erbrechen, Dysmenorrhoe, Mastodynie, Schweißausbrüchen.
Durst: wenig.

Nahrungsmittelabneigung: Unverträglichkeit von Fett (Aufstoßen).
Schlaf: gut, morgens ausgeruht.
Fieber: Dampft bei Fieber. Bleibt zugedeckt. Mag frische Luft.
Schweiße: nachts am Oberkörper, das Kissen wird davon nass. Tagsüber erst Rötung der Haut (steigt vom Hals zum Kopf), dann schweißnass (Hals, Gesicht, behaarter Kopf).
Haut: Filiforme Warzen und Dellwarzen am ganzen Körper, kleine, braune, juckende Warzen. Gelegentlich Haarausfall.

Beobachtungen des Arztes

Höflich, zurückhaltend, beherrscht. Verminderter emotionaler Ausdruck. Sehr diszipliniert.

Diagnostik

Keine.

Fallanalyse

Deutliche sykotische Zeichen: filiforme Warzen, Gelenkbeschwerden.
Bei der Repertorisation besonders zu beachten: Risse in den Labien, Brennen und Juckreiz der Scheide, Fluor, Dysmenorrhoe. Schwindel. Magenschmerzen. Unterdrückung der Gefühle. Migräne.

Verschreibung

REPERTORISATION (COMPLETE REPERTORY DEUTSCH)
Gesicht – Hautausschläge – Akne – Acne rosacea
Allgemein – Speisen und Getränke – Fleisch – agg.
Schweiß – Klimakterium, im
Magen – Übelkeit – Fahren im Wagen, beim
Kopfschmerz – Allgemein – Erbrechen, mit
Gliederschmerzen – allgemein – obere Gliedmaßen – Finger – Gelenke, Daumen, Grundgelenk
Feminin – Empfindlichkeit – Vagina – Koitus agg.
Mund – Landkartenzunge
Riechen – empfindlich – gegen Geruch von, unangenehme Gerüche
Allgemein – Speisen und Getränke – Weißkohl agg.

Sulphur C 200, einmalig 2 Glob.
Begründung der Mittelwahl: Totalität der Symptome

Follow-up nach eineinhalb Monaten (6. April 2001)

Rosacea gebessert. Warzen fallen ab. Keine Migräne in der Zwischenzeit. Kein Digitus mortuus trotz Kälte Schweißausbrüche gebessert. Keine Magenkrämpfe in der Zwischenzeit. Trockene Augen gebessert. Schmerzen in den Gelenken gleich bleibend. Tinnitus und Schwindel unverändert. Hitzewallungen seltener, nur noch im Gesicht Hitzegefühl.
Verschreibung: *Sulphur* C 200, Begründung: Warzen fallen ab, deutliche Besserung der Symptome, noch Behandlungsbedarf.

Follow-up nach weiteren zwei Monaten (22. Juni 2001)

Rosacea kommt und geht. Warzen verschwinden. Gelenkschmerzen seltener. Schwindel gebessert. Hitzewallungen drei- bis viermal täglich (erträglich).
Verschreibung: *Sulphur* C 1000. Begründung: Besserung der Beschwerden, jedoch noch Behandlungsbedarf. Potenzen entsprechend der Kent'schen Reihe (☞ II.4.3.2).

Follow-up nach weiteren zwei Monaten (17. August 2001)

Im Sommerurlaub (Fahrt nach Ungarn) keine Reisekrankheit. Keinerlei Anzeichen von Heuschnupfen (ohne Teldane® oder Cortison) während des ganzen Jahres kein Schwindel mehr. Hitzewallungen in erträglichem Ausmaß. Seit Anfang Juli Schmerzen im rechten Schultergelenk.
Verschreibung: *Ruta* C 200, 2 Glob.

Follow-up nach weiteren drei Wochen (8. September 2001)

Keine Besserung der Schulterschmerzen.
Verschreibung: *Sulphur* C 1000. Begründung: *Sulphur* hat die Reisekrankheit und den Heuschnupfen geheilt. Es besteht weiterhin Behandlungsbedarf. Rosacea. Hitzewallungen, Warzen.Tinnitus.

Follow-up nach weiteren vier Wochen (12. Oktober 2001)

Seit September Schmerzen in rechten Daumengrundgelenk. Hexenschuss nach Gartenarbeit (Cortison und Schmerzmittel vom Hausarzt). Schmerzen in der rechten Schulter unverändert. Seit kurzem starke Hitzewallungen (stündlich) und Schweißausbrüche. Wieder verstärkt Rosacea sichtbar. Wieder schwere Schlafstörungen.

Verschreibung: *Sulphur* C 10 000. Begründung: schwere behandlungsbedürftige Symptome. *Sulphur* ist weiterhin angezeigt.

Follow-up nach weiteren zwei Monaten (15. Dezember 2001)

Im Oktober Auseinandersetzung mit dem Ex-Ehemann über längere Zeit. Sodbrennen. Ausschlag in linker Armbeuge und linker Kniekehle. Brennend, rot, silbrig, schuppig. Vermehrt Rosacea. Weitere Warze abgefallen.

Keine Schmerzen im Daumengrundgelenk. Keine Schweißausbrüche oder Hitzewallungen. Bis vor kurzem herpesähnlicher Hautausschlag links und rechts des Nasenrückens.

Verschreibung: *Sulphur* C 10 000, 2 Glob. Begründung: deutliche Reaktion auf *Sulphur*. Es erscheinen alte, unterdrückte Hautausschläge. Rosacea noch behandlungsbedürftig.

Follow-up nach weiteren sechs Wochen (26. Januar 2002)

Alle Hautsymptome sind noch vorhanden, sonst sehr gutes Allgemeinbefinden. Die Pat. hat ohne Rücksprache drei kleine blutende Hämorrhoiden entfernen lassen. Tinnitus über den gesamten Beobachtungszeitraum unverändert.

Verschreibung: *Sulphur* C 100 000, 2 Glob. Begründung: Rosacea und Tinnitus noch behandlungsbedürftig. *Sulphur* ist weiterhin angezeigt.

Follow-up nach weiteren vier Wochen (26. Februar 2002)

Seit Ende Januar Blut am Papier beim Abputzen nach Stuhlgang bei bekannten Hämorrhoiden.

Keine Verschreibung, da kein Behandlungsbedarf besteht.

Follow-up nach weiteren zwei Monaten (25. April 2002)

Seit Februar rezidivierende Schmerzen im Daumengrundgelenk. Anfang März Magen-Darm-Infekt ohne zusätzliche Behandlung. Wieder zeitweise Zunahme der Hitzewallungen (gut tolerierbar). Hautausschläge unverändert, werden von der Pat. toleriert, da sie sich sonst gut fühlt. Heuschnupfen in erträglichem Ausmaß.

Verschreibung: *Sulphur* C 100 000 wegen starker Hitzewallungen und Schweißausbrüchen.

Follow-up nach weiteren neuen Monaten (23. Januar 2003)

Nach der Einnahme von *Sulphur* C 100000 im vergangenen Jahr für kurze Zeit Besserung von Gehör und Tinnitus. Ein bis zwei Hitzewallungen täglich. Weitere Warzen fallen ab. Keine Hautausschläge mehr. Keine Gelenkschmerzen. Keine akuten Krankheiten.

Keine Verschreibung.

Follow-up nach weiteren drei Wochen (11. Februar 2003)

Schlafstörungen. Blähungen. Rosacea.

Verschreibung: *Sulphur* C 10 000 2 Glob. Begründung: Schlafstörungen beeinträchtigen die Lebensqualität. Sulphur ist weiterhin angezeigt.

Follow-up nach weiteren fünf Monaten (Juli 2003)

Im Februar herpesartiger Ausschlag zunächst auf der rechten Wange und am rechten Nasenflügel, dann am linken Nasenflügel. Im April grippaler Infekt. Meniskusoperation.

Kein Heuschnupfen. Keine Schlafstörungen. Keine Hitzewallungen oder Schweißausbrüche. Über den gesamten Zeitraum: keine vaginalen Blutungen, kein Schwindel, keine Migräne, keine Reisekrankheit. Rosacea vollständig abgeheilt. Auch im Winter kein Digitus mortuus. Keine Magenbeschwerden. Keine

trockenen Augen mehr. Keinerlei Missempfindungen mehr im Bereich des Mundes.
Keine Verschreibung.

Follow-up nach weiteren 13 Monaten (August 2004)

Terminale Dysurie, Brennen in der Harnröhre bis zehn Minuten nach dem Wasserlassen. Dauernder Harndrang. Kann vor Schmerzen nicht sitzen.
Verschreibung: *Sulphur* C 10 000 2 Glob., drei Tage nach der Mitteleinnahme beschwerdefrei.

Follow-up nach weiteren drei Monaten (November 2004)

Herpes am rechten Auge und an der Oberlippe.
Verschreibung: *Sulphur* C 100 000. Begründung: das sykotische Miasma ist aktiviert. Es besteht Behandlungsbedarf. *Sulphur* ist das Similimum.

Follow-up nach weiteren elf Monaten (Oktober 2005)

Die Pat. hatte im Sommer keinen Heuschnupfen. Keine Beschwerden, keine weitere Mittelgabe.

Diskussion

Sulphur konnte bis auf den Tinnitus alle Krankheiten und Beschwerden heilen. Alternativ war *Sepia* aufgrund der Totalität der Symptome in Betracht zu ziehen. Der Verlauf bestätigte jedoch immer wieder *Sulphur* als Similimum.
Beobachtungszeitraum: viereinhalb Jahre.

Kasuistik 10-2: Klimakterisches Syndrom

Eva-Maria Jung

Alter und Aussehen der Patientin

51-jährige ca. 170 cm große, schlanke, blasse Pat. Helle Haut, rotblonde Haare, schmales Gesicht, schmale Nase und Lippen: Eher etwas schneller, nervöser Typ.
Therapiebeginn: 21. November 2001.

Diagnose

Aphonie, Tachykardie, Klimakterisches Syndrom.

Vorgeschichte

Operationen/Unfälle: Appendektomie 1978, Fraktur dritte Zehe links 2000 (nachts gegen Eisenstange gelaufen).
Pat. hat eine zweijährige **Psychotherapie** (wegen ihres problematischen Verhältnisses zu ihrer Mutter) gemacht.

Spontanbericht

Beschwerden seit dem von ihr ursprünglich selbst gewollten **Stellenwechsel** von einer Grund- und Hauptschule zu einer anderen. Alle Symptome sind gekommen wegen ihrer Unsicherheit in Bezug auf die Reaktion ihrer neuen Schüler auf sie als neue Lehrerin. Die Pat. hat das Gefühl, von der neuen Klasse abgelehnt zu werden. Sie hat ihr gewohntes sicheres Auftreten verloren.

Eigenanamnese

1984 **Kollaps (Schwindel)**, zunächst Flimmern vor den Augen, dann mehrfach „umgekippt" (dreimal nachmittags zwischen 16 und 17 Uhr). Nach dem Schlafen **Schwindel**, „als ob man in Watte eintaucht", keine Übelkeit. Frische Luft amel. Die schulmedizinische Abklärung ergab keinen pathologischen Befund; Diagnose im Sinne einer „vegetativen Dystonie".
Schwangerschaftsverlauf bei der Mutter unauffällig, Spontangeburt. Pat. war Wunschkind, wurde nicht gestillt. Jüngstes von fünf Kindern, die ersten drei Kinder (erstes ein Junge, zweite Zwillingsmädchen) sind in den ersten sechs Lebenswochen gestorben, angeblich wegen Rhesusinkompatibilität. Sehr lebhaftes, neugieriges Kind, aber auch schüchtern.
Schwere Krankheiten im 1. und 2. Lebensjahr: War die ersten drei Lebensmonate im Krankenhaus; Gelbsucht (Rh-Inkompatibilität), Blutaustausch in den ersten Wochen, hat Blut von der Tante bekommen. Keuchhusten. Eine Lungenentzündung überlebte sie nur, weil die Mutter sie aus dem deutschen Nachkriegskrankenhaus geholt und zu den Amerikanern ins Krankenhaus gebracht hat.

Kinderkrankheiten: Masern, Mumps, Windpocken – jeweils komplikationsloser Verlauf. Übliche Impfungen problemlos vertragen.
Vorschulalter: Mit sechs Jahren Mandeln „abgeschält", zwischen dem sechsten und zehnten Lebensjahr mehrere Mittelohrentzündungen links (Wärme amel.).
Pubertät: mit zehn/elf ziemlich pummelig (viele Süßigkeiten), mit 14 wieder „ausgewachsen". Menarche mit 14 Jahren wurde geheim gehalten, da es als peinlich empfunden wurde. Mit 14 bis 16 Jahren häufig **Blasenentzündung**, die immer plötzlich auftritt. Auslöser: Kälte. Wärme, warme Getränke, warm Anziehen amel.

Familienanamnese

Vater: Prostatakarzinom.
Cousine mütterlicherseits: Zervixkarzinom.

Gelenkter Bericht

Geist, Gemüt: Ratlosigkeit. Introvertiert (kann aber auch extrovertiert sein). Gelegentliche depressive Phasen, Suizidgedanken, aber keine konkreten Vorstellungen über die Ausführung. In den letzten Jahren ruhiger und geduldiger geworden. Pat. streitet nicht gerne, ist kompromissbereit, geht Streit aus dem Weg.
Selbsteinschätzung: offen, kontaktfreudig, heiteres Wesen (macht aber im Gespräch einen eher verschlossenen Eindruck), zufrieden, verantwortungsbewusst, pünktlich. Eher großzügig, nicht pingelig. **Entschlussfreudigkeit:** Dauert lange, bis ich einen Entschluss fasse, aber dann steht der Entschluss und wird auch umgesetzt. Nicht nachtragend. Andererseits Stimmungsschwankungen. Reagiert sensibel auf die Stimmungen der Umwelt. Eifersüchtig.
Ängste: Angst vor Schlangen, vor dem Keller (weil der Bruder sie oft erschreckt hat), im engen Tunnel, Höhenangst.
Kopf: Druckgefühl von der Stirn bis zu den Augen, das sich anfühlt, „als ob eine Geschwulst auf die Stirn drückt". Vor kurzem Schnupfen, Nase beidseitig verstopft, dann lief die Nase am Stück, klares, etwas gelbliches flüssiges Sekret. HNO-Diagnose „Sinusitis", Antibiotikatherapie, kein Sekret aus der Nase.
Kopfschmerz (Druckgefühl) vor Föhn, „Gefühl wie eine Haube", Kein Erbrechen, kein Augenflimmern.
Hals: Heiserkeit (kein Kratzen im Hals, kein Schmerz), die im Laufe des Vormittags zunimmt, je mehr sich die Pat. in der Klasse aufregt. Die Heiserkeit hindert sie daran, so laut zu reden, wie sie will. Zwei Wochen zuvor völliger Stimmverlust („Ich war auch ganz sprachlos, dass ich einen so wilden Haufen bekommen habe"). Vor ca. 15 Jahren, ebenfalls nach einem Schulwechsel, ähnliche Symptome (Stimmverlust, Pat. durfte zwei Wochen lang nicht sprechen, Nasennebenhöhlenbeschwerden). Amel.: Ruhe, warmes Trinken, ruhiges Atmen, dickes Tuch um den Hals, Wärme.
Magen: Im Epigastrium „zieht es sich unangenehm zusammen".
Rektum: normaler Stuhlgang. Hämorrhoiden Mitte der 80er Jahre verödet, jetzt keine Probleme mehr.
Urin: normal.
Geschlechtsorgane: Um den Eisprung früher jeden Monat Schwellung oben auf der Unterlippe, jetzt selten. **Menses** immer regelmäßig vier Tage lang, dunkel, klumpig, keine Dysmenorrhoe.
Schwangerschaftsabbruch 1976, 15 Jahre später löst ein Unterrichtsfilm über Schwangerschaftsentwicklung einen starken Weinkrampf aus. Pat. hatte sich vom Vater des Kindes betrogen („Enttäuschung", „Verrat") gefühlt, weil er ihr verschwiegen hatte, dass er ein debiles Kind hat. Abbruch aber nicht nur deshalb, sondern weil die Pat. selbst frei sein wollte, hatte gerade zweites Staatsexamen und wollte arbeiten.
Rezidivierende **Candida-Vulvovaginitiden.**
Hitzewallungen, die von unten aufsteigen und dann den ganzen Kopf überschwemmen, vier- bis fünfmal über den Tag verteilt, roter Kopf, Hitzewallungen haben sich zuerst mit Hitzegefühl im Bauch angekündigt; frische Luft, Kälte amel. Pat. hat noch ein- bis zweimal im Jahr Menses.
Sexualität: Pat. ist kein Typ für die „freie Liebe", die 60er Jahre, in denen sie erwachsen wurde, waren für

sie sehr belastend. Wünscht sich eine feste Beziehung, Sexualität eher unwichtig.

Brust: Herzklopfen, ständig erhöhter Puls (rund um die Uhr), bewusstes Atmen und Yoga amel. Herzklopfen ausstrahlend bis zum linken Hals. Während des Herzklopfens beängstigendes Gefühl der Kurzatmigkeit, hechelnde Atmung.

Rücken: Rückenschmerzen bis zum vergangenen Jahr: vor zwei Jahren im Stehen plötzlich einschießender Schmerz im LWS-Bereich, danach Stehen unmöglich, Ausstrahlung in beide Hüften (nicht ins Bein). Schmerz schlagartig, sodass der Pat. die Luft wegblieb, Schmerz bohrend. Kein Kribbeln, keine Parästhesien. Wärme, Bewegung amel. Durch Akupunkturbehandlung seit einem Jahr beschwerdefrei.

Extremitäten: seit drei bis vier Jahren (davor nicht) **kalte Füße**, Zehen müssen immer warm sein, schläft deshalb mit Socken. Seit ca. vier Wochen **Kribbeln in den Zehen**, zunächst nur in der dritten Zehe links, die einmal gebrochen war, dann in der vierten Zehen links, schließlich auch Zehen der rechten Seite taub geworden. Kribbeln in beiden großen Zehen. Zehenkribbeln täglich morgens nach dem Aufwachen, lässt nach dem Aufstehen nach und verschwindet, nur die Zehen betroffen, keine Ausstrahlung.

Nahrungsmittelverlangen, -abneigungen: [A] Seit Jahren keine Milch und Milchprodukte, Abneigung, aber keine Unverträglichkeit. Obst, Kaltes. [V] Warmes, z. B. Suppen. Keine Unverträglichkeiten. Viel Durst auf Wasser, auf Warmes.

Schlaf: schläft gut, schläft sofort ein schläft durch. Zähneknirschen nachts seit Schulanfang. Linke oder rechte seitliche Schlaflage. Träume lebhaft, von Schlangen (während und nach der Pubertät zehn bis zwölf Jahre lang, jetzt nicht mehr).

Frost, Fieber, Schweiß: gelegentlich **Nachtschweiß**, selten auch morgens, dann eher Rücken und Brustbereich. Die Pat. ist eher verfroren, braucht Wärme.

Modalitäten: Kälte agg. Wärme, Bewegung amel. Alles besser in Ruhe und an der frischen Luft.

Verschreibung

REPERTORISATION (COMPLETE REPERTORY DEUTSCH)
Brust – Herzklopfen – emotionale Beschwerden, durch
Brust – Herzklopfen – paroxysmal
Sprechen und Stimme – Stimme – schwach
Sprechen und Stimme – Stimme – verloren, Stimmverlust
Extremitäten – Kälte – allgemein – Beine – Füße – Bett, im – agg.
Extremitäten – Kälte – allgemein – Beine – Zehen
Rücken – Schmerzen – Allgemein – Lumbalregion, Lumbago – Bewegung – amel.
Rücken – Schmerzen – Allgemein – Lumbalregion, Lumbago – Stehen – agg.
Gemüt – Furcht – allgemein – Misserfolg, Versagen, vor
Allgemeines – Hitze – Hitzewallungen – Klimakterium, im

Lachesis C 200, einmalig 5 Glob.

Follow-up nach zweieinhalb Monaten (Februar 2002)

In den ersten drei Tagen hat sich ein „Schwung im Körper" breit gemacht, verbunden mit einem Gefühl der Wut. In Bezug auf ihre berufliche Unzufriedenheit hat die Pat. mit dem Direktor ihrer Schule über ihre Bedürfnisse gesprochen und erfolgreich um Rückendeckung gebeten. Die Unverschämtheiten bestimmter Schüler lässt sie sich nicht mehr gefallen. Zwei Wochen nach Mittelgabe hat sich die Situation beruhigt, auch mit der schwierigen Schulklasse läuft es besser. Die Pat. weiß wieder, was sie will und wo sie steht. Sie ist eine neue Liebesbeziehung eingegangen, die sich gut entwickelt.

Druckgefühl im Kopf ↓ (100%). Kein Wiederauftreten der Heiserkeit oder Wegbleiben der Stimme. Seit vier Wochen keine Infekte mehr. Unruhige Phasen während des Nachtschlafes ↓ (100%). Hitzewallungen träten nur noch ganz selten auf.

Follow-up nach weiteren drei Monaten (Mai 2002)

Postmenopausal (seit einem Jahr), keine Beschwerden. Kleiner tastbarer Knoten kaudal linke Mamma.

Mammographie und Mammasonographie in Zusammenschau mit Vorbefunden nicht suspekt.

Weiterer Verlauf

September 2002: Kollaps, wieder vermehrt Hitzewallungen.
Verschreibung: *Lachesis*, einmalig C 200, 5 Glob.
November 2002: Neu aufgetretene Beschwerden sind nächtliches Erwachen zwischen 24.30 Uhr und 1.30 Uhr (im Repertorium ist *Lachesis* einziges Mittel), dann gelegentlich nochmals um 3 Uhr. Ab und zu Rötung beider Wangen (*Lachesis* einwertig). Wieder Ängste vor aggressiven Schülern, Angst vor Konflikten. Hat Anfang November *Lachesis* C 200, 5 Glob., in Selbstmedikation genommen wegen Schweißausbrüchen. Jetzt wieder völlig beschwerdefrei.
Strategie: bei erneutem Auftreten der genannten Symptome Einnahme von *Lachesis* C 1000, 4 Glob.
März 2003: geringe Schweißausbrüche. Verschreibung: *Lachesis* C 1000, einmalig 4 Glo.
August/September 2003: Schlafstörungen, die Pat. gibt an, nachts häufig nur zwei Stunden am Stück zu Schlafen. Leichte Hitzewallungen. Schmerzen im linken Arm nachts, auf Druck besser.
Verschreibung: *Lachesis* Q 1, tgl. 5 Trp. auf 1 Glas Wasser, davon 1 TL.
September 2003: schlechtes Allgemeinbefinden, die Pat. ist übellaunig und hat Hitzewallungen. Verschreibung: *Lachesis* C 200, einmalig 5 Glob.
Oktober 2004: Der Pat. ging es die ganze Zeit über gut. Seit kurzem wieder geringe Hitzewallungen. Verschreibung *Lachesis* C 200, einmalig 5 Glob.

Diskussion

Der Fall dieser Pat. spiegelt einige Charakteristika von *Lachesis* als Frauenmittel wider. Symptome des Klimakteriums wie Hitzewallungen und Schweißausbrüche finden sich als bei *Lachesis* typische Rubriken. Weitere typische Symptome im Bereich des Herz-Kreislauf- und Blutsystems sind im vorliegenden Fall Tachykardie und anamnestisch Neugeborenenikterus und Hämolyse. Bei den Geistes- und Gemütssymptomen sind die Ängste und Depressionen sowie das Nicht-aushalten-können von Druck sehr eindrucksvoll und führen zu weiteren Symptomen wie dem Stimmverlust, der sich ebenfalls bei *Lachesis* findet.
In diesem Fall machte die homöopathische Therapie eine Hormonersatztherapie überflüssig. Im Verlauf folgte auf die Mittelgabe jedes Mal rasch eine Besserung sowohl auf körperlicher als auch auf geistiger Ebene. *Lachesis* C 200 erwies sich als ideale Potenz, unter der die jeweils dauerhafteste Besserung auftrat.

Kasuistik 10-3: Conium – verhärtete Weiblichkeit (klimakterische Beschwerden)

Michaela Zorzi

Alter, Aussehen der Patientin

52-jährige, korrekt gekleidete, freundliche Frau.

Vorgeschichte

Im Oktober 2003 kommt die Pat. auf Empfehlung einer Bekannten in die homöopathische Praxis. Elf Jahre zuvor, im Alter von **41 Jahren**, blieb bei der Pat. die Menstruation aus und es setzten für die **Menopause** typische vegetative Beschwerden wie **Hitzewallungen und Schweißausbrüche** sowie eine **depressive Verstimmung** ein. Der behandelnde Gynäkologe verordnete nach einer hormonellen Abklärung, die eindeutige Zeichen der (vorzeitigen) Menopause zeigte, ein Östrogen/Gestagen-Kombinationspräparat, das sämtliche Beschwerden nachhaltig zum Verschwinden brachte und gut vertragen wurde. Pat. ist von Beruf Bankangestellte in leitender Position und kommt zum ersten Mal in homöopathische Behandlung.

Spontanbericht

Zwei Monate vor Beginn der homöopathischen Behandlung im August 2003 Absetzen der Hormonsubstitution in Absprache mit dem Gynäkologen aus Angst vor erhöhtem Brustkrebsrisiko: familiäres Auftreten von Mammakarzinom, **Adenome** an beiden Brüsten im Alter von 20 Jahren bei der Pat.
Bereits wenige Wochen nach Absetzen der Therapie vegetative Beschwerden wie 11 Jahre zuvor: tagsüber

(ca. vier- bis fünf-mal) und verstärkt nachts **Schweißausbrüche mit anschließendem Schüttelfrost**, dadurch sehr beeinträchtigter Schlaf. Außerdem häufiges Schwellungsgefühl im Bereich der Fingergelenke, zeitweise **Gefühl von Zugeschnürtsein** im Halsbereich, zunehmend traurige Verstimmtheit.

Eigenanamnese

Tonsillektomie als Kind, starker Schweiß schon als Kind („habe immer Schweißflecken unter den Achseln gehabt"). Mit 14 Jahren **traumatische Fraktur im Bereich der BWS**, anschließende Skoliose und Kyphose, nahe am Diskusprolaps, Gipsbett für zwei Jahre. Ab dem 17. Lj. heftige Dysmenorrhoe (möglicherweise Endometriose), mit 20 Jahren operative Entfernung von Adenomen beider Mammae, mit 24 Jahren Sturz vom Pferd mit neuerlichem Aufflammen des Sturztraumas im Bereich der Wirbelsäule. Mit 33 Jahren Operation einer Ovarialzyste rechts, mit 35 Jahren positiver Schwangerschaftstest und nachfolgende Kürettage wegen Blutungen.

Familienanamnese

Tante (mütterlicherseits): Mammakarzinom.
Schwester: Multiple Sklerose.

Schicksalsschläge

Prägend ist der Sturz auf die Brustwirbelsäule im Turnunterricht mit 14 Jahren: Der Pat. ist ein **Schockzustand mit akuten heftigsten Atemproblemen** in Erinnerung. Daran anschließend Wachstumsprobleme der Wirbelsäule, die ein nächtliches Gipsbett erforderlich machten, in das sich die Pat. über zwei Jahre Nacht für Nacht legen musste.
Als weiteren Schock empfand die Pat. den **frühen Beginn der Menopause**, wofür sie innerlich noch längst nicht bereit war.

Gelenkter Bericht

Geist, Gemüt: genießt schöne Umgebung, ihr Zuhause und ihren Garten, gutes Essen im Beisammensein mit Freunden. Pat. reist gerne; ist sehr zufrieden mit ihrem Beruf als Führungskraft im mittleren Management einer Bank trotz Stress wegen Personalkürzungen in letzter Zeit.
Ängste: Tendenz, „sich hineinfallen zu lassen": „Hoffentlich habe ich nichts …", Furcht vor Schlangen.
Sexualität: Sehr gute **Ehe**, Pat. fühlt sich umsorgt. Beim Thema Sexualität beginnt sie zu weinen: Sexualität sei anfangs wichtig gewesen, für sie jedoch seit sieben Jahren nicht mehr, hat deshalb ein schlechtes Gewissen ihrem Mann gegenüber, der sich jedoch nicht beklagt.
Kindheit: litt unter „sehr dominanten" Eltern, die große Erwartungen in sie setzten, die sie lange Zeit versuchte zu erfüllen. Der gewählte Ehemann passte ihnen nicht, sie kamen nur „gnadenhalber" zur Hochzeit. Vor vier Jahren Bruch mit den Eltern aufgrund familiärer Streitigkeiten, seither kein Kontakt mehr, nur zur jüngeren Schwester. Auch ihr Vater hatte den Kontakt zu seinen Eltern abgebrochen („Familientradition")
Knochen, Gelenke: seit dem Sturz im Alter von 14. Jahren immer wieder bei längerem Stehen und bei mehr Belastung Schmerzen in der Wirbelsäule. Pat. betreibt vorbeugend gemäßigt Sport.
Nahrungsmittelverlangen, -abneigungen: Milch wird seit Kindheit nicht vertragen, sonst ausgewogen.
Allgemeines, Modalitäten: leicht kalte Hände und Füße, empfindlich auf Zugluft; starke Schweißneigung seit der Kindheit.

Verschreibung

REPERTORISATION (COMPLETE REPERTORY DEUTSCH)
Allgemeines – Hitzewallungen – mit Schweiß – nachts
Brust – Schweiß – Achseln
Brust – Knoten – Mammae
Weibliche Genitalien – Tumoren – Zysten – Ovarien
Weibliche Genitalien – sexuelles Verlangen unterdrückt – in der Menopause
Rücken – Konkussion – Wirbelsäulencommotio
Äußerer Hals – Würgen – eingeschnürt
Allgemeines – Speisen – Milch agg.
Gemüt – Abneigung gegen – Familienmitglieder
Gemüt – Beschwerden – durch Schicksalswendung

Conium MK (Korsakoff) 2 × 5 Glob. im Abstand von 24 Stunden.

Begründung der Mittelwahl: Die Repertorisation ergibt *Conium*. Abgleich mit der Arzneimittellehre von Boericke: „Böse Folgen von Prellungen oder Stoß auf die Wirbelsäule." Möglicherweise besteht ein Zusammenhang zwischen der früheren Verletzung und dem Auftreten der vorzeitigen Menopause.

Follow-up nach sechs Wochen (November 2003)

Schweißausbrüche: tagsüber nur noch einmal, nachts noch ca. vier- bis fünfmal. Deutliche Besserung des Schlafs: Etwa vier Wochen nach Mittelgabe konnte die Pat. sogar eine Nacht durchschlafen.

Der **Hals** ist nicht mehr zugeschnürt, die Pat. begrüßt ihren vermehrten **Durst**. Sie beginnt außerdem zu träumen, kann sich aber nicht an Inhalte erinnern.*

Die Pat. bemerkt ein Stagnieren der Arzneiwirkung seit einer Woche, ist als „Homöopathie-Anfängerin" selbst überrascht von ihrer Wahrnehmung.

> ! ***Anmerkung:** Nach der Einnahme von tief wirksamen Arzneien ist oft das Auftreten von Träumen zu bemerken. Viele Trauminhalte überlagern sich anfangs und sind nicht im Einzelnen erinnerbar, als ob die Arznei das Unbewusste aufrühren würde – vor allem bei Patienten, die nicht an Traumkultur gewöhnt sind.
>
> Bei Patienten, die sich regelmäßig an ihre Träume erinnern, kommt es nicht selten nach Arzneieinnahme zu klaren Träumen mit deutlichen Lösungshinweisen zum durch die Arznei angeregten Grundkonflikt.

Verschreibung: *Conium* MK (Korsakoff), 2 × 5 Glob. im Abstand von 24 Stunden.

Follow-up nach weiteren 12 Wochen (Januar 2004)

Rücken: eine Woche nach Mittelgabe fünf Tage lang starke Schmerzen (BWS, LWS), die die Pat. an frühere Zeiten erinnern. Seither keine Rückenbeschwerden mehr, deutlich gesteigertes Verlangen, sich zu bewegen, z. B. spazieren zu gehen.

Schweiß: tagsüber keine Schweißausbrüche, nachts noch leicht im Nacken.

Schlaf: weitere Besserung, lebendige Träume.

Strategie: Zuwarten, bis ein neuerliches Stagnieren der Heilwirkung zu bemerken ist.

Anruf zwei Wochen später: Leichte Verschlechterung des Schwitzens.

Verschreibung: *Conium* MK, 2 × 5 Glob. im Abstand von 24 Stunden.

Follow-up Anfang Februar 2004

Pat. hat keine Beschwerden mehr, fühlt sich ausgezeichnet: „Fühle mich super, es ist ein kleines Wunder für mich. Sogar sexuell wäre ich wieder aufgeschlossener. Mein Mann steht der Verwandlung noch skeptisch gegenüber."

Keine weitere Verschreibung. Es wird vereinbart, dass sich die Pat. meldet, wenn es wieder zu einer Verschlechterung kommen sollte.

Diskussion

Das Außergewöhnliche an dieser Krankengeschichte ist die **Verknüpfung von zwei völlig verschiedenen Krankheitsgeschehnissen in einer homöopathischen Arznei**. Erst durch das Studium von *Conium* steht der zunächst nicht offensichtliche Zusammenhang zwischen dem Wirbelsäulentrauma und der späteren Veränderung der hormonellen Entwicklung (Dysmenorrhoe, Adenome, mögliche Endometriose, keine Schwangerschaft, vorzeitige Menopause) zur Diskussion. *Conium* bringt einerseits die Hitzewallungen und die Sexualität wieder ins Lot. Nach einer kurzen Wiederkehr der alten Wirbelsäulenbeschwerden zeigt sich zum anderen ein vermehrtes Bedürfnis nach Bewegung, die außerdem schmerzfrei bleibt. Die positive Reaktion auf *Conium* spricht für die Vermutung, dass der posttraumatische Schock nach dem Sturz in der Adoleszenz, das starre Liegen im Gipsbett in der sensiblen Phase der Pubertät zu einer Erstarrung und Verhärtung des gesamten Organismus geführt haben.

Verhärtung auf der familiären Ebene zeigt sich im Umgang der Familienmitglieder der Pat. miteinander. Immer wieder kommt es zu „Abbrüchen" von Beziehungen. Die Frage, ob der Sturz auf das innere Erleben der familiären Härte folgte oder umgekehrt, ist dabei von untergeordneter Bedeutung. Ein Versuch des Hinterfragens im Gespräch mit der Pat. brachte keine weitere Vertiefung.

Kasuistik 10-4: Osteoporose und chronische Vaginitis im Klimakterium

Gabriele Stolz-Sedemund

Alter, Aussehen der Patientin

76-jährige Pat., gebeugt gehend, hellbraun gefärbtes Haar, viele Altersflecken, freundlich aber mit trauriger Ausstrahlung

Therapiebeginn: Juli 2004.

Vorgeschichte

Viertes von fünf Geschwistern aus einer Bauernfamilie. Heirat im Alter von 23 Jahren.

Vor 15 Jahren hatte sie einen **Apoplex** und benötigte sieben Jahre, um die Konzentration wieder aufzubauen. **Hypertonie** bis 170/90 mm Hg, nimmt Blutdrucktabletten (Triamteren, Atenol, ASS 100 mg), hat aber trotzdem einen schwankenden Blutdruck. **Schilddrüsenteilresektion** vor sechs Jahren (autonomes Adenom). Nierensteine vor 25 Jahren

Spontanbericht

Die Pat. klagt über ständige **Schmerzen im Rücken:** Alle Wirbel sind abgenützt. Die Orthopäden sagen, dass sie eine starke Osteoporose hat, gegen die es keine Therapie gibt. Morgens nach dem Aufstehen tut der ganze Rücken weh, die Schmerzen strahlen nach vorne bis zur Brust aus, mehr rechts als links. Leichte Bewegung bessert die Beschwerden, jede falsche heftige Bewegung verschlimmert die Beschwerden, während spazieren gehen und Gymnastik gut tun.

Auch an der **Schulter** (links) hat sie **immer Schmerzen**, nachdem vor drei Jahren spontan die Bizepssehne angerissen war und immer wieder Schleimbeutelentzündungen auftraten mit ziehenden Schmerzen, als wolle die Sehne abreißen. Schmerzen besonders morgens bei den ersten Bewegungen, die bis in die Hand ziehen, wobei die Hand immer ganz geschwollen ist. Die Auflage heißer Tücher tut gut.

Die Pat. leidet unter **depressiven Phasen**, seit ihr Mann vor sechs Jahren plötzlich gestorben ist. Sie waren 46 Jahre lang verheiratet. „Wir hatten eine sehr gute Ehe". An trüben Tagen ist es besonders schlimm oder wenn sie viel allein war. Arbeiten (Bügeln) hilft ihr. Sie leidet unter Durchschlafstörungen, wacht nach drei Stunden auf, liest dann und schläft dann wieder drei Stunden. Sie denkt oft, sie möchte auch sterben. Aber dann sieht sie ihr Enkelkind und empfindet doch wieder Freude am Leben.

Familienanamnese

Mutter: an Leberkarzinom verstorben.
Bruder: an Poliomyelitis verstorben.
Enkelin: Ohraplasie rechts.

Schicksalsschläge, Kränkungen, Demütigung, Verlust

Die Mutter starb an Leberkrebs, als sie zwölf Jahre alt war. Der Bruder starb mit 23 Jahren an Polio. Sie wurde von den Geschwistern erzogen, der Vater beachtete sie nicht. Die Pat. hat den plötzlichen Tod (Herztod) ihres Mannes vor sechs Jahren nie überwunden und ist immer noch traurig.

Gelenkter Bericht

Geist, Gemüt: hilfsbereite Frau, kann nicht nein sagen, opfert sich auf. Will es allen Menschen recht machen. Fröhlich in Gesellschaft. Weint leicht, auch in Gesellschaft. Zorn zeigt sie nicht. Sie braucht Wochen, um sich nach einer Ungerechtigkeit wieder zu beruhigen. Kann es seelisch nicht ertragen, wenn anderen Unrecht geschieht, wehrt sich jedoch nicht, wenn es ihr geschieht.

Ängste: Sie verläuft sich in bekannten Straßen, weil sie eine schlechte Orientierung hat, geht deshalb nicht allein weg. Wird immer abgeholt, früher von ihrem Mann, heute von ihrer Tochter. Unter Termindruck wird sie unruhig. Sie hat Angst, allein gelassen zu werden. Angst vor Gewitter, Mäusen,

Fröschen, vor Höhe. Mag keine engen Kleider am Hals.

Magen/Abdomen: Verdauung nur nach Kaffee. Rezidivierende Candidiabesiedelung des Darms.

Geschlechtsorgane: Menstruation war immer regelmäßig alle vier Wochen: eine Woche starke Blutung, dunkel ohne Klumpen, keine Beschwerden. Reizbar vor den Menses. Nach Blinddarmoperation mit 46 Jahren hörte die Blutung auf. Die Haut der Vagina sei laut Gynäkologen dünn und trocken, weshalb sie zu Pilzen und Entzündungen neige.

Nahrungsmittelverlangen, -abneigungen: [V] Bratwürste (scharf), Schweinebraten mit Kruste und Fett, Salat, Süßes, Obst, Apfelstrudel. Fisch lieber als Fleisch. **[A]** Geräuchertes, Saures, Salziges, Eis. Durst fehlt.

Frost, Fieber, Schweiß: Menses hörten im Alter von 46 Jahren auf, Hitzewallungen bis zum 70. Lebensjahr, früher eher kalt, jetzt ist ihr oft zu heiß.

Schlaf: Schlaflage auf dem Rücken. Träumt oft von ihrem Mann, dass sie beide ausgehen, was immer schön ist. Träumte früher, dass sie irgendwo steht und nicht abgeholt wird.

Fallanalyse

Die Pat. ist sehr traurig, als sie von ihrem Mann spricht, aber sie sprüht von Leben, als sie über Ungerechtigkeiten berichtet. Neben *Ignatia* und *Natrium muriaticum* wegen des Todesfalls kommt deshalb *Causticum* in die Wahl, obwohl sie nichts Geräuchertes mag.

Verschreibung

REPERTORISATION (RADAR 9.0)
Gemüt – Beschwerden durch – Tod von geliebten Personen – Eltern oder Freunde, der
Gemüt – Ungerechtigkeit – erträgt keine
Gemüt – Furcht – allein zu sein – nachts
Träume – Verstorbenen, von – Verwandte
Extremitäten – Schmerz – Schulter – Bewegung, bei
Extremitäten – Schmerz – Schulter – morgens
Rücken – Schmerz – Aufstehen, beim – Sitzen, vom
Rektum – Obstipation

Causticum C 200.

Follow-up nach vier Wochen (16. August 2004)

Am Tag nach der Mittelgabe hat sie keine Schmerzen gehabt, und der Blutdruck sank auf 120/80 mm Hg. Danach sind die Schmerzen wiedergekommen, aber erträglicher. Der Schlaf ist immer noch schlecht, aber sie hat weniger sorgenvolle Gedanken. Die Verdauung funktioniert viel besser als vorher. Sie fühlt sich insgesamt besser, aber am Anfang war es noch besser.

REPERTORISATION (RADAR 9.0)
Allgemeines – Hypertonie
Rektum – Obstipation
Gemüt – Sorgen, voller

Verschreibung: *Causticum* LM 6 (Dil.) 2 Trp. auf 1 EL Wasser, 1 × tgl.

Wechsel von der C 200 auf LM-Potenz, weil die Wirkung der C-Potenz zu kurz angehalten hat und weil die M-Potenz wegen der schlechteren Steuerbarkeit zu diesem Zeitpunkt nicht in Betracht kommt.

Follow-up eine weitere Woche später (25. August 2004)

Das Allgemeinbefinden ist ganz schlecht, der ganze Körper brennt, die Haut fühlt sich trocken an, ohne zu jucken. Ihr wird schwarz vor Augen, was sie jahrelang nicht mehr hatte. Hitze von innen heraus. Die Scheide sei völlig rot und entzündet. Blutdruck wieder 170/70 mm Hg. Die akute Vaginitis hatte sie zuletzt, als ihr Mann noch lebte. Dadurch kommen wieder Erinnerungen zurück. Damals hatten diese Symptome Monate angehalten, eine Therapie gab es nicht.

Verschreibung: *Causticum* M, 3 Glob. zum Lutschen. Potenzerhöhung, weil alte Symptome auftraten, Wechsel von der LM Potenz auf die M-Potenz, weil die Beschwerden massiv sind.

Follow-up eine weitere Woche später (3. September 2004)

Der schlechte Zustand hält an und verschlimmert sich weiter: Brennen am ganzen Körper wie Feuer ohne Hautausschlag, am schlimmsten um den Bauch herum und am Oberschenkel. Die Beine brennen, die Füße sind jedoch äußerlich eiskalt. Die Hitze steigt innerlich hoch, dabei Schwindel, Herzrasen und Angst. Tagsüber schlimmer als nachts, Liegen hilft, aber wenn sie im Bett warm wird, ist es schlimmer; sie deckt sich deshalb nicht zu. Spazierengehen tut gut. Die Scheide brennt so stark, dass sie nicht sitzen kann.

Diagnostik

Haut: kein sichtbarer Befund. Urogenitalbereich: hochrot und entzündlich. Urin: ohne Befund.

REPERTORISATION (RADAR 9.0)
Haut – Brennen – Feuerfunken auf den Körper fallen würden, als ob
Allgemeines – Hitze – Gefühl von – innerlich
Haut – Brennen – Berührung, bei – kalt bei Berührung – brennendes Gefühl, jedoch wirklich
Weibliche Genitalien – Hitze – Schamgegend
Extremitäten – Hitze – Füße – kalt – Berührung kalt – aber bei
Extremitäten – Kälte – warmes Bett ist jedoch unerträglich

Verschreibung: *Secale* C 30, 3 Glob. zum Lutschen und 3 Glob. in 1 Glas Wasser, tgl. 7 × 1 Schluck über 3 Tage. Danach LM 6 (Dil.) 2 Trp. auf 1 EL Wasser, 2 × tgl., weil keine C 200 verfügbar (die Bestellung beim Hersteller dauert mehrere Wochen). Als unterstützende Maßnahme Sitzbäder mit Tannosynth®-Zusatz

Begründung des Mittelwechsels: Durch die Anwendung der höheren Potenz von *Causticum* wurden die Beschwerden zunehmend schlechter. Somit handelt es sich nicht um eine Erstverschlimmerung. Außerdem werden die Symptome deutlicher und weisen eindeutig auf *Secale* hin (Keynote „Haut – Brennen – Berührung, bei – kalt").

Weiterer Verlauf

Schnelle Besserung. Innerhalb von drei Tagen sind die Beschwerden bis auf ein Brennen in der Leiste zurückgegangen. Die Traurigkeit ist fast verschwunden, obwohl sie weiterhin nur drei Stunden am Stück schläft. Nach weiteren zwei Wochen ist auch der Schlaf gut. Die Pat. ist zufrieden. *Secale* wird abgesetzt.

Nach weiteren vier und acht Wochen erneut leichtes Brennen in der Scheide, was jeweils einige Tage lang mit *Secale* LM 6 behandelt wird (2 x tgl. 2 Trp. auf 1 EL Wasser). Danach ist keine Medikation mehr nötig.

Diese Beschwerden sowie die Schmerzen in Rücken und Schulter sind seither nicht mehr aufgetreten. Der Blutdruck ist stabil (mit derselben schulmedizinischen Medikation wie vorher). Die Traurigkeit über den Verlust ihres Mannes ist eher einem Erinnern gewichen und daher erträglich.

Diskussion

Es wäre zu erwarten gewesen, dass sich im weiteren Verlauf wieder ein Bedarf nach *Causticum* einstellt, aber offensichtlich wirkte *Secale* bei der Pat. tief. Der entscheidende Hinweis auf *Secale* im Follow-up waren die massiven Symptome nach der Gabe von *Causticum*. Die anhaltend gute Wirkung auf das körperliche und seelische Befinden bleibt bestehen.

Beobachtungszeitraum: zweieinhalb Jahre.

Kasuistik 10-5: Klimakterische Patientin mit Ovarialzyste

Jutta Gnaiger-Rathmanner

Alter und Aussehen der Patientin

Die 51-jährige Pat. wirkt klein, lebhaft und rundlich. Sie ist gepflegt, spricht sprudelnd und lacht gerne. Ihre etwas verschmitzten Augen werden im Verlauf des Gesprächs mehrmals feucht.

Spontanbericht

Die Pat. ist verheiratet und hat ein Kind (Tochter) geboren. Vor drei Jahren wurde rechtsseitig eine **Ovarialzyste** diagnostiziert. Vor Beginn der homöopathischen Behandlung wurde ihr von ihrem Gynäkologen zur operativen Entfernung der Zyste geraten. Subjektiv klagt die Pat. über ein Ziehen im rechten Unterbauch.

Mit ihrem Beruf als Sekretärin und daheim kommt sie gut zurecht.

Familienanamnese
Die Pat. ist von ihrem ersten Mann, dem Vater ihrer Tochter, geschieden und lebt seit 18 Jahren glücklich in einer zweiten Ehe.

Schicksalsschläge
Ihre Schwester ist vor drei Jahren an Diabetes mellitus verstorben, nachdem sie alle nur möglichen Komplikationen durchleiden hatte müssen. Die zweite Schwester leidet an Morbus Parkinson.
Das Schlimmste war im Alter von 25 Jahren der plötzliche Tod ihrer Eltern bei einem Verkehrsunfall. Es beschäftigt sie noch heute, dass der Tod so unvorbereitet eintrat, ohne dass vorher familiäre Regelungen getroffen werden konnten.

Gelenkter Bericht
Geist, Gemüt: Die Pat. ist sehr empfindlich, die Stimmung schwankt rasch. Sie kann bei jedem kleinsten Anlass weinen. Sie empfindet so viel Mitleid und ist hilflos dagegen. Jede Beerdigung wird ihr deshalb zur Qual, und beim Bericht über eine Erkrankung ihrer Tochter weint sie ebenfalls. All dies ist vor den Menses schlimmer.
Ängste: vor Krankheit, vor Unfällen, Höhenangst und Angst um andere.
Geschlechtsorgane: Die Menses sind noch regelmäßig, jedoch ausgeprägtes prämenstruelles Syndrom seit sechs Jahren mit Schwellung und Schmerzempfindlichkeit der Brüste bei seit langem bekannten Mammazysten sowie ein Stimmungstief.

Diagnostik
Ultraschall: einkammerige Zyste im rechten Ovar (3,5 cm im Durchmesser). Nebenbefunde: Mammazysten beidseits, PMS. Verdacht auf chronische posttraumatische Belastungsstörung.

Fallanalyse
Trotz der ergiebigen Anamnese mit Hinweisen auf Konstitutionsmittel wie *Apis*, *Staphisagria*, *Pulsatilla* und *Kalium carbonicum* wegen der sensiblen Beeindruckbarkeit der Pat. wurden für die Mittelwahl zuerst die reinen Lokalsymptome herangezogen, da sie dem aktuellen Anliegen der Pat. entsprachen.

Verschreibung

REPERTORISATION (RADAR 9.1)
Weibliche Genitalien – Tumoren – Ovarien – Zysten
Brust – Schwellung – Mammae – Menses, vor

Aus der Repertorisation resultieren nur zwei Arzneien: *Carcinosinum* und *Murex*. Verschreibung: *Murex* D 12, 2 × tgl. 5 Glob.
Begründung der Mittelwahl: *Carcinosinum* wird ausgeschlossen, da die Pat. in ihrem Wesen keinerlei Zeichen von peinlicher Genauigkeit noch von Melancholie zeigt.

Follow-up nach zehn Monaten
Die Pat. meldet sich nicht mehr zurück. Zehn Monate später kommt ihre Tochter in die Sprechstunde. Nebenbei berichtete sie, dass es mit der Zyste der Mutter gut ausgegangen sei. Schon nach einer Woche sei sie deutlich kleiner geworden, sodass die Operation zunächst verschoben worden sei. Nach drei Wochen war die Zyste komplett verschwunden. Auch sämtliche Regelbeschwerden seien wesentlich erleichtert.

Diskussion
Die Wahl eines „kleinen", aber für den Unterleib und für die prämenstruellen Brustbeschwerden bekannten und bewährten Lokalmittels hat einen raschen und eindeutigen Erfolg nicht nur auf der Ebene eines Organs, sondern im Sinne der Gesamtregulation der Pat. gebracht. Somit kann im homöopathischen Kontext retrospektiv davon ausgegangen werden, dass *Murex* bei dieser Pat. nicht als „kleines" Organmittel, sondern als Konstitutionsmittel ganzheitlich indiziert war und gewirkt hat.
Im Nachhinein können wir demnach die Gemütssymptome der Patientin und diejenigen, die im Arzneimittelbild von Murex aufscheinen, gegenüberstellen. Dies ist umso interessanter, als kaum Gemütssymptome von *Murex* bekannt sind. In Rubriken wie „Beschwerden von Kummer, von Verlust geliebter Personen" oder „von seelischem Schock", wie sie in der geschilderten Krankengeschichte zu finden sind, ist es ebenso wenig zu finden wie unter „übertriebenes Mitleid" oder „Launenhaf-

tigkeit". Unter „Weinen" findet sich nur „immer Verlangen zu weinen, die ganze Zeit".
Dafür kann man in der Arzneimittellehre von Vermeulen zur Purpurschnecke *Murex* finden: „Passt besonders zu nervösen, lebhaften, liebenswürdigen Frauen. [...] Trübsinn vor den Menses". *Murex* ist *Sepia* zoologisch nahe verwandt und gilt in der Homöopathie als „Sepia mit starker sexueller Erregung".

Literatur

Anderson GL et al.: Effects of conjugated equine estrogen in postmenopausal women with hysterectomy: the Women's Health Initiative randomized controlled trial. JAMA 291 2004(14): 1701–1712.

Bartl R, Frisch B: Biopsy of Bone in Internal Medicine, Kluwer, Dordrecht 1993

Bartl R: Osteoporose, Prävention – Diagnostik – Therapie, Thieme, Stuttgart 2004

Bidstrup ME, Ravn P, Bjarnason C, Christiansen C et al.: Thin body build predicts rapid bone loss in postmenopausal women under age 60, J Bone Min Res 1997(Suppl.1):S253

Bilezikian J, Raisz L, Rodan G: Principles of Bone Biology, Academic Press,

Casper F, Petri E: Local treatment of urogenital atrophy with an estradiol-releasing vaginal ring: a comparative and a placebo-controlled multicener study, Int Urogynecol J 1999(10):171–176

Chlebowski RT, Hendrix SL, Langer RD et al.: Influence of Estrogen plus Progestin on Breast Cancer and Mammography in Healthy Postmenopausal Women. Tthe Women's Health Initiative Rrandomized Trial, J Am Med Assoc 2003(289):3243–3253

Cushman M, Kuller LH, Prentice R et al.: Estrogen plus Progestin and Risk of Venous Thrombosis, J Am Med Assoc 2004(292):1573–1580

Downs RW jr, Bone HG, McIlwain H, Baker MZ et al.: An open-labeled extension study of alendronate treatment in elderly women with osteoporosis, Calcif Tissue Int 1999(64):463–469

Eastell R, Baumann M, Hoyle N, Wieczorek L (eds.): Bone markers, Biochemical and Clinical Perspectives, Martin Dunitz, London 2001

Ettinger G, Black DM, Mitiak BH, Knickerbocker RK et al. for the Multiple Outcomes of Raloxifene Evaluation (MORE) Investigators: Reduction of vertebral fractures risk in postmenopausal women with osteoporosis treated with raloxifene. Results from a 3-year randomized clinical trial, JAMA 1999(282):637–645

Fantl JA, Cardozo I, McClish D: Estrogen therapy in the management of urinary incontinence in postmenopausal women: a meta-analysis. First report of the hormone and urogenital therapy committee, Obstet Gynecol 1994(83):12–18

Fischl FH, Huber JC, Menopause, Krause & Pachernegg, 1995

Geistbühler V, Bachmann U., Eberhard J: Vaginale Östrioltherapie bei postmenopausalen Harninkontinenz – und Blasenbeschwerden: Klinische und urodynamische Ergebnisse, Therapieempfehlungen, Kontinenz 1994(3):231–237.

Geusens P, Dequecker J, Gielen J, Schot LPC: Non-linear increase in vertebral density induced by a synthetic steroid (Org OD 14) in women with established osteoporosis, Maturitas 1991(13):155–162

Gibson J: Incontinence in elderly women and therapeutic alternatives, Int Urogynecol J 1991(2):144–51

Gong G, Stern HS, Cheng SC, Fong N et al.: The association of bone mineral density with vitamin D receptor gene polymorphism, Osteoporosis Int 1999(9):55–64

Hays J, Ockene JK, Brunner RL et al.: Effects of estrogen plus progestin on health-related quality of life, N Engl J Med 2003(348): 1839–1854

Heaney RP: Nutritional factors in osteoporosis, Ann Rev Nut 1993(13): 287–316

Hu FB, Stampfer MJ, Manson JE et al.: Trends in the Incidence of Coronary Heart Disease and Changes in Diet and Lifestyle in Women, N Engl J Med 2000(343):530–537

Hulley S et al.: Randomized trial of estrogen plus progestin for secondary prevention of coronary heart disease in postmenopausal women. Heart and Estrogen/progestin Replacement Study (HERS) Research Group, JAMA 1998(280):605–13

Metka M: Management der Menopause, in: Hormonsubstitution heute, hrsg. v. Lauritzen C, Perimed Fachbuch, Erlangen 1986

Million Women Study Collaborators: Breast cancer and hormone replacement therapy in the Million Women Study, Lancet 2003(362): 419–427

Miodrag A, Castleden CM, Vallance TR: Sex hormones and the female urinary tract. Drugs 1988(36):491–504

Mueck AO et al.: Ergebnisse und Kommentare zu der WHI Studie mit Estrogen-Monotherapie, Geburtsh Frauenheilk 2004(64): 917–922

Mueck AO: Risiken für „gesunde" Frauen in der WHI nach neueren Publikatonen stark überbewertet, Geburtsh Frauenheilk 2004(64): 443–448

Naftolin F, Schneider HPG, Sturdee DW (International Menopause Society): Guidelines for the Hormone Treatment of Women in the Menopausal Transition and beyond. Position Statement by the Executive Committee of the International Menopause Sovciety, Climacteric 2004(7): 8-11

Naftolin F, Schneider HPG, Sturdee DW (Wiriting Group of the IMS Executive Committee): Guidelines zur Hormonbehandlung von Frauen während und jenseits der Wechseljahre, Frauenarzt 46/2 (2005): 96–101

Naftolin F, Taylor HS, Karas R: Early initiation of hormone therapy and clinical cardioprotection: the Women's Health Initiative (WHI) could not have detected cardioprotective effects of starting hormone therapy during the menopausal transition, Fertil Steril 2004(81): 1498–1501

Naftolin F, Taylor HS, Karas R:Early Initiation of Hormone Therapy and Clinical Cardioprotection: the Women's Health Initiative (WHI) could not have Detected Cardioprotective Effects of Starting Hormone Therapy During the Menopausal Transition, Fertil Steril 2004(81): 1498–1501

Orwoll ES et al.: The effect of teriparatide (Human Parathyreoid Hormone 1-34) therapy in bone density in men with osteoporosis, J Bone Miner Res 2003(18):9–17

Raz RW, Stamm W: A controlled trial of intravaginal oestriol in postmenopausal women with recurrent urinary tract infection, New Engl J Med 1993(329):753–756

Reginster J, Meunier P: Strontium ranelate phase 2 dose-ranging studies:PREVOS and STRATOS studies, Osteoporos Int 14 2003 (Suppl. 3):S56 - S65

Riggs BL, Sundeep K, Melton LJ: A unitary model for involutional osteoporosis: Estrogen deficiency causes both type I and type II osteoporosis in postmenopausal women and contributes to bone loss in ageing men, J Bone Min Res 1998(13):763 - 773

Rubin LA, Hawker GA, Peltekova VD, Fielding LJ et al.: Determinants of peak bone mass: clinical and genetic analysis in a young female Canadian cohort, J Bone Miner Res 1999(14):633 - 643

Shapiro S: Effects of HRT on the Risks of Breast Cancer and Cardiovascular Disease: The Validity of the Epidemiological Evidence. Proceeding of the 4th Workshop of the International Menopause Society, Parthenon Publishing, London 2004

The Women's Health Initiative Steering Committee: Effects of Conjugated Equine Estrogen in Postmenopasal Women with Hysterectomy: The Women's Health Initiative Randomized Controlled Trial, J Am Med Assoc 2004(291):1701 - 1712

Tinetti ME, Baker DI, McAvay, Clasu EB et al: A multifactorial intervention to reduce the risk of falling among elderly people in the community, New Engl J Med 1994(331):821 - 827

Van Geelen IM: The influence of hormonal changes during zhe menstrual cycle on the urethral pressure profile in normal women, in: Proceedings of the Xth annual meeting of the Internationa Continencel Society, Los Angeles, 1980(10): 29 - 34

Women's Health Initiative Group: Risks and benefits of estrogen plus progestin in healthy postmenopausal women, JAMA 2002(288): 321 - 333

Writing group for the Women's Health Initiative investigators in healthy postmenopausal women: Risks and benefits of estrogen plus progestin in healthy postmenopausal women: principal results from the Women's Health Initiative randomized controlled trial, JAMA 2002(288):321 - 333

Homöopathische Literatur

Arzneimittelkommission der Deutschen Ärzteschaft (AkdÄ): Newsletter 2003/035, 2003/033

Boericke W: Handbuch der homöopathischen Materia medica. Haug, Heidelberg 1994

Geißler J, Quack T: Leitfaden Homöopathie , Elsevier/Urban & Fischer, München 2005

Graf F: Ganzheitliches Wohlbefinden. Homöopathie für Frauen, Herder, Freiburg 1994

Hahnemann S: Organon der Heilkunst. Standardausgabe der 6. Aufl., hrsg. u. bearb. v. Schmidt JM, Haug, Heidelberg 1999

Hahnemann: Die Theorie der chronischen Krankheiten, Barthel & Barthel Verlag ,Schäftlarn 1982

J.H. Allen: Die chronischen Miasmen .Barthel und Barthel Verlag. Schäftlarn 1996

J.T:Kent:Homöopathische Arzneimittelbilder. Haug.Heidelberg 1998.

Kent JT: Neue Arzneimittelbilder der homöopathischen materia medica, Haug, Heidelberg 1997

Kent JT: Zur Theorie der Homöopathie. Vorlesungen über Hahnemanns Organon, Haug, Stuttgart 1996

Morrison R: Handbuch der homöopathischen Leitsymptome und Bestätigungssymptome, Kai Kröger, Groß Wittensee 1997

Phatak RS: Homöopathische Arzneimittellehre, 2. Aufl., Elsevier/Urban & Fischer, München 2004

Sankaran R: Die Seele der Heilmittel, Homoeopathic Medical Publisher, Mumbai 2000

Schroyens F (Hrsg.): Synthesis 9.1 in Radar für Windows. Archibel S.A., Assese 2002

Vermeulen F: Synoptische Materia Medica, Kai Kröger, Groß Wittensee 1996 - 1998

11 Blasenfunktionsstörungen und -infektionen

11.1 Anatomie und Physiologie

Die Urogynäkologie befasst sich mit der Behandlung von Funktionsstörungen und Erkrankungen des weiblichen Beckenbodens sowie sämtlicher Organe des kleinen Beckens (Genitale, Harntrakt, Rektum, Analkanal, ☞ Abb. III.11-1).
Zu den häufigsten Krankheitsbildern in der gynäkologischen Praxis zählen Harnwegsinfekte, Harn- und Stuhlinkontinenz sowie die Descensussymptomatik bzw. kombinierte Beschwerden.

11.1.1 Anatomie der Harnblase

Harnblase (Vesica urinaria)

Die Harnblase ist ein in Schichten aufgebautes Hohlorgan. Beim Erwachsenen liegt sie hinter dem Schambein in einem mit lockerem Beckenzellgewebe ausgefüllten Raum (Cavum Retzii). Die Harnblase ist aus glatten Muskelzellen aufgebaut. Der so genannte **Detrusor** (Blasenmuskel) ist gekennzeichnet durch einen komplexen Aufbau mit verschiedenen Faserverläufen. Die Blase wird von einem mehrreihigen Epithel **(Urothel)** ausgekleidet.

Harnröhre (Urethra)

Die Harnröhre kann man sich als ein röhrenförmiges, in Schichten aufgebautes Organ vorstellen. Ihr Inneres wird von der **Tunica mucosa** ausgekleidet. Diese ruht wiederum auf der **Tunica spongiosa**, die von einem stark durchbluteten arteriovenösen Plexus gebildet wird. Die **Tunica muscularis** wird von glatten und quergestreiften muskulären Elementen gebildet. Ihr genauer Schichtaufbau ist je-

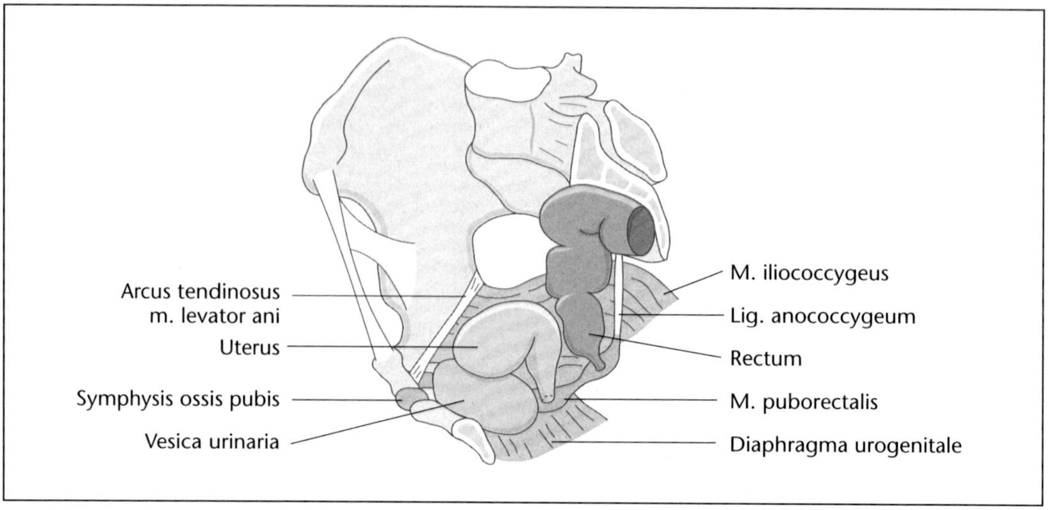

Abb. III.11-1: Lage und Beziehung der Organe im kleinen Becken.

doch wissenschaftlich noch nicht in allen Einzelheiten geklärt. Als gesichert gilt, dass die glattmuskulären Anteile innen („Lissosphinkter") und die quergestreiften außen („Rhabdosphinkter") liegen. Harnröhre und Harnblase stellen ein zusammenhängendes Funktionssystem dar, das in der Fül-

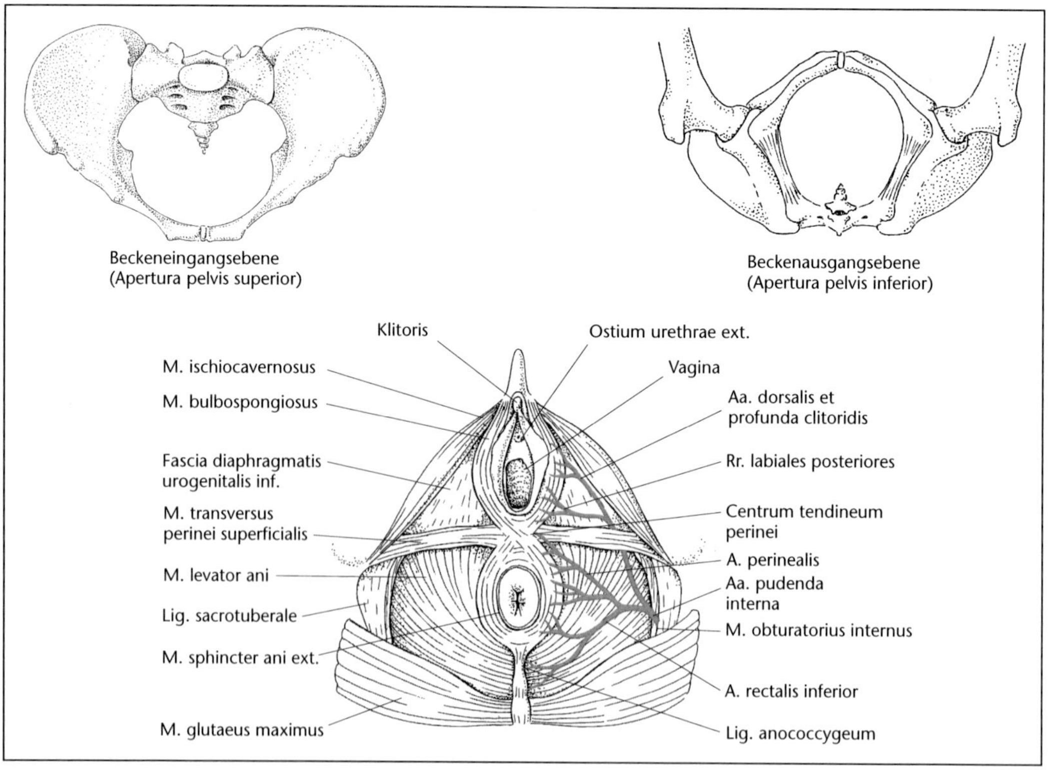

Abb. III.11-2: Anatomie des Beckenbodens.

lungs- und Entleerungsphase diametral entgegengesetzte Aufgaben erfüllt.

11.1.2 Physiologie und Pathophysiologie der Harnentleerung

Voraussetzung für das Verständnis von Blasenentleerungsstörungen ist die Kenntnis des physiologischen Entleerungsmechanismus der Harnblase. Blasenfüllung und -entleerung stehen unter spinaler, subkortikaler und kortikaler Kontrolle. Detrusor und Beckenboden (☞ III.11.1.1) verhalten sich gegensätzlich. Während der Blasenfüllphase ist der Beckenboden kontrahiert und der Detrusor entspannt, während der Miktion sind die Verhältnisse umgekehrt.

Füllphase

Im Bereich der Harnröhrenmuskulatur kommt es aufgrund von Stimulation der sympathischen Fasern aus dem Grenzstrang ($Th_{10}-Th_{12}$) über α-Rezeptoren zu einer unwillkürlichen Kontraktion. Willkürlich werden der quergestreifte M. sphincter externus und die Beckenbodenmuskulatur über den N. pudendus angespannt. In der Blasenmuskulatur werden über β-Rezeptoren (nikotinartige Rezeptoren) aus dem sympathischen Anteil von $Th_{10}-Th_{12}$ die afferenten Kontraktionsimpulse unbewusst gehemmt.

Entleerungsphase

Die Hemmung des Detrusors wird aufgehoben. Simultan kommt es zur reflektorischen Harnröhren- und Beckenbodenentspannung. Die Kontraktion des Detrusors erfolgt über muskarinartige Rezeptoren des Parasympathikus aus S_2-S_4.

Der volle Umfang des Zusammenspiels der zahlreichen erregenden und hemmenden Impulse des zentralen und peripheren Nervensystems zur Regulation der Miktion ist bislang nicht eindeutig bekannt.

Gegenwärtig lassen sich fünf Funktionskreise differenzieren:

1. Bahnen zwischen Frontalhirn und Formatio reticularis des Hirnstammes mit Verbindungen zu Thalamus, Basalganglien und Kleinhirn,
2. retikulospinale Bahnen vom Hirnstamm zu den Neuronen der parasympathischen Nn. pelvici der sakralen Segmente 2–4,
3. Verbindungen der Nn. pelvici in der Pars intermediomedialis und der Nn. pudendi im Vorderhorn der Segmente S_2-S_4,
4. Motoneurone in den Pyramidenbahnen vom Kortex bis zu den Kernen des N. pudendus und von dort zur Beckenbodenmuskulatur,
5. Sympathische Impulse über den N. hypogastricus, die über α- und β-Rezeptoren in Blase und Harnröhre die Harnentleerung beeinflussen.

Tab. III.11-1: Häufigkeit verschiedener Formen von Harninkontinenz in der Urogynäkologie

Belastungsinkontinenz (☞ III.11.2.1)	35–45%
Dranginkontinenz (Over active bladder) (☞ III.11.2.2)	25–35%
Mischinkontinenz (☞ III.11.2.3)	20–40%
Andere Formen	5–10%

Eine Übersicht über die verschiedenen Formen der Harninkontinenz gibt Tab. III.11-1.

Neben der Belastungs-, Drang- und Mischinkontinenz treten auch Überlauf-, Reflex- und extrauterine Inkontinenz in einer kleinen Zahl auf. Die letztgenannten Formen sind die Behandlungsdomäne der Urologie.

11.2 Harninkontinenz

11.2.1 Belastungsinkontinenz

Synonyme: Sphinkterinkompetenz, Stressinkontinenz.

Definition

Unter **Belastungsinkontinenz** versteht man jeden ungewollten Harnverlust bei körperlicher Anstrengung und Belastung oder beim Husten und Niesen (Abrams et al. 1996). Sie entsteht durch einen unzureichenden Verschluss der Harnröhre.

Im Jahr 1998 wurde die Harninkontinenz von der WHO als eigenständige Krankheit klassifiziert.

Tab. III.11-2: Einteilung der Inkontinenzgrade	
1. Grad	Inkontinenz beim Husten, Niesen
2. Grad	Inkontinenz bei Lageveränderung (Aufstehen, Setzen)
3. Grad	Inkontinenz im Liegen, ohne Anstrengung

Epidemiologie und Prävalenz

Abhängig vom untersuchten Kollektiv (Wöchnerinnen, Frauen in Pflegeheimen, gesunde Personen) geben 8–80% der Frauen in epidemiologischen Studien ungewollten Harnverlust zumindest zeitweise und unter bestimmten Bedingungen an (Madersbacher et al. 1998). Damit zählt die Harninkontinenz zu den häufigsten Erkrankungen der Frau (☞ Abb. III.11-3). Bedauerlicherweise ist die Harninkontinenz noch immer ein Tabuthema, weshalb sich nur ca. 5% aller betroffenen Frauen in ärztliche Behandlung begeben.

Die Harninkontinenz tritt in folgenden Lebensabschnitten gehäuft auf:

- zum Zeitpunkt der ersten Geburt,
- beim Eintritt in die Menopause,
- im höheren Alter (ab dem 70. Lebensjahr).

Pathophysiologie

Der Harnröhrenverschluss wird funktionell bzw. physiologisch durch drei Komponenten bestimmt:

- **Intrinsische Komponente:** Struktur der Harnröhre selbst, Tonus der Harnröhre (gemessen als Harnröhrenverschlussdruck).
- **Passive Drucktransmission:** Weiterleitung der Druckerhöhung im periurethralen Gewebe (Drucktransmission auf Blasenhals und proximale Harnröhre bei Belastung gemessen als Druckerhöhung im Stressprofil im proximalen Drittel der Urethra).
- **Reflektorische Komponente:** reflektorisches Anspannen der Beckenbodenmuskulatur und des Sphinkters (aktive Drucktransmission gemessen als Druckerhöhung im Stressprofil im mittleren Drittel der Urethra).

Die aktive Komponente beeinflusst die glatte und quergestreifte Muskulatur, die passive Komponente das kollagene und elastische Bindegewebe, die Schleimhaut und den submukösen Gefäßplexus.

> ! Defekte der stützenden Strukturen der Urethra und des Blasenhalses führen zu einer Insuffizienz des Verschlussmechanismus.

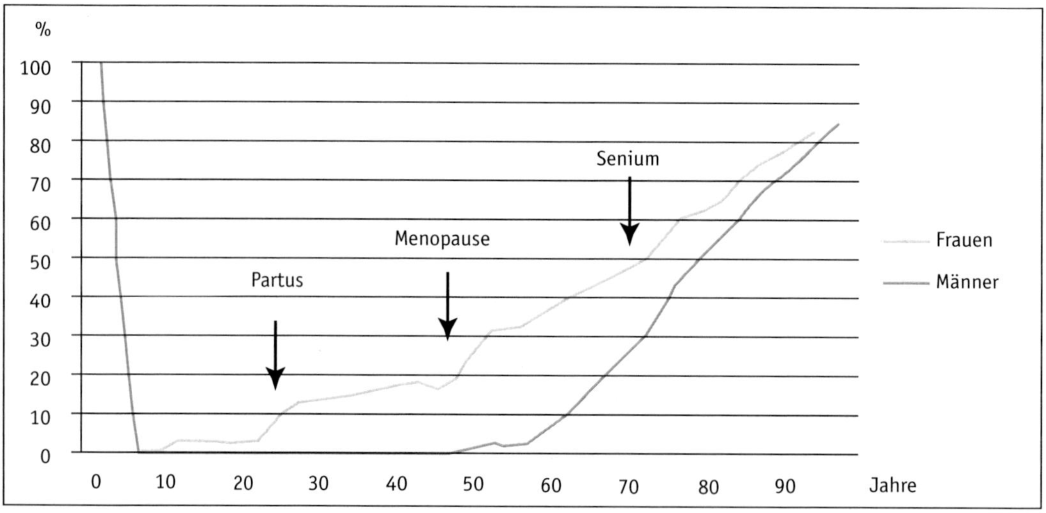

Abb. III.11-3: Prävalenz der Harninkontinenz in den Industriestaaten.

Schematische Darstellung der Anatomie und wichtiger funktioneller Strukturen des unteren Harntraktes

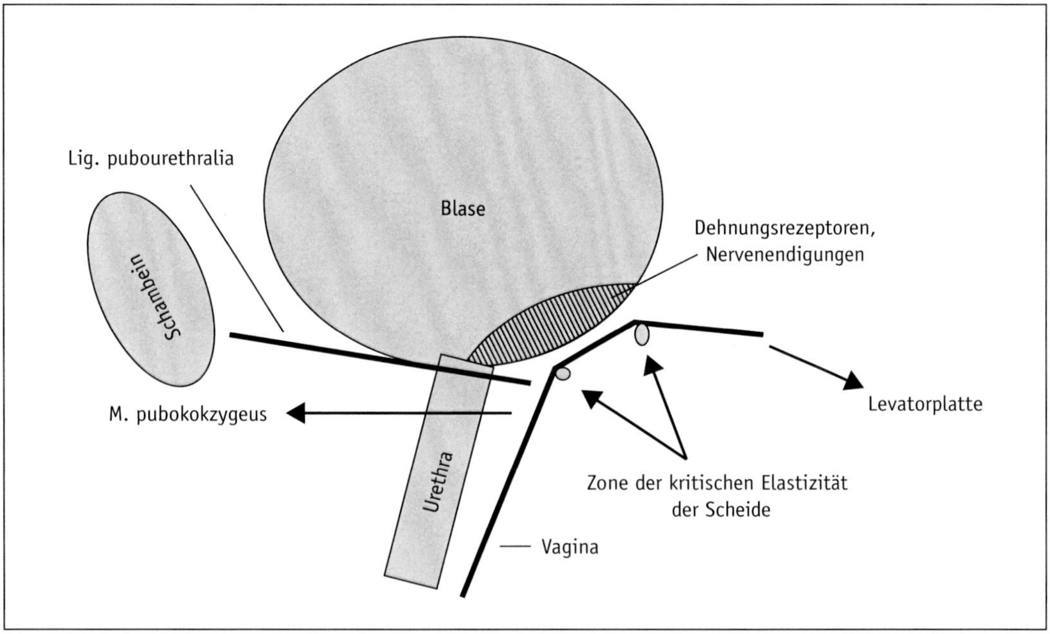

Abb. III.11-4: Anatomie und funktionelle Strukturen des unteren Harntraktes.

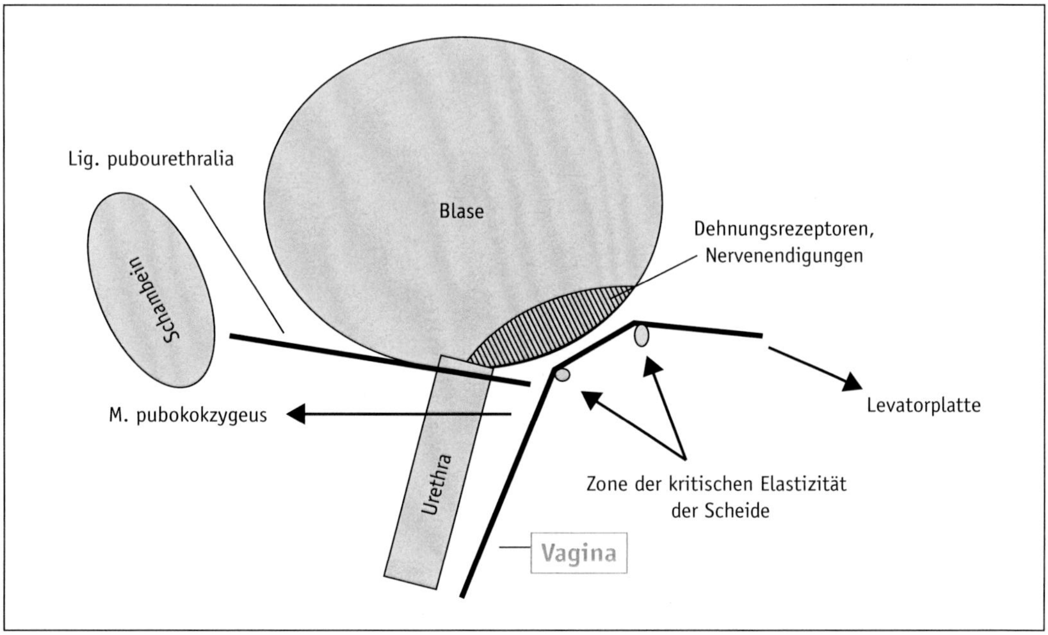

Abb. III.11-5: Suburethraler vaginaler Defekt – ausgeprägte Erschlaffung der vaginalen Hängematte (Defekt 1).

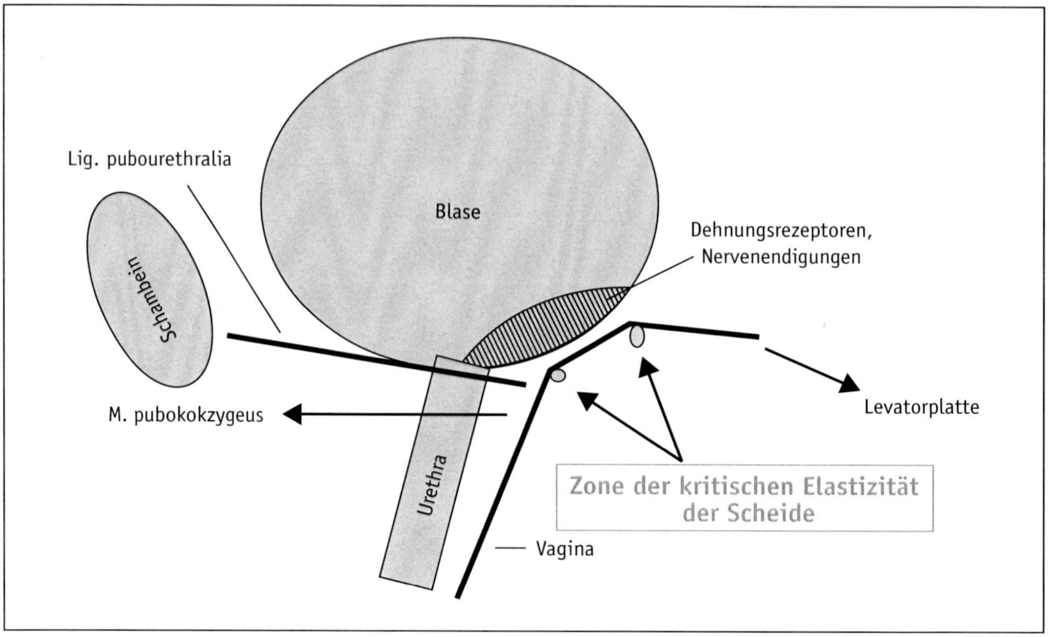

Abb. III.11-6: Ausgeprägte Vernarbung und Spannung im Bereich der Blasenhalszone (Defekt 2).

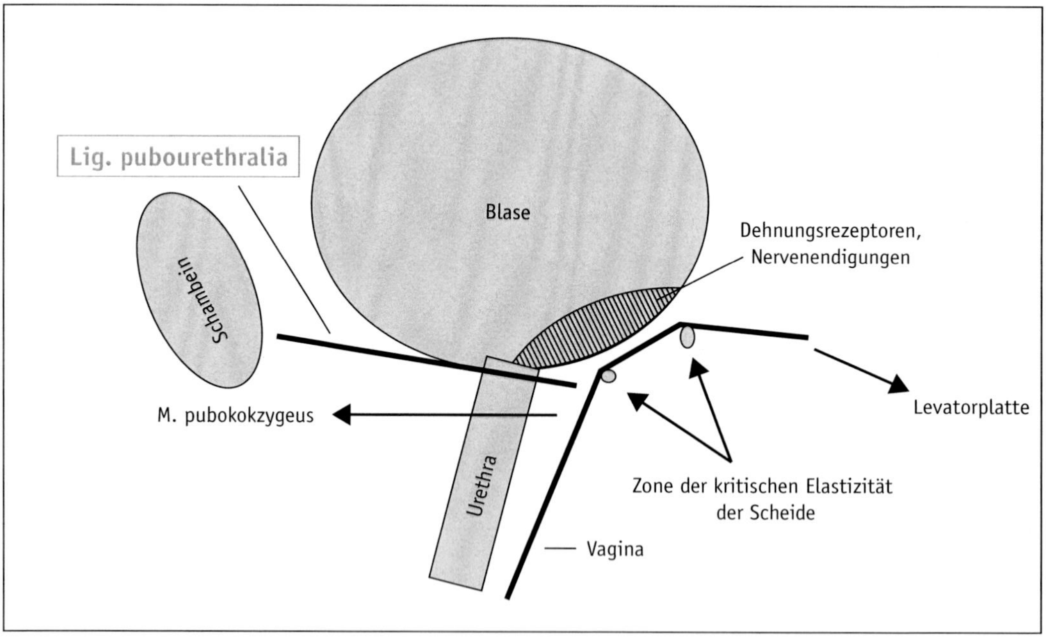

Abb. III.11-7: Schadhafte Ligg. pubourethralia (Defekt 3).

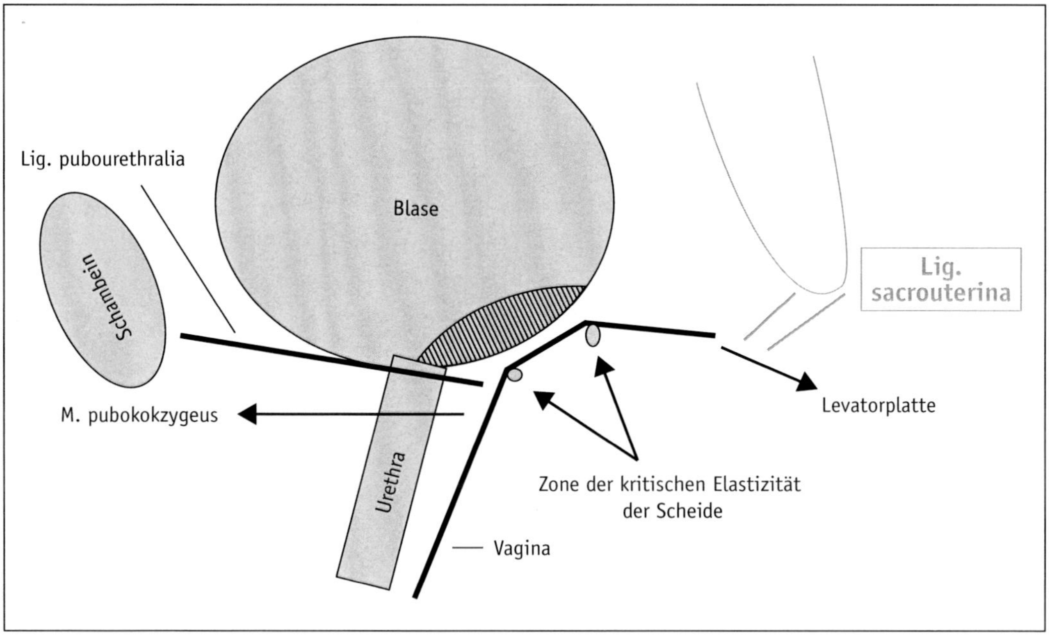

Abb. III.11-8: Erschlaffung der Ligg. sacrouterina und der supralevatoriellen Vagina (Defekt 4).

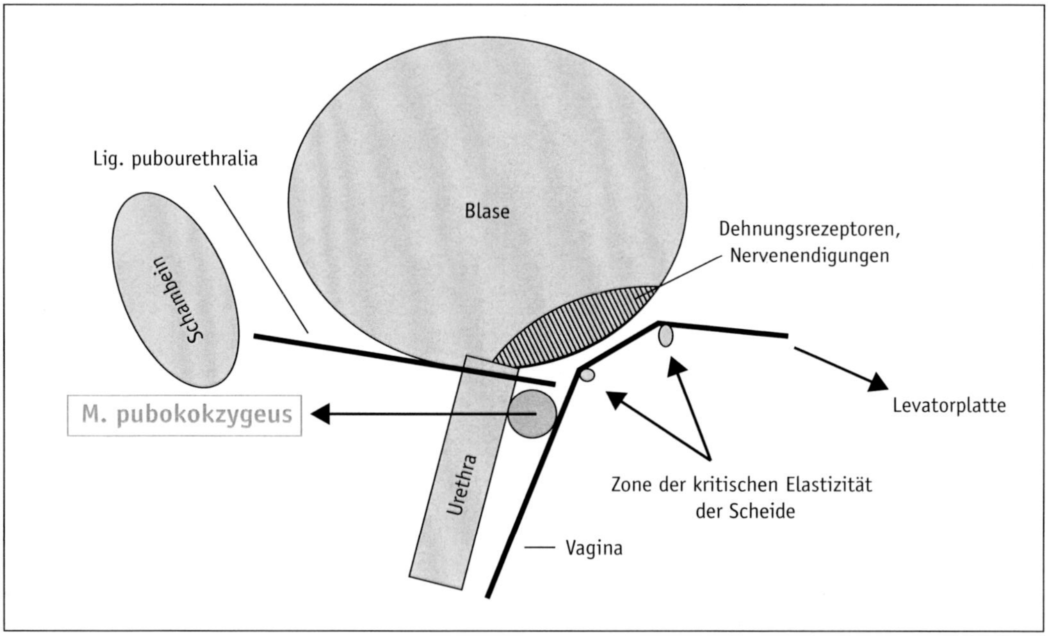

Abb. III.11-9: Erschlaffung der kollagenen Ansatzstellen zwischen Vagina und dem M. pubococcygeus (Defekt 5).

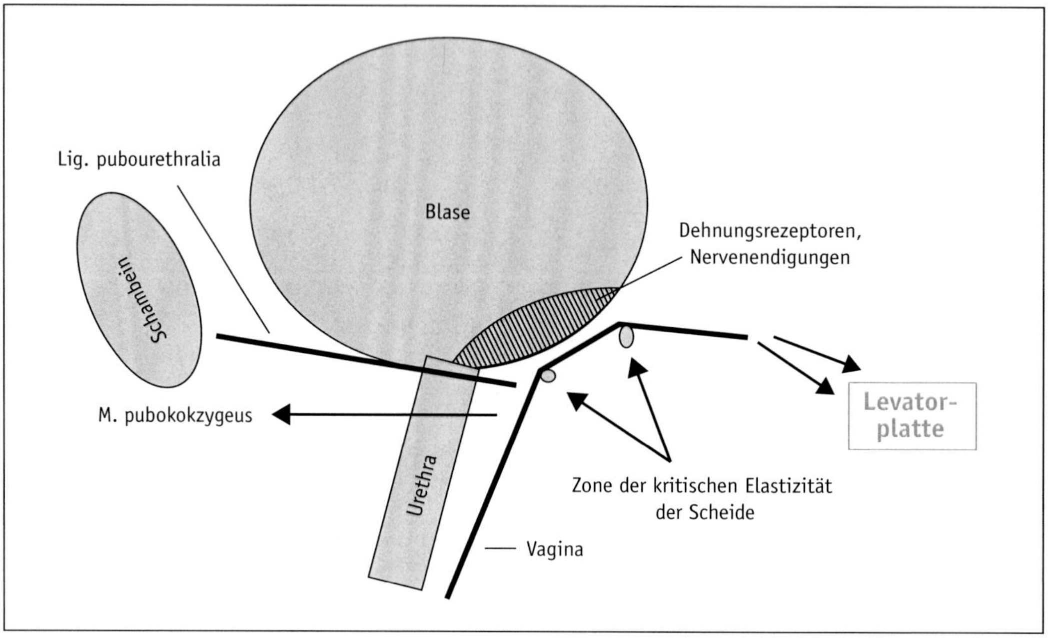

Abb. III.11-10: Störungen der quergestreiften Muskulatur (Defekt 6).

Ätiologie

Die Verschlussinsuffizienz der Urethra manifestiert sich, wenn traumatische, konstitutionelle und/oder alterungsbedingte Schwächen des urethrovesikalen Eigengewebes und seiner Umgebungsstrukturen sowie Störungen in der Statik der Bauch- und Beckenorgane nicht mehr kompensiert werden. Sie ist folglich auch ein Ausdruck eines gestörten **Tissue-remodelling-Prozesses**, d.h. einer Degraduierung und Neubildung des Kollagens (Jackson et al. 1996).

Die Insuffizienz des Verschlussmechanismus' der Harnröhre kann myogen, neurogen, bindegewebig und hormonell bedingt sein.

- **Myogene Ursachen:** Fibrosierung nach operativen Eingriffen oder Bestrahlung kann zu einer Wandstarre mit **Urethrahypotonie** (unter 20 cm H_2O) führen. Auch im Senium ist dieses Phänomen aufgrund der Alterung des Gewebes häufig zu beobachten. Andere Formen myogener Störungen (Geburten, Muskelverletzungen etc.) führen zu einer verminderten reflektorischen Kontraktionsleistung der quergestreiften Sphinkter und der Beckenbodenmuskulatur **(Beckenbodenhyporeaktivität).**
- **Neurogene Ursachen:** Neurogene Störungen (Discusprolaps, WS-Verletzungen, Geburten etc.) können zu Urethrahypotonie, Hypermobilität des gesamten Beckenbodens oder auch zur Beckenbodenhyporeaktivität führen.
- **Bindegewebige Ursachen:** Bindegewebsdegeneration, Sklerosierung
- **Hormonelle Ursachen:** Das Hormondefizit in der Postmenopause, aber auch endokrine und biochemische Vorgänge postpartal wirken sich negativ auf Funktion und Morphologie der Harnröhre (Schleimhaut, Gefäßpolster, interstitielles Gewebe etc.) aus.

Klinik

Klinisch äußert sich die Belastungsinkontinenz als ungewollter Harnverlust aus der Harnblase durch die Harnröhre bei körperlicher Belastung (Husten, Lachen, Niesen (Grad 1), Heben schwerer Lasten, Sport (Grad 2), Urinverlust ohne körperliche Belastung (Grad 3) ohne Detrusorkontraktion.

11.2.2 Dranginkontinenz

Synonyme: Over active bladder (OAB), Detrusorinstabilität, Urge-Inkontinenz.

Definition

Laut International Continence Society (ICS) versteht man unter Dranginkontinenz unwillkürlichen Harnverlust aus der Blase durch die Harnröhre, verbunden mit starkem Harndrang.

Epidemiologie und Prävalenz

Epidemiologische und die Prävalenz betreffende Daten zur OAB liegen kaum vor, da die Literatur oft die Symptome Drang, Häufigkeit des Harnlassens, nächtliches Harnlassen und Dranginkontinenz isoliert untersucht. Neue Daten aus den USA (Tubaro et al. 2005) berichten von einer Prävalenz von 16% bei Männern und 16,9% bei Frauen. In Europa wird die Prävalenz für OAB in einer Population von über Vierzigjährigen auf 15,6% (Männer) und 17,4% (Frauen) geschätzt (Milsom et al. 2001).
Bei Bewohner von Pflegeheimen steigt die Rate bis zu 50%.

Pathophysiologie

Es besteht ein Missverhältnis zwischen der Stärke der afferenten Impulse (vesikal) und der efferenten zentralnervösen Hemmung des Miktionsreflexes (☞ III.11.1.2).

Ätiologie

Die Ursachen der Dranginkontinenz lassen sich in drei Gruppen unterteilen:

- **Lokale urethrovesikale Veränderungen:** Verstärkte Afferentierung oder herabgesetzte Reizschwelle der Dehnungsrezeptoren im Detrusor. Die Veränderungen sind zurückzuführen auf entzündliche, mechanische, toxische, hormonelle, psychogene oder auch neurogene Ursachen (Steine, Tumoren, HWI, Beckenbodenalterationen, Stenosen, Divertikel, Diabetes mellitus, Alkoholismus, Postmenopause, Medikamenteneinnahme (z.B. Diuretika).
- **Spinale und/oder zerebrale Erkrankungen:** Ausfall der motorischen Kontrolle des Miktionsreflexes im kortikoretikulären System (Insult, Trauma, Tumor, MS) sowie bei Koordinationsstörungen zwischen Hirnstamm und Sakralzentrum des Detrusors infolge degenerativer, entzündlicher oder destruierender Erkrankungen (z.B. senile Demenz, Alzheimer).
  Eine Besonderheit dieses Defizits an zentralnervöser Hemmung stellt die **Giggle-Inkontinenz** (Lach-Inkontinenz) dar, deren Ursache jedoch ungeklärt ist.
- **Neurohormonale oder psychovegetative Störungen:** Prämenstruelles Syndrom (Progesteronreizwirkung in der 2 Zyklushälfte), Neurosen, Psychosen.

Klinik

Charakteristisch für die Dranginkontinenz ist vor allem der imperative Harndrang (mit und ohne Inkontinenz). Der Harnabgang erfolgt aufgrund einer vesikalen Insuffizienz mit Harndrang, unabhängig von körperlicher Belastung (auch nachts). Bei der **motorischen Dranginkontinenz** können spontane ungehemmte oder provozierte Detrusorkontraktionen nachgewiesen werden, während bei der **sensorischen Dranginkontinenz** ungehemmte Detrusorkontraktionen fehlen. Aufgrund der Überaktivität des Detrusors kann dieser hypertrophieren und dadurch die Blasenkapazität dramatisch herabsetzen, was einen Circulus vitiosus in Gang setzt.

11.2.3 Mischinkontinenz

Definition

Unter Mischinkontinenz versteht man ungewollten Harnverlust in Verbindung mit Harndrang und bei Belastung. Diese Form stellt somit eine Kombination von Belastungsinkontinenz und OAB dar, mit wechselnder Ausprägung der beiden Komponenten.

Prävalenz

Diese Form der Inkontinenz (☞ Abb. III.11-11) findet man vor allem im höheren Lebensalter (ab dem 70. Lj.).

Ätiologie

Man unterscheidet zwei voneinander unabhängige Krankheitsbilder:

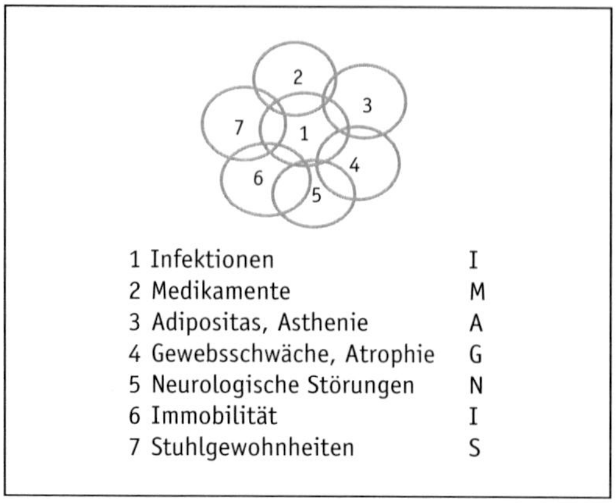

Abb. III.11-11: Hauptursachen der Harninkontinenz im höheren Lebensalter.

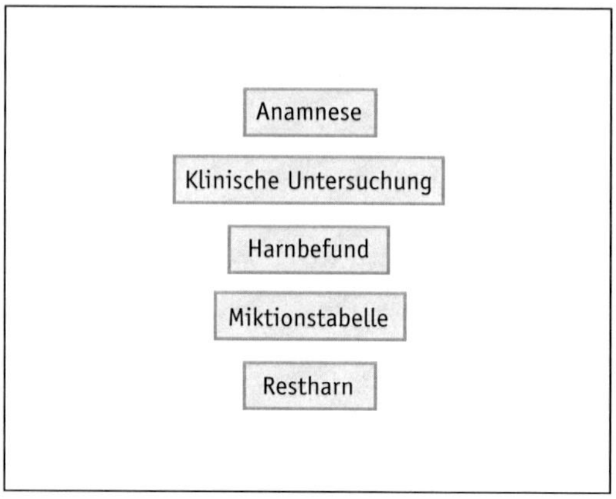

Abb. III.11-12: Harninkontinenz – Basisdiagnostik.

- **Belastungsinduzierte Dranginkontinenz:** Die intraabdominelle Drucksteigerung führt zur Öffnung des Blasenhalses, wodurch Harn in die untere Harnröhre eindringen kann. Dies führt zu einer vermehrten Afferentierung und zur Auslösung einer OAB bei Vorliegen begünstigender Voraussetzungen. Auch die Angst vor unfreiwilligem Harnabgang kann dazu führen, dass die Blase immer häufiger willkürlich entleert wird und dadurch die Speicherkapazität stets kleiner wird.
- **OAB:** Auf der Basis einer OAB kommt es zur zusätzlichen Entwicklung einer Belastungsinkontinenz und somit zum Vollbild der Mischinkontinenz.

Klinik

Die klinischen Symptome werden in den Kapiteln Belastungs- und Dranginkontinenz (☞ III.11.2.1, ☞ III.11.2.2) beschrieben.

11.2.4 Diagnostik und Differentialdiagnostik

Die einfache Harninkontinenz kann meist mit geringem diagnostischem Aufwand festgestellt werden, während die genaue Differentialdiagnose meist einen größeren diagnostischen Aufwand erfordert.
Aus diesem Grunde wird ein Stufenkonzept in der Abklärung der Harninkontinenz empfohlen, das folgende diagnostische Maßnahmen enthält:

- Basisdiagnostik,
- Spezialisierte Diagnostik.

Basisdiagnostik

Eine gezielte und ausführliche **Anamnese** sowie die **klinische Untersuchung** stehen am Anfang jeder urogynäkologischen Abklärung (☞ Abb. III.11-12). Sie bilden die Basis für die konservativen Therapiemöglichkeiten und stellen die Weichen für eine effiziente Planung eventueller weiterer diagnostischer und therapeutischer Maßnahmen.
Zum Ausschluss einer Blasenentzündung ist der einfache **Harnstreifentest** durchzuführen. Bei positivem Befund ist unbedingt eine Harnkultur anzulegen, da ein rezidivierender HWI oft Ursache für eine Dranginkontinenz sein kann.
Das Anlegen einer **Miktionstabelle** gibt Auskunft über die tatsächliche Miktionshäufigkeit und die Miktionsvolumina, unwillkürlichen Harnverlust sowie über Trinkmenge, Trink- und Miktionsgewohnheiten der Patientin und über den davon abgeleiteten subjektiven Leidensdruck.
Abb. III.11-14 bis III.11-18 zeigen die Schrittabfolge der Harninkontinenz-Basisdiagnostik.
Die **gynäkologische Untersuchung** beinhaltet die Beurteilung des Beckenbodens. Zusätzlich kann die **Bonney-Probe** (Anheben des Blasenhalses mit Zeige- und Mittelfinger zur Beurteilung des Elevationseffektes bei ev. gleichzeitig durchgeführten klinischen Stresstest) durchgeführt werden.

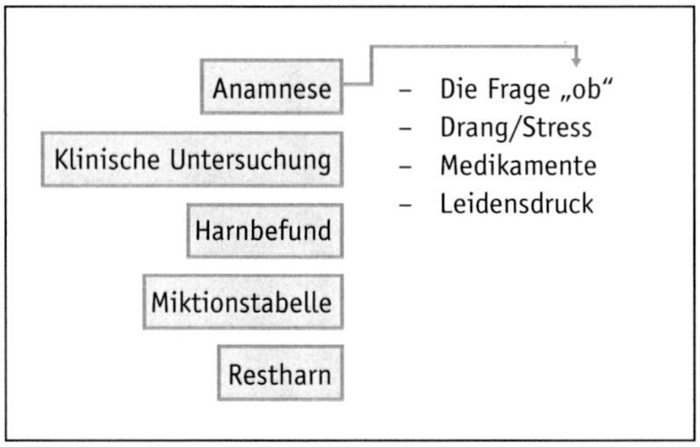

Abb. III.11-13: Basisdiagnostik, Schritt 1.

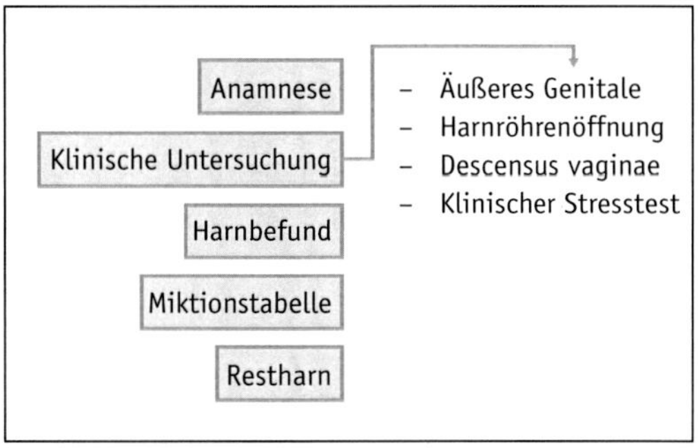

Abb. III.11-14: Basisdiagnostik, Schritt 2.

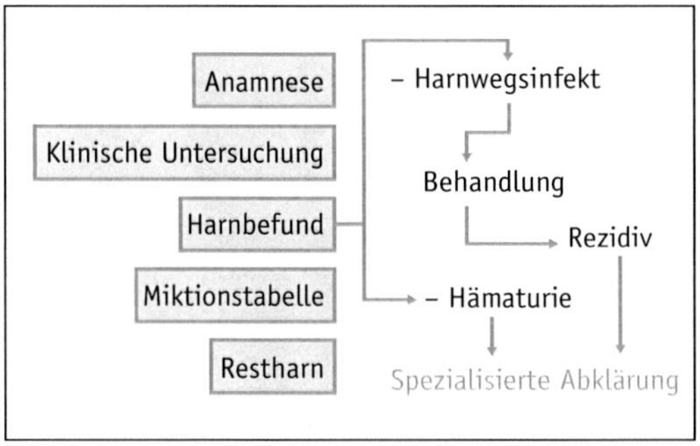

Abb. III.11-15: Basisdiagnostik, Schritt 3.

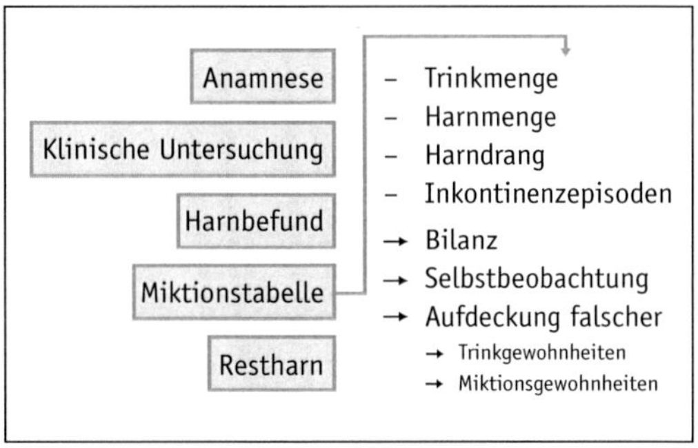

Abb. III.11-16: Basisdiagnostik, Schritt 4.

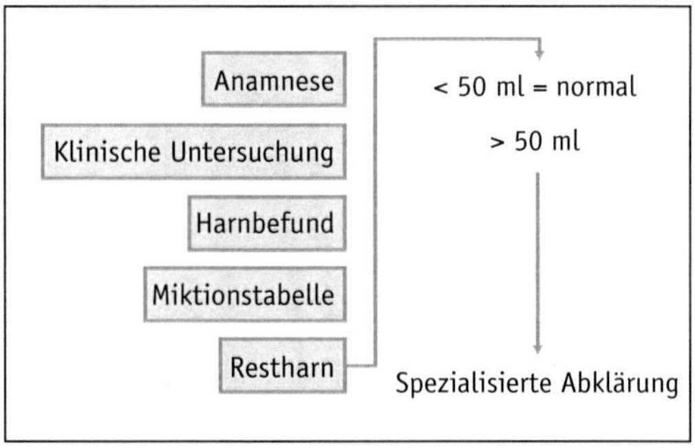

Abb. III.11-17: Basisdiagnostik, Schritt 5.

Spezielle Diagnostik

Urodynamik

Die Aufgabe der Urodynamik besteht vor allem darin, den funktionellen Status von Harnröhre und Harnblase zu bestimmen. Ziel der Untersuchung ist es, Druck- und Flussverhältnisse im unteren Harntrakt während der Füllungs- und Entleerungsphase zu messen, um die aus der Basisdiagnostik erhobenen Befunde zu bestätigen und subjektive Angaben zu objektivieren.

Die Urodynamik im gynäkologischen Bereich umfasst die **Füllzystometrie** mit Provokationstests, eine **Urethrotonometrie** und die **Uroflowmetrie.** Die Urodynamik sollte auch vor jeder Inkontinenzoperation und Korrektur einer Beckenbodeninsuffizienz durchgeführt werden.

Bildgebende Verfahren

Bei Harninkontinenz und Beckbodendysfunktion gibt es mittlerweile zahlreiche Möglichkeiten, die morphologischen Verhältnisse der zystourethralen Funktionseinheit bildlich zu erfassen. In der Gynäkologie stehen bei Harninkontinenz die **Perineal- bzw. Introitussonographie** sowie die **Nephrosonographie** im Vordergrund.

Die Vorteile dieser Methoden sind die fehlende Strahlenbelastung, die geringe Invasivität und die zunehmend bessere Darstellung relevanter Strukturen.

Die **Urethrozystographie** oder die **retrograde Kontrastmittelfüllung** der Urethra kommen nur bei speziellen Fragestellungen zum Einsatz (Urethradivertikel, Fistel). Mit der dynamischen **Magnetresonanztomographie (MRT)** steht seit einigen Jahren eine neue Methode zur Beurteilung der Organbeweglichkeit und zur Erfassung von nicht kontrastierten Weichteilen zur Verfügung (Di Gangi et al. 2006, Fernando et al. 2002).

Endoskopie/Zystoskopie

Die Zystoskopie erlaubt eine Beurteilung der Blasen- und Urethraschleimhaut, der Lage und Form der Ureterostien und des Blasenausganges (Trigonum vesicae) sowie indirekt die Beziehung zu Nachbarorganen oder zu raumfordernden Prozessen im kleinen Becken. Sie wird vor allem eingesetzt bei einer Mikro- oder Makrohämaturie, bei rezidivierenden Entzündungen sowie bei Steinen, Fisteln, Genitaltumoren und komplexer Stress- (☞ III.11.2.1) und Dranginkontinenz (☞ III.11.2.2).

11.2.5 Therapie

Behandlungsmöglichkeiten der Belastungsinkontinenz

Die multifaktorielle Ätiologie jeder Harninkontinenz erfordert unterschiedliche, teilweise sich ergänzende, mitunter aber auch konträre Behandlungsmaßnahmen.

> MERKE
> Die Behandlung der Belastungsinkontinenz (☞ III.11.2.1) sollte alle konservativen Behandlungsmöglichkeiten ausschöpfen.

Mit der Therapie sollte erst dann begonnen werden, wenn sowohl Restharn als auch ein ausgeprägter Prolaps ausgeschlossen wurden. Als konservative Maßnahmen stehen **Aufklärung und Erziehung, physikalische** und **medikamentöse Therapie** und **mechanische Hilfsmittel** wie Würfel- oder Ringpessare sowie die **Psycho- und neurologische Therapie** zur Verfügung.
Patientinnen, die sowohl eine Harninkontinenz als auch eine Beckenbodeninsuffizienz (☞ III.12) aufweisen, zeigen eine bessere Compliance für eine neue Lebensführung (Gewichtsabnahme, Nikotinabstinenz, Sport etc.), wenn sie über die Ursachen und Erscheinungsformen ihrer Blasen- und Beckenbodenprobleme aufgeklärt sind.

Physikalische Therapie

Beckenbodentraining

Die wichtigste physikalische Therapie bei Belastungsinkontinenz ist das Beckenbodentraining. Ziel des Muskeltrainings ist die Kräftigung, die rasche reflektorische Kontraktion der Muskulatur bei intraabdominellen Drucksteigerungen (Husten, Niesen etc.) und die Abschwächung des Miktionsreflexes bei plötzlich auftretendem Harndrang. Zurzeit ist unklar, ob neben der raschen reflektorischen Muskelkontraktion in Stresssituationen („Quick flips“) auch die Kräftigung der Beckenbodennmuskulatur für sich genommen eine Inkontinenz beseitigt. Die Muskelkräftigung erzeugt eine verbesserte Verschlusskraft, vornehmlich des M. pubococcygeus als Teil der Levatormuskelgruppe.

> ! Das Beckenbodentraining sollte unter Anleitung und Überwachung eines Physiotherapeuten erlernt werden. Ein erster Trainingserfolg ist nach ca. 14 Tagen täglichen Trainings zu erwarten. Dauerhafte Erfolge können nach sechs bis zwölf Wochen Training erreicht werden.

In der ersten Phase der Übungen findet eine neuromuskuläre Adaptation mit verbesserter Rekrutierung der motorischen Fasern statt. Später wird bei ausreichender Belastung der Muskulatur eine Muskelhypertrophie erzeugt.
Nur etwa 60% aller Frauen sind in der Lage, den Beckenboden aktiv anzuspannen. Die **Elektrostimulation** mittels Vaginal- oder Rektalelektroden eignet sich gut, um der Patientin die Beckenbodenmuskulatur bewusst zu machen. Eine intakte neuromuskuläre Platte sowie ein intakter neuromuskulärer Reflexbogen sind Voraussetzung für eine erfolgreiche Stimulation. Nach ausführlicher ärztlicher Aufklärung und Anleitung kann diese Therapie auch alleine zu Hause durchgeführt werden.

Biofeedback (BFB)

Visuelle Biofeedbackmethoden sind für Therapiekontrolle und Compliance generell von großer Bedeutung. Biofeedback wird z.B. eingesetzt, wenn eine fehlerhafte Koordination mit anderen Muskeln oder eine Dyskoordination zwischen Atmung und Beckenbodenmuskelkontraktion besteht. Die Patientin erlernt Anspannungsübungen, indem die Kontraktionen des Beckenbodens mittels EMG-Signalen oder Druckmessungen über Vaginal- oder Rektalsonden auf einem Computerbildschirm sichtbar gemacht werden. Vorteile: visualisierte Kontraktion, verbessertes Körperbewusstseins und aktive Mitarbeit der Patientin.

Konentherapie

Das Eigengewicht der Konen (20 – 70 g) erzeugt bei der Patientin mit einem geschwächten Beckenboden das unsichere Gefühl, „den Konus zu verlieren". Gleichzeitig erfolgt über die zerebrale Rückkopplung eine Gegenregulation, die eine trainierbare Kontraktionsbereitschaft und Tonussteigerung bewirkt.

Medikamentöse Therapie

Hormontherapie

Im gesamten Urogenitaltrakt gibt es Östrogen-, Progesteron- und Testosteronrezeptoren in unterschiedlicher Konzentration. Da die Stressinkontinenz in der Postmenopause verstärkt auftritt, liegt es nahe, das Versiegen des Östrogens ursächlich mit dem Krankheitsbild zusammenzubringen. Der **Östrogenmangel** führt im Gewebe der Zielorgane zu verminderter Durchblutung, Kollagenverlust, Retention an extrazellulärem Natrium und Wasser, Absinken der Mitoserate und zur Veränderung des gesamten Stoffwechsels der Zellen sowie des Lipid- und Kalziummetabolismus.
Der kurative Effekt der Östrogengabe ist nur bei rezidivierenden Harnwegsinfekten belegt. Das Östrogen bewirkt jedoch unbestritten eine verstärkte Proliferation des Urethral- und Vaginalepithels, einen Anstieg der Durchblutung um die Urethra und eine Zunahme des Kollagengehaltes.

α-Sympathomimetika

Die Gabe von α-Sympathomimetika kann die Funktion des Blasenhalses verbessern (z.B. bei neurogener Sphinkterschwäche). Allerdings gehören sie nicht zu den Mitteln der ersten Wahl. Häufig besteht sogar primär eine Kontraindikation gegen α-Sympathomimetika (Kontraindikation: Hypertonie, Nebenwirkungen: Hypertonie, Angst, Tremor, Palpitationen, Herzrhythmusstörungen).

Noradrenalin- und 5-HT-Reuptake-Hemmer

Vorrangig bei mittlerer und schwerer Belastungsinkontinenz. Weltweit durchgeführte placebokontrollierte Studien (Hurley et al. 2003) mit Duloxetin haben gezeigt, dass etwas die Hälfte der Patientinnen von dieser Therapie profitieren. Die Inkontinenzepisoden konnten um 50 – 100% reduziert werden (Bump et al. 2003).
Dosierung: Yentreve® 40 mg, 2 × 1 tgl.

Prothetische Versorgung und Inkontinenzhilfsmittel

Pessare (z.B. Ring, Würfel, Schalen; aus Hartgummi, Silikon, Latex) und **Harnröhreneinsätze** (z.B. Viva®, Reliance®, Continence Control Pad®, In-Flow®) werden sowohl **kurativ** als auch **palliativ** eingesetzt. Der Verschlussmechanismus wird während der Beckenbodengymnastik oder der Elektrotherapie mithilfe des Pessars so weit trainiert, dass die Patientin nach Abschluss der Therapie ohne weitere Hilfsmittel auskommt. Die Pessartherapie eignet sich für alle Altersgruppen und wird auch von jungen Frauen angenommen, da die neuen Formen (Contam®, Conveen®) sich ihr Einsatz besonders dann sehr gut eignet, wenn die Harninkontinenz nur bei bestimmten Situationen auftritt (z.B. Sport).
Bei der Verwendung von **Inkontinenzhilfsmitteln** (Windeln, Vorlagen, Slipeinlagen) ist auf das regelmäßige Wechseln und die Verträglichkeit der Materialien besonders zu achten.

Psychotherapie

Da die zeitgerechte Harn- und Fäkalausscheidung zu den fundamentalen Voraussetzungen der gesellschaftlichen Akzeptanz gehören, sind inkontinente Menschen in ihrem sozialen Aktionsradius massiv eingeschränkt. Sie neigen daher häufig zu depressiver Verstimmung und sozialem Rückzug. Auch Sexualstörungen treten bei harninkontinenten Patientinnen häufig auf. Sie sind meist Ausdruck einer gestörten Partnerschaft und müssen in die Psychotherapie der Harninkontinenz einbezogen werden. Eine individuelle Psychotherapie (Gesprächs-, Sexual-, Verhaltenstherapie, Entspannungstechniken) stellt auch die **psychische Führung** durch den behandelnden Arzt dar, wobei die Anamneseerhebung, die Diagnostik und die Gespräche Teile der Therapie sein können.

Operative Therapie

Da die Harninkontinenz und die Beckenbodenschwäche zwar eine starke Beeinträchtigung der Lebensqualität, jedoch selten eine schwere Gesundheitsgefährdung oder gar Lebensgefahr darstellen, kommen der präoperativen Diagnostik und Operationsplanung besondere Bedeutung zu. So ist es präoperativ wichtig, schwere Senkungszustände, welche eine Kontinenz vortäuschen können (Quetschharn) zu diagnostizieren und das operative Verfahren entsprechend zu modifizieren.

> ! Präoperative Maßnahmen sollten immer gemeinsam mit der Patientin und eventuell auch mit deren Angehörigen besprochen werden. Außerdem muss die Patientin ausführlich über die Erfolgs- und Komplikationsraten und nichtoperativen Behandlungsalternativen aufgeklärt werden.

Ziel der Inkontinenzoperationen bei Belastungsinkontinenz ist die Korrektur der Hypermobilität des Blasenhalses. Dadurch wird verhindert, dass unter Stressbedingungen die Blasenhalsregion absinkt und die passive Drucktransmission abnimmt. Liegt eine hypotone Urethra vor, sollte zusätzlich eine adäquate Druckerhöhung in der Urethra erreicht werden. Die Komplexität der Pathophysiologie der weiblichen Belastungsinkontinenz (☞ III.11.2.1) macht verschiedene therapeutische Ansätze notwendig und erklärt die Vielzahl der angewandten operativen Techniken:

- **Operative Verfahren bei Harnröhrenhypermobilität:** minimalinvasive Techniken mit spannungsfreien Bändern (TVT, TVT-O, SPARC, IVS-Tunneller), Kolposuspension nach Burch, autologe Schlingen.
- **Operative Verfahren bei Harnröhrenhypotonie:** TVT, TVT-O, submuköse Injektionsspritze (Macroplastique), SPARC, artifizieller Sphinkter.
- **Operative Verfahren bei BB-Hyporeaktivität:** TVT, SPARC, IVS-Tunneller, autologe Schlingen.

TVT (tension free vaginal tape): Diese spannungsfreie mitturethrale Schlinge nach der Integraltheorie (Pe Papa Petros, 1998) ist mittlerweile eine etablierte und weltweit verbreitete Technik.

TVT-O (TVT-Obturator): Das Polypropylenband wird wie bei TVT spannungsfrei suburethral platziert aber im Gegensatz zu TVT durch die Foramina obturatoria durchgezogen.

Bei gleichzeitigem Vorliegen einer Belastungsinkontinenz und eines Senkungszustandes sollte der operative Eingriff zweizeitig durchgeführt werden und primär der Descensus mittels Kolporrhaphia anterior und/oder Dammplastik durchgeführt werden.

Eine Hysterektomie bedarf einer gezielten Indikation und ist unabhängig von Descensus- und Inkontinenzoperation.

Komplikationen: Blutungen, Blasenperforation, Entwicklung einer OAB, Schmerzen, Unverträglichkeit des Kunststoffes.

Therapienotstand

Die Kontinenzraten hängen entscheidend vom verwendeten Verfahren, dem Gewebezustand und der Compliance der Patientin ab. Die Methoden differieren je nachdem, ob es sich um einen Primäreingriff oder einen Rezidiveingriff nach multiplen Voroperationen handelt. Da die Erfolgsraten eines Operationsverfahrens bei Rezidivoperationen prinzipiell abnehmen, sollten Operationsverfahren mit hohen Kontinenzraten immer als Primäreingriff gewählt werden. Mit zunehmendem Beobachtungsintervall nehmen die Erfolgsraten ab. Angaben zu den Fünf-Jahres-Erfolgraten nach TVT bewegen sich zwischen 80 und 90% Heilungsraten (Rezapour et al. 2001).

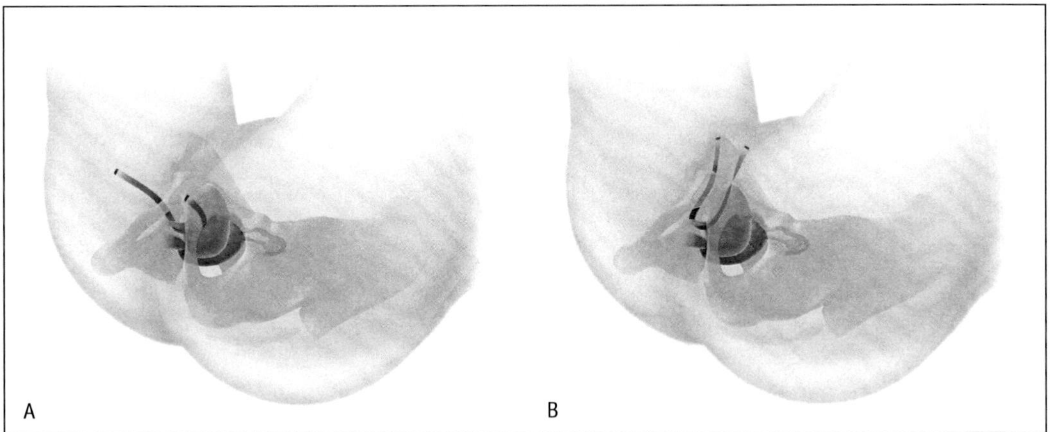

Abb. III.11-18: TVT obturatorisch (A), TVT klassisch (B).

Behandlungsmöglichkeiten der Dranginkontinenz (OAB)

Ist nach Ausschluss eines Infekts und einer Restharnbildung eine OAB eindeutig diagnostiziert, so wird mit einer konservativen Therapie in Form von Verhaltens- und medikamentöser Therapie in Kombination mit Physiotherapie begonnen.

Verhaltenstherapie

Das Führen eines **Miktionsprotokolls** ist für Diagnose, Therapie und Erfolgskontrolle von größter Bedeutung.

Kontinenztraining: Das Miktionstraining (Bladder drill) besteht in der aktiven Verlängerung von zu kurzen bzw. der Verkürzung von zu langen Miktionsintervallen. Ziel ist es, eine Kontinenz zu erreichen und durch die Blasenentleerung zum optimalen Zeitpunkt eine Restharnbildung zu vermeiden. Dadurch sollen vor allem die Miktionsintervalle der Patienten verlängert und ein altersentsprechendes Miktionsvolumen erreichet werden.

Toilettentraining: Dabei handelt es sich um die passive Anpassung des Entleerungsrhythmus an die individuelle Blasenkapazität mit dem Ziel, der unwillkürlichen Blasenentleerung zuvorzukommen. Die Betroffenen (meist Patienten mit Hirnleistungsstörung) werden vom Pflegepersonal aufgefordert, vor Eintreffen des imperativen Harndrangs die Blase zu entleeren (Urinieren nach der Uhr).

Physikalische Therapie

Mithilfe von Übungen soll ein korrektes Miktionsmuster erlernt werden. Bei leichten Formen der Dranginkontinenz sind **Kontraktionsübungen** zur Unterdrückung einer Detrusorkontraktion und damit zur Verlängerung der Miktionsintervalle sehr erfolgreich.

Bei Sphinkter und BB-Spastik werden **Entspannungsübungen über ein Kontraktionstraining** erlernt, da eine bewusst eingeleitete Kontraktion am leichtesten zu einer bewusst eingeleiteten maximalen Entspannung führen kann. Biofeedback (optische/akustische Darstellung des EMG, s.o.) kann den Erfolg dieser Methode erhöhen.

Elektrische Neuromodulation: Die Elektrostimulation der afferenten Fasern des N. pudendus kann via Beckenboden (vaginal, anal), transkutan-segmental (klitoral) oder permanent durch Implantate erfolgen.

Am häufigsten wird die Elektrostimulation jedoch nicht-segmental über den N. tibialis (SANS) angewendet. Die Detrusorhyperaktivität kann durch die Elektrostimulation bei 50% der Patienten erfolgreich beeinflusst werden.

Pharmakotherapie

Die Dranginkontinenz ist die Hauptdomäne der medikamentösen Therapie bei der Harninkontinenz. Ziel ist die Senkung des Detrusortonus und der

Detrusoraktivität sowie die Erhöhung der Blasenkapazität. Wirksamkeit und Verträglichkeit sind individuell verschieden.

Anticholinergika und muskulotrope Relaxantien

Diese Medikamente (Trospiumchlorid, Oxybutinin, Tolterodine) bewirken eine atropinartige Blockierung der Acethylcholinrezeptoren des Parasympatikus mit direkter Wirkung auf die glatte Muskulatur der Harnblase. Oxybutinin wird auch eine lokalanästhetische Wirkung zugeschrieben. Alle Wirkstoffe zeigen dosisabhängig mehr oder weniger starke Nebenwirkungen wie Mundtrockenheit, Akkomodationsstörungen, Erhöhung des Augeninnendrucks, Obstipation und Sedierung. Auch Verwirrtheitszustände und pektanginöse Beschwerden können auftreten.
Dosierung: z. B. Ditropan, 2 × 1 Tbl. tgl.

Trizyklische Antidepressiva

Die Wirksamkeit der trizyklischen Antidepressiva (Imipramin, Tofranil) resultiert aus ihrem anticholinergen Effekt und der gleichzeitig α-mimetischen Wirkung auf den Meatus urethrae internus. Imipramin kann aufgrund seiner leichten α-mimetischen Wirkung auch bei leichter Stressinkontinenz erfolgreich eingesetzt werden. Der Detrusortonus sinkt und der Harnröhrentonus wird angehoben.

Antispastika

Diese Wirkstoffe (Butylscopolamin, Baclofen, Tizanidinhydrochlorid, Terazepam, Orphenadrin) werden bei ausgeprägten BB-Spasmen oder Detrusor-Sphinkter-Dysfunktionen eingesetzt.
Dosierung: z. B. Buscopan, 2 × 1 Drg. tgl.

Östrogene

Bei der Behandlung von Harninkontinenzen konnte ein kurativer Effekt der Östrogene bis jetzt nicht eindeutig bewiesen werden. Fest steht, dass es bei lokaler Applikation zur verstärkten Proliferation des Urethral- und Vaginalepithels kommt sowie zu einem signifikanten Anstieg der Durchblutung in der Urethra und im periurethralen Venenplexus. Der Kollagengehalt nimmt ebenfalls zu. Allerdings konnte gezeigt werden, dass das Auftreten von rezidivierenden HWI deutlich gesenkt werden kann.
Dosierung: z. B. Ortho-Gynest Depot 3,5 mg Ovula, 1 × 1/Wo.

β-Adrenergica, Kalzium-Antagonisten und **α-Blocker** werden aufgrund der Nebenwirkungen nur selten klinisch eingesetzt.

> ! Zusammenfassend kann gesagt werden, dass vor jeder medikamentösen Therapie die genaue Anamneseerhebung über bereits verordnete Medikamente erfolgen muss, um eventuelle Ursachen für die Inkontinenz auszuschließen zu können. Auch erfordert jede Therapie, die mit Nebenwirkungen behaftet ist, eine genaue Nutzen-Risiko-Abwägung. Bei fehlendem Leidensdruck sollte eher zurückhaltend therapiert werden.

Operative Therapie

Die operative Therapie der Dranginkontinenz stellt eine Ausnahme dar und wird nur bei sehr schweren therapieresistenten schmerzhaften Drangzuständen eingesetzt. Erwähnenswert sind die **Blasendenervierung, Blasenaugmentation** oder die **Sakromodulation.**

Behandlungsmöglichkeiten der Mischinkontinenz

Die Behandlung der Mischinkontinenz orientiert sich am Vorliegen der dominanten Inkontinenzform. Prinzipiell wird jene, welche die Lebensqualität am stärksten beeinflusst primär behandelt.

11.3 Harnverhaltung

Definition

Eine akute Harnverhaltung liegt dann vor, wenn bei vollständig gefüllter Harnblase und Harndrang es unmöglich ist, die Blase zu entleeren. Bei maximaler Blasenfüllung und Übersteigen des Blasenverschlussdruckes kommt es schließlich zum Harnträufeln und der so genannten Überlaufblase.

Ätiologie

Unterschieden wird eine akute und chronische Harnverhaltung.

Akute Harnverhaltung: Urethrastein, Genuss von kalten und alkoholischen Getränken (Stammtischverhaltung), Harnröhrenklappen (Kinder und Jugendliche), Verletzungen und Unfälle (Harnröhrenabriss), iatrogen (Inkontinenz- und Descensusoperationen, Wertheimsche Radikaloperation), Blasentumoren, Harnröhrenstrikturen.

Chronische Harnverhaltung: Tumoren, Narben, Strikturen, neurogen (Multiple Sklerose, Bandscheibenvorfall, Entzündungen), Medikamente (Neuroleptika, Spasmolytika, Analgetika), rezidivierende Harnwegsinfekte.

Klinik

Die Leitsymptome sind ein schmerzhafter Harndrang ohne Blasenentleerung, Harnstauung, Pollakisurie, Harnstrahlabschwächung, Anurie.

Therapie

Bei akuter Harnverhaltung wird primär eine **Blasenkatheterisierung** vorgenommen, wobei ein fraktioniertes Harnablassen (500 ml) zur Vermeidung einer Blutung e vacuo vorgenommen werden sollte. Bei Urinmengen über 600 ml wird der Katheter belassen (z. B. 16-Charr. Dauerkatheter) und die Ursache abgeklärt. Bei kleineren Mengen wird zunächst die Restharnmenge kontrolliert und individuell über die weitere Vorgangsweise je nach Ursache entschieden.

Liegt eine chronische Harnverhaltung vor, so sollte die Harnableitung zunächst mit Dauerkatheter oder suprapubischer Ableitung erfolgen. Bei bestehender Druckschädigung der tubulären Nierenfunktion kommt es nach der Entlastung häufig zu einer polyurischen Phase mit Urinausscheidung bis zu 6 l/d.

Tab. III.11-3: Infektionen der Harnwege

Zystitis	Entzündung der Harnblase Symptome: Dysurie, Pollakisurie, Mikro-/Makrohämaturie, suprapubische Schmerzen
Urethritis	Entzündung der Harnröhre Symptome: wie Zystitis
Pyelonephritis	Akute bakterielle Entzündung der Niere Symptome: Fieber, Schüttelfrost, Kopfschmerzen
Trigonitis	Lokalisierte Hyperämie des Trigonum vesicae Symptome: wie Zystitis
Urethralsyndrom	Ausschlussdiagnose Symptome unspezifisch: Dysurie, Harndrang, Pollakisurie, Harnkultur negativ, keine organische Pathologie

11.4 Harnwegsinfektion (HWI)

Definition

Der Begriff Harnwegsinfekt fasst verschiedene Zustände zusammen, bei denen Mikroorganismen im Harntrakt zu finden sind. Das Spektrum reicht von der einfachen, auch manchmal subklinisch verlaufenden Blasenentzündung bis zur Urosepsis.

Prävalenz

Harnwegsentzündungen kommen nach Schätzungen achtmal häufiger bei Frauen als bei Männern vor. Eine wichtige Ursache stellt wahrscheinlich die Kürze der weiblichen Harnröhre dar.

Pathophysiologie

Der typische Infektionsweg ist die **Aszension**. Seltener kommt es zur lymphogenen (aus dem Dickdarm) oder hämatogenen (z. B. Tuberkulose) Infektion.

Erregerspektrum

- E. coli, Proteus, Myko- und Ureoplasmen, Chlamydien, Klebsiella und andere Enterobakterien, Staphylococcus epidermidis
- Nosokomial: Klebsiella, Pseudomonas aeruginosa, Enterokokken, Streptokokken, Candida albicans

Risikofaktoren

- Disposition der Patientin
- Physiologische Veränderungen (z. B. postmenopausaler Hormonmangel)

- Ungenügende Blasenentleerung (Descensus, Prolaps, neurogene Blase, Medikamente)
- Geschlechtsverkehr (fakultativer Befall der Urethra durch pathogene Keime der Scheide)
- Reduzierter Allgemeinzustand (Demenz, Stuhlinkontinenz, neurologische Erkrankungen)
- Nosokomiale Infektionen (Hospitalisierung, Dauerkatheter)

Ätiologie

Auslöser sind fakultativ pathogene Keime der Darmflora, in geringerem Ausmaß auch der Haut und der Genitalflora.

Klinik

Die Symptomatik kann sehr unterschiedlich ausgeprägt sein, der Schweregrad lässt nicht unbedingt einen Rückschluss auf die Ausbreitung der Infektion zu:

- Dysurie,
- Harndrang,
- häufiges Harnlassen von kleinen Mengen an Harn,
- Nykturie,
- Suprapubische Schmerzen,
- leichte Inkontinenz,
- Hämaturie am Ende der Miktion,
- Schüttelfrost,
- Fieber,
- Flankenschmerz,
- allgemeines Krankheitsgefühl.

Diagnostik

Der wichtigste Befund ist der Nachweis von Bakterien in der Harnkultur: Gewinnung der Harnprobe aus dem Mittelstrahlharn (Reinigung der Periurethralregion, dann Abnahme des Urins in einem Becher während der Mitte der Miktion), signifikante Keimzahl $\geq 10^4/\mu l$.

Streifen-Schnellscreening: Verifikation einer Harnwegsinfektion mittels Nachweis von Nitrit im Harn. Bakterien und Nitrit geben den Hinweis auf Keimbesiedelung, ein Nachweis von Leukozyten allein ohne Blut oder nur Bakteriennachweis ist meist Zeichen von Verunreinigung mit Vaginalsekret und nicht behandlungsbedürftig.

Eine **Urethrozystoskopie** sollte bei rezidivierenden oder therapieresistenten Harnwegsinfekten, bei asymptomatischer Hämaturie und bei Verdacht eines Fremdkörpers in der Blase eingesetzt werden.

> MERKE
> Differentialdiagnostisch müssen immer auch eine Vaginitis und eine Herpes-genitalis-Infektion (☞ III.15.3.1) ausgeschlossen werden.

Therapie des Harnwegsinfektes

Hinweise zur Antibiose ☞ Tab. III.11-4.

Zusätzlich zur Antibiotikagabe sollten folgende Maßnahmen getroffen werden:

- Steigerung der Flüssigkeitszufuhr (z. B. Blasentee),
- Ansäuerung des Harns (Methionin oder Ascorbinsäure, Apfelessig),
- Gabe von Spasmolytika (z. B. Spasmolyt®, 2 × 1 Drg.).

Spezielle Hinweise

Asymptomatische Bakteriurie

Keimzahl $\geq 10^4/\mu l$, symptomlos. Tritt eine asymptomatische Bakeriurie während einer **Schwangerschaft** auf, ist eine Therapie immer indiziert, da sie nachgewiesenermaßen das Risiko für eine Pyelonephritis reduziert, und das Fetal Outcome verbessert wird.

Zystitis (einfache HWI)

Oberflächliche Infektion der Blasenschleimhaut, für die eine ausreichende Anzahl von gut verträglichen oralen Antibiotika zur Verfügung steht. Kurzzeittherapie über ein bis fünf Tage. Wenn die Beschwerden rasch und vollständig verschwinden, ist eine Harnkultur zum Nachweis der Keimfreiheit des Harns nicht unbedingt nötig.

Rezidivierende Zystitis (komplizierte HWI)

Bei wiederkehrenden Harnwegsinfektionen liegt entweder eine Reinfektion mit einem schon früher behandelten Keim oder mit neuen Keimen vor.

Mögliche Ursachen: zu kurze Antibiose, falsches Antibiotikum, resistente Keime. Die rezidivierende HWI geht häufig einher mit Senkungszuständen,

Blasenentleerungsstörungen oder vesiko-urethralem Reflux.

Folgende Strategien haben sich in der Praxis bewährt:

- Regelmäßige Kontrolle und Behandlung jeder HWI-Episode.
- Langzeittherapie über Monate.
- Patientin nimmt das verschriebene Antibiotikum, sobald Symptome des HWI auftreten.
- Harnansäuerung (verdünnter Apfelessig, Acimethin®).

Harnwegsinfektionen in der Postmenopause

Die postmenopausale Hormonsituation und die Reduktion der Lactobazillen erleichtert eine Vermehrung von pathogenen Keimen im Introitusbereich.

Die lokale Therapie mit östrogenhaltigen Cremes und vaginalen Suppositorien führt zur raschen Senkung des Scheiden-pH-Wertes und erwiesenermaßen auch zur Reduktion der HWI-Häufigkeit.

Tab. III.11-4: Antibiotikatherapie bei Harnwegsinfektionen (HWI)

Einfache HWI		
Einmaltherapie	Fosfomycin-Trometamol (Monuril®)	1 x 3 g als Single-shot
Kurzzeittherapie	Trimethoprim (z. B. Motrim®)	1 x 600 mg über 3 d
	Cephalosporin (z. B. Keflex®, Cephalobene®, Cepexin®)	2 x 1 g über 3 d
	Amoxicillin (z. B. Ospamox®, Clamoxyl®, Gonoform®, Supramox®)	2 x 2 g über 3 d
	Gyrasehemmer (z. B. Ciproxin®)	2 x 1 jeweils über 3 d
HWI während Schwangerschaft und Stillzeit		
Standardtherapie	Amoxicillin, Cephalosporine und zugelassene Makrolide (Josalid®, Rulide®, Klacid®)	Dosierung s. o. Behandlungsdauer: 7–10 d
Urethritis		
Standardtherapie	Makrolid oder Tetrazyklin (z. B. Josalid®, Vibramycin®)	Behandlungsdauer: 14–21 d

Vorschläge zur antibiotischen Behandlung

Prinzipiell sollten Antibiotika verwendet werden, die bevorzugt über die Niere ausgeschieden werden und so das Gleichgewicht der Darmflora nicht stören.

Therapiedauer

Laut Empfehlung der European Society for Infectious Diseases in Obstetrics and Gynaecology (ESIDOG) ist das 3-Tage-Antibiotika-Regime effektiver als das Single-shot und in gleich effektiv wie das 7-Tage-Regime. Eine Ausnahme ist der Singleshot mit Fosfomycin-Trometamol, da diese Substanz sehr hohe Harnkonzentrationen erreicht und gegen die gängigen Keime auch über längere Zeit die minimale Hemmkonzentraion hält (> 100 h).

Eine Langzeittherapie (z. B. Trimethoprim) erstreckt sich über drei bis sechs Monate.

11.5 Homöopathische Aspekte bei der Therapie von Blasenfunktionsstörungen

11.5.1 Einleitung

In Deutschland schätzt man die Zahl der harninkontinenten Frauen auf etwa 9 bis 15 Millionen, d. h., jede dritte bzw. vierte Frau ist von diesem Problem betroffen (☞ III.11.2). Die Prävalenz nimmt mit dem Alter zu. Man geht davon aus, dass über 80-jährige Frauen zu 40% darunter leiden, in geriatrischen Einrichtungen ca. 60%. Einer Blasenfunktionsstörung liegt eine Schwäche des Beckenbodens und/oder eine Schädigung des Bandapparates der Harnröhre zugrunde.

Blasenfunktionsstörungen werden unterteilt in **Harninkontinenz** und **Blasenentleerungsstörungen.**

11.5.2 Harninkontinenz

Unterschieden nach der Ätiologie, fallen unter den Begriff „Harninkontinenz“ (☞ III.11.2):

- **Stressinkontinenz** (unwillkürlicher Urinabgang bei Veränderungen des abdominellen Drucks z. B. durch Lachen oder Husten),
- **Drang-(Urge)-Inkontinenz** (starker Drang zum Wasserlassen, während sich die Blase füllt),
- **Überlaufinkontinenz** (infolge einer Störung der Blasenmotorik wird das Fassungsvolumen der Harnblase überschritten, sodass Urin“ aus der Harnblase „schwappt“ und Restharn verbleibt).

Homöopathisch gibt es gute Erfolge in der Behandlung aller drei Inkontinenzformen, wobei bei Stress- und Dranginkontinenz Geduld (viele Wochen bis Monate) aufgebracht werden muss. Die Überlaufinkontinenz wird meist nach den Regeln einer akuten Erkrankung (☞ II.4.1.1) behandelt.

Stressinkontinenz

Da die Ursache der Stressinkontinez eine **Gewebsschwäche** (Beckenbodenbindegewebe, Muskulatur) ist, liegt hier aus homöopathischer Sicht eine miasmatische Genese (psorisch-sykotisch) zugrunde. So sind in der Anamnese, was die **psorische Genese** betrifft, Fragen nach Störungen der Menses wichtig (zu viel, zu wenig, zu früh, zu spät, zu lang, zu schmerzhaft etc.) sowie Fragen nach dem **sykotischen Anteil** der Erkrankung (starke Dysmenorrhoe seit der Menarche, ständiger Fluor seit Kindheit/Jugendalter, rezidivierende Scheidenentzündungen etc.).

Unterstützende Maßnahmen

Die homöopathische Behandlung sollte mit einer konservativ krankengymnastischen **Beckenbodentherapie** kombiniert werden. Ziel der Krankengymnastik ist das Wiedererlernen von Beckenbodenkontraktionen. Dazu muss die Patientin wieder ein Gefühl für ihren Beckenboden bekommen.

Auch bei schwereren Formen der Stressinkontinenz lassen sich durch gezielte Übungen gute Erfolge erzielen. Unterstützt werden kann die Krankengymnastik mit in die Scheide eingeführten Gewichten **(Konen)**, was ein Wiedererlernen der Haltefähigkeit der Scheide ermöglicht. Zusätzlich gibt es **Biofeedback-Geräte**, die den Lernerfolg verstärken (☞ III.11.2.5).

Da die Adipositas eine nicht unerhebliche Rolle bei der Belastung des Beckenbodens spielt, ist bei Übergewicht eine **Ernährungsberatung** sehr hilfreich.

Wichtige Stressinkontinenz-Rubriken

Stressinkontinenz-Symptome im Repertorium (nach Kents Repertorium Generale)
Harnorgane – Blase – Urinieren – unwillkürlich
– alten Leuten, bei
– Anstrengung, bei
– aufgeschoben – wenn das Urinieren aufgeschoben wird (wenn es nicht gleich geht)
– Aufstehen vom Sitzen, beim
– Bewegung, während
– Bewegung bessert
– Blähungsabgang, beim
– Durst und Furcht, mit
– Entbindung, nach
– Erregung, durch
– Erschütterung, bei
– Fieberfrost, vor
– Fieberfrost, während
– Gehen, beim
– Gehen bessert
– Geräusch, durch plötzliches
– Hände in kaltes Wasser tauchen, wenn
– Harndrang, mit
– Husten, beim
– Kaltwerden, beim
– Koitus, nach
– Konvulsionen, während
– Lachen, beim
– Manie, während
– Menses, während
– Niesen, beim
– onanieren, Menschen die
– Reiten, beim

Harnorgane – Blase – Urinieren – unwillkürlich
– Rennen, beim
– Schneuzen, beim
– Schwangerschaft, in
– Sitzen, beim
– Sitzen, beim – Harnverhalten beim Stehen
– Sitzen, beim – muss den Fuß dauernd hin und her schwingen, sonst geht Urin ab
– Stehen, beim
– Stuhlgang, nach
– Stuhlgang, nach – ruhrartigem Stuhl, nach jedem
– Stuhl und Urin gehen unwillkürlich ab
– Urin fließt zuerst bei Stuhldrang, dann Stuhl unwillkürlich
– Stuhlpressen, beim
– Typhus, bei
– unterdrückt wird, wenn Harndrang
– Urinieren, nach
– Vollmond verschlechtert
– Wasser, beim Anblick von Wasser, das aus einem Hahn läuft
– Willentlicher Anstrengung kein Urin, bei
– zurückhalten – große Schmerzen beim Versuch, den Urin zurückzuhalten
Harnorgane – Blase – Schmerz – drückend – Druck in
– abends
– nachts
– Bewegung verschlechtert
– Essen, nach
– Gehen, beim
– Harnverhaltung, mit
– Husten, beim
– krampfartig
– Liegen, beim
– Reiten bessert
– Sitzen bessert

– Stehen, beim
– Stuhldrang, nach
– Stuhlgang, vor
– Urinieren, vor, während, nach, wenn dem Drang nicht nachgegeben wird
– vergeblichen Stuhldrang, mit
– Zystitis, bei
Harnorgane – Blase – Schwäche
– abends
– alten Leuten, bei
– Drücken – muss, um Blase vollständig zu leeren
– Entbindung, nach
– Sphinkter, des
Harnorgane – Blase – Urinieren – unbefriedigend
– Blase nicht entleert – Gefühl, als ob – mit Tröpfeln
– Gefühl, als ob Urin in der Urethra zurückbliebe
Harnorgane – Blase – Urinieren – unbewusst – Urethra gefühllos
– Manie, bei
– Urin und Stuhl
Harnorgane – Blase – Urinieren – unvollständig
– muss fünf- bis sechsmal urinieren, bevor die Blase leer ist
– volle Blase und Harndrang, aber spärlicher Urin
Harnorgane – Blase – Urinieren – verzögert – muss warten, bis Urin anfängt zu laufen
– allein – kann nur Wasser lassen, wenn
– Drücken – muss lange drücken, bevor er urinieren kann
– Harndrang – kann aber nur urinieren, nachdem ein großer Klumpen schwarzen Blutes aus der Vagina abgegangen ist
– Knien, kann nur urinieren auf den Knien und den Kopf gegen den Boden gepresst
– lange – muss lange warten, dann kommt nur wenig Urin
– letzten wenigen Tropfen, bei
– Liegen – kann nur urinieren beim

Harnorgane – Blase – Urinieren – verzögert – muss warten, bis Urin anfängt zu laufen
– Musik hören – kann nur Urin lassen, beim
– Schmerzen im Blasengrund, durch
– Sitzen – kann nur urinieren im
– Sphinkerspasmus, wegen
– starkem Pressen, nach – kommen ein paar Tropfen – danach ein voller Strahl mit Schmerzen – danach teilweise tröpfelnd
– Stehen – kann nur Urinieren beim
– unfreiwilliger Urinabgang beim Sitzen
– Urin fließt besser im Stehen

Drang-(Urge)-Inkontinenz

Kennzeichnend ist der starke Harndrang, ohne dass sich die Harnblase stark füllt. Meist liegen **neurologische Störungen, Entzündungen, Harnblasensteine** oder **Tumore** zugrunde.

Bei Dranginkontinenz kann die homöopathische konstitutionelle Behandlung viel bewirken. Auch hier ist auf den **psorisch-sykotischen Charakter** der Erkrankung zu sehen. Anamnestisch sind Fragen in Bezug auf frühere Zyklusstörungen, häufige Scheidenentzündungen, Warzenbildungen, Herpes-genitalis-Infektionen etc. abzuklären.

Wichtige Dranginkontinenz-Rubriken

Dranginkontinenz-Symptome im Repertorium (nach Kents Repertorium Generale)
Harnorgane – Blase – Harndrang
– Abdomens, beim Berühren des
– Abwärtsdrängen in das Becken, mit
– ängstlich
– Äpfeln, nach
– alten Frauen, bei
– Bewegung, bei
– Denken, beim daran Denken
– Druck im Rektum, mit
– Durst, mit
– Erektion, mit
– Essen, während
– Essen, nach
– Fieber, während
– fieberfreien Stadium, im
– Fieberfrost, während
– Gehen, beim
– geistiger Anstrengung, bei
– häufig
– heben, nach
– heftig
– Husten, beim
– Kaffee, nach
– Liegen, beim
– Liegen bessert
– Liegen – Rücken, auf dem
– Liegen – Seite, auf der rechten Seite
– Menses, vor
– nur wenige Tropfen gehen ab (erst beim nächsten Stuhlgang ungehinderter Urinabgang)
– plötzlich
– Reiten bessert
– Schaudern, mit
– Schmerzen im Hypogastrium, bei
– schmerzhaft
– Schwangerschaft, in
– Schweiß, bei
– Sitzen, beim
– ständig
– Stehen, beim
– Stuhlgang, nach
– Trinken, nach
– Urinieren, nach
– vergeblich (mit Unterrubriken)
– verheirateten Frauen, bei frisch
– Wasser – beim Hören von Wasserlaufen oder die Hände in Wasser stecken

Harnorgane – Blase
– Hitze
– Kältegefühl
– Kältegefühl abwechselnd mit Hitze
– Katarrh, schleimartige Absonderung
– Krampf in
– quälende Dysurie
– Schmerz
– Spannung
– Spasmen
– Spasmodische Aktion auf die Entleerung
– Tenesmen
– Tropfen – als ob Tropfen aus der Blase kommen würden – Ruhe verschlechtert
– Urinieren, anfallweise
– Urinieren, Dysurie
– Urinieren häufig
– Zusammenschnüren

Überlaufinkontinenz

Bei Vorliegen einer Überlaufinkontinenz wird aufgrund einer **Störung der Blasenmotorik** (meist vorübergehende Blasennervenschädigung) die Kapazitätsgrenze der Harnblase überschritten. Es fließt so lange Urin aus der Harnblase, bis ein Druckausgleich zwischen der überdehnten Harnblase und der Urethra hergestellt ist. In der Harnblase verbleibt u.U. ein bis zwei Liter Restharn. Die Überlaufinkontinenz findet sich häufig nach **operativen Eingriffen** (Hysterektomie, Sectio) und nach **Geburten**.

Hierbei handelt es sich zunächst meist um eine akute Erkrankung (☞ II.4.1.1), entsprechend den Regeln der akuten Erkrankung sind die Symptome zusammenzustellen (z.B. Folge von Verletzung, Lähmung, depressive Verstimmung oder Angst).

Wichtige Überlaufinkontinenz-Rubriken

Überlaufinkontinenz-Symptome im Repertorium (nach Kents Repertorium Generale)
Harnorgane – Blase – Harndrang
– tagsüber
– alten Leuten, bei
– Entbindung, nach Entbindung ohne Harndrang
– gewaltsame Harnverhaltung scheint die Blase zu lähmen
– hysterische Patienten, bei
– Überdehnung, nach
Harnorgane – Blase – Harndrang – vergeblich
– nachts
– mit Diarrhoe
– Fieberfrost, während
– Fieber, während
– Kopfschmerzen, mit
– Krämpfen im Rektum, mit
– Menses, während – verschlechtert
– Schwangerschaft, in
– Schweiß, während
– Stehen, im
– Stehen, im – im Sitzen unfreiwilliger Urinabgang
– Stuhldrang, mit
Harnorgane – Blase – Harnverhaltung
– Anstrengung, nach
– Blutgerinnsel in der Blase, durch
– Entbindung, nach
– Erkältung durch
– Fieberfrost, bei
– Gefühl, als würde der Urin zurückgehalten durch Kontraktur des Sphinkters
– Gefühl der Harnverhaltung mit Drang beim Husten
– Gegenwart von anderen nicht urinieren – kann in
– Hysterischen Personen, bei

Harnorgane – Blase – Harnverhaltung
– Kolik, bei
– Kopfschmerz, bei
– Luft, durch Aufhalten in kalter
– Menses, während
– nassen Füßen, nach
– Ruhr, bei
– Schmerzen im Abdomen, bei
– schmerzhaft
– Schreck, nach
– Schwangerschaft, in
– Sitzen nach rückwärts gelehnt bessert
– Stehen auf kaltem Boden, durch
Harnorgane – Blase
– Gefühllosigkeit
– Harndrang – fehlend
– Harndrang – häufig, ohne
– Harndrang – häufig, ohne – Entleerung – beim Sitzen unwillkürliche
– Harndrang – häufig, ohne – Harnabgang

11.5.3 Blasenentleerungsstörungen

Ausdruck der Blasenentleerungsstörung ist das **Harnverhalten** (☞ III.11.3). Die Harnverhaltung tritt meist in akuten Situationen (z.B. nach Operationen), gelegentlich auch nach einer Hausgeburt auf. Nach großen **Operationen** (z.B. Wertheimsche Operation bei Zervixkarzinom) können diese Entleerungsstörungen der Harnblase durch Verletzungen des Nervengewebes im Becken auftreten. Auch nach einer schweren **Geburt** kann eine Harnverhaltung auftreten. Deshalb ist es wichtig, darauf zu achten, dass eine Frau nach der Geburt innerhalb der ersten sechs Stunden Harn in ausreichender Menge absetzt.

Blasenentleerungsstörungen werden in erster Linie mit Blasentraining bzw. mit Katheterisierung therapiert. Homöopathisch können ausgewählte Mittel aus der Rubrik **der „Verletzungsfolgen"** (☞ III.12.3.2) zusammen mit den Rubriken der **„Überlaufinkontinenz"** (☞ III.11.5.2) gute Dienste leisten.

Wichtige Harnverhalt-Rubriken

Harnverhalt-Symptome im Repertorium (nach Kents Repertorium Generale)
Harnorgane – Blase
– Lähmung
– Harndrang vergeblich
– Harnverhaltung
– Gefühllosigkeit
– Harndrang fehlend
– Harndrang – häufig – ohne Entleerung

Die klinische Erfahrung zeigt, dass durch die Homöopathie rasch eine Wiederherstellung des gestörten Nervenreizleitungssystems erreicht werden kann, zusammen mit Maßnahmen zur Verhinderung einer Überlaufblase (Katheterisierung, ☞ III.11.5.2).

11.5.4 Blasenentzündung

Akute Blasenentzündung

Die akuten Beschwerden der Frau führen häufig dazu, dass der homöopathische Arzt in der Praxis unter Druck gerät, besonders rasch das geeignete und heilende Arzneimittel zu finden, da die Frau sonst eine antibiotische Behandlung wünscht. Die antibiotische Behandlung stellt aus homöopathischer Sicht eine Unterdrückung dar.

Bei der Behandlung einer akuten Blasenentzündung sollte nach den Regeln der Behandlung einer akuten Erkrankung vorgegangen werden.

Bei der Anamneseerhebung (☞ II.4.1) sollten im Besonderern folgende Gesichtspunkte beachtet werden:

- Was ist die auslösende Ursache (z.B. Durchnässung, Unterkühlung, nach Koitus)?
- Wo sind die Beschwerden (in der Blase, am Blasenhals, der Harnröhre, in der Scheide)?
- Wie sind die Schmerzen (brennend, reißend, schneidend etc.)?

- Wohin strahlen die Beschwerden aus (zu den Nieren, zu den Oberschenkeln, zum Uterus, zur Brust, durch die Urethra hindurch)?
- Was bessert oder verschlimmert die Beschwerden (Sitzen, Gehen, Liegen, Trinken)?
- Begleitbeschwerden (Kribbeln, Kältegefühl, Wärmegefühl)?

Meist zeigt sich, dass die Symptome unter dem richtig gewählten homöopathischen Mittel rasch besser werden (innerhalb von 12–24 Stunden). Allerdings bleiben die **klinischen Symptome** wie der Nachweis von Bakterien, Blut und Leukozyten im Urin oft noch länger bestehen. Bei korrekter homöopathischer Behandlung sollten sich auch diese klinischen Symptome innerhalb von Tagen normalisieren. Andernfalls ist das ein Hinweis auf einen möglichen Rückfall der Beschwerden. In diesem Fall ist ein weiteres Mittel gemäß der Differentialdiagnose bei der Mittelfindung zu wählen. Sollte auch hier keine rasche Besserung der Klinik eintreten, ist eine Konstitutionsbehandlung angezeigt.

Neben den Rubriken der o. g. Gesichtspunkte bei einer akuten Blaseninfektion sind oft **auslösende Ursachen** von besonderer Bedeutung, die vordergründig nichts mit der Blasensymptomatik zu tun haben, z. B. folgende Rubriken:

- **Angst, Erwartungsspannung** vor einer Verabredung, bei (z. B. in der Klinik vor der Diagnoseeröffnung u. a.),
- **Erwartungsangst**, Beschwerden durch (z. B. vor Reiseantritt),
- **schlechte Nachrichten**, Beschwerden durch (z. B. dass das Kind nach Geburt auf die Intensivstation verlegt werden muss),
- **schreckliche Begebenheiten**, traurige Geschichten ergreifen sie tief (z. B. Berichterstattung über eine Hungersnot oder Katastrophen),
- **Schreck**, Beschwerden durch (dem Partner, der Familie ist etwas Schlimmes passiert),
- **Kummer**, Beschwerden, durch (z. B. akute Partnerprobleme).

Chronische Blasenentzündung

Im Verlauf der homöopathischen Behandlung einer chronischen Blasenentzündung kommt es häufig vor, dass immer erneut interkurrente Entzündungen auftreten. Die ist jedoch kein Grund dafür, die homöopathische Behandlung abzubrechen. Allerdings muss unter dem passenden Arzneimittel eine deutliche Tendenz zur Besserung erkennbar sein, d. h. die Abstände, in denen die Entzündungen auftreten, müssen sich stets vergrößern.

Wichtige Rubriken für die Behandlung einer chronischen Blasenentzündung

Symptome einer chronischen Blasenentzündung im Repertorium (nach Kents Repertorium Generale)
Harnorgane – Blase
– Entzündung – Blasenhals
– Entzündung – eiterartige Absonderung nach Lithotomie
– Entzündung – Erkältung, durch
– Entzündung – heftigen Schmerzen und fast reinem Blut, mit
– Entzündung – Scharlach, nach
– Entzündung – Unterdrückung der Menses oder hämorrhoidaler Blutungen
– Entzündung – Verletzungen, nach
– Entzündung – wiederkehrend
– Harndrang
– quälende Dysurie
– Schmerz
– Spasmen
– spasmodische Aktion auf die Entleerung
– Tenesmen
– Tumore
– Ulzerationen
– Urinieren, anfallweise
– Urinieren – Dysurie
– Urinieren – häufig
– Zusammenschnüren

Literatur

Hurley et al; Duloxtine for Stress Urinary Incontinence: A Meta-Analysis of Safty.2003 ICS congress

International Continence Society: Report from the Standardisation Sub-committee of the International Continence Society. Neurobiol Urodynam 2002(21):167 – 178

Rezapour et al: TVT in stress incontinenct women with intrinic sphincter defiency (ISD) – a long-term follow-up, Int Urogynecol 2001(Suppl.):12 – 14

Stauber M, Weyerstahl T: Gynäkologie und Geburtshilfe, Thieme, Stuttgart 2005

12 Beckenbodeninsuffizienz

12.1 Klinik und Diagnostik

Der Beckenboden der Frau ist einerseits aufgrund seiner speziellen anatomischen Struktur und andererseits durch Schwangerschaft und Geburt besonderen Belastungen ausgesetzt.

Anatomie und Funktion des Beckenbodens (BB)

Aufbau und Funktion des kleinen Beckens, insbesondere des Beckenbodens (☞ Abb. III.11-2) sind, sowohl anatomisch-morphologisch als auch physiologisch betrachtet, sehr komplex. Aus diesem Grund existiert auch kein bis in alle Details allgemein anerkanntes Funktionsmodell, sondern gibt es lediglich eine Vielzahl sich widersprechender Theorien.

Der Begriff **„Beckenboden"** beinhaltet, streng anatomisch betrachtet, nur das Diaphragma pelvis mit den sehnigen und muskulären Anteilen des M. levator ani und des M. coccygeus. Die **Regio perinealis** umfasst außerdem noch Gefäß- und Nervenbahnen sowie Fettgewebe. Das **Diaphragma pelvis** lässt den U-förmigen Hiatus urogenitalis offen, der kaudal vom Diaphragma urogenitale zum Teil verschlossen wird. Hinter dem M. coccygeus findet sich der kräftige Bandkomplex des Lig. sacrospinale und des Lig. sacrotuberale.

Die Innervation des BB erfolgt über motorische und sensible Äste des N. pudendus sowie über Fasern des autonomen Nervensystems.

M. levator ani

Der M. levator ani gliedert sich in den M. pubococcygeus, den M. puborectalis und den M. ileococcygeus. Er unterliegt starken individuellen Schwankungen in Aussehen, Aufgliederung in einzelne Abschnitte und Anlage.

Der **Arcus tendineus** des M. levator ani stellt eine Verdickung der Faszie an der Innenseite des M. obturatorius dar. Hinter und unter dem Rektum bildet der M. levator ani eine U-förmige Schlinge (M. puborectalis), die bei der rektalen und vaginalen Untersuchung zwischen Anus und Steißbein als plattenhafte Struktur deutlich tastbar ist (so genannte Levatorplatte).

Der M. levator ani ist aus zwei verschiedenen **Muskelfasertypen** aufgebaut: den Typ I-Fasern (Slowtwich-Fasern, Erhaltung des Ruhetonus) und den Typ II-Fasern (Fast-twich, schnelle Kontraktion/Entspannung). Er hält einerseits eine konstante Spannung aufrecht, die einen stabilen Beckenabschluss gewährleistet, und gleicht andererseits durch schnelle Kontraktionen oder Reflexkontraktionen plötzliche Druckanstiege im Abdomen aus.

Diaphragma urogenitale

Das Diaphragma urogenitale liegt kaudal des Diaphragma pelvis und verschließt den Hiatus urogenitalis. Es besteht aus kollagenem und elastischem Bindegewebe sowie glatten und quergestreiften muskulären Elementen. Es besitzt zwei Öffnungen zum Durchtritt von Urethra und Vagina. Im Diaphragma urogenitale verlaufen in der Regel der M. transversus perinei profundus, der M. bulbocavernosus und der M. ischiocavernosus mit individuellen Ausprägungen. Der exakte Schichtaufbau wird allerdings noch kontrovers diskutiert.

Perineum (Damm)

Das Perineum lässt sich in die vordere **Regio urogenitalis** und hintere **Regio analis** unterteilen. Es ist gut innerviert und durchblutet. Von Bedeutung ist der M. sphincter ani externus, ein zylinderförmiger Muskelkomplex aus quergestreiften Muskelfasern.

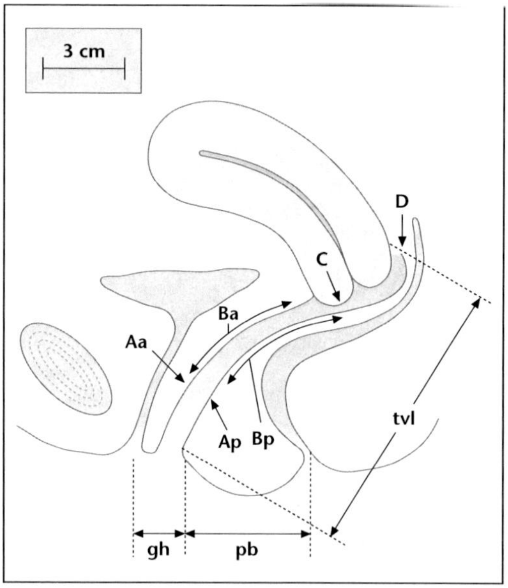

Abb. III.12-1: ICS-POP-Schema. **Aa:** Punkt an der vorderen Vaginalwand (3 cm ab Meatus urethrae ext.), **Ba:** Punkte der vorderen Vaginalwand, die tiefer treten als Punkt Aa, **C:** Entfernung der Zervix ab Hiatus oder des sbs-apex, **D:** oberster Punkt des hinteren Fornix (Douglas) Ap und Bp an der posterioren Vaginalwand, **gh:** Genital hiatus, gemessen vom Meatus urethrae ext. bis zum posterioren Hymen in der Mittellinie, **pb:** Perineal body (Damm).

Das subperitoneale Zellgewebe des Beckens besteht aus kollagenen und elastischen Fasern, ist aber auch von glatter Muskulatur durchsetzt. Es breitet sich im extraperitonealen Raum wie ein Spinnennetz aus und ist regional unterschiedlich stark ausgeprägt. Sehr stark verdichtete Stellen werden zu Ligamenten (Ligg. cardinalia, Ligg. sacrouterina etc.), deren Aufbau sich allerdings deutlich von denen des Bewegungsapparates unterscheidet. Trotz dieses andersartigen Aufbaus, wird diesem Zellgewebe von manchen Autoren ebenfalls eine stützende Funktion zugeschrieben (Fritsch 2005).

Definition

Synonyme: Descensus/Prolaps, Beckenbodendysfunktion.

Unter Descensus und Prolaps versteht man die Verlagerung der Organe des kleinen Beckens aufgrund funktioneller und morphologischer Störungen des Beckenbodens. Dabei beschreiben Descensus und Prolaps lediglich die Stärke der Ausprägung eines solchen pathologischen Schwächezustandes der haltenden Strukturen des Beckenbodens.

Zur Beurteilung des Schweregrades des Descensus wird die Klassifikationseinteilung der ICS (International Continence Society) verwendet, die bei der klinischen Untersuchung der Patientin erhoben wird (POP-Schema, ☞ Abb. III.12-1).

Prävalenz

Die Prävalenz von Descensus und Prolaps in der weiblichen Bevölkerung liegt in westlichen Industrienationen bei ca. 30%. Die größten Risikofaktoren für das Auftreten eines Descensus sind biochemische und mechanische Veränderungsprozesse (Alterungsprozesse und vaginale Geburten).

Die leichten Formen des Descensus bleiben in der Regel unbemerkt und machen keine Beschwerden. Es ist Aufgabe des Untersuchers, auf diese Schwäche hinzuweisen ohne Angst zu verbreiten, um rechtzeitig sinnvolle Gegenmaßnahmen einzuleiten und damit der Verschlechterung vorbeugen zu können.

Ätiologie

Die Ätiologie von Descensus und Prolaps besteht in pathologischen Veränderungen der muskulären

Anteile des BB sowie des Beckenzellgewebes, die im Zusammenhang mit Schwangerschaft, Geburt und Alterungsprozessen stehen.

Beckenbodenschwäche und Urogenitalprolaps sind wahrscheinlich auch Ausdruck eines gestörten **Tissue-remodelling-Prozesses**, dessen negative Folgen sich im Alter besonders stark bemerkbar machen. Der Zerstörung von Beckenbodenkollagen durch Matrix-Metalloproteinasen kommt dabei wahrscheinlich große Bedeutung zu. **Nach Geburten** können im Gewebe und im Serum pathologische Parameter des Kollagenabbaus nachgewiesen werden. Vermutlich entstehen die Abbauprodukte durch den Abfall an Progesteron (Sexualsteroid, das die Matrix-Metalloproteinasen unterdrücken kann). Auf diese Weise werden Kollagenasen auch im Urogenitaltrakt aktiv, wo sie ebenfalls eine Degraduierung des Kollagens bewirken.

Diese degenerativen Prozesse im Beckenzellgewebe durch endokrine Faktoren sind für die Entwicklung eines Descensus sind im Rahmen einer Schwangerschaft genauso verantwortlich wie die direkte traumatische Schädigungen der Beckenbodenmuskulatur bei der vaginalen Entbindung infolge einer Dehnung des N. pudendus. Selten sind ausgeprägte Senkungszustände bei Nulliparae zu finden. Es handelt sich dabei meist um sehr alte Patientinnen oder Frauen mit genetischen Bindegewebs- oder Muskeldefekten oder mit neurologischen Leiden.

Eine Sonderform des Descensus stellt der so genannte **„paravaginale Defekt"** dar. Er betrifft meist die vordere Vaginalwand und imponiert bei der Spekulumuntersuchung zunächst wie eine Zystozele. Dabei fällt auf, dass die seitliche Verankerung der Scheide auf meist einer Seite defekt ist.

Folgende Faktoren können die Entwicklung einer Beckenbodeninsuffizienz fördern:

- mehrere vaginale Geburten,
- Traumata (Geburtsverletzungen, Zangen, Vakuumgeburten),
- angeborene Bindegewebsschwäche,
- Übergewicht,
- schwere körperliche Arbeit,
- andere Ursachen (z.B. Belastung durch chronischen Husten, Raucherinnen, Asthmatikerinnen).

Tab. III.12-1: Symptomatik bei Descensus und Prolaps
• Nach unten ziehende Schmerzen • Gefühl des Herausfallens • Völlegefühl in der Vagina • Blasenentleerungsstörungen • Stuhlentleerungsstörungen • Ulzerationen der Vaginalwand • Rezidivierender vaginaler Ausfluss • Harninkontinenz • Kreuzschmerzen, Rückenschmerzen • Dyspareunie

Klinik

Sowohl bei ausgeprägten Descensusformen als auch bei Prolaps sind massive Beschwerden möglich.

Diagnostik

An erster Stelle steht die Verifizierung einer Beckenbodeninsuffizienz. Eine Senkung der vorderen Vaginalwand wird synonym auch als **Zystozele**, eine solche der hinteren Vaginalwand als **Rektozele** (mit Senkung der vorderen Rektumwand) und eine Senkung im Bereich des mittleren Kompartements als **Descensus uteri** (bei Z. n. Hysterektomie Enterozele) genannt Zur genauen Beschreibung sollte allerdings das ICS-POP-Schema verwendet werden (☞ Abb. III.12-1).

In einigen Fällen ist es allerdings nicht möglich, komplexe Zustände des BB zu erfassen, sodass bildgebende Verfahren gute Hilfe leisten. Mittels **Introitus- und Perinealsonographie** lassen sich die Funktionen der BB-Muskulatur und die Lage der Organe dynamisch beim Pressen, Husten und bei BB-Kontraktionen rasch und ohne Strahlenbelastung darstellen. Die dynamische **Magnetresonanz-Kolpozystorektographie** ist ein neues Verfahren zur Darstellung komplexer Bewegungsabläufe beim Descensus und Prolaps genitalis. Durch die relativ sichere Darstellung von Enterozelen eignet sich diese Methode v.a. zur prä- und postoperativen Befundobjektivierung insbesondere bei jenen Operationen, die mit einer Ventralisierung der Scheidenachse und damit mit einer erhöhten Enterozelengefahr durch Öffnung des hinteren Kompartiments einhergehen (Kolposuspension).

12.2 Konventionelle Behandlungsmöglichkeiten

12.2.1 Konservative Therapie

Physikalische Therapie

Bei der Behandlung der Beckenbodeninsuffizienz nimmt die physikalische Therapie mit **Beckenbodentraining, Biofeedback** und **Elektrotherapie** einen hohen Stellenwert ein und sollte bei allen Graden der Beckenbodeninsuffizienz die erste Wahl sein. Das Ziel ist, leichte Formen des Descensus zu beheben, die Reaktionsfähigkeit des Beckenbodens wieder herzustellen und das aktive Kontrahieren der Muskulatur wieder zu erlernen. Dies ist auch bei schweren Senkungszuständen als präoperative Vorbereitung zur Verbesserung des Langzeiterfolges der Operation besonders wichtig.

Details zur physikalischen Therapie ☞ III.11.2.5 (Belastungsinkontinenz).

Pessartherapie

Bei Vorliegen bestimmter Indikationen (fortgeschrittenes Alter, Inoperabilität, schlechter Allgemeinzustand, ausdrücklicher Wunsch der Patientin) besteht die Möglichkeit, Senkungszustände und Harninkontinenz mit intravaginalen Pessaren zur beheben (☞ III. 11.2.5).

Bei atropher Scheidenhaut, nicht optimaler Passform oder schlechter Lage des Pessars kann es zu Druckstellen bis hin zu schweren Ulzera kommen. Deshalb sollte die Vagina regelmäßig mit milden Lotionen gespült und Östriol lokal appliziert werden.

Einen entscheidenden Einfluss auf die Erfolgsrate hat die ausreichende Motivation und Compliance der Patientin. Voraussetzung ist ein optimaler Tragekomfort und der selbstständige Umgang mit dem Pessar. Pessare stehen in unterschiedlichen Formen, Größen und Materialien zur Verfügung. Abhängig von der Fähigkeit und Kooperation der Patientin, ist eine Schulung zum selbstständigen Wechsel bzw. zur Lagekorrektur der leicht komprimierbaren Pessare möglich.

12.2.2 Operative Therapie

Die präoperative Abklärung, das ausführliche Aufklärungsgespräch mit Erörterung der Erfolgs- und Komplikationsraten und der Behandlungsalternativen, ist besonders wichtig. In diesem Zusammenhang kommt der schriftlichen Einwilligung zur Operation besondere Bedeutung zu.

Im Folgenden werden die derzeit üblichen **abdominalen (ggf. endoskopischen) und vaginalen Operationsverfahren** in der operativen Urogynäkologie beschrieben. Es ist jeweils zu bedenken, dass durch die Korrektur eines Prolapses eine larvierte Harninkontinenz demaskiert werden kann, was eine simultane Inkontinenzoperation nötig macht.

Kolporrhaphia anterior (Diaphragmaplastik)

Über eine median geführte vordere Kolpotomie wird durch Abpräparieren der Vaginalwand das erschlaffte Diaphragma urogenitale dargestellt und gerafft. Dieses Verfahren ist zur Behebung einer so genannten isolierten Vesicozele (Blasensenkung) hervorragend geeignet, kann allerdings eine larvierte Harninkontinenz aufdecken und wird heute nicht mehr als Inkontinenzoperation durchgeführt.

Kolporrhaphia posterior

Nach einer medianen Kolpotomie werden die Rektozele sowie die Levatorschenkel auf beiden Seiten freipräpariert. Die Rektozele wird primär durch Doppelung der Bindegewebsfasern des Septum rectovaginale versenkt und die beiden Schenkel des M. puborectalis in der Mitte vereinigt, um einen erweiterten Hiatus urogenitale zu stabilisieren und zu verengen.

Vaginofixatio sacrospinalis

Diese Operationstechnik dient der Korrektur eines Totalprolapses der Gebärmutter oder des Scheidenblindsackes nach Hysterektomie. Dabei wird der Scheidenblindsack am Lig. sacrospinale fixiert. Über eine hintere Kolpotomie wird der Pararektalraum (meist rechts) eröffnet, der M. coccygeus dargestellt und anschließend das darunter liegende Lig. sacrospinale mit zwei Nähten umstochen. Danach wird mit diesen Nähten der Scheidenblindsack-Apex fixiert. Diese Operation wird stets mit einer Kolporrhaphia anterior et posterior kombiniert.

Paravaginale Vaginopexie

Liegt ein Defekt der paravaginalen Fixierung vor (laterale Vaginalverankerung), wird das Cavum Retzii freipräpariert, die Beckenwände bis zur Spina ischiadica dargestellt und anschließend die seitliche Vaginalwand mit nicht resorbierbarem Nahtmaterial an den Arcus tendineus bzw. die Obturatoriusfaszie genäht.

Kuldoplastik

Bei dieser Operation werden die Ligg. sacrouterina meist im Rahmen einer Hysterektomie zur Descensusprohylaxe median vereinigt und dadurch gekürzt. Auf diese Weise wird die Vagina nach sakralwärts fixiert.

Abdominale Sakrokolpopexie

Die Fixierung eines vorgefallenen Scheidenblindsacks erfolgt von abdominal unter Verwendung eines synthetischen Netzinterponates an der sakralen Faszie.

Therapienotstände

Descensus- und Inkontinenzoperationen greifen tief in die Anatomie des unteren Harntraktes und des Beckenbodens ein und beeinflussen nachhaltig Kontinenz und Miktion. Die Basis für einen guten postoperativen Verlauf sind deshalb richtige Indikationsstellung, adäquate Einschätzung der zu erwartenden Erfolgsrate, Beherrschen der Operationstechnik und eventuell auftretender intra- und postoperativer Komplikationen wie Verletzung von Nachbarorganen, Blutungen, Harnverhalten oder Schmerzen.

12.3 Homöopathische Aspekte bei der Therapie des Descensus uteri et vaginae

12.3.1 Beckenbodeninsuffizienz als systemische Erkrankung

Die Beckenbodenschwäche mit dem klinischen Problem von Senkungsbeschwerden mit und ohne Inkontinenzsymptomen sind aus homöopathischer Sicht Folgezustände einer miasmatischen, und zwar überwiegend psorischen Belastung. Meist wird zu einer operativen Therapie geraten, ☞ III.12.2.2), sofern sich die Beschwerden unter krankengymnastischer Behandlung nicht bessern. Homöopathisch betrachtet, ist die Beckenbodeninsuffizienz eine systemische Erkrankung, für die eine alleinige „mechanische" Korrektur mittels Operation zu kurz greift. Guernsey schreibt dazu in „The Applikation and Practice of Homeopathy to Obstetrics" (1867): „Die große Mehrzahl der Fälle von Uterusprolaps, selbst die schwersten und am weitesten fortgeschrittenen, sollte man eher als (systemische) Störungen ansehen, die einer homöopathischen Medikation zugänglich sind, denn als bloße lokale Verlagerungen, die mit mechanischen Vorrichtungen zu behandeln wären."

12.3.2 Symptomatologie

Für die Beckenbodeninsuffizienz spielen neben dem Zustand des Beckenbindegewebes und der Beckenbodenmuskulatur auch die **Folgen von schwerer Belastung** eine Rolle. Schwere Belastungen können z.B. sein:
- starke Adipositas,
- langjährige, schwere körperliche Arbeit (Heben, Tragen),
- Belastung durch chronischen Husten (z.B. bei Asthmatikerinnen oder Raucherinnen).

Wichtige Descensusrubriken

Descensus-Symptome im Repertorium (nach Kents Repertorium Generale)
Weibliches Genitale – Prolaps – Uterus
– morgens
– nachmittags
– elektrischen Schlägen die Oberschenkel hinunter, mit
– Anstrengung, durch
– Koitus bessert
– Entbindung, nach

Weibliches Genitale – Prolaps – Uterus
– geht gebeugt
– Heben, durch
– heißem Wetter, bei
– Hinauflangen, durch
– Hinlegen bessert
– jeden zweiten Tag
– Kreuzen der Beine bessert
– Menses, während
– Menses, nach
– Schreck, nach
– Stuhldrang, bei andauerndem
– Stuhlgang, bei
– Stuhlgang, nach
Sturm, vor
– Überanstrengung, durch
– Urinieren, beim
Weibliches Genitale – Schmerz – abwärtsdrängend (abwärtszerrend) – Uterus und Uterusregion
– morgens
– vormittags
– nachmittags
– nachts, im Bett
– Mitternacht, nach
– Bücken, beim
– Bücken, bessert
– Druck bessert
– Drücken auf die Vulva bessert
– Essen bessert
– Fahren verschlechtert
– Gehen verschlechtert
– hält den Bauch mit den Händen
– Harndrang, bei
– Heben, nach
– herauskommen wollte, als ob alles
– herauskommen wollte, als ob alles – Schwangerschaft, in
– herauskommen wollte, als ob alles – Stuhlgang, vor
– Kreuzen der Beine bessert
– Liegen verschlechtert
– Liegen bessert
– Liegen, auf der linken Seite bessert
– Menses, vor
– Menses, während
– Menses, nach
– Metrorrhagie, mit
– Reiben wegen Jucken, nach
– Schwangerschaft, während
– Sitzen – im Sitzen Gefühl, als ob etwas nach oben gedrückt wird
– Sitzen, aufrecht Sitzen bessert
– Sitzen, gebeugt Sitzen verschlechtert
– Stehen verschlechtert
– Stehen bessert
– Stuhldrang, mit
– Stuhlgang, vor
– Stuhlgang, während
– Treppensteigen, beim
– Trinken, nach

Für die homöopathische Beurteilung eines Descensus-Falles kann ebenfalls von Bedeutung sein, dass die Beckenbodeninsuffizienz nicht nur als Folge von z. B. traumatischen Einflüssen vorkommt, die zu einer **Schädigung des Bindegewebes** führten, sondern dass durch Traumen auch **Nervenbahnen des Beckenbodens** beschädigt werden können, die den Beckenboden innervieren.

Solche traumatischen Verletzungen können als Ursache haben:

- operative Gebärmutterentfernung,
- schwere Geburten,
- Zangen- oder Saugglockenentbindungen,
- Einrisse der Vaginalwände.

Wichtige Verletzungsrubriken

Folgen von Verletzungen (nach Kents Repertorium Generale)
Allgemeines – Verletzungen – (einschließlich Folgen von Schlag, Fall, Quetschungen)
– abgestorbenes Gefühl in gequetschten Teilen
– Blutaustritt, mit
– postoperative Beschwerden
– Nerven mit großen Schmerzen
– Sehnen, der
– Weichteile, der

! **Fallbeispiel:** Bei Geuernsey findet sich ein Beispiel für die erfolgreiche Behandlung eines Descensus uteri ausschließlich mit homöopathischer Therapie: „Der Fall von Frau O., die vor einigen Jahren von mir behandelt wurde, illustriert das hier beschriebene Prinzip und zeigt gleichzeitig, was durch die Anwendung von homöopathischen Mitteln erreicht werden kann. Diese Dame litt seit mindestens 10 Jahren an vollständigem Gebärmuttervorfall. Das ganze Organ trat aus der Vulva aus, und weder Pessare noch Halter oder perineale Vorlagen (Tampons) konnten es daran hindern. Ich wies ihr Bettruhe an, reinigte den Uterus, schob ihn vorsichtig zurück und gab ihr Conium. Eine furchterregende Leukorrhoe setzte ein, verschwand aber nach einer einzigen Woche wieder; und mit Hilfe von Platinum wurden die Induration der Gebärmutter und der Prolaps vollständig geheilt. Das Organ senkte sich nicht mehr, und sie hat seither keine derartigen Beschwerden mehr gehabt. Sie brachte mittlerweile drei Kinder zur Welt und ist heute eine gesunde Frau. Conium und Platinum waren die einzigen Mittel, die in diesem Fall gebraucht wurden; keinerlei Bandagen oder mechanische Hilfsmittel wurden bei der Behandlung oder nachfolgend angewendet."

12.3.3 Konservative Behandlung

Möglichkeiten der konservativen Therapie

Solange bei der Patientin keine beeinträchtigenden Beschwerden (Blasenbeschwerden wie Inkontinenz oder Darmeschwerden wie Obstipation oder Defäkationsstörungen mit vermehrtem Pressen) bestehen, ist eine konservative Therapie anzustreben. Als Therapiemöglichkeiten bieten sich neben der homöopathischen Therapie vor allem **Krankengymnastik** zur Stärkung des Beckenbodens, **Konentherapie** (Tonussteigerung) und **Elektrostimulation** der Beckenbodenmuskulatur an (☞ III.11.2.5). Der Nachteil von **Pessaren** (Ring-, Schalen-, Würfelpessare) zum Descensusausgleich liegt darin, dass sie bei langer Liegedauer Druckulzera der Vaginalschleimhaut verursachen. Sie müssen deshalb in regelmäßigen Abständen entfernt, gesäubert und neu eingelegt werden (☞ III.12.2.1).

Postoperative Konstitutionsbehandlung

Falls bei einer ausgeprägten Beckenbodeninsuffizienz eine operative Korrektur durchgeführt wird, ist es aus homöopathischer Sicht unerlässlich, auch im Anschluss an eine Operation aus miasmatischen Überlegungen eine konstitutionelle Behandlung durchzuführen. Auch wenn die Operation in der Regel zunächst zu guten Ergebnissen führt, zeigt sich immer wieder, dass nach einigen Jahren erneut eine Beckenbodeninsuffizienz auftritt. Die Neigung zu Rezidiven ist ein deutlicher Hinweis auf die miasmatische Problematik. In der miasmatischen Bewertung ist neben sykotischen Anteilen meist der psorische Charakter der Erkrankung bestimmend (☞ II.1.5).

12.3.4 Homöopathische Kasuistik

Kasuistik 12-1: Urge-Inkontinenz

Jörg Feiler

Alter, Aussehen der Patientin

60-jährige gepflegte und gut gekleidete Pat. mit bis auf wenige Falten um die Augen glatter, reiner Haut, freundlich, geschwächt wirkend.

Therapiebeginn: 12. Oktober 2004.

Vorgeschichte

Die Pat. leidet unter chronischen Blasenbeschwerden im Sinne einer Urge-Inkontinenz. Z. n. Operation und Rezidiv-Operation 1989 und 2000 wegen Descensus uteri et vaginae mit vaginaler Hysterektomie, Plastiken (Anheben der Blase und Scheidenraffung). Erstanamnese im Oktober 2004. Seit 2002 neuerliches Rezidiv mit gehäuftem imperativen Harndrang und unwillkürlichem Urinabgang. Anwendung von Oekolp-Supp.® mit nur vorübergehender Besserung der Beschwerden.

Die letzte urogynäkologische Untersuchung im August 2004 ergab eine Urge-Inkontinenz mit Restharnbildung, Cystozele ohne Prolaps, ausgeprägte Verwachsungen der Scheidenvorderwand und eine angedeutete Rektozele. Die motorischen Urgekomponenten und die Stressinkontinenz konnten ausgeschlossen werden. Vermutete Ursache der rezidivierenden Beschwerden: Verwachsungen nach zweimaliger Operation der Scheidenwand.

Vor einigen Jahren arterielle Hypertonie mit Therapie durch Antihypertensiva (mit nachfolgenden Kontrolluntersuchungen unter dem Verdacht auf eine Hyperthyreose); die Pat. macht dazu keine genaueren Angaben, die antihypertensive Therapie war vorübergehend und endete ca. zehn Jahre vor der Erstanamnese. Zwei vaginale Entbindungen, eine mit Verletzung des „inneren Schließmuskels" (Krankenhausbericht, mutmaßlich der M. sphincter ani internus), es bestand keine Stuhlinkontinenz.

Spontanbericht

Die Hauptbeschwerden der Pat. sind imperativer Harndrang und eine Nykturie (fünf- bis achtmal pro Nacht), die die Nachtruhe stört. Gefühl, als ob Blase und Scheide nach unten drängen. Selbstmedikation mit pflanzlichen Mitteln und *Petroselinum* D 4 bislang erfolglos.

Eigenanamnese

Tonsillektomie 1955, Appendektomie 1957. 1989 Hysterektomie (s. o. „Vorgeschichte").

Familienanamnese

Mutter: Leberzirrhose.

Vater: schwere Durchfallerkrankung während Kriegsgefangenschaft.

Großvater (mütterlicherseits): Angina pectoris.

Tochter: Colitis ulcerosa.

Anfälligkeiten

Rezidivierende Zystitiden durch kalte Füße als junge Frau, rezidivierende vaginale Mykosen mit gelblichem Fluor und antimykotischer Therapie.

Schicksalsschläge, Kränkungen, Demütigung, Verlust

Die Pat. litt jahrelang unter der kritischen Schwiegermutter und fühlte sich in der Zeit nicht genug von ihrem Ehemann unterstützt.

Gelenkter Bericht

Geist und Gemüt: depressive Episoden, verteilt über die letzen zehn Jahre, Therapie mit Kliogest®. Setzt ihre Ziele durch, ist hartnäckig und geduldig. Mag keine Ungerechtigkeit oder Vorschriften, kann Kritik nicht gut ertragen.

Kopf: zervikaler Herpes zoster links während der Entscheidung, ob sie auf eine Studienreise fahren oder bei ihrem Mann bleiben soll.

Ohren: Gichtanfall mit Schmerzen der Ohrmuschel nach Problemen mit der Schwägerin.

Magen: Magenschmerzen bei großer Belastung.

Blase: Spürt den Harnabgang oft nicht, seit Geburt ihres ersten Kindes Gefühllosigkeit des Beckenbodens.

Geschlechtsorgane: sexuelles Verlangen schwach ausgeprägt. Menarche mit 13 Jahren, Zyklus unregelmäßig (ca. alle sechs bis acht Wochen), regelmäßiger nach der ersten Schwangerschaft (ca. alle vier bis fünf Wochen). Vor der schwachen Periodenblutung Bauchschmerzen, die zum Kollaps führten.

Beobachtung des Arztes

Die Pat. wirkt freundlich, dabei aber sehr angespannt in dem Bemühen, ihre Gefühle zu beherrschen, aber auch geschwächt wie durch eine lang anhaltende Anstrengung. Sie weint während des Berichtes über die Demütigungen, die sie durch ihre Schwiegermutter erfahren hat.

Diagnostik

Körperliche Untersuchung: 161 cm groß, 62 kg schwer, RR 145/80, Puls 76/Min., rhythmisch. Zahnfüllungen: Amalgam. Haut: trocken, warm. Cor, Pulmo, Abdomen und Reflexe neurologisch unauffällig.
Auf eine Wiederholung der bereits durchgeführten urogynäkologischen Diagnostik (s.o. „Vorgeschichte") konnte verzichtet werden.

Fallanalyse

Zwei Aspekte stehen im Vordergrund: zum einen die **langjährig empfundene Demütigung** (Schwiegermutter) mit der Notwendigkeit der Unterdrückung der Gefühle, um den „Hausfrieden" nicht zu stören. Zum anderen die deutliche, lokale Symptomatik des **Organdescensus**. Miasmatisch betrachtet stehen psorische (Schwäche, auch Organschwäche/Ptose) und sykotische Beschwerden (gelblicher Fluor, gesteigerter Harndrang, Organverlagerung) im Vordergrund. Diese Überlegungen bilden die Grundlage für die Mittelwahl. Nachrangig kann eine syphilitische Komponente erwähnt werden, die durch wiederholte Operationen (Destruktion) induziert wurden. Nachrangig deshalb, weil die geklagte Symptomatik bereits vorher bestand und erst zu operativen Maßnahmen geführt hat.

REPERTORISATION (SYNTHESIS 7.0)
Gemüt – Beschwerden durch – Kummer
Gemüt – Beschwerden durch – Tadel
Gemüt – Beschwerden durch – Kränkung, Demütigung
Gemüt – Beschwerden durch – Zorn – unterdrückten Zorn, durch
Weibliche Genitalien – Prolaps – Uterus
Weibliche Genitalien – Prolaps – Vagina
Blase – Harndrang – plötzlich
Blase – Harndrang – plötzlich – beeilen um zu urinieren, sonst geht Urin ab, muss sich

Bei der Repertorisation heben sich *Ignatia*, *Natrium muriaticum*, *Sepia* und *Staphysagria* ab.
Verschreibung: Wegen des deutlichen Bezuges zur Vorgeschichte erhält die Pat. *Staphysagria* 12. LM, 1 × tgl. 2 Trp.

Telefonisches Follow-up nach zwei Wochen (25. Oktober 2004)

Insgesamt deutliche Besserung (lokale Beschwerden sowie Stimmung und Energie), unwillkürlicher Urinverlust aber noch deutlich vorhanden.
Verschreibung: *Staphysagria* 12 LM, 1 × tgl. 2 Trp.

Follow-up nach weiteren fünf Wochen (30. November 2004)

Pat. kommt gut zurecht, wenn sie *Staphysagria* nimmt und Mittagsruhe einhält. Geringere innere Spannung. Ohne *Staphysagria* noch deutlich gehäufter Harndrang und unwillkürlicher Urinabgang. Zwischenzeitliche Belastung durch eine Familienfeier, mit Harndrang, Senkungsgefühl, Übelkeit und zittriger Schwäche, besser nach Ruhepausen. Ein zuvor nicht erwähntes Kloßgefühl ist kaum noch vorhanden.
Verschreibung: *Sepia* C 30, einmalig 3 Glob. Begründung: Das Bild ist jetzt klarer, deutlich tritt der psorische Aspekt der Schwäche hervor, während die Grundstimmung zufriedener und die zuvor deutliche Anspannung geringer empfunden wird.

Follow-up nach weiteren acht Wochen (22. Dezember 2004)

Der Pat. geht es insgesamt besser: Harndrang tritt weniger oft auf, die Inkontinenz ist aber noch unverändert vorhanden, selten Nykturie. Magenbeschwerden sind nicht mehr aufgetreten. Sie fühlt sich insgesamt entspannter.
Strategie: abwarten.

Follow-up nach weiteren zehn Wochen (7. Januar 2005)

Die Pat. hatte während der Adventszeit viel zu tun. Sie konnte den Urin nicht zurückhalten, sobald sie den Harndrang verspürte.
Verschreibung: *Sepia* C 30, 1 × 3 Glob.

Follow-up nach weiteren 13 Wochen (5. April 2005)

Nach vorübergehender Besserung erneutes Auftreten von gehäuftem Harndrang mit Inkontinenz, Nykturie. Wieder verstärktes Kloßgefühl.
Verschreibung: *Sepia* C 200, 1 × 3 Glob.

Follow-up nach weiteren fünf Monaten (29. August 2005)

Bis vor wenigen Tagen war alles besser. Häufigkeit der täglichen Miktionen: drei bis vier Mal. Bis jetzt keine Insuffizienzbeschwerden. Jetzt wieder Auftreten der vorbestehenden Inkontinenz.
Verschreibung: *Sepia* M, 1 × 3 Glob.

Follow-up nach weiteren sechs Monaten (7. Februar 2006)

Besserung nach fünf bis sechs Tagen. Die Insuffizienzbeschwerden sind nicht mehr in der belastenden Form aufgetreten. Allerdings kam es noch vereinzelt zu Harnträufeln bei Anspannung, z. B. bei der Vorbereitung und Durchführung einer Geburtstagsfeier für den Ehemann. Dies wird jedoch ohne weiteres toleriert und von der Pat. nicht als Pathologie gewertet.
Strategie: abwarten.

Verlauf und Diskussion

Körpersprache, Ausdruck und Stimmung hatten den Einstieg mit *Staphysagria* nahegelegt und den Fall im weiteren Verlauf klarer gemacht. Die nachfolgende Behandlung mit *Sepia* stützte sich auf eine klare (Rest-)Symptomatologie. *Sepia* ist eine tiefwirkende Arznei, die sowohl psorische, sykotische und karzinogene Merkmale in sich trägt.
Nach einem **Beobachtungszeitraum** von 15 Monaten ist die Pat. seit neun Monaten bis dato (Februar 2006) beschwerdefrei und dies, obwohl zwei Operationen der Urogenitalregion eine Störung bzw. Hemmung der Körperreaktion auf die homöopathische Arzneigabe hätten vermuten lassen. In dieser Zeit waren keine weiteren homöopathischen oder allopathischen Arzneimittel verordnet oder in Selbstmedikation verabreicht worden.

Literatur

Fritsch H: Gliederung des Bindegewebes im weiblichen Becken, Der Pathologe 2005(26):273–275

Homöopathische Literatur

Clarke JH: Der neue Clarke – Eine Enzyklopädie für den homöopathischen Praktiker, übers. v. Vint P. Stefanovic, Bielefeld 1990

Guernsey HN: Homöopathie in Gynäkologie und Geburtshilfe, Similimum, Ruppichteroth 1995

Künzli J, Barthel M: Kents Repertorium Generale, Barthel & Barthel, Berg 1989

Mezger J: Gesichtete Homöopathische Arzneimittellehre, 5. Aufl., Haug, Heidelberg 1981

Phatak SR: Homöopathische Arzneimittellehre, Burgdorf, Göttingen 1998

Rehmann A: Handbuch der homöopathischen Arzneibeziehungen, Haug, Heidelberg 1997

Schroyens F (Hrsg.): Synthesis Ed. 7.0, Hahnemann Institut, Greifenberg 1998

13 Benigne Veränderungen der Brust

13.1 Einleitung

Gutartige Brustveränderungen sind in mehr als 90% aller Fälle der Grund, warum Frauen wegen Brustbeschwerden ihren Frauenarzt aufsuchen. Autopsiestudien der letzten 50 Jahre haben gezeigt, dass benigne Brustveränderungen so häufig auftreten, dass sie schon im Spektrum des „Normalen" liegen.
Im Zentrum der Behandlung von Brustveränderungen steht neben den **Schmerzen** vor allem die **Angst vor Brustkrebs**. Zwischen dem 20. und 45. Lebensjahr beschreiben fast 75% aller prämenopausalen Frauen zumindest einmalig Knoten- oder Zystenbildung, diffuse Schmerzen in der Brust und/oder eine Sekretion aus der Mamilla.

13.2. Mammadiagnostik

Untersuchungsmöglichkeiten bei gutartigen Brusterkrankungen

- Tastbefund
- Ultraschall
- Mammographie
- MRI (bei sehr dichten Brüsten und Implantaten)
- Feinnnadelaspiration/-punktion (Zysten, zytologisches Ergebnis)
- (Stereotaktische) Corebiopsie (histologisches Ergebnis)
- Chirurgische/radiologische Intervention
  – Mammotom

– Advanced breast biopsy instrumentation (ABBI)
– Operation

MERKE

> Eine endgültige Diagnose bei gutartigen Brustveränderungen bedarf in der Regel einer histologischen Beurteilung.

Die meisten gutartigen Tumoren, die **größer als einen Zentimeter** sind, können sowohl in der Selbstuntersuchung als auch im Rahmen der ärztlichen Kontrolle getastet werde. Mammographie, MRI und vor allem der Brustultraschall (Zysten!) erlauben eine weitgehende Differenzierung der Dignität.

Die entscheidende Diagnose ist jedoch die histologische. Heute stehen sowohl die **Feinnnadelpunktion** (rein zytologisches Ergebnis), als auch die **Corebiopsie** (histologisches Ergebnis) zur Verfügung. Sie können in Lokalanästhesie ambulant durchgeführt werden. Moderne stereotaktische Verfahren ermöglichen auch die Lokalisierung und Biopsie nicht tastbarer Herde in Lokalanästhesie. Mittels **Mammotom** (Kombination von Operationstisch, angeschlossenem Röntgengerät und Computerauswertung, wobei ein radiologisch auffälliges Gewebe abgesaugt werden kann) und dem **ABBI** (Advanced breast biopsy instrumentation) können die Läsionen vollständig entfernt werden.

Die häufigsten **Komplikationen** der Biopsien sind Blutungen und die Bildung von Hämatomen, weshalb vor der Punktion ein Gerinnungsstatus obligat sein sollte.

Tab. II.13-1: Klinisch-histologische Einteilung von benignen Brustveränderungen

Nicht-proliferative Läsionen	• Fibroadenome (☞ III.13.4.1) • Zysten (☞ III.13.4.2) • Ductektasien (☞ III.13.4.4) • Einfache duktale Hyperplasien • Mikroverkalkungen (☞ III.13.4.10)
Proliferative Läsionen ohne Atypien	• Sklerosierende Adenose (☞ III.13.4.5) • Radiale Narben (☞ III.13.4.5) • Intraduktale Papillome (☞ III.13.4.4)
Atypische proliferative Läsionen	• Atypische lobuläre Hyperplasie (ALH, ☞ III.13.4.7) • Atypische duktale Hyperplasie (ADH, ☞ III.13.4.7)

13.3. Klinische Einteilung gutartiger Brusterkrankungen

Die Terminologie benigner Brusterkrankungen hat in der Vergangenheit aufgrund der Vielfalt der verschiedenen Einteilungen, die nur ungenügend auf klinische oder pathohistologische Kriterien Rücksicht genommen haben, das klinische Bild eher verwirrt. Wurden noch bis vor wenigen Jahren die gutartigen Brusterkrankungen lediglich als „fibrozystischen Veränderungen" (fibrozystische Mastopathie) bezeichnet, so gibt es heute zwar keine einheitlich gültige Gliederung, die weltweit akzeptiert ist, aber zumindest einen Konsens, dass zur Einteilung dieser Erkrankung die histologische Kenntnis der Veränderung herangezogen werden soll.

13.4 Spezielle Krankheitsbilder

13.4.1 Fibroadenome

Solitäre Fibroadenome

Fibroadenome entstehen in den **Lobuli** der Brust, wahrscheinlich infolge einer größeren hormonellen Sensitivität gegenüber Östrogenen. Die meisten Fibroadenome wachsen innerhalb von fünf Jahren bis zu einer **Größe von ein bis drei Zentimetern.** 80% der Fibroadenome bleiben lebenslang in dieser Größe, 5% verkleinern sich nach der Menopause, etwa 5–10% wachsen weiter. Eine Wachstumstendenz ist außerdem während der Schwangerschaft und in der Stillperiode zu beobachten.

Fibroadenome stellen sich im Tastbefund **meist rundlich, glatt, derb** und **gut beweglich** dar. In Mammographie und Ultraschall können sie als gut und glatt abgrenzbare Knoten identifiziert werden.
Auch nach der **chirurgischen Entfernung** können Fibroadenome erneut in diesem Areal entstehen. Eine sichere medikamentöse Therapie ist derzeit nicht bekannt.

Multiple Fibroadenome

Multiple Fibroadenome sind ein nicht seltenes Krankheitsbild: Manche Frauen mit der Diagnose „Fibroadenom" haben bis zu vier Tumoren in der gleichen Brust, oftmals sogar im gleichen Quadranten. Die Gründe für die Entstehung der multiplen Geschwulstbildung sind unklar. Bei diesen Frauen werden erhöhte FSH-Werte und erniedrigte Prolaktin- und Östradiolwerte beobachtet.

Große Fibroadenome

Riesenfibroadenome sind **oft mehr als zehn Zentimeter groß** und wiegen meist mehr als 500 Gramm. Sie treten vor allem in den ersten fünf Jahren nach der Menarche und in der Dekade vor der Menopause auf.
Klinisch beschreiben die Frauen **prämenstruelle Schmerzen,** deutliche **Vergrößerung einer Brust** und **verstärktes Ziehen** in der Brust **während der Menstruation.**
Therapie der Wahl ist die **Enukleation** oder **submamilläre Exzision**. Eine radikale Entfernung der Brust ist nicht notwendig. Ein neuerliches Wachstum nach einer chirurgischen Sanierung kommt extrem selten vor.
Die Unterscheidung zwischen Fibroadenomen, Phylloides-Tumor und -Sarkom und dem reinen Sarkom der Brust kann nur histologisch erfolgen und ist oft schwierig. Phylloidessarkom und Sarkom sind sowohl epithelialen und stromalen Ursprungs.

13.4.2 Zysten

Mehr als 50% aller Frauen entwickeln Zysten in der Brust, bei etwa 7–10% entstehen Makrozysten. Zysten entstehen durch **apokrine Metaplasie eines einzelnen Lobulus** während der reproduktiven Zeit, meist zwischen dem 35. und 55. Lebensjahr.
Klinisch tasten sich Zysten **rund oder ovoid,** ähnlich wie ein Fibroadenom (☞ III.13.4.1). Am sichersten lassen sie sich im **Ultraschall** nachweisen. Im Ablauf des Menstruationszyklus verändern Mammazysten häufig ihre Größe.
Große einzelne Zysten und schmerzhafte zystische Läsionen können operativ entfernt werden. Im Vordergrund stehen bei der Behandlung von schmerzhaften Zysten jedoch die **Punktion** und die **medikamentöse Therapie** (Antiöstrogene, Progesteron (lokal), Wobenzym®).

13.4.3 Absonderungen der Brustwarze

Definitionsgemäß handelt es sich einen **spontanen Ausfluss von Flüssigkeiten aus der Mamilla außerhalb der Schwangerschaft und der Stillperiode.** Einige Frauen beschreiben auch ein Auftreten nach der Mammographie. Man unterscheidet:

- Milchige Sekretion (Galaktorrhoe),
- Farbige Sekretion,
- Blutige Sekretion.

Galaktorrhoe: Milchige, glasige Sekretion, die häufig nach einer mechanischen Stimulierung, längere Zeit nach dem Stillen, in der Pubertät und Menopause sowie bei einer Hyperprolaktinämie (Hypophysenadenom) auftreten kann. Ebenso können Östrogene, Antidepressiva und Tranquilizer eine Galaktorrhoe stimulieren.
Eine **farbige Sekretion** weist häufig auf eine Ductektasie (☞ III.13.4.4) oder auf Zysten (☞ III.13.4.2) hin.
Epitheliale Hyperplasien, Milchgangspapillome und Ductektasien können **eine blutige Sekretion** hervorrufen und Hinweis auf maligne Veränderungen sein.
Durch den Einsatz der Galaktographie lassen sich Läsionen und Veränderungen der Ausführungsgänge radiologisch nachweisen.

MERKE

> Eine Mamillensekretion sollte grundsätzlich mittels Mamillenabstrich zytologisch abgeklärt werden (Pap I–V).

13.4.4 Benigne Ductektasien

Gutartige Milchgangerweiterungen können alleine oder in Kombination auftreten.

Papillome

Sehr häufig sind benigne Ductektasien mit **intrakanikulären Papillomen** (solitäre Brustgangspapillom, multiple Papillome, juvenile Papillome) vergesellschaftet.
Das typische Papillom hat eine Größe von **zwei bis drei Millimetern** und tritt meist in den **großen subareolären Gängen** auf (innerhalb eines Abstandes von 5 Zentimetern bis zur Brustwarze). Ein auffälliger Tastbefund ist selten. Zur Abklärung ist eine **Zytologie der Sekretion beider Brüste** mittels einfachen Abstrichs sinnvoll. Bei anhaltender Sekretion ist auch bei Vorliegen eines „negativen" Pap – eine **Galaktographie** zu empfehlen. Mittels der retrograden Installation eines Kontrastmittels können Brustdrüsengangspapillome am effektivsten nachgewiesen werden. Der Ultraschall spielt bei der Diagnostik eine untergeordnete Rolle.

Ductektasien und periduktale Mastitis

Diese gutartigen Brustveränderungen können alleine oder in Kombination auftreten, wobei sie sich von subklinisch bis zu schweren Brustveränderungen manifestieren. Inkludiert sind auch die Brustdrüsengangserweiterung, die histologische periduktale Matistis, die bakterielle Mastitis, die Brustwarzeneinziehung und die Metaplasie der Gänge.
Klinik: blutige oder nicht blutige Sekretion aus der Mamilla, **Rötung, Entzündung, Fistel** und **Abszess** oder im fortgeschrittenen Stadium **Rückbildung der Brustdrüse**. Häufige Beschwerden sind **starke, zyklusunabhängige Brustschmerzen**. Oft manifestiert sich eine sekundäre bakterielle Keimbesiedelung mit anaeroben und aeroben Keimen. Der Zusammenhang mit dem Rauchen ist signifikant.
Therapeutisch steht nach **initialer Antibiotikatherapie** die weite **chirurgische Sanierung** im Vordergrund.
Eine Indikation für eine chirurgische Intervention hängt ab vom Schweregrad und Ausmaß der Entzündung. Abszesse können indiziert bzw. vollständig entfernt werden. In seltenen Fällen rezidiveren Mammaabszesse in unregelmäßigen Abständen. Therapieresistente Infektionen können manchmal nur durch eine vollständige Entfernung der Brust geheilt werden. Weitere Indikationen:

- Blutige Sekretion
- Retromamillärer Tumor
- Retromamillärer Abszess
- Fistel
- Rezidiv

Eine begleitende zwei- bis dreiwöchige Therapie mit Antibiotika sowie mit Bromocriptin ist sinnvoll.

Papilla invertita (Hohlwarze)

Mehr als 10% aller Frauen haben eine Brustwarzeneinziehung, die sich während einer Schwangerschaft oder während des Stillens (☞ III.6.7.4) häufig selbst korrigiert. Oft ist sie mit einer Ductektasie oder einer periduktalen Mastitis (☞ III.13.4.4) vergesellschaftet. Sie kann aber, wenn sie neu auftritt, ein klinischer Hinweis auf Brustkrebs (☞ III.17) sein.

13.4.5 Sklerosierende Adenose und radiäre Narben

Sonderform der Mastopathie (☞ III.13.4.6) mit Überwiegen der **Hyperplasie der Azinusepithelien**. Klinisch kann man einen **bis zu zwei Zentimeter** großen derben, **unklar abgegrenzten** Herd tasten, oft vergesellschaftet mit **Brustschmerzen.** In der Mammographie zeigen sich typische angehäufte **Mikroverkalkungen**. Beide histologische Diagnosen haben ein erhöhtes Risiko und sollten chirurgisch abgeklärt werden.

13.4.6 Mastopathie

Die Einteilung der Mastopathie in die Grade I – III erfolgt lediglich histologisch. Eine rein palpatorische oder mammographische Diagnose ist nicht eindeutig möglich. Zur Diagnose einer Mastopathie wird eine genaue Anamnese, der Hormonstatus, eine Palpation, der Brustultraschall und evtl. Biopsie durchgeführt.

Ätiologie

Ursache der Mastopathie ist meist ein **hormonelles Ungleichgewicht zwischen Östrogenen und Progesteronen**, bei dem das Östrogen dominiert. Auch eine Prolaktinerhöhung wird nicht selten beobachtet. Nulliparae beschreiben diese Symptome häufiger.

Klinik

Die Mastopathie betrifft in den meisten Fällen **beide Brüste.** Symptome treten schwerpunktmäßig **prä- und perimenopausal** auf und betreffen meist die zweite Zyklushälfte. Typische Beschwerden sind **Verhärtungen, Schmerzen**, evtl. **Sekretion** und **Knotenbildungen**. Eine Kombination mit Zyklusstörungen ist beschrieben.

Therapie

Die Therapie der Mastopathie ist vielschichtig, kann mehrere Komponenten beinhalten und setzt voraus, dass ein Mammakarzinom ausgeschlossen worden ist. Der therapeutische Einsatz der **„Pille"** (☞ III.9.5.1) bei Mastopathien ist umstritten.

Diuretika oder antiödematöse Therapien (Wobenzym®) sollen die Wasserretention minimieren.

Progesteron lokal auf die Brustdrüse oder vaginal kann die Schmerzen bis zu 50% reduzieren, die Knoten selbst werden dadurch nicht beeinflusst. In einzelnen Studien wurden Erfolge mit Progesteron (3%ige Salbe lokal) und einer Enzymtherapie (Wobenzym®) beschrieben, die mindestens drei Monate andauern sollte.

Der Dopaminagonist und Prolaktinhemmer **Bromocriptin** findet seinen Einsatz besonders dort, wo eine Hyperprolaktinämie festgestellt werden kann.

In schweren chronischen Fällen kann eine Kur über drei bis sechs Monate mit **Danazol** erfolgreich sein.

Erfolge bei zyklischen Mastopathien zeigen Studien mit **Primrose-Öl** (Nachtkerze).

Unklar sind der Einsatz von **Tamoxifen, LH-RH-Analoga, ungesättigten Fettsäuren** sowie die **Reduktion von Kaffee und Tee**. Auch die Verabreichung von **Vitaminen (A, B_6, E)** kann zu einer Verbesserung der Symptomatik führen. Bei nicht zyklischen Schmerzen hat sich der Einsatz von **nichtsteroidalen Antirheumatika** (NSAR) und **Cortison** als nicht ausreichend herausgestellt.

Physikalische Methoden (z.B. Moorbäder) und **Akupunktur** können zur Verbesserung der Symptomatik beitragen.

13.4.7 Atypische lobuläre Hyperplasie (ALH)/atypische duktale Hyperplasie (ADH)

ADH bzw. ALH sind im Prinzip gutartige Zellvermehrungen in den **Milchgängen bzw. Brustdrüsenläppchen,** die nur in der Histologie beschrieben werden können. Die ADH ist eine seltene Läsion, die häufig mit fibrozystischen Mastopathien, einer sklerosierenden Läsion oder einem Papillom assoziiert wird. Beide Läsionen haben ein **erhöhtes Brustkrebsrisiko** und können Vorstufen eines DCIS und LCIS (☞ III.17.2) sein. Regelmäßige radiologische Kontrollen sind obligat.

13.4.8 Mastodynie/Mastalgie

Der Brustschmerz ist heute als häufige Ursache einer Beeinträchtigung der Lebensqualität akzeptiert. Prinzipiell ist der Brustschmerz jedoch kein direkter Hinweis auf ein Mammakarzinom (☞ III.17).

Der Menstruationszyklus und die Ovulation beeinflussen die **zyklische Mastodynie** (Mastalgie), während die **nichtzyklische Mastalgie** sowohl prä- als auch postmenopausal auftreten kann. Der **Schmerz** ist meist gut lokalisierbar, oft **retromamillär oder im oberen Quadranten**. Schmerzen, die eigentlich von der Thoraxwand ausgehen (Tietze-Syndrom), können einseitige Brustschmerzen simulieren. Auslöser von Mastalgien können aber auch Traumata, vorangegangene Brustbiospien, eine sklerosierende Adenose (☞ III.13.4.5) oder Wirbelsäulenbeschwerden sein.

Die häufigste Veränderung ist das Anschwellen der Brust als Folge einer **prämenopausalen Wasserretention.** Hormonell sind ein Anstieg der Östrogene und des Prolaktins und ein Abfall des Progesterons zu beobachten, jedoch scheinen auch Coffein, Methylxanthinen, essenzielle Fettsäuren und Prostaglandine Einfluss zu haben.

13.4.9 Infektionen der Mamma

Etwa 9% aller stillenden Mütter entwickeln eine Entzündung einer oder beider Brustdrüsen. In den meisten Fällen wird dafür **Staphylococcus aureus** verantwortlich gemacht.
Typische Entzündungszeichen: Rötung, Schwellung, Überwärmung und Fieber.
Therapie der Wahl sind **Penicilline** und **Cephalosporine** oder **Clindamycin**. In etwa 5% der Fälle muss der Abszess chirurgisch saniert werden.
Außerhalb der Schwangerschaft bzw. der Stillperiode unterscheidet man die/den subaureoläre(n) Rötung/Abszess und die/den periphere(n) Rötung/Abszess. Die **subaureoläre Rötung** ist mit der periduktalen Mastitits (☞ III.13.4.4) und dem Rauchen assoziiert und hat ein gemischtes bakterielles Spektrum. Der **periphere Abszess** tritt am häufigsten bei postmenopausalen Frauen auf.
Prinzipiell muss **immer** differentialdiagnostisch an ein inflammatorisches Mammakarzinom gedacht werden (☞ III.17).

MERKE: Wenn die antibiotische Therapie trotz Wirkstoffwechsels nicht anspricht, ist eine Biopsie zur histologischen Abklärung unbedingt erforderlich.

13.4.10 Mikrokalk

Kleinste Kalkablagerungen in der Brust lassen sich frühzeitig in der Mammographie darstellen. Der Radiologe beurteilt nach Anordnung der Mikrokalke das eventuelle Krebsrisiko.
Die meisten Verkalkungen in der Brust sind sicher als harmlos (benigne) einzustufen. So verkalken z. B. kleine Arterien, kleine Zysten bei der zystischen Mastopathie, auch neigen Fibroadenome und die sklerosierende Adenose zur Verkalkung.
Vor allem bei grüppchenweisem (polymorphem) Auftreten können diese Veränderungen auch erste Hinweise auf ein DCIS oder auch auf ein kleinstes invasives Karzinom bieten und müssen histologisch (stereotaktische Corebiospie oder Brustoperation) abgeklärt werden.

13.5 Mammakarzinom-Risiko

! Die endgültige Beurteilung der Dignität ist nur mit einer histologischen Diagnose (Corebiopsie, Mammotom, ABBI, ☞ III.13.2) möglich. Zusätzliche Informationen können die digitale Mammographie und MRI-Untersuchungen liefern.

Beurteilung

Zur Beurteilung des potenziellen Krebsrisikos benigner Brusterkrankungen ist eine exakte Erfassung der Anamnese unbedingt erforderlich. Mehrere große epidemiologische Studien weisen auf eine Erhöhung des Brustkrebsrisikos in Zusammenhang mit der **Familienanamnese** maligner Brusterkrankungen und die **Zahl vorhergegangener Brustbiopsien** hin (National Cancer Institute). Das Risiko, ein Mammakarzinom auszubilden, ist auch abhängig vom **Alter bei der Menarche** und dem **Lebensalter beim Eintritt in die Menopause** oder etwa vom **Alter bei der Geburt des ersten Kindes** (bzw. Nulliparität).

Kein erhöhtes Risiko (Restrisiko = 1.0 – 1.5)

- Mastalgie (Mastodynie) und kleine Zysten
- Fibroadenome (solitäre Fibroadenome)
- Blunt Duct Adenose und sklerosierende Läsionen
- Tastbare unauffällige Zysten
- Apokrine Metaplasien (Ausnahme: atypische apokrine Metaplasien)
- Ductektasien/periduktale Mastitis
- Milde Hyperplasien ohne Atypien
- Benigne Mikroverkalkungen

Gering erhöhtes Risiko (Restrisiko = 1.5 – 2.0)

- Mittelstarke Hyperplasie
- Sklerosierende Adenose und radiale Narben
- Multiple intraduktale Papillome
- Nicht eindeutige Mikroverkalkungen

Hohes Risiko (Restrisiko = 2.0 – 5.0)

Atypische lobuläre und duktale Hyperplasie.

Kontrazeptiva

Die Langzeiteinnahme von oralen Kontrazeptiva, insbesondere der Pille, reduziert nicht nur die Zahl an benignen Brusterkrankungen, sondern senkt dadurch auch die Rate an Brustbiopsien. Nach derzeitigem Stand der Forschung ist eine Beendigung der hormonellen Kontrazeption wegen des Auftretens einer benignen Brusterkrankung oder bei bekannten Mutationsträgern (BRCA 1) allein aufgrund des eventuellen Krebsrisikos nicht notwendig (Milne et al. 2005).

Hormonersatztherapie (HRT)

Die Hormonersatztherapie hat einen direkten Einfluss auf die Brust. Sie kann die **Entstehung von Fibroadenomen, Zysten und Mastalgien (Mastodynien),** die üblicherweise nach der Menopause nicht mehr auftreten, bewirken. HRT führt außerdem zu einer **mammographisch nachweisbaren Verdichtung der Brust,** die mit auftretenden **Brustschmerzen** korrelieren kann.

Prinzipiell ist die Diskussion über die potenzielle Krebsgefahr durch Hormonersatztherapie kontrovers, eine geringe Erhöhung des Karzinomrisikos nach längerer HRT von mehr als 10 Jahren ist jedoch publiziert.

13.6 Homöopathische Aspekte bei der Behandlung gutartiger Brustveränderungen

13.6.1 Einleitung

Die meisten Veränderungen der Brust wie Zysten, Fibrome, Polypen, Entzündungen sind gutartig. Sie rufen jedoch bei den betroffenen Frauen meist tief greifende Ängste wach. Im Vordergrund steht die Angst vor einer Krebserkrankung. Zudem ist die Vorstellung von körperlicher Entstellung bzw. von einer Brustoperation beängstigend und verletzt das Selbstbild und damit das Selbstwertgefühl der Frau.

Früherkennung

> MERKE
> Wichtig ist ein frühzeitiger Ausschluss eines Malignoms durch qualifizierte Diagnostik. Die Patientinnen sollten vom Gynäkologen zur regelmäßigen Selbstuntersuchung der Brust angeleitet werden.

Das entscheidende Früherkennungsverfahren ist nach wie vor die Mammographie (Mikrokalzifikationen, ☞ III.13.4.10) Mittlerweile werden bereits digitale Mammographien mit geringerer Strahlenbelastung durchgeführt.

Hormonelles Gleichgewicht

Die weiblichen Brustdrüsen sind als hormonelle Bezugsorgane in hormonelle zyklische Regulationssysteme eingebunden. Die Drüsenkörper reagieren sensibel auf natürliche Hormonschwankungen ebenso wie auf zugeführte Hormongaben (z.B. in Form von Kontrazeptiva oder im Zuge einer HRT). Hormonumstellungen treten insbesondere in Pubertät (☞ III.2), Schwangerschaft (☞ III.3) und Wochenbett (☞ III.6) sowie in den Wechseljahren auf.

Hormone werden u.a. in Hypophyse, Schilddrüse, Ovarien und in der Nebennierenrinde gebildet und von dort zur Steuerung des Organismus in das Blutsystem eingebracht.

Östrogenüberschuss

Der weibliche Zyklus ist vor allem Östrogen-gesteuert. Es gibt mehr als 30 verschiedene Östrogene (z.B. Östriol, Östron, Östradiol). Während des normalen weiblichen Zyklus verändert sich unter Östrogengabe zum einen die Gebärmutterschleimhaut. Ebenso unterliegen die Brustdrüsen den monatlichen Hormonschwankungen. Kurz nach der Menstruation ist das Brustdrüsengewebe weich. Im weiteren Zyklusverlauf nimmt die Östrogenproduktion zu, weshalb sich vermehrt Wasser in das Drüsengewebe einlagert. In der zweiten Zyklushälfte können deshalb vermehrt Spannungsgefühle in der Brust auftreten (Mastopathie), die oft mit erheblichen Schmerzen verbunden sind.

Eine Mastopathie (☞ III.13.4.6) kann aber auch durch einen relativen Östrogenüberschuss ausgelöst werden, wenn in der zweiten Zyklusphase zu wenig Progesteron produziert wird. Auch Hormonpräparate mit einem zu hohen Östrogenanteil können die beschriebenen Spannungsbeschwerden auslösen. Eine weitere Ursuche kann eine zyklusabhängige Hyperprolaktinämie sein.

DD zyklusunabhängige Brustveränderungen/-schmerzen

- Seelische Belastungen
- HWS-Problematik
- Entzündung oder Reizbeschwerden der Pleura
- Herzbeschwerden
- Interkostalneuralgie
- Tietze-Syndrom (schmerzhafte, entzündliche Verdickung der Rippenknorpel am Brustbeinansatz, meist 2. und 3. Rippe)
- Mondor-Syndrom (Entzündung einer oberflächlichen Brustvene, meist thrombotischer Verschluss)
- Mammatumor

Erstmalige Erkrankung

Treten gutartige Veränderungen in der Brust (z.B. Entzündungen) erstmalig auf, sind sie nach homöopathischem Verständnis als **akute Erkrankungen** zu behandeln (☞ II.4.1.1). Dazu sind die Symptome gemäß Organon, § 153 (☞ II.4.1), zu erfassen. Speziell gefragt werden sollte nach:

- Ursache der Veränderung,
- Lokalisation der Beschwerden,
- Intensität und Charakteristika der Beschwerden (z.B. ziehende, stechende, klopfende Beschwerden),
- Modalitäten,
- Richtung, in die sich die Beschwerden erstrecken.

Rezidivierende Brusterkrankungen

Rezidivierende Brusterkrankungen sind immer als chronische Erkrankung (☞ II.4.1.2) einzustufen und als solche zu behandeln

13.6.2 Miasmatischer Hintergrund gutartiger Brustveränderungen

Charakteristisch für benigne Brusterkrankungen sind folgende Veränderungen:

- **verstärkte Proliferation des Gewebes** (Zysten, Fibrome, Mastopathie),
- **verstärke Produktivität** (Galaktorrhoe, Mastitis).

Aus homöopathischer Sicht sind diese Veränderungen als chronisch-miasmatischer Zustand oft gemischt-miasmatischer (☞ II.1.5) Natur. Tendenziell sind sie meist stärker der Sykosis zuzuordnen.

- **Sykotische Zuordnung:** Zysten, Fibrome, Fibroadenome, Mastopathie.
- **Syphilitische Zuordnung:** Abszesse, DCIS, CLIS, lobuläre Hyperplasie.
- **Psorische Zuordnung:** juckende, nässende Hautveränderungen (auch im Rahmen einer Entzündung).

Hinweise auf ein sykotisches Miasma

Da es sich um eine miasmatische Erkrankung handelt, ist es von homöopathischer Seite zwingend notwendig, eine ausführliche Anamnese (☞ II.4.1) zu erheben. Nur durch das Erfassen der Gesamtheit der Symptome kann das miasmatische Gesamtbild erfasst werden. Es ist immer das Mittel zu wählen, das dem aktuellen aktiven, zugrunde liegenden Miasma entspricht. Bei Vorliegen eines sykotischen Miasmas liegt anamnestisch besonderes Gewicht auf dem Erfragen möglicher, früherer **Ausflusserkrankungen** der Patientin. Dabei handelt es sich nicht so sehr um die klassische Gonnorrhoe, sondern um rezidivierende (unterdrückend therapierte) Aminkolpitiden (fischartiger, foetider Geruch), Chlamydieninfektionen, Trichomonaden (☞ III.4.4) oder wiederkehrenden Herpes genitalis. Eine tief greifende Heilung der Brusterkrankung wird nur dann langfristig erfolgreich sein, wenn die miasmatische Grunderkrankung geheilt wurde, d.h. aus homöopathischer Sicht, dass die ursprünglichen, z.B. sykotischen „Erwerbungen" im Rahmen der homöopathischen Arzneibehandlung entsprechend der Hering'schen Regel (☞ II.5.1.1) wieder auftreten.

Hinweise auf ein syphilitisches Miasma

- Alopezie
- Spärlicher Haarwuchs
- Uterusfehlbildungen
- Akzessorische Brustdrüsen

- Ständige Knochenschmerzen
- Entwicklungsstörungen im Zahnbereich
- Fistelbildungen z. B. im Analbereich

Hinweise auf ein überwiegend psorisches Miasma

- Juckende Hautausschläge (oft medikamentös unterdrückt)
- Reichlicher Kopfschweiß
- Chronisch verstopfte Nasennebenhöhlen
- Aufgetriebene Magen-Darmstörungen
- Hypo-/Hyper-/Meno-Metrorrhagien

Metastasierung

In Anbetracht des häufig sykotischen Hintergrunds gutartiger Drüsenveränderungen sollten nach Möglichkeit benigne Brustveränderungen nicht operativ entfernt werden. Ein operativer Eingriff birgt die Gefahr der Metastasierung in homöopathischem Sinne (☞ II.1.1): Der Organismus verlagert seine sykotische Kraft zu anderen Organen und es kann in der Folge z. B. zu Leber- bzw. Herzbeschwerden kommen.

13.6.3 Homöopathische Kasuistiken

Kasuistik 13-1: Blutige Absonderung aus der rechten Mamma

Margit Mayer

Alter, Aussehen der Patientin

34-jährige Pat., groß, schlank, dunkles, langes Haar. Zugewandt. Angenehmes Wesen.
Therapiebeginn: 22. Mai 2001.

Vorgeschichte

Seit ca. sechs Wochen **Blutung aus den Milchgängen der rechten Mamma**. Letzte Periode am 12. April. Schwangerschaftstest positiv am 15. Mai, eine Woche vor Beginn der homöopathischen Behandlung. Bei vorausgegangener Schwangerschaft **Mastitis puerperalis** mit Fieber.

Spontanbericht

Seit sieben Wochen Blutung aus der rechten Mamma (Beginn 4. April). Letzte Periode am 12. April. Frühschwangerschaft, seither rechte Brust schmerzempfindlich bei Berührung. Übelkeit. Obstipation. Dornwarzen. Blutende Hämorrhoiden. Harnabgang beim Husten. Erschwerte Nasenatmung in der Nacht. Kopfschmerzen morgens beim Erwachen. Nachtschweiß. Parodontose.

Eigenanamnese

Als Kleinkind verstopfter Tränenkanal beidseits, schmerzhafte Hämorrhoiden, Dornwarzen. Nasennebenhöhlenentzündungen als Kind mit wund machendem, dickem, gelbem Sekret, das ununterbrochen floss.
Nasenpolypen und Warzen in der Kindheit entfernt.
Z.n. Pfeiffer-Drüsenfieber und Scharlach.

Familienanamnese

Mutter: Gallensteine, Hyperthyreose, Myome, Sick-Sinus-Syndrom. Hypertonus. Eklampsie während der ersten Schwangerschaft, das Kind verstarb intrauterin. Die Pat. ist ihr zweites und einziges lebendes Kind.
Vater: Nierensteine.

Anfälligkeiten

Erkältungen, Aphthen im Mund, Nasennebehöhlenentzündungen. Harnwegsinfekte, Hämorrhoiden. Warzen. Dysmenorrhoe.

Schicksalsschläge, Kränkungen, Demütigung, Verlust

Ihr Mann absolviert ein Zweitstudium, weshalb sie viel mit der kleinen Tochter allein zu Hause ist. Sie ist zornig darüber, dass er so wenig Zeit für sie hat.

Gelenkter Bericht

Allgemein: Ermüdet schnell geistig und körperlich.
Geist, Gemüt: Als sie die Blutung aus der Brust bemerkte, hatte sie Angst vor Krebs. In diesem Zusammenhang keine Angst vor Schmerzen oder vor dem Sterben, sondern Angst um ihre Kinder und ihren Mann („Was werden die ohne mich machen?“).

Dunkelheit ist für sie bedrohlich. Mag Gesellschaft, kann aber auch allein sein. Liebt das Meer und offene Landschaften. Empfindet enge Täler als bedrohlich. Sie hat Angst davor, Fehler zu begehen, obwohl sie meist alles richtig macht.
Die Pat. beschreibt sich als sanft, harmoniebedürftig, sentimental, leicht gerührt. Kann Widerspruch ertragen. Sie regt sich nicht schnell auf, aber sie ist heftig bei Ärger. Zuverlässig, anpassungsfähig, geduldig. Kann sich in andere hineinversetzen. Setzt eigene Interessen durch. Bei Geringschätzung und Verletzung zieht sie sich beleidigt zurück. Fragt sich dann: „Was ist falsch an mir, dass der mich nicht mag?". „Alles, was ich mache, ist schlecht." Geheime Trauer, redet mit niemandem darüber.
Kopf: stressbedingte Kopfschmerzen im Stirnbereich. Zweimal pro Jahr Migräne, mit Augenflimmern, Übelkeit, Empfindlichkeit gegenüber Gerüchen und Geräuschen. Bewegung und frische Luft bessern. Schuppende Kopfhaut.
Schwindel: Schon als Kind hatte sie öfters das Gefühl, sie falle gleich vom Stuhl, ist aber nur einmal ohnmächtig geworden und hatte dabei das Gefühl, als ob der Raum sich drehe.
Gesicht: unterer Lidrand gerötet. Im Säuglinsalter wurden ihr beide verstopften Tränenkanäle eröffnet. Augen tränen bei Sonnenlicht. Geringe Kurzsichtigkeit. Nase in der Schwangerschaft nachts verstopft.
Mund: Lücke zwischen den oberen Schneidezähnen. Zahnfleischbluten und Zahnfleischtaschen, Parodontose, das Zahnfleisch zieht sich zurück. Überbiss. Seit der Schulzeit Bläschen am Zahnfleisch und an den Lippen innen. Die Bläschen eröffnen sich, dabei sehr starker, brennender Schmerz. Berührung und essen verschlimmern. Gleichzeitig Heiserkeit und Husten.
Magen: Übelkeit beim Autofahren.
Abdomen: Faulig stinkende Blähungen. Blähungen besonders auf Kohl, Bohnen. Im Urlaub Obstipation.
Rektum: Obstipation vor der Periode. Muss heftig pressen, der Stuhl schlüpft zurück. Schon als Kind blutende Risse am After nach dem Stuhlgang mit Wundheitsgefühl. Hämorrhoiden, die jucken und stechen wie von einem Messer. Konnte nicht sitzen vor Schmerzen.
Blase, Niere, Urin: Harndrang bei fließendem Wasser. Urin riecht manchmal wie Katzenurin. Mit 20 Jahren rezidivierende Harnwegsinfekte mit Brennen beim Wasserlassen und Pollakisurie. Harnverlust beim Husten und Niesen seit der ersten Entbindung.
Geschlechtsorgane: Periodenrhythmus 20–31 Tage, meist 24 Tage. Vor der Periode oft Halsschmerzen oder Erkältung, Obstipation, geschwollene, schmerzhafte Brüste. Prämenstruell drei bis vier Tage Schmierblutungen. Schmerzen am ersten Regeltag, bis das Blut fließt. Ruhe bessert. Kopfschmerzen am ersten Regeltag. Klumpige Blutung. Stimmung vor und bei Regel leicht gerührt, weinerlich, zögerlich. Manchmal Schmierblutungen zwischen den Perioden.
Gelblicher Fluor, wund machend. Vulva berührungsempfindlich. Juckreiz in der Scheide, muss sich kratzen, dann offene Stellen und Brennen beim Wasserlassen.
Rücken: Skoliose. Zwischen dem 9. und 14. Lebensjahr Schmerzen im unteren BWS- und LWS-Bereich. Besserung durch Krankengymnastik und Massagen.
Extremitäten: Knick-, Senk-, Spreizfüße. Als Kind oft umgeknickt. Geringfügige Varikosis. Brüchige Fingernägel mit weißen Punkten. Nietnägel.
Appetit, Durst: Trinkt große Mengen auf einmal.
Haut: Rezidivierende Warzen an den Fingern seit 1994: hautfarben, ca. 1 cm im Durchmesser, rund, mit einem schwarzen Punkt an der Spitze. Wurden jeweils abgeätzt. Als Kind Dornwarzen, die herausgeschnitten wurden. Angeborene Leberflecken. Hämangiome. Als Kind winzige, juckende rote Papeln an den Streckseiten der Extremitäten an der sonnenzugewandten Seite.
Schlaf: Dreht sich viel im Bett herum. Träumt davon, dass sie vergessen hat, auf eine Prüfung zu lernen, oder davon, dass sie in den Urlaub fährt und vergessen hat zu packen.
Frost, Fieber, Schweiß: Liebt Sonne und Wärme. Friert leicht und hat schnell kalte Füße, ist oft kalt bis zum Po. Kalte Hände. Braucht Wärmflasche. Gegen

Morgen deckt sie sich auf und sucht eine kalte Stelle im Bett, weil sie heiße Füße hat, die sie wieder abkühlen möchte.
Schwitzt bei Fieber gut. Ist dann zugedeckt und möchte das Fenster geschlossen haben.
Schwitzt unter den Armen. Der Schweiß färbt die Wäsche gelb und kann nicht ausgewaschen werden.

Diagnostik

Brustultraschall: Kein pathologischer Befund außer einer leichten Erweiterung der Milchgänge rechts.
Zytologie des Mammasekrets: Vereinzelt kleine papilläre Verbände.
Da die Pat. schwanger ist, wird auf eine Mammographie und Galaktographie zunächst verzichtet, obwohl neben dem Verdacht auf Papillomatose der Milchgänge der rechten Mamma auch ein Mammakarzinom zu bedenken ist.

Fallanalyse

Psora (Hautausschläge, Versagensängste, Rückzug), Sykosis (periodische Kopfschmerzen, rezidivierende Zystitiden, Familienanamnese), Syphilis (blutende Risse am After schon als Kind, blutende Hämorrhoiden mit Schmerzen wie von einem Messer. Blutige Sekretion aus der rechten Brust, wund machender Fluor. Eklampsie der Mutter).

Verschreibung

REPERTORISATION (COMPLETE REPERTORY DEUTSCH)
Brust – Milch – Blut, mit
Kopfschmerzen – allgemein – periodisch
Feminin – Leukorrhoe – scharf, ätzend, wund machend
Blase – Harnentleerung – unfreiwillig – Husten, bei
Extremitäten – Warzen – Fuß – Fußsohle
Schwindel – Gegenstände scheinen – Kreis zu drehen, sich im
Rektum – Obstipation – Stuhlentleerung – weicht zurück

Sepia C 200, einmalig 2 Glob.
Begründung der Mittelwahl: Totalität der Symptome. Dreimiasmatisches Mittel mit Betonung auf Sykosis und Syphillis.

Follow-up nach fünf Wochen (29. Juni 2001)

Genitalmykose, leichte Erkältung mit Halsweh, Heiserkeit, Schnupfen. Übelkeit besser durch Essen. Frieren weniger. Nachtschweiße. Hartnäckige Obstipation mit Schafskot. Blutende Hämorrhoiden. Sehr müde. Keine blutige Sekretion aus der rechten Mamma mehr, auch nicht auf Druck. Aus der linken Mamma entleert sich auf Druck milchiges Sekret.
Gebessertes Allgemeinbefinden: Kopfschmerzen morgens etwas besser. Nasenatmung nachts besser. Harnabgang seltener.
Verschreibung: *Sepia* C 200, einmalig 2 Glob.
Begründung: Erstreaktion mit Wiederkehr alter Symptome. Leichte Besserung des Allgemeinbefindens. Ganz wichtig: keine Blutung mehr aus der Mamma, auch nicht auf Druck. Wiederholung des Mittels, da die Pat. noch sehr müde ist und noch Übelkeit besteht.

Follow-up nach weiteren sechs Wochen (3. August 2001)

Neue Symptome: Sodbrennen, Pollakisurie.
Die Brust ist jetzt nicht mehr schmerzempfindlich. Aus beiden Mammae lässt sich, auch auf Druck, kein Sekret mehr entleeren (seit Mitte Juni). Keine Übelkeit, aber noch Obstipation, blutende Hämorrhoiden. Kein Harnabgang mehr. Nase nicht mehr verstopft. Kopfschmerz gebessert. Weiterhin Nachtschweiß. Weiterhin Parodontose.
Verschreibung: *Sepia* C 200, einmalig 2 Glob.
Begründung: deutliche Besserung im Allgemeinen, aber Beschwerden durch Sodbrennen, Parodontose, Hämorrhoiden.

Follow-up nach weiteren vier Wochen (1. September 2001)

Zunahme der Kopfschmerzen. Kreuzschmerzen, Schmerzen an den Sehnenansätzen in den Leisten. Blutende Hämorrhoiden. Weiterhin kein blutiges Mammasekret, auch nicht auf Druck.
Verschreibung: *Sepia* C 1000, einmalig 2 Glob. wegen der Schmerzen und der Hämorrhoiden.

Follow-up nach weiteren zwei Monaten (2. November 2001)

Kreuzschmerzen, Beckenschmerzen, Wadenkrämpfe. Kopfschmerzen besser. Hämorrhoiden bluten nicht mehr. Obstipation gebessert. Weiterhin Parodontose. **Verschreibung:** *Sepia* C 1000, einmalig 2 Glob., weil zwar eine Besserung eingetreten ist, aber noch lästige Schwangerschaftsbeschwerden bestehen. Weiterhin kein Sekret aus beiden Mammae.

Follow-up nach weiteren sechs Wochen (15. Dezember 2001)

Alle Beschwerden sind besser. Friert nicht, obwohl es Winter ist. Parodontose noch vorhanden. Keine Blutung aus der Mamma.

Diskussion

Sepia hat das Papillom in der Brust geheilt. Die Pat. konnte problemlos stillen. Sie fühlte sich auch in den folgenden Jahren gut und blieb gesund. Letzte Konsultation am 24. November 2005: keine Beschwerden.

Kasuistik 13-2: Mastopathie

Jörg Feiler

Alter, Aussehen der Patientin

Die 43-jährige, still und schüchtern wirkende Pat. erschien unauffällig in eher blassen Farben gekleidet mit blondem Kurzhaarschnitt zur Anamnese.
Therapiebeginn: 12. Mai 2003.

Vorgeschichte

Die Pat. leidet (seit der Kindheit) unter zyklisch auftretenden, migräneartigen Kopfschmerzen, meist vor der Periode oder an Wochenenden. Lokalisation: links temporal, seltener auch rechts, beendet von galligem Erbrechen. Aufgrund der Totalität der Symptome Therapiebeginn (März 1996) mit *Natrium muriaticum* in aufsteigenden Q-Potenzen, was innerhalb von fünf Monaten Beschwerdefreiheit brachte. Letzte Gabe am 8. April 1997.

Familiäre Situation

Hochzeit 1989, Geburt von männlichen Zwillingen 1990, Geburt einer Tochter 1995. Die Jungen waren von Anfang an sehr anstrengend und fordernd. Wegen vorzeitiger Wehen in der ersten Schwangerschaft Tokolyse ab der 34. SSW. Komplikationslose Geburt zwei Wochen vor dem errechneten Termin. Konnte die Zwillinge nicht stillen. Da zu wenig Milch vorhanden gewesen sei, hatte man ihr empfohlen, die Ernährung auf ein Kuhmilchprodukt umzustellen. Rezidivierende Mastitiden beim Stillen der Tochter. Führt die Allergieneigung ihrer Söhne darauf zurück, dass sie nicht gestillt wurden („Unverträglichkeits"-Reaktionen auf die Kuhmilchnahrung).

Spontanbericht

Die Pat. klagt über prämenstruelle Schmerzen v.a. der linken Brust seit 2001 mit Spannungsgefühl und starker Druck- und Berührungsempfindlichkeit. Die Schmerzen sind nicht in jedem Zyklus konstant, sondern treten in unregelmäßigen Abständen und unterschiedlicher Intensität auf. Selbstmedikation mit *Natrium muriaticum* C 200 und *Clematis* C 30 erfolglos.

Familienanamnese

Mutter: Migräne, 1993 an Nierenkarzinom verstorben.
Großvater (mütterlicherseits): Diabetes mellitus, Typ II.

Schicksalsschläge, Kränkungen, Demütigung, Verlust

Der Tod der geliebten Mutter war für die Pat. ein sehr großer Verlust, die Mutter war für sie als Einzelkind die wesentliche Bezugsperson. Sehr gespanntes Verhältnis zum Vater, der sich wenig um seine Tochter gekümmert hat und sich der Mutter gegenüber als „Gebieter" aufgespielt hat, was die Pat. ihm nicht verzeihen kann. Sie meidet den Umgang mit ihm.

Gelenkter Bericht

Geist, Gemüt: Belastung durch Verhalten der Zwillinge, die sich einerseits rücksichtslos und egoistisch

verhalten, aber andererseits ein hohes Maß an Zuwendung und Zärtlichkeit von ihr verlangen.
Kopf: Die früher bestehenden Kopfschmerzen (s.o. „Vorgeschichte") sind deutlich gebessert (ein- bis zweimal jährlich).
Schlaf: Schlaflosigkeit bei Vollmond.

Beobachtungen des Arztes

Bericht der Pat. ist flüssiger und weniger einsilbig als zum Zeitpunkt der Erstanamnese (1996).

Verschreibung

REPERTORISATION (SYNTHESIS 7.0)
Brust – Verhärtung – Mammae – Menses, vor
Brust – Knoten, empfindliche – Mammae, in den – Menses, während
Brust – Schmerz – Mammae – Menses, vor
Brust – Schwellung – Mammae – Menses, vor

Lac caninum C 200, einmalig 3 Glob.
Begründung der Mittelwahl: Da es sich einerseits um ein konkretes Anliegen mit klar umrissenen Beschwerden handelt, deren Klärung nach dem ersten Eindruck keiner Problematisierung bedarf, und andererseits die vorbestehende Migräne mit allen Begleitbeschwerden einer depressiven Erschöpfungsreaktion für die Pat. keine Belastung mehr darstellen, ist die Beschränkung auf lokale Symptome ausreichend und angemessen. Auch dann, wenn man nicht im klassischen Sinne von einem „vollständigen Lokalsymptom" sprechen kann.
Das *Natrium-muriaticum*-Bild ist weniger deutlich als in den Jahren zuvor (s.o. „Vorgeschichte"). Die Symptomatologie des Falles spricht stark für ein Mittel aus der Gruppe der Milch-Präparate: Ein zentrales Thema dieser Arzneimittelgruppe ist der Verlust, das Alleingelassenwerden (durch die Mutter), außerdem handelt es sich um ein zyklisch auftretendes, hormonell bedingtes Problem der Brustdrüse. *Lac caninum* sticht dabei vor allen anderen hervor. Mittel aus dem Tierreich (bzw. deren Ausscheidungen/Absonderungen) werden oft dem sykotischen Miasma zugeordnet. Bei der Mastodynie mit Schwellung, Schmerz, ggf. Überwärmung und regionaler Lymphknotenschwellung finden sich ebenfalls überwiegend sykotische Symptome.

Telefonisches Follow-up nach zehn Wochen (Juli 2004)

Während der letzten beiden Zyklen war die Pat. beschwerdefrei. Es hat lediglich ein leichter Druck bestanden, der sie an die anstehende Periode erinnert hat. Nun Wiederauftreten der Schmerzen (altes Symptom) mit druckdolentem Knoten der Brust, links stärker als rechts.
Verschreibung: *Lac caninum* C 200, einmalig 3 Glob.

Follow-up nach 24 Monaten (11. Mai 2005)

Keine PMS-Beschwerden mehr. Sie hat gelegentlich (nicht zu jedem Zyklus) ein leichtes, nicht belastendes Ziehen in der Brust verspürt. Kein Wiederauftreten von schweren Migräneanfällen (früher zweimal jährlich), aber immer noch Spannungskopfschmerzen, wenn die Pat. über mehrere Tage zu wenig schläft und tagsüber keine Pausen einlegen kann.
Verschreibung: *Lac caninum* C 200, einmalig 3 Glob. Begründung: keine neuen Symptome, Wiederauftreten der alten Beschwerden.

Follow-up nach weiteren zehn Monaten

Die Pat. ist beschwerdefrei und mit dem bisherigen Verlauf zufrieden. Keine weitere Mittelgabe.

Kasuistik 13-3: Mastitis

Anton Drähne

Symptomatik

33-jährige Pat., zwei Wochen nach unauffälliger Entbindung. Etwas verzögerter Milcheinschuss. Über Nacht innerhalb von wenigen Stunden hohes Fieber (39, 3 °C). Heißes Gesicht, bei kalten Extremitäten.

Diagnostik

Rechte Brust: im oberen äußeren Quadranten hellrote Entzündung von der Größe eines Zwei-Euro-

Stücks. Rote Streifen ziehen radiär vom Entzündungsherd weg. Der Bereich der Rötung ist sehr berührungsempfindlich

Verschreibung

REPERTORISATION (SYNTHESIS 9.1)
Brust - Entzündung -Mammae - Entbindung, nach
Brust - Entzündung - Mammae - rechts
Fieber - Stillen, durch
Kopf - Hitze - Kälte - Extremitäten - mit Kälte
Allgemeines - Berührung - agg.

Belladonna C 200 als Einzelgabe (5 Glob.).

Begründung der Mittelwahl: Führend waren der plötzliche Beginn des hohen Fiebers, klinisch die radiären Streifen, die vom Entzündungsherd wegziehen und das heiße Gesicht mit den kalten Extremitäten

Verlauf

Bereits nach wenigen Stunden normalisiert sich die Temperatur auf 37,3 °C. Die Pat. stillt trotz Schmerzen weiter. Bereits am Abend des gleichen Tages blasst die Entzündung ab. Drei Tage später völlige Beschwerdefreiheit.

Schulmedizinische Literatur

(beim Verfasser)

Homöopathische Literatur

Allen JH Die chronischen Krankheiten, Die Miasmen, Renee von Schlick, Aachen 1993

Allen JH: Die chronischen Miasmen, Barthel und Barthel, Schäftlarn 1996

Clarke JH: Der neue Clarke – Eine Enzyklopädie für den homöopathischen Praktiker. Übers. v. Vint P. Stefanovic, Bielefeld 1996

Coulter CR: Portraits homöopathischer Arzneimittel I, 4. Aufl. Haug, Heidelberg 2004

Geißer J, Quak T: Leitfaden Homöopathie, Elsevier/Urban & Fischer 2005

Hahnemann S: Die Theorie der chronischen Krankheiten, Barthel und Barthel, Schäftlarn 1982

Hahnemann S: Organon der Heilkunst, Neufassung der 6. Aufl. Hrsg. v. Schmidt JM, Elsevier/Urban & Fischer 2004

Hahnemann S: Organon der Heilkunst. Standardausgabe der 6. Aufl., hrsg. u. bearb. v. Schmidt JM, Haug, Heidelberg 1999

Kent JT: Homöopathische Arzneimittelbilder, Haug, Heidelberg 1998

Kent JT: Neue Arzneimittelbilder der homöopathischen Materia medica, Haug, Heidelberg 1997

Kent JT: Zur Theorie der Homöopathie. Vorlesungen über Hahnemanns Organon, Haug, Stuttgart 1996

Laborde Y, Risch G: Die hereditären chronischen Krankheiten, Müller und Steinicke, München 1998

Mezger J: Gesichtete Homöopathische Arzneimittellehre, 5. Aufl., Haug, Heidelberg 1981

Phatak SR: Homöopathische Arzneimittellehre, Burgdorf, Göttingen 1998

Rehmann A: Handbuch der homöopathischen Arzneibeziehungen, Haug, Heidelberg 1997

Sankaran R: Die Seele der Heilmittel, Homoeopathic Medical Publishers, Mumbai 2000

Sankaran R: Die Substanz der Homöopathie, Homoeopathic Medical Publishers, Bombay 1996

Schroyens F (Hrsg.): Synthesis Ed. 7, Hahnemann Institut, Greifenberg 1998

Zandvoort R v (Hrsg.): Complete Repertory, Kent Homeopathic Associates Inc., San Rafael 2000

14 Abnorme Blutungen

14.1 Terminologie

Unter einem normalen Menstruationszyklus versteht man regelmäßige uterine Blutungen im Abstand von 21 bis 35 Tagen. Die Dauer der Blutung beträgt fünf bis sieben Tage. Der Blutverlust beträgt zirka 80 – 150ml/Zyklus. Das entspricht etwa einem Verbrauch von zwei bis fünf Vorlagen/Tampons pro Tag.
Alle anderen Blutungen sind als abnorme Blutungen zu klassifizieren. Abnorme Blutungen können nicht nur in der fertilen Phase, sondern auch in der Perimenopause oder Postmenopause der Frau auftreten.

Blutungsanomalien in der fertilen Phase und in der Perimenopause

Das Blutungsmonitoring des Kaltenbachschemas (☞ Abb. III.14-1) gibt Auskunft über die Art der Blutungsstörung. Die Patientin trägt darin jede auftretende Blutung inklusive Dauer und Stärke im Laufe dreier aufeinander folgender Monate bzw. dreier aufeinander folgender Zyklen ein.
Es wird zwischen **Rhythmusanomalien** (Tempoanomalien), **Typusanomalien** und **Zusatzblutungen** unterschieden.

Rhythmusanomalien (Tempoanomalien)

Polymenorrhoe (zu häufige Blutung)

Von Polymenorrhoe spricht man ab einer Zyklusintervall von unter 21 Tagen.

Oligomenorrhoe (zu seltene Blutung)

Die Oligomenorrhoe ist gekennzeichnet durch einen Blutungsabstand (1. Zyklustag/Blutungstag bis zum 1. Zyklustag/Blutungstag des darauf folgenden Zyklus) von mehr als 35 Tagen.

Amenorrhoe (Nichteintreten oder Ausbleiben der Blutung)

Kommt es nach einem regelmäßigen Zyklusintervall zu Zyklusintervallen von mehr als 45 Tagen spricht man von einer **sekundären** Amenorrhoe im Gegensatz zur **primären** Amenorrhoe, die durch das Ausbleiben der Menarche über das 16. Lebensjahr hinaus gekennzeichnet ist (☞ III.2.4.2).

Typusanomalien

Die Typusanomalie beschreibt die Veränderung der Blutungsstärke oder Dauer.

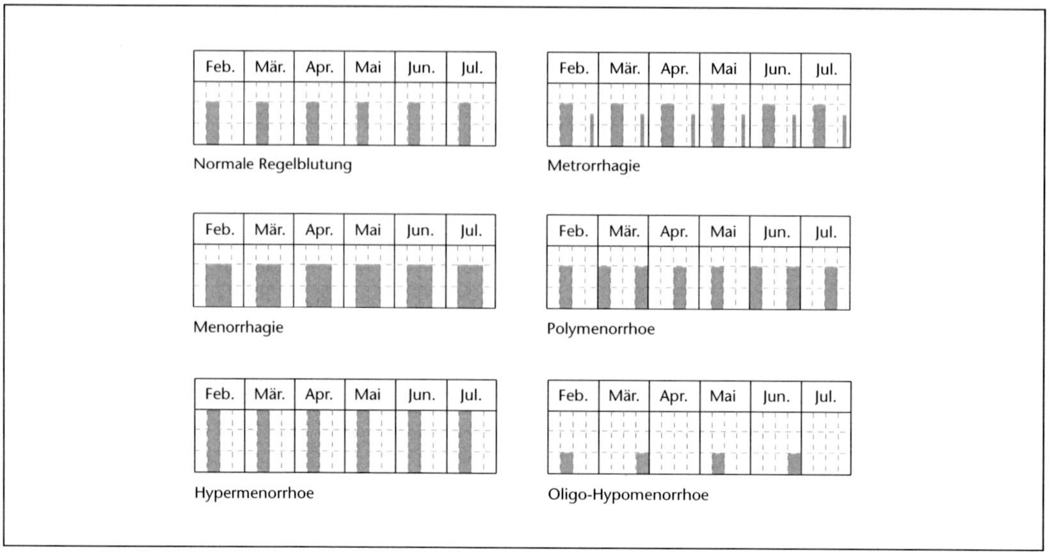

Abb. II.14-1: Kaltenbachschema.

Hypomenorrhoe (zu schwache Blutung)

Die Menstruationsblutung wird als sehr schwach (Verbrauch von zwei oder weniger Tampons/Vorlagen) beschrieben. Zusätzlich kann es auch zu einer stark verkürzten Blutungsdauer kommen (ein bis drei Tage).

Hypermenorrhoe (zu starke Blutung)

Unter den Begriff „Hypermenorrhoe" fällt jede im Vergleich zu den Vormonaten subjektiv verstärkte Blutung (über einen Zeitraum von drei Monaten oder drei Zyklusintervallen).

Menorrhagie (zu lange Blutung)

Die Menorrhagie ist eine zyklische Blutung, die länger als sieben Tage andauert und verstärkt ist.

Zusatzblutungen

Zusatzblutungen treten im Intervall zwischen zwei Monatsblutungen auf.

Irreguläre Zusatzblutungen

Bei einem erhaltenen Zyklusintervall treten rezidivierend unregelmäßig, leichte Blutungen auf (Spotting).

Prä- und postmenstruelle Blutungen

Diese Blutungen sind durch leichte Vorblutungen bzw. Nachblutungen (Schmierblutungen/Spotting) vor oder an die Menstruation anschließend gekennzeichnet.

Ovulationsblutung

Um den Ovulationszeitpunkt kommt es zu einer Spottingblutung.

Dysfunktionelle Blutungen

Menometrorrhagie: Im Rahmen der Menometrorrhagie (mehr als 14 Tage anhaltende verlängerte und verstärkte Blutung) ist ein Zyklus nicht mehr erkennbar.

Dysmenorrhoe

Die Dysmenorrhoe ist die Bezeichnung für eine sehr schmerzhafte Menstruationsblutung unabhängig von deren Stärke und Dauer.

Postmenopausenblutung

Eine Postmenopausenblutung ist jede anamnestische und/oder objektivierbare uterine Blutung in der Postmenopause (Zeitraum nach einem Jahr Blutungsfreiheit), unabhängig von deren Stärke und Dauer.

Postmenopausale Blutungen unter Hormonersatztherapie (HRT)

Unter diesen Patientinnen sind drei relevante Gruppen für die weitere therapeutische Vorgehensweise zu unterscheiden. Patientinnen mit

- HRT über mindestens drei Monate mit irregulären Blutungen bei unauffälligem, homogenen Endometrium (< 5 mm),
- HRT über mindestens drei Monate mit irregulären Blutungen bei unauffälligem, homogenen Endometrium (≥ 5 mm),
- HRT über mindestens drei Monate mit irregulären Blutungen bei auffälliger Endometriumsonographie.

14.2 Ätiologie

Die Ursachen der abnormen Blutungen sind mannigfaltig. Veränderte Blutungsstärken können neben **familiär bedingten Gerinnungsstörungen** auch bei **Autoimmunerkrankungen** auftreten. Gutartige **Veränderungen im Bereich des Uterus** (Myome, Polypen), entzündliche Veränderungen (Endometritis), **hormonelle Ursachen** (Corpus-luteum-Insuffizienz, Östrogenmangel, mangelnde Follikelreifung, Follikelpersistenz, TSH-Veränderungen), **iatrogene Ursachen** (IUD, hormonelle Kontrazeption), aber auch **Präkanzerosen** oder **Malignome** können ursächlich für das Auftreten abnormer Blutungen sein.

14.3 Diagnostik

Anamnese

Im Anamnesegespräch sind folgende Punkte zu berücksichtigen:

- Gynäkologische Blutungsanamnese inklusive Dysmenorrhoe,
- Eigen- und Familienanamnese bezüglich Blutungs- und Gerinnungsstörungen,
- Einnahme gerinnungsaktiver Medikamente,
- kontrazeptive Methoden und Hormone.

Untersuchungen bei Blutungsstörung

Der Minimalstandard umfasst folgende Untersuchungen:

- Kompletter **gynäkologischer Status**.
- **Vaginalsonographie:** Ein hohes, wabiges, zystisches Endometrium (> 10 mm, Außen-außen-Messung) ist als auffälliger Endometriumschall **prämenopausaler** Frauen zu klassifizieren. Handelt es sich um **postmenopausale** Patientinnen, ist das inhomogene Endometrium bereits ab einer Dicke von ≥ 5 mm auffällig.
- **Blutbild, Thrombozyten, TSH** (Gonadotropine, Prolactin, Sexualsteroide): Der Grad der Anämie ist vor allem bei bereits länger bestehenden Blutungsstörungen, bei therapieresistenten Blutungsstörungen oder bei schwerer Hypermenorrhoe zu bestimmen. Von einer Anämie ist ab einem Hämoglobin < 12 g/dl zu sprechen.
- **Gerinnungsstatus** (klein) nur bei anamnestischen Hinweisen.

Indikationen für die invasive Diagnostik

Eine invasive Diagnostik ist angezeigt bei:

- Metrorrhagie,
- therapieresistenter Anämie,
- auffälligem Ultraschallbefund:
  - Verdacht auf Endometriumpolyp,
  - hohes, wabiges, zystisches Endometrium > 10 mm (Außen-außen-Messung) bei prämenopausalen Patientinnen und ab 5 mm bei postmenopausalen Patientinnen.

Die einmalige Feststellung genügt, um eine invasive Diagnostik einzuleiten, in allen anderen Fällen ist ein konservatives Vorgehen und Follow-up angezeigt. Die invasive Diagnostik schließt in jedem Fall die Hysteroskopie und Gewinnung von Zellmaterial (Kürettage) ein.

14.4 Therapie abnormer Blutungen

Behandlungsbedarf besteht bei:

- Hypermenorrhoe,
- Menorrhagie,
- Metrorrhagie,

- Anämie,
- subjektivem Leidensdruck.

Die Therapie richtet sich nach der Ursache der Blutungsstörung (☞ Tab. III.14-1). **Dysfunktionelle uterine Blutungen,** deren Ursache in komplexen endokrinologischen Pathomechanismen zu suchen sind, werden in der Regel konservativ-hormonell therapiert, während für **abnorme uterine Blutungen** entweder primär oder nach Versagen endokriner Therapieoptionen eine chirurgische Sanierung angestrebt wird.

Zyklische Gestagengabe

Gestagene vom Zyklustag 5–21 (z. B. 10 mg Dydrogesteron-Tagesdosis).

Nichtsteroidale Antiphlogistika

Mefenaminsäure 500 mg, 3 × tgl., während der Menstruation (Parkemed®) oder Naproxen (Miranax®) 550 mg, 2 × tgl.

Tranexam

Tranexamsäure 3 × 1 g tgl. (Cyklocapron® Tbl.), evtl. in Kombination mit Antiphlogistika.

HRT-Adaptierung

- Dosisanpassung: Absetzen, Dosis erhöhen, Dosisreduktion oder/und
- Änderung des Applikationsweges (oral, parenteral, transdermal etc.) oder/und
- Änderung der Applikationsfrequenz oder
- Substanzwechsel.

Hormonelle Kürettage

Entweder
- laufende HRT beibehalten + Gestagen über 14 Tage (z. B. 5–10 mg NETA) oder
- laufende HRT absetzen + Östrogen/Gestagen-Kombination über 10–14 Tage (z. B. 5–10 mg NETA + 0,01 mg Äthinylöstradiol)

Tab. III.14-1: Abnorme Blutungen und ihre Differentialdiagnose

Symptomatik	Differentialdiagnosen
Zyklusabhängige Blutungen und Schmerzen	
Hypermenorrhoe	• Follikelpersistenz (☞ III.10.1) • Uterus myomatosus (☞ III.16.2.3) • Hämorrhagische Diathese • Hormonproduzierender Tumor (☞ III.18, ☞ III.19)
Menorrhagie	• Endometriose (☞ III.16.2.4) • Uterus myomatosus (☞ III.16.2.3) • Endometritis (☞ III.16.2.3) Adnexitis (☞ III.16.2.2) • Intrauterinpessar (III.9.3.6)
Hypomenorrhoe	Meist ohne pathologische Bedeutung (Einnahem der Pille, ☞ III.9.5.1)
Polymenorrhoe	Verkürzte Follikel- oder Gelbkörperphase (☞ III.10.1)
Oligomenorrhoe	Ovarialinsuffizienz
Schmierblutung	• Prämenstruell: Corpus-luteum-Insuffizienz (☞ III.10.1) • Postmenstruell: Follikel-Insuffizienz (☞ III.10.1) • Mittelzyklisch: postovulatorischer Östrogenabfall
Dysmenorrhoe	• Psychosomatische Faktoren, z. B. PMS (☞ III.24) • Myome (☞ III.16.2.3) • Uterusfehllage (☞ III.16.2.3) • Intrauterinpessar (III.9.3.6) • Fehlbildungen, z. B. Hymenalatresie (☞ III.1.2.1)
Weitere zyklusabhängige Schmerzen	• Endometriose (☞ III.16.2.4) • Mittelschmerz

Zyklusunabhängige Blutungen	
Menometrorrhagie	• Glandulär-zystische Hyperplasie (☞ III.16.2.2) • Endometriumkarzinom (☞ III.19.2) • Akute aszendierende Genitalinfektion (☞ III.4)
Schmierblutung	• Zervixpolyp (☞ III.15) • Ektopie • Östrogenmangel (☞ III.10.1)
Leichte bis perioden-starke Blutung	• Endometritis (☞ III.16.2.3) • Zervix- (☞ III.19.1), Endometriumkarzinom (☞ III.19.2) • Azyklische Blutung bei Anovulation • Abbruchblutung bei unregelmäßiger Einnahem der Pille (☞ III.9.5.1) • Verletzung
Postmenopausale Blutung	
Spontanblutung	• Endometriumkarzinom (☞ III.19.2) • Verletzung • Atrophische Kolpitis (☞ III.4)
Kontaktblutung	• Vulvakarzinom (☞ III.20.1) • Vaginalkarzinom (☞ III.20.2) • Zervixkarzinom (☞ III.19.1)
„Zyklische" Blutung	Abbruchblutung bei HRT (☞ III.10.4)

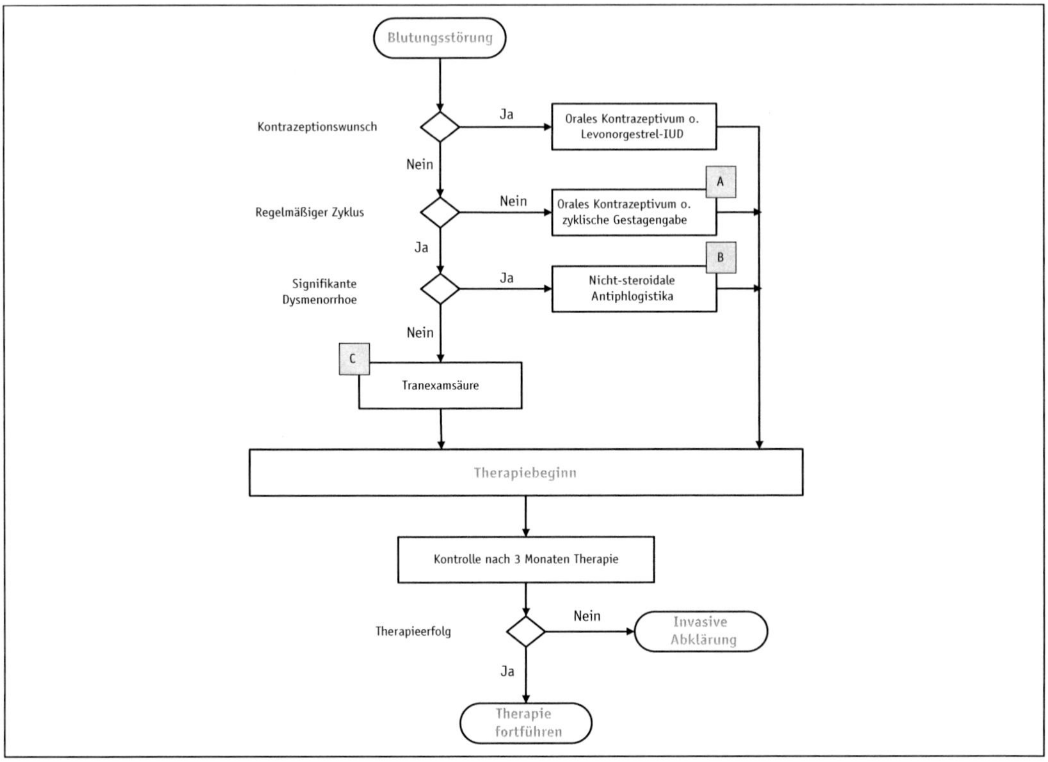

Abb. III.14-2: Therapie von Blutungsstörungen.

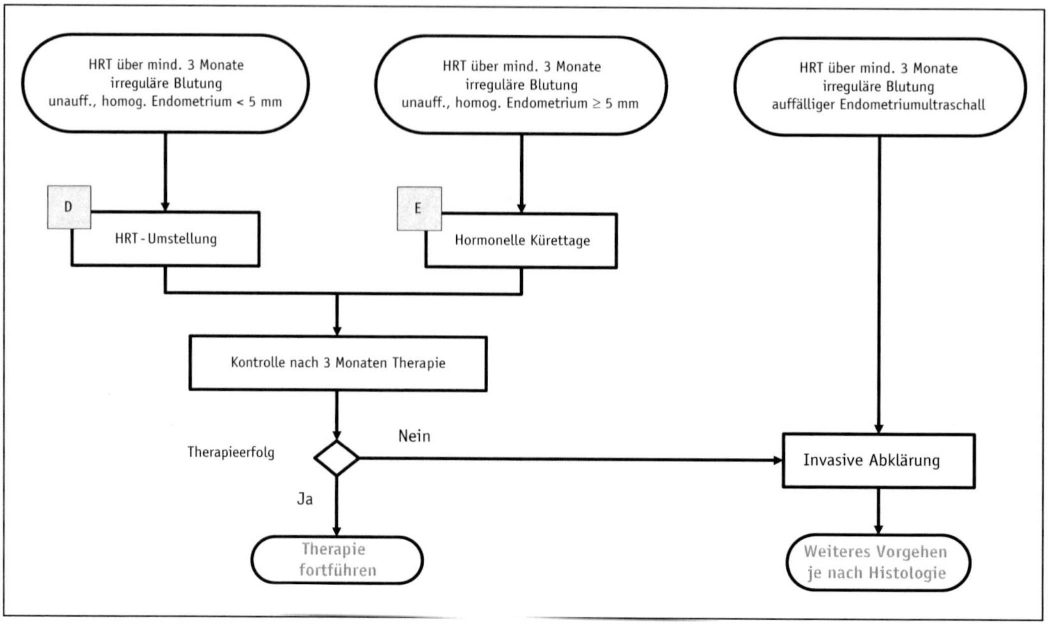

Abb. III.14-3: Management postmenopausaler Blutungsstörungen.

14.5 Homöopathische Therapie

14.5.1 Einleitung

Blutungsanomalien machen vielen Frauen Angst und provozieren Phantasien einer malignen Krankheit. Eine homöopathische Behandlung abnormer Blutungen ohne umfassende gynäkologische Abklärung durchzuführen, ist als Kunstfehler zu werten. Die klinisch gesicherte Diagnose einer abnormen Blutung gibt Aufschluss über die Blutungsursache (hormonell bedingt, benigner oder maligner Tumor), was sowohl zur Bestimmung des aktiven Miasmas (☞ II.1.5) als auch zur weiteren Verlaufsbeurteilung (Veränderung des Hormonstatus, Wachstumsverhalten des Tumors) nötig ist.

Behandlungsstrategie

Die Behandlungsstrategie richtet sich nach der **Blutungsursache** (Tab. III.14-1). Primär müssen **anatomische Blutungsursachen** (Myome, Polypen, maligne Veränderungen) von **hormonellen** unterschieden werden.

Potenziell maligne Blutungsursachen (z.B. Polyp) oder postmenopausale Blutungen, verlangen nach einer Histologiegewinnung, einer konventionell-medizinischen und dann nach einer homöopathischen Behandlung.

Hormonelle Blutungen hingegen sollten **nicht** gleichzeitig homöopathisch und konventionell-medizinisch behandelt werden. Die Patientin sollte sich in diesem Fall entscheiden, ob sie die konventionelle medizinische oder homöopathische Behandlungsstrategie bevorzugt, da die hormonelle Behandlung eine Verlaufsbeurteilung der homöopathischen Therapie nahezu unmöglich macht. Die hormonelle Therapie verändert das Symptom der abnormen Blutung so stark, dass der Verlauf der Krankheit nur sehr schwer oder gar nicht mehr beurteilbar ist (☞ II.5.1).

14.5.2 Operative Interventionen und Homöopathie

Radikale Kürettage

Die **radikale Kürettage, Embolisation** oder **Endometriumablation** wird in der konventionellen Medizin als kurative Methode der Menometrorrhagien nach dem Versagen einer hormonellen Behandlung eingesetzt. Die Rezidivrate von Menometrorrhagien,

die mittels Kürettage behandelt werden, sind hoch und erfordern im weiteren Verlauf schrittweise ein zunehmend invasives Vorgehen oft bis hin zur Hysterektomie. Aus homöopathischer Sicht sind diese Methoden eine erhebliche Traumatisierung der endomyometralen Zone des Uterus bzw. des kleinen Beckens. Sie unterdrücken oder verändern das Krankheitssymptom der Blutung, das ein wesentliches Symptom der homöopathischen Arzneimittelfindung ist (☞ II.4.2), und erschweren dadurch die Möglichkeit der homöopathischen Heilung.
Die Erfahrung homöopathischer Ärzte hat über viele Jahrzehnte deutlich gemacht, dass eine medikamentöse oder operative **Unterdrückung** des lokalen Krankheitssymptoms „Blutung ex utero" ein Fortschreiten der Grunderkrankung des Organismus bewirkt.
In der konventionellen Medizin wird das bestehende Symptom behandelt. Die Krankheiten, die eine Patientin vor dem Auftreten einer abnormen Blutung hatte, werden nur berücksichtigt, wenn ein unmittelbarer Zusammenhang zur momentanen Pathologie besteht (Gerinnungsstörung, medikamentöse Therapie etc.).

Miniküretttage

Falls eine operative Intervention unumgänglich ist (z. B. zur Histologiegewinnung, zum Zweck der akuten Blutstillung), sollte der Eingriff die endomyometrale Zone so wenig wie möglich traumatisieren. Entsteht in der Gebärmutter eine ausgedehnte Wundfläche, benötigt der Organismus viel Energie, um diese auszuheilen, was die Patientin zusätzlich schwächt.
Eine Minikürettage im Rahmen einer Hysteroskopie dient der Histologiegewinnung, ohne dabei traumatisierend auf den Uterus einzuwirken. Dabei kann unter Sicht der Situs beurteilt und eine operative Polyp- oder Myomabtragung erfolgen. Radikales, traumatisierendes Kürettieren wird bei diesem Eingriff vermieden. Aus homöopathischer Sicht ist die diagnostische und operative Hysteroskopie weniger traumatisierend als eine radikale Kürettage.

Homöopathische Bewertung des Symptoms „Blutung ex utero"

Homöopathische Ärzte dokumentieren seit 200 Jahren akribisch die Eigen- und Familienanamnese ihrer Patienten. Das empirische Erfassen von Krankheitsverläufen zeigt, dass Krankheiten nur in seltenen Fällen isoliert als ein **„Lokalübel"** (☞ II.4.2.1) auftreten. Ein Beispiel eines Lokalübels stellt die Blutung nach einem Trauma der Vagina oder des Uterus dar. Dagegen ist eine Kontaktblutung ein **den gesamten Organismus betreffendes Symptom**, da sich eine Entzündung, ein Polyp oder ein Tumor an der Portio nur bei abwehrgeschwächten Frauen entwickeln kann. Sind immunologische Abläufe der Infektabwehr auf vulvovaginaler Ebene betroffen, wird die abnorme Blutung zu einem hochwertigen **Allgemeinsymptom** (☞ II.4.2.1), das in die Repertorisation und Arzneimittelfindung einfließen muss.

> ! Die Bedeutung der homöopathischen Intervention bei Blutungsanomalien liegt darin, dass die Behandlung nicht nur auf das Sistieren der Blutung abzielt, sondern auch auf die der Blutung zu Grunde liegende Krankheitsursache, sei sie hormonell oder anatomisch bedingt.

Abnorme Blutung als „Allgemeinsymptom"

Eine abnorme Blutung ist nach homöopathischem Verständnis ein Allgemeinsymptom, dessen Modalitäten hochwertig zur Arzneimittelfindung (☞ II.4.2) herangezogen werden. Die Blutung ist Ausdruck einer komplexen Pathologie, die den gesamten Organismus betrifft und nicht nur das isolierte Organ „Uterus". Selbst ein blutendes Myom oder ein Polyp stehen in direktem Zusammenhang mit dem gesamten Organismus, da die Neigung, **fibromartige** (Warzen, Fibroadenom etc.) oder **polypoide Tumoren** (Adenoide, Nasenpolypen, Darmpolypen etc.) zu entwickeln, einer konstitutionellen Veranlagung im Sinne einer **Neigung zu bestimmten Erkrankungen** entsprechen. Homöopathische Ärzte machen häufig die Beobachtung, dass Patientinnen, die in ihrer Jugend Adenoid- oder Polypenoperationen hatten, später zur Entwicklung von Zervix-

oder Uteruspolypen neigen. Patientinnen, denen Warzen entfernt wurden, können im Laufe ihres Lebens Myome entwickeln. Dies entspricht der Krankheitsentstehung gemäß der Hering'schen Regel (☞ II.5.1.1): Ein harmloses Symptom an der Körperoberfläche wird unterdrückt und verschiebt sich in der Folge auf eine innere Körperebene.
Die Homöopathie beobachtet und erfasst diese konstitutionellen Zusammenhänge, da sie für den Krankheits- und Heilungsverlauf wesentlich sind.

Konstitutionelle Behandlung

MERKE

Die Homöopathie heilt nicht nur den Polyp oder das Myom, sondern die konstitutionelle Bereitschaft des Körpers, polypoide oder fibromatöse Tumore zu bilden.
Die konventionelle Medizin beobachtet diese Zusammenhänge nicht, da sie kein therapeutisches Konzept dagegen hat.

Aus homöopathischer Sicht ist die abnorme vaginale Blutung das sich nach außen manifestierendes Symptom einer Erkrankung des gesamten Organismus. Dieses Symptom muss zusammen mit den anderen Krankheitssymptomen der Patientin im Rahmen der Anamnese (☞ II.4.1) ausführlich erfasst werden, damit das heilende Simile (☞ II.1.2) gefunden werden kann.

Beispiele

Bei Patientinnen, die wegen abnormer Blutung aufgrund eines **Myoms** homöopathisch behandelt werden, müssen im Zuge der Heilung alte Warzen, die Jahre zuvor entfernt wurden, wieder auftreten, bevor sie endgültig als geheilt gelten können (Hering'sche Regel, ☞ II.5.1.1).
Erfahrungsgemäß schrumpfen Myome unter homöopathischer Therapie, verschwinden aber nur selten. Die Blutung hingegen sollte bald nach Therapiebeginn sistieren.
Findet sich ein **Polyp** als Blutungsursache, sollte aus forensischen Gründen eine Abtragung durchgeführt werden, da er potenziell maligne sein könnte. Wird ein Polyp nicht operativ entfernt, sondern ausschließlich homöopathisch behandelt, sollte er nach wenigen Wochen sonographisch nicht mehr nachweisbar sein. Im Falle einer alleinigen homöopathischen Behandlung sind engmaschige medizinische Verlaufskontrollen unumgänglich. Entweder hat sich der Zervixpolyp resorbiert oder er wurde abgestoßen.
Die Blutung, die er verursacht, muss innerhalb weniger Stunden nach Arzneimittelgabe sistieren oder in eine schwache Schmierblutung übergehen. Ist dies nicht der Fall, wurde das falsche Arzneimittel ausgewählt. Auch hier gilt: Je akuter das Krankheitsgeschehen, desto rascher werden die Krankheitssymptome mittels homöopathischer Arzneien geheilt. Je chronischer, desto langsamer (II.4.1).

14.5.3 Abnorme Blutung und Miasma

Miasmatischer Hintergrund

Bei jeder vaginalen Blutung sollte das zugrunde liegende Miasma (☞ II.1.5) bei der Arzneimittelfindung berücksichtigt werden:

- Liegt der Pathologie ein **psorisches Miasma** zugrunde, ist die Blutung in der Regel eher schwach, ins Bräunliche gehend. Die Patientin wird sich seit längerer Zeit sehr müde und erschöpft fühlen. Sie wird viele Ängste haben, besonders Ängste und Befürchtungen, die ihre Gesundheit betreffen. Der Krankheitsverlauf ist schleichend.
- Ein **sykotisches Miasma** erzeugt eine plötzlich auftretende, starke Blutung, die tagsüber intensiver und nachts schwächer ist. Oft berichtet die Patientin bei der Anamnese von rezidivierenden vulvovaginalen Infekten (☞ III.4) mit fischig riechendem, grünlich gelbem Fluor, von Kondylomen in der Vergangenheit oder anderen Warzen, die operativ entfernt wurden.
- Ein **syphilitisches Miasma** erzeugt eine wässrige, übel riechende Blutung. Der Ausfluss ist scharf, wund machend und exkoriiert die Haut der Vulva. Die Blutung ist typischerweise nachts stärker als tagsüber. Anamnestisch findet man Erkrankungen, die zu Organdefekten führen wie tiefe, äußerst schmerzhafte Herpes-Ulzerationen, Knochennekrosen oder angeborene Fehlbildungen wie Pes equinovarus adductus (Klumpfuß), Lip-

pen-Kiefer-Gaumenspalte, Polythelie (überzählige Brustwarzen), Mamma accessoria (zusätzliche Brustdrüse) etc. Syphilitischen Blutungen liegen häufig maligne Krankheitsprozesse zu Grunde.

Unterdrückung

Homöopathische Ärzte haben über Generationen immer wieder beobachtet, dass sich der Gesundheitszustand von Frauen, deren Blutungen unterdrückend behandelt wurden, entsprechend dem zugrunde liegenden aktiven Miasma weiter verschlechtert.

Tab. III.14-2: Miasmatischer Hintergrund bei Vorliegen von Blutungsanomalien

Miasma	Symptomatik
Psora	• Schwache, bräunliche Blutung • Erschöpfung • Ängste • Langsame Krankheitsverläufe
Sykosis	• Spontane, starke Blutung v.a. tagsüber • Rezidivierende vulvovaginale Infektionen • Kondylome • Akute Krankheitsverläufe
Syphilis	• Wässrige, übel riechende Blutung (v.a. nachts verstärkt) • Organdefekte • Fehlbildungen • Maligne Krankheitsprozesse

- Im Falle der **Unterdrückung einer psorischen Blutung** kann die Patientin zunehmend energielos und ängstlich oder depressiv werden. Sie kann eine auffällige Infektanfälligkeit entwickeln, die sie zunehmend schwächt.
- Die **Unterdrückung einer sykotischen Blutung** kann zu Dermoidzysten, Endometriose, Varikositas und auf der psychischen Ebene zu Manien führen.
- Die **Unterdrückung einer syphilitischen Blutung** kann Herzpathologien, Pulmonalembolien, rasche Metastasierung im Falle eines malignen Prozesses und auf der psychischen Ebene Zwangshandlungen oder Suizidalität nach sich ziehen.

Durch Unterdrückung von Symptomen kann sich bei schwacher Konstitution der Patientin das Miasma negativ verändern.

Prognostische Überlegungen

Blutungen in der Schwangerschaft sind häufig Zeichen eines **aktiven syphilitischen Miasmas** und verlangen daher höchste homöopathische Aufmerksamkeit. Begibt sich eine Patientin mit abnormer Blutung in klassisch-homöopathische Behandlung, kann bei erfolgreicher Therapie ein aktives Miasma wieder latent werden, wodurch die Patientin aktiver, psychisch unbelasteter und organotropisch betrachtet, gesünder wird.
Konventionell-medizinisch sind die nicht invasiven Behandlungsmöglichkeiten von Blutungsanomalien begrenzt. Die Homöopathie bietet eine wirkungsvolle Alternative.

14.5.4 Homöopathische Kasuistiken

Kasuistik 14-1: Hypermenorrhoe/Uterus myomatosus

Ute Bullemer

Symptomatik

Die Pat. ist 50 Jahre alt, 160 cm groß, untersetzt.
Multiple Uterusmyome seit ca. zehn Jahren, die in den vergangenen zwei Jahren gewachsen sind. Seitdem zunehmend unregelmäßige, **starke, verlängerte und schmerzhafte Periodenblutungen**. Hellrote, schwallweise auftretende Menses mit großen dunklen Koageln durchsetzt. Dabei Schmerzen im Lendenwirbelbereich, die nach vorne ins Schambein ausstrahlen. Die Schmerzen sind manchmal so stark, dass die Pat. das Gefühl hat, Becken und untere Wirbelsäule brechen auseinander. Während der sehr starken Blutungen hat die Pat. **ein gesteigertes sexuelles Verlangen.**
Ebenfalls seit ca. zwei Jahren **Gelenkschmerzen**, die von einem Gelenk zum anderen ziehen (linkes Knie,

dann rechte Ferse, dann wieder die Schultern oder Fingergelenke).

Vorgeschichte

Im Alter von 30 Jahren **Condylomata acuminata**, die operativ entfernt wurden.

Diagnostik

Gynäkologische Tastuntersuchung und vaginale Sonographie: Der Uterus ist leicht deszendiert und etwa faustgroß.

Ultraschall: fünf intramurale Myome von ein bis vier Zentimeter Durchmesser. Blande Zyste von 3,6 Zentimeter im linken Ovar.

Verschreibung

REPERTORISATION (SYNTHESIS 7.0)
Weibliches Genitale – Metrorrhagie – durch Myome
Weibliches Genitale – Menses – hellrot – geronnen – mit dunklen Klumpen
Weibliches Genitale – Menses – Schwall, in Güssen
Weibliches Genitale – sexuelles Verlangen – vermehrt – bei Metrorrhagie
Rücken – Schmerz – Lumbalregion – bei Menses
Rücken – Schmerz – Lumbalregion – erstreckt sich zur Schamgegend
Extremitäten – Schmerz – Gelenke – wandernd

Sabina C 200: Bei starker Mens 5 Glob. in Wasser gelöst schluckweise über den Tag, bis sich die Blutung normalisiert.

Begründung der Mittelwahl: *Sabina* ist ein wichtiges Mittel bei Hypermenorrhoe und Metrorrhagie, wobei es sich um starke prämenopausale Blutungen, z. B. ausgelöst durch Myome, oder starke Blutungen nach einem Abort oder einer Geburt handeln kann. Typisch sind eine aktive Blutung mit dunklen Koageln sowie der charakteristisch Schmerz vom Rücken zum Schambein. Außerdem passen zu *Sabina* wandernde Gelenkbeschwerden, die typischerweise perimenopausal auftreten.

Sabina hat eine Beziehung zum sykotischen Miasma, im Mittelbild finden sich deshalb bevorzugt gynäkologische Infektionen, Fluor, Kondylome, Myome oder Ovarialtumoren.

Die Pat. nimmt am ersten Periodentag die verordneten fünf in Wasser gelösten Globuli schluckweise über den Tag verteilt ein. Daraufhin wird die Blutung deutlich schwächer als sonst. Auch die Beckenschmerzen sind weniger stark.

Follow-up nach vier Monaten

Die Pat. behält das Einnahmeschema bei (s. o.). Die Regelblutung ist daraufhin weiterhin von normaler Stärke. Die Zyste am linken Eierstock ist nicht mehr nachweisbar, die Myome im Uterus sind unverändert. Die Gelenkbeschwerden sind zurückgegangen.

Diskussion

In diesem Fall ist *Sabina* ein wirksames Mittel zur Behandlung der starken Periodenblutungen. Es wäre sicher sinnvoll, hier konstitutionell weiterzubehandeln, evtl. mit *Thuja* als Ergänzungsmittel, aber die Pat. sah keine Notwendigkeit für eine konstitutionelle Behandlung, sodass sie keine weiteren Mittel bekam.

Kasuistik 14-2: Dysmenorrhoe

Ute Bullemer

Symptomatik

Die Pat. ist 20 Jahre alt, Studentin, schlank und sehr blass.

Sie leidet unter extremen Periodenschmerzen seit der Menarche mit 14 Jahren und fühlt sich während der Menses sehr elend. In der Vorgeschichte wiederholt Kreislaufkollaps und Ohmacht mit kaltem Schweiß am ganzen Körper und kaltem, klebrigen Schweiß auf der Stirn. Dabei fröstelt sie und hat das Gefühl, das Blut in den Adern sei eiskalt. Sie sehnt sich nach Wärme und versucht, sich mit Wärmflasche und Decken warm zu halten.

Außerdem hat sie während der Periode regelmäßig Durchfall und Übelkeit sowie Erbrechen von Galle. Trotzdem hat sie viel Durst, am liebsten auf große Mengen kaltes Wasser.

Diagnostik

Gynäkologische Untersuchung und vaginale Sonographie: Normalbefund.

Verschreibung

REPERTORISATION (SYNTHESIS 7.0)
Allgemeines – Ohnmacht – während Menses
Schweiß – während Menses
Frost – frösteln – während Menses
Allgemeines – Kälte – Gefühl von – in den Blutgefäßen
Kopf – Schweiß – Stirn – während Menses
Rektum – Diarrhoe – während Menses
Magen – Erbrechen – während Menses
Magen – Durst – große Mengen
Allgemeines – Speisen – kalte Getränke – Verlangen

Veratrum album C 200, jeweils 5 Glob., sobald die Schmerzen einsetzen.

Begründung der Mittelwahl: Im Mittelbild von *Veratrum album* finden wir Kälte und Kollapsneigung bei vegetativer Labilität. Dazu gehören auch Diarrhoe und Erbrechen. Obwohl die Pat. sehr verfroren ist, besteht typischerweise Durst auf kalte Getränke.

Verlauf

Innerhalb einer halben Stunde lassen die Periodenschmerzen nach. Sie hat keinen Durchfall, kein Erbrechen und empfindet weniger Kälte.

Diskussion

Bei den nächsten drei Periodenblutungen muss die Pat. *Veratrum album* noch wiederholen, da sie jedes Mal wieder Schmerzen hat. Danach ist ihre Periode so wenig schmerzhaft, dass sie keine Medikation benötigt.

Unterstützende Maßnahmen

Empfehlung von Vitamin-B-Komplex und Nachtkerzenölkapseln (ungesättigte Fettsäuren).

Kasuistik 14-3: Metrorrhagie und rezidivierende Unterbauchschmerzen

Ute Bullemer

Symptomatik

47 Jahre alte Pat., sehr schlank, wirkt ausgezehrt.

Unregelmäßige Mens. Teils sehr starke Periodenblutungen (manchmal Dauerblutungen von bis zu über drei Wochen), teils Zwischenblutungen. Die Blutungen sind schmerzlos. Das Blut ist dünn, dunkel, mit kleinen Koageln durchsetzt, manchmal schwarz wie Kaffeesatz und hat einen üblen Geruch.

Die Pat. hat in unregelmäßigen Abständen brennende Unterbauchschmerzen, ein Gefühl, wie von einer brennende Hitze in der Gebärmutter. Sie selbst nennt es eine „Entzündung", obwohl laborchemisch keine Entzündungszeichen nachgewiesen werden konnten. Wenn die Schmerzen auftreten, verträgt sie keine Wärme, sondern braucht frische, kalte Luft.

Vier Monaten zuvor wurde eine Abrasio durchgeführt, die Histologie ergab keinen pathologischen Befund.

Diagnostik

Gynäkologische Untersuchung und vaginaler Ultraschall: Uterus ist leicht vergrößert mit mehreren kleinen intramuralen Myomen.

Kleines Blutbild: CRP, BKS im Normbereich.

Verschreibung

REPERTORISATION (SYNTHESIS 7.0)
Weibliches Genitale – Schmerz – brennend – Uterus
Weibliches Genitale – Hitze – Uterus
Weibliches Genitale – Metrorrhagie – übel riechend
Weibliches Genitale – Metrorrhagie – schwarz
Weibliches Genitale – Metrorrhagie – dünnflüssiges Blut – mit Klumpen
Weibliches Genitale – Metrorrhagie – dunkel – mit Klumpen
Weibliches Genitale – Metrorrhagie – schmerzlos
Allgemeines – Kälte – kalte Luft – Verlangen nach
Allgemeines – Wärme agg.

Secale C 200, 3 × 5 Glob. im Abstand von 5 Monaten.

Begründung der Mittelwahl: Typisch für *Secale* sind Gefühle von Hitze und Brennen mit Verschlechterung durch Wärme sowie Verlangen nach Kälte. Die Blutungen bei *Secale* sind meist dünnflüssig, dunkel bis schwarz, sickern eher passiv heraus und sind übel riechend. Die Blutungen können auch aufgrund von Myomen oder Polypen auftreten.

Verlauf

Nach der ersten Einnahme von Secale C 200 hat sie noch eine sehr starke Blutung von fünf Tagen Länge. Dann vier Wochen lang keine Blutung, auch keine Zwischenblutung. Im Laufe der fünfmonatigen Behandlung normalisiert sich der Zyklus, sodass sie alle vier bis fünf Wochen eine normalstarke Blutung von vier bis fünf Tagen Dauer hat. Die Hitzegefühle in der Gebärmutter verschwinden.

Kasuistik 14-4: Dysfunktionelle Blutung/Ovarialzysten

Susanne Stoeckl-Gibs

Alter, Aussehen der Patientin

45-jährige Pat., schlank, bereits ergraut, einfallsreich gekleidet. Freundlich. Lebhafte Gestik. Überweisung erfolgte durch die Gynäkologin.
Therapiebeginn: April 2003

Diagnostik

Zunge deutlich gelblich-bräunlich verfärbt, roter Rand.

Spontanbericht

Seit Jahren **rezidivierende Ovarialzysten**, teilweise operiert, teils rupturiert. Ovar rechts und links teilreseziert.
Aktuelles Geschehen: **Zystenbildung** im linken und rechten Ovar (links 2,5 cm, rechts 1,7 cm). Nach den letzten beiden Menses nur vier Tage Pause, bevor erneut für sechs bis sieben Tage eine Blutung auftrat. **Blutung** reichlich, klumpig, körperliche Anstrengung agg.

Eigenanamnese

Zahlreiche Otitiden in der Kindheit. Pfeiffer-Drüsenfieber mit 16 Jahren.

Familienanamnese

Verwandtschaft mütterlicherseits: Schilddrüsenunterfunktion.
Mutter: Allergie, vermutlich Pollenallergie.
Vater: Parkinson-Krankheit, Thrombose, Lungenembolie, Zerebralinsult, Lungensecundaria aus unbekanntem Primärtumor.
Bruder, Schwester: Allergie, vermutlich Pollenallergie.
Großvater (väterlicherseits): Darmkarzinom.
Großvater (mütterlicherseits): Darmkarzinom.
Großmutter (mütterlicherseits): Herzleiden (ohne genauere Angaben).
Außerdem Fertilitätsprobleme, Adipositas.

Anfälligkeiten

Rezidivierende Abszesse links und rechts gluteal. Parodontitisneigung.

Gelenkter Bericht

Geist, Gemüt: unglückliche Ehe, Pat. strebt seit einem Jahr Trennung an (Ehemann stammt aus dem Orient und ist existenziell von der Pat. abhängig). Gutes Einvernehmen mit der Mutter, Vater (Angehöriger der Kriegsgeneration) nicht sehr liebevoll. Gutes Verhältnis zum Bruder, Konkurrenz zur Schwester.
Selbstbeschreibung: Beachtung von Gerechtigkeit hat hohen Stellenwert, erträgt kein Unrecht. Schätzt und wünscht Sicherheit (auch finanzielle). Lässt gelegentlich Dampf ab, hält aktuell keinen Druck aus.
Allgemeines: Müdigkeit täglich zwischen 13.30 und 14.30 Uhr, muss sich hinlegen.
Kopf: Kopfschmerzen bei Wetterwechsel, vor Schnee.
Augen astigmatisch. Morgens oft geschwollene Unterlider.
Zähne: Wurzelspitzenresektion aus unbekanntem Anlass.
Gynäkologische Anamnese: 1976 Schwangerschaftsabbruch, Intrauterinpessar (1979), das operativ entfernt werden musste. Erste Ovarialzyste 1981, Ruptur, Verklebung. 1985 Hysterosalpingographie und Resektion von Ovarialzysten. Ein Jahr später Pap IV, CIS, Konisation. 1987/1988 Tubargravidität 1989 Geburt einer Tochter 10 Wochen vor dem Termin (Fruchtblasenruptur, aufsteigende Infektion), Geburt problemlos. 1990 Abortus. Weitere Ovarialzysten 1994, 1997 und 1999.

Menses: Menarche im Alter von 15 Jahren. Zyklus ca. 26–28 Tage, Dauer vier bis fünf Tage. Prämenstruell ein bis zwei Tage vor Eintritt der Regelblutung Lumbosakralschmerzen, Brustspannen, etwas verstärkter nächtlicher Schweiß. Blutung stark, Tamponwechsel alle ein bis zwei Stunden nötig.
Nahrungsmittelabneigung: warme Milch; Pat. hat wenig Durst.
Fieber/Frost: Fiebert schwer. Friert leicht, am ganzen Körper.

Verschreibung

REPERTORISATION (COMPLETE REPERTORY DEUTSCH)
Weibliche Genitalien – Ovarialzysten
Metrorrhagie – allgemein – Bewegung agg. („Dysfunktionelle Blutung" nicht im Repertorium, „Metrorrhagie" kommt am nächsten)
Weibliche Genitalien – Uteruskarzinom
Metrorrhagie nach Anstrengung
Metrorrhagie – klumpig
Abortusneigung (ein echter Abort, zwei Eileiterschwangerschaften)
Menses – protrahiert, lang anhaltend

Lachesis Q1, 1 × tgl. 3 Trp, was keine Besserung bewirkt. Nach fünf Wochen Mittelwechsel auf *Sabina* C 12, 1 × tgl. 5 Glob.
Der Mittelwechsel erfolgt wegen ausbleibender Besserung, d. h. Anhalten der dysfunktionellen Blutung.

Fallanalyse

Aufffallend ist die unglaubliche Anhäufung von gynäkologischen Erkrankungen fast im Sinne einer einseitigen Erkrankung. Das sykotische Miasma steht im Vordergrund, die carcinomatöse Familienanamnese und Eigenanamnese weisen auf eine syphilitische Beimischung hin.

Follow-up nach acht Wochen (Juni 2003)

Auf *Sabina* C 12 hat die Pat. zwei Zyklen mit jeweils 26 und 20 Tagen Dauer. Die Ovarialzysten verkleinerten sich, die Glutäalabszesse treten wieder auf.
Verschreibung: Weiter mit *Sabina* C 12, 1 × tgl.

Follow-up nach weiteren drei Monaten (September 2003)

Trennung vom Ehemann durchgeführt. Arznei vor einigen Tagen eigenständig abgesetzt, seither normale Menses. Aber immer noch rezidivierende Abszesse.
Verschreibung: *Sabina* C 200 als Einzelgabe wegen der fortbestehenden Abszessneigung.

Follow-up nach weiteren fünf Monaten (Februar 2004)

Eine starke Blutung, wegen der sie Ergotamintropfen genommen hatte, konnte mit *Sabina* M beendet werden. Kleiner Abszess danach an der bekannten Stelle gluteal: *Sulphur* C 200.

Follow-up nach weiteren 18 Monaten (September 2005)

Die Pat. teilt telefonisch mit, dass es ihr sehr gut geht: beschwerdefrei, stabiler 26-Tage-Zyklus über vier Tage. Trennung vom Ehemann, die sie nie bereut hat. Abszesse sind nicht mehr aufgetreten.

Diskussion

Sabina ist eine Arznei, die einen starken Bezug zum weiblichen Genitale (insbes. Uterus) und zu Hämorrhagien hat. Wurde früher als Abortivum verwendet. *Sabina* hat verschiedene Menorrhagie- und Metrorrhagiesymptome, die schon von geringfügiger Bewegung verschlechtert werden. Im Fall dieser Pat. war es stärkere Bewegung, die die dysfunktionelle Blutung eindeutig verschlechtert hat.
Augenfällig waren die Fülle an verschiedensten gynäkologischen Beschwerden, das sykotische Terrain sowie die Abszessneigung gluteal. In der Rubrik: „Extremitäten – Abszesse – glutaeal" findet sich *Thuja*, eine nahe Verwandte von *Sabina. Sabina* findet sich in der großen Rubrik „Allgemeines – Abszesse" und konnte daher mit gutem Gefühl für das Gesamtbeschwerdebild der Pat. verordnet werden. Der Verlauf der Besserung folgte der Hering'schen Regel.

Kasuistik 14-5: Polymenorrhoe

Margit Mayer

Alter, Aussehen der Patientin

24-jährige Pat. mit blond gefärbten Haaren, schlank, gut aussehend. Powerfrau vom Typ „Workaholic".
Therapiebeginn: 22. März 2001.

Vorgeschichte

Mastodynie über den gesamten Zyklus seit einem halben Jahr, keine Besserung auf Progestogel®. Polymenorrhoe (20–24 Tage) und Dysmenorrhoe seit der Menarche. Gehäuft Adnexitiden. Selbstmedikation: Komplexmittel mit vielen niedrig potenzierten homöopathischen Substanzen und verschiedenste homöopathische Tiefpotenzen.

Spontanbericht

Ein Tag vor der Periode und am ersten Blutungstag krampfartige Unterbauchschmerzen mit Taubheitsgefühl, vom Unterleib ausstrahlend über die Oberschenkel bis in die Knie. Lähmungsgefühl der Oberschenkel bis in die Knie. Steißbein schmerzt, besser durch Ruhe und Wärme. Migräne ohne besonderen Rhythmus mit Stechen hinter jeweils einem Auge, einmal rechts, einmal links, mit Erbrechen (bis zu fünfmal pro Tag), Ruhe und Druck auf die Schläfen bessern. Gleichzeitig lichtscheu und geruchsempfindlich. Bei Hunger gereizt. Kopfschmerzen ausgelöst durch Hunger, Stress und wenn sie viel denken muss.

Eigenanamnese

Als Kind handgreifliche Streitereien mit anderen Kindern, aber auch schnell wieder versöhnt. Schon als Kind sehr selbstständig. In der Schule eine beste Freundin, keine Zugehörigkeit zu einer Gruppe, eher Einzelgängerin. Als Kind rezidivierende Mittelohrentzündung mit berstenden Schmerzen.

Familienanamnese

Großvater (mütterlicherseits): Rektumkarzinom.
Großmutter (mütterlicherseits): Struma, Mammakarzinom, kindskopfgroßes Myom, Bandscheibenvorfall.
Großvater (väterlicherseits): Asthma bronchiale.
Großmutter (väterlicherseits): Varizen, Blasenleiden, Diabetes mellitus.
Vater: M. Bechterew, Migräne, Varikosis, grüner Star.
Mutter: Leistenhernie, Analfissur, Hexenschuss.

Anfälligkeiten

Adnexitiden, Migräne.

Gelenkter Bericht

Geist, Gemüt: Lampenfieber. Ärger über eigene Fehler, sie möchte perfekt sein und fühlt sich schnell angegriffen. Schlimmste Angst: Jemand könnte denken, dass sie nichts weiß. Möchte, dass andere sie für intelligent und verlässlich halten. Ungerechtigkeiten kann sie nicht ertragen. Bei Kritik oder Angriff wird sie wütend. Kann sich dann nicht mehr konzentrieren und nicht antworten. Hinzu kommt gleichzeitig der Ärger über ihr eigenes Unvermögen. Manchmal brüllt sie herum vor Zorn, brüllt dann sogar ihren Chef an. Anerkennung ist ihr wichtig. Sie schätzt ihre Leistungen selbst geringer ein, als es andere tun. Die Pat. ist es gewohnt, ihre eigenen Vorstellungen und Interessen durchzusetzen. Liebt schnelle Bewegung: Tanzen, Joggen, Aerobic, Schwimmen.
Causa: Versagensangst, körperliche und geistige Überanstrengung, Ungerechtigkeit (Ärger über Ungerechtigkeit löst Migräne aus).
Kopf: Wenig Schwindel bei Migräne. Migräneartiger Kopfschmerz, Kopf schwer, als könnte er sich nicht allein halten. Schmerz dumpf, als sei Kopf in Watte gehüllt. Muss den Kopf abstützen. Ruhe und Wärme helfen. Verschwommensehen während Migräne. Kopfschmerz bei Föhnwetter.
Mund: Druck auf die Zähne, als ob die Zähne entzündet seien, als ob die Kieferhöhlen platzen würden, als ob der Kopf platzen würde, als ob die Zähne herausgedrückt würden.
Magen: Sodbrennen im Bereich der Kardia. Plötzlicher Hunger, muss dann sofort etwas essen.
Abdomen: Bauch wird hart wie Stein bei Magenkrämpfen, bei Ärger, „als ob jemand den Magen in die Hand nimmt und zusammendrückt", Druck verschlimmert. Saurer Geschmack im Mund. Zwiebeln

und Kohl blähen. Blähungen bei Ärger und nach dem Mittagschlaf. Langsame Bewegung in frischer Luft bessert. Unterbauchschmerzen bei Stress und Angst. Fettes Essen verursacht Diarrhoe.

Rektum: Diarrhoe bei Aufregung mit fauligem Geruch mit starken Bauchkrämpfen.

Blase, Niere, Urin: Die Blase ist bei Ärger das empfindlichste Organ der Pat., krampft sich zusammen. Brennen beim Wasserlassen. Urin riecht sauer. Harndrang nach Koitus.

Geschlechtsorgane: weißer, flockiger, klumpiger wund machender Fluor mit säuerlichem Geruch.

Extremitäten: Kalte Füße.

Frost, Fieber, Schweiß: Schweiß an Händen und Füssen. Nachtschweiß.

Haut: Akne in Pubertät. Als Kind juckende Bläschen an der Hand.

Beobachtungen des Arztes

Sehr ehrgeizig. Selbstbezogen. Aggressiv. Workaholic.

Diagnostik

Prolaktin im Serum erhöht.

Fallanalyse

Vorherrschen des sykotischen Miasmas. Begründung: verdrießlich und reizbar. Geistige Anstrengung verursacht Kopfschmerz. Tadelt sich selbst. Magenschmerzen. Erkrankung im kleinen Becken: Dys- und Polymenorrhoe, gehäuft Adnexitiden, Fluor, rezidivierende Soorkolpitiden.

Verschreibung

REPERTORISATION (COMPLETE REPERTORY DEUTSCH)
Feminin – Menses – häufig, zu, zu früh
Magen – Sodbrennen
Auge – Schmerzen – allgemein – Kopfschmerzen – während
Kopfschmerzen – allgemein – Erbrechen – mit
Abdomen – Schmerzen – Krampfschmerzen, Greifen
Allgemeines – Menses – agg. – vor
Magen – Schmerzen – Krampfschmerzen, kolikartig, Einschnürungsgefühl
Schwindel – geistige Anstrengung – agg.
Gemüt – Beschwerden durch – Widerspruch
Gemüt – Furcht – Misserfolg, Versagen, vor

Nux vomica C 200, einmalig 2 Glob.

Follow-up nach sieben Wochen (12. Mai 2001)

Zwei bis drei Wochen nach Mitteleinnahme Diarrhoe für zwei Tage mit darauf folgendem Brennschmerz in der Blase, besser durch Wärme und Trinken. Im Verlauf noch zwei Mal kurzes Brennen der Blase. Fünf Tage vor der Periode Mastodynie, Periodenblutung mit erträglichen Beschwerden nach 26 Tagen. In der Woche vor Beginn der nächsten Periode nach 25 Tagen depressive Stimmung, Kopfschmerzen „wie in Watte gepackt", noch anhaltende Mastodynie. Periode kaum schmerzhaft.

Verschreibung: *Nux vomica* C 200, einmalig 2 Glob.

Begründung: Die Periodenschmerzen sind deutlich gebessert, die Mastodynie ist geringer geworden. Periodenrhythmus 25 bzw. 26 Tage. Es bestehen weiterhin Beschwerden, die eine Behandlung notwendig machen.

Follow-up nach weiteren fünf Wochen (23. Juni 2001)

Nach Einnahme der Globuli keine Mastodynie mehr. Kurzzeitiges Brennen der Blase. Neun Tage vor Periodenbeginn Mastodynie, Periodenblutung (24. Zyklustag) mit sehr starken Schmerzen für zwei Tage, nimmt ASS. Zwischen den Perioden Mastodynie für eine Woche mit Migräne an einem Tag. Probezeit der Arbeitsstelle endet, es gefällt ihr dort nicht, da sie dort ihre Vorstellungen nicht durchsetzen kann und ihre Vorschläge nicht zur Kenntnis genommen werden. Sie möchte kündigen, hat aber Angst vor finanziellem Verlust durch Kündigung. Kein Sodbrennen mehr.

Verschreibung: *Nux vomica* M, einmalig 2 Glob.

Begründung: Die C 200 hatte kaum noch Wirkung, weiter Behandlungsbedarf.

Follow-up nach weiteren sieben Wochen (13. August 2001)

Die Pat. hat ihre Arbeitsstelle gekündigt. Kein Brennen in der Blase mehr, keine Mastodynie, Periode am 25. Zyklustag ohne Schmerzen, keine Depression, keine Migräne, Blähbauch deutlich besser.

Verschreibung: *Nux vomica* M, einmalig 2 Glob.
Begründung: Periodenrhythmus noch leicht verkürzt, zur Stabilisierung des Behandlungserfolgs.

Follow-up nach weiteren acht Wochen (15. Oktober 2001)

Keine Mastodynie. Periode am 27. Zyklustag. Keine Dysmenorrhoe. Einmal schwache Migräne. Kaum noch Blähungen. Kein Sodbrennen. Keine Zahnbeschwerden. Kein Ausfluss. Seit Beginn der homöopathischen Behandlung keine Soorkolpitis mehr.
Die Pat. beendet die Behandlung, da sie beschwerdefrei ist.

Telefonisches Follow-up nach weiteren zwei Monaten (11. Dezember 2001)

Leichte Mastodynie bei weiterhin regelmäßigen Zyklen, sonst keine Beschwerden. Keine Mittelgabe, da nur leichte Beschwerden vorliegen. Die Pat. ist mit dieser Behandlungsstrategie sehr unzufrieden – ein Verhalten, das zu *Nux vomica* passt.

Weiterer Verlauf

Telefonische Rücksprache mit der behandelnden Gynäkologin im April 2006: Die Pat. ist beschwerdefrei; sie hatte keine weiteren Blutungsanomalien und keine Mastodynie.

Diskussion

Nux vomica hat alle Beschwerden behoben. Insbesondere die Geistes- und Gemütssymptome führten zur Wahl des angezeigten Mittels: Ehrgeiz und Ungeduld. Leichte Gereiztheit, perfektionistisch. Lässt Zorn freien Lauf.
Differentialdiagnostisch kam *Lycopodium* in Betracht. Allerdings ist *Lycopodium* nicht so wagemutig, nicht so impulsiv und explosiv. *Lycopodium* erträgt Konflikte schlecht und vermeidet sie. Die Pat. sucht geradezu die Konfrontation.

Kasuistik 14-6: Metrorrhagie im Präklimakterium

Jutta Gnaiger-Rathmanner

Die Pat. meldet sich wegen einer akuten gynäkologischen Blutung. Bald wird jedoch deutlich, dass die Akutbehandlung nicht genügt, sondern auf eine Konstitutionsbehandlung mit Blick auf die Gesamtsituation der Pat. übergegangen werden muss.

Alter, Aussehen der Patientin

Die 45-jährige Pat. wirkt müde, hält sich trotzdem artig, lächelnd, milde und sanft. Sie hat eher weiche, rundliche Züge.
Therapiebeginn: September 2001.

Spontanbericht

Seit zehn Tagen **starke Blutungen:** hell, mit dunklen Koageln, auch nachts. Die Pat. muss alle ein bis zwei Stunden die Binden wechseln.
Seit längerem Zwischenblutungen und Kontaktblutungen unter **Beobachtung eines Zervixpolyps.** Vor zwei Monaten Kürettage. Die Blutungen persistierten jedoch und haben sogar stark zugenommen. Die Pat. will jetzt homöopathisch vorgehen.

Verschreibung

REPERTORISATION (RADAR 9.1)
Weibliche Genitalien – Metrorrhagie – hellrot – Klumpen, mit
Weibliche Genitalien – Menses – reichlich
Weibliche Genitalien – Metrorrhagie – Abort, nach
Weibliche Genitalien – Polyp – Uterus

Fallanalyse

Die akute Blutung wurde nach der aktuellen Symptomatik repertorisiert. Die Verletzung durch die Kürettage könnte der durch einen Abort gleichgesetzt werden. Also wird diese Rubrik herangezogen.

Arnica als Arznei für Verletzungsfolgen par excellence scheint unter der Rubrik „Uteruspolyp" nicht auf.
Das bewährte Akutmittel *Belladonna* rangiert ganz vorn.
Verschreibung: *Belladonna* D 4, stündlich 5 Glob. Nach zwei Tagen tritt Linderung ein, danach Dosisreduktion auf 3 × 5 Glob tgl. für einen Monat.

Follow-up nach einem Monat (Oktober 2001)

Deutliche Reduktion der Blutung, jedoch war die Pat. nur eine Woche tatsächlich blutungsfrei. Seit drei Tagen klagt sie über einen Rückfall mit wiederum massivem Blutverlust, *Belladonna* hilft kaum noch. Sie fühlt sich körperlich und seelisch erschöpft.
Wenn das Akutmittel bezogen auf die aktuellen Symptome nicht mehr wirkt, muss auf die konstitutionelle Ebene im Sinne der chronisch-miasmatischen Erkrankung eingegangen werden.

> ! Akute Krankheiten: „Schnelle Erkrankungs-Prozesse des anormal verstimmten Lebensprinzips, die ihren Verlauf in mäßiger, mehr oder weniger kurzer Zeit beenden". (Organon, § 72)
> Chronische Krankheiten: „Die wahren, natürlichen chronischen Krankheiten sind durch ein chronisches Miasma entstanden. Sich selbst überlassen und ohne den Gebrauch eines gegen sie spezifischen Heilmittels nehmen sie immer weiter zu". (Organon, § 78)

Dazu wird eine eingehende Anamnese erhoben.

Vorgeschichte

Die Pat. litt im Jugendalter an Menorrhagie. Menstruation in letzter Zeit viel zu häufig, etwa alle zwei Wochen. Immer wieder hartnäckiger Vaginalsoor.
Aus beruflichen Gründen war die Pat. zu Beginn des Sommers sehr erschöpft, dazu gab es im Urlaub Streit mit ihrem Partner. Er ist ihr zu dominant, das kann sie nicht ertragen und erinnert sie zu sehr an ihre Vergangenheit, an ihren ersten Mann und an ihre Kindheit. Die Pat. vermutet einen Zusammenhang mit den Blutungen, die sie seit dem Herbst hat. Zudem ist ihre Mutter vier Monate zuvor an einem Darmkarzinom erkrankt. Zu ihr hatte sie nie ein gutes Verhältnis, doch jetzt sorgt sie sich sehr um sie.

Familiäre Situation

Erste Ehe mit 18 Jahren, ihre Tochter stammt aus dieser Ehe. Die Ehe war nach ihrer Kindheit „das zweite Gefängnis": Alkohol, Eifersucht und Unterdrückung. Nach zehn Jahren ließ sie sich scheiden, vertraute ihre Tochter den Großeltern an und zog weit weg.
Mit 33 Jahren heiratete sie zum zweiten Mal. Kurz darauf Geburt ihres Sohnes. Sie holte auch ihre Tochter in die neue Familie. Vor fünf Jahren trennte sie sich von ihrem Mann, da er ihr und ihrer Tochter ständig Vorhaltungen machte.
Seit zwei Jahren lebt sie mit einem neuen Partner zusammen. Dieser wird vom Sohn gut angenommen. Mit diesem Mann gibt es jetzt Streit.

Kränkungen aus der Kindheit

Ein kürzlicher Besuch ihres Vaters machte ihr seine Haltung deutlich, unter der sie schon in der Kindheit gelitten hatte. Er war nie zärtlich zu ihr gewesen: „Ich halte meinen Vater nicht aus. Alles wird von ihm weggewischt. Er bestimmt in allen Angelegenheiten und vermittelt mir immer versteckte Vorwürfe. Ich empfinde rasende Wut mit Zorn, ja sogar Hass, und ich verschlucke diese Gefühle – auch heute noch."
Ambivalente Gefühle der Mutter gegenüber. Sie ordnete sich immer dem Vater unter, sogar seinem Verbot, zu ihren Kindern zärtlich zu sein. So gab es auch zur Mutter weder Nähe noch Vertrauen. „Die jüngere Schwester war mein einziger emotionaler Halt. Ich hatte viele Ängste, vor allem in der Dunkelheit".
Die Familienatmosphäre sieht die Pat. im Rückblick als bevormundend und verbietend, Gefühle wurden nicht gezeigt. Ab dem 16. Lebensjahr gab es heftige Konflikte mit den Eltern und viel Streit. Sie begann, vieles („viel Schlimmes") heimlich zu tun. Heimliche Flucht aus dem Elternhaus im Alter von 18 Jahren, begleitet von ihrem Freund, den sie dann heiratete.
Eine systemische Familienaufstellung zeigte ihr insbesondere auf: Die Eltern waren nach außen hin

„ideal", doch nach innen hin „unheimlich". Zudem fiel auf, dass im Familiengefüge viele allein erziehende Frauen – so, wie sie sich jetzt fühlt – vorkommen. Zu weiteren Ausführungen war die verschwiegene Pat. nicht bereit.

Gelenkter Bericht

Geist, Gemüt: Beruf und turbulenter Alltag in der Familie bringen sie immer wieder an den Rand der Erschöpfung mit Neigung zu Depression und innerem Zittern.
Schlaf: Schläft gut, aber oft zu wenig.
Frost, Fieber, Schweiß: Friert leicht.

Beobachtungen des Arztes

Auffallend unbestimmter und schlaffer Händedruck. Ihre Aussagen bleiben verhalten und sparsam. Die Frau wirkt verschlossen. Wichtige Dinge werden verschwiegen, weshalb es schwer ist, dem Duktus ihrer Aussagen zu folgen. Sie weiß jedoch, was sie will, und widerspricht bei Bedarf deutlich.

Diagnostik

Z.n. Kürettage bei Zervixpolyp, Hämoglobin 120 g/l (= 12,0 g/dl)

Fallanalyse

Die Pat. befindet sich in einer ausgesprochenen **Lebenskrise**, die anlässlich der Abklärung der gynäkologischen Blutung zur Sprache kommt. Sie hat viele **Enttäuschungen** und **Verluste** erlebt und steht erneut vor einer tief greifenden Entscheidung bezüglich ihrer Partnerschaft. Viele ihrer heutigen Beschwerden und Sorgen spiegeln alte Probleme wider, sodass die Kindheitsthemen mit ihren alten Verletzungen in die Symptomenauswahl einbezogen werden. Bestätigt wird dieses Vorgehen dadurch, dass die Pat. noch heute mit massiven Gefühlen auf eine Begegnung mit dem Vater und auf das Verhalten ihrer Eltern reagiert.
Im modernen Sinne ist dies als frühkindliche Traumatisierung zu werten. Hier kann die Homöopathie einen wertvollen therapeutischen Beitrag leisten. Das **auslösende traumatisierende Moment in der Biographie** (homöopathisch „Ätiologie") hat in der Bewertung der Symptome einen hohen Stellenwert. Es ist insbesondere in den Rubriken „Beschwerden durch" unter den Gemütssymptomen zu finden.
Die **Blutungen** und der **Zervixpolyp** können als eine Erkrankung angesehen werden, die auf dem Boden einer chronisch-miasmatischen Verstimmung entstanden ist. Zusammen mit dem Darmkarzinom der Mutter ist diese als sykotische Prägung anzusehen.

Verschreibung

REPERTORISATION (RADAR 9.1)
Gemüt – Beschwerden durch – Streit, Streitigkeiten
Gemüt – Beschwerden durch – Bevormundung – Kindern, bei
Gemüt – stilles Wesen
Gemüt – milde
Gemüt – Furcht – Kontrolle zu verlieren, die
Gemüt – Widerspruch – Neigung zu widersprechen
Gemüt – widerspenstig
Gemüt – geheimnistuerisch, verschlossen
Gemüt – Sorgen, voller
Gemüt – Beschwerden durch – Zorn – unterdrückter Zorn, durch
Weibliche Genitalien – Metrorrhagie – Polypen, durch

Vor *Lycopodium*, *Ignatia* und *Sepia* führt *Thuja*. Letzteres passt sehr gut zum Gesamteindruck der Pat., wie er sich in der Arztpraxis beobachten lässt (s.o.).
Lycopodium und *Sepia* verhalten sich oft ebenso verschlossen, wirken jedoch straffer und treten mit mehr Bestimmtheit auf.
Verschreibung: *Thuja* M, 3 × 5 Glob. einmalig am ersten Tag.
Anruf nach fünf Tagen: Die Blutung hat aufgehört. Der Pat. wird die weitere Beobachtung der Symptomatik im Unterbauch und insbesondere der Stimmungslage nahe gelegt.

Follow-up nach zwölf Wochen (Januar 2002)

Nachdem die Menstruation sich zunächst gut eingependelt hatte, besteht seit zwei Wochen wieder eine stärker werdende, schmerzlose Blutung. Die Pat. fragt spontan: „Kann es sein, dass ein neuerlicher Streit der Auslöser ist?"

Im Übrigen ist sie nicht bereit, über ihren Zustand zu berichten.
Verschreibung: *Thuja* M, 3 × 5 Glob. am ersten Tag.

Follow-up nach weiteren vier Wochen (Februar 2002)

Die Blutung sistiert wiederum innerhalb von zwei Tagen. Es bleibt die Kontaktblutung, doch viel geringer als vor der *Thuja*-Einnahme.
Der seelische Zustand ist ruhiger und klarer geworden. Die Pat. fühlt sich jedoch durch Beruf und Partnerschaftsprobleme sehr belastet.
Keine neue Arznei-Verordnung: Da sich der körperliche und auch der seelische Zustand verbessert haben, wird der weitere Wirkungsbogen von *Thuja* M abgewartet.

Follow-up nach weiteren fünf Monaten (Juli 2002)

Die letzten Regelblutungen verliefen normal. Zwischenblutungen treten nur noch selten auf. Vor drei Monaten wurde vom Gynäkologen eine Verschorfung der Zervix durchgeführt, was zu keinem besseren Ergebnis führte.
Der Gesamtzustand ist eindeutig besser. Die Pat. meistert ihre beruflichen Aufgaben erstaunlich gut, obwohl durch den Tod der Großmutter vor vier Monaten und den Tod der Mutter vor zwei Wochen einschneidende Ereignisse vorgefallen sind.
Verschreibung: *Thuja* M, 3 × 5 Globuli am selben Tag.
Der Pat. wird im Sinne der Seelenhygiene nahe gelegt, das innere Gespräch mit Mutter und Großmutter zu pflegen, um den Abschied sorgfältig zu vollziehen. Falls dies zu keiner Entlastung der inneren Vorwürfe gegenüber der Mutter führen kann, sollte die Pat. an eine Gesprächstherapie denken.

Follow-up (Nachlese nach drei Jahren)

Die Pat. kommt wegen Panikattacken mit Herzrasen und innerer Unruhe, die sie seit kurzem überfallen. Sie fühle sich wie ein rohes Ei – ein Bild für das Gefühl, verlassen und allein zu sein. Sie hat nur den Wunsch, sich zurückzuziehen und abzukapseln. Dieses Gefühl reicht bis in die früheste Kindheit zurück. Die Pat. weint und berichtet: Sie war immer im Krieg mit ihren Eltern, es gab keine Zärtlichkeit. Die Mutter stand immer hinter dem Vater, auch wenn er Unrecht hatte (vgl. oben „Familiäre Situation"). So war es bei ihr als Kind, so wiederholte es sich in der Rolle ihrer Eltern als Großeltern ihres Sohnes. Dieses Gefühl des Alleingelassenseins hat sie wieder eingeholt.
Die Pat. berichtet von einem eindrucksvollen, bedrängenden Traum: Sie ist schwanger, die Geburt steht bevor. Die Großmutter drängt sich auf und schickt alle anderen Personen weg. Dann verlässt auch diese den Raum. Erst, als der Freund kommt, fühlt sich die Pat. im Traum entspannt und bereit zum Gebären. Dieser Traum erschreckt sie und zeigt der Pat. ihr konfliktreiches, ambivalentes Verhältnis zum mütterlichen Element in ihrem Leben auf.
Seit dem Tod der Mutter gibt es allerdings eine große Sehnsucht nach ihr und gleichzeitig Vorwürfe an sie: Warum hat die Mutter ihre Tochter im Stich gelassen durch ihren zu frühen Tod im Alter von 72 Jahren? Das kann die Pat. nicht überwinden, und sie ertappt sich dabei, dass sie der Mutter dafür innerlich Vorwürfe macht.
Nebenbemerkung: Vor zwei Jahren, im Alter von 46 Jahren, trat die Menstruation zum letzten Mal auf. Seitdem ist keine gynäkologische Blutung mehr aufgetreten. Das Klimakterium macht ihr keine Probleme.
Von ihrem Partner lebt die Pat. inzwischen getrennt, hat aber noch Kontakt zu ihm.

Fallanalyse

Um die gesamte Symptomatik des aktuellen Zustandes samt den biographischen Zusammenhängen zu erarbeiten, waren insgesamt drei Gesprächstermine erforderlich. Nur stockend war die Pat. bereit, sich in ihren inneren Empfindungen mitzuteilen. Es war wie ein gemeinsames vages Vortasten in verborgene, unbekannte Bereiche, die sich hinter den Angstanfällen allmählich erfassen ließen und erlaubten, Worte für ein tiefes inneres Seelenerleben zu finden. Eine große Verletzlichkeit („wie ein rohes Ei"), Hilf-

losigkeit und ein tiefes Gefühl der Verlassenheit waren dabei die auffallendsten Symptome – zusammen mit der beschriebenen Ätiologie aus der Kindheit. Dabei dreht sich alles um die Suche und Sehnsucht nach dem Schutz der Mutter.
Dieser Eindruck wurde wie folgt in die Repertoriumssprache umgesetzt.

Verschreibung

REPERTORISATION (RADAR 9.1)
Gemüt – Mutterfixierung
Gemüt – Beschwerden durch – Vernachlässigung, durch – Mutter, durch die
Gemüt – verlassen zu sein – Gefühl – Isolation, Gefühl von
Gemüt – Wahnideen – allein zu sein – Welt; allein auf der
Gemüt – Wahnideen – vernachlässigt – er würde vernachlässigt
Gemüt – Traurigkeit – Denken – Mutter, an die
Gemüt – Wahnideen – Glas – sie sei aus
Gemüt – Wahnideen – Körper – zerbrechlich, er sei
Träume – Geburt
Träume – Geburt – quälend, qualvoll

Es führt die „Mutterarznei per se“, nämlich *Lac humanum,* die Muttermilch. Sie wird in der Potenz C 200, 3 × 5 Glob. am ersten Tag verordnet.
Zum Vergleich, in den folgenden Rängen, scheinen *Pulsatilla* und *Platinum* auf. Darauf folgt Thuja, das in den angeführten Wahnideen ganz vorne steht.

Verlauf

Eine Woche lang fühlt sich die Pat. wie krank, mit zervikaler Lymphknotenschwellung und gehäuften Angstattacken mit dem tiefen Gefühl der Verletzlichkeit und Verlassenheit. Viele Erinnerungen an ihre Kindheit, viel innerer Dialog mit Mutter und Großmutter. Altes Symptom: Die Pat. erinnert sich daran, dass auch die Lymphknotenschwellung in die Zeit der Kindheit gehörte.
Innerhalb der nächsten vier Monate wird die *Lac humanum* C 200 noch einmal wiederholt. Danach geht es ihr zum ersten Mal „sehr gut“. Die täglichen Belastungen gehen ihr nicht mehr so nahe. Das Herz bleibt ruhig. Sie fühlt sich, nach langem Nachdenken und Besinnen, versöhnt mit ihren Eltern. Sie konnte innerlich von der Mutter Abschied nehmen und weiß sie im Jenseits geborgen. Vom Vater hat sie sich innerlich distanziert, sodass er sie nicht mehr so sehr verletzen kann. Sie sieht diesen Fortschritt besonders im Vergleich mit ihrer Schwester, die noch sehr um eine freie Haltung gegenüber den Eltern ringen muss.
Die Ängste sind viel leichter geworden. Wenn sie auftauchen, dann nur noch kurz und harmlos.

Diskussion

Thuja hat die Pat. eine Phase lang erfolgreich begleitet, hat die Blutungen gestillt und eine erste Stärkung des Seelenzustands bewirkt, um den aktuellen Anforderungen standzuhalten. Es war eine miasmatisch passende Verordnung.
Die Belastung aus der frühen Kindheit, die die Pat. mehrmals angesprochen hat und die letztlich zu den Panikattacken geführt hat, ist erst durch die „Mutter-Trauma-Arznei“ *Lac humanum* zur Heilung gekommen. Bestätigt wird diese Arzneimittelwahl durch die deutliche Erstreaktion. Insofern kann diese tief greifende Arznei als ein Folgemittel von *Thuja* gesehen werden. Das wird sich bei dieser noch neuen, wenig bekannten Arznei erst durch die Praxis bestätigen müssen.

Kasuistik 14-7: Zyklusunregelmäßigkeit

Michael Frass

Alter, Aussehen der Patientin

33-jährige Pat., mittelgroße Statur, braune Augen und Haare, blasses Gesicht, Brillenträgerin.
Therapiebeginn: 15. Juli 1993.

Vorgeschichte

Die Pat. erscheint unvermittelt zwischen Tür und Angel mit der dringenden Forderung nach sofortiger Behandlung. Aus Zeitmangel erfolgt nur eine kurze, „schlampige“ Anamneseerhebung. Keine schweren Vorerkrankungen.

Spontanbericht

Ende Juni **Ausbleiben der Regel** ohne bestehende Schwangerschaft, die mittels Hormontests ausgeschlossen werden konnte. Bisher immer regelmäßige Zyklen. Menarche kurz vor dem 10. Lebensjahr, vom 19. bis zum 28. Lebensjahr Einnahme der Pille. Große Sorge bei der Pat. über ihren aktuellen Zustand.

Familienanamnese, Anfälligkeiten

Aus Zeitmangel nicht erhoben.

Schicksalsschläge, Kränkungen, Demütigung, Verlust

Unmittelbar zuvor hat der Partner die mehrjährige Beziehung beendet. Trotz Bemühungen der Pat. war der Freund nicht umzustimmen.

Die Pat. fühlt sich von der Trennung sehr getroffen, ist traurig, denkt über die verlorene Beziehung nach, leidet sehr darunter, kann aber nicht weinen und möchte sich nicht mitteilen.

Gelenkter Bericht

Keiner.

Diagnostik

Es erfolgte lediglich eine (negative) Schwangerschaftsdiagnostik.

Fallanalyse

Im Vordergrund dieses Falles steht die **enttäuschte Liebe**, welche **die Pat. sprachlos** macht und in **stiller Trauer** zurücklässt. Die Trennung und ihre Folgen sind offensichtlich der Grund für das Ausbleiben der Regel bei der ansonsten gesunden Frau.

Verschreibung

REPERTORISATION (SYNTHESIS 7.0)
Gemüt – Beschwerden durch – Kummer
Gemüt - Kummer – still
Gemüt - Kummer – still, Liebe; aus enttäuschter
Gemüt – Beschwerden durch – Liebe; enttäuschte
Weibliches Genitale - Menses fehlend

Ignatia C 200, einmalig 5 Glob.

Follow-up nach sechs Wochen (29. August 1993)

Wiedereintreten der Regelblutung drei Tage nach der Mittelgabe (18. Juli), fünf Tage sehr stark anhaltend. Nächste Monatsblutung wieder regelmäßig am 14. August.

Die Pat. berichtet außerdem chronologisch von folgenden Symptomen, die in ihrem Auftreten der Hering'schen Regel (s. u.) folgen:

Rippenschmerzen linke Thoraxhälfte im Bereich der 10.–12. Rippe zwei Tage nach Mitteleinnahme (dabei handelte es ich um das Wiederauftreten eines alten Symptoms: Rippenprellung und Brustquetschung bei einem Autounfall vor acht Jahren), die nach zwei Tagen wieder abklingen.

Nervosität mit Herzrhythmusstörungen (22. bis 24. Juli), die bereits vor 15 Jahren rezidivierend aufgetreten waren (Tonsillektomie). Die akuten Beschwerden sind bisher die intensivsten.

Erneut **Rippenschmerzen und Verspannungen**, die nach einer Massage verschwinden.

Ekzem an beiden Oberarmen, das in ähnlicher Form vor etwa acht Jahren nach dem Besuch eines chlorhaltigen Bades aufgetreten war. Diese Symptomatik passt nicht genau in den zeitlichen Ablauf.

Schluckbeschwerden, „als ob die Mandeln noch drinnen wären".

Symptome einer **Sehnenscheidenentzündung** an den Handgelenken. Auch hier handelte es ich um das Wiederauftreten eines alten Symptoms vor 15 Jahren.

Schmerzen und Jucken im linken Knie, ähnlich dem Jucken einer Narbe (als junges Mädchen Sturz mit Durchdringung eines Nagels am Knie)

Druck im linken Schienbein (vor 20 Jahren Prellung des linken Schienbeins beim Einsteigen in eine Straßenbahn).

Schwere Depressionen Anfang August für zwei Tage plötzlich schwerer depressiver Zustand, als ob sie „in ein Loch" fiele. Pat. bringt dies in Zusammenhang mit dem Tod ihres Vaters vor 20 Jahren, über den sie damals zunächst nicht weinen konnte (s. u. Hering'sche Regel: Symptome treten beim Heilungsprozess in umgekehrter Reihenfolge ihres Erscheinens auf).

Allgemeinbefinden (Ende August): Die Pat. fühlt sich sehr gesund, sie hat eine neue Beziehung begonnen.

Follow-up nach weiteren vier Monaten (Dezember 1993)

Die Regel ist nach wie vor unauffällig und regelmäßig. Die anderen Symptome, wie Ekzem, Sehnenscheidenentzündung, Schluckbeschwerden usw. sind seither nicht mehr wieder aufgetreten.

Diskussion

Der Fall beschreibt einen Heilungserfolg, obwohl er nicht nach der klassischen Methode der sorgfältigen Anamnese und Repertorisation behandelt wurde.

Hochpotenzen

Der Fall ist ein Beispiel für die Wirkung von Hochpotenzen ohne Hinweis auf Placeboeffekt oder Suggestion: Ein Heilerfolg konnte erzielt werden, obwohl beim flüchtigen Erstgespräch die Familienanamnese und Vorerkrankungen nicht zur Sprache kamen und die soziale, berufliche und persönliche Vorgeschichte nur gestreift werden konnte. Arzt und Pat. sind nicht näher miteinander bekannt, sodass eine Suggestion zwischen Arzt und Pat. ausgeschlossen werden kann.

Hering'sche Regel

Die im Sinne der Hering'schen Regel wieder hervorgetretenen Symptome sind ein eindeutiges Indiz für die tief greifende Wirkung des Mittels.

MERKE

Die Hering'sche Regel besagt, dass Krankheiten
- von innen nach außen,
- von oben nach unten,
- vom lebenswichtigen zum weniger wichtigen Organ,
- in der umgekehrten Reihenfolge ihres Entstehens heilen.

Die Gültigkeit der Hering'schen Regel wird unter Homöopathen kontrovers diskutiert. Einige Kollegen konnten sie „noch nie" beobachten, andere ziehen ihre Mittelwahl in Frage, wenn die Heilung nicht im Sinne der Hering'schen Regel verläuft. Schon Hahnemann hat jedoch die spezielle Abfolge bei der Rückbildung der Symptome einer chronischen Krankheit beobachtet: „Die neuerlichst hinzugekommenen Symptome einer [...] chronischen Krankheit weichen in der antipsorischen Kur am ersten, die ältesten und immer am beständigsten und unveränderlichsten gebliebenen Übel aber am spätesten [...]". (CK, S. 168)

Hahnemann beschreibt im Zusammenhang mit der Besprechung der Psora die verschiedenen Arten der krankhaften Hautveränderungen (CK, S. 13) und die Folge der Lokalbehandlung (Unterdrückung) mit Aufzählung der dadurch entstehenden Geistes-, Gemüts- und Körperkrankheiten (CK, S. 14 ff.). Außerdem zur Rückkehr von Hautsymptomen: „Bei einigen kräftigen Krätz-Kranken treibt die Lebenskraft, dem Naturgesetz, auf welchem sie beruht, zufolge [...] den anscheinend von der Haut mittels Krätzsalben und Purganz vertilgten Ausschlag nach einigen Wochen wieder auf die Haut" (CK, S. 19/2). Besserung im Sinne eines zentrifugalen Krankheitsverlaufs von innen nach außen wird von Hahnemann anhand von Beispielen verdeutlicht: „Ein 13-jähriger Knabe, von Kindheit an mit Kopfgrinde beladen, ließ sich ihn von seiner Mutter vertreiben, worauf er binnen 8, 10 Tagen an Engbrüstigkeit, heftigen Glieder-, Rücken- und Knieschmerzen sehr krank ward und nicht eher genas, als bis nach einem Monate der Krätze-Ausschlag über den ganzen Körper ausbrach". (CK)

Somit wurden zwei Punkte der Hering'schen Regel (Heilung in umgekehrter Reihenfolge und von oben nach unten) bereits von Hahnemann beobachtet und in den „Chronischen Krankheiten" niedergeschrieben. In der ersten englischsprachigen Ausgabe der „Chronischen Krankheiten" aus dem Jahr 1846 wiederholt Hering in der Einleitung exakt die Beobachtung Hahnemanns, dass bei einer psorischen Krankheit die Symptome in der umgekehrten Reihenfolge ihres Auftretens verschwinden, und dass Schmerzen üblicherweise (aber nicht immer), von oben nach unten verschwinden.

Der oben dargestellte Fall ist natürlich homöopathisch „angreifbar", da die Anamnese unvollständig ist. Beim ersten Mal konnte die Pat. aus Zeitgründen keine genaueren Angaben machen. Die detaillierten Beobachtungen traten erst nach der Einnahme des Mittels zu Tage. Diese erstaunliche Beobachtung ist in der Praxis häufiger anzutreffen: Patienten erinnern sich erst nach/durch die Mitteleinnahme an Vergangenes, was schon fast vergessen war. Alle im Verlauf beobachteten Symptome bestanden selbstverständlich schon früher, sind dann verschwunden, nie richtig ausgeheilt und schließlich im Hering'schen Sinne einer Heilung wieder kurzzeitig hervorgetreten. Der Bericht der Pat. folgte spontan und ohne Suggestivfragen, genau der Hering'schen Regel entsprechend – ein sicheres Zeichen für den behandelnden Homöopathen für eine Reaktion auf das verabreichte Mittel.

Die Symptome sind später nicht wieder aufgetreten, d.h., nach homöopathischem Verständnis ist eine Heilung durch die künstlich herbeigeführte Krankheit eingetreten.

Homöopathische Literatur

Allen JH: Die chronischen Miasmen, Barthel & Barthel, Schäftlarn 1996

Ärztegesellschaft für Klassische Homöopathie (ÄKH), Patienteninformation zur Placebo-Diskussion. Homepage www.aekh.at

Becker J: Lac humanum, Kursmitschrift 2001

Clarke JH: Der neue Clarke – Eine Enzyklopädie für den homöopathischen Praktiker. Übers. v. Vint P. Stefanovic, Bielefeld 1996

Coulter CR: Portraits homöopathischer Arzneimittel II, 4. Aufl. Haug, Heidelberg 2004

Hahnemann S: Die chronischen Krankheiten, 2. Nachdr. der Ausgabe 1835 Haug, Stuttgart 1979

Hahnemann S: Die Theorie der chronischen Krankheiten, Barthel & Barthel, Schäftlarn 1982

Hahnemann S: Organon der Heilkunst, Neufassung der 6. Aufl., hrsg. v. Schmidt JM. Elsevier/Urban & Fischer 2004

Hahnemann S: Organon der Heilkunst, Standardausgabe der 6. Aufl., hrsg. v. Schmidt JM, Haug, Heidelberg 1999

Kent JT: Kents Arzneimittelbilder. Vorlesungen zur homöopathischen Materia medica. Haug, Heidelberg 1988

Kent JT: Zur Theorie der Homöopathie, Vorlesungen über Hahnemanns Organon, Haug, Stuttgart 1996

Laborde Y, Risch G: Die hereditären chronischen Krankheiten, Müller & Steinicke, München 1998

Sankaran R: Die Seele der Heilmittel, Homoeopathic Medical Publishers, Mumbai, 2000

Sankaran R: Die Substanz der Homöopathie, Homeopathic Medical Publishers, Mumbai 1996

Smith T: Lac maternum and mother earth, Homeopathic Links, Millenium 1999(12):255–261

Timmerman A: Lac humanum – Versorgt werden oder versorgen, in: Die Milchmittel der Materia Medica, Homeolinks, Haren 2002

Zandvoort R v (Hrsg.): Complete Repertory deutsch, Übers. v. Droege H. Institute for Research in Homoeopathic Information and Symptomatology, Leidenscham 1998

15 Erkrankungen von Vulva und Zervix

15.1 Untersuchung der Vulva

Die Beurteilung der Vulva ist nach wie vor ein „Stiefkind" der gynäkologischen Untersuchung. Nur eine genaue Kenntnis der normalen Vulva ermöglicht es, pathologische Veränderungen sicher zu erkennen und einzuschätzen. Die Grundlage dafür sollte für jeden Gynäkologen eine angemessene Inspektion auch bei beschwerdefreien Frauen im Rahmen der gynäkologischen Routineuntersuchung sein.

15.1.1 Vulvoskopie

Bei Verdacht auf pathologische Veränderungen sollte die Vulva im Kolposkop in vier- bis zehnfacher Vergrößerung betrachtet werden. Die Identifikation von dysplastischen Arealen kann durch 3%ige Essigsäure deutlich erleichtert werden. Vulväre epitheliale Neoplasien (VIN, ☞ III.15.3.2) sind unter Verwendung von Essigsäure sehr plastisch erkennbar. Für den ungeübten Untersucher bietet sich die Applikation von 1%igen Toluidinblau (Collins-Test) an. Bei kerntragenden Zellen an der Oberfläche wie bei intraepithelialen Neoplasien, aber auch bei Entzündungen färben sich die betroffenen Areale blau an. Dieser Test ist sensitiv, jedoch unspezifisch. Normales verhornendes Plattenepithel färbt sich nicht an. (Joura 1998)

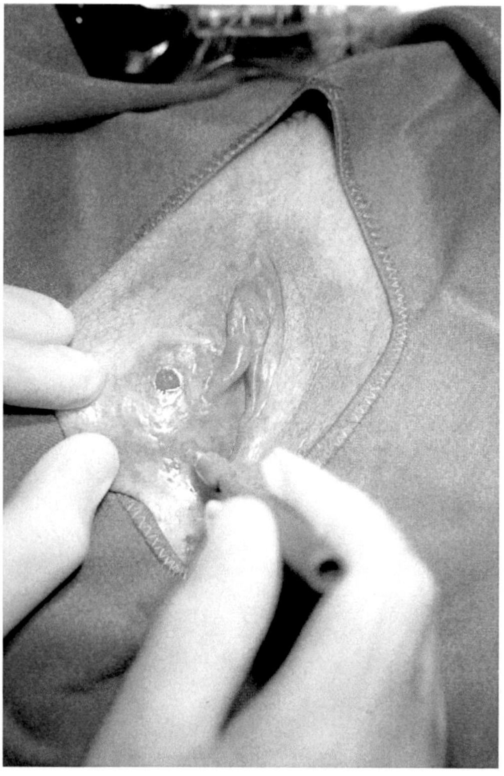

Abb. III.15-1: Biopsie der Vulva.

15.1.2 Biopsie

MERKE

Liegen pathologische Veränderungen am Epithel der Vulva vor, müssen diese bioptisch abgeklärt werden. Dies hat insbesondere dann zu erfolgen, wenn die Diagnose mit rein klinischen Mitteln nicht gestellt werden kann.

Bewährt hat sich die Verwendung von Vier-Millimeter-Stanzen. Diese sind für die Patientin wenig belastend und bieten dem Pathologen ausreichend große Gewebestücke zur histologischen Beurteilung. Die Biopsiestelle muss nicht genäht werden, eine Verschorfung mit einem Silbernitrat-Stift ist ausreichend.
Aufgrund ihrer niedrigen Sensitivität bringt die Zytologie an der Vulva keine befriedigenden Ergebnisse. Im Falle eines irregulären Ergebnisses muss ohnehin eine bioptische Abklärung durchgeführt werden. Die Histologie ist der goldene Standard der klinischen Diagnostik, dieser sollte auch in Anbetracht des steigenden forensischen Druckes immer angestrebt werden. Mit der **Stanzbiopsie** (☞ Abb. III.15-1) liegt eine einfache, wenig belastende und aussagekräftige Methode vor.

15.2 Dermatosen der Vulva

15.2.1 Lichen sclerosus

Der Begriff Lichen sclerosus (Lichen = Flechte) ersetzt ältere, zum Teil noch verwendete Begriffe wie z. B. Craurosis vulvae. Die Terminologie wurde 1989 von der International Society for the Study of Vulvovaginal Disease (ISSVD) festgelegt. Damit sind ältere Begriffe für diese Erkrankung obsolet.

Epidemiologie und Ätiologie

Die Ursache für den Lichen sclerosus ist unbekannt. **Autoimmunologische und hormonelle Faktoren** sind wahrscheinlich, auch **familiäre Faktoren** werden vermutet. Es handelt sich um eine degenerative Veränderung der Haut, die in jedem Alter auftreten kann. Neben der Vulva kann sich Lichen sclerosus auch an anderen Hautarealen (z. B. am Stamm) manifestieren. Der Altersgipfel liegt bei postmenopausalen Frauen im sechsten und siebten Lebensjahrzehnt.

Karzinomrisiko: Der Lichen sclerosus selbst ist keine Präkanzerose, allerdings ist für die Patientin das Risiko für ein Plattenepithelkarzinom der Vulva (☞ III.20.1) deutlich erhöht (ca. 4%). Ursache dafür dürfte die chronische lokale Reizung beim schlecht behandelten Lichen sclerosus sein. Aufgrund des nicht unbeträchtlichen Risikos empfehlen sich regelmäßige klinische Untersuchungen.

Klinik und Diagnostik

Die meisten Frauen kommen wegen eines **chronischen Juckreizes** in die Sprechstunde. Häufig sind Anamnesen, die über mehrere Monate bis Jahre zurückreichen, oft verbunden mit mehreren inadäquaten Therapieversuchen (Antimykotika, Östrogensalben). Bei der klinischen Untersuchung sieht man eine **Abblassung der Haut**, die Haut erscheint zudem deutlich verdünnt. Diese Veränderungen können die gesamte Vulva und den Perianalbereich erfassen. Beim Fortschreiten der Erkrankung kommt es zu einem **Schrumpfen der kleinen Labien** und zu einer **Stenosierung des Scheideneingangs sowie im Klitorisbereich** (☞ Abb. III.15-2). Dies kann zu ausgeprägten Störungen in der Sexualität führen.

Histologisch findet man eine Atrophie der Epidermis mit einer Aufhebung der papillären Verzahnung zwischen der Dermis, weiterhin kommt es zu einer Hyalinisierung und entzündlichen Infiltration des Stromas.

Therapie

Therapie der Wahl sind hochpotente **topische Steroide** der Klasse IV. Clobetasolpropionat 0,05% (Dermovate®) führt in über 90% der Fälle zur Heilung oder zumindest zu einer Verbesserung des Zustandsbildes. Die Behandlung sollte über einen Zeitraum von vier Wochen täglich durchgeführt werden, danach für vier weitere Wochen jeden zweiten Tag. Anschließend Ausschleichen der Therapie. Eine fetthaltige Pflegesalbe, intermittierend angewendet, verbessert das therapeutische Ergebnis und schützt das empfindliche Epithel. Bei rezidivierenden Beschwerden ist es möglich, auf ein niederpotentes Steroid umzusteigen. Bei therapieresistenten Beschwerden ist die Anwendung von Tacrolimus (Protopic®) möglich (Neill 2001, Assmann 2003).

Obsolet sind Östrogencremes, da an der Vulva keine Östrogenrezeptoren nachgewiesen sind, eine Behandlung mit 2%igem Testosteronpropionat führt zu deutlichen Nebenwirkungen und nur zu einem sehr mäßigen therapeutischen Effekt (Joura 1997, Kohlberger 1998).

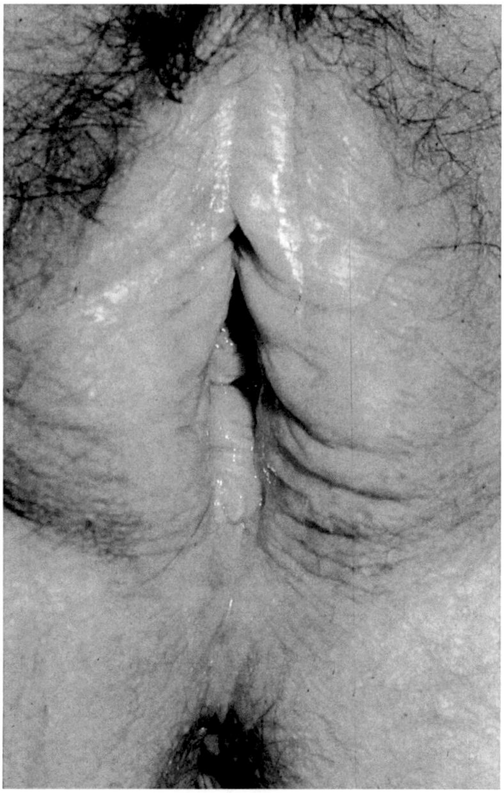

Abb. III.15-2: Lichen sclerosus.

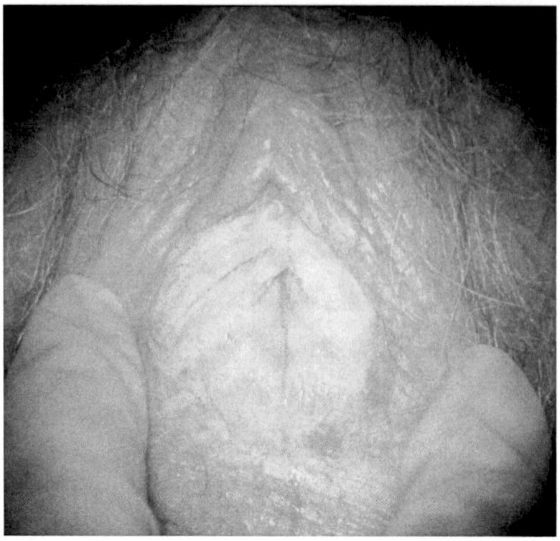

Abb. III.15-3: Lichen simplex chronicus.

Die chirurgische Therapie des Lichen sclerosus ist ebenfalls verlassen, bei Stenosen des Scheideneinganges sind plastische Korrekturen jederzeit möglich.

15.2.2 Lichen simplex chronicus

Klinik und Diagnostik

Aufgrund einer chronischen Reizung des vulvären Epithels kann es zu einer epithelialen Hyperplasie kommen (☞ Abb. III.15-3). Das **Epithel** ist **weißlich verdickt**. Diese Veränderung findet man auch häufig bei chronischem Lichen sclerosus. Bei den hyperkeratotischen Arealen liegen nicht selten **beginnende dysplastische Veränderungen** vor. Eine bioptische Abklärung ist daher unbedingt zu empfehlen.

Therapie

Therapie der Wahl sind **topische Steroide** (Clobetasol, Dermovate®), die den entzündlichen Prozess unterbrechen. Tritt keine Verbesserung ein, ist die histologische Abklärung obligat, da in diesen Fällen eine andere Diagnose wahrscheinlich ist.

15.2.3 Lichen planus

Klinik und Diagnostik

Der Lichen planus der Vulva (☞ Abb. III.15-4) ist eine seltene Erkrankung unbekannter Ätiologie. Histologisch liegen subepitheliale lymphozytäre Infiltrate vor. Makroskopisch findet man meist **rotbraune, scharf abgegrenzte Veränderungen am Scheideneingang**, auch in die Scheide hineinreichen und dort eine erosive Form annehmen können. Die Erkrankung verursacht eine deutliche Einschränkung der Lebensqualität und macht Kohabitationen unmöglich. Die Patientinnen leiden zum Teil unter sehr **starken Schmerzen**. Häufig findet man beim Lichen planus **Veränderungen an der Wangenschleimhaut** (Wickham-Streifen) sowie am **Zahnfleisch**. Die Patientinnen geben meistens chronische Zahnprobleme an (☞ Abb. III.15-5).

Therapie

Die Therapie erfolgt mit hochpotenten **topischen Steroiden** (Clobetasol, Dermovate®). Bei vaginalen Läsionen kann auch ein Steroid-Schaum verwendet werden (Colofoam®). Da die Therapie häufig sehr schwierig ist, sollte sie in Zusammenarbeit mit Dermatologen erfolgen (Conrotto 2006).

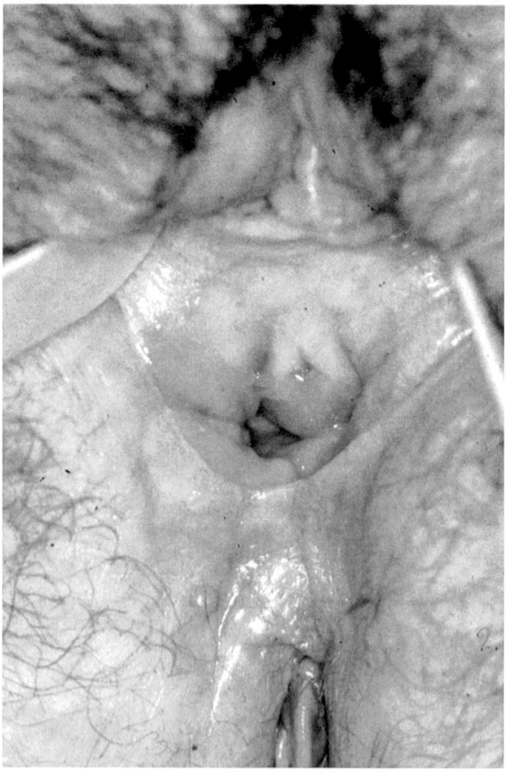

Abb. III.15-4: Lichen planus.

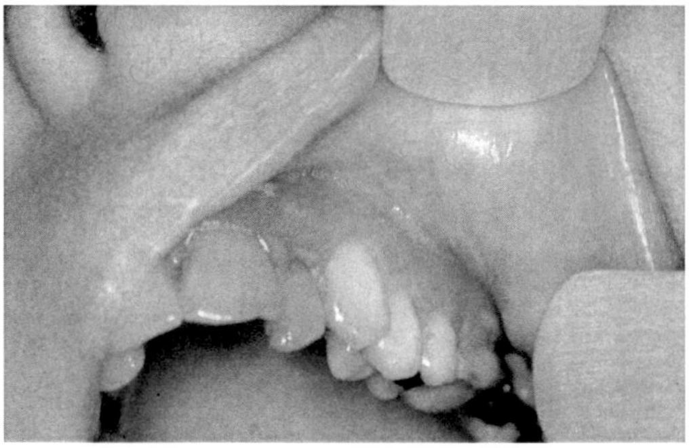

Abb. III.15-5: Zahnfleischveränderungen beim Lichen planus.

15.2.4 Psoriasis

Tritt die Psoriasis an der Vulva auf, findet man wie an anderen Körperstellen die typisch **schuppenden, rotbraunen Hautveränderungen**. Die Diagnose wird meist noch dadurch erleichtert, dass schon eine Psoriasis bei der Patientin bekannt ist. Die Diagnostik sollte bioptisch abgesichert werden. Es empfiehlt sich, die Therapie in Zusammenarbeit mit einem Dermatologen durchzuführen.

15.2.5 Morbus Paget der Vulva

Der extramammäre M. Paget der Vulva geht mit einer **Proliferation von atypischen apokrinen Drüsenzellen** einher. Im Gegensatz zum mammären M. Paget ist die vulväre Form (☞ Abb. III. 15-6) nur in 25% der Fälle mit einem Adenokarzinom assoziiert. Diese Malignome entstehen im Bereich der Bartholinischen Drüsen, der Schweißdrüsen und perianal. Die Läsion liegt intraepithelial, eine Mikroinvasion kann immer wieder festgestellt werden. Fernkarzinome in der Brust sind ebenfalls möglich.
Betroffen sind postmenopausale Frauen. Die histopathologische Diagnose wird aufgrund von Paget-Zellen und/oder immunhistochemischen Färbungen gestellt. Die Patientinnen präsentieren sich mit **nässenden, ekzematösen Veränderungen** und **Juckreiz.** Eine weite lokale **Exzision** ist die Therapie der Wahl; an **assoziierte Adenokarzinome** ist zu denken.

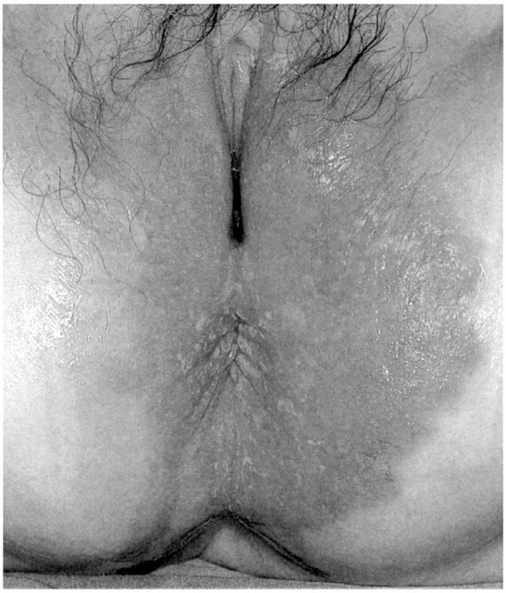

Abb. III.15-6: M. Paget der Vulva.

15.3 Virale Infektionen an der Vulva

15.3.1 Herpes genitalis

Herpes genitalis wird meist durch Herpes-simplex-Viren, Serotyp 2 (HSV 2), ausgelöst. Die Übertragung erfolgt in der Regel auf sexuellem Weg. Bei 10–25% der Patienten finden sich extragenitale Manifestationen (Pneumonie, Hepatitis, Meningitis).

Diagnostik

Bei der Erstinfektion klagen die meisten Frauen über **starke Schmerzen.** Es finden sich zunächst **gruppenförmig angeordnete Bläschen,** die von einer **Rötung** umgeben sind. Nach dem Aufplatzen konfluieren die Bläschen. Ab dem ersten Auftreten der Läsionen ist die Patientin für zwei bis drei Wochen infektiös. Reinfektionen verlaufen meist deutlich milder und kürzer, sie sind mitunter sogar asymptomatisch.
Zur Sicherung der Diagnose stehen die zytologische Untersuchung und die Virusisolierung in der Gewebekultur zur Verfügung. Die Polymerase-chain-

reaction (PCR) kann durch Amplifikation bereits geringe Mengen an Virusgenom nachweisen.

Therapie

Die Therapie muss frühzeitig bereits beim Auftreten der allerersten Symptome durchgeführt werden. Therapie der Wahl ist **Valaciclovir** (Valtrex®), 2 × 1000 mg, 5 Tage peroral. In der infektiösen Periode kann eine prophylaktische Behandlung des Sexualpartners durchgeführt werden.

Herpes und Schwangerschaft

Im ersten Trimenon sollten Virostatika nur unter strenger Indikation gegeben werden, obwohl eine Teratogenität nicht bekannt ist. Eine Therapie mit **Aciclovir** (Zovirax®), 3 × 400 mg peroral über 7 – 10 Tage, ist möglich. Kommt es zu einer Erstmanifestation in unmittelbarer Nähe zum Geburtstermin, muss aufgrund des **vertikalen Transmissionsrisikos** eine **elektive Sectio** unter begleitender intravenöser Aciclovir-Gabe erfolgen. Nach abgeschlossener Therapie, Abheilung der Läsionen und einem Intervall von drei Wochen ist eine vaginale Geburt möglich, sofern dies die Patientin nach ausführlichem Aufklärungsgespräch unbedingt wünscht.

Eine **Herpes-Enzephalitis beim Neonaten** ist mit einer Letalität von mehr als 50% verbunden. Beim rezidivierenden Herpes ist das Transmissionsrisiko deutlich geringer, in diesem Fall sollte der Geburtsmodus in Absprache mit der werdenden Mutter gewählt werden.

15.3.2 HPV-assoziierte Veränderungen an der Vulva

Genitale Warzen (Condylomata accuminata, spitze Kondylome)

Epidemiologie

Kondylome (☞ Abb. III.15-7) werden durch humane Papillomaviren (HPV), Stamm 6 und 11, ausgelöst. Die Prävalenz in der Bevölkerung liegt bei 1%, Männer sind häufiger betroffen als Frauen. In den vergangenen beiden Jahrzehnten wurde eine Zunahme der genitalen Warzen beobachtet. Der Altersgipfel liegt zu Beginn des dritten Lebensjahrzehnts.

Diagnostik

Die meisten Patientinnen erkennen die Warzen selber. Die Diagnose durch eine klinische Untersuchung ist leicht zu stellen. Das Ausmaß reicht von **einigen kleinen Warzen** über ausgedehnte **Kondylomrasen** (☞ Abb. III.15-7) bis hin zu so genannten **Buschke-Löwenstein-Tumoren.**

> ! **Cave:** Am vorderen Teil des Scheideneingangs finden sich bei vielen Frauen zarte, filiforme Strukturen, die bei stärkerer Ausprägung manchmal mit Kondylomen verwechselt werden. Es handelt sich hierbei um eine normale Mikroanatomie ohne Behandlungsbedarf.

Therapie

An klinischen Therapien stehen **Imiquimod** (Aldara®) sowie **Podophylotoxin** (Condylox®) zur Verfügung. Die topischen Behandlungen eignen sich jedoch nur für kleinere Läsionen, mit einer Behandlungsdauer von mehreren Wochen ist zu rechnen.

Die effizienteste Methode zur Beseitigung von Kondylomen ist die **Destruktion mit Laser**. Da der Laser hinsichtlich der Tiefenwirkung sehr gut zu kontrollieren ist, ist die Vaporisation mit Laser einer Elektrokoagulation bei weitem vorzuziehen.

HPV-Impfung

Ab 2007 werden zwei Impfstoffe zur Vorbeugung von Infektionen mit humanen Papillomaviren (HPV) zur Verfügung stehen. Einer der beiden Impfstoffe ist quadrivalent **(Gardasil®)** und beugt gegen Infektionen mit den Stämmen HPV 6 und 11 vor (90% der Kondylome) sowie gegen die Stämme HPV 16 und 18 (Verursacher der meisten prämalignen Veränderungen an der Vulva und ca. drei Viertel aller Zervixkarzinome). Der zweite Impfstoff ist bivalent **(Cervarix®)** und beugt nur den onkogenen HPV-Stämmen 16 und 18 vor.

Die Effektivität in der Prophylaxe liegt bei 100%. Es ist zu erwarten, dass es bei einer entsprechenden Durchimpfungsrate zu einer deutlichen Verringerung der Prävalenz von HPV- assoziierten Veränderungen kommen wird (Villa 2005).

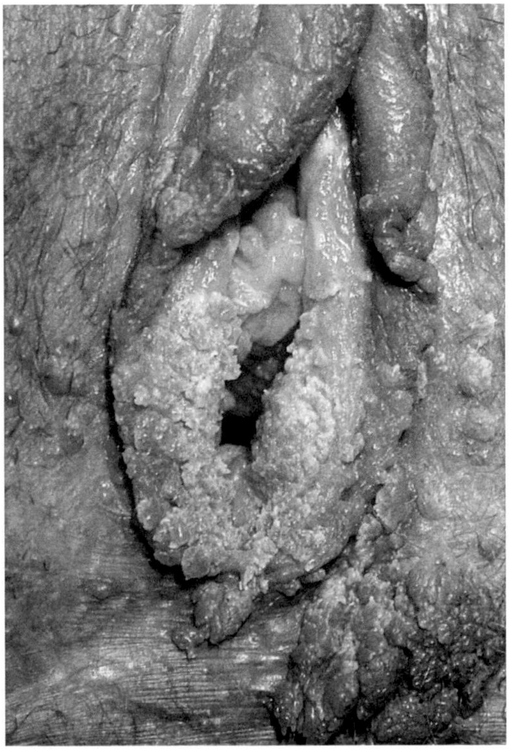

Abb. III.15-7: Kondylome.

Vulväre intraepitheliale Neoplasien (VIN)

Der Begriff „Vulväre intraepitheliale Neoplasie“ ersetzt Begriffe wie „Morbus Bowen“, „bowenoide Papulose“ und andere Bezeichnungen für höhergradige Dysplasien. Analog zu den cervikalen intraepithelialen Neoplasien (☞ III.19.1) werden die VIN in die Grade I bis III eingeteilt. VIN III entspricht dem Oberflächenkarzinom, VIN I meist nur einem unspezifischen HPV-Effekt des Epithels. Laut neuester Terminologie der Society for the Study of Vulvovaginal Disease (ISSVD) soll die Diagnose VIN I aufgrund der schlechten Reproduzierbarkeit in Zukunft nicht mehr gestellt werden (Sideri 2005).

Epidemiologie

Vulväre intraepiteliale Neoplasien werden durch onkogene Papillomaviren erzeugt (meist HPV 16). In den vergangenen beiden Jahrzehnten haben die Oberflächenkarzinome der Vulva insbesondere bei jüngeren Frauen deutlich zugenommen. Risikofaktoren sind Nikotinabusus, Immunsuppression und HIV-Infektion. Andere rezidivierende genitale Infektionen erhöhen ebenfalls das Risiko. Durch das zunehmende Auftreten der VIN kommen auch HPV-assoziierte Vulvakarzinome bei jüngeren Frauen häufiger vor. Zirka 20% der Frauen mit invasivem Vulvakarzinom sind heute unter 50 Jahre alt (Joura 2000, 2002).

Diagnostik

Frauen mit einer höhergradigen VIN geben **Schmerzen** oder **Juckreiz** an, meist kommt es zu einer Störung der Sexualität. Die Morphologie von VIN-Läsionen ist sehr heterogen, es finden sich **weißliche, rötliche** und **bräunliche Läsionen** (☞ Abb. III.15-8 bis III.15-10).

Die Läsionen sind mit bloßem Auge gut erkennbar. Mit dem Kolposkop bietet sich ein differenzierteres

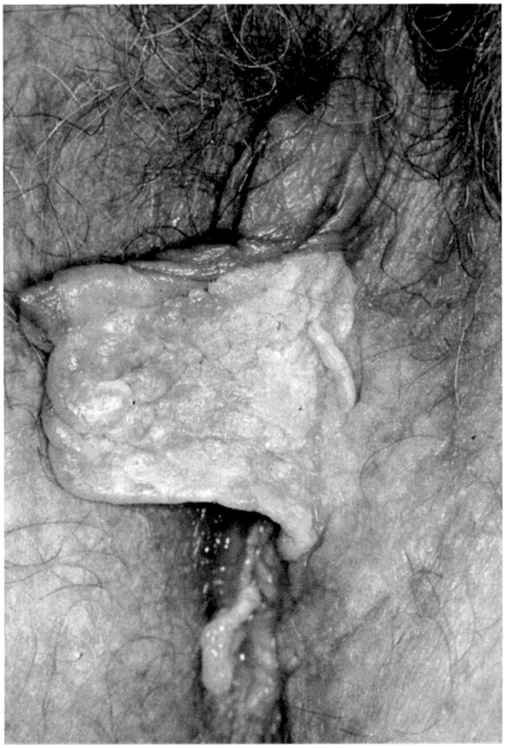

Abb. III.15-8: Vulväre Intraepitheliale Neoplasie (VIN III).

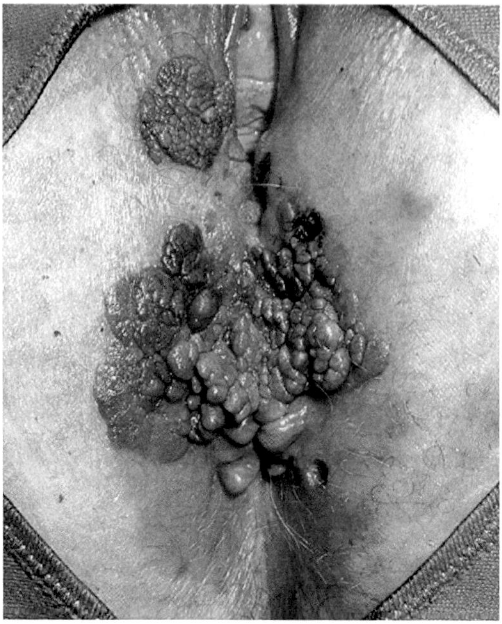

Abb. III.15-9: Vulväre Intraepitheliale Neoplasien (VIN III), bräunliche Läsion.

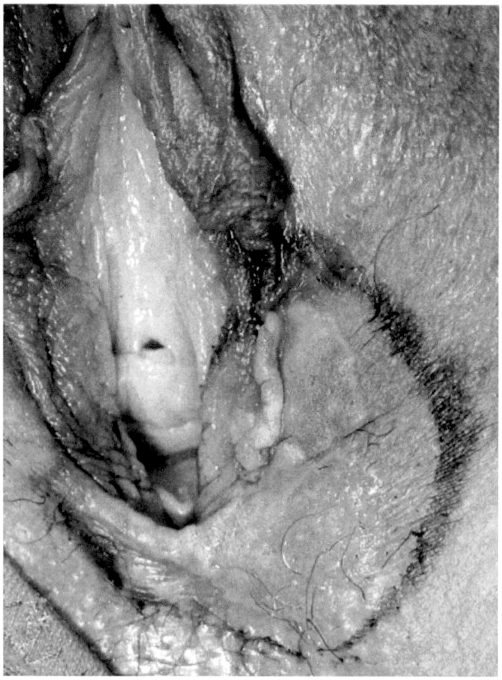

Abb. III.15-10: Vulväre Intraepitheliale Neoplasien (VIN III), weißliche Läsion.

Bild, sodass das Punctum maximum der Veränderungen für die obligate Biopsie leicht zu finden ist. Eine Sicherung der Diagnose mittels einer Stanzbiopsie ist unbedingt anzuraten. Aufgrund der Multifokalität von HPV-Infektionen muss in jedem Fall eine genaue Inspektion von Scheide und Perianalregion erfolgen, ebenso eine Kolposkopie und Zytologie am Gebärmutterhals.

Therapie

Die Therapie der Wahl ist die **lokale Exzision**, wobei ein Sicherheitsabstand von zehn Millimetern angestrebt werden sollte. Dieser ist aber aufgrund der anatomischen Situation gerade bei ausgedehnten Läsionen oft nicht zu erreichen. Bei ausgedehnten Läsionen ist es auch möglich, eine **Kombination von Exzision und Laservaporisation** an einem dafür spezialisierten Zentrum durchzuführen. Liegt eine Mikroinvasion (< 1 mm, FIGO-Stadium Ia) vor, ist die lokale Exzision ausreichend. Zum Management bei einer tiefer reichenden Läsion ☞ III.20.1 (Vulvakarzinom).

Zu einer topischen Therapie mit **Imiquimod** 5% (Aldara®) gibt es mittlerweile erste Ergebnisse. Diese Therapie ist jedoch langwierig, eine Vollremission wird nur bei ca. 30% der Patientinnen erreicht. Im Vorfeld muss eine Invasion unbedingt ausgeschlossen werden. Im Rezidivfall oder bei schwierigen Lokalisationen (z. B. Klitoris) kann die Imiquimod-Therapie jedoch eine wertvolle Ergänzung darstellen.

Nachsorge

Patientinnen mit einer VIN sollten regelmäßig nachkontrolliert werden. Insbesondere wenn die Läsion an den Schnittrand heranreicht, liegt ein nicht unbeträchtliches Risiko vor. Die Patientin sollte schon vor Therapiebeginn auf das Rezidivrisiko aufmerksam gemacht werden. Nach erfolgter Behandlung liegt das Risiko für ein invasives Vulvakarzinom bei ca. 4% (Jones 2005).

Werden die Frauen dazu ermutigt, eine Selbstuntersuchung mit dem Spiegel vorzunehmen, kann die Früherkennung eines Rezidivs deutlich erleichtert werden. Verzicht auf Zigaretten und eine gesunde Lebensführung (Vermeidung von Stress, bewusste

Ernährung) sind weitere sinnvolle Maßnahmen, um das Risiko eines Rezidivs zu senken.

15.4 Bakterielle Infektionen der Vulva

15.4.1 Follikulitis

Bei Verstopfung eines Haarfollikels und Eindringen von Bakterien kann es zu mitunter recht schmerzhaften Entzündungen kommen. Das Risiko für eine Follikulitis steigt durch die Rasur der Schambehaarung. Bei einer abszedierenden Entzündung sollte eine **Stichinzision** durchgeführt werden, ansonsten sind **Analgetika** bei Bedarf ausreichend. Eine antibiotische Therapie mit systemischen Tetrazyklinen ist nur bei rezidivierenden Follikulitiden sinnvoll.

15.4.2 Bartholinitis

Am hinteren Scheideneingang (bei 5 und 7 Uhr) liegen die Bartholinischen Drüsen. Durch Staphylokokken, Chlamydien und andere Erreger kann es bei Verstopfung des Ausführungsganges zu einer abszedierenden Entzündung kommen, die konservativ mit **Rotlicht** und bei Bedarf mit **Analgetika** behandelt wird. Bei einem reifen Abszess sind die **Inzision** und das **Entfernen des Zystenbalgs** die Methode der Wahl (auf ausreichende Drainage achten).
Bei einer blanden Bartholinischen Zyste kann diese ausgeschält oder die Zyste eröffnet und die Zystenwand mit der Haut vernäht werden (Marsupialisation). Damit kann die Funktion der Drüse erhalten bleiben.

15.5 Pigmentierte Läsionen der Vulva

Die Vulva ist etwas stärker pigmentiert als die restliche Haut. **Gutartige Naevi**, die bereits bei der Untersuchung beschrieben werden sollten, sind ein häufiger Befund. Bei Veränderungen sollte großzügig biopsiert oder ein Dermatologe hinzugezogen werden.

15.6 Malignes Melanom der Vulva

3% aller maligner Melanome (☞ Abb. III.15-11) treten im Bereich des Genitaltrakts auf. Meist handelt es sich bereits um fortgeschrittene Stadien. Die Diagnose muss bioptisch erfolgen, immunhistochemische Untersuchungen (S-100, HMB-45) sichern die Diagnosestellung.
Kleine Melanome werden lokal exzidiert, bei größeren Tumoren müssen die inguinalen Lymphknoten für ein korrektes Staging entfernt werden. Postoperativ können Interferone verabreicht werden, dies sollte jedoch nur an einem onkologischen Zentrum durchgeführt werden. Die Prognose der malignen Melanome an der Vulva ist schlecht, die Fünf-Jahres-Überlebensraten liegen lediglich bei 20 – 50%.

15.7 Vaginale intraepitheliale Neoplasien (VAIN)

Analog zu vulvären (☞ III.15.3.2) und zervikalen intraepithelialen Neoplasien (☞ III.19.1) werden dysplastische Veränderungen mit VAIN I bis III klassifiziert. VAIN III entspricht einem Oberflächenkarzinom. Ursache für diese Veränderungen sind onkogene Papillomaviren (v. a. HPV 16). Bei Patientinnen mit VAIN findet sich häufig eine zervikale intraepitheliale Neoplasie in der Vorgeschichte.

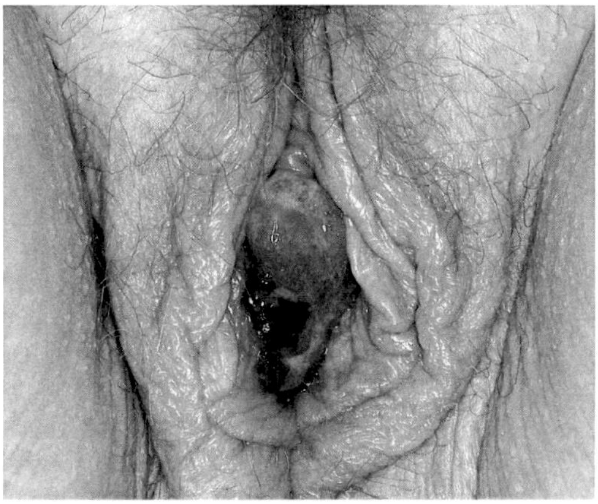

Abb. III.15-11: Malignes Melanom der Vulva.

Therapie der Wahl ist eine **Exzision** der Läsion, bei ausgedehnten Veränderungen die **Laservaporisation**. Eine Kolpektomie muss nur in seltenen Fällen durchgeführt werden. Das Invasionsrisiko liegt bei 4%.

15.8 Erythroplakie der Zervix

Bei der jungen Frau reicht das Zylinderepithel des Gebärmutterhalses meist weiter nach außen, was bei der gynäkologischen Untersuchung als roter Fleck (Erythroplakie) imponiert. Bei Verwendung eines Kolposkops ist gut erkennbar, dass es sich meist um unauffälliges Zylinderepithel handelt.
Ist die Patientin beschwerdefrei, liegt kein Behandlungsbedarf vor. Im Falle von Kontaktblutungen oder bei starkem Ausfluss kann bei unauffälliger Zytologie eine **Laserverschorfung** des Areals durchgeführt werden.

15.9 Ovula Nabothi

Ovula Nabothi sind erweiterte Zervixdrüsen, die keinen Krankheitswert besitzen. In Einzelfällen liegen mehrere größere Zysten vor. Sie können die Zervix etwas deformieren. In jedem Fall sollte eine Kolposkopie durchgeführt werden.

15.10 Zervixpolypen

Bei den Polypen der Zervix handelt es sich meistens um gutartige Polypen, die mitunter gestielt vom Endometrium in die Zervix ragen. Sie können Blutungen und auch Ausfluss verursachen. Als Therapie sollte der Polyp im Rahmen einer Hysteroskopie entfernt und eine fraktionierte Kürettage angeschlossen werden.

15.11 Zervixmyome

Bei den Myomen im Zervixbereich handelt es sich meist um gestielte, submuköse Myome, die durch den Gebärmutterhals „geboren" werden. Diese Myome sollten im Rahmen einer Hysteroskopie und Kürettage abgetragen und einer histologischen Untersuchung zugeführt werden, um ein Sarkom (☞ III.19.3) auszuschließen.

15.12 Homöopathische Aspekte bei der Behandlung von Erkrankungen der Vulva und Zervix

15.12.1 Häufigkeit von Veränderungen der Vulva und Vagina in der Praxis

Bei Beschwerden im Vulvabereich klagen Frauen meist über **Juckreiz**, ein Gefühl von **Brennen** oder ein **Wundgefühl**. Anamnestisch ist es wichtig, nach Vorerkrankungen im Vulvabereich (z. B. Ekzeme, Psoriasis), nach hygienischen und – behutsam – nach sexuellen Gewohnheiten zu fragen.
Neben der ausführlichen Anamneseerhebung ist eine sorgfältige Inspektion des äußeren Genitales wichtig, um mögliche Verfärbungen (z. B. Melanom) zu erkennen. Tumore (Zysten, Polypen, Myome) sind bei der Untersuchung in der Regel tastbar.

MERKE

> Sollte der Verdacht auf ein Melanom bestehen, darf wegen der Gefahr der Zellverschleppung keine ambulante Biopsie gemacht werden.

15.12.2 Dermatosen

Lichen sclerosus

Die Lichen-sclerosus-Erkrankung (☞ III.15.2.1) zählt zu den häufigsten Vulvaveränderungen. Charakteristisch ist die **weiße, porzellanartige Hautverfärbung** (☞ Abb. III.15-2). Bevorzugt tritt sie **postmenopausal** auf. Die Ätiologie ist schulmedizinisch unklar. Homöopathisch sind die Veränderungen im Bereich der Haut durch eine **psorisch-miasmatische Prädispostion** der Patientin bedingt.

Psoriasis

Die Erkrankungen Psoriasis (☞ III.15.2.4) bzw. Dysplasien mit meist juckenden Beschwerden sind als chronische Krankheit zu behandeln. Meist findet man in der Anamnese eine immer schon bestehende Neigung für raue, schuppende Hautbezirke am Körper, die häufig mit Salben therapiert wurden, bis der Juckreiz verschwand. Häufig werden anamnestisch Beschwerden von rissiger Haut (auch Lippenrhagaden) angegeben.

15.12.3 Infektionen der Vulva

Herpes-genitalis- (☞ III.15.3.1) oder HPV-Infektionen (☞ III.15.3.2) sind ein Hinweis auf ein zugrunde liegendes **sykotisches Miasma** (☞ Tab. III.15-1). Anamnestisch zeigen sich immer wiederkehrende Vaginalenzündungen, die nach schulmedizinischen Therapien verschwanden, aber nach einer Latenzzeit wieder auftreten oder sich als fortgeschrittene miasmatische Krankheit (Gicht, rheumatische Beschwerden, Diabetes mellitus) zeigen. Bei miasmatischen Erkrankungen ist es wesentlich, dass sie nicht ausheilen, bis erfolgreich eine antimiasmatische Behandlung durchgeführt wurde (vgl. Organon, §§ 78 – 81). Aus diesem Grund führt aus homöopathischer Sicht z. B. das kurzfristig erfolgreiche Verschorfen von Warzen mittels Lasertherapie zur Unterdrückung der sykotischen Erkrankung für eine bestimmte Latenzzeit, nicht jedoch zu einer Heilung.

Tab. III.15-1: Sykotische Hinweise in der Anamnese einer Vulvainfektion

- Warzenbildung
- Chronische Entzündung der Atemwege
- Rezidivierende Vaginalmykosen
- Rezidivierende Vaginitis
- Polypenbildung
- Rezidivierende Zystitis
- Legasthenie
- Nägelkauen
- Rheuma im Kindesalter
- Appendizitis im frühen Kindesalter
- Chronische Augenlidrandentzündung.

15.12.4 Polypen/Myome

Ovula Nabothi (durch Stichelung), blutende Zervixpolypen und Zervixmyome, welche von der Gebärmutter (wie bei einer Geburt) geboren werden, sind chirurgisch abzutragen. Da diese Störungen nach homöopathischem Verständnis Ausdruck des sykotischen Miasmas sind (☞ Tab. III.15-1), sollte im Anschluss an die chirurgische Versorgung eine homöopathische Konstitutionsbehandlung durchgeführt werden.

Unter homöopathischen Gesichtspunkten ist es allerdings noch sinnvoller, solange keine Beschwerden wie Blutungen oder Schmerzen auftreten, zunächst eine homöopathische Therapie durchzuführen und abzuwarten, inwieweit der Organismus im Rahmen seiner Selbstregulierung auch Polypen wieder zum Verschwinden bringen kann. Erfahrungsgemäß werden allerdings Myome unter der homöopathischen Therapie nicht kleiner, verlieren jedoch die Tendenz zu wachsen. Bringt die homöopathische Behandlung innerhalb eines halben Jahres das Geschehen nicht zum Stillstand, sollte der Patientin zur chirurgischen Entfernung des Polypen oder des Myoms geraten werden, um eine karzinomatöse Entartung auszuschließen.

15.12.5 Homöopathische Kasuistiken

Kasuistik 15-1: Lichen sclerosus et atrophicans der Vulva

Ute Bullemer

Alter, Aussehen der Patientin

55-jährige, kleine und adipöse Pat. mit kurzem grauem Haar.

Vorgeschichte

Bei der Pat. bestehen seit ca. 20 Jahren chronischer Juckreiz und Schmerzen der Vulva. Immer wieder wurden Pilzinfektionen festgestellt, die über viele Jahre mit lokalen Antimykotika behandelt wurden. Darüber hinaus besteht ein chronisch rezidivierender Herpes genitalis. Eine Vulvabiopsie vor 13 Jahren erbrachte kein eindeutiges histologisches Ergebnis.

Bei einer erneuten Vulvabiopsie vor vier Wochen wurde ein Lichen sclerosus et atrophicans diagnostiziert.

Spontanbericht

Juckreiz und brennende Schmerzen der Vulva, teilweise auch in der Vagina. Vor allem während und nach dem Geschlechtsverkehr sind die Schmerzen unerträglich. Dann spürt sie Schmerzen wie Messerstiche, und die Haut der Vulva ist rot, entzündet und teilweise offen. Deshalb vermeidet sie es, mit ihrem Mann zu schlafen. Leichte Besserung durch warmes Baden und Auflegen eines warmen Waschlappens.

Außerdem besteht ein fleischwasserfarbener, dünner Ausfluss, der die Haut zusätzlich reizt und wund macht. Dieser Ausfluss lässt sich aus der Wäsche nicht ganz auswaschen. Die Pat. hat große Angst, dass sie ein Vaginalkarzinom haben könnte, da ihre Mutter ähnliche Beschwerden hatte, bevor ein Vaginalkarzinom diagnostiziert wurde.

Seit ca. 15 Jahren hat sie immer wieder Furunkel im Genitalbereich, in den Leisten und in den Achselhöhlen. Diese mussten oft operativ eröffnet werden, wobei sich grüner Eiter entleerte. Auch in beiden Mammae hatte sie vor ca 15 Jahren im Zusammenhang mit der Laktation einen Abszess, der gespalten werden musste.

Familienanamnese

Mutter: Vaginalkarzinom.
Vater: Apoplex.
Schwester: Mammakarzinom.
Großvater: Bronchialkarzinom.

Eigenanamnese

Mit 13 Jahren Appendektomie, wobei die Narbe lange eiterte und nicht verheilte. Mit 21 Jahren wegen Unterbauchschmerzen Laparotomie und Adhäsiolyse des rechten Ovars. Mit 25 Jahren Laparotomie und Adnektomie links aufgrund einer Dermoidzyste. Mit 26 Jahren Bandscheibenoperation LWS. Mit 27 und 32 Jahren jeweils Sectio caesarea. Mit 41 Jahren Konisation bei Pap III D.

Zweimalige Unterschenkelthrombose links.

Pat. hat bis vor einem Jahr 40 Zigaretten am Tag geraucht, jetzt weniger, kann aber nicht aufhören.

Anfälligkeiten

Rezidivierende Furunkel im Genitalbereich, in den Leisten und in den Axillae. Abszess in beiden Mammae, chronische Zahnfleischentzündungen.

Gelenkter Bericht

Mund: Fast alle Zähne sind ihr ausgefallen. Sie hat sehr starke Zahnsteinbildung, Parodontose und Zurückbildung des Kieferknochens. Außerdem ist ihr Zahnfleisch chronisch entzündet und blutet sehr leicht.

Rektum: chronische Obstipation mit Schafskotstuhl.

Geschlechtsorgane: vor sieben Jahren Beginn der Wechseljahre. Davor war die Periodenblutung regelmäßig, sehr stark und schmerzhaft.

Extremitäten: Arthrose beider Knie, brüchige Nägel.

Appetit, Durst: Appetit und Durst sind groß.

Nahrungsmittelverlangen, -abneigungen: [V] Lieber warme Mahlzeiten, sie isst alles gern außer Zwiebeln und Fleisch, trinkt sehr gerne Kaffee, auch sonst lieber warme Getränke.

Frost, Fieber, Schweiß: Sie ist verfroren und hat Verlangen nach Wärme.

Diagnostik

Inspektion der Vulva und Vagina: Die gesamte Haut im Vulvabereich ist typisch lichenoid verändert mit leukoplakieartigen Arealen und Kratzspuren. Die kleinen Schamlippen sind beidseits fast vollständig zurückgebildet. Die Hautveränderungen greifen auf den Analbereich über. Rhagaden an der hinteren Kommissur und neben der Klitoris.
Stanzbiopsie in Lokalanästhesie: Bild eines Lichen sclerosus.
Bakteriologie: normale Scheidenflora.
Zervixzytologie: Pap II.

Fallanalyse

Die Hauptlokalisation der Beschwerden sind Haut und Schleimhäute: Lichen sclerosus, chronische Zahnfleischentzündung, Furunkel und Abszesse.
Auffällig sind weiterhin der wund machende Ausfluss und die Verschlechterung durch Koitus.
Neben sykotischen Zeichen (Abszesse, Eiterungen) zeigt sich eine syphilitische Komponente in der Degeneration der Vulva (die Labien haben sich fast vollständig zurückgebildet), in der Qualität des Ausflusses (wund fressend) sowie in der Krebsbelastung der Familie.

Verschreibung

REPERTORISATION (SYNTHESIS 7.0)
Weibliches Genitale – Schmerz – wund schmerzend
Weibliches Genitale – Koitus – schmerzhaft
Weibliches Genitale – Fluor – fleischwasserfarben
Weibliches Genitale – Fluor – scharf, wund fressend
Weibliches Genitale – Fluor – färbt die Wäsche
Allgemeines – Abszesse, Eiterungen
Allgemeines – Krankengeschichte von – Furunkeln, wiederkehrenden
Mund – Entzündung – Zahnfleisch
Allgemeines – Verlangen – Tabak

Kreosotum Q 1, 1 × tgl. 3 Trp. in Wasser.

Follow-up nach drei Wochen

Juckreiz ↓ (50%). Sie hat keine Angst mehr, dass sich ein Vaginalkarzinom entwickeln könnte wie bei ihrer Mutter. Weniger Fluor.
Verschreibung: weiter mit *Kreosotum* Q 2, 3 Trp. tgl. in Wasser.

Follow-up nach weiteren sechs Wochen

Sie hat kaum noch Schmerzen der Vulva. Noch leichter Juckreiz abends im Bett, aber sie muss nicht mehr kratzen. Weniger Zahnfleischbluten.
Verschreibung: weiter mit *Kreosotum* Q 3, 3 Trp. alle 2 Tage in Wasser.

Diskussion

Kreosotum ist eines der wichtigsten Mittel bei der Behandlung von Lichen sclerosus. Typisch sind Juckreiz, wunde Schmerzen, scharfer Ausfluss und eine Verschlechterung durch Koitus ebenso wie entzündliche Veränderungen des Zahnfleisches und Probleme mit den Zähnen.
Interessant in diesem Zusammenhang ist die Furcht der Pat. vor Vaginalkrebs. Dafür ist *Kreosotum* (Weibliches Genitale – Krebs – Vagina) ebenfalls das wichtigste Mittel.
Leider liegt für diesen Fall kein längeres Follow-up vor. Es sollte beispielhaft gezeigt werden, dass auch bei Lichen sclerosus et atrophicans, der schulmedizinisch schwierig zu behandeln ist, eine homöopathische Therapie sehr sinnvoll sein kann.
Dieser Fall ist noch nicht abgeschlossen und bedarf sicherlich noch einer längeren Beobachtung und Weiterbehandlung.

Kasuistik 15-2: Chlamydieninfektion

Henning Droege

Alter, Aussehen der Patientin

31-jährige auffallend große und schlanke Pat.
Therapiebeginn: 21. September 2000.

Vorgeschichte

Seit der Kindheit Psoriasis, Exazerbation bei Liebeskummer. Koxarthrose rechts, sticht bei feucht-kaltem Wetter und beim Laufen, Außenrotation eingeschränkt.

Spontanbericht

Seit drei Monaten vermehrt bräunlicher oder rosa Ausfluss mit Bluttropfen und ziehenden Unterbauchschmerzen. Schlimmer nach GV, warmem Bad, stärkeren Bewegungen. Die Pat. klagt über Schlafmangel aufgrund von Schlafstörungen.

Gelenkter Bericht

Nahrungsmittelverlangen: Ingwer, Kartoffeln, Bauchspeck, Gegrilltes, Scharfes.
Geschlechtsorgane: unregelmäßige Periode bei Stress und Kummer. Viele wechselnde Sexualpartner, legt Wert auf Unabhängigkeit vom Partner.
Träume: erotische Träume.

Beobachtungen des Arztes

Pat. läuft gerne barfuß, verträgt keine Sonne oder Hitze.

Diagnostik

Gynäkologische Untersuchung: Ulkus neben dem Muttermund, Chlamydien (Bericht vom Frauenarzt liegt nicht vor).

Fallanalyse

Sykotische (Chlamydien, vermehrter Ausfluss im Vordergrund, begleitende Hüft- und Kniebeschwerden) aktuelle Symptomatik.

Verschreibung

REPERTORISATION (COMPLETE REPERTORY DEUTSCH)
Weibliche Genitalien – Ausfluss, Fluor – blutig
Weibliche Genitalien – Ausfluss, Fluor – braun
Weibliche Genitalien – Ulzera, Geschwüre – Os uteri
Allgemeines – Speisen und Getränke – fette und gehaltvolle Speisen – Verlangen
Extremitäten – Abzudecken, Neigung sich – untere Gliedmaßen – Füße
Gemüt – Träume – erotisch
Gliederschmerzen – stechend – untere Gliedmaßen – Hüften
Allgemeines – Speisen und Getränke – Gewürze, Pikantes, gut gewürzte Speisen – Verlangen
Allgemeines – Sykosis

Nitricum acidum C 30 einmalig.
Begründung der Mittelwahl: Salpetersäure ist das naheliegende Mittel für diese Symptomatik und deckt die Gesamtheit der Symptome ab.

Follow-up nach zwei Wochen (5. Oktober 2000)

Allgemeinbefinden um einiges besser. In den ersten zwei Tagen sehr müde und großes Schlafbedürfnis aber auch emotionale Leichtigkeit und Zuversicht. Vaginalsekret in den ersten Tagen vermehrt mit Blut, dann drei Tage weniger und ohne Blut. Nach GV wieder blutiges Sekret. Momentan wechselnd, aber Tendenz zu gelbem Sekret. Insgesamt stabilere Stimmung. Hüftschmerz wechselnd.
Beziehungsklärung mit ihrem Hauptpartner: Untreue belastet sie nicht mehr. Klarere Träume, die sie besser versteht.
Strategie: abwarten.

Follow-up nach weiteren zehn Monaten (August 2001)

Nach zwei Monaten ist der Ausfluss verschwunden. Die Hüfte ist beschwerdefrei. Hauptproblem sind Gefühlsausbrüche, also ein Alltagsthema, das für sich nicht behandlungsbedürftig ist. Die Psoriasis verhält sich weiterhin ruhig.
Beobachtungszeitraum: sechs Jahre.

Diskussion

Ein klarer und typischer Fall von *Nitricum acidum* bei einer sanften, leisen und umgänglichen Patientin: das gängige Charakterklischee (hass- und rachsüchtig, unversöhnlich usw.) führt in die Irre!

Kasuistik 15-3: HPV-Infektion, rezidivierende Kondylome

Ute Bullemer

Alter, Aussehen der Patientin

22-jährige, mittelgroße Pat. mit langen, blonden Haaren. Wirkt sehr sanft. Zum Zeitpunkt der Anamnese ist sie in der 21. Woche schwanger.

Vorgeschichte

Die Pat. wurde in den letzten zwei Jahren dreimal wegen Condylomata acuminata im Genitalbereich operiert.

Vor zwei Jahren wurde bei wiederholt auftretenden pathologischen Zervixabstrichen (Pap III D) und Kondylomen am Muttermund eine Konisation der Zervix durchgeführt (Histologie: CIN II). Zwei Monate später führten Kondylome an der äußeren Harnröhrenmündung dazu, dass die Pat. nur noch tröpfchenweise Urin lassen konnte. Die Kondylome wurden mittels Laser abgetragen, traten aber nach sechs Monaten an gleicher Stelle wieder auf. Erneute Laserabtragung der Kondylome fünf Monate vor der Anamneseerhebung.

Schon als Kind hatte sie häufig Blasen- und Harnröhrenentzündungen, die immer wieder antibiotisch behandelt wurden. Vor fünf Jahren wurde eine Harnröhrenschlitzung durchgeführt.

Spontanbericht

Die Pat. hat große Angst, dass die Kondylome wiederkommen und die Schwangerschaft komplizieren könnten. Sie hat auch große Angst, noch einmal daran operiert werden zu müssen, weil sie diese Operationen als sehr schlimm, demütigend, entwürdigend und als sehr schmerzhaft empfunden hat.

Ein anderes Problem im Zusammenhang mit den Kondylomen ist die erzwungene sexuelle Enthaltsamkeit. Sexualität ist für sie sehr wichtig. Wenn sie keinen Sex haben kann, fühlt sie sich als Frau wertlos.

Familienanamnese

Vater: zwei Herzinfarkte, Adipositas.
Großeltern: An Krebs gestorben.
Onkel: Epilepsie.
Ein weiterer Onkel: AIDS.

Anfälligkeiten

Rezidivierende Zystitiden und Urethritiden, Soorkolpitiden, Condylomata acuminata im Genitalbereich.

Schicksalsschläge, Kränkungen, Demütigung, Verlust

Trennung der Mutter von ihrem Vater, als die Pat. 15 Jahre alt war. Sie zog mit ihr in eine andere Stadt, wo sie bei einem früheren Liebhaber der Mutter wohnten. Dieser „Stiefvater" war ihr gegenüber oft übergriffig, hat sie immer wieder im Bad nackt fotografiert und versucht, sie zu küssen. Mit 17 Jahren zog sie aus und begann eine Bäckerlehre. Der Meister hat sie mehrfach vergewaltigt.

Mit 19 Jahren wurde sie schwanger. Der Vater des Kindes verließ sie in der Schwangerschaft. Auch der Mann, von dem sie jetzt schwanger ist, hat sie verlassen. Sie hat aber wieder einen neuen Partner.

Sie empfindet keinerlei Wut den Männern gegenüber, die sie verlassen haben.

Gelenkter Bericht

Gesicht: seit einem Jahr chronischer, wässriger Schnupfen.
Geschlechtsorgane: Menstruation unauffällig.
Extremitäten: als Kind viele Warzen an den Fingern.
Nahrungsmittelabneigung: Milch.
Schlaf: häufig erotische Träume.

Beobachtungen des Arztes

Sie wirkt sehr freundlich und sanft und schildert ihre Geschichte ohne eine einzige Äußerung von Wut oder Anklage den Männern gegenüber, die sie offensichtlich so schlecht behandelt haben.

Diagnostik

Zur Zeit der Anamneseerhebung unauffälliges Genitale.

Fallanalyse

Es gibt wenig Symptome, die sich gut repertorisieren lassen. Aber durch die Geschichte der Pat. zieht sich wie ein roter Faden der Themenkomplex: Missbrauch, Kränkung, Demütigung und Enttäuschung. Auffällig ist, dass sie darauf emotional keine Reaktionen wie Wut, Zorn, Hass oder Rachegefühle zeigt.
Ein weiteres wichtiges Thema ist Sexualität bzw. das Verlangen nach Sexualität.
Bei miasmatischer Betrachtung des Falls finden sich viele Zeichen der Sykosis: Kondylome, Warzen, Zystitiden, Kolpitiden und Schnupfen.

Verschreibung

REPERTORISATION (RADAR 9.1)
Gemüt – Beschwerden durch – Kränkung, Demütigung
Gemüt – Beschwerden durch – Enttäuschung
Gemüt – Beschwerden durch – Missbrauch – sexuellen Missbrauch
Gemüt – Beschwerden durch – Gefühle – unterdrückte
Weibliches Genitale – Kondylome
Weibliches Genitale – sexuelles Verlangen – vermehrt
Träume – erotisch
Nase – Absonderung – wässrig
Allgemeines – Krankengeschichte von – Zystitis – wiederkehrend – bei Kindern

Staphysagria C 1000, einmalig 5 Glob.

Follow-up nach fünf Wochen (26. SSW)

Allgemeinbefinden gut, weiterhin normaler Schwangerschaftsverlauf. Es sind keine Kondylome aufgetreten.
Strategie: abwarten.

Follow-up nach weiteren drei Monaten (38. SSW)

Die Pat. fühlt sich wohl. Keine Kondylome.
Strategie: abwarten.

Follow-up nach weiteren sechs Monaten

Sie hatte eine normale Entbindung in der 40. SSW. Sie lebt mit dem letzten Partner zusammen, der nicht der Vater ihres Kindes ist.
Im Laufe der nächsten zwei Jahre ruft sie ca. alle drei Monate an, um zu berichten, dass es ihr gut geht. In dieser Zeit sind keine Kondylome und keine Zystitiden mehr aufgetreten.

Diskussion

In diesem Fall scheint es so zu sein, dass Kränkungen und Demütigungen von der Pat. nicht auf der emotionalen Ebene gespürt werden. Dafür drückt der Körper sie in Form von Entzündungen und Kondylomen im Urogenitalbereich aus.
Nach der Gabe von *Staphysagria* kann es sein, dass nun diese „unterdrückten“ Emotionen gespürt werden und es zu heftigen Gefühlsausbrüchen mit Wut und Zorn kommt. Das war bei dieser Pat. nicht so.
Eine Anmerkung zur Potenzwahl: In der Schwangerschaft reicht es meist aus, mit mittleren Potenzen (C 12, C 30) zu behandeln. Da *Staphysagria* aber ein Mittel ist, das seine Wirkung am besten in hohen Potenzen (C 1000, C 10000) entfaltet, wurde in diesem Fall eine höhere Potenz gegeben.

Kasuistik 15-4: Perianale Kondylome

Ute Bullemer

Alter, Aussehen der Patientin

39-jährige, kleine und schlanke Patientin mit rotbraunen, kurzen Haaren und vielen Sommersprossen im Gesicht. Wirkt eher nüchtern und kühl, „herber“ Typ.

Vorgeschichte

Seit zehn Wochen leidet die Pat. an Condylomata acuminata im Analbereich. Ihr Freund hat Kondylome am Penis.

Spontanbericht

Die Kondylome brennen und bluten leicht beim Abwischen. Sie nehmen kontinuierlich an Größe und Anzahl zu.

Die Pat. lebt zurzeit getrennt von ihrem Mann mit ihren beiden Kindern zusammen und hat einen neuen Partner. In beiden Schwangerschaften hatte sie einen Schwangerschaftsdiabetes. Seit 15 Jahren immer wieder Pilzinfektionen der Scheide.

Eigenanamnese

Außer Windpocken keine Kinderkrankheiten. Entfernung von Mandeln und Rachenpolypen im Kindesalter. Operative Entfernung zahlreicher Warzen an Händen, Fingern und Fußsohlen im Kindesalter.

Familienanamnese

Vater: An Darmkrebs verstorben.
Großmutter: Diabetes.

Anfälligkeiten

Rezidivierende Tonsillitiden im Kindesalter, rezidivierende Soorkolpitiden, chronische Nasennebenhöhlenentzündung.

Gelenkter Bericht

Kopf: Errötet schnell, z. B. beim Sport, bei Wärme oder bei Aufregung.
Gesicht: oft Herpes labialis der Oberlippe und Entzündungen der Kiefern- und Stirnhöhlen.
Mund: tiefe Furche in der Zungenmitte, häufig wunde Mundwinkel.
Magen: Übelkeit beim Autofahren.
Rektum: häufig Blähungen. Weicher, breiiger Stuhl.
Geschlechtsorgane: regelmäßige Periode, prämenstruell Brustschmerzen und Ziehen in beiden Eierstöcken.
Haut: Viele gestielte Fibrome (filiforme Warzen), die sie immer wieder hat entfernen lassen. Zahlreiche große, braune Leberflecken, teilweise erhaben.
Appetit, Durst: Kann vor zehn Uhr morgens nichts essen. Wenig Durst.
Nahrungsmittelverlangen: Wurst, Salami, Schinken, Deftiges.
Frost, Fieber, Schweiß: Pat. schwitzt sehr leicht, vor allem am Kopf. Ist ansonsten eher frostig, hat oft kalte Füße. Bekommt bei Verkühlung schnell eine Sinusitis.

Diagnostik

Inspektion von Perianalregion, Damm, Vulva und Vagina: Um den Anus herum sieht man sieben jeweils ca. fünf Millimeter große, fleischige Kondylomwarzen, die wie kleine Fächer aussehen. Nach Betupfen mit 3%iger Essigsäure werden sie weiß.
Pat. wird darauf hingewiesen, dass der Partner sich ebenfalls in homöopathische Behandlung begeben sollte und dass es sinnvoll ist, bis zum Abheilen der Kondylome beim Geschlechtsverkehr Kondome zu benutzen, da sonst immer wieder die Gefahr der wechselseitigen Ansteckung besteht.

Fallanalyse

Die Patientin hat sehr viele Zeichen der Sykosis: Kondylome, Hautwarzen, Hautfibrome, Leberflecken, rezidivierende Entzündungen der Schleimhäute, Schweiß.
Es finden sich keine Gemütssymptome, dafür viele Allgemein- und Lokalsymptome. Viele davon betreffen Haut und Schleimhäute. Auffällig sind die Risse der Schleimhäute.

Verschreibung

REPERTORISATION (SYNTHESIS 7.0)
Rektum – Kondylome
Haut – Wucherungen – Kondylome
Haut – Warzen
Allgemeines – Entzündung – Nasennebenhöhlen
Gesicht – Hautausschlag – Bläschen – Lippen
Brust – Schmerz – Mammae – Mens vor
Weibliches Genitale – Schmerz – Ovarien – Mens, vor
Mund – rissig – Zunge
Gesicht – rissig – Mundwinkel
Magen – Übelkeit – Fahren im Wagen

Nitricum acidum D 12, 1 × tgl. 5 Glob.

Follow-up nach vier Wochen

Keine Veränderung. Die Kondylome sind zwar nicht mehr geworden, aber auch nicht weniger. Allerdings bluten sie häufiger. Alles andere ist unverändert.
Verschreibung: *Nitricum acidum* C 200, einmalig 5 Glob.

Follow-up nach weiteren fünf Wochen

Auch nach der Hochpotenz *Nitricum acidum* hat sich der Befund nicht geändert. Pat. hat wieder eine Sinusitis. Sie ist noch frostiger und kälteempfindlicher geworden.
Inspektion der Analregion: Auffällig fächerförmige Kondylome, die bei Berührung leicht bluten.

Verschreibung

REPERTORISATION (SYNTHESIS 7.0)
Rektum - Kondylome
Haut - Wucherungen - Kondylome - bluten
Haut - Wucherungen - Kondylome - fächerförmig
Allgemeines - Entzündung - Nasennebenhöhlen

Cinnabaris C 200, einmalig 5 Glob.

Follow-up nach weiteren vier Wochen

Kondylome fast vollständig verschwunden, lediglich noch ganz leichte Hautunebenheiten sichtbar. Sinusitis deutlich gebessert.
Nach weiteren drei Wochen sind keine Kondylome mehr nachweisbar. Essigprobe negativ.

Diskussion

Interessant an diesem Fall ist, dass das Mittel, das die Gesamtheit der Symptome abdeckt, nicht das Heilmittel ist. Hier ist die genaue Beobachtung der Beschaffenheit der Kondylome wichtig, nämlich das fächerförmige Aussehen und das Bluten.
Cinnabaris ist eher selten angezeigt, wenn die Kondylome an der Vulva oder in der Vagina auftreten. Es ist aber ein wichtiges Mittel für Kondylome am Anus (im Repertorium unter „Rektum“) und natürlich für Kondylome bei Männern. Nachträglich fiel auf, dass der rote Kopf (Blutandrang zum Kopf) typisch für *Cinnabaris* ist. Es hat ebenfalls einen Bezug zu Nasennebenhöhlenentzündungen. *Cinnabaris* hat viele Ähnlichkeiten mit *Nitricum acidum* und mit *Thuja* sowie einen miasmatischen Bezug zu Sykosis und Syphilis.

Kasuistik 15-5: Perineale Abszesse

Jörg Feiler

Alter, Aussehen der Patientin

42-jährige Pat. Blasser Hauttyp mit blondem Kurzhaarschnitt, schmale Lippen und eher kantigen Gesichtskonturen. Trat nie in einem Kleid oder Rock auf und legte auch sonst keinen Wert darauf, sich zu schmücken.

Spontanbericht

Chronisch-rezidivierende perineale, inguinale und glutaeale Abszesse seit über 20 Jahren. Die Entzündungen treten jeweils in der Zeit um die Periode auf. Die Abszesse sind sehr schmerzhaft und lassen sich durch Druck nicht entleeren. Es wurden bereits mehrfach Abszessspaltungen und lokale antibakterielle Behandlungen durchgeführt.
Nikotin: 15 – 20 Zigaretten pro Tag seit dem 18. Lebensjahr.
Therapiebeginn: 25. Februar 2003.

Körperlicher Befund

Größe 172 cm, 60 kg, RR 110/70 mmHg, Puls 62/Min., rhythmisch.

Eigenanamnese

Die Pat. ist seit zwölf Jahren verheiratet. Auf Kinder wurde in der Ehe bewusst verzichtet: Sie hatte gemeinsam mit dem Ehemann bereits in den ersten Jahren der Ehe ein Haus gebaut und lebte dort in der Nachbarschaft anderer kinderloser Paare. Lebensplanung und Freizeitgestaltung sahen Kinder nicht vor. Von der Unfruchtbarkeit eines der Partner wurde nicht berichtet.
1976 Meniskusläsion links-medial und OSG-Fraktur links durch einen Sportunfall.
Mit 29 Jahren Panikattacken in Menschenansammlungen, engen Räumen, Tunnel (Verhaltenstherapie). Prüfungsangst.

Familienanamnese

Mutter: Psoriasis, Hämophilie.
Vater: Lymphom.
Schwester: Psoriasis, Asthma bronchiale.

Gelenkter Bericht

Geist und Gemüt: korrekt, ruhig und gewissenhaft. Ärgert sich über Nachlässigkeit anderer (Mitarbeiter), wenn deren Fehler z. B. Kosten verursachen:

eher spekulative Sorge, die von den Kollegen nicht geteilt wird, aber dazu führte, dass sie ihre Mitarbeiter argwöhnisch beobachtete. Wenn es ihr besser ging, war sie in diesem Punkt weniger empfindlich.
Zähne: Versorgung mit Kunststoff und Gold. Amalgam wurde in den vergangenen fünf bis zehn Jahren entfernt.
Geschlechtsorgane: Zyklus regelmäßig und beschwerdefrei. Gelegentlich vaginale Mykosen.
Haut: trocken, gelegentlich raue, ekzematöse Hautareale an Rumpf oder Extremitäten.
Schlaf: häufig hartnäckige Schlafstörung durch Gedankenandrang.
Allgemeines: Sonnenhitze führt zu Schwäche und Kollaps.

Verschreibung

REPERTORISATION (SYNTHESIS 8.0)
Rektum – Abszess – Perineum
Allgemeines – Abszess – mit der Menstruation
Allgemeines – Abszess – chronisch
Allgemeines – Abszess – Beschleunigung der Eiterung
Haut, Entzündung, Neigung zu
Gemüt – argwöhnisch, misstrauisch

Mercurius C 30, einmalig 3 Glob.
Begründung der Mittelwahl: In der Repertorisation treten drei Mittel besonders hervor: *Hepar sulphuris, Mercurius, Silicea. Mercurius* besitzt als einziges der drei Mittel die wesentliche Modalität mit Bezug zur Menstruation. Der Argwohn, mit dem sie ihre Mitarbeiter beobachtet, unterstreicht die Mittelwahl, war aber in diesem Fall nicht ausschlaggebend.

Follow-up nach elf Wochen (18. Mai 2003)

Zwei beschwerdefreie Zyklen, beim letzten Zyklus wieder Abszedierung aber mit ausdrückbarem Eiter.
Interpretation: Beschleunigung des verzögerten Eiterungsprozesses durch *Mercurius.*
Verschreibung: *Mercurius* C 30, einmalig 3 Glob.

Follow-up nach weiteren sechs Monaten (19. November 2003)

Beschwerdefrei bis vor zwei Wochen, dann Auftreten eines eitrigen Pickels im Mund, vor einer Woche Entwicklung eines kleinen, rechts-glutaealen Abszesses.
Verschreibung: *Mercurius* C 200, einmalig 3 Glob.

Follow-up nach weiteren sechs Monaten (17. Mai 2004)

Nach einem Monat um die Weihnachtszeit vermehrtes Auftreten von kleinen Abszessen, die sich spontan auf Kleidungsdruck oder Bewegung entleerten. In dieser Zeit Verlangen nach Süßigkeiten. Danach keine Beschwerden mehr.

Diskussion

Während die beschriebenen Ängste zum Zeitpunkt der Erstanamnese keine große Rolle spielten, war die lokale Problematik umso eindrucksvoller. So entstand ein vollständiges Symptom mit realem Bezug zum gegenwärtigen Erleben der Person, das in seiner Eindeutigkeit über den eher vagen psychischen Beschwerden rangierte. Dieser Aspekt ist deshalb so wichtig, weil er über viele Jahre konstant vorhanden war. Hier war eine rasche, zuverlässige und nachhaltige Wirkung von *Mercurius* zu erwarten. Der genaue Beginn der Beschwerden (nach dem 20. Lebensjahr) ließ sich nicht sicher rekonstruieren. Auch der mögliche Zusammenhang mit einer Amalgamversorgung bleibt spekulativ, ist aber denkbar.

Literatur

Assmann T, Becker-Wegerich P, Grewe M, Megahed M, Ruzicka T: Tacrolimus ointment for the treatment of vulvar lichen sclerosus, J Am Acad Dermatol 2003(48):935 – 937

Conrotto D, Carbone M, Carrozzo M, Arduino P et al.: Ciclosporin vs. clobetasol in the topical management of atrophic and erosive oral lichen planus: a double-blind, randomized controlled trial, Br J Dermatol 2006(154):139 – 145

Jones RW, Rowan DM, Stewart AW: Vulvar intraepithelial neoplasia: aspects of the natural history and outcome in 405 women, Obstet Gynecol 2005(106):1319 – 1326

Joura EA, Losch A, Haider-Angeler MG, Breitenecker G, Leodolter S: Trends in vulvar neoplasia. Increasing incidence of vulvar intraepithelial neoplasia and squamous cell carcinoma of the vulva in young women, J Reprod Med 2000(45):613 – 615

Joura EA, Zeisler H, Bancher-Todesca D, Sator MO, Schneider B, Gitsch G: Short-term effects of topical testosterone in vulvar lichen sclerosus, Obstet Gynecol 1997(89):297 – 299

Joura EA, Zeisler H, Losch A, Sator MO, Mullauer-Ertl S. Differentiating vulvar intraepithelial neoplasia from nonneoplastic epithelial disorders. The toluidine blue test; J Reprod Med 1998(43):671 – 674

Joura EA: Epidemiology, diagnosis and treatment of vulvar intraepithelial neoplasia, Curr Opin Obstet Gynecol 2002(14):39 – 43

Kohlberger PD, Joura EA, Bancher D, Gitsch G, Breitenecker G, Kieback DG: Evidence of androgen receptor expression in lichen sclerosus: an immunohistochemical study, J Soc Gynecol Investig 1998(5): 331 – 333

Neill SM, Ridley CM: Management of anogenital lichen sclerosus, Clin Exp Dermatol 2001(26):637 – 643

Sideri M, Jones RW, Wilkinson EJ, Preti M et al.: Squamous vulvar intraepithelial neoplasia: 2004 modified terminology, ISSVD Vulvar Oncology Subcommittee, J Reprod Med 2005(50):807 – 810

Villa LL, Costa RL, Petta CA, Andrade RP et al.: Prophylactic quadrivalent human papillomavirus (types 6, 11, 16, and 18) L1 virus-like particle vaccine in young women: a randomised double-blind placebo-controlled multicentre phase II efficacy trial, Lancet Oncol 2005(6): 271 – 278

Homöopathische Literatur

Vermeulen F: Synoptische Materia Medica. Kai Kröger, Groß Wittensee 1996 – 1998

16 Unterbauchschmerz

16.1 Schmerzqualität

Schmerzen im Unterbauch (kleinem Becken) sind differentialdiagnostisch schwierig abzuklären. Eine Peritonitis im kleinen Becken ist beispielsweise schwerer zu erkennen als eine abdominelle Peritonitis. Die richtige Diagnose von Erkrankungen im kleinen Becken wird nur in 65% der Fälle gestellt. 35% aller Appendektomien liegen gynäkologische Erkrankungen zugrunde.

Es existieren zwei verschiedene Schmerzqualitäten, die zu unterscheiden sind: somatischer und viszeraler Schmerz.

16.1.1 Somatischer Schmerz

Der somatische Schmerz betrifft vorwiegend die Haut, die Muskulatur und das parietale Peritoneum und ist folgendermaßen gekennzeichnet:

- Schmerzqualität: Spasmus, Schneiden, Quetschen, Auslöser: bakterielle Irritation,
- gut lokalisierbar,
- gut beschreibbar.

16.1.2 Viszeraler Schmerz

Der viszerale Schmerz betrifft vor allem die Hohl- und soliden Organe des Peritoneums und des Retroperitoneums sowie das viszerale Peritoneum. Kennzeichen:

- Entstehung durch lokale Entzündung, Dehnung (eines Hohlorgans) und Ischämie (ischämischer Schmerz durch Vasokonstriktion),
- schlecht lokalisierbar, beschreibbar (allgemeines Krankheitsgefühl, Zusatzsymptome: Übelkeit, Erbrechen),
- höhere Reizschwelle als der somatische Schmerz (Schmerz wird wahrgenommen, aber längere Zeit nicht als störend schmerzhaft empfunden).

Im **Oberbauch bis etwa Nabelhöhe** liegen viszerale und somatische Fasern eng beieinander, sodass eine schlecht lokalisierbare viszerale Reizung durch eindeutig zuordenbare somatische Impulse die Diagnose erleichtert (z. B. Cholezystitis ins Epigastrium ausstrahlend, Nierenkoliken in die seitengleiche Flanke). Zusätzlich kommt es durch gleichzeitige somatische Reizung zu Muskelspasmen der Abdominalwand, sodass die Diagnose „Abwehrspannung" und „akutes Abdomen" gestellt werden kann.

Im **kleinen Becken (Unterbauch)** gehen viszerale und somatische Impulse verschiedene Wege, weil sie sowohl über den Lumbalplexus als auch den Sakralplexus in verschiedenen Höhen den Kortex erreichen. Die Lokalisation viszeraler Impulse ist daher schwierig, weil sie somatisch nicht identifizierbar sind. Werden Organe unterhalb von L1 innerviert, kommt es meist nicht zu einer somatischen Antwort der vorderen Abdominalwand (muskuläre Abwehrspannung), weshalb die typischen Zeichen eines akuten Abdomens fehlen. Daher wird eine Peritonitis des kleinen Beckens nur durch Beobachtung (Zu- oder Abnahme des Schmerzes, fehlendes Ansprechen auf Schmerztherapie, mögliche Kreislaufreaktionen) und evtl. durch eine Spannung der Muskulatur des kleinen Beckens oder erst nach Aufsteigen in den Intraabdominalraum entdeckt.

MERKE: Nicht die Lokalisation, sondern der Charakter des Schmerzes führt zur Diagnose (Anamnese).

Tab. III.16-1 Unterbauchschmerz und seine Differentialdiagnose

Physiologischer Schmerz (☞ III.16.2.1)	• Follikelsprung (☞ III.10.1) • Menstruation (☞ III.2, ☞ III.10.1)
Schmerz der Adnexe (☞ III. 16.2.2)	• Zysten • Zystenruptur (ohne Blutung) • Zystenblutung • Stieldrehung einer Adnexe • Adnexitis • Ovarialabszess • Tubargravidität (☞ III.3.4)
Schmerz des Uterus (☞ III.16.2.3)	• Dysmenorrhoe (☞ III.2) • Lageveränderung des Uterus • Myome (☞III.15.11) • Zervixstenose • Endometritis
Schmerz des Darms (☞ III.16.2.4)	• Colon irritabile • Appendizitis
Schmerz in der Schwangerschaft (☞ III.16.3)	• Uteruswachstum • Abortus (imminens, incipiens, missed, ☞ III.3.2) • Corpus-luteum-Zysten • Myome (☞III.3.2.2) • Abflussbehinderung im Nierensystem • Vorzeitige Wehen (☞ III.3.7) • Vorzeitige Placentalösung (☞ III.3.3.3) • Uterusruptur (☞ III.3.3.3)

16.2 Einteilung des Unterbauchschmerzes aus gynäkologischer Sicht

16.2.1 Schmerz bei physiologischen Abläufen

Follikelsprung

Ursache: Monatliche Ruptur eines Follikelbläschens.

Symptome: Akuter Schmerz, stechend, keine Prodromalsymptome, übergehend in allgemeine Unterbauchschmerzen, „Ziehen nach unten", manchmal auch Schmerzen bis zum Epigastrium, nur ein bis zwei Stunden anhaltend, schon nach ca. 30 Min. deutliche Besserung.

Erklärung: Dehnungsschmerz der Ovarkapsel, anschließende leichte peritoneale Reizung durch freie Flüssigkeit im Douglas-Raum (viszeraler Schmerz, übergehend in somatischen Schmerz).

Diagnose: Zyklusanamnese, Sonographie, unauffällige Laborparameter.

Therapie: Schonung, orale Analgetika.

Menstruation

Ursache: Kontraktion der Uterusmuskulatur und der Uteringefäße zur Blutstillung nach abgebluteter Schleimhaut.

Symptome: Dumpfer, langsamer, kolikartiger (rezidivierend auftretend, mit Pausen) Schmerz, häufig mit Beginn der Blutung oder prämenstruell Kreuzschmerzen als fortgeleiteter Schmerz, mit vaginaler Blutung.

Erklärung: Rhythmische Kontraktion des Uterus und der Gefäße zum Verschluss der Spiralarterien; viszeraler Schmerz der glatten Muskulatur beider Strukturen, ausgelöst durch Erhöhung des Prostaglandinspiegels und Sekretion von Vasopressin (Ischämie: viszeral, Spasmus: somatisch).

Diagnose: Zyklusanamnese, vaginale Blutung. DD Abort: Schwangerschaftstest pos., untypischer Zeitpunkt.

Therapie: Analgetika, Wärme, prophylaktische Gabe von Mönchspfeffer-Präparaten, Homöopathie, Akupunktur, hormonelle Regulierung.

16.2.2 Schmerz der Adnexe

Zysten

Ursache: Dehnung einer Follikelmembran.

Symptome: dumpfer, ständiger, meist nur schlecht lokalisierbarer Schmerz mit vorwiegend erträglicher Intensität. Verschlechterung bei Bewegung. Einige Tage bis Wochen andauernd.

Erklärung: Dehnungsschmerz (viszeral), Reizung der umliegenden Organe, des Peritoneums (somatisch) oder des Darms.

Diagnose: Sonographie. DD Adnexitis: Leukozytose, evtl. Fieber.

Therapie: Analgesie, evtl. laparoskopische Entfernung des Follikels.

Zystenruptur (ohne Blutung)

Ursache: Ovarialzystenruptur.

Symptome: Plötzlicher, stechender Schmerz, zunächst lokalisierbar, dann übergehend in einen dumpfen, nicht lokalisierbaren Tiefenschmerz, der selbstlimitierend ist (Stunden), „Ziehen nach unten".

Erklärung: kurzer Kapseldehnungsschmerz mit lokaler Irritation des parietalen Peritoneums (somatisch), dann diffuse peritoneale Reizung durch Flüssigkeit im Douglas-Raum (viszeral).

Diagnose: Sonographie. DD Blutung: BB (Hb-Abfall).

Therapie: Schonung, Analgetika oral oder i. v. wegen der sonographisch nicht sicher auszuschließenden Gefahr der Zystenblutung: stationäre Aufnahme zur Beobachtung.

Blutung einer Zyste

Ursache: Gefäßruptur mit Blutung in eine bestehende Zyste oder bei Zystenruptur Blutung in den freien Bauchraum.

Symptome: Plötzlicher Schmerz, schlecht lokalisierbar, Druckschmerz im Unterbauch, zunehmend oder gleich bleibend, je nach Blutverlust Schmerz beim Stehen und Gehen oder übergehend in eine Abwehrspannung mit akutem Abdomen, Kreislauf instabil.

Erklärung: Kapseldehnungsschmerz, lokale Irritation des Peritoneums (somatisch), bei Zunahme des Blutvolumens im Ovar Verschlechterung (viszeral), bei Ruptur Blutung in den Bauchraum mit starker peritonealer Reizung durch rasche Volumenzunahme bis in den intraabdominellen Raum (somatisch), Blutverlust.

Diagnose: Sonographie, Hb-Abfall, **keine** Leukozytose. DD Stieldrehung einer Adnexe: BB stabil. DD Tubargravidität: Schwangerschaftstest pos.

Therapie: Klinikeinweisung, Beobachtung, evtl. laparoskopische Blutstillung und/oder Zystenentfernung.

Stieldrehung einer Adnexe

Ursache: Drehung einer gestielten Zyste oder der kompletten Tube durch heftige Bewegung.

Symptome: Plötzlich auftretender, starker Schmerz, meist nach heftiger Bewegung (Tanzen, Turnen, Springen, Geschlechtsverkehr), schlecht lokalisierbar, druckschmerzhaftes Abdomen, Schmerzintensität zunehmend über Stunden.

Erklärung: Durch Stieldrehung Abklemmen des Blutflusses (Zu- und Abfluss), daher Dehnungsschmerz (viszeral) der Adnexe, zusätzlich evtl. Thrombose, Ischämieschmerz (viszeral).

Diagnose: Sonographie, **stabiles** BB. DD blutende Zyste: Hb-Abfall. DD Tubargravidität: Schwangerschaftstest pos.

Therapie: Klinikeinweisung, bei klarer Diagnose sofortige laparoskopische Sanierung, evtl. Adnektomie.

Adnexitis

Ursache: Entzündung einer oder meist beider Adnexen, hämatogen oder aufsteigend.

Symptome: Sich über Tage steigernder, meist gut lokalisierbarer Dauerschmerz, stechend, seitlich ziehend, evtl. Fieber, evtl. Fluor vaginalis.

Erklärung: lokale Schwellung der Ovarkapsel (bakterielle Irritation = somatisch) mit möglicher Mitbeteiligung der Tuben, entzündliche Mitbeteiligung der anatomischen Umgebung (somatisch).

Diagnose: Sonographie (vergrößertes Ovar, etwas freie Flüssigkeit im Douglas-Raum), Leukozytose, übel riechender Fluor. DD Appendizitis: wandernder Schmerz, Übelkeit, Erbrechen, Durchfall, evtl. kolikartig, kein Fluor. DD Zystitis: Katheterharn (Leukozyten, Erythrozyten, evtl. Nitrit).

Therapie: antibiotisch, antiphlogistisch, analgetisch, Schonung, evtl. Entfernung eines liegenden IUP.

Ovarialabszess

Ursache: Pus-Ansammlung in einem oder beiden Ovarien.

Symptome: Sich steigernder, stechend bis dumpfer Schmerz, evtl. mit begleitender Entzündungsreaktion der Umgebung (Durchfall, Pollakisurie), Fluor vaginalis, Fieber, Schüttelfrost, Abdomen sehr **druckdolent**, erst bei begleitender Peritonitis Abwehrspannung bis oberhalb des Nabels, Zeichen einer Sepsis.

Erklärung: Kapseldehnungsschmerz des Ovars (viszeral), bei lokaler Irritation des Peritoneums auch eine Seitenzuordnung möglich (somatisch), bei Ruptur allgemeine Peritonitis bis zur Sepsis.

Diagnose: Sonographie, Leukozytose, Fieber, vaginaler Ausfluss. DD phlegmonöse Appendizitis: lokaler Druckschmerz, Sonographie, MRT.

Therapie: Evtl. zuerst antibiotisch behandeln, bei Verdacht auf peritoneale Begleitreaktion großzügige Indikation zur medianen Unterbauch-Lapartomie mit Entfernung des erkrankten Organs nach ausführlicher Aufklärung.

Tubargravidität

Ursache: extrauterine Gravidität in der Tube (☞ III.3.4).

Symptome: Stechender, langsam zunehmender Schmerz, lokalisierbar, meist Amenorrhoe von mindestens sechs Wochen. **Ausnahme:** rupturierte Tubargravidität (plötzlicher Schmerz, rasch zunehmend, Kreislaufbeteiligung).

Erklärung: Spasmus der Tube (somatisch) oder Schmerz durch Ruptur mit peritonealer Beteiligung durch frische Blutung in den freien Bauchraum (somatisch).

Diagnose: Zyklusanamnese, Schwangerschaftstest pos., häufig vaginale Blutung, keine Leukozytose, in der Sonographie kein intrauteriner Fruchtsack nachweisbar. DD blutende Zyste: Schwangerschaftstest neg. DD stielgedrehte Zyste: Schwangerschaftstest neg.

Therapie: laparoskopische Tubotomie/Tubektomie.

16.2.3 Schmerz des Uterus

Dysmenorrhoe

Ursachen: verstärkte Kontraktionen der Uterusmuskulatur und der Gefäße zum Zeitpunkt der Mensesblutung (☞ III.2).

Symptome: Unerträgliche, kolikartige Schmerzen im Unterbauch, median lokalisierbar, oft kombiniert mit Rückenschmerzen, Erbrechen, Übelkeit, Kopfschmerzen oder Kollaps.

Erklärung: verstärkte Kontraktionen (Spasmus: somatisch) bei intramuralen Myomen, Adenomyosis uteri, IUP und erhöhten Vasopressin- sowie Prostaglandinspiegeln (Ischämie: viszerale Begleiterscheinungen).

Diagnose: Zyklusanamnese, vaginale Blutung, rezidivierende Symptome.

Therapie: Gestagentherapie (Kontrazeptiva, zyklisches Gestagen, Hormonspirale), bei Verdacht auf Adenomyosis evtl. GnRH-Analoga (Zoladex®, Enantone Gyn®), medikamentös (antiphlogistisch als Prostaglandin-Inhibitoren).

Lageveränderung des Uterus

Ursachen: angeborene oder (nach Geburten oder Operationen) erworbene Lageveränderung des Uterus.

Symptome: Schmerzen nicht vorhersehbar, rezidivierend im kleinen Becken, dumpf, meist bei oder vor Stuhlgang, bei Geschlechtsverkehr.

Erklärung: schmerzhafter Zug an den Ligg. sacro-

uterinae (somatisch) durch Darmbewegung oder Berührung bei Kohabitation.
Diagnose: Meist mit Berührung oder Lageveränderung kombinierter Schmerz, selbstlimitierend, oft kurz und heftig, keine Blutung, keine Entzündungszeichen, durch Tastbefund oder Sonographie nachgewiesene Lageveränderung.
Therapie: Lageveränderungen bzw. Positionswechsel bei Kohabitation.

Myome

Ursachen: Neubildung von Myometriumzellen subserös, intramural oder intrakavitär.
Symptome: Meistens zunächst als Metrorrhagie oder Dysmenorrhoe bemerkbar, vorwiegend bei Frauen ab dem 40. Lj., evtl. Druck auf Blase oder Darm. Nur **intrakavitär** gelegene Myome führen zu einer **lokalen Schmerzsymptomatik** durch Spasmen der Uterusmuskulatur.
Erklärung: Schmerzlose Neubildung, die nur durch Spasmen des Uterus (somatisch) während oder nach Beendigung einer Menstruationsblutung symptomatisch ist.
Diagnose: Dysmenorrhoen, starke Blutungen, Sonographie.
Therapie: bei Wachstumstendenz oder Beschwerden hormonelle Therapie mit Gestagenen oder operative Sanierung (konservative Myomoperation oder Hysterketomie).

Zervixstenose

Ursachen: Abflussbehinderung von Menstruationsblut.
Symptome: starker, wehen- bzw. kolikähnlicher Schmerz, mit oder ohne vaginale Blutung am vermuteten Zeitpunkt der Mensesblutung. Bei sehr jungen Mädchen oder nach Operationen (Konisation, Sectio, Myomenukleation).
Erklärung: frustrane Kontraktionen (Spasmus: somatisch) des Myometriums gegen den Widerstand des verschlossenen Zervixkanals. Kann eine Ruptur auslösen.
Diagnose: Starke Schmerzen im Unterbauch, streng in der Mitte lokalisiert, meist nach Operationen, mit oder ohne vaginale Blutung, Sonographie (gespreiztes Cavum uteri).
Therapie: sofortige Aufdehnung des Zervixkanals (Kurznarkose).

Endometritis

Ursachen: Entzündung des Endometriums mit purulenter Umwandlung, ausgelöst durch infizierte Fremdkörper (IUP), nach Operationen (Kürretagen, Abtreibungen), nach Aborten.
Symptome: Zunächst im mittleren Unterbauch angesiedelte Schmerzen, dumpf, ständig, immer mit **vaginalem Fluor** kombiniert, oft Fieber, Schüttelfrost, übergehend in allgemeine peritoneale Schmerzen, die nicht mehr lokalisierbar sind. Cave: Sepsis.
Erklärung: purulente Umwandlung des Endometriums (bakterielle Irritation: somatisch) mit Ausstoßungstendenz (Regelschmerz, Spasmus: somatisch) und Entzündungsreaktion der Umgebung (viszeral). Kann sich bis zur Peritonitis und Sepsis ausweiten.
Diagnose: gelber bis grünlicher übel riechender Fluor, Druckschmerz im Unterbauch, allgemeine Entzündungszeichen, Leukozytose, abwehrgespanntes Abdomen, Sonographie. DD Pyelonephritis: Nierenlager klopfdolent, evtl. Dysurie, Katheterharn (pathologisch).
Therapie: antibiotisch, analgetisch unter strenger Beobachtung, Entfernung von Fremdkörpern, Kürretage unter antibiotischer Abschirmung. Bei hoch aufgebautem Endometrium, wie es bei Endometritis in den meisten Fällen vorliegt, sollte dringend eine Kürettage durchgeführt werden, um das purulente Gewebe zu entfernen (ohne Hysteroskopie, bei welcher Pus ins Abdomen geschwemmt werden kann). Durch die natürliche Verbindung von Uteruscavum in den Bauchraum über die Tuben, ist die Verschleppung von Keimen gegeben, sodass die Kürettage eine Verbesserung bringt.

16.2.4 Schmerz des Darms

Colon irritabile

Ursachen: gestörte Darmmotilität und Sekretion.
Symptome: rezidivierende Abdominalschmerzen, oft krampfartig, Obstipation, Blähungen.
Erklärung: Durch Spasmen der Darmmuskulatur (somatisch) oft gut lokalisierbar und als ins kleine Becken gehörig empfunden, intermittierend jedoch

auch Dehnungsschmerz (viszeral), was zu ungenauen Angaben über das Krankheitsbild führt. Meist monate- bis jahrelange Anamnese.

Diagnose: Unklare, oft außerhalb des kleinen Beckens lokalisierte Schmerzen, sonographisch unauffällige gynäkologische Verhältnisse, keine Leukozytose, zyklusunabhängig, evtl. rege, weitgestellte Darmschlingen im transvaginalen Ultraschall.

Therapie: Stellen einer Diagnose, nach oft jahrelanger Einstufung als Hypochonder oder Simulant ist die somatische Zuordnung der Beschwerden für die Patientin eine Erleichterung und wird ihr helfen, mit den Schmerzen besser umzugehen, was häufig zu Verminderung des Leidensdruckes führt. Spasmolytika, Diätberatung, evtl. psychosomatische Begleitung, internistische Behandlung.

Appendizitis

Ursache: lokale Entzündung der Appendix mit oder ohne Begleitperitonitis.

Symptome: Zunächst unklares Krankheitsgefühl und dumpfe, nicht lokalisierbare, wandernde Schmerzen. Manchmal auch mit Begleiterscheinungen wie Erbrechen, Durchfall und Fieber. In der Folge zunehmende Lokalisierung auf den rechten Unterbauch mit typischem Druck- und Loslass-Schmerz.

Erklärung: Zunächst lokale Entzündung der Appendix (viszeraler Schmerz), der Stunden bis Tage andauern kann. Erst bei Beginn einer Peritonitis (somatisch) wird der Schmerz lokalisierbar und überträgt sich auf den McBurn'schen Punkt.

Diagnose: Anamnese. Auch ein nicht lokalisierbarer Schmerz muss beobachtet werden! Druckschmerz im rechten Unterbauch, Leukozytose, evtl. klinische Zeichen einer Entzündung. DD Tubaria: Schwangerschaftstest pos. DD Zyste: keine Leukozytose. DD Blutung: keine Leukozytose, Hb-Abfall. DD Adnexitis: Anamnese, evtl. sonographisch vergrößerte Adnexe.

Therapie: Überweisung an eine chirurgische Abteilung zur operativen Sanierung (evtl. LSK).

Endometriose

Definition: ektopes Auftreten von endometriumähnlichem Gewebe mit veränderter Basalmembran. Östrogen- und Progesteronrezeptoren vorhanden. Es kommt zu einer zyklischen Veränderung mit Abstoßung von Zellen und Blut an verschiedenen Lokalisationen (☞ III.8.2.3).

Lokalisation

- Genital: an der Uterusoberfläche oder als Adenomyosis uteri intramyometran, an den Tuben (ursächlich für Sterilität), am Ovar als Schokoladezysten, am Lig. rotundum, Lig. Sacrouterinum und/oder retrozervikal.
- Extragenital: Darm, Blase, Haut, Ureter.

Symptome: unklare Unterbauchschmerzen, meist in Zusammenhang mit der Menstruationsblutung. Oft jahrelange Anamnese, chronisch-rezidivierend. Bei Lage im Douglas-Raum, Darm oder Ovar auch Schmerzen bei Bewegung, Berührung (Kohabitation) oder beim Eisprung. Nur bei plötzlicher starker Blutung als akutes Geschehen symptomatisch.

Erklärung: zyklisches Abbluten von Endometriumgewebe an den unterschiedlichsten Lokalisationen. Bei Blutung in den Douglas-Raum deutlich weniger Schmerzen als bei Blutung in straffes Gewebe. Zumeist Dehnung oder lokale Reizung (viszeraler, schlecht lokalisierbarer Schmerz).

Diagnose: Anamnese, Histologiegewinnung durch LSK, sonst nur Ausschlussdiagnosen, sonographisch meist unauffälliger Befund (Ausnahme: Endometriumzysten des Ovars). Keine Leukozytose. Unsicherer Hinweis: erhöhtes CEA (Tumormarker)

Therapie: Unterdrückung des Zyklus für ca. sechs Monate mittels GnRH-Analoga mit fraglichem Erfolg. Chirurgische Sanierung mittels Elektrokoagulation oder Resektion von Zysten, Darmstenosen oder Blasenläsionen. Hohe Rezidivrate.

Schmerzdauer: 5 Tage × 12 Monate × 30 Jahre = 5 Jahre.

16.3 Schmerz in der Schwangerschaft

Uteruswachstum

Ursachen: aktive und passive Dilatation des Uterusgewebes, Wachstum der Bänder des Uterus und Streckung der Tuben.

Symptome: Ziehen in der Leistengegend. Stechen im seitlichen Unterbauch, kurz, **nicht** rhythmisch, oft bei oder nach verstärkter Bewegung. Druckgefühl im medianen Unterbauch.

Erklärung: Flüssigkeitseinlagerung in den Bändern des Uterus, daher Zug am parietalen Peritoneum und gut lokalisierbarer Schmerz. Dehnung der Tuben (viszeraler, nicht gut lokalisierbarer Schmerz). Druck der wachsenden Gebärmutter auf Blase, Darm und Beckenboden.

Diagnose: unregelmäßiger Schmerz, nicht rhythmisch, keine vaginale Blutung, Besserung in Ruhe, sonographisch unauffällige Zervixlänge.

Therapie: Aufklärung, Schonung, evtl. Magnesiumzufuhr.

Abortus (imminens, incipiens, missed)

Ursachen: Kontraktionen des Uterus zur Ausstoßung einer als Fehlanlage erkannten Embryonalanlage (☞ III.3.2).

Symptome: dumpfe, **rhythmische**, regelähnliche Schmerzen, mit oder ohne vaginale Blutung. Auf Nachfrage oft mit Beendigung von Brustspannen oder Übelkeit (Schwangerschaftszeichen) kombiniert.

Erklärung: Wehen mit Dilatation der Zervix als Kombination von somatischem (Muskelspasmen) und viszeralem (Dehnung) Schmerz.

Diagnose: Rhythmische Schmerzen, schwer lokalisierbar, evtl. in den Rücken ausstrahlend, oft mit leichter vaginaler Blutung kombiniert, keine Besserung durch Schonung und Bettruhe. Sonographischer Nachweis von fehlender fetaler Herzaktion oder schwimmendem Fruchtsack.

Therapie: bei Kinderwunsch und leisester Hoffnung auf vitale Schwangerschaft: klinische Bebachtung, Gelbkörperhormon p. o. oder i. m. (Proluton® i. m. oder Duphaston® Drg., 1 × 1 p. o.), Bettruhe, bei fehlender Herzaktion Kürretage oder Mifegyne® (☞ III.3.2.5) unter klinischer Beobachtung.

Corpus-luteum-Zysten

Ursache: Bildung von schwangerschaftserhaltendem Progesteron durch das ovarielle Corpus luteum.

Symptome: unklares, einseitiges Stechen zu Beginn der Schwangerschaft.

Erklärung: Dehnung einer Follikelmembran mit lokaler Irritiation des Peritoneums.

Diagnose: sonographischer Nachweis einer blanden Zyste.

Therapie: Schonung, selbstlimitierend durch Übernahme der Progesteronproduktion durch den Trophoblasten.

Myome

Ursachen: hormonell bedingte Neubildung von Myometriumzellen intraligamentär zwischen der 12. und 20. SSW.

Symptome: Plötzlich auftretende Schmerzen, ständiges Druckgefühl, schlecht lokalisierbar in Höhe der Uteruskante.

Erklärung: Dehnungsschmerz der Ligamente durch Neubildung von Myomen oder Einblutung in dieselben.

Diagnose: oft tastbar an der Uterusseitenkante, sonographische Verifizierung.

Therapie: analgetische Therapie, evtl. stationäre Aufnahme zur Beobachtung wegen evtl. auftretender Wehentätigkeit, Schonung.

Abflussbehinderung im Nierensystem

Ursachen: durch Vergrößerung des Uterus bedingte Abflussbehinderung mit nachfolgender Stauungsniere.

Symptome: kolikartige, einseitige Schmerzen mit eindeutigem Flankenschmerz der betroffenen Seite.

> **! Achtung:** Koliken des Harnleitersystems können Wehen auslösen.

Erklärung: Harnabflussbehinderung durch Knickung oder Druck auf den Ureter bei vergrößertem Uterus, dadurch bedingter Harnstau im Nierenbecken. Spasmus der Ureteren (somatisch), Dehnungsschmerz der Nierenkapsel.

Diagnose: einseitiger Schmerz, klopfdolente Nierenlager, Harn (Erythrozyten erhöht), sonographisch nachweisbar gestaute Nieren. DD Wehen: sonographisch: Zervixverkürzung, Nieren unauffällig, CTG zur Evaluation der Wehentätigkeit.

Therapie: stationäre Aufnahme, antibiotische Abschirmung, evtl. prophylaktische Wehenhemmung, strenge Seitenlagerung und evtl. Ureterschienung.

Vorzeitige Wehen (bis 35 + 7 SSW)

Ursachen: Kontraktionen mit Zervixverkürzung und/oder -eröffnung bei Infektionen, fetalen Pathologien, Uteruspathologien (Zervixinsuffizienz) (☞ III.3.7).

Symptome: unregelmäßige bis regelmäßige dumpfe Schmerzen, lokalisierbar vom Unterbauch Mitte bis Os sacrum Mitte, auch in Ruhe keine Besserung, „Hartwerden" des Unterbauchs.

Erklärung: Schädigung der Eihäute durch Infektionen, Ablösungen der Eihäute bei Uteruspathologien, dadurch Synthese von Prostaglandin E2 und Leukotrienen, damit Wehentätigkeit, Zervixerweichung, Blasensprung.

Diagnose: regelmäßige regelähnliche Beschwerden, deutliches Hartwerden des Uterus, sonographisch nachgewiesene Verkürzung der Zervixlänge auf unter 20 Millimeter.

Therapie: bei Verdacht auf vorzeitige Wehen stationäre Aufnahme, Wehenhemmung mit Betamimetika oder Prostaglandin-Antagonisten i. v. (orale Therapie ist obsolet), Bettruhe. Ab kindlicher Überlebenschance (23 + 7) bis 33 + 7 SSW ist eine Lungenreifetherapie mit 2 × 12 mg Betnesol anzustreben.

Vorzeitige Placentalösung

Ursachen: Lösung der Placenta infolge von Endothelialisierungsstörung bei mütterlichem Hypertonus, Gestosen (☞ III.3.3.3) oder Amphetaminabusus.

Symptome: plötzlicher, anhaltender Schmerz mit komplettem Hartwerden des Uterus, mit oder ohne Blutung. Zunehmende Tachykardie, Hypotonie bis hin zur Schocksymptomatik

Erklärung: Endothelialisierungsstörung schon bei Einnistung führen zu Mikrothrombosen, Durchblutungsstörungen, zu kleinem Placentavolumen, kindlicher Sauerstoffunterversorgung und damit zu Dystrophie. Schmerzen treten durch Bildung eines retroplazentaren Hämatoms auf. Schmerzursache: uteriner Dauertonus zur physiologischen Blutstillung. Gerinnungsstörungen.

Diagnose: massive Schmerzsymptomatik, „brettharter" Uterus, evtl. vaginale Blutung, Kreislaufsymptomatik, Sonographie, CTG (fetale Tachykardie, aber auch rasch zunehmende Bradykardie).

Therapie: sofortige Klinikeinweisung, Anstreben einer Entbindung nach Feststellen der kindlichen Vitalität, evtl. Tokolyse (Tokolyse kann auch durch die Entspannung der Uterusmuskulatur zu Verstärkung der uterinen Blutung führen und wird daher sehr kontrovers diskutiert), Kreislaufstabilisierung der Mutter.

Uterusruptur

Ursachen: Ruptur der Muskulatur wegen vorhergegangener Operationen oder wegen frustraner Kontraktionen über Stunden (☞ III.3.3.3).

Symptome: meist plötzliche Schmerzfreiheit nach vorangegangener Wehentätigkeit.

Erklärung: Durch Eröffnung des Uteruskavums kommt es zum Sistieren jeglicher Kontraktion. Der Uterus wird weich, oft auch keine Kindsbewegungen mehr.

Diagnose: Fehlen jeglicher Wehentätigkeit, evtl. starkes Hervortreten kindlicher Körperteile.

Therapie: sofortige Sectio.

16.4 Homöopathische Therapie des Unterbauchschmerzes

16.4.1 Abklärung von Unterbauchbeschwerden

Unterbauchbeschwerden sind schwierig abzuklären und können sehr unterschiedliche Ursachen haben (☞ III.16.2).

MERKE

> Jeder Unterbauchschmerz muss gynäkologisch, chirurgisch und bei Verdacht urologisch abgeklärt werden, da jeder subakute Bauchschmerz rasch in ein bedrohliches akutes oder perakutes Krankheitsbild übergehen kann.

Die korrekte homöopathische Vorgehensweise richtet sich grundsätzlich nach den Regeln der klassischen homöopathischen Behandlung (☞ II.4). Abhängig von der Schmerzqualität und -intensität variieren jedoch die Art der Anamneseerhebung und das weitere Management in Zusammenarbeit mit einem Facharzt (☞ Abb. III.16-1).

16.4.2 Chronischer und subakuter Unterbauchschmerz

Patientinnen, die wegen chronischer Unterbauchschmerzen in homöopathische Behandlung kommen, sind im Allgemeinen gut vorinformiert, abgeklärt und haben bereits einige konventionell-medizinische Therapieversuche hinter sind. Anhand der fachärztlichen Befunde muss zunächst geklärt werden, ob es sich um **somatoforme Schmerzstörungen** (körperliche Beschwerden, die sich nicht hinreichend auf organische Erkrankungen zurückführen lassen) oder um eine **organische Erkrankung** handelt.

Organischer Unterbauchschmerz

Um im Falle einer organischen Erkrankung den Verlauf der homöopathischen Therapie beurteilen zu können, muss eine regelmäßige fachärztliche Begutachtung mit entsprechender Diagnostik (Ultraschall, Vaginalabstrich, Harnbefund, evtl. CT oder MRI, Blutbild, Entzündungsparameter etc.) stattfinden. Unter einer zielführenden homöopathischen Therapie muss sich neben dem subjektiven Schmerz auch der medizinische Befund als objektiver Verlaufsparameter einer Erkrankung eindeutig bessern. Bessern sich die objektiven Verlaufsparameter nicht, wurde nicht korrekt homöopathisch therapiert.

Somatoforme Schmerzstörung

Handelt es sich um eine somatoforme Schmerzstörung, dient als Parameter der Besserung oder Verschlechterung des Krankheitsbildes die visuelle Analogskala (VAS, ☞ II.5.4). Die VAS wird sowohl bei der Erstkonsultation als auch bei jedem Follow-up exakt zu allen angegebenen Beschwerden abgefragt.

16.4.3 Akuter und perakuter Unterbauchschmerz

Der akute oder perakute Schmerz verlangt immer nach einer umgehenden Abklärung und medizinischen Intervention. Die homöopathische Behand-

Chronischer/subakuter Unterbauchschmerz	Akuter Unterbauchschmerz	Perakuter Unterbauchschmerz
1. Ausführliche Anamnese	1. Kurze Akutanamnese	1. Keine Zeitverzögerung!
2. Arzneimittelfindung	2. Rasche Repertorisation der vordringlichen Symptome	2. Dem erfahrenen homöopatischen Arzt vorbehalten
3. Arzneiverabreichung	3. Arzneiverabreichung	3. Arzneiverabreichung durch Blickdiagnose
→ Fachärzliche Abklärung	→ Sofortige Überweisung zum Facharzt/in die Klinik	→ Sofortige Überweisung in die nächste Klinik
Homöopatische Verlaufskontrolle + Kontrolle aller relevanten Befunde (Labor, bildgebende Verfahren etc.)		

Abb. III.16-1: Homöopathische Vorgehensweise bei Vorliegen unklarer Unterbauchschmerzen.

lung darf zu keiner Zeitverzögerung führen. Ein erfahrener homöopathischer Arzt kann anhand der vordringlichsten charakteristischen Symptome (z. B. Patientin krümmt sich nach vorne, Patientin kann sich nicht aufrichten, Kaltschweißigkeit, Kollapsneigung, Todesangst etc.) ohne Repertorisation das passende Arzneimittel auswählen.

> ! **Cave:** Die Arzneimittelverschreibung ohne Repertorisation setzt eine langjährige Praxiserfahrung und umfassende Kenntnisse der Materia Medica voraus.

Bei korrekter Verordnung bessert sich die hochakute Symptomatik nach wenigen Minuten. Der Kreislauf der Patientin lässt sich stabilisieren. Trotzdem sollte unter keinen Umständen auf eine unmittelbare medizinische Abklärung des Akutereignisses verzichtet werden!

16.4.4 Repertorisation der Schmerzsymtpomatik

Chronische und subakute Unterbauchschmerzen, die durch Endometriose, Uterusadenomyosis, geplatzte Ovarialzyste oder aufsteigende Infektionen (Chlamydien) erzeugt werden, konnten in der Zeit vor der diagnostischen Laparoskopie keinem organischen Korrelat zugeordnet werden. Daher finden sich für die Erkrankungen dieses Formenkreises keine Rubriken im Repertorium. Es muss im gelenkten Bericht (☞ II.4.1) eine **penible Befragung der genauen Schmerzsymptomatik** stattfinden, die die in Tabelle III.16-2 aufgeführten Fragen beinhalten muss.

Durch die genaue Befragung lässt sich ein umfassendes **Lokalsymptom** (☞ III.4.2.1) erheben, das zusammen mit der vollständigen Anamnese der Arzneimittelfindung dient.

Tab. III.16-2: Fragenkatalog zur Erfassung der genauen Schmerzsymptomatik
✔ Wann ist der Schmerz zum ersten Mal aufgetreten? ✔ Welchen Auslöser hat der Schmerz (Kälte, Wärme, bestimmte Tages- oder Jahreszeit, Ärger, Angst etc.)? ✔ Welche Schmerzqualität liegt vor (stechend wie mit Nadeln, lanzinierend wie mit einem Messer, brennend wie Feuer, wie wund, wie zerschlagen etc.)? ✔ Was bessert, was verschlechtert den Schmerz (warme oder kalte Anwendungen, Bewegung, Ruhe, Ablenkung etc.)? ✔ Welche Begleitsymptome gibt es (Schweißausbruch, Übelkeit, Erbrechen, Durchfall, kalte Haut, Hitzewallung, Weinen, Verzweiflung etc.)?

Wichtige Unterbauchschmerz-Rubriken im Repertorium

Schmerz-Symptome im Repertorium (RADAR 9.1)
Abdomen
Schmerz – unteres Abdomen
– Schmerz – unteres Abdomen – brennend
– Schmerz – unteres Abdomen – drückend
– Schmerz – unteres Abdomen – gequetscht – zusammengedrückt, wie
– Schmerz – unteres Abdomen – reißend
– Schmerz – unteres Abdomen – schneidend
– Schmerz – unteres Abdomen – stechend
– Schmerz – unteres Abdomen – zwickend, kneifend
– Schmerz – Leistengegend
– Schmerz – Ovulation – während der
Weibliche Genitalien
– Schmerz – abwärtsdrängend
– Schmerz – beißend
– Schmerz – brennend
– Schmerz – drückend
– Schmerz – Urinieren, beim
– Schmerz – wehenartig
– Schmerz – wund schmerzend
– Schmerz – erstreckt sich zu
– Schmerz – Ovarien
– Schmerz – Uterus

16.4.5 Homöopathische Kasuistiken

Kasuistik 16-1: Z. n. Endometriose, Kinderwunsch

Ute Bullemer

Alter, Aussehen der Patientin

36-jährige Pat., groß, schlank, sportlich, mit braunen Augen und braunen Haaren.

Vorgeschichte

Vier Jahre zuvor Laparoskopie wegen einer linksseitigen Ovarialzyste, dabei wurden eine massive Endometriose mit Herden an beiden Ovarien, am Blasendach, an der Beckenwand links und im Douglasraum und multiple Adhäsionen (Endometriose Grad III) festgestellt. Die Ovarialzyste wurde entfernt, die Adhäsionen gelöst. Außerdem Entfernung von zwei subserösen Myomen von je 2,5 Zentimetern Durchmesser. Zur Nachbehandlung Empfehlung eines GnRH-Analogons, was die Pat. ablehnte. Sie nahm anschließend ein Jahr lang einen gestagenbetonten Ovulationshemmer und setzte diesen vor drei Jahren wegen Kinderwunsch wieder ab.
Die Pat. wurde zwei Jahre lang nicht schwanger und hatte ein Jahr zuvor eine Extrauteringravidität rechts. Die rechte Tube konnte erhalten werden, es wurden wiederum zahlreiche Verwachsungen im kleinen Becken gesehen und, soweit möglich, laparoskopisch gelöst. Seit einem Jahr versucht sie, wieder schwanger zu werden.

Spontanbericht

Seit sieben Jahren hat sie einen unerklärlichen Schwindel, der plötzlich kommt, sodass sie beim Gehen schwankt. Die neurologische und orthopädische Untersuchung ergaben keinen pathologischen Befund. Sie war deswegen sogar in einer psychosomatischen Klinik. Selbst eine Psychoanalyse brachte keine Besserung.
Nach Auffassung der Pat. kommt der Schwindel daher, dass sich ihre beiden Körperhälften unterschiedlich anfühlen, als ob sie nicht zusammenpassen würden: „Meine beiden Körperseiten sind nicht im Gleichgewicht“. Sie macht viel Sport, läuft und schwimmt, weil sich dieses unangenehme Gefühl dann verliert. Bei Bewegung hat sie keinen Schwindel.

Eigenanamnese

Asthma bronchiale im Kindesalter, Mitralklappenprolaps.

Familienanamnese

Mutter: alkoholkrank, depressiv, Tod durch Suizid.
Vater: depressiv, nimmt Antidepressiva.
Großvater: Hodenkarzinom.
Großmutter: Mammakarzinom.

Anfälligkeiten

Rezidivierende Soorkolpitiden.

Schicksalsschläge, Kränkungen, Demütigung, Verlust

Tod der Mutter durch Suizid, als die Pat. 16 Jahre alt war.

Gelenkter Bericht

Geist, Gemüt: Spricht nicht gern über „intime Dinge“ wie Warzen, Gerstenkörner, Ängste, Sexualität etc. Es ist ihr unangenehm, und sie möchte eigentlich nicht, dass da jemand etwas von ihr weiß.
Ängste: Bezeichnet sich als ängstlich, hat Angst allein im Haus und Angst vor Vergewaltigung.
Gesicht: seit Kindheit immer wieder Gerstenkörner am linken Oberlid. Die rechte Pupille ist auffällig größer als die linke (Anisokorie).
Magen: Magenkrämpfe und Übelkeit bei Stress.
Rektum: Durchfall jeden Morgen nach dem Frühstück sowie bei Aufregung und vor Prüfungen.
Geschlechtsorgane: Menstruation regelmäßig alle 28 Tage, normal stark und nicht schmerzhaft. Vor der Periode ist sie launisch und hat ein leichtes Ziehen in beiden Mammae. Sexuelles Verlangen normal. Etwa dreimal jährlich Soorkolpitis.
Atemwege: Asthma-Anfälle im Kindesalter, vor allem nachts.
Brust: Anfälle von Herzrasen seit ca. 15 Jahren.
Rücken: seit Jahren immer wieder Schmerzen unter dem linken Schulterblatt.

Extremitäten: Warze in der linken Handfläche.
Appetit, Durst: normal.
Nahrungsmittelverlangen, -abneigungen: [V] Fleisch, Wurst, Wein. [A] Obst, schwarzer Tee.
Schlaf: gut. Träumt immer wieder vom Fallen.
Frost, Fieber, Schweiß: eher frostig, verträgt aber keine große Hitze.

Beobachtungen des Arztes

Viele Sommersprossen im Gesicht. Zahlreiche braune, teils erhabene Leberflecken auf der Haut.

Diagnostik

Gynäkologische Untersuchung mit Vaginalsonographie: Uterus und beide Adnexe ohne pathologischen Befund, keine Zysten, keine freie Flüssigkeit im Douglasraum.

Fallanalyse

Viele Symptome und Zeichen der Pat. gehören zum sykotischen Miasma: Endometriose, Ovarialzyste, Soorkolpitiden, Naevi, Warzen. In der Familie zeigt sich auch das syphilitische Miasma (Suizid, Depression, Krebs).

Verschreibung

REPERTORISATION (SYNTHESIS 7.0)
Gemüt – Wahnidee – geteilt – zwei Teile
Weibliches Genitale – Tumoren – Ovarien – Zysten
Schlaf – Träume – Fallen
Rektum – Diarrhoe – Frühstück, nach
Rücken – Schmerz – Dorsalregion – Schulterblatt – links – unter
Auge – Gerstenkörner
Auge – Pupillen – ungleich
Extremitäten – Warzen – Hand
Weibliches Genitale – Tumoren – Uterus – Fibrom

Thuja C 1000, 5 Glob.

Begründung der Arzneimittelwahl: Das auffälligste Symptom in diesem Fall ist die Empfindung, beide Körperseiten gehören nicht zusammen, „so, als wenn der Körper geteilt wäre“. Solche Körperempfindungen weisen auf *Thuja* hin. In der Repertorisation zeigt sich *Thuja* an erster Stelle. Es passt auch zum vorliegenden sykotischen Miasma.

Auch die Schlussbemerkung der Pat., dass sie nicht gerne über ihre „Intimitäten“ spricht, ist in diesem Zusammenhang interessant. Bei *Thuja* finden wir oft eine Tendenz, unangenehme Dinge zu verheimlichen, sodass nach außen ein gutes Bild gezeigt wird, die inneren, unschönen Eigenschaften aber versteckt werden.
Thuja ist nach Erfahrung der Autorin eines der wichtigsten Mittel bei der Behandlung der Endometriose.

Follow-up nach einer Woche

Massive Soorkolpitis. Die Vulva ist gerötet und wund. Starker Juckreiz und brennende Schmerzen der Vulva; dicker, gelber Fluor.
Der Pat. wird erklärt, dass es sich um eine Reaktion auf das homöopathische Mittel handelt und ein altes Symptom, welches früher oft durch Antimykotika unterdrückt wurde, jetzt wieder zum Vorschein kommt, was im Sinne der ganzheitlichen Heilung eine sehr gute Reaktion ist. Sie ist einverstanden, auf ein Antimykotikum zu verzichten und macht Vaginalspülungen mit einem Apfelessig-Wasser-Gemisch (1 Teil Apfelessig, 4 Teile Wasser in einer Multi-Gyn®-Vaginaldusche) zweimal täglich. Darunter bessern sich die Beschwerden deutlich. Nach einer Woche kann sie auf die Spülungen verzichten und verwendet zur Nachbehandlung ein lokales Milchsäurepräparat (Döderlein Med®-Kapseln, eine Kapsel abends vaginal).

Follow-up nach weiteren zwei Wochen

Juckreiz der Vulva ↓ (noch leicht, aber durchaus erträglich), sodass die Pat. weiterhin auf ein Antimykotikum verzichtet. Im Nativpräparat noch vereinzelt Pilzfäden, aber auch viele Döderlein-Bakterien.
Allgemeinbefinden: Energie und Stimmung ↑.
Schwindel ↓.
Weiterhin **Durchfall** morgens nach dem Frühstück, jetzt sogar etwas verstärkt.
Warze in der linken Handfläche juckt.

Weiterer Verlauf

Zwei Monate später ist Pat. schwanger, wird aber nicht mehr vorstellig.

Diskussion

Oft lässt sich beobachten, dass nach Gabe des passenden Mittels bei Frauen, die häufig Kolpitiden allopathisch unterdrückend behandelt haben, diese Kolpitiden als Reaktion auf das Mittel wieder auftreten. Hier ist es entscheidend, nicht erneut zu unterdrücken, sondern stattdessen die Symptome z. B. durch Spülungen zu lindern und der Patientin zu erklären, dass es sich um eine günstige Reaktion im Sinne der Heilung handelt.

Kasuistik 16-2: Z. n. Endometriose

Margit Mayer

Alter Aussehen der Patientin

32-jährige Pat., schlank, sportlich, dunkle Haare, helle Haut.

Therapiebeginn: 1. November 2001.

Vorgeschichte

Z. n. laparoskopischer Entfernung von Endometrioseherden an Ovarien und Peritoneum des kleinen Beckens, nach der Behandlung keine makroskopisch sichtbaren Herde mehr vorhanden. Auch danach hat die Pat. noch schwerste Dysmenorrhoen.

Spontanbericht

Die Pat. leidet an einem prämenstruellen Syndrom mit Aggressivität, Weinerlichkeit und Mastodynie. Der Bauch schwillt an und es kommt zu Bauchkrämpfen, krampfartigen Schmerzen bei der Stuhlentleerung, Kreuzschmerzen und zu Harndrang. Beginn ca. zwei Tage vor der Periode gefolgt von schwerer Dysmenorrhoe für zwei bis drei Tage mit Abgang großer Blutkoageln. Gehäufte genitale Infektionen: zweimal bakterielle Adnexitiden, Herpes genitalis, Chlamydien-Infektionen (jeweils Antibiotikabehandlung), rezidivierende Soorkolpitiden (auch unabhängig von Antibiose). Harter, blutiger und schmerzhafter Stuhlgang bei blutenden Hämorrhoiden. Manchmal wund machende Diarrhoe. Seit einem Jahr Schmerzen beim Geschlechtsverkehr. Alle körperlichen Beschwerden und unangenehmen Gemütszustände bessern sich, wenn die Pat. mit Pferden zusammen ist (Pat. reitet regelmäßig).

Familienanamnese

Mutter: Depressionen, Suizidversuch.

Bruder: sehr aggressiv.

Anfälligkeiten

Genitale Infektionen, Zystitiden.

Schicksalsschläge, Verlust

Die Pat. musste 2000 aus finanziellen Gründen ihr Pferd verkaufen, was ein schwerer Verlust für sie war.

Gelenkter Bericht

Geist und Gemüt: Peinlich genaue, hartnäckige, ungeduldige, sehr impulsive und jähzornige Pat. Sie zeigt offen ihre Wut und schreit bei Kleinigkeiten. In der Pubertät warf sie mit Gegenständen um sich. Aggressiv nach Geschlechtsverkehr. Wenn sie ihre Aggressivität bemerkt, zieht sie sich zurück, um niemanden zu verletzen. Hinterher macht sie sich Vorwürfe, es tut ihr leid und sie entschuldigt sich. Die Pat. liebt Pferde, mit diesen hat sie Geduld. Sehr starkes Verantwortungsgefühl für die Familie und ihr Pferd. Zeitweise hatte sie Bulimie (zwischen 14. und 17. Lebensjahr). Danach immer wieder depressive Phasen mit Antriebslosigkeit, verschiedenen Ängsten, sozialem Rückzug, innerer Unruhe, Konzentrationsstörungen, Selbstvorwürfen, unbegründeter Traurigkeit. Lampenfieber. Angst vor Niederlagen, vor der Meinung anderer. Höhenangst, Platzangst, Existenzangst. Angst davor verrückt zu werden, Angst vor Depressionen. Ekel vor Insekten mit panischer Angst vor Spinnen.

Kopf: Kopfschmerz vor Gewitter. Schwindel nach dem Aufstehen morgens. Sie hatte zwei- bis dreimal einen Kreislaufkollaps.

Augen: Trockenheit. Die Tränen laufen beim Lachen und im Wind. Die Unterlider sind morgens schwammig geschwollen.

Ohren: Piepsen im Ohr vor Prüfungen.

Nase: trockene Nasenschleimhäute sind mit blutigen Krusten in der Nase. Blutiger Schleim beim Naseputzen. Von 1985 bis 1999 Heuschnupfen.

Mund, Hals, Zähne: Aphthen im Mund nach Zitrusfrüchten. Bläschen auf der Zungenspitze, Herpes labialis. Die Zungenspitze ist teils schmerzhaft, teils taub. Morgens Mundgeruch.

Abdomen, Rektum: Harter Stuhlgang und blutende Hämorrhoiden. Reißende Schmerzen beim Stuhlgang. Jucken am After, kratzt sich wund. Schaumiger Stuhl mit Essensresten und Schleimauflagerungen. Blähungen, wenn sie Brot oder Kartoffeln gegessen hat. Gluckern im Darm. Zeitweise hat sie wund machende Diarrhoe.

Blase: Seit der Kindheit dauernder Harndrang besonders abends im Bett, es kommen dann nur einige Tropfen. Harndrang, wenn das Wasser läuft, z. B. beim Händewaschen. Harninkontinenz beim Husten. Gehäufte Zystitiden durch kalte Füße. Gefühl, als ob die Blase aufgeblasen sei.

Geschlechtsorgane: Juckender, brennender Fluor mit säuerlichem Geruch, kratzt sich wund. Schwere Dysmenorrhoe für zwei bis drei Tage mit Mastodynie wie kleine Nadelstiche. Bei den Bauchkrämpfen muss sie sich krümmen, kann nicht mehr laufen und kann sich kaum setzen. Stechen und Reißen im Bauch, wie ein Messer, das sie von unten aufschlitzt. Innerliches Wundheitsgefühl „wie rohes Fleisch". Die Schmerzen ziehen in das Kreuz und in die Beine. Ruhe, Wärme und Zusammenkrümmen bessern. PMS. Zum Zeitpunkt der Ovulation: Mastodynie, Gereiztheit und ziehende Unterbauchschmerzen. Herpes genitalis mit 13 Jahren noch vor der Kohabitarche. Gehäuft Soorkolpitis und Z. n. Chlamydieninfektionen. Schmerzen beim Geschlechtsverkehr bei trockener Scheide.

Atemwege: Morgens verschleimt, muss den Schleim abhusten. Hinter dem Sternum spürt die Pat. einen kalten Luftzug, als ob sich etwas Kaltes aufbläht. Vor etwa zehn Jahren hatte sie zwei Jahre lang infektassoziiertes Asthma bronchiale, therapiert mit Pulmicort®.

Extremitäten: Dornwarzen an den Fußsohlen wurden 1983 entfernt. Geschwollene Beine bei Hitze, bei langem Stehen und vor der Menstruation. Gelenke überstreckbar. Beim Zeichnen und beim Übereinanderschlagen der Beine schlafen die betroffenen Extremitäten ein mit Taubheitsgefühl und Ameisenlaufen.

Nahrungsverlangen, -abneigungen: [V] Süßigkeiten, Schokolade, saure Gurken, Pommes frites, Kartoffelchips. [A] Grünkohl, Spinat, Wirsing, Rosenkohl, grünen Bohnen.

Schlaf: Spricht im Schlaf. Schläft schlecht bei Vollmond.

Schweiß: Stinkt.

Haut: Hämangiome. Fleischwarze rechts neben der Wirbelsäule. Braune Flecken, Muttermal an der linken Hüfte.

Beobachtung des Arztes

Die Pat. wirkt selbstbewusst, ist sehr selbständig und fleißig.

Verschreibung

REPERTORISATION (COMPLETE REPERTORY DEUTSCH)
Feminin – Hautausschläge – Bläschen
Stuhl – blutig
Allgemeines – Menses – agg. – vor
Gesicht – Hautausschläge – Vesicula – Lippen – Fieberblasen
Extremitäten – Warzen – Fuß – Fußsohle
Allgemeines – Tumoren, gutartige – Angiom, Fungus haematoides, Hämangiom
Schweiß – Geruch – übel riechend
Feminin – Leukorrhoe – scharf, ätzend, wund machend
Allgemeines – Speisen und Getränke – Brot – agg.
Allgemeines – Speisen und Getränke – Kartoffeln – agg.
Feminin – Menses – schmerzhaft, Dysmenorrhoe
Rektum – Schmerzen – allgemein – Stuhlentleerung, während

Sepia C 200, einmalig 2 Glob. (zur Begründung der Dosierung: Hahnemann gab möglichst niedrig dosierte Arzneimittel, häufig sogar nur einen Globulus oder er ließ seine Patienten an der Substanz riechen; vgl. Organon, § 272, § 284 ff.).

Begründung der Mittelwahl: Die Totalität der Symptome weist auf *Sepia*. Die Potenzen werden entsprechend der Kent'schen Reihe angewandt.

Miasmatische Überlegungen: Das sykotische Miasma steht im Vordergrund. Die Pat. hat viele Beschwerden im kleinen Becken, reichlich genitale Infektionen, sogar schon vor der Kohabitarche.

Follow-up nach sieben Wochen (Dezember 2001)

In den ersten Tagen nach der Mitteleinnahme Bauchschmerzen, Blähungen, verklebte Augen und sehr dünnflüssiger Ausfluss. Die Pat. fühlt sich schneller angegriffen, ärgert sich über Kleinigkeiten, ist weinerlich und deprimiert über die kleinste Kritik an ihrer Arbeit. Esszwang (wie früher als Kind), muss dauernd etwas essen, hat schon drei Kilo zugenommen.
Zwei bis drei Wochen nach Mitteleinnahme wenig Schmerzen, Wassereinlagerungen am ganzen Körper, kurzer leichter grippaler Infekt.
Fünf Wochen nach Mitteleinnahme Periodenblutung noch sehr stark und klumpig mit gut erträglichen Schmerzen. Mastodynie vor der Periode deutlich geringer.
Im gesamten Beobachtungszeitraum keine schmerzhafte Defäkation mehr. Akne deutlich gebessert. Haut nicht mehr so trocken. Kein Juckreiz an der Scheide oder am Anus. Keine Schmerzen beim Koitus.
Verschreibung: *Sepia* M, 2 Glob. einmalig.
Begründung: *Sepia* hat gut geholfen, aber das psychische Befinden nicht verbessert. Die Periode ist noch sehr stark und klumpig.

Follow-up nach weiteren drei Monaten (Februar 2002)

In den ersten Tagen nach der Mitteleinnahme leichter Schnupfen.
Zwei Wochen nach Mitteleinnahme Periodenblutung normal stark, keine Koagel und keine Schmerzen. Kaum Mastodynie. Weitere Verbesserung der Haut, nur noch wenige kleine Pickel. Haut nicht mehr trocken. Wenig Juckreiz an der Scheide, gelegentlich leichte Beschwerden beim Koitus.
Fünf Wochen nach Mitteleinnahme entwickelt sich ein sehr schmerzhafter Pickel im Schritt, der sich einige Tage später spontan entleert.
Im gesamten Beobachtungszeitraum Gereiztheit mit innerer Unruhe.
Verschreibung: *Sepia* M, 2 Glob. einmalig.
Begründung: *Sepia* hat die Beschwerden rund um die Periode erheblich gebessert. Es besteht weiterhin eine emotionale Störung.

Follow-up nach weiteren acht Wochen (April 2002)

Periodenblutung vor Einnahme des Mittels, diese war normal stark, keine Schmerzen aber Ödeme.
Drei bis vier Wochen nach Mitteleinnahme schnell gereizt und nörglerisch.
Einen Monat nach Mitteleinnahme: Einige Tage dauernde Magendarminfektion mit Schmerzen im gesamten Abdomen und Diarrhoe. Zwei Wochen dauernde rezidivierende Ruhetachykardien, gefolgt von extremer Obstipation mit der Notwendigkeit zur mechanischen Entleerung des Rektums.
Sechs Wochen nach Mitteleinnahme schmerzlose, normal starke Periodenblutung. Keine Schmerzen beim Koitus. Augen nicht mehr so trocken.
Verschreibung: *Sepia* XM, 2 Glob. einmalig.
Begründung: Mittlerweile auch Besserung des psychischen Befindens, Essverhalten normal, aber weiterhin Behandlungsbedarf.

Follow-up nach weiteren sechs Wochen (Mai 2002)

Haut ist sehr gut: keine Pickel, keine trockene Haut. In geringem Maße ist die Pat. gereizt kurz vor der Periode, sonst zeigt sie kein auffälliges seelisches Befinden.
Drei bis vier Wochen nach Mitteleinnahme Schnupfen, Halsschmerzen, Blähungen und rezidivierende Diarrhoe, gefolgt von Obstipation.
Verschreibung: *Sepia* XM, 2 Glob. einmalig.
Begründung: *Sepia* scheint das Simillimum zu sein. Es besteht weiterhin Behandlungsbedarf wegen der vorhandenen Blähungen, Diarrhoe und Obstipation als Zeichen des noch aktiven psorisch-sykotischen Miasmas.

Follow-up nach weiteren sechs Wochen (Juli 2002)

In den ersten Tagen nach der Mitteleinnahme Stechen im Unterleib mit sehr starker Obstipation. Entwicklung von 39 °C Fieber und Schnupfen, nachdem sie in der Zugluft saß. Die Pat. fühlt sich psychisch sehr gut.

Drei Wochen nach Mitteleinnahme Periodenblutung ohne Beschwerden. Kein ungewöhnlicher Harndrang mehr. Die Augen sind nicht mehr trocken, sie tränen nicht mehr. Die Pat. bekommt eine Heuschnupfensymptomatik mit Jucken der Augen, Druck und Beklemmung auf der Brust und Schupfen. Keine Medikation.

Sechs Wochen nach Mitteleinnahme Druckgefühl im Bereich der Schilddrüse, „als ob jemand den Hals zudrückt" mit Ruhetachykardie.

Verschreibung: *Sepia* CM, 2 Glob. einmalig.

Begründung: *Sepia* hat viele Beschwerden gebessert. Das noch aktive sykotische Miasma wird durch den Heuschnupfen angezeigt. Es besteht weiterhin Behandlungsbedarf.

Follow-up nach weiteren zehn Wochen (Oktober 2002)

Zwei Wochen nach Mitteleinnahme Periodenblutung mit Schmerzen.

Drei Wochen nach Mitteleinnahme Kloßgefühl im Hals mit leichter Schilddrüsen-Unterfunktion und Kropf. Sie hat früher deswegen schon L-Thyroxin genommen. Es entwickelt sich ein Pickel im Schritt, der sich spontan eröffnet. Blähungen und Obstipation während des Urlaubs.

Im September und Oktober 2002 hat sie Periodenblutungen ohne Beschwerden. Auch die Psyche ist gut: keine depressive Verstimmung, keine unbegründete oder übertriebene Aggressivität, keine Ängste.

Seit Oktober 2002 nimmt die Pat. vom Hausarzt verordnete Jodetten®.

Verschreibung: *Sepia* CM, 2 Glob. einmalig.

Begründung: Die Struma ist behandlungsbedürftig. Die Symptome (Dysmenorrhoe, Kloßgefühl im Hals, Blähungen, Obstipation, Pickel im Schritt) passen zu *Sepia*.

Follow-up nach weiteren 14 Wochen (März 2003)

Für zwei bis drei Wochen nach Mitteleinnahme Koliken und Diarrhoe mit imperativem Stuhldrang, während die Pat. auf einer Messe tätig war. Sie empfand dies als sehr peinlich, da vor den Toiletten immer lange Warteschlangen waren. Sie hätte sich am liebsten in Luft aufgelöst.

Im Januar 2003 leichte Dysmenorrhoe. Im Februar 2003 keine Menstruationsbeschwerden.

Die Pat. denkt über lang zurückliegende unangenehme Begebenheiten nach und bewertet sie jetzt neu. Sie lässt bisher unterdrückte Gefühle zu.

Strategie: Keine Verschreibung, da es der Pat. gut geht. Die Schilddrüse bereitet keine Beschwerden, die Pat. nimmt keine Jodetten® mehr, da sie ihr nicht bekommen sind.

Follow-up nach weiteren fünf Wochen (April 2003)

Schmerzhafte Schwellung des Sternoklavikulargelenks, kann den Arm nicht heben.

Strategie: keine Mittelgabe, Behandlung mit Kühlakku und Ruhigstellung.

Follow-up nach weiteren zehn Wochen (Juli 2003)

Die Gelenkentzündung ist abgeheilt.

Die Pat. hat Depressionen, grübelt über lang zurückliegende Ereignisse, macht sich Selbstvorwürfe, ist energie- und antriebslos, niedergeschlagen. Sie macht sich Vorwürfe, sich nicht genug um das kranke Pferd gekümmert zu haben, das ihr früher gehört hat. Eine weitere Belastung sind die kranken zukünftigen Schwiegereltern. Sie arbeitet und studiert gleichzeitig. Sie hat sich verausgabt und ist erschöpft.

Verschreibung: *Sepia* M, 2 Glob. einmalig.

Begründung: Es besteht Behandlungsbedarf wegen Depression und psychischer und physischer Erschöpfung. Es ist typisch für *Sepia*, sich durch die Aufgaben in Familie und Beruf völlig zu verausgaben.

Follow-up Ende 2003

Bericht einer Freundin der Pat.: Die Pat. hat geheiratet. Sie hat ihre Berufstätigkeit aufgegeben und setzt ihr Studium fort. Es geht ihr rundum gut.

Follow-up April 2006

Die Pat. hat sich nicht mehr in der Praxis gemeldet. Es ist davon auszugehen, dass sie sich bei Beschwerden gemeldet hätte.

Diskussion

Sepia konnte die physischen und psychischen Beschwerden der Pat. Sie hatte rezidivierende depressive Episoden seit dem 17. Lebensjahr (s. o.). Gegen Ende der Behandlung war sie in der Lage, ihre chronische Selbstüberlastung zu beenden, Depressionen oder unbegründete Ängste traten nicht mehr auf. Endometriosen neigen ohne hormonelle Behandlung zu Rezidiven. Bei der Pat. kam es (klinisch) bisher zu keinem Rezidiv. Differentialdiagnostisch wäre *Sulphur* in Betracht gekommen, *Sulphur* passte aber wegen des enormen Verantwortungsgefühls der Pat. nicht. Außerdem ist sie peinlich genau, was nicht zu *Sulphur* passt. Eine weitere Alternative stellte *Pulsatilla* dar. Der Pat. fehlte jedoch die Weichheit, die *Pulsatilla* auszeichnet.

Beobachtungszeitraum: knapp viereinhalb Jahre.

Kasuistik 16-3: Ovarialzysten seit 15 Jahren

Jutta Gnaiger-Rathmanner

Alter, Aussehen der Patientin

34-jährige gepflegte, vornehme, stille, scheue und auffallend reservierte Frau.

Vorgeschichte

Rezidivierende Ovarialzysten rechts seit 15 Jahren, zweimal Ruptur einer Zyste als akuter Notfall, einmal operative Zystenabtragung und Appendektomie.

Spontanbericht

Die Operation der Ovarialzyste ist nun vorgesehen. Die Pat. verträgt die Hormonbehandlung nicht. Sie hat oft Bauchschmerzen, mit Meteorismus. Ob dann die Zyste oder der Darm schmerzt, ist nicht zu unterscheiden.

Familiäre Situation

Die Pat. ist berufstätig und lebt schon seit 17 Jahren mit ihrem Partner, einem Gynäkologen, zusammen. Sie will weder heiraten noch eigene Kinder.

Nachtrag zu ihrer Familiensituation, die sie erst nach einigen weiteren Gesprächen preisgibt: Sie ist das dritte und letzte Kind ihrer Eltern. Als die Pat. sechs Jahre alt war, ließen sich ihre Eltern scheiden. Daraufhin war die Mutter allein erziehend, was in der traditionsreichen ländlichen Heimat der Pat. sehr schwierig war. Die Pat. musste als Kind früh selbstständig werden. Zum Vater gab es keine Beziehung. Trotz vieler Psychotherapien schmerzt das Thema Vater noch immer.

Anfälligkeiten

Migräne drei bis viermal jährlich, mit Sehstörungen, an den Wochenenden.

Gelenkter Bericht

Geist, Gemüt: Beschreibt sich selbst als depressiv. „Es reicht, es fällt mir alles auf den Kopf." Sie kann sich wehren, ist ehrgeizig – „ein Leben lang". Sie liebt Freiheit und Eigenständigkeit.

Ängste: Ängste, Panikattacken mit Hyperventilation überfallen sie, wenn sie sich beruflich überfordert fühlt, mit Platzangst und Angst vor allem Neuen.

Beobachtungen des Arztes

Die Pat. benimmt sich überaus kontrolliert. Sie bleibt unzugänglich, lächelt dabei immer freundlich und wirkt doch etwas herablassend und abweisend. Sie trägt eine Aura des Geheimnisvollen mit sich, auch der Überempfindlichkeit und der Angst vor Verletzung durch Nähe.

In Kontakt und im Gespräch zu sein, scheint für sie Gefahr zu bedeuten. Sie ist sehr sparsam mit allen Aussagen, antwortet auf persönlichere Fragen nicht. Die Anamnese gestaltet sich dadurch mühsam.

Sie ist nicht bereit, über die Frage nach einem möglichen zeitlichen Zusammenhang zwischen dem Näherkommen mit ihrem Lebenspartner und dem Auftreten der Ovarialzysten vor 15 Jahren nachzudenken.

Diagnostik

Ovarialzyste rechts, dem Gynäkologen (ihrem Partner), seit langem bekannt.

Fallanalyse

Die Pat. hat ein langjähriges Organleiden. An Modalitäten ist dazu von ihr wenig zu erfahren. Genauso wichtig für die Arzneiwahl ist die Berücksichtigung der Stimmungslage dieser Frau, die zwar im Gespräch äußerst zurückhaltend ist, doch in ihrem Verhalten auffallende Zeichen setzt. Dieser nonverbale Anteil der Kommunikation kann ebenso wegweisend für das Symptomenbild und die Repertorisation sein.

Verschreibung

REPERTORISATION (RADAR 9.1)
Gemüt – Beschwerden durch – geistige Anstrengung
Gemüt – Furcht – neuen Projekten, Unternehmungen, vor
Gemüt – Ehrgeiz – erhöht, vermehrt, sehr ehrgeizig
Gemüt – eigensinnig, starrköpfig, dickköpfig
Gemüt – Selbstvertrauen – Mangel an Selbstvertrauen
Gemüt – Furcht – engen Räumen, in
Weibliche Genitalien – Tumoren – Ovarien – Zysten

Silicea 200, 3 × 5 Glob. am ersten Tag. Die Repertorisation ergibt *Silicea* vor *Lycopodium*.

Follow-up nach vier Wochen

Keine wesentliche Veränderung. Versuchsweise wird *Silicea* M, 3 × 5 Glob. für einen Tag verabreicht.

Follow-up nach weiteren vier Wochen

Die Pat. kommt als Notfall wegen eines akuten Unterbauchschmerzes rechts mit Kollapsneigung und Schwindel. Sie vermutet eine neuerliche Zystenruptur, will aber dieses Mal einen Krankenhausaufenthalt vermeiden. Sie kommt auf eigene Faust, ihr Partner ist skeptisch bezüglich einer homöopathischen Hilfsmöglichkeit.

Es werden die deutlichsten Akutsymptome berücksichtigt, ergänzt durch eine Präzisierung der Verhaltenssymptome der Pat.

Verschreibung

REPERTORISATION (RADAR 9.1)
Weibliche Genitalien – Tumoren – Ovarien – Zysten – rechte Seite
Weibliche Genitalien – Schmerz – Ovarien – rechts
Gemüt – geheimnistuerisch, verschlossen
Gemüt – still sein, seine Ruhe haben; möchte
Gemüt – angesprochen zu werden – Abneigung

Podophyllum D 12, 5 × 5 Glob. jede halbe Stunde, dann einige Stunden Pause – in Absprache mit ihrem Mann (Gynäkologe) und unter seiner Kontrolle.

Begründung der Mittelwahl: Die Arzneien *Belladonna*, *Lycopodium*, *Palladium* und *Podophyllum* führen in der akuten Unterleibssymptomatik. Zusammen mit den Verhaltenssymptomen steht *Podophyllum* an erster Stelle – knapp vor *Lycopodium*.

Follow-up nach weiteren drei Jahren

Die Pat. meldet sich wegen ihrer Migräne, die sie nun auch behandelt haben möchte.

Mit der Zyste damals sei „ein Wunder" geschehen. Es ist alles gut gegangen. Lange Zeit hat sie mit *Podophyllum* (D 12, 2 × tgl.) ihre Zysten in Schach halten können. Nach längerem Absetzen der Arznei sind die Zysten wieder aufgetreten, worauf sie wieder zu *Podophyllum* griff. So hat sich die Pat. jahrelang selbst helfen können.

Inzwischen konnte sie ihre Bindungsangst überwinden und hat ihren Lebensgefährten geheiratet. Als Erklärung führt sie an: „Meine Eltern waren früh geschieden." Die Heirat war für sie ein Stress, obwohl keine Gäste anwesend waren.

Diskussion

Podophyllum ist eine bekannte Arznei für Ovarialtumoren, besonders, wenn sie bevorzugt rechts auftreten. Weniger bekannt ist, dass sie bei vielen Gemütsrubriken, die auf frühkindliche Belastungen hinweisen, aufgefunden werden kann. Dazu gehören z. B. Beschwerden durch Bevormundung bei Kindern, durch Streitigkeiten, durch Bestrafung, durch

Enttäuschung. Diese Erfahrungen im Kindesalter können bekanntlich die seelische und auch körperliche Gesundheit für ein ganzes Leben prägen.

Dieser Aspekt von *Podophyllum* kann für die moderne Gynäkologie von großem Gewinn sein.

Kasuistik 16-4: Luftabgang aus der Vagina

Ute Bullemer

Symptomatik

Die Pat. ist 19 Jahre alt. Unkontrollierter Luftabgang aus der Vagina, teilweise mit lautem Geräusch. Das Problem ist der Pat. sehr unangenehm und peinlich. Sie bemerkt es seit ca. sechs Monaten.
Generell Neigung zu Blähungen und lautem Rumoren im Bauch. Deutlich aufgetriebener Unterbauch vor Einsetzen der Periodenblutung. Wenn die Pat. etwas isst, bekommt sie gleich darauf Blähungen. Sie verträgt keine enge Kleidung, insbesondere keinen engen Hosenbund.

Diagnostik

Nativpräparat des Vaginalsekretes: normale Döderleinflora.

Verschreibung

REPERTORISATION (SYNTHESIS 7.0)
Weibliches Genitale – Blähungen – aus der Vagina
Abdomen – Flatulenz – nach dem Essen
Abdomen – Auftreibung – vor Menses
Abdomen – Kleidung – empfindlich gegen

Lycopodium C 200 als Einmalgabe.
Begründung der Mittelwahl: Typisch für *Lycopodium* sind Blähungen, Auftreibung des Bauches und Abgang von Winden. Dazu gehört auch der Abgang von Winden aus der Vagina.

Verlauf

Innerhalb von vier Wochen deutliche Verringerung des Luftabgangs aus der Vagina. Auch die Beschwerden im Zusammenhang mit der Verdauung sind besser geworden. Blähungen hat sie nur noch nach stark blähenden Speisen (Kohl, Hülsenfrüchten). Enge Kleidung am Bauch verträgt sie nach wie vor nicht.

Literatur

Abbott J: Pelvic pain. Lessons from anatomy and physiology, J Emergency Med 1990(8):441 – 447

Diedrich K: Gynäkologie und Geburtshilfe, Springer, Berlin 2006

Marsden DE, Cavanagh D: Differential diagnosis of pelvic pain, Obstet Gynecol 1983:69 – 87

Martius G, Rath W: Geburtshilfe und Perinatologie, Thieme, Stuttgart 1998

Renaer M, Guzinski GM: Pain in gynecologic practice, Pain 1978(5): 305 – 311

Silen W. Cope's early diagnosis of the acute abdomen, 17th ed., Oxford University Press, New York 1987

Homöopathische Literatur

Allen JH: Die chronischen Miasmen, Barthel & Barthel, Schäftlarn 1996

Clarke JH: Der neue Clarke – Eine Enzyklopädie für den homöopathischen Praktiker. Übers. v. Vint P. Stefanovic, Bielefeld 1996

Coulter CR: Portraits homöopathischer Arzneimittel I, 4. Aufl. Haug, Heidelberg 2004

Hahnemann S: Die Theorie der chronischen Krankheiten, Barthel & Barthel, Schäftlarn 1982

Hahnemann S: Organon der Heilkunst. Neufassung der 6. Aufl, hrsg. v. Schmidt JM, Elsevier/Urban & Fischer 2004

Kent JT: Homöopathische Arzneimittelbilder, Haug, Heidelberg 1998

Kent JT: Zur Theorie der Homöopathie, 4. Aufl., Haug, Heidelberg 1996

Laborde Y, Risch G: Die hereditären chronischen Krankheiten, Müller & Steinicke, München 1998

Sankaran R: Die Seele der Heilmittel, Homoeopathic Medical Publishers, Mumbai 2000

Sankaran R: Die Substanz der Homöopathie, Homeopathic Medical Publishers, Mumbai 1996

Zandvoort R v (Hrsg.): Complete Repertory deutsch. Übers. v. Droege H, Institute for Research in Homoeopathic Information and Symptomatology, Leidenscham 1998

17 Mammakarzinom

17.1 Einleitung

Epidemiologie

Das Mammakarzinom ist ein bösartiger, vom Epithel der Drüsenlobuli oder der Milchgänge ausgehender Tumor und die häufigste Krebserkrankung der Frau. In der westlichen Welt erkrankt jede achte bis zehnte Frau.

Der **Altersgipfel liegt zwischen dem 60. und 70. Lebensjahr,** bei entsprechender Prädisposition können Mammakarzinome bereits ab dem 25. Lebensjahr auftreten.

> ! Das Mammakarzinom ist die häufigste maligne Erkrankung der Frau. Jede achte bis zehnte Frau wird im Laufe ihres Lebens ein Mammakarzinom entwickeln.

Ätiologie

Verschiedene Faktoren, insbesondere **hormonelle, genetische und Lebensstilfaktoren** (Grodstein et al. 1997), beeinflussen das Erkrankungsrisiko (☞ Tab. III.17-1). Die Einnahme oraler Kontrazeptiva erhöht das Brustkrebsrisiko im Alter nicht (An-

Tab. III.17-1: Risikofaktoren des Mammakarzinoms

Risiko ↑↑	• Trägerinnen einer BRCA-1- oder BRCA-2-Genmutation • Bestehendes Mammakarzinom (Risiko ↑ für kontralaterales Karzinom) • Familiäre Belastung: mehr als zwei Verwandte mit Mammakarzinom
Risiko ↑	• Frühe Menarche • Späte Menopause (Risiko ↑ 2,8% pro Jahr) • Späte Erstgeburt nach dem 30. Lj. • Adipositas in der Postmenopause • Kombinierte Östrogen-/Gestagentherapie > 5 Jahre (Beral 2003, Rossouw et al. 2002) • Regelmäßiger Alkoholkonsum • Rauchen (prämenopausal) • Mastopathie mit Atypien
Risiko ↓	• Regelmäßige körperliche Aktivität: dreimal wöchentlich ca. 1 Stunde bei Puls 120/Min. (Risiko ↓ bis zu 50%) • Mehr als 2 Geburten • Geburt des 1. Kindes vor dem 25. Lj. • Lange Stillperiode • Regelmäßige Mammographievorsorge ab dem 40. Lj. • Ovarektomie oder Menopause vor dem 45. Lj.

derson et al. 2004), auch eine alleinige Östrogentherapie in der Menopause (☞ III.10) hat wahrscheinlich keinen Einfluss auf die Ausbildung eines Mammakarzinoms (Anderson et al. 2004).
Genmutationen (BRCA 1 und 2) führen zu einem bis zu 80-prozentigen Erkrankungsrisiko (Ford et al. 1998). An eine genetische Disposition ist zu denken, wenn in einer Familie drei oder mehr Frauen an einem Mammakarzinom oder auch Ovarialkarzinom erkrankten. Darüber hinaus sind besonders junge Frauen betroffen, häufig auch beidseitig. Etwa fünf Prozent aller Brustkrebserkrankungen werden auf genetische Ursachen zurückgeführt.

MERKE

Frauen mit genetischer Disposition gehören zur Hochrisikogruppe und müssen speziell informiert und beraten werden.

17.2 Diagnostische Methoden

17.2.1 Screening

Die regelmäßig durchgeführte **Mammographie** zwischen dem 40. und 70. Lj. ist eine wirksame Screeningmethode (Tabar et al. 1997). Seit ihrer Einführung werden etwa 50–70 Prozent aller Brustkrebserkrankungen im subklinischen Stadium diagnostiziert. In Deutschland beginnt das Screening erst ab dem 50. Lj. Ab diesem Alter ist die Mammographie als Screeningmethode unumstritten, für den Zeitraum zwischen dem 40. und 49. Lj gibt es widersprüchliche wissenschaftliche Meinungen.

Empfehlungen zur Früherkennung des Mammakarzinoms

- Mammographie: zwischen dem 40. und 70. Lj. in zumindest zweijährigen Abständen, bei Frauen in der Prämenopause bevorzugt nach der Menstruation, da zu diesem Zeitpunkt die Brust weniger berührungsempfindlich ist.
- Manuelle Brustuntersuchung: Jährliche Tastuntersuchung durch den Arzt ab dem 20. Lj., monatliche Selbstuntersuchung.

! Der günstigste Zeitpunkt für die Selbstuntersuchung ist kurz nach der Menstruation – am besten unter der Dusche, da durch die Seife der Hautwiderstand am geringsten ist und das Gewebe am besten auf außergewöhnliche Verhärtungen untersucht werden kann.

Mögliche klinische Symptome

- Tastbare Knoten in der Brust
- Blutige Mamillensekretion
- Ekzematös veränderte Mamille
- Neu aufgetretene Retraktion einer Mamille
- Rötungen der Brust
- Schwellungen der Axilla oder des Arms

MERKE

> Jeder neu aufgetretene Knoten in der Brust muss durch Tastuntersuchung (Arzt), Ultraschall und Mammographie abgeklärt werden.

Die **Mammographie** ist bei höheren Dichtegraden (Grad 3 – 4) häufig schwer zu beurteilen, mit der zusätzlichen **Sonographie** lassen sich sowohl Zysten als auch tumoröse Veränderungen gut differenzieren. Die **MRT-Untersuchung** dient vor allem der ergänzenden Differenzierung unklarer Befunde – wobei die negative MRT Untersuchung einen bösartigen Befund mit hoher Wahrscheinlichkeit ausschließen kann, ein positiver Befund allerdings häufig auch bei völlig harmlosen Veränderungen gesehen wird. Damit birgt die MRT-Untersuchung das Risiko, eine relativ hohe Rate an falsch positiven Befunden zu haben. Jedenfalls muss die MRT-Untersuchung auch kurz nach der Monatsblutung durchgeführt werden, damit das Risiko eines falsch positiven Befundes minimiert wird – sowie zur Früherkennung bei Frauen mit genetisch gesicherter Disposition.

Tab. III.17-2: BIRADS Klassifikation

BIRADS 1	Negativ: keine invasive Diagnostik indiziert
BIRADS 2	Gutartiger Befund: keine invasive Diagnostik indiziert
BIRADS 3	Mit hoher Wahrscheinlichkeit gutartiger Befund: Kontrolle nach 3–6 Monaten (Malignitätsrisiko < 2%), evtl. histologische Abklärung
BIRADS 4	Suspekte Veränderung: histologische Abklärung indiziert
BIRADS 5	Hochgradiger Malignitätsverdacht: histologische Abklärung indiziert

Bildgebende Verfahren werden nach dem **BIRADS-System** (Breast imaging report and data) klassifiziert (☞Tab. III.17-2). Als Indikationskriterium gilt die Frage „Was ist negativ bzw. suspekt?“.

Mamillenekzem

Zunächst konservativer Behandlungsversuch, bei anhaltenden Veränderungen spätestens nach zwei bis drei Wochen histologische Abklärung mittels Stanzbiopsie in lokaler Betäubung.

17.2.2 Mikrokalzifikationen

Zunehmend häufig werden Polymorphe Mikrokalzifikationen mittels Mammogaphie diagnostiziert. Sie sind in der Regel nicht tastbar und treten bei mastopathischen Veränderungen auf, können jedoch auch erste Anzeichen für ein **duktales In-situ-Karzinom** (DCIS) sein. Die weitere Abklärung erfolgt durch eine **vakuumassistierte Stanzbiopsie** mittels **Mammotom** (☞ Abb. III.17-2): In Lokalanästhesie wird das Mikrokalzifikationsareal bis zu einer

Begutachtung der mitgebrachten Mammographie-Aufnahmen
↓
Anamnese unter besonderer Berücksichtigung der familiären Belastung und anderer Risikofaktoren
↓
Klinische Tastuntersuchung beider Brüste und der Lymphabflusswege axillär sowie supraclaviculär
↙ ↘
Eindeutig tastbare Veränderung — Kein Tastbefund
↓ ↓ ↓
hoch suspekt — fraglich — wahrscheinlich gutartig
↓ ↓
Zweitbegutachtung der Mammographie, evtl. Zielaufnahme und Sonographie

Abb. III.17-1: Diagnostisches Vorgehen bei verdächtigen Befunden.

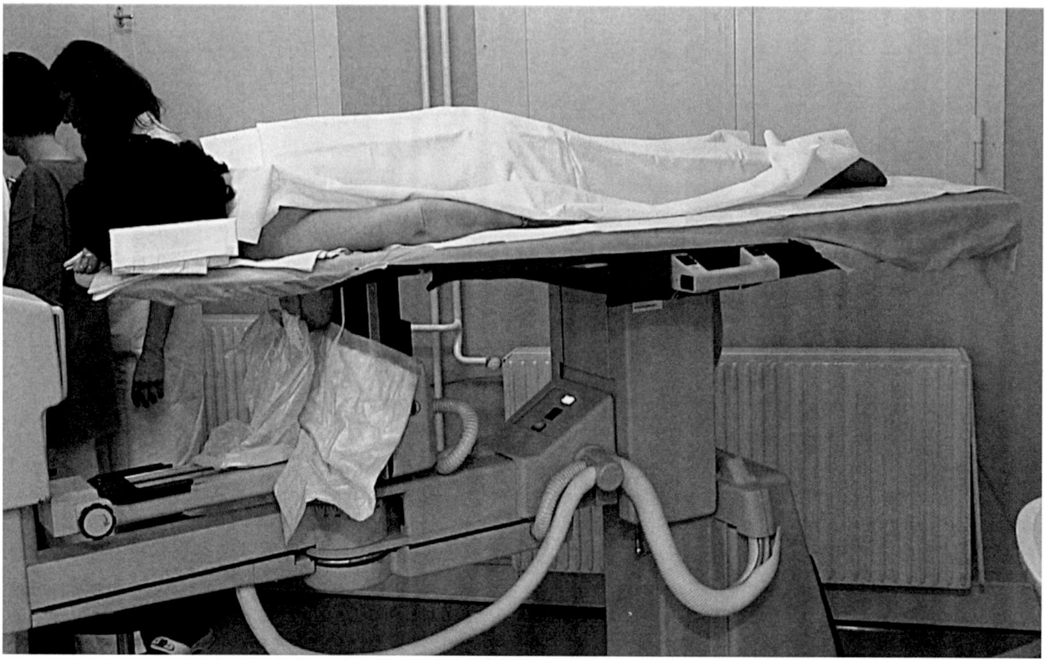

Abb. III.17-2: Mammotom. Die vakuumassistierte Stanzbiopsie erfolgt in Bauchlage.

Größe von zwei Zentimetern mittels zahlreicher Stanzzylinder aus der Brust entfernt und histologisch untersucht. Bei gutartiger Histologie reicht eine Kontrollmammographie nach drei bis sechs Monaten zum Nachweis einer kompletten Entfernung des Areals aus. Ist dies nicht gelungen bzw. wird eine Dynamik der Veränderungen erkennbar, erfolgt nach weiterer histologischer Abklärung und Drahtmarkierung (☞ Abb. III.17-3) die offene, operative Entfernung. Ein DCIS wird ebenfalls nach Drahtmarkierung operativ entfernt.

Tab. III.17-3: Therapeutisches Vorgehen bei pathologischen Befunden

Befund	Maßnahme
Maligne Läsion	Operative Entfernung
Unklare Dignität	
Diskordanz zwischen bildgebenden Befunden und Mammographie	
Benigne Läsion	Kontrolle nach 6 Monaten
Keine Diskordanz	
Nachgewiesene Treffsicherheit	
Eindeutig gutartige Läsion	Kontrolle in 1 Jahr
Ohne pathologische Veränderung	Kontrolle durch behandelnden Arzt

17.2.3 Knoten

Bei tastbaren oder per Bildgebung dargestellten Knoten erfolgt vor der operativen Entfernung immer eine Stanzbiopsie zur Sicherung der Dignität. Therapie der Wahl bei maligner Histologie ist die Entfernung der Läsion selbst sowie der Wächterlymphknoten. Dabei wird mit blauem Farbstoff und mit Technetium 99 der erste Lymphknoten im Abstromgebiet der Brust dargestellt und bei der Operation selektiv entfernt und untersucht. Gutartige Läsionen bei nachgewiesener Treffsicherheit können in situ verbleiben. Dies trifft vor allem für die asymptomatischen Fibroadenome bei jungen Frauen zu.

MERKE

Stanzbiopsien fördern nicht die Verbreitung von Tumorzellen im Organismus.

17.2.4 Interdisziplinäres diagnostisches Konsilium

Nach Vorliegen aller Befunde wird der Fall im Rahmen Konsiliums unter Radiologen, Pathologen und Gynäkologen besprochen und das weitere Vorgehen festgelegt.

Mithilfe der in Tabelle III.17-3 beschriebenen Entscheidungskriterien ließ sich der Anteil an invasiven operativen Eingriffen bei gutartigen Veränderungen in den letzten Jahren um 75% senken.

17.3 Einteilung und Therapie

17.3.1 Therapie des duktalen Carcinoma in situ (DCIS)

Das DCIS (10% aller Brustkrebserkrankungen) breitet sich entlang der Milchgänge der Brust aus, daher kann das befallene Areal groß sein. Eine Ausbreitung auch zur Brustwarze (Morbus Paget) ist möglich. Die primäre Therapie besteht in der vollständigen operativen Entfernung der Läsion und kann meist brusterhaltend durchgeführt werden. Bei ausgedehnten Mikrokalzifikaionen, die mitunter auch den gesamten Drüsenköper der Frau einnehmen können, muss eine Entfernung der gesamten Brust durchgeführt werden. Präoperativ wird durch mehrfache Markierungen die Ausdehnung festgelegt. Wird bei ausgedehntem Befall eine Mastektomie notwendig, kann gleichzeitig der Aufbau der Brust entweder mit eigenem Gewebe oder einer Prothese erfolgen.

Eine präoperative **Drahtmarkierung** (☞ Abb. III.17-3) ist obligat, ebenso die intraoperative **Präparatradiographie**, die sicherstellt, dass im histologischen Präparat die Läsion auch enthalten ist. Auf die intraoperative Schnellschnittdiagnostik wird beim DCIS heute verzichtet, da ein zu hoher Gewebsverlust die Qualität der histologischen Diagnose beeinträchtigt.

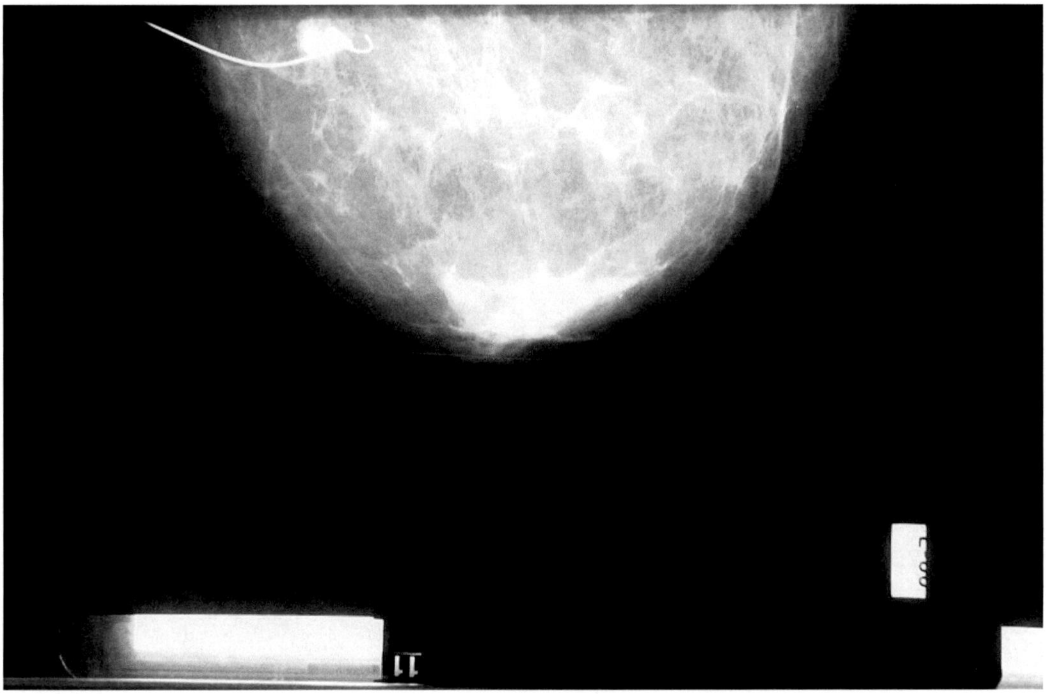

Abb. III.17-3: Präoperative Drahtmarkierung.

Tab. III.17-4: Primäroperation des DCIS
• Präoperative Drahtmarkierung • Entfernung des entsprechenden Brustanteils • Präparatradiographie • Markierung der Schnittränder • Histologische Untersuchung

MERKE

Die Entfernung axillärer Lymphknoten und des Wächterlymphknotens ist beim DCIS nicht indiziert.

Finden sich histologisch keine Anzeichen einer Invasion, ist die Erkrankung durch Entfernung der Brust heilbar. Da jedoch eine Mastektomie für viele Patientinnen sehr psychisch belastend ist und auch prognostisch nicht sicherer ist, wird häufig versucht, brusterhaltend vorzugehen und die verbleibende Brust postoperativ zu bestrahlen. Ein Nachteil der brusterhaltenden Operation ist das **Rezidivrisiko:** Etwa die Hälfte der Rezidive treten als invasive Karzinome mit einer deutlich schlechteren Prognose auf. Mithilfe des Prognose-Index nach Van Nuys (☞ Tab. III.17-5) wird das Rezidivrisiko definiert.

Das Rezidivrisiko durch eine brusterhaltende Operation ist umso größer,

- je jünger die Patientin,
- je größer das DCIS,
- je kleiner der Abstand des DCIS zum Schnittrand,
- je undifferenzierter der Tumor ist.

Bei einem Van-Nuys-Prognosescore von 4–6 ist eine Nachbestrahlung nicht indiziert, bei einem Score von 7–9 ist eine postoperative Strahlentherapie indiziert, bei einem Score 10 und größer ist eine Mastektomie zu empfehlen.

Tab. III.17-5: Van-Nuys-Prognose-Index (VNPI) des DCIS (modifiziert)

	Score 1	Score 2	Score 3
Alter	> 60 Jahre	40–60 Jahre	< 40 Jahre
Tumorgröße	< 16 mm	16–39 mm	> 39 mm
Distanz des Tumors zum Resektionsrand	> 9 mm	2–9 mm	< 2 mm
Differenzierungsgrad (Grading)	G1–2, keine Nekrosen	G1–2, Nekrosen	G3, Nekrosen

Antihormonelle Therapie

Zusätzlich zur operativen Entfernung und anschließenden Strahlentherapie bei brusterhaltendem Vorgehen reduziert eine Therapie mit Tamoxifen (20 mg täglich über fünf Jahre) das Auftreten eines Zweitkarzinoms in der Brust. Dies gilt besonders für das hormonrezeptorpositive DCIS.

Nachsorge des DCIS

- Mammographie einmal jährlich
- Bei erneuten Mikrokalkherden: Stanzbiopsie, Histologie und Entfernung im Gesunden, Beratung der Patientin bzgl. Mastektomie

Das **lobulare Carcinoma in situ (CLIS)** ist im Gegensatz zum DCIS keine Präkanzerose und muss nicht operativ entfernt werden. Der Begriff „lobuläres carcinoma in situ" ist irreführend, da es sich nicht um ein Karzinom handelt. Daher auch keine Indikation für eine operative Entfernung gegeben. Die Konsequenz ist lediglich die weiterhin routinemäßige Durchführung der Früherkennungsmammographie.

17.3.2 Therapie des invasiven Mammakarzinoms

Die histologische Diagnose erfolgt meist ambulant durch eine Stanzbiopsie (☞ III.17.2.1). Ist präoperativ keine sichere Diagnose möglich, wird ein intraoperativer Schnellschnitt durchgeführt.

MERKE

Eine Brustkrebserkrankung wird niemals allein aufgrund klinischer oder bildgebender Befunde diagnostiziert. Die endgültige Diagnose bleibt immer der Histopathologie vorbehalten.

Brusterhaltende Operation

Die brusterhaltende Therapie mit nachfolgender Bestrahlung ist genauso sicher wie die Mastektomie – sowohl in Beziehung auf das Rezidivrisiko als auch auf das Überleben. Aus diesem Grund ist die brusterhaltende Operation heute das Standardverfahren für die Behandlung des Mammakarzinoms. Voraussetzung ist, dass die Entfernung des Tumors im Gesunden möglich ist.

Vorgehen

- Präoperative Markierung mit Drahthäkchen (☞ Abb. III.17-3)
- Präoperative Mammographie (☞ Abb. III.17-4): auch bei eindeutig tastbaren Tumoren obligat (subklinische Zweitkarzinome!)
- Präparatradiographie oder Sonographie, je nach Darstellbarkeit der Veränderung
- Intraoperative Schnellschnittdiagnostik zur Beurteilung der Entfernung im Gesunden
- Entfernung des Tumors (Sicherheitsabstand etwa fünf bis zehn Millimeter)
- Entfernung des Wächterlymphknotens bzw. axilläre Lymphadenektomie (s. u.)

Durch entsprechende Modellierung des verbleibenden Gewebes bei großen Defekten sowie durch optimale Versorgung von Wunde und Narbe wird versucht, ein möglichst gutes kosmetisches Ergebnis zu erzielen.

Wächterlymphknotenentfernung/axilläre Lymphadenektomie

Bei präoperativ gesicherter Diagnose wird am Tag vor der Operation der **Wächterlymphknoten** mit Technetium 99 markiert (Veronesi et al. 1997), sodass er während der Operation selektiv dargestellt (Gammasonde) und entfernt werden kann. Die ergänzende Markierung mit Patentblau optimiert diese Methode.

Kontraindikationen der Wächterlymphknotenentfernung

- Voroperationen der Brust
- Tastbar vergrößerte und befallene axilläre Lymphknoten
- (Z. n. neoadjuvanter Chemotherapie)

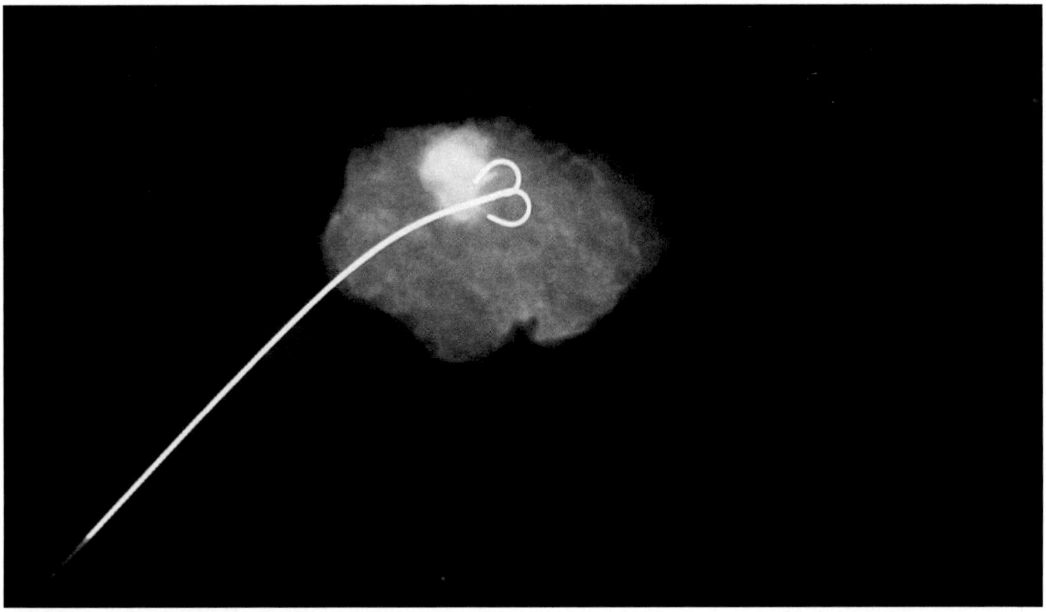

Abb. III.17-4: Präparatradiographie.

Indikationen der axillären Lymphadenektomie

- Nicht eindeutig identifizierbarer Wächterlymphknoten
- Tastbar vergrößerte, suspekte Lymphknoten
- Tumorbefall des Wächterlymphknotens im intraoperativen Schnellschnitt.

Die vollständige axilläre Lymphadenektomie stellt für die Patientin eine höhere Belastung als die Entfernung des Wächterlymphknotens dar, insbesondere betrifft dies die Dauer des postoperativen stationären Aufenthalts, die Beweglichkeit im Schultergelenk sowie die Frequenz später auftretender Lymphödeme und Sensibilitätsausfälle im Armbereich.

Modifiziert radikale Mastektomie

In etwa 20% aller Brustkrebserkrankungen wird die modifiziert radikale Mastektomie mit axillärer Lymphadenektomie bzw. Wächterlymphknotenentfernung notwendig.

Indikationen

- Großer Primärtumor mit ungünstiger Relation zur Brustgröße (kosmetisch unbefriedigendes Ergebnis bei brusterhaltender Operation).
- Ausgedehnte DCIS (in mehreren Quadranten).
- Multizentrische Mammakarzinome (in verschiedenen Quadranten).
- Z. n. neoadjuvanter Chemotherapie eines inflammatorischen Mammakarzinoms.
- Wunsch der Patientin, die postoperative Radiatio zu umgehen (eher selten).

Das entnommene Gewebe wird zur histologischen Aufarbeitung bereits am Operationstisch mit Fäden markiert, sodass eine genaue räumliche Zuordnung möglich wird.

> ! Das Präparat darf keinesfalls eingeschnitten werden, damit die Schnittränder noch pathologisch beurteilt werden können.

Angaben des pathohistologischen Befunds

- Histologischer Tumortyp
- Tumorgrading
- Pathologisches Tumorstadium
- Tumorgröße in Millimetern
- Abstand zum Resektionsrand in mm
- Lymph- und Blutgefäßinvasion
- Hormonrezeptorstatus
- Her-2-neu-Status
- Anzahl der entfernten und der befallenen Lymphknoten
- Stellungnahme zum Vorhandensein von Mikrokalk
- Bei Multizentrizität: Zahl der Herde und Abstand der Herde zueinander
- Bei DCIS: Van-Nuys-Kriterien und Hormonrezeptorstatus.

Mamma-Rekonstruktion

Für die gleichzeitige Rekonstruktion der Brust stehen Aufbauplastiken mit körpereigenem Gewebe (autologe Rekonstruktion) sowie Prothesen (alloplastische Rekonstruktion) zur Verfügung. Im Vorfeld wird die Patientin ausführlich aufgeklärt, um falsche Erwartungen zu verhindern. Häufig empfiehlt sich der Brustaufbau erst zu einem späteren Zeitpunkt, damit die Patientin für die gedankliche Auseinandersetzung mit der Erkrankung und der Wiederherstellung der körperlichen Integrität ausreichend Zeit hat.

Die modifiziert radikale Mastektomie kann in Fällen, in denen eine Wächterlymphknotenentfernung grundsätzlich indiziert ist, auch mit dieser Operation kombiniert werden. Sofortrekonstruktion kann als durchaus sicheres Verfahren grundsätzlich auch gleich bei der Mastektomie durchgeführt werden, allerdings lassen Frauen nach einer Mastektomie häufig keinen Aufbau mehr Durchführen, da sie mit der Situation sehr gut zurechtkommen. Die Frage, ob ein Brustaufbau durchgeführt werden sollte oder nicht, sowie ggf. die Frage nach der Festlegung des Zeitpunktes (sofort oder später) wird individuell vor allem durch die Wünsche der Patientin vorgegeben.

Strahlentherapie

Die postoperative Strahlentherapie ist fester Bestandteil des Behandlungskonzepts bei brusterhaltendem Vorgehen (Early Breast Cancer Trialists' Collaborative Group 2000). Prospektiv randomisierte Studien zeigten eine signifikante Reduktion des Rezidivrisikos (um mehr als 50%) sowie einen Überlebensvorteil für jene Frauen (Evidenzlevel I), die sich nach einer brusterhaltenden Operation einer Strahlentherapie unterzogen (Veronesi et al. 1997, Early Breast Cancer Trialists' Collaborative Group 2000).

MERKE

Zurzeit ist die postoperative Bestrahlung nach brusterhaltender Operation obligat.

Die Radiatio der Brust wird computergestützt geplant, um möglichst viel benachbartes Gewebe, insbesondere Lungen- und Herzgewebe, vom Strahlenfeld auszusparen. Die Bestrahlung erfolgt mittels Linearbeschleuniger mit einer Gesamtdosierung zwischen 45 und 56 Gray in einem Zeitraum von sechs Wochen. Die zusätzliche **Boostbestrahlung** des lokalen Tumorbettes wird notwendig bei Patientinnen in der Prämenopause sowie bei fehlender exakter Schnittrandbeurteilung. Sie entfällt bei Patientinnen in der Postmenopause ohne Befall von Lymphgewebe sowie bei Tumoren mit niedrigem Malignitätsgrad.

MERKE

Eine Boostbestrahlung ersetzt keinesfalls die Notwendigkeit einer vollständigen operativen Entfernung des Karzinoms mit entsprechendem Sicherheitsabstand.

Nach einer modifiziert radikalen Mastektomie wird die Brustwand bestrahlt, sobald vier oder mehr axilläre Lymphknoten befallen sind (Overgaard et al. 1997). Dabei werden auch das Lymphabstromgebiet infra- und supraclaviculär sowie bei medialem Tumorsitz die Mammaria-interna-Lymphknoten erfasst.
Die Bestrahlung **nach einer Sofortrekonstruktion der Brust** kann nur erfolgen, wenn körpereigenes Material verwendet wurde, nicht bei Kunststoffprothesen. Die Prothesenimplantation wird daher bei Patientinnen mit Lymphknotenmetastasen nur als zweizeitiger (sekundärer) Eingriff empfohlen.

Medikamentöse Therapie

Invasive Mammakarzinome sind fast immer Indikationen für eine medikamentöse Nachbehandlung (☞ III.22.1). Anhand der folgenden Kriterien wird die Art der medikamentösen Therapie ausgewählt:

- Tumorgröße in Millimetern,
- histologisches Grading,
- Anzahl entfernter und befallener Lymphknoten der Axilla,
- Alter der Patientin,
- Menopausenstatus der Patientin,
- Östrogen- und Progesteronrezeptorgehalt des Tumors,
- Her-2-neu-Status des Tumors.

17.3.3 Therapie des prämenopausalen hormonsensitiven Mammakarzinoms

Antihormonelle Therapie

Etwa 70% aller Mammakarzinome sind östrogen- und/oder progesteronrezeptorpositiv und somit empfänglich für eine antihormonelle Therapie. Ein Viertel dieser hormonsensitiven Karzinome tritt in der Prämenopause auf und spricht in der Regel gut auf eine Behandlung mit dem Antiöstrogen **Tamoxifen** an (Early Breast Cancer Trialists' Collaborative Group 2001). Die Dosis beträgt täglich 20 Milligramm über fünf Jahre. Tamoxifen unterbindet über eine Hormonrezeptorblockade den wachstumstimulierenden Einfluss der körpereigenen Sexualhormone und wirkt je nach Gewebeart östrogen oder antiöstrogen (☞ Tab. III.17-6). Dies führt zu einem protektiven Effekt auf das Knochengewebe, jedoch gleichzeitig zum vermehrten Auftreten von Endo-

Tab. III.17-6: Wirkung von Tamoxifen auf verschiedene Gewebe

Östrogene Wirkung	• Endometrium ↑ • Knochen ↑
Antiöstrogene Wirkung	• Brustdrüse ↓ • Karzinom ↓
Nebenwirkungen	• Endometriumpolypen • Zwischenblutungen • Karzinomrisiko ↑ (Korpuskarzionom)

metriumpolypen und Zwischenblutungen. Unter Tamoxifen-Therapie steigt auch das Karzinomrisiko von einem auf vier Korpuskarzinome bei 1000 Mammakarzinompatientinnen.

! Abnorme Zwischenblutungen unter einer Tamoxifentherapie können auf ein Endometriumkarzinom hinweisen und müssen histologisch abgeklärt werden.

Medikamentöse Ovarektomie

Eine Alternative zu Tamoxifen ist z. B. bei jungen Frauen und bis zur Menopause etwa um das 50. Lj. die medikamentöse Ovarektomie. Die monatliche Einnahme von **GnRH-Analoga** über einen Zeitraum von drei Jahren kann den gleichen Effekt erzielen wie sechs Zyklen einer adjuvanten Chemotherapie nach dem CMF-Schema (Jakesz et al. 2002). Durch die GnRH-Therapie wird die Frau künstlich in die Wechseljahre versetzt, sodass es zum Erliegen der Hormonproduktion aus beiden Ovarien kommt (☞ III.10). GnRH-Analoga haben ein anderes Nebenwirkungsprofil als Zytostatika. Statt Übelkeit, Erbrechen oder Haarausfall kommt es zu wechseljahrsartigen Beschwerden wie Wallungen, Libidoverlust und Schlafstörungen sowie zu einem verstärkten Knochenabbau.

Patientinnen mit hohem Risiko (Lymphknotenmetastasen, undifferenzierte Tumoren oder Her-2-neu-positive Mammakarzinome) profitieren von einer zusätzlichen **Chemotherapie** Dabei wird das Zellwachstum durch verschieden Mechanismen gestört, und es kommt zum Absterben der sich teilenden Tumorzellen. Eine Kombination von zwei oder drei Substanzen wird in der Regel alle drei bis vier Wochen wiederholt. Die heutige Standardbehandlung besteht aus sechs Zyklen (☞ III.22.1).

MERKE: Eine Hormontherapie wird erst nach Abschluss der Chemotherapie begonnen, niemals gleichzeitig.

17.3.4 Therapie des hormonrezeptornegativen Mammakarzinoms

Zytostatikatherapie

Etwa 30% aller Mammakarzinome sind östrogen- und progesteronrezeptornegativ, sie betreffen meist junge Frauen. Therapeutisch steht hier die Chemotherapie an erster Stelle (☞ III.22.1). Sie wird in der Regel mit einer Zweierkombination aus Adriamycin und Cyclophosphamid (AC-Schema) oder einer Dreierkombination aus Cyclophosphamid, Methotrexat und 5-Fluorouracil (CMF-Schema) durchgeführt. Neu sind sequenzielle Behandlungen aus vier Zyklen **Taxanen** und anschließend vier Zyklen AC (Hamilton 2005).

Kriterien für die Wahl des Schemas

- Allgemeinzustand
- Herzfunktion (Taxane und AC potenziell kardiotoxisch)
- Individuelle Risikosituation:
  - höchstes Risiko (> 4 befallene axilläre Lymphknoten): AC + Taxane
  - hohes Risiko (ein bis vier befallene axilläre Lymphknoten): AC
  - geringes Risiko (Lymphknoten negativ)

Nebenwirkungen

(☞ auch III.22.1.6)

- Haarausfall
- Übelkeit
- Anämie, Granulozytopenie (→ Infektanfälligkeit)
- Thrombozytopenie
- Kardiotoxizität

Unter exaktem Monitoring der Funktion von Knochenmark, Leber, Herz und Nieren wird die Behandlung individuell dosiert. Hormonrezeptornegative Mammakarzinome werden prä- und postmenopausal medikamentös gleich behandelt, allerdings ist bei älteren Frauen auf die eingeschränkte Knochenmarkreserve Rücksicht zu nehmen.

17.3.5 Therapie des postmenopausalen hormonsensitiven Mammakarzinoms

Antihormonelle Therapie

Tamoxifen wird postmenopausal in der gleichen Dosierung verabreicht wie prämenopausal. Die zusätzliche Behandlung oder primäre Therapie mit einem **Aromatasehemmer der dritten Generation** (Arimidex®, Femara®, Aromasin®) ist laut jüngsten Phase-III-Studien gegenüber der alleinigen Tamoxifentherapie wirksamer bezüglich des rezidivfreien Überlebens (Baum et al. 2002, Goss et al. 2003, Coombes et al. 2004): Unter Aromatasehemmern treten weniger kontralaterale Mammakarzinome und Rezidive auf. Da diese Substanzen die körpereigene Östrogensynthese nahezu vollständig hemmen, kommt es deutlich seltener zu Zwischenblutungen, Polypen und Endometriumkarzinomen. Nachteilig ist die verstärkte Neigung zu Knochenschmerzen, der mit Vitamin D, Kalzium und Bisphosphonaten begegnet wird.

MERKE

Unter der Therapie mit Aromatasehemmern ist die Kontrolle der Knochendichte obligat.

Zytostatikatherapie

Für postmenopausale Hochrisikopatientinnen mit Lymphknotenbefall ist zusätzlich eine zytostatische Therapie (☞ III.22.1) zu empfehlen. Doch gilt es insbesondere bei älteren Patientinnen (> 70 Jahre), die möglichen Vorteile gegenüber den Belastungen und Nebenwirkungen einer Chemotherapie abzuwägen.

In jüngster Zeit fand die Immuntherapie mit dem Antikörper Trastuzumab (Herceptin®) Eingang in die adjuvante Therapie des Her-2-neu-positiven Mammakarzinoms. Mit seiner Hilfe kann der Her-2-neu-Rezeptor blockiert und sowohl das rezidivfreie Erkrankungsrisiko als auch das Überleben wesentlich verbessert werden. Die Herceptin®-Therapie erfolgt ergänzend zu einer Chemotherapie oder begleitend zu einer Hormontherapie.

17.4 Therapie(notstände) bei (zunächst) nicht operablen Mammakarzinomen

Sind Mammakarzinome aufgrund ihrer Größe zunächst inoperabel oder ist eine brusterhaltende Operation nicht mehr möglich, werden die so genannten **neoadjuvanten medikamentösen Therapien** angeboten. Dabei wird nach histologischer Diagnose und Bestimmung der Hormonrezeptoren sowie des Her-2-neu-Status in der Regel zytostatisch behandelt, bis die Tumorgröße deutlich reduziert und eine brusterhaltende Operation möglich ist (Bear et al. 2003) oder ggf. eine Mastektomie durchgeführt wird. Alternativ zur zytostatischen Therapie wird bei hormonsensitiven Tumoren die neoadjuvante Hormontherapie mit einem Aromatasehemmer eingesetzt (Ellis et al. 2001, Eiermann et al. 2001).Es ist in 60–80% der Fälle zu erwarten, dass ein Tumor auf diese Therapie anspricht und deutlich kleiner wird. In etwa der Hälfte der Fälle kann dann brusterhaltend operiert werden.

Ein besonders aggressiver Tumor mit schlechter Prognose ist das **inflammatorische Mammakarzinom**. Es wird aufgrund seines klinischen Bildes (Rötung, Schmerzen, Fieber) oft mit einer Mastitis oder einem Erysipel verwechselt. Klinisch ist meist kein Knoten in der Brust zu tasten. Vor allem bei jüngeren Frauen wird zunächst antibiotisch und entzündungshemmend behandelt. Kommt es innerhalb von 14 Tagen zu keiner deutlichen Besserung der Symptome, wird unter der Verdachtsdiagnose eines inflammatorischen Mammakarzinoms eine Hautstanze entnommen. Das inflammatorische Mammakarzinom wird heute neoadjuvant mit sechs bis acht Zyklen Chemotherapie behandelt (Taxane gefolgt von AC). Anschließend folgt eine modifiziert radikale Mastektomie mit axillärer Lymphadenektomie.

In den vergangenen 20 Jahren konnte die Brustkrebsmortalität in den westlichen Industriestaaten um etwa 20% gesenkt werden. Dieser Erfolg geht zum größten Teil auf die verbesserte Operationstechnik, die medikamentöse Nachbehandlung und die moderne Strahlentherapie zurück. Die Einführung des organisierten Mammographiescreenings und insbesondere die Erweiterung des Wissens über den Einfluss von Lebensstilfaktoren wird das Erkrankungs- und vor allem das Mortalitätsrisiko für Brustkrebs weiter reduzieren.

17.5 Additive homöopathische Therapie

17.5.1 Einleitung

Wie das Statistische Bundesamt am 3. März 2006 mitteilte, starben im Jahr 2004 17590 Frauen in Deutschland an Brustkrebs. Der Anteil von Brustkrebs an den durch Krebs verursachten Todesfällen bei Frauen lag 2004 bei 17%. Die Zahl der an Brustkrebs verstorbenen Frauen hat sich von 40 je 100000 Frauen im Jahr 1985 auf 37 je 100000 Frauen im Jahr 2004 verringert. Mit der allgemein steigenden Lebenserwartung steigt die Brustkrebsrate an.

MERKE

Brustkrebs ist in der Altersgruppe der 35- bis 55-jährigen Frauen die häufigste Todesursache in der westlichen Welt (Stauber 2005).

Die Erfahrung zeigt, dass sich eine **begleitende homöopathische Therapie** in Bezug auf die **Lebensqualität** im Sinne des körperlichen, sozialen, psychischen und funktionalen Befindens der Patientin als sehr hilfreich erweist:

- körperliche Aspekte: Beschwerden, funktionale Ausdauer und Energie, Mobilität,
- mentale und soziale Aspekte: Art und Anzahl sozialer Kontakte,
- psychische Aspekte: Ausgeglichenheit, Abwesenheit von Ängstlichkeit und Depression, Reizbarkeit etc.,
- funktionale Aspekte: Konzentration, Leistungsfähigkeit etc.

Patientinnen beurteilen eine additive homöopathische Therapie als lebensqualitätssteigernd. Homöopathie lässt sich gut **mit konventionellen Behandlungsmethoden kombinieren. Nebenwirkungen der Chemo- und Strahlentherapie** lassen sich durch homöopathische Intervention häufig rasch und nebenwirkungsfrei behandeln.

Da sich Patientinnen mit der Diagnose „Brustkrebs" bei ihrem homöopathischen Arzt im Sinne einer „second opinion" nach der besten medizinischen Vorgehensweise informieren möchten, ist es unerlässlich, dass der homöopathische Arzt über den aktuellen Therapiestandard, die Heilungschancen und Rezidivhäufigkeit unter bestimmten Therapien informiert ist.

Liegt ein radiologischer Befund mit Verdacht auf einen malignen Tumor der Brust vor, muss auch aus homöopathischer Sicht ein operatives Vorgehen empfohlen werden. Heutzutage wird bei ungünstigem Verhältnis zwischen Brust- und Tumorgröße, bei Vorliegen eines multizentrischen oder inflammatorischen Karzinoms (evtl. nach Vorbehandlung durch Chemotherapie) meist eine **Ablatio mammae** durchgeführt. Bei einem Rezidiv nach einer brusterhaltenden Operation wird im Einzelfall entschieden. Ansonsten gilt die **brusterhaltende Therapie** als Regeloperation.

Aufklärungsgespräch

Die häufigsten Fragen und Befürchtungen der Patientinnen beziehen sich auf die Nebenwirkungen der Chemo-, Radio- und Hormontherapie sowie der Therapie mittels monoklonaler Antikörper.

! Aus forensischen Gründen ist dieses Aufklärungsgespräch exakt zu dokumentieren, besonders dann, wenn die Patientin eine schulmedizinische Therapie, die als „state of the art" anerkannt ist, ablehnt. Die Patientin soll in diesem Gespräch auch darüber informiert werden, dass die klassische Homöopathie die meisten therapiebedingten Nebenwirkungen rasch und effektiv behandeln kann.

Kritische Bewertung einer ausschließlichen homöopathischen Therapie

In der homöopathischen Literatur gibt es zahlreiche gut dokumentierte Fälle, in denen Frauen mit Brustkrebs ausschließlich mittels Homöopathie erfolgreich behandelt wurden (Burnett, Clarke, Schlegel).

Die meisten dieser Fallbeschreibungen sind allerdings aus einer Zeit überliefert (19. und beginnendes 20. Jh.), in der es keine bildgebenden Verfahren zur Verifizierung der Dignität des Tumors gab und die Bedeutung histologischer Befunde noch diskutiert wurde. Auf die Malignität wurde anhand der klinischen Symptome rückgeschlossen. Damals war die radikale Operation oft die einzig mögliche medizinische Vorgehensweise. Nach der Tumorentfernung beobachteten die Ärzte oft eine explosionsartige Metastasierung.

Auch in der aktuellen, homöopathischen Literatur finden sich einige gut dokumentierte Fallbeschreibungen von Heilungen bösartiger Tumoren. Allerdings muss bedacht werden, dass es nur eine kleine Anzahl homöopathischer Ärzte in Europa gibt, deren Wissen und Erfahrung in der Behandlung schwerer chronischer Krankheiten umfassend genug ist, um eine ausschließlich homöopathische Behandlung von Karzinomen erfolgreich vornehmen zu können.

MERKE

Jede Entscheidung der Patientin bezüglich der Therapiewahl ist zu respektieren.

Die Patientin muss darüber aufgeklärt werden, dass eine rein homöopathische Behandlung eines Karzinoms zu heftigen akuten Reaktionen des Körpers führen kann (z. B. Fieber, putrider, stinkender Fluor, Abkapselung des Tumors mit Veränderungen der Anatomie der Brust, Durchfälle, Schweiße, heftig verlaufende Hautausschläge), die möglichst durch keine medizinische Intervention beeinflusst werden sollten, um einen Heilungsprozess nicht zu stören.

Studiert man die Fallberichte der homöopathischen Literatur bei Krebsbehandlungen aufmerksam, wird ersichtlich, dass eine rein homöopathische Behandlung der Patientin ein hohes Maß an Compliance und Leidensfähigkeit abverlangt.

In sehr seltenen Fällen kann es sein, das sich eine Patientin nach ausführlicher Aufklärung gegen eine konventionelle medizinische Behandlung und für eine ausschließlich homöopathische Therapie entscheidet. In diesem Fall muss sich der homöopathische Arzt selbstkritisch fragen, ob er bereit und in der Lage ist, die Verantwortung für eine rein homöopathische Behandlung zu tragen.

Gerade Patientinnen mit hohem Bildungsniveau lehnen im Gespräch die Brustkrebs-Präventivdiagnostik ebenso ab wie die Folgetherapien einer Brustkrebsoperation. Es stellt sich die Frage, warum eine Patientin eine vorgeschlagene Therapie nicht annimmt, sondern davon ausgeht, dass ihr dadurch mehr Schaden als Nutzen zuteil würde. Die meisten dieser Patientinnen berichten über psychologisch zu wenig einfühlsame Aufklärung. Der Zeitdruck, der wenig Raum für ein Arzt-Patientinnen-Gespräch lässt (☞ III.23.2.4), stößt viele Frauen ab. Sie haben das Gefühl in einer Situation, die möglicherweise ihr Todesurteil bedeutet, keine Möglichkeit der Mitbestimmung ihrer Zukunft zu bekommen. Sie erhalten Vorgaben in Form von Zeitplänen, die sie passiv durchlaufen sollen, ohne zu verstehen, was genau mit ihrem Körper passieren wird.

Begleitende homöopathische Therapie

Eine homöopathische Behandlung kann im Rahmen der Brustkrebstherapie Folgendes bewirken:

- **Stimulation der „Lebenskraft"** (vgl. Organon, § 11), die gleichbedeutend ist mit der Stimulation der Immunlage. Dadurch erfährt die Patientin gesteigerte körperliche und psychische Energie, Lebensfreude und damit einhergehend eine Verbesserung der Lebensqualität.
- **Wiederherstellung der Ordnungsstruktur im Organismus**, was auch bedeutet, dass jene Faktoren im Körper wieder gestärkt werden, die eine Tumorausbreitung und Tumorentstehung verhindern (Stimulation des Immunsystems).
- **Bessere Verträglichkeit von belastenden schulmedizinischen Therapien** (weniger Nebenwirkungen).
- **Besserer Umgang mit Emotionen wie Angst oder Verzweiflung** (Anxiolyse).
- **Sterbebegleitung** bei terminalen Patientinnen.

Eine Krebserkrankung ist aus homöopathischer Sicht kein lokales Geschehen, sondern eine Erkrankung, die den ganzen Organismus betrifft. Die homöopathische Therapie trägt dieser Tatsache Rechnung, da ein immunstimulierendes Arzneimittel gesucht wird, das der individuellen Ausprägung der Erkrankung im gesamten Organismus der Frau Rechnung trägt.

Beispiel Fatigue-Syndrom

Ein Beispiel ist das Fatigue-Syndrom, das jede dritte Brustkrebs-Patientin belastet. Anders als normale Müdigkeit, etwa am Abend oder nach körperlichen Anstrengungen, kann Fatigue (frz. Ermüdung, Mattigkeit) nicht durch ausreichenden Schlaf überwunden werden. Als Auslöser für Fatigue gilt die Krebserkrankung selbst. Neben der Therapie könnten auch psychische Faktoren eine Rolle spielen. Häufig tritt die Ermattung aber auch während oder nach der Brustkrebsbehandlung auf oder dauert noch Wochen bis Monate über den Behandlungszeitraum hinaus an. Dadurch ist die Lebensqualität der Betroffenen erheblich beeinträchtigt.

Umfrage bei Brustkrebs-Patientinnen (Bower et al. 2006): Um die Häufigkeit und die Auswirkungen der Fatigue nach einer Brustkrebstherapie zu untersuchen, befragten die Forscher der Universität Los Angeles 763 Frauen, die ein bis fünf Jahre zuvor an Brustkrebs erkrankt waren und seitdem keinen Rückfall erlitten hatten. Die gleichen Frauen wurden nach fünf bis zehn Jahren ein zweites Mal befragt. Die Daten ergaben, dass 34% der Befragten ein bis fünf Jahre nach der Diagnose unter einer starken Fatigue litten, fünf bis zehn Jahre nach der Diagnose waren 21% von dem Erschöpfungs-Syndrom betroffen. Die Fatigue ging mit Depressionen, Herzerkrankungen und/oder hohem Blutdruck einher. Je stärker die Behandlung war, desto massiver trat die Fatigue auf. So empfanden beispielsweise Frauen, die nur eine Chemo- oder eine Strahlentherapie erhielten, die Erschöpfungen weniger stark als Frauen, die beide Therapien erhielten.

Das Fatigue-Syndrom lässt sich durch homöopathische Begleittherapie fast immer vollständig beseitigen. Die Patientinnen erleben eine verbesserte Lebensqualität während der belastenden Chemo-, Radio- oder Hormontherapien.

17.5.2 Tumoren als „einseitige“ Erkrankungen

Krebsgewebe zeichnet sich dadurch aus, dass es sich von der Organisation des Organismus abgelöst und selbstständig gemacht hat. Abgelöst vom Ganzen, unterliegt das Karzinomgewebe nicht mehr der Regulation des Organismus. Damit verhält es sich aus homöopathischer Sicht entsprechend den Merkmalen einer „einseitigen Krankheit“. Der Organismus als Ganzes (Totalität) hat die Bedingungen dafür geschaffen, dass sich ein maligner Tumor bilden konnte. In der Folge hat sich der Tumor vom Gesamtorganismus abgekoppelt und ist zu einem Zellverband mutiert, der nicht mehr den Gesetzmäßigkeiten eines gesunden Organismus unterliegt (Einseitigkeit). Dies ist der Punkt, an dem die homöopathische Therapie ansetzt.

Hahnemann nannte Krankheiten, bei denen nur wenige Symptome zu finden sind, einseitige Krankheiten. Dazu gehören die meisten Hautkrankheiten, die Geisteskrankheiten und Krebs. Bei einseitigen Krankheiten tritt die Hauptbeschwerde so stark in den Vordergrund, dass andere Symptome überdeckt werden und zurücktreten (Organon, § 173). Häufig sind bei der Anamnese einer Krebserkrankung keine bedeutenden Symptome aus den vergangenen Jahren erinnerlich. Der Organismus setzt sich nur mehr mit dem Krebs auseinander. Ungefährlichere, akute Krankheiten wie Erkältungen, fiebrige Infekte und ähnliches treten selten auf. Für die homöopathische Behandlung einseitiger Krankheiten empfiehlt Hahnemann folgendes Vorgehen (Organon §§ 174–184):

- Die vorhandenen Symptome werden zur Mittelwahl herangezogen.
- Die gewählte Arznei wird zwar nur teilweise passen, wird aber andere Symptome hervorbringen, die zuvor nicht so deutlich sichtbar waren.

Das erste Mittel stärkt gleichsam die Regulation des Organismus so weit, dass er weitere Symptome produzieren kann.

MERKE

> Bei einseitigen Krankheiten muss nach Gabe und Wirkung des ersten Mittels erneut eine Fallaufnahme gemacht werden, um weitere Symptome aufzunehmen. Meist zeigt sich dann ein zweites Mittel.

Es ist durchaus möglich, dass im weiteren Behandlungsverlauf ein drittes oder viertes Mittel nötig wird.

17.5.3 Strategie bei der begleitenden Homöotherapie des Mammakarzinoms

Der Brusttumor sollte als Hauptsymptom im Sinne einer **einseitigen Krankheit** wahrgenommen werden (☞ III.17.5.2). Alle Zeichen des Tumors (Konsistenz, Farbe, Lokalisation, Schmerzen, Ausstrahlung der Schmerzen, frühere Verletzungen der Brust an der Stelle des Tumors etc.) sollten hoch gewertet werden. Wenn z.B. in der Region des Tumors stechende Schmerzen gespürt werden, ist das ein wichtiges Symptom. Wenn die Patientin vor Jahren einen heftigen Schlag auf die Stelle bekommen hat, an der jetzt der Tumor gewachsen ist, ist dies ebenfalls ein sehr wichtiges Symptom. Diese Strategie kann sowohl bei fortgeschrittenen als auch bei früh entdeckten Tumoren angewendet werden. Auch bei kleinen Karzinomen können z.B. stechende Schmerzen oder Hauteinziehungen auftreten. Wenn keine lokalen Tumorsymptome vorhanden sind, werden die konstitutionellen Symptome zur Mittelwahl herangezogen.

Anamnese

Symptomatologie

Grundsätzlich ähnelt die homöopathische Therapie bei Krebserkrankungen der homöopathischen Behandlung anderer chronischer Krankheiten. Es gibt jedoch einige Besonderheiten. Wie bei der Beschreibung der einseitigen Krankheiten schon erwähnt wurde, handelt es sich oft um **symptomarme Fälle** (☞ III.17.5.2). Am Anfang der Behandlung steht eine gründliche und ausführliche **Anamnese**.

Unterdrückung in der Vorgeschichte

Wenn der Organismus eine gute **Regulations- und Regenerationskraft** hat, werden Unterdrückungen keine wesentlichen Auswirkungen haben. Anders ist es jedoch bei Frauen, deren Regulationskraft sich erschöpft hat. Dann können unterdrückende Therapien zur Ausbildung von ernsthaften Pathologien beitragen.
In der homöopathischen Krebsbehandlung ist in der Anamnese deshalb ganz besonders auf **miasmatische Zeichen** (☞ III.17.5.5, ☞ II.1.5) und auf frühere Unterdrückungen zu achten. Die Erfahrung zeigt, dass Unterdrückungen in der Vorgeschichte von Krebspatientinnen eine große Rolle spielen:

- Unterdrückung der Menses durch Hormone (Hormonpräparate, Hormonspirale) oder durch Operationen.
- Unterdrückung von Fluor durch antibiotische oder antimykotische Suppositorien oder Cremes.
- Unterdrückung von Warzen (auch filiformen Warzen) durch operative Entfernung.
- Unterdrückung durch Bestrahlung (z.B. bestrahlte Hämangiome).
- Unterdrückung von Hautausschlägen (Neurodermitis, Psoriasis etc.) durch Externa (z.B. Cortisonsalben).
- Unterdrückung von klimakterischen Beschwerden durch Hormongaben.

Miasmatische Zeichen

- Welche Erkrankungen gab es in der Familie?
- Welche Infektionen gab es in der Kindheit?
- Sind Kinderkrankheiten besonders spät oder gar nicht aufgetreten?
- Gab es Reaktionen auf Impfungen?
- Gab es Reaktionen auf Operationen?
- Sieht man auf der Haut Warzen, Naevi, Hämangiome, Keloide, Lipome, Atherome, Café-au-Lait-Flecken?

Auch bei den Folgekonsultationen ist auf miasmatische Zeichen zu achten, z.B.:

- Kommen Warzen wieder, die früher unterdrückt worden waren?
- Tritt ein Fluor vaginalis nach einer Unterdrückung wieder auf?

Tab. III.17-7: Frage- und Untersuchungsschema für die homöopathischen Erstanamnese von Patientinnen mit Brustkrebs

Lokale Symptome des Tumors	• Lokalisation (rechte/linke Mamma, Lymphknotenschwellungen) • Konsistenz (weich, hart, zystisch) • Farbe (rot, bläulich, Venennetz über dem Tumor) • Absonderungen aus der Mamille (blutig, milchig, serös) • Schmerzen (stechend, brennend) mit Modalitäten und Zeit des Auftretens • Ausstrahlung der Schmerzen • Juckreiz
Systemische Veränderungen mit zeitlichem oder kausalem Zusammenhang zur Tumordiagnose (z. B. in den letzten Monaten bis Jahren aufgetreten)	Allgemeinsymptome, z. B.: • Nachtschweiße • Schwindel • Veränderungen in Appetit und Durst • Veränderungen der Verdauung • Taubheitsgefühle • Sehstörungen Gemütssymptome, z. B.: • Ängste • Innere Unruhe
Konstitutionsanamnese mit Erfassung der Gesamtheit der Symptome (Gemütssymptome, Allgemeinsymptome, Lokalsymptome)	• Genaue zeitliche Aufstellung der einzelnen Symptome und Erkrankungen von der Kindheit bis zur Tumordiagnose • Gynäkologische Anamnese (Infektionen, Zysten, Abszesse, Brustschmerzen, Menssymptome etc.) • Kummer, Kränkungen und andere psychische Belastungen.
Impfanamnese	Reaktionen auf Impfungen in der Vorgeschichte
Unterdrückende Behandlungen	Hautausschläge, Warzen, Fluor, Menses etc.
Vorbehandlungen	Bestrahlung, Chemotherapie, Hormontherapie
Familienanamnese	Krebs, Diabetes, Tuberkulose, Geschlechtskrankheiten, Alkoholismus, psychische Erkrankungen etc.

Fallanalyse und Mittelwahl

Zunächst werden die **lokalen Tumorsymptome** gesammelt. Dann werden diejenigen Symptome aufgelistet, die in zeitlichem Zusammenhang zur Tumordiagnose stehen, oder die die Patientin damit in Verbindung bringt (z. B. Nachtschweiß seit einem halben Jahr).

> ! Für die Repertorisation sollte in jedem Fall das Symptom „Krebs der Mamma" (im Repertorium: „Brust – Krebs – Mamma") in die Symptomensammlung aufgenommen werden.

Im zweiten Schritt wird die **Totalität aller auffälligen und sonderlichen Symptome** aufgelistet und das dazu passende Arzneimittel ausgewählt.

In einem dritten Schritt wird geprüft, welches **Miasma** im Vordergrund steht (☞ III.17.5.5). Erfahrungsgemäß werden Symptome aller drei Miasmen sichtbar, wobei aus der Biographie zu ersehen ist, wann welches Miasma im Vordergrund steht. Es wird nach Zeichen für die Nosoden (☞ III.17.5.5), sowie andere stark miasmatisch wirkende Mittel (z. B. *Thuja*) gesucht (z. B. Impfreaktionen, frühere Gonorrhoe oder Chlamydieninfektion).

In der Regel ergibt sich aus der Analyse der drei Schritte jeweils ein anderes Arzneimittel (z. B. 1. *Co-*

nium, 2. *Phosphorus*, 3. *Thuja*). Möglicherweise ergibt sich aber auch aus Schritt eins und Schritt zwei dasselbe Mittel. In diesem Fall ist dieses Mittel zuerst zu geben. Ansonsten hat es sich bewährt, mit dem Mittel zu beginnen, welches bei Schritt 1 (lokale Tumorsymptome) die meisten Symptome abdeckt. Dies sind meist bewährte „Tumormittel", d.h. diese Mittel haben bekanntermaßen eine Wirkung auf Tumoren (☞ III.17.5.5).

Finden sich deutliche Zeichen für ein lokales Tumormittel (Schritt 1), sollte dieses als erstes gegeben werden. Damit sind die Mittel gemeint, die in der Repertoriumsrubrik „Brust – Krebs – Mamma" aufgelistet sind.

Lässt sich kein lokales Tumormittel finden, so wird mit dem Mittel begonnen, welches die Totalität der Symptome abdeckt (Schritt 2). Dieses Mittel muss aber einen Bezug zur Pathologie und zum Organ (Brustkrebs) haben (z.B. *Phosphorus, Sepia, Silicea, Lachesis, Arsenicum album, Graphites, Thuja*).

Es hat sich bewährt, schon bei der ersten Fallanalyse das aktive Miasma zu bestimmen. Gerät die Behandlung ins Stocken, kann die dazugehörige Nosode den Fall wieder in Bewegung bringen (☞ III.17.5.5).

> ! Bei der homöopathischen Krebsbehandlung kommen meistens mehrere Arzneimittel zur Anwendung: lokale Tumormittel, konstitutionelle Mittel und Nosoden. Es ist die Ausnahme, dass eine Patientin mit Mammakarzinom nur mit einem Mittel behandelt wird.

Die Erfahrung zeigt, dass es bestimmte Mittelfolgen gibt, die öfter vorkommen, z.B. *Conium – Phosphorus – Tuberculinum*.

Verlauf der begleitenden Tumorbehandlung

Folgeverschreibung

Nach Gabe des ersten homöopathischen Mittels sollte die Patientin nach etwa einer bis vier Wochen zur Folgeanamnese einbestellt werden, um festzustellen ob nach dem ersten Mittel neue Symptome aufgetreten sind oder ob alte, frühere Symptome wiedergekommen sind.

Treten wieder **alte Symptome** entsprechend der Hering'schen Regel (☞ II.5.1.1) auf, ist das als günstiges Zeichen zu werten. Ausscheidungen wie Fluor vaginalis, Diarrhoe, Katarrh oder Hautausschläge sind ebenfalls prognostisch günstige Zeichen. Sie dürfen auf keinen Fall unterdrückt werden. Sie dienen dem Organismus als eine Art „Ventil". Wenn z.B. ein nach einem gut gewählten Mittel aufgetretener Hautausschlag, der früher schon einmal vorhanden war, mittels Cortison unterdrückt wird, wird dem Organismus dieses „Ventil" genommen und unter Umständen der Heilungsprozess rückgängig gemacht.

Neu aufgetretenen Symptomen wird besonderes Gewicht beigemessen, da sie meist anzeigen, welches homöopathische Mittel als nächstes folgt.

In der additiven homöopathischen Krebsbehandlung kann es sein, dass die Arzneimittel in der Regel häufig und schnell gemäß der Symptome gewechselt werden müssen: Einem Symptomenwechsel folgt ein Mittelwechsel.

Mittelwechsel

Nach Gabe eines passenden lokalen Tumormittels (s.o.) kann es u.U. zu einer **Verschlechterung der psychischen Situation** kommen. Es kann sein, dass Ängste oder auch Albträume auftreten und eine krisenhafte Lebenssituation erst jetzt richtig wahrgenommen wird. Dabei gilt es, diese Krisen ernst zu nehmen und durch Gespräche, evtl. durch eine Psychotherapie zu begleiten und zu unterstützen und gegebenenfalls das neu angezeigte homöopathische Arzneimittel zu wählen.

Es kann nach der Gabe eines homöopathischen Mittels auch zu **akuten Erkrankungen** kommen (z.B. Zystitis, Tonsillitis, Kolpitis). Akutkrankheiten sind kein Hinweis auf eine falsche Verordnung, sondern darauf, dass der Organismus wieder Kraft hat, Symptome einer akuten Erkrankung zu produzieren. Hatte eine Patientin z.B. vor ihrer Krebserkrankung lange Zeit keine akute Krankheit und kein Fieber mehr und bekommt jetzt unter der homöopathischen Therapie eine fieberhafte Grippe, so ist das als prognostisch günstiges Zeichen zu werten: Der Organismus hat die Fähigkeit zurückerlangt, akute Infektionen hervorzubringen. Es zeigt an, dass die „Anarchie" der Krebszellverbände wieder mit einer Immunreaktion beantwortet wird. Interkurrente akute Krankheiten bedürfen ebenfalls einer homöopathischen Therapie und sollten möglichst nicht durch Antibiotika o. Ä. unterdrückt werden. Jede Maßnahme, die das Immunsystem in seiner keimabwehrenden Wirkung unterdrückt, sollte vermieden werden. Akute Erkrankungen sollten homöopathisch behandelt werden, da das passende Arzneimittel das Immunsystem stärkt und der Infekt auf diese Art rasch bekämpft werden kann. Dies gilt unter Umständen nicht unter einer Chemotherapie.

MERKE

Falls unter Chemotherapie-induzierter Leukopenie eine Akuterkrankung auftritt, muss ein Arzneimittel gewählt werden, das innerhalb von wenigen Stunden (max. ein bis zwei Tage) zu einer eindeutigen klinischen Besserung sowie einer Besserung der Laborwerte führt. Gelingt dies nicht, muss eine Antibiose eingeleitet werden, da das geschwächte Immunsystem sonst die Akuterkrankung nicht mehr beherrschen kann.

17.5.4 Potenzwahl und Dosierung

In der homöopathischen Krebstherapie hat es sich bewährt, mit **Q-Potenzen** (☞ Tab. III.17-8, ☞ II.4.3.3) zu **beginnen**, da sie täglich eingenommen werden und deshalb gut steuerbar sind und schnell gestoppt oder gewechselt werden können. Zusätzlich führen Q-Potenzen zu einer raschen Reaktion des Organismus, jedoch nur selten zu Erstverschlimmerungen.

Bedingt durch die tägliche Einnahme, können Q-Potenzen problemlos gleichzeitig zur konventionellen Therapie angewendet werden.

Ein **Wechsel auf C-Potenzen** (☞ II.4.3.2) ist nicht unbedingt notwendig. Wenn eine Patientin gut auf Q-Potenzen reagiert und diese Art der Einnahme beibehalten möchte, kann problemlos jeweils auf die nächsthöhere Potenzstufe (Q 3, Q 4, Q 5 etc.) übergegangen werden, solange das Mittel angezeigt ist. Es ist aber darauf zu achten, dass das Mittel nicht so oft gegeben wird, dass Arzneimittelsymptome auftreten. Dann ist die Einnahme zu stoppen, bis diese Arzneimittelsymptome wieder verschwinden.

Eine homöopathische Krebsbehandlung dauert in der Regel viele Jahre.

MERKE

Von einer homöopathischen Selbstbehandlung bei einer Karzinomerkrankung ist dringend abzuraten.

17.5.5 Miasmatische Betrachtungen bei der homöopathischen Krebsbehandlung

Miasmatische Betrachtung zur Karzinogenese

Krebs entsteht aus homöopathischer Sicht aus dem Vorhandensein der drei chronischen Miasmen Psora, Sykosis und Syphilis, oft in Verbindung mit iatrogenen Faktoren wie Vakzinosis, Toxine (z. B. Medikamente), Unterdrückungen, Bestrahlungen

Tab. III.17-8: Mögliches Dosierungsschema bei additiver homöopathischer Krebsbehandlung mit Q-Potenzen

I.	Q 1 (Tropfen)	• 1 × tgl. 3 Trp. in 1 Glas Wasser, von dem ein Teelöffel eingenommen wird • Wichtig: Arzneiflasche vor der Zubereitung (bevor die Tropfen ins Wasser gegeben werden) gut schütteln. • Folgekonsultation je nach Situation innerhalb weniger Tage bis weniger Wochen
II.	Q 2 (Tropfen) nach guter Reaktion auf Q 1	1 × tgl. 3 Trp. in 1 Glas Wasser, von dem ein Teelöffel eingenommen wird
III.	Wechsel auf C-Potenzen	• Bei stabiler Situation der Patientin (z. B. nach dreimonatiger Behandlung mit Q-Potenzen) • Wichtig: C-Potenzen auswirken lassen (C 200 wirkt z. B. mind. 35 Tage)

etc. (☞ Tab. III.17-7): „Eine Krebserkrankung ist immer das Endergebnis einer Kettenreaktion, die aus hereditärer Krebsbelastung mit erworbenen chronischen Miasmen plus oft einer iatrogenen Belastung (am schlimmsten durch Impfung) ausgelöst wird" (Laborde 1998).

Die Krebserkrankung ist eine systemische Erkrankung, die Symptome und Krankheitszeichen produziert, lange bevor ein kanzeröser Tumor auftritt. So findet man bei Frauen, die ein Mammakarzinom entwickeln, in der Vorgeschichte z. B. häufig (nicht zwingend) Depressionen, Krebsangst, chronische Schlafstörungen, chronische Migräne, Mononukleose, Verdauungsstörungen, chronische Nachtschweiße. Der Brusttumor ist gleichsam eine Ausprägungsform der Krankheit, nicht ihre Ursache.

Nosoden

Im Laufe einer homöopathischen Behandlung ist es wichtig zu erkennen, auf welcher miasmatischen Ebene man sich bewegt. So kann z. B. das Auftreten von Warzen zeigen, dass das Krankheitsgeschehen auf der sykotischen Ebene stattfindet. Das angezeigte Mittel sollte dann das aktive Miasma treffen (z. B. *Thuja*).

Wenn im Laufe einer homöopathischen Behandlung bei einer Patientin mit Mammakarzinom Zeichen einer Nosode (oder von *Thuja*) auftreten, kann diese Nosode als Zwischenmittel gegeben werden.

Oft beobachtet man nach Gabe einer Nosode, wenn zuvor der Heilungsprozess ins Stocken geraten war, dass er danach wieder besser voranschreitet.

17.5.6 Unterstützende Maßnahmen

Zur Gesundung der Patientin gehört auch eine **gesunde Lebensweise**. Die Tumortherapie sollte deshalb stets auch von einer Beratung zu Ernährung und Lebensführung begleitet werden.

Im Rahmen der **Copingstrategie** im Sinne von Verhaltensweisen zur seelischen Verarbeitung und Bewältigung von schweren Krankheiten werden psychotherapeutische Begleitmaßnahmen empfohlen.

17.5.7 Homöopathische Kasuistiken

Kasuistik 17-1: Silicea – stille Unbeugsamkeit (Mammakarzinom)

Michaela Zorzi

Alter, Aussehen der Patientin

39-jährige, zarte, feingliedrige, kultivierte blondhaarige Frau.

Therapiebeginn: September 1998.

Vorgeschichte/Spontanbericht

Die Pat. kommt auf Empfehlung ihres behandelnden Gynäkologen in die homöopathische Ambulanz, um schon präoperativ und gleichzeitig mit der Chemotherapie mit homöopathischer Therapie zu beginnen.

Im Juli 1998 Herpes zoster im linken Brustbereich, antivirostatische Behandlung über sieben Tage. Suspekte Verhärtung der rechten Mamma wird seit Jahren mit regelmäßiger Mammografie kontrolliert, Größe der Verhärtung im Juli 1998: 4 × 5 cm. Aufgrund des Auftretens des Herpes zoster, für den kein Auslöser ersichtlich ist, erfolgt eine Biopsie des Knotens mit der Diagnose eines Mammakarzinoms. Im August 1998 Beginn einer präoperativen Chemotherapie mit Taxol. Die Pat. ist trotz der Diagnose während der Anamnese beherrscht, kontrolliert, sachlich.

Eigenanamnese

Speiseröhrenverengung von Geburt an, bis zum sechsten Lebensjahr ausschließlich flüssige Ernährung möglich. Im Alter von zwei und zwölf Jahren Lungentuberkulose. TE und AE in der Kindheit. Schilddrüsenkarzinom im Alter von 22 Jahren (Op. plus Radiojodtherapie). Rezidivierende Neuralgien (Gesicht, Lumbosakralbereich). Seit dem 21. Lebensjahr Venenbeschwerden in beiden Beine, vor fünf Jahren Varizenverödung im linken Bein.

Familieanamnese

Großmutter, zwei Großtanten: Mammakarzinom.

Vater: Tuberkulose und epileptische Anfälle.

Schwester: Diabetes mellitus mit Erblindung im 18. Lebensjahr; Nierentransplantation.

Anfälligkeiten

Gesichtsneuralgien, Ischialgie bei Unterkühlung und Zugluft.

Schicksalsschläge

Schwer belastet als Kind durch die Epilepsie des Vaters und die Erkrankungen der Schwester, sehr enger Familienverband (einer für alle, alle für einen).

Gelenkter Bericht

Geist, Gemüt: Gewissenhafter, ordnungsliebender Mensch; hat Erwartungsängste; Entscheidungen brauchen lange, **vermeidet Streit;** besorgt und sehr bedacht, was andere von ihr wollen. Pat. liebt ihren Beruf als Sekretärin. Unternimmt im Sommer gerne Fernreisen. Ihre Familie ist stark im Tragen von Schicksalsschlägen. Gute Beziehung zu ihrem Ehemann. Pat. bezeichnet sich als ruhig, wenig impulsiv, ängstlich, zufrieden, fröhlich, gesellig.

Als Kind: ruhig, **ängstlich in neuen Situationen**, langsame Esserin wegen schwierigen Schluckens (z. B. eine Stunde für ein Wiener Schnitzel).

Stimmung: normalerweise ausgeglichen, in jüngster Zeit jedoch schwankend, zeitweise traurig, ohne zu wissen warum.

Kopf, Gesicht: Neigung zu Gesichtsneuralgien, ausgelöst durch Kälte.

Hals: Kloßgefühl bei Aufregungen.

Magen: Gastritis bei Aufregungen; Rohes und Saures werden nicht vertragen.

Nahrungsmittelverlangen, -abneigungen: [V] Süßes, Kaffee (bis zu fünf Tassen tgl.). [A] Schweinefleisch. Zwiebeln und Knoblauch agg.

Genitalien: Menses regelmäßig, einmal vergeblicher IVF-Versuch (Oligospermie des Ehemannes).

Allgemeines, Modalitäten: oft kalte Hände und Füße, sehr zugluft- und wetterempfindlich, es kommt dadurch zum Auftreten von Erkältungen, verstärkt im Herbst; Sonne, Wärme und Meer tun gut; schlechtes Durchschlafen seit einigen Monaten.

Fallanalyse und miasmatische Überlegungen

Polymiasmatische Belastung in der Familienanamnese und bei der Pat.:

- Psora: Infektanfälligkeit,
- Tuberkulinisches Miasma: Reiselust
- Syphilitisches Miasma: angeborene Ösophagusstriktur, Schilddrüsenkarzinom,
- Karzinomatöses Miasma: Erwartungsängste aufgrund von Perfektionismus, Vermeidung von Streit.

Die Behandlung wird konstitutionell mit einer tief wirkenden Arznei begonnen, die möglichst alle Miasmen abdeckt. Die Mittelwahl fällt deshalb gemäß Repertorisation auf *Silicea* (= *Acidum silicicum).*

Verschreibung

REPERTORISATION (COMPLETE REPERTORY DEUTSCH)
Brust – Knoten – Mammae
Allgemeines – Luftzug – agg.
Allgemeines – Wetter – Wetterwechsel – agg. – warm zu – kalt
Brust – Karzinom – Mammae
Brust – Lungentuberkulose
Hals – Schlucken – schwierig – Flüssiges schlucken, kann nur, würgt bei fester Nahrung

Silicea C 200, 2 × 5 Glob. im Abstand von 24 Stunden, nach 4 Wo. *Silicea* MK (Korsakoff-Potenz), 2 × 5 Glob. im Abstand von 24 Stunden und zusätzlich *Silicea* C 12, 2 × 5 Glob. tgl. morgens und abends.

Follow-up nach sechs Wochen (November 1998)

Zwischenzeitlich Entfernung von 16 Lymphknoten axillär, davon sieben positiv; permanente starke Schmerzen; dunkelblaue, derbe Verhärtung im Op.-Gebiet. Tumorresektion wird aufgrund des histologischen Ergebnisses früher angesetzt als geplant.

Verschreibung: weiterhin *Silicea* C 12, 2 × 5 Glob. tgl. morgens und abends.

Follow-up nach weiteren zwei Wochen (November 1998)

Zustand nach ausgedehnter Resektion der rechten Mamma, Verhärtung im Operationsgebiet. Postoperativ starke Übelkeit, Wundschmerz.

Verschreibung: *Nux vomica* C 30, 1 × 5 Glob. als Akuttherapie für die Übelkeit. Am folgenden Tag *Arnica* C 30, 1 × 5 Glob. einmalig zur Wundheilung.

Diagnose

Lobuläres Mammakarzinom. Hormonrezeptoren: Östrogenrezeptor stark positiv, Progesteronrezeptor mäßig stark positiv. 7 von 16 Lymphknoten positiv. Kein Hinweis auf Fernmetastasen weitere Sekundärtumore. Tumorstadium T2N1M0

Therapie

Zwei Wo. postoperativ Fortsetzung der Chemotherapie mit Taxol und Tamoxifen.

Weiterführung der konstitutionellen Therapie mit *Silicea* LM 30, 1 × 5 Glob. tgl., *Carcinosinum* C 200, 1 × wöchentlich als miasmatische Unterstützung (Symptome: angepasst, will alles richtig machen, vernünftig in jeder Situation).

Follow-up nach einem weiteren Monat (Dezember 1998)

Brust: Operationsnarbe gut verheilt, Verhärtung weitgehend zurückgebildet.

Geist, Gemüt: seelisches Wohlbefinden trotz der Belastung der Chemotherapie, was nach Erfahrung der Autorin als gutes Zeichen des Wirkens der verordneten Arznei zu beurteilen ist.

Verschreibung: *Silicea* LM 30, 1 × 5 Glob. tgl., *Carcinosinum* C 200, 1 × 5 Glob. 1 × wöchentlich.

Follow-up nach weiteren zwei Monaten (Februar 1999)

Pat. fühlt sich während der Chemotherapie weiterhin erstaunlich gut, wenn auch müde. Keine zwischenzeitlichen Erkrankungen, keine nennenswerten Nebenwirkungen der Chemotherapeutika – auch dies ist ein Zeichen des Ansprechens der Arznei.

Verschreibung: *Silicea* LM 30, 1 × 5 Glob. tgl., *Carcinosinum* C 200, Reduktion auf 1 × 5 Glob. alle zwei Wo.

Follow-up nach weiteren zwei Monaten (April 1999)

Nach Beendigung der Chemotherapie lange **Erholungsphase**, während der die Pat. zehn Tage nicht vom Bett aufstehen kann, hat dabei kalte Hände und Füße, schweißig, hypoton.

Schlaf ↑.

Essverhalten deutlich verändert: verträgt trotz weiterhin empfindlichen Magens wesentlich mehr Nahrungsmittel wie z. B. frisch gepressten Orangensaft, Obst, Salat. Pat. freut sich darüber sehr.

Kriterien für das Ansprechen der homöopathischen Arznei: Da bei einer so tief greifenden schulmedizinischen Behandlung die Wirksamkeit der homöopathischen Arznei nur schwer zu überprüfen ist, sind aus Sicht der Verfasserin Veränderungen von Allgemeinsymptomen oder auch das Auftreten oder Verschwinden von alten Symptomen von großer Wichtigkeit – daneben auch die seelische Verfassung der Pat. während der Chemotherapie. Kritisch betrachtet könnte man auf den ersten Blick auch sagen, dass die Pat. eine Arzneimittelprüfung mit *Silicea* durchgemacht hat und aus diesem Grund zehn Tage lang derart geschwächt war. Dagegen sprechen die deutliche Besserung des Essverhaltens, des Schlafes und das seelische Wohlbefinden, sodass auch die Überlegung nahe liegt, dass *Carcinosinum* zu früh reduziert wurde.

Therapie

Radiatio (Gammastrahlen, 25 Sitzungen).

Homöopathisch *Silicea* LM 30, 1 × 5 Glob.; *Carcinosinum* C 200 alle 2 Wo.; *Gamma-rayons* C 50, 1 × 5 Glob. jeweils am Tag der Radiatio (aus isopathischen Überlegungen).

Follow-up nach weiteren fünf Monaten (Oktober 1999)

Haare sind anders nachgewachsen: borstig, dunkel/grau.

Zyste am rechten Ovar

Leukopenie: 3600.

Energie ↑, Pat. hat mehr Spaß an sportlichen Aktivitäten als vor der Erkrankung, insbesondere am Radfahren.

Rücken: zeitweise leichte Kreuzschmerzen (werden osteopathisch behandelt).
Verschreibung: *Silicea* LM 30, 1 × 5 Glob. tgl., *Carcinosinum* C 200, 1 × 5 Glob. alle 2 Wo.

Follow-up nach weiteren vier Monaten (Februar 2000)

Allgemeinbefinden: Pat. fühlt sich kaltschweißig; Schnupfen mit wässrigem, wund machendem Sekret, nachdem sie den Winter über infektfrei war.
Geist, Gemüt: Pat. arbeitet mit Freude wieder in ihrem Beruf als Sekretärin. Sie ist konfliktfähiger geworden, stellt ihrem Chef klare Bedingungen, unter denen sie in Zukunft arbeiten möchte (weniger Stress und mehr Freiraum für sich selbst).
Verschreibung: *Tuberculinum* C 30, 2 × wöchentlich 5 Glob. (*Silicea* und *Carcinosinum* werden abgesetzt).
Begründung:

- Halbjährlicher Wechsel des Wohnortes zwischen der Stadt und den Bergen,
- zweimalige Tuberkulose der Pat. in der Kindheit,
- Infektanfälligkeit (Wiederauftreten eines alten Symptoms),
- zunehmende Konfliktfähigkeit, aus der zu schließen ist, dass *Carcinosinum* seine Wirkung entfaltet hat und derzeit nach obigen Symptomen das tuberkulinische Miasma den Vorrang hat.

Follow-up nach weiteren vier Wochen (März 2000)

Verkühlung: rasch besser.
Genitalbereich: bräunlicher, wund machender Ausfluss.
Verschreibung: *Nitricum acidum* C 12, 1 × 5 Glob. tgl. Begründung: „Wund machend" war schon der Schnupfen (s.o.).

Follow-up nach weiteren drei Monaten (Juni 2000)

Ausfluss ↓ (wenig und selten).
Aussehen: Pat. ist durch Tamoxifen etwas fülliger geworden.
Allgemeinbefinden: zeitweise Wallungen, Pat. ist überhaupt wärmer geworden, hat z.B. im vergangenen Winter nicht mehr so gefroren wie früher. Dreiwöchiger Winterurlaub am Meer. Haare wachsen schnell.
Rücken: Kreuzbeschwerden ↓ nach osteopathischer Behandlung.
Leukopenie: 3900 (April).
Brust: Schwellungsgefühl rechts subaxillär.
Geist, Gemüt: Wohlbefinden, in den vergangenen Wochen jedoch wieder zunehmend ängstlich, was ihre Gesundheit betrifft, auch bei geringen Unpässlichkeiten, vor allem Neuen.
Verschreibung: *Silicea* LM 30, 1 × wöchentlich 5 Glob. Begründung: Rückkehr zum „tiefsten" Mittel wegen Wiederauftreten der früheren Ängstlichkeit.

Follow-up nach weiteren sechs Monaten (Dezember 2000)

Geist, Gemüt: Ängste ↓, Wohlbefinden.
Allgemeinbefinden: Verkühlung mit Hals- und Kopfschmerzen, Pat. fühlt sich müde, arbeitet wieder.
Die Pat. möchte von sich aus wieder *Tuberculinum* nehmen – solche Patientenwünsche sind ernst zu nehmen, wenn die Patienten schon länger mit homöopathischer Therapie vertraut sind und bereits die positiven Wirkungen erlebt haben.
Verschreibung: *Tuberculinum* C 30, 1 × wöchentlich; weiterhin *Silicea* LM 30, 1 × wöchentlich.

Follow-up im Frühling 2002

Pat. hat „irgendwann vergessen", die Globuli einzunehmen.
Genitalien: kleine Zyste am rechten Ovar, seit Oktober keine Menses mehr, bekommt vom Gynäkologen Gestagene über 10 Tage, Abbruchsblutung ist schwach, eher bräunlich.
Abdomen: Stationäre Aufnahme wegen akuter, ins Kreuz ausstrahlender abdominaler Schmerzen, nachdem die Pat. am Vorabend üppig gegessen hatte, danach aufstoßen musste und schließlich vor dem Schlafengehen erbrochen hatte.
Pat. weint, hat große Angst, man werde bei der Untersuchung Metastasen finden.
Die sofortigen Untersuchungen ergeben keinen Hinweis auf Sekundärblastome.

Geist, Gemüt: Sowohl ihre Schwiegermutter als auch ihr Kindermädchen sind vor kurzem an Ovarialkarzinom verstorben, seitdem muss sie sofort weinen, wenn sie jemand anspricht. Braucht Nähe und Trost ihres Mannes.
Allgemeinbefinden: Verträgt keine Hitze, fühlt sich wie erschlagen, Frischluft tut gut (geöffnetes Fenster im Krankenzimmer).

Verschreibung

REPERTORISATION (COMPLETE REPERTORY DEUTSCH)
Gemüt – Kummer, Trauer – allgemein
Gemüt – Trost, Zuspruch – amel.
Allgemeines – Luft – frische – verlangt
Magen – Übelkeit – Essen – agg. – nach
Magen – Aufstoßen, Rülpsen, Aufschwulken – Allgemein – nach
Allgemeines – Speisen und Getränke – fette und gehaltvolle Speisen – agg.

Die Repertorisation ergibt eindeutig *Pulsatilla*, das als Akutmittel sehr gut auf *Silicea* folgt: *Pulsatilla* C 200, einmalig 5 Glob.
Noch am selben Tag deutliche Besserung der Bauchschmerzen, in den nächsten Tagen Beruhigung des Gemüts, Ausgeglichenheit.

Follow-up im Juni 2005

Allgemeinbefinden: Seit Februar 2004 Tamoxifen abgesetzt, seit drei Jahren (2002) keine homöopathischen Arzneien, keine zwischenzeitlichen Erkrankungen, im Winter immer gesund.
Familiäre Situation: Im Februar 2005 große Belastung, viel Sorge und Mitgefühl mit der Schwester, die auf eine Nieren- und Pankreastransplantation wartet.
Geist, Gemüt: viel Arbeit, lässt sich wieder zu viel aufladen, fühlt sich seitdem erschöpft, erholt sich nicht; unruhiger Schlaf. Eine ausgedehnte Reise brachte wenig Änderung.
Magen: wieder empfindlich auf Saures und Rohes. Täglicher Biergenuss am Abend bessert deutlich Müdigkeit und Stimmung.
Repertorisation: „Allgemeines – Speisen und Getränke – Bier amel.“: u. a. *Natrium phosphoricum.*

Verschreibung: *Natrium phosphoricum* LM 6, 1 × 5 Glob. tgl. (Kontrolle nach vier Wochen). Begründung: Gemäß der Gruppenanalyse des Periodensystems nach Scholten ist *Phosphorus* der Nachbar von *Silicea*; außerdem erscheint die Pat. wärmer und mitfühlender als vor drei Jahren. Die große Sorge um die Schwester passt ebenfalls zum *Phosphorus*-Thema. Der Natriumanteil (ebenfalls dieselbe Reihe im Periodensystem nach Scholten) im verordneten Arzneimittel steht für die spürbare Verhaltenheit in zwischenmenschlichen Beziehungen.

Diskussion

Die Krankengeschichte spiegelt eine Reihe von Phänomenen wider:

- Die **Häufigkeit der Arzneigaben** (z. B. *Carcinosinum* C 200) ist begründet in den persönlichen Erfahrungen der Autorin: Je weiter fortgeschritten der Tumorprozess ist, umso öfter sollte der Organismus mit der gewählten Arznei unterstützt werden. Dies ist bei Tumorerkrankungen ein besonderes Phänomen, da das Wachstum der Zellen rasch und damit der Energiebedarf des Organismus hoch ist. Aber auch die gleichzeitige Chemotherapie und Bestrahlung machen eine häufige Wiederholung der Arzneien notwendig, da der Organismus in seiner Reaktionsfähigkeit auf die homöopathische Arznei wahrscheinlich eingeschränkt ist.
- Die **Höhe der Potenzierungen** (z. B. *Silicea* LM 30) ist eine Entscheidung im Spüren der Pat. und ihrer Bedürfnisse: In diesem Fall sind die lange Krankengeschichte und die Annahme, dass die gewählte Arznei *Silicea* von Geburt an für die Pat. hilfreich gewesen wäre (aufgrund der vorhandenen Symptome als Kind) für die Höhe der LM-Potenz ausschlaggebend gewesen. Sie ist jedoch jeweils nicht zu verallgemeinern. Wichtig bleibt die Wahl der möglichst ähnlichen Arznei.
- Die **langfristige Einnahme** der homöopathischen Arzneien ist unumgänglich;

Bedauerlicherweise hat die Pat. drei Jahre keine homöopathischen Arzneien eingenommen. Gerade nach Absetzen der Tamoxifentherapie ist nach Erfahrung der Autorin eine weiterführende Arzneigabe sinnvoll. Schwächezustände durch eine seelischen Belastung, wie sie die Pat. im Februar 2005 hatte, oder das Auftreten körperlicher Erkrankungen (Immunschwäche) sind auch nach Jahren ernst zu nehmen und sofort entsprechend homöopathisch zu therapieren, um einem neuerlichen Aufflackern der Tumorerkrankung möglichst entgegenzutreten.

Das Finden einer **Arznei im Sinne einer Stärkung der Konstitution** ist die beste Form der Unterstützung der Pat. sowohl während der Chemotherapie und Bestrahlung (zu deren besserer Verträglichkeit) als auch zur Vorbeugung des Auftretens von Metastasen. Die Prognose der Pat. war in Hinblick auf die Familienanamnese, das Alter und das Tumorstadium ohne Zweifel nicht gut. Umso wichtiger die homöopathische Begleitung von Anbeginn der schulmedizinischen Behandlung.

Zeichen der Wirksamkeit der Arznei während der Chemotherapie sind emotionales Wohlbefinden, Veränderung von Allgemeinsymptomen, Wiederauftreten oder Heilung von alten Symptomen vor Ausbruch des Tumorgeschehens (in diesem Fall nicht von großer Bedeutung). Langfristige Zeichen der Wirksamkeit sind eine Veränderung des Wesens der Pat. (weniger Erwartungsängste, verstärkte Konfliktfähigkeit, verstärktes Wahrnehmen eigener Bedürfnisse), das Verschwinden der lange bestandenen Infektanfälligkeit bei Wetterwechsel und Zugluft sowie die Verringerung der Empfindlichkeit des Magens auf rohe Speisen.

Kasuistik 17-2: Krebsangst (Mammakarzinom) bei familiärer Belastung

Gabriele Stolz-Sedemund

Alter, Aussehen der Patientin

37-jährige, große und schlanke Pat. mit scharf geschnittenen Gesichtszügen und dunklem Haar. Freundlich zugewandt, verbindliche Ausstrahlung.

Therapiebeginn: Dezember 2004.

Vorgeschichte

Vor drei Monaten erschien die Pat. zur **Akutbehandlung mit Schmerzen im rechten Unterleib**, die einige Sekunden andauern, wobei sie sich zusammenkrümmen muss. Beim Duschen, Baden und bei Erschütterungen schmerzt es im Bauch vom Anus her „wie ein Splitter im After", ebenso beim Stuhlgang, selbst ohne effektiven Stuhlabgang. Vor vier Monaten hatte sie dieselben Beschwerden, woraufhin Hämorrhoiden verödet wurden. Danach war der Schmerz zunächst verschwunden, aber jetzt ist alles wie vorher (es wurden keine neuen Hämorrhoiden diagnostiziert). Der Stuhl ist eher hart durch zu viel Süßes. Auf Nachfrage kein Fettverlangen, sie schneidet es weg.

Akute Verschreibung

REPERTORISATION (RADAR 9.0)
Rektum – Schmerz – Splitter, wie ein
Allgemeines – Speisen und Getränke – Fett – Abneigung
Rektum – Schmerz – Stuhlgang – während
Abdomen – Schmerz – Beugen – Zusammenkrümmen – muss sich zusammenkrümmen

Aufgrund der Splitterschmerzen Verschreibung von *Nitricum acidum* D 12, 1 × tgl. 2 Glob. für 5 Tage, wodurch die Beschwerden verschwinden, nach 2 Wo. jedoch wiederkommen und auf erneute Einnahme von *Nitricum acidum* (D 12, einmalig 2 Glob.) wieder verschwinden.

Da diese Beschwerden bereits das zweite Mal auftraten und bereits Hämorrhoiden behandelt wurden, das gewählte Mittel auch höchstens als Akutmittel passend erscheint, wird ein Anamnesetermin drei Monate später vereinbart.

Spontanbericht bei Anamnese (März 2005)

Die Pat. leidet unter einem **Karpaltunnelsyndrom**, die Hände schlafen bei Bewegung ein, weshalb sie mit Schienen schläft. HWS (ausgeprägte Kyphose- und LWS-Aufrichtung). Behandlung mit Akupunktur.

Sie hat oft **Kopfschmerzen**, als ob der Kopf platzt; sie kann dann nicht mehr richtig sehen, muss die

Brille aufsetzen und sich anstrengen, um sehen zu können. Die Kopfschmerzen sind begleitet von Übelkeit, sie muss dann im Dunkeln liegen und Ruhe halten. Sie bekommt die Kopfschmerzen, wenn es hell ist, bei Föhn, bei Sonne, von lauter Musik; gleich morgens beim Aufstehen, es pocht und hämmert in den Schläfen. Schlaf und ASS helfen. Die Kopfschmerzen begannen in der Ausbildung beim Lesen, brauchte dann eine Brille. Durch die Akupunkturbehandlung seit letztem Jahr haben sich die Schmerzen gebessert, früher hatte sie Schmerzen zwei- bis dreimal pro Woche, jetzt einmal im Vierteljahr.

Gelenkter Bericht

Geist, Gemüt: pingelig, perfektionistisch, schnell explodierend. Kann nichts delegieren, weil sie am liebsten alles selbst macht. Sehr aktiv, sehr schnell. Sie empfindet viel Mitgefühl, lässt alles stehen und liegen um zu helfen. Gutgläubig. Vergisst nichts, nachtragend. Kummer macht sie mit sich aus. Wenn andere Kummer haben, weint sie mit ihnen mit. Weint aus Traurigkeit und Rührseligkeit, auch bei Filmen.

Ängste: Angst, krank zu werden, die Kinder nicht mehr ernähren zu können. Als Kind bereits Angst vor offenen Türen („schwarzer Mann im Schrank"). Türen müssen geschlossen sein, die Vorhänge müssen richtig hängen, oft steht sie abends noch einmal auf und richtet sie. Alles muss gerade sein. Früher Furcht vor Einbrechern, Dunkelheit macht ihr nichts aus.

Kopf: Verträgt keine Höhe, wo ihr schwindelig wird. Haare schwarz gefärbt, weil sie weiß werden, sehr eitel. Haarausfall nach der Geburt.

Hals: Verträgt keine Enge am Hals.

Rektum: Verdauung nur nach Kaffee, immer fester Stuhlgang. Ziehende Hämorrhoiden.

Blase, Niere, Urin: Senkungsbeschwerden und Blasenschwäche: Urinverlust beim Husten, Niesen und Lachen. Seit der Spirale Harndrang mit Harnverlust, wenn sie nackt ist.

Geschlechtsorgane: Menses regelmäßig alle 28 Tage, eine Woche lang. Vor den Menses weinerlich und pingelig mit Aggressionen, Kopf- und Bauchschmerzen sowie Brustspannen. Wärme hilft immer. Verträgt keine Pille. Seit fünf Jahren Hormonspirale, die sie wieder entfernen lassen will, weil sie stört (gelber oder klumpig weißer, geruchloser Fluor, auch Candidainfektionen). Sexuelles Bedürfnis eher schwach ausgeprägt, außer während der Schwangerschaft.

Appetit, Durst: viel Durst, trinkt drei Liter pro Tag.

Nahrungmittelverlangen, -abneigungen: [V] Süßigkeiten (Schokolade), lässt das Hauptgericht stehen für den Nachtisch. Kekse mit Schokolade, Pudding und Soße. Eis auch im Winter, aber keine Eiswürfel. Unreifes Obst und grüne Pflaumen. Mag gern Huhn, Fleisch lieber als Fisch (am liebsten Schwein, aber danach Aufstoßen), Sahne, viel Salz, sehr scharfes Essen, Eier am liebsten jeden Tag. [A] Innereinen, Saures, Bitteres, Milch (Blähungen).

Schlaf: Sie ist immer sehr müde abends und morgens nach dem Aufstehen, könnte gleich wieder einschlafen. Geht um 21 Uhr ins Bett und wacht um 6 Uhr auf, immer vor dem Wecker. Schläft auf der linken Seite. Hat als Jugendliche schlafgewandelt, v.a. bei Vollmond.

Frost, Fieber Schweiß: Fühlt sich besser bei Kälte, mag aber Sommer gern, da das Leben im Sommer geselliger ist. Braucht eine Sonnenbrille, v.a. am Wasser. Mit 22 Jahren Sonnenstich im geschlossenen Auto. Mag keinen Wind. Schweiß an Händen, Füßen, genital, Rücken und Brust, besonders nach der Geburt, nahm drei Jahre lang Phytosoja. Auch nachts Schweiß, kalt und nass.

Eigenanamnese

Tinnitus vor mehreren Jahren. 1985 Nierenbeckenentzündung. 1995 Fehlgeburt im vierten Monat wegen Blutungen, hatte immer das Bedürfnis, sich zu strecken (sonderliches Symptom während der Schwangerschaft) 1997 Zysten am rechten Eileiter operiert, damals Schmerzen wie von den Hämorrhoiden. Einzelkind. 1998 Geburt einer Tochter. Ende 1998 früher Abort. 1999 Geburt eines Sohnes.

Familienanamnese

Mutter: Brustkrebs im Alter von 36 Jahren.
Großmutter (mütterlicherseits): Brustkrebs im Klimakterium.
Tante: Brustkrebs im Klimakterium, zusätzlich Darmkrebs, Diabetes und „Unterleibskrebs" (ohne genauere Angabe) Pat. geht deshalb selbst halbjährlich zur Vorsorge (Mammographie und zum Kernspin).
Vaterseite: gesund.

Schicksalsschläge

Die Pat. ist geprägt durch den Tod der Mutter, die mit 36 Jahren an Brustkrebs erkrankte und mit 42 Jahren starb, als sie selbst 22 Jahre alt war. Sie kann nicht vergessen, dass sie zuschauen musste, ohne helfen zu können. Beziehung zur Mutter war eher eine Hassliebe. Pat. wird immer traurig, wenn sie von der Mutter spricht, weil sie ihr nie gesagt hat, wie gern sie sie hatte. Nach dem Tod der Mutter hat sie den linken Arm nicht mehr gespürt.

Beobachtungen des Arztes

Die Pat. weint immer wieder, wenn das Gespräch auf die Mutter kommt. Im Laufe des Gespräches entwickelt sie rote Flecken am Hals.

Verschreibung

REPERTORISATION (RADAR 9.0)
Gemüt – Beschwerden durch – Tod von geliebten Personen – Eltern oder Freunde, der
Gemüt – verweilt – vergangenen unangenehmen Ereignissen, bei
Kopf – Schmerz – berstend
Sehen – Trübsichtigkeit, trübes Sehen – Kopfschmerz, vor
Sehen – verschwommen – Kopfschmerzen, vor
Extremitäten – Gefühllosigkeit, Taubheit – Hände – nachts
Abdomen – Schmerz – Beugen – Zusammenkrümmen – muss sich zusammenkrümmen
Rektum – Schmerz – stechend
Blase – Urinieren – unwillkürlich – Husten, beim
Blase – Urinieren – unwillkürlich – Lachen, beim
Blase – Urinieren – unwillkürlich – Niesen, beim

Natrium muriaticum C 200, 3 Glob. unter die Zunge.

Begründung der Mittelwahl

Das Wesentliche ist zu diesem Zeitpunkt der unverarbeitete Kummer durch den Tod der Mutter. Auch ihr nachtragendes Gemüt und die Beschreibung der Hassliebe zur Mutter geben Anlass, *Natrium muriaticum* in Erwägung zu ziehen. Dieses Mittel findet sich außerdem in vielen Rubriken neben *Bryonia* als Akutmittel von *Natrium muriaticum* (unter *Natrium muriaticum* als Konstitutionsmittel ist im Akutfall immer an *Bryonia* zu denken, d.h. *Bryonia* unterstreicht in den Rubriken die Wahl von *Natrium muriaticum*), besonders auch bei Inkontinenzproblemen, Migräne mit Sehstörungen und selbst bei rektalen Symptomen. Differenzialdiagnostisch kam v.a. *Causticum* in Frage wegen der Aufopferung und des Einsatzes für andere Menschen, sowie *Phosphorus* in Bezug auf das Mitleid.

Follow-up nach vier Wochen (11. April 2005)

Allgemeinbefinden: Zehn Tage nach der Mitteleinnahme Schnupfen, der nach nochmaliger Einnahme von 3 Glob. *Natrium muriaticum* C 200 (Mittelwiederholung in Selbstmedikation) wieder verschwand, dafür Ausschlag an der rechten Hüfte mit großen Pusteln und später dicken Beulen, die sich bis zum Fuß hinunter ausbreiteten. Heiße Empfindung und Jucken, v.a. abends im Bett; verschwand nach einigen Tagen wieder. Zweimal kurzzeitig Tinnitus (altes Symptom). Schlaf gut, Appetit wie immer.
Geist, Gemüt: Ihr ist eingefallen, dass die Kopfschmerzen erstmals im zeitlichen Zusammenhang mit der Krebserkrankung ihrer Mutter auftraten. Seitdem bekommt sie immer Kopfschmerzen, wenn was Neues geschieht, auch bei schönen Ereignissen wie Urlaub. Die Pat. fühlt sich etwas besonnener, hat mit den Kindern gespielt und „die Ordnung sein gelassen", fühlte sich weniger unter Druck.
Geschlechtsorgane: seit Entfernung der Spirale seit sieben Tagen starke Blutung. Vor drei Tagen wurde bei der Routinemammographie ein Knoten in der linken Brust festgestellt. Sagt, am besten nähme sie beide Brüste einfach weg, dann habe sie das Problem (die durch die Muttererkrankung ausgelöste Angst

vor Brustkrebs) los, das „Rumgeschnippel" kennt sie von ihrer Mutter und dann kommt doch ein Rezidiv, was dann ganz schlimm ist.

Bericht der Radiologie (MRT beider Mammae): links innen perimammillär eine suspekte, Kontrastmittel aufnehmende Läsion. Sonographisch ist diese Veränderung nicht erfassbar, außer einer in diesem Bezirk relativ kutisnahen, echoarmen Gewebsformation (1 × 1,8 cm), wo eine sonographisch gesteuerte Vakuumbiopsie entnommen wurde. Das Ergebnis der Biopsie liegt noch nicht vor.

Extremitäten: Sie hat schon lange Arthrose in den Fingern (Morgensteifigkeit, neue Information).

Fallanalyse

Einige Symptome bestätigten die Mittelwahl *Natrium muriaticum* (Tinnitus, Schnupfen). Beunruhigend sind der Knoten in der Brust sowie in diesem Zusammenhang der Hautausschlag als eventuelle Paraneoplasie (zunächst jedoch keine dermatologische Abklärung). In den Tumorrubriken der Brust findet sich kein *Natrium muriaticum*.

Strategie: Untersuchungsbefund abwarten und den Fall erneut repertorisieren.

Follow-up nach weiteren zwei Wochen (28. April 2005)

Biopsiebericht: reichlich erfasstes Brustdrüsengewebe mit apokriner Metaplasie. Am vorliegenden Gewebe kein Anhalt für Dysplasie oder Malignität. Sonographisch findet sich jetzt ein Hämatom von 1,6 cm Größe. In der Mammographie werden postinterventionelle Veränderungen ohne tumorsuspektes Areal beschrieben. Das histologische Ergebnis ist nicht eindeutig mit der Bildgebung in Einklang zu bringen. MRT-Kontrolle in drei Monaten.

Untersuchung: An der linken Mamma innen mammillennah (Richtung innerer/oberer Quadrant) findet sich ein vier Zentimeter großes gelbgrünes Hämatom ohne Verhärtung.

Bericht der Pat.: Erleichterung über den Befund. Trotzdem schwebt die drohende Erkrankung über ihr, weil sie als Hochrisikopatientin gilt. Ihr ist eingefallen, dass sie sich vor dem ersten Ultraschall an der linken (= erkrankten) Brust verletzt hat, ebenso 1986, als sie dort ein Stein getroffen hat. Keine Kopfschmerzen nach der MRT.

Körperbefinden: Trägt nachts keine Handschienen mehr, hilft sich, indem sie die Hände aus dem Bett hängen lässt. Friert im Moment leicht, spürt in sich eine Eiseskälte, eiskalte Nase, Hände und Füße, geht mit Wolldecke ins Bett (April). Seit Entfernung der Spirale weniger Urinverlust. Die Blutung hielt noch etwa eineinhalb Wochen an. Neuerdings wird ihr schwarz vor Augen, wenn sie sich zu schnell aufrichtet. Weniger Heißhunger auf Süßes, kann aber morgens nicht mehr frühstücken („wie zugeschnürt").

Fallanalyse

Repertorisation unter Berücksichtigung typischer Tumormittel, insbesondere *Conium*, an das man bei Verletzungen der Brust denken muss sowie bei Brustkrebs in der Familie (Geukens).

REPERTORISATION (RADAR 9.0) UND ARZNEIMITTELDIFFERENZIERUNG

Gemüt – Beschwerden durch – Tod von geliebten Personen – Eltern oder Freunde, der	*Natrium muriaticum*, kein *Conium*
Gemüt – verweilt – vergangenen unangenehmen Ereignissen, bei	*Conium, Natrium muriaticum*
Brust – Krebs – Mammae – links	*Conium*, kein *Natrium muriaticum*
Brust – Tumoren – Mammae	*Conium*, kein *Natrium muriaticum*
Brust – Verletzungen – Mammae, der	*Conium*
Kopf – Schmerz – berstend	*Conium, Natrium muriaticum*
Kopf – Schmerz – berstend – morgens – Erwachen, beim	*Conium*, kein *Natrium muriaticum*
Blase – Urinieren – unwillkürlich – Husten, beim	*Conium, Natrium muriaticum*
Blase – Urinieren – unwillkürlich – Lachen, beim	*Conium*, kein *Natrium muriaticum*
Blase – Urinieren – unwillkürlich – Niesen, beim	*Conium, Natrium muriaticum*
Extremitäten – Gefühllosigkeit, Taubheit – Hände – nachts	kein *Conium*
Extremitäten – Gefühllosigkeit, Taubheit – Hände	*Conium, Natrium muriaticum*

Allgemeines – Herunterhängen – Glieder – Herunterhängenlassen der – amel.	*Conium* als einziges dreiwertiges Mittel
Schwindel – Aufrichten, beim – Bücken, vom	*Conium, Natrium muriaticum*
Rektum – Schmerz – Tenesmus – Stuhlgang – hartem Stuhl, mit	*Conium einziges Mittel*

In den Rubriken „Tumoren durch Verletzungen" findet sich kein *Conium,* wohl aber in der Allgemeinrubrik „Allgemeines – Verletzungen".
Verschreibung: *Conium* C 30, 3 Glob.

Follow-up nach einer Woche (2. Mai 2005)

Die Pat. erinnert sich, dass sie als Kind bei ihren Eltern lange Jahre Passivraucher sein musste. Fühlt sich weniger kalt. Schwindel nur noch bei schnellen Kopfbewegungen. Hände schlafen seltener ein.

REPERTORISATION (RADAR 9.0)
Schwindel – Bewegung – Kopfes, des – schneller Bewegung, bei
Schwindel – Bewegung – plötzlicher Bewegung, bei
Schwindel – Bewegung – Kopfes, des – Seite, zur

Strategie: Abwarten, aber *Conium* C 200 Glob. mitgegeben (für die Ferienzeit).

Follow-up nach weiteren vier Wochen (30. Mai 2005)

Mittlerweile wieder nach drei Wochen Menstruation, ohne Beschwerden. Vor drei Wochen nach langer Zeit morgens im Bett wieder Kopfschmerzen, die nach Einnahme von *Conium* C 200 (3 Glob.) innerhalb von zwei Stunden wieder verschwanden. Daraufhin Brustschmerzen an Biopsiestelle. Stößt sich aber auch immer wieder, das sei dann ein Schmerz, wie wenn man ein Messer dort hineinsticht. Spürt ein Kribbeln in der Brustwarze, wie wenn die Milch einschießt. Manchmal vergisst sie die Brustbeschwerden. Kein Schwindel mehr. Vergesslich, sagt immer falsche Worte, sagt z. B. Fisch, meint aber Fleisch.

REPERTORISATION (RADAR 9.0)
Husten – Liegen, beim – nachts – Kissen berührt; sobald der Kopf das
Kopf – Schmerz – schneidend – Messer, wie mit einem (Messer-Schmerzrubriken für die Brust gibt es nicht)
Brust – Kribbeln – Mammae, in den
Gemüt – Fehler; macht – Sprechen, beim – Worte – falsche Worte; benutzt

Strategie: abwarten.

Telefonisches Follow-up nach weiteren zwei Wochen (13. Juni 2005)

Übelkeit mit Durchfall, Kopfschmerzen und Schwindel.
Verschreibung: *Conium* C 200, 3 Glob., helfen innerhalb von zwei Stunden (Beschwerdefreiheit).

Follow-up nach weiteren vier Wochen (15. Juli 2005)

Juckender Ausfluss gelb wie Urin. Brust unruhig, sie habe sie immer streicheln wollen. Hände wieder eingeschlafen. Nach MRT-Kontrolle wieder Kopfschmerzen. Nach Einnahme von *Conium* C 200 (3 Glob.) verschwinden alle Beschwerden innerhalb kürzester Zeit.
MRT-Bericht: keine Läsionen mehr nachweisbar, die ganze Läsion sei mit der Probebiopsie offensichtlich erfasst und abgetragen worden. Kontrolle in einem halben Jahr.

REPERTORISATION (RADAR 9.0)
Weibliche Genitalien – Fluor – gelb
Weibliche Genitalien – Fluor – Jucken
Allgemeines – Reiben – vorsichtiges Streicheln – Hand, mit der – amel.

Strategie: abwarten.

Follow-up nach weiteren vier Wochen (8. August 2005)

Wieder Ausfluss, dieses Mal mit schleimigen Pfropfen. Hände schmerzen wieder.

REPERTORISATION (RADAR 9.0)
Weibliche Genitalien – Fluor – schleimig

Verschreibung: *Conium* M, 3 Glob.

Follow-up nach weiteren acht Wochen (14. Oktober 2005)

Der Ausfluss ist verschwunden. Drei Wochen nach der Mittelgabe hat die Pat. wieder die Hände gespürt; auf eine erfolglose Wiederholung von *Conium* M wiederholt Einnahme (Selbstmedikation) von *Conium* C 30 (3 Glob.), seither (fünf Wochen) keine Beschwerden mehr.

Follow-up nach weiteren vier Monaten (9. Februar. 2006)

Sehr gutes Allgemeinbefinden, keine Beschwerden, nimmt alles etwas leichter. Menstruation regelmäßig, ohne Beschwerden. Brust ruhig, keine Konzentrationsstörung.
Verschreibung: *Conium* C 30, 3 Glob. bei Bedarf.

Follow-up nach einem weiteren Monat (7. März. 2006)

Myom im Uterus links (36 mm), das beim Koitus schmerzt. Menstruationsblutungen am ersten Tag ungewöhnlich stark. Die Hände schlafen wieder ein, auch ist die Pat. wieder vergesslich. Schwindel bei Bewegung des Kopfes zur Seite
MRT-Bericht: unauffällig.

REPERTORISATION (RADAR 9.0)
Weibliche Genitalien – Verhärtung – Uterus
Weibliche Genitalien – Schmerz – Koitus

Verschreibung: *Conium M, 3 Glob.*

Diskussion

Diese Krankengeschichte ist schon deshalb ungewöhnlich, weil die homöopathische Therapie kurz vor der Hiobsbotschaft „Knoten in der Brust" begonnen wurde. Der Knoten war zwar histologisch gurtartig, die wahlanzeigenden Symptome aber sprechen weiterhin für ein großes Krebsmittel, was bedeutet, dass Vorsicht geboten ist.
Sehr auffällig war die Rubrik der Hände, die durch Herunterhängenlassen gebessert werden, ein Symptom, das in der Zwischenzeit eine weitere Pat. berichtete, die Conium als Arzneimittel benötigte.
Interessant ist auch, dass *Conium* C 30 besser wirkte als die Wiederholung von *Conium* M. Die Pat. wird weiter in regelmäßigen Abständen beobachtet.
Beobachtungszeitraum: 19 Monate.

Kasuistik 17-3: Mammakarzinom rechts

Ute Bullemer

Alter, Aussehen der Patientin

45-jährige, große und schlanke Pat. mit langen, braunen Haaren. Wirkt etwas misstrauisch und verschlossen. **Therapiebeginn:** Juli 2005.

Vorgeschichte

Bei einer Vorsorge-Mammographie vor drei Wochen wurde ein umschriebenes Areal mit gruppiertem Mikrokalk in der rechten Mamma festgestellt. Tastbefund und Sonographie waren unauffällig. Die Pat. wollte sich zuerst gegen den Rat des Radiologen nicht operieren lassen, hatte sich dann aber doch zu einer operativen Exzision des suspekten Gewebes entschlossen.
In der Histologie zeigte sich ein 0,5 Zentimeter großes, invasives, mittelgradig differenziertes duktales Mammakarzinom im Stadium pT 1a, N0 M0 G2 mit intraduktaler Komponente Hormonrezeptoren positiv, Her-2-neu-Score 2, Sentinel Node tumorfrei.
Die Pat. entschloss sich zu einer Radiatio der rechten Mamma, die sehr gut vertragen wurde. Eine Hormontherapie mit Tamoxifen lehnte sie ab.

Spontanbericht

Die Pat. erinnert sich, dass sie im Alter von 16 Jahren bei einem Unfall einen Schlag auf die rechte Brust bekommen hatte, sodass ein großes Hämatom entstand.
Seit ca. fünf Jahren hat sie zunehmend Schmerzen in beiden Mammae vor der Periode, in den letzten Monaten immer wieder Stechen in der rechten Mamma.
Sie glaubt, dass die Entstehung des Brustkrebses mit zwei unglücklichen Liebesbeziehungen in den letz-

ten Jahren zu tun hat. Vor drei Jahren hatte sie eine Beziehung zu einem Mann, der ihr verschwiegen hat, dass er verheiratet ist. Als sie davon erfuhr, war sie am Boden zerstört. Sie fiel in ein so großes Loch, dass sie in eine psychosomatische Kur ging, wo sie sich in einen Arzt verliebte, der ihre Zuneigung aber nicht erwiderte.
Sie fühlte sich leer, erschöpft, konnte sich nicht mehr konzentrieren, konnte keinen klaren Gedanken mehr denken, war tief traurig und wollte allein sein.

Eigenanamnese

Die Pat. wurde mit offenem Ductus Botalli geboren. Als Kind rezidivierende Mittelohrentzündungen und Tonsillitiden. Häufig Blasenentzündungen, war deshalb oft im Krankenhaus, Z. n. Harnleiterplastik. Als Jugendliche häufig Gerstenkörner. Z. n. Entfernung von Warzen an Fußsohle und Zehen.

Familienanamnese

Vater: an Magenkarzinom verstorben.
Mutter: Depressionen.
Bruder: Diabetes mellitus Typ I.

Anfälligkeiten

Rezidivierende eitrige Nagelbettentzündungen (Umlauf), rezidivierender Lippenherpes.

Gelenkter Bericht

Geist, Gemüt: Sie bewegt sich sehr gern, geht gern in der Natur spazieren und tanzt leidenschaftlich gern.
Gesicht: viel Ohrenschmalz, muss oft zum HNO-Arzt, weil die Ohren „verstopfen". Immer wieder Nasenbluten aus dem rechten Nasenloch.
Geschlechtsorgane: Die Periode ist regelmäßig alle 24 Tage, davor immer schon Unterbauchschmerzen. Seit ca. einem Jahr auffälliger, reichlicher, gelber, übel riechender Ausfluss. Bei gynäkologischen Untersuchungen wurden nie pathogene Keime nachgewiesen.
Extremitäten: Es kommt oft vor, dass ihr nachts die Hände oder Arme „einschlafen". Lässt in letzter Zeit öfter Dinge fallen.
Appetit, Durst: wenig Durst, Appetit normal.
Nahrungsmittelverlangen, -abneigungen: [V] Suppen, Deftiges, sehr gerne Salziges.
Schlaf: Seit ca. einem Jahr erwacht sie etwa um 4 Uhr nachts schweißgebadet. Manchmal bekommt sie dann Herzrasen.
Frost, Fieber, Schweiß: Sie ist verfroren und hat kalte Füße. Sie kann sich erinnern, dass sie als Kind nach der Pockenimpfung Fieber hatte.

Beobachtungen des Arztes

Viele braune Naevi, auch kleine Hämangiome auf der Haut.

Diagnostik

Mamma-Diagnostik: s. o. „Vorgeschichte".
Gynäkologischer Befund: Retroflexio uteri, sonst Normalbefund.

Fallanalyse

Da es sich um eine Krebserkrankung – wenn auch im Frühstadium – handelt, muss nach einem Mittel gesucht werden, das einen Bezug zum karzinomatösen Terrain hat. Dabei ist auf Symptome zu achten, die mit den Mammae zu tun haben, oder in einem zeitlichen Zusammenhang zur Krebsdiagnose stehen (z. B. im letzten Jahr aufgetreten sind).
Bei der Pat. finden sich z. B. stechende Schmerzen in der Mamma sowie Schmerzen der Mammae vor der Menstruation. In der letzten Zeit aufgetreten sind Fluor, Nachtschweiße, nächtliches Erwachen mit Herzklopfen, Taubheit der Hände nachts und Ungeschicklichkeit der Hände mit Fallenlassen von Dingen.
In zeitlichem Zusammenhang mit der Krebsdiagnose steht auch die Traurigkeit über unglückliche Beziehungen bzw. über nicht erwiderte Liebe.
Es finden sich deutliche Zeichen der Miasmen Sykosis und Syphilinie:

- Sykosis: Naevi, Warzen, rez. Entzündungen in der Vorgeschichte, Gerstenkörner, Reaktion auf Pockenimpfung, Diabetes des Bruders.
- Syphilinie: offener Ductus Botalli bei Geburt, Krebsbelastung der Familie, Mammakarzinom.

Verschreibung

REPERTORISATION (SYNTHESIS 9.0)
Brust – Krebs – Mammae
Brust – Schmerz – Mammae – stechend
Brust – Schmerz – Mammae – Mens vor
Gemüt – Beschwerden – Liebe, enttäuschte
Weibliches Genitale – Fluor – reichlich
Weibliches Genitale – Fluor – übel riechend
Schlaf – Erwachen – Schweiß
Brust – Herzklopfen – Erwachen
Extremitäten – Ungeschicklichkeit – Hände – fallen, lässt Dinge fallen
Ohr – Ohrenschmalz
Allgemeines – Krankengeschichte – Gerstenkörner, von wiederkehrenden
Brust – Krebs – Quetschung nach

Conium Q 1 (Tropfen), 3 Trp. tgl. in Wasser.

Follow-up nach drei Wochen (August 2005)

Allgemeinbefinden: Die Pat. fühlt sich insgesamt gut und zuversichtlich, hat nur noch ab und zu Anfälle von Traurigkeit. Der Nachtschweiß ist fast völlig verschwunden. Daher wacht die Pat. nachts auch nicht mehr auf und hat kein Herzklopfen mehr.
Extremitäten: Die Hände werden nachts kaum noch taub. Sie lässt nach wie vor Dinge fallen.
Geschlechtsorgane: Ihr ist aufgefallen, dass die rechte Mamma oft juckt, was vorher nicht der Fall war. Sie hat keine stechenden Schmerzen mehr in der Mamma. Ausfluss ↓ (50%).
Mund: Schneidezähne schmerzen beim Essen und sind empfindlich (altes Symptom).
Verordnung: Wechsel auf *Conium* Q 2 (Tropfen), 3 Trp. tgl. in Wasser.

Follow-up nach weiteren sechs Wochen (Oktober 2005)

Wohlbefinden, kein Nachtschweiß mehr. Ab und zu erwacht sie nachts um 5 Uhr und kann nicht mehr einschlafen. Immer noch Jucken der Mammae. Menstruation regelmäßig, stärker als früher, noch leichte Mastodynie prämenstruell.
Ihr ist aufgefallen, dass sie keinen Alkohol mehr verträgt. Sie wird schon von kleinen Mengen betrunken und bekommt Kopfschmerzen.
Verordnung: Wechsel auf *Conium* Q 3 (Tropfen), 3 Trp. tgl. in Wasser.

Follow-up nach weiteren sechs Wochen (Dezember 2005)

Die Pat. überlegt sich, ihre Arbeitsstelle zu wechseln, da sie sich von ihrem Chef eingeengt fühlt. Sie möchte endlich Dinge ändern, die ihr nicht gut tun. Weiterhin kein Nachtschweiß. Sie schwitzt jetzt vor der Periode, vor allem unter den Achseln.
Verordnung: Wechsel auf *Conium* C 200, 5 Glob. als Einmalgabe.
In stabilisierten Fällen kann von Q- auf C-Potenzen übergegangen werden. Dabei ist die Gefahr geringer, das Mittel überzudosieren. Eine C- Potenz soll in der Regel mit mindestens 35 Tagen auswirken.
Beobachtungszeitraum: sieben Monate

Diskussion

Conium maculatum ist eines der wichtigsten homöopathischen Mittel zur Behandlung von Brustkrebs. Es hat einen organotropen Bezug zu den Drüsen, vor allem zur Brustdrüse.
In dieser Kasuistik weisen alle Symptome, die in zeitlichen Zusammenhang zur Brustkrebsdiagnose stehen (Stechen in der Brust, Nachtschweiß, Taubheitsgefühle, Traurigkeit) sowie viele „frühere" Symptome (Gerstenkörner, Umlauf, Fußsohlenwarzen, vermehrter Ohrenschmalz, Salzverlangen) auf *Conium* hin. Nach der Gabe von *Conium* tauchen noch weitere Symptome auf, die ebenfalls im Mittelbild enthalten sind: Jucken der Mammae und Alkoholunverträglichkeit.
Die homöopathische Therapie hat bei dieser Pat. erst begonnen und wird sicher noch über einige Jahre fortgeführt. Aufgrund der früheren Reaktion auf die Pockenimpfung, der zahlreichen Naevi, Hämangiome, Warzen und dem Auftreten von Schweiß vor der Periode ist zu überlegen, ob in der Folge *Thuja* als Zwischenmittel angezeigt ist. Solange aber *Conium* eine günstige Wirkung hat, sollte es weiter in C-Potenzen gegeben werden.

Conium in der Behandlung von Krebserkrankungen

Conium ist eines der wichtigsten Mittel für die Behandlung von Krebs der Drüsen (Mammakarzinom, Ovarialkarzinom), auch bei der Behandlung von Krebs des Uterus. Es ist fast immer angezeigt bei Brustkrebs nach einem Trauma der Brust (Schlag, Quetschung etc.), auch wenn dieses lange zurückliegt (DD *Bellis perennis*).

Oft findet man als lokales Zeichen stechende Schmerzen in der befallenen Brust, häufig auch ein intensives Jucken. Die Mammae sind typischerweise sehr empfindlich vor der Menstruation, vor allem auf Berührung und Erschütterung, sodass die Brust dann mit der Hand gestützt werden muss. Die Tumoren bei *Conium* sind sehr hart. In zeitlichem Zusammenhang zur Krebsentstehung treten oft unerklärliche Schwindelsymptome auf. Es kann sich um Schwindel handeln, der durch Drehen des Kopfes/der Augen auftritt oder der sich durch Hinlegen verschlimmert. Ebenfalls in zeitlichem Zusammenhang zur Krebsentstehung treten oft Nachtschweiße auf. Die Pat. erwacht nachts durch den Schweiß. Ein weiteres typisches Zeichen bei *Conium* sind Sehstörungen wie Sehen von Punkten, Streifen, Farben, Linien, sowie eine ausgeprägte Lichtempfindlichkeit der Augen mit Tränenfluss. Oft finden sich auch Taubheitsgefühle und Schwäche der Hände und Füße, sodass z. B. Dinge aus der Hand fallen oder die Pat. stolpert. Bei *Conium* findet sich häufig in der Vorgeschichte eine unterdrückte oder nicht gelebte Sexualität, sei es durch Verlust des Partners, durch Scheidung oder Tod oder durch eine unbefriedigende Partnerschaft. Auf der emotionalen Ebene entsteht ebenfalls eine „Verhärtung", sodass die Patienten oft gleichgültig und depressiv werden.

Lebensqualität

Der Beobachtungszeitraum geht bei dieser Pat. bislang erst über sechs Monate, sodass über den Verlauf der Tumorerkrankung nichts gesagt werden kann. Dennoch konnte durch die homöopathische Therapie erreicht werden, dass sich Lebensqualität der Pat. deutlich bessert. Sie ist psychisch stabiler, der Nachtschweiß ist vergangen, sie hat kein nächtliches Herzklopfen mehr.

Die erste Mammographie-Kontrolle nach der Radiatio war ohne pathologischen Befund.

Kasuistik 17-4: Mammakarzinom mit Rezidiv und Zervixkarzinom

Ute Bullemer

Alter, Aussehen der Patientin

Die Pat. ist 48 Jahre alt, mittelgroß und schlank. Sie wirkt hart, spröde, etwas maskulin und hat eine auffällig tiefe Stimme. **Therapiebeginn:** September 2004.

Vorgeschichte

Vor acht Jahren wurde bei ihr ein Karzinom der rechten Mamma diagnostiziert (Stadium pT 1c, N0, M0, Hormonrezeptoren positiv). Therapie: brusterhaltende Operation und Nachbestrahlung.

Vor vier Jahren wurde ein Zervixkarzinom festgestellt (Stadium pT 1b, N0, G3) und eine Operation nach Wertheim durchgeführt.

Vor vier Monaten trat ein Rezidiv des Mammakarzinoms in der rechten Brust auf (Stadium pT 1c, N0, G2). Daraufhin wurde die ganze rechte Mamma entfernt und die Brust simultan mit einem Latissimus-dorsi-Lappen aufgebaut. Das Gewebe wurde nekrotisch und abgestoßen. Einen weiteren Brustaufbau lehnt die Pat. ab. Außerdem hat sie sich gegen die vorgeschlagene adjuvante Hormontherapie mit Tamoxifen entschieden.

Spontanbericht

Sie hatte schon immer Magenprobleme (nervöser Magen). Sie hat abwechselnd Völlegefühl und Hungergefühl, nach dem Essen spürt sie einen Druck im Magen.

Prämenstruell hatte sie vor der Brustkrebserkrankung immer deutliche Schmerzen in beiden Mammae, jetzt auch weiterhin in der linken Mamma.

In der Ablationarbe rechts hat sie immer wieder stechende Schmerzen, auch im rechten Oberbauch rezidivierende stechende Schmerzen.

Seit Jahren hat sie Nachtschweiß, durch den sie auch erwacht. Seit der Ablatio Mammae wacht sie regelmäßig um 2 Uhr nachts auf. Sie hat viele Albträume, die sie aus dem Schlaf aufschrecken lassen. Sie ist dann verwirrt, weiß nicht, wo sie ist, ob sie schläft oder wach ist. Träumt immer wieder davon, dass sie etwas versäumt, nicht geschafft oder falsch gemacht hat. Schläft in Bauchlage, wobei der rechte Arm nachts oft einschläft.
Manchmal hat sie tagsüber das Gefühl, ihre Umgebung sei „unwirklich". Ganz plötzlich überkommt sie dann ein Gefühl großer „Fremdheit", sodass sie zweifelt, ob sie wirklich am Leben ist.
In letzter Zeit sind ihre Augen viel schlechter geworden. Morgens sieht sie ganz verschwommen. Schon seit vielen Jahren sind ihre Augen sehr lichtempfindlich, und sie sieht oft schwarze Flecken im Gesichtsfeld.
Im vergangenen Jahr ist ihr aufgefallen, dass sie so „ungeschickt" ist. Ihr fallen Dinge aus der Hand, sie bleibt irgendwo hängen und stolpert leicht.

Eigenanamnese

Als Jugendliche und junge Frau rezidivierende Tonsillitiden, Zystitiden und Sinusitiden. Anorexia nervosa mit 20 Jahren.

Familienanamnese

Mutter: Depressionen, mit Antidepressiva behandelt.
Großmutter (mütterlicherseits): an Mammakarzinom verstorben.
Großvater (mütterlicherseits): Blasenkarzinom.
Vater: alkoholkrank.
Tante: an Schizophrenie erkrankt.
Cousin: Suizid.

Anfälligkeiten

Zwei gynäkologische Karzinome. Tonsillitiden, Zystitiden, Sinusitiden.

Gelenkter Bericht

Geist, Gemüt: Als junge Frau war die Pat. magersüchtig. Sie hatte eine schwere Kindheit, war von der Mutter weder gewollt noch geliebt, hat auch heute noch ein sehr schlechtes Verhältnis zur Mutter.
Sie hat große Probleme mit ihrer Weiblichkeit, weiß eigentlich nicht, wie „man sich als Frau fühlt". Sie lebt seit Jahren allein und hat keinen Partner. Große Unsicherheit, was den Kontakt mit Männern angeht. „Ich weiß gar nicht, wie man mit einem Mann umgeht". Sie weiß oft nicht, was sie mit ihrem Tag anfangen soll, keine Interessen.
Als junge Frau war sie kurz verheiratet, hat aus dieser Ehe einen Sohn. Sie war nicht glücklich mit ihrem Mann und hat sich schnell wieder scheiden lassen. Die Schwangerschaft war sehr problematisch für sie, weil sie magersüchtig war und den dicker werdenden Bauch nicht akzeptieren konnte.
Das Leben ist für sie unendlich schwer. Sie zweifelt daran, ob es sich eigentlich lohnt zu leben. Sie fragt sich, ob der Tod nicht eine Befreiung wäre. An Suizid denkt sie jedoch nicht, eher an den Tod durch ihre Erkrankung. Sie ist seit Jahren in psychotherapeutischer Behandlung, aber findet nicht, dass es ihr wirklich etwas bringt.
Sie bewegt sich sehr gern, macht täglich Jogging, auch Qigong, Schwimmen, Gymnastik und tanzt leidenschaftlich gern.
Geschlechtsorgane: Menstruation war früher regelmäßig, mit deutlichen prämenstruellen Brustschmerzen. Seit einem Jahr keine Menstruation mehr, was sie nicht bedauert.
Appetit, Durst: Durst gering, Appetit normal.
Nahrungsmittelverlangen, -abneigungen: **[V]** Salziges, auch gerne Bitteres und Scharfes. **[A]** Alkohol und Milch.
Frost, Fieber, Schweiß: indifferentes Temperaturempfinden, mag keine große Hitze (Sauna).

Beobachtungen des Arztes

Ihre Geschichte und ihr Bericht sind sehr traurig. Sie löst aber durch die harte Art, in der sie berichtet, wenig Mitgefühl aus. Spürbar ist eine große Distanziertheit.

Diagnostik

Regelmäßige Tumor-Nachsorgeuntersuchungen inkl. Mammographie und Mammasonographie.

Fallanalyse

Es handelt sich um eine schwere Organpathologie, die dem syphilitischen Miasma zuzuordnen ist.
In der Familie finden sich mehrere Krebserkrankungen, außerdem Zeichen des syphilitischen Miasmas, wie Schizophrenie, Suizid, Alkoholabhängigkeit.

Verschreibung

REPERTORISATION (SYNTHESIS 9.0)
Brust - Krebs - Mammae
Weibliches Genitale - Krebs - Uterus
Brust - Schmerz - Mammae - vor Mens
Abdomen - Schmerz - stechend - Hypochondrium - rechts
Schlaf - Erwachen - Schweiß
Sehen - verschwommen
Extremitäten - Ungeschicklichkeit - Hände - fallen, lässt Dinge
Extremitäten - Ungeschicklichkeit - Beine - stolpert beim Gehen

Conium Q 1 (Tropfen), tgl. 3 Trp. in Wasser.
Begründung der Mittelwahl: Überlegung, dass die Pat. sich auf einem karzinomatösen Terrain befindet (Mammakarzinom, Zervixkarzinom, Mammakarzinom-Rezidiv) und daher ein Mittel benötigt, das dem Krebsmiasma zugeordnet ist. Die Repertorisation bringt *Conium* an erster Stelle.

Follow-up nach drei Wochen (Oktober 2004)

Geist, Gemüt: Seit sie die Tropfen nimmt, spürt sie eine große innere Unruhe und fühlt sich aufgewühlt. Alles regt sie auf, sie ist „total unter Spannung". Sie hat eine Wut im Bauch, von der sie glaubt, sie gelte ihrer Mutter. Aber sie hat auch Wut auf eine Freundin, weil diese sie an ihre Mutter erinnert. In ihrer Wut ist sie hilflos und verzweifelt. Manchmal geht sie in den Wald und schreit laut, oder sie schreit im Auto. Dass sie ihre Wut so spürt, ist neu. Früher bekam sie ein Wattegefühl und hat gar nichts mehr gespürt.
Körperbefinden: Nachtschweiß ↓ (100%), weniger Träume, weniger Brustschmerz. Noch großes Salzverlangen.

Verschreibung: Eine Woche mit *Conium* Q 1 pausieren, dann weiter mit *Conium* C 200, 5 Glob. als Einmalgabe. Individuell reagieren manche Patientinnen besser auf Q-Potenzen, andere besser auf C-Potenzen. Da die Reaktion auf Conium Q 1 nicht eindeutig positiv war, sollte eine andere Potenzierung versucht werden.

Follow-up nach weiteren sechs Wochen (November 2004)

Geist, Gemüt: Die Wut ist immer noch da und ist zum Hass auf ihre Mutter geworden. Sie fühlt sich unruhig, ungeduldig, aggressiv.
Frost: Ihr ist ständig kalt, sie hat ein großes Bedürfnis nach Wärme.
Rektum: Verstopfung seit sieben Wochen, Stuhl nur alle fünf Tage, dann wie Schafskot. Sie hat zwar Stuhldrang, aber es kommt nichts. Beim Pressen auch Blut im Stuhl.
Erwacht manchmal nachts aus dem Schlaf mit einem Schmerz im Anus, der ihr die Luft nimmt (altes Symptom seit einer Verödung von Hämorrhoiden vor vier Jahren): stechender Schmerz, wie tausend Splitter im Rektum.
Nahrungsmittelverlangen: **[V]** Salz, jetzt auch nach Süßem und Fett.
Urin: Riecht nach Meinung der Pat. auffällig streng.
Schlaf: erwacht nach wie vor jede Nacht um 2 Uhr.
Stimmung und Energie ↓. Sie verzweifelt immer mehr darüber, dass das Leben für sie nicht lebenswert ist und dass sie nie wieder gesund wird.
Beurteilung: Da die Stimmung der Pat. immer schlechter wird, ist an der Richtigkeit von *Conium* zu zweifeln.

Verschreibung

REPERTORISATION (SYNTHESIS 9.0)
Brust - Krebs - Mammae
Weibliches Genitale - Krebs - Uterus
Rektum - Obstipation - schwieriger Stuhlgang
Rektum - Schmerz - Splitter wie
Schlaf - Erwachen - 2 Uhr
Gemüt - Verzweiflung - Genesung um die
Gemüt - Hass

Nitricum acidum Q 1 (Tropfen), tgl. 3 Trp. in Wasser.

Begründung der Mittelwahl: Auch *Nitricum acidum* ist ein Mittel, das zum karzinomatösen Terrain passt. Es deckt alle neu aufgetretenen Symptome ab.

Follow-up nach weiteren vier Wochen (Dezember 2004)

Geist, Gemüt: Sie fühlt sich sehr schlecht, spürt immer noch den Hass. Ein neues Problem ist hinzugekommen: Sie zweifelt, ob sie es mit der Homöopathie richtig macht. Sie kann sich nicht entscheiden, ob sie nicht doch Tamoxifen nehmen soll. Sie ist unentschlossen und unfähig, irgendeine Entscheidung zu treffen. Sie kann sich weder für das Leben noch gegen das Leben entscheiden. Wie ein Patt, das sie unbeweglich macht.

Sie fühlt sich vollkommen allein und verlassen, als wäre zwischen ihr und der Welt eine Mauer, die sie einengt und gefangen nimmt. Sie fühlt sich wie in einem Gefängnis. Die Tür steht zwar offen, aber sie kann nicht hinausgehen. Alles ist schwer wie Blei. Wenn sie hinausginge, würde sie die Kontrolle verlieren, könnte gekränkt und verletzt werden. Deshalb bleibt sie lieber im „Bau".

Sie fühlt sich hilflos und unfähig, so kann sie unmöglich jemand mögen. Sie fühlt sich total hässlich, hat das Gefühl, sie sehe aus wie ein Monster.

Im Frühling ist alles noch schlimmer. Überhaupt geht es ihr schlechter, wenn das Wetter schön ist und die Sonne scheint. Dann geht ihre Stimmung in den Keller.

Pat. schildert zwei Träume: von abgetragenen alten Schuhen und von einer neuen Wohnung, die zu klein ist.

Körperbefinden: Nach wie vor fallen ihr leicht Dinge aus der Hand, nach wie vor isst sie gern Salziges und Scharfes und leidet an Obstipation.

Kein Nachtschweiß mehr. Die Ablationarbe und die linke Brust schmerzen nicht mehr.

Beurteilung: Erneute Zweifel an der Richtigkeit von *Nitricum acidum*, da keine Besserung eintritt. Im Gegenteil wird die Stimmung immer schlechter.

REPERTORISATION (SYNTHESIS 9.0)
Gemüt – Verlassen, Gefühl verlassen zu sein
Gemüt – Wahnidee – Gefangener
Gemüt – Wahnidee – getrennt von der Welt
Gemüt – Wahnidee – hässlich zu sein
Gemüt – Selbstvertrauen – Mangel an
Gemüt – Verzweiflung – Genesung
Gemüt – Unentschlossen
Gemüt – Hilflosigkeit, Gefühl der
Allgemeines – Krebsleiden

Bei der Repertorisation zeigt sich ein seltenes, nahezu unbekanntes Mittel: *Germanium metallicum.*

Die Recherche zu diesem Mittel (Müller 2001) erbringt eine erstaunliche Übereinstimmung der Symptome von *Germanium metallicum* mit der Symptomatik der Pat.: „Rückzug, Isolation, Depression sind Schlagworte, mit denen sich die Situation von Germanium metallicum umschreiben lässt. Näher betrachtet erweist sich die Isolation als inneres Bild vom Sitzen in einem dunklen, quaderförmigen Raum ohne Fenster und Türen. Germanium hat das Gefühl, von einer Mauer umgeben zu sein und leidet unter der selbst gewählten Gefangenschaft; es fühlt sich ausgestoßen und von der Welt getrennt."

Verschreibung: *Germanium metallicum* C 200, 5 Glob. als Einmalgabe.

Follow-up nach weiteren fünf Wochen (Februar 2005)

Die Pat. kommt in guter Stimmung und berichtet, dass es ihr seit Jahren nicht mehr so gut gegangen sei. Ihre Stimmung ist ausgeglichen bis fröhlich, sie versteht die negativen Gedanken der vergangenen Monate und Jahre selbst nicht mehr. Sie hat Dinge angefangen, die sie immer schon machen wollte, spielt wieder Klavier und hat Nachhilfeschüler angenommen. Sie hat sich jetzt endgültig gegen die Einnahme von Tamoxifen entschieden und ist froh über diese Entscheidung. Sie hat das Gefühl, dass sie wieder zum Leben dazugehört.

Die Obstipation ist besser, wenn auch nicht gut. Nach wie vor Salzverlangen.

Strategie: abwarten.

Telefonisches Follow-up nach weiteren sechs Wochen (April 2005)

Energie und Stimmung weiterhin gut. Sie hatte einen grippalen Infekt mit Fieber bis 39,5 °C (seit Jahren kein Fieber mehr gehabt). Es ging ihr aber nicht so schlecht, dass sie etwas hätte nehmen müssen.

Follow-up nach weiteren zwei Wochen (April 2005)

Sie möchte gern das letzte Mittel noch einmal nehmen. In der vergangenen Woche ist die Stimmung wieder schlechter geworden.

Verordnung: *Germanium metallicum* C 200, 5 Glob.

Follow-up nach weiteren drei Monaten (Juli 2005)

Es ging ihr sehr gut bis vor drei Wochen, als sie sich einer aufwändigen Zahnbehandlung in Narkose unterziehen musste. Seitdem ist die Stimmung wieder so schlecht wie früher.

Verordnung: *Germanium metallicum* C 1000, 5 Glob. Daraufhin bessern sich Stimmung und Energie wieder deutlich.

Diskussion

Conium, eines der wichtigsten Mittel zur Behandlung von Brust- und Uteruskrebs, und *Nitricum acidum* bringen erst deutlich die Symptome hervor, die zur Verschreibung von *Germanium metallicum* führten. Dieses Mittel wurde vor allem über die psychischen Symptome gefunden.

Isolation und Depression mit Verzweiflung sind Schlagworte, die die Situation von *Germanium metallicum* umschreiben. Es besteht das Gefühl, gefangen zu sein, nicht zur Welt zu gehören, zu nichts zu taugen, hässlich zu sein, nicht geliebt zu werden und auch nicht liebenswert dazu zu sein. Der Kontakt zur eigenen Gefühlswelt und zur Sexualität ist nicht möglich. Zu *Germanium metallicum* gehören auch Probleme mit der sexuellen Identität, Ablehnung der Weiblichkeit und Anorexie.

Interessant ist der Traum der Pat. von der zu kleinen Wohnung. Wir finden *Germ.-met.* in der Rubrik „Gemüt – Wahnidee – Zimmer – zu klein“.

Durch die Narkose im Rahmen der Zahnbehandlung wurde das Mittel mit Sicherheit antidotiert.

Germanium metallicum in der Behandlung von Krebserkrankungen

Die Pat. wurde bislang über 14 Monate mit *Germanium metallicum* behandelt. In diesem Zeitraum waren die regelmäßigen Tumor-Nachsorgeuntersuchungen einschließlich Tumormarker (CEA, CA 153, SCC) und Mammographie-Kontrollen ohne pathologischen Befund.

Trotz dringender schulmedizinischer Empfehlung einer Antihormontherapie mit Tamoxifen möchte die Pat. dieses nicht einnehmen.

Sie hat vor allem psychisch sehr positiv auf *Germanium metallicum* reagiert. Ob ihr dieses Mittel zu einer dauerhaften Heilung verhilft, kann erst nach einem längeren Beobachtungszeitraum beurteilt werden. Es hat aber in jedem Fall ihre Lebensqualität deutlich verbessert.

Literatur

Anderson GL, Limacher M, Assaf AR, Bassford T et al.: Effects of conjugated equine estrogen in postmenopausal women with hysterectomy: the Women's Health Initiative randomized controlled trial, JAMA 2004(14):1701 – 12

Baum M, Budzar AU, Cuzick J, Forbes J et al.: Anastrozole alone or in combination with tamoxifen versus tamoxifen alone for adjuvant treatment of postmenopausal women with early breast cancer: first results of the ATAC randomised trial, Lancet 2002(359): 2131 – 9

Bear HD, Anderson S, Brown A, Smith R et al.: The effect on tumor response of adding sequential preoperative docetaxel to preoperative doxorubicin and cyclophosphamide: preliminary results from National Surgical Adjuvant Breast and Bowel Project Protocol B-27, J Clin Oncol 2003(21):4165 – 74

Beral V: Million Women Study Collaborators. Breast cancer and hormone-replacement therapy in the Million Women Study, Lancet 2003(362):419 – 27

Coombes RC, Hall E, Gibson LJ, Paridaens R et al.: A randomized trial of exemestane after two to three years of tamoxifen therapy in postmenopausal women with primary breast cancer, N Engl J Med 2004 (11):1081 – 92

Early Breast Cancer Trialists' Collaborative Group: Favourable and unfavourable effects on long-term survival of radiotherapy for early breast cancer: an overview of the randomised trials, Lancet 2000 (355):1757 – 70

Early Breast Cancer Trialists' Collaborative Group: Multi-agent chemotherapy for early breast cancer, Cochrane Database Syst Rev 2002(1):CD000487

Early Breast Cancer Trialists' Collaborative Group: Ovarian ablation for early breast cancer, Cochrane Database Syst Rev 2000(3): CD000485

Early Breast Cancer Trialists' Collaborative Group: Tamoxifen for early breast cancer, Cochrane Database Syst Rev 2001(1):CD000486

Eiermann W, Paepke S, Appfelstaedt J, Llombart-Cussac A et al.: Preoperative treatment of postmenopausal breast cancer patients with letrozole: A randomized double-blind multicenter study, Ann Oncol 2001(11):1527–32

Ellis MJ, Coop A, Singh B, Mauriac L et al.: Letrozole is more effective neoadjuvant endocrine therapy than tamoxifen for ErbB-1- and/or ErbB-2-positive, estrogen receptor-positive primary breast cancer: evidence from a phase III randomized trial, J Clin Oncol 2001(18): 3808–16

Ford D, Easton DF, Stratton M, Narod S et al.: Genetic heterogeneity and penetrance analysis of the BRCA1 and BRCA2 genes in breast cancer families. The Breast Cancer Linkage Consortium, Am J Hum Genet 1998(3):676–89

Goss PE, Ingle JN, Martino S, Robert NJ et al.: A randomized trial of letrozole in postmenopausal women after five years of tamoxifen therapy for early-stage breast cancer, N Engl J Med 2003(19): 1793–802

Grodstein F, Stampfer MJ, Colditz GA, Willett WC et al.: Postmenopausal hormone therapy and mortality, N Engl J Med 1997(336): 1769–75

Hamilton A, Hortobagyi G.: Chemotherapy: what progress in the last 5 years?, J Clin Oncol 2005(8):1760–75

Jakesz R, Hausmaninger H, Kubista E, Gnant M et al.: Randomized adjuvant trial of tamoxifen and goserelin versus cyclophosphamide, methotrexate, and fluorouracil: evidence for the superiority of treatment with endocrine blockade in premenopausal patients with hormone-responsive breast cancer – Austrian Breast and Colorectal Cancer Study Group Trial 5, J Clin Oncol 2002(20):4621–7

Overgaard M, Hansen PS, Overgaard J, Rose C et al.: Postoperative radiotherapy in high-risk premenopausal women with breast cancer who receive adjuvant chemotherapy. Danish Breast Cancer Cooperative Group 82b Trial, N Engl J Med 1997(14):949–55

Rossouw JE, Anderson GL, Prentice RL, LaCroix AZ et al.: Risks and benefits of estrogen plus progestin in healthy postmenopausal women: principal results From the Women's Health Initiative randomized controlled trial, JAMA 2002(3):321–33

Stauber M, Weyerstahl T: Gynäkologie und Geburtshilfe, 2. Auf., Thieme, Stuttgart 2005

Tabar L, Chen HH, Fagerberg G, Duffy SW, Smith TC: Recent results from the Swedish Two-County Trial: the effects of age, histologic type, and mode of detection on the efficacy of breast cancer screening, J Natl Cancer Inst Monogr 1997(22):43–7

Veronesi U, Paganelli G, Galimberti V, Viale G et al.: Sentinel-node biopsy to avoid axillary dissection in breast cancer with clinically negative lymph-nodes, Lancet 1997(349):1864–7

Homöopathische Literatur

Barthel H: Der Erfolg gibt Recht. Klinisch verifizierte Fälle. Barthel & Barthel, Berg 1996

Boericke W: Homöopathische Mittel und ihre Wirkungen. Grundlagen und Praxis, 7. Aufl. Leer 2002

Bower J, Ganz P, Desmond K et al.: Fatigue in Long-Term Breast Carcinoma Survivor,. Cancer. 2006(106):751–758

Burnett JC: Heilbarkeit von Tumoren durch Arzneimittel. Müller & Steinicke, München 1991

Burnett JC: Tumoren der Brust, Müller & Steinicke, München 1997

Clarke JH: The Therapeutics of Cancer, B. Jain Publishers, New Delhi 1990

Cooper RT: Krebs und Krebssymptome, Müller & Steinicke, München 1996

Deutsche Krebshilfe e.V., Deutsche Fatigue-Gesellschaft, Broschüre 10/2005

Fortier-Bernoville, Grimmer AH: Die homöopathische Behandlung von Krebs, Müller & Steinicke, München 1996

Genneper T, Wegener A: Lehrbuch der Homöopathie, Haug, Heidelberg 2001

Geukens A: Homöopathische Praxis, Teil X, VZW Centrum voor Homeopathie, Hechtel 20055

Hahnemann S: Die chronischen Krankheiten: ihre eigentümliche Natur und homöopathische Heilung (5 Bde.) Haug, Heidelberg 1995

Hahnemann S: Organon der Heilkunst. Standardausgabe der 6. Aufl. Hrsg. u. bearb. v. Schmidt JM. Haug, Heidelberg 1999

Jones EG: Krebs. Seine Ursachen, Symptome und Behandlung, Ärztliches Zentrum für Klassische Homöopathie, Stuttgart 1910

Laborde Y, Risch G: Die hereditären chronischen Krankheiten. Müller & Steinicke, München 1998

Morrison R: Handbuch der homöopathischen Leitsymptome und Bestätigungssymptome, Kai Kröger, Groß Wittensee 1997

Müller KJ: Germanium metallicum. Die klinische Entdeckung eines homöopathischen Arzneimittels (Kasuistiksammlung), Eigenverlag, Zweibrücken 2001

Phatak RS: Homöopathische Arzneimittellehre, 2. Aufl., Elsevier/Urban & Fischer, München 2004

Schlegel E: Die Krebskrankheit: ihre Natur und ihre Heilmittel, hrsg. v. Gärtner A, Ärztliches Zentrum für Klassische Homöopathie (Nachdr. von 1927) Stuttgart o.J.

Scholten J: Homöopathie und die Elemente. Stichting Alonissos, Utrecht 1997

Sherr J, Doyle M, Glantz C: 3 Cases of Germanium, Homoeopathic Links 1998(1):29–33

Sherr J: Die homöopathische Arzneimittelprüfung von Germanium, Eigenverlag, Zweibrücken 1999

Spinedi D: Die Krebsbehandlung in der Homöopathie (3 Bde.), Cheiron, Kempten 1998–2000

Vermeulen F: Synoptische Materia Medica, Kai Kröger, Groß Wittensee 1996–1998

Wurster J: Onkologie, in: Geißler J, Quak T: Leitfaden Homöopathie, Elsevier/Urban & Fischer Verlag, München 2005

18 Ovarial- und Tubenkarzinom

18.1 Klinik und Diagnostik

Inzidenz und Prävalenz

Das Ovarialkarzinom stellt die zweithäufigste Todesursache unter den gynäkologischen Karzinomen dar. Jährlich werden 20 bis 30 Neuerkrankungen pro 100 000 Frauen registriert; der Altersgipfel liegt zwischen dem 60. und 70. Lebensjahr.

Gemäß der WHO-Einteilung (FIGO 1971, Serov et al. 1973) unterscheidet man drei histologische Haupttypen:

- **Epitheliale Karzinome** (85%),
- **Stromatumoren** (10%),
- **Keimzelltumoren** (5%, meist bei Frauen unter 30 Jahren).

Die epithelialen Ovarialkarzinome (im Folgenden „Ovarialkarzinome") entwickeln sich aus dem oberflächlichen Ovarialepithel. Ihre Prognose ist deutlich schlechter als die der Stroma- und Keimzelltumoren und erfordert daher ein spezielles therapeutisches Vorgehen. Das wesentlich seltenere Tubenkarzinom wird wie das epitheliale Ovarialkarzinom behandelt, hat aber eine noch deutlich schlechtere Prognose.

Ätiologie

- **Fathalla-Hypothese:** Bei jeder Ovulation wird das Oberflächenepithel leicht beschädigt. Im Rahmen von Reparaturvorgängen kommt es zur lokalen Proliferation und im weiteren Verlauf zur malignen Transformation. Eine hohe Anzahl von Ovulationen bedeutet daher ein erhöhtes Risiko maligner Transformation.
- **Stimulations-Hypothese:** Die hormonelle ovarielle Stimulation (z. B. mit Gonadotropinen) führt zu Hyperovulation und darüber zu maligner Transformation.
- **Exogene Karzinogenese:** Karzinogene (z. B. Talkum) via Vagina und Uterus bewirken möglicherweise eine maligne Transformation.
- **Genetische Ursachen:** Die beiden Brustkrebsgene BRCA I und II gehen mit einem statistisch erhöhten Risiko für ein Ovarialkarzinom einher. Der genaue Mechanismus ist derzeit noch nicht geklärt.

Als protektiv gelten Faktoren, die die Zahl der Ovulationen im Leben der Frau reduzieren. Dazu gehören orale Kontrazeptiva, eine späte Menarche oder eine frühe Menopause sowie häufige Schwangerschaften mit langen Phasen der Laktation. Eine Hormonersatztherapie im Klimakterium kann laut einer jüngeren Studien möglicherweise zu einer erhöhten Inzidenz des Ovarialkarzinoms führen; die Datenlage ist jedoch widersprüchlich (Bose 2005, Bakken et al. 2004).

Klinik

Eine tumorbedingte Größenänderung der Ovarien oder Tuben wird häufig erst im fortgeschrittenen Stadium bemerkbar. Beim Ovarialkarzinom gibt es keine typischen Frühsymptome. Fakultativ können folgende Symptome vorliegen:

- diskrete Schmerzen,
- akutes Abdomen (Stieldrehung, Ruptur),
- Zunahme des Leibesumfangs,
- Fremdkörpergefühl,
- ungewohnte Zyklusabweichungen,
- postmenopausale Blutungen (aufgrund hormoneller Schwankungen),
- ungewohnter Wechsel zwischen Obstipation und Durchfall (Carcinosis peritonei = diffuse Bauchfellmetastasierung),
- Fieber und Leukozytose (Tumorzerfall),
- Subileus,
- Blutungen bei metastatischem Befall des Uterus,
- Pleuraerguss,
- Gewichtabnahme („Facies ovarica"),
- Gewichtszunahme mit Zunahme des Bauchumfangs (Aszites).

> MERKE
> Das Ovarialkarzinom hat keine typischen Frühsymptome.

Differentialdiagnostik

Der Begriff „Ovarialtumor" bezeichnet den unspezifischen Befund einer tastbaren Vergrößerung. Dieser muss in weiteren differentialdiagnostischen Schritten abgeklärt werden:

- **echtes Blastom:** benigner oder maligner Tumor,
- **scheinbarer Adnexbefund:** Myom, Uterusfehlbildung, intestinaler Tumor, chronisch entzündliche Darmerkrankung (M. Crohn), Divertikulitis, Skybala, perityphlitischer Abszess, retroperitonealer Tumor, Beckenniere etc.,
- **„funktioneller Tumor":** Follikel- oder Corpus-luteum-Zyste, Veränderung unter medikamentöser ovarieller Stimmulation (☞ III.8.3.3), PCO-Syndrom (☞ III.8.2.3) etc.,
- **entzündlich entstandener Tumor:** Tuboovarialzysten, Tuboovarialabszess, große Hydrosalpingen, Tuberkulose etc.,
- **Endometriose** (☞ III.8.2.3),
- **Extrauteringravidität** (☞ III.3.4).

> MERKE
> Auffällige Befunde im Adnexbereich müssen mit modernen bildgebenden sowie ggf. operativen Verfahren (Laparoskopie) abgeklärt werden.

Einteilung

Das Tumorstadium zum Zeitpunkt der Diagnose ist der wichtigste Prognosefaktor eines Ovarialkarzinoms. Eine exakte Stadieneinteilung ist nur durch

Tab. III.18-1: FIGO-Stadieneinteilung des Ovarialkarzinoms

Stadium	Definition
IA	Ein Ovar befallen, Kapsel intakt
IB	Beide Ovarien befallen, Kapsel intakt
IC	Tumor an Kapseloberfläche, Kapselruptur, Aszites oder positive Peritoneal-Lavage
IIA	Ausdehnung auf Uterus und Tuben
IIB	Ausdehnung auf das kleine Becken
IIC	Zusätzlich Aszites oder positive Peritoneal-Lavage
IIIA	Mikroskopische Peritonealmetastasen außerhalb des Beckens
IIIB	Makroskopische (< 2 cm) Peritonealmetastasen außerhalb des Beckens
IIIC	Peritonealmetastasen außerhalb des kleinen Beckens > 2 cm im Durchmesser und/oder befallene retroperitoneale oder inguinale Lymphknotenmetastasen
IV	Fernmetastasen, Lebermetastasen, maligner Pleuraerguss

operative Exploration möglich. International hat sich neben dem TNM-System die **FIGO-Stadieneinteilung** (☞ Tab. III.18-1) durchgesetzt. Trotz aller Vorsorgemaßnahmen werden auch heute noch 60 Prozent aller Ovarialkarzinome erst im fortgeschrittenen Stadium (ab FIGO IIIA) entdeckt. Screening-Maßnahmen wie Ultraschall und/oder Bestimmung des Tumormarkers CA 125 haben bis dato zu keiner Verbesserung dieser Ergebnisse geführt.

Prognosefaktoren

Die Fünf-Jahres-Überlebensraten liegen im Stadium IA bei über 90%, im Stadium IIA bei etwa 60%, im Stadium III bei rund 30% und im Stadium IV unter 10%. Ein Grund für die schlechte Prognose ist neben dem raschen Wachstum die Tatsache, dass das Tumorwachstum sehr häufig gleichzeitig an beiden Ovarien sowie im gesamten Peritonealraum beginnt. Neben dem Stadium ist der postoperativ zurückbleibende **Tumorrest** ein wichtiger Prognosefaktor. Deshalb fällt dem operierenden Arzt durch einen gut geplanten und optimal ausgeführten Eingriff eine wesentliche Rolle im Therapiekonzept zu.

> ! Jede Patientin mit Verdacht auf Ovarialkarzinom oder bereits gesicherter Diagnose sollte von Anfang an in einem auf Tumorchirurgie spezialisierten Zentrum betreut werden. Eisenkop et al. (1992) konnten zeigen, dass die Anwesenheit eines gynäko-onkologischen Operateurs die Fünf-Jahres-Überlebensrate um mehr als 50% verbessert (☞ Abb. III.18-1).

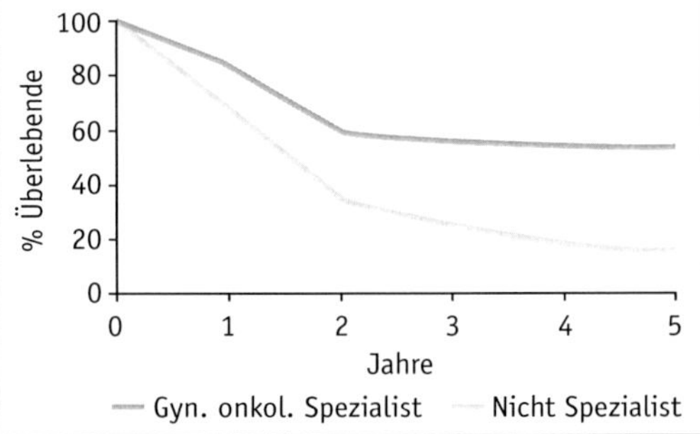

Abb. III.18-1: Überleben von Patienten im Stadium IIIc und IVA abhängig von der Operationserfahrung des Operateurs (Eisenkop et al. 1992).

Tab. III.18-2: Histologische Differenzierung und Ursprung des ovariellen Tumors

Ursprung	Häufigkeit	Typen	
Oberflächenepithelzellen	65 – 70%	Serös	55%
		Muzinös	10 – 15%
		Endometrioid	10 – 25%
		Klarzelltumor	5%
		Brenner-Tumor	< 1%
Keimzelle	15 – 20%	Teratom	
		Dysgerminom	
		Endodermaler Chorionkarzinom	
Keimstroma	5 – 15%	Fibrom	
		Granulosazelltumor	
		Thekazelltumor	
		Sertolli-Leydig-Zell-Tumor	
Ovarialmetastasen	5%	Krukenberg	

Weitere klinische und tumorbiologisch ungünstige Prognosefaktoren

- Schlechter Prä- und postoperativer Allgemeinzustand (Karnofsky-Index)
- Histologisches Grading (nur hoch differenzierte G1-Tumoren im Stadium IA benötigen keine postoperative Chemotherapie)
- Höheres Alter (> 60 Jahre)
- Vorhandensein von retroperitoneal befallenen Lymphknoten

Faktoren wie Ploidiestatus, Amplifikation oder Überexpression des Her-2-neu-Onkogens, Steroidhormonrezeptorstatus und Matrixmetalloproteinase MMP-9 spielen im klinischen Alltag kaum eine Rolle. Ihre Analyse ist derzeit nur im Rahmen klinischer Studien sinnvoll.

Diagnostik

Die Einschätzung der Dignität eines nachgewiesenen Ovarialtumors ist von größter klinischer Bedeutung (☞ Tab. III.18-3). Insgesamt werden etwa 5 – 10% aller Frauen mit der Diagnose Adnextumor konfrontiert, nur weniger als 5% weisen jedoch einen malignen Tumor auf. Die Anzahl der „unnötigen Operationen“ (vor allem die Entfernung von funktionellen, hormonell bedingten Zysten) kann durch zuverlässige präoperative Befunde einschließlich der Verlaufsdiagnostik reduziert werden. Wichtigste diagnostische Methoden sind **Sonographie** in Kombination mit der **gynäkologischen Untersuchung** durch den erfahrenen Arzt.

Tumormarker

Das tumorassoziierte Antigen **CA 125** als wichtigster Serumparameter zum Nachweis des Ovarialkarzinoms ist bei mehr als 80% der Patientinnen im fortgeschrittenen Stadium erhöht (Pfleiderer 2003). Im Stadium FIGO I findet sich nur (☞ Tab. III.18-1) in 50% aller Fälle ein erhöhter Wert. **Falsch positive Werte** werden bei benignen Adnextumoren, Endometriose, genitalen oder peritonealen Infektionen, Uterus myomatosus, Schwangerschaft, Lebererkrankungen oder Nikotinabusus gemessen. Bei einem Cut-off-Wert (Grenzwert) von 35 U/ml hat CA 125 eine Sensitivität von 83%, eine Spezifität von 99,7% und einen positiven Vorhersagewert von 16%. Daher eignet es sich derzeit noch nicht als Screening-Parameter (Serienuntersuchung bei gesunden, symptomlosen Frauen zur Früherkennung eines Tumors). Als ergänzende Tumormarker stehen CA 19-9 und CA 72-4 zur Verfügung. Ihre klinische Relevanz ist derzeit noch nicht gesichert.

Tab. III.18-3: Untersuchungskriterien zur Dignität bei Ovarialtumoren

	Benigne	Maligne
Bimanuelle Tastuntersuchung	Einseitig	Doppelseitig
	Gut beweglich	Eingeschränkt beweglich
	Glatte Oberfläche	Höckerige Oberfläche
	Einheitliche Konsistenz	Derbe und unregelmäßige Konsistenz
	–	Ablagerungen im Douglas
Sonographie	Einkämmrig	Mehrkämmrig
	Homogen	Inhomogen, Dichteschwankungen, solide Partien mit bizarren Mustern
	Glattwandig mit scharfer Begrenzung	Unscharfe Begrenzung

Transvaginalsonographie

Die Vaginalsonographie ermöglicht den Nachweis bereits geringgradiger morphologischer Veränderungen an den Ovarien. Verdächtige Kriterien einer **Zyste** sind (Prömpeler et al. 1997):

- Größe (prämenopausal > 6 cm, postmenopausal > 3 cm),
- multiple Septierungen,
- irreguläre und dicke Zystenwand,
- Septen,
- papilläre oder solide Anteile,
- heterogene Binnenechos,
- Aszites.

Doppler-Sonographie

Farbkodierte gepulste Doppler-Sonographie und verwandte Verfahren sind eine wertvolle Ergänzung in der präoperativen Abklärung suspekter Adnexprozesse. Durch den Verlust der Muskularis an den Gefäßen kommt es bei der malignen Neoangiogenese zu einer Abnahme des Gefäßwiderstandes und damit auch der Pulsatilität des Blutstroms. Sicherster Parameter scheint der Nachweis einer **Vaskularisation in papillären oder soliden Arealen** (Sensitivität 86% bzw. 93%) zu sein (Prömpeler 1996).

Magnetresonanztomographie/Computertomographie

Mithilfe der Schnittbildtechnik von MRT und CT sind besonders extrapelvine Manifestationen zu diagnostizieren. Diese Verfahren werden daher vorwiegend in der Nachsorge und Rezidivdiagnostik sowie beim **präoperativen Staging** (Exploration des Bauchraumes, des Retroperitoneums sowie der ableitenden Harnwege) eingesetzt. Bezüglich der Primärdiagnostik bleibt jedoch die Sonographie überlegen, insbesondere bei der Abklärung kleinerer Läsionen.

18.2 Therapie

18.2.1 Operative Therapie

Die Ausbreitung des Ovarialkarzinoms erfolgt
- entlang der Peritonealhöhle durch die Peritonealflüssigkeit,
- entlang der Lymphbahnen,
- hämatogen (selten).

Nach diesem Prinzip und den Ergebnissen des präoperativen Stagings richtet sich die operative Sanierung. Eine **Sentinel-node-Technik**, wie sie beim Mammakarzinom (☞ III.17.3.2) angewendet wird, scheint beim Ovarialkarzinom nicht sinnvoll.

Tumorabsiedelungen finden sich meist am Omentum majus, welches zu einer gänzlich tumorösen Platte umgewandelt sein kann. Es kommt zu Implantationen auf der Leberkapsel, am Zwerchfell und an Magen- oder Darmoberfläche. Charakteristisch für das Ovarialkarzinom ist eine geringe Invasionstendenz. Betroffene Organe sind meist nur oberflächlich befallen, sodass sich eine Carcinosis peritonei häufig entfernen lässt. Ein radikales operatives Vorgehen wird somit erleichtert.

Über den **lymphatischen Ausbreitungsweg** werden frühzeitig das Ligamentum latum, Ligamentum infundibulo-pelvicum sowie die pelvinen und paraaortalen Lymphknoten befallen.

MERKE

Auch bei scheinbar niedrigen Stadien mit ausschließlichem Beckenbefall gibt es in etwa 20 Prozent der Fälle Lymphknotenmetastasen. Pelvine und paraaortale Lymphknoten werden dabei unabhängig voneinander befallen.

Operatives Vorgehen im Frühstadium

Im Stadium **FIGO I – II** (☞ Tab. III.18-1) erfolgt neben dem obligatorischen Gefrierschnitt eine exakte Staging-Operation in den folgenden Teilschritten (Hoskins 1994):
- Laparotomie mittels Längsschnitt,
- Spülzytologie,
- multiple Peritoneal-Exzisionen (Biopsien),
- Totalexstirpation von Ovarien und Uterus,
- Netzresektion,

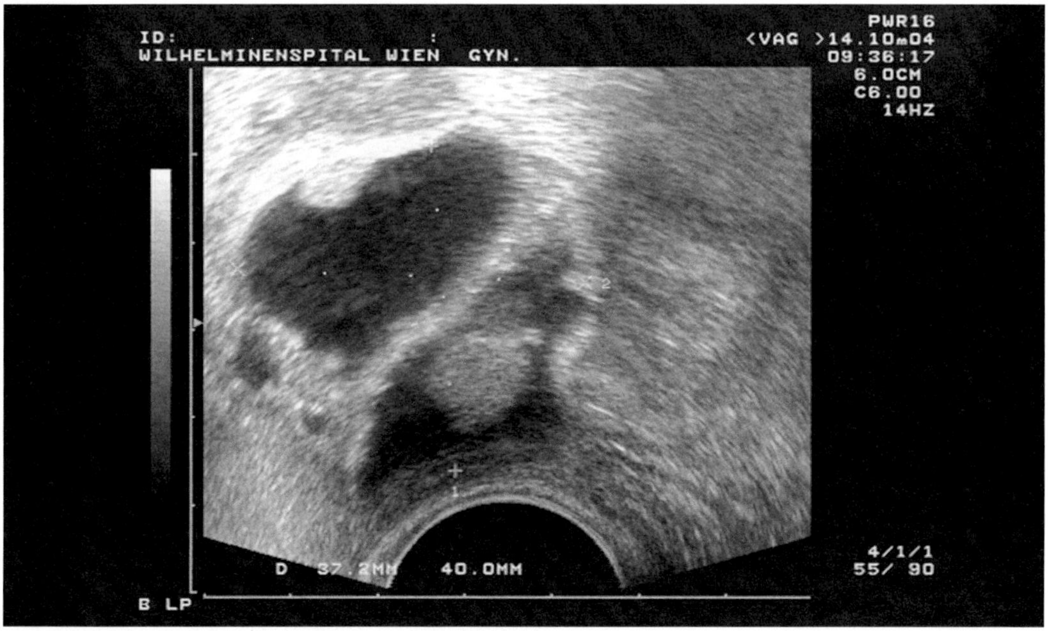

Abb. III.18-2: Vaginal-Ultraschallbild eines Ovarialkarzinoms.

- Pelvine und eventuell auch paraaortale Lymphadenektomie (z. B. bei G3-Tumoren, positiven pelvinen Lymphknoten oder im CT verifizierten vergrößerten paraaortalen Lymphknoten).

Sind die technischen Möglichkeiten und eine entsprechende Erfahrung gegeben, kann diese Operation auch laparoskopisch durchgeführt werden (s.u.).

> ! Eine komplette Staging-Operation ist wichtig, da etwa in einem Drittel der Fälle bei einer vermeintlich auf die Ovarien beschränkten Erkrankung mikroskopisch bereits eine intraperitoneale und/oder extraperitoneale Ausbreitung stattgefunden hat (McGuire et al. 1999, Du Bois 2002).

Bei **jungen Frauen mit Kinderwunsch** und einseitigem, auf das Ovar beschränkten, hochdifferenzierten Ovarialtumor (Stadium IA G1) sowie exaktem negativen intraperitonealen Staging und negativer pelviner Lymphknoten können Uterus und kontralaterales Ovar belassen werden (Colombo et al. 1994). Nach Abschluss der Familienplanung sollte die Totalexstirpation inklusive einer Re-Staging-Operation nachgeholt werden.

Laparoskopische Operation

Zur Abklärung persistierender und/oder suspekter Ovarialzysten ist die Laparoskopie mit intraoperativer Schnellschnittuntersuchung bei unklarer Dignität heute Standard. Ein adäquates chirurgisches Staging kann im Falle einer Malignomdiagnose sofort oder spätestens nach sechs Tagen durch eine Laparotomie angeschlossen werden (Kindermann et al. 1996).

Prognoserelevante Risiken der Laparoskopie sind Stichkanalmetastasen und die erhöhte Wahrscheinlichkeit einer intrakorporalen Zystenruptur. Letzteres würde beispielsweise ein Ausgangsstadium FIGO IA in ein Stadium IC verwandeln und somit eine adjuvante Chemotherapie erfordern.

Operatives Vorgehen im fortgeschrittenen Stadium

Der Durchmesser des größten postoperativ verbliebenen **Resttumors** nach einer Primäroperation ist der wichtigste prognostische Parameter (Kuhn et al. 2001). Ziel ist daher die völlige postoperative Tumorfreiheit. Doch auch bei einem verbleibenden Resttumor von maximal ein bis zwei Zentimetern besteht die Chance einer kurativen Chemotherapie. Die Anzahl der verbliebenen Herde unter einem Zentimeter spielen dabei keine große Rolle (Wang et al. 2000).

Bei der Operation im Stadium **FIGO III – IV** ist ein ausgedehntes und exakt durchgeführtes **Tumor-Debulking** (größtmögliche chirurgischen Reduktion der Tumormasse) erforderlich, um die gesamte Tumorlast zu entfernen oder den größten verbleibenden Resttumor auf eine Größe unter einen Zentimeter zu reduzieren (☞ Abb. III.18-3). Dies gelingt sehr häufig nur durch ausgedehnten retroperitonealen Zugang, Sigma-, Rektum- und/oder Dünndarmresektion und Appendektomie. Seltener müssen Ureter und Blase teilweise reseziert und rekonstruiert werden. Die Tumorchirurgie des fortgeschrittenen Ovarialkarzinoms erfordert sehr viel Erfahrung und häufig auch die Kooperation mit Chirurgie und Urologie. Nach erfolgreicher maximaler Tumorre-

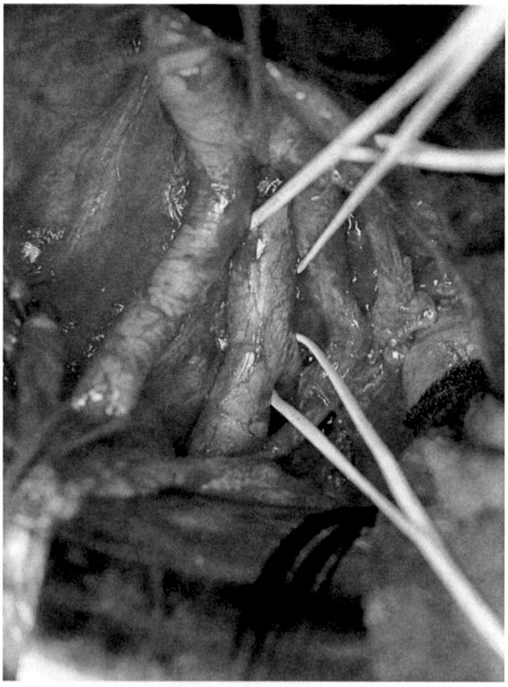

Abb. III.18-3: Situs nach radikaler pelviner Lymphadenektomie.

duktion schließt sich eine ausgedehnte pelvine und paraaortale Lymphadenektomie an.
Ergibt die Probelaparotomie oder Laparoskopie eine primäre Inoperabilität, wird eine neoadjuvante Chemotherapie durchgeführt. Nach drei bis vier Zyklen folgt die ausgedehnte sekundäre Debulking-Operation (s. o.).

MERKE
Ziel jedes operativen Eingriffs ist die Minimierung der postoperativen Tumorlast zur Optimierung der nachfolgenden Chemotherapie: je kleiner der Resttumor, desto besser die Prognose.

Patientinnen mit suboptimaler Erstoperation erhalten eine **Interventions-Debulking-Operation** (Komplettierung des Debulkings im Anschluss an drei Zyklen Chemotherapie nach der Primäroperation). In einer EORTC-Studie konnte gezeigt werden, dass eine Interventions-Debulking-Operation einen langjährigen Überlebensvorteil für die Patientin bewirkt (☞ Abb. III.18-4) (Van der Burg 1995).
Die so genannte **klassische Second-Look-Operation** zur Verifizierung des Therapie-Erfolgs wird heute nicht mehr durchgeführt.

Voraussetzungen für ein Interventions-Debulking

- Tumorrest nach der Primäroperation mehr als zwei Zentimeter im Durchmesser,
- Ansprechen auf die vor dem Zweiteingriff verabreichten drei Zyklen Chemotherapie.

Nach der Interventions-Debulking-Operation wird die Chemotherapie mit weiteren drei Zyklen abgeschlossen.

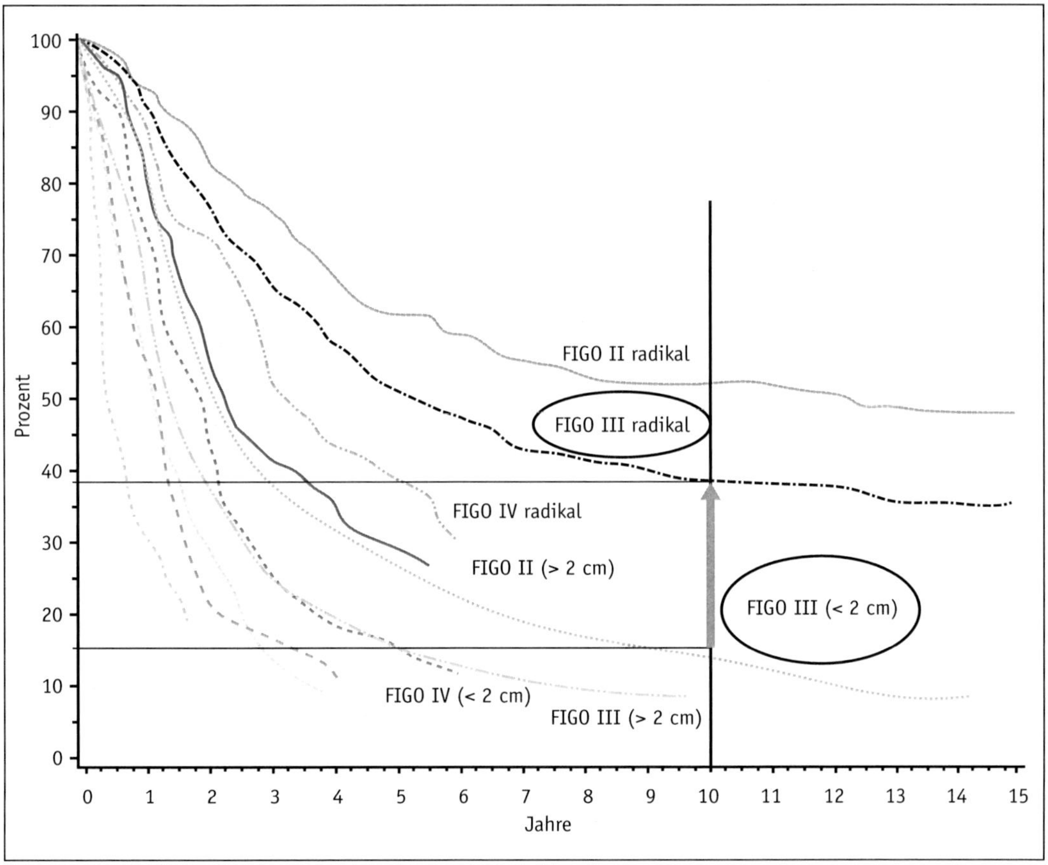

Abb. III.18-4: Überlebensrate in Abhängigkeit vom Operationserfolg (nach Engel et al. 2004).

Operatives Vorgehen bei Rezidiven

Man unterscheidet zwischen **Progredienz, Früh-** und **Spätrezidiv**. Während bei primärer Progredienz und bei einem Rezidiv innerhalb von sechs Monaten nur in palliativer Absicht (z. B. Ileus) operiert wird, kann eine Operation bei einem Rezidiv nach einer zumindest einjährigen Remissionszeit durchaus sinnvoll und sogar kurativ sein.

> MERKE
> Die Resultate der operativen Therapie sind umso besser, je später ein Rezidiv auftritt und je radikaler es operiert werden kann.

18.2.2 Chemotherapie

First-line-Therapie

Standardtherapie des fortgeschrittenen Ovarialkarzinoms ist das **Carboplatin/Paclitaxel-Schema** (McGuire et al. 1999). Carboplatin ist besser verträglich als Cisplatin. Die Dosierung hängt von der aktuellen Nierenfunktion ab. Dadurch lässt sich die Nephrotoxizität reduzieren. Carboplatin/Paclitaxel wirkt kaum ototoxisch, jedoch peripher neurotoxisch (☞ III.22.1). Die sowohl qualitativ als auch quantitativ sehr unterschiedlich ausgeprägte Symptomatik ist nur schwer behandelbar und erfordert

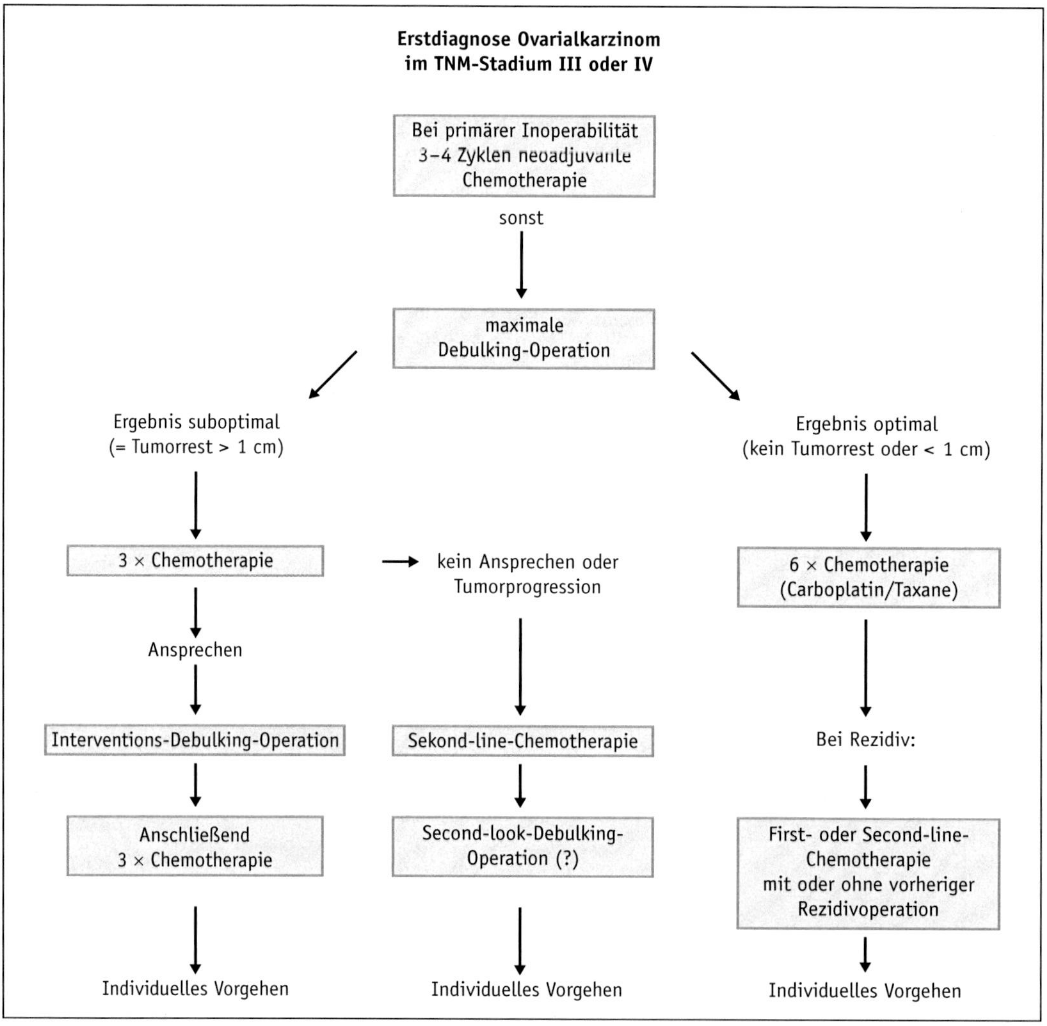

Abb. III.18-5: Vorgehen bei Ovarialkarzinom im Stadium III und IV.

häufig eine Dosisreduktion, zeitweise auch die Änderung des Therapieplans. Docetaxel wirkt weniger neurotoxisch und stärker hämatotoxisch als Paclitaxel; trotzdem bleibt Paclitaxel gemäß internationaler-Empfehlungen bis zum Vorliegen weiterer prospektiver Daten Goldstandard in der First-line-Therapie des Ovarialkarzinoms (Kristensen et al. 2005). Dem myelosuppressiven Effekt des Platins und der Taxane begegnet man sowohl prophylaktisch als auch therapeutisch mit Wachstumsfaktoren (G-CSF, Erythropoetin).
Eine First-line-Therapie ist bei allen Ovarialkarzinomen außer Low-risk-Tumoren der Frühstadien I und IIA indiziert. Die High-risk-Tumore der niedrigen Stadien (FIGO I und IIA, G2 oder G3) werden analog zu den fortgeschrittenen Stadien behandelt, da in 20 – 50% der Fälle Rezidive auftreten (☞ Abb. III.18-5).

Second-line-Therapie

Im Normalfall werden sechs Zyklen Carboplatin/Taxol verabreicht. Die Entscheidung für eine Zweittherapie (☞ Tab. III.18-4) hängt von einer eventuellen Platinresistenz ab: Patientinnen mit **platinsensiblen Tumoren** erhalten eine Re-Induktionstherapie mit Platin, sofern es die durch eine Primärtherapie induzierte Neuropathie zulässt. Die Remissionsraten sind mit über 30% deutlich höher als bei platinrefraktären Tumoren.
Bei Patientinnen mit **platinrefraktären Tumoren** wird ein Rezidiv innerhalb von sechs bis zwölf Monaten nach abgeschlossener First-line-Therapie diagnostiziert. In diesen prognostisch eher ungünstigen Fällen können Topotecan, liposomales Doxorubicin oder Gemcitabine (☞ III.22.1) eingesetzt werden. Bei Ansprechraten von etwa 20% beträgt die mittlere progressionsfreie Überlebenszeit 22 Wochen, die Gesamtüberlebenszeit wird mit durchschnittlich 40 Wochen angegeben (du Bois 2002).

MERKE
Kombinations-Chemotherapien verbessern die Prognose im platinrefraktären Kollektiv nicht und bleiben klinischen Studien vorbehalten.

Ein Tumorrezidiv leitet die **palliative Erkrankungsphase** ein. Die kausale Tumortherapie wird in dieser Phase zunehmend durch symptomatische Maßnahmen wie beispielsweise eine Hormontherapie ersetzt. Entscheidend ist dabei die Lebensqualität der Patientin.

18.2.3 Nachsorge

Aufgrund der meist schlechten Prognose stellt die Nachsorge des Ovarialkarzinoms eine besondere

Tab. III.18-4: Rezidivfreies Intervall und Ansprechraten nach Carboplatin-Therapie

Rezidivfreies Intervall nach First-Line-Platin-Therapie	Ansprechraten einer Re-Induktionstherapie mit Platin
• Bis 6 Monate • Bis 12 Monate • Bis 18 Monate • Bis 24 Monate	• 12% • 40% • 60% • 97%

Tab. III.18-5: Medizinische Nachsorge des Ovarialkarzinoms

Behandlungsjahr	Maßnahme	Frequenz
1 – 3	• Untersuchung – Anamnese – Klinisch-gynäkologische Untersuchung (AZ, Gewicht, Lk-Status, Verdauung) • Vaginalsonographie • Kontrolle (CA 125)	Alle 3 Monate
	CT Becken/Abdomen	1 × jährlich
4 – 5	Untersuchung (s. o.)	Alle 6 Monate
	CT Becken/Abdomen	Nicht mehr routinemäßig
≥ 6	Untersuchung (s. o.)	1 × jährlich
	Andere Laborparameter und Röntgen Thorax nur bei klinischem Verdacht	

Herausforderung dar. Ziel ist die Verbesserung der Lebensqualität:

- Einfühlsame Aufklärung über Prognose, Therapieoptionen sowie deren Folgen,
- Veranlassung von Rehabilitationsmaßnahmen,
- Behandlung von Therapienebenwirkungen,
- Begleitung bei psycho-sozialen Problemen.

Die Untersuchungsintervalle bei Patientinnen in der **palliativen Situation** werden individuell angepasst. Die Betreuung dieser Patientinnen erfordert insbesondere menschliche Zuwendung und Maßnahmen zur Schmerzlinderung (☞ III.22.3).

18.3 Therapienotstände

Das Ovarialkarzinom gehört, wie oben dargestellt, zu den Erkrankungen, die auch im Frühstadium schwer zu diagnostizieren sind. Wünschenswert wären verbesserte Methoden einer sicheren Früherkennung.

Nach der Diagnose bietet die korrekt durchgeführte Operation die höchste Chance auf eine Heilung. Die Einrichtung von spezialisierten Einheiten kann einen großen Teil zur Prognoseverbesserung beitragen. Die chemotherapeutische Behandlung hat in den letzen Jahren deutliche Fortschritte gemacht (☞ III.22.1). Die Überlebens- und Remissionsraten (und somit die Lebensqualität) steigen. Trotzdem scheint die Methode einer Chemotherapie sehr unspezifisch. Der Weg in die Zukunft ist eine individuelle tumorspezifische Therapie (Immuntherapie, Gentherapie), auch wenn die durchschlagenden Erfolge noch ausbleiben. Die Teilnahme von Patienten an klinischen Studien ist dabei von grundlegender Bedeutung.

Bei der Wahl der optimalen Therapieform darf der menschliche Aspekt niemals zu kurz kommen. Ein gutes Verhältnis zwischen Patientin und Arzt kann den Heilungserfolg begünstigen. Aus Placebostudien wissen wir, dass die „Droge Arzt" trotz technischer und hochkomplexer Medizin einen nicht zu unterschätzenden Effekt hat. Schon die Wahl der richtigen Worte beim Aufklärungsgespräch können für die Patientin viel an Zufriedenheit mit der Therapieentscheidung sowie Vertrauen in die Zukunft bringen.

18.4 Additive homöopathische Behandlung des Ovarialkarzinoms

18.4.1 Risikofaktoren

Jährlich erkranken von 100 000 Frauen 15 – 30 Frauen an einem Ovarialkarzinom. Es zählt zu den häufigsten Todesursachen, die durch ein gynäkologisches Karzinom verursacht werden. An einem Ovarialkarzinom sterben mehr Frauen als an allen anderen Tumoren der Genitalorgane zusammen. Die medizinisch bekannten Risikofaktoren sind:

- Kinderlosigkeit,
- Alter über 40 Jahren,
- Seltene oder keine Einnahme von Ovulationshemmern,
- Hoher sozioökonomischer Status,
- Zustand nach Mammakarzinom.

Zusätzlich können Kanzerogene (z. B. Talkum, Asbest, aszendierende Infektionen) über das bei der Frau offene Genitalsystem aufsteigen und das Ovar erreichen. Auffällig ist das verminderte Auftreten von Ovarialkarzinomen nach Hysterektomie und nach Tubenligatur (Stauber 2005).

18.4.2 Einseitige Krankheit

Aus homöopathischer Sicht wird die Krebserkrankung den einseitigen Erkrankungen zugeordnet (☞ III.17.5.2). Als hervorstechendes Merkmal einseitiger Krankheiten erwähnt Hahnemann die **Armut an Symptomen** (Organon, §§ 172 – 184), d.h. der Organismus reagiert nur mit wenigen Symptomen auf die Bedrohung durch die Krankheit. Die Behandlung der sichtbaren Nebensymptome mit dem passenden Mittel wird aber die Symptomatik der Krankheit vervollständigen.

In der Regel ist die Behandlung des Ovarialkarzinoms homöopathisch additiv und hat die Erlangung der Rezidivfreiheit als Ziel. Je früher das Stadium der Erkrankung medizinisch erfasst wird (☞ Tab. III. 18-1), desto günstiger ist die Prognose.

18.4.3 Symptomatologie

Bei Vorliegen einer symptomarmen einseitigen Krankheit wie dem Ovarialkarzinom ist es wichtig, die vorhandenen Symptome genau zu erfassen.

Mögliche Krankheitszeichen

Als Krankheitszeichen imponieren **Aszites** und/oder ggf. **Subileus**, was darauf zurückzuführen ist, dass Ovarialkarzinome die Tendenz haben, in das Bauchfell und das Bauchnetz zu metastasieren.

Symptomatik

- Zunahme des Leibumfangs
- Fremdkörpergefühl
- Postmenopausale Blutungen
- Subileus
- Gewichtsveränderungen

Wichtige Ovarialkarzinom-Rubriken

Besonderes Augenmerk gilt den Rubriken, die eine **Zunahme des Leibumfangs beziehungsweise des Gewichts, Ileus oder Mensesunregelmäßigkeiten** zum Thema haben.

Symptom „Zunahme des Leibumfangs" im Repertorium (nach Kents Repertorium Generale)
Abdomen
– Schwellung – Abdomens, des
– Schwellung – Abdomens, des – äußeren Abdomens
– Schwellung – Hypochondrien
– Schwellung – Leber
– Schwellung – Leistengegend
– Schwellung – Leistengegend und Schamgegend
– Schwellung – Mesenterium
– Schwellung – Milz
– Schwellung – Nabel
– Schwellung – oberes Abdomen
– Schwellung – Schamgegend
– Schwellung – Seiten
Allgemeines
– Schwellung überhaupt
– Wassersucht – äußerlich

Symptom „Zunahme des Leibumfangs" im Repertorium
Allgemeines
– Wassersucht – innerlich
– Peritoneum – Aszites
Symptom „Gewicht"
Abdomen
– Schmerz – Hypogastrium – vormittags – Gewicht – wie von einem
– Schmerz – Hypogastrium – Gewicht – wie durch ein
– Rektum – Abwärtsdrängen – Schwere – Gewicht
– Weibliches Genitale – Schweregefühl
– Allgemeines – Schweregefühl
Symptom „Ileus"
Magen
– Erbrechen – begleitet von – Ileus
Abdomen
– Ileus – Invagination
– Ileus – Obturationsileus
– paralytischer Ileus
– Peristaltik umgekehrt
Symptom „Mensesunregelmäßigkeiten"
Weibliche Genitalien
– Menses – wiederkehrend – aufgehört hat – nachdem die M. schon aufgehört hatten
– Menses – wiederkehrend – bei alten Frauen

18.4.4 Möglichkeiten und Grenzen der additiven homöopathischen Behandlung

Arzneimittelwahl

Wichtige Hinweise auf das die Gesamtheit der Symptome abdeckende Konstitutionsmittel können Symptome liefern, die oft weit in der Kindheit zurückliegen (sofern sie auffallend sind). Dabei sind insbesondere beim Ovarialkarzinom neben psorischen auch die sykotischen Aspekte zu eruieren (☞ Tab. III.20-5).

Hahnemann beschreibt die Krebskrankheit aus Ausdruck der sekundären Psora (Organon, § 80, § 205).

Anamnestisch ist sie oft als Folge **von Unterdrückungen** zu sehen. Beim Ovarialkarzinom findet man in der Vorgeschichte der Patientin oder in der weiteren Generationskette häufig die **Unterdrückung einer Gonorrhoe** (im weiteren Sinne). Heutzutage geht es dabei um vaginale Erreger, die mit dem sykotischen Miasma einhergehen wie z. B. Viren der Herpesgruppen, papillomauslösende Viren, Trichomonaden, Mykoplasmen und Chlamydien. Eine frühere Unterdrückung ist eine mögliche Indikation für die Gabe einer Nosode (z. B. *Medorrhinum*) als Zwischenmittel (☞ III.17.5.5), um ggf. später wieder mit dem Konstitutionsmittel fortzufahren. Die Applikation der Nosode ist dann angezeigt, wenn trotz des gut gewählten Konstitutionsmittels keine Veränderung in Richtung einer Heilung der Beschwerden eintritt.

Die Behandlung schwerer onkologischer Pathologien im Sinne einer „einseitigen Krankheit" (☞ III.18.4.2) wird dadurch erschwert, dass es keine Arzneimittelprüfungen mit schwer kranken Menschen gibt. Homöopathische Arzneimittelprüfungen werden grundsätzlich an „Gesunden" durchgeführt (☞ II.2). Wir kennen aus den Prüfungsergebnissen oder Vergiftungsberichten nur die ungefähre Richtung, in die das einzelne Mittel wirkt.

In der homöopathischen Behandlung von Patientinnen, die an einem Ovarialkarzinom erkrankt sind, wird zunächst das Mittel gegeben, das den vorliegenden Symptomen am ähnlichsten ist (meist im Anschluss an einen operativen Eingriff). Im weiteren Behandlungsverlauf kommt es vor allem darauf an, welche neuen Symptome unter der laufenden Therapie auftreten (☞ III.17.5.3).

! Beispiel: starke Zunahme des Leibesumfanges durch Aszites.

REPERTORISATION
Allgemeines – Wassersucht innerlich
Gemüt – Ruhelosigkeit – ängstlich
Gemüt – Furcht vor dem Tod
Allgemeines – Anämie

Verschreibung: *Arsenicum album* (evtl. LM-Potenz).

Nach wenigen Tagen entwickelt die Patientin ein starkes Verlangen nach Salzigem, will viel frische Luft zugefächelt bekommen, hat starke Blähungen. Homöopathisch ist nun abzuklären, ob die neu aufgetretenen Symptome noch zum *Arsenicum-album*-Bild passen, oder ob es sich um Symptome handelt, die einem anderen Mittel entsprechen.

Mittelwechsel

Typischerweise treten während der homöopathischen Begleitbehandlung von einseitigen Erkrankungen wie dem Ovarialkarzinom nach Verabreichung des angezeigten Mittels (Simile) neue Symptome auf, die auf ein neues Mittel hinweisen, das anhand der neuen Symptomatik zu repertorisieren und zu verabreichen ist. Passen die neuen Symptome allerdings noch auf das ursprünglich gewählte Arzneimittel (wie im Beispiel auf *Arsenicum album*), lautet die Strategie für die weitere Behandlung: Abwarten oder Fortfahren mit dem gleichen Mittel in einer zunächst gleichen Potenz.

18.4.5 Homöopathische Kasuistiken

Kasuistik 18-1: Rezidiv eines ovariellen Borderline-Tumors mit Metastasen

Jens Wurster

Alter, Aussehen der Patientin

35-jährige, groß gewachsene, blonde Pat. mit zweitem Rezidivtumor im rechten Eierstock.

Therapiebeginn: 28. August 2001.

Vorgeschichte

Der Ersttumor wurde wegen bestehenden Kinderwunsches 1993 nur teilweise entfernt: Ovarektomie links mit einem fünf Zentimeter großen Tumor und Teilovarektomie rechts bei einem zehn Zentimeter großem Ovarialkarzinom rechts und links.

Zwischenzeitlich gebar die Pat. zwei Kinder.

Erster Rezidivtumor im Jahr 2000 mit Adnexektomie (Re-Laparotomie) links, Adnexrevision rechts. Es folgte eine Omentektomie, Apendektomie und eine Lymphonodektomie rechts. Die histologische Untersuchung ergab ein mikropapilläres Karzinom. Auch in der Douglaszytologie ergab sich ein positiver Tumorzellnachweiss

Zweites Rezidiv im Mai 2001 mit histologisch gesicherten papillären Verbänden des serösen Borderline-Tumors im Douglasspülat. Gleichzeitiger kontinuierlicher Anstieg des Tumormarkers CA-125 auf 75 (Normwert: < 35).

Diagnostik

Die histologische Untersuchung bei der Erstdiagnose 1993 ergab ein Zystadenokarzinom; wurde dann aufgrund von weiteren histologischen Untersuchungen als **Borderline-Tumor der Ovarien** klassifiziert, der eine deutlich schlechtere Prognose aufweist.

Es handelte sich zunächst um einen Borderleintumor, aber beim ersten Rezidiv wurde bereits der Verdacht auf ein Ovarialkarzinom gestellt. Die histologische Untersuchung ergab einen Spezialtyp (Beurteilung des Pathologen mikropapilläres seröses Karzinom mit schlechterer Prognose). Die Klassifikation als echtes Adenokarzinom ist allerdings nicht unumstritten und hat sich bislang nicht durchgesetzt. Es erfolgt deshalb hier noch die Klassifikation als Borderleintumor.

Im bisherigen Verlauf zeigte sich, dass der Tumor trotz aller Therapie immer wieder rezidivierte. Erst das Ansteigen des für das Ovarialkarzinom typischen Tumormarkers CA 125 und die vorher umstrittene histologische Differenzierung veranlassten die Ärzte, die Pat. detailliert über das Krebsgeschehen aufzuklären. Auch die Tumorzellen im Douglaspunktat sprachen für ein malignes Geschehen.

Die Pat. wurde schriftlich über die Gefahr aufgeklärt, dass eine erhöhte Rezidivgefahr (möglicherweise für ein invasives Karzinoms) besteht, der mit Chemotherapie behandelt werden müsste.

Spontanbericht

Aufgelöste Pat. mit Weinkrämpfen, sie möchte nicht wieder in eine Klinik, alle traumatischen Erinnerungen an die Klinikzeiten werden plötzlich wieder lebendig. Wegen des erneuten Rezidivs mit den Tumorzellverbänden im Bauchraum, dem ansteigenden Tumormarker und der bei Borderline-Tumoren nicht vielversprechenden Chemotherapie (Moss 1997) möchte die Pat. mit der Homöopathie einen anderen Weg versuchen als die vorgeschlagene Chemotherapie und Bestrahlung.

Eigenanamnese

Hämorrhoiden ab dem Alter von 21 Jahren, die verödet wurden. **Warzen** an den Händen, die als Kind herausgeschnitten wurden. 1995 Entfernung eines großen **Lipoms** am Rücken.

Familienanamnese

Vater: Lungenembolie.

Mutter: rezidivierende Thrombosen.

Keine Tuberkulose in der Familie. Ansonsten keine nennenswerten Erkrankungen in der Familie.

Anfälligkeiten

1998 mehrere Phasen von intensivem **Nasenbluten** über jeweils ca. 20 Minuten (dunkelrotes Blut).

Seit 2000 **Schwindelanfälle**. Lokalisation des Schwindels ist im Hinterkopf, mit Übelkeit verbun-

den. Der Raum dreht sich um sie herum. Auftreten des Schwindels verstärkt nach der ersten Rezidivoperation im Krankenhaus.
Starke Magenschmerzen. Bei Schmerzen legt sie die Hand auf die betroffenen Stellen zum Massieren, was ihr gut tut.
In letzter Zeit immer wieder **Hustenanfälle**. Der Hustenreiz geht von der Kehlgrube aus, auch nachts, sodass sich die Pat. aufsetzen muss und die Hand auf die Brust hält.

Gelenkter Bericht

Geist und Gemüt: Seit zwei Jahren lebt die Pat. in ständiger Angst vor einem erneuten Rezidiv, jeder Arzttermin ist von schrecklichen Ängsten begleitet. In den vergangenen Monaten traten immer wieder Schmerzen im Bauchraum auf. Gleichzeitig mit den Schmerzen steigt eine Angst vom Magen aufwärts. Trost durch den Ehemann wird in dieser Situation als sehr angenehm empfunden. Die Pat. hat viele Ängste, z. B. vor Dunkelheit, vor Krebs oder dass der Familie etwas passiert.
Abdomen und Rektum: Wiederkehrende Hämorrhoiden in der Schwangerschaft. Gelegentlich Blut im Stuhl.
Geschlechtsorgane: Reizbarer vor Menses. Mehrfache Unterleibsentzündungen und Vaginalpilzinfektionen. Fischig riechender milchiger Ausfluss. Die Schwangerschaft verlief vor dem ersten Tumor 1993 sehr gut. Ausgeprägte Brustentzündungen beim Stillen mit hohem Fieber und Blutungen aus der Brustwarze.
Extremitäten: Füße sind kalt; sie braucht eine Wärmeflasche an den Füßen, sonst kann sie nicht einschlafen.
Nahrungsmittelverlangen: Vorliebe für Eis. Getränke sollen lieber lauwarm sein (kalte Getränke lösen Schluckauf aus).
Schlaf: Sie hatte einen Traum kurz vor dem Auftreten des Ersttumors 1993, dass sie von einer Schlange gebissen und gewürgt worden sei. Im Traum hatte sie dann das Gefühl, dass sie einen Tumor bekommen könnte. Sie ist sehr feinfühlig und weiß schon beim Läuten des Telefons, wer der Anrufer ist.
Haut: Warzen an den Händen. Pat. errötet bei Erregung und bekommt rote Flecken am Dekolletee. Nach Kratzen erscheinen schnell rote Streifen auf der Haut. Starke Keloidbildung der Narben. Auch nach einem Jahr war eine Operationsnarbe noch sehr rot. Oft große weiße Hautschuppen im Frontaarbereich. Weiße Flecken auf den Fingernägeln. Oft Pickel am Kinn.

Beobachtungen des Arztes

Sehr ausgeprägte rote Ränder der Zunge, Schwellung unter den Augen.

Fallanalyse

Die Totalität der Symptome ergibt *Phosphorus* oder *Sepia*, aber es scheinen nicht alle Symptome genau abgedeckt zu sein, sodass der Fall eventuell miasmatisch kompliziert ist. Dieser Verdacht ist am Verlauf zu beurteilen. Ziel ist es, die Ausbreitung der Tumorzellverbände zu stoppen und die Gesundheit der Pat. wiederherzustellen. Auf die dringend angeratene Chemotherapie verzichtet die Pat.

Verlaufsparameter in der Klinik

Angstzustände, Schwindel, Magenschmerzen, Schwellung unter den Augen, Husten, Häufiges Weinen, Tumormarker CA-125 (erhöht bei 54 am 28. August 2001)

Verschreibung

REPERTORISATION (MACREPERTORY)
Feminin – Karzinom, Krebs – Ovarien
Feminin – Leukorrhoe – übelriechend – Fischlake, wie
Gemüt – Furcht – Arzt nicht sehen, will den – er scheint ihr Angst und Schrecken einzuflößen
Gemüt – Trost, Zuspruch – amel.
Gemüt – Träume – Tiere – beißen, die ihn
Gemüt – Träume – Tiere – Schlangen
Nase – Nasenbluten – Schneuzen, durch
Schwindel – Hinterhaupt, im
Schwindel – Übelkeit – mit
Schwindel – Gegenstände scheinen – Kreis zu drehen, sich im – Raum dreht sich
Husten – Kitzeln – Kehlgrube – durch Kitzeln in der
Husten – aufsetzen – muss sich

REPERTORISATION (MACREPERTORY)
Husten – Hände – halten – Brust mit beiden – beim Husten
Extremitäten – Kälte – Fuß – abends – Bett, im und beim Zubettgehen – agg.
Allgemeines – Speisen und Getränke – Eis – Verlangen
Extremitäten – Warzen – Hand
Allgemeines – Tumoren – gutartige – Lipom, Fettgeschwulst
Gemüt – Reizbarkeit, Gereiztheit – Menses – vor
Brust – Entzündung – Mastitis – Entbindung, während oder nach der
Mund – Verfärbung – rot – Zunge – Ränder
Extremitäten – Nägel – Beschwerden der – gepunktet
Gesicht – Schwellung – Augen – unter
Gesicht – Hautausschläge – Pickel – Kinn
Allgemeines – Hand – legen – auf die Partie – amel.

Phosphorus Q 3. Mittelweisend war das Vorherrschen der Angst.

Follow-up nach einer Woche (5. September 2001)

Unter *Phosphorus* Reduzierung der Angst, des Schwindels und des Hustens. Jedoch ist die Psyche sehr angeschlagen, die Pat. weint fast bei jeder Konsultation. Sie hat eine starke Unruhe in den Beinen abends. Die Unterleibsbeschwerden sprechen mehr für *Sepia*. Die erneute Analyse ergibt *Sepia*.

Verschreibung

REPERTORISATION (MACREPERTORY)
Gemüt – Weinen – Sprechen über die Krankheit, beim
Gesicht – Schwellung – Augen – unter
Gesicht – Hautausschläge – Pickel – Kinn
Extremitäten – Kälte – Fuß – abends – Bett, im und beim Zubettgehen – agg.
Husten – Hände – Halten – Brust mit beiden – beim Husten
Schwindel – Übelkeit, mit
Extremitäten – Warzen – Hand
Extremitäten – Ruhelosigkeit – untere Gliedmaßen – abends
Feminin – Leukorrhoe – übel riechend
Feminin – Leukorrhoe – übel riechend – Fischlake, wie

Sepia Q 3.

Verlauf

Unter der Wirkung von *Sepia* hört das ständige Weinen auf und die Unruhe der Füße verschwindet. Die Bauchschmerzen und das Völlegefühl im Bauch verringern sich.
Mit gutem Gefühl verlässt die Pat. mit *Sepia* Q 4 und Q 5 am 8. September 2001 die Klinik.

Schriftliches Follow-up nach drei Wochen (26. September 2001)

Ausgezeichneter Allgemeinzustand, es gibt nichts, was nicht gut geht.

Follow-up nach weiteren drei Wochen (17. Oktober 2001)

Alles sehr gut.
Verschreibung: *Sepia* Q6. Da es der Pat. gut geht, wird die Q-Potenz weitergegeben, bis andere Symptome erscheinen.

Follow-up nach weiteren drei Wochen (12. November 2001)

Das Allgemeinbefinden der Pat. ist so gut, dass auf C-Potenzen gewechselt werden kann. Cave: der Tumormarker CA-125 steigt weiter an (nun bei 64).
Verschreibung: *Sepia* C 200. Wegen des steigenden Tumormarkers bei weiter bestehendem Wohlbefinden der Pat. Wechsel auf die C-Potenz, da C-Potenzen manchmal tiefer wirken können.

Follow-up nach weiteren fünf Wochen (21. Dezember 2001)

Pat. spürt ab und zu ein Ziehen im Unterbauch und in den Leisten, außerdem Halsschmerzen. Der ansteigende Tumormarker macht ihr zunehmend Angst. Die Ärzte sprechen von einem Voranschreiten der Krankheit.
Verschreibung: Aufgrund des sonstigen guten Verlaufs Wiederholung von *Sepia* C 200.

Follow-up nach weiteren zehn Wochen (6. Februar 2002)

Tumormarker steigt auf 75 an, sonst keine Beschwerden. Der ansteigende Tumormarker zeigt an, dass der Fall noch nicht im Griff ist.
Verschreibung: *Sepia* M.

Follow-up nach weiteren vier Wochen (3. März 2002)

Pat. bekommt starke Schmerzen im Unterbauch, sie spürt die Tumoren wachsen (Tumorzellen im Douglas-Punktat). Die Pat. entwickelt das Gefühl, dass etwas wächst. Die Leistenlymphknoten sind geschwollen. Krampfhafte Schmerzen in der Leistengegend und ziehende Schmerzen in der Nierengegend die nach oben ausstrahlen. Krampfartige Schmerzen im Unterbauch, sodass sie nicht mehr aufstehen kann. Sie kann nur noch auf dem Rücken liegen, nur so hält sie den Schmerz aus. Der Bauch ist aufgetrieben.
Die Pat. ist wieder völlig verzweifelt und ist sich sicher, dass das wohl der Anfang vom Ende ist. Träumt von toten Menschen, was ihr noch mehr Angst macht.
Im Nacken sind einige Pickel aufgetreten, am Gesäß ein Ekzem. Im Rücken spürt sie an der Stelle, an der das Lipom herausoperiert wurde, einen Druckschmerz.

Erneute Fallanalyse unter miasmatischen Gesichtspunkten am 3. März 2002

Der Verlauf zeigt, dass *Phosphorus* und *Sepia* als mögliche konstitutionelle Mittel die Pat. insgesamt stabilisieren können. Der Anstieg des Tumormarkers und die extreme Verschlechterung zwingen jedoch dazu, den Fall neu zu überdenken: Analyse der aktuellen Symptomatik unter Beachtung der Symptome aus der Anamnese und des Miasmas. Ausgangspunkt der Analyse ist die Vermutung, dass der Fall miasmatisch kompliziert ist.

Verschreibung

REPERTORISATION (MACREPERTORY)
Abdomen – Schwellung – Leistenregion
Abdomen – Schmerzen – Ziehen – Leistenregion
Rücken – Schmerzen – Ziehen
Rektum – Hautausschläge – Ekzem – Anus, um den
Rücken – Hautausschläge – Zervikalregion
Allgemeines – Tumoren, gutartige – Lipom, Fettgeschwulst
Gemüt – Träume – tot – Menschen

Im Anschluss nochmalige Analyse der Symptome der Erstanamnese bezüglich *Thuja*: die chronischen *Thuja*-Symptome (z. B. Schluckauf beim Trinken von kaltem Wasser, Lipom in der Vorgeschichte) geben schon einen miasmatischen Hinweis.

Verschreibung

REPERTORISATION (MACREPERTORY)
Abdomen – Schwellung – Leistenregion
Abdomen – Schmerzen – Ziehen – Leistenregion
Rücken – Schmerzen – Ziehen
Rektum – Hautausschläge – Ekzem – Anus, um den
Rücken – Hautausschläge – Zervikalregion
Allgemeines – Tumoren, gutartige – Lipom, Fettgeschwulst
Gemüt – Träume – tot – Menschen
Magen – Schluckauf, Singultus – Trinken, nach – kalte – Wasser
Extremitäten – Nägel – Beschwerden der – gepunktet
Feminin – Leukorrhoe – übel riechend – Fischlake, wie
Feminin – Leukorrhoe – übel riechend
Extremitäten – Warzen – Hand
Gesicht – Hautausschläge – Pickel – Kinn
Schwindel – Hinterhaupt, im

Thuja C 30, in Wasser aufgelöst, 3 Tage hintereinander jeweils 1 Teelöffel aus dem Wasserglas.

Telefonisches Follow-up nach zehn Tagen (14. März 2002)

Nach *Thuja* geht es der Pat. besser. Das Ziehen in der Leiste ist verschwunden. Die Leiste ist noch geschwollen, tut aber nicht mehr weh. Die Krämpfe im Bauch sind vergangen. Die Krämpfe in der Nierengegend sind nicht mehr da. Der Ausschlag am Gesäß geht zurück. Tumormarker CA-125 von 75 auf 64 gesunken.

Telefonisches Follow-up nach weiteren zwei Wochen (31. Mai 2002)

Keinerlei Unterleibschmerzen mehr. Noch etwas Rückenschmerzen. Tumormarker weiter auf 50 gesunken.
Verschreibung: *Thuja* C 30, in Wasser gelöst.

Telefonisches Follow-up nach weiteren zehn Wochen (15. August 2002)

Die Pat. spürt eine innere Unruhe aufkommen. Pat. träumt von Ratten, die sie bedrohen. Sie hat wieder Ängste wegen des Tumors. Verstärkt bräunlicher Fluor vaginalis.

Verschreibung: *Thuja* C 200.

Telefonisches Follow-up nach weiteren drei Monaten (14. November 2002)

Alle Ängste sind verschwunden, die Pat. ist innerlich ganz ruhig. Keine Unterleibsprobleme. Tumormarker CA-125 auf 34 gesunken.

Verschreibung: *Thuja* C 200.

Weiterer Verlauf

26. März 2003: Die Pat. beobachtet an sich mehrere neue Leberflecken, und denkt, es werden mehr. Schwindel im Hinterkopf. Stechen im Unterbauch. Verschreibung: *Thuja* M.

Diagnostik (2. April 2003): CT und Ultraschall ohne Befund. Tumormarker normal (bei 10).

Verschreibung (7. Mai 2003): *Thuja* M, *Thuja* XM (7. Juli 2003). Nach der Kent'schen Reihe wird ein Mittel weitergegeben, wenn es gut getan hat und zugleich der Tumormarker sinkt.

Diagnostik (29. September 2003): Douglas-Raum frei. CT und Ultraschall ohne Befund. Tumormarker normal (bei 0).

Verschreibung (29. September 2003): *Thuja* XM.

3. November 2003: Die Pat. verspürt eine zunehmende Taubheit der Zungenspitze und klagt über häufige Niesanfälle. Verschreibung: *Saccharum lactis.* DD *Phosphorus.* Begründung: Es tauchten neue Symptome auf, die Hinweise auf ein neues Mittel geben. Da die Symptomatik noch nicht ganz klar ist, wird ein Placebo gegeben, um beim nächsten Bericht weitere Symptome zu erhalten, und um zu prüfen, ob die neu aufgetretenen Symptome wieder von alleine verschwinden.

9. Dezember 2003: Der Pat. geht des sehr gut.

Verschreibung: *Saccharum lactis.*

6. Januar 2004: Ziehen in der Brust, das bei der Pat. erneut starke Ängste vor Krebs auslöst. Niesanfälle. Zunge an der Spitze taub. Verschreibung: *Phosphorus* C 200. Mittelwechsel auf *Phosphorus* wegen der starken Ängste und der tauben Zungespitze.

25. März 2004: Das Ziehen in der Brust ist vollkommen verschwunden. Die Angst vor Krebs auch. Verschreibung: *Saccharum lactis.* Placebo-Gabe wegen der Vermutung, dass *Phosphorus* noch wirkt.

7. Mai 2004: Starke Übelkeit mit Schwindel. Pat. erbricht während des Telefonates. Bewegungen des Kopfes lösen Schwindel aus. Augenschließen bessert den Schwindel.

Verschreibung: Akut *Nux vomica* C 200, das keine Besserung bringt. Danach *Phosphorus* C 200. DD *Conium.* **Kommentar:** *Nux vomica* hat im Mittelbild Übelkeit mit Schwindel und schien deutlich zu passen. Wenn die scheinbar gut indizierte Arznei nicht wirkt, muss ein neues Mittel gewählt werden. Da *Phosphorus* auch die Übelkeit mit Schwindel hat und der Pat. auch sonst gut half, wurde *Phosphorus* wiederholt. *Phosphorus* besserte schnell. An *Conium* war zu denken, da der Schwindel durch Augenschließen gebessert wurde, was ein deutlicher Hinweis auf *Conium* ist. Hätte *Phosphorus* nicht gewirkt, wäre *Conium* gegeben worden.

23. September 2004: Untersuchung (Ultraschall, CT, Blutbild) im Krankenhaus: alles in Ordnung. Die Pat. verspürt ab und zu ein Schwindelgefühl. Verschreibung: *Phosphorus* M.

22. Juni 2005: Tumormarker CA-125 bei 0. Der Arzt im Krankenhaus will den Tumormarker künftig nicht mehr kontrollieren, da er nicht tiefer sinken kann.

Verschreibung (22. Juni 2005): *Saccharum lactis.* Placebo-Gabe, weil alles so gut geht und *Phosphorus* weiter wirken soll.

Verschreibung (15. August 2005): *Phosphorus* M.

Verschreibung (14. November 2005): *Phosphorus* XM.

17. Januar 2006: Untersuchung im Krankenhaus: weiterhin alles in Ordnung. Kein Anhalt für ein Tumorgeschehen. Verschreibung: *Phosphorus* XM.

14. März 2006: Die Situation ist stabil. Verschreibung: *Phosphorus* CM

3. Mai 2006: *Saccharum lactis.* Placebo-Gabe, weil die CM-Potenz (vor sieben Wochen verabreicht) eine Wirkungszeit von mindestens drei Monaten hat.

Diskussion

Mithilfe von *Phosphorus, Sepia* und *Thuja* wurde die Pat. beschwerdefrei, der maligne Erguss im Douglas-Raum und die malignen Absiedelungen (Tumorzellen im Douglaspunktat) im Bauchraum verschwanden. Bis heute ist kein Rezidivtumor mehr aufgetreten, die Tumormarker sind im Normbereich.

Der Fall ist miasmatisch kompliziert. Es war wichtig, *Thuja* als antimiasmatisches Mittel über lange Zeit zu geben, bis wieder auf das Grundmittel *Phosphorus* zurückgekehrt werden konnte.

Beobachtungszeitraum: Fünf Jahre. Die Pat. ist völlig beschwerdefrei.

Kasuistik 18-2: Metastasiertes Ovarialkarzinom

Dario Spinedi, Helmut B. Retzek, Thomas Waibel

Alter, Aussehen der Patientin

Die Pat. ist zum Zeitpunkt der Tumor-Diagnose (September 1998) 57 Jahre alt. Bei der homöopathischen Fallaufnahme im Juni 1999 wirkt sie jung, nicht auffallend geschwächt und trägt eine Perücke.

Vorgeschichte

Erstes Symptom der Tumorerkrankung war eine periorbitale Schwellung. Eine Überprüfung der Nierenfunktion (Ultraschall, Kreatinin-Clearance) zeigte keine Auffälligkeiten. Im Verlauf kommt es zu einer Zunahme des Körpergewichts um 16 Kilogramm innerhalb von zwei bis drei Wochen, begleitet von massiven Beinödemen sowie ziehendem Schmerz in der Leistengegend und vaginalem Ausfluss.

Diagnostik

CT Abdomen (22. September 1998): **polyzystischer Ovarialtumor und suspekte zystische Metastasen in der Leber**. Bestätigung des Karzinomverdachts am 25. September1998 durch mediane Ober- und Unterbauchlaparotomie: **Faustgroßer, vom linken Ovar ausgehender Tumor**, mit der seitlichen Beckenwand und dem Uterus verwachsen, **Infiltration des Sigmoids** und des **terminalen Ileum. Dickwandige Peritonealkarzinose** im Bereich der Excavatio vesico-uterina und des Cavum Douglasi mit Infiltration der Blase. Zwerchfell rechts tumorinfiltriert, pathologische Lk im Thorax, Verbreiterung des Mediastinums, Pleura- und Perikarderguss, Verdacht auf Pleuralkarzinose.

Laborbefund (präoperativ)	
CA 125	17545
CA 15-3	249
CEA	2,1
CA 19-9	12

Histologischer Befund: Enddifferenziertes papilläres Adenokarzinom (G III), vom linken Ovar ausgehend übergreifend auf benachbarte Organe. Maligner Aszites.

Diagnose: metastasierendes Ovarialkarzinom FIGO III/IV, G III.

Therapie

Hysterektomie, beidseitige Salpingoovariektomie, Debulking des kleinen Beckens, tiefe vordere Rektumresektion und Dünndarmresektion (September 1998). Komplikationsloser postoperativer Verlauf.

Polychemotherapie von Oktober 1998 bis März 1999 mit sechs Zyklen (je 300 mg Taxol und 700 mg Platin).

Thorax-CT (8. Oktober 1998): Pleuraergüsse beidseits – insbesondere rechts und deutlicher Perikarderguss – Zeichen einer Karzinose. Pathologische mediastinale Lymphknoten.

Beginn der homöopathischen Behandlung am 19. Oktober 1998 (Helmut B. Retzek): Aufgrund des massiv fortgeschrittenen Befundes erfolgt die Repertorisation ohne Beachtung miasmatischer oder konstitutioneller Symptome ausschließlich mit klinischen Rubriken (Konzept Emil Schlegel), um jedenfalls ein bewährtes Krebsmittel zu erhalten (Burnett).

Verschreibung

REPERTORISATION (COMPLETE REPERTORY)
Weibliche Genitalien – Karzinom – Ovarien
Allgemeines – Karzinom – Drüsen
Allgemeines – Wassersucht – äußerlich

Conium XM in Wasser, alle halbe Stunde 1 Löffel; unterstützende Maßnahmen: Selen, Mistel, Vitamine, LaPacho-Tee.

Follow-up nach vier Tagen (23. Oktober 1998)

Angesichts des Ausgangsbefundes vermutlich ausgezeichnetes Ansprechen auf das „Krebsmittel", Pathologie in Regression.

Verschreibung: *Conium* CM in Wasser, alle 2 Stunden 1 Löffel (Potenz-Steigerung nach der Kent'schen Skala: XM – CM – 30 – 200 – M – XM ...).

Follow-up nach weiteren vier Wochen (19. November 1998)

Pleura- und Perikarderguss verschwunden, CA 125 auf 75 gesunken. Die Pat. sieht gut aus, ist zuversichtlich. Keine wesentlichen neuen Symptome. Zusätzliche Empfehlung: Akupunkt-Massage nach Penzel. Die Zusatztherapie wird vom Onkologen lächerlich gemacht.

Verschreibung: *Conium* C 30 in Wasser, alle 2 Stunden 1 Löffel.

Follow-up nach weiteren vier Wochen (17. Dezember 1998)

Alle Laborwerte, v. a. Tumormarker CA 125 (präoperativ > 17 000) sind im Normalbereich. Re-Staging (Abdomen-CT, Ultraschall, Labor) keine pathologischen Auffälligkeiten erfassbar, die bereits erfassten zystischen Strukturen der Leber sind unverändert und „keinesfalls sekundär blastomatös".

Die Pat. sieht sehr gut aus, wirkt agil, keine neuen Symptome außer den durch die Sigma-Resektion bedingten Stuhlproblemen. Die Pat. hat eine Psychotherapie begonnen.

Verschreibung: weiterhin *Conium* C 30 in Wasser, alle 2 Stunden 1 Löffel.

Follow-up nach weiteren vier Wochen (16. Januar 1999)

Weiterhin sehr gutes Befinden, auffallend fröhlich. Am Tag nach der Chemotherapie hat die Pat. das Gefühl, sie könne „nicht denken" (Gemüt – Stumpfheit – Denken – lange denken– kann nicht). Tumormarker CA 125 auf 3 gesunken. Außer den Darm-/Stuhlproblemen (typisch für Sigma-Resektionen) keine Probleme.

Die Pat. beschäftigt sich jetzt sehr viel mit Psychotherapie, geistigem Heilen, Kontakt mit einer Seherin die sie auf Dinge aus der Vergangenheit aufmerksam macht.

Verschreibung: weiterhin *Conium* C 30 in Wasser, alle 2 Stunden 1 Löffel.

Follow-up nach weiteren sieben Wochen (9. März 1999)

Die Pat. sieht sehr gut aus, kraftvoller geschmeidiger Gang, offener Blick. Sie berichtet von Träumen, in denen sie ihr distanziertes Verhältnis zur Mutter gespiegelt findet. Sie sucht astrologische Beratung, macht Psychotherapie.

Verschreibung

REPERTORISATION (COMPLETE REPERTORY)
Gemüt – Wahnideen – vernachlässigt – er würde vernachlässigt
Rektum – Stuhldrang – plötzlich
Rektum – Schmerz – Anus – Stuhlgang – nach – agg. – brennend

Magnesia muriatica C 200, eine Gabe als Einzelmittel, weiterhin Conium alles 2 Stunden.

Anmerkung: In der Repertorisation drängt sich jetzt bereits das nachfolgend so erfolgreich verordnete *Sepia* in den Vordergrund. Vermutlich wäre jetzt der richtige Zeitpunkt gewesen auf dieses bewährte Folgemitteln nach Conium (Rehmann) zu wechseln, da die Indikation für *Conium* nicht mehr gegeben war und mehr und mehr Indikationen für *Sepia* auftauchten. Unser Verständnis in der Therapie schwerster Krebsfälle war 1998 noch nicht so differenziert und der Einfluss einer „thematischen Analyse" noch sehr deutlich.

Follow-up nach weiteren drei Wochen (30. März 1999)

Die Pat. sieht ausgezeichnet aus (braungebrannt). Keine Wut mehr auf die Mutter, in der Psychotherapie geht es jetzt v. a. um Beziehung zu ihrem Mann. Tumormarker CA 125 bei 3, Thorax-CT-Kontrolle unauffällig. Weiterhin Chemotherapie, der Onkologe will ebenfalls weitermachen. Brauchte jetzt erstmals Neupogen-Spritzen (fast alle Tumorpatienten erleiden, selbst unter passender Arznei, ab der fünften oder sechsten Chemotherapie leukopenische Episoden. Anthozym-Petrasch® hat sich als Adjuvans bewährt).
Strategie: Keine weitere *Conium*-Gabe (die Indikation für *Conium* („Krebs") ist verschwunden). Kontrolltermin vereinbaren.

Follow-up nach weiteren zwei Wochen (9. April 1999)

Im Vordergrund stehen Stuhl- und Darm-Probleme. Fußschweiß. Pickel im linken Mundwinkel. Verlangen auf Eiscreme. Viele Pickel unter der Perücke.

Verschreibung

REPERTORISATION (COMPLETE REPERTORY)
Rektum – Jucken – Stuhlgang – nach – agg.
Extremitäten – Schweiß – Füße – reichlich
Rektum – Flatus – übel riechend
Rektum – Exkoriation, Wundheit – reiben, bis er roh ist – muss den Anus
Gesicht – Hautausschläge – Herpes – Mund – Mundwinkel
Allgemeines – Speisen und Getränke – Eiscreme – Verlangen

Sulphur XM, Einmalgabe.
Analyse: bis jetzt hervorragend gelaufene Kur. Die Pat. ist seit vier Monaten in der Vollremission, was aus schulmedizinsicher Sicht nicht zu erwarten war. Der Fall tritt von der „akuten Kampfphase" in die „Stabilisierungsphase" ein, in der eine gut geführte Konstitutionstherapie notwendig ist.

Follow-up nach weiteren sechs Wochen (20. Mai 1999)

Die Chemotherapie ist abgeschlossen. Die Pat. hat immer noch Darmprobleme. Sie hat angefangen zu joggen, bekommt Gelenksprobleme (Nebenwirkung von Taxol). Vagina empfindlich (Brennen nach gynäkologischer Untersuchung), ebenso Brennen im Darm nach Abdomen-CT.
Analyse: Sykosis III drängt sich in den Vordergrund. Überweisung zur Konstitutionstherapie (Clinica St. Croce).

Erstanamnese durch Dario Spinedi (Clinica St. Croce): Spontanbericht

Die Pat. bezeichnet sich selbst als Menschen, der allen alles recht machen will. Es geht ihr nicht gut, wenn es anderen schlecht geht. Körperliche Bewegung wie Laufen oder Tanzen bessert alle Beschwerden: „Wenn ich abends lange laufe, sodass ich schwitze, geht es mir richtig gut." Die Pat. konnte sich noch nie durchsetzen. Im Elternhaus bestimmte die Mutter, was zu tun ist. Der Vater hat zu allem Ja gesagt. Die Pat. geht gerne ihrer Arbeit nach. Sie kann sich nicht vorstellen, nur Hausfrau zu sein.
Partnerschaftsbeziehung: Das Verhältnis zu ihrem Mann ist nicht sehr gut. Die Pat. fühlt sich von ihm nicht verstanden. Er wirft ihr vor, sie könne ihre Gefühle nicht zeigen. In der Beziehung „fehlt die Zärtlichkeit". Ihr Mann möchte sich scheiden lassen, was ihr heute nicht mehr so viel ausmachen würde wie früher. Ihr Mann hat ihr immer vorgeschrieben, was sie tun soll (z. B. Reizwäsche tragen, obwohl sie sich damit nicht wohl fühlt).

Eigenanamnese

Als Kind: Mumps beidseits, starker Keuchhusten, viele Nasennebenhöhleninfekte (wurde punktiert), Gastritis. Warze in der Handfläche und andere Warzen an den Fingern.
Psoriasis an den Ellenbogen und an Knien, die während der Schwangerschaft und jetzt postoperativ verschwand.
Migräne seit Einnahme der Pille (36 Jahre lang eingenommen) „bis zum Erbrechen", mehrmaliger Präparatwechsel. Nach der Geburt Hämorrhoiden.

Obstipation, Hypotonie, Appendektomie, Tonsillektomie, Klavikulafraktur.
Die Pat. hat eine halbwüchsige Tochter.

Familienanamnese

Vater: benigner Pankreastumor (operiert). Als Operationsfolge Diabetes mellitus, der schließlich zu einem Nierenversagen führte. Im 50. Lebensjahr nach 15 Jahren Krankheit verstorben.
Mutter: Mammakarzinom mit Knochenmetastasen bei Diagnosestellung. Eineinhalb Jahre später im 50. Lebensjahr verstorben.
Großvater mütterlicherseits: Ösophaguskarzinom.
Großmutter mütterlicherseits: Insult im 80. Lebensjahr.

Anfälligkeiten

Drei- bis viermal im Jahr Lippenherpes, Neigung zu blaue Flecken.

Gelenkter Bericht

Geist, Gemüt: Passt sich an, damit die anderen zufrieden sind. Sie ist gerne allein, aber auch gerne in Gesellschaft.
Sie ist eher selten traurig, lässt sich dann aber trösten. Sie erledigt alles schnell (Essen, Gehen und auch Arbeiten). Als „Zauberstabwünsche" gibt die Pat. an: dass die Ehe glücklich wird, dass sie mehr Respekt von ihrer Tochter bekommt, dass sie gesund bleibt.
Ängste: Als sie zu arbeiten anfing, hatte sie Angst, aufs Klo zu gehen oder in der Arbeit zu telefonieren. Ab und zu hat sie Angst, dass der Krebs wiederkommt. Sie hat Angst, allein durch den Wald zu gehen (Angst vor Vergewaltigung, die sie schon als Kind hatte).
Kopf: Viele Pickel auf der Kopfhaut, die nach der Gabe von *Sulphur* vergangen sind. Die Migräne ist nach Absetzen der Pille verschwunden. Gegenwärtig hat sie nur noch etwa alle zwei Tage morgens einen leichten Kopfschmerz.
Gesicht: Beim Aufstehen vom Sitzen, vom Liegen oder Bücken wird ihr schwarz vor Augen.
Mund: Nachts trockener Mund und trockener Hals, muss dann etwas trinken.
Rektum: zwei- bis fünfmal täglich Stuhlgang. Breiiger Stuhl mit Speiseresten, im Laufe des Abends wird er oft zu Durchfall. Brennen, Stechen und Jucken am After nach Stuhlgang, wunder Darmausgang (Mastdarm z.T. reseziert). Manchmal nach dem Stuhlgang beim Reinigen etwas Blut. Am Beginn der Chemotherapie viel Durchfall, der sich im weitern Verlauf besserte.
Geschlechtsorgane: Menses vor der Einnahme der Pille sehr stark, aber regelmäßig. Bauchkrämpfe während der Menses vor der Pilleneinnahme, nach der Pille nicht mehr. Weniger ausgeprägtes sexuelles Verlangen als ihr Mann. Seit der Operation hat sie wegen trockener Genitalschleimhäute und damit verbundenen brennenden Schmerzen vaginal mit ihrem Mann nicht mehr geschlafen. Nach der Geburt der Tochter Jucken und gelber Ausfluss.
Rücken: Kreuzschmerzen, wenn sie zu Hause zu lange auf der weichen Matratze im Bett liegt. **Extremitäten:** Gelenkschmerzen, wenn sie vom Sitzen aufsteht (Hüften und Knie). Seit ca. zwei Monaten Schmerzen wie eingerostet beim Strecken der Ellenbogen und Handgelenke, besser bei Bewegung. Hand oder Arme schlafen ein, wenn sie darauf liegt.
Durst: Viel Durst, trinkt ca. zwei bis zweieinhalb Liter Flüssigkeit am Tag (Wasser, Apfelsaft oder Tee).
Nahrungsmittelverlangen, -abneigung: [V] Süßigkeiten, speziell Eis, sonst noch Schokolade. Gewürztes, Teigwaren, Reis. Früchte und Gemüse. **[A]** Milch, Schweinefleisch. Sellerie, Leber und Kohlrabi.
Schlaf: Zieht nachts zum Schlafen einen Pyjama an. Liegt gerne auf dem Bauch zum Einschlafen. Manchmal morgens leichte Müdigkeit. Die Pat. träumt davon, etwas machen zu wollen, und dann kommt immer etwas dazwischen. Gefühl, dass sie es nicht schaffen kann, weil immer etwas dazwischen kommt.
Nach der Operation war der Pat. immer sehr kalt, sie brauchte eine zweite Decke. Hatte immer eher kalte Füße, auch nachts.
Haut: Vor drei oder vier Jahren braune Flecken im Gesicht (Chloasma) und oberhalb der Oberlippe nach Aufenthalt in der Sonne („wie ein Bart").
Allgemeines: Die Pat. liegt gerne in der Sonne, bei Wetterwechsel bekommt sie Kopfweh. Hält sich

gerne am Meer und in den Bergen auf, schwimmt gerne, auch in kaltem Wasser. Niedriger Blutdruck: 90/60 mmHg (höchstens 120/70 mmHg). Gewicht: 60 – 61 kg.

Beobachtungen des Arztes: Das Oberlid des rechten Auges hängt etwas herab. Die Pat. sitzt mit gekreuzten Beinen da, Schwellung unter den Augen, Sommersprossen im Gesicht, Zunge mit Zahneindrücken, gibt knappe Antworten.

Symptomenbewertung (Complete Repertory)

Auffallende sonderliche und eigenheitliche Symptome

Allgemeines – Arzneimittel homöopathische – übersensibel – Hochpotenzen, auf
Allgemeines – Bewegung – bessert
Gemüt – Tanzen – bessert
Allgemeines – Überkreuzen der Beine – verbessert
Weibliche Genitalien – Koitus – schmerzhaft, Trockenheit von
Gesicht – Farbe, Verfärbung – braun – Flecke, Chloasma
Allgemeines – Schwangerschaft – verbessert
Extremitäten – Taubheit – obere Extremitäten – Liegen während, Teilen, auf
Rücken – Schmerzen – allgemein – Liegen – während – hart, auf etwas – verbessert
Mund – Zahneindrücke – Zunge

Gut beobachtete Geistes- und Gemütssymptome

Gemüt – Beschäftigung – bessert
Gemüt – nachgiebig –
Gemüt – Beschwerden von – Unterdrückung – durch andere, seit Langem

Allgemeinsymptome

Stuhl – unverdauten Speisen, mit
Rectum – Schmerz – brennend – Stuhlgang – während
Rectum – Schmerz – brennend – Stuhlgang – nach
Stuhl – scharf, wund machend
Allgemeines – Nahrungsmittel – Bier – Verlangen
Allgemeines – Nahrungsmittel – Milch – Abneigung
Weibliche Genitalien – Jucken – Fluor, durch
Extremitäten – Warzen – Hand – Handteller
Extremitäten – Warzen – Finger
Haut – Ausschläge – Psoriasis
Gesicht – Hautausschläge – Bläschen – Lippen
Haut – Farbe – bläulich – Flecke
Rectum – Hämorrhoiden – Geburt, während
Rectum – Hämorrhoiden – Geburt, nach, Wochenbett
Gesicht – Sommersprossen
Kopfschmerz – Allgemein – Wetter, bei – Wetterwechsel, bei
Schlaf – Lage – auf dem Bauch
Allgemeines – Nahrungsmittel – Kohl verschlechtert
Allgemeines – Nahrungsmittel – Fleisch – verschlechtert
Mund – Trockenheit – nachts
Hals – Trockenheit – nachts

Verschreibung

Sepia Q 3, täglich (vgl. Organon, § 272).

Fallanalyse

- **Latente Psora:** Breiiger Stuhl mit Speisereste, Bluten mit und nach Stuhl, Abneigung gegen Milch, Gelenke wie eingerostet nach dem Sitzen, Bewegung tut gut.
- **Ausbrechende Psora:** Brennen und Jucken am Anus, Schmerzen beim Beischlaf durch Trockenheit, als Kind Warzen in der Handfläche und an den Fingern, als Kind Psoriasis, Chloasma im Gesicht, rezidivierender Herpes, bekommt schnell

blaue Flecken, Hämorrhoiden nach der Geburt, Sommersprossen im Gesicht, Einschlafen von Armen und Händen beim Darauf-Liegen, Trockener Mund und Hals nachts.

Begründung der Arzneimittelwahl

Aufgrund der Totalität der Symptome wird die Therapie mit Q-Potenzen unter täglicher Verlaufskontrolle während eines klinischen Aufenthaltes begonnen.

Verlauf und Verschreibungen

Zur Dosierung bei den Verschreibungen im folgenden Verlauf: Q Potenzen täglich (vgl. Organon der § 272), C Potenzen trocken als Einzelgaben.

Datum	Verlauf und Symptome	Verschreibung
16. Juni 1999	CA 125: 9 U/ml	*Sepia* Q 3
29. Juni 1999	• „Wenn ich Obst esse, dann muss es richtig unreif sein, z. B. nur grüne Bananen" • „Seit zwei bis drei Tagen habe ich das Gefühl, ich bekomme die Augen nicht auf" • Pickel am Kinn rechts • Trockener Mund mit Durst nachts	*Phosphorus* Q 3
5. Juli 1999	• Gefühl, am Morgen die Augen gar nicht aufzubringen (trockenes Gefühl) ist immer noch da • Pickel zwischen Nase und Oberlippe links und rechts. Links auch am Kinn unterhalb der Lippe und auf der Stirn (wieder aufgetreten) • Kopfschmerzen nach dem Laufen • Onkologische Kontrolle unauffällig, die Kontrollabstände werden früher als erwartet auf längere Zeiträume festgesetzt (nächste Kontrolle im September)	*Sepia* Q 4
12. Juli 1999	• Stuhl – unverdauten Speisen, mit • Stuhl – scharf, wundmachend • Gliederschmerzen – allgemein – Bewegung, verschlimmert, am Beginn • Weibliche Genitalien – Karzinom – Ovarien • Allgemeines – Nahrungsmittel – Obst – Verlangen, grün	*Medorrhinum* XM
18. August 1999	• Auge – Öffnen der Lider – schwierig – morgens • Weibliche Genitalien – Karzinom – Ovarien • Rektum – Schmerz – brennend – Stuhlgang, während • Auge – Tränenfluss – morgens • Mund – Trockenheit – nachts • Extremitäten – Warzen – Fuß – Fußsohle • Stuhl – unverdauten Speisen, mit • Gemüt – Verantwortung – Abneigung • Gemüt – Angst – versagen, zu • CA 125: 5 U/ml	*Lycopodium* XM
20. bis 24. September 1999	**Erweitertes Tumorscreening:** • Kein Hinweis für Relaps/disseminierte Tumorprogredienz. NED. Befund eines markersensitiven Respons (CR). Eine vormals paraneoplastisch hypothetisch zugeordnete Eosinophilie mit 11,1 (19.05.1999) rückläufig und nur mehr marginal über den oberen cut-off angehoben (aktuell 5,0)	

Datum	Verlauf und Symptome	Verschreibung
20. bis 24. September 1999	• Residuelle arthralgiforme, myalgiforme Beschwerden zur Sicht einer Taxan-assoziierten Symptomatik, die von der Pat. subjektiv kaum mehr wesentlich irritativ wahrgenommen werden. Kein Anhalt für markante neuralgische Begleitsensationen. • Chemotherapie assoziierte Klimax • Osteoprotektive Maßnahmen empfohlen • Performance 0	
28. September 1999	• Kleiner Pickel auf der Nasenspitze links • Einige Pickel an der linken Schläfe • Trockener Mund untertags und nachts • Schnupfen im linken Nasenloch, Schnupfen am Morgen links • Leichte Müdigkeit und Kopfschmerz am Morgen verschlechtert • Schlaf ↓ • Analbrennen ↑ • Warze auf der Unterseite der linken Großzehe • Schuppenflechte gleich bleibend • Blähungen am Abend • Onkologische Kontrolle unauffällig	*Sepia* XM
22. November 1999	• Allgemeinbefinden sehr gut • Weiterhin Warze an der linken Großzehe • Weiterhin Schuppenflechte • Psyche sehr gut • CA 125: 2 U/ml, alle anderen Parameter im Normbereich	*Sepia* XM
10. Januar 2000		*Sepia* CM
20. Januar 2000	• Allgemeinbefinden gut („Moral" sehr gut, Arbeit gut) • Durchfall in der vergangenen Woche (ist wieder verschwunden) • Blähungen ↓ • Jucken nach Stuhlgang gleich bleibend • Schuppenflechte aktiver • Kleine Warze rechts am Mittelfinger innen zur Kuppe hin • Pickel im Gesicht insgesamt besser	*(abwarten)*
16. März 2000	CA 125: 6 U/ml, alle anderen Parameter im Normbereich Die Wirkung von Sepia ist weiterhin gut, deshalb auswirken lassen	*Saccharum lactis*
24. April 2000		*Sepia* CM
26. April 2000	• Allgemeinbefinden sehr gut • Psyche gut • Onkologische Kontrolle unauffällig (Abdomensono, Thorax-Röntgen, Labor) • Brennen anal ↓ • Blähungen ↓ • Seit einer Woche Kreuzschmerzen, nachdem sie etwas schweres getragen hatte • Weiterhin Schuppenflechte • Einige Pickel im Gesicht • Weiterhin Warze am Mittelfinger rechts	*(abwarten)*
26. Mai 2000	Warze am Mittelfinger rechts abgefallen	*(abwarten)*

Datum	Verlauf und Symptome	Verschreibung
3. Juli 2000	CA 125: 4 U/ml, alle anderen Parameter im Normbereich Die Wirkung von Sepia ist weiterhin gut, deshalb auswirken lassen	*Saccharum lactis*
22. September 2000	• CA 125: 5 U/ml, alle anderen Parameter im Normbereich • Stationäres onkologisches Tumorstaging unauffällig	*Sepia* M
26. Januar 2001	Die Schuppenflechte ist etwas aktiver	*Sepia* XM
15. Oktober 2001	• CA 125: 7 U/ml, alle anderen Parameter im Normbereich • Schuppenflechte wieder etwas aktiver • Weiterhin Warze an der Großzehe rechts	*Sepia* CM
18. Februar 2002	CA 125: 7 U/ml, alle anderen Parameter im Normbereich	*Sepia* M
27. August 2002	• Auge – Öffnen der Lider – schwierig – morgens • Rectum – Schmerz – brennend – Stuhlgang, während • Stuhl – klebrig, zäh • Gesicht – Hautausschläge – Bläschen – Lippen – Fieberbläschen Verschreibung eines komplementären Zwischenmittels aufgrund der vorhandenen Symptome	*Rhus toxicodendron* M
21. Oktober 2002	• „Die Beschwerden beim Stuhlgang sind besser, die Konsistenz ist nun wieder so dass ich weniger Klopapier brauche." • Öffnen der Augen am Morgen geringfügig besser • Seit zehn Tagen: Augenentzündung im rechten Auge, eine Stelle im äußeren Augenwinkel sehr gerötet. • Schuppenflechte am linken Knöchel ↓ • Gynäkologische Kontrolle unauffällig Beschwerden gebessert, weiter mit dem Grundmittel	*Sepia* CM
9. Januar 2003	Tumormarker im Normbereich Die Wirkung von Sepia ist weiterhin gut, deshalb auswirken lassen	*Saccharum lactis*
11. März 2003	Onkologische Kontrolle unauffällig	*Sepia* CM
20. bis 23. Oktober 2003	**Onkologische Fünf-Jahres-Nachsorgeuntersuchung** • Diagnose: Z. n. Npl. Ovarii FIGO IIIc operat 09/98, St.p. Polychemotherapie Taxol/Platin, atrophe Kolpitis • Unauffälliges Follow-up nach fünf Jahren: Zwischenanamnese unauffällig, Pat. in gutem Allgemeinzustand, regelmäßige gynäkologisch/onkologisch ambulante Kontrollen unauffällig, laborchemisch und im Bereich bildgebender Diagnostik kein Hinweis auf ein Lokalrezidiv bzw. sekundärblastomatöse Läsionen	
24. November 2003	Nach onkologischer Fünf-Jahres-Nachsorgeuntersuchung (s. o.)	*Sepia* XM
7. Dezember 2004	Mund – Trockenheit – Durst, mit Stuhl – wässrig – braun Rectum – Diarrhoe – Essen, nach Allgemeines – Nahrungsmittel – kalte Getränke verlangen Allgemeines – Nahrungsmittel – Bierverlangen Allgemeines – Taubheitsgefühl – einseitig Gemüt – extrovertiert Verschreibung eines komplementären Zwischenmittels aufgrund der vorhandenen Symptome	*Phosphorus* C 30

Datum	Verlauf und Symptome	Verschreibung
14. Januar 2005	• Stuhlgang wieder normalisiert • Appetit wieder gut • Weiterhin trockener Mund mit viel Durst • Schuppenflechte gleich bleibend Beschwerden gebessert, weiter mit dem Grundmittel	*Sepia* M
15. März 2005	Tumornachsorge unauffällig	*Sepia* XM
11. Mai 2005	• Pat. hat sich verkühlt (Schnupfen mit verstopfter Nase nachts) • Hustenreiz am Abend • Stuhlgang und Brennen am After ↓ • Schuppenflechte am linken Knöchel etwas größer, sehr trocken mit starkem Juckreiz • Bursitis praepatellaris links (posttraumatisch, schulmedizinisch behandelt, Pat. kann aber noch nicht knien) Verschreibung eines komplementären Zwischenmittels aufgrund der vorhandenen Symptome	*Phosphorus* M
25. Juli 2005	• Fieberblase an der Unterlippe • Schwitzen besonders im Gesicht • Schuppenflechte gleich bleibend • Haut sehr trocken und juckend Beschwerden gebessert, weiter mit dem Grundmittel	*Sepia* M
10. Oktober 2005	• Allgemeines – Ruhelosigkeit, Ängstlichkeit, allgemeine körperliche • Abdomen – Schmerz – reißend – Leistenregion • Abdomen – Schmerz – reißend – Seiten • Weibliche Genitalien – Karzinom – Ovarien • Allgemeines – Bewegung – im Beginn, schlechter • Allgemeines – Bewegung – fortgesetzte bessert • Stress durch veränderte Situation am Arbeitsplatz • Schuppenflechte gleich bleibend • Stuhl und After gut Verschreibung eines komplementären Zwischenmittels aufgrund der vorhandenen Symptome	*Rhus toxicodendron* M
2. Dezember 2005	• Die Beschwerden durch die neue Arbeitsplatzsituation und die Schuppenflechte sind vergangen • Angst beim Reiten, das Pferd könne erschrecken und durchgehen, kein Spaß mehr am Reiten • Tumornachsorge unauffällig	*Sepia* CM
5. April 2006	Weiterhin keine Beschwerden	*(abwarten)*

Beobachtungszeitraum: siebeneinhalb Jahre.

Diskussion

Die Wirkung der *Conium*-Gaben in den ersten sechs Monaten der homöopathischen Behandlung ist schwer zu beurteilen, da gleichzeitig Operation und Chemotherapie durchgeführt wurden. *Conium* wurde organotrop aufgrund der vorherrschenden Tumor-Pathologie verschrieben, um den Tumor zu treffen und den Weg für eine konstitutionelle Therapie zu ermöglichen, die mit *Sulphur* anhand der vorliegenden Totalität der Symptome begonnen wurde. Der folgende siebeneinhalbjährige Verlauf unter mehreren Gaben von *Sepia* in steigender Potenz nach der Kent'schen Skala (☞ II.4.3.2) bei diesem prognostisch sehr ungünstigen metastasierenden

Ovarialkarzinom ist allerdings außergewöhnlich. *Rhus toxicodendron* und *Phosphorus* wurden als komplementäre Zwischenmittel entsprechend der Symptome verschrieben. Die Pat. war von Anfang an bei alleiniger homöopathischer Medikation voll arbeitsfähig und fühlt sich nach wie vor sehr gut.

Literatur

Bakken K, Alsaker E, Eggen Ae, Lund E: Hormone replacement therapy and incidence of hormone-dependent cancers in the Norwegian Women and Cancer study, Int J Cancer 2004(112):130 – 4

Bose CK: Does hormone replacement therapy prevent epithelial ovarian cancer?, Reprod Biomed Online 2005 (11):86 – 92

Burghard E et al.: Pelvic lymphadectomy in operative treatment of ovarian cancer, Am J Obstet Gynecol 1986(155):15 – 19

Colombo N, Chiari SA et al.: Controversal issues in the management of early epithelial ovarian cancer: Conservative surgery and role of adjuvant therapy, Gynecol Oncol 1994(55):47 – 51

Du Bois A: 2nd line Chemotherpie nach Platin- oder Platin-Paclitaxel-haltiger Primärtherapie beim Ovarialkarzinom: eine systematische Übersicht der publizierten Daten bis 1998, Geburtsh 2002

Eisenkop M et al: The impact of subspecialty training on the management of advanced ovarian cancer, Gynecol Oncol 1992(47):203 – 209

Engel J, Hölscher G, Schubert-Fritschle G: Manual Maliagne Ovarialtumoren, Tumorzentrum München und W. Zuckschwerdt Verlag München 2004

FIGO (Fédération Internationale de Gynécologie et d'Obstétrique): Classification and staging of malignant tumors in the female pelvis, Acta obstet gynec Scand 1971(50):1 – 7

Hoskins WJ: Epithelial ovarian carcinoma: principles of primary surgery, Gynecol Oncol 1994(55):91 – 96

Kindermann G, Maassen V, Kuhn W: Laparoscopic preliminary surgery of ovarian malignancies. Experiences from 127 German gynecologic clinics, Geburtshilfe Frauenheilkd 1996(56):A59 – 60

Kristensen GB, Vergote I, Stuart G, Del Campo JM et al.: First-line treatment of ovarian/tubal/peritoneal cancer FIGO stage IIB-IV with paclitaxel/carboplatin with or without epirubicin (TEC vs TC). A gynecologic cancer intergroup study of the NSGO, EORTC GCG, and NCIC CTG. Results on progression-free survival, Int J Gynecol Cancer 2005 (15, suppl. 3):221

Kuhn W et al.: Neoadjuvant chemotherapy followed by tumor debulking prolongs survival for patients with poor prognosis in FIGO Stage IIIc ovarian carcinoma, Cancer 2001(92):2585 – 2591

McGuire WP et al.: Long term follow up of GOG-111: Cyclophosphamide and cisplatin compared with paclitaxel and cisplatin in patients with stage III and IV ovarian cancer, N Engl J Med 1999(334):1 – 6

Pfleiderer A: Malignome des Ovars. Klinik der Frauenheilkunde und Geburtshilfe (Bd. 12): Spezielle Gynäkologische Onkologie, 3. Aufl. Urban & Schwarzenberg, München/Wien/Baltimore 2003

Prömpeler H: Classification of adnexal tumors by transvaginal color Doppler, Gynecol Oncol 1996(61):354 – 363

Prömpeler H et al.: Diagnostic formula for the differentiation of adnexal tumors by transvaginal sonography, Obstet Gynecol 1997(89): 428 – 433

Serov S et al.: Histological Typing of ovarian Tumors. International Histological Classification of Tumors No 9, WHO Genova 1973

Stauber M, Weyerstahl T: Gynäkologie und Geburtshilfe, Thieme, Stuttgart 2005

Van der Burg M: The effect of debulking surgery after induction chemotherapy on the prognosis in advanced ovarian cancer, N Engl J Med 1995(332):629 – 634

Wang PH, Yuan CC, Shyong WY, Chiang SC et al.: Optimal debulking surgery is an independent prognostic factor in patients with FIGO IIIC primary epithelial ovarian carcinoma, Zhonghua Yi Xue Za Zhi (Taipei) 2000(63):220 – 225

Young RC et al.: Staging laparotomy in early ovarian cancer, JAMA 1983(250):3072 – 3076

Homöopathische Literatur

Moss R: Fragwürdige Chemotherapie, Haug, Heidelberg 1997

19 Tumoren des Uterus

19.1 Zervixkarzinom

Inzidenz und Prävalenz

Die Inzidenz des Zervixkarzinoms ist seit Etablierung des Zervixzytologie-Screenings im Rahmen der gynäkologischen Vorsorgeuntersuchung kontinuierlich gesunken (Papanicolaou 1941). Gleichzeitig kam es zu einem Anstieg der Inzidenz der präinvasiven Läsionen der Zervix uteri. Als Beispiel werden die Zahlen in Österreich wiedergegeben (☞ Abb. III.19-1). Bösartige Neubildungen des Gebärmutterhalses sind in Deutschland mit einem Anteil von 2,5% im Westen und 4,1% im Osten zu einer weniger häufigen Tumorart geworden. Im Jahr 1990 lag die standardisierte Mortalitätsrate im Westen bei 3,1 und im Osten bei 5,2.

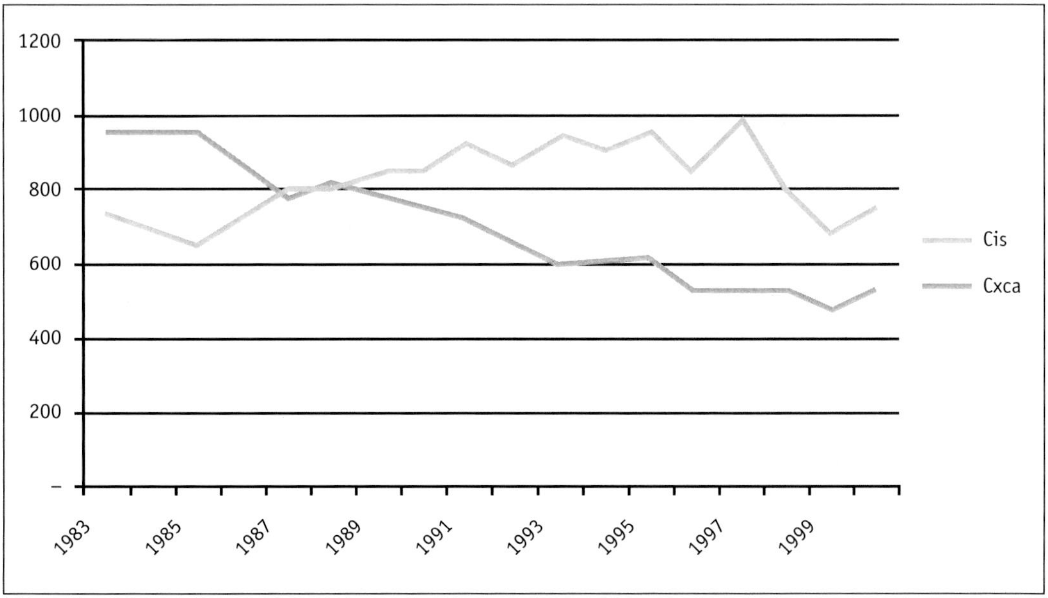

Abb. III.19-1: Zervixkarzinom- und CIN-III-Inzidenz in Österreich 1983 – 2000.

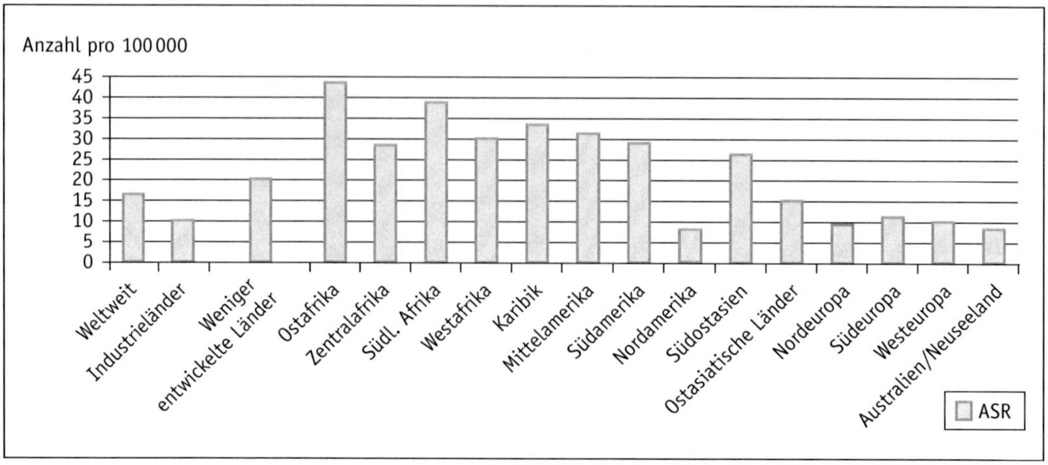

Abb. III.19-2: Altersstandardisierte Raten (ASR) Zervixkarzinom.

MERKE

Das Zervixkarzinom ist weltweit die zweithäufigste maligne Erkrankung bei Frauen und in Ländern der dritten Welt die häufigste Todesursache bei Karzinompatientinnen (☞ Abb. III.19-2). Weltweit werden ca. 500 000 Neuerkrankungen pro Jahr diagnostiziert.

Die Verschiebung des Zeitpunkts der Diagnosestellung in das präinvasive Stadium aufgrund der Einführung einer Screeningmethode ist bei malignen Erkrankungen bisher einzigartig.

Pathogenese und Risikofaktoren

Die Ursache des Zervixkarzioms ist unbekannt. Eine Infektion mit dem humanen Papilloma Virus (HPV 16, 18, 31), das sexuell übertragen wird, ist bei mehr als 90% aller diagnostizierten Zervixkarzinome nachweisbar (Wright et al. 1994). Die HPV-Infektion scheint ein wesentlicher Cofaktor für die Karzinogenese zu sein.

Risikofaktoren sind häufig wechselnde Sexualpartner, früher erster sexueller Kontakt, mangelnde Sexualhygiene (z. B.: Smegma) (Castellsague et al. 2002), STDs (sexually transmitted diseases), Rauchen, Alter und immunsuppressive Therapie bzw. HIV.

Tab. III.19-1: Gradeinteilung cervikale intraepitheliale Neoplasie (CIN)

CIN I	Leichte Dysplasie
CIN II	Mittelschwere Dysplasie
CIN III	Schwere Dysplasie, Carcinoma in situ

Pathologie

Die Transformationszone, jenes Areal, an dem das ektozervikale Plattenepithel auf das endozervikale Zylinderepithel trifft, ist als Zone gesteigerten Zellumbaues die Prädilektionsstelle für das Entstehen des Zervixkarzinoms und seiner präinvasiven Vorstufen. Die cervikale intraepitheliale Neoplasie (CIN) wird in drei Grade eingeteilt (☞ Tab. III.19-1).

Invasives Karzinom: Die epithelialen Tumore der Cervix uteri werden histologisch in Gruppen (☞ Tab. III.19-2) unterteilt (Scully et al 1994, Wright et al. 1994).

Klassifikation

Nach FIGO-Richtlinien (Fédération Internationale de Gynécologie et d'Obstétrique) erfolgt die Stadieneinteilung im Stadium IA bioptisch, ab Stadium IB rein klinisch (Spekulumuntersuchung, bimanuelle recto-vaginale Palpation (evtl. Narkoseuntersuchung), Zystoskopie, Rektoskopie, intravenöse Pyelographie, Thoraxröntgen; ☞ Tab. III.19-3).

Die Metastasierung erfolgt in die pelvinen, paraaortalen, supraklavikulären Lymphknoten, in die Vaginalschleimhaut, Leber, Lunge und Knochen (DiSaia 1997).

Tab. III.19-2: Histologische Einteilung der epithelialen Tumoren der Cervix uteri		
Plattenepithelkarzinom (60–80%)	Adenokarzinom (10–15%)	Andere epitheliale Tumore
• Verhornend • Nicht verhornend • Verrukös • Kondylomatös • Papillär • Lymphoepitheliomatös	• Muzinöses Adenokarzinom – Endozervikaler Typ – Intestinaler Typ – Siegelringzell Typ • Endometrioides Adenokarzinom – Endometrioides Adenokarzinom mit Plattenepithelmetaplasie (Adenoakanthom) • Klarzelliges Adenokarzinom • Seröses Adenokarzinom • Mesonephrisches Karzinom • Hochdifferenziertes villös-glanduläres Adenokarzinom	• Adenosquamöses Karzinom • „Glassy Cell"-Karzinom • Mucoepidermoides Karzinom • Adenoid-zystisches Karzinom • Adenoid-basales Karzinom • Karzinoid-artiger Tumor • Kleinzelliges Karzinom • Undifferenziertes Karzinom

Diagnostik

Zervixzytologie

Die Zytologie ist die effektivste Screeningmethode zur Früherkennung maligner Erkrankungen des Gebärmutterhalses, jedoch kein diagnostisches Tool. Jeder abnormale Pap-Befund der Zervix muss mittels Kolposkopie weiter abgeklärt werden (☞ Abb. III.19-3).

1925 von Hinselmann in die gynäkologische Diagnostik eingeführt, war es mithilfe der Kolposkopie möglich, Erkrankungen der Vulva, Vagina und Portio mit einer 3,5–30fachen Vergrößerung zu studieren. Hinselmann selbst hat nicht nur die Untersuchungstechnik inklusive Essigprobe und Schiller-Jodprobe etabliert, sondern auch eine Nomenklatur geschaffen, die mehrmals modifiziert wurde. Man unterscheidet in der aktuell geltenden aktuellen Nomenklatur:

- **Normale kolposkopische Befunde** (originäres Plattenepithel, Zylinderepithel (Ektopie), Transformationszone),

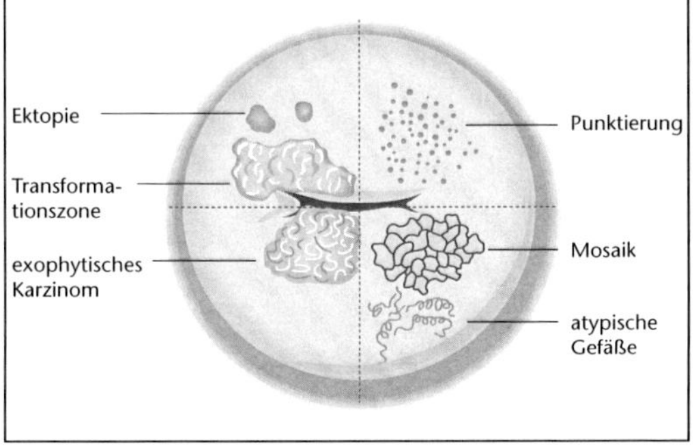

Abb. III.19-3: Kolposkopie-Befunde.

Tab. III.19-3: FIGO-Stadieneinteilung des invasiven Zervixkarzinoms (nach Creasman 1995)	
IA1	• Invasionstiefe < 3 mm • Max. horizontale Ausdehnung 7 mm
IA2	• Invasionstiefe 3–5 mm • Max. horizontale Ausdehnung 7 mm
IB1	• Tumor auf Zervix beschränkt • > IA2 und < 4 cm
IBb2	• Tumor auf Zervix beschränkt • > 4 cm („bulky IB")
IIA	Tumorausdehnung auf die oberen zwei Drittel der Vagina
IIB	Parametrieninfiltration, jedoch nicht bis zur Beckenwand reichend
IIIA	Tumorbefall des unteren Drittels der Vagina
IIIB	• Tumor reicht bis zur Beckenwand • und/oder Hydronephrose • und/oder stumme Niere
IVA	Infiltration der Schleimhaut von Blase und/ oder Rektum
IVB	Fernmetastasen

- **abnorme kolposkopische Befunde** (essigweißes Epithel, Punktierung, Mosaik, Leukoplakie, jodnegativer Bezirk, atypische Gefäße).

Jeder abnorme kolposkopische Befund muss bioptisch abgeklärt werden. Die kolposkopisch gezielte Biopsie stellt den Goldstandard dar (Consensus Guidelines for the Management of Women with Cytological Abnormalities 2002).

Die vorläufige gestellte Diagnose erlaubt bei geringgradig dysplatischen Veränderung (CIN I, ☞ Tab. III.19-1) mit einer Regressionsrate von bis zu 60% ein konservatives Vorgehen sowie kolposkopische und evtl. neuerliche bioptische Abklärung nach Ablauf von drei bis vier Monaten.

Bei Persistenz oder Vorliegen von hochgradig atypischen Veränderungen (CIN II, CIN III, ☞ Tab. III.19-1) ist die Indikation zur Konisation (s.u.) gegeben, wodurch nicht nur die endgültige Befundabklärung der Cervix uteri, sondern oft auch die Behandlung der Patientin erfolgt. Bei Vorliegen von komplexen klinischen Fragestellungen in Zusammenhang mit HIV-Infektion, immunsuppressiver Therapie nach Organtransplantation oder Schwangerschaft (Anpassung der Therapieentscheidung an die SSW), muss nach Maßgabe des klinischen Befundes o.g. Entscheidungsmuster modifiziert werden. Das Risiko eines Wiederauftretens einer Dysplasie ist bei Patientinnen mit beeinträchtigtem Immunsystem höher.

Die Diagnose des Zervixkarzinoms wird klinisch gestellt. Im Rahmen der Spekulumuntersuchung wird die Zervix/der Tumor eingestellt und eine **Knipsbiopsie** entnommen. Das Zervixkarzinom ist das einzige gynäkologische Malignom, bei dem die Stadieneinteilung nach FIGO (☞ Tab. III.19-3) nicht postoperativ histopathologisch, sondern klinisch und gestellt wird. Daher kommt der klinischen Untersuchung inkl. der Spekulumeinstellung und bimanueller vagino-/rektaler Tastuntersuchung im Hinblick auf die Festlegung der stadiengerechten Therapie besondere Bedeutung zu.

Zur Komplettierung des klinischen Stagings wird außerdem eine **bildgebende Untersuchung der Thorax- und Abdominalorgane** inkl. Beurteilung der ableitenden Harnwege und einer Zystoskopie und Rektoskopie durchgeführt. Für die zusätzliche Beurteilung der Parametrien und der pelvinen Lymphknoten wird in vielen Fällen die **Magnetresonanz-Untersuchung** eingesetzt (Hricak 2004).

Konisation

Im Zusammenhang mit der Konisation werden folgende Eingriffsarten unterschieden:

- Loop electrosurgical excision procedure (LEEP),
- Large loop excision of the transformation zone (LLETZ),
- LLETZ-Konisation (inkl. endozervikaler Resektion),
- Messer-Konisation.

Die Konisation ist bei präinvasiven Läsionen der Zervix und beim mikroinvasiven Zervixkarzinom (FIGO IA) sowohl eine diagnostische als auch therapeutische Maßnahme. In Voll- bzw. Lokalanästhesie wird ein kegelförmiges Stück der Zervix entfernt (☞ Abb. III.19-4). Im Rahmen der vollständigen histologischen Aufarbeitung des Konisationspräprates werden die Diagnose und das Stadium festgelegt. Falls die Transformationszone (Zylinderepithel/Plattenepithelgrenze) endozervikal liegt, wird im Rahmen der Operation auch eine endozervikale Kürettage durchgeführt. Falls der endozervikale Resektionsrand mit einer cervikalen intraepithelialen Neoplasie (CIN) nicht im Gesunden liegt, wird aufgrund dieses Befundes die weiterführende Therapie festgelegt (z.B. Re-Konisation, Hysterektomie, Observatio).

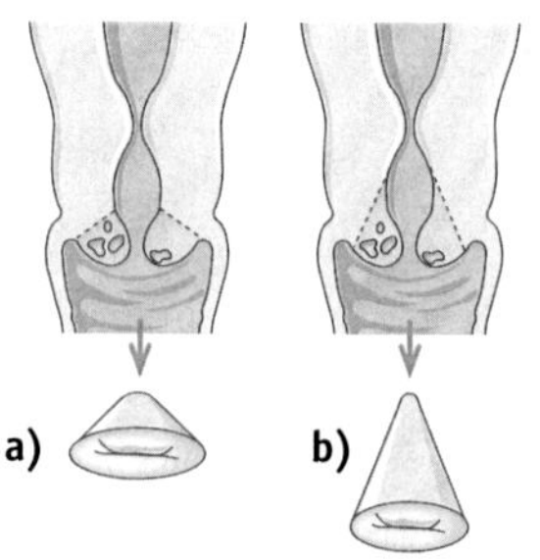

Abb. III.19-4: Konisation. Übergang zwischen Zylinder- und Plattenepithel a) vor der Menopause auf der Portiooberfläche (flacher Konus), b) im Senium im Zervikalkanal (steiler Konus).

Spätsymptome des Zervixkarzinoms

- Blutig-tingierter vaginaler Fluor
- Metrorrhagie
- Kontaktblutung
- Hydronephrose
- Beinödeme

Differentialdiagnose

- Zervixpolyp
- Hyperkeratose

Therapie

Stadienadaptierte Therapie

(☞ Tab. III.19-1, ☞ Tab. III.19-3).

Präinvasive Läsionen der Cervix uteri, Carcinoma in situ und invasive Karzinome im FIGO-Stadium IA (ohne LVSI = Lymph vascular space invasion) sind mit dem diagnostischen Eingriff der Konisation (LEEP, LLETZ, LLETZ-Konisation, Messer-Konisation, s. o.) ausreichend therapiert.

Abhängig von der Familienplanung der Patientin wird nach **Ausschluss eines Lymphgefäßeinbruchs** die Therapie individuell mit der Patientin festgelegt.

- Bei bestehendem Kinderwunsch (nach ausführlichem Aufklärungsgespräch mit der Patientin) kann eine Konisation in sano vertreten werden (Burghardt et al. 1991).
- Bei abgeschlossener Familienplanung wird eine einfache Hysterektomie (Piver I: extrafasziale Hysterektomie) empfohlen (Morrow 1996).

Bei **Vorliegen von Lymphgefäßeinbrüchen** wird ein pelvines Lymphknotenstaging (LSK, LAP) empfohlen (Querleu 1991). Die Anzahl der LVSI korreliert signifikant mit dem Vorliegen pelviner und paraaortaler Lymphknotenmetastasen (Roman et al. 1998, Delgado et al. 1990).

Patientinnen mit einem **Tumor im FIGO-Stadium Ia2** weisen ein relativ geringes Risiko für Lymphknotenmetastasierung auf und haben eine 5-Jahres-Überlebensrate von fast 100% (Creasman et al. 1998).

Tumoren im FIGO-Stadium Ib1 und IIa werden chirurgisch mit der modifiziert radikalen Hysterektomie (Piver II – III) und mit der pelvinen Lymphonodektomie (Wertheim-Meigs-Operation) therapiert. Die Lymphonodektomie wird extraperitoneal (ohne Eröffung des Peritoneums) oder transperitoneal durchgeführt (Morrow 1996).

Weiteres Vorgehen nach intraoperativer Gefrierschnittuntersuchung

Keine pelvine oder paraaortale Lymphknotenmetastasierung: Weiterführen der Operation mit einer Radikaloperation nach Wertheim-Meigs (operativer Zugang nach Maylard oder Cherney bzw. mediane Laparotomie; Piver II – III), d.h. Parametrien nach Uretertunnelpräparation, Vaginalmanschette, bei prämenopausalen Patientinnen Belassung der Ovarien.

Lymphknotenmtastasen: Beendigung der Operation nach Lymphonodektomie bei metastatischem Befall (der Uterus wird belassen) und Durchführen einer primären Radio-Chemotherapie.

> MERKE
> Generell ist beim invasiven Karzinom die alleinige Radiatio gleichwertig mit der alleinigen Operation, jedoch ist die Kombination beider Therapiemodalitäten aufgrund erhöhter Morbidität zu vermeiden.

Ab FIGO-Stadium IIB wird eine Tele-/Brachytherapie (☞ III.22.2.3) in Kombination mit einer Chemotherapie (Chemo-Radiatio) durchgeführt. Brachytherapie im Afterloadingverfahren (HDR oder LDR), Gesamtdosis 45 – 55 Gy. Je nach histologischem Lymphknotenstatus (extraperitoneale pelvine und paraaortale Lymphonodektomie) wird das Bestrahlungsfeld der Teletherapie nach paraaortal extendiert. Bei lokal fortgeschrittenem Zervixkarzinom und makroskopisch vergrößerten pelvinen und/oder paraaortalen Lymphknoten wird deren Entfernung im Sinne eines Debulking vom extraperitonealen opertativen Zugang vor Beginn der Strahlentherapie (☞ III.22.2.4) empfohlen (Cosin et al. 1998).

Das Behandlungskonzept der Radio-Chemotherapie umfasst zusätzliche zur kombinierten Tele-/Brachytherapie die wöchentliche Verabreichung von 40 mg/m² KO Cisplatin (Mitchell et al. 1999).

Prognose

Tab. III.19-4: 5-Jahres-Überlebensrate (nach FIGO 1998)	
FIGO I	82–95%
FIGO II	67–70%
FIGO III	40–42%
FIGO IV	11–20%

19.2 Endometriumkarzinom

Inzidenz und Prävalenz

Die Inzidenz und die Mortalitätsdaten für Österreich, Europa sowie für die USA sind in den Abbildungen III.19-5 bis III.19-7 graphisch dargestellt (Statistik Austria 2004). Zwischen 1983 und 2000 konnten keine signifikanten Änderungen hinsichtlich Inzidenz und Mortalität verzeichnet werden. Der Altersgipfel der Erkrankung liegt zwischen dem 60. und 70. Lebensjahr.

Risikofaktoren

Im Rahmen der **Hormonersatztherapie (HRT)** ist die Östrogen-Monotherapie – „unopposed", d.h. ohne Kombination mit einem Progesteronpräparat – als Risikofaktor bekannt (Shapiro 2004).
Eine **Tamoxifentherapie** bei Patientinnen mit Mammakarzinom erhöht das Risiko für das Auftreten eines Endometriumkarzinoms (Slomovitz 2005).

Tab. III.19-5: Histologische Einteilung der epithelialen Tumoren des Corpus uteri
• Endometrioide Adenokarzinome • Villös-glandulär • Sekretorisch • Zilientragend • Endometrioides Adenokarzinom mit Plattenepithelanteilen (Adenoakanthom, adenosquamöses Karzinom)
Klarzelliges Karzinom
Muzinöses Karzinom
Plattenepithelkarzinom
Serös-papilläres Karzinom
Undifferenziertes Karzinom

Ein erhöhtes Risiko findet man auch bei Patientinnen mit **Adipositas**. Im Fettgewebe erfolgt die Aromatisierung von Androstendion zu Östradiol. Es wird vermutet, dass der proliferative Effekt die Entstehung des Endometriumkarzinoms begünstigt.
Ebenso zählen **östrogenproduzierende Ovarialtumoren** zu den Risikofaktoren für das Auftreten eines Endometriumkarzinoms.

Pathologie

Die epithelialen Tumoren des Corpus uteri werden histologisch in Gruppen (☞ Tab. III.19-5) unterteilt (Scully et al 1994).

Klassifikation

Tab. III.19-6: FIGO-Stadieneinteilung des Endometriumkarzinom	
IA	Tumor begrenzt auf das Endometrium
IB	Tumor infiltriert < 50% des Myometriums
IC	Tumor infiltriert > 50% des Myometriums
IIA	Tumor infiltriert endozervkale Drüsen
IIB	Tumor infiltriert Zervixstroma
IIIA	• Serosadurchbruch • Adnexinfiltration • Positiver Aszites
IIIB	Vaginalbefall
IIICc	Pelvine und/oder paraaortale Lymphknotenmetastasierung
IVA	Infiltration der Mucosa von Blase oder Rektum
IVB	• Fernmetastasen • Inguinale Lymphknotenmetastasen

Diagnostik

Frühsymptome des Endometriumkarzinoms sind Menorrhagie, Metrorrhagie und postmenopausale Blutung. Die histologische Diagnosesicherung erfolgt durch fraktionierte **Kürettage**. Ob die **Hysteroskopie** die Sensitivität der fraktionierten Kürettage steigert, wird kontrovers diskutiert (Ben-Yehuda et al. 1998). Das Risiko für Tumorzellverschleppung über die Tuben nach intraperitoneal wird ebenso kontrovers diskutiert (Biewenga et al.: 2004, Obermair et al. 2000).

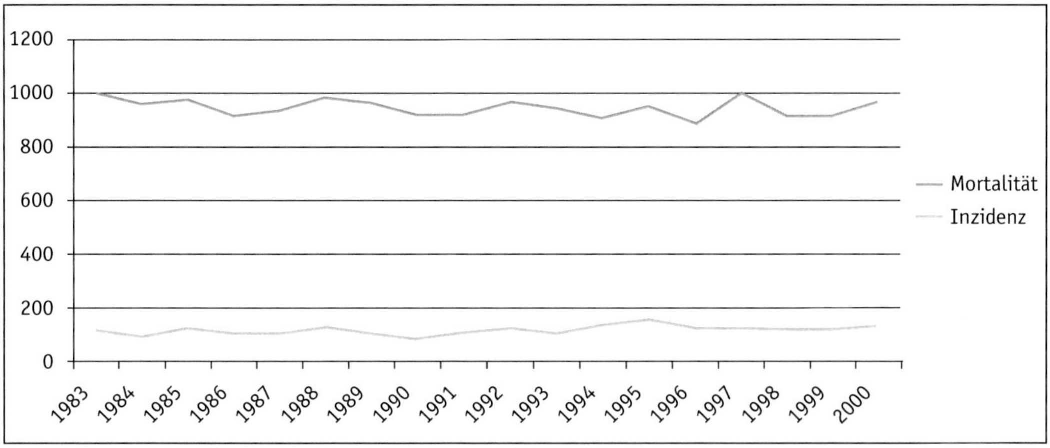

Abb. III.19-5: Inzidenz und Mortalitätsdaten für Endometriumkarzinom in Österreich zwischen 1983 und 2000.

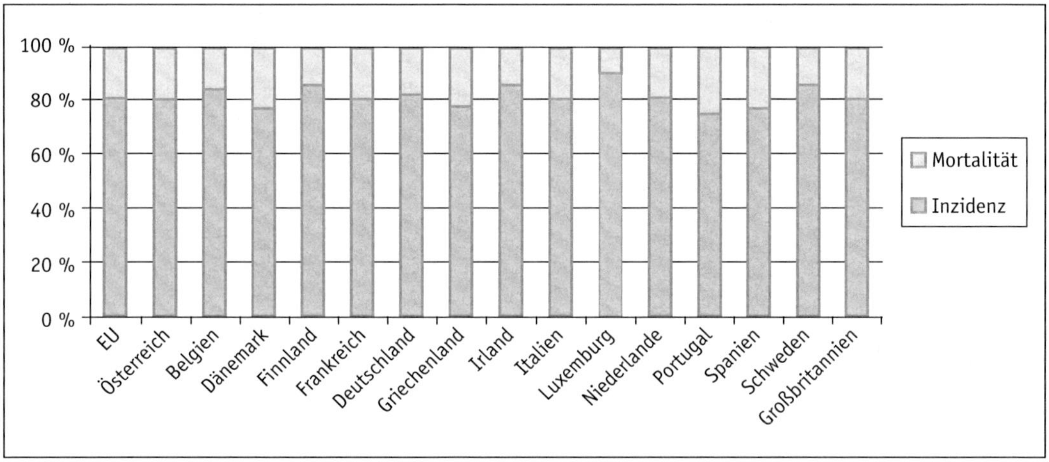

Abb. III.19-6: Inzidenz und Mortalitätsdaten für das Endometriumkarzinom in Europa 1998 (EUCAN).

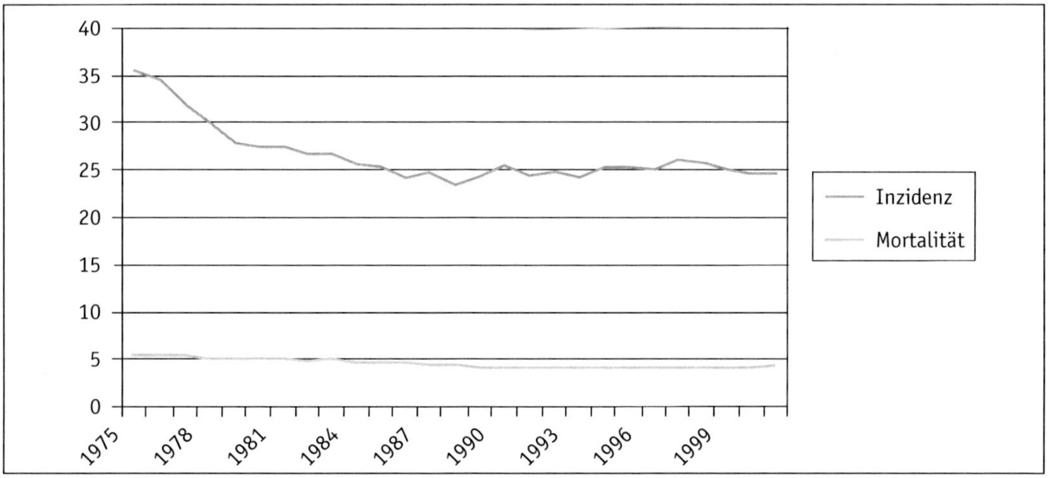

Abb. III.19-7: Inzidenz und Mortalitätsdaten für Endometriumkarzinom in den USA (SEER).

Differentialdiagnose

- Glandulär-zystische Endometriumhyperplasie
- Endometriumpolyp
- Dysfunktionelle uterine Blutungen hormoneller Genese
- Uterus myomatosus
- Endometriose
- Adenomyosis uteri interna

Therapie

Chirurgischer Eingriff

Kernpunkte der **Stagingoperation:** Abnahme einer Peritonealzytologie, Inspektion und Palpation der gesamten Peritonealhöhle, Hysterektomie und bilaterale Adnexexstirpation, intraoperative Gefrierschnittuntersuchung (zur Beurteilung der Myometriuminvasionstiefe, der Zervixbeteiligung, der Adnexinfiltration, des histologischen Gradings sowie des histologischen Typs).

Pelvine und paraaortale Lymphonodektomie

Bei Vorliegen folgender Merkmale ist eine pelvine Lymphonodektomie indiziert (Hacker 2000):

- Invasion > 50% des Myometriums,
- Tumor-Grading G3, G2 bei Tumoren > 2 cm,
- Klarzellige Karzinome, serös-papilläre Karzinome, adenosquamöse Karzinome und Zervixbeteiligung.

Bei Vorliegen eines Zervixbefalles (FIGO-Stadium II) ist eine modifiziert radikale Hysterektomie und pelvine Lymphonodektomie **(Radikaloperation nach Wertheim)** indiziert.

Strahlentherapie

Die **primäre Strahlentherapie** (☞ III.22.2.5) hat ihren Stellenwert nur bei Kontraindikation für ein primär operatives Vorgehen. Durchgeführt wird eine kombinierte Brachy- und Teletherapie, Gesamtdosis 45 – 55 Gy (Meerpohl 1997).

Die **postoperative adjuvante Strahlentherapie** ist unterteilt in die Scheidenstumpfradiatio (Brachytherapie im Afterloadingverfahren) und die pelvine Teletherapie (☞ III.22.2.3).

Die **palliative Bestrahlung** wird vor allem bei fortgeschrittenen, inoperablen Fällen mit anhaltender vaginaler Blutung durchgeführt. Meist kann dadurch ein Blutungsstopp erzielt werden. Alternativ zur Strahlentherapie kann in fortgeschrittenen Stadien eine systemische Behandlung durchgeführt werden.

Endokrine Therapie

Die endokrine Therapie hat ihren Stellenwert nur bei primär metastasiertem Endometriumkarzinom und bei palliativer Indikation in der Rezidivtherapie. Verabreicht wird **Medroxyprogesteronacetat (MPA)** 150 – 500 mg/d p. o. (Podratz et al. 1985) oder **Tamoxifen** 20 – 40 mg/d p.o (Bonte et al. 1981).

Die **Kombination von MPA und Tamoxifen** wurde in einer Phase-II-GOG-Studie untersucht: 33% der Patientinnen sprachen auf die Kombinationstherapie an (Whitney 2004).

Chemotherapie

Die postoperative adjuvante Chemotherapie ist beim klarzelligen und serös-papillären Endometriumkarzinom im Stadium III/IV indiziert. Eine Kombinations-Chemotherapie mit Cisplatin und Doxorubicin oder mit Cisplatin, Doxorubicin und Paclitaxel zeigte eine Verbesserung der Überlebensrate (Kristensen 2004).

Prognose

Etablierte Prognosefaktoren sind Stadium der Erkrankung, Histologie, Grading, Myometriuminvasionstiefe, Lymphknotenmetastasen, Hormonrezeptorstatus, p53 sowie Her-2/neu (c-erbB2).

Tab. III.19-7: 5-Jahres-Überlebensrate (nach FIGO 1998)

Stadium I	81 – 91%
Stadium II	67 – 76%
Stadium III	31 – 60%
Stadium IV	5 – 20%

19.3 Uterussarkom

Inzidenz und Prävalenz

Uterussarkome haben einen Anteil von 3% aller malignen Tumore des Uterus (Östör 1993). Die Inzidenz beträgt 1,7/100 000 Frauen pro Jahr (DiSaia 1997). Aufgrund des aggressiven Wachstums weisen sie eine hohe Mortalität und eine hohe hämatogene und lymphogene Metastasierungsrate auf (Hacker 2000).

Pathogenese und Risikofaktoren

Eine maligne Entartung von Leiomyomen (☞ III. 15.11) ist sehr selten (0,7%) (Leibsohn et al. 1990). Als Risikofaktor ist v. a. eine vorangegangene pelvine Strahlentherapie (Bestrahlung im kleinen Becken) einzustufen (Norris 1965, Komdeur et al. 2003).

Pathologie

Uterussarkome sind maligne mesodermale Tumore des Corpus uteri und werden nach folgender histopathologischen Klassifikation (☞ Tab. III.19-8) eingeteilt (Zaloudek 1994).

Tab. III.19-8: Histologische Einteilung der mesodermalen Tumoren des Corpus uteri

Mesenchymale Tumore	Gemischte epitheliale Stromazellsarkome
• Leiomyosarkom • Endometriales Stromazellsarkom • Gemischte differenzierte Sarkome ohne epitheliale Elemente	• Adenosarkom • Karzinosarkom – Homologer maligner Müllerscher Mischtumor (MMMT) – Heterologer maligner Müllerscher Mischtumor (MMMT)

Klassifikation

Angewendet wird eine modifizierte FIGO-Stadieneinteilung des Endometriumkarzinoms. Ein chirurgisches Staging ist erforderlich.

Tab. III.19-9: Klassifikation des Uterussarkoms nach modifizierten FIGO-Stadien des Endometriumkarzinoms

I	Tumor auf das Corpus uteri beschränkt
II	Zervixinfiltration
III	Tumor auf das kleine Becken beschränkt
IV	Fernmetastasierung

Die Metastasierung erfolgt in die pelvinen, paraaortalen, mediastinalen Lymphknoten, in Lunge, Leber, Knochen und Gehirn.

Diagnostik

Zu den frühen Symptomen zählen Menorrhagie, Metrorrhagie und postmenopausale Blutungen. Die Diagnosesicherung mit **fraktionierter Kürettage** gelingt jedoch nur bei Karzinosarkomen, rein mesenchymale Tumore entziehen sich der Diagnostik und sind in Frühstadien meist ein Zufallsbefund im Rahmen einer Hysterektomie.

Aufgrund der frühzeitigen Fernmetastasierung sollte in allen Fällen zur vollständigen Abklärung ein **Thoraxröntgen** bzw. **Thorax-CT** sowie ein **Abdomen-CT durchgeführt werden.**

Therapie

Staging-Operation

Die Therapie der Wahl ist die chirurgische Staging-Operation. Im Rahmen einer Längsschnittlaparotomie wird die gesamte Abdominalhöhle inspiziert und eine Peritonealzytologie abgenommen. Anschließend werden eine Hysterektomie und eine bilaterale Adnexexstirpation sowie eine pelvine und paraaortale Lymphonodektomie durchgeführt. Bei extrauteriner Tumormanifestation ist die Lymphonodektomie nicht indiziert.

Strahlentherapie

Wird nur mit der Indikation zur lokalen Tumorkontrolle (pelvine Radiatio 50 – 60 Gy) angewendet (DiSaia 1997, Knocke et al. 1998).

Chemotherapie

Die Rolle der Chemotherapie wird in der Literatur kontrovers diskutiert. Eine norwegische Studie konnte keine Veränderung in der Fünf-Jahres-Überlebensrate nach Einführung der Chemotherapie zeigen (Nordal 1997).

Andere Autoren verzeichneten Erfolge in der adjuvanten Kombinationstherapie von Patientinnen im Stadium I mit Cisplatin und Adriamycin (Peters et al. 1989).

Eine Studie der Gynecologic Oncology Group (GOG) zeigte einen Therapieerfolg mit Paclitaxel bei Patientinnen mit fortgeschrittenem oder rezidivierendem Leiomyosarkom des Uterus (Gallup et al. 2003, Giuntoli 2004).

Bei Karzinosarkomen ist die Kombinationstherapie mit Ifosfamid und Cisplatin publiziert worden (Van Rijswijk et al. 1994).
Eine Empfehlung zu einer adjuvanten oder palliativen Chemotherapie kann nur im Einzelfall mit der Patientin besprochen und entschieden werden.

Prognose

Etablierte Prognosefaktoren sind Stadium der Erkrankung, Histologie, Lymphknotenmetastasen und Mitoserate (Leiomyosarkome) (Morrow 1993).

Tab. III.19-10: Fünf-Jahres-Überlebensrate (nach Zaloudek 1994)

Leiomyosarkom	15–25%
Endometriales Stromazellsarkom	0–50%
Adenosarkom	25%
Maligner Müllerscher Mischtumor (MMMT)	40–50%

19.4 Additive homöopathische Behandlung von malignen Uterustumoren

19.4.1 Zervixkarzinom

Pathogenese und Risikofaktoren

An der Zervix berühren sich das unverhornte Plattenepithel der Portio und das intrazervikal liegende Zylinderepithel der Gebärmutter. Dieser Bereich des Übergangs der Epithelflächen ist die so genannte **Transformationszone**, von wo das Zervixkarzinom seinen Ausgang nehmen kann. Zervixkarzinome gehen überwiegend vom Plattenepithel als auch vom Zylinderepithel aus.
Die Lage der Transformationszone verschiebt sich im Laufe des Lebens der Frau durch den Einfluss der Geschlechtshormone. Bei der geschlechtsreifen Frau liegt sie an der Portiooberfläche, bei der älteren Frau meist intrazervikal.
Die Ursache für die Entstehung eines Zervixkarzinoms ist nicht geklärt, ein wichtiger Faktor der Tumorentstehung scheint eine HPV-Infektion zu sein (90% aller Zervixkarzinome). Als Hauptrisikofaktor werden deshalb häufig wechselnde Sexualpartner genannt. Prädisponierend sind außerdem HPV-Infektionen, Condylomata und Herpes-genitalis-Infektionen in der Vorgeschichte (☞ III.19.1).

MERKE: Bei der Durchführung des zytologischen Abstrichs ist die Lageverschiebung der Transformationszone in den verschiedenen Lebensaltern der Frau zu berücksichtigen.

Symptomatologie

Die Vorstadien CIN I (leichte Dysplasie), CIN II (mittelschwere Dysplasie), CIN III (schwere Dysplasie bzw. Carcinoma in situ) zeigen klinisch meist keine Symptome (☞ III.19.1).
Es ist wichtig zu berücksichtigen, dass gerade bei älteren Frauen die Portio unauffällig erscheinen kann, jedoch bereits ein intrazervikales Karzinom vorhanden ist. Deshalb ist beim zytologischen Abstrich auf eine gute Abstrichentnahme sowohl an der Portio als auch im Muttermund zu achten. Heutzutage wird der Abstrich auch speziell auf HPV-Viren untersucht.
Erst das Karzinom bzw. das fortgeschrittene Zervixkarzinom ist klinisch auffällig. Das hervorstechende Symptom ist die **abnorme Blutung** (☞ III.14.2):
- Schmier- oder Zwischenblutungen,
- klimakterische oder postmenopausale Blutung.

Kontaktblutungen (durch mechanische Reibung z. B. bei Koitus) sind häufig Zeichen eines Zervixkarzinoms im Anfangsstadium (DD Polyp, Myom, senile Schleimhautatrophie, Entzündung).
Im fortgeschrittenen Tumorstadium tritt aufgrund nekrotisierender Tumorverbände oft **fleischwasserfarbener, blutiger, übel riechender Fluor** auf.
Typische klinische Zeichen eines Zervixkarzinoms im weit fortgeschrittenen Stadium sind
- Lymphödem eines Beines,
- lumbosakrale Schmerzen,
- einseitige Ureterobstruktion.

Möglichkeiten und Grenzen der additiven homöopathischen Behandlung

Cervikale intraepitheliale Neoplasie (CIN)

Homöopathisch sind die präinvasiven Zellveränderungen (CIN I, II, III) als einseitige Krankheit (☞ III.17.5.2) zu werten, da meist kein klinisches Symptom vorhanden ist. Da die Risikofaktoren einen starken Bezug zur Sexualität zeigen (☞ III.19.4.1), ist eine **gründliche Sexualanamnese** zu erheben. Aus homöopathischer Sicht sind die konventionell-medizinisch verstandenen Risikofaktoren allerdings bereits Teil einer miasmatischen Vorerkrankung (☞ III.17.5.5). So gilt das homöopathische Augenmerk anamnestisch **Kondylomen**, rezidivierenden **Herpes-genitalis**- und Scheideninfektionen samt (unterdrückenden) Therapien. Das Zervixkarzinom ist misamatisch als sykotisch-psorische Erkrankung zu sehen (☞ Tab. III.20-5).

Bei Zellveränderungen sind homöopathische Therapien im Rahmen der Konstitutionsbehandlung sehr Erfolg versprechend. Voraussetzung für eine erfolgreiche Durchführung einer homöopathischen Begleitbehandlung sind engmaschige (dreimonatige) Abstrichkontrollen. Sollte unter der homöopathischen Therapie keine Besserung innerhalb eines halben Jahres eintreten, ist ggf. eine Konisation durchzuführen. Sollte unter der homöopathischen Therapie keine Besserung innerhalb von 12 Monaten eintreten, ist ggf. eine histologische Abklärung durchzuführen. Die homöopathische Behandlung bei CIN III ist dem erfahrenen homöopathischen Arzt in Zusammenarbeit mit einem Gynäkologen vorbehalten, damit ein evtl. Übergang in ein invasives Karzinom nicht übersehen wird.

Invasives Zervixkarzinom

Bei fortgeschrittenen Zervikalkarzinomen zeigen sich die Hauptsymptome „abnorme Blutung" und „Fluor". Diese Symptome sind aus homöopathischer Sicht nicht als Lokalübel, sondern hochwertig wie ein **Allgemeinsymptom** innerhalb eines chronischen Krankheitsbildes zu sehen (☞ Tab. III.17-7). Da es sich beim Zervixkarzinom wie beim Ovarialkarzinom (☞ III.18.2) um eine einseitige Erkrankung handelt, sind die Sexualsymptome **„Blutung"** und **„Fluor"** sehr differenziert zu beobachten.

Blutungs-Symptome im Repertorium (nach Kents Repertorium Generale)
Weibliche Genitalien
– Menses – nur tagsüber
– Menses – nur nachts
– Menses – Schlaf, nur im
– Menses – aussetzend
– Menses – auszuwaschen – schwer
– Menses – blass
– Menses – dünn
– Menses – dunkel
– Menses – färbt intensiv die Wäsche
– Menses – Fleischwasser
– Menses – flüssiges Blut enthält Klumpen
– Menses – hellrot
– Menses – klumpig
– Menses – reichlich – alten Frauen, bei
– Menses – reichlich – leidenschaftlichen, zügellosen Frauen
– Menses – reichlich – mageren Frauen, bei
– Menses – reichlich – Menopause, während
– Menses – reichlich – Stöße, durch
– Menses – reichlich – welken Frauen, bei
– Menses – scharf, wund machend
– Menses – schmerzhaft, Dysmenorrhoe – kurz vor dem Klimakterium
– Menses – übel riechend
– Menses – unregelmäßig
– Menses – vikariierend
– Menses – wiederkehrend, nachdem die M. schon aufgehört hat
– Menses – wiederkehrend – bei alten Frauen
– Metrorrhagie – Ärger, nach
– Metrorrhagie – aktive
– Metrorrhagie – alten Frauen, bei
– Metrorrhagie – anfallsweise
– Metrorrhagie – anhaltend

Blutungs-Symptome im Repertorium *(Forts.)* (nach Kents Repertorium Generale)
Weibliche Genitalien
– Metrorrhagie – beginnt plötzlich und hört plötzlich auf
– Metrorrhagie – blass
– Metrorrhagie – dünnes, flüssiges Blut
– Metrorrhagie – dunkles Blut
– Metrorrhagie- dunkles Blut – Klumpen, vermischt mit
– Metrorrhagie – Erschütterungen, Verletzungen
– Metrorrhagie – fadenziehendes Blut
– Metrorrhagie – flüssig
– Metrorrhagie – Gemütsbewegung, Erregung
– Metrorrhagie – geronnen
– Metrorrhagie – gussweise
– Metrorrhagie – heißes Blut
– Metrorrhagie – hellrot
– Metrorrhagie – intermittierend, zeitweise aussetzend
– Metrorrhagie – Klimakterium, im
– Metrorrhagie – Koitus, nach
– Metrorrhagie – körperlicher Anstrengung, nach
– Metrorrhagie – mageren Frauen, bei
– Metrorrhagie – Menses, zwischen den
– Metrorrhagie – passiv
– Metrorrhagie – plötzlich
– Metrorrhagie – Rückbildung des Uterus – durch mangelhafte
– Metrorrhagie – reichlich
– Metrorrhagie – schmerzlos
– Metrorrhagie – Schreck, nach
– Metrorrhagie – schwächlichen Frauen, bei
– Metrorrhagie – schwarz
– Metrorrhagie – Stuhlgang, nach jedem
– Metrorrhagie – übel riechend
– Metrorrhagie – wässrig
– Metrorrhagie – wiederkehrend
– Metrorrhagie – Zorn, nach

Symptom „Leukorrhoe", „Tumore" und „Schmerzen"
Weibliche Genitalien
– Karzinom – Uterus – szirrhöses K.
– Knötchen
– Leukorrhoe – andauernd
– Leukorrhoe – blutig
– Leukorrhoe – braun
– Leukorrhoe – brennend
– Leukorrhoe – brennend – nach Koitus
– Leukorrhoe – dünn, wässrig
– Leukorrhoe – dunkel
– Leukorrhoe – eitrig
– Leukorrhoe – fleischfarben
– Leukorrhoe – Gehen agg.
– Leukorrhoe – gonorrhoisch
– Leukorrhoe – grünlich
– Leukorrhoe – gussartig
– Leukorrhoe – Menses, nach
– Leukorrhoe – Menses, anstatt
– Leukorrhoe – Menses, wie
– Leukorrhoe – Menses, zwischen
– Leukorrhoe – reichlich
– Leukorrhoe – scharf, wund machend
– Leukorrhoe – übel riechend
– Leukorrhoe – Urin, wie
– Leukorrhoe – zäh, klebrig, fadenziehend
– Tumoren – erektile
– Tumoren – hart
– Verhärtung – Uterus – Zervix
– Zysten
Rücken
– Schmerz – Lumbosakralregion
Nieren
– Harnverhaltung
– Schmerz

Prognostische Überlegungen

Cervikale intraepitheliale Neoplasien im Stadium CIN I und CIN II sind homöopathisch gut behandelbar, wobei auf exakte Abstrichkontrollen zu achten ist. Bei CIN III (nach Operation) sowie bei invasiven oder fortgeschrittenen Zervixkarzinomen ist die Homöopathie begleitend zur Schulmedizin anzuwenden, um möglichst Rezidivfreiheit zu erreichen.

19.4.2 Endometriumkarzinom

Risikofaktoren

Beim Endometriumkarzinom sind folgende Risikofaktoren bekannt (Stauber 2005):

- Einnahme von Östrogenen über einen längeren Zeitraum (Östrogen-Monotherapie ohne Gestagene, die proliferationshemmend wirken),
- frühe Menarche/späte Menopause,
- Nulliparae,
- Hypertonie,
- Adipositas,
- Diabetes mellitus.
- Leberfunktionsstörungen,
- Tamoxifentherapie über längeren Zeitraum (z. B. bei Mammakarzinom).

Symptomatologie

In ca. 20% der Fälle ist das Endometriumkarzinom symptomfrei. In allen übrigen Fällen ist die **Meno-Metrorrhagie vor der Menopause** und jede **Blutung in der Menopause** ein zwingend klinisch abzuklärendes Symptom. Früher wurde die Trias **Hypertonus, Adipositas, Diabetes** bei Korpuskarzinom als Korpuskarzinom-Syndrom bezeichnet.

Strategie der homöopathischen Begleitbehandlung

In der Homöopathie werden die Risikofaktoren (wie auch das Korpuskarzinom-Syndrom) als Teil einer miasmatischen Erkrankung verstanden. In der begleitenden homöopathischen Therapie (zur Erlangung der Rezidivfreiheit) wird das Endometriumkarzinom als einseitige Krankheit gesehen (☞ III.17.5.2). Bei Festlegung der Behandlungsstrategie nach den Prinzipien der Konstitutionsbehandlung ist genau auf die Blutungssymptome (s. o.) sowie auf den miasmatischen Aspekt der Krankheit (Sykosis/Psora) zu achten (☞ III.19.4.1).

19.4.3 Homöopathische Kasuistiken

Kasuistik 19-1: Uteruspolyp nach seelischer Belastung

Michael Frass

Alter, Aussehen der Patientin

43-jährige Pat., 187 cm groß, schlank, braune Haare und Augen, blasser Teint.
Therapiebeginn: Juni 2003.

Vorgeschichte

Vor zwölf Jahren während der Schwangerschaft mit dem zweiten Kind Entdeckung eines 2 cm großen Myoms, das ins Cavum uteri reichte. Unter Therapie mit *Aurum muriaticum* bei ihrem damaligen Homöopathen verschwindet das Myom, sodass eine operative Entbindung vermieden werden kann. Vor vier Jahren Therapie eines grippalen Infektes mit *Pulsatilla*. Als Folge setzt die Regelblutung sieben Tage zu spät ein, die Periode ist sonst zw. 28 und 30 Tagen. Antidotierung von *Pulsatilla* mit *Nux vomica* LM 6. Daraufhin wieder regelmäßige Zyklen, sodass eine Arzneimittelprüfung durch *Pulsatilla* vermutet werden kann.

Spontanbericht

Im Sommer vergangenen Jahres Tod der hochbetagten, bei der Pat. wohnenden, Mutter. Seit dieser Zeit **allgemeines Krankheitsgefühl, vegetative Beschwerden, Kopfschmerzen** und **unregelmäßige Menses.** Bei einer gynäkologischen Untersuchung vor drei Monaten wurde ein **Polyp** entdeckt.
Die Kürettage ergab folgenden histologischen Befund: homologe, glandulär-zystische Endometriumshyperplasie.

Regelmäßige Einnahme von Primosiston® (Gestagen-Östrogen-Kombination) über vier Wochen bis eine Woche vor Beginn der homöopathischen Behandlung. Primosiston® wurde wegen dysfunktioneller Blutung verordnet.
Die weitere ständige Einnahme von Hormonen lehnt die Pat. ab. Seit der Kürettage hat die Pat. keine Regel mehr bekommen, leidet jedoch an **hellen und schleimigen Zwischenblutungen**. Erneut findet sich ein kleiner Uteruspolyp. Rezidivierende krampfartige wehenähnliche Schmerzen im Unterbauch. Wegen Anhalten der vaginalen Blutung Empfehlung des Gynäkologen zur Uterusexstirpation. Damit war die Pat. nicht einverstanden, da sie den Uterus dringend erhalten wollte.
Sechs Wochen zuvor hatte die Pat. eine afebrile Sinusitis begleitet von einem Schnupfen. Damals hatte die Pat. wegen zweier beherdeter Zähne (Abszess im Zahnwurzelbereich) im Bereich des linken Oberkiefers Zähne 4 und 5 *Mercurius solubilis* LM 6 genommen. (Repertorisation: „Abszess – Zahnwurzel", „Verstärkung der Schmerzen nachts im Bett", „eingesaugte Luft verursachte Schmerzen". Die Beschwerden sowie der Abszess verschwanden innerhalb von zehn Tagen.)

Familienanamnese

Vater: Tod nach Herzinfarkt.
Mutter: Tod als Folge von Diabetes mellitus und einer generalisierten arteriellen Verschlusskrankheit.

Schicksalsschläge, Kränkungen, Demütigung, Verlust

Schwere Belastung durch die Pflegebedürftigkeit der Mutter und die Umstände ihres Todes (die Mutter stirbt in den Armen der Tochter). Der Ehemann ist kein Ansprechpartner. Ehemann führt ein Eigenleben. Er verbringt sehr viel Zeit bei der Mutter und kümmert sich nicht sehr um seine Familie.

Gelenkter Bericht

Geist, Gemüt: Die Pat. ist ihrem Beruf zielstrebig, leicht erregbar und ruhelos. Mit ihren beiden Kindern kommt sie gut zurecht. Sie leidet an Kopfschmerzen, die nach ihrer Ansicht durch den Kummer mit dem Ehemann bedingt sind.
Frost, Fieber, Schweiß: Die Pat. bevorzugt Wärme, leidet jedoch nicht unter Kälte.

Diagnostik

Regelmäßige Kontrollen beim Gynäkologen inklusive Ultraschalluntersuchungen.

Verschreibung

REPERTORISATION (COMPLETE REPERTORY)
Angst vor der Zukunft
Weibliches Genitale– Metrorrhagie – begleitet von Polypen
Weibliches Genitale – Polyp – Uterus
Weibliches Genitale – Menses – profus – protrahiert
Abdomen – Schmerz – krampfartig – Menses, vor
Gemüt – Kummer – Kopfschmerzen, mit (Kopf - Schmerz – Kummer)
Sommersprossen

Phosphorus C 200, einmalige Gabe.

Fallanalyse

Krankheit als **Folge seelischer Belastungen**. Körperlicher und seelischer Zusammenbruch der Pat. nach dem Tod der Mutter, kein Rückhalt durch den Mann. Dazu passt auch die Konstitution der Pat., die gewinnende Augen, lange Wimpern, und ein einnehmendes Wesen hat.

Follow-up nach drei Monaten (September 2003)

Uterus: Sistieren der vaginalen Blutung nach anfänglicher Verschlechterung. Kein Nachweis eines Polypen im Ultraschall mehr. Der Zyklus ist jetzt wieder regelmäßig und normal.
Geist, Gemüt: Die Pat. leidet immer noch sehr stark unter dem Tod der Mutter und beginnt sofort zu weinen, wenn die Rede auf die Mutter kommt.

Verschreibung

REPERTORISATION (COMPLETE REPERTORY)
Gemüt – Traurigkeit
Gemüt – Kummer – still
Gemüt – Traurigkeit – Trost – agg.

Ignatia LM 6, 1 × 5 Glob. morgens über 4 Wo.

Begründung der Mittelwahl: *Ignatia* hat eine hohe Wirksamkeit bei akut zurückliegenden Ereignissen, die nicht verarbeitet werden konnten. Die Trauer sitzt noch sehr tief in der Pat.

Follow-up nach weiteren fünf Monaten (Februar 2004)

Uterus: Regelmäßiger Zyklus.

Geist, Gemüt: Weniger Kummer durch Erinnerungen an die Mutter.

Diskussion

Die Mittelfolge *Phosphorus* und dann *Ignatia* – erst die körperlichen Beschwerden und dann die seelischen – ist dadurch bedingt, dass bei der ersten Anamnese die seelischen Probleme noch nicht so dominierten. Erst beim Follow-up fiel die Intensität der Trauer auf. Um die berufstätige Pat. nicht zu sehr mit eine eventuellen Erstreaktion zu belasten, wurde *Ignatia* in LM-Potenz gegeben. Die Pat. war zur homöopathischen Therapie gekommen, als die Entfernung der Gebärmutter drohte. Diese Operation konnte erfolgreich abgewendet werden, ebenso die weitere Kürettage des Uteruspolypen. So konnte das Selbstwertgefühl der Pat. als Frau gestärkt und erhalten werden.

Kasuistik 19-2: Pap IV in der Schwangerschaft

Michaela Zorzi

Alter, Aussehen der Patientin

27-jährige schlanke, mittelgroße, dunkelhaarige Frau, II-Gravida, 0-Para.

Therapiebeginn: Februar 2004.

Vorgeschichte

Im Alter von 20 Jahren hatte die Pat. in der 12. SSW einen Abortus mit darauf folgender Kürettage.

Seit dem 23. Lebensjahr besteht ein Pap IIID, der durch eine Konisation im März 2000 für sechs Monate auf Pap II gebessert werden konnte.

Spontanbericht

Die Pat. kommt zur Erstanamnese durch Zuweisung ihrer behandelnden Gynäkologin. In einer neuen Beziehung besteht eine Schwangerschaft in der 13. SSW.

Diagnostik: Bei der ersten Schwangerschafts-Routineuntersuchung wurde eine Verschlechterung des Zervixabstrichs auf Pap IV festgestellt.

Die Patientin möchte die Schwangerschaft unbedingt fortsetzen. Sie ist ängstlich und besorgt, wegen des erhobenen Befundes, jedoch mutig in Bezug auf das Leben ihres ungeborenen Kindes.

Seit der Kürettage vor sieben Jahren, verstärkt seit drei Jahren, kommt es immer wieder zu Blutungen nach dem Geschlechtsverkehr. Die Patientin vermutet, „dass dieser Ort des Körpers (Zervix) eine Schwachstelle" geworden sei.

Eigenanamnese

Die Pat. wuchs als jüngstes von fünf Kindern in ländlicher Umgebung auf. Der Vater war Alkoholiker, zur Mutter bestand ein sehr enges, klammerndes, aber sprachloses Verhältnis. Im Mittelpunkt stand die nahezu tägliche Angst vor und um den betrunkenen Vater, es wurde jedoch nicht darüber gesprochen. Der Mund der Mutter ist bis heute stumm geblieben in Bezug auf die familiäre Situation. Die Patientin meint im Gespräch, „eine schlechte Kindheit hat es nicht gegeben".

Als Kind Warze auf Finger.

Familienanamnese

Eltern: Schilddrüsenprobleme, die die Patientin nicht spezifizieren kann.

Gelenkter Bericht

Geist, Gemüt: Starke Ängste in der Dunkelheit, Angst vor Einbrechern, verfolgt zu werden. Große Genauigkeit bei allen Arbeiten im Haushalt, alles sollte geregelt sein; wenn etwas nicht der Norm entspricht, entsteht leicht Aufregung; Planung ist sehr wichtig, nichts sollte „in der Luft hängen". Leicht kränkbar, Weinen tut gut, starkes Bedürfnis nach Nähe des Partners.

Kopf/Gesicht: seit einigen Wochen Haarausfall.

Rektum: oftmals Diarrhoe bei Aufregung.

Nahrungsmittelverlangen, -abneigungen: [V] Salziges, Saures, Senf, Suppen, Butter, Eier. Viel Durst. [A] Milch.

Schlaf: gut, bevorzugt Bauchlage außerhalb der Schwangerschaft.

Träume: Pat. träumt wiederholt, dass sie Krebs hat.

Frost, Fieber, Schweiß: kalte Hände und Füße, friert leicht, wenig Schweiß.

Verschreibung

REPERTORISATION (MACREPERTORY)
Weibliche Geschlechtsorgane – Metrorrhagie nach Koitus
Rektum – Diarrhoe – nach Gefühlserregung
Gemüt – Furcht – Dunkelheit
Gemüt – Furcht – Tiere, Hunde
Gemüt – Furcht – Einbrecher

Arsenicum album LM 6, 1 × tgl. 5 Glob.

Begründung der Mittelwahl: Die Repertorisation ergibt *Arsenicum album*, was aufgrund der schweren Pathologie, der übertriebenen Genauigkeit und der erlebten starken, jahrelangen Ängste als Kind gut zum Gesamtbild passt. Zur Wahl standen auch *Carcinosinum* (Genauigkeit und Ängste), das als Nosode durchaus in Betracht gezogen werden kann oder *Argentum nitricum* (postkoitale Blutung, Durchfall nach Gefühlsregung, Ängste), letzteres passte in seiner Hitzigkeit jedoch nicht zur Patientin.

Follow-up nach zwei Monaten (April 2004)

Pat. ist in der 21. SSW. Zwei Wochen nach Beginn der Arzneieinnahme für einige Tage subfebrile Temperaturen. Haarausfall hat sistiert, **keine Blutung nach Koitus seit ca. drei Wochen.**

Die Pat. träumt von bevorstehender Hochzeit im Mai. Sie hat versucht, mit ihrer Mutter ein Gespräch über die durch die Alkoholkrankheit des Vaters belastete Kindheit zu führen, Antwort der Mutter: „Da war nichts".

Verschreibung: weiterhin *Arsenicum album* LM 6, 1 × tgl. 5 Glob.

Telefonkonsultation nach weiteren sechs Monaten (Oktober 2004)

Allgemeinbefinden ↑. Die Pat. wohnt einige Autostunden entfernt auf dem Land; da es ihr so gut geht, sieht sie keine Notwendigkeit, persönlich in die Sprechstunde zu kommen.

Anfang August in der 37.SSW Spontangeburt eines gesunden Jungen.

Diagnostik: Abstrich im September 2004 ergibt Pap II.

Die behandelnden Gynäkologen wissen von der homöopathischen Behandlung: Keine Konisation, abwarten. Die Patientin nimmt die Arznei nach wie vor täglich ein „wenn ich sie nicht nehme, fehlt mir etwas".

Verschreibung: weiterhin *Arsenicum album* LM 6, 1 × tgl. 5 Glob.

Follow-up nach weiteren drei Monaten (Januar 2005)

Die Pat. bittet am Telefon weinend um einen Termin. In der Sprechstunde klagt sie über Erschöpfung, sie ist am Ende ihrer Kräfte. Ihr kleiner Sohn schreit die ganze Nacht, sie hat Angst, mit ihm allein zu sein und glaubt, nichts richtig zu machen. Alles im Haushalt muss in Ordnung sein, sie erträgt ihren eigenen Perfektionismus nicht mehr.

Körperlich zeigen sich keine neuen Symptome. Kontrollabstrich im Januar: erneut Pap II.

Verschreibung: *Arsenicum album* LM 12, 1 × tgl. 5 Glob.

Telefonisches Follow-up nach weiteren zwei Monaten (März 2005)

Innerhalb von einer Woche nach der Mittelgabe kam die Pat. wieder ins Gleichgewicht. Sie war dem Kind gegenüber weniger ängstlich und klammernd, wodurch auch der Junge ruhiger wurde. Nach drei Wochen vergaß sie, die Arznei einzunehmen.

Seit einer Woche ist wieder alles schlecht: Das Kind ist obstipiert, schläft schlecht, sie selbst ist ängstlich und unsicher. „Wie soll ich mein Kind ernähren? Jeder sagt mir etwas anderes, das ich unbedingt einhalten muss, damit er gesund bleibt."

Verschreibung: *Arsenicum album* LM 12, 1 × tgl. 5 Glob. über 2 Wochen, dann 1 × 5 Glob. jeden 2. Tag.

Telefonisches Follow-up nach weiteren sieben Monaten (Oktober 2005)

Gynäkologische Kontrolluntersuchung im März nach der letzten Telefonkonsultation: Feststellung einer neuerlichen Schwangerschaft. Befund des Zervixabstrich: Pap IIID.

Die von gynäkologischer Seite dringend angeratene Konisation postpartal lehnt die Patientin ab. Ohne Rücksprache nimmt sie weiterhin *Arsenicum album* LM12 ein, da es ihr damit vom Wohlbefinden her gut ging. Zervixabstrich im September: neuerlich Pap IIID.

Verschreibung: *Arsencium album* LM 18, 1 × 5 Glob. bis zur Geburt.

Diskussion

Der Beginn der homöopathischen Behandlung zeigte eine deutliche Reaktion des Organismus: subfebrile Temperaturen, Sistieren der postkoitalen Blutungen und schließlich eine Verbesserung des Zervixabstrichs zu Pap II. Die Verbesserung hält über ein halbes Jahr an (September 2004 bis März 2005), was nach vier Jahren Pap IIID trotz Konisation als Erfolg gewertet werden kann. Mit der neuerlichen Schwangerschaft kommt es wieder zu einer Verschlechterung zu Pap IIID, jedoch nicht mehr zu Pap IV, was als generelle Verbesserung gewertet werden kann.

Die Compliance der Patientin ist nicht optimal, da sie notwendige Kontrollen nicht einsieht: Sie ist eingebunden in eine ländliche Struktur, die Entfernung zur Praxis ist weit, Geldausgaben fallen nicht leicht (*Arsenicum album*!). Da sich nichts Wesentliches geändert zu haben scheint, wird beim letzten Telefongespräch im Oktober 2005 eine höhere Potenzstufe (LM 18) derselben Arznei gewählt.

Beobachtungszeitraum: 20 Monate. Der Fall ist noch nicht abgeschlossen, die Behandlung wird noch einige Jahre beanspruchen.

Literatur

Ben-Yehuda OM, Kim YB, Leuchter RS: Does hysteroscopy improve upon the sensitivity of dilatation and curettage in the diagnosis of endometrial hyperplasia or carcinoma?, Gynecol Oncol 1998(68): 4 – 7

Biewenga P, de Blok S, Birnie E: Does diagnostic hysteroscopy in patients with stage I endometrial carcinoma cause positive peritoneal washings?, Gynecol Oncol. 2004(93):194 – 8

Bonte J, Ide P, Billiet G, Wynants P: Tamoxifen as a possible chemotherapeutic agent in endometrial adenocarcinoma, Gynecol Oncol 1981(11):140

Burghardt E, Girardi F, Lahousen M, Pickel H, Tamussino K: Microinvasive carcinoma of the uterine cervix (International Federation of Gynecology and Obstetrics Stage IA), Cancer 1991(67):1037 – 45

Castellsague × et al.: Male circumcision, penile human papillomavirus infection, and cervical cancer in female partners, N Engl J Med. 2002 346(15):1105 – 12

Consensus Guidelines for the Management of Women with Cytological Abnormalities, JAMA 2002(287):2120 – 2129

Cosin JA, Fowler JM, Chen MD, Paley PJ, Carson LF, Twiggs LB: Pretreatment surgical staging of patients with cervical carcinoma: the case for lymph node debulking, Cancer 1998(82):2241 – 8

Creasman WT, Zaino RJ, Major FJ, DiSaia PJ, Hatch KD, Homesley HD: Early invasive carcinoma of the cervix (3 to 5 mm): risk factors and prognosis. A Gynecologic Oncology Group study, Am J Obstet Gynecol 1998(178):62 – 5

Creasman WT: New gynecologic cancer staging, Gynecol Oncol 1995 (58):157 – 8

Delgado G, Bundy B, Zaino R, Sevin BU, Creasman WT, Major F: Prospective surgical-pathological study of disease-free interval in patients with stage IB squamous cell carcinoma of the cervix: a Gynecologic Oncology Group study, Gynecol Oncol 1990(38):352 – 7

Deutsches Krebsforschungszentrum Heidelberg (dkfz): Krebsatlas, hrsg. v. Becker N, Wahrendorf J, www.dkfz-heidelberg.de (2004)

DiSaia PJ, Creasman WT: Invasive cervical cancer, in: DiSaia PJ, Creasman WT: Clinical Gynecologic Oncology, Mosby, St. Louis 1997

DiSaia PJ, Creasman WT: Sarcoma of the Uterus, in: DiSaia PJ, Creasman WT: Clinical Gynecologic Oncology. Mosby, St. Louis, 1997

European Network of Cancer Registries (ENCR): EUCAN (Cancer Incidence and Prevalence in the European Union) Database, www.encr.com.fr/

FIGO Annual Report, Vol XXIII (1998)

Gallup DG, Blessing JA, Andersen W et al.: Evaluation of paclitaxel in previously treated leiomyosarcoma of the uterus: a gynecologic oncology group study, Gynecol Oncol 2003(89):48 – 51

Giuntoli RLII, Bristow RE: Uterine Leiomyosarcoma: present management, Curr Opin Oncol 2004(16):324 – 7

Hacker NF: Uterine Cancer, in: Berek JS, Hacker NF (eds.). Practical gynecologic oncology, Lippincott, Philadelphia [3]2000

Hacker NF: Uterine Cancer, in: Berek JS, Hacker NF (eds.): Practical gynecologic oncology, Williams & Wilkins, Baltimore [2]1994

Knocke TH, Kucera H, Dotfler D, Pokrajac B, Potter R: Results of postoperative radiotherapy in the treatment of sarcoma of the corpus uteri, Cancer 1998(83):1972 – 1979

Komdeur R, Hoekstra HJ, Molenaar WM, Van Den Berg E, Zwart N, Pras E, Plaza-Menacho I, Hofstra RM, Van Der Graaf W: Clinicopathologic assessment of postradiation sarcomas: KIT as a potential treatment target, Clin Cancer Res. 2003(8):2926 – 32

Kristensen G: Endometrial Cancer: The Management of High-risk Disease, Curr Oncol Rep. 2004(6):471 – 5

Leibsohn S, d´Ablaing G, Mishell DR, Schlaerth JB: Leiomyosarcoma in a series of hysterectomies performed for presumed uterine leiomyomas, Am J Obstet Gynecol 1990(162):968

Meerpohl HG: Endometriumkarzinom, in: Schmoll HJ, Höffken K, Possinger K (Hrsg.): Kompendium internistische Onkologie (Teil 2), Springer, Berlin/Heidelberg/New York [2]1997

Mitchell M et al: Pelvic Radiation with Concurrent Chemotherapy Compared with Pelvic and Para-Aortic Radiation for High-Risk Cervical Cancer, NEJM 1999(340):1137 – 1143

Morrow CP, Curtin JP (eds.): Gynecologic cancer surgery, Churchill Livingstone, New York 1996

Morrow CP: Uterine sarcomas and related tumors, in. Morrow CP, Curtin JP, Townsend DE (eds.): Synopsis of gynecologic oncology, Churchill Livingstone, New York/London 1993

National Cancer Institute (NCI): Surveillance, Epidemiology, and End Results (SEER) Program, http://seer.cancer.gov/

Nordal RR, Thoresen SO: Uterine sarcomas in Norway 1956 – 1992: incidence, survival and mortality, Eur J Cancer 1997(33):907 – 11

Obermair A, Geramou M, Gucer F, Denison U, Graf AH, Kapshammer E, Neunteufel W, Frech I, Kaider A, Kainz C: Does hysteroscopy facilitate tumor cell dissemination? Incidence of peritoneal cytology from patients with early stage endometrial carcinoma following dilatation and curettage (D & C) versus hysteroscopy and D & C, Cancer 2000(88):139 – 43

Österreichisches Statistisches Zentralamt: Krebsinzidenz und Krebsmortalität in Österreich (2004)

Österreichisches Statistisches Zentralamt: Zervixkarzinom-Inzidenz und CIN-III-Inzidenz 1983 – 2000 (2004)

Östör AG: Genital Sarcomas Pathology, in: Burghardt E: Surgical Gynecologic Oncology, Thieme, New York 1993

Papanicolaou GN, Traut HF: The diagnostic value of vaginal smears in carcinomas of the uterus, Am J Obstet Gynecol 1941(42):193

Peters WA III, Rivkin SE, Smith MR, Tesh DE: Cisplatin and adriamycin combination chemotherapy for uterine stromal sarcomas and mixed mesodermal tumors, Gynecol Oncol 1989 34:323 – 7

Podratz KC, O'Brien PC, Malkasian GD Jr, Decker DG, Jefferies JA, Edmonson JH: Effects of progestational agents in treatment of endometrial carcinoma, Obstet Gynecol 1985(66):106 – 10

Querleu D, Lebiane E, Castelain B: Laparoscopic pelvic lymphadenectomy in the staging of early carcinoma of the cervix, Am J Obstet Gynecol 1991(164):579 – 85

Roman LD, Felix JC, Muderspach LI, Varkey T, Burnett AF, Qian D, Morrow CP: Influence of quantity of lymph-vascular space invasion on the risk of nodal metastases in women with early-stage squamous cancer of the cervix, Gynecol Oncol 1998(68):220 – 225

Scully RE, Poulson H, Sobin LH: International histological classification and histologic typing of female genital tract tumors, Springer, Berlin 1994

Shapiro S: Adverse neoplastic and cardiovascular outcomes of HRT: the validity of the evidence, Endocrine 2004(24):203 – 10

Slomovitz BM: Does tamoxifen use affect prognosis in breast cancer patients who develop endometrial cancer?, Obstet Gynecol 2005(105): 218 – 9

Stauber M, Weyersathl T: Gynäkologie und Geburtshilfe, Thieme, Stuttgart 2005

Van Rijswijk REN, Tognon E,Burger CW et al.: The effect of chemotherapy on the different components of advanced carcinosarcomas of the female genitalia tract, Int J Gynecol Cancer 1994(4):52 – 60

Whitney CW: Phase II study of medroxyprogesterone acetate plus tamoxifen in advanced endometrial carcinoma: a Gynecologic Oncology Group study, Gynecol Oncol 2004(92):4 – 9

Wright TC, Ferenczy A, Kurman RJ: Carcinoma and other tumors of the cervix, in: Kurman RJ (ed.): Blaustein's Pathology of the female genital tract, Springer, New York [4]1994

Wright TC, Kurman RJ, Ferenczy A: Precancerous lesions of the cervix, in: Kurman RJ (ed.): Blaustein's Pathology of the female genital tract, Springer, New York [4]1994

Zaloudek C, Norris HJ: Mesenchymal tumors of the uterus, in: Kurman RJ (ed.): Blaustein´s Pathology of the female genital tract, 4th ed., Springer, New York 1994

Homöopathische Literatur

Schlüren E: Homöopathie in Frauenheilkunde und Geburtshilfe, 8. Aufl., Haug, Stuttgart 2001

20 Vulva- und Vaginalkarzinom

20.1 Vulvakarzinom

Inzidenz und Prävalenz

Das Vulvakarzinom hat einen Anteil von 4% an den weiblichen Genitalkarzinomen und ist ein eher seltener Tumor (Hacker 2000). Die Raten der In-situ-Karzinome und der vulvären intraepithelialen Neoplasien (VIN) haben sich in den letzten beiden Jahrzehnten jedoch verdoppelt (Iversen 1998).

Klassifikation

Die Stadieneinteilung erfolgt nach FIGO-Richtlinien (☞ Tab. III.20-1).

Pathogenese und Diagnostik

Ätiologisch können zwei Gruppen betroffener Patientinnen unterschieden werden (Kurman et al. 1993):

- Prämenopausale Patientinnen mit einer HPV-Infektion, meist mit einer VIN als Vorläufererkrankung assoziiert.
- Häufiger: Postmenopausale Patientinnen ohne HPV-Infektion und ohne assoziierte VIN.

Histologisch werden in der ersten Gruppe meist verruköse und **basaloide Karzinome** gefunden, in der zweiten Gruppe **Plattenepithelkarzinome**.

Der Weg der lymphogenen Metastasierung ist primär inguinal, sekundär pelvin. Im Rahmen der klinischen Untersuchung ist die **palpatorische** bzw. **bildgebende Beurteilung** der Inguinalregion von großer Bedeutung. Der Anteil der Patientinnen, die bei Diagnosestellung bereits eine inguinale Metastasierung aufweisen, wird mit ca. 30% angegeben (Hacker et al. 1983).

Tab. III.20-1: FIGO-Stadieneinteilung des Vulvakarzinoms

IA	• Tumordurchmesser < 2 cm • Invasionstiefe < 1 mm • Keine Lymphknotenmetastasen
IB	• Tumordurchmesser < 2 cm • Invasionstiefe > 1 mm • Keine Lymphknotenmetastasen
II	• Tumordurchmesser > 2 cm • Keine Lymphknotenmetastasen
III	Tumor jeder Größe mit Übergreifen auf die Urethra, Vagina, Anus und/oder unilaterale inguinale Lymphknotenmetastase
IVA	Tumor jeder Größe mit Übergreifen auf die obere Urethra, Blasenmukosa, Rektummukosa, Beckenknochen und/oder bilaterale inguinale Lymphknotenmetastasen
IVB	Fernmetastasen inkl. pelvine Lymphknoten

Therapie

Chirurgischer Eingriff

Die En-bloc-Resektion der gesamten Vulva und der bilateralen inguinalen Lymphknoten bei Stadium-I-Tumoren gehört der Vergangenheit an. Diese verstümmelnde Operation wurde durch die **radikale partielle Vulvektomie** ersetzt (Hacker et al. 1981). Die Resektion im Gesunden sollte mindestens einen Zentimeter betragen. Der Rest der Vulva mit unauffälligem Epithel bleibt erhalten.

Ab Tumorstadium IB wird – je nach Lokalisation des Primärtumors – eine unilaterale oder bilaterale **Lymphonodektomie** durchgeführt.

Bei Tumoren, die größer als zwei Zentimeter (FIGO II) sind, wird sowohl die **radikale En-bloc-Vulvektomie und bialterale Lymphonodektomie** als auch die **radikale Vulvektomie und bilaterale Lymphodnodektomie mit separater Schnittführung in der Inguinalregion** durchgeführt.

Die Technik der **Sentinel- Lymphknotenexstirpation** wird zurzeit in klinischen Studien untersucht. Die Identifizierung des Sentinel Node erfolgt mit nuklearmedizinischen Methoden und/oder Farbstoffmarkierung (de Hullu et al. 2004).

Strahlentherapie

Ab FIGO-Stadium III sollte immer eine **präoperative Radiatio** zur Tumorverkleinerung in Erwägung gezogen werden (☞ III.22.2), um die Radikalität des Eingriffes limitieren zu können (Boronow 1973).

Beim Vorliegen von inguinalen Lymphknotenmetastasen ist die **postoperativ adjuvante Radiatio** der Inguinalregion indiziert, woraus eine signifikant niedrigere inguinale Rezidivrate resultiert (Homesley et al. 1986). Falls es sich histologisch um Mikrometastasen in ein bis zwei inguinalen Lymphknoten handelt, ist eine postoperativ adjuvante Radiatio der Inguinalregion nicht zwingend indiziert (Origoni et al. 1992).

Prognose

Tab. III.20-2: Fünf-Jahres-Überlebensrate (nach Hacker 2000)

Primär operables Vulvakarzinom	70%
Vulvakarzinom ohne Lymphknotenmetastasen	90%
Vulvakarzinom mit Lymphknotenmetastasen	50%

20.2 Vaginalkarzinom

Inzidenz und Prävalenz

Das Vaginalkarzinom ist ein seltenes gynäkologisches Malignom (ca. 1 – 2% aller gynäkologischen Malignome) (Hacker 2000). Die Inzidenz beträgt 0,5 pro 100 000. Hauptsächlich sind Frauen über dem 60. Lebensjahr betroffen.

Pathologie

Der häufigste histologische Typ des primären Vaginalkarzinoms ist das **Plattenepithelkarzinom**. Die präinvasiven Läsionen der Vagina werden als VAIN (vaginale intraepitheliale Neoplasie) bezeichnet.

MERKE

> In 30% der Fälle tritt ein Vaginalkarzinom viele Jahre nach einem behandelten Zervixkarzinom auf. Die Ursache dürfte eine Krebsdisposition des Genitaltraktes sein. Das Vaginalkarzinom kann aber auch die Spätfolge einer vorausgegangenen Radiatio sein.

Die früher bei Mädchen aufgetretenen **Adenokarzinome** in der Vagina nach Diethylstilbestroleinnahme durch die Mutter werden heute nicht mehr beschrieben. Das primäre Adenokarzinom der Vagina ist sehr selten; die Möglichkeit der Metastasierung aus dem Uterus, aus der Tube, dem Ovar oder Rektum muss ausgeschlossen werden.

Diagnostik

Die Hauptlokalisation des Vaginalkarzinoms ist die Hinterwand des oberen Drittels. Die Diagnose wird bioptisch gestellt.

Klassifikation

Die Stadieneinteilung des Vaginalkarzinoms erfolgt nach FIGO-Klassifikation (☞ Tab. III.20-3).

Tab. III.20-3: FIGO-Stadieneinteilung des Vaginalkarzinoms

I	Auf die Vaginalwand beschränkt
II	• Übergreifen auf das Parakolpium • Beckenwand frei
III	Übergreifen auf die Beckenwand
IVA	Übergreifen auf die Mukosa von Blase und/ oder Rektum oder außerhalb des kleinen Beckens
IVB	Fernmetastasen

Therapie

Die Art der Therapie richtet sich nach dem Tumorstadium und der Tumorlokalisation.

Chirurgischer Eingriff

In Stadium I und bei Sitz im oberen Drittel der Vagina ist die Operation die Therapie der Wahl (Stock et al. 1995). Nach Exstirpation des Tumors mit ausreichendem Sicherheitsabstand kann auf eine postoperative Radiatio verzichtet werden.

Strahlentherapie

Bei Inoperabilität bzw. Gefahr großer Morbidität durch eine Radikaloperation wird eine primäre Bestrahlung (☞ III.22.2) durchgeführt (Chyle et al. 1996). Im Stadium I erfolgt eine intravaginale fraktionierte **Brachytherapie** mit 70 – 80 Gy. Ab Stadium II wird die Brachytherapie kombiniert mit 45 – 50 Gy einer **Teletherapie** der ableitenden Lymphwege (☞ III.22.2.3).

Nebenwirkungen sind: Mukositis, Rekto- und/oder Vesiko-vaginalfisteln, Urethrastriktur und Vaginalstenose.

Bei zentral lokalisierten Rezidiven ohne Möglichkeit einer neuerlichen Radiatio ist als Ultima Ratio eine Exenteration (vollständige Entfernung der Organe im kleinen Becken) in Erwägung zu ziehen.

Prognose

Tab. II-20-4: Fünf-Jahres-Überlebensrate (nach Hacker 2000)

Stadium I	69%
Stadium II	48%
Stadium III	32%
Stadium IV	18%

20.3 Additive homöopathische Behandlung von (malignen) Tumoren der Vulva und Vagina

20.3.1 Therapiestrategie

Nach einer Operation oder Bestrahlung können durch eine additive homöopathische Therapie Begleitbeschwerden wie psychische Störungen (Depression, Angst) sowie körperliche Symptome (Schlafstörungen, Blasen- Darmbeschwerden etc.) deutlich gemildert werden, was für die Patientin eine enorme Verbesserung des Allgemeinbefindens bedeutet.

Hinweise auf ein vulvovaginales Karzinom

Patientinnen mit einem Vulva- oder Vaginalkarzinome kommen meist nicht primär wegen der Krebserkrankung in homöopathische Behandlung. Es kann aber sein, dass Frauen wegen eines **chronischen Pruritus vulvae**, wegen **Schmerzen** (DD: Vulvakarzinom) oder wegen **irregulärer Blutungen** bzw. **Kohabitationsblutungen** oder wegen fleischwasserfarbenen **Fluor vagialis** (DD: Vaginalkarzinom) den homöopathischen Arzt aufsuchen. Im fortgeschrittenen Stadium stehen Schwellung, **brennende Schmerzen** und Fluor bzw. irreguläre Blutungen im Vordergrund. Beim Vaginalkarzinom klagen manche Patientinnen über ein **abwärts drängendes Druckgefühl in der Vagina.**

MERKE: Besteht der Verdacht auf ein Karzinom, muss das weitere Vorgehen klinisch abgeklärt werden.

20.3.2 Vulvakarzinom

Das Vulvakarzinom tritt meist in den großen Labien auf. Es sind histologisch überwiegend Plattenepithelkarzinome. Kleine Vulvakarzinome zeigen sich meist als **isolierte Verhärtungen**, warzenähnlich, oder als rötliche Papeln, oft erscheinen sie mit oberflächlichen **Erosionen** und **Ulzerationen**. Fortgeschrittene Karzinome sind oft blumenkohlartig, papillomatös meist mit Ulzerationen. Die Therapie der Wahl ist die Operation (☞ III.20.1).

Die Prognose des Vulvakarzinoms hängt primär von der Größe des Tumors vor der Operation ab (☞ Tab. III.20-1). Insgesamt ist die Prognose trotz des langsamen Wachstums ungünstig. Bei jeder dritten Patientin ist mit einem **lokalen Rezidiv** zu rechnen, mit daraus resultierenden Schmerzen und hygienischen Problemen. Rezidive machen meist Schmerzen und stellen durch ulzerierende Hautdefekte ein hygienisches Problem dar.

Therapiestrategie unter miasmatischen Gesichtspunkten

Aus homöopathischer Sicht sind Vulvakarzinome einseitige Erkrankungen (☞ III.17.5.2) und als Entwicklung eines **sykotisch-psorischen Miasmas** zu verstehen. Zunächst ist das Miasma zu behandeln, das aktiv an der Oberfläche erscheint. Anamnestisch finden sich vor allem Hinweise auf eine sykotische oder psorische Grunderkrankung (☞ Tab. III.20-5). Die miasmatisch auftretenden Symptome sind nicht als Ursache für eine Krebserkrankung zu sehen, sondern sind zu verstehen als Symptome der sykotisch bzw. psorisch veränderten Lebenskraft, die unbehandelt immer stärkere Veränderungen, bis hin zur Krebserkrankung, entstehen lässt.

Tab. III.20-5: Hinweise auf eine sykotische/psorische Genese des Vulvakarzinoms

Sykotisches Miasma	• Rezidivierende Vaginitis • HPV-Infektion, • Warzenbildung (Dellwarzen, Dornwarzen) • Polypenbildung • Rezidivierende Zystitis • Rezidivierende Atembeschwerden (Asthma, chronische Bronchitiden) • Rheumatische Erkrankung • Dysmenorrhoe
Sykotisch bedingte Modalitäten	• Verschlimmerung von Beschwerden abends • Schwitzen verschlechtert • Hitze verschlimmert • Ruhe verschlechtert • Wetterwechsel/feucht kaltes Wetter verschlechtert • Kälte verbessert
Psorisches Miasma	• Ängste • Depression • Schreckhaftigkeit • Beschwerden im Zusammenhang mit den Menses • Schwindelzustände • Chronische Kopfschmerzen • Ständige Trockenheit der Schleimhäute • Rezidivierende Magen-Darmstörungen (Völlegefühl, Blähungen, chronische Obstipation, Diarrhoe) • Sexuelle Probleme • Immer wiederkehrende und unterdrückte (z. B. durch Cortisonbehandlung) Hauterkrankungen
Psorisch bedingte Modalitäten	• Impfreaktionen (Fieber, starke Infektionsanfälligkeit, Erschöpfung) • Verschlimmerung durch Ärger • Süßigkeiten verschlechtern • Wärme bessert • Weinen bessert • Ruhe bessert • Essen und Trinken bessert • Verbesserung von Beschwerden, sobald Hautausschläge wieder auftreten • Schwitzen bessert

20.3.3 Vaginalkarzinom

Das Vaginalkarzinom ist eine seltene gynäkologische Krebserkrankung. 90% der Vaginalkarzinome sind Plattenepithelkarzinome. Schulmedizinisch ist die Genese unklar. Diskutiert wird eine generelle Disposition des Genitaltraktes für eine Krebserkrankung, der Einfluss einer chronischen mechanischen Irritation durch Vaginalpessare oder nach Bestrahlung des Beckens wegen eines anderen Karzinoms (☞ III.20.2).

Je nach Stadium der Erkrankung (☞ Tab. III.20-3) wird eine Operation bzw. Strahlentherapie durchgeführt.

Aus homöopathischer Sicht handelt es sich wie beim Vulvakarzinom um eine psorisch-sykotische Krankheitsentwicklung (☞ III.20.3.2). Die miasmatisch-chronische Behandlung richtet sich vor allem auf die Folgen der Operation bzw. Bestrahlung (☞ III.22.4).

Literatur

Boronow RC: Therapeutic alternative to primary exenteration for advanced vulvo-vaginal cancer, Gynecol Oncol 1973(1):223 – 9

Chyle V, Zagars GK, Wheeler JA, Wharton JT, Delclos L: Definitive radiotherapy for carcinoma of the vagina: outcome and prognostic factors, Int J Radiat Oncol Biol Phys 1996(35):891 – 905

de Hullu JA, Oonk MH, van der Zee AG: Modern management of vulvar cancer, Curr Opin Obstet Gynecol 2004(16):65 – 72

Hacker NF, Berek JS, Lagasse LD, Leuchter RS, Moore JG: Management of regional lymph nodes and their prognostic influence in vulvar cancer, Obstet Gynecol 1983(61):408 – 12

Hacker NF: Vaginal Cancer, in: Berek JS, Hacker NF (eds.): Practical Gynecologic Oncology, 3rd ed., Lippincott Williams & Wilkins, Philadelphia 2000

Hacker NF: Vulvar Cancer, in: Berek JS, Hacker NF (eds.): Practical Gynecologic Oncology,. Lippincott [3]2000

Hacker NF, Leuchter RS, Berek JS, Castaldo TW, Lagasse LD: Radical vulvectomy and bilateral inguinal lymphadenectomy through sperate groin incisions, Obstet Gynecol 1981(58):574 – 9

Homesley HD, Bundy BN, Sedlis A, Adcock L: Radiation therapy versus pelvic node resection for carcinoma of the vulva with positive groin nodes, Obstet Gynecol 1986(68):733 – 8

Iversen T, Tretli S: Intraepithelial and inasive squamous cell neoplasia of the vulva: trends and incidence, recurrence and survival rat in Norway, Obstet Gynecol 1998(91):969 – 72

Kurman RJ et al.: Basaloid and warty carcinomas of the vulva. Distinctive types of squamous cell carcinoma frequently associated with human papillomaviruses, Am J Surg Pathol 1993(17):133 – 45

Origoni M, Sideri M, Garsia S, Carinelli SG, Ferrari AG: Prognostic value of pathological patterns of lymph node positivity in squamous cell carcinoma of the vulva stage III and IVA Figo, Gynecol Oncol 1992(45):313 – 6

Stauber M, Weyersathl T: Gynäkologie und Geburtshilfe, Thieme, Stuttgart 2005

Stock RG, Chen ASJ, Seski J: A 30-year experience in the managemnet of primary carcinoma of the vagina: analysis of prognostic factors and treatment modalities, Gynecol Oncol 1995(56):45 – 52

21 Maligne Trophoblasterkrankungen

21.1 Konventionelle Behandlung

Inzidenz und Prävalenz

In Westeuropa liegt die Inzidenz einer Blasenmole bei etwa 1:1000 Schwangerschaften (Begent 1993).

Das Risiko, nach einer kompletten Blasenmole an einem Chorionkarzinom zu erkranken, liegt in Westeuropa bei etwa 2 – 3%, in asiatischen Gebieten hingegen bei etwa 10%.

Die Blasenmole ist die Fehlbildung der Chorionzotten der Plazenta und eine fakultative Präkanzerose eines **Chorionkarzinoms**. Die komplette Blasenmole verfügt in mehr als 90% der Fälle über einen diploiden weiblichen Chromosomensatz väterlicher Herkunft. Bei der partiellen Mole persistiert der Oozytenkern. Jedoch überwiegt auch hier das paternale genetische Material.

Pathologie

Maligne Trophoblasterkrankungen können sowohl nach einer Entbindung am Termin, nach Aborten oder auch nach Extrauteringraviditäten auftreten. Es handelt sich dabei histologisch um anaplastische Synzytiotrophoblast- und Zytotrophoblastanteile mit einer Invasion in das Myometrium oder das umgebende Gewebe. Bei einem geringen Anteil der Patientinnen liegt bei Diagnosestellung bereits eine Fernmetastasierung vor. Die pulmonale Metastasierung findet man am häufigsten, gefolgt von Leber, Vagina und Gehirn.

Diagnostik

Ein persistierender, erhöhter oder steigender HCG-Wert während oder nach einer Schwangerschaft muss im Hinblick auf einen möglichen malignen Trophoblasttumor abgeklärt werden. Der Uterus ist meist größer, als es der Schwangerschaftsdauer entsprechen würde. Im Ultraschall lässt sich etwa ab der achten Woche ein „Schneegestöber"-Bild erkennen.

Klassifikation

Die Stadieneinteilung erfolgt nach FIGO-Richtlinien (☞ Tab. III.21-1).

Die Unterteilung erfolgt nach Risikofaktoren: **HCG** und **Abstand zur vorangegangenen Schwangerschaft** (Creasman 1992).

Da sich aufgrund der FIGO-Klassifikation nur eingeschränkt auf die Prognose der Patientin Rückschlüsse ziehen lassen, wurde von der WHO ein Prognoseindex für persistierende Throphoblasterkran-

Tab. III.21-1: FIGO-Stadieneinteilung maligner Trophoblastenerkrankungen

I	Auf den Uterus beschränkt
II	Ausbreitung auf das innere Genitale außerhalb des Uterus oder auf die Vagina
III	Pulmonale Metastasierung
IV	Metastasierung in Gehirn, Leber, Niere, Gastrointestinaltrakt

Tab. III.21-2: WHO-Prognoseindex für persistierende Throphoblastenerkrankungen				
Parameter	Bewertungsziffer			
	0	**1**	**2**	**4**
Alter	< 39	> 39	–	–
Schwangerschaft	Mole	Abort	Spontangeburt	–
Intervall (Monate)	4	4–6	7–12	> 12
Serum HCG mlU/ml	< 1000	< 10 000	< 100 000	> 100 000
ABO Blutgruppe (Mutter × Vater)	–	0 × A A × 0	–	–
mütterliche Blutgruppe	–	–	B, AB	–
Tumordurchmesser (cm)	–	3–5	5	–
Lokalisation der Metastase	–	Milz, Niere	Gastrointestinaltrakt, Leber	Gehirn
Anzahl der Metastasen	–	1–4	4–8	> 8
Vorangegangene Chemotherapie	–	–	Monotherapie	Kombinationstherapie (zwei oder mehr Präparate)
Bewertung < 4: geringes Risiko; Bewertung 5–7: mittleres Risiko; Bewertung > 7: hohes Risiko				

kungen (☞ Tab. III.21-2) publiziert (WHO 1983). Die Wahl der systemischen Tumortherapie (☞ Tab. III.21-3) richtet sich nach dem WHO Prognoseindex.

Therapie

Bei einfacher Blasenmole wird die Ausräumung des Uterus durch **Vakuumaspiration** mit anschließender sorgfältiger aber vorsichtiger **Kürettage** durchgeführt.

Bei invasiven Blasenmolen und beim Chorionkarzinom ist die **antineoplastische Chemotherapie** (☞ Tab. III.21-3) gegenüber der chirurgischen Intervention die Methode der Wahl.

Bei abgeschlossener Familienplanung kann eine **Hysterektomie vor Beginn der Initialtherapie** angeboten werden.

Die Chemotherapie sollte möglichst in einer spezialisierten Einrichtung erfolgen. Die Kontrolle des HCG-

Tab. III.21-3: Chemotherapieschemata bei malignen Trophoblasterkrankungen	
Low-risk-Chemotherapieschemata (Sliutz 2001)	High-risk-Chemotherapieschemata (Begent 1993)
Monotherapie mit Methotrexat (Zyklusdauer 14 Tage): • MTX 1 mg/kg KG i.m. Tag 1, 3, 5 und 7 • Leukovorin i.m. oder i.v. Tag 2, 4, 6 und 8 **Monotherapie mit Actinomycin C** (Zyklusdauer 14 Tage): • Actinomycin C 12 µg/kg KG i.v. Tag 1–5 oder • Actinomycin C 1,25 mg/m² i.v. Tag 1	**EMA/CO** (Zyklusdauer 14 Tage): • **Tag 1:** – Etoposid 100 mg/m² i.v. – Actinomycin D 0,5 mg i.v. – MTX 300 mg/m² über 12 h i.v. • **Tag 2:** – Etoposid 100 mg/m² i.v. – Actinomycin D 0,5 mg i.v. – Leucovorin 15 mg 2 x tgl. für 2 Tage • **Tag 8:** – Vincristin 1 mg/m² i.v. – Cyclophosphamid 660 mg/m² i.v.

Wertes erfolgt bei allen Chemotherapieschemata wöchentlich. Nach Erreichen eines HCG-Wertes, der unter der serologischen Nachweisgrenze (< 2 mlU/ml) liegt, erfolgt noch mindestens ein Konsolidierungszyklus. Nach Abschluss der Chemotherapie wird der HCG-Wert im Serum monatlich für mindestens ein bis zwei Jahre kontrolliert.

21.2 Additive homöopathische Behandlung der Blasenmole und des Chorionkarzinoms

21.2.1 Blasenmole/Chorionepitheliom

Therapienotstand

In Europa kommt eine Blasenmole auf 1500 Geburten (Stauber 2005). Aufgrund der Chorionzottenfehlbildung der Placenta ist kein Sauerstofftransport ermöglichen, der Embryo stirbt meistens ab (☞ III.21.1).

Die konventionelle Therapie besteht in einer schonenden instrumentellen Entleerung der Gebärmutter. Um die Entwicklung eines Chorionkarzinoms auszuschließen, sind nach der Entleerung des Uterus über zwei Monate wöchentliche β-HCG Kontrollen und danach bis zum Abfall unter die Nachweisgrenze monatliche Kontrollen durchzuführen.

15% der behandelten Blasenmolen können sich zu einem benignen Chorionepitheliom entwickeln, das in die Gebärmuttermuskulatur einwachsen und hämatogen streuen kann. Schulmedizinisch ist dann die zytostatische Therapie z. B. mit Methotrexat (☞ Tab. III.21-3) Mittel der Wahl.

Nach behandeltem, rezidivfreien Chorionepitheliom kann nach Ablauf eines Jahres wieder eine Schwangerschaft geplant werden.

Diagnostisch lässt sich bei einer Blasenmole eine **gestörte Keimanlage** mit Defekt des genetischen mütterlichen Erbmaterials finden. Meist ist ein **doppelter väterlicher Chromosomensatz** vorhanden (Stauber 2005). Aus schulmedizinischer Sicht ist die Ursache der Blasenmole das Eindringen eines väterlichen doppelten Chromosomensatzes in die Eizelle. Aus homöopathischer Sicht liegt die Ursache in einer erworbenen miasmatischen Belastung der Mutter. Die schulmedizinische Erklärung (doppelter väterlicher Chromosomensatz dringt in die Eizelle ein) ist nach homöopathischen Gesichtspunkten die Konsequenz der zugrunde liegenden miasmatischen Belastung der Mutter.

Bei der Blasenmole und dem Chorionepitheliom liegt meist eine **psorisch-sykotische Belastung** (☞ Tab. III.21-4) zugrunde, beim Chorionkarzinom kann noch ein syphilitischer Anteil hinzukommen. Die miasmatische Belastung kann erworben sein oder durch Vererbung aus mehreren Generationen herrühren (vgl. Organon, §§ 72, 78, 81).

Möglichkeiten und Grenzen der homöopathischen Therapie

Aufgrund ihrer Symptomenarmut werden die Blasenmole und das Chorionepitheliom zu den **einseitigen Erkrankungen** gezählt (☞ III.17.5.2). Die Diagnose „Blasenmole" wird zunächst nur durch Ultraschall gestellt (keine klinischen Symptome).

Tab. III.21-4: Psorisch-sykotische Hinweise in der Anamnese einer Trophoblastenerkrankung

Psorische Störung	• Hautausschläge, die wiederholt durch Medikamente unterdrückt wurden • Menstruations-Symptome wie Amenorrhoe, Hypo- und Hypermenorrhoe sowie Dysmenorrhoe • Zustand nach Sterilitätsbehandlung • Rezidivierender Fluor vaginalis • Beschwerden bei vorausgegangenen Schwangerschaften (z. B. Blutungen, vorzeitige Wehen, Wehenstörungen unter der Geburt) • Aborte
Sykotische Störung	• Chronische Infektionen (rezidivierende Pilzinfektionen, rezidivierende bakterielle Scheidenentzündungen) • Geistes- und Gemütsstörungen (z. B. Depression, Psychose) • Kondylome, Herpes-genitalis-/HPV-Infektionen • Unterleibsentzündungen • Verwachsungen nach Unterleibsoperationen

Das Chorionepitheliom fällt zunächst nur durch einen unverhältnismäßig weichen und großen Uterus auf, bis Blutungsstörungen auftreten.

Therapiestrategie

Es wird additiv eine homöopathische Begleittherapie nach der Prinzipien der Konstitutionsbehandlung (☞ II.4) durchgeführt. Im Vordergrund steht dabei eine Stärkung des gesamten Organismus durch Harmonisierung der Lebenskraft, womit ein Rezidiv bzw. die Entstehung eines Chorionkarzinoms verhindert werden soll. Dabei stehen miasmatische Aspekte der Erkrankung, insbesondere der Psora und Sykosis im Vordergrund (☞ auch Tab. III.20-5). Wünschenswert wäre die Durchführung homöopathischer Studien, die untersuchen, ob eine Konstitutionstherapie bei Frauen vor Eintritt einer Schwangerschaft die Zahl an Blasenmolen verringern kann.

21.2.2 Chorionkarzinom

Das Chorionkarzinom ist eine eher seltenere Erkrankung. Nur 1% aller weiblichen Genitalkarzinome entfallen auf das Chorionkarzinom.

Das Chorionkarzinoms (Stauber 2005) imponiert klinisch durch

- einen **weichen, vergrößerten Uterus** (nicht zeitgerechte Rückbildung nach Partus oder Abort),
- unregelmäßige, **abnorme Blutungen** nach Partus oder Abort,
- zunehmende **Verschlechterung des Allgemeinzustandes** der Patientin (Gewichtsabnahme, starke Müdigkeit etc.),
- **hämorrhagische Metastasen** in Vulva und Vagina.

Schulmedizinisch wird das Chorionkarzinom mit Zytostatika (v. a. Methotrexat, ☞ Tab. III.21-3) behandelt. Die Prognose hängt auch von dem Zeitpunkt der Diagnosestellung ab.

Therapiestrategie

Wie bei der Blasenmole sind außer dem psorisch-sykotischen Miasmas häufig syphilitisch Anteile vorhanden (z. B. Alopezie, Epilepsie, Alkoholmissbrauch in der Anamnese, suizidale Tendenzen als Jugendliche, akzessorische Mammae)

Aus homöopathischer Sicht ist wie bei allen Krebserkrankungen eine additive Therapie anzustreben, die im Wesentlichen der Begleittherapie beim Mammakarzinom gleicht (☞ III.17.5.3).

Literatur

Begent RHJ: Gestational Trophoblastic Tumors, in: Burghardt E. et al.: Surgical Gynecologic Onocology, Thieme, New York 1993

Creasman WT: Revision in classification by International Federation of Gynecology and Obstetrics, Letter to the Editor, Am J Obstet Gynecol 1992, 167(3):857 – 858

Sliutz G: Trophoblasttumore, in: Husslein P.: Lehrbuch der Frauenheilkunde (Bd. 1), Maudrich, Wien/München 2001

Stauber M, Weyerstahl T: Gynäkologie und Geburtshilfe, Thieme, Stuttgart 2005

WHO (World Health Organization) Scientific Group: Gestational Trophoblastic Disease, Technical Report Series 692, WHO, Geneva 1983:1 – 81

22 Tumortherapie

22.1 Zytostatikatherapie

Die Anfänge der zytostatischen Tumortherapie datieren aus der Mitte des vorigen Jahrhunderts. Es gibt fünf Gruppen von Zytostatika mit jeweils verschiedenen Wirkmechanismen. In den folgenden Kapiteln III.22.1.1 – 22.1.5 werden die in der gynäkologischen Onkologie gebräuchlichsten chemotherapeutischen Substanzen kurz dargestellt. Die jeweilige Dosierungsangabe ist eine Zusammenfassung aus verschiedenen Therapieprotokollen und dient nur zur Orientierung, nicht als Dosierungsempfehlung. Die Angabe der Toxizität bezieht sich auf die im Vordergrund stehenden Toxizitäten und umfasst nicht alle möglichen auftretenden Toxizitäten der beschriebenen Substanz.

22.1.1 Alkylantien

Alkylantien interagieren direkt mit der DNA, führen zu Strangbrüchen und verhindern somit die Synthese von DNA, RNA und Proteinen (☞ Abb. III.22-1).

22.1.2 Antimetabolite

Antimetabolite ähneln in ihrer Struktur den Purinen, Pyrimidinen oder anderen Verbindungen, die für den Zellzyklus von essenzieller Bedeutung sind (☞ Abb. III.22-2).

22.1.3 Antitumor-Antibiotika

Zu dieser Substanzgruppe zählen Verbindungen, die in Pflanzen gefunden wurden, mit der DNA der Zelle interagieren, Komplexe bilden und so die zytostatische Wirkung erreichen (☞ Abb. III.22-3).

22.1.4 Alkaloide

Pflanzen-Alkaloide binden an Mikrotuboli des Zytoskeletts und führen zur Destruktion der mitotischen Spindel (☞ Abb. III.22-4).

22.1.5 Topoisomerase-Hemmer

Die zytostatische Wirkung erfolgt über die Hemmung des Enzyms Topoisomerase-1 und führt zu DNA-Strangbrüchen:

- Substanz: Topotecan,
- Darreichungsart: i. v.,
- Dosierung: 1,25-1,5 mg/m²,
- Toxizität: Myelosuppression.

Tab. III.22-1: Alkylierende Substanzen in der Zytostatikatherapie

Substanz	Darreichungsart	Dosierung, unterschiedliche Protokolle	Toxizität
Cyclophosphamid	p. o., i. v.	500 – 1000 mg/m²	• Myelosuppression • Lungenfibrose • Zystitis
Cisplatin	i. v.	50 – 75 mg/m2	• Nephrotoxizität
Carboplatin	i. v.	AUC 4 – 7,5	• Myelosuppression
Chlorambucil	p. o.	0,05 – 0,2 mg/kg/d	• Myelosuppression • Hepatotoxizität
Dacarbazin	i. v.	750 – 850 mg/m²	• Myelosuppression • Hepatotoxizität
Melphalan	p. o.	0,1 – 0,2 mg/kg KG	• Myelosuppression • Nephrotoxizität
Ifosfamid	i. v.	1200 – 2400 mg/m²	• Myelosuppression • Zystitis

Tab. III.22-2: Antimetabolite in der Zytostatikatherapie

Substanz	Darreichungsart	Dosierung, unterschiedliche Protokolle	Toxizität
5-Fluorouracil	i. v.	700 – 1000 mg/m²	• Myelosuppression
Methotrexat	p. o., i. v.	20 – 500 mg/m²	• Nephrotoxizität • Myelosuppression • Hepatotoxizität
Gemcitabine	i. v.	1000 mg/m²	• Myelosuppression

22.1.6 Nebenwirkungen der Zytostatikatherapie

Toxizitäten und Nebenwirkungen der Zytostatikatherapie werden nach den „Common Toxicity Criteria“ des National Cancer Institutes (NCI) in Schweregrade eingeteilt. Diese Einteilung dient zur klaren Festlegung des Ausmaßes der Nebenwirkungen und zur Beurteilung des weiteren Verlaufes nach Therapie. Sowohl das Cancer Therapy Evaluation Prgoram (CTEP) des NCI (http://ctep.cancer.gov) als auch das NCI selbst (www.nci.nih.gov) stellen auf Ihren Internetseiten vollständige Auflistungen von Zytostatika-Nebenwirkungen zur Verfügung. Tabelle III.22-5 zeigt die häufigsten in der gynäkologischen Onkologie auftretenden Toxizitäten.

22.1.7 Supportive Therapie (Antiemese)

MERKE

> Bei der Verabreichung antiemetischer Substanzen im Rahmen von Chemotherapien gilt der Grundsatz: Prophylaxe geht vor Therapie.

Risikofaktoren

Risikofaktoren für das vermehrte Auftreten von Nausea und Emesis im Rahmen von zytostatischer Therapie sind:

Tab. III.22-3: Antitumor-Antibiotika

Substanz	Darreichungsart	Dosierung, unterschiedliche Protokolle	Toxizität
Actinomycin D	i.v.	1–2 mg/m²	• Myelosuppression
Bleomycin	i.v., i.m.	15–30 mg	• Pulmonale Toxizität • Hautreaktionen
Mitomycin C	i.v.	10–20 mg/m²	• Myelosuppression • Nephrotoxizität
Doxorubicin	i.v..	45–75 mg/m²	• Myelosuppression • Kardiotoxizität
Liposomales Doxorubicin	i.v.	20–50 mg/m²	• Myelosuppression • Palmar-plantares Erythem

Tab. III.22-4: Alkaloide in der Zytostatikatherapie

Substanz	Darreichungsart	Dosierung, unterschiedliche Protokolle	Toxizität
Vincristin	i.v.	1–1,4 mg/m²	• Myelosuppression • Neurotoxizität
Vinblastin	i.v.	4–6 mg/m²	• Myelosuppression • Neurotoxizität
Etoposid	i.v., p.o.	50 mg/m²	• Myelosuppression
Vinorelbin	i.v..	30 mg/m²	• Myelosuppression • Neurotoxizität
Paclitaxel	i.v.	175–200 mg/m²	• Myelosuppression • Neurotoxizität
Docetaxel	i.v.	60–100 mg/m²	• Myelosuppression • Flüssigkeitsretention

Tab. III.22-5: Schweregrade von Toxizitäten in der gynäkologischen Zytostatikatherapie

Toxizität	Grad				
	0	1	2	3	4
Leukozyten ($\times 10^3/\mu l$)	≥ 4,0	3,0–3,9	2,0–2,9	1,0–1,9	< 1,0
Thrombozyten ($\times 10^3/\mu l$)	Im NB	75,0 (normal)	50,0–74,9	25,0–49,9	< 25,0
Hämoglobin (g/dl)	Im NB	10,0 (normal)	8,0–9,9	6,5–7,9	< 6,5
Granulozyten ($\times 10^3/\mu l$)	≥ 2,0	1,5–1,9	1,0–1,4	0,5–0,9	< 0,5
Lymphozyten ($\times 10^3/\mu l$)	≥ 2,0	1,5–1,9	1,0–1,4	0,5–0,9	< 0,5
Übelkeit	Keine	• Gering • Normale Nahrungsaufnahme	• Mäßig • Verminderte Nahrungsaufnahme	• Stark • Keine Nahrungsaufnahme	–
Erbrechen	Kein	1 x/d	2–5 x/d	6–10 x/d	• > 10 x/d • Parenterale Ernährung
Diarrhoe	Keine	2–3 x/d	• 4–6 x/d • Mäßige Krämpfe	• 7–9 x/d • Schwere Krämpfe • Inkontinenz	• > 10 x/d • Blutige Diarrhoe
Stomatitis	Keine	Schmerzlose Ulzera	• Schmerzhafte Ulzera • Feste Nahrung	• Schmerzhafte Ulzera • Flüssige Nahrung	Parenterale Ernährung
Kreatinin	Im NB	< 1,5 × N	1,5–3,0 × N	3,1–6,0 × N	> 6,0 × N
Sensorische Neuropathie	Keine	Geringe Parästhesie	• Mäßige Parästhesie • Objektivierbare Störungen	• Ausgeprägte Parästhesie • Funktionsverlust	–
Motorische Neuropathie	Keine	Geringe subjektive Schwäche ohne Funktionsstörungen	Geringe objektivierbare Schwäche ohne Funktionsstörungen	Objektivierbare Schwäche mit Funktionsstörungen	Paralyse
Alopezie	Keine	Minimal, nicht sichtbar	Mäßige fleckige Alopezie	Komplette Alopezie (reversibel)	komplette Alopezie (irreversibel)

N: Normalwert, NB: Normbereich

- schlechte Erfahrungen in vorangegangenen Chemotherapiezyklen,
- bekannte Kinetose,
- Hyperemesis gravidarum in der Anamnese.

Alkoholiker sind signifikant seltener von Nausea und Emesis im Rahmen der Chemotherapie betroffen.

Tab. III.22-6: Einteilung von Zytostatika gemäß ihrem emetogenen Potential	
Hohes emetogenes Potential	• Actinomycin D • Cisplatin • Carboplatin • Cyclophosphamid • Doxorubicin • Epirubicin • Ifosfamid
Mäßiges emetogenes Potential	• Docetaxel • Irinotecan • Paclitaxel • Topotecan • Gemcitabine • Etoposid
Geringes emetogenes Potential	• Bleomycin • Methotrexat • Navelbine • Vinblastin • Vincristin • 5-Fluorouracil

Stimulation des Brechaktes

Anatomisch werden **vier verschiedene Ebenen** unterschieden, die das Brechzentrum in der Medulla oblongata reizen:

- zentral vom Cortex ausgehend über das limbische System (antizipatorisches Erbrechen),
- vom Vestibularapparat ausgehend im Rahmen von Kinetosen (nicht chemotherapieassoziiert),
- Reizung der Chemorezeptor-Trigger-Zone in der Area postrema am Boden des vierten Ventrikels im Rahmen von systemischen Vergiftungen,
- Reizung afferenter Fasern des Gastrointestinaltraktes im Nucleus tractus solitarii.

Die Stimulierung des Brechaktes erfolgt durch verschiedene **Neurotransmitter-Rezeptoren** wie z. B. 5-HT3-(Serotonin)-Rezeptor, H1-(Histamin-)Rezeptor und Dopamin-Rezeptor (Borison 1983).

Emetogenes Potential

Zytostatika können in drei Gruppen gemäß ihrem emetogenen Potential eingeteilt werden, das nicht nur von der Substanz, sondern auch von der Dosierung abhängt (☞ Tab. III.22-6).

Im Rahmen der Zytostatikatherapie werden im zeitlichen Verlauf drei Formen der Übelkeit und des Erbrechens unterschieden:

- **Akut-toxisch,**
- **verzögert:** 24 Stunden nach der Chemotherapie,

Tab. III.22-7: Prophylaxe und Therapie der Nausea und Emesis bei Zytostatikatherapie

Substanzgruppe	Substanz	Dosierung
5-HT$_3$-Rezeptor Antagonisten	• Ondansetron (Zofran®) • Tropisetron (Navoban®) • Granisetron (Kytril®)	• 8 mg, 2 × 1 • 5 mg, 1 × 1 • 2 mg, 1 × 1
H1-Rezeptor Antagonist, Antihistaminika	Diphenhydramin (Dibondrin®)	30 – 60 mg
Neurokin-1-Rezeptor Antagonist	Aprepitant (Emend®)	80 mg
Dopamin-Rezeptor-Antagonist	• Metoclopramid (Paspertin®) • Phenothiazin (Psyquil®) • Haloperidol (Haldol®)	• 0,5 – 2 mg/kg KG • 5 – 10 mg • 1 – 2 mg
Glucocorticoide	Dexamethason (Fortecortin®)	• 8 mg, 2 × tgl. für 2 Tage • 4 mg, 2 × tgl. für weitere 2 Tage
Benzodiazepine	Diazepam (Valium®)	2,5 – 5 mg

- **Antizipatorisch** (klassische Konditionierung): Der Pat. wird schlecht, wenn sie nur an die Chemotherapie denkt.

Für die akut-toxische und die verzögerte Form von chemotherapie-assoziierter Nausea und Emesis werden mit großem Therapieerfolg wirksame Medikamente zur Prophylaxe und Therapie eingesetzt. Für das antizipatorische Erbrechen greift man im Rahmen der supportiven Therapie auf Psychotherapie und Benzodiazepine zurück (☞ Tab. III.22-7).

Von der American Society of Clinical Oncology (ASCO) wurde ein Stufenplan (☞ Tab. III.22-8) für die Verabreichung von Antiemetika im Rahmen der „Clinical Practice Guidelines" veröffentlicht (Gralla et al. 1999).

Um **antizipatorisches Erbrechen** sowie eine **Konditionierung** zu vermeiden, sollten in allen Fällen schon beim ersten Chemotherapiezyklus prophylaktisch Antiemetika verabreicht werden. Bei manifestem antizipatorischem Erbrechen hat sich die Verabreichung einer **anxiolytischen Therapie** am Vorabend bewährt.

Individuelle Einstellung des Antiemese-Schemas

Eine individuelle Abstimmung auf das patientenbezogene Emesis-Risiko kann von Zyklus zu Zyklus modifiziert werden. Falls ein guter Response im ersten Zyklus zu verzeichnen war, sollte man das bereits verabreichte Antiemese-Schema beibehalten. Falls es trotz antiemetischer Prophylaxe zu Beschwerden kommt, sollte eine Kombination von Substanzen mit unterschiedlichen Angriffspunkten verabreicht werden. Eine alleinige Dosissteigerung eines bereits verabreichten Antiemetikums ist in dieser Situation in den meisten Fälle nicht zielführend.

Spezielle Antiemetika

Neurokin-1-Rezeptor-Antagonisten sind seit 2004 als Antiemetika zugelassen. Sie verhindern die Bindung der Substanz P und können sowohl in der akuten als auch in der verzögerten Phase des Erbrechens eingesetzt werden (Bleiberg 2000).

Zwei randomisierte Phase-III-Studien konnten einen signifikanten Vorteil für die Kombination von **Aprepitant** und **Standard-Antiemese** zeigen (Hesketh et al. 2003, Poli-Bigelli et al. 2003). Derzeit wird Aprepitant in der prophylaktischen Therapie bei hochemetogener Chemotherapie wie Cisplatin zusätzlich zur Standard-Antiemese eingesetzt.

22.2 Radiotherapeutisches Management gynäkologischer Tumore

22.2.1 Entwicklung der Strahlentherapie

Die Strahlentherapie bei der Behandlung von Krebserkrankungen hat eine 100-jährige Tradition. Über viele Jahrzehnte hinweg war sie eine effektive Behandlungsmethode, die gerade bei Gebärmuttertumoren (☞ III.19) eine Heilung erzielen konnte, allerdings oft mit Nebenwirkungen, die die Lebensqualität sehr beeinträchtigten.

Die Entwicklung der **gewebeschonenden Hochvolttherapie** (zunächst Cobaltgeräte, später Linearbeschleuniger) in den 60er und 70er Jahren machte die Strahlentherapie schließlich zur starken zweiten Säule neben der Chirurgie in der Krebstherapie.

Die Einführung der **bildgebenden, computerunterstützten Diagnoseverfahren** wie Computer-

Tab. III.22-8: Stufenplan für die Verabreichung von Antiemetika im Rahmen einer Zytostatikatherapie (nach ASCO)

Emetogenes Potential	Akut-toxisch	Verzögert
Hohes emetogenes Potential	$5HT_3$ + Glucocorticoid	Glucocorticoid + Metoclopramid (+ $5\text{-}HT_3$)
Mäßiges emetogenes Potential	Glucocorticoid	–
Geringes emetogenes Potential	–	–

und Magnetresonanztomographie seit den 80er Jahren führten dann zu einer stillen Revolution: Es wurde nun möglich, gewissermaßen in den Menschen hineinzuschauen, den Tumor zu sehen und mit einer hochpräzisen Bestrahlung zu treffen und gleichzeitig das gesunde Gewebe so weit zu schonen, dass die Therapie zumeist folgenlos für das weitere Leben durchgeführt werden konnte.
Heutzutage ist der Einsatz der Strahlentherapie als Therapiekonzept bei gynäkologischen Tumorerkrankungen nicht mehr wegzudenken. Bei einem großen Teil der Patientinnen mit Gebärmutterhalstumoren und Scheidentumoren kann sie die Chirurgie ersetzen. Organerhaltende chirurgische Verfahren z. B. beim Mammakarzinom (☞ III.17) sind ohne zusätzliche Strahlentherapie undenkbar.
Die technischen Entwicklungen der vergangenen zehn Jahre zielen darauf ab, die Präzision in den Millimeterbereich zu verschieben und auch hochkomplexe Verfahren so weit computertechnisch zu unterstützen, dass sie im Routinebetrieb einsatzfähig sind, um allen Patientinnen zur Verfügung zu stehen.

22.2.2 Diagnostik

Grundlage für die Indikationsstellung und die Bestrahlungsplanung bei Gebärmuttertumoren sind zunächst die gleichen diagnostischen Maßnahmen, die der gynäkologische Onkologe für die Vorbereitung der Operation trifft (☞ III.17, ☞ III.19). Die **klinisch-gynäkologische Untersuchung** mit entsprechender Dokumentation steht nach wie vor im Zentrum der gesamten Diagnostik. Für die Planung der primären Strahlentherapie sowohl beim Zervixkarzinom (☞ III.19.1) als auch beim Endometriumkarzinom (☞ III.19.2) ist darüber hinaus die Ausschöpfung aller diagnostischen Maßnahmen zur **Abklärung der Tumorausbreitung** erforderlich, da dem Strahlentherapeuten die histopathologischen Resultate sowie die Ergebnisse der Laparotomie nicht zur Verfügung stehen. Insbesondere die Ausbreitung von Tumoren in die unmittelbare Umgebung und in die Lymphabflusswege sowie der Status der Lymphknoten sind von besonderem Interesse (Inoue 1984). Deshalb gehört zum Standardprogramm nicht nur die **abdominelle CT** (Kim et al. 1990), sondern heutzutage auch das **MRT** des Beckens (Hricak et al. 1988, Hricak et al. 1991) und die **transvaginale Ultraschalluntersuchung**.
Für die Indikationsstellung und die Bestrahlungsplanung nach der Operation von Gebärmuttertumoren sind nicht nur der OP-Bericht und die Ergebnisse der histo-pathologischen Untersuchungen notwendig (Creasman et al. 1987), sondern auch exakte Untersuchungen von **postoperativen Nebenwirkungen** (z. B. Blasenfunktions- und Darmstörungen) unter Einschluss einer i. v.-Pyelographie, eines postoperativen CTs und eventuell eines abdominellen Ultraschalls. Auch bei diesen Patientinnen sind präoperative bildgebende Untersuchungen wünschenswert, da sich der anatomische Situs nach der Operation im Vergleich zum vorherbestehenden Tumorareal verändern kann. Bei der postoperativen Bestrahlung des **Mammakarzinoms** (☞ III.17.2.2) ist bei der brusterhaltenden Operation eine genaue Lokalisationsdiagnostik wichtig, da im ehemaligen Tumorbereich oft eine zusätzliche Dosiserhöhung nötig ist. Eine intraoperative Markierung des Tumorbettes durch Clips hat sich bewährt (☞ III.17.2.2). Für die Bestrahlung der Lymphabflusswege, aber auch nach Ablatio, wird die Indikation durch das histopathologische Ergebnis (Tumorgröße, Grading, Lymphknotenstatus, Hormonstatus etc.) entscheidend beeinflusst.

22.2.3 Strahlentherapeutische Techniken

Teletherapie

Die Teletherapie wird heutzutage üblicherweise an **Hochenergie-Linearbeschleunigern** (6 bis 25 MeV) durchgeführt. Die Bestrahlungsplanung erfolgt auf der Basis zuvor angefertigter spezieller CT-Aufnahmen. Nach Überspielung der Datensätze in den 3-D-Bestrahlungsplanungsrechner sind eine dreidimensionale Visualisierung und eine Vorausplanung der Dosisverteilung möglich. Die standardmäßig rechteckigen Bestrahlungsfelder werden durch individuell angefertigte Bleiabsorber oder „Multileaf"-Kollimatoren individuell geformt. Dadurch ist es gegen-

über früheren Techniken möglich, das bestrahlte Volumen deutlich besser an das Zielvolumen anzupassen und Risikoorgane zu schonen.
Bei **adjuvanten Bestrahlungen** beträgt die Standarddosis im Bereich der Lymphabflusswege des Beckens bzw. der Mamma nach brusterhaltender Operation ca. 50 Gy in einer täglichen Fraktionierung von 1,8 – 2,0 Gy. Mit dieser Dosis wird üblicherweise die Toleranzdosis der Risikoorgane (v. a. Blase, Rektum, Sigmoid und Dünndarm bei **abdominellen Bestrahlungen** bzw. Haut, Lunge und Nerven bei der **Mammabestrahlung**) nicht überschritten. Bei ausgedehnterem Tumorbefall oder erhöhtem Lokalrezidivrisiko kann die Dosis durch eine gezielte Feldverkleinerung, mit der allerdings eine moderate Steigerung des Nebenwirkungsrisikos einhergeht, lokal erhöht werden.
Im Rahmen der **primären Bestrahlung** der Gebärmuttertumore ist mit einer Teletherapie generell keine suffiziente Dosis für die Eradikation des Primärtumors zu erreichen. In diesen Fällen muss die Teletherapie mit der Brachytherapie kombiniert werden.

Brachytherapie

Die lokale Brachytherapie, mit der sehr hohe Strahlendosen im Bereich des Tumors appliziert werden können, hat eine lange Tradition in der Behandlung gynäkologischer Tumore. Bereits in den ersten Jahrzehnten des vergangenen Jahrhunderts wurden mit Radium gefüllte Kapseln intrakavitär in die Gebärmutter zur lokalen Heilung des Tumorgeschehens appliziert. Dank der Entwicklung des zunächst manuellen und später ferngesteuerten **Afterloading-Verfahrens** (Henschke et al. 1964) konnte die Strahlenbelastung für das betreuende Personal vollständig ausgeschlossen werden. Bei diesem Verfahren werden zunächst geeignete Applikatoren intrakavitär bzw. interstitiell eingelegt und erst nach Durchführung der Bestrahlungsplanung eine Bestrahlungsquelle ferngesteuert in die liegenden Applikatoren unter Wahrung des Strahlenschutzes eingefahren. Mithilfe eines Bestrahlungsplanungssystems kann die zu applizierende Dosisverteilung von vornherein festgelegt werden. Dabei wird insbesondere der steile Dosisabfall in der Nähe eines Strahlers genutzt. Da bei den ferngesteuerten Afterloading-Verfahren lediglich noch eine miniaturisierte Quelle schrittweise durch den Applikator fährt, kann durch die Wahl der Verweilpositionen der Quelle die Dosisverteilung an die individuelle Tumorausbreitung und an die Risikoorgane angepasst werden.
Im Rahmen der primären Bestrahlung bei Gebärmuttertumoren werden bei der **HDR-(High dose rate-)Brachytherapie** 3 – 4 × 5 – 7 Gy appliziert.
Bei der **Boostbestrahlung** (lokale Dosiserhöhung) des Mammakarzinoms (☞ III.17.2.2) wird meist eine Dosis von 8 – 10 Gy in einer Sitzung, bei der alleinigen Brachytherapie des Mammakarzinoms 9 × 4 Gy appliziert.
Im Rahmen der **adjuvanten Scheidenstumpfbestrahlung** beim Endometriumkarzinom und in besonderen Fällen beim Zervixkarzinom (z. B. vaginale R1-Resektion) wird die Brachytherapie entweder alleine (3 – 4 × 5 – 7 Gy) oder in Kombination mit der Teletherapie durchgeführt (DiSaia 1986, Grigsby et al. 1991, Landoni et al. 1997, Pernot et al. 1994, Piver 1990, Sorbe 1990).

22.2.4 Strahlentherapie des Zervixkarzinoms

In der Behandlung der **frühen Stadien (I – IIA)** des Zervixkarzinoms (☞ Tab. III.19-3) sind die primäre, radikale Chirurgie und die primäre Strahlentherapie (Brachytherapie mit ergänzender Teletherapie, ☞ III.22.2.3) bezüglich der Behandlungsergebnisse weitgehend gleichwertig (Grigsby 1991, Landoni et al. 1997). Bei jüngeren Patientinnen wird jedoch meist eine Operation bevorzugt, da durch Belassen der Ovarien oft die Hormonfunktion aufrechterhalten werden kann und die nach Strahlentherapie manchmal auftretende Verkürzung und Verengung der Scheide vermieden wird.
In den **fortgeschrittenen Stadien (IIB bis IVA)** ist die Strahlentherapie als Kombination der Teletherapie mit der intrakavitären Brachytherapie die Therapie der Wahl (Arai et al. 1992, Horiot et al. 1988, Perez et al. 1986).

Nach radikaler Operation ist eine **adjuvante Bestrahlung** mit einem deutlich erhöhten Nebenwirkungsrisiko verbunden. Aus diesem Grund sollte die postoperative Bestrahlung, wenn möglich, von vornherein vermieden werden. Patientinnen, bei denen präoperativ bereits ein Verdacht auf positive Lymphknoten besteht, sollten der primären Bestrahlung zugeführt werden. In spezialisierten Kliniken liegt die Quote an notwendigen adjuvanten Bestrahlungen nach primärer Operation eines Zervixkarzinoms unter 10%.

Die Heilungsraten des **primären Zervixkarzinoms** sind in den frühen Stadien vornehmlich von der lokalen Kontrollrate abhängig. Die krankheitsspezifischen Überlebensraten liegen entsprechend den Studienergebnissen großer Serien für die Strahlentherapie zwischen 85 und 89% (Stadium IB) und 70 – 85% (Stadium IIA). Im Stadium IIB werden lokale Kontrollraten von 70 – 80% erzielt, das krankheitsspezifische Überleben liegt bei 67 – 76%. Obwohl auch in den Stadien IIIA/B und IVA eine anhaltende lokale Kontrolle der Tumore in mehr als 60% bzw. mehr als 40% der Fälle gelingt, beträgt das krankheitsspezifische Überleben jedoch nur 45 – 62% (Stadium III) und 20,5 – 24% im Stadium IVB. In diesen Stadien ist das Gesamtüberleben in zunehmendem Maße von der Entwicklung von Fernmetastasen bestimmt.

Die **adjuvante Bestrahlung** senkt die Lokalrezidivraten, beeinflusst aber das Gesamtüberleben in den meisten bisher vorliegenden Studien nur in geringem Ausmaß, da die patientenbezogenen Risikofaktoren, die eine Indikation zur postoperativen Bestrahlung darstellen (z. B. Lymphknotenbefall), auch prädiktiv für eine häufige Ausbildung von Fernmetastasen sind (Inoue 1984, Morrow 1980).

22.2.5 Strahlentherapie des Endometriumkarzinoms

In der Behandlung des Endometriumkarzinoms (☞ III.19.2) steht die primäre Operation im Vordergrund. Obwohl die Mehrzahl der Patientinnen sich im Stadium I präsentiert, ist in Abhängigkeit von der **Tumorinfiltrationstiefe in das Myometrium** und dem **Differenzierungsgrad des Tumors** (☞ Tab. III.19-5, ☞ Tab. III.19-6) nach transabdominaler Hysterektomie und beidseitiger Ovarektomie mit einem Lokalrezidiv im Becken in 2 – 30% der Fälle zu rechnen (Creasman et al. 1987). Während bei Tumoren mit tiefer Myometriuminfiltration (Stadium IC) und bei Tumoren mit weitgehender Entdifferenzierung (Grading 3) heutzutage zumeist eine postoperative **adjuvante Teletherapie des Beckenbereichs** durchgeführt wird (Piver 1990), ist noch weitgehend unklar, inwieweit eine adjuvante Bestrahlung der Lymphabflusswege im Stadium IA und IB sowie bei einem Tumorgrading G1 und G2 notwendig ist. Da bei diesen Patientinnen jedoch mit einer Häufigkeit von 1 – 15% mit einem vaginalen Rezidiv zu rechnen ist, erscheint zumindest eine **adjuvante Brachytherapie des Scheidenstumpfes** indiziert (Piver 1990, Sorbe 1990).

Die primäre Bestrahlung medizinisch inoperabler Tumore ermöglicht eine lang dauernde lokale Tumorkontrolle. Im klinischen Stadium IA können 86%, im Stadium IB 68% und im Stadium II 60% kontrolliert werden. Das respektive krankheitsspezifische Überleben nach fünf Jahren beträgt 84% (Stadium IA), 73% (Stadium IB) und 68% (Stadium II) (Knocke et al. 1997).

Für die **adjuvante Bestrahlung nach abdomineller Hysterektomie und Adnexektomie** liegen seit vielen Jahrzehnten Ergebnisse vor, die eine Verbesserung der lokalen Kontrolle zeigen (Grigsby et al. 1991, Lichter et al. 1992, Pernot et al. 1994, Sorbe 1990). Dennoch ist weiterhin umstritten, ob in den Frühstadien bei geringer Myometriuminfiltration und niedrigem Entdifferenzierungsgrad mit eher seltenen Lokalrezidiven eine adjuvante Bestrahlung für alle Patientinnen gerechtfertigt ist. Die radikale Lymphonodektomie ist von erhöhter postoperativer Morbidität begleitet und erhöht darüber hinaus erheblich das Risiko für bestrahlungsbedingte Nebenwirkungen bei den Patientinnen, die dennoch adjuvant bestrahlt werden müssen. Auch das Argument, die Bestrahlung für das Rezidiv aufzusparen, ist nur für das frühzeitig entdeckte Scheidenstumpfrezidiv gültig. In diesen Fällen können je nach Lokalisation und Größe in spezialisierten Kliniken Heilungsraten von 50 – 80% erzielt werden. Das Lymphknoten- und das Beckenwandrezidiv sowie das große Scheidenrezidiv sind aber in der Mehrzahl der Fälle nicht beherrschbar.

22.2.6 Strahlentherapie des Mammakarzinoms

Der Wert der postoperativen Strahlentherapie beim Mammakarzinom (☞ III.17.2.2) hinsichtlich der lokoregionären Tumorkontrolle ist heute unbestritten. Im Rahmen der brusterhaltenden Therapie nach einem invasiven Mammakarzinom gilt die postoperative Bestrahlung der Restbrust, insbesondere aufgrund der signifikant verringerten Rate lokoregionärer Rezidive, als therapeutischer Standard. Langzeituntersuchungen zeigen auch einen Einfluss auf das Gesamtüberleben (Fisher et al. 1995, Lichter et al. 1992, Levitt 1994, Veronesi et al. 1993).
Prospektiv randomisierte und retrospektive Studien bezüglich der In-Brust-Rezidivrate nach brusterhaltender Resektion und adjuvanter Radiotherapie der Restbrust haben gezeigt, dass bei jungen Frauen, **pT2-Tumoren (Grading 3)** beim Vorliegen einer extensiven intraduktalen Komponente (EIC), bei Nachweis einer peritumoralen Lymphangiosis carcinomatosa, bei invasiven lobulären Karzinomen und bei positivem Nodalstatus das Risiko eines ipsilateralen Rezidivs erhöht ist. Als deutlich geringer erwies sich das Lokalrezidivrisiko bei älteren Frauen, bei **pT1- und Östrogenrezeptor-positiven Tumoren**, bei **invasiv-duktalen Karzinomen**, beim Fehlen einer EIC oder Lymphangiosis carcinomatosa und bei negativem Nodalstatus. Das Lokalrezidivrisiko in den ersten zehn Jahren wurde für die Gruppe mit erhöhtem Risiko zwischen 30 – 40% und für die Gruppe mit niedrigerem Risiko mit etwa 10% beschrieben.
Die Möglichkeit, Patientinnen der Low-risk-Gruppe nur mit einer **interstitiellen Brachytherapie des Tumorbettes** zu behandeln, wird derzeit in klinisch kontrollierten Studien überprüft. Bei High-risk-Fällen ist eine zusätzliche Dosiserhöhung indiziert. Die Loge des entfernten Tumors als Ort des nachweislich höchsten Rezidivrisikos wird mit einer zusätzlichen Dosis behandelt. Die interstitielle Brachytherapie ist dabei besonders bei tief bzw. thoraxwandnah gelegenem Risikoareal geeignet und ergibt auch die besseren kosmetischen Resultate, während bei oberflächlicher Lage des Tumorbettes (≤ 15 mm unter der Haut) eine **hochenergetische Elektronen- oder Photonenstrahlung** (10 – 16 Gy) vorzuziehen ist. Um den Patientinnen eine zweite Narkose für die interstitielle Brachytherapie zu ersparen, kann bei der Erstoperation bereits eine Implantation des Tumorbettes mit Kunststoff-Applikatoren erfolgen. Je nach den logistischen Möglichkeiten erfolgt die Bestrahlung dann entweder intraoperativ oder perioperativ am Folgetag.
Die Indikation zur **Bestrahlung der Lymphabflusswege** in der Axilla und der Supraklavikularregion wurde lange Zeit sehr restriktiv gestellt, da nach radikaler Lymphonodektomie ein hohes Risiko für Lymphödeme und Plexusschäden bestand. Bei den heutigen explorativen chirurgischen Techniken und der modernen Strahlentherapieplanung sind diese Nebenwirkungen nur noch selten zu beobachten. Generell wird die Bestrahlung bei mehr als drei positiven Lymphknoten bzw. bei Kapseldurchbruch empfohlen.

22.2.7 Nachsorge

Die regelmäßige Nachsorge bestrahlter Patientinnen durch den Gynäkologen und den Strahlentherapeuten ist für die Ergebniskontrolle notwendig. Besonderes Augenmerk gilt der Prophylaxe und rechtzeitigen Behandlung von bestrahlungsbedingten Nebenwirkungen.

Nebenwirkungen

Generell ist die Rate bestrahlungsbedingter Nebenwirkungen in der Radiotherapie rückläufig. Durch die heutzutage übliche exakte Bestrahlungsplanung auf Basis von CT- und MR-Bildern sind beeinträchtigende Nebenwirkungen bei adjuvanten Bestrahlungen eine seltene Ausnahme.
Bei der primären Bestrahlung ist, vergleichbar der Chirurgie, eine Rate beeinträchtigender Nebenwirkungen von einigen Prozenten akzeptabel, um auch in fortgeschrittenen Stadien eine Heilung zu erzielen.

Interdisziplinäres Management

Trotz aller Fortschritten in der Strahlentherapie, der Chirurgie und trotz der Neuentwicklungen in der systemischen Therapie beruht ein Großteil der nachweislichen Erfolge in der modernen Onkologie auf der zielgerichteten Kombination aller Verfahren. Voraussetzung ist eine interdisziplinäre Teamarbeit in spezialisierten Zentren, bei der der individuelle Therapieplan für jeden Patienten auf der Basis gemeinsam entwickelter Behandlungspfade festgelegt wird, die Therapie qualitätsgesichert abläuft und eine patientenorientierte Nachbetreuung durchgeführt wird. Die Evaluation neuer, weiter individualisierter Therapieansätze erscheint nur unter solchen kontrollierten Bedingungen möglich.

22.3 Schmerztherapie

> ! Die Behandlung und der Umgang mit Schmerzen umfassen vier Grundregeln (Lickiss 2000):
> 1. Reduktion der Schmerz auslösenden Ursache (☞ III.22.3.1),
> 2. Erhöhung der Schmerzschwelle (☞ III.22.3.2),
> 3. ausreichende Dosierung von Opioiden (☞ III.22.3.3),
> 4. Neurogene Schmerzen diagnostizieren und entsprechend behandeln (☞ III.22.3.4).

22.3.1 Reduktion der Schmerz auslösenden Ursache

Schmerzursachen bei Patientinnen mit gynäkologischen Malignomen sind vielfältig und sind z. B. zurückzuführen auf:

- **Infiltration** benachbarter Organe, Nerven oder Knochen durch Tumorgewebe,
- **Infektionen**,
- **Darmkoliken** bei massiver Obstipation,
- behandlungsbedingte **Schmerzen nach Operation oder Radiatio.**

Erst die genaue Anamnese und klinische Bildgebung können über die auslösende Ursache Klarheit bringen. Entsprechend kann dann das richtige Therapiekonzept gewählt werden.

22.3.2 Erhöhung der Schmerzschwelle

Jeder Mensch hat eine individuelle Schmerzgrenze, die durch von außen einwirkende Faktoren sowohl gehoben, als auch gesenkt werden kann. Die Schmerzgrenze wird erhöht durch Entspannungsmethoden, Zuwendung sowie physische und psychische Pflege. Die Schmerzgrenze senkende Faktoren sind Depression, Ängstlichkeit und Isolierung.

22.3.3 Ausreichende Dosierung von Opioiden

> ! Wichtigster Grundsatz bei der Gabe von Opioiden: Regelmäßige Verabreichung entsprechend der jeweiligen Halbwertszeit des Opioids (nicht: Verabreichung erst nachdem die Patientin wieder Schmerzen äußert).

Opioide mit kurzer Halbwertszeit sollten nur beim Durchbruchsschmerz in der Phase der Schmerzeinstellung verabreicht werden.

Im Fall einer Atemdepression antidotiert Naloxon (Narcanti®) 0,4 – 2 mg i. v., das titriert verabreicht wird. Die Überdosierung von Opioiden ist jedoch selten, viel häufiger findet man die Unterdosierung und somit eine insuffiziente Schmerztherapie.

Aufgrund des Nebenwirkungsprofils der Opioide (☞ Tab. III.22-9) ist auf eine ausreichende Laxanziengabe und evtl. Antiemetikagabe zu achten. Die Kombination zweier Opioide wird nicht empfohlen, da es zur Antagonisierung der Wirkungen kommen kann.

22.3.4 Neurogene Schmerzen

Nicht alle Schmerzarten können mit Opioiden behandelt werden, z. B. sind Schmerzen, die aus Reizung und Irritation von Nerven durch Einwachsen des Tumors oder therapiebedingt entstehen, nicht mit Opioiden therapierbar. Die Patientin berichtet über stechende oder brennende Schmerzsensatio-

nen, die häufig in das korrespondierende Dermatom ausstrahlen.
Bei der Therapie des neurogenen Schmerzes werden trizyklische Antidepressiva, Antikonvulsiva sowie Corticosteroide eingesetzt.
Als invasive Methode der Bekämpfung vor allem neurogener Schmerzen kann von einem erfahrenen Schmerztherapeuten oder Anästhesisten eine Regionalblockade, eine kontinuierliche Epiduralanalgesie oder eine kontinuierliche Plexusanalgesie gestochen werden.

22.3.5 WHO-Stufenschema

Bei der Behandlung von Schmerzen ist das Vorgehen nach dem WHO-Stufenschema zu empfehlen (☞ Tab. III.22-9). Es umfasst drei Stufen, die je nach Indikation verabreicht und gesteigert werden (www.who.int/cancer/palliative).

22.4 Additive homöopathische Tumortherapie

22.4.1 Möglichkeiten und Grenzen einer additiven homöopathischen Therapie

Eines der vorrangigen Ziele der homöopathischen Therapie bei Tumorpatienten ist die **Beseitigung oder Milderung von Nebenwirkungen** der Strahlen- und Chemotherapie. Zwei Gründe sind für den Erfolg der additiven homöopathischen Therapie ausschlaggebend: Einerseits gibt es Nebenwirkungen, die mittels konventioneller Therapie nicht beseitigt werden können, andererseits gilt es, dem häufig geäußerten Wunsch der Patienten zu entsprechen, die konventionellen Medikamente auf jene zu beschränken, die den Tumor direkt angreifen. Durch die homöopathische Therapie wird die Anzahl der konventionellen Medikamente verringert und so z. B. die Gefahr einer gastrointestinalen Belastung und anderer Medikamentennebenwirkungen reduziert.

Tab. III.22-9: WHO-Stufenschema bei der Behandlung von Tumorschmerzen

Substanz	Dosierung	Nebenwirkungen
WHO Stufe I: nichtsteroidale Antiphlogistika (Prostaglandinsynthesehemmer, antipyretisch, antiphlogistisch)		
Metamizol (Novalgin®)	500–1000 mg	Magenulkus, Agranulozytose
Diclofenac (Voltaren®)	50–100 mg	Nephrotoxizität
Paracetamol (Mexalen®, Perfalgan®)	500–1000 mg	Hepatotoxizität
Lornoxicam (Xefo®)	8–16 mg	Magenulkus
Ibuprofen (Brufen®, Dismenol®)	200–800 mg	Nephrotoxizität
WHO Stufe II: schwache Opioide		
Dihydrocodein (Codidol ret®)	60–240 mg	Obstipation
Tramadol (Tramal®)	50–100 mg	Obstipation, Nausea
WHO Stufe III: starke Opioide		
Fentanyl (Durogesic®)	25–100 µg/h transdermal	Nausea
Morphinhydrochlorid (Vendal®)	10–200 mg	Nausea, Obstipation
Morphinsulfat (Mundidol®)	10–300 mg	Obstipation
Hydromorphon (Hydal ret®)	2–24 mg	Obstipation

Vor allem bei **Patienten mit eingeschränkter Nieren- und/oder Leberfunktion** ist das Ausweichen auf die Homöopathie erwünscht, da manche konventionellen Medikamente eine toxische Wirkung auf diese Organe entfalten können. Es gibt in der Literatur auch vereinzelt Hinweise, dass Tumoren/Metastasen kleiner werden respektive verschwinden können.

Grenzen der homöopathischen Tumorbehandlung sind vor allem mechanische Beeinträchtigungen durch einen Tumor oder eine Metastase.

22.4.2 Zytostatikatherapie

Gastrointestinale Nebenwirkungen

Unter den Nebenwirkungen einer Zytostatikatherapie dominiert die **Übelkeit mit Beeinträchtigung des gesamten Gastrointestinaltrakts** (☞ Tab. III. 22-5). Unter dem Begriff **„Kinetose"** werden Symptome wie Müdigkeit, Schwindel, Kopfschmerz, Übelkeit und Erbrechen zusammengefasst, (ähnlich der See- und Reisekrankheit), wobei vestibuläre Störungen anzunehmen sind.

Häufige Symptome

- **Erbrechen** (Herausbefördern von Magen- und/oder Dünndarminhalt nach außen, oft begleitet von Nausea, Hypersalivation und Würgen) und **Übelkeit** (pharyngeales und/oder epigastrisches Krankheitsgefühl, häufig in Verbindung mit vasomotorischen Begleitsymptomen wie Schwitzen und Tachykardie)
- **Durchfall**
- **Stuhlunregelmäßigkeiten**
- **Gewichtsverlust**
- **Absorptionsstörungen**

Die meisten Zytostatika wirken auf das rasch proliferierende Gewebe, des Gastrointestinaltrakts. Ein besonders hohes emetogenes Potential haben folgende Wirkstoffe: Actinomycin D, Cisplatin, Carboplatin, Cyclophosphamid, Doxorubicin, Epirubicin, Ifosfamid (☞ Tab. III.22-5).

Zytostatika setzen vermehrt 5-Hydroxytryptophan (5-HT) aus enterochromaffinen Zellen frei, was unter anderem zum Erbrechen führen kann. 5-HT3-Antagonisten wirken zwar gegen das Erbrechen, nicht jedoch gegen Kinetosen. Erbrechen und Durchfall treten bei vielen Wirkstoffen auf: Erbrechen z. B. bei der Verabreichung einer Cisplatin-Chemotherapie, Durchfall z. B. bei Gabe von 5-Fluorouracil.

Wichtige Gastrointestinaltrakt-Rubriken

Gastrointestinale Symptome im Repertorium (Complete Repertory deutsch)
Magen
– Übelkeit – mit (tödlicher) Angst
– Übelkeit – andauernd
– Übelkeit – tödlich
– Übelkeit – ohnmachtsartig
– Übelkeit – beim Sehen (Riechen von, Denken an) von Speisen
– Übelkeit – Seekrankheit
– Aufstoßen, Rülpsen, Aufschwulken
– Aufstoßen – nach dem Essen
– Aufstoßen – ineffektiv und inkomplett
– Aufstoßen – schmerzhaft
– Erbrechen
– Erbrechen – allgemein – Rausch, während (erfahrungsgemäß wirken manche Zytostatika ähnlich toxisch wie Rauschmittel)
– Erbrechen – allgemein – Bewegung, bei
– Erbrechen – leicht
– Erbrechen – plötzlich
– Erbrechen – plötzlich – herausschießend
– Erbrechen – heftig
– Erbrechen – nach dem Essen
– Erbrechen – plötzlich, während des Essens
– Erbrechen – Trinken kleinster Mengen agg.
Allgemeines
– Vergiftung, Rausch
– Abusus, Vergiftung – Medikamente
– Abusus, Vergiftung – Drogen im allgemeinen
– Empfindlichkeit – Medikamente, Drogen

Arzneimittelwahl

Die homöopathische Arzneimittelfindung unter Tumortherapie nimmt – ebenso wie bei tumorfreien Patienten – Rücksicht auf die Gesamtheit der Symptome sowie auf die charakteristischen Symptome (☞ II.4.2.1).

Bei gastrointestinalen Nebenwirkungen stehen bestimmte homöopathische Arzneimittel im Vordergrund der Behandlung. Oft und mit Erfolg werden z. B. *Nux vomica, Okoubaka* und *Arsenicum album* eingesetzt (☞ Tab. III.22-10). Dabei wird *Nux vomica* am häufigsten eingesetzt.

Potenz und Dosierung

Zum Einsatz kommen wegen der geringeren Gefahr einer Erstverschlimmerung vor allem **Q-Potenzen** (☞ III.17.5.4). Als Darreichungsform (☞ II.3.2.2) haben sich sowohl **Globuli** als auch mit sehr gutem Erfolg **Dilutionen** bewährt. Dilutionen werden täglich verabreicht, die Wirkdauer beträgt einige Tage.

MERKE

Bei Patienten im fortgeschrittenen Stadium ist der sorgsame Umgang mit potenzierten Arzneimitteln besonders wichtig.

Stomatitis

Die Entzündung der Mundschleimhaut ist ein eigenes Krankheitsbild, das auch unabhängig von gastrointestinalen Nebenwirkungen auftritt. Die Stomatitis beeinträchtigt das subjektive Befinden der Patienten massiv, weil sie erhebliche **Schmerzen** macht und dadurch die **Nahrungsaufnahme stark einschränkt.**

Wichtige Stomatitis-Rubriken

Stomatitis-Symptome im Repertorium (Complete Repertory deutsch)
Mund
– Entzündung
– Stomatitis ulcerosa, Mundfäule
– Aphthen

Arzneimittelgabe

Bei der Behandlung der Stomatitis ist als besonderer Aspekt zu beachten, dass die Arznei, sofern sie in flüssiger Form als Dilution (s. o.) verabreicht wird, eine Zeit lang im Mund belassen und mit der erkrankten Stelle in Berührung gebracht werden sollte. Potenzwahl und Dosierung s. o. Ein Wirkungseintritt ist innerhalb von drei bis vier Tagen zu erwarten.

Knochenmarkdepressive Nebenwirkungen (Myelosuppression)

Oft ist die myelosuppressive Nebenwirkung ein limitierender Faktor bei der Chemotherapie. Dabei kann es sich um eine isolierte **Anämie, Leukopenie** oder **Thrombopenie** handeln. Diese Blutbildungsstörungen können aber auch kombiniert auftreten.

Klinische Symptome

- **Anämie:** Müdigkeit, Schwäche, Blässe
- **Leukopenie:** sprunghafter Anstieg der Infektanfälligkeit
- **Thrombopenie:** Blutungen

Wichtige Zytopenie-Rubriken

Zytopenie-Symptome im Repertorium (Complete Repertory deutsch)
Allgemeines
– Anämie
– Anämie – Blutverlust, durch – Hämorrhagie, nach
– Anämie – Erythropoese beeinträchtigt – erschöpfende Krankheit, durch
– Wunden, bluten, frei
Haut
– Purpura – haemorrhagica
Fieber
– intermittierend (periodisch)
– Paroxysmen
– remittierend (vorübergehend nachlassend)

Tab. III.22-10: Arzneimitteldifferenzierung bei gastrointestinalen Nebenwirkungen im Rahmen einer Zytostatikatherapie	
Arzneimittel	Art der Nebenwirkung
Arsenicum album	• Brennender Schmerz im Magen • Erbrechen von Blut, Galle, Wasser • Alles bleibt im Ösophagus stecken • Angst • Durst (trinkt viel, aber immer nur kleine Mengen)
Chamomilla	• Gereiztheit • Grüner, spinatartiger Stuhl • Intestinale Koliken • Faules Aufstoßen • Nausea nach Kaffee
Colchicum	• Übelkeit durch den Geruch von Speisen bis zur Ohnmacht • Heftiges Brennen oder eisige Kälte im Magen • Vermehrte Speichelsekretion • Berührung verschlechtert
Ipecacuanha	• Übelkeit und Speichelfluss • Erbrechen heftig, andauernd, im Schwall • Erbrechen manchmal mit Husten, Blässe, Kollaps • Übelkeit/Erbrechen nach Strahlentherapie
Nux vomica	• Schwieriges Erbrechen (Patient hat Brechreiz) • Alles wird schlechter durch Ärger • Druck im Magen 1–2 Stunden nach dem Essen • Übelkeit schon morgens im Bett • Will erbrechen und kann nicht • Druck im Magen wie von einem Stein, schlimmer nach dem Essen • Saures, bitteres Aufstoßen • Heißhunger • Verlangen nach Stimulantien • Verträgt Fett
Okoubaka	• Vergiftungserscheinungen, Lebensmittelvergiftung • Nach Infekten • In der Rekonvaleszenz • Beschwerden durch Ernährungsumstellung
Pulsatilla	• Aversion gegen fette Speisen • Aversion gegen warmes Essen und warme Getränke • Geschmack aller Speisen herabgesetzt • Durstlosigkeit • Erbrechen von Speisen, die lange vorher gegessen wurden
Tabacum	• Tödliche Übelkeit und kalter Schweiß • Gesicht blass/grau • Fühlt sich elend • Kann nur liegen

Arzneimittelwahl

Potenzierte, in der Homöopathie verwendete Arzneimittel werden v. a. erfolgreich zur **Unterstützung der Hämatopoese** eingesetzt.

Folgende Arzneimittel haben sich bei Anämie, Leukopenie und Thrombopenie als hilfreich erwiesen:

- **Anämie:** Ferrum phosphoricum (Hämorrhagie, helle Blutungen, Pneumonie und Hämoptysen).
- **Leukopenie:** Chininum arsenicosum (Erschöpfung, Müdigkeit, kalter Schweiß mit großer Angst und extremem Durst).
- **Thrombopenie:**
  - *Lachesis* (dunkle verfaulende Hämorrhagien, blaue oder dunkle Entzündungen, blutende Ausflüsse, linksseitige Beschwerden),
  - *Phosphorus* (Petechien der Haut, purpurartiges Exanthem über den ganzen Körper, blutende Geschwüre, Purpura haemorrhagica mit schwarzblauen Flecken, geringe Prellungen verursachen ausgedehnte blaue Flecken).

22.4.3 Strahlentherapie

Nebenwirkungen

Die häufigsten Nebenwirkungen der Strahlentherapie sind lokale Hautveränderungen mit Erythembildung, Jucken und Brennen als Begleiterscheinungen. Zudem leiden die Patienten an ausgeprägter Müdigkeit.

Arzneimittelwahl

Aufgrund des Nebenwirkungsprofils der Radiatio sind für die homöopathische Begleittherapie Arzneimittel angezeigt, die einen Bezug zur Haut haben sowie solche, bei denen Müdigkeit ein besonderes Leitsymptom ist (☞ Tab. III.22-11). Um die Nebenwirkungen möglichst wirksam nach dem Simile-Prinzip (☞ II.1.2) bekämpfen zu können, werden auch Mittel verwendet, die durch Bestrahlung hergestellt werden (z. B. *X-ray*).

Tab. III.22-11: Arzneimitteldifferenzierung bei Nebenwirkungen im Rahmen einer Strahlentherapie

Arzneimittel	Art der Nebenwirkung
Acidum fluoricum	• Ulzera mit roten Rändern und Bläschen, Dekubitus, Wärme verschlechtert • Juckende Narben • Jucken speziell der Körperöffnungen • Gefühl, als ob brennender Dampf aus den Poren strömt • Periosteale Abszesse • Profuser, saurer, offensiver Schweiß • Atonie des kapillären und venösen Systems
China	• Schwäche als besonders herausragendes Symptom • Folgen von Verlust von Körpersäften (v. a. Blut) • In der Rekonvaleszenzzeit
Radium bromatum	• Kleine Pickel • Erythem und Dermatitis (mit Jucken, Brennen, Schwellung und Rötung) • Nekrose und Ulzeration • Jucken über den ganzen Körper • Brennen der Haut, als ob die Haut in Flammen steht • Epitheliom
X-ray	• Trockenes, juckendes Ekzem • Erythem um die Nagelwurzeln • Haut trocken, faltig • Schmerzhafte Risse • Warzige Gebilde • Verdickte Nägel • Psoriasis

22.4.4 Schmerztherapie

Eine homöopathische Schmerztherapie erfolgt nach den Gesichtspunkten der klassischen Homöopathie (☞ II.4). Hier muss auf das Studium der Materia Medica verwiesen werden.

22.4.5 Homöopathische Kasuistiken

Kasuistik 22-1: Amenorrhoe und Libidoverlust nach Chemotherapie (M. Hodgkin und Mammakarzinom)

Michael Frass

Symptomatik

37-jährige Pat. mit **M. Hodgkin** seit 13 Jahren (kurz nach der Geburt des ersten Sohnes). Der retrokardial lokalisierte Tumor wurde mit sechs Zyklen Chemotherapie und 31 Bestrahlungen behandelt. Vor drei Jahren hormonrezeptornegatives **Mammakarzinom** links mit brusterhaltender Operation, Bestrahlung. Vor einem Jahr **Rezidiv** mit multifokalen Tumorherden (G 3) und niedrigdifferenzierten intraduktalen Tumoranteilen ohne Hinweis auf Metastasen, Behandlung: Mastektomie links, acht Zyklen Chemotherapie nach dem Citron-Schema (Endoxan®, Epirubicin®, Taxol®), die letzte Kontrolle zwei Wochen zuvor war unauffällig.
Therapiebeginn: 17. März 2004.

Eigenanamnese

Die Pat. hat zwischen dem 16. bis 21. Lebensjahr die Pille genommen, sie hatte zwei Geburten (1991, 1997).

Gelenkter Bericht

Geist, Gemüt: Sie ist sehr sozial, gerechtigkeitsfanatisch, harmonieliebend, hilfsbereit, nicht ängstlich. Sie weint bei trauriger Musik und leidet hin und wieder an unbegründeter Eifersucht. Möglicher Auslöser der Erkrankung war ihrer Meinung nach ein schlimmer Streit kurz nach der Geburt 1991 mit den Schwiegereltern, die ihr sagten, dass sie nicht zur Familie gehöre. Die Pat. wohnte damals weit entfernt von Freunden und eigenen Eltern. Der Streit hat sich aufgelöst, aber sie haben bisher nie darüber sprechen können, obwohl sie die Schwiegereltern einmal im Monat sieht.

Geschlechtsorgane: Amenorrhoe seit dem dritten Zyklus Chemotherapie vor einem Jahr mit Wechseljahrsbeschwerden. Lustlosigkeit und **Abneigung gegen Geschlechtsverkehr**, worunter beide Ehepartner leiden. Die Pat. darf sich wegen ihrer Erkrankung jedoch keiner hormonellen Therapie unterziehen.
Extremitäten: Gelenksbeschwerden der Knie (links mehr als rechts) und der Hüften beidseits, die Fingergelenke sind nachts geschwollen und schmerzhaft (kann die Decke nicht fassen).
Schlaf: Seit vier bis fünf Monaten leidet die Pat. an schweren **Schlafstörungen**. Einschlafen beim Fernsehen, nach 30 – 90 Min. ist sie wieder wach, ab 0.30 Uhr ist sie regelmäßig wach.
Frost, Fieber, Schweiß: Hitzewallungen ab 17 Uhr und nachts, ihr ist heiß, sie ist überall nass geschwitzt, der Schweiß ist geruchlos.

Diagnostik

Alle halben Jahre werden Mammographie, CT Thorax und Abdomen sowie Laborparameter inklusive Tumormarker durchgeführt. Die letzte Kontrolle zwei Wochen zuvor war unauffällig.

Verschreibung

REPERTORISATION (COMPLETE REPERTORY DEUTSCH)
Schlaf – Schlaflosigkeit – allgemein – Mitternacht, nach
Schweiß – Klimakterium, im
Weibliche Genitalien – Koitus – Abneigung gegen
Gliederschmerzen – obere Gliedmaßen – Finger – Greifen – agg.
Extremitäten – Varizen – untere Gliedmaßen – Unterschenkel
Schlaf – Lage – Bauchlage
Schlaf – Lage – Arme, Hände – Kopf – über dem
Gemüt – Eifersucht

Pulsatilla Q 1, 3 Trp. in Wasser gelöst, abends über 3 Wo.

Follow-up nach vier Wochen (15. April 2004)

Seit drei Tagen keine Schweißausbrüche mehr. Allerdings seit kurzem Erwachen zwischen 0.30 Uhr und 1 Uhr, auch durch ein leises Geräusch. Die Knie- und Fingergelenke sind besser. Weiterhin Amenorrhoe und Libidoverlust.

Verschreibung

REPERTORISATION (COMPLETE REPERTORY DEUTSCH)
Schlaf – Erwachen – Geräusch – leichtem, von
Allgemeines – karzinomatöse Leiden

Sulphur Q 3, 3 Trp. in Wasser gelöst, abends über 3 Wo.

Begründung der Mittelwahl: mittelweisend war die Schlaflosigkeit, da die Pat. durch das nächtliche Erwachen subjektiv sehr beeinträchtigt war.

Follow-up nach weiteren sechs Wochen (24. Mai 2004)

Weiterhin keine Schweißausbrüche mehr, der Schlaf ist wesentlich besser. Das linke Knie schmerzt beim Joggen und beim Bergaufgehen. Vor drei bis vier Tagen erhöhte Temperatur mit Erbrechen, Gliederschmerzen, Fieberblase. Seit über zehn Jahren hatte die Pat. kein Fieber mehr, bei 37,5 °C fühlt sie sich, als hätte sie 39 °C. Die Pat. hat eine Fieberblase und erinnert sich sehr deutlich an die Streitgespräche mit den Schwiegereltern. Zudem fällt ihr auf, dass sie bei Musik weinen muss.

Verschreibung

REPERTORISATION (COMPLETE REPERTORY DEUTSCH)
Gesicht – Hautausschläge – Herpes – Lippen
Gemüt – Weinen – allgemein – Musik, durch

Natrium muriaticum Q 1, 3 Trp. in Wasser gelöst, abends über 3 Wo.

Follow-up nach weiteren fünf Wochen (28. Juni 2004)

Die Fieberblase ist diesmal ohne den Einsatz von Cremes verschwunden. Nach acht Monaten Amenorrhoe tritt die Menstruation wieder auf, davor Schmerzen in der rechten Brust bis zum Einsetzen der Regel. Der behandelnde Onkologe war der Meinung, dass die Regel nie wieder kommen würde. Libido und Geschlechtsleben ist wieder normal. Werdende Fieberblasen kommen nicht heraus. Anmerkung: Der Tumor war rezeptornegativ, die Pat. hat keine Hormontherapie.

Strategie: abwarten.

Follow-up nach weiteren drei Monaten (29. September 2004)

Diagnostik: CT Thorax und Abdomen sind unauffällig, es finden sich postaktinische Alterationen des Lungenparenchyms und im linken Ovar kleine funktionelle Zysten. Alle Veränderungen und Beschwerden linksseitig. Schlaf und Hitzewallungen sind kein Problem mehr, die Regel kommt weiterhin regelmäßig, die Libido ist normal.

Verschreibung

REPERTORISATION (COMPLETE REPERTORY DEUTSCH)
Weibliche Genitalien – Tumoren – allgemein – Eierstöcke – links
Gesicht – Hautausschläge – allgemein – Mund – Umgebung
Gemüt – Eifersucht (wieder aufgetretenes Symptom)
Schlaf – Erwachen – Mitternacht – nach
Weibliche Genitalien – Menses – Amenorrhoe, Ausbleiben der Menses
Allgemeines – Hitze – Hitzewallungen – Klimakterium, im

Lachesis Q 1, 3 Trp. in Wasser gelöst, abends über 3 Wo.

Follow-up nach weiteren zwei Monaten (2. Dezember 2004)

Keine Hitzewallungen und keine Eifersucht mehr.

Diskussion

Der Pat. geht es bis dato (Mai 2006) anhaltend gut, sie hat wieder eine Arbeit angenommen und versorgt ihre vierköpfige Familie. *Pulsatilla* und *Natrium muriaticum* waren die Mittel, die dem psychischen Zustand der Pat. sehr gut angepasst waren. *Sulphur* ist als tief greifendes Mittel wahrscheinlich auch in Anbetracht der vielen bisher verabreichten Medikamente hilfreich gewesen. *Lachesis* hat zum Teil lange zurückliegende Probleme ausgeräumt. Das Wiederauftreten der Regel und die Rückgewinnung der Libido haben wesentlich zum Wohlbefinden der Pat. beigetragen.

Beobachtungszeitraum: zwei Jahre.

Kasuistik 22-2: Hitzewallungen nach Tamoxifen, Hautirritation nach Bestrahlung

Michael Frass

Symptomatik

50-jährige Pat. mit **invasivem lobulärem Mammakarzinom** rechts (pT2, pN1biii (Sentinellymphknoten positiv, G3) seit drei Jahren. Therapie mit **brusterhaltender Operation, Chemotherapie** mit drei Zyklen CMF (Cyclophosphamid, Methotrexat, 5-Fluorouracil), vier Zyklen AC (Doxorubicin = Adriamycin, Cyclophosphamid). Nach der Chemotherapie hatte die Pat. Schmerzen in den Fingern mit Schwellung und Taubheitsgefühl der Fingerspitzen. Wetterfühligkeit im Bereich der Brustnarbe.

Vor zwei Jahren **Bestrahlung der rechten Brust** mit Axillar- und Periklavikularregion, in diesem Bereich traten kurz danach erst kleine rote Makulae, dann eine permanente große Makula auf, diese juckt v. a. nach Genuss von Steinobst, insbesondere Pfirsichen. Außerdem litt die Pat. an Krämpfen beim Strecken der Unterschenkel.

Seit zwei Jahren Hormontherapie mit Tamoxifen, seitdem **Wechseljahrsbeschwerden** mit Hitzewallungen, Schwitzen, Trockenheit der Scheide. Seit vier Monaten **fleckenförmige taube Areale im Bereich beider Oberschenkel** mit Kältegefühl.

Therapiebeginn (Hormontherapie): 24. März 2004.

Eigenanamnese

Die Pat. hatte zwei Geburten (1974, 1978), dann nahm sie 24 Jahre lang die Pille, danach die Hormonspirale. Vor acht Jahren Cholezystektomie bei Cholezystolithiasis.

Familienanamnese

Schwester: Lungenkarzinom seit zwei Jahren.
Bruder: Leberzirrhose, verstorben vor vier Jahren.
Neffe väterlicherseits: Gehirntumor.
Tante väterlicherseits: Mammakarzinom.

Anfälligkeiten

Die Pat. leidet an Heuschnupfen mit geschwollenen Augen und Schnupfen.

Gelenkter Bericht

Geist, Gemüt: Die Pat. ist ängstlich vor Untersuchungen. Sie ist sehr ordnungsliebend und liebt Volksmusik (ländliche Schlager).
Extremitäten: Karpaltunnelsyndrom rechts. Stechende Schmerzen im Knie und nächtliche Muskelkrämpfe, die beim Gehen verschwinden.
Nahrungsmittelverlangen: Butterbrot.

Diagnostik

Vor zwei Monaten wurde ein Anstieg der Tumormarker beobachtet. Das aktuelle CT zeigt eine Steatose der Leber. Die Knochenszintigraphie ist unauffällig.

Verschreibung

REPERTORISATION (COMPLETE REPERTORY DEUTSCH)
Allgemeines – karzinomatöse Leiden
Brust – Karzinom – Mammae
Schweiß – Klimakterium, im
Extremitäten – Taubheitsgefühl, Empfindungslosigkeit – obere Gliedmaßen – Finger – Fingerspitzen
Haut – Hautausschläge – juckend
Schlaf – Erwachen – häufig

Lachesis Q 3, 3 Trp. in Wasser gelöst, abends über 3 Wo.

Follow-up nach drei Wochen (14. April 2004)

Der Pat. geht es insgesamt besser. Sie schläft gut, das Schwitzen ist erträglich, das Karpaltunnelsyndrom macht weniger Beschwerden. Die Taubheit an beiden Oberschenkeln ist verschwunden. Neu ist das Jucken der fleckförmigen Hautveränderungen im Bereich der Lymphknoten an der rechten Halsseite.

Verschreibung

REPERTORISATION (COMPLETE REPERTORY DEUTSCH)
Haut – Juckreiz
Haut – Hautausschläge – juckend
Allgemeines – Speisen und Getränke – Pfirsiche agg.

Acidum fluoricum C 12, 1 × tgl. 5 Glob. über 4 Wo.
Begründung der Mittelwahl: Mittelweisend war das Jucken der fleckförmigen Hautveränderungen im Bereich der Lymphknoten an der rechten Halsseite, wobei die Verschlechterung durch Pfirsiche ausschlaggebend war.
Ein weiterer Hinweis auf *Acidum fluoricum* war, dass die Pat. einen sauer riechenden Schweiß beobachtet hatte.

Follow-up nach weiteren vier Wochen (12. Mai 2004)

Der nach der Bestrahlung vor ca. zwei Jahren aufgetretene Ausschlag und das Jucken sind verschwunden. Die Pat. klagt über Obstipation, Trockenheit der Scheide, Haarausfall und über Stimmungsschwankungen. Sie könnte manchmal ihre Familie „durch Sonne und Mond schießen". Die Pat. hat quer über die Nase ziehende Sommersprossen.

Verschreibung

REPERTORISATION (COMPLETE REPERTORY DEUTSCH)
Rektum – Obstipation
Weibliche Genitalien – Trockenheit – allgemein – Vagina
Kopf – Haare – allgemeine Beschwerden der – Haarausfall, Alopecia
Gemüt – Stimmung, Laune, Gemütsverfassung – veränderlich
Gesicht – Sommersprossen
Gesicht – Verfärbung – braun – Nase – erstreckt sich quer

Sepia Q 1, 3 Trp. in Wasser gelöst, abends über 3 Wo.

Follow-up nach weiteren vier Wochen (7. Juni 2004)

Die Pat. ist in sehr guter Stimmung trotz Ablehnung ihres Pensionsansuchens. Die Obstipation ist verschwunden, die Hitzewallungen sind noch schwach vorhanden, die Krämpfe beim Strecken der Unterschenkel haben nachgelassen.
Strategie: abwarten.

Follow-up nach weiteren 18 Monaten (Dezember 2005)

Die tumorspezifischen Untersuchungen sind bis Dezember 2005 unauffällig.

Diskussion

Lachesis hat vor allem auf die Tamoxifen-bedingten, Menopause-ähnlichen Symptome wie Schwitzen und Schlafstörungen gut gewirkt. Die Hauterscheinungen haben sehr gut auf *Acidum fluoricum* reagiert, wobei das Pfirsichsymptom für die Mittelwahl unterstützend war. *Sepia* hat die offensichtlich tiefer liegenden Gemütssymptome beherrscht. Hervorzuheben ist, dass im vorliegenden Fall die ausgeprägten Nebenwirkungen von Tamoxifen trotz Beibehaltung der Zytostatikatherapie homöopathisch beseitigt werden konnten.
Beobachtungszeitraum: 21 Monate.

Kasuistik 22-3: Kummer, Hitzewallungen, Obstipation unter Zytostatikatherapie

Michael Frass

Symptomatik

33-jährige Pat.: **invasives, niedrig differenziertes duktales Mammakarzinom** (NOS, G3, ER negativ, PgR negativ, Herceptin negativ, P53 negativ, CA 15-3 nicht erhöht) seit drei bis vier Wochen ohne Hinweis auf Metastasierung. Bisher **neoadjuvante Chemotherapie** mit Epirubicin, Taxotere und zusätzlich ab dem fünften Zyklus Capecitabine (Xeloda®). Die Pat. leidet seit Beginn der Chemotherapie an **nächtlichen Schweißausbrüchen**. Die Regel ist nach der 3. Chemotherapie ausgeblieben. Die Pat. leidet vor allem an subjektiver seelischer Beeinträchtigung während der Regel.
Therapiebeginn: 11. Juli 2005.

Eigenanamnese

Die Pat. salzt gerne das Essen. Seit der Kindheit leidet sie an Obstipation. Seit dem 16. Lebensjahr Einnahme der Pille.

Schicksalsschläge, Verlust

Beide Eltern und der Lebensgefährte sind bei drei getrennten Autounfällen ums Leben gekommen.

Verschreibung

Repertorisation (Complete Repertory deutsch)
Gemüt – Kummer, Trauer – allgemein – still, schweigsam
Allgemeines – Speisen und Getränke – Salz oder salzige Nahrung – Verlangen
Rektum – Obstipation – Kindern, bei
Schweiß – nachts

Natrium muriaticum Q 1, 3 Trp. in Wasser gelöst, abends über 3 Wo.

Follow-up nach sieben Wochen (5. September 2005)

Das nächtliche Schwitzen hat stark nachgelassen, die Verdauung hat sich wesentlich gebessert.
Strategie: abwarten.

Follow-up nach weiteren sechs Monaten (9. März 2006)

Brusterhaltende Operation vier Monate zuvor (November 2005). Die Menstruation ist im Urlaub (Dezember 2005) wiedergekommen. Die sonst im Urlaub besonders ausgeprägte Obstipation war diesmal nicht vorhanden.
Die Pat. hat die letzten drei Zyklen Chemotherapie von Seiten der Psyche wesentlich besser vertragen. Im Nachtrag berichtete die Pat., dass sie bei Kummer getröstet werden möchte. Sie isst gerne Fisch. Momentan hat sie einen gelblichen, schleimigen Schnupfen, begleitet von trockenem Husten.

Verschreibung

Repertorisation (Complete Repertory deutsch)
Brust – Karzinom – Mammae
Gemüt – Trost, Zuspruch – amel.
Allgemeines – Speisen und Getränke – Fisch – Verlangen
Allgemeines – Speisen und Getränke – Salz oder salzige Nahrung – Verlangen
Nase – Absonderungen – gelb
Husten – trocken

Phosphorus Q 1, 3 Trp. in Wasser gelöst, abends über 3 Wo. Das Arzneimittel wurde gewechselt, da die Schnupfen-Husten-Symptomatik sehr ausgeprägt war.

Follow-up nach weiteren zwei Monaten (8. Mai 2006)

Schnupfen und Husten sind innerhalb von zwei Wochen nach *Phosphorus*-Gabe verschwunden. Sechs Wochen nach *Phosphorus* schwere Bronchitis mit Auswurf von zähem, gelben Schleim und 40 °C Fieber (bekommt sonst nie Fieber). Eine ähnliche fieberhafte Bronchitis hatte die Pat. vor Jahren gehabt. Das Wiederauftreten kann im Sinne der Hering'schen Regel (☞ II.5.1.1) als positiv gewertet werden. Die Menstruation ist seit dem Winter regelmäßig und in ihrem Auftreten genau wie früher. Die Pat. fühlt sich sehr wohl und voller Energie, die Stimmung ist ausgezeichnet.

Diskussion

Phosphorus hat sich als Konstitutionsmittel der Pat. herausgestellt, das sowohl körperliche (Bronchitis, Menses, Fieber) als auch Gemütssymptome positiv beeinflusst hat. Besonders erfreulich war im Sinne der Hering'schen Regel (☞ II.5.1.1) das Wiederauftreten einer akuten Infektion mit Fieber, die im homöopathischen Sinne als Training für das Immunsystem angesehen werden konnte. *Natrium muriaticum* hat anfangs den schweren, schon lange zurückliegenden Kummer gebessert.
Beobachtungszeitraum: zehn Monate.

Kasuistik 22-4: Schwindel als Zweiterkrankung nach Bestrahlung bei Mammakarzinom

Michael Frass

Symptomatik

85-jährige Pat.: invasives papilläres Mammakarzinom rechts (pT1c, L0, V0, pN0, pMX, GE, immunhistologisches Profil: ER +++ positiv, PgR negativ, Herceptin ++ positiv), Diagnose im Juni 2005. Therapie mit **brusterhaltender Operation, 25 Bestrahlungen** und **Tamoxifen®** bzw. später Letrozol **(Femara®)**.
Therapiebeginn: 13. September 2005.

Spontanbericht

Die Pat. ist vor sechs Monaten gestürzt und auf die Brust gefallen, sie leidet seitdem an **Schwindel mit Fallneigung nach links**. Außerdem leidet sie an arterieller Hypertonie, insulinpflichtigem Diabetes mellitus und rheumatischen Beschwerden im Bereich der Brustwirbelsäule: Gehen verschlechtert anfangs, um dann zu verbessern; Wärme und Ruhe bessern, Aufstehen verschlechtert. Beim Gehen verspürt die Pat. Dyspnoe.

Eigenanamnese

Als Kind hatte sie Mumps links, 1945 blutige Durchfälle ohne bekannte Ursache. Vor 15 Jahren erhielt sie eine Totalendoprothese der rechten Hüfte wegen Arthrose. Vor fünf Jahren ist ihr Ehemann gestorben.

Verschreibung

REPERTORISATION (COMPLETE REPERTORY DEUTSCH)
Schwindel – Fallneigung – allgemein – links, nach
Allgemeines – karzinomatöse Leiden
Brust – Karzinom – Mammae
Allgemeines – Diabetes – mellitus
Gliederschmerzen – rheumatisch
Gliederschmerzen – rheumatisch – Wärme – amel.
Gliederschmerzen – allgemein – Bewegung – agg. – zu Beginn
Hören – Schwerhörigkeit

Silicea LM 6, 5 Glob. abends über 4 Wo.

Follow-up nach neun Wochen (19. November 2005)

Nach einer anfänglichen Verschlechterung der Gliederschmerzen kam es nach zwei Wochen zu einer Besserung des Allgemeinzustandes und der Dyspnoe. Der Schwindel besteht weiterhin.

Verschreibung

REPERTORISATION (COMPLETE REPERTORY DEUTSCH)
Schwindel – Fallneigung – allgemein – links, nach
Allgemeines – karzinomatöse Leiden
Allgemeines – karzinomatöse Leiden – Drüsen
Brust – Karzinom – Mammae
Gliederschmerzen – allgemein – Bewegung – amel.
Hören – Schwerhörigkeit
Brust – Karzinom – Mammae – älteren Personen, bei, oder über dem mittleren Alter
Brust – Karzinom – Mammae – Kontusion, durch

Conium LM 6, 5 Glob. abends über 4 Wo.

Follow-up nach weiteren vier Monaten (20. März 2006)

Nach starkem Durchfall Besserung des Schwindels. Die Pat. fühlt sich jetzt wieder so sicher, dass sie alleine einkaufen gehen kann.

Diskussion

Das erste Arzneimittel (*Silicea*) hat vor allem auf der körperlichen Eben eine Verbesserung gebracht. Der Wechsel auf *Conium* schien in Anbetracht des weiter bestehenden Schwindels angezeigt. Hier war neben der Fallneigung natürlich auch besonders der Sturz auf die Brust als mögliche krankheitsfördernde Situation ausschlaggebend.
Beobachtungszeitraum: sechs Monate.

Kasuistik 22-5: Müdigkeit und Schweißausbrüche unter Chemotherapie

Michael Frass

Symptomatik

49-jährige Pat. mit **Knoten in der linken Brust** vor 17 Jahren. Therapie: **Ablatio mammae** links, Entfernung der axillären Sentinellymphknoten und **Bestrahlung**. Im Bereich des Lymphödems des linken Armes tritt einmal jährlich ein **Erysipel** auf. Mammakarzinom-Rezidiv rechts (G3, pT1b, pN0, ER negativ, PgR negativ, Herceptin + positiv) und **Lymphangiosis carcinomatosa** seit drei Monaten, Therapie mit **brusterhaltender Operation** und **Chemotherapie** mit FEC (5-Fluorouracil, Epirubicin und Cyclophosphamid). Unter der Chemotherapie trat Dyspnoe bei in der Vorgeschichte bekanntem Asthma bronchiale auf, ausgeprägte Müdigkeit, unangenehmes Wärmegefühl von den Füßen bis zum Kopf. Dazu kommt Schweißbildung bei geringer körperlicher Anstrengung.
Therapiebeginn: 14. Dezember 2005.

Gelenkter Bericht

Geist, Gemüt: Die Pat. leidet an Furcht im Dunkeln und der Furcht, dass der Familie oder ihr etwas passieren wird. Trost bessert. Sie kann leicht jähzornig werden.
Extremitäten: Schmerzen im Bereich der Knöchelinnenseite.

Verschreibung

REPERTORISATION (COMPLETE REPERTORY DEUTSCH)
Gemüt – Ärger, Zorn, Wut
Brust – Karzinom – Mammae
Schweiß – Anstrengung – agg. – bei geringfügiger
Gemüt – Furcht – allgemein – Dunkelheit
Gemüt – Trost, Zuspruch – amel.
Gemüt – Furcht – allgemein – geschehen – etwas werde – Familie oder ihm zustoßen, seiner

Phosphorus Q 1, 3 Trp. in Wasser gelöst, abends über 3 Wo.

Follow-up nach sechs Wochen (1. Februar 2006)

Wesentlich besserer Allgemeinzustand, weniger Nebenwirkungen der Chemotherapie hinsichtlich Müdigkeit, Wärmeempfinden sowie Schweißbildung. Erwachen zwischen 3 Uhr und 3.30 Uhr morgens ist seltener geworden.
Wiederauftreten des Erysipels und Neuauftreten eines links thorakal gelegenen Ausschlags. Schwellung der Nasennebenhöhlenschleimhaut. Dysmenorrhoe während der Menses im Uterusbereich.

Verschreibung

REPERTORISATION (COMPLETE REPERTORY DEUTSCH)
Brust – Karzinom – Mammae
Extremitäten – Entzündung – erysipelatös
Weibliche Genitalien – Schmerzen – allgemein – Uterus – Menses – agg. – bei
Schweiß – Klimakterium

Lachesis Q 1, 3 Trp. in Wasser gelöst, abends über 3 Wo.

Follow-up nach weiteren 14 Wochen (18. Mai 2006)

Abnahme der Müdigkeit, Verschwinden des links thorakal gelegenen Ausschlags. Weniger Schweißausbrüche. Kein erneutes Auftreten des Erysipels. Die Pat. bekommt gut Luft durch die Nase und leidet nicht mehr an Dyspnoe.

Diskussion

Phosphorus Hat meiner Meinung nach besonders im körperlichen Bereich gewirkt. Es entstanden aber auch neue Symptome unter Q Potenz, die einen Mittelwechsel auf *Lachesis* anzeigten. Das Erysipel und die Dysmenorrhoe weisen nunmehr auf *Lachesis* hin, dass auch als exzellentes Mittel bei Erysipel eingesetzt wird.
Beobachtungszeitraum: fünf Monate.

Kasuistik 22-6: Energiegewinn und Wiederauftreten der Regel (Z. n. Mammakarzinom)

Michael Frass

Symptomatik

41-jährige Pat. mit **invasivem duktalem Mammakarzinom** links (alle Hormonrezeptoren negativ) ohne Metastasen seit drei Jahren (April 2003). Das Brustareal war druckempfindlich verhärtet. Therapie mit zehn Chemotherapie-Zyklen (sechs Zyklen Epitax, vier Zyklen CMF), Bestrahlung (Teletherapie und Brachytherapie). Mammakarzinom-Rezidiv (alle Hormonrezeptoren negativ) links vor einem Jahr (Februar 2005), Therapie: Ablatio mammae, Capecitabine, Navelbine®.

Als Nebenwirkungen treten auf: trockene Haut an Handflächen und Fußsohlen und **Einreißen der Nägel**. Die **Füße brennen** beidseits bis zur Wade, **säuerlicher Geruch des Stuhls, häufiges Erwachen** um 3 Uhr morgens.

Therapiebeginn: 12. Januar 2006.

Eigenanamnese

Als Auslöser betrachtet die Pat. die Trennung von ihrem Mann, die sich über die Jahre 1998 bis 2001 hinzog. An der Trennung zerbrach ihr Lebensinhalt, sie ist empört, dass ihr Mann sich nicht um ihre gemeinsamen zwei Kinder kümmert.

Verschreibung

REPERTORISATION (COMPLETE REPERTORY DEUTSCH)
Brust – Karzinom – Mammae
Brust – Schmerzen – allgemein – Berührung agg.
Extremitäten – Trockenheit – allgemein – Hände – Handflächen
Extremitäten – Trockenheit – allgemein – Beine – Füße – Fußsohlen
Gliederschmerzen – Brennen – untere Gliedmaßen – Füße
Gemüt – Entrüstung, Empörung
Stuhl – Geruch – sauer

Sulphur Q 1, 3 Trp. in Wasser gelöst, abends über 3 Wo.

Follow-up nach zehn Wochen (22. März 2006)

Die Pat. ist wesentlich gelassener und ruhiger, sie kann jetzt ihr schwieriges Schicksal besser akzeptieren. Sie bekommt weiterhin Capecitabine und Navelbine®. Die Extremitätensymptome haben stark nachgelassen.

Verschreibung

REPERTORISATION (COMPLETE REPERTORY DEUTSCH)
Gemüt – Kummer – allgemein
Gemüt – Beschwerden durch – Liebe, enttäuschte, unglückliche
Extremitäten – Nägel – Beschwerden der – aufgesprungen, rissig – Fingernägel

Natrium muriaticum Q 1, 3 Trp. in Wasser gelöst, abends über 3 Wo.

Follow-up nach weiteren sechs Wochen (8. Mai 2006)

Die Pat. ist noch entspannter und ausgeruhter, sie hat mehr Energie und ist aktiver. Entgegen der Prognose ihres Gynäkologen hat sie seit einem Monat wieder ihre Menstruation.

Sie träumte in letzter Zeit von einem sinkenden Frachter-Dampfschiff, in dessen Rumpf ein Ungeheuer sitzt. Sie ist allein an Deck und versucht, das Schiff zu retten. Die Lösung besteht darin, in den Rumpf zu gehen und der Gefahr ins Auge zu blicken, wohin sie sich ohne Zögern aufmacht. Das Ungeheuer erscheint explosiv wie ein Ölturm, sie weiß nicht, was sie tun soll. Später im Traum befindet sie sich im Magensaft des Ungeheuers, in den sie freiwillig hineinging, um eine Lösung von innen zu finden. Die Pat. interpretiert den Traum folgendermaßen: Es handelt sich um das Schiff des Lebens, das zu kentern droht, der Drache symbolisiert die eigenen Aggressionen, die Lösung befindet sich im Inneren.

Diskussion

Sulphur hat dazu beigetragen, die körperliche Situation zu stabilisieren, während *Natrium muriaticum* vor allem die psychische Ebene anspricht: Die Pat. hat dadurch die Kraft gefunden, die lange zurückliegende Trennung besser zu bewältigen, was sich besonders deutlich in dem geschilderten Traum ausdrückt (Follow-up vom 8. Mai 2006). Ein Traum kann helfen, eine Lebenskrise besser zu verarbeiten.

Literatur Kapitel 22.1 (Zytostatikatherapie)

Bleiberg H: A new class of antiemetics: the NK1 receptor antagonists, Curr Opin Oncol 2000(12):284 – 8

Borison HL, Mcarthy LE: Neuropharmacology of chemotherapy induced emesis, Drugs 1983(25):8 – 17

Gralla RJ, Osoba D, Kris MG, Kirkbride P, Hesketh PJ, Chinnery LW, Clark-Snow R, Gill DP, Groshen S, Grundberg S, Koeller JM, Morrow GR, Perez EA, Silber JH, Pfister DG: Recommendations for the use of antiemetics: evidence-based, clinical Practice Guidelines, JCO 1999(17):2971 – 2994

Hesketh PJ, Grunberg SM, Gralla RJ, Warr DG: The oral neurokinin-1 antagonist aprepitant for the prevention of chemotherapy-induced nausea and vomiting: a multinational, randomized, double-blind, placebo-controlled trial in patients receiving high-dose cisplatin-the Aprepitant Protocol 052 study group,. J Clin Oncol 2003(21): 4112 – 9

Poli-Bigelli S, Rodrigues-Pereira J, Carides AD, Julie MG: Addition of the neurokinin-1 receptor antagonist aprepitant to standard antiemetic therapy improves control of chemotherapy-induced nausea and vomiting. Results from a randomized, double-blind, placebo-controlled trial in Latin America, Cancer 2003(12):3090 – 8

Literatur Kapitel 22.2 (Radiotherapeutisches Tumormanagement)

Arai T, Nakano T, Morita S et al.: High-dose rate remote afterloading intracavitary radiation therapy for cancer of the uterine cervix, Cancer 1992(69):175 – 180

Creasman WT, Morrow CP, Bundy BN, Homesley HD et al.: Surgical pathologic spread patterns of endometrial cancer. A Gynecologic Oncology Group study, Cancer 1987(60):2035 – 2041

Fisher B, Anderson S, Redmond CK, Wolmark N et al.: Reanalysis and results after 12 years of follow up in a randomized clinical trial comparing total mastectomy with lumpectomy with or without irradiation in the treatment of breast cancer, N Engl J Med 1995(333):1456 – 61

Grigsby PW, Perez CA, Kuten A et al.: Clinical stage I endometrial cancer: results of adjuvant irradiation and patterns of failure, Int J Radiat Oncol Biol Phys 1991(21):379 – 385

Grigsby PW, Perez CA: Radiotherapy alone for medically inoperable carcinoma of the cervix: stage Ia and carcinoma in situ, Int J Radiat Oncol Biol Phys 1991(21):375 – 378

Hanks GE, Herring DF, Kramer S: Patterns of care outcome studies: results of the national practice in carcinoma of the uterine cervix, Cancer 1983(51):959 – 967

Henschke UK, Hilaris BS, Mahan GD: Intracavitary radiation therapy of cancer of the uterine cervix by remote afterloading with cycling sources, Am J Roentgenol 1964(96):45 – 56

Horiot JC, Pigneux J, Pourquier H et al.: Radiotherapy alone in carcinoma of the intact uterine cervix according to G.H. Fletcher guidelines: a French cooperative study of 1383 cases, Int J Radiat Oncolo Biol Phys 1988(14):605 – 611

Hricak H, Lacey CG, Chang YC et al.: Invasive cervical carcinoma: comparison of MR imaging and surgical findings, Radiology 1988 (166):623 – 631

Hricak H, Rubinstein LV, Gherman GM, Karstaedt N: MR imaging evaluation of endometrial carcinoma: results of an NCI cooperative study, Radiology 1991(179):829 – 832

Inoue T: Prognostic significance of the depth of invasion relating to nodal metastases, parametrial extension, and cell types. A study of 628 cases with stage Ib, Iia, and Iib cervical carcinoma, Cancer 1984(54): 3035 – 3042

Kim SH, Choi BI, Lee HP et al.: Uterine cervical carcinoma: comparison of CT and MR findings, Radiology 1990(175):45 – 51

Knocke TH, Kucera H, Weidinger B, Höller H, Pötter R: Primary treatment of endometrial carcinoma with high dose rate brachytherapy: results of 12 years of experience with 280 patients, Int J Radiat Oncol Biol Phys 1997(37):359 – 365

Landoni F, Maneo A, Colombo A, Placa F et al.: Randomised study of radical surgery versus radiotherapy for stage Ib-IIa cervical cancer, Lancet 1997(350):532

Levitt SH: The importance of locoregional control in the treatment of breast cancer and its impact on survival, Cancer (1994)74:1840 – 1846.

Lichter AS, Lippman ME, Danforth DN et al.: Mastectomy versus breast conserving therapy in the treatment of stage I and II carcinoma of the breast: a randomized trial at the National Cancer Institute, J Clin Oncol (1992)10:976 – 983

Morrow CP: Is pelvic radiation beneficial in the postoperative management of stage Ib squamous cell carcinoma of the cervix with pelvic node metastases treated by radical hysterectomy and pelvic lymphadenectomy?, Gynecol Oncol 1980(10):105 – 110

Orton CG, Seyedsadr M, Somnay A: Comparison of high and low dose rate remote afterloading for cervix cancer and the importance of fractionation, Int J Radiat Oncol Biol Phys 1991(21):1425 – 1434

Perez CA, Camel HM, Kuske RR, Kao MS et al.: Radiation therapy alone in the treatment of carcinoma of the uterine cervix: a 20-year experience, Gynecol Oncol 1986(23):127 – 140

Pernot M, Hoffstetter S, Peiffert D et al.: Pre-operative, post-operative and exclusive irradiation of endometrial adenocarcinoma, Strahlenther Onkol 1994(170):313 – 321

Piver MS, Hempling RE: A prospective trial of postoperative vaginal radium/cesium for grade 1 – 2 less than 50% myometrial invasion and pelvic radiation therapy for grade 3 or deep myometrial invasion of surgical stage I endometrial adenocarcinoma, Cancer 1990(66): 1133 – 1138

Sorbe BG, Smeds AC: Postoperative vaginal irradiation with high dose rate afterloading technique in endometrial carcinoma stage I, Int J Radiat Oncol Biol Phys 1990(18):305 – 314

Veronesi U, Luini A, Del Vecchio M et al.: Radiotherapy after breast-preserving surgery in women with localized cancer of the breast, N Engl J Med 1993(328):1587 – 1591

Literatur Kapitel 22.3 (Schmerztherapie)

Lickiss JN, Philip JAM. Palliative Care and Pain Management, in Berek JS, Hacker NF (eds.): Practical Gynecologic Oncology, 3rd ed., Lippincott Williams & Wilkins, Philadelphia 2000

World Health Organisation (WHO): WHO's pain ladder, www.who.int/cancer/palliative (2005)

23 Psychosomatik in der Gynäkologie und Geburtshilfe

23.1 Begriffsbestimmung

Die Psychosomatik befindet sich am Anfang des 21. Jahrhunderts in einer Phase der Neupositionierung. In den 1980er Jahren fand das psychosomatische Denken auf breiter Basis Eingang in die klinische Medizin und wurde auch institutionell durch Gründung psychosomatischer Abteilungen und Ambulanzen aufgewertet. Diese Entwicklung entsprach dem damaligen „Zeitgeist", der bereit war, psychosoziale und Umweltbedingungen als Ursachen für Erkrankungen anzunehmen und psychotherapeutische Ansätze in die Therapie zu integrieren.

Seither hat die somatisch-naturwissenschaftliche Medizin bedeutende Fortschritte gemacht, wobei im Wesentlichen das genetische Paradigma der Krankheitsentstehung in Kombination mit dem entzündlichen das psychosozial-systemische Paradigma ersetzt hat. Selbst wenn nach der ersten Begeisterung klar wurde, dass die Entschlüsselung des Genoms im Jahr 2000 eher ein Medien- denn ein wissenschaftliches Ereignis war, und gerade dadurch klar wurde, dass die simple Erklärung „ein Gen – eine Erkrankung" nicht hinreicht, bleibt doch festzustellen: Die genetischen Ursachen für viele Erkrankungen wurden tatsächlich deutlich und werden in absehbarer Zeit eine noch größere Bedeutung erhalten.

Zu diesen naturwissenschaftlichen Entwicklungen kommen gesellschaftliche Veränderungen; so etwa ein erhöhtes Sicherheitsbedürfnis, das sich vor allem in der Geburtshilfe auswirkt, und die Beschleunigung aller Lebensbereiche, die dem prozesshaften Denken wenig Raum lässt.

Umso bemerkenswerter ist es, dass sich über alle Umwälzungen hinweg ein nicht mehr wegzudenkender, bleibender Beitrag der Psychosomatik erhalten hat, auch und besonders in der klinischen Gynäkologie und Geburtshilfe. Er besteht aus einem umfassenden Verständnis für die Person der schwangeren oder erkrankten Frau, der psychischen Bedeutung gynäkologischer Erkrankungen oder typischer, krisenhafter Lebensphasen, der Arzt-Patientinnen-Beziehung sowie der Begleitung bèi schweren, körperlich ausgelösten Erkrankungen oder medizinischen Eingriffen. Dieses Verständnis mag auf den ersten Blick wie „Common-sense" wirken, hat aber seinen Grund ebenso in der psychotherapeutischen Theorie und verlangt ebenso eine spezifische Ausbildung wie die klassische Psychosomatik. Dieses ganzheitliche Verständnis ist noch längst nicht „Common practice" in Klinik und Arztpraxis.

Es hat also eine Verschiebung der Prioritäten vom psychosomatischen zum somatopsychischen Zugang stattgefunden, der aber weder an der grundsätzlichen Wichtigkeit eines psychosozialen Zuganges noch an der Breite der Einsatzmöglichkeiten etwas verändert hat.

Diese neue Gewichtung spiegelt sich darin wider, dass der allgemeine Begriff „Psychosomatik" für die Gynäkologie und Geburtshilfe in neuer Weise operationalisiert (☞ Tab. III.23-1) werden kann.

Tab. III.23-1: Psychosomatik in der Gynäkologie und Geburtshilfe

1.	**Psychosomatische Grundhaltung:** • Bio-psycho-soziales Modell • Emotionelle Bedeutung der Genitalorgane • Arzt-Patientin-Beziehung • Reifungs- und Entwicklungskrisen im weiblichen Lebenszusammenhang
2.	**Psychosomatische Krankheitslehre:** • Psychosomatische Symptome • Somatopsychische Reaktionen • Psychosozial vernetzte Probleme
3.	**Psychosomatisch orientierte Therapieformen:** • Kurz-/Fokaltherapie • Systemische Therapie • Beratung, Case work

23.2 Psychosomatische Grundhaltung

23.2.1 Bio-psycho-soziales Modell (Uexküll)

Darunter ist zu verstehen, dass jede Erkrankung biologische, psychische und soziale Anteile hat, die sich in einer vernetzten, oft komplexen Weise gegenseitig beeinflussen. Krankheit (und Gesundheit) sind multifaktorielle Geschehen, bei denen keine einfache Verbindung zwischen Ursache und Wirkung besteht, sondern die Wechselbeziehung verschiedener Faktoren im Sinne von Feedback-Mechanismen im Vordergrund steht.

Psychische Krankheitsfaktoren

So wirken z. B. bei chronischen Erkrankungen die durch die Erkrankung ausgelösten Gefühle und die Verarbeitung (Coping) zurück auf die Grundkrankheit und spielen eine wichtige Rolle für den Heilungsprozess oder den Weiterbestand der Symptome. Weiterhin können bei ein- und derselben Problematik psychische Ursachen **und** psychische Folgen bestehen, die – will man sie angemessen bewerten – vernetzt betrachtet werden müssen. Ein wichtiges Beispiel hiefür ist die idiopathische Sterilität (☞ III.8), die einerseits sehr häufig psychosomatische (Ko-)Ursachen hat. Andererseits sind lang andauernde Kinderlosigkeit und belastende Sterilitätstherapien (☞ III.8.3) zwar Folgen einer Erkrankung, entwickeln aber eine eigenständige Dynamik mit Chronifizierung der Krankheit und Auswirkungen auf das betroffene Paar (Depression, Kränkung des Selbstwertes), die in der Patientenbetreuung unbedingt berücksichtigt werden müssen (☞ III.26).

Grundsätzlich können alle Anteile der Psyche Einfluss auf eine Erkrankung im Rahmen des bio-psycho-sozialen Modells nehmen; wichtige Bereiche sind in diesem Zusammenhang die Biographie der Patientin, ihre Stellung in der Geschwisterreihenfolge und das Verhältnis zu den eigenen Eltern, Krisen- und Verlusterlebnisse, subjektive Krankheitstheorien und Kontrollüberzeugungen, das Körperbild und Selbstwertgefühl, die sexuelle Entwicklung und Partnerschaftserfahrungen.

Soziokulturelle Faktoren

Zu den soziokulturellen Anteilen gehören ökonomische Parameter wie Schul- und Berufsausbildung, Berufstätigkeit, Freundes- und Kollegenkreis. In der modernen, sich rasch verändernden Zeit wird immer deutlicher, dass auch gesellschaftliche Entwicklungen, der „Zeitgeist" – z. B. in Hinsicht auf das Sicherheitsbedürfnis sowie Sprache und Religion, Migration oder Drogenabhängigkeit – eine Rolle beim Erleben von Erkrankungen spielen.

Psycho-somatische Kausalitätskette

Die Wichtigkeit dieser Vorstellung einer vernetzten Kausalitätsbeziehung kann nicht genug betont werden. Hat man sie einmal in das ärztliche Denken integriert, wird die übliche nächste Frage nach den relativen Anteilen oder gar Prozentsätzen von körperlichen und seelischen Faktoren zweitrangig. Dabei soll die Notwendigkeit, sich diese Frage zu stellen, nicht angezweifelt werden, aber sie verliert den Charakter des Glaubenskrieges, den sie noch vor wenigen Jahren hatte.

Interessanterweise gab es in jüngster Zeit auch ein wichtiges Beispiel für eine Umkehrung der psychosomatischen Kausalitätskette. Bisher hatte man angenommen, fetale Fehlbildungen würden durch exogene, physische Noxen wie Strahlen, Viren oder chemische Stoffe, keinesfalls aber durch psychische Faktoren verursacht. Nun haben groß angelegte skandinavische Studien (Hansen et al. 2000) mit mehreren hunderttausend Geburten und subtiler Methodik gezeigt, dass schwere psychische Traumata der Schwangeren im ersten Trimenon einer Schwangerschaft zu Verschlussfehlbildungen wie Lippen-Kiefer-Gaumenspalte oder Spina bifida führen können, dass also psychische Faktoren unmittelbar auf die fetale Entwicklung einwirken können.

23.2.2 Emotionelle Bedeutung der Genitalorgane

Jedes (erkrankte) Organ besitzt für den Kranken eine eigene Bedeutung und Symbolik; so steht etwa das Herz für das Leben oder die Liebe, das Gesicht für die Wirkung der Person nach außen, der Darm ist mit Verdauung und Kontrolle verbunden. Die verschiedenen medizinischen Disziplinen müssen diesen Umstand bei der jeweiligen Patientenbetreuung auch berücksichtigen.

In der Gynäkologie handelt es sich um Funktionen und Erkrankungen der weiblichen Genitalien, daher sind Sexualität und Reproduktion und die damit verbundenen Gefühle immer involviert. Die wichtigsten unter ihnen sind Lust, Scham, Ekel, Schuld und (reproduktiver) weiblicher Selbstwert. Außerdem sind Blase und Mastdarm, also die Ausscheidungsorgane, unmittelbar benachbart und z. B. während der Geburt nicht immer unter Kontrolle. Die Arzt-Patientin-Beziehung muss so gestaltet werden, dass die Intimsphäre respektiert und geschützt und eine Gesprächsatmosphäre geschaffen wird, in der die Patientin über ihre Gefühle sprechen kann.

23.2.3 Reifungs- und Entwicklungskrisen im weiblichen Lebenszusammenhang

Lebensabschnitte der Frau

Das Leben der Frau ist viel stärker in biologisch determinierte Abschnitte gegliedert als dasjenige des Mannes. Die Übergänge zwischen den einzelnen Abschnitten sind Pubertät und Menarche (☞ III.2.3), Schwangerschaft (☞ III.3), Geburt (☞ III.5) und Menopause (☞ III.10). In diesen Durchgangsphasen zwischen den großen Lebensabschnitten Kindheit, reproduktive Phase und Alter kommt es zu raschen und tief greifenden Änderungen wichtiger Lebensbereiche wie Körperbild und Körperfunktionen, Selbstbild, Sexualität und Partnerschaft sowie der sozialen Rollen. Nachdem sich Werte und Normen ebenfalls verschieben können, sprechen manche Autoren von „normativen Krisen".

Diese Lebensabschnitte bieten im günstigen (Normal-)Fall eine Gelegenheit, neue Bereiche des eigenen Wesens zu entdecken und an dieser Herausforderung als Person zu reifen. Aber selbst unter günstigen äußeren Bedingungen können diese Phasen krisenhaft verlaufen, und es kann auch bei psychisch stabilen und gesunden Frauen zu außergewöhnlichen seelischen Reaktionen und Zuständen kommen. Die Umwelt der Betroffenen (und verschiedene Kulturen) gehen sehr unterschiedlich damit um: Während man bei Pubertierenden geneigt ist, Verständnis für schroffes und widersprüchliches Verhalten aufzubringen und es als Teil der Krise zu akzeptieren, gibt es in der Schwangerschaft und perimenopausal wenig Einsicht. Die oft ambivalenten Gefühle der Schwangeren werden nicht wahr- und ernstgenommen, im Gegenteil, es wird geradezu Druck ausgeübt, glücklich und „guter Hoffnung" zu sein. Ähnlich bei der Menopause, bei der in der westlichen Kultur oft negative Konnotationen von Alter und Verlust von Attraktivität überwiegen.

Schwangerschaftsveränderungen

Wegen ihrer praktischen Wichtigkeit werden im Folgenden die Schwangerschaftsveränderungen ausführlicher besprochen, wobei man sich sowohl an den betroffenen Bereichen als auch am typischen, phasenhaften Zeitablauf orientieren kann (Davies-Osterkamp 1991).

Die Veränderungen betreffen zunächst den Körper der Frau. Sie sind die massivsten und schnellsten Veränderungen, denen sich eine gesunde junge Erwachsene je gegenübersieht. Der wachsende Bauch kann als Zeichen weiblicher Kraft und Potenz erlebt werden und großen Stolz auf die Fähigkeiten des eigenen Körpers bewirken. Andererseits können die Veränderungen wegen ihrer Eigendynamik, ihres unbeeinflussbaren Ablaufs, der unaufhaltsam zu der oft angstbesetzten Geburt hinführt, als bedrohlich erlebt werden.

Tab. III.23-2: Phasenspezifische Themen in der Schwangerschaft

I. Trimenon	Ambivalenz
II. Trimenon	Symbiose
III. Trimenon	Ablösung

Der auf der individuellen psychischen Ebene wichtigste Vorgang ist die Veränderung des Selbstbildes als Frau und der Übergang zur Elternschaft („Transition to parenthood"). Dies bedeutet den Wechsel von der Identität als Tochter zur Identität als Mutter, in dessen Verlauf die Beziehung zur eigenen Mutter – auch mit ihren konflikthaften Anteilen – aktualisiert wird.

Hinsichtlich der Beziehung zum werdenden Kind kann man sich gut an der Dritteleinteilung der Schwangerschaft orientieren (☞ Tab. III.23-2).

I. Trimenon: Ambivalenz

Vom Eintreten der Schwangerschaft an muss sich die Frau mit den daraus entstehenden Konsequenzen für ihr Leben auseinandersetzen. Eine wesentliche Rolle spielen dabei, ob die Schwangerschaft gewünscht und geplant war sowie die Reaktion des Partners. Manche Frauen erleben einen Schwangerschaftskonflikt im engeren Sinn mit der Frage, ob sie die Schwangerschaft austrägt oder abtreiben lässt. Der Schwangerschaftsabbruch stellt eine klassische Schnittstelle von gesellschaftlichen Strömungen und der Medizin dar und wird in allen Rechtsordnungen geregelt.

> ! Die Ärzte oder Psychotherapeuten, die vor einer Abruptio beraten, sollten nach einer Balance zwischen dem Respektieren der Entscheidung der Schwangeren und der Konfliktaufarbeitung streben.

Die körperlichen Veränderungen sind anfangs nur für die Schwangere selbst bemerkbar und gegenüber der Außenwelt, ja selbst dem Partner gegenüber, noch zu verbergen, wodurch sich das Problem „Wem und wann etwas davon sagen?" ergibt. Das Kind wird meist noch als Teil des eigenen Körpers erlebt.

II. Trimenon: Symbiose

Thema und Ziel dieser Phase sind die Integration der physischen und psychischen Begleiterscheinungen der Schwangerschaft in das Selbstbild und in der Wahrnehmung des Kindes als eigenständiges Wesen. Nachdem die Ambivalenz aufgelöst und die

Entscheidung zum Fortführen der Schwangerschaft gefallen ist, fällt es der Schwangeren in einer Zeit geringer Beschwerden meist leicht, das symbiotische Zusammenleben mit dem Kind zu akzeptieren und zu genießen. Das erste Verspüren der Kindesbewegungen markiert oft den Beginn der Wahrnehmung des Kindes als eigenständiges Wesen, anfangs noch innerhalb des eigenen Körperschemas, später zunehmend „ausgegliedert". Zeichen dieser Prozesse sind der innere Dialog mit dem Kind, den die Schwangere führt, sie beobachtet die Reaktionen des Kindes auf äußere Reize und setzt sich mit der Namensgebung auseinander.

III. Trimenon: Ablösung

Die körperlichen Beschwerden und Einschränkungen durch die Schwangerschaft nehmen wieder zu, ebenso die Ängste vor der Geburt. Der Wunsch nach Beendigung der Schwangerschaft und die Neugier auf das Kind erleichtern die Loslösung aus der symbiotischen Beziehung. Sicherheitsbedürfnis und Wunsch nach Schutz durch den Partner, sowie das Informationsbedürfnis über die Geburt und das Leben mit dem Kind steigen.

! Für die Schwangerschaftsbetreuung lassen sich folgende Grundsätze formulieren:

- Der Geburtshelfer hat auf den phasenspezifischer Ablauf und die phasenspezifischen Themen Rücksicht zu nehmen.
- Der Geburtshelfer sollte schrittweise, durch Information und Entängstigung, die Autonomie und die persönlichen Ressourcen der Schwangeren fördern und herstellen, aber auch Verständnis für eventuelle Komplikationen wecken.

23.2.4 Arzt-Patientin-Beziehung

Die Arzt-Patientin-Beziehung kann nicht von vornherein als unproblematisch angesehen werden, da es sowohl von den Gesprächspartnern als auch vom Arbeitsgebiet her Problemquellen geben kann (Felder 1991). So besteht häufig ein soziales Gefälle zwischen Arzt und Patientin, der Arzt hat eine weitgehende Diagnose- und Therapiemonopolstellung, während die Patientin sich ausgeliefert und ohne Kontrolle erleben kann.

Modellideale

In der Literatur werden meist drei idealtypische Modelle der Arzt-Patienten-Beziehung genannt: **Paternalismus, Partnerschaft und Vertragsmodell.**
Der Paternalismus ist geprägt von Autorität und Verantwortung auf Seiten des Arztes und von Abhängigkeit und Compliance auf Seiten der Patientin. In einer partnerschaftlichen Beziehung bestehen asymmetrische, aber wohl definierte Rechte und Pflichten auf beiden Seiten. Das Vertragsmodell regelt pragmatisch und nach dem Vorbild des Zivilrechts die oft in Teilleistungen aufgespaltene Betreuung in großen Abteilungen und Kliniken.
Es muss betont werden, dass eine reale Arzt-Patienten-Beziehung **immer** eine Mischung aus allen drei Formen ist, deren relatives Verhältnis sich je nach Ausgangsbedingungen und Situation verschieben kann.

MERKE

Grundsätzlich gilt: Je normaler die Situation und je unbeeinträchtigter die Patientin, desto partnerschaftlicher muss, je dringlicher und je pathologischer die Situation, desto paternalistischer darf das Verhältnis sein.

Sosehr ein partnerschaftliches Verhältnis dem heutigen Verständnis entspricht und auch angestrebt werden sollte, bedeutet es doch, dass Patientinnen durch die umfassende Information und zumindest teilweise Mitentscheidung auch belastet werden können. Patientinnen haben erfahrungsgemäß sehr unterschiedliche Erwartungen an die Arzt-Patienten-Beziehung, daher sollte jeder Gynäkologe danach streben, sich ein flexibles, situations- und patientenangepasstes Repertoire verschiedener Strategien verfügbar zu machen. „Asymmetrische Rechte" bedeutet unter anderem, dass der Arzt – durchaus im Sinn der Psychoanalyse – Abstinenz über sein eigenes Leben, seine Familie, persönliche Anschauungen oder gar Partnerschaftsprobleme einhalten muss.

Der institutionelle Rahmen (Krankenhaus oder Privatpraxis), die Dauer der Beziehung und die medizinische Situation (Routinekontrolle vs. Komplikation) wirken ebenfalls auf die Gestaltung der Beziehung ein.

Die gynäkologische Untersuchung

Bei der routinemäßigen gynäkologischen Untersuchung klaffen der scheinbar alltägliche Charakter der Situation und die potentielle psychische Bedeutung weit auseinander. Wegen der Häufigkeit dieser Interaktion wird etwas genauer darauf eingegangen, auch weil sie beispielhaft für andere medizinische Untersuchungen in der Urologie, der Proktologie oder Dermatologie steht.

Bei diesen Untersuchungen dringt der Arzt in einer erlaubten, aber kodifizierten Weise in emotional besetzte Körperöffnungen ein, im speziellen ins weibliche Genitale. Die vornehmliche Aufgabe besteht für ihn in der **Regelung von Nähe und Distanz** und dem Schaffen einer vertrauens- und respektvollen Atmosphäre, im Besonderen unter Vermeidung der beiden Fallstricke, nämlich plumper Vertraulichkeit einerseits oder professioneller Kälte andererseits.

> ! Vertrauen für die Untersuchungssituation kann wiederum nur dann aufgebaut werden, wenn davor und danach zwei angekleidete Erwachsene ein Gespräch führen; das erste „Guten Tag" zu einer bereits entkleideten Patientin ist auch in Klinikambulanzen absolut verboten. Für junge Mädchen bei der (ersten) gynäkologischen Untersuchung empfiehlt sich oft eine Aufteilung von Gespräch und Untersuchung auf zwei Termine.

Über die Bedeutung des Geschlechts des Untersuchers ist viel geschrieben worden. Gesellschaftspolitisch war es zweifellos wichtig, dass heute im Verhältnis zur Vergangenheit mehr Frauen Gynäkologinnen geworden sind. Für das Arzt-Patientinnen-Verhältnis bleibt die Fokussierung auf (gestörte) Funktionen des weiblichen Genitales aber auch dann ein schwieriges Terrain, wenn eine andere Frau sich damit beschäftigt. Allerdings können innere Konfliktthemen bei beiden Parteien je nach Geschlecht natürlich unterschiedlich sein. Neue Studien kommen daher zu dem differenzierten Schluss, dass die Wahl des Gynäkologen oder der Gynäkologin wesentlich von den Erwartungen der Patientin abhängt, und die Fähigkeit zu einer empathischen, respekt- und verständnisvollen Beziehung wichtiger ist als das Geschlecht des Untersuchers bzw. der Untersucherin.

23.3 Psychosomatische Krankheitslehre

23.3.1 Psychosomatische Symptome

Das Wissen um mögliche seelische Ursachen körperlicher Symptome ist sehr alt und wird bereits Hippokrates (460 – 370) zugeschrieben. Die heute gültige Formulierung stammt von Sigmund Freud, der als „Konversion" den Versuch beschrieb, „einen psychischen Konflikt, der auf der psychischen Ebene nicht gelöst werden kann, in unbewusster und symbolischer Weise auf der körperlichen Ebene zu lösen." Die Symptombildung stellt ebenso wie die Traumarbeit einen kreativen Akt dar, bei dem mehrere Inhalte zu einem Bild verdichtet werden oder von anderen Körperbereichen her verschoben werden können. Man kann also davon ausgehen, dass ein psychosomatisches Symptom vor dem Lebenshintergrund der Patientin einen Sinn ergibt und das eventuell sogar in mehrfacher Weise.

Spezifitätstheorie

In der internistischen Psychosomatik herrschte lange Zeit die „Spezifitäts-Hypothese" vor (Alexander 1951). Ihr liegt das Konzept zugrunde, dass ein bestimmter Konflikt bei vielen (allen) Patienten dieselben Symptome auslöst, also spezifisch wirkt. In der einfachsten Version würde etwa ein Mangel an liebevollem Hautkontakt in der frühesten Kindheit später zu atopischen Hauterkrankungen führen. In der Gynäkologie gab es ähnliche Versuche, etwa den chronischen Fluor vaginalis als Abwehr von Sexualität zu interpretieren. In dieser Form ist die Spezifitätstheorie wegen ihrer mangelnden Flexibilität nicht mehr akzeptiert.

Symptomdeutung

Die Aufgabe des Psychotherapeuten wird heute sein, gemeinsam mit der Patientin die Bedeutung des Symptoms vor ihrem ganz konkreten biographischen und psychischen Hintergrund zu beleuchten. Die Erkrankung soll nicht mehr als unsinnig und störend, sondern als wertvolles Zeichen eines ungelösten Konfliktes verstanden werden, um sie somit verarbeiten zu können.

In manchen Fällen hatte das Symptom zur Zeit seiner Entstehung sogar eine Schutzfunktion für die Betroffene, weil andere Lösungsmöglichkeiten nicht zur Verfügung standen oder noch zerstörerischer gewesen wären. In der Therapie kann die Patientin im übertragenen Sinne lernen, dass nach einem Beinbruch eine Krücke stützend und sinnvoll sein kann, dass es aber nach der Heilung darauf ankommt, wieder frei gehen zu lernen, um das Krückengehen nicht zu einer chronifizierten Lösung werden zu lassen.

Die Formensprache der Symptombildung kann äußerst vielfältig sein; praktisch alle körperlichen Beschwerden können als psychosomatische Konfliktlösung dienen. Trotzdem gibt es natürlich eine Zusammenstellung häufig vorkommender und in der Literatur beschriebener Symptome:

- Oligo-/Amenorrhoe, Dysmenorrhoe (☞ III.14, ☞ III.2),
- chronischer Fluor vaginalis, chronischer Unterbauchschmerz („Chronic pelvic pain", CPP, ☞ III.16)
- psychogene Sterilität (☞ III.26),
- psychosexuelle Probleme (Dyspareunie, Vaginismus, ☞ III.31),
- Galaktorrhoe, Anorexia nervosa,
- Scheinschwangerschaft, verleugnete Schwangerschaft.

Aus dieser Übersicht wird auch deutlich, dass es fließende Übergänge zwischen normalem Körperempfinden und schweren, beeinträchtigenden Symptomen gibt. Die Bandbreite reicht dabei von banalen Alltagsbeschwerden über vorübergehendes Unbehagen, dessen Ursachen der Betroffenen durchaus bewusst sein können und häufig auch richtig als Anzeichen eines Problems gedeutet werden. Beispiele hiefür sind die Prüfungs- oder Urlaubsamenorrhoe oder vorübergehende psychosexuelle Beschwerden bei Partnerschaftskonflikten. Intensive oder chronifizierte Symptome gewinnen dann zwar Krankheitscharakter, über deren Behandlungswürdigkeit entscheiden aber allein der Leidensdruck der Patientin und ihre Motivation zur Therapie. Es darf auf keinen Fall ein missionarisches Sendungsbewusstsein zur Psychotherapie geben.

Typische Symptome

Psychische Faktoren sind bei bis zu 20 % aller kinderlosen Paare die Ursache für eine Sterilität (☞ III.8.1), die dann oft irreführend „idiopathisch" genannt wird. Die Sterilitätsbehandlung mit hormoneller Stimulation der Ovarien, Punktion zur Eizellgewinnung, der Wartezeit auf den erhofften Erfolg und die häufigen Enttäuschungen ist eine massive physische, psychische und finanzielle Belastung der Paare (☞ III.26.4). Die Folgen sind sexuelle Störungen, reaktive Depressionen und narzisstische Kränkung bei Misserfolg in der Form, dass Ursache und Wirkung nicht mehr streng auseinander gehalten, sondern vernetzt gesehen werden sollten. In Zentren für Assistierte Reproduktion sollte daher immer ein kombinierter psycho-somatischer Zugang mit Berücksichtigung primärer und sekundärer psychischer Phänomene gewählt werden.

Sowohl die verleugnete Schwangerschaft (☞ III.27.6) als auch die Scheinschwangerschaft („Grossesse nerveuse") sind historisch lange bekannt; bereits Hippokrates erwähnte beide. Die psychischen Prozesse, die notwendig sind, um eine tatsächlich bestehende Schwangerschaft zu verleugnen oder eine nicht vorhandene sich selbst und anderen vorzuspielen, übten offenbar immer große Faszination aus.

Verleugnete Schwangerschaft

Bei der verleugneten Schwangerschaft nehmen die betroffenen Frauen eine tatsächliche bestehende Schwangerschaft überhaupt nicht oder erst sehr spät, in einigen Fällen erst bei der Geburt, wahr. Die üblichen Schwangerschaftssymptome werden umgedeutet, meist als „Bauchschmerzen" und unerklärliche Gewichtszunahme, die Kindesbewegungen

werden als Darmperistaltik interpretiert (Wessel 1997). Typisch ist auch das Einbinden der Angehörigen einschließlich des Partners und sogar medizinischer Berufe in das System von Verleugnung und Rationalisierung. So wurde z. B. von einer Frau berichtet, die mit Bauchschmerzen wegen eines vermeintlich verschluckten Hühnerknochens ins Krankenhaus kam und bei der ein Abdomenröntgen durchgeführt wurde. Dabei stellte sich der Knochen dann als ein komplettes kindliches Skelett heraus. (Dieser Fall illustriert darüber hinaus noch die magische Vorstellung von der oralen Schwängerung.)
Nachdem einem Infantizid (Kindesmord durch die Mutter unmittelbar nach der Geburt) sehr häufig eine verleugnete Schwangerschaft vorausgeht, wurde vorgeschlagen, das Problem des Infantizids durch Modelle der anonymen Geburt oder einer „Babyklappe" zu lösen. Beweise für die Sinnhaftigkeit einer derartigen Lösung fehlen jedoch bislang. Frauen, die ihr Kind töten, leiden praktisch alle an einer schweren Persönlichkeitsstörung oder Psychose, die ihnen eben das für die anonyme Geburt notwendige planende Handeln unmöglich macht. Sowohl die Mütter als auch die Kinder erwarteten nach anonymer Geburt schwere psychische Probleme (Askren 1999); Therapiemöglichkeiten für jene Probleme, die zu dem Ausnahmezustand führten, können nicht genutzt werden.

Scheinschwangerschaft

Die Scheinschwangerschaft lässt sich aus einer Zeit verstehen, in der es für die weibliche Identität von zentraler Wichtigkeit war, Kinder zu bekommen und in der es gleichzeitig technisch schwierig war, eine Schwangerschaft eindeutig nachzuweisen. Beides hat sich wesentlich geändert, sodass eine länger andauernde Scheinschwangerschaft extrem selten geworden ist. Möglicherweise hat die non-puerperale Galaktorrhoe ihren Platz als Konversionssyndrom eingenommen.

Aufgabe des Arztes

Die wesentlichste Aufgabe des niedergelassenen Gynäkologen oder Allgemeinmediziners bei psychosomatischen Symptomen besteht meist darin, an eventuelle psychogene Ursachen der Beschwerden zu denken und ein Gesprächsklima zu schaffen, in dem die Patientin ihre „subjektiven Krankheitstheorien" ansprechen kann. Ist dieser erste Schritt gelungen, wird eine Überweisung zu einer Psychotherapie ermöglicht. So können unter Umständen die typischen, oft jahrelangen Patientenkarrieren vermieden werden, die Frauen beim chronischen Unterbauchschmerz (☞ III.16) zu mehrfachen Laparaskopien oder bei der Anorexia nervosa zu langen Hormontherapien führen.

23.3.2 Somatopsychische Reaktionen

Verlust eines Organs oder dessen Funktion

Ruft man sich die emotionelle Bedeutung der Genitalorgane in Erinnerung, dann wird verständlich, welche Auswirkungen deren Verlust für die betroffene Frau haben kann. Das Körperbild und der weibliche Selbstwert können wesentlich beeinträchtigt sein. Richards beschrieb bereits 1973 das so genannte „Post-Hysterektomie-Syndrom", das zwar in dieser Bezeichnung und mit dem ursprünglichen Inhalt (reaktive Depression) nicht mehr aufrechterhalten werden kann, aber diese Arbeit gab doch die Initialidee für eine ganze Forschungsrichtung, die sich mit der Folge gynäkologischer Operationen auseinandersetzte.

Verarbeitung einer bösartigen Erkrankung (Psychoonkologie)

Bei einer Krebserkrankung summieren sich mehrere Einzelfaktoren zu einer manchmal unüberwindlich erscheinenden Belastung: eine lebensbedrohliche Erkrankung, die als heimtückisch und schlecht behandelbar gilt, der Verlust von Organen und die meist massiven Folgen von Operation, Chemo-, Strahlen- und Hormontherapie. Die klinisch orientierte Psychoonkologie sucht nach Strategien, diese physischen und psychischen Konsequenzen und Nebenwirkungen bearbeitbar zu machen und so zu mildern. Die erfolgreichsten Ansätze machen sich die Ressourcen und günstigen eigenen Coping-Strategien der Patientin zunutze und versuchen, destruktive Strategien wie Schicksalsergebenheit,

Schuldgefühle oder Non-Compliance zu vermeiden. Ein eher spekulativer Zweig der Psychoonkologie sucht nach psychischen Ursachen für maligne Erkrankungen und/oder günstigen und ungünstigen Verläufen.

Erleben technisch-apparativer Methoden (Pränataldiagnostik)

Die verschiedenen Methoden der Pränataldiagnostik (PND) haben das Erleben der Schwangerschaft für die Schwangere und ihren Partner in mehreren wichtigen Aspekten verändert. Durch die Verfügbarkeit der PND sind Eltern zu einer Auseinandersetzung mit der Schwangerschaft und zu Entscheidungen über den Fetus gezwungen, die historisch völlig neu sind. Bis zu einem gewissen Grad lässt sich sagen, dass die Pränataldiagnostik das moderne Schwangerschaftserleben in wesentlichem Ausmaß konstituiert.

Die führenden Begleitemotionen der Amniozentese sind häufig intensive Angst und eine „Schwangerschaft auf Abruf" („Tentative pregnancy") (Katz-Rothman 1993). Vor und während der Intervention sind es vor allem die Ängste vor Verletzung des Kindes oder vor einer Fehlgeburt, danach die Angst vor einem pathologischen Ergebnis und der Entscheidung für oder gegen den Schwangerschaftsabbruch. Die Entängstigung beim Eintreffen eines normalen Resultates ist dann auch dementsprechend hoch bei Untersuchungen, wonach das Angstniveau bis zur Geburt nicht auf den Ausgangswert zurückkehrt (Robinson 1988).

Ultraschall und CTG waren Konfliktzonen zwischen Schulmedizin und „alternativer Geburtshilfe" in den 1980er Jahren. Für beide Methoden konnte gezeigt werden (Langer 1988, Ringler 1985), dass das Erleben und die Akzeptanz in hohem Maße von der Güte des Feedbacks über das Gesehene abhängt, und bei guter Kommunikation keine Barriere, sondern sogar eine Brücke zum Gespräch darstellen kann.

Chromosomenanomalien oder Fehlbildungen

Die Mitteilung eines ungünstigen Resultates stürzt die Eltern in eine völlige emotionelle Ausnahmesituation. Die schlimmsten Befürchtungen werden wahr. In einer derartigen Krise müssen die Schwangere und ihr Partner nun auch noch komplexe medizinische Sachverhalte über den Zustand des Kindes zu verstehen versuchen. Daher kommt der Gesprächsführung eine zentrale Bedeutung zu.

> ! Die wichtigsten Ziele sind, emotionale Unterstützung zu bieten sowie eine Orientierungshilfe für die Unterscheidung zwischen Wichtigem und Nebensächlichen, Dringlichem und Zweitrangigem anzubieten.

Die Pränataldiagnostik ist untrennbar mit dem Schwangerschaftsabbruch verknüpft. Alle Einzelpersonen und Institutionen, die PND anbieten, müssen sich dieser Tatsache bewusst sein und sich antizipierend damit auseinandersetzen. Dabei sollten Ärzte ihre eigenen Werthaltungen in einer kontinuierlichen Reflexion klären und einen Rahmen ihres Handelns festlegen. Sie müssen aber auch bereit sein, die Einstellung des betroffenen Paares zu respektieren und es in seiner Krise und Trauer zu begleiten. Die folgenden Empfehlungen können sinngemäß auch auf die Betreuung nach intrauterinem Fruchttod oder Totgeburt angewendet werden.

Nach Abklingen der ersten Schockphase nach der Diagnosemitteilung muss sich eine qualifizierte Beratung über die Konsequenzen des Befundes anschließen. Die medizinische, psychische und soziale Prognose des zu erwartenden Kindes muss detailliert erörtert werden; keinesfalls sollte Wissen über die Erkrankung oder ein Automatismus hinsichtlich eines Schwangerschaftsabbruchs unterstellt werden.

> MERKE
> Eine kleine Zahl von Frauen trägt eine Schwangerschaft trotz nachgewiesener Fehlbildung oder Chromosomenanomalie bis zum Geburtstermin aus. Sie betonen, dass sie dem Kind jene Lebenszeit, die ihm „eben möglich" sei, und sich selbst das Erleben der Schwangerschaft gönnen wollten. Diese Haltung ist ohne geringschätzige Kommentare zu respektieren, und eine kontinuierliche Betreuung anzubieten, die über die Geburt bzw. den Tod des Kindes hinausgeht.

Zur Betreuung von Frauen während und nach einem Schwangerschaftsabbruch aus genetischer Indikation existiert eine reichhaltige Literatur (Übersichten bei Borg 1988, Langer 1989, Kolker 1994), daher werden hier nur einige praktisch relevante Aspekte näher erwähnt.

Ein zentrales Thema in der Auseinandersetzung bilden Schuldgefühle; so kann die Frau (seltener der Mann) in ihren subjektiven Krankheitstheorien sich selbst oder ihr Verhalten als Ursache der Fehlbildung empfinden. Daraus resultiert eine tiefe Kränkung des Selbstwertgefühles mit einer reaktiv-depressiven Verstimmung. Bei einer schon eingegangenen Beziehung zum Kind fühlen sich die Paare schuldig an dessen Tod, den sie selbst beschlossen und herbeigeführt haben. Oft stehen hohe Ich-Idealforderungen in Richtung „aufopfernde Eltern" dahinter, denen sie nicht genügten, sondern ihre eigenen, scheinbar selbstsüchtigen Bedürfnisse durchsetzten.

Leitlinien der Betreuung

- Strategien, die das Anerkennen des Verlustes fördern und das Entwerten bzw. „Fäkalisieren" des Kindes (Grunberger 1971) verhindern (Sehen, evt. Halten des Kindes; wenn nicht sofort möglich, Foto anfertigen; Namensgebung; evtl. religiöse Rituale wie Taufe, Begräbnis).
- Wahrnehmen gesunder und kranker Anteile des Kindes, Entgegenwirken der Spaltung (Betrachten des Kindes auch als Realitätskontrolle).
- Besprechen der subjektiven Krankheitstheorien und Schuldgefühle, Stützen des Rechtes auf eigene Bedürfnisse gegen Überich-Forderungen; Anerkennen des Wunsches nach einem gesunden Kind.
- Aktivieren des Paar-Dialoges. Achten auf einseitige Übernahme von Schuld.
- Organisieren der sozialen Unterstützung bei Wahrung des Bedürfnisses nach Schutz und Abgrenzung.
- Strategien für den Wiedereintritt in Familie, Freundeskreis und Arbeitsplatz.

Genitalfehlbildungen

Die häufigsten, schweren Genitalfehlbildungen sind die Vaginalaplasie (Mayer-Rokitansky-Küster-Hauser-Syndrom), die Androgeninsensitivität und das Adreno-Genitale-Syndrom. Sie resultieren meist in schweren narzisstischen Kränkungen und sollten von einem erfahrenen Team aus Endokrinologen, gynäkologischen Operateuren und Psychotherapeuten betreut werden.

23.3.3 Psychosozial vernetzte Probleme

Soziokulturelle Aspekte der Geburt: Geburtserleben, „sanfte Geburt", Partner bei der Geburt, Geburtsbetreuung

Schwangerschaft und Geburt sind keine unwandelbaren, biologischen Konstanten, sondern durch historische, kulturelle, regionale und sozioökonomische Faktoren beeinflussbare und beeinflusste Phänomene. Der wichtigste einzelne Einflussfaktor war in den 1970/80er Jahren die Frauenbewegung, die zusammen mit den französischen Geburtshelfern Leboyer und Lamaze das Konzept der „sanften Geburt" geschaffen und dessen Erfolg bewirkt haben. Als Reaktion auf eine technikfixierte und frauenfeindliche Geburtshilfe hatte die sanfte Geburt große Verdienste dabei, dass die Bedürfnisse der Gebärenden und der Kinder wahrgenommen wurden. Sie ist aber ebenso wenig zeitlos wie andere Strömungen, sondern ein typisches Kind der sozialen Bewegungen der 1970er und 80er Jahre, das nun auf seinen bleibenden Gehalt überprüft werden muss.

Die Psychosomatische Medizin hat diese Veränderungen einschließlich der "sanften Geburt" kritisch begleitet. Die Anliegen der Sanften Geburt überschneiden sich in manchen Anteilen, sind aber nicht notwendigerweise identisch mit denen der Psychosomatischen Medizin. Diese hat keine fertige Botschaft, die es nur zu verbreiten gälte, sondern ihre Grundlage ist das wissenschaftliche Paradigma mit der Möglichkeit der Falsifikation und der neuen Erkenntnis.

Bei Analysen, die von einem derartigen methodischen und nicht ideologischen Ansatz ausgingen, stellten sich einige Fehlentwicklungen der „sanften Geburt“ heraus. Schon früh wurde erkannt, dass die Idealvorstellungen der sanften Geburt manche Frauen überfordern können, dass sie neue Leistungsanforderungen in Richtung einer „guten Mutter“ stellen oder schlicht den Bedürfnissen der Gebärenden widersprechen. In der Vergangenheit war das beim Verzicht auf Analgetika, bei völliger Verweigerung von Ultraschall und Pränataldiagnostik, beim obligat verordneten Rooming-In und beim Stillen der Fall.

Die derzeitige Diskussion verläuft entlang der Fragen einer großzügigen Verwendung der Periduralanästhesie (PDA), der Haus- bzw. Sanatoriumsgeburt sowie der erweiterten Sectio-Indikation (Hannah 2000) bis hin zur rein elektiven Sectio ohne (die bisher gültigen) medizinischen Indikationen. So wurde schon mehrfach der Zusammenhang zwischen hoher Sozialschicht und hoher Sectio-Häufigkeit – meist kritisch – kommentiert. Fisher et al. (1995) beschreiben die Patientin mit elektiver Sectio als „klar denkend, gut informiert über verschiedene Geburtsarten, mit hohem Selbstwert und reifen Angstbewältigungsmechanismen, in sicheren Partnerschaften mit gebildeten Männern“. Bei diesem Persönlichkeitsprofil fällt es schwer, an eine simple Beeinflussung durch den Geburtshelfer in Richtung Sectio zu glauben. In zukünftigen Studien müssten daher die Sicherheitsbedürfnisse der Schwangeren ebenso wie der Interaktions- und Entscheidungsprozess zwischen Arzt und Patientin untersucht werden (Cotzias 1997).

Frühgeburtlichkeit

Zwischen Autoren der verschiedensten Ausrichtungen herrscht weitgehende Übereinstimmung darüber, dass die Frühgeburtlichkeit (☞ III.3.7) ein multifaktorielles Geschehen ist, zu dem viele somatische und psychosoziale Kofaktoren beitragen.

Zu den klassischen sozioökonomischen Risikofaktoren, die in mehreren Untersuchungen bestätigt werden konnten und die ihre Gültigkeit behalten, gehören jugendliches Alter der Mutter (< 18 Jahre) und Zugehörigkeit zur unteren Sozialschicht. Von diesen abhängige, sekundäre Faktoren sind beengte Wohnverhältnisse („Crowding“) und mangelnde Inanspruchnahme von Vorsorgeuntersuchungen. In Korrelation mit Alter und Sozialschicht, aber auch unabhängig davon, werden i. v.-Drogenabhängigkeit sowie Alkohol- und Nikotinabusus als Risikofaktoren für Frühgeburtlichkeit und/oder intrauterine Wachstumsretardierung genannt.

Postpartale affektive Störungen: Blues, Depression, Psychose

Die Anpassungsleistungen im Wochenbett sind ebenso bedeutsam wie jene zu Beginn der Schwangerschaft, nur werden sie von der professionellen und persönlichen Umgebung der Wöchnerin weniger wahrgenommen und wenn, dann negativer konnotiert. Eine Andeutung davon findet sich in dem Satz „Die Schwangerschaft fängt häufig mit einem Gefühl von Ehrfurcht und Schwindel an und hört, wenn sie dem Alltag wieder Platz macht, mit einem Jammertag auf“ (Hertz 1986).

Im Allgemeinen unterscheidet man drei Abstufungen von affektiven Störungen der Postpartalperiode (☞ III.28), die allerdings keine nosologischen Einheiten bilden und zwischen denen es durchaus Übergänge gibt (postpartaler Blues, postpartale Depression, postpartale Psychose). In großen Serienuntersuchungen wurde eine Inzidenz von 50 – 70% Blues, 10 – 15% Depression nach DSM-IV-Kriterien und 0,1 – 1% Psychose gefunden.

Allen Formen ist gemeinsam, dass sie aus mehreren Gründen zu selten diagnostiziert werden. Die betroffenen Frauen verschweigen ihre Beschwerden aus dem Schuldgefühl heraus, als „gute Mutter“ versagt zu haben; auch die Ärzte haben diesem Problem bisher zu wenig Aufmerksamkeit geschenkt, überdies klafft im medizinischen System nach der Klinikentlassung genau in jener Zeit eine Lücke, in der sich die typischen Symptome entwickeln. In jüngster Zeit wurde die Forschung auf diesem Gebiet durch die Entwicklung und Standardisierung der Edinburgh Postnatal Depression Scale (EPDS) stimuliert, die sich als diagnostisches Instrument durchgesetzt hat. Seit langer Zeit wurde und wird angenommen, dass die postpartalen hormonellen Schwankungen einen wesentlichen Anteil an der Auslösung der affektiven

Störungen hätten. Als möglicher Wirkmechanismus wurde die Modulation der Serotonin-Rezeptor-Interaktion durch Östrogene postuliert. Bei genauer Betrachtung finden sich jedoch nur wenige Hinweise auf eine mögliche Rolle der hormonellen Veränderungen, der biochemischen Parameter und einer eventuellen Hormontherapie bei Blues und Depression. In einer überwiegenden Mehrzahl der Fälle zeigen Frauen mit postpartalem Blues eine hohe Tendenz zur spontanen Besserung.

Die Inzidenz früher postpartaler Depressionen wird mit EPDS-Kriterien mit 10 – 20% angegeben. Risikofaktoren sind hohe Kinderzahl, persönlichkeitsgebundene Angst, niedrige Lebenszufriedenheit und niedrige Sozialschicht, sowie Frühgeburtlichkeit des Kindes (Bergant 1999).

Die alte Bezeichnung „Stillpsychose" unterstellte eine ursächliche Verbindung zwischen Stillen und Psychose mit der Konsequenz, dass die Patientinnen nahezu ausnahmslos abgestillt wurden. In der modernen Ansicht bleibt die Postpartum-Psychose zwar weiterhin eine ernstzunehmende Erkrankung, die am besten interdisziplinär zwischen Psychiatrie und Geburtshilfe betreut wird. In einer Institution, die mit der Betreuung dieser Patientinnen Erfahrung hat, sind das Abstillen oder gar eine Trennung von Mutter und Kind aber praktisch nie notwendig und die Hospitalisierungsdauer hat gegenüber früher deutlich abgenommen.

23.4 Therapie

Wie eingangs festgestellt wurde, haben sich die Gewichtungen innerhalb der psychosomatischen Arbeitsgebiete, als Konsequenz der besseren Verankerung in schulmedizinischen Abteilungen, verschoben (☞ III.23.1). Psychosomatik wird stärker als in der Pionierphase als „integrierte Psychosomatik" verstanden und ausgeübt und weniger als Konsultations- oder Liaisonpsychosomatik. Hinsichtlich der Herkunftsberufe heißt das, dass die psychosomatisch Tätigen häufiger selbst Gynäkologen mit psychotherapeutischer Ausbildung und seltener Psychologen/Psychotherapeuten sind, sie vor allem aber integriert auf den gynäkologischen Stationen arbeiten und dort mit den qualitativ und quantitativ vordringlichen Fällen konfrontiert werden.

Große Bedeutung kommt daher auch einer guten Zusammenarbeit mit rein psychotherapeutischen Institutionen zu. Letztere sollten vornehmlich die klassischen Indikationen zu länger dauernden Therapien aus dem Grenzgebiet zwischen den beiden Fächern übernehmen, wie Anorexia nervosa, somatisierende Depressionen oder posttraumatischen Belastungsstörungen. Bei Drogenabhängigkeit, schweren Persönlichkeitsstörungen, postpartalen oder sonstigen Psychosen wird man ausnahmslos die gemeinsame Betreuung mit einer psychiatrischen Abteilung anstreben. Probleme der Migration, bei Gewalt in der Partnerschaft, Alkoholismus sowie Arbeits- oder Unterstandslosigkeit ist die Einbeziehung einer Sozialarbeiterin zielführend.

Die psychosomatische Medizin hat eine Reihe von therapeutischen Strategien anzubieten, die sich so wohl an die gesunde Schwangere oder an die Patientin mit einem spezifischen Problem, als auch an das Personal richten.

23.4.1 Therapieangebote für Schwangere

Geburtsvorbereitungskurse

Das bekannteste und quantitativ bedeutendste Konzept sind die Geburtsvorbereitungskurse in verschiedenen Formen. Je nach Ausbildung und Präferenzen des Leiters sind sie für Frauen allein oder für Paare konzipiert, werden sie individuell, in kleineren oder größeren Gruppen abgehalten und sind inhaltlich eher an Informationsvermittlung, Entängstigung oder am Gruppenprozess ausgerichtet. Praktisch immer werden Atemübungen vermittelt. Meist wird eine Form der Entspannungstechnik, wie die Progressive Muskelrelaxation nach Jacobson gelehrt. (Das klassische Autogene Training ist für Schwangere wegen der dabei notwendigen Abgabe der Kontrolle über den eigenen Körper weniger geeignet.) Mehrere ältere Untersuchungen haben die Vorteile von Geburtsvorbereitungskursen gezeigt: bessere Mitarbeit der Gebärenden, weniger Analgetika-Verbrauch, mehr aktive Teilnahme der Partner. Die Art des Angebotes richtet sich allerdings vornehmlich an Schwangeren aus der sozialen Mittelschicht der urbanen Bildungsbürger mit eher enger Paarbindung. Sozioökonomisch unterprivilegierte oder psychisch belastete Frauen, die eine perinatologische Risikogruppe darstellen, fühlen sich weniger angesprochen, obwohl gerade sie eine Form der Unterstützung benötigen würden.

Psychotherapeutische Gespräche

Bei den unter ☞ III.23.3 besprochenen spezifischen Störungen sind grundsätzlich mehrere Formen der psychotherapeutischen Gespräches und der Beratung möglich und auch indiziert. Dabei können und werden meist auch Elemente aus verschiedenen Techniken verwendet: intensive, individuelle Geburtsvorbereitung, umfassende Beratung (Counselling), Krisenintervention, Paar- und Familientherapie, Verhaltenstherapie, sowie länger dauernde, fokussierende Psychotherapien.
Allerdings sind dabei die speziellen Ausgangsbedingungen besonders zu berücksichtigen. Die Schwangerschaft ist ein zeitlicher Ablauf mit einer ihm eigenen Dynamik, d. h. die üblichen psychotherapeutischen Vorstellungen vom Einleiten und Zulassen eines Prozesses sind nicht oder nur eingeschränkt anwendbar. Aufdeckendes oder konfrontierendes Vorgehen ist – wenn überhaupt – nur mit äußerster Vorsicht anzuwenden.

MERKE

Absolut im Vordergrund stehen stützende Interventionen, Wecken der Ressourcen der Patientin, Aktivieren des sozialen Netzes etc.

Bei der Arbeit mit stationären gynäkologischen Patientinnen müssen häufig auch Settingbedingungen verletzt werden, die ansonsten einen unverzichtbaren Rahmen psychotherapeutischer Arbeit bilden. Die Anforderungen an den Therapeuten und seine Technik sind aber dadurch nicht geringer, sondern eher noch höher als unter traditionellen Bedingungen.

23.4.2 Angebote für das Personal

Geburtshilflich-gynäkologische Arbeit ist für das gesamte Personal physisch und psychisch anstrengend. Hebammen und Geburtshelfer können dabei intensive und vielfältige Gefühle empfinden: Freude und Erleichterung über eine geglückte Geburt, Neid auf das offensichtliche Glück, Unwillen und Verärgerung bei Gebärenden mit frühem Kontrollverlust, Angst und Hektik bei Komplikationen, Trauer und Betroffenheit bei missglückter Schwangerschaft, Schuldgefühle bei tatsächlichen oder vermeintlichen eigenen Fehlern (Ringler 1991). Außerdem können sowohl aus hierarchischen als auch aus demokratischen Formen der Zusammenarbeit Spannungen unter den Mitarbeitern entstehen. Alle diese Gefühle sind legitim, unvermeidlich und manchmal sogar hilfreich als Indikatoren für Störungen des Ablaufes. Innerhalb der Arzt-Patienten-Beziehung sind sie machtvolle Faktoren in der Interaktion, die unbedingt reflektiert und nicht unterdrückt oder negiert werden sollten.

Balintgruppen

Die bekannteste und gut geeignete Form dafür sind Balintgruppen, in denen die teilnehmenden Ärzte unter Leitung eines Psychotherapeuten eigene, schwierige Fälle referieren und danach in der Gruppe besprechen. Die anderen Gruppenmitglieder können dabei helfen, die von den Patientinnen und ihren Erkrankungen ausgelösten Gefühle besser oder überhaupt erst zu reflektieren.

Supervision

Eine ebenfalls sehr sinnvolle Form stellt die Stationssupervision dar, bei der alle beteiligten Berufsgruppen die durch die Patientinnen und durch die Zusammenarbeit ausgelösten Spannungen ansprechen können. Schwierigkeiten bilden hierbei eventuell die bestehenden hierarchischen Verhältnisse zwischen den Teilnehmern, die Teil der Arbeitsrealität darstellen.

23.4.3 Psychosomatische Versorgung und interdisziplinäre Zusammenarbeit

Welche Berufsgruppe mit welcher Ausbildung sollte die oben beschriebenen Leistungen konkret erbringen? In erster Annäherung lässt sich das Modell „Grundhaltung und Krankheitslehre" auch hier wie folgt heranziehen: Jeder in der Geburtshilfe Tätige muss ein ausreichendes Maß an Grundwissen in seine tägliche Routine einbauen, darüber hinaus sollte jede geburtshilfliche Station für besondere Aufgaben einen psychotherapeutisch Geschulten zur Verfügung haben.

In der psychosomatischen Literatur und Praxis wurden in der Vergangenheit verschiedene Modelle der Organisation psychosomatischer Arbeit diskutiert; sie lassen sich im Wesentlichen durch die Konzepte **Konsultation, Liaison und Integration** zusammenfassen. Unter Konsultation versteht man das (punktuelle) Beiziehen klinischer Psychologen/Psychotherapeuten oder Psychiatern zu einzelnen Patientinnen mit besonderen Problemen. Ein in Liaison arbeitender Psychotherapeut verbringt wesentliche Teile seiner Arbeitszeit an einer geburtshilflichen/gynäkologischen Station, behält jedoch Verbindungen zu einer psychotherapeutischen Institution für die Zwecke der Supervision, Fortbildung etc. Integriert arbeiten Geburtshelfer, die selbst eine psychotherapeutische Zusatzausbildung absolviert haben. Jedes dieser Modelle hat spezifische Vor- und Nachteile, allerdings werden langfristige Umstrukturierungen einer Abteilung nach psychosomatischen Grundsätzen sich wohl nur mit Integration herbeiführen lassen.

23.5 Homöopathie und Psychosomatik in Frauenheilkunde und Geburtshilfe

23.5.1 Einteilung psychosomatischer Beschwerden in der Frauenheilkunde

Der Begriff „ psychosomatisch" wurde zum ersten Mal 1818 von Johann Christian August Heinroth im „Lehrbuch des Seelenlebens" gebraucht. In der Frauenheilkunde werden unter diesem Begriff folgende definierte Krankheitsbilder zusammengefasst:

- **somato-psychosomatische Störungen** (z. B. primäre oder sekundäre Amenorrhoe),
- **funktionelle Psychosomatosen** (z. B. Anorexia nervosa),
- **körperliche Erkrankungen** (z. B. starke klimakterische Beschwerden) als Ursache für psychosoziale Probleme bzw. als Auslöser für neurotische Krankheitsmuster, mit denen die Patientin reagiert, um mit den Beschwerden leben zu können.

In der neueren Betrachtung der psychosomatischen Erkrankungen spielt die vernetzte Bedeutung des Ursache- Wirkungsvorstellung ein immer bedeutendere Rolle (☞ III.23.2.1). Danach können nicht nur die psychische Verarbeitungsstörung zu somatischen Manifestationen führen, sondern auch die körperlichen Symptome zu psychischen Störungen.

23.5.2 Homöopathisches Krankheitskonzept psychischer Störungen

Die Geistes- und Gemütssymptome haben in der homöopathischen Arbeit in der Regel das größte Gewicht (☞ II.4.2.1). Eine Arzneimittelfindung sollte generell niemals ohne Einbeziehung eines Geistes- oder Gemütskorrelats erfolgen.

Aus homöopathischer Sicht handelt es sich bei psychosomatischen Störungen um chronische Krankheiten (☞ II.4.1.2), da körperliche Beschwerden meist auf dem Boden einer psychischen Regulationsstörung (z. B. Anorexie) oder psychische Probleme als Folge einer körperlichen Erkrankung auftreten (z. B. nach chronischer Migräne). In der schulmedizinischen Betrachtung der Psychosomatik der Frauenheilkunde scheint allerdings die tief liegende Bedeutung der **auslösenden Ursache als Folge eines miasmatischen Leidens** zu fehlen.

Hahnemann stellte im Laufe seiner therapeutischen Arbeit immer wieder fest, dass trotz anfänglicher Wirksamkeit der homöopathischen Arzneitherapie, der Erfolg im weiteren Verlauf der Behandlung chronischer Krankheiten nachließ. Er kam zu dem Ergebnis, dass es „Urübel" geben müsse, die die eigentliche Ursache von körperlichen und seelischen Leiden sind. Diese Urübel sind die Bausteine für die Symptomatologie einer Erkrankung im Menschen (sowohl akut als auch chronisch) (Quak 2005). Ausgehend vom Phänomen der Urübel Psora, Sykosis und Syphilis, entwickelte er die Miasmentheorie (☞ II.1.5), die mehrere Generation übergreifend für die Pathologie im Menschen verantwortlich ist.

> ! „Dieser uralte Ansteckungs-Zunder ging in einigen hundert Generationen nach und nach durch viele Millionen menschlicher Organismen und gelangte zu einer unglaublichen Ausbildung. So wird begreiflich, wie er sich bei dem großen Menschen-Geschlecht in so unzähligen Krankheits-Formen entfalten konnte. Besonders wenn wir betrachten, welche Menge von Umständen zur Bildung dieser großen Verschiedenheit chronischer Krankheiten (sekundärer Symptome der Psora) beitragen. Allein schon die den Menschen angeborenen Körper-Konstitutionen, die bereits für sich unendlich voneinander abweichen, sind von einer unbeschreiblichen Mannigfaltigkeit." (Organon, § 81)

Miasmatische Prädisposition

Die miasmatischen Belastungen werden häufig erst im Laufe des Lebens eines Menschen sichtbar. Häufig treten bei einem Patienten zunächst nur akute Beschwerden auf, die sich erst viel später als chronisches miasmatisches Beschwerdenbild zu erkennen geben (☞ Tab. III.20-5). So zeigt sich z. B. in einer Anamnese, daß eine Patientin schon immer unter Schlafstörungen mit Albträumen litt und sich später nach einer Kummersituation eine depressive Reaktion einstellt. Unter homöopathischem Aspekt zeigt sich hier ein fortschreitend miasmatisch-psorisches Leiden. In der weiteren Anamnese zeigt sich dann, dass auch ein Elternteil unter Depressionen litt.

Nach Hahnemann sind die Miasmen Psora, Sykosis und Syphilis durch Erwerbung oder Vererbung die Ursache dafür, dass Krankheiten wie die oben beschriebenen psychosomatischen Krankheitsbilder entstehen können.

Bedeutung der miasmatischen Prädisposition in der gynäkologischen Praxis

In der Praxis stellt sich oft die Frage, ob es sinnvoller ist, ein bestimmtes gynäkologisches Beschwerdebild (z. B. eine akute vaginale Infektion, ☞ III.4) als akute Erkrankung oder im Sinne einer chronischen Krankheit zu behandeln (☞ II.4). Die Erfahrung zeigt, dass sich im Rahmen einer zugrunde liegenden miasmatischen Störung eine akute Erkrankung an die sichtbare Oberfläche schiebt. Es ist in diesem Krankheitsstadium sicher korrekt, nach den gängigen Prinzipien einer Akutbehandlung zu verfahren (☞ II.4.1.1). Tritt allerdings nicht rasch eine Besserung (innerhalb von wenigen Tagen) ein, oder treten die Beschwerden nach einer Latenzphase wieder auf, ist die Behandlung nach den Prinzipien der chronischen, miasmatischen Krankheitslehre einzuleiten.

> ! **Beispiel:** Einer Patientin, die darunter leidet, dass sie (einmalig) nach dem Koitus eine Scheidenentzündung bekommen hat, kann nach den Regeln der homöopathischen Akutbehandlung geholfen werden. Immer wieder auftretende Vaginitiden nach Koitus oder andere rezidivierende Beschwerden (Blutungsstörungen, Ess-Störungen etc.) im Verbund mit psychischen Beschwerden (depressive Verstimmung, Wut, Schuldgefühl etc.) ist eine Indikation für eine chronische Behandlung unter miasmatischen Gesichtspunkten.

Literatur

Alexander F: Psychosomatische Medizin, De Gruyter, Berlin 1951 (Reprint 1971)

Askren HA, Bloom: Postadoptive reactions of the relinquishing mother: a review, J Obstet Gynecol Neonatal Nursing 1999(28): 395–400

Bergant AM, Heim K et al.: Early postnatal depressive mood: associations with obstetric and psychosocial factors, J Psychosom Res 1999(46):391–94

Borg S, Lasker J: Glücklose Schwangerschaft, Tomus, München 1988

Cotzias CS, Paterson-Brown S, Fisk NM: Obstetricians say yes to maternal request for elective caesarean section: a survey of current opinion, Eur J Obstet Gynecol Reprod Biol 2001(97):15–16

Felder H, Scheer JW: Die Arzt-Patienten-Beziehung in der Frauenheilkunde. Psychologie und Gynäkologie, Beltz, Weinheim 1991

Fisher J, Smith A et al.: Private health insurance and a healthy personality: new risk factors for obstetric intervention?, J Psychosom Obstet Gynaecol 1995(16):1–9

Grunberger B: Vom Narzißmus zum Objekt, Psychosozialverlag, Frankfurt 1976

Hannah ME, Hofmeyr R: Planned caesarean section versus planned vaginal birth for breech presentation at term: a randomised multicentre trial, Lancet 2000(356):1375 – 1383

Hansen D et al.: Serious life events and congenital malformations: a national study with complete follow up, Lancet 2000(356):875 – 880

Heinroth JCA: Lehrbuch des Seelenlebens oder der Seelenstörungen und ihre Behandlung, Vogel, Leipzig 1818

Katz-Rothman B: The Tentative Pregnancy: How Amniocentesis Changes the Experience of Pregnancy, Viking, New York/London 1993

Kolker A, Burke BM: Grieving the wanted child: Ramifications of abortion after prenatal diagnosis of abnormality, Health-Care-Women-Intl 1993(14):513 – 526

Langer M, Ringler M: Prospective Counselling after Prenatal Diagnosis of Fetal Malformations: Interventions and Parental Reactions, Acta Obstet Gynecol Scand 1989(68):323 – 329

Langer M: Psychological effects of ultrasound examinations: changes of body perception and child image in pregnancy, J Psychosom Obstet Gynaecol 1988(8):199 – 208

Richards DH: Depression after Hysterectomy, Lancet 1973(2):430

Ringler M, Langer M: Psychologie der Geburt, in Davies-Osterkamp S: Medizinische Psychologie, Beck, Stuttgart 1989

Ringler M: Psychologie der Geburt im Krankenhaus, Beltz, Weinheim 1985

Robinson GE et al.: Anxiety reduction after Chorionic villous sampling and Genetic Amniocentesis, Am J Obstet Gynecol 1988(159):953

Wessel J, Rau G: Zur Schwangerschaftsverdrängung – Darstellung eines Phänomens anhand einiger Ergebnisse von 28 Fällen und Vorstellung einer prospektiven regionalen Verbundstudie für Berlin, Geburtsh Frauenheilk 1997(57):116 – 23

Homöopathische Literatur

Quak T: Homöopathische Krankheitslehre, in Geißler J, Quak T: Leitfaden Homöopathie, Elsevier/Urban & Fischer 2005

24 Prämenstruelles Syndrom (PMS)

24.1 Begriffsgeschichte

Bereits bei Hippokrates findet man die Beschreibung zyklusabhängiger psychischer und physischer Beschwerden als frauenspezifisches Krankheitsbild. Der Begriff „Premenstrual tension" wurde im Jahre 1931 von Reinhold Frank geprägt, der erstmals den Symptomenkomplex Kopfschmerzen, Nervosität, Gereiztheit, emotionale Anspannung, Spannungsgefühl in der Brust, Gewichtszunahme und Depression beschrieb. Von Katharina Dalton wurden 20 Jahre später dieselben Symptome als „Premenstrual syndrome" bezeichnet. Der Symptomenkomplex des prämenstruellen Syndroms (PMS) besteht aus regelmäßig auftretenden psychischen und/oder somatischen Beschwerden, die auf die Lutealphase des Menstruationszyklus beschränkt sind (O'Brien 1987).

MERKE

Die beiden Kardinalsymptome des PMS sind Dysmenorrhoe und depressive Verstimmung, die in unterschiedlicher Intensität und Kombination auftreten.

24.2 Klinik und Diagnostik

24.2.1 Einteilung

Zwischen 60 und 95% aller Frauen im reproduktionsfähigen Alter leiden an **geringgradig bis mäßiggradig ausgeprägten prämenstruellen Beschwerden**, die durch Änderungen des Lebensstils (z. B. diätetische Maßnahmen) oder nichtsteroidale Antirheumatika (NSAR) in Form einer Bedarfsmedikation zufriedenstellend behandelt werden können (Campbell et al. 1997, Klein et al. 1981, Wilson et al. 1989). Man kann allerdings davon ausgehen, dass etwa 10 – 15% aller Frauen im reproduktionsfähigen Alter an einem **stark ausgeprägten PMS** leiden, das am ehesten als eine **signifikante Beeinträchtigung der Lebensqualität** definiert werden kann. Durch Analgetika wie NSAR kann in diesen Fällen keine ausreichende Besserung erzielt werden. In einer schwedischen Studie wurden alle 19-jährigen Frauen einer Stadt nach Dysmenorrhoe befragt (Andersch 1982). 72% der Befragten erklärten, an Dysmenorrhoe zu leiden, bei 15% der Frauen war die Dysmenorrhoe so stark ausgeprägt, dass sie trotz Medikation zeitweise nicht zur Schule bzw. Arbeit gehen konnten.

Etwa 5% der Frauen im reproduktionsfähigen Alter können aufgrund der Stärke der Beschwerden in der Lutealphase ihren täglichen Verrichtungen in sozialer und beruflicher Hinsicht nicht mehr dauerhaft nachgehen.

Die am häufigsten zitierte potenzielle Ursache der Dysmenorrhoe sind **uterine Kontraktionen**. Die sequenzielle Stimulation des Endometriums durch Östrogen und Progesteron führt zu lokalen Konzentrationen von Prostaglandin F2α (PGF2α), Prostaglandin E2 (PGE2) und Leukotrienen, welche die Hauptrolle in der Induktion von verstärkten Muskelkontraktionen spielen. Auch eine **progesteronabhängige Abnahme der zentralen Serotoninausschüttung** wird als ätiologischer Faktor von PMS und Dysmenorrhoe angeführt.

In seiner stärksten Ausprägung kann das PMS als **„Premenstrual dysphoric disorder" (PMDD)** auftreten, das mit einer **ausgeprägten Störung im psychischen Bereich** einhergeht und etwa 4% aller Frauen mit PMS betrifft (Ross 2003). Typisch für das Krankheitsbild des PMDD sind

- Konzentrationsstörungen,
- depressive und/oder dysphorische Verstimmung,
- Ängstlichkeit,
- Interesselosigkeit,
- herabgesetzter „élan vital"
- Schlafstörungen.

MERKE

PMDD ist eine psychiatrische Erkrankung, deren Diagnose und Management dem Spezialisten vorbehalten bleiben sollte.

24.2.2 Symptomatik

Für die Bezeichnung „prämenstruelles Syndrom" gibt es keine allgemein verbindlichen diagnostischen Kriterien. Sie trifft am ehesten auf alle Frauen zu, die regelmäßig unter psychischen und/oder physischen Beschwerden in der späten Lutealphase leiden.

Das American College of Obstetricians and Gynecologists (ACOG) hat im Jahr 2000 Practice Guidelines für die Erstellung der Diagnose des PMS definiert (ACOG Practice Bulletin 2000).

Die Diagnose PMS kann dann gestellt werden, wenn jeweils ein oder mehrere somatische oder psychische Symptome (☞ Tab. III.24-1) innerhalb von fünf Tagen vor der zu erwartenden Menstruation in drei aufeinander folgenden Menstruationszyklen auftreten. Diese Symptome sollten vier Tage nach dem Einsatz der Menstruation in ihrer Intensität abnehmen und bis zum 13. Zyklustag des darauffolgenden Zyklus sistieren.

Tab. III.24-1: Symptome des PMS (AGOG Practice Bulletin 2000)

Somatische Symptome	Psychische Symptome
• Kopfschmerz • Brustspannen • Völlegefühl • Schwellung der Extremitäten	• Reizbarkeit • Depression • Zornausbrüche • Konfusion • Angst • Soziale Zurückgezogenheit

24.3 Therapie

24.3.1 Lokal wirksame Therapeutika bei Betonung der Schmerzkomponente

Orale Kontrazeptiva

Zur Therapie des PMS mit Betonung der Dysmenorrhoe steht eine Reihe von gut untersuchten Therapieoptionen zur Verfügung. Orale Kontrazeptiva (☞ III.9.5.1) gelten als das Mittel der ersten Wahl bei Frauen mit **PMS und gleichzeitigem Kontrazeptionswunsch**. Ihre Wirksamkeit beruht wahrscheinlich auf der prostaglandinantagonistischen Wirkung der Progesteronkomponente. In mehreren prospektiv-randomisierten Studien wurde die therapeutische Effektivität von oralen Kontrazeptiva nachgewiesen (Proctor et al. 2001). Neben der üblichen monatlich-rhythmischen Anwendung kann diese Therapie auch in Form von langen Zyklen mit

63 Pillen und sieben pillenfreien Tagen erfolgreich angewendet werden, wodurch eine Menstruation alle drei Monate induziert wird (Sulak et al. 1997).

Nichtsteroidale Antirheumatika (NSAR)

Eine symptomatische Therapie mit NSAR kann als Alternative oder Ergänzung zu einer Therapie mit oralen Kontrazeptiva erfolgen. Eine Übersichtsarbeit über 51 Studien an 1649 Frauen beziffert das Ausmaß des Therapieeffekts von NSAR mit 72% gegenüber 15% mit Placebo (Owen 1984). Alle untersuchten NSAR erwiesen sich als etwa gleich effektiv. Auch neue Therapeutika, die in den Arachidonsäurestoffwechsel eingreifen (z. B. **COX-2-Hemmer**) stehen zur Therapie des PMS zur Verfügung (Valdecoxib 20mg/d, Rofecoxib 50mg/d) und wurden bereits zur Therapie der primären und sekundären Dysmenorrhoe zugelassen. Aufgrund der hohen Kosten dieser neuen Substanzen sowie der aktuellen Zweifel an der kardiovaskulären Sicherheit bei Langzeitanwendung sollten diese Substanzen nur nach strenger Indikationsstellung angewendet werden.

Kalzium

Eine weitere Therapiemöglichkeit ist die kontinuierliche Einnahme von Kalzium. **Kalziumkarbonat** in der Dosierung von 1200 mg/d wurde erfolgreich in einer prospektiv-randomisierten Studie bei Frauen mit PMS eingesetzt (Thys-Jacobs et al. 1998). Dabei kam es durch Kalziumsubstitution zu einer 50%igen Reduktion der PMS-assoziierten Beschwerden im Vergleich zu einer 30%igen Reduktion in der Placebo-Gruppe. Die signifikante Besserung trat ab dem zweiten Behandlungsmonat auf.

Stickstoffmonoxyd (NO)

Nitroderm-Pflaster, die 24 Stunden vor dem zu erwartenden Schmerzereignis als Reservoir für exogenes Stickstoffmonoxid angebracht werden, führten in einigen Therapiestudien zu einer signifikanten Besserung der Unterbauchschmerzen. Als positiv wurde von den Patientinnen die eigenhändige Kontrolle der Therapie durch einfaches Entfernen des Pflasters angeführt (The Transdermal Nitroglycerine/Dysmenorrhoea Study Group 1997, Moya et al. 2000).

24.3.2 Psychotrope Substanzen

Bei Patientinnen mit PMS und Betonung der psychischen Komponente sowie bei Patientinnen mit PMDD (☞ III.24.2.1) wurde die therapeutische Wirksamkeit von Psychopharmaka wie Antidepressiva, Anxiolytika und Lithium geprüft.
Ein besonders gutes Verhältnis zwischen Effektivität und Nebenwirkungsprofil wird mit selektiven **Serotonin-reuptake-Hemmern (SSRI)** wie z. B. Fluoxetin erzielt, die deshalb in dieser Indikation zugelassen und als First-line-Medikamente anzusehen sind. Eine Metaanalyse von 15 prospektiv-randomisierten Studien mit den Substanzen Fluoxetin (20 – 60 mg/d), Sertralin (50 – 150 mg/d), Paroxetin (10 – 30 mg/d) oder Citalopram (10 – 30 mg/d) an insgesamt 904 Frauen belegt die überlegene Wirksamkeit der SSRI gegenüber Placebo (Dimmock et al. 2000). Bei etwa 75 – 100% der Betroffenen kann eine deutliche Verbesserung oder gänzliche Beseitigung der Symptome erreicht werden. Ebenso konnte in dieser Arbeit gezeigt werden, dass eine kontinuierliche Verabreichung von SSRI nicht effektiver ist als eine zyklische Einnahme.

24.3.3 Diät und Nahrungsmittelergänzungen

Sexualhormonbindendes Globulin (SHBG) und Körpergewicht stehen in einer inversen Korrelation zueinander. Vegetarier haben ein tendenziell niedrigeres Körpergewicht als Nichtvegetarier. Eine fettarme und vegetarische Diät reduziert den Serumöstrogenspiegel bei prä- und postmenopausalen Frauen (Barnard et al. 2000a). In klinischen Studien konnte der positive Einfluss einer **fettarmen, vegetarischen Diät** gezeigt werden. Sowohl die Dauer als auch die Intensität der Dysmenorrhoe besserten sich bei Frauen, die während zweier Menstruationszyklen eine vegetarische Diät einhielten. Frauen in der Diätgruppe wiesen signifikant erhöhte SHBG-Serumspiegel auf. SHBG bindet freies Östrogen. Die damit verbundenen niedrigeren Serumspiegel an frei verfügbarem Östrogen scheinen für die Verbesserung der PMS-Syptomatik verantwortlich zu sein (Barnard et al. 2000b).

Eine Cochrane-Analyse zur therapeutischen Effektivität von **diätetischen Supplementen** kommt zu folgenden Schlussfolgerungen. Eine Substitution mit **Magnesium** zeigte in drei kleinen Studien eine höhere Wirksamkeit als Placebo, ebenso waren in Einzelstudien **Vitamin B1** (100 mg/d), **Vitamin B_6** (200 mg/d), **Fischölkapseln** und **Vitamin E** (1,5 mg/d) wirksamer als Placebo (Wilson 2001). Aus welchem Grund Vitamine die Symptome der Dysmenorrhoe lindern können, ist unbekannt. Als möglicher Wirkmechanismus werden eine Beeinflussung der Prostaglandinsynthese sowie eine Modulation der Neurotransmitterproduktion an der Blut-Hirn-Schranke diskutiert (Wilson 2001).

24.4 PMS aus homöopathischer Sicht

24.4.1 Definition und konventionelle Behandlung

Als prämenstruelles Syndrom wird eine Symptomengruppe bezeichnet, die zyklisch prämenstruell auftritt (AKH Consilium 2005).

Häufige psychische Symptome

- Depression
- Stimmungslabilität
- Reizbarkeit
- Kopfschmerzen
- Frigidität (geringes sexuelles Verlangen, geringer sexueller Genuss)
- Hypersensibilität und Konzentrationsprobleme

Häufige körperliche Symptome

- Mastopathie (Spannungsgefühl der Brust, Hyperalgesie der Mamillen)
- Wassereinlagerungen und damit verbundene zyklische Gewichtszunahme
- Polyphagie (übermäßiger Appetit)
- Obstipation, Völlegefühl, Blähungen
- Blutdruckschwankungen
- Pralle Vergrößerung und Druckempfindlichkeit des Uterus
- Auftreten von Hautunreinheiten

Eine **Störung im Progesteronmetabolismus** wird als Auslöser für die genannten Symptome verantwortlich gemacht.

Aus konventionell-medizinischer Sicht gilt das PMS medikamentös als schwierig beeinflussbar (☞ III.24.3). Bevor eine Behandlungsstrategie gewählt wird, wird eine sorgfältige Individualisierung der Beschwerden empfohlen (AKH Consilium 2005).

Allgemeine Therapieempfehlungen

- Regelmäßige körperliche Aktivität
- Versuch mit alternativen Therapieansätzen (Nachtkerzenöl, Vitamin E, Vitamin-B-Komplex, Fischölkapseln)
- Gestagene in der zweiten Zyklushälfte für 10 bis 14 Tage (100 – 400 mg reines Progesteron intravaginal)
- Gestagen-betonte Ovulationshemmer zur Ovulationsunterdrückung über mehrere Monate
- Unter bestimmten Umständen (Dysphorie als Leitsymptom) Psychopharmaka (Alprazolam oder Fluoxetin)

24.4.2 PMS und Homöopathie

Therapienotstand

In der konventionellen Medizin ist das prämenstruelle Syndrom eine Erkrankung, bei deren Behandlung der betreuende Gynäkologe rasch in einen Therapienotstand gerät, da Nachtkerzenöl und Vitamine, wenn überhaupt, nur kurz anhaltende Linderung, aber so gut wie nie eine Heilung der Beschwerden bringen. Die meisten Ärzte haben Skrupel, psychisch und körperlich ansonsten gesunden Frauen Hormone oder Psychopharmaka wegen eines PMS zu verschreiben. Damit sind die Therapiemöglichkeiten erschöpft.

Die Patientinnen verlangen mit nachhaltigem Druck nach einer wirkungsvollen Therapie, da durch PMS in den Tagen vor Menstruationsbeginn (in schweren Ausprägungen bereits ab dem Eisprung) die Lebensqualität der Frauen erheblich eingeschränkt ist und die Symptome als quälend empfunden werden.

Die homöopathische Behandlung bietet einen wirkungsvollen Ausweg. Nach Erfahrung der Autorin ist das PMS homöopathisch gut beeinflussbar. In der klassischen Homöopathie ist das PMS ein therapeutisch äußerst wertvoller Symptomenkomplex. Die individuelle Ausprägung des PMS liefert **charakteristische Krankheitssymptome**, die hilfreich beim Auffinden des Konstitutionsmittels sind. Nach Arzneimittelgabe erlauben Besserung, Verschlechterung oder auch das Gleichbleiben der PMS-Beschwerden eine rasche und sichere Beurteilung der korrekten oder inkorrekten Arzneimittelwahl. Die PMS-Symptome sind meistens die ersten Symptome, die sich nach Simile-Verabreichung (☞ II.1.2) deutlich bessern. Andere chronische Krankheitssymptome heilen in der Regel langsamer. Bessert sich die PMS-Symptomatik, kann der homöopathische Arzt sicher sein, das korrekte Arzneimittel gewählt zu haben und muss im weiteren Verlauf lediglich geduldig abwarten, bis auch die übrigen Beschwerden der Patientin verschwinden.

Anamnestische Bedeutung des PMS

Arzneimittel-Typen

Die homöopathische Anamneseerhebung der Autorin bei mehr als 300 Frauen mit besonderem Augenmerk auf die prämenstruellen und menstruellen Beschwerden, erlauben die Formulierung folgender Theorie: Im Laufe des Lebens legt sich jeder Mensch bestimmte Verhaltensmuster zu, die ihm dazu dienen, seine Ziele zu erreichen. *Nux vomica*- oder *Sepia*-Patientinnen sind beispielsweise sehr ehrgeizig und setzen sich durch geradliniges, oft aggressiv und hart empfundenes Argumentieren und Handeln durch. Sie neigen dazu, sich wegen eines Perfektions- und Profilierungsdranges übermäßigem beruflichem Stress auszusetzen. Die typische *Pulsatilla*- oder *Carcinosinum*-Patientin erreicht hingegen ihr Ziel durch sanftere Strategien wie Freundlichkeit, scheinbare Nachgiebigkeit, Schmeicheln, Charme und, falls nötig, den Einsatz von Tränen.

> ! Für jedes Arzneimittel sind bestimmte Verhaltensmuster typisch, die Teil der Persönlichkeit der Patientin und damit auch Teil der Arzneimittelsymptome sind.

Verhaltensmaske

Die meisten Frauen haben sich eine Mischung unterschiedlicher Verhaltensstrategien angeeignet, unter der ihre eigentliche Persönlichkeit oft nicht mehr so leicht erkennbar ist. Sie tragen eine „Maske", die es ihnen erlaubt, sich bestmöglich im beruflichen und sozialen Umfeld zu bewegen und erfolgreich durchzusetzen.

Durch diese Maske hindurch sind die für die Arzneifindung bedeutenden persönlichkeitstypischen psychischen Symptome, die dem Naturell der Patientin unverfälscht entsprechen, oft schwer ablesbar.

Leidet eine Frau an einem prämenstruellen Syndrom, scheint diese „Maske" in den Tagen vor der Regelblutung zusammenbrechen. Exploriert man die prämenstruellen Beschwerden, zeigt sich der psychische Konflikt, an dem eine Patientin leidet, ganz unmittelbar und unverfälscht.

> ! Die psychischen und physischen PMS-Symptome liefern hochwertige, charakteristische Symptome, die die Arzneimittelfindung sehr erleichtern.

Psychisches Dilemma

Patientinnen, die prämenstruell – aus ihnen unerklärlichen Gründen – weinerlich und anlehnungsbedürftig sind (*Pulsatilla*, *Carcinosinum*), bekommen oft nicht die Zuwendung, nach der sie sich eigentlich sehnen, da sowohl das berufliche Umfeld als auch der Partner sie vor und nach der prämenstruellen Zeit als unabhängig und stark kennen. Die schwache und weinerliche Seite, die sie nur prämenstruell zeigt, ruft Verständnislosigkeit hervor. Auch die Patientinnen selbst sind durch ihre veränderte emotionelle Situation verwirrt. Sie haben sich so sehr mit ihrer „Maske" identifiziert, dass der unkontrollierbare, prämenstruell veränderte Gemüts- und Körperzustand als irritierend und fremd empfunden wird.

Umgekehrt sind Frauen, die prämenstruell besonders entnervt und aggressiv auf den Partner und ihre Familie reagieren (*Nux vomica*, *Sepia*), häufig hinter ihrer Maske überfordert. Diese Frauen geben beruflich eine perfekte Performance und versuchen dabei auch noch in der Partnerschaft und Familie den hohen Ansprüchen, die sie an sich selbst stellen, gerecht zu werden. Fällt prämenstruell ihre Maske, wollen sie in Ruhe gelassen werden und reagieren aggressiv auf jede Art von Annäherung. Sie spüren, dass sie keine Energie zu verschwenden haben und sehnen sich nach totalem Rückzug.

Arzneimittelfindung

Jedes gut geprüfte homöopathische Arzneimittel zeigt ein typisches psychisches Muster. Das PMS ist oft von psychischen Auffälligkeiten dominiert. Die Symptome sind für den homöopathischen Arzt leicht erfassbar. Da Gemütssymptome „charakteristische" Symptome (Organon, § 153) sind, können sie als Leitsymptome zur Arzneimittelfindung herangezogen werden (☞ II.4.2.1).

Verlauf

Erfahrungsgemäß wird die Wirkung der homöopathischen Behandlung oft schon im ersten Zyklus nach Therapiebeginn sichtbar. Nach der Simile-Gabe (☞ II.1.2) verbessern sich die psychische Situation und die körperliche Energie im Allgemeinen rasch. Andere körperliche Krankheitssymptome heilen oft langsamer aus, werden aber bei stabiler Psyche von der Patientin als weniger quälend empfunden.

24.4.3 Homöopathische Kasuistiken

Kasuistik 24-1: PMS, Migräne, Hypermenorrhoe

Micha Bitschnau

Alter und Aussehen der Patientin

37-jährige, kleine, adipöse, fröhliche, rothaarige Frau mit großen, wasserblauen Augen, geschwollenen Ober- und Unterlidern. Bunte, „flamboyante" Kleidung, rotgefärbtes Haar.
Therapiebeginn: Juni 2003.

Vorgeschichte

Die Pat. berichtet über einen kürzlich erlittenen Spätabort in der 19. SSW mit Endomyometritis, nachdem neun Jahre lang ein unerfüllter Kinderwunsch bestanden hatte. Die Pat. hat eine 15-jährige Tochter aus erster Ehe.
Zusatzbefund: Myome.
Vor zwei Jahren aus unerfindlichen Gründen plötzlich 30 Kilo Gewichtszunahme.

Spontanbericht

Die Pat. kommt wegen ihrer schweren Migräne mit **unstillbarem Erbrechen,** des PMS und der Menstruationsbeschwerden. **Migräne besteht seit 15 Jahren**. Sie nimmt regelmäßig Novalgin® i. v., Beta-Blocker, Naproxen und Imigran®. Die Medikamente erleichtern mittlerweile kaum mehr. Die Migräne kommt mehrmals im Monat und immer, bevor die Menstruationsblutung einsetzt. Sobald die Blutung beginnt, bessern sich die Migränesymptome. Die Übelkeit nimmt erst nach heftigem Erbrechen ab. Vor der Menstruation ist die Pat. immer sehr **streitsüchtig**, vor allem gegenüber dem eigenen Mann. Zusätzlich leidet sie in der prämenstruellen Zeit an heftig **stechendem Schmerz** (wie mit Stricknadeln) im gesamten Unterbauch sowie verstärkt an **Hitzewallungen** und extremem **Schwitzen**. Die **Brüste** sind **schmerzhaft angeschwollen** (von Körbchengröße C auf mindestens D), „als würden sie explodieren". Während der Menstruation Schmerzfreiheit, aber Hypermenorrhoe. Die Beschwerden vor und während der Menstruation bestehen seit der Menarche. Wegen der Heftigkeit der Beschwerden versäumte sie jeden Monat drei bis fünf Tage Schulunterricht. Da sie beruflich eine flexible Zeiteinteilung hat, richtet sie ihre Arbeitszeit nach ihrem monatlichen Zyklus, um nicht zu viele Krankenstände in Anspruch nehmen zu müssen.

Eigenanamnese

Rezidivierende **Anginen** fünf- bis sechsmal im Jahr. Schluckhemmung, konnte vor Schmerz weder essen noch trinken, eitrige Tonsillen, Besserung der Beschwerden durch **kalte** Anwendungen und Getränke. Seit der Tonsillektomie vor einigen Jahren beschwerdefrei.

Extreme Blutungen seit einem Abort. In der Pubertät **Adnexitis.**

Familienanamnese

Vater und Schwester: Migräne.
Vater und Großmutter: Diabetes mellitus II (Vater acht Jahre nach Diagnosestellung an multiplen Organabszessen verstorben).
Mutter: Pocken als Kind. Seit 40 Jahren Schizophrenie mit stark wahnhafter Komponente. Vor sieben Jahren Diagnose und Therapie eines Ovarialkarzinoms rechts. Lebt seit der konventionell-medizinischen Behandlung rezidivfrei.

Anfälligkeiten

Migräne, PMS, Hypermenorrhoe, HWI und Pyelonephritiden. Penicillinallergie.

Schicksalsschläge, Kränkungen, Demütigung, Verlust

Migräne begann, als sie ihren ersten Mann verlassen musste. Er war schwerer Alkoholiker. Sie hatte Sorgen bezüglich ihrer kleinen Tochter. Die Pat. selbst ist der Meinung, dass die Umstände damals nicht so schlimm gewesen seien und stellt keinen bewussten Zusammenhang zwischen der damals belastenden psychischen Situation und der Migräne her.

Gelenkter Bericht

Geist, Gemüt: Psychische und körperliche **Energie VAS 90 – 100** (☞ II.5.4). Die Pat. beschreibt sich als eine fröhliche Person, die über ihre Probleme offen spricht. Sie ist Frühaufsteherin und ein Mensch, der **dauernd beschäftigt** sein muss. Sie fühlt sich körperlich oder psychisch **nie erschöpft**. Sie ist schnell aufbrausend, beruhigt sich aber rasch wieder. Sie ist sehr gutmütig, wird aber böse, wenn sie sich ausgenutzt fühlt. Oft fallen ihr Dinge einfach aus der Hand, weshalb sie schon beim Neurologen war, der keine Krankheit feststellen konnte. Sie hat eine Neigung, sich unabsichtlich selbst zu verletzen.
Kopf: Migräne ein bis zwei Tage vor Menstruationsbeginn. **Stiche** wie mit Nadeln zwischen den Augen oberhalb der Augenbrauen, dann wandert der Schmerz über den Kopf, als würde der Kopf von innen explodieren. Wärme verschlechtert. Besser: Aufenthalt in einem **kühlen, ruhigen Raum**. Angabe der Schmerzintensität: **VAS 100.**
Gesicht: Meist sind die **Lider sehr geschwollen.**
Harnorgane: rezidivierende **Harnwegsinfekte** mit Fieber, aufsteigend, Pyelonephritis mit heftigen Schmerzen.
Geschlechtsorgane: Seit der Menarche starke Menstruationsbeschwerden, einige Tage vor Blutungsbeginn: **Hitzewallungen** und extremes Schwitzen („das Wasser rinnt mir vom Kopf"), Brust schwillt an, als würde sie explodieren, stechende Unterbauchschmerzen wie mit Stricknadeln (oft musste der Notarzt geholt werden, weil Schmerzen nicht beherrschbar waren), **VAS 100**. Sehr **gereizt durch Widerspruch** vor und während der Menstruation, obwohl sie sonst zu gutmütig ist. Bei Blutungseintritt hören die Schmerzen sofort auf. Die Blutung ist so stark, dass sie kaum außer Haus gehen kann (stündlich ein Tampon der größten Größe).
Schwangerschaft: In ihrer ersten Schwangerschaft Blutungen in 16. SSW, danach unauffällige Schwangerschaft, komplikationslose Geburt. Danach ein Frühabort; Spätabort in 19. SSW (2003).
Durst: Unstillbarer Durst, trinkt seit der Kindheit vier bis fünf Liter Flüssigkeit am Tag, muss auch nachts trinken (Diabetesabklärung unauffällig).
Nahrungsmittelverlangen: Süßigkeiten.
Modalitäten: sehr **hitzig.**

Beobachtungen des Arztes

Sehr geschäftig wirkende Frau. Sie erzählt fröhlich, schnell und munter, am liebsten über ihre häuslichen und alltäglichen Tätigkeiten, was und wie sie kocht, wie sie ihr Kind bei den Schulaufgaben unterstützt etc.

Verschreibung

REPERTORISATION (RADAR 9.1)
Gemüt – geschäftig
Gemüt – Aktivität – Verlangen nach
Gemüt – Reizbarkeit, Gereiztheit – Widerspruch, durch
Gemüt – Redseligkeit, Geschwätzigkeit

REPERTORISATION (RADAR 9.1)
Extremitäten – Ungeschicklichkeit – Hände fallen, lässt Dinge
Kopf – Schmerz – Stirn – stechend
Gesicht – Schwellung – Augen – um die
Innerer Hals – Entzündung – Tonsillen
Weibliche Genitalien – Menses – reichlich – Abort oder Geburt, nach
Innerer Hals – Entzündung – Tonsillen
Nieren – Entzündung
Magen – Durst – unstillbar

Apis C 30, einmalig 5 Glob. (zur Begründung der Mittelwahl s.u. „Diskussion").

Follow-up nach zwei Monaten (August 2003)

Gleich nach Arzneieinnahme starkes Stechen am rechten Eierstock. Erstmals im Leben keinerlei **prämenstruelle Beschwerden**, kein Brustspannen und keine Streitsucht. Ihr Mann stellte verwundert fest, dass er diesmal die prämenstruelle Zeit an ihr gar nicht bemerkt habe. Intensität der PMS-Beschwerden: **VAS 0**. Schwitzen vor der Menstruation: unverändert.

Die **Migräne** kam auch nicht mehr. Leichtes Kopfweh einige Male, aber ohne Übelkeit und Erbrechen und insgesamt viel weniger häufig. 70% Besserung der Migränebeschwerden.

Lust auf Schokolade ↓. Trinkt nachts viel weniger.

Hellsichtige Träume (Clairvoyance): Träumte nach der Arzneieinnahme, dass ihre Schwester schwanger wurde, was dann auch eintrat.

Follow-up nach zwei Jahren (September 2005)

Die Pat. erhielt bis September 2005 (mehr als zwei Jahre nach Behandlungsbeginn) insgesamt fünfmal eine Einmalgabe *Apis* C 30, da sie gelegentlich leichte Rückfälle der PMS- und Migränesymptomatik hatte. Nach jeder Arzneieinnahme vergingen die Symptome sofort wieder.

Im **September 2005** erlitt sie einen schweren Krankheitsrückfall, den sie sich nicht erklären konnte. Neben der Migräne, dem PMS und der Hypermenorrhoe hatte sie wieder einen fiebrigen Harnwegsinfekt mit stark schmerzenden Nieren. Nach Antibiotikaeinnahme traten stechende Schmerzen im rechten Ovar auf, und die Hypermenorrhoe begann wieder. Wegen der starken Blutung konnte sie zwei Tage lang nicht aus dem Haus gehen.

Sie träumt immer wieder, dass sie im Sitzen oder Stehen einschlafen würde, oder auch während jemand mit ihr spricht.

Sie gibt ihre **Energie** bei **VAS 50** an und bezeichnet das als auffällig, da sie ihr ganzes Leben lang bei VAS 90 – 100 war.

Auf genaues Nachfragen, was sich in der Zeit vor dem Rückfall ereignet hätte, berichtet sie über den **Tod ihres Hundes,** den sie wegen einer schweren Krankheit einschläfern lassen musste und darüber, dass nun ihre abendlichen langen Spaziergänge mit ihrem Mann, die sie als sehr wertvoll empfunden hatte, nicht mehr stattfinden. Sie selbst konnte wiederum keinen Zusammenhang zwischen ihrem schlechten gesundheitlichen Zustand und diesem traurigen Ereignis feststellen. Dass ihre körperliche Energie plötzlich so stark abnahm, zeigt aus homöopathischer Sicht die tiefe Krise an, in der sich die Pat. befindet.

Verschreibung: *Apis* Q-1-Tropfen, tgl. 3 Trp. in 1/8 Glas Wasser einrühren, davon 1 Schluck. Vor jeder Zubereitung das Fläschchen zehnmal heftig schütteln.

Verlauf

Die Beschwerden vergingen rasch und die Pat. gab nach fünf Wochen an, ein subjektives Energieniveau von VAS 100 zu haben.

Diskussion

Apis ist das Konstitutionsmittel der Pat. Sie hat zur Linderung und Heilung ihrer Beschwerden kein anderes Arzneimittel gebraucht. Das psychische Bild der Pat. – die Fröhlichkeit, der Optimismus, die Freude am Erzählen ihrer häuslichen Aktivitäten, die Geschäftigkeit – sind starke *Apis*-Symptome. Ebenso die **Clairvoyance** (Hellsichtigkeit ist ein typisches *Apis*-Symptom), die sich nach der ersten Gabe des Mittels (Rubrik „Gemüt – prophezeit") zeigte.

Auf körperlicher Ebene produzierte die Pat. Leiden im Urogenitaltrakt mit vorwiegend stechenden

Schmerzen, was hochwertige *Apis*-Symptome sind. Die stechende Schmerzqualität wird zu einem Allgemeinsymptom, da sie auch am Eierstock und bei der Migräne auftritt (☞ II.4.2.1).

Apis ist eine dreimiasmatische Arznei (es vereint psorische, sykotische und syphillitische Anteile), wobei die Psora eine gegenüber dem sykotischen und syphilitischen Miasma untergeordnete Rolle spielt. Die **Psora** zeigt sich in der Schwäche, die die Pat. im Zusammenhang mit ihrem starken Rückfall (Energieabfall auf VAS 50) angibt.

Die **Sykosis** zeigt sich in der Hitzigkeit der Pat., in den starken Schweißen und der Hypermenorrhoe. Typisch für die Sykosis ist auch die „Geschäftigkeit". Patientinnen mit vorwiegend sykotischem Miasma sind körperlich und geistig sehr aktiv. Auch die Fokussierung der Beschwerden auf den Urogenitaltrakt gehört zum Bild der Sykosis.

Das **syphilitische Miasma** ist latent. Die Syphilis zeigte sich aber in der ersten Schwangerschaft, als Blutungen im zweiten Trimenon auftraten, und später noch einmal beim Spätabort (Blutungen in der Schwangerschaft sind immer syphilitische Symptome, denen in der Arzneimittelwahl ausreichend Bedeutung beigemessen werden muss).

Ziel der homöopathischen Behandlung war es, die Pat. möglichst weit von den gravierenden Auswirkungen ihres sykotischen und syphilitischen Miasmas zu entfernen.

Die Familienanamnese zeigte, dass die Veranlagung zu psychiatrischen, karzinomatösen und destruktiven Stoffwechselerkrankungen vorhanden ist. Die familiäre sykotische Belastung wird durch die durchgemachte Pockeninfektion der Mutter noch deutlicher.

Die Pat. hat eine so bedingungslos optimistische Lebenseinstellung, dass sie die psychischen Krisen in ihrem Leben nicht als solche wahrgenommen hat. Sie erlaubt sich keinen Kummer oder Schmerz, wenn sie die Notwendigkeit einer Handlung rational erklären kann (Mann ist Alkoholiker, also muss sie ihn verlassen. Der Hund ist sehr krank, also muss er eingeschläfert werden). Ihre positiven Emotionen, die Liebe zu ihrem jetzigen Mann und zu ihrer Tochter sowie ihr erfülltes Sexualleben genießt sie. Negative Emotionen lässt sie nicht an sich heran, wird aber genau in diesen Situationen krank.

Die Behandlung kann noch nicht als abgeschlossen gelten.

Kasuistik 24-2: PMS bei einer Frau mit Mutterkonflikt

Jutta Gnaiger-Rathmanner

Alter, Aussehen der Patientin

30-jährige, blasse und schlanke Akademikerin mit weichen Gesichtszügen und großporig-seborrhoischer Gesichtshaut. Pat. kleidet sich gut und streng. Sie wirkt geordnet und wortgewandt, doch reserviert in persönlichen Belangen.

Therapiebeginn: Februar 2005.

Vorgeschichte

Unverträglichkeit der Pille (Depressionen). Mit der natürlichen, symptothermalen Verhütungsmethode nach Roetzer kam die Pat. früher jahrelang gut zurecht, die Zyklen waren regelmäßig und normal.

Spontanbericht

Der Hormonhaushalt ist gestört, vermutlich durch die Schwangerschaftsverhütung mit dem Depotgestagen Implanon® drei Jahre lang. Vor einem halben Jahr wurde dieses wegen Kinderwunsch der Pat. entfernt.

Regelblutung seither nur spärlich, fast wie eine Schmierblutung. Seit einem halben Jahr keine Ovulation.

Seit sechs Monaten große Veränderung der prämenstruellen Beschwerden (großer „Umbruch"): **Brustspannen und -schmerzen**, Erschütterung und Berührung sind unerträglich, was auch nachts stört. Die Beschwerden dauern sechs bis zehn Tage vor der Regel. Die Pat. fühlt sich dabei **müde, abgeschlagen** und **depressiv.**

Die Pat. beschreibt spontan ihren Gemütszustand: „Ich bin so rational, so analytisch und rigide. Ich bin so ungeduldig, so pedantisch genau, so hart zu mir selbst. Ich bin so ‚kopfig'. Ich möchte manchmal meinen Kopf und mein Denken abschalten. Ich kann auch häuslich sein und es genießen. Das erlaube ich mir in letzter Zeit viel zu selten. Beruflich habe ich seit drei Jahren einen verantwortungsvollen Posten in der Wirtschaftskammer. Ich bin dort sehr gefordert und möchte mich unter all den Männern auch beweisen. Eigentlich hätte mir auch der Lehrerberuf gut gefallen."

Eigenanamnese

Die Pat. lebt seit zehn Jahren in einer guten Lebensgemeinschaft. Ihr Partner hat einen Sohn aus erster Ehe, ihre jetzige Beziehung ist noch kinderlos. Vor einem Jahr haben sie ein Haus gebaut.

Kindheit: Die Pat. ist das dritte von drei Kindern. Es gab Geborgenheit, das „Gehäuse Familie". Die Mutter war immer da, sie hatte als Akademikerin auf ihren Beruf zu Gunsten ihrer Kinder verzichtet. Als Jugendliche wünschte sich die Pat. für ihr Leben immer Kinder.

Dennoch: „Mit meiner Mutter habe ich immer gekämpft. Sie war mit meiner älteren Schwester, die ihr äußerlich sehr ähnlich ist, ganz verbunden. Ich fühlte mich immer von ihnen ausgeschlossen, fühlte mich als fünftes Rad am Wagen. Mit meinem Bruder musste ich immer streiten. Vater war nie vorhanden, er war zu beschäftigt. Im Grunde steht er mir nahe. Immer trug ich ein schlechtes Gewissen gegenüber meiner Mutter mit mir herum, eigentlich gegenüber meiner ganzen Familie. Es lief nur gut, wenn ich funktionierte, wie man es von mir erwartete. Ich fühlte immer diesen Druck."

Anfälligkeiten

Rezidivierende Seitenstrangangina seit zehn Jahren. Rezidivierender Herpes labialis.

Gelenkter Bericht

Alle sonstigen Leibesfunktionen sind unauffällig.

Diagnostik

Gynäkologisch: **PCO-Syndrom** (LH/FSH-Quotient weicht ab infolge einer Erhöhung des LH). Infolgedessen reift kein normaler Follikel heran. Prolaktin im Normbereich.

Fallanalyse

Das PMS ist in diesem Fall, wie so oft, ein Hinweis dafür, dass die Pat. seelisch und körperlich aus dem Gleichgewicht geraten ist. Zum einen kam es zu einer hormonellen Dysbalance infolge der hormonellen Antikonzeption, die im streng homöopathischen Sinne als Unterdrückung zu werten ist. Einige Frauen reagieren darauf sehr empfindlich.

Zum anderen deutet die Pat. selbst auf eine schleichende Überarbeitung mit der Gefahr des Burn-out-Syndroms hin: Keine Pausen, Entfremdung von den eigenen Neigungen, Verlust der Freude.

In einer so geschwächten, krisenhaften Situation fangen oft die tieferen, vergessenen oder verdrängten Seelenschichten an, ihr Recht einzufordern, um wahrgenommen und berücksichtigt zu werden. Die Pat. wird sozusagen mit sich selbst, mit ihrer eigenen Geschichte konfrontiert.

Von ihren PMS-Beschwerden leitet die Pat. selbst auf ihr Mutterbild über. Das sind wichtige Hinweise auf tiefere Schichten des Krankseins und auf prägende Momente aus ihrer Vorgeschichte. Sie gehören ebenso zum homöopathischen Verständnis chronischer Krankheiten wie auch zu einem psychosomatischen Zugang zum PMS.

Das Alter von 30 Jahren ruft oft zu Veränderungen im Lebenskonzept auf. Zu Beginn bestehen meist vegetative Beschwerden. Es ist eine große Chance für Arzt und Patientin, gemeinsam den Weg zu echter, dauerhafter Gesundheit zu entwickeln.

Verschreibung

REPERTORISATION (RADAR 9.1)
Gemüt – Beschwerden durch – geistige Anstrengung
Gemüt – Ehrgeiz – erhöht, vermehrt, sehr ehrgeizig
Gemüt – heikel, pingelig
Gemüt – Gefühle, Gemütsbewegungen – beherrscht – vom Verstand, Intellekt
Gemüt – Selbstkontrolle – erhöht
Gemüt – streitsüchtig – Familie, mit ihrer
Gemüt – tadelt sich selbst, macht sich Vorwürfe

REPERTORISATION (RADAR 9.1)
Gemüt – widerspenstig
Gemüt – verlassen zu sein, Gefühl – geliebt zu werden – Gefühl von den Eltern, der Ehefrau, den Freunden nicht
Gemüt – Eifersucht
Weibliche Genitalien – Menses – unterdrückt
Brust – Schmerz – Mammae – Menses – vor
Allgemeines – Müdigkeit – Menses – während

Kalium carbonicum LM 6, tägl. 1 × 5 Glob.

Begründung der Mittelwahl: Es werden Rubriken aus dem gegenwärtigen Befinden, aus dem Erleben in der Kindheit sowie die wichtigsten Lokalsymptome gewählt. *Kalium carbonicum* ist die führende Arznei und deckt auch die Lokalsymptome ab. Das Bild vom fleißigen, arbeitswilligen, angepassten Leistungsmenschen im Sinne von Scholten für die *Kalium*-Konstitution passt ebenso. Im Vergleich stehen die Kummerarzneien *Natrium chloratum, Pulsatilla, Ignatia.*

Unterstützende Maßnahmen

Rat an die Pat., sie möge versuchen, der Mutter einen fiktiven Brief zu schreiben, um ihr die Situation des Kindes, das die Pat. war, zu erklären.

Falls der Lebensrückblick sie zu sehr belastet, wäre an eine psychotherapeutische Begleitung zu denken.

Follow-up nach vier Wochen (März 2005)

Nach drei Wochen tritt erstmalig eine akute Urtikaria im Gesicht auf und wird vom Hausarzt mit einer Cortisoninjektion behandelt. Die Stimmung ist ausgezeichnet vor, während und nach der letzten Regel. Vor allem war sie gar nicht müde.

Das Brustspannen war nur etwas leichter, die Menses weiterhin schwach.

Der Versuch eines Briefes an die Mutter war hilfreich. „Es entstanden viele Fragen an die Mutter. Ich ging nochmals durch das Gefühl, bei ihr nicht anzukommen. Ich verspürte eine große Sehnsucht nach der Mutter, aber auch die Angst, sie könnte mich verletzen, sie könnte mich nicht ernst nehmen. Ich beobachte meinen Hang zu Selbstvorwürfen. Ich erkenne, dass ich mich ständig in ein Korsett zwinge, auch heute noch, und dass die Gründe in diesem Ringen um die Anerkennung – einstmals um die Gunst der Mutter – liegen."

Die Pat. hat näheren Kontakt zu ihren Kindheitsthemen bekommen. Das ist ein Weg zur Heilung. Die aktuelle Stimmung im Sinne des PMS wird dadurch entlastet.

Verschreibung: weiterhin *Kalium carbonicum* LM 6, tägl. 1 × 5 Glob.

Follow-up nach weiteren vier Wochen (April 2005)

Ein katarrhalischer Infekt war vor drei Wochen aufgetreten, der Hausarzt verordnete Antibiotika.

Insgesamt geht es der Pat. jetzt gut. Alle Beschwerden rund um die Menses sind verschwunden. „Die Brust ist ganz anders, einfach gut." Die Regelblutung ist wieder stärker geflossen, so wie die Pat. es von früher (vor den Depotgestagenen) kannte.

Ihr Partner teilte ihr mit, sie sei ein anderer Mensch geworden, viel lustvoller mit neuer Erlebnisfähigkeit.

Die Gefühle des Verletztseins und des Rückzugs gegenüber der Mutter sind milder geworden. Sie empfindet das Bedürfnis und die Kraft, darüber mit ihrer Mutter zu reden.

Es gibt noch eine Ungeduld, den Kinderwunsch.

Verschreibung: weiterhin *Kalium carbonicum* LM 6, tägl. 1 × 5 Glob.

Follow-up nach weiteren acht Wochen (Juni 2005)

Allgemeinzustand ist sehr gut, die Pat. war durchwegs gesund und vital. Der Zyklus ist noch verkürzt mit Abständen von zehn bis 23 Tagen. Eine Ovulation konnte inzwischen dokumentiert werden. Mit ihrer Familie ist sie auf einem besseren Weg, sie versucht, selbst mehr Nähe zuzulassen. Es gibt noch Anfälle von Selbstzweifeln, doch die Pat. kann sie besser zuordnen und bewältigen.

Diskussion

Die PMS-Beschwerden waren der Einstieg für die Pat., sich auf eine Behandlung einzulassen, die ihr für ihre Lebenskrise eine neue Orientierung und eine neue Verankerung in sich selbst ermöglicht hat. Auch körperlich ist sie gesund geworden. Dazu verhalfen Gespräch und Arznei, beide mit dem Fokus auf das Individuum und dessen Zustand der Eigenregulation.

Es bestätigt sich darin der ganzheitliche Ansatz der Homöopathie mit der Aufforderung, die wichtigsten Momente aus dem Vorleben der Pat. in die Fallaufnahme mit einzubeziehen. In zeitgemäßer Sprache könnte man von Kindheitstraumata sprechen, die in den Fällen, in denen sie sich in der Anamnese als zugänglich erweisen, mit berücksichtigt werden müssen.

In diesem Fall – im Hinblick auf den gesamten Verlauf – könnte die Suppression durch die Hormontherapie als ein pathogener Faktor angenommen werden. Die akute Haut- und Infektepisode könnten einer Heilreaktion auf der Immunebene zuzuordnen sein, die bei LM-Potenzen bekanntlich verzögert abläuft. Auch wenn jedes Mal ein „starkes", nicht regulatives Medikament vom Hausarzt verordnet wurde, hat sich der Heilprozess ungestört vollzogen.

Das Angebot, sich in akuten Krisen ebenfalls an die behandelnde homöopathische Ärztin zu wenden, hat die Pat. nicht annehmen können.

Mit *Kalium carbonicum* ist ein wichtiger Schritt zur Heilung gelungen. Sicherlich ist eine weitere Begleitung der Pat. empfehlenswert, gynäkologisch sowie homöopathisch, eventuell auch psychotherapeutisch.

Beobachtungszeitraum: fünf Monate

Literatur

ACOG (American College of Obstetricians and Gynecologists) Practice Bulletin: Premenstrual syndrome, Obstet Gynecol 2000(95):end of issue 4

Andersch B, Hahn L: Bromocriptine and premenstrual tension: a clinical and hormonal study, Pharmatherapeutica. 1982(3):107 – 113

Barnard ND, Scialli AR, Bertron P, Hurlock D et al.: Effectiveness of a low-fat vegetarian diet in altering serum lipids in healthy premenopausal women, Am J Cardiol 2000a(85):969 – 92

Barnard ND, Scialli AR, Hurlock D, Bertron P: Diet and sex-hormone binding globulin, dysmenorrhea, and premenstrual symptoms,Obstet Gynecol 2000b(95):245 – 250

Campbell MA, McGrath PJ: Use of medication by adolescents for the management of menstrual discomfort, Arch Pediatr Adolesc Med 1997(151):905 – 913

Dimmock PW, Wyatt KM, Jones PW, O'Brien PM: Efficacy of selective serotonin-reuptake inhibitors in premenstrual syndrome: a systematic review, Lancet 2000(356):1131 – 1136

Klein JR, Litt IF: Epidemiology of adolescent dysmenorrhea, Pediatrics 1981(68):661 – 664

Medizinische Universität Wien, AKH Consilium, http://www.akh-consilium.at/daten/gynaekologische_schmerzen.htm (2005)

Moya RA, Moisa CF, Morales F, Wynter H et al.: Transdermal glyceryl trinitrate in the management of primary dysmenorrhea, Int J Gynaecol Obstet 2000(69):113 – 118

O'Brien P: Premenstrual syndrome. Blackwell, London 1987

Owen PR: Prostaglandin synthetase inhibitors in the treatment of primary dysmenorrhea. Outcome trials reviewed, Am J Obstet Gynecol 1984(148):96 – 103

Proctor ML, Roberts H, Farquhar CM: Combined oral contraceptive pill (OCP) as treatment for primary dysmenorrhoea, Cochrane Database Syst Rev 2001(4):CD002120

Roetzer J.: Natürliche Empfängnisregelung, der partnerschaftliche Weg – die symptothermale Methode, 29.Aufl., Herder, Freiburg 2005

Ross LE, Steiner M: A biopsychosocial approach to premenstrual dysphoric disorder, Psychiatr Clin North Am 2003(26):529 – 546

Sulak PJ, Cressman BE, Waldrop E, Holleman S, Kuehl TJ: Extending the duration of active oral contraceptive pills to manage hormone withdrawal symptoms, Obstet Gynecol 1997(89):179 – 183

The Transdermal Nitroglycerine/Dysmenorrhoea Study Group: Transdermal nitroglycerine in the management of pain associated with primary dysmenorrhoea: a multinational pilot study, J Int Med Res 1997(25):41 – 44

Thys-Jacobs S, Starkey P, Bernstein D, Tian J (Premenstrual Syndrome Study Group): Calcium carbonate and the premenstrual syndrome: effects on premenstrual and menstrual symptoms, Am J Obstet Gynecol 1998(179):444 – 452

Wilson CA, Keye WR JR: A survey of adolescent dysmenorrhea and premenstrual symptom frequency. A model program for prevention, detection, and treatment, J Adolesc Health Care 1989(10):317 – 322

Wilson ML, Murphy PA: Herbal and dietary therapies for primary and secondary dysmenorrhoea, Cochrane Database Syst Rev 2001(3): CD002124

Homöopathische Literatur

Scholten J: Homöopathie und die Elemente, Stichting Alonissos, Utrecht 1997

25 Ess-Störungen

25.1 Häufigkeit von Ess-Störungen

Angesichts der in den letzten Jahrzehnten zunehmenden Veränderungen der soziokulturellen, ökonomischen und psychosozialen Faktoren befassen sich immer mehr Institutionen – medizinische wie nicht-medizinische – mit dem Phänomen „Ess-Störungen“.

Die meisten epidemiologischen Studien stimmen darin überein, dass Ess-Störungen (Anorexie, Bulimie und ihre Zwischenformen) im Verlauf der vergangenen zwei Jahrzehnte in der Altersgruppe der 15- bis 25-jährigen Frauen zugenommen haben. Einerseits sind immer jüngere Frauen bzw. Mädchen betroffen, andererseits auch zunehmend ältere Frauen (☞ Abb. III.25-1).

Die Prävalenz der **Anorexia nervosa** (Anorexie, Magersucht; ICD-10/F50.0, ☞ III.25.4) 14- bis 25-jährigen Frauen wird auf 0,3 bis 1% geschätzt (Van Hoeken et al. 1998). Die Prävalenz für 30-jährige Frauen liegt bei 1,6% (Walters 1995). Darüber

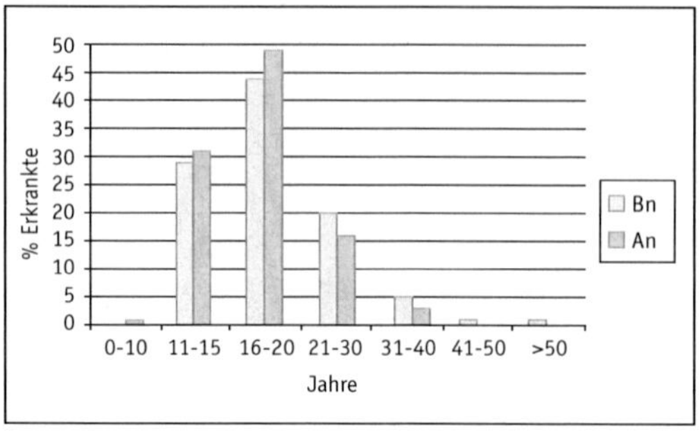

Abb. III.25-1: Häufigkeit und Altersverteilung von Anorexia nervosa und Bulimia nervosa (nach Feiereis 1999).

hinaus wird ein deutlicher Anstieg der kindlichen Anorexia nervosa (im Alter von zehn bis 14 Jahren) beobachtet. Der Erkrankungsgipfel der Magersucht liegt bei 14 Jahren.

Etwa 20% der an Anorexie erkrankten Frauen entwickelt später eine bulimische Symptomatik, die in das Vollbild einer Bulimia nervosa übergehen kann (☞ Abb. III.25-2).

Die Prävalenz der **Bulimia nervosa** (Bulimie, Ess-Brech-Sucht, ICD-10/F50.2, ☞ III.25.5) liegt zwischen 1% und 4% für das gesamte Altersspektrum (Fairburn 1990). Die Erkrankung beginnt meist zwischen dem 16. und 19. Lebensjahr (☞ Abb. III.25-1) und erreicht ihren Höhepunkt in der Adoleszenz und jungen Erwachsenenalter.

Binge eating (Heißhungeressen, ☞ III.25.5), das durch anfallsweise Aufnahme großer Nahrungsmengen, gefolgt von Ekel- und Schuldgefühlen (jedoch kein herbeigeführtes Erbrechen) gekennzeichnet ist, wird im ICD-10 nicht als eigenes Krankheitsbild dargestellt. Betroffene sind hauptsächlich Frauen.

25.2 Übergänge von anorektischem zu bulimischem Verhalten

Etwa 10 bis 15% der adoleszenten Frauen leiden unter Ess-Störungen, die nicht alle Klassifikationskriterien (nach ICD-10 (☞ Tab. III.25-1) und DSM-IV) erfüllen und damit nicht einer typischen Anorexie oder Bulimie (☞ III.25.4, ☞ III.25.5) zugeordnet werden können (Kaltiala-Heino et al. 1999). So leiden beispielsweise ca. 30% der adipösen Patientinnen an Essattacken ohne Erbrechen (**Binge eating disorder**, Berkowitz et al. 1993). Die Attacken beginnen oft bereits zwischen dem neunten und zwölften Lebensjahr oder sogar noch früher (☞ Abb. III.25-1).

Daher ist es wichtig, neben den klassischen voll ausgeprägten Ess-Störungen **(Full syndrome disorder)** der typischen und atypischen Anorexie und Bulimie bzw. „Binge eating disorder“ auch die Vorstufen **(Partial syndrome disorder)** nosologisch zu erfassen (Bulik et al. 2000). Bulik (2000) schlägt folgende Klassifizierung der Vorstufen vor:

- **Shape/weight preoccupied:** übertriebene Besorgnis um Figur und Körpergewicht, ohne auffällige Gewichtsabnahme.
- **Low weight with binging:** Körpergewicht kann bis unter 85% der Norm fallen, Auftreten gelegentlicher Essattacken ohne das Gefühl von subjektivem Kontrollverlust.
- **Low weight without binging:** Körpergewicht kann bis unter 85% der Norm fallen ohne Auftreten von Essattacken.

Die Diagnosen „atypische” Anorexie und „atypische“ Bulimie sollten dann verwendet werden, wenn ein

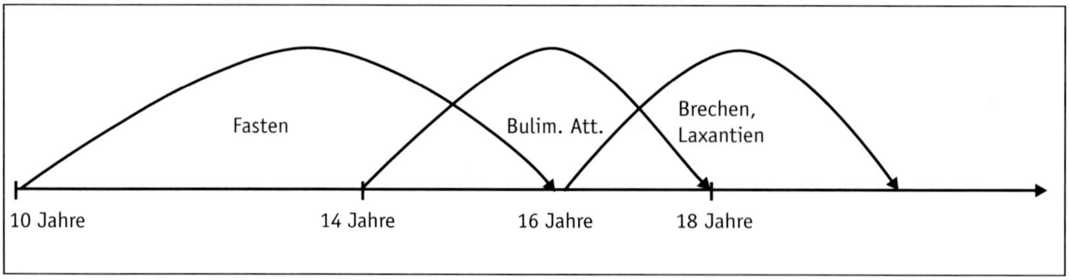

Abb. III.25-2: Übergänge von anorektischem zu bulimischem Verhalten.

Tab. III.25-1: Ess-Störungen nach ICD-10	
Anorexia nervosa	F50.0
Atypische Anorexia nervosa	F50.1
Bulimia nervosa	F50.2
Atypische Bulimia nervosa	F50.3
Essattacken bei anderen psychischen Störungen (z. B. als Reaktion auf belastende Ereignisse)	F50.4
Erbrechen bei anderen psychischen Störungen (z. B. dissoziative Störungen, psychogene Hyperemesis gravidarum)	F50.5
Andere Ess-Störungen (z. B. psychogener Appetitverlust, nicht organisches Pica-Syndrom (Parorexia) bei Erwachsenen)	F50.8

oder mehrere für die jeweilige Diagnose klassische Merkmale fehlen (z. B. Amenorrhoe bei Anorexie) bei ansonsten typischem klinischem Bild.

25.3 Ätiologie und Pathogenese

25.3.1 Soziokulturelle Faktoren

Bis Ende der 70er Jahre des vergangenen Jahrhunderts wurde **Anorexia nervosa** fast ausschließlich als eine Erkrankung junger Mädchen und Frauen der gebildeten Mittel- und Oberschicht gesehen (Bruch 1978). Über Bulimie gibt es aus dieser Zeit keine Literatur. Das Krankheitsbild der **Bulimia nervosa** wurde erst 1979 von Russell definiert und fand ein Jahr später Eingang in das amerikanische Klassifikationsschema DSM (Diagnostic and Statistical Manual of Mental Disorders).

Seit der zweiten Hälfte des vorigen Jahrhunderts ist Nahrung für die meisten Menschen in den westlich geprägten Kulturen erstmals im Überfluss vorhanden. Ihre Beschaffung wird nicht mehr unmittelbar mit dem Kampf um oder der Arbeit für das physische Überleben assoziiert und wurde somit für neue Bedeutungsgebungen und Sinnzuschreibungen frei: Ein bestimmtes Produkt ist z. B. nicht nur gesund, sondern beweist geradezu die „Intelligenz" des Konsumenten (macht schlank, erschafft Schönheit von innen her, erfrischt, spart Zeit etc.).

Stark untergewichtige Models (zumindest nach objektiven medizinischen Kriterien) verkörpern in der Regel das Ideal eines schlanken, straffen und jugendlichen Körpers. Dieses Vorbild lässt bereits präpubertäre Mädchen mit ihrer Figur unzufrieden werden. Ab dem achten bis neunten Lebensjahr verstehen Kinder die Bedeutung des Wortes „Diät"; ca. zwei Drittel der 13- bis 14-Jährigen hat bereits mindestens eine Diät hinter sich.

Soziokulturellen Einflüsse sind Literaturangaben zufolge auch dafür verantwortlich, dass 10% (Lucas et al. 1999) bis 16% (Pope et al. 2000) der an Ess-Störungen Erkrankten männlichen Geschlechts sind. Auch Männer werden zunehmend auf ein bestimmtes äußeres Erscheinungsbild hin genormt und entwickeln eine ihrer Genderthematik entsprechende Pathologie, z. B. Ess-Störungen im Zusammenhang mit bestimmten Sportarten (Skispringer, Jockeys) oder eine Körperdysmorphophobie (reverse Anorexia nervosa, Adoniskomplex).

25.3.2 Psychosoziale Faktoren

Nahrungsbeschaffung (Einkaufen, Anbauen im eigenen Garten) sowie -zubereitung sind im Wesentlichen immer noch „Frauensache". Besonders die Ernährung von Kindern gilt nach wie vor als Domäne und Verantwortlichkeit der Frauen. Nicht nur im Bereich der Ernährung, sondern auch dem der Beziehungen werden Frauen immer wieder auf ihren Körper bzw. Körperliches rückverpflichtet bzw. reduziert.

Das im Konflikt zwischen Anpassung und Autonomiestreben gefangene Mädchen bzw. die junge Frau entdeckt schließlich den einen Bereich, in welchem sie sich in totaler Kontrolle wähnt: den eigenen Körper. Dieser wird im Dienst der Selbstbestimmung, der Problemlösung oder dem Erreichen eines Zieles bewusst oder unbewusst instrumentalisiert – sei es durch Regulierung der Nahrungsaufnahme, sportliche Betätigung, Kleidung, Kosmetik oder bis hin zu selbstverletzendem Verhalten.

Hinzu kommt ein allgegenwärtiger Gruppenzwang (Peer-pressure), dem sich die Frauen bzw. Mädchen oft unhinterfragt unterwerfen: Wer hat die beste Figur? Wer sieht am besten aus?

25.3.3 Familiäre Faktoren

Zahlreiche Thesen über die Interaktionsmuster in Familien essgestörter Kinder wurden aufgestellt, jedoch ließen sich daraus keine schlüssigen Theorien hinsichtlich einer Ätiopathogenese ableiten.
Zweifellos spielen Faktoren wie Essverhalten, Körperbewusstsein bzw. Körperkult(ur) innerhalb der Familie, das Körpergewicht der Eltern, besonders das der Mutter eine maßgebliche Rolle; ebenso der Gebrauch von Suchtmitteln (Nikotin, Alkohol oder andere Drogen) und weitere psychiatrische Komorbiditäten (v.a. Depression, Angst- und Zwangserkrankungen, manifeste Suchterkrankungen) von Familienangehörigen.
Sexueller Missbrauch (☞ III.1.7, ☞ III.32), emotionale Verwahrlosung und andere traumatisierende Erfahrungen (z. B. Trennungen, Verlusterlebnisse) sind sowohl für die Ätiologie einer Ess-Störung wie auch für andere psychische Störungen bzw. psychiatrische Diagnosen als unspezifisch zu sehen.

25.3.4 Genetische und biologische Faktoren

Familienstudien zeigen, dass sowohl Angehörige von anorektischen wie auch bulimischen Patientinnen häufiger an einer Ess-Störung erkranken als Angehörige gesunder Kontrollgruppen. Es gibt Hinweise, dass für Magersucht und Ess-Brech-Sucht ein gemeinsames genetisches Risiko besteht.
Die aktuelle Forschung konzentriert sich vorwiegend auf diejenigen Gene, welche für die Neurotransmission der Appetitregelung verantwortlich sind. Bisherige Untersuchungen (Klump et al 2002) weisen vor allem auf eine erhöhte Vulnerabilität des serotoninergen Systems hin.
Mittels bildgebender Verfahren (fMRI, Blood oxygen level dependent) lässt sich zeigen, dass Patientinnen mit Ess-Störungen – im Vergleich zu gesunden Frauen – veränderte Aktivitäten in verschiedenen Hirnregionen aufweisen. Diese Hirnregionen sind für die Integration sensorischer Reize (visuell, haptisch, Raumwahrnehmung) und deren kognitive Verarbeitung verantwortlich (Uher et al. 2004; Knauff et al. 2000).

25.4 Anorexia nervosa

25.4.1 Klinik und Diagnostik

Die Verdachtsdiagnose einer Anorexie ist bereits aufgrund des äußeren Eindrucks der Patientin leicht zu stellen. Sie ist stark untergewichtig, hat kalte Extremitäten mit blauroten Akren; meist ist sie in weite, lockere Kleidung gehüllt.

Tab. III.25-2: Symptomatik der Anorexia nervosa

Gynäkologisch	• Verzögerter Eintritt der körperlichen Pubertätsentwicklung • Primäre oder sekundäre Amenorrhoe (nach Einnahme von Antikonzeptiva fragen) • Libidoverlust • Osteopenie
Gastroenterologisch	• Chronische Obstipation • Magenschmerzen • Gastritis • Magenulzera
Internistisch	• Orthostaseprobleme • Bradykardie (Pulsfrequenz von 30/Min. und darunter) • Hungerödeme • Nierenschäden • Allgemein erhöhte Infektanfälligkeit • Insulinsekretion
Dermatologisch	• Hauttrockenheit • Haarausfall • Brüchige Fingernägel • Wundheilungsstörungen
Psychisch	• Körperliche Hyperaktivität • Perfektionismus • Schlafstörungen • Stimmungsschwankungen

Tab. III.25-3: Kriterien für Anorexia nervosa nach ICD-10 und DSM-IV

ICD 10 (F50.0)	DSM IV (307.1)
Körpergewicht mind. 15% unterhalb der Norm bzw. BMI < 17,5	Weigerung, das Minimum des für Alter und Körpergröße normalen Gewichts zu halten (< 85% des zu erwartenden Gewichts)
Der Gewichtsverlust ist selbst verursacht: • Vermeidung hochkalorischer Speisen • Selbst induziertes Erbrechen • Selbst induziertes Abführen • Gebrauch von Appetitzüglern und/oder Diuretika	Ausgeprägte Ängste vor einer Gewichtszunahme
Körperschemastörung und überwertige Idee, zu dick zu sein	Störung in der Wahrnehmung der eigenen Figur und des Körpergewichtes
Endokrine Störung auf der Hypothalamus-Hypophysen-Gonaden-Achse	Amenorrhoe bei postmenarchalen Frauen
Bei Erkrankungsbeginn vor der Pubertät: Störung der pubertären Entwicklung einschließlich des Wachstums, die nach Remission häufig reversibel ist; die Menarche tritt aber verspätet ein (☞ III.2.4.2)	

Diagnose:
- Untergewichtig (minus 15–20% des Gewichtes vor der Erkrankung),
- fühlt sich nicht krank,
- fühlt sich zu dick.

Als **kritisch** ist das **Absinken** der Gewichtskurve **unter die 10. Perzentile für BMI** anzusehen bzw. bei höherem Ausgangsgewicht das Absinken um zwei Perzentilenkanäle innerhalb eines halben bis eines Jahres verbunden mit „anorektischen" Denkmustern (☞ Abb. III.25-3).

Differentialdiagnosen
- **Magen-Darm-Erkrankungen:** M. Crohn, Colitis ulcerosa, Zöliakie
- **Hormonelle Störungen:** Hyperthyreose, Diabetes mellitus, M. Addison, Hypophyseninsuffizienz
- **Tumoren des ZNS** (z. B. Hypothalamus)
- **Medikamentennebenwirkungen** (z. B. durch Amphetamine)
- **Psychiatrische Erkrankungen:** Schizophrenie, affektive Störungen, Zwangsstörungen, somatoforme Störungen

MERKE: Bei den differentialdiagnostischen Erkrankungen fehlt die für die Anorexie charakteristische übertriebene Angst vor dem Dicksein (Körperschemastörung).

25.4.2 Komorbidität
- **Zwangsstörungen:** vor allem Wunsch nach Symmetrie und Exaktheit, Ordnungszwänge, exzessives Waschen und Putzen. Diese Symptomatik wird durch den aktuellen Grad des Hungerns (starvation) verstärkt.
- **Angststörungen:** Am häufigsten Sozialphobien, jedoch auch einfache Phobien mit oder ohne Platzangst (Agoraphobie).

25.5 Bulimia nervosa

25.5.1 Klinik und Diagnostik

Im Gegensatz zur anorektischen Patientin ist eine Bulimikerin vom äußeren Erscheinungsbild her meist unauffällig. Falls sie sich nicht selbst „outet",

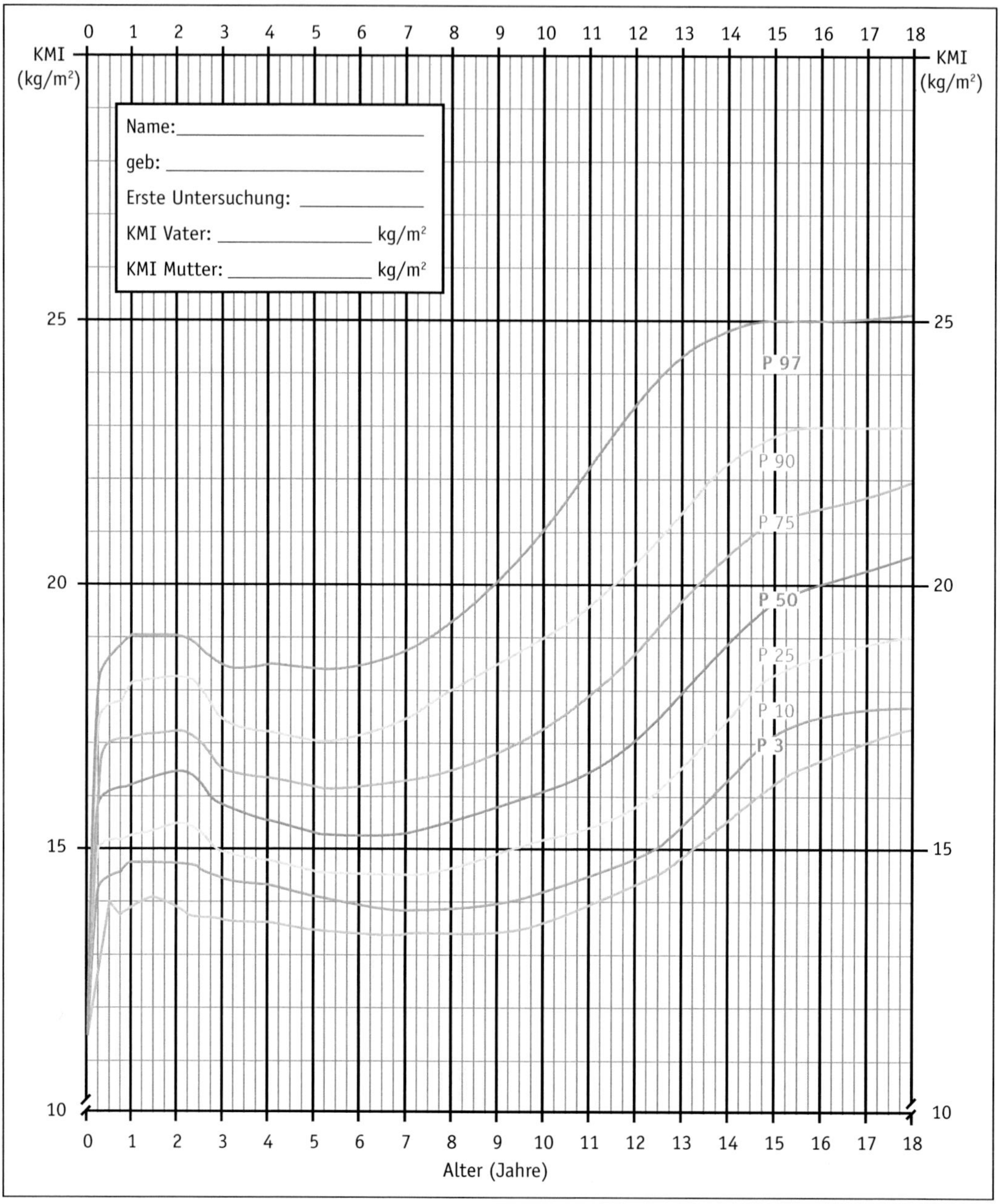

Abb. III.25-3: Körpermasseindex/Body-mass-Index (KMI/BMI), Mädchen 0.–18. Lj. (nach Hesse 1997).

ist die Diagnosestellung schwieriger. Für die Betroffene ist die Offenbarung ihres „Kontrollverlustes" sehr angst- und schambesetzt.

Purging-Typus

Während der aktuellen Episode wird regelmäßig Erbrechen induziert oder Arzneimittel missbraucht.

Non-purging-Typus

Während der aktuellen Episode greifen die Betroffenen zu anderen unangemessenen Kompensationsmaßnahmen wie Fasten oder übertriebene körperliche Betätigung. Regelmäßig herbeigeführtes Erbrechen und Medikamentenmissbrauch finden nicht statt.

Binge eating

Wird nur im amerikanischen Klassifikationsschema als eigenes Krankheitsbild angeführt. Kriterien nach DSM-IV: Wiederholte Episoden von Essattacken, die gekennzeichnet sind durch

- Essen sehr großer Nahrungsmengen (mehr als die meisten Menschen zu sich nehmen würden),
- Gefühl des Kontrollverlustes.

Die Essattacken treten gemeinsam mit mindestens drei der folgenden Symptome auf:

- Wesentlich schnelleres Essen als normal,
- Essen bis hin zu einem unangenehmen Völlegefühl,
- Essen großer Mengen ohne körperliches Hungergefühl,
- allein Essen aus Verlegenheit über die Menge, die man isst,
- Deprimiertheit, Ekel- oder Schuldgefühle nach der Essattacke.
- Die Attacken treten durchschnittlich an mindestens zwei Tagen pro Woche während eines Zeitraums von sechs Monaten auf.
- Die Essattacken gehen nicht mit regelmäßigen unangemessenen, gegenregulatorischen Maßnahmen (Erbrechen, Laxanzienabusus etc.) einher und treten nicht ausschließlich im Zusammenhang mit einer Anorexie oder Bulimie auf.

Differentialdiagnosen

- Magen-Darm-Erkrankungen: Gastritis (anderer Genese), M. Crohn, Colitis ulcerosa, Zöliakie
- Hormonelle Störungen: Hypothyreose, Diabetes mellitus, Hyperemesis gravidarum
- Tumoren des ZNS
- Psychiatrische Störungen: psychogenes Erbrechen, somatoforme Störungen

Tab. III.25-4: Kriterien für Bulimia nervosa nach ICD-10 und DSM-IV

ICD 10 (F50.2)	DSM IV (307.51)
• Andauernde Beschäftigung mit Essen • Unwiderstehliche Gier nach Nahrungsmitteln • Heißhungerattacken, bei denen große Mengen Nahrung in sehr kurzer Zeit konsumiert werden	Wiederholte Episoden von „Essattacken"
Versuche, dem dick machenden Effekt des Essens durch verschiedene Verhaltensweisen entgegenzusteuern: • Selbst induziertes Erbrechen • Laxanzienabusus • Zeitweilig restriktive Diät • Gebrauch von Appetitzüglern, Schilddrüsenpräparaten oder Diuretika	Wiederholte Anwendung von unangemessenen, einer Gewichtszunahme gegensteuernden Maßnahmen
Krankhafte Furcht, dick zu werden	Häufigkeit der Heißhungerattacken und des Kompensationsverhaltens mind. 2×/Wo. über 3 Monate
Häufig Anorexia nervosa in der Vorgeschichte	Übermäßiger Einfluss von Figur und Körpergewicht auf die Selbstbewertung
	Nicht ausschließliches Auftreten im Rahmen einer Anorexia nervosa

25.5.2 Komorbidität

- Störungen des Sozialverhaltens bei Jugendlichen
- Alkohol- und Drogenabusus, nicht substanzgebundene Süchte (Einkaufen, Computer)
- Depressionen
- Angststörungen (vorwiegend soziale Phobien, generalisierte Angststörung, einfache Phobien)
- Persönlichkeitsstörungen (Borderline-Syndrom etc.)
- Diabetes mellitus

Tab. III.25-5: Symptomatik der Bulimia nervosa

Gynäkologisch	• Zyklusunregelmäßigkeiten • Erhöhte Anfälligkeit für vulvovaginale Infektionen • Libidoverlust • Osteopenie: Aufgrund des chronischen Elektrolytverlustes durch Erbrechen und evtl. Laxanzien- bzw. Diuretikaabusus tragen bulimische Patientinnen ein deutlich erhöhtes Osteoporoserisiko im Vergleich zur Durchschnittsbevölkerung (höher als bei Anorexie)
HNO-Bereich	• Zahnprobleme (Karies) • Zahnfleischentzündungen • Entzündung der Speicheldrüsen
Gastroenterologisch	• Refluxösophagitis • Gastritis • Ulzera • Stuhlunregelmäßigkeiten
Internistisch	• Muskelkrämpfe • Kardiale Arrhythmien • Orthostaseprobleme • Ödeme • Höhere Infektanfälligkeit
Dermatologisch	• Trockene unreine Haut • Akne, Haarausfall • Brüchige Fingernägel • Wundheilungsstörungen
Psychisch	• Konzentrationsstörungen • Schlafstörungen • starke Stimmungsschwankungen • Störungen der Impulssteuerung

25.6 Diagnostische Abklärung

Der hohe diagnostische Aufwand sowie die im Zusammenhang damit gefundenen pathologischen Ergebnisse (z. B. zu niedrige Knochendichte) wirken unterstützend bei der Erarbeitung eines Krankheitsbewusstseins sowie als Motivation für eine langfristige (stationäre) Behandlung bei den Betroffenen.

- **Anamneseerhebung:** subjektive Beschwerden, Essverhalten, Gewichtsverlauf, Körperbild („Wie findest Du/finden Sie sich?"), Schule/Arbeit, sportliche Aktivitäten.
- **Außenanamnese** (bei Jugendlichen die Eltern befragen).
- **Somatogramm:** Gewichtsentwicklung der vergangenen Jahre (soweit erhebbar: Wie hoch und wann war das jemals erreichte Höchstgewicht im Verlauf des Lebens? Zu welchem Zeitpunkt fiel in etwa die Entscheidung abzunehmen?).
- **BMI** (kg/m^2), bei Jugendlichen Perzentilenkurve beachten.
- Komplettes **Routinelabor,** einschließlich Hormondiagnostik (Schilddrüsen-, Nebenschilddrüsen-, Geschlechts- und Wachstumshormone, Leptin, Cortisol), Astrup
- **Kardiologisch:** EKG (evtl. 24-h-EKG bei Arrhythmien bzw. ausgeprägter Bradykardie), Ergometrie, Kardiosonographie.
- **Bestimmung des Grundumsatzes.**
- **Knochendichtemessung** (Osteopenie findet sich bei Bulimie aufgrund des höheren Elektrolytverlustes häufiger als bei Anorexie: 22–30% im Vergleich zu ca. 40%).
- **Abdomensonographie**, evtl. Gastroskopie.
- **Schädel-MRI** (meist reversible Atrophie des Gehirns bei Anorexie).

25.7 Therapie

Vor allem bei **Magersucht** (☞ III.25.4) kann man bei Kindern und Jugendlichen nur bedingt eine Krankheitseinsicht voraussetzen. Es sind die Eltern, welche primär fachliche Hilfe suchen. Aufgrund der zum Zeitpunkt der Diagnosestellung häufig bereits eingetretenen Chronifizierung der Störung hinsichtlich der Selbstwahrnehmung und des Verhaltens sind die Betroffenen nicht mehr in der Lage, ihre Krankheit aus eigener Kraft zu bewältigen.

Bulimikerinnen (☞ III.25.5) erkennen relativ früh, dass sie ein Problem haben. Sie kämpfen jedoch häufig, vor allem wenn sie jünger sind, mit dem Anspruch, „es allein zu schaffen". In diesen Fällen gilt es, die erkrankten Jugendlichen zu motivieren doch Hilfe von außen anzunehmen und sich auf ein Therapiekonzept einzulassen.

Bei leicht ausgeprägter Störung verbunden mit guter Krankheitseinsicht kann neben regelmäßiger ambulanter ärztlicher Kontrolle und Diätberatung eine begleitende Psychotherapie sowie der Besuch von Selbsthilfegruppen (welche in vielen Regionen allerdings nicht verfügbar sind) ausreichend sein.

Andernfalls ist der Patientin und ihren Angehörigen eine stationäre Aufnahme zur somatischen Abklärung und einem daran anschließenden längerfristigen (ca. sechs Wochen bis mehrere Monate) therapeutischen Aufenthalt in einer Fachklinik anzuraten.

25.7.1 Behandlungsstrategien

Therapievertrag: mit dem Ziel einer Gewichtszunahme bei **magersüchtigen Patientinnen** (z. B. 0,5 – 1 kg/Wo.), einschließlich Reduktion bzw. Verzicht auf unerwünschte Verhaltensweisen (Erbrechen, übertriebene sportliche Aktivitäten, Einnahme von Laxanzien, Diuretika u.a.).

Die Betroffenen tendieren dazu, den Therapiefortschritt primär über das Gewicht zu definieren und die Begleitthemen (Essverhalten, Genussfähigkeit, übertriebene körperliche Aktivität, Medikamentenmissbrauch etc.) auszublenden. Bei Jugendlichen unbedingt die Eltern mit einbeziehen.

Regelmäßige **Labor- und Gewichtskontrollen** (anfangs wöchentlich). Ziel ist das Erreichen der 25. Perzentile des altersentsprechenden BMI.

Ernährungsberatung (Familie mit einbeziehen): Zusammensetzung der Mahlzeiten, Anzahl und Größe der Portionen.

Langfristige **psychotherapeutische Begleitung** (wichtiger als eine bestimmte methodische Schule ist die therapeutische Beziehung; bevorzugt zu empfehlen sind verhaltenstherapeutische Methoden, systemische Familientherapie, Imaginations- und hypnotherapeutische Verfahren).

Medikamentöse Therapie:

- Substitution der Elektrolyte, Spurenelemente und Vitamine (Kalzium und Vitamin D zur Osteoporoseprophylaxe). Die Gabe von Geschlechtshormonen wird allerdings kontrovers diskutiert. Östrogen kann erst ab einer gewissen Höhe des Leptinspiegels, welcher bei Anorexie fast immer erniedrigt ist, in den Knochenstoffwechsel eingreifen.
- Regulation des Stuhlgangs mit **Lactulose** und/oder **Ballaststoffen** (z. B. Benefiber®).
- **Antidepressiva:** insbesondere Präparate aus der Gruppe der selektiven Serotoninwiederaufnahme-Hemmer (SSRI) wie z. B. Fluoxetin, Fluvoxamin. Diese haben bei vielen Patienten neben dem eigentlichen antidepressiven Effekt darüber hinaus eine antibulimische Wirkung. Die dafür benötigte therapeutische Dosis liegt zwei- bis dreifach höher als bei der Behandlung einer Depression. Bei einigen Antidepressiva der neueren Generation (z. B. Seropram, Sertralin) wurde eine gewisse intrinsische Wirksamkeit bei Angst und Zwangsstörungen nachgewiesen.
- **Neuroleptika:** Bei ausgeprägten Schlafstörungen werden niederpotente Neuroleptika (z. B. Prothipendyl, Chlorprothixen) eingesetzt; bei sehr rigiden eingefahrenen Denkmustern auch Wirkstoffe wie Olanzapin.

MERKE

> Einsatz von Psychopharmaka nur bei wohl abgewogener Indikation (Komorbidität, schwerer Verlauf).

Zusätzliche Maßnahmen der stationären Behandlung

- **Essensbegleitung** während und nach den Mahlzeiten
- **Hochkalorische Zusatznahrung** per Sonde oder oral zugeführt bei starkem Untergewicht bzw. unzureichender Gewichtszunahme
- **Ergotherapie** inklusive Abklärung und Übungen zur Verbesserung der sensorischen Integration

- **Körperorientierte Therapieformen** (Übungen zur Körperwahrnehmung, Entspannungsübungen, Yoga, heilpädagogisches Voltigieren für Kinder und Jugendliche etc.)
- **Kunsttherapie** (Mal-, Musik-, Tanztherapie)
- **Gruppensitzungen,** gemeinsames Kochen mit anschließendem Einnehmen der Mahlzeiten etc.

25.7.2 Verlauf und Prognose

Zu Krankheitsbeginn können die Ess-Störungen je nach Alter, vorliegenden Risikofaktoren, familiärer Belastung, sozialem Umfeld, Komorbidität und Persönlichkeitsmerkmalen sehr unterschiedlich ausfallen.

Einigen Untersuchungen zufolge (Steinhausen 2002a, Viricel et al. 2004) wird etwa die Hälfte aller **magersüchtigen Patientinnen** vollständig gesund – allerdings mit fortbestehender Neigung zu restriktivem Essverhalten unter Belastungssituationen. Ein Viertel bis ein Drittel bessert sich zum Teil, ca. ein Fünftel bleibt chronisch krank. Die Literaturangaben hinsichtlich der Mortalitätsrate divergieren beträchtlich (Steinhausen 2002).

Für den **Verlauf der Bulimie** liegen nur wenige, ebenfalls breit gestreute Angaben vor. Generell wird die Prognose für eine vollständige oder Teilgenesung bei Ess-Brechsucht für günstiger eingeschätzt als für Anorexie, die Todesrate ist wesentlich niedriger (Keel & Mitchell 1997).

Günstige Faktoren

- Erkrankungsbeginn in der Adoleszenz
- Kurze Erkrankungsdauer vor Beginn der Therapie
- Kurze und wenige stationäre Behandlungen
- Relativ konfliktarme Eltern-Kind-Beziehung
- Höherer Bildungs- und Sozialstatus

Ungünstige Faktoren

- Chronizität
- Hoher Gewichtsverlust
- Prämorbide Auffälligkeiten im Sinne von Entwicklungsabweichungen und Verhaltensauffälligkeiten
- Psychiatrische Komorbidität
- Bulimische Verhaltensweisen
- Männliches Geschlecht (Steinhausen 2002)

25.8 Homöopathische Behandlung der Ess-Störungen

25.8.1 Möglichkeiten und Grenzen der homöopathischen Therapie

In der homöopathischen Praxis hat es sich bewährt, Essstörungen in Verbindung mit einer Psychotherapie (auch Familientherapie) zu behandeln. Bei Ess-Störungen liegen **tiefe Störungen im Beziehungsverhalten** vor. Deshalb ist die regelmäßige psychotherapeutische Arbeit eine wesentliche Grundlage der Therapie. Wie bei allen psychischen Störungen zeigt sich, dass durch die homöopathische Therapie eine Auflockerung von fixierten psychischen Strukturen erreichbar ist.

Allerdings werden die meisten Patientinnen überwiegend psychotherapeutisch behandelt, sodass reine homöopathische Behandlungen, und so auch rein homöopathische Falldarstellungen selten sind. Da die begleitende homöopathische Behandlung tief greifend und sinnvoll ist, sollte zunehmend die homöopathische Mitbehandlung von Essstörungen angestrebt werden.

> MERKE
> Fällt bei der Anorexia nervosa das Körpergewicht auf 50 – 60 Prozent des dem Alter entsprechenden Körpergewichts oder treten schwere körperliche Störungen (z. B. Herzrhythmusstörungen) bzw. schwere Depressionen (evtl. mit suizidalen Phantasien) auf, ist eine stationäre Krankenhausbehandlung einzuleiten.

25.8.2 Anorexia nervosa

Psychodynamischer Hintergrund der „Magersucht"

Das Hauptsymptom bei an Anorexie (☞ III.25.4) erkrankten Patientinnen sind intrapsychische und interpersonelle Konflikte. Das Verweigern der Nahrung, die fehlende Krankheitseinsicht, die enorme Angst vor einer Zunahme ihres Körpergewichtes lassen sich als Versuch der Patientinnen verstehen, innere Konflikte zu lösen.

Krankheitsentwicklung

Die Erkrankung beginnt meist schon im **Kindesalter:** Das Mädchen orientiert sich an den hohen Über-Ich-Idealen (Erwartungen) der Eltern und ist ständig bemüht, sich ein- bzw. unterzuordnen. In ihrem Anpassungsbestreben vernachlässigt es das Kind, die eigene innere Autonomie zu stärken.

In der Zeit der **Adoleszenz** erwarten die Eltern, dass die Heranwachsende sich zunehmend selbst behauptet. Die Jugendliche erlebt, dass es von den Eltern nicht mehr geschätzt wird, wenn sie sich anpasst und einordnet. Durch den beginnenden Gewichtsverlust schafft es die Jugendliche, dass die Eltern von der fordernden Rolle wieder in die beschützende Rolle wechseln. Zugleich erlebt sie, dass sie in der Gewichtsabnahme ein starkes Machtinstrument besitzt, mit dessen Hilfe sie bei den Eltern Sorgen auszulösen imstande ist. Mit zunehmender Gewichtsreduktion wird bei der Jugendlichen das Gefühl stärker, dass sie etwas Besonderes ist. Sie fühlt sich „abgehoben" vom Durchschnitt und verweigert den Kontakt zu ihren Mitmenschen, die in ihren Augen „gewöhnlich" sind. Die Magersüchtige beginnt in dieser Phase, sich zunehmend zu isolieren. Gerade diese Isolierung verfestigt die krankhafte Entwicklung. Zugleich empfindet sich die anorektische Frau nicht als krank (Liedtke et al. 1996).

Krankheitsauslöser

Meist wird die Erkrankung ausgelöst durch neue Aufgaben, die mit körperlicher und psychosozialer Entwicklung zu tun haben, z. B. anstehende **Ablösung von den Eltern** oder die neue bzw. erstmalige **Beziehung zu einem Geschlechtspartner**. Seltener sind **Traumata** oder **akute Schicksalsschläge** krankheitsauslösend.

Die anorektische Patientin in der homöopathischen Praxis

Das Alter der betroffenen Mädchen und Frauen liegt zwischen 12 und 25 Jahren. In der homöopathischen Behandlung anorektischer Patientinnen spielt das **Verhältnis zwischen Arzt und Patientin** eine besondere Rolle. Die Patientin wird versuchen, durch wechselhaftes Verhalten (kindliche und hilflos einerseits, vernünftig und einsichtig andererseits) den Arzt für sich einzunehmen. Dabei hat sie meist wenig Einsicht in ihre Krankheit und wird versuchen, die Therapie selbst zu bestimmen.

In den **Folgekonsultationen** ist vor allem darauf zu achten, ob die Patientin weiterhin heimlich erbricht oder Abführmittel nimmt.

In der **Gegenübertragung** (alle unbewussten Reaktionen des Arztes auf die Patientin und deren Übertragungen) wird der Arzt oft ein Gefühl von Ärgerlichkeit verspüren. Diese Reaktionen sind vom Arzt wahrzunehmen. Er kann davon ausgehen, dass z. B. seine empfundene Ärgerlichkeit eine unbewusste Lebensäußerung der Patientin ist. Entsteht zwischen dem Arzt und der Patientin ein Machtspiel um die Nahrungszufuhr, wird die Patientin dem Arzt das evtl. entstandene Vertrauen entziehen und sich wieder in die Isolation zurückziehen. Es kann sein, dass dann die Ängste der Patientin nicht mehr wahrgenommen werden, da die Patientin nichts mehr preisgibt (Klußmann 1996).

Die **Prognose** des Krankheitsverlaufes hängt davon, ab wie früh die Patientin in die Behandlung kommt. Immer noch liegt die Mortalität bei Anorexia nervosa bei ca. 8 – 10% (Klußmann 1996).

> ! Je jünger die Patientin, je kürzer der Krankheitszeitraum und je einsichtiger die Patientin in die Krankheit ist, desto günstiger ist die Prognose.

25.8.3 Bulimia nervosa

Psychodynamischer Hintergrund der Bulimia nervosa

Bulimie-Patientinnen (☞ III.25.5) haben in der Regel sowohl ein starkes Bedürfnis nach Zuwendung und Verwöhnung einerseits, aber auch Angst vor Einengung und Abhängigkeit andererseits (Essen und Erbrechen). In der Psychoanalyse zeigt sich meist ein **stark ambivalentes Beziehungsmuster zwischen Mutter und Tochter**. Die Mutter ist meist (aufgrund eigener defizitärer Entwicklung) nicht in der Lage, der Tochter den Entfaltungsraum für ihre narzisstische Entwicklung zu geben, weshalb das Essen als Beziehungsmedium benutzt wird. Einerseits wird das Kind durch das von der Mutter verabreichte Essen gesättigt, andererseits hat das Mädchen Angst, von der Mutter zurückgewiesen zu werden, was sie als bedrohlich erlebt.

Rückblickend zeigt sich oft, dass in der Entwicklung des Kindes ein **schwach ausgeprägtes Ich** besteht, das wenig Frustration ertragen und eigene Triebimpulse nur schwer kontrollieren kann. Das Essen und Erbrechen bietet die Möglichkeit, Affekte zu dämpfen und zu regulieren.

Bulimische Frauen internalisieren **gesellschaftliche Erwartungen** („Erfolgreich-sein" und „Schön-sein" wird mit „Schlank-sein" gleichgesetzt). Zugleich ist es für die betroffenen Frauen schwer, den Druck der Werbung mit einem übermäßigen und unbegrenzt erscheinenden Nahrungsangebot auszuhalten (Liedtke et al. 1996).

Bulimische Anfälle werden von den Frauen meist als Niederlage erlebt und sind stark mit Schuldgefühlen verbunden. Bulimische Handlungen werden in der Regel durch alltägliche Spannungen ausgelöst, z.B. durch berufliche Anforderungen, Prüfungen, Langeweile, Enttäuschungen, Trennungen. Wird die Gier nach Essen gestillt, tritt vorübergehend ein tröstendes Gefühl ein. Die mit den Ess-Attacken verbundene Gewichtszunahme wird von den Patientinnen abgelehnt.

Die bulimische Patientin in der homöopathischen Praxis

Das durchschnittliche Alter von Bulimia-nervosa-Patientinnen liegt zwischen 18 und 35 Jahren. Das krankhafte Essverhalten äußert sich in starken, gierigen (meist hochkalorischen) Fressattacken. Um das Gewicht zu halten, induziert die Patientin Erbrechen oder nimmt Abführmittel.

Bulimische Patientinnen versuchen, ihre Krankheit zu verbergen und kommen meist spät in Behandlung. Häufig gehen mit der Bulimie-Erkrankung psychische, körperliche und soziale Störungen einher, die aus homöopathischer Sicht wichtige mittelweisende Symptome sind. Meist kommen die Patientinnen wegen Beschwerden durch **Begleitsymptome** in homöopathische Behandlung und berichten dann von ihrer bulimischen Erkrankung.

Psychische Folgen der Krankheit können sein:

- Reizbarkeit,
- Wutanfälle,
- Angst,
- Unausgeglichenheit,
- Konzentrationsstörungen.

Als häufigste **körperliche Begleitsymptome** treten auf:

- Libidoverlust,
- Amenorrhoe,
- trockene Haut,
- Drüsenschwellungen,
- Entzündung der Speiseröhre.

Unter den **sozialen Symptomen** ist v.a. die Neigung zum Ladendiebstahl und zu sozialem Rückzug zu nennen.

Die **Prognose** ist etwas günstiger als bei der Anorexia nervosa (Heilung 50%, Besserung 30%, Chronifizierung 20%). Diese Zahlen sind allerdings unter alleinigen psychotherapeutischen Maßnahmen erhoben worden. Es wäre lohnenswert, Studien zu den Effekten einer zusätzlichen homöopathischen Therapie durchzuführen.

25.8.4 Adipositas

Krankheitsbedingende Faktoren

Genetische Faktoren: Der Genotyp hat einen bedeutenden Einfluss darauf, wie viele Fettzellen im Organismus angelegt werden und wie viele Kalorien verbrannt werden.

Soziokulturelle Faktoren: Einerseits werden die negativen Folgen einer Adipositas in der Gesellschaft erkannt (krankheitsauslösender Faktor), gleichzeitig erfreut sich Fastfood Ernährung großer Beliebtheit. In den sozial gehobenen Schichten wird Adipositas als Willensschwäche bewertet.

Psychische Faktoren: Im Säuglingsalter wird Füttern als Ausdruck für liebevolle Zuwendung verstanden. Durch Essen werden Unlustempfindungen abgewehrt. In einer regressiven Abwehr bei Adipösen wird Essen als Liebesersatz und als Abwehr von depressiven Empfindungen verstanden. Starke Abhängigkeitswünsche (vom Essen) tragen infantile Züge. In narzisstischer Überbewertung wird übermäßiges Essen benutzt, um dem Selbst mehr Gewicht im Umgang mit den Mitmenschen zu verschaffen (Liedke et al. 1996).

Die adipöse Patientin in der homöopathischen Praxis

Adipositas tritt bei Frauen und Jugendlichen in allen Altersgruppen auf. Von Adipositas wird gesprochen, wenn der Anteil des Fettgewebes 25% des Körpergewichtes übersteigt (Body-mass-Index).
In die homöopathische Praxis kommen Frauen sowohl mit der Fragestellung, ob die Adipositas behandelbar ist, als auch zur Behandlung von **Folgeerscheinungen** wie

- Arthroseschmerzen,
- Atemnot, Schlafapnoe,
- Nässende Ekzeme unter Fettschürzen,
- Diabetes mellitus,
- Hypertonie,
- Gicht,
- Koronare Herzbeschwerden,
- Gallenblasensteine.

Es kann vorkommen, dass der **Leidensdruck** durch die Adipositas vom Arzt nicht ernst genug bewertet wird. Absichtlich oder unabsichtlich wird der Patientin häufig vermittelt, dass sie abnehmen könnte, wenn sie nur wirklich wollte. Äußert die Patientin, dass sie aus ihrer Sicht nur wenig esse, wird ihr dies oft nicht geglaubt. Daraus ergibt sich ein Spannungsverhältnis zwischen Arzt und Patientin, indem das geringe Selbstwertgefühl der Patientin verstärkt wird.
Erfolge in der Behandlung der Adipositas sind vor allem dann zu sehen, wenn die **Motivation zur Behandlung** bei der Patientin hoch ist. Das Hinführen zur Behandlung in einer **Selbsthilfegruppe** (z. B. Weight Watchers) ist empfehlenswert. Da es sich bei der Adipositas um eine Suchtproblematik handelt, wird die homöopathische Therapie durch ihren miasmatischen Therapieansatz sehr hilfreich sein.

25.8.5 Symptomatologie der Ess-Störungen

Ess-Störungen sind aus homöopathischer Sicht chronische Krankheiten (☞ II.4) und unter miasmatischen Gesichtspunkten (☞ II.1.5) zu behandeln. Der Schwerpunkt liegt auf der psorischen Ebene (☞ Tab. III.20-5).

Hinweise auf eine psorische Erkrankung

- Neigung zu Erkältungskrankheiten
- Hauterkrankungen
- Immer wiederkehrende Kopfschmerzen
- Beschwerden im Zusammenhang mit der Menstruation
- Magen-Darmbeschwerden
- Neigung zu Obstipation und/oder Diarrhoe
- Leichte Schreckhaftigkeit
- Leichtes Schwitzen
- Häufig Schwindelanfälle
- Langsame Entwicklung bei Zahnung, Sprechen, Laufen
- Schlaflosigkeit
- Häufige Alpträume
- Tinnitus

Am besten erfassbar sind meist die Geistes- und Gemütssymptome Symptome, vor allem **Angst, Depression** und **Wahnvorstellungen.**

Wichtige Rubriken bei Ess-Störungen

In den Repertorien (Synthesis, RADAR, Kent's Repertorium Generale) finden sich zahlreiche Rubriken zum Thema Ess-Störungen.

Symptome der Ess-Störungen im Repertorium
Anorexia nervosa
Gemüt
– Anorexia nervosa
– Anorexia nervosa – Übelkeit, mit
– Furcht – Anorexie – aus Furcht
– Furcht – Essen
– Geisteskrankheit, Wahnsinn – Essen – weigert sich zu essen
– Gleichgültigkeit, Apathie – Essen – gegenüber dem Essen

Bulimia nervosa
Gemüt
– Bulimie
– Bulimie – abwechselnde mit – weigert sich zu essen – Geisteskrankheit, bei
– Bulimie – nervosa – Bulimia
– Geisteskrankheiten, Wahnsinn – Bulimie, mit
– Traurigkeit – Heißhunger, mit
– verächtich – Heißhunger und gieriges, hastiges Essen – verächtlich mit plötzlichem
Kopf
– Beschwerden des Kopfes – begleitet von – Appetit-Heißhunger
– Schmerz – begleitet von – Heißhunger
– Schmerz – Essen – nichts trotz Heißhunger – isst
Gesicht
– Schmerz – begleitet von – Heißhunger
Magen
– Appetit – Heißhunger – abwechselnd mit – Appetitverlust
– Appetit – Heißhunger
– Appetit – Heißhunger/Appetit – vermehrt
– Appetit – Heißhunger – begleitet von – Durst
– Appetit – Heißhunger – begleitet von – Wirbelsäule – Schmerz entlang
– Appetit – Heißhunger – begleitet von – Übelkeit
– Appetit – Heißhunger – Konvulsionen – nach epileptischen
– Appetit – Heißhunger – Sättigung – schnelle
– Beschwerden des Magens – begleitet von – Appetit – Heißhunger
– Übersäuerung – begleitet von – Heißhunger
Extremitäten
– Heißhunger – Lähmung – Beine – plötzlich
– Heißhunger, unnatürlicher Hunger, mit
Schlaf
– Erwachen – Hunger durch – Heißhunger, durch
– Gähnen – Heißhunger, Bulimie, mit

Allgemeines
– Abmagerung – Heißhunger mit Abmagerung
– Diabetes mellitus – begleitet von – Heißhunger
– Konvulsionen – epileptisch – Aura – Heißhunger
– Fettleibigkeit – Abdomen – alten Menschen, bei
– Fettleibigkeit – begleitet von – Beine dünn, aber Körper fett
– Fettleibigkeit – endokrin bedingt
– Fettleibigkeit – Ernährung – durch falsche, ungeeignete
– Fettleibigkeit – Frauen, bei
– Fettleibigkeit – Jugendlichen, bei
– Fettleibigkeit – Kindern, bei
– Fettleibigkeit – Menopause, während der
– Fettleibigkeit – Oberschenkel und Gesäß
– Fettleibigkeit – schlaffem Gewebe; mit
– Fettleibigkeit – Traurigkeit, bei
– Fettleibigkeit – Übergewichtig – leicht
– Speisen und Getränke – Essen – Abneigung – probiert, schmeckt, dann hat er Heißhunger; bis er es
– Speisen und Getränke – Wein – Verlangen – begleitet von – Heißhunger
Magen
– Verlangen
– Abneigung
– Appetit, unersättlich
– Appetit, vermehrt
– Heißhunger

Darüber hinaus sollte auf Nebenbeschwerden wie Atemnot, Diabetes, Gicht oder Hypertonie geachtet werden.

Literatur

Berkowitz R, Stunkard AJ, Stallings VA: Binge eating disorder in obese adolescent girls. Ann NY Acad Sci 1993(699):200 – 206

Brownell KD, Fairburn CG: Eating Disorders and Obesity, The Guilford Press, New York/London 1995

Bruch H: Der goldene Käfig, Fischer, Frankfurt a. M. 1983

Bruch H: Der goldene Käfig. Das Rätsel der Magersucht, Fischer, Frankfurt 1982

Bruch H: Essstörungen, Fischer, Frankfurt 1991

Bulik CM, Sullivan PF, Kendler KS: An Empirical Study of the Classification of Eating Disorders, Am J Psychiatry 2000(157):886 – 895

DSM-IV (Diagnostic and Statistic Manual), Hogrefe, Göttingen 1998

Fairburn CG, Beglin SJ: Studies of the epidemiology of bulimia nervosa, Am J Psychiatry 1990(147):401 – 408

Feiereis H: Magersucht und Fresssucht, Marseille, München/Wien 1998

Heppertz-Dahlmann B: Essstörungen, in: Heppertz-Dahlmann B, Resch F, Schulte-Markwort M, Warnke A (Hrsg.): Entwicklungspsychiatrie, Schattauer, Stuttgart 2003

Hesse V, Bartezky R, Jaeger U, Vogel H et al.: Körpermasse-Index (KMI)-Perzentilen deutscher Kinder im Alter von 0 – 18 Jahren, Kinderärztliche Praxis 1999(70):4 – 11

Internationale Klassifikation psychischer Störungen ICD-10, Hans Huber, Bern/Göttingen/Toronto 1991

Kaltiala-Heino R, Rissanen A, Rimplä M, Rantanen P: Bulemia and bulemic behaviour in middle adolescence; more common than thought? Acta Psychiatr Scand 1999(100):33 – 39

Keel PK, Mitchell JE: Outcome in bulimia nervosa, Am J Psychiatry 1997(154):313 – 321

Klump KL, Bulik CM, Kaye W, Strober M: The genetics of eating disorders, in: D'Haenen HAH, den Boer JA, Willner P (eds.). Biological Psychiatry, John Wiley & Sons, Chichester 2002

Klußmann R: Psychosomatische Medizin, Springer, Berlin/Heidelberg 1996

Knauff M, Mulack T, Kassubeck J, Salih HR, Greenlee MW: Spatial imagery in deductive reasoning: a functional MRI study, Cognitive Brain Research 2002(13):203 – 212

Liedtke R et al.: Essstörungen, in: Jores A: Jores Praktische Psychosomatik, Hans Huber, Bern 1996

Lucas AR, Crowson CS, O'Fallon WM, Melton LJ III: The ups and downs of anorexia nervosa, Int J Eat Disord 1999(26):397 – 405

Pope HG, Olivardia R: The Adonis Complex, Free Press, New York 2000

Russel GFM: Bulimia nervosa: an ominous variant of anorexia nervosa, Psychol Med 1979(9):429 – 448

Steinbrenner B, Schönauer-Cejpek M (Hrsg.): Essstörungen, Maudrich, Wien 2003

Steinhausen HC: Psychische Störungen bei Kindern und Jugendlichen, Urban & Fischer, München 2002

Steinhausen HC: The outcome of anorexia nervosa in the 20th century: Am J Psychiatry 2002a(159):1284 – 293

Uher R, Murphy T, Brammer MJ, Dalgeish T et al.: Medial prefrontal Cortex activity associated with symptom provocation in eating disorders. Am J Psychiatry 2004(161):1238 – 46

Van Hoeken D, Lucas AR, Hoek AW: Epidemiology, in: Hoek HW, Treasure JL, Katzmann MA (eds.): Neurobiology in the Treatment of Eating Disorders, John Wiley and Sons, New York 1998

Viricel J, Bossu C, Galusca B, Kadem M et al.: Retrospective Study of anorexia nervosa, mortality and stable recovery rates, La Presse Medicale 2005(34):1505 – 1510

Walters EE, Kendler KS: anorexia nervosa and anorexic like syndromes in a population based female twin sample, Am J Psychiatry 1995(152): 64 – 71

26 Psychosoziale Dynamik bei unerfülltem Kinderwunsch

26.1 Infertilität als Krise

Unfruchtbarkeit war und ist immer leidvoll. Jede Gesellschaft hat ihrer Kultur entsprechende Bewältigungsmaßnahmen für dieses leidvolle Schicksal entwickelt: z. B. die Anrufung von Göttern, spezielle Glücksbringer und Fetische oder Fruchtbarkeitsriten. Dazu gehört auch die Wallfahrt zu heiligen Plätzen, bevorzugt zu Brunnen, Quellen und Flüssen, in dem Vertrauen darauf, dass Wasser und Regen die verdorrte und unfruchtbare Erde wieder mit Leben erfüllen kann. In hoch industrialisierten Kulturen werden zunehmend medizinische Technologien, Komplementärmedizin und Psychotherapie in Anspruch genommen.

Bereits 1977 beschrieb Eck Menning ein Krisenkonzept, das Infertilität als unlösbares Problem betrachtet. Die zentralen Lebensziele werden in Frage gestellt, ungelöste Probleme aus der Vergangenheit können wieder aktuell werden. Die Krise kann Gefühle wie Verleugnung, Angst, Ärger, Isoliertheit, Schuld und Trauer auslösen. Um sie erfolgreich zu bewältigen, müssen diese Gefühle wahrgenommen und als verständliche Reaktion akzeptiert werden.

26.1.1 Befindlichkeit der Paare

Gehören Kinder zum Leben? Ist die Erfüllung dieses Wunsches selbstverständlich? Viele Paare würden diese Fragen mit Ja beantworten. Das sind jene, die auf natürlichem Wege und ohne Wartezeit ihre Kinder bekommen haben und sich nie mit dem Thema „unerfüllter Kinderwunsch" auseinandersetzen mussten. Doch 15 – 20% aller Paare bleiben ungewollt kinderlos (☞ III.8). Viele Paare fühlen sich ohne Kinder unvollkommen. Der Kinderwunsch bestimmt, oft unbewusst, immer mehr ihr ganzes Leben. Dabei können sich aus diesem Wunsch auch Möglichkeiten für eine Neuorientierung ergeben.

Kinderwunschpaare brechen oft langjährig bestehende Freundschaften mit Paaren, die bereits Kinder haben, ab, da sie sich zu diesen nicht zugehörig fühlen. Diese Isolation kann zu einer einseitigen Wahrnehmung der eigenen Kinderlosigkeit führen, welche die Situation fast ausweglos macht. Verschärft wird die Situation dadurch, dass das Scheitern einer einseitigen somatisch-technischen Behandlung das Selbstvertrauen in die eigene Weiblichkeit und Männlichkeit nimmt.

Für diese Paare ist es hilfreich, wenn sie zunächst wieder ein angemessenes Bild von sich selbst entwickeln und dabei erkennen, dass sich ihre Persönlichkeit nicht dadurch definiert, ob sie ein Kind zeugen oder empfangen können. Diese Erkenntnis hilft wiederum dabei, die Partnerschaft zu beleben und die Isolation zu durchbrechen.

26.1.2 Psychische Ursachen der Kinderlosigkeit

Körperliche Funktionsstörungen, wie z. B. ungewollte Kinderlosigkeit, entstehen häufig durch seelische Belastungen. Die körperlichen Reaktionen sind dabei oft Mechanismen, die vor seelischer Überforderung schützen sollen. Um diese Mechanismen verstehen zu können, muss die Botschaft des Körpers ins Bewusstsein kommen. Die meisten Menschen haben eingebaute psychosomatische Schutzmechanismen, die eine weitere Überforderung durch Schwangerschaft, Geburt und Kinderaufziehen verhindern. Werden Gründe, die gegen ein Kind sprechen, hartnäckig geleugnet, weist dies häufig auf unerkannte seelische Ursachen hin, die als Schutzmaßnahme die Schwangerschaft verhindern.

Bei Männern besteht beispielsweise ein Zusammenhang zwischen Spermaqualität und psychosozialem Stress (Stauber 1993): Beweglichkeit, Anzahl und Beschaffenheit der männlichen Samenzellen werden durch Stress negativ beeinflusst (☞ III.8.2.1). Mc Grady (1984) und Agostini et al. (1979) stellten bei fertilen Männern nach traumatischen Ereignissen wie z. B. Todesfällen in der Familie, Verlust der Arbeit etc. ein reduziertes Ejakulatvolumen, eine verminderte Anzahl und Mobilität der Spermien fest, verbunden mit einem erhöhten Prolaktinspiegel und einem niedrigen Testosteronspiegel.

Bei der Frau können Eileiterverkrampfungen neurovegetativ verursacht sein (☞ III.8.1). Eisprung und andere Zyklusfunktionen sind stressanfällig. Unter Stress werden Katecholamine ausgeschüttet, die wiederum das Follikelwachstum und die Einnistung des Eis beeinträchtigen (Stauber 1993).

Depressive Stimmungslagen und beeinträchtigte sexuelle Erlebnisfähigkeit können sowohl Ursache als auch Folge eines unerfüllten Kinderwunsches sein. Beides kann sich wechselseitig verstärken.

Paare, die an ihrem unerfüllten Kinderwunsch leiden, erhoffen sich Hilfe von der Fertilitätsmedizin (☞ III.8.3). Jedoch entstehen häufig im Zusammenhang mit einer Kinderwunschbehandlung Gefühle wie Angst, Ärger und Enttäuschung, die wiederum Stress auslösen und einer Schwangerschaft zusätzlich im Weg stehen oder zu einer Fehlgeburt führen können. Daraus entsteht erneut seelischer Druck, der die Beziehung zusätzlich belastet.

26.1.3 Stressfaktoren

Stressfaktoren aus verschiedenen Lebensbereichen können den Kinderwunsch beeinträchtigen:

Persönliche Psychodynamik bei beiden Partnern

- Ambivalenz zum Kinderwunsch, Angst vor Lebensveränderung
- Infragestellen von weiblicher und männlicher Identität (Rollenbild)
- Das Leben hat ohne Kind keinen Sinn
- Leistungsorientierte Persönlichkeit
- Hohe Anforderungen an sich selbst (Perfektionismus)
- Kontrollverlust über die Planbarkeit des Lebens

Ereignisse aus der Lebensgeschichte bei beiden Partnern

- Abort, Früh- oder Totgeburten
- Nicht verarbeitete Schwangerschaftsabbrüche
- Schwierigkeiten mit dem Annehmen der weiblichen oder männlichen Rolle (Tabuthemen in der Ursprungsfamilie: Sexualität, Fruchtbarkeit, Familiengeheimnisse)
- Eigene sexuelle Entwicklung mit möglichen Störungen
- Traumatische Erlebnisse aus der Kindheit
- Traumatisch erlebte frühere Trennungen
- Ambivalente Elternbeziehung
- Noch nicht geglückte Ablösung von der Ursprungsfamilie oder früheren Partnerschaft
- Schwangerschaft und Geburt als Gefahr für Leib und Leben

Lebenssituation/Faktoren aus dem sozialen Umfeld

- Erwartungshaltung von Familie, Freunden und Bekannten, schwanger werden zu müssen
- Migrationsproblematik, Verlust des sozialen Netzes
- Erhoffte Befreiung aus einer belastenden beruflichen Situation durch ein Kind
- Biologische Uhr (das Alter macht Druck)
- Das Kind als mögliche Zukunftsperspektive in Ermangelung anderer Perspektiven
- Ungleich starker Kinderwunsch der Partner
- Tabuisierung und Geheimhaltung der momentanen Unfruchtbarkeit
- Partnerschaftliche Probleme aufgrund der Kinderlosigkeit:
  - Beeinträchtigung der sexuellen Erlebnisfähigkeit
  - Symbiotisch anklammernd (lässt keinen Platz für ein Kind)
  - Kühl distanziert (die Kinderwunschbehandlung ist das einzig Gemeinsame)
  - Schuldzuweisungen und Vorwürfe
  - Glaubenssatz „Nur mit einem Kind ist eine Partnerschaft erfüllt“

Stressfaktoren im Rahmen der Kinderwunschbehandlung

- Schlechte Erfahrungen mit früheren Behandlungen
- Zeugung nach Plan (mit negativem Einfluss auf die Sexualität)
- Festschreibende Diagnosen (z. B. „Ihre Gebärmutter ist zu klein“, „Sie haben zu viele männliche Hormone“, „Sie sind zu alt“)
- Schock der Diagnose „Infertilität“
- Traumatische operative Eingriffe
- Aufbau von Leistungsdruck durch das Sichtbarmachen von körperlichen Vorgängen (z. B. Follikel im Ultraschallbild, Hormonstörungen, Samenqualität)
- Erfolgsdruck aufgrund der angebotenen medizinischen Hilfsmaßnahmen

Man geht heute davon aus, dass psychosoziale Belastungen sowohl Ursache als auch Folge von Fertilitätsstörungen sind (Greil 1997).

26.2 Psychotherapeutische Begleitung – Systemische Familientherapie

Leitgedanke und Ziel der Therapie ist, die Bedeutung und die Auswirkungen der Kinderlosigkeit aufzuzeigen, sich mit dem Kinderwunsch auseinanderzusetzen und neue Perspektiven zu erarbeiten. Oft zeigt sich in der Praxis, dass erst eine veränderte Sicht der Dinge die erstrebte Schwangerschaft ermöglicht. Wenn ein Paar diejenigen Themen erkennt, die hinter dem unerfüllten Kinderwunsch stehen, erlebt es sich nicht mehr als unvollkommen, was den Blick auf ein ganzheitliches Lebenskonzept eröffnet.

26.2.1 Dynamiken in Familiensystemen

„Die Seele ist nicht im Körper, sondern der Körper ist in der Seele" (Rupert Sheldrake).

Kinderwunschpaare sind medizinisch und körperlich meist gut auf die künstliche Befruchtung vorbereitet (☞ III.8.3.3). Aber ist es ihre Seele auch? Sich mit der eigenen Lebensgeschichte auseinanderzusetzen, hilft oft die im Kinderwunsch enthaltenen tieferen Sehnsüchte aufzuspüren und bewusst zu machen. Dieses sind z. B. Sehnsüchte nach Geborgenheit, es besser zu machen als die Eltern, aus dem Beruf auszusteigen, aus der Verantwortung den Eltern gegenüber als Tochter oder Sohn auszusteigen, durch ein Kind mehr Lebendigkeit und Zugehörigkeit in der Partnerschaft zu spüren, sich als Frau oder Mann zu fühlen, den Partnern aus früheren Beziehungen gleichgestellt zu sein.

Die systemische Therapie oder auch Interventionen mithilfe der Aufstellungsarbeit können meist diese Sehnsüchte, die mit dem Kinderwunsch verbunden sind, sichtbar machen. Diese Sehnsüchte bewusst zu machen und zuzulassen, ist oft heilsam und klärend.

Eine Rolle spielen auch erlebte Traumata wie z. B. Fehlgeburten, Totgeburten, Abtreibungen, aber auch verstorbene Geschwister, verstorbene Eltern oder Verwandte, sowohl in der derzeitigen Familie als auch in den Generationen davor (Kriegsgenerationen).

So können Enkelkinder beispielsweise das „Familienkonto" der erweiterten Familie ausgleichen (Boszormenyi-Nagy 2001): Manche Kinder möchten ihre Eltern für eine schöne Kindheit belohnen, indem sie ihnen liebevolle Enkel schenken. Andererseits schenken Großeltern ihren Enkeln vielleicht die Liebe und Beachtung, die sie ihren eigenen Kindern nicht geben konnten. Auch Geschwisterbeziehungen können belastet werden, wenn sie die Erfahrungen des Kinderbekommens und der Kindererziehung nicht teilen können. Ungewollte Kinderlosigkeit verhindert solche Ausgleichsprozesse.

Die Interventionstechniken zur Lösung solcher problematischer Dynamiken orientieren sich am Thema und an den inneren Möglichkeiten der Betroffenen. Systemaufstellungen – seien es Familien-, Symptom- oder Strukturaufstellungen – sind in den letzten Jahren auch in diesem Feld zum Einsatz gekommen und haben sich vielfach bewährt.

26.2.2 Innerlich dem Kind einen Platz geben

Manche Kinderwunschpaare räumen bereits dem noch nicht gezeugten Kind einen überbewerteten Platz in ihrem Leben ein. Dieses so sehr erwartete Kind soll offen gebliebene Themen aus der Herkunftsfamilie des Elternteils kompensieren. Folgende Fragen können beispielsweise zu Hinweisen führen:

- War ich in meiner Familie willkommen?
- Suche ich in meiner gegenwärtigen Familie einen Ersatz für das, was ich in meiner Herkunftsfamilie zu wenig bekommen habe?
- Strenge ich mich sehr an, ein besserer Vater oder eine bessere Mutter zu werden?
- Bin ich mit dem, wie ich erzogen wurde, nicht einverstanden?
- Rivalisiere ich mit meiner Mutter?
- Bin ich als Tochter für meine Mutter bei meinem Vater eingesprungen?
- Bin ich als Sohn für meinen Vater bei meiner Mutter eingesprungen?
- Ersetze ich meine verstorbenen Geschwister?
- Nehme ich die Rolle als Mutter bei meiner eigenen Mutter ein?

Durch diese Dynamiken kann Energie in der Herkunftsfamilie gebunden sein. Es entsteht ein seelischer Spannungszustand, der die Hinwendung auf ein kommendes Leben verhindert.

Hier geht es meist darum, das Herkunftssystem vom Jetztsystem (Partnerschaft) abzukoppeln, um die ganze Energie für das neue System nutzen zu können. Dies ermöglicht dem Paar einen spannungsfreien Raum, in dem ein künftiges Kind einen guten Platz bekommen kann.

26.2.3 Abschied vom eigenen Wunschkind

Wenn sich jedoch Nachwuchs trotz vieler Bemühungen nicht einstellt, muss sich das Paar der schmerzlichen Realität stellen, kein Kind mehr zu bekommen. Manchmal geschieht dies in einem Akt der persönlichen Entscheidung, die befreien und Energie für eine autonome Lebensgestaltung freisetzen kann. Durch das Annehmen der unveränderbaren Situation erwächst neue kreative Kraft, die an die Stelle von Leere und Verlusterleben tritt.

26.3 Diagnose „Infertilität"

26.3.1 Trauerprozess

Die meisten Kinderwunschpaare verkraften die Diagnose „auf natürlichem Wege kein Kind bekommen zu können" nicht oder nur schwer. Sie sind geschockt, verzweifelt, hoffnungslos, und fragen sich, „Warum trifft es gerade uns?".
Um sich Alternativen öffnen zu können, ist es unbedingt notwendig, die Trauer darüber, kein Kind zu bekommen, zu leben und zu verarbeiten. Erst wenn dieser Verarbeitungsprozess abgeschlossen ist, können Alternativen wie Reproduktionsmedizin oder Adoption innerlich als Chance wahrgenommen werden.
Eine der großen Ursachen der durch die Sterilitätsbehandlung entstehenden Beziehungsprobleme ist mangelnde Kommunikation. Zu einem heilsamen Trauerprozess gehört daher auch, dass Paare über ihren Kummer miteinander reden. Die Bereitschaft, Verletzlichkeit und Schwächen zu zeigen, bildet die Basis für partnerschaftliches Vertrauen.
Die meisten Paare können Gefühle wie Freude, Hoffnung und Erwartungen miteinander teilen. Aus dem Wunsch heraus, den Partner zu schonen, sprechen jedoch viele nicht über seelische Schmerzen, Ängste oder Enttäuschungen. Die Folge ist, dass sich jeder vom anderen im Stich gelassen fühlt. Diese Paare müssen lernen, auch ihre negativen Gefühle mitzuteilen, um wieder emotionale Nähe und Verständnis entstehen zu lassen. Indem sie sich mit ihren Ängsten und Fragen gemeinsam auseinandersetzen, können sie zu einer aktiven Entscheidung für eine IVF kommen und diese als Chance sehen.

> **! Ein Beispiel aus der Praxis:** Eine Patientin ist nach drei IVF-Versuchen innerhalb eines Jahres wütend auf die Ärzte, auf ihre Eizellen, auf ihren Mann und fühlt sich vom Schicksal betrogen. Im Laufe der Therapie zeigen sich sowohl bei ihr als auch bei ihrem Mann ambivalente Gefühle gegenüber der künstlichen Befruchtung. Die Patientin ist darüber verbittert, ihren Mann nicht mit der Neuigkeit überraschen zu können, dass er Vater wird, dass ihnen alles aus der Hand genommen wird und keine Romantik stattfindet.
> Ihr Mann war von der Diagnose, keine Kinder zeugen zu können, zutiefst betroffen, und hätte dieses Manko gerne ungeschehen gemacht. Im geschützten Rahmen der Beratungsstunde konnten beide ihre Ängste und Sorgen mitteilen und die Trauer und das Hadern ihren Platz einnehmen. Im Anschluss daran kamen bisher unausgesprochene Überlegungen über Adoptionsmöglichkeiten auf den Tisch. Das dahinter lauernde Thema „Werden wir auch ohne Kind zusammenbleiben?" konnte erstmals direkt besprochen werden.

26.3.2 Auswirkung von Infertilität auf die Paarbeziehung

Untersuchungen von Pöhler und Weiland (1998) ergaben, dass biologische Unfruchtbarkeit die soziale Kompetenz verändern kann, wobei Männer und Frauen ihre Erfahrungen unterschiedlich verarbeiten.
Männer versuchen signifikant häufiger als Frauen, die mit Kinderlosigkeit einhergehende Kränkung und Trauer abzuwehren, indem sie sich aus der Kommunikation zurückziehen. Sie werden von ihren Frauen als verschlossen und wenig einfühlsam erlebt, was von den Frauen häufig so interpretiert wird, dass der Kinderwunsch für sie selbst bedeutsamer sei als für den Partner.
Frauen sehen sich selbst und ihren Körper als die Ursache keine Kinder bekommen zu können. Der

daraus resultierende Verlust an Selbstwert äußert sich oft als Unvermögen, Einfluss auf die eigene Lebenssituation zu nehmen.

Liegt die körperliche Ursache für den unerfüllten Kinderwunsch beim Mann, entwickeln manche Frauen im Laufe der Behandlungszeit körperliche Symptome wie z. B. Pilzinfektionen oder schwankende Hormone. Unbewusst nehmen sie damit einen Teil der Schuld auf sich, um so dem Mann zuliebe sagen zu können, dass es nicht nur an ihm liegt.

Manche Paare rücken näher zusammen. Sie berichten von einer wunderbaren Partnerschaft, in der es an nichts fehlt und ein Kind einfach das Tüpfelchen auf dem „i" wäre. Jeder Behandlungsschritt wird gemeinsam unternommen. Der Plan „Kind" steht im Mittelpunkt von beiden und verbindet.

Andere Paare stürzen in eine Beziehungskrise. Sie soll von den körperlichen Unzulänglichkeiten ablenken.

Entscheidet sich ein Paar bewusst für eine medizinische Behandlungsmethode, so wird diese Entscheidung vorweg als Erleichterung empfunden.

26.4 Psychische Belastungen der Kinderwunschbehandlung

In zunehmendem Maße suchen Paare bei unerfülltem Kinderwunsch Hilfe durch die Reproduktionsmedizin. Sie erhoffen sich durch die IVF (☞ III.8.3.3) doch noch zum ersehnten Kind zu kommen. Gleichzeitig ist diese Hoffnung mit der Angst verbunden, der Lebenswunsch könne sich trotzdem nicht erfüllen. Während einer Behandlung sind daher die psychischen Belastungen oft größer als die medizinischen.

26.4.1 Stressfaktoren während einer IVF-Behandlung

Vielfältige Ängste, Erwartungen und Belastungen, die eine IVF-Behandlung mit sich bringt, können Stress auslösen:

- Angst vor medikamentöser Behandlung,
- Angst vor Eingriffen wie Punktion und Transfer,
- Versagensängste bei der Samengewinnung,
- Angst vor einem Befruchtungsversagen,
- Angst vor dem „Nicht-schwanger-werden",
- Angst vor einer Fehlgeburt,
- Angst vor Schwangerschaftskomplikationen,
- Ungewissheit über die Auswirkungen auf die partnerschaftliche Beziehung,
- finanzielle Belastungen,
- eigene Erfolgserwartungen und Erfolgsdruck von außen (Familie, Freunde etc.).

26.4.2 Positive Stressbewältigung

Mithilfe von psychotherapeutischer Begleitung kann Stress positiv bewältigt werden:

- Bereitstellen von Informationen,
- Entwicklung persönlicher Entlastungsstrategien,
- Entspannungsübungen, Visualisierungen, Trancereisen,
- Körperwahrnehmung,
- Stärkung des individuellen Selbstwertgefühls,
- IVF als Chance sehen und einen Misserfolg und dessen Auswirkungen vorstellbar machen,
- Partnerschaft neu entdecken,
- eigene Bedürfnisse wahrnehmen und erfüllen (aus Wartezeit wird Lebenszeit),
- Trauer zulassen.

Dies sind einige Möglichkeiten, therapeutisch an diesem Thema zu arbeiten.

26.4.3 Warten auf den Schwangerschaftstest

Manche Frauen erleben die Zeit vom Embryotransfer bis zum Schwangerschaftstest als die anstrengendste Zeit während einer Kinderwunschbehandlung. Sie fühlen bereits, dass etwas heranwächst, mit dem sie Träume und Phantasien von einer Familie verbinden. Sie hören ständig in ihren Körper hinein, um eine Bestätigung zu erhalten, dass die befruchtete Eizelle noch da ist. Jedes Paar sollte möglichst früh konkrete Strategien entwickeln, wie es die Wartezeit gut leben kann. Zum Beispiel widmet das Paar täglich ihrem außergewöhnlichen Zustand einer „Wunsch-Elternschaft" eine bestimmte Zeit, um dann wieder ganz bewusst die Paarebene und den

realen Alltag zu leben. Eltern brauchen auch kinderfreie Zeit, und das trifft genauso auf „Kinderwunsch-Eltern“ zu.
Häufig leben Paare in der Vorstellung, sie müssten während einer IVF-Behandlung besonders positiv denken. Sind mehrere Behandlungszyklen notwendig, sinkt bei manchen Paaren die Zuversicht. Frauen glauben, um sich vor Enttäuschung zu schützen, oft weniger an einen positiven Ausgang als Männer.
Ist der Schwangerschaftstest negativ, gibt sich meist die Frau die Schuld daran: Sie hätte positiver denken und sich stärker bemühen sollen. Nach genauerem Hinterfragen ist oft zu hören, dass es eine Erleichterung wäre, einander das Auf und Ab der Gefühle ehrlich mitzuteilen. Zeigen Männer ihre Ängste und Gefühle stärker, entlastet dies die Frau. Sie kann mehr Stärke zeigen, und das Gefühl der Ohnmacht darüber, dass es wieder nicht klappen wird, kann einem Gefühl der Zuversicht weichen.

26.5 Homöopathische Aspekte der psychosozialen Dynamik bei unerfülltem Kinderwunsch

26.5.1 Gewichtung der Ursachen

Neben **spezifisch organischen Ursachen** des unerfüllten Kinderwunsches wie Ovarialinsuffizienz, Sterilität, verminderte Samenqualität (☞ III.8.1) gibt es sowohl beim Mann als auch bei der Frau zahlreiche **unspezifische Ursachen** wie z. B. berufliche Überlastung, Beziehungsprobleme u.ä. (☞ III.26.3, ☞ III.26.4). Der nicht erfüllte Kinderwunsch kann bei einem Paar gravierend auf die Lebensplanung einwirken und sowohl psychische als auch soziale Probleme zur Folge haben.

> ! Bei der Therapie ungewollt kinderloser Paare haben die psychologischen Aspekte der Kinderlosigkeit und ihrer Folgen besonderes Gewicht.

26.5.2 Psychotherapeutische Begleitung ungewollt kinderloser Paare

Bei Vorliegen einer **primären oder sekundären Sterilität der Frau** zeigt sich aus tiefenpsychologischer Sicht eine immer wiederkehrende Problematik:
Schon als kleines Kind besteht in der Regel keine enge Bindung zwischen Mutter und Tochter. Das Mädchen beklagt sich darüber wenig und unterdrückt diesen Schmerz. Um sich im Leben behaupten zu können, kompensiert sie als Heranwachsende die mangelnde Zuwendung der Mutter mit verschiedenen **Anpassungsmechanismen** (z. B. besonderen Leistungen, besondere Interessen) und identifiziert sich zunehmend mit dem väterlichen Objekt. Nach außen zeigt sie eine wachsende Unabhängigkeit von der Mutter. Eventuellen Bestrebungen der Mutter nach einer Bindung zu der mittlerweile erwachsenen (kinderlosen) Frau, begegnet sie so, als würde ihr die Zuwendung von Seiten der Mutter nichts bedeuten. So erlebt sich die Patientin als unabhängig und reif, wobei sich diese Eigenständigkeit allerdings als sehr unreif erweist (Klußmann 1996).

Beziehungsstörung

Im therapeutischen Gespräch stellt sich immer wieder heraus, dass weder eine enge Bindung zur Mutter noch eine echte Bindung zum Vater besteht. Aus dieser Situation heraus zeigt sich bei Frauen mit unerfülltem Kinderwunsch häufig eine **starke und leichte Erregbarkeit gegenüber Bezugspersonen**, verbunden mit vielen Ängsten, z. B. der Angst, nicht angenommen zu sein, verlassen zu werden etc.
Bleibt der unerfüllte Kinderwunsch über längere Zeit bestehen, hat dies meist eine zunehmende Veränderung des Selbstwertgefühls zur Folge. Ein häufig beobachtetes Resultat der anhaltenden Kinderlosigkeit ist eine zunehmende **depressive Allgemeinstimmung**. Da die betroffene Frau nicht gelernt hat, wechselseitig tiefe und stimmige Beziehungsmuster zu leben, wird die Realität der organischen Störung (Sterilität) zugunsten unrealistischer Hoffnungen verleugnet. Die Therapie-resistente Kinderlosigkeit wird damit begründet, dass die behandelnde Ärzte nicht genügend Erfahrung und/oder Sachverstand

haben. Der wachsende Leidensdruck bringt mit der Zeit allerdings Schuld- und Insuffizienzgefühle mit sich. Häufig neigen Paare mit unerfülltem Kinderwunsch dazu, sich vor Freunden und Bekannten zu isolieren (Klußmann 1996).

26.5.3 Strategien zur Problembewältigung

In der psychologischen Begleitung von Paaren mit unerfülltem Kinderwunsch hat es sich bewährt, eines oder mehrere der folgenden Themen zu bearbeiten (Ningel 2000):

- Partnerschaftsprobleme,
- allgemeine Konfliktbewältigung,
- gegenseitige Hilfestellung bei möglichem Misserfolg,
- Reduktion von Stress,
- Angstbewältigung (kein Kind zu bekommen, evtl. aber auch vor einem Kind),
- Trauerbewältigung.

Aus psychologischer Sicht ist von einem apparativen Vorgehen zur Behandlung der Kinderlosigkeit abzuraten, wenn

- der Kinderwunsch übertrieben stark ist und gleichzeitig Partnerschaftsprobleme bestehen,
- bei einem der Partner schwere depressive Strukturen vorliegen,
- bei einem der Partner paranoide Strukturen festzustellen sind,
- eine heterologe Insemination angeraten wurde, der männliche Partner jedoch stark an seiner Unfruchtbarkeit leidet oder Potenzstörungen vorliegen.

26.5.4 Homöopathische Behandlung

Unabhängig davon, bei welchem der Partner das überwiegende Problem der ungewollten Kinderlosigkeit liegt, sollten beide Partner homöopathisch behandelt werden. In der Regel handelt es sich aus homöopathischer Sicht um ein miasmatisches Geschehen (☞ II.1.5, ☞ III.8.4.2).

Miasmatischer Hintergrund

Häufig kann beobachtet werden, dass der Kinderlosigkeit bei einem oder bei beiden Partnern eine **psorisch-sykotische Störung** zugrunde liegt (☞ Tab. III.20-5). Anamnestisch müssen aus dem Bereich der psorischen Veranlagung deshalb folgende Beschwerden erfragt werden: Symptome, die mit der Menstruation einhergehen (Zyklusunregelmäßigkeiten, PMS-Beschwerden, Dysmenorrhoe, Blutungsunregelmäßigkeiten, Veränderungen der Libido etc.). Aus dem Bereich der Sykosis sind vor allem rezidivierender Fluor vaginalis, wiederkehrende Vaginalinfektionen, durchgemachte Entzündungen im Unterleib (Adnexitis, rezidivierende Zystitis) und Unterleibsoperationen mit Adhäsionen von besonderem Interesse.

Wichtige Gemütsrubriken bei unerfülltem Kinderwunsch

Bei der Behandlung der psychodynamischen Folgen des unerfüllten Kinderwunsches stehen bei der Repertorisation Themen wie **„Angst"** oder **„Depression"** im Vordergrund.

Angst und Depression im Zusammenhang mit Sterilität (nach Kents Repertorium Generale)
Atmung
– beschleunigt
– seufzend
Brust
– Beklemmung
– Herzklopfen
Extremitäten
– Schweiß – Hände – kalt
Gemüt
– Angst
– Angst – Gesundheit, um die
– argwöhnisch, misstrauisch
– Beschwerden durch – Erwartungsspannung
– Furcht, allein zu sein
– Jammern
– Reizbarkeit, Gereiztheit

– Ruhelosigkeit
– Weinen
Gesicht
– Ausdruck – bedrückt, gequält
– Ausdruck – leidend
Magen
– Erbrechen
Mund
– Trockenheit – Durst, mit
– Trockenheit – Durstlosigkeit, mit
Rektum
– Diarrhoe
Träume
– Albträume, Albdrücken
– schrecklich
Allgemeines
– Puls – beschleunigt
– Zittern – äußerlich
Gemüt
– Angst – Gewissensangst
– Angst – Seelenheil um das
– Beschwerden durch – Kränkung, Demütigung
– Beschwerden durch – Kummer
– entmutigt
– Jammern
– Kummer, Trauer
– lächeln, niemals
– Lebensüberdruss
– Traurigkeit
– untröstlich
– unzufrieden – allem, mit
– unzufrieden – sich selbst, mit
– verweilt – vergangenen unangenehmen Ereignissen, bei
Weinen – unwillkürlich
Gesicht
– Ausdruck – ängstlich

– Ausdruck – bedrückt, gequält
– Ausdruck – leidend
Magen
– Appetit – vermindert
Schlaf
– ruhelos
– Schlaflosigkeit – Gedanken – Gedankenandrang, durch
Allgemeines
– Müdigkeit

Verlaufsbeurteilung und Prognose

Der Erfolg der homöopathischen Behandlung einer Frau mit unerfülltem Kinderwunsch zeigt sich zunächst darin, dass sich zusammen mit einer Besserung des allgemeinen Wohlbefindens (Psyche, Schlaf, Sexualität) zuerst Beschwerden wie evtl. Dysmenorrhoe, Zyklusunregelmäßigkeiten oder Entzündungsbeschwerden bessern. Durch die erfolgreiche Behandlung der Sterilität kann die aus dem Gleichgewicht gebrachte Regulationsfähigkeit wieder stabilisiert werden. Dies bedeutet jedoch nicht automatisch, dass eine Schwangerschaft eintreten muss. Eine Erfolgsstatistik zeigt die Heidelberger Studie (☞ III.8.4.2).

Homöopathische Kasuistiken

(☞ III.8.4.3).

26.6 Schlussbemerkung

Das noch nicht gezeugte Kind stellt einen wesentlichen Teil im System dar. Die oft ausschließliche Konzentration auf das Fehlen dieses Kindes lässt das Leben der Paare erstarren. Obwohl mit medizinischen Technologien alles „machbar" erscheint, bleibt es für alle Beteiligten – Ärzte und Psychotherapeuten mit eingeschlossen – oft unerklärlich, warum sich nach jahrelangen Versuchen das heiß ersehnte Wunschkind nicht gleich einstellen will.

Der Leitsatz einer Kinderwunschsprechstunde sollte lauten: „Schließe ab, was noch offen ist, und ergänze, was noch fehlt". Aus Wartezeit wieder Lebenszeit werden zu lassen, ist ein wesentlicher Beitrag der therapeutischen Begleitung der Kinderwunschpaare. Nur so kann die Paarbeziehung aus der Erstarrung befreit werden, um die Gegenwart leben und die offene Zukunft sehen zu können.

Literatur

Agostini R, Patella A, Primiero F, Castagnino F: The endocrine profile in male sterility due to stress, in: Carenza L, Zichella L: Emotion in Reproduction, Academic Press, London 1979

Auhagen-Stephanos U: Wenn die Seele „Nein" sagt. Vom Mythos der Unfruchtbarkeit, Reinbek, Hamburg 1991

Boszormenyi-Nagy I, Spark GM: Unsichtbare Bindungen. Die Dynamik familiärer Systeme, Klett-Cotta, Stuttgart 2001

De Frain J: Learning about grief from normal families: SIDS, stillbirth, miscarriage, J Marital Fam Ther 1991(17):215 – 232

Eck Menning B: Infertility: A guide for the childless couple, NJ Prentice Hall, Englewood Cliffs 1977

Greil AL: Infertility and psychological distress: a critical review of the literature, Soc Sci Med 1997(45):1679 – 1704

Kast V: Trauern – Phasen und Chancen des psychischen Prozesses, Kreuz, Stuttgart 2002

McDaniel SH, Hepworth J, Doherty WJ: Familientherapie in der Medizin, Carl-Auer-Systeme, Heidelberg 1997

McGrady AV: Effects of psycological stress on male reproduction: a review, Arch Androl 1984(13):1 – 7

Neuberg R: Ich will ein Kind, Ehrenwirth, Bergisch Gladbach 1999

Pöhler K, Weiland G: Die Bedeutung sozialen Kompetenzerlebens und emotionaler Bindung, in: Brähler E, Goldschmidt S: Psychosoziale Aspekte von Fruchtbarkeitsstörungen, Huber, Bern/Göttingen/Toronto/Seattle 1998

Satir V: Kommunikation, Selbstwert, Kongruenz, Junfermann, Paderborn 1990

Sheldrake R, Fox M: Die Seele ist ein Feld. Der Dialog zwischen Wissenschaft und Spiritualität, Scherz, Bern/München/Wien 1999

Stauber M: Psychosomatik der ungewollten Kinderlosigkeit, BMV, Berlin 1993

Wischmann T, Stammer H: Der Traum vom eigenen Kind, Kohlhammer, Stuttgart 2003

Klußmann R: Psychosomatische Medizin, Springer, Berlin/Heidelberg/New York 1996

Ningel K, Strauß B: Ungewollte Kinderlosigkeit, Hogrefe, Göttingen 2000

27 Psychische Störungen in der Schwangerschaft

27.1 Psychische Schwangerschaftskomplikationen

Das Erleben einer Schwangerschaft ist prinzipiell natürlicher Bestandteil des Frauseins, muss aber dennoch als kritische Lebensphase angesehen werden. Denn für den Verlauf und die Bewältigung einer Schwangerschaft ist die individuelle psychische Disposition der Frau ausschlaggebend. Die Erfahrungen mit den eigenen Eltern beeinflussen die psychische Verfassung ebenso wie zurückliegende traumatisierende Ereignisse.

Fehl- oder Totgeburten, massive Komplikationen wie EPH-Gestose (☞ III.3.5.2), Hyperemesis (☞ III.7.2.1) oder die Geburt eines Kindes mit Fehlbildungen kommen ebenso zum Tragen wie soziokulturelle Faktoren (Konflikte in der Partnerschaft, fehlender emotionaler und ökonomischer Rückhalt etc.).

Nach Ringler (1988) weisen folgende **Einstellungen, Hemmungen und Charakterdispositionen** auf psychische Schwangerschaftskomplikationen hin:

- mangelndes Vertrauen in die körperliche Funktionsfähigkeit und -tüchtigkeit,
- rigide Vorstellungen hinsichtlich des Schwangerschafts- und Geburtsverlaufs (z. B. idealisierte Vorstellungen, wie Schwangerschaft oder Geburt verlaufen müsste),
- extreme Leistungsansprüche an sich selbst,
- falsche Zuordnungen, mangelhaft in der Realität verankerte Theorien (z. B. wenn Übelkeit nicht auf die Schwangerschaft, sondern auf ein Magengeschwür zurückgeführt wird),
- extreme Hemmungen,
- starkes Kontrollbedürfnis sich selbst als auch anderen Bezugspersonen (Arzt, Partner) gegenüber.

Auf folgende gut beobachtbare **Verhaltensweisen**, hinter denen sich problematische Einstellungen und Ängste verbergen können, sollte der behandelnde Arzt besonders achten (Ringler 2001):

- wiederholte Fragen zum selben Thema,
- stark kontrolliertes und einengendes Verhalten, z. B. sich den veränderten Bedürfnissen,
- in der Schwangerschaft nicht anzupassen,
- starke Kontrolle des Verhaltens gegenüber dem Interaktionspartner wie Arzt oder Hebamme,
- extreme Gehemmtheit und Verspannung bei Untersuchungen,
- Verstecken der Schwangerschaft (keine Umstandskleidung, keine Veränderung des Lebensstils),
- Beschönigen des Zustandes,
- gleichzeitiges Besuchen mehrerer Geburtsvorbereitungen,
- Einfordern unnötiger diagnostischer Kontrollen oder Therapien,
- extreme Kontrolle und/oder Abhängigkeit von bestimmten Körpervorgängen (z. B. Strampeln des Fetus),
- fehlender Mutter-Kind-Dialog in der Schwangerschaft (z. B. keine innere Zwiesprache mit dem Fetus),
- unzureichende Lebensplanung für die Zeit nach der Geburt,
- mangelnder sozialer Rückhalt, in dem die Schwangere sich sicher und geborgen fühlen könnte.

> ! Der betreuende Arzt sollte diese Verhaltensweisen ernst nehmen und der Schwangeren entsprechende psychische Unterstützung anbieten. Bei Vorliegen einer schweren Symptomatik ist eine klinisch-psychologische Beratung oder psychotherapeutische Betreuung bzw. Behandlung indiziert.

27.2 Angststörungen

Mit Eintreten einer Schwangerschaft ändert sich die psychische und physische Befindlichkeit einer Frau. Weitreichende Veränderungen der inneren und äußeren Welt sind die Folge. Die schwangere Frau erlebt sich als Trägerin einer neuen Verantwortung für das werdende Leben und möchte ein gesundes Kind zur Welt bringen. Es bedeutet für die Frau gleichsam ein Versagen, ein behindertes Kind zur Welt zu bringen und sich damit einer kritischen oder bedauernden Einschätzung der Gesellschaft aussetzen zu müssen. Frauen mit mangelndem Selbstwert fühlen sich dem biologisch determinierten Verlauf einer Schwangerschaft ausgeliefert. Es fällt ihnen schwer, sich mit ihrem rapide verändernden Körper auseinanderzusetzen, die neuen Empfindungen deuten und annehmen zu lernen. Sie haben darüber hinaus gesteigerte Angst vor einer Risikoschwangerschaft, vor einer möglichen Behinderung des Fötus, einer Fehlgeburt oder einer schwierigen, schmerzvollen Geburt.

Zweifel und Sorgen begleiten die Frau: Wird sie nach der Geburt den Bedürfnissen ihres Kindes gerecht werden? Wird sie auf eigene Wünsche verzichten und den Beruf vorübergehend hintanstellen können? Wird sie den körperlichen Anforderungen wie z. B. Schlafentzug gewachsen sein? Welche Auswirkungen auf die Partnerschaft wird die neue Situation haben? Frauen mit einem aufgrund geringen Selbstvertrauens starken Kontrollbedürfnis, das im bisherigen Lebensverlauf tief liegende Ängste erfolgreich abwehren konnte, werden in der Schwangerschaft häufig von starken Angstzuständen überflutet, die der realen Situation nicht angemessen sind. Die Schwangere hat das Gefühl, als ob sie vom entstehenden Kind „energetisch ausgesaugt und aufgefressen" wird, selbst nicht mehr „existent" ist oder einen gefährlichen „Alien" in sich trägt.

Wie sich eine Schwangerschaft auf eine bereits bestehende Angststörung auswirkt, wird kontrovers diskutiert. Bei einigen Patientinnen mit Panikstörung konnten z. B. in der Schwangerschaft deutliche symptomatische Besserungen beobachtet werden (Cowley 1989, Villeponteaux et al. 1992). Andere Autoren (Northcott 1994, Stuart et al. 1998) beschreiben hingegen eine Persistenz oder sogar eine deutliche Verschlimmerung der Symptomatik. Verlässliche Prädiktoren für eine Verlaufsdynamik gibt es derzeit nicht (Kapfhammer 2001).

Symptomatik

Generalisierte Angstzustände sind in unterschiedlichen Schweregraden durch folgende Symptome gekennzeichnet:

- Vorherrschendes Gefühl von Anspannung und Befürchtungen,
- Herzklopfen, Tremor, Schweißausbrüche, Atembeschwerden, Beklemmungen,
- irrationale, nicht objektiv begründbare und schwer nachvollziehbare Ängste (allgemein diffuse oder konkrete Befürchtungen, z. B. Angst, verrückt zu werden oder zu sterben),
- Schlafstörungen und Albträume,
- verstärkte körperliche Beschwerden (starke Übelkeit, angstvoll betrachtete Körpersensationen etc.),
- Angst bis hin zur Gewissheit, die Geburt nicht zu überleben.

Therapie

Sehr starke Ängste sind nicht nur subjektiv äußerst belastend für eine Frau, sondern wirken sich möglicherweise auch ungünstig auf die Entwicklung des Fötus aus (Teixiera et al. 1999). Sie bedürfen einer psychotherapeutischen Behandlung.

Bei den meisten leichteren Angststörungen reicht es jedoch schon aus, die Schwangere im Rahmen einer vertrauensvollen, professionellen therapeutischen Beziehung gründlich zu informieren. Die Möglichkeit, mit einer Vertrauensperson über Ängste, Sorgen und Albträume sprechen sowie gemeinsam Lösungen für reale Probleme entwickeln zu können, entlastet die meisten Frauen bereits sehr. Hilfreich ist außerdem das Einbinden des Partners oder anderer wichtiger Bezugspersonen in die Gespräche. Eine verlässliche Unterstützung und Begleitung durch den Partner während der gesamten Schwangerschaft helfen der schwangeren Frau, ihre Ängste abzubauen – vorausgesetzt, der Partner ist selbst gelassen und kann Geborgenheit und Sicherheit vermitteln.

MERKE

Erkennt der behandelnde Arzt oder die begleitende Hebamme irrationale Ängste und können diese durch erklärende Informationen nicht gebessert werden, ist eine psychotherapeutische Behandlung erforderlich.

27.3 Affektive Störungen

Bis zu 70% der Schwangeren berichten im Lauf ihrer Schwangerschaft über **depressive Symptome im weiteren Sinn** (Kapfhammer 2001). Dazu gehören starke Müdigkeit, Erschöpfung, Schlafstörungen, Libidoverminderung und körperliche Missbefindlichkeit. 10% der schwangeren Frauen leiden an klinisch relevanten depressiven Störungen (Kapfhammer 2001). Risikofaktoren ☞ Tab. III.27-1.

Bei bereits bestehender affektiver Erkrankung ist der Einfluss der Schwangerschaft auf das Auftreten von **bipolaren Störungen** (Störungen mit manischen und depressiven Episoden) nicht eindeutig vorhersagbar.

Vor der Schwangerschaft unter Lithiumgabe stabile Patientinnen müssen nach Absetzen der Medikation zu 50% mit einer Wiedererkrankung innerhalb der nächsten sechs Monate rechnen (Viguera et al. 2000).

Symptomatik

Die Hauptsymptome dieser Störungen sind Veränderung der Stimmung und des allgemeinen Aktivitätsniveaus.

Depression

- Gedrückte Stimmung
- Verminderter oder verstärkter Antrieb
- Sozialer Rückzug
- Verlust von Interessen und Freuden
- Müdigkeit
- Konzentrations- und Schlafstörungen
- Verminderter Appetit
- Traurigkeit

Tab. III.27-1: Risikofaktoren für eine depressive Störung während der Schwangerschaft (nach Llewellyn et al. 1997)

- Frühere depressive Episoden
- Familiäre Belastungen bezüglich affektiver Störungen
- Gravierende aktuelle negative Lebensereignisse
- Anhaltende partnerschaftliche Disharmonie, ungelöste Schwangerschaftskonflikte
- Unerwünschte Schwangerschaft

- Vermindertes Selbstvertrauen (oft verbunden mit Ängsten)
- Schuldgefühle
- Verminderte Libido

Manie
- Inadäquat gehobene Stimmung mit gesteigertem Antrieb
- Rededrang
- Überaktivität
- vermindertes Schlafbedürfnis
- Starke Ablenkbarkeit
- Verlust sozialer Hemmungen
- Überhöhte Selbsteinschätzung

Therapie
Leichte bis mittelschwere depressive Episoden sind psychotherapeutisch gut zu behandeln. Schwere depressive oder manische Erkrankungen bedürfen zusätzlich einer psychiatrisch medikamentösen Behandlung.

27.4 Schizophrene Störungen

Die Auswirkungen einer Schwangerschaft auf Frauen mit einer chronischen Erkrankung aus dem schizophrenen Formenkreis sind derzeit noch kaum untersucht. Die spärlichen Studien zeigen, dass nur wenige Frauen eine geringe Besserung ihrer Symptomatik erleben. Die meisten Schwangeren fühlen sich aufgrund der vielfältigen Belastungen überfordert, wodurch sich ihr Zustand weiter verschlechtert (Bagedahl-Strindlund 1998, Davies et al. 1995).

Symptomatik
Abhängig vom Grad der Erkrankung treten vor allem folgende Symptome auf:
- schwere Störungen in Denken und Wahrnehmung,
- Abreißen von Gedanken, Halluzinationen, Stimmen-Hören, Gedankeneingebung,
- Wahn, beeinflusst oder kontrolliert zu werden.

Therapie
Eine die gesamte Schwangerschaft begleitende psychotherapeutische Betreuung und psychiatrische Überwachung sind indiziert.

27.5 Zwangsstörungen

Es besteht nicht nur ein bedeutsamer Zusammenhang zwischen der Erstmanifestation einer Zwangserkrankung und einer Schwangerschaft (Neziroglu et al. 1992), sondern für bereits vorher erkrankte Frauen ein hohes Rezidiv- bzw. Exazerbationsrisiko mit einer häufigen Verschlechterung der Symptomatik (Sichel et al. 1993, Stuart et al. 1998, Williams 1997).

Symptomatik
Abhängig vom Grad der Erkrankung treten vor allem folgende Symptome auf:
- Wiederkehrende Ideen, die die Betroffene immer wieder quälend beschäftigen und nicht abgestellt werden können.
- Ausführen von Ritualen, die ständig wiederholt werden müssen. Oft begleitet von Angstzuständen (☞ III.27.2).

Therapie
Sowohl beim ersten Auftreten einer Zwangserkrankung als auch bei bereits bestehender Erkrankung ist eine psychotherapeutische Behandlung (Verhaltenstherapie) indiziert.

27.6 Negieren der Schwangerschaft

Kontakt zum Fötus herzustellen und eine Bindung zu ihm aufzubauen, sind wichtige Anpassungsleistungen der schwangeren Frau und Voraussetzung dafür, dass sie sich mit der Schwangerschaft identifizieren kann. Findet diese Identifikation nicht statt, kann es sein, dass die Frau die Schwangerschaft einfach nicht bemerkt, sie absichtlich verheimlicht oder trotz aller Gegenbeweise hartnäckig verleugnet. Bei einigen wenigen Schwangeren dauert dieser Zustand bis zur Geburt an und kann in seltenen Fällen zu Verletzungen des Fetus führen (Condon 1967).

Symptomatik

Folgende Symptome treten gehäuft auf:

- Verschweigen oder völliges Leugnen der Schwangerschaft,
- Einschnüren des Leibesumfangs,
- fehlende Vorbereitung auf die Geburt und das Kind.

Therapie

Die Gründe für die Verleugnung sind in behutsamen Gesprächen zu eruieren. Eine Beziehung zum Fetus wird am besten mit professioneller psychotherapeutischer Hilfe aufgebaut.

27.7 Spezielle psychische Aspekte

Krisen im ersten Trimenon

Der Beginn einer Schwangerschaft wird häufig ambivalent erlebt. Gründe können sein:

- ungewollte Schwangerschaft,
- ökonomisch begründete Ängste,
- Infragestellung der beruflichen Karriere,
- keine oder konflikthafte Partnerschaft,
- vorangegangene Schwangerschaftsabbrüche (als Auslöser für Wunsch nach Wiedergutmachung).

Nach Wimmer-Puchinger (1992) bestehen folgende Symptome: Weinen, Unglücklichsein, Müdigkeit, Schlafstörungen, situative Nervosität, Sorge, Depressivität und Ängstlichkeit.

Diagnose einer fetalen Fehlbildung

Der Diagnosemitteilung folgt unmittelbar ein schwerer Schockzustand. Alle Vorgänge, die dazu dienten, mit dem Kind eine Bindung aufzubauen, werden eingestellt und nach Erklärungen bzw. einem Schuldigen gesucht. Die Schuldfrage löst massive Konflikte aus und belastet die Partnerschaft enorm. Zur Bewältigung dieser Problematik bedürfen die Eltern in jedem Fall psychotherapeutischer Begleitung.

Krisen im zweiten und dritten Trimenon

Die Angst vor der Geburt verdoppelt sich vom zweiten und dritten Trimenon. Symptome sind:

- Einschlafstörungen, unruhiger Schlaf, bedrückende Träume,
- Reizbarkeit, Stimmungslabilität,
- Gefühle von Hilflosigkeit,
- sozialer Rückzug.

Die Zuversicht bezüglich der Geburt nimmt ab. Zudem werden die körperlichen Belastungen stärker.

> ! Da das Wissen um die Vorgänge während der Geburt deren Bewältigung wesentlich erleichtert, kommt einer umfassenden Geburtsvorbereitung große Bedeutung zu.

Die Vorbereitung auf die Geburt sollte folgende Maßnahmen umfassen:

- Information über den physiologischen Ablauf der Geburt,
- Vermittlung von Entspannungsübungen,
- Kennenlernen der eigenen Bedürfnisse und deren Artikulation,
- Ansprechen von Angst auslösenden Vorstellungen.

Generell lässt sich sagen, dass eine psychologische Begleitung und Unterstützung während der gesamten Schwangerschaft nur dann hilfreich ist, wenn der Therapeut das subjektive Erleben der Schwangeren respektiert und nicht seine eigene Einschätzung in den Vordergrund stellt. Besonders Schwangere, deren eigene Mütter nicht unterstützend beiseite stehen können, benötigen eine mütterliche Ersatzfigur, die sie ermuntert, über ihre Gefühle zu sprechen, und in der Lage ist, emotional aufnehmend zu reagieren. Diese Rolle kann der Arzt, der Therapeut, aber auch die Hebamme übernehmen.
Die psychotherapeutische Behandlung ist abhängig von der Art der psychischen Störung. Welches Verfahren eingesetzt wird, muss individuell entschieden werden.

27.8 Homöopathische Aspekte der psychischen Störungen in der Schwangerschaft

27.8.1 Psychodynamik der Schwangerschaft

Die Schwangerschaft bedeutet für eine Frau eine tief greifende psycho-somatische Veränderung. In dieser Zeit sieht sich die Frau ebenso wie bei der Geburt (☞ III.5) und im Wochenbett (☞ III.6) vielschichtigen Ansprüchen ausgesetzt, die es zu bewältigen gilt.

Schwangerschaft ist von Mutterschaft zu unterscheiden (Ringler 2001). Schwangerschaft bezeichnet in erster Linie den somatischen Ablauf von der Empfängnis bis zur Geburt. Mutterschaft beschreibt die Bemühung der Frau, die Bedürfnisse des Kindes wahrzunehmen und zu befriedigen. Dazu muss die Frau in der Lage sein, ihre eigenen Bedürfnisse von denen des Kindes zu unterscheiden. Je besser die werdende Mutter diese Unterscheidung auch in der Mutterschaft aufrechterhalten kann, desto zufrieden stellender wird die Beziehung zwischen Mutter und Kind glücken.

Die Phasen der Schwangerschaft sind geprägt von Gefühlen der **Ambivalenz, Symbiose** und **Ablösung** (☞ III.23.2.3). Die bevorstehende Geburt kann zunehmend angstbesetzt (☞ III.27.2) sein. Nach Klußmann (1996) zeigen sich psychosomatische Störungen in der Schwangerschaft in einer **Angsthierarchie** (☞ Tab. III.27-2).

Tab. III.27-2: Angsthierarchie bei psychischen Störungen in der Schwangerschaft (nach Klußmann 1996)

Themen, die sehr stark mit Angst besetzt sind	Fehlbildungen beim Kind
	Komplikationen bei der Geburt
	Lange Geburtsdauer
	Verlust der Selbstkontrolle
	Schmerzen
Themen, die mäßig stark mit Angst besetzt sind	Narkose
	Alleingelassenwerden
	Ausgeliefertsein
	Chirurgische Instrumente
	Eigener Tod
	Untersuchungen in der Klinik
	Unruhe im Kreissaal
	Hebammen
	Krankenschwestern
	Junge Ärzten
Thema, das kaum mit Angst besetzt ist	Ältere Ärzte (DD: junge Ärzte mehr angstbesetzt s. o.)

27.8.2 Psychogenetische Symptome in der Schwangerschaft

Durch die Schwangerschaft treten tief greifende Veränderungen bei der Frau auf. Psychogene Symptome sind Ausdruck einer ambivalenten Haltung gegenüber der Schwangerschaft. In der Symptomenliste in Tab. III.27-3 nimmt der **psychogene Anteil der Beschwerden** von oben nach unten ab.

Aus psychodynamischer Sicht ist in der Schwangerschaft die Akzeptanz der Schwangerschaft das vordringliche Problem.

Hyperemesis gravidarum

Bei der Hyperemesis gravidarum (☞ III.7.2.1) können **latent vorhandene orale und aggressive Impulse** reaktiviert werden. Der betroffenen schwan-

Tab. III.27-3: Häufige psychogenetische Symptome in der Schwangerschaft (nach Stauber 1999)

- Hyperemesis gravidarum
- Eingebildete/verdrängte Schwangerschaft
- Abnorme Gelüste
- Hypersalvation
- Heißhunger
- Adipositas
- Suchttendenzen
- Impuls zu stehlen
- Panikattacken
- Erschöpfungszustände
- Abortbestrebungen
- Vorzeitige Wehen
- Gestose

geren Frau fällt es unter Umständen schwer, eine befriedigende Symbiose zwischen sich und dem Kind herzustellen. Der heranwachsende Embryo wird gewissermaßen zum mitessenden Konkurrenten.

Schwangerschaftsgestose

Bei der psychodynamischen Deutung der schwangerschaftsassoziierten Gestose (☞ III.3.5.2) handelt es sich um ein **Infragestellen des Selbstwertgefühls der schwangeren Frau**. Die Krankheit aktiviert die innere narzisstische Aggression. Hat die Frau nicht gelernt, mit dieser Wut zufrieden stellend umzugehen, wird sie ihre Aggressionen mit **zwanghaft-depressiven Abwehrversuchen** beantworten.

Die psychodynamische Vorstellung geht davon aus, dass dieser missglückte Versuch, Wut abzureagieren, in der Schwangerschaft humorale und vasomotorische Veränderungen zur Folge hat (Klußmann 1996). Es besteht bei den betroffenen Schwangeren eine ständige Ambivalenzspannung zwischen Selbstverwirklichung einerseits und Angst vor Verlust der eigenen Mutter und vor der erlebten Bedrohung durch das heranwachsende Kind andererseits. Häufig findet man in der Anamnese eine symbiotische Beziehung zur eigenen Mutter, wobei diese als abwehrend erlebt wird. Durch die Schwangerschaft versucht die Frau, sich von der eigenen Mutter zu lösen. Gleichzeitig kommt die Angst auf, das eigene Kind auszubeuten, weil die Frau sich selbst noch kindhaft mit ihren Wünschen erlebt.

27.8.3 Homöopathische Behandlungsstrategie

MERKE

Vor allem Beschwerden wie Bewusstlosigkeit, Psychosen, Wahnideen, Schwindel, Diplopie, plötzliche Schwerhörigkeit, Erysipel , Bluterbrechen, Bauchschmerzen jeglicher Art, Harnverhaltung, Chorea, Konvulsionen oder Ohnmacht haben in der Regel einen ernsthaften Hintergrund und müssen deshalb immer vom Facharzt abgeklärt werden.

Wichtige Rubriken bei Schwangerschaftsbeschwerden

Im homöopathischen Repertorium sind zahlreiche Rubriken vertreten, die mit Schwangerschaft zu tun haben.

Psychodynamische Schwangerschaftssymptome im Repertorium (nach Kents Repertorium Generale)
Geist, Gemüt
– Bewusstlos – Schwangerschaft, in der
– Depression – Schwangerschaft, in der
– Furcht – Schwangerschaft, während der
– Gesellschaft – Abneigung gegen – Schwangerschaft, in der
– Psychose – Schwangerschaft, in der
– Ruhelosigkeit – Schwangerschaft, in der
– Verwirrung des Geistes – Schwangerschaft, während
– Wahnidee – schwanger, sie ist
– Weinen – Schwangerschaft, während
Schwindel
– Schwangerschaft, während der
Kopf
– Haar, fällt aus –Schwangerschaft, in der
– Schmerz – Schwangerschaft, während
Sehen
– Diplopie – Schwangerschaft, während
Hören
– schwerhörig – Schwangerschaft, in
Nase
– Epistaxis – Schwangerschaft, bei
Gesicht
– Erysipel – Schwangerschaft, während
– Schmerz – Schwangerschaft, in
Mund
– Speichelfluss – Schwangerschaft, in
Zähne
– Schmerz – Schwangerschaft, in der
– Schmerz – reißend – Schwangerschaft, in

Psychodynamische Schwangerschaftssymptome im Repertorium (nach Kents Repertorium Generale)
Magen
– Aufstoßen – sauer – Schwangerschaft, in
– Aufstoßen – wässrige Feuchtigkeit (...) – Schwangerschaft, in
– Ekel – Schwangerschaft, in
– Erbrechen – Schwangerschaft, in
– Erbrechen – Blut – Schwangerschaft, in
– Erbrechen – Schleim – Schwangerschaft, in
– Erbrechen – Wasser – Schwangerschaft, in
– Schluckauf – Schwangerschaft, in
– Schmerz – Schwangerschaft, in
– Sodbrennen – Schwangerschaft, in
– Übelkeit – Schwangerschaft, in
– Völlegefühl – Schwangerschaft, in
Abdomen
– Schmerz – Schwangerschaft, in
– Schmerz – Nabel – Schwangerschaft, in
– Schmerz – abwärtsdrängend – Schwangerschaft, in
– Schmerz – schneidend – Leistengegend – Schwangerschaft, in
Rektum
– Diarrhoe – Schwangerschaft, in
– Hämorrhoiden – Schwangerschaft, in
– Schmerz – brennend – Schwangerschaft, in
– Schmerz – stechend – Schwangerschaft, in
– Verstopfung – Schwangerschaft, in
Blase
– Harnverhaltung – Schwangerschaft, in
– Urinieren – unwillkürlich – Schwangerschaft, in
Urin
– eiweißhaltig – Schwangerschaft, in
– Jucken – Schwangerschaft, in
– Leukorrhoe – Schwangerschaft, in
– Menses – Schwangerschaft, in
– Schmerz – Ovarien – Schwangerschaft, in
– Schmerz – Uterus – Schwangerschaft, in
Weibliche Genitalien
– Schmerz – abwärtsdrängend – Uterus – herauskommen wolle, als ob alles
– Schmerz – brennend – Vagina – Schwangerschaft, in
– Schwellung – Schwangerschaft, in
– Sexuelles Verlangen – vermehrt – Schwangerschaft, in
Husten
– Schwangerschaft, in
Brust
– Blutandrang – Schwangerschaft, in
– Herzklopfen – Schwangerschaft, in
Extremitäten
– Kälte – Fuß – Schwangerschaft, in
– Krämpfe – Schwangerschaft, in
– Krämpfe – Unterschenkel – Schwangerschaft, in
– Schmerz – Beine – Ischias – Schwangerschaft, in
– Schwäche – Schwangerschaft, in
– Schwere – müde Glieder – Schwangerschaft, in
– Varizen – Schwangerschaft, in
– Varizen – Unterschenkel – schmerzhaft – Schwangerschaft, in
– Varizen – Unterschenkel – Schwangerschaft, in
Schlaf
– Schläfrigkeit – Schwangerschaft, in
– Schlaflosigkeit – Schwangerschaft, in
Haut
– Jucken – Schwangerschaft, in
– Kälte – Schwangerschaft, in
Allgemeines
– Chorea – Schwangerschaft, in
– Konvulsionen – Schwangerschaft, in
– Ohnmacht – Schwangerschaft, in
– Pulsieren – äußerlich – Schwangerschaft, in
– Schwäche – Schwangerschaft, in

Die oben genannten Symptome sind aus homöopathischer Sicht Ausdruck einer zugrunde liegenden miasmatischen (überwiegend psorischen) Erkrankung. Sie sind entstanden, da das Miasma unbehandelt blieb und trotz Latenzphasen fortschreitet. Weitere Hinweise auf eine psorische Belastung ☞ Tabelle III.20-5.

Akutes oder chronisches Beschwerdebild

Bei Vorliegen eines Beschwerdebildes in die Schwangerschaft (das in den meisten Fällen psychisch überlagert ist), ist abzuwägen, ob es sich um eine akute oder chronische Erkrankung handelt. Eine akute Erkrankung wird innerhalb einer bestimmten Zeit von selbst wieder ausheilen. Klagt z. B. eine Frau über eine Schwangerschaftsübelkeit oder Erbrechen, kann es sich um eine akute Erkrankung handeln. Mit dem geeigneten homöopathischen Akutmittel werden die Beschwerden auffallend rasch vergehen. Klagt die Patientin aber über eine nicht sisitierende Übelkeit mit Erbrechen, liegt eine chronische Krankheit vor.

Entscheidet man sich für die Behandlung im Sinne einer akuten Erkrankung, muss der Behandlungsverlauf engmaschig kontrolliert werden. Falls kein rascher Erfolg eintritt, ist die Behandlung nach den Regeln der chronischen (miasmatischen) Behandlung einzuleiten (☞ II.4). Häufig zeigen sich bei diesen Patientinnen in der Anamnese psychische Symptome wie Angst, Furcht, Depression, Ekel, Wut oder Verzweiflung. Im Verlauf einer erfolgreichen chronischen Behandlung in der Schwangerschaft ist in der Regel zu beobachten, dass sich zuerst die psychischen Beschwerden lockern und dann die körperlichen Beschwerden lösen (z. B. Erbrechen, Übelkeit).

27.8.4 Homöopathische Kasuistik

(☞ auch III.3.9.4).

Kasuistik 27-1: Angst vor Abort in der 16. SSW

Gabriele Stolz-Sedemund

Alter, Aussehen der Patientin

30-jährige, sehr große, feingliedrig gebaute Frau, mit langen, dunkelbraunen Haaren und etwas bleicher Gesichtsfarbe bei ansonsten dunklem Teint. Trägt einen engen Rollkragenpullover, eine enge Hose und hohe Schuhe. II-Gravida, 16. SSW.
Therapiebeginn: Dezember 1999.

Vorgeschichte

Die Pat. musste in der ersten Schwangerschaft vor dreieinhalb Jahren aufgrund vorzeitiger Wehen ab der 19. SSW liegen. Sie bekam viele Medikamente, die sie trotz des auf dem Beipackzettel beschriebenen beängstigenden Nebenwirkungsprofils alle gut vertragen hatte. Nach der Geburt der Tochter wurden alle Medikamente inklusive Cortison abgesetzt. Das Kind kam als Frühgeburt in der 36. SSW zur Welt. Ein halbes Jahr nach der Geburt traten nachts Krämpfe mit starken Schmerzen in den Beinen auf. Besonders stark waren die Schmerzen, wenn sie müde war. Eine organische Ursache wurde nicht gefunden. Sie hat Angst, weil ihre Großmutter Multiple Sklerose hatte. Seit der Geburt des ersten Kindes nimmt sie täglich mindestens eine Brausetablette Magnesium. Sie hat Angst, dass sie erneut in die Situation eines drohenden Aborts kommen könnte.

Spontanbericht

Zu Beginn der jetzigen Schwangerschaft keine Beschwerden der Beine, weshalb die Pat. bis dato kein Magnesium mehr genommen hat. Jetzt hat sie damit angefangen, denn sie hat Angst, wieder vorzeitige Wehen zu bekommen. Trotz Magnesium hat sie nachts Krämpfe in den Unterschenkeln, die zu den Oberschenkeln ausstrahlen, wovon sie aufwacht. Schlafen ist dann nicht mehr möglich, weshalb sie sehr müde ist.

Sie glaubt, dass sie wie in der letzten Schwangerschaft vorzeitige Wehen bekomme, sie spürt, dass es **im Bauch eng wird,** wie wenn das Kind sich drehen wolle und nicht könne, weil **kein Platz vorhanden ist.** Das kommt ganz unvermittelt, manchmal bei schnellem Schritt oder wenn sie lang sitzt. Sie möchte sich dann **strecken, aufstehen** und **bewegen,** was ihr hilft.

Weitere aktuelle Beschwerden: Übelkeit tagsüber, bis zum Abend zunehmend, begleitet von Speichelfluss, verstärkt durch Müdigkeit. Besser durch Liegen, Schlaf, frische Luft, weniger Stress und Essen, weshalb sie den ganzen Tag isst. Andererseits Übelkeit, wenn sie ans Essen denkt und Erbrechen, wenn sie fastet. Würgen beim Zähneputzen.

Körperliche Untersuchung

Pigmentfehler im linken Auge, blaugraue Iris, dort von 2.00 Uhr bis 5.00 Uhr braune Verfärbung. Hypotonie 100/60 mmHg, körperliche Untersuchung sonst unauffällig. Nimmt 2 × 250 mg Eisen und Folsäure sowie 2 × 250 mg Magnesium.

Familienkonstellation

Zwei ältere Brüder, die sie von Anfang an angenommen und behütet haben. Versteht sich nicht mit den Schwägerinnen, hat zu Nichten und Neffen keine Beziehung. Versteht sich gut mit den Eltern, besucht sie oft. Fühlt sich verpflichtet, die Eltern später zu pflegen. Pat. war im Jugendalter „ein Raufbold und Legastheniker, war nie ein Cliquenmensch".

Eigenanamnese

Die Pat. arbeitet zwei Tage in der Woche. Als ihre Tochter ein halbes Jahr alt war, wurde ihr die alleinige Mutterschaft zu langweilig. Sie brachte das Kind in einer Krippe unter und begann ein Betriebswirtschaftsstudium. Die Pat. ist ehrgeizig und findet sich mit der Mutterrolle nur schwer zurecht. Sie braucht ihren Beruf, hat ihren Mann oft beneidet. Da sie nun die Karriere ohnehin zurückstellen muss, ist sie auch bereit für ein zweites Kind. Sie hat Angst davor, wie ihre Tochter auf das neue Kind reagieren wird, will sich aber schneller Hilfe holen als beim ersten Mal.

Litt nach der ersten Geburt am meisten unter dem nächtlichen Erwachen, **zu wenig Schlaf** war schlimm. Sie ist ein Morgenmuffel, kann dann auch kein Lachen vertragen. Überhaupt habe sie sich **das Lachen im Erwachsenenalter abgewöhnt.** Straff organisierter Tagesablauf, frühes Abendessen gegen 19.30 Uhr, danach geht sie zu Bett, das sie sehr viel Schlaf braucht. Sie schläft mit Ohropax®, weil jedes Geräusch sie stört, auch der Atem.

Lungenentzündung im Säuglingsalter, Blasenentzündung als junges Mädchen.

Gelenkter Bericht

Geist, Gemüt: Keine Ängste, findet Gewitter schön. Keine Angst um die Gesundheit, nur die Schmerzen in den Beinen beunruhigen sie. „Wir sind ja gesund." Mag keine Menschenmengen, geht nicht einkaufen. Enge Räume und weite Plätze sind kein Problem. Schwimmt gern. Weiß nicht, ob sie überhaupt noch allein sein kann.

Möchte nicht außerhalb der Stadt wohnen. Hat in der Stadt alle Kneipen und notwendigen Geschäfte um sich herum. Hat nur mäßig viele Freunde, was ihr ausreicht.

Weinen kann sie, mag aber keinen Trost. Weint schnell, das befreie, weint auch aus Rührung (bei Musik, speziell beim Hören von Opern). Sie erträgt keine Bilder von leidenden Kindern, muss dann wegschauen, weil sie sonst wütend wird. Mischt sich nicht gerne ein. Probleme schluckt sie lieber hinunter. Kann sauer sein, jähzornig, wirft dann mit Gegenständen und schlägt die Tür, reißt sich aber wegen der Tochter zusammen. Sie erwarte von der Tochter zu viel, sie sei ordentlich und gewisse Sachen müssten einfach sein. Sie selber habe Unordnung erst lernen müssen. Hat früher viel Sport gemacht, aber im Moment nicht.

Magen: manchmal gastritische Beschwerden mit Unwohlsein und unbändigem Hunger, Essen agg., Diät (Schleimsuppen) amel. Sodbrennen in der Schwangerschaft, besser durch eiskalten Kakao.

Rektum: Verdauung normal (einmal täglich Stuhlgang).

Blase, Niere, Urin: Urin fünfmal tagsüber, zweimal nachts.

Geschlechtsorgane: Menstruation seit 15. Lebensjahr, regelmäßig alle 32 Tage. Jedes dritte bis vierte Mal Beschwerden: nächtliche Krämpfe im Rücken und in den Beinen mit dem Gefühl, **sich nicht bewegen zu können.** Keine Beschwerden tagsüber, wenn das Blut fließt. Dunkles Blut mit Klumpen, Blutungsdauer drei bis vier Tage.

Rücken: Rückenprobleme, Verspannungen durch Sitzen.

Extremitäten: Knackst mit den Füßen, Hüftfehlstellung. Hat immer schwere Beine; Gefühl wie ein inneres Jucken, will aber nicht kratzen. Hochlegen und Fahrradfahren hilft nicht, aber morgendliches Herumgehen amel. Eine Warze an der Fußsohle. Fingernägel brüchig und dünn.
Nahrungsmittelverlangen, -abneigungen: [V] Anfangs gerne ungesund und fett (Pommes und Schokolade), Salzstangen, abends Äpfel, Schokolade, Kuchen. Wenig Durst. Abneigung gegen Alkohol und Zigaretten, sogar der Geruch stört, obwohl sonst selbst Raucherin. [A] Eier, Milch, Kaffee, Fett, Fleisch, kann nicht mehr zum Metzger gehen.
Schlaf: Schläft normalerweise auf dem Bauch; erwacht auf der Seite. Ist kein Nachtmensch. Träume nicht erinnerlich, als Kind Schlafwandlerin.
Frost, Fieber, Schweiß: Schwitzt sehr wenig, selbst nach drei Saunagängen nicht. Morgens bürstet sie ihren Körper und duscht kalt. Warmblütig, mag eher kalte und frische Luft. Füße heiß, streckt sie nachts aus dem Bett. Die Pat. hält sich gerne an Nord- und Ostsee auf, mag keine Hitze, liebt das Zerzausen vom Wind in den Ferien.
Allgemeines: Wetter egal, mag auch Regen. Mag keine weite Kleidung, Strumpfhosen allerdings sind unerträglich. Die Pat. ist kaum krank, ab und zu Magen-Darm-Grippe, wenn krank, immer am Wochenende.

Beobachtungen des Arztes

Freundlich zugewandt, wirkt eher vornehm, spricht auffällig gewählt und benutzt im nächsten Moment Kraftausdrücke. Lispelt.

Fallanalyse

Die Symptome der Übelkeit in der Schwangerschaft, insbesondere durch Essen, Denken an Essen und Gerüche, passen gut zu *Colchicum* oder *Sepia*.
Vom Geist und Gemüt passt *Sepia* sehr gut ins Bild: Sie will die Karriere, findet sich mit der Mutterrolle nicht zurecht, Schwierigkeiten mit Schlafmangel, Bewegung hilft. Jedoch ist ihr Verhalten für *Sepia* zu übertrieben, sie kommt offensichtlich wirklich nicht aus dem Bett und sie beschreibt sehr auffällige Symptome (Organon, § 153) bezüglich der Schwangerschaft.

Verschreibung

REPERTORISATION (RADAR 9.0)
Weibliche Genitalien – Fetus – Platz; als habe er zu wenig
Extremitäten – Lähmung – Beine – Entbindung, nach der (des ersten Kindes)
Weibliche Genitalien – Abort – Monat – fünfter Monat – fünfter Monat
Weibliche Genitalien – Abort – Monat – fünfter Monat – fünfter bis siebter Monat
Extremitäten – Schmerz – krampfartig – Beine – Beugemuskeln oder Beugesehnen
Allgemeines – Strecken, Ausstrecken – amel.
Extremitäten – Krämpfe – Unterschenkel – Bett, im
Extremitäten – Schmerz – Unterschenkel – nachts
Gemüt – mürrisch – morgens – Bett, im

Plumbum LM 6, 2 Trp. auf einen EL Wasser, 1 × tgl.
Begründung der Mittelwahl: Die ersten beiden Rubriken beschreiben Symptome nach „Organon“, § 153, und enthalten nur *Plumbum*. Auch bei Abort im fünften Monat findet sich nur *Plumbum*, *Sepia* erst in der Unterrubrik (bis siebten Monat). Ein Leitsymptom für *Plumbum* ist die Besserung durch Strecken. Die Beschreibung der Beschwerden bei Menses (Krämpfe nachts im Rücken und in den Beinen mit dem Gefühl, sich nicht bewegen zu können) ließe sich folgendermaßen interpretieren: „Extremitäten – Lähmung – Beine – Kolik, mit“; in dieser Rubrik findet sich ebenfalls ausschließlich Plumbum zweiwertig.

Follow-up nach sechs Wochen (22.SSW)

Die Schmerzen in den Beinen sind verschwunden, die Übelkeit ist zurückgegangen, nur noch bei Rauch. Weniger Verlangen nach Schokolade, kein Würgen beim Zähneputzen mehr. Schläft gut, viel tiefer als gewöhnlich und braucht kein Ohropax® mehr, kommt viel besser aus dem Bett. Wehen-Kontraktionen sind besonders am Nachmittag ein- bis zweimal täglich spürbar, aber nicht schmerzhaft. Sie werden momentan wieder stärker und auch das Gefühl des Platzmangels stellt sich wieder ein. Die

Wehen-Kontraktionen haben dem Muttermund und der Gebärmutter laut Gynäkologen nicht geschadet, es bestünde im Moment nicht die Gefahr einer Frühgeburt.
Verschreibung: *Plumbum* LM 12, 2 Trp. auf einen EL Wasser, 1 × tgl.

Follow-up nach weiteren zehn Wochen (32. SSW)

Das Gefühl, als ob es für das Kind zu eng sei, kommt nur bei Wehen, meist nachmittags. Vermehrt Sodbrennen, Trinken von kaltem Kakao hilft. Kind liegt nicht richtig (BEL).
Geist, Gemüt: Pat. ist viel geduldiger mit ihrer Tochter, was auch ihr Mann bestätigt habe.
Extremitäten: Rückenschmerzen im unteren Bereich, Gefühl, als sei der Rücken zu schwer. Keine Beinkrämpfe, keine schweren Beine, dafür Wasser in den Beinen.
Schlaf: Schläft wieder schlecht, erwacht zwischen 1.00 und 2.00 Uhr morgens und kann nicht mehr einschlafen (*Plumbum* nur in den Rubriken „erwacht zu früh“ oder „vor Mitternacht“).
In vielen Rückenschmerz-Rubriken findet sich *Plumbum* und bei Extremitäten – Schwellung – Beine und Extremitäten – Schweregefühl – Beine.
Verschreibung: *Plumbum* LM 18, 2 Trp. auf einen EL Wasser, 1 × tgl.

Follow-up nach weiteren zwei Wochen (34. SSW)

Die Pat. fühlt sich nicht gut, die Wehen werden wieder stärker und sprechen nicht mehr auf *Plumbum* an, das Kind liegt in Schädellage. Die Wehen-Kontraktionen kommen jetzt meist morgens, sie drücken nach unten bis in die Schenkel. Der Bauch wird hart, aber fühlt sich nicht mehr eng an. Muttermund noch geschlossen. Auch wieder Übelkeit, meist nach dem Essen. Pat. Ist wesentlich gelassener als in der letzten Schwangerschaft.

Verschreibung

REPERTORISATION (RADAR 9.0)
Weibliche Genitalien – Schmerz – Wehen – falsche Wehen
Weibliche Genitalien – Schmerz – Wehen – erstreckt sich zu – Oberschenkel, in die

Lokalverordnung: *Viburnum* D 12, jeweils 2 Glob. lutschen für 3 Tage, wodurch die Wehen weniger werden. Weiter mit *Viburnum* C 30, einmalig 3 Glob. Die Pat. nimmt jedoch entgegen der Verordnung *Viburnum* täglich eine Woche lang. Darauf keinerlei Wehen mehr.
Eine Woche später (Ende der 37. SSW) Blasensprung und nach 17 Minuten (im Krankenhaus) Geburt eines gesunden Jungen. Geburt viel schneller und angenehmer als die erste.

Follow-up nach weiteren drei Monaten (Sommer 2000)

Der Pat. geht es sehr gut, v. a. auch psychisch: Sie ist viel gelassener als beim ersten Kind und leidet weniger unter dem Schlafmangel, „aber mit den Beinen ist etwas Komisches passiert“. Sie hat eigentlich keine Krämpfe mehr, aber wenn sie müde ist und z. B. vom Sitzen aufsteht, fühlen sich ihre Beine an, als wenn sie aus Holz wären, besonders die Füße. Sie muss dann humpeln und sich einlaufen, dann geht es wieder.
Schlaf ist gut, Aufstehen und Laune morgens viel besser. Die Erholung von der Geburt lief dieses Mal gut, sie spürt nur noch den Bauch bei langer Anstrengung (aber kein Ziehen zum Nabel, was ein *Plumbum*-Symptom wäre).

Verschreibung

REPERTORISATION (RADAR 9.0)
Extremitäten – Holz, hölzernes Gefühl, Gefühl wie aus – Beine
Extremitäten – Holz, hölzernes Gefühl, Gefühl wie aus – Beine – Gehen, beim
Extremitäten – Holz, hölzernes Gefühl, Gefühl wie aus – Füße
Extremitäten – Holz, hölzernes Gefühl, Gefühl wie aus – Füße – Fußsohle

Plumbum C 200, 2 Glob.

Weiterer Verlauf und Diskussion

Die Pat. benötigt im Laufe der nächsten vier Jahre immer wieder *Plumbum* aufgrund des hölzernen Gefühls in den Beinen oder aufgrund eines Infektes in ansteigenden Potenzen bis XM, einmal z. B. wegen Schmerzen der Hand bei Bewegung (Extremitäten – Schmerz – Handgelenk – Bewegung – bei). Sie fühlt sich wohl, hat mittlerweile eine neue Arbeitsstelle. Das Aufstehen und die Beine sind kein Problem mehr, sie hat Freude an ihren Kindern. Sie und ihr Mann haben ein Haus gekauft.

2005 bekam sie *Nux vomica*, weil sie sehr reizbar war (Schlaf – Erwachen – Gedanken, mit – Gedankenandrang; durch) mit ausgesprochenem Verlangen nach Bier (Allgemeines – Speisen und Getränke – Bier – Verlangen) und nicht auf *Plumbum* ansprach.

Verschreibung: *Nux vomica* C 200, 2 Glob.

Nach fast fünf Jahren *Plumbum* bekommt sie aktuell (Februar 2006) seit einem Jahr alle sechs Monate *Nux vomica.* Durch den Mittelwechsel hat die Pat. die *Plumbum*-Pathologie verlassen (*Plumbum* ist auch ein MS-Mittel).

Fraglich ist, was passiert wäre, wenn am Ende der Schwangerschaft *Plumbum* höher dosiert worden wäre statt auf *Viburnum* zu wechseln oder wenn die Pat. nicht eine ganze Woche lang *Viburnum* C 30 genommen hätte. Auch dieses Kind kam zu früh zur Welt, aber es hat ihm offensichtlich nicht geschadet. Der Junge wird bald sechs Jahre alt und entwickelt sich prächtig.

Am auffälligsten für *Plumbum* sind die Beschreibungen, zu eng zu sein für das Kind mit dem intensiven Willen, sich zu strecken sowie die später berichtete Empfindung der hölzernen Beine.

Literatur

Bagedahl-Strindlund M, Ruppert S: Parapartum mental illness: A long-term Follow-up study, Psychopathology 1998(31):250 – 259

Brockington IF: Psychiatrische Behandlung während der Mutterschaft: Eine komplexe Herausforderung an die psychiatrischen Dienste, in: Riecher-Rössler A, Rohde A (Hrsg.): Psychische Erkrankungen bei Frauen, Karger, Basel 2001

Condon JT: The battered foetus syndrom, J Nerv Ment Dis 1967(175): 722 – 725

Cowley DS, Roy-Byrne PP: Panic disorder during pregnancy, J Psychosom Obstet Gynaecol 1989(10):193 – 210

Davies A, McIvor RJ, Kulmar RC: Impact of childbirth on a series of schizophrenic mothers: A comment on the possible influence of oestrogen on schizophrenia, Schizoph Res 1995(16):25 – 31

Diem-Wille G: Psychoanalytische Aspekte der Schwangerschaft als Umgestaltung der inneren Welt der werdenden Eltern, in: Psychotherapie Forum 2004(12):130 – 139

Dunkel-Schetter C, Lobel M: Pregnancy and Childbirth, in: Blechmann EA, Brownell KD (eds.): Behavioral Medicine and Women: A Comprehensive Handbook, Guilford Publications, New York 1998

Finnerty M, Levin Z, Miller LJ: Acute manic episodes in pregnancy, Am J Psychiatry 1996(153):261 – 263

Franke A, Kämmerer A: Klinische Psychologie der Frau, Hogrefe, Göttingen 2001

Hobel CJ, Dunkel-Schetter C, Roesch SC, Castro LC, Aurora CP: Maternal plasma corticotropin-releasing hormone associated with stress at 20 weeks gestation in pregnancies ending in preterm delivery, Am J Obstet Gynecol 1999(180):257 – 263

Kapfhammer HP, Meller I: Psychopharmaka-Therapie in Schwangerschaft und Stillzeit, in: Riecher-Rössler A, Rohde A (Hrsg.): Psychische Erkrankungen bei Frauen, Karger, Basel 2001

Klußmann R: Psychosomatische Medizin, Springer, Berlin/Heidelberg 1996

Llewellyn AM, Stowe ZN, Nemeroff CB: Depression during pregnancy and puerperium, J Clin Psychiatry 1997(58):26 – 32

Munz D, Kreienberg R, Terinde R, Kächele H: Angstreaktionen von Schwangeren im Rahmen pränataler Ultraschalldiagnostik, in: Riecher-Rössler A, Rohde A (Hrsg.): Psychiche Erkrankungen bei Frauen, Karger, Basel 2001

Neziroglu F, Anemone R, Yaryura-Tobias J: Onset od obsessive-compulsive disorder in pregnancy, Am J Psychiatry 1992(150):1131 – 1132

Northcott CJ, Stein MB: Panic disorder in pregnancy, J Clin Psychiatry 1994(55):539 – 542

Riecher-Rössler A, Rohde A (Hrsg.): Psychische Erkrankungen bei Frauen, Karger, Basel 2001

Ringler M: Psychologische Schwangerschaftsrisken-Diagnostik-Therapie-Kosequenzen Gynäk Rdsch 1988(28):79 – 83

Ringler M: Psychotherapeutische Intrventionen bei glückloser Schwangerschaft, in: Riecher-Rössler A, Rohde A (Hrsg.): Psychische Erkrankungen bei Frauen, Karger, Basel 2001

Ringler M: Schwangerschaft, Geburt und Wochenbett, in Springer-Kremser M et al. (Hrsg.): Patient Frau, Springer, Wien/New York 2001

Ringler M: Schwangerschaft, Geburt und Wochenbett, in: Springer-Kremser M, Ringler M, Eder A (Hrsg.): Patient Frau, 2.Aufl. Springer, Wien 2001

Rini CK, Dunkel-Schetter C, Wadhwa PD, Sandman CA: Psychological adaptation and birth outcomes: the role of personal resources, stress and soziocultural context in pregnancy, Health Psychology 1999(18): 333 – 345

Rohde A, Riecher-Rössler A (Hrsg.): Psychische Erkrankungen bei Frauen, Roderer, Regensburg 2001

Sharma V, Persad E: The effect of pregnancy on three patients with bipolar disorder, Ann Clin Psychiatry 1995(7):39 – 42

Sichel DA, Cohen LS, Dimmock JA, Rosenbaum JF: Postpartum obsessive-compulsive disorder: A case series, J Clin Psychiatry 1993(54): 156 – 159

Springer-Kremser M, Ringler M, Eder A (Hrsg.): Patient Frau. Psychosomatik im weiblichen Lebenszyklus, Springer, New York 2001

Stauber M. et al. Psychosomatische Geburtshilfe und Gynäkologie, Springer, Berlin/Heidelberg 1999

Stuart S, Couser G, Schilder K, O´Hara MW, Gorman L: Postpartum anxiety and depression. Onset and comorbidity in a community sample, J Nerv Ment Dis 1998(186):420 – 424

Teixiera JMA, Fisk NM, Glover V: Association between maternal anxiety in pregnancy and increased uterine artery resistance index: cohort based study, Br Med J 1999(318):153 – 157

Viguera AC, Nonacs R, Cohen LS, Tondo L et al.: Risk of recurrence of bipolar disorder in pregnant and nonpregnant women after discounting Lithium maintanance, Am J Psychiatry 2000(157):179 – 184

Villeponteaux VA, Lydiard RB, Laraia MT, Stuart GW, Ballenger JC: The effects of pregnancy on pre-existing panic disorder, J Clin Psychiatry 1992(53):201 – 203

Wenderlein JM: Hyperemesis gravidarum als psychosomatisches Phänomen, in: Stauber M, Kentenich H, Richter D (Hrsg.): Psychosomatische Geburtshilfe und Gynäkologie, Springer, Berlin1999

Williams KE, Koran LM: Obsessive-compulsive disorder in pregnancy, the puerperium, and the praemenstruum, J Clin Psychiatry 1997(58):330 – 334

Wimmer-Puchinger B: Schwangerschaft als Krise. Psychosoziale Bedingungen von Schwangerschaftskomplikationen. Springer, Berlin 1992

Homöopathische Literatur

Morrison R: Handbuch der homöopathischen Leitsymptome und Bestätigungssymptome, Kai Kröger, Groß Wittensee 1997

Phatak RS: Homöopathische Arzneimittellehre, 3. Aufl., Elsevier/ Urban & Fischer, München 2005

Vermeulen F: Synoptische Materia Medica, Kai Kröger, Groß Wittensee 1996 – 1998

28 Vom „Babyblues“ bis zur Wochenbett-depression/-psychose

28.1 Inzidenz und Prävalenz

Goethes Gretchen im „Faust“, als verrückte Kindsmörderin im Gefängnis, gilt als klassisches Beispiel für das Krankheitsbild eines amentiellen Syndroms bzw. einer Wochenbettpsychose.
Es handelt sich dabei um die schwerste, aber auch seltenste der Post-partum-Störungen: In der Literatur sind die Häufigkeitsziffern unter der Promillegrenze angegeben.
Der Post-partum-Blues, die mildeste Störung, früher und auch jetzt noch als „Heultag“ bezeichnet, tritt bei 65 – 80% aller Frauen eher unmittelbar nach der Geburt auf.

Die Häufigkeit eines depressiven Bildes im Wochenbett, das einer „major depressive episode“ ähnelt, aber als nicht-psychotisch, nicht-melancholisch beschrieben wird (Nonacs 1998), wird mit 5 – 10% angegeben (Kendell et al. 1987). Das bedeutet, dass ca. ein Zehntel aller Frauen bis zu sechs Monate nach der Geburt (Häufigkeitsgipfel zwischen dem 7. und 10. Tag post partum) unter depressiven Zuständen leidet. Der Häufigkeitsgipfel fällt somit in eine Zeit, in der die Frauen nach einer Geburt in der Regel aus dem Krankenhaus bereits entlassen sind. Wenn dieser depressive Zustand nicht behandelt wird, besteht ein Gesundheitsrisiko für die Mutter, aber auch für das Kind, dessen emotionale und kognitive Entwicklung beeinträchtigt werden kann (Murray et al. 1996)

! Ein Baby-Blues kann, muss aber keineswegs in eine pospartale Depression übergehen.

28.2 Symptomatik

28.2.1 Post-partum-Blues („Babyblues")

Die Symptomatik des Post-partum-Blues besteht vor allem in einer **leichten Traurigkeit,** einer **wehmütigen Stimmung,** die auch Ähnlichkeiten mit einem hyperästhetisch-emotionellen Schwächezustand aufweist. **Sexuelle Interesselosigkeit, Müdigkeit, milde affektive Labilität, erhöhte Empfindsamkeit** und **leichte Schlafstörungen** (das Weinen des Babys soll nicht überhört werden!) werden als klinisch nicht auffällige Anpassungsprobleme an veränderte Lebensumstände gesehen (O'Hara 1984).

28.2.2 Wochenbettdepression

Kennzeichen

- Unangemessene traurige Verstimmung
- Gefühle von Hoffnungslosigkeit
- Wertlosigkeit und Unfähigkeit (vor allem im Umgang mit dem Baby)
- Schuldgefühle (das Gefühl etwas falsch gemacht zu haben, eine Verfehlung begangen zu haben)
- Angst- bis Panikzustände
- Ein- und Durchschlafstörungen
- Selbstmordgedanken

Selbstmordgedanken können stark dissimuliert (weggetäuscht) werden. Solange die Patientin stärker gehemmt ist, besteht in der Regel keine unmittelbare Gefahr. Kommen jedoch besondere Panikgefühle hinzu, kann die Hemmung plötzlich durchbrochen und eine Aktion gesetzt werden, was **akute Suizidgefahr** bedeutet. In dieser Phase besteht auch die Gefahr des erweiterten Suizids, d.h. die Vorstellung, dass man das Baby mit in den Tod nehmen muss, um es vor irgendwelchen schrecklichen Bedrohungen zu schützen, die es erwartet.

28.2.3 Psychotische Störung

Die Patientinnen vermitteln den Eindruck der **Verwirrtheit,** des **Erstaunens,** des **Sich-Verlorenfühlens.** Es bestehen **Orientierungsstörung** und **Fremdheitsgefühle.** Es sind **Wahnvorstellungen** explorierbar, eventuell Halluzinationen und Denkstörungen.
Der **Affekt ist dissoziiert:** Der Affekt passt nicht zum vorgebrachten Inhalt, z. B. wird ein besonders trauriger Inhalt mit einem verloren wirkenden Lächeln erzählt.
Daneben bestehen hochgradige **Angst, Agitiertheit** und **körperliche Symptome** wie starke vegetative Zeichnung, ähnlich einer katatonen Symptomatik.

28.3 Ätiologie und beteiligte interagierende Faktoren

An der Entstehung eines depressiven Bildes im Wochenbett sind somatische (z. B. hereditäre und biochemische), intrapsychische und psychosoziale Faktoren beteiligt

28.3.1 Hormonelle Faktoren

Die Tatsache, dass die Symptome in Zusammenhang mit massiven hormonellen Veränderungen auftreten, hat immer immer wieder dazu geführt, für die Entstehung der Wochenbettdepression hormonelle Veränderungen verantwortlich zu machen. Bis jetzt konnte weder ein Zusammenhang eines Progesteron-Anstiegs vor der Geburt mit Depressionen in der Gravidität gefunden werden, noch konnten ein sehr rascher Progesteron-Abfall, ein ungünstiges Östrogen-Progesteron-Verhältnis post partum oder aber Unterschiede im Prolaktin-Spiegel in Zusammenhang mit postpartaler Depression gebracht werden.

28.3.2 Psychosoziale und intrapsychische Faktoren

Signifikante Zusammenhänge zwischen mittelschweren und schweren Depressionen einerseits und Verlusten andererseits konnten durch die

„Mannheimer Kohortenstudie" (Schepank et al. 1987) empirisch nachgewiesen werden. **Kritische Lebensereignisse** (Verluste wie „Exit from the social field") wurden von Brown und Harris (1978) als auslösend für Depression beschrieben. Dennis und Mitarbeiter (2004) haben als prädiktive Faktoren für das Erkranken an einer Post-partum-Depression in ihrer Longitudinalstudie an 594 Müttern in Vancouver eine Immigration innerhalb der letzten fünf Jahre und Depression in der Anamnese gefunden, unabhängig von Schwangerschaft und Geburt.

Psychodynamik der Depression

Ein psychodynamisches Verständnis der Depression (☞ III.23.3.3) umfasst das bewusste emotionale Erleben und die begleitenden unbewussten Phantasien.

Bewusstes emotionales Erleben

- **Depressiver Verstimmungszustand**, geprägt von unangenehm erlebten Affekten wie Angst, (frei flottierend oder gebunden), phobische Zustände, Zwangssymptome, ohnmächtige Wut, Scham, Ekel (meist vor sich selbst).
- Erleben der **Zeitverlangsamung**.
- **Hemmung der Erlebnisfähigkeit**.
- Behinderung des Fühlens und Mitfühlens (besonders schmerzlich wird die innere Distanz zum Baby empfunden).
- **Stupor** oder heillose **Agitation**.
- **Schuldgefühle, Selbstvorwürfe** bis hin zu wahnhaften Straferwartungen.
- Gefühle von **Schmerz** (als physischer Schmerz verspürt).
- **Störungen des Biorhythmus:** Schlafstörungen, Störungen von Appetit und Verdauung, Libidostörungen.

Unbewusste Phantasien

Der depressive Affekt ist die Antwort auf die unbewusste Erinnerung an ein real vorgefallenes **traumatisches Ereignis in der Kindheit**, verbunden mit der unbewussten Phantasie oder Überzeugung, dass sich ein ähnliches Desaster in der Gegenwart ereignet hat. Diese traumatischen Erlebnisse in der Kindheit (**„kindliche Katastrophen"**) können z. B. sein:

- Verlust einer geliebten Person (Objektverlust),
- Verlust der Liebe einer geliebten Person (Liebesverlust),
- Verlust der körperlichen Integrität (körperliche und/oder sexuelle Gewalt, aber auch medizinische Eingriffe zwecks einer Diagnose oder Behandlung),
- Verlust der stützenden Funktion des Über-Ich, an dessen Stelle ein rigides, strafendes sadistisches Gewissen tritt (z. B. durch besonders strenge Erziehung).

Entsprechend dem Ursprung des Konflikts kann einmal der Objektverlust, einmal die narzisstische Verletzung oder Kränkung und einmal die Schuld im Vordergrund stehen. Die narzisstische Kränkung hat häufig enttäuschte Erwartungen zum Inhalt, die den Geburtsverlauf, die Reaktionen der Umwelt etc. betreffen. Es handelt sich jedoch immer um eine **Fixierung an einen bestimmten Wunsch**, der einen zentralen Platz in der inneren Welt der Patientin einnimmt und der gleichzeitig als unerfüllbar gesehen wird – wie z. B. der Wunsch, eine Person möge wieder ins Leben der Patientin treten, oder der Wunsch, etwas wieder gut zu machen. Dazu kommt eine Selbstvorstellung von Hilflosigkeit und Machtlosigkeit, diesen Wunsch erfüllen zu können (Bleichmar 1996).

Neben diesen Lebensereignissen ist die Tatsache von Bedeutung, ob in der Anamnese eine **vorangegangene psychiatrische Episode** erhoben werden kann. Diese korreliert positiv mit Post-partum-Depressionen. Auch die Stimmungslage oder die affektive Färbung während der Schwangerschaft stellen Prädikatoren für eine mögliche Post-partum-Depression dar.

Verluste im weiblichen Lebenszyklus

Schwangerschaft, Geburt und Wochenbett sind mit Verlusten verbunden. Für viele Frauen ist die Veränderung des Körperschemas (Verlust der ursprünglichen, gewohnten Körperkonturen durch eine Schwangerschaft) ein Autonomieverlust. Diese Vorstellung wird bestärkt durch die Tatsache, dass die Schwangere keine Kontrolle über den Schwangerschaftsverlauf hat.

Es gibt Frauen, die aus diesem Grund das Aufrechterhalten einer Schwangerschaft nicht ertragen und Schwangerschaften immer wieder abbrechen müssen. Es besteht die Gefahr von Frühgeburten, Totgeburten und die Gefahr, ein fehlgebildetes Kind zu gebären. Letzteres bedeutet den Abschied von der Vorstellung eines „gesunden, schönen" Kindes (Ringler 2001).

Durch den Akt der Geburt ändert sich wiederum das Körperschema, viele Frauen empfinden dann eine Art Leere in ihrem Inneren. Das Durchtrennen der Nabelschnur markiert für viele Frauen drastisch den Verlust der Mutter-Fetus-Einheit. Ein weiterer Trennungsschritt wird durch das Abstillen gesetzt, das endgültige Zurückziehen der Brustwarzen aus dem kindlichen Mund bedeutet wieder ein Durchtrennen einer Brücke zwischen Mutter und Kind (Springer-Kremser et al. 2006).

Szenarien des Leidens

Die Erfahrung mit an Post-partum-Depressionen leidenden Patientinnen lehrt uns, den Inhalten der Leidenszustände dieser Patientinnen besondere Beachtung zu schenken und aus diesen Inhalten einen Fokus zu kristallisieren, an dem man mit der Patientin psychotherapeutisch arbeiten kann. Die Inhalte der Leidenszustände gruppieren sich in vier Bereichen (Springer-Kremser, 1989):

1. das neugeborene Kind (erster Bereich),
2. die Vorstellungen der Patientin von Mütterlichkeit,
3. das Selbstkonzept,
4. die Partnerbeziehung der Patientin.

Das Leiden am Baby

Darunter werden die Vorstellungen von körperlicher und emotionaler Belastung durch die Geburt des Babys verstanden:

- Mögliche Erkrankungen, langes Weinen des Babys in der Nacht, entsprechende Schlaflosigkeit und Müdigkeit der Mutter.
- Befürchtungen hinsichtlich der richtigen Ernährung oder des Stillens: Wie lange soll man stillen, soll man überhaupt stillen, was bedeutet das Abstillen oder der Übergang zur Flaschennahrung?
- Schließlich spielt für viele Frauen auch das intellektuelle Defizit eine Rolle, also die Tatsache, dass sie häufig den ganzen Tag über nur mit einem Kleinstkind beschäftigt sind und keine intellektuelle Ansprache haben.

Das Leiden an den Vorstellungen von Mütterlichkeit

Das romantische Image von Mütterlichkeit, die gesellschaftlich inhärenten Mythologien um das Mutter-Sein, kann eine Quelle des Leidens sein. Mythen handeln mit falschen Universalien: Sie dienen dazu, die Wirklichkeit zu verzerren. Viele Frauen glauben, einer **unrealistischen Vorstellung von Mütterlichkeit** nacheifern zu müssen. Wenn sie ihr eigenes Verhalten, ihre Wünsche und Vorstellungen mit der Idealisierung der Mütterlichkeit vergleichen, entsteht daraus immer ein Defizit, das eine Quelle der Depressivität sein kann (Nilsson 1970).

Das Leiden am Selbstkonzept

Die **Vorstellungen von der eigenen Person** spielen eine wichtige Rolle: das Körperschema sowie die Vorstellung von dem, was man ertragen kann (z. B. an Schmerz), die Erfahrung mit den Veränderungen des eigenen Körpers, der Veränderung der Figur, der Veränderung des Lebensplanes.

Vor allem das **Geburtserlebnis** ist von Bedeutung. Dem subjektiven Geburtserlebnis wird gerade in Zusammenhang mit der Post-partum-Depression zu wenig Bedeutung beigemessen. Die meisten wissenschaftlichen Untersuchungen zur Frage der Ätiologie der Depression sind Fragebogenuntersuchungen. Gefragt wird nach dem Geburtsablauf, nach der Dauer, nach der Schmerzhaftigkeit usw. Es ist aber nicht so sehr die Art des Ablaufs relevant oder die Schmerzen, sondern die Tatsache, inwieweit das Geburtserlebnis von der ganz persönlichen Erwartung der Patientin abwich. Diese Abweichungen werden in den Fragebogenuntersuchungen und mit psychologischen Tests nicht erfragt. Es kann aber sein, dass Erwartungen, die die Patientin an ihre eigene Person gestellt hat, nicht erfüllt werden konnten (z. B. kann durch eine unkomplizierte Kaiserschnittentbindung die Vorstellung „normal" gebären zu können, eine

„normale“ Frau zu sein, subjektiv in Frage gestellt werden). Auch hier klafft zwischen der Idealisierungsneigung und der Wirklichkeit eine tiefe Kluft. Diese Kluft ist wiederum die Quelle von Depressivität und Enttäuschung.

Das Leiden an der Partnerbeziehung

Bei diesem Leidenszustand geht es um **Art und Qualität der Partnerbeziehung** und der Modifikation dieser Beziehung durch das Hinzukommen eines „Dritten“. Ist ein Vater verfügbar und bereit, die Vaterrolle zu übernehmen? Die Metakommunikation über den Partner, also die Frage nach den Vorstellungen und den Befürchtungen der Patientin über das, was ihr Mann jetzt von ihr, von ihrem Körper usw. glauben und wahrnehmen könnte, wird problematisiert. Der Umgang mit der eigenen Sexualität nach der Geburt, die Problematik der Vereinbarung der Rolle von Mutter und Geliebter färben die Probleme dieses Bereichs.

28.4 Behandlungskonzepte

Die komplexe Interaktion zwischen der weiblichen Körperlichkeit, den körperlichen Veränderungen sowie ihrer psychischen Repräsentanz durch Schwangerschaft und Geburt, mit soziokulturellen Faktoren wie sozialer Unterstützung versus Isolation und Diskriminierung müssen bei der Erstellung von Behandlungsplänen für Frauen mit Post-partum-Depression Beachtung finden.

Die französische Psychoanalytikerin Joyce Mc Dougall (1991) spricht von einem „weiblichen Körpergedächtnis“ Sie versteht darunter die Tatsache, dass der weibliche Körper mehr Höhlen (recessi) und Hohlräume aufweist als der männliche, davon ableitbar auch über mehr „Schlupfwinkel“ verfügt, in welchen sich gute und schmerzliche Erinnerungen – auch an körperliche Veränderungen wie z. B. an eine Schwangerschaft, eine Geburt – verstecken und so im Unbewussten weiter bestehen und dynamisch über die pathoplastische Funktion der Affekte im späteren Leben die seelische Gesundheit oder Krankheit beeinflussen werden.

28.4.1 Post-partum-Blues („Babyblues“)

Das kontinuierliche Ausüben der **„Holding-function“** von seiten des Personals an der Geburtshilflichen Abteilung ist von Bedeutung. Das wichtigste Element der Holding-function ist die Fähigkeit des Personals, den Bedürfnissen der Patientin entgegenzukommen und damit der Patientin die Regulation von Nähe und Abstand zum Personal zu überlassen. Wieviel Intimität ist gewünscht, wieviel Kontakt? Angezeigt sind Flexibilität im Klinikalltag, nichtdirektive Beratung, keine Psychotherapie im engeren Sinn und schon gar nicht psychiatrische Interventionen.

28.4.2 Post-partum-Depression

Psychotherapie, tiefenpsychologisch fundiert, ist die Behandlung der Wahl. Je nach Schwerere der Symptomatik ist oft eine Kombination mit **Psychopharmaka** indiziert. Zur Therapie mit Psychopharmaka bei Post-partum-Depression und Psychosen siehe Cohen (2003).

Für die **Psychotherapie** mit an Post-partum-Depression leidenden Patientinnen haben sich bestimmte Inhalte der Aussagen als zwingend erwiesen:

- Die **subjektive Wahrnehmung** von Schwangerschaft, Geburtsverlauf, Wochenbett und des Zustands des Babys.
- Die **subjektiven Vorstellungen**, das Bild vom eigenen Körper, von Funktionalität und Dysfunktionalität (z. B. die „Mütterlichkeit“) betreffen.
- Die Bedeutung der **realen und phantasierten Verluste in der Biographie,** einschließlich der Frage, „was“ verloren wurde (nicht nur „wer“), besonders im Zusammenhang mit der weiblichen Reproduktion und dem Selbstbild.
- Der **Umgang mit den Affekten:** Wut (ohnmächtige Wut), Angst, Trauer, Scham- und Schuldgefühle, Ekel vor sich selbst, Triumph über andere.
- **Art** und **Qualität der Beziehung zu wichtigen Anderen,** besonders jene zur Mutter der Patientin, zum Vater des Kindes bzw. zum derzeitigen Partner.

- Das **„Empowerment" der Patientin** über aktives Erinnern an bewältigte Lebenskrisen, um so zu helfen, vorhandene Ressourcen, soziale Netze wieder zu mobilisieren, die im Zustand der Depression zugeschüttet scheinen.

28.4.3 Post-partum-Psychose

Die Post-partum-Psychose erfordert zumeist **stationäre psychiatrische Interventionen**. Dabei muss von Beginn an neben der Behandlung mit Antipsychotika und Tranquilizern Psychotherapie angeboten werden. Vor dem Hintergrund egal welcher psychotherapeutischen Methode müssen die psychotherapeutischen Techniken dem psychotischen Funktionsniveau der Patientin angepasst werden: keine Interpretationen, aber kontrollierte Anwendung stützender und suggestiver Techniken ist angezeigt.
Psychotische Episoden nach der Geburt zeigen **oft eine sehr gute Remission**, es handelt sich oft um singuläre Episoden, daher hat der Schutz der Patientin vor voreiligen, definitiven Entscheidungen die eigene Zukunft und die des Babys betreffend, hohe Priorität.

28.5 „Babyblues" und Wochenbettdepression aus homöopathischer Sicht

Die medizinische Wissenschaft konnte bis heute nicht klären, warum viele junge Mütter im Wochenbett an einer Dysthymie (von griech. „dys" = gestört, „thymos" = Stimmung) unterschiedlich intensiver Ausprägung leiden, und warum manche Frauen Wochen bis Monate nach der Geburt in eine Major Depression oder sogar in eine Psychose fallen.

28.5.1 Besonderheiten der Anamnese und Fallanalyse

Familienanamnese

Bereits bei der Anamnese in der Schwangerschaft ist es wichtig, jede Patientin nach depressiven Episoden, depressiv-psychotischen oder schizophrenen Erkrankungen in der Familie zu fragen. Frauen mit belasteter persönlicher oder Familienanamnese neigen verstärkt zur Entwicklung einer postpartalen Depression (Riecher-Rössler 1997). Das Unglücklich-, Aggressiv- und Verzweifelt-Sein passt selbst in unserer aufgeklärten Zeit nicht in das gesellschaftlich geforderte Bild einer jungen, glücklichen, sanften Mutter. Durch das frühzeitige Ansprechen und Erklären dieses gesellschaftlich immer noch tabuisierten Krankheitsbildes von ärztlicher Seite oder durch die Hebammen, wird der Frau nach der Geburt ein aktives Hilfesuchen beim Auftreten der ersten Symptome erleichtert.

Individualisierung der Symptome

Das Augenmerk der homöopathischen Anamnese liegt weniger auf der Pathogenese der Erkrankung als vielmehr auf dem **Phänomen der Dysthymie**. Das Hauptinteresse der Befragung liegt auf jenen Krankheitsaspekten, die in der konventionellen Medizin generell wenig Beachtung finden, da sie für ein Krankheitsbild „untypisch" sind. Genau diese nach Paragraph 153 des „Organon" „charakteristisch" genannten Symptome (☞ II.4.2.1), die die individuelle Ausprägung einer Krankheit widerspiegeln, werden als hochwertige Kriterien zur Arzneimitteldifferenzierung herangezogen. Neben den „pathognomonischen" Symptomen (☞ II.4.2.1) wie Erschöpftheit, Müdigkeit, Schlafstörungen und anderen vegetativen Symptomen weisen der „Babyblues" (☞ III.28.2.1), die Wochenbettdepression (☞ III.28.2.2) und die postpartale Psychose (☞ III.28.2.3) immer auch „auffallende" psychische, körperliche und Allgemeinsymptome auf.
Damit die homöopathische Behandlung Erfolg hat, ist es nötig, diese individuellen, charakteristischen Ausprägungen der Erkrankung zu explorieren. Falls Patientinnen mit postpartalen psychischen Störungen wenige oder gar keine charakteristischen körperlichen oder „Allgemeinsymptome" (☞ II.4.2.1) aufweisen, liegt das Hauptaugenmerk bei der Anamnese allein auf den psychischen Symptomen.

MERKE

> Patientinnen, die kaum an körperlichen oder Allgemeinsymptomen leiden und seit längerer Zeit keine akuten Krankheiten (z. B. grippaler Infekt) hatten, sind meist sehr krank.

Bei genauer Befragung zeigt sich häufig, dass körperliche Symptome über lange Zeit unterdrückend (oft immunsupprimierend) behandelt wurden und sich die Krankheit sukzessive von der somatischen Ebene in den psychischen Bereich „zurückgezogen" hat. Mit einer alleinigen homöopathischen Behandlung ist diesen Patientinnen oft nicht ausreichend zu helfen.

28.5.2 Symptomatologie der Wochenbettdepression

Die Behandlung ist in diesem Fall langwierig und schwierig und sollte ausschließlich von sehr erfahrenen homöopathischen Ärzten in Zusammenarbeit mit einem Psychologen/Psychiater durchgeführt werden.

Die **Hauptrubrik** für die Wochenbettdepression lautet „Gemüt – Traurigkeit – Wochenbett, im".

Diese Rubrik enthält 25 Arzneimittel, von denen viele ausgeprägt psychotische Symptome in der Arzneimittelprüfung erzeugt und an Patientinnen geheilt haben (☞ II.2). Es gibt ungefähr 50 Unterrubriken, die sich mit „Wahnideen" beschäftigen. Dabei sind die detaillierteren Unterteilungen der Rubriken nicht mitgezählt.

Gemütsrubriken

Da der Psyche seit jeher in der Homöopathie breiter Raum eingeräumt und bei Arzneimittelprüfungen dem Auftreten psychischer Symptome große Aufmerksamkeit gewidmet wird, hat die homöopathische Therapie einen bedeutenden Stellenwert in der Behandlung psychischer Erkrankungen gewonnen.

Nahezu jede psychopathologisch denkbare Wahnidee ist bei Arzneimittelprüfungen aufgetreten. Findet man eine bestimmte Wahnidee nicht, sollte das Symptom in den Gemütsrubriken **„Ängste"** und **„Furcht"** gesucht werden.

Die homöopathische Vorgehensweise bei Vorliegen einer Wochenbettdepression entspricht der bei jeder anderen chronischen Krankheit. Zunächst muss ohne Zeitdruck eine umfassende Anamnese in ruhiger, vertrauensvoller Atmosphäre erhoben werden. Besonderes Augenmerk kommt dabei den **psychischen Symptomen** zu (☞ Tab. III.28-1). Die Beschwerden der Patientin werden auf einfühlsame Art und Weise exploriert. Sie wird dazu angehalten, ihre inneren Bilder, Gefühle, Impulse, Vorstellungen, Ängste und Befürchtungen so ausführlich wie möglich zu schildern. Der Grad der Selbst- und Fremdgefährdung (Säugling) muss erkannt werden, um gegebenenfalls ein enges Netzwerk zu organisieren, das unaufdringlich dafür sorgt, dass Mutter und Kind Tag und Nacht betreut sind. Dazu muss ein

Tab. III.28-1: Beispiele für Gemütsrubriken

Gemüt – Wille – zwei Willen – Gefühl, er habe	*Anacardium*
Gemüt – Wahnidee – Kind – nicht ihres, das Kind sei	
Gemüt – Traum, wie in einem	
Gemüt – Wahnidee – vernachlässigt – Pflichten vernachlässigt, er habe seine	*Aurum muriaticum*
Gemüt – Zorn – Denken an seine Beschwerden, bei	
Gemüt – Wahnidee – übermenschlich zu sein – Kontrolle einer übermenschlichen Macht zu stehen, unter der	*Lachesis*
Gemüt – Wahnidee – tot – er selbst sei – Beerdigung würden getroffen, und Vorbereitungen für seine	
Gemüt – Wahnideen – Eifersucht mit	
Gemüt – religiöse Gemütsstörungen, Störungen in Bezug auf die Religiosität – beschäftigt zu sehr mit Religion	*Lilium tigrinum*
Gemüt – Wahnidee – verdammt, er sei – büßen – um ihre Sünden und die ihrer Familie zu	
Gemüt – Manie – zerreißen, an etwas zu reißen, etwas zu – Kleidung zu zerreißen	*Veratrum album*
Gemüt – Wahnidee – verdammt, er sei	

offenes Gespräch mit dem Partner und der engeren Familie oder dem engeren Freundeskreis der Patientin geführt werden.

MERKE

Aus forensischen Gründen sollte die Behandlung einer Patientin mit einer postpartalen Depression immer in Kooperation mit einem Facharzt für Psychiatrie durchgeführt werden.

Gemütssymptome (Wahnvorstellung) im Repertorium (RADAR 9.1)
Gemüt
– Töten – Verlangen zu – Kind, das eigene
– Töten – Verlangen zu – werfen – plötzlicher Impuls, das Kind zu – Fenster, aus dem Fenster
– Töten – Verlangen zu – werfen – plötzlicher Impuls, das Kind zu – Feuer, ins
– Wahnidee – Hören – Einbildung, etwas zu hören
– Wahnidee – schmutzig – Sexualität sei etwas Schmutziges – Mutter geworden ist, seit sie
– Wahnidee – Unrecht – begangen zu haben, Unrecht
– Wahnidee – vernachlässigt – Pflichten vernachlässigt, er habe seine
– tadelt sich selbst – macht sich Vorwürfe
– Traurigkeit – falsch gemacht, falsch angepackt, als habe er alles
– Töten, Verlangen zu – Messer

Traumrubriken

Als Hilfe zur Arzneimittelfindung können auch Träume herangezogen werden. Homöopathische Ärzte, die in der Traumdeutung nach C. G. Jung oder seinem Schüler E. Whitmont erfahren sind, können mithilfe von Assoziationen zu den deutlich erinnerten Traumbildern einer Patientin Symptome erheben, die der Arzneimittelfindung dienlich sind. Die Traumrubriken in den Repertorien haben sich nach Erfahrung der Autorin **nicht** bewährt, da sie den persönlichen Bezug einer Patientin zu bestimmten Traumbildern oder -szenen außer Acht lassen. Stereotype Deutungen werden der individuellen Bedeutung von Traumbildern und -szenen nicht gerecht. Geträumtes „Wasser“ beispielsweise bedeutet nicht für jede Patientin „Sexualität“. Deshalb sind die mittelweisenden Rubriken häufig gerade nicht unter „Träume – Wasser“ zu finden.

Beispiel 1: Die eine Patientin assoziiert mit Wasser ein kaltes Grab, tiefe Einsamkeit als Ausdruck ihrer starken Angst vor dem Tod, weil ein Verwandter in einem See ertrunken ist, dessen Körper man niemals wiederfand.

REPERTORISATION

Gemüt – Furcht – Tod, vor dem

Gemüt – Verlassen zu sein, Gefühl

Beispiel 2: Eine andere Patientin beschreibt Wasser als sehr bedrohlich, weil sie Angst vor der Tiefe hat. Auf genauere Befragung hin erzählt sie, dass ihr eigentliches Problem die Höhenangst sei, die beim Hinunterschauen einen starken Drehschwindel und ein Gefühl von Gleichgewichtsverlust erzeugt. Genau so fühlt sie sich auch beim Schwimmen, weshalb sie Wasser meidet und es fürchtet.

REPERTORISATION

Gemüt – hochgelegene Orte – agg.

Gemüt – Furcht – hochgelegenen Orten, vor

Schwindel – Höhe – Orte, hoch gelegene

MERKE

Traumbilder müssen nach ihrer Bedeutung für das Individuum entschlüsselt werden, bevor sie repertorisierbar werden. Träume sind nur im individuellen Zusammenhang aufschlussreich. Stereotypien sind bei der Arzneimittelfindung nicht hilfreich, sondern führen in die Irre. Nur homöopathische Ärzte, die die Traumarbeit beherrschen, sollten Träume zur Arzneimittelfindung und Verlaufskontrolle heranziehen.

28.5.3 Homöopathische Kasuistiken

Kasuistik 28-1: Wochenbettdepression

Micha Bitschnau

Symptomatik

35-jährige Pat., vor drei Monaten Notsectio wegen drohender intrauteriner Asphyxie wegen Schädel-Becken-Missverhältnis. Seit der Geburt ihres Sohnes zunehmende „Depression".

Seit der Geburt leidet sie außerdem an einem fleckförmigen, juckenden und auffällig roten Hautausschlag am Hals.

Spontanbericht

Die Pat. hat keinen Spaß mehr am Leben. Dauernd hat sie Gedanken, die mit dem Tod zu tun haben. Fixe Idee, dass ihrem Sohn ein schlimmes Schicksal droht, dass er sich zu einer „Messiasfigur" berufen fühlen könnte und dann durch ein Jesus-ähnliches Schicksal zu Tode kommen könnte. Sie ist sich unsicher, ob es eine gute Idee war, ein Kind zu gebären, da sie nun spürt, dass sie ihn nicht vor den Schicksalsschlägen des Lebens bewahren könne und dass sie ihn durch die Geburt auch zwingt, den Tod erleben zu müssen. Beim Erzählen der Symptome rinnen der Pat. die Tränen über das Gesicht. Sie sei plötzlich so besorgt und voller Kummer, obwohl sie bis vor der Schwangerschaft so ein fröhlicher und lebenshungriger Mensch war. Sie erzählt, dass die Schwangerschaft sehr unangenehm war, weil sie auch in dieser Zeit schon dauernd an den Tod denken musste und sich sehr erschöpft und schwach fühlte. Auf der Visuellen Analogskala von 0–10 (☞ II.5.4) gibt sie die psychische Bedrücktheit bei **9–10** an.

Als ungewöhnlich empfindet sie, dass sie seit Schwangerschaftsbeginn eine starke Abneigung gegen Süßigkeiten hatte, ohne die sie es früher nicht hätte aushalten können.

Nach ihren Träumen befragt, erzählt sie lachend, dass sie von herrlichen, unbeschwerten Festen und Feiern mit ihren Freunden träumt. Auf die Frage nach freien Assoziationen zu den Träumen sagt sie, dass sie vor der Schwangerschaft so gelebt hätte. Parties geben ihr das Gefühl von Lebendigkeit und Freiheit. Jetzt fühlt sie sich unfrei und an die Familie gekettet. Sie stillt nicht gern, weil sie sich dadurch so gebunden fühlt, tut es aber aus Pflichtgefühl trotzdem. Sie betont, dass sie ihren Mann und das Baby über alle Maßen liebt und darum ihre Gefühle nicht verstehen kann. Sie erzählt ihrem Mann nichts über ihre Ängste bezüglich des Kindes, weil ja „eh alles so perfekt sei" und sie ihn nicht beunruhigen wolle.

Es erschreckt sie, dass sie seine Zärtlichkeit und Nähe nicht mehr verträgt. Sie hat Angst, dass sie ihre Psyche nicht mehr kontrollieren und „ausflippen" könnte.

Verschreibung

REPERTORISATION (RADAR 9.1)
Gemüt – Lebensüberdruss
Gemüt – Beschwerden durch Sorgen, Kummer – geliebte Person, um eine
Gemüt – Furcht – geschehen – etwas werde
Gemüt – Tod – Gedanken an den Tod
Gemüt – Furcht – Kontrolle zu verlieren, die
Gemüt – Amüsement, Vergnügen – Verlangen nach
Äußerer Hals – Hautausschläge – juckend
Haut – Hautausschläge – rot, gefleckt
Allgemeines – Speisen und Getränke – Süßigkeiten – Abneigung
Träume – Parties

Vanilla aromatica C 30, einmalig 5 Glob.

Follow-up nach zwei Wochen

Bereits zwei Tage nach der Einnahme von *Vanilla aromatica* fühlt sich die Pat. „befreiter". Sie muss beim Stillen nicht mehr weinen (dieses Symptom hatte sie bei der Erstanamnese nicht berichtet) und hat aufgehört, dauernd an den bevorstehenden Tod ihres Kindes zu denken. Der Hautausschlag am Hals verschlechterte sich zwei Tage nach der Arzneimitteleinnahme. Zur Linderung hat sie Quark aufgelegt. Nach einer Woche war der Hautausschlag schlagartig verschwunden.

Sie gibt ihren psychischen Zustand bei **VAS 0** (☞ II.5.4) an. Sie ist erstmals seit Beginn der Schwangerschaft beschwerdefrei.

Sie pumpt oft Milch ab und friert sie ein. Dank dieser Maßnahme kann sie hin und wieder ausgehen und Freunde treffen, während das Kindermädchen oder ihr Mann das Baby versorgt. Seit sie wieder ausgeht, hat sie das Gefühl, wieder zu leben, was sich sehr positiv auf die Beziehung zu ihrem Mann auswirkt.

Weiterer Verlauf

Die Pat. wurde ein Jahr lang in immer größeren Abständen nachkontrolliert. Es traten keine weiteren depressiven Verstimmungen mehr auf. Eine einzige Gabe des korrekt gewählten homöopathischen Mittels reichte aus, um sie zu heilen. Von der Anamnese bis zum ersten Kontrollbesuch gab es über einen Zeitraum von zwei Wochen täglich Kontakt zwischen der Pat. und ihrer homöopathischen Ärztin, um sicher zu gehen, dass sich die Depression nicht weiter verschlimmert (postpartale psychische Erkrankungen können sich rasant verschlechtern).

Diskussion

Vanilla ist ein wenig geprüftes Arzneimittel. Die Repertorisation brachte *Vanilla* dennoch hochwertig hervor. Die bekannten Leitsymptome von *Vanilla* sind der Hautausschlag am Hals, die Unverträglichkeit und/oder Abneigung gegen Süßigkeiten und die psychischen Symptome der Besorgtheit, des Kummers und der bösen Vorahnungen. Der Gegenpol dazu ist das große Verlangen nach Amüsement und Parties, das sich in den Rubriken der Träume von Parties und dem Verlangen nach Amüsement widerspiegeln.

Die Pat. konnte nach der Arzneigabe einen Modus vivendi für die scheinbare Unvereinbarkeit ihrer Lebenslust mit ihrem Verantwortungsgefühl als Mutter finden.

Kasuistik 28-2: Wochenbettdepression

Michaela Zorzi

Symptomatik

31-jährige Pat., gerade von ihrem zweiten Kind entbunden. Postpartal zeigten sich bereits nach der ersten Geburt Schübe von Angst und Traurigkeit, die mit dem Abstillen (nach acht Monaten) wieder von selbst verschwanden.

Allgemeinsymptome: starke Empfindlichkeit auf Wetterwechsel von kalt zu warm. Beschwerden: Kopfschmerzen und Stimmungsschwankungen.

Spontanbericht

Nach der Geburt ihres zweiten Kindes traten schon in der ersten Woche post partum Ängste auf. Vor allem nachts ist die Pat. von Schlaflosigkeit gequält. Die Gedanken kreisen dabei ständig um die Bewältigung des nächsten Tages. Die Versorgung ihrer beiden Kinder erscheint ihr eine nicht zu bewältigende Aufgabe: „Ich bin leer, wie gelähmt vor Angst oder ich bin traurig. Dabei will ich aber ein Vorbild für meine Kinder sein. Ich möchte aber auch im Beruf wieder erfolgreich sein, ich weiß nicht, wie ich das alles bewältigen soll. Ich springe aus dem Fenster".

Erst nach genauer Befragung erzählt die Pat. von einem seltsamen Akutereignis im Alter von zwölf Jahren, bei dem sie plötzlich heftige Schmerzen in den Oberschenkeln hatte, die ein Gehen unmöglich machten. Hinzu kam ein Gefühl von Lähmung in den unteren Extremitäten. Trotz gründlicher stationärer Untersuchung konnte keine Ursache für die Beschwerden gefunden werden. Im Alter von 17 Jahren traten vor einer Prüfungssituation plötzlich heftige Schmerzen am Hinterkopf auf, ebenfalls mit einem Gefühl von Lähmung.

Verschreibung

REPERTORISATION (RADAR 9.1)
Gemüt – Suizidneigung, Neigung zum Selbstmord
Gemüt – Suizidneigung, Neigung zum Selbstmord – stürzt sich – Fenster, aus dem
Gemüt – Angst – Erwartungsspannung, durch
Extremitäten – Lähmung – Gefühl von
Allgemeines – Wetter – Wetterwechsel agg. – kalt nach warm agg

Gelsemium C 200. 5 Glob. in einem Glas Wasser aufgelöst, 3 × tgl. 1 Schluck.

Verlauf

Schon am nächsten Tag bemerkt die Pat. eine leichte Besserung der Stimmungslage.

Verschreibung: Reduktion auf zweimal täglich einen Schluck *Gelsemium* C 200 aus dem Wasserglas.

Nach einer Woche hat die Besserung 50 % vom Ausgangszustand erreicht, die Pat. schläft länger und besser, die suizidalen Gedanken sind gänzlich verschwunden, andere kreisende Gedanken sind zur Hälfte weniger geworden. Sie fühlt sich wieder imstande, den Alltag zu bewältigen.

Verschreibung: Die *Gelsemium*-Einnahme wird erneut reduziert auf einmal täglich einen Schluck aus dem Wasserglas. Die nächste Kontrolle nach weiteren vier Wochen zeigt nochmals eine deutliche Verminderung der Beschwerden, sodass sich die Pat. als nahezu gesund bezeichnet. Es ist für sie selbst ein „kleines Wunder".

Diskussion

Die Bedeutung der körperlichen Symptome zur Arzneimittelfindung wird in diesem Fall besonders deutlich. Erst die Schmerzen in Verbindung mit dem Zustand der Lähmung weisen in aller Klarheit auf *Gelsemium* hin. *Gelsemium* ist kein Mittel, das in den Rubriken der Wochenbettdepression erscheint. Dies sollte jedoch kein Hindernis sein, die Arznei trotzdem zu wählen, wenn frühere körperliche Beschwerden deutlich diese Arznei anzeigen.

Literatur

Bagedahl-Strindlund M, Ruppert S: Parapartum mental illness: A long-term Follow-up study, Psychopathology 1998(31):250 – 259

Bleichmar HB: Some subtypes of depression and their implications for psychoanalytic treatment, Int J Psycho-Anal 1996(77):935 – 961

Brockington IF: Psychiatrische Behandlung während der Mutterschaft: Eine komplexe Herausforderung an die psychiatrischen Dienste, in: Riecher-Rössler A, Rohde A (Hrsg.): Psychische Erkrankungen bei Frauen, Karger, Basel 2001

Brown GW, Harris I (eds.): Social Origins of Depression, Tavistock, London 1978

Cohen LS: Gender-Specific Considerations in the treatment of Mood Disorders, in: Women across the Life Cycle, J Clin Psychiatry 2003(64, suppl. 15):18 – 29

Condon JT: The battered foetus syndrom, J Nerv Ment Dis 1967(175): 722 – 725

Dennis CL, Janssen PA, Singer J: Identfying women at-risk for postpartum depression in the immediate postpartum period, Acta Psychiatr Scand 2004(110):338 – 346

Kendell RE, Chalmers JC, Platz C: Epidemiology of puerperal psychoses, Br J Psychiatry 1987(150):662 – 673

Mc Dougall J: Theater des Körpers, Verlag Int. Psychoanalyse, Weinheim 1991

Murray L, Fiori-Cowley A, Hooper R et al.: The impact of postnatal depression associated adversity on early mother-infant interactions and later infant outcome, Child Dev 1996(67):2512 – 2526

Nilsson A, Almgren PE: Paranatal Emotional Adjustment. A Prospective Investigation of 165 Women, Acta Psychiatr Scand 1970 (Supplementum 220)

Nonacs R, Cohen LS: Postpartum mood disorders: diagnosis and treatment guidelines, J Clin Psychiatry 1998(59, suppl. 2):34 – 40

O'Hara MW; Neunaber DJ, Zekoski EM: Prospective study of postpartum depression: prevalence, course, and predictive factors, J Abnorm Psychol 1984(93):158 – 171

Riecher-Rössler A: Psychiatrische Störungen und Erkrankungen nach der Geburt. Fortschr Neurol Psychiatr 1997(65):97 – 107

Ringler M Schwangerschaft, Geburt und Wochenbett, in: Springer-Kremser M, Ringler M, Eder A (Hrsg.): Patient Frau, Springer, Wien 2001

Schepank H: Epidemiology of Psychogenic Disorders. The Mannheim Study – Results of a field survey in the federal Republic of Germany, Springer, Berlin 1987

Springer-Kremser M, Fischer-Kern M, Leithner-Dziubas K, Löffler-Stastka H: Depressionsbehandlung – was brauchen Frauen?, Z Psychosom Med Psychother 2006(52):161 – 171

Springer-Kremser M, Ivanec S: Zur Diagnosestellung und Behandlung von Wochenbettblues/Depression/Psychose, Der Praktische Arzt 1989(606):900 – 906

Homöopathische Literatur

Whitmont E, Perera S: Träume, eine Pforte zum Urgrund. Burgdorf, Göttingen 1996

29 Psychische Störungen beim Älterwerden

29.1 Alterungsprozess als Krise

Der Mensch altert lebenslang von Geburt an. Der Alterungsprozess wird in unserer heutigen Zeit, in der gesellschaftliches Streben nach Jugendlichkeit, Fitness, körperlicher Attraktivität und sexueller Anziehungskraft im Vordergrund stehen, vor allem von Frauen ab dem Klimakterium als belastend empfunden. Die Wechseljahre werden immer noch als Verlust, Defizit und Krankheit angesehen. Von den meisten Ärzten wird dieser Lebensabschnitt pathologisiert und als behandlungsbedürftig (Hormonersatztherapie, ☞ III.10.4.) eingestuft.

Neuere Studien haben auf die möglichen Gefahren (☞ III.10.4.1) einer generellen Verordnung von Hormonen hingewiesen. Viele Frauen wollen sich diesen Risiken nicht mehr aussetzen und denken inzwischen um. Sie akzeptieren diese kritische Lebensphase und wollen sie aus eigenen Ressourcen heraus positiv bewältigen.

Die Reproduktionsfähigkeit ist ein wesentlicher Faktor in der Selbstdefinition der Frau als Frau, ebenso das Eingebundensein in den Rhythmus des monatlichen Zyklus. Zudem ist jede Frau seit ihrer Mädchenzeit daran gewöhnt, reizvoll und begehrenswert sein zu müssen, um geliebt zu werden. Angesichts des erschlaffenden Körper und der Unfähigkeit, noch einmal Mutter werden zu können, steht sie erneut vor der existenziellen Frage: „Wer bin ich als Frau?". Diese Frage löst oft eine Lebensbilanz aus, verbunden mit dem Wunsch, die noch verbleibenden Jahre erfüllter und „egoistischer" zu gestalten.

Meist fallen in diese krisenhafte Zeit des Verlusts wichtiger, den weiblichen Selbstwert bestimmender Faktoren auch noch entscheidende soziale Veränderungen. Erwachsen gewordene Kinder ziehen aus, eine Umgestaltung in der Partnerschaft wird nötig, oft kommt es zur Auflösung langjähriger Ehen. Kränkungen und Abschiede müssen bewältigt, die Identität neu definiert werden.

Das fortschreitende Altern ist außerdem von körperlichen, oft chronischen Erkrankungen begleitet, die eine hohe psychische Anpassungsleistung erfordern.
Die Einbuße von geistigen und körperlichen Fähigkeiten wird als narzisstische Kränkung erlebt, was häufig zu depressiven Zuständen führt. Frauen, die unfreiwillig alleine leben, kämpfen mit Einsamkeit und dem Gefühl der Nutzlosigkeit.

29.2 Psychische Störungen im Klimakterium

Zwischen dem 50. und 65 Lebensjahr treten im Zuge des Übergangs zur nicht reproduktiven Phase perimenopausal charakteristische Beschwerden (☞ III.10.2.) auf: Hitzewallungen, Schweißausbrüche, Reizbarkeit, depressive Verstimmungen, Schlafstörungen, Konzentrationsstörungen, Schwindelgefühle, Kopfschmerzen, Herzklopfen, Gelenkbeschwerden, Scheidentrockenheit (Daly et al. 1993, Sherwin 1994). Hauser et al. (1994) berichten über Veränderungen der Stimmungslage, der Gedächtnisleistungen und des Sexualverhaltens.
Psychische und körperlich-vegetative Beschwerden während des Klimakteriums werden in verschiedenen Kulturen unterschiedlich berichtet. So leiden z. B. indische Rajput-Frauen oder südafrikanische Bantu-Frauen kaum an klimakterischen Beschwerden, weil ihnen beim Eintritt in die Menopause ein höherer sozialer Status gewährt wird, als er ihnen als noch reproduktionsfähige Frau zustand (Arnim-Baas 1995).

29.2.1 Affektive Störungen

Symptomatik

Das häufigste perimenopausal auftretende affektive Symptom ist die **Reizbarkeit**. Weitere Symptome sind **Weinerlichkeit, Ängstlichkeit, Affektlabilität, Energieverlust, Konzentrationsmangel** und **Schlafstörungen.**
Es liegt meist kein vollständiges depressives Syndrom vor, jedoch bestehen häufig depressive Symptome. Man spricht von **„Subthreshold Depression“** oder **„subsyndromaler Depression“**. Trotzdem kann der Leidensdruck bei den betroffenen Frauen erheblich sein.
Nach der so genannten **Domino-Theorie** (Schmidt 1991) entstehen Depressionen als Folge körperlicher Symptome wie z. B. Schlafdeprivation durch Hitzewallungen. Stone und Pearlstein (1994) fanden jedoch keine Korrelation zwischen nächtlichen Hitzewallungen und depressiven Symptomen.
Die Studien über den Zusammenhang zwischen Menopause und der Entwicklung von Depressionen bieten ein uneinheitliches Bild aufgrund methodologischer Unterschiede. Fasst man die Ergebnisse zusammen, scheinen in der Perimenopause depressive Störungen nach ICD-10 nicht signifikant gehäuft aufzutreten. Liegen allerdings Risikofaktoren vor wie starker sozialer Stress, affektive Erkrankungen in der Familienanamnese oder eine bereits bestehende psychiatrische Krankengeschichte, lässt sich in dieser Lebensphase bei einigen Frauen die Entwicklung einer depressiven Störung beobachten.

Pathogenese

Nach Sherwin (1988) führt die Abnahme der ovariellen Östradiolsynthese mit ihren Konsequenzen für den Neurotransmitter-Metabolismus zusammen mit erhöhten psychosozialen Stressfaktoren zu einer Erniedrigung der Vulnerabilitätsschwelle für psychische Erkrankungen.

Therapie

Bei der Entstehung von klimakterischen Beschwerden sind immer sowohl die biologischen als auch psychischen Faktoren zu berücksichtigen. Daher muss die Möglichkeit einer **Hormonersatzbehandlung** (☞ III.10.4) immer sorgfältig und individuell erwogen werden.
Banger (2001) stellt eine nach Steiner und Yonkers (1998) modifizierte, **nicht medikamentöse Behandlung von depressiven Symptomen** in der Menopause vor:

- Führen eines Symptomkalenders (tägliches Notieren über einen Monat),
- Diät mit wenig Salz, Schokolade, Koffein,
- maßvolles körperliches Training,
- Stressreduktion (z. B. autogenes Training),

- Klärung der partnerschaftlichen Situation,
- Selbsthilfegruppen,
- Psychoedukation (im Sinne einer Selbsthilfe durch Broschüren und Bücher),
- psychotherapeutische Stützung.

Springer-Kremser (2001) schlägt eine sachlich genaue Aufklärung über die veränderten Körperfunktionen zur **Angstreduktion** und **Entmythologisierung** vor. Dazu eine **nondirektive, begleitende Unterstützung** (z. B. bei der Ernährungsumstellung), um für die Frau subjektiv passende Bewältigungsstrategien zu finden. Zudem eine genaue Absprache mit der Patientin über eine mögliche hormonelle Substitution und besonderes Augenmerk des Behandlers auf Frauen mit selbstzerstörerischen Strategien wie Medikamenten- und Alkoholmissbrauch sowie Suizidneigung.

Bei mittelgradigen und schweren depressiven Episoden (vor allem bei Suizidgefahr und/oder psychotischen Symptomen) hat eine **psychiatrisch-medikamentöse Therapie**, kombiniert mit psychotherapeutischer Behandlung, zu erfolgen.

29.2.2 Weitere psychisch-klimakterische Beschwerden

Da Östrogen und Progesteron für die Regulationsaktivität der Neurotransmitter eine entscheidende Rolle spielen und vermutet wird, dass es einen Zusammenhang zwischen dem Hormonstatus und der Höhe der Schwelle von Angstsymptomen gibt, könnte eine hormonelle Übergangszeit wie das Klimakterium eine Risikoperiode für die Ausbildung von Angsterkrankungen darstellen. Es liegen jedoch noch keine ausreichenden empirischen Daten zu dieser Hypothese vor.

Fachinetti und Mitarbeiter (1992) fassten die psychischen und somatischen Veränderungen im Verlauf des Klimakteriums zusammen:

- **Menopausenabhängige Merkmale:** Hitzewallungen, Schweißausbrüche, vaginale Trockenheit, Spannungskopfschmerz, Stressinkontinenz.
- **Altersabhängige Merkmale:** Rückenschmerzen, Parästhesien (subjektive Missempfindungen), Depression, kognitive Störungen, Libidoverlust.
- **Durch Östrogenmangel bedingte Merkmale:** Osteoporose, Migräne, Schwindel, häufiges Wasserlassen, Reizbarkeit, Interesselosigkeit, reduziertes Selbstvertrauen, Schlafstörungen.
- **Konzentrationsmangel, Appetitsteigerung** mit nachfolgendem Übergewicht.

29.3 Psychische Störungen im höheren Lebensalter

Das höhere Alter ab dem 65. Lebensjahr ist geprägt von Multimorbidität. Bei der Frage, wie störend oder nicht störend die individuelle subjektive Belastung erlebt wird, spielen der Umgang mit den Krankheitszeichen und die dazugehörigen Bewältigungsstrategien eine große Rolle. Kiyak und Borson (1992) fanden heraus, dass es älteren Frauen besser als älteren Männern zu gelingen scheint, körperliche Einschränkungen in ihr Leben zu integrieren. Trotzdem sind Depressionen, Angstzustände und paranoide Störungen häufig.

29.3.1 Depressive Erkrankungen

Das **Depressionsrisiko bei älteren Frauen** wird in fast allen Studien als doppelt so hoch wie bei Männern angegeben. Adam (1998) fand Prävalenzraten von 17,3% bei Frauen, davon ca. 5% mit schweren Depressionen. Er beschreibt bei älteren Frauen einen signifikanten Zusammenhang zwischen Entstehung einer depressiven Erkrankung und höherer emotionaler Labilität, höherer erlebter Hilflosigkeit, geringerer Selbstwertschätzung, geringeren internalen und höheren externalen Kontrollüberzeugungen, geringeren problemorientierten und höheren emotionsregulierenden Copingstrategien (Verhaltensweisen zur seelischen Verarbeitung/Bewältigung von Belastungen). Der Zusammenhang mit dem Tod des Partners, früheren depressiven Erkrankungen und dem Bestehen körperlicher Erkrankungen war weniger entscheidend.

Symptomatik

Die Symptomatik der Depression im höheren Lebensalter entspricht dem Bild depressiven Erkrankungen in anderen Lebensaltern:

- gedrückte Stimmung,
- Verminderung von Antrieb und Aktivität,
- sozialer Rückzug,
- Verlust von Interessen und Freuden,
- Müdigkeit, Schlafstörungen,
- Angstzustände,
- verminderter Appetit.

Alterstypisch ist eine deutlich **resignative Komponente.**

Therapie

Psychotherapeutische Unterstützung

Eine psychotherapeutische Behandlung älterer Menschen wurde früher skeptisch angesehen. Hartmann und Lazarus (1992) zeigten jedoch, dass psychotherapeutische Hilfe die Hospitalisierungsraten und die Inanspruchnahme ambulanter Dienste senkt.

Ältere Menschen sind bei der Zuführung zu einer Psychotherapie immer noch eine zu wenig berücksichtigte Randgruppe. Thompson und Gallagher (1987) konnten jedoch hohe Remissionsraten bei **kurzpsychotherapeutischen Behandlungen** (16–20 Stunden) bei depressiven Menschen über 60 Jahren nachweisen. Pritz (2002) stellte fest, dass ältere Patienten zwischen 65 und 80 Jahren ebenso gut von einer **Langzeit-Gruppentherapie (Gruppenpsychoanalyse)** profitieren wie jüngere.

Medikamentöse antidepressive Therapie

Bei mittelschweren und schweren Depressionen sollte eine medikamentöse Therapie erwogen werden.

29.3.2 Angsterkrankungen

Die Prävalenz von Angst und Agitiertheit bei über 65-jährigen Frauen liegt bei 5–10%. Man kann zwischen **generalisierter Angststörung** (chronisch erhöhter Angst), **Panikstörung** (anfallsartig auftretender Angst), sozialer **Phobie** (Angst beim Kontakt mit anderen Menschen) und spezifischen Phobien (z.B. Höhenangst, Angst vor bestimmten Tieren, Angst vor engen Räumen) unterscheiden.

Allen Angststörungen ist gemeinsam, dass sie nicht durch eine körperliche Ursache erklärbar sind und dem Betroffenen einen schweren Leidensdruck und eine oft erhebliche Einschränkung des Lebensvollzugs auferlegen.

Symptomatik

Generalisierte Angstzustände sind durch folgende Symptome gekennzeichnet:

- Angst und Erregungszustände,
- Schlafstörungen,
- paranoide Zustände im Zusammenhang mit sozialer Deprivation,
- Vermeiden von sozialen Aktivitäten,
- Angst vor dem Tod.

Therapie

Medikamentöse Therapie

Bei schweren Angstzuständen und psychotischen Ängsten.

Psychotherapeutische Unterstützung

Bei leichteren Ängsten. Bei generalisierter Angst empfehlen sich tiefenpsychologische Verfahren, bei Phobien verhaltenstherapeutische Interventionen.

29.3.3 Sexuelle Störungen

Das sexuelle Interesse und die sexuelle Aktivität bleiben bei vielen Frauen bis ins hohe Lebensalter erhalten. Laut Weig (2001) hat Östrogenmangel keinen erwiesenen Effekt auf die sexuelle Appetenz und die Orgasmusfähigkeit, wohl aber in der Erregungsphase auf die Lubrikation (☞ III.31.2). Frauen ab dem 60. Lebensjahr berichten eine **Veränderung der physiologischen Reaktionen** bei der Sexualität: Die Reaktion verläuft langsamer, koitale Aktivitäten werden seltener. Es wird mehr Zärtlichkeit gesucht und ausgetauscht. Auch zeigen die Untersuchungen einen Zusammenhang von Frequenz und Zufriedenheit bezüglich sexueller Aktivität mit der sexuellen Aktivität in den jüngeren und mittleren Lebensjahren und dem Vorhandensein und der sexuellen Aktivität eines Partners (Wiegand 1997).

Symptomatik

Erkrankungen des Genitales und der Brust, Stoffwechselerkrankungen und neurologische Erkrankungen führen zu Veränderungen der Sexualphysiologie (☞ III.31.1), insbesondere zu einer negativen

Beeinflussung der Erregungsphase. Bedeutsame Ursache ist unter anderem die Einnahme von bestimmten Medikamenten wie Antihypertensiva, Digitalis, Betablockern, Diuretika und Psychopharmaka.
Des Weiteren berichten ältere Frauen häufig über Dyspareunie (☞ III.31.5), meist ausgelöst durch mangelnde Lubrikation oder Verletzungen infolge Athrophie der Vaginalschleimhaut.

Therapie

Beratung, Psychoedukation und sexualtherapeutische Maßnahmen.
Da die klitorale Reaktion trotz der Veränderung der Sexualorgane intakt bleibt, gibt es ausreichend Möglichkeiten für ein befriedigendes Sexualleben. Wichtig ist ein Gesprächsangebot an die Patientin mit konkreten Fragen zur sexuellen Aktivität oder etwaigen Schmerzen. Entlastend wirken Informationen über die altersbedingten Veränderungen und über alternative, wenig belastende Koitusstellungen.

MERKE

> Es ist wichtig, der Patientin zu vermitteln, dass es im höheren Alter sehr unterschiedliche individuelle Wege der sexuellen Befriedigung zu entdecken gibt. Es gilt, die Patientinnen zu ermutigen, ihre sexuellen Bedürfnisse dem Partner gegenüber zu artikulieren und die körperlichen Veränderungen in das gemeinsame Erleben zu integrieren.

29.3.4 Demenz

Der Altersanstieg bei der Demenz ist nach der Berliner Altersstudie (Helmchen et al. 1996) gravierend. Risikofaktoren sind das chronologische Alter, die Familiengeschichte, ein niedriger Bildungsstand, die Zugehörigkeit zu unteren sozialen Schichten und die Wohnsituation (Heim). Die häufigste Form der Demenz generell ist die **Demenz vom Alzheimer-Typ** (ca. 60%).

Symptomatik

Abhängig vom Grad der Erkrankung treten vor allem folgende Symptome auf:

- Beeinträchtigung von Gedächtnis, Denken, Orientierung, Auffassung, Rechnen, Lernfähigkeit, Sprache und Urteilsvermögen,
- psychische Beeinträchtigungen wie beispielsweise die Verminderung der Kontrolle von Affekten, Verminderung des Antriebs, Veränderung des Sozialverhaltens wie emotionale Labilität, Reizbarkeit, Apathie und Vergröberung des Sozialverhaltens.

Therapie

Sozialtherapeutische Maßnahmen im Rahmen der Interventionsgerontologie, wie kognitive Trainings, Trainings in sozialen Fertigkeiten und psychotherapeutische Verfahren (Gruppentherapie).

29.4 Homöopathische Aspekte der psychischen Störungen beim Älterwerden

29.4.1 Begriffsbestimmung des „Älterwerdens"

Der Übertritt ins höhere Lebensalter ist individuell sehr unterschiedlich ausgeprägt. Charakterisiert ist der Alterungsprozess am ehesten durch die zunehmende Einschränkung körperlicher und geistiger Fähigkeiten.
In der westlich geprägten Gesellschaft wird das „Alter" häufig nur aus einer rein defizitären Perspektive betrachtet, die der älter werdenden Frau nicht gerecht wird.
Zwischen dem 45. und 60. Lebensjahr haben Frauen häufig familiäre Aufgaben zu bewältigen wie z. B. die Ablösung von Kindern und die Neugestaltung der Beziehung zu ihnen. Die Beziehung zum Partner wird meist neu definiert, unter Umständen gilt es, Trennungen zu bearbeiten. Berufliche Tätigkeiten werden neu aufgenommen oder auch beendet. Die Zeit der Gebärfähigkeit ist beendet, klimakterische Beschwerden treten auf.
Im Alter zwischen dem 60. und 75. Lebensjahr ist häufig die Zeit nach der Berufstätigkeit zu gestalten. Partnerschaftliche Beziehungen leiden oft unter eigenen Krankheiten oder Krankheiten des Partners, möglicherweise auch Verlust des Partners. Der Verlust der Eltern, auch von Freunden und nahe stehenden Bekannten ist zu bewältigen.

Ab dem 75. Lebensjahr ist die geistige und körperliche Leistungsfähigkeit zunehmend eingeschränkt. Erkrankungen nehmen zu. Möglicherweise steht das Thema „Pflegebedürftigkeit" mit eventueller Unterbringung in einem Pflegeheim zur Debatte.

Es bilden sich typische psychische **Abwehrmuster** heraus, um altersbedingte Krankheiten verarbeiten zu können (Klußmann 1996):

- **Verdrängung und Verleugnung:** Alles was Angst macht, wird nicht zugelassen.
- **Regression:** Der Körper wird als sehr wichtig empfunden, alle körperlichen Veränderungen werden sorgfältig wahrgenommen.
- **Projektion:** Eigene Schwächen werden anderen zugeschrieben.
- **Resignation:** Vieles wird als sinnlos empfunden, es treten verstärkt Schuldgefühle auf.
- **Isolation:** Rückzug von den Mitmenschen aus Angst, anderen zur Last zu fallen.

29.4.2 Die ältere Patientin in der homöopathischen (gynäkolgischen) Praxis

Der Alterungsprozess als solcher ist mit homöopathischen Mitteln nicht zu beeinflussen. Allerdings kann durch eine homöopathische Therapie (Konstitutionstherapie bzw. bei akuten Beschwerden homöopathische Akuttherapie) das körperliche und psychische Wohlbefinden in den meisten Fällen wesentlich erleichtert und verbessert werden, was zu einer erheblichen Steigerung der Lebensqualität beitragen kann.

Schwierigkeiten der Behandlung

Bei der körperlichen gynäkologischen Untersuchung können Schwierigkeiten auftreten, auf die der Gynäkologe nicht oder nur unzureichend vorbereitet ist, z. B.:

- Ältere Frauen brauchen viel mehr Zeit beim Aus- und Ankleiden, was unter Zeitdruck zu einer Belastung der Praxis führen und bei der Patientin Schuldgefühle auslösen kann.
- Alter des (männlichen) Untersuchers, der meist viel jünger als die Patientin ist. Der Altersunterschied kann bei älteren Frauen zusätzliche Schamgefühle wachrufen.
- Projektion von Seiten des Arztes: Die ältere Patientin wird als „ Mutter" assoziiert. Gefühle von überstarker Zuneigung oder von besonders starker Abwehr können auftreten.
- Unklarheit über eventuelle Phantasien, die bei der älteren Frau durch die gynäkologische Untersuchung ausgelöst werden (Erinnerungen an Geburtssituationen, sexuelle Erinnerungen etc.).

Anamnese

Bedingt durch die oft vorhandene **Multimorbidität** bei älteren und alten Frauen ist die Genauigkeit der Anamnese von großer Bedeutung. Es gilt herauszufinden, wie sich der derzeitige psychische und körperliche Gesundheitszustand der Patientin im Laufe des Lebens bis zum heutigen Tage entwickelt hat:

- Besonderes Augenmerk gilt dabei der **Reihenfolge der Erkrankungen,** um zu verstehen, wie sich miasmatische Krankheiten in den Körper vorgearbeitet haben.

> ! Beispiel einer beginnende Altersdemenz: Eine ältere Patientin, als Kind fröhlich, leidet als Heranwachsende zunehmend unter dem ständigen Streit der Eltern (Vater Alkoholiker) und zieht sich zurück. Als junge Frau Missbrauchserfahrung. Heiratet einen Mann, der Alkoholiker wird. Die Arbeit mit ihren vier Kindern wächst ihr über den Kopf, aber sie versucht immer, allen gerecht zu werden. Zunächst hält sie bei den zunehmenden Streitigkeiten mit dem Ehemann dagegen, später Resignation. Sie entwickelt eine Neigung zu Infektionskrankheiten (Antibiotikatherapie), Magen-Darmstörungen und Schlafstörungen. Sie wird innerlich immer ruheloser und findet keine Entspannung. Den Angehörigen fällt auf, dass sie immer vergesslicher wird. Sie beginnt, ihre Kleidung wahllos anzuziehen (z. B. Unterhemd über Bluse).

- Kann eine **auslösende Ursache** im Zusammenspiel mit einer Erkrankung erfragt werden? Gibt es z. B. einschneidende Ereignisse unmittelbar vor einer Erkrankung (Trennung, Erfahrung von Verlust etc.)?

- Gibt es Erkrankungen, die aus homöopathischer Sicht besonderen Einfluss auf den Organismus hatten wie **Geschlechtskrankheiten** (z. B. Chlamydien), **langwierige Infektionserkrankungen,** starke **psychiatrische Erschütterungen** (Depressionen, Panikattacken, Psychosen etc.)?
- Welche Therapien oder therapeutischen Eingriffe gab es im Leben der Frau (Medikamente, Operationen, Psychotherapie)? Die Beantwortung dieser Frage kann das Verständnis von **Unterdrückungsvorgängen** erleichtern.
- Gab es **Impf-Komplikationen**?
- Welche **Erkrankungen** gibt es in der **Familienanamnese** (v. a. Krebs, neurologisch-psychiatrische Erkrankungen, Allergien)?
- Welche **Lebensgewohnheiten** hat die Patientin gegenwärtig (Abneigungen, Vorlieben, Beeinflussbarkeit durch Klima etc.)?

Symptomatologie des Älterwerdens

! Voraussetzung einer erfolgreichen homöopathischen Behandlung der älteren Frau (mit Beschwerden) ist die Einbeziehung der Symptome aus der vollständigen Krankheitsgeschichte (von der Geburt bis zum Zeitpunkt der Anamnese), der Krankheitsgeschichte der Eltern und Geschwister sowie ggf. der Großeltern.

Charakteristische Symptome

Wie bei allen Krankheitsbildern muss auch bei multimorbiden Beschwerdebildern auf das Vorhandensein von auffallenden, eigentümlichen und ungewöhnlichen Symptomen geachtet werden, z. B.:

- Zunehmende Gleichgültigkeit gegenüber Pflichten, falls dies bisher anders war.
- Die Patientin beginnt, Unverdauliches wie Erde zu essen,
- Stuhl wie Schafskot; weicher Stuhl löst sich schwer aus dem Darm; Stuhlgang geht leichter ab, wenn die Patientin steht.
- Mangel an Lebenswärme, aber Wärme wird als unangenehm empfunden.

Wichtige Rubriken mit Beschwerden des Älterwerdens

Als Repertoriumsrubriken sind besonders die Symptomenkomplexe „Demenz" und „beginnende Demenz" sowie psychische Symptome hilfreich.

Psychische und Demenz-Symptome im Repertorium (nach Kents Repertorium Generale)
Gemüt
– Abneigung – gegen alles
– Abscheu – Ekel – allgemein
– Abscheu – Leben
– albernes Benehmen
– angesehen zu werden – verträgt nicht
– angesprochen zu werden – Abneigung
– Angst, Erwartungsspannung vor einer Verabredung
– Angst – Gedanken, durch
– Angst – verlangt wird, wenn etwas von ihm
– antwortet – Abneigung zu antworten
– Auffahren, Zusammenfahren
– beklagt sich
– Benommenheit
– berührt zu werden – Abneigung
– brütet, sieht alles schwarz
– Denken – Abneigung zu
– Depression
– empfindlich
– Ermahnungen verschlechtern
– Erschöpfung – geistig
– erschreckt leicht
– Erstarrung
– Erwartungsangst, Beschwerden durch
– Fehler in der Arbeit
– Furcht – Gebärden, macht
– Gedächtnis – gutes
– Gedächtnisschwäche
– Gedanken – geistesabwesend
– geistige Anstrengung – verschlechtert
– geistige Arbeit – Abneigung gegen

– Geschäfte – Abneigung gegen
– Gesellschaft – Abneigung gegen
– Gesellschaft – Verlangen nach
– Gleichgültigkeit
– Grimassenschneiden
– Hilflosigkeit – Gefühl der
– Idiotie
– Imbezillität
– kindisches Benehmen
– Konzentration schwierig
– Lachen
– Lächeln – albernes
– Langsamkeit
– Leere – Gefühl der
– Lesen – Abneigung gegen
– misstrauisch
– moralisches Empfinden fehlt
– Selbstvertrauen – Mangel an
– Sinne, abgestumpft
– Trägheit
– vergesslich
– Verlassenheit – Gefühl der
– versunken
– verweilt bei vergangenen unangenehmen Ereignissen
– Verwirrung des Geistes
– Verzweiflung
– Wahnideen
– weigert sich, die Medizin zu nehmen
– Weinen, weinerliche Stimmung etc.
– zerstreut
– Ziehen – Verlangen andere an den Haaren zu ziehen
– zweifelnd – an der Genesung
Allgemeines
– Apoplex
– Mattigkeit
– Müdigkeit
– Schwäche

Homöopathische Kasuistiken

(☞ III.10.5.4).

Literatur

Adam C: Depressive Störungen im Alter. Epidemiologie und soziale Bedingungen, Juventa, Weinheim 1998

Arnim-Baas A: Befindlichkeit von Frauen im Klimakterium. Persönlichkeit, Berufstätigkeit und Beschwerdebild, Quintessenz, Berlin 1995

Banger M: Affektive Störungen im Klimakterium, in: Riecher-Rössler A, Rohhde A (Hrsg.): Psychische Erkrankungen bei Frauen, Karger, Basel 2001

Daly E, Gray A, Barlow D, McPherson K, Roche M, Vessey M: Measuring the impact of menopausal symptoms on quality of life, BMJ 1993(307):836 – 840

Facchinetti F, Demyttenaere K, Fioroni L, Neri I, Genazzani AR: Psychosomatic disorders related to gynecology, Psychotherapy and Psychosomatics 1992(58):137 – 154

Hartmann C, Lazarus LW: Psychotherapy with elderly depressed patients, Clinics in Geriat Med 1992(2):355 – 362

Hauser GA, Huber JC, Keller PJ, Lauritzen C, Schneider HPG: Evaluation der klimakterischen Beschwerden (Menopause Rating Scale [MRS]), Zentralbl Gynäkol 1994(116):16 – 23

Helmchen H, Baltes MM, Geiselmann B, Kanowski S, Linden M, Reischies FM, Wagner M, Wilms HU: Psychische Erkrankungen im Alter, in: Mayer KU, Baltes PB (Hrsg.): Die Berliner Altersstudie, Akademie, Berlin 1996

Kiyak HA, Borson S: Coping with chronic illness and disability, in: Ory MG, Abeles RP, Lipman PD (Hrsg.): Aging, health and behavior, Sage, 1991

Klußmann R: Psychosomatische Medizin, Springer, Berlin/Heidelberg/New York 1996

Pritz A: Gruppenpsychoanalyse mit alten Menschen, in: Pritz A, Vykoukal E (Hrsg.): Gruppenpsychoanalyse, Facultas, Wien 2002

Ringler M: Die „alte" Frau. Die Frau im fortgeschrittenen Alter, in: Springer-Kremser M, Ringler M, Eder A (Hrsg.): Patient Frau, Springer, Wien/New York 2001

Schmidt PJ, Rubinow DR: Menopause-related affective disorders: a justification for further study, Am J Psychiatry 1991(148):844 – 852

Sherwin BB: Affective changes with estrogen and androgen replacement therapy in surgically menopausal women, J Affect Disord 1988(14):177 – 187

Sherwin BB: Estrogen and/or androgen replacement therapy and cognitive functioning in surgically menopausal women. Psychoneuro 1988(13):345 – 357

Sherwin BB: Sex hormones and psychological functioning in postmenopausal women. Exp Gerontol 1994(29):423 – 430

Sies C: Das Klimakterium aus psychoanalytischer Sicht, in: Rohde A, Riecher-Rössler A (Hrsg.): Psychische Erkrankungen bei Frauen, Roderer, Regensburg 2001

Springer-Kremser M: Das Klimakterium/Die Menopause. Die sich selbst erfüllenden Prophezeihungen und die Wirklichkeit der Frauen, in: Springer-Kremser M, Ringler M, Eder A (Hrsg.): Patient Frau, 2. Aufl., Springer, Wien 2001

Steiner M, Klemme A, Rohde A: Das Klimakterium aus psychiatrischer Sicht: Hormone, Affekt und kognitive Funktionen, in: Rohde A, Riecher-Rössler A (Hrsg.): Psychische Erkrankungen bei Frauen, Roderer, Regensburg 2001

Steiner M, Yonkers KA: Depression in women, Martin Dunitz, Ontario 1998

Stone AB, Pearlstein TB: Evaluation and treatment of changes in mood, sleep, and sexual functioning associated with menopause, Obstet Gynecol Clin North Am 1994(21):391 – 403

Thompson LW, Gallagher D: Comparative effectiveness of psychotherapies for depressed elders, J Cons Clin Psychol 1987(55):538 – 553

Wahl HW, Maier G: Altwerden als Frau – psychosoziale Aspekte, in: Franke A, Kämmerer A (Hrsg.): Klinische Psychologie der Frau, Hogrefe, Göttingen 2001

Weig W: Sexualität und Sexualstörungen der älteren Frau, in: Rohde A, Riecher-Rössler A (Hrsg.): Psychische Erkrankungen bei Frauen, Roderer, Regensburg 2001

Wiegand MH, Kockott G (Hrsg.): Partnerschaft und Sexualität im höheren Lebensalter, Springer, Wien 1997

30 Die Sexualität der Frau

30.1 Physiologische Grundlagen und sexuelle Störungen

Definition: Der Begriff „Sexualität" kommt aus dem Lateinischen (sexus: Geschlecht) und umfasst die Gesamtheit der Lebensäußerungen, Verhaltensweisen, Empfindungen und Interaktionen von Lebewesen in Bezug auf ihr Geschlecht.

Im Rahmen der sozio-kulturellen Entwicklung des Menschen hat sich seine Sexualität aus der Zielgerichtetheit auf die Fortpflanzung gelöst. In den verschiedenen Kulturkreisen entstanden spezifische gesellschaftliche Vereinbarungen über Moral, Bräuche und Erotik. Die weibliche Sexualität kann nicht in Normen gedrängt werden. Ausschlaggebend ist das subjektive Erleben. Es wird derzeit davon ausgegangen, dass ca. 5 – 10% der Frauen homosexuell leben.

Die weibliche Sexualität wird durch die besondere genetische Anlage und Entwicklung sowie durch ihre spezielle Anatomie, Physiologie und Biochemie bestimmt:

- Unter sexueller Erregung lassen sich gleichzeitig in verschiedenen Hirnarealen vernetzte komplexe Vorgänge feststellen, die von Stimmung, Partnerbeziehung und Phantasie individuell unterschiedlich beeinflusst werden.
- Die Sensibilität der äußeren Geschlechtsmerkmale (Mamillen, Labia majora, Damm, Anus, Klitoris) ist ausgeprägt. Über direkte (manuelle, orale) oder indirekte (Penetration) Stimulation kommt es zum Höhepunkt (Orgasmus).
- Im Bereich der Vagina ist die Sensibilität gering. Wahrgenommen wird hauptsächlich Druck, für Reibung gibt es keine Rezeptoren:
  - Auch der Gräfenberg-Spot (G-Punkt) im vorderen Drittel der oberen Scheidewand, definiert als Nervenansammlung, kann nur durch Druck stimuliert werden (Davidson 1989).
  - Ein vaginaler Orgasmus durch Reibung der Scheideninnenwand ist nicht möglich.
  - Die Penetration wird von der Frau als Zeichen von Innigkeit, Liebe und Intimität gewertet (Busing 2001).
- Medikamente, die die Durchblutung der weiblichen Geschlechtsorgane fördern, führen nicht zu einer Zunahme der weiblichen Libido (Meston 2001, Basson 2004).
- Individuell besteht ein großer Unterschied, wie die verschiedenen erogenen Zonen auf Stimulieren ansprechen: Intensität, Dauer, körperliche Reaktion. Die physiologischen Abläufe sind bei homo- und heterosexueller weiblicher Sexualität gleich. Folgende Phasen werden unterschieden:
  - Erregungsphase,
  - Plateauphase,
  - Orgasmusphase,
  - Refraktärphase oder Entspannungsphase mit der Besonderheit, dass eine erneute Erregung nach kurzer Zeit wieder möglich ist.

Dies bedeutet, dass die Fokussierung von „Sex" in der westlichen Hemisphäre auf den so genannten Vollzug, d.h. auf die Penetration, für die Frau in den meisten Fällen zu keinem hohen Grad der Befriedigung – und damit zu einem meist unbefriedigenden Geschlechtsakt – führt.

Zu den sexuellen Störungen und ihren Folgen ☞ III.31.

30.2 Sexualität in der Schwangerschaft

30.2.1 Physiologie und Klinik

Im Rahmen der Schwangerschaft kommt es im Organismus zu physischen und psychischen Veränderungen, die die sexuelle Aktivität beeinträchtigen können.

Libido

Für die weibliche Libido werden hauptsächlich Androgene verantwortlich gemacht, die durch freies Testosteron repräsentiert werden (DeCherney 2000). Im Rahmen der Schwangerschaft zeigen sich unveränderte bis erniedrigte freie Testosteronwerte. Ursache dafür ist ein fünffacher Anstieg des Geschlechtshormon-bindenden Globulin (Diedrich 2000).

Die Konzentration von freiem Testosteron ist im gesamten Schwangerschaftsverlauf gleich. Es spielen jedoch andere Faktoren wie Übelkeit und mögliche Ablehnung der Schwangerschaft im ersten Trimenon eine Rolle (☞ III.23.2.3), sodass die Libido anfänglich reduzierter ist als im Laufe der Schwangerschaft. Dies gilt für Erst- und Mehrgebärende gleichermaßen. Der soziale Status spielt deutlich weniger eine Rolle als die prinzipielle Einstellung zur Schwangerschaft.

Körperliche Veränderungen

Die **Östrogen-Werte** steigen massiv an:

- schmerzhafte Vergrößerung der Brüste,
- Zunahme von Plasmavolumen und Gesamtkörperwasser und renalem Blutfluss,
- Abnahme der Osmolalität.

Atmung (Ventilation) und **Herzminutenvolumen** erhöhen sich. Der **Bauchumfang** nimmt zu (Unfähigkeit, am Bauch, aber auch am Rücken zu liegen).

Orthostase und Vena-cava-Kompressionssyndrom

Der mittlere arterielle Blutdruck sinkt am Beginn der Schwangerschaft und steigt im letzten Trimenon langsam an. Das führt zu orthostatischen Problemen. Bei der Hochschwangeren wird in Rückenlage die untere Hohlvene durch die Gebärmutter zusammengepresst (Vena-cava-Kompressionssyndrom). **Zeichen:** Hypovolämie mit Blutdruckabfall, Pulsanstieg, Blässe, Schweißausbruch.
Von Seiten des Arztes empfiehlt sich eine individuelle Beratung, ggf. mit praktischen Hinweisen für Lagerungen mit Kissen und unproblematische Stellungen, und, wenn gewünscht, ein aktives Gesprächsangebot.

Diskutierte Risiken und Ängste

- Angst vor **vorzeitiger Muttermunderöffnung**:
  - durch schwangerschaftsbedingte Veränderungen der Zervix, die sich bei manueller Untersuchung aufgelockert und weich zeigt,
  - Befürchtung einer Fehl- oder Frühgeburt bei sexueller Aktivität durch die mechanische Reizung von Vagina, Portio und Uterus.
- Irritation und Verunsicherung vor **vorzeitige Wehentätigkeit**:
  - bei leichtem Ziehen im Unterbauch ab dem zweiten Schwangerschaftsdrittel,
  - durch sexuelle Aktivität ausgelöste Kontraktionen: klingen meist nach 15 Minuten ab und lösen keine geburtsbringenden Wehen aus (Oxytocin-Freisetzung bei Orgasmus oder Stimulation der Brustwarzen),
  - die Auslösung von Wehen durch sexuelle Aktivität in der Spätschwangerschaft wird kontrovers diskutiert (bei Vorhandensein von ausreichend Prostaglandin-Rezeptoren, die erst am Ende der Schwangerschaft gebildet werden, können die im Sperma vorhandenen Prostaglandine auch in geringer Konzentration Wehen auslösen),
  - mögliche Kontraktionen auch durch Prostaglandine aus dem Ejakulat des Mannes.
- Furcht vor **vorzeitigem Blasensprung**: (keine einheitliche Datenlage; ein Blasensprung wird jedoch durch Entzündungen oder Wehen ausgelöst, nicht durch taktile Reizung) bei vorzeitigem Blasensprung in der Anamnese wird von sexueller Aktivität abgeraten.

30.2.2 Realität

Sexuelle Aktivität dient heute auch der Stabilisierung einer Partnerschaft. So berichten trotz schwangerschaftsbedingter Veränderungen viele Frauen über ein befriedigendes Sexualleben im Rahmen ihrer Schwangerschaft.
Positiv genannt werden:

- Wegfallen der Angst vor einer ungewollten Schwangerschaft,
- Die stärkere Durchblutung der Genitalregion und die verstärkte vaginale Sekretion, die die Penetration erleichtern,
- Das Gefühl der Mutterschaft, welches das Bedürfnis nach „Eins-sein“ und körperlicher Nähe fördert (Reamy 1982),
- Das durch die Schwangerschaft vermittelte Gefühl, attraktiv zu sein (Reamy 1982),
- Das Praktizieren von gegenseitiger Masturbation ohne Penetration, was als befriedigend empfunden wird (Sueiro 1998).

Bei Frauen, die in der Schwangerschaft eine reduzierte Sexualität angeben, stehen zumeist psychische Faktoren im Mittelpunkt:

- Angst vor Verletzung des Babys (Sueiro 1998),
- Angst vor vorzeitiger Wehenauslösung (Sueiro 1998),
- Verunsicherung durch „erlaubte und unerlaubte“ Stellungen beim Geschlechtsakt und Empfehlungen durch gängige Lehrbücher einer sexuellen Karenz bis zum zweiten Trimenon.

Frauen mit konservativer Einstellung geben sehr häufig an, dass nach Eintritt einer Schwangerschaft das „Ziel erreicht“ ist und ein Koitus als unnütz oder sogar „schmutzig“ angesehen wird.

30.2.3 Komplikationen

Nicht jede Schwangerschaft verläuft problemlos. Bei folgenden Befunden wird empfohlen, auf sexuelle Aktivität während der Schwangerschaft zu verzichten:

- **Vorzeitige Wehen bei gleichzeitig verkürztem Muttermund** (☞ III.3.7; die meisten vorzeitigen Kontraktionen haben keine Auswirkung auf die Zervixlänge): Als Richtlinie gilt dabei eine sonographisch nachgewiesene Zervixverkürzung auf 20 Millimeter. In diesem Fall ist davon auszugehen, dass selbst geringe Mengen von Prostaglandin im Sperma zu Weheninduktion führen können. Auch die taktile Reizung der Zervix kann bei den betroffenen Frauen eine Muttermundseröffnung verursachen. In diesem Fall ist von Penetration abzuraten.
- **Blutungen** (☞ III.14.)
  - **mit ungeklärter Ursache** (Penetration vermeiden!): Spotting in der Frühschwangerschaft (ungeklärt), Blutung im dritten Trimenon nach vorausgehender Schwangerschaft,
  - **durch Erosion der Portio** (im ersten Schwangerschaftsdrittel): Diese Blutungen hören von selbst wieder auf. Sie sind hellrot und erscheinen typischerweise nach Penetration oder auch nach starker körperlicher Anstrengung. Sofern die Blutungsursache geklärt ist, besteht keine Gefahr für die Schwangerschaft. Kurzzeitige sexuelle Karenz bis zum Sistieren der Blutung ist ausreichend.
  - Bei nicht blutender **Placenta praevia totalis** (☞ III.3.3.3) sollte allzu heftige Penetration vermieden werden. Sexuelle Karenz wird daher ab der 20. SSW empfohlen.

Tab. III.30-1: Sexuelle Aktivität in der Schwangerschaft

Penetration verboten	Penetration erlaubt
Zervixverkürzung auf < 20 mm	Schwangerschaftskontraktionen ohne Zervixverkürzung
Blutungen unklarer Ursache	Blutungen bei Erosion der Portio
Placenta praevia totalis mit Blutungen	Placenta praevia ohne Blutungen
Vaginale Infektionen	Kurz zurückliegende vaginale Infektionen

- **Vaginale Infektionen** (☞ III.4) ohne oder mit Symptomen wie Juckreiz, Brennen oder sogar vorzeitige Wehen sollten zunächst ausgeheilt werden, bevor sexuelle Aktivität stattfindet (☞ Tab. III.30-1).

Ein Orgasmus durch manuelle oder orale Stimulation kann durchaus erlebt werden, da es dabei zwar zu einer Kontraktion des M. levator ani und der Mm. puborectales kommt, sodass die Scheide sich verengt, er aber nicht zu geburtsbringenden Kontraktionen des Uterus führt (Shafik 2000).

Die beim (weiblichen sowie männlichen) Orgasmus ausgeschütteten Oxytocinmengen haben keine wehenauslösende Funktion, da in der gesamten Schwangerschaft die Gebärmutter durch reduzierte Empfindlichkeit der Oxytocinrezeptoren vor vorzeitiger Wehentätigkeit geschützt ist. Erst am Ende der Schwangerschaft kommt es zu einer Interaktion zwischen Oxytocin und Prostaglandin, welches sowohl zu einer Zunahme der Empfindlichkeit als auch zu einer Vermehrung von Rezeptoren führt und so Wehen auslösen kann. Zusätzlich ist eine Oxytocinausschüttung der kindlichen Hypophyse notwendig, die erst beim reifen Feten möglich ist.

30.2.4 Beratung und Therapie

Sexualität in der Schwangerschaft ist in vielen Partnerschaften ein unausgesprochenes Problem (Sueiro 1998, Hamelka-Olkowska 2005). Es ist deswegen Aufgabe des Geburtshelfers bzw. des Arztes oder der Hebamme, die die Schwangerschaft begleiten, dieses Thema anzusprechen.

MERKE

> Das Ziel sollte sein, unbegründete Ängste abzubauen. Nur, wenn klinisch begründet, sind die bestehenden Risiken zu erläutern und sexuelle Enthaltung zu empfehlen.

Die Angst vor vorzeitigen Wehen bei ausgeübter Sexualität ist bei unauffälligem Schwangerschaftsverlauf grundlos. Sowohl die Berührung (mechanische Reizung) der Zervix, als auch die Prostaglandinmenge im Sperma können bei nicht wehenbereitem Uterus kaum zu Kontraktionen führen (Prostaglandin pro Ejakulat im Mikrogramm-Bereich vs. frus-

tranen Geburtseinleitungsversuchen mit Vaginalzäpfchen im Milligramm-Bereich).
In den Gesprächen sollte erwähnt werden, dass gelebte Sexualität nicht unbedingt von Penetration begleitet werden muss, und dass ein Orgasmus, ausgelöst durch manuelle oder orale Stimulation sehr wohl – ohne Gefahr für Mutter und Kind – erlebt werden darf. Die meisten Ängste betreffen die Gefährdung des Kindes durch allzu tiefe Penetration. Gerade hier ist der Hinweis, dass die weibliche Sexualität nicht unbedingt Penetration als primäres Ziel hat und dass selbst tiefe Penetration das Kind nicht gefährdet, oft hilfreich.
Falls aber eine psychische starke Ablehnung gegen jede körperliche Berührung von Seiten der Schwangeren besteht, die zu einer Störung der Partnerschaft für die werdenden Eltern führt, kann eine psychotherapeutische Begleitung notwendig sein. Nur in den seltensten Fällen ist dies eine bleibende Unlust, sodass zunächst gegebenenfalls auch auf die Zeit nach der Geburt gewartet werden kann.

30.3 Sexualität nach der Geburt

30.3.1 Veränderungen

Die Geburt eines Kindes ist eine lebensverändernde Erfahrung für Frauen und Männer. Über zwei Drittel der Mütter und Väter berichten von psychosexuellen Schwierigkeiten nach der Geburt, vor allem beim ersten Kind. Für die Frau ist die Umstellung von „Geliebter/Freundin" zur „Mutter" oft nicht leicht. Einfluss auf die Libido und die sexuelle Aktivität haben die im Folgenden dargestellten physischen, psychischen und organisatorischen Belastungen.

Gefühl der Verpflichtung

Viele Frauen fühlen sich verpflichtet, die Mutterschaft als den glücklichsten Zustand ihres Lebens anzusehen. Je stärker diese gesellschaftliche Vorstellung von den tatsächlichen Empfindungen abweicht, umso mehr kommt es zu Verdrängungen, Sublimierungen und letztlich zu psychischen Veränderungen.

Verarbeitung des Geburtsvorgangs

Die häufigen vaginalen Untersuchungen im Rahmen von Schwangerschaft und Geburt werden nicht von jeder Frau gleich empfunden. Auch die „Spontangeburt" beinhaltet eventuell unangenehmes Liegen, das plötzliche Wechseln der Ansprechpartner, Kristellern, Episiotomie oder Dammriss (☞ III.5.3):

- Der früher obligate Dammschnitt ist heute stark rückläufig, da mittlerweile nachgewiesen wurde, dass er nicht nur keinen Schutz für den Damm darstellt, sondern zudem eine hohe Morbidität zeigt (Bodner 2001, Cutner 1992),
- Ein Riss, welchen Grades auch immer, hat für den Beckenboden der Frau deutlich weniger negative Auswirkungen (Stanton 1980).

Müdigkeit und Schlafentzug

Die körperliche Belastung durch den Schlafrhythmus und das Stillen ist die Hauptursache für eine herabgesetzte Libido. Die Umkehrung des Tag-Nacht-Rhythmus, wie es häufig der Fall ist, lässt auch die motiviertesten Paare nicht zueinander kommen.

Körper und Hormone

- Viele Frauen erleben sich in den ersten Wochen nach der Entbindung als wenig attraktiv.
- Die in der Schwangerschaft hohen Östrogenspiegel fallen rapide ab und bleiben in der Stillperiode zugunsten des Prolaktin niedrig (begünstigt die Entstehung von Traurigkeit; postpartale Depression (☞ III.28) ca. in 20% der Fälle).
- Die Kontraktilität der Scheidenmuskulatur ist deutlich herabgesetzt, und die Trockenheit der Scheide stört (Diedrich 2000). Da die Kontraktilität eine Voraussetzung für das Halten des Penis und die Stimulation der Klitoris ist, ist die sexuelle Empfindsamkeit herabgesetzt.
- Milchfluss und eventuell schmerzende Brüste werden als sexuell hinderlich empfunden (Avery 2000). Auch bei Vollstillen kann es zu Durchbruchsblutungen mit oder ohne ovulatorische Zyklen kommen. In etwa 4% kommt es während der Stillperiode zu einer neuerlichen Schwangerschaft (Diedrich 2000).

MERKE

Auch bei Vollstillen ist Verhütung notwendig, wobei eine hormonelle Kontrazeption (☞ III.9.5) nur mit Gestagenen erlaubt ist, was zu zusätzlich trockener Scheide und Unlustgefühl führt.

- Nach dem Abstillen ist ein sofortiger Eisprung möglich. Auch eine Stillperiode von zwei Jahren hat dieselben Voraussetzungen.

30.3.2 Realität

Situation nach Schwangerschaft und Geburt

Schwangerschaft und Geburtsmodushaben einen starken Einfluss auf das Sexualverhalten und verändern zum Teil auch die Einstellung gegenüber den eigenen Genitalien:

- War das äußere Genitale bisher ein sexuell aktiver, schamhaft versteckter und nur zu intimer Stimulation entblößter Körperteil, so wird er während Schwangerschaft und Geburt ein medizinischer Fokus und von (meist) mehreren Personen (Hebammen, Ärzten, Studenten?) direkt untersucht, was zusätzlich oft schmerzhaft ist.
- Bei diesen Untersuchungen sollte von den Schwangeren möglichst kein Schamgefühl oder wehleidige Schmerzensäußerungen gezeigt werden, denn laut allgemeiner gesellschaftlicher Übereinstimmung ist „die Geburt doch was ganz Natürliches". Jede Assoziation des Intimbereichs, speziell der Scheide, mit Sexualität wird in dieser Zeit geleugnet.
- Verletzungen des Dammes, besonders Dammschnitte, können Schmerzen verursachen, verlängerte Heilungszeiten haben und Ängste vor Schmerzen und Beschwerden beim „ersten Mal" danach hervorrufen. Zusätzlich bleibt oft ein Gefühl, nicht mehr „die Alte zu sein".
- Nach vaginal-operativen Geburten kommt es im Vergleich mit Spontangeburten ohne Dammverletzung zu einem signifikant höheren Auftreten von sexuellen Problemen wie Schmerzen oder Ablehnung jeglicher Penetration (Hicks 2004, Barrett 2000).

Situation nach Sectio

Bekannt ist der Spruch „Keep your love channel intact – prefer cesarean sectio".

- Es zeigt sich eine starke Abhängigkeit von der Art des Eingriffs: War er geplant oder sogar gewünscht, kommt es tatsächlich zu einer weitaus früheren Wiederaufnahme von gewohntem Geschlechtsverkehr. (Hicks 2004, Barrett 2000),
- Der Wochenfluss, der bis zu sechs Wochen anhalten kann, ist nach Kaiserschnitten meist kürzer und erleichtert die Rückkehr zur „Normalität".
- Eine Not- oder sekundäre Sectio kann jedoch zu Versagensgefühlen führen und damit zu Ablehnung von Sexualität.

! Die Empfehlung zu sechs Wochen sexueller Abstinenz nach Geburt ist wissenschaftlich nicht gesichert. Bei der Abschlussuntersuchung vom Wochenbett sollte auch über erneute sexuelle Aktivität gesprochen werden.

30.3.3 Komplikationen

Geburt und Mutterschaft werden von den meisten Frauen als positiv empfunden, und nach einer kurzen Phase der Umgewöhnung wird das vorherige Leben wieder aufgenommen. In einigen Fällen bleiben Verletzungen an Seele und Körper zurück, die in der Folge zu Veränderungen der Körperwahrnehmung und des „Frau-Bewusstseins" führen:

- Ausgeprägtes Schamgefühl und die Empfindung, während der Geburt versagt und dabei nicht dem normalen „Frau-Sein" entsprochen zu haben, kommen am häufigsten nach sekundären Sectiones oder operativ vaginalen Geburten vor. Dies beeinträchtigt das Selbstwertgefühl, weiblich oder sexuell anziehend zu wirken. Sexuelle Vereinigung mit dem Partner wird deswegen abgewehrt und abgelehnt (Hicks 2004, Barrett 2000).
- Auch bei Spontangeburten können unbedachte Aussprüche von medizinischem Personal, wie „sich nicht richtig entspannen zu können", „wehleidig zu sein", oder „nicht richtig mitzuarbeiten", als Schuldzuweisungen und Vorwürfe verstanden

werden und tiefe Versagensgefühle auslösen. Damm- oder Scheidenverletzungen unter der Geburt verursachen eventuell noch Monate danach Schmerzen und führen eventuell zu rezidivierenden Infektionen. Die Wichtigkeit einer guten anatomischen Rekonstruktion kann nicht genug betont werden. Die Auswirkungen, wenn zu eng genäht wurde oder schwierige Narbenverhältnisse entstanden sind, auf das spätere Sexualempfinden werden immer noch unterschätzt.

- Gestörte Sphinkterfunktion nach übersehenen Sphincter-ani-Verletzungen führen zu Herabsetzung der Willkürfunktion und damit auch zu unwillkürlichem Abgang von Winden (Stanton 1980, Sultan 1993). Dies ist ein absolutes Tabuthema und wird nicht einmal dem Partner gegenüber erwähnt, sodass aus Angst vor peinlichen Geräuschen oder Gerüchen auf Sexualkontakt verzichtet wird.
- Dasselbe gilt für unwillkürlichen Harnabgang durch veränderte Beckenbodenfunktionen.
- Vorübergehende starke Senkung nach Geburt kann zunächst zu einer unangenehmen, schmerzhaften Berührung der Portio bei der Penetration führen. Aus Angst davor wird die sexuelle Aktivität limitiert.

30.3.4 Begleitung von Geburten

Jede Geburt ist für eine Frau einmalig (auch wenn es sich um die zweite oder dritte Geburt handelt). Für Geburtshelfer ist sie tägliche Routine.

> ! Deshalb sind Handgriffe, Untersuchungen und gewisse Redensarten in das unbewusste „Repertoire" der medizinischen Tätigkeiten eingegangen.

Natürlich ist es das Bestreben, eine möglichst gesunde Mutter von einem möglichst gesunden Kind zu entbinden. Woran häufig nicht gedacht wird, ist die Tatsache, dass sich Frauen dem Geburtshelfer anvertrauen, die nach der Geburt ihr Leben ohne Veränderung ihrer sexuellen Qualität wiederaufnehmen wollen:

- Allein die **Untersuchungen** bedeuten für viele Frauen eine Überwindung von Schamgefühl und ein Ausliefern in zumeist unbekannte Hände eines Geburtshelfers bzw. einer Geburtshelferin oder Hebamme.
- Der **Schutz des Beckenbodens** (☞ Tab. III.30-2) zur Wahrung aller seiner Funktionen, wie Harn- und Stuhlkontinenz, Tragen und Halten von Beckenorgane sowie Aufrechterhaltung von sexuellen Funktionen, sollte allen geburtshilflich Tätigen ein Anliegen sein (MacArthur 1997).
- **Episiotomien** (☞ III.5.3) – jahrelang die häufigsten kleinchirurgischen Eingriffe weltweit – zum Schutz des Beckenbodens haben sich als obsolet herausgestellt, da sie keinen Schutz für den weiblichen Beckenboden darstellen. Im Gegenteil: Das Schneiden führt zu zusätzlichen Dyspareunien (Krumpl-Ströher 2002, Fleming 2003, Sultan 1993). Eine unbestrittene Indikation zur Episiotomie bleibt: die Verkürzung der Austreibung aus **kindlicher Indikation.**
- **Schmerzzustände, Ängste und Versagensgefühle** müssen ernst genommen werden. Aussagen, wie „das sollten Sie ihrem Kind zuliebe aber schon aushalten", sind respektlos gegenüber der Gebärenden, wirken persönlich beleidigend und hinterlassen einen unausgesprochenen Vorwurf, eine „schlechte" Mutter zu sein.

Tab. III.30-2: Maßnahmen zum Schutz des Beckenbodens
• Strenge Indikationsstellung für Episiotomien • Möglichst spätes Mitpressen • Bremsen des kindlichen Kopfes durch die Hebamme • Nach geborenem Kopf warten, um in der folgenden Wehe die Schulter zu entwickeln

30.3.5 Postpartale Konsultation

In der Zeit nach der Geburt ist es die Aufgabe aller betreuenden Begleitpersonen (Ärzte, Ärztinnen, Hebammen), für ein **ausführliches Gespräch** (☞ Tab. III.30-3) zur Verfügung zu stehen, wenn gewünscht mit beiden Partnern. Das Gespräch sollte folgende Themen als Schwerpunkte haben (Glazener 1997):

- Geburtserlebnis,
- daraus folgende Veränderungen (für beide Partner),
- neu-empfundene Identität der jungen Mutter,
- sexuelle Aktivität nach der Geburt.

Untersuchungen haben gezeigt, dass Frauen nach der Geburt berührt und angenommen werden wollen, wobei liebevolle Worte wichtig sind, und dabei ihre momentanen sexuellen Bedürfnisse befriedigt sehen, während sich ihre Partner bei nicht gewünschter Penetration sexuell zurückgewiesen und nicht geliebt empfinden (Sydow 2002). Schon das Ansprechen dieser unterschiedlichen Wahrnehmung mit möglicherweise daraus resultierenden Missverständnissen erleichtert den Paaren das spätere Umgehen damit.

MERKE

Unbedingt sollten alle Möglichkeiten der Verhütung erläutert werden (☞ III.9), um nicht zusätzliche Ängste und Unsicherheiten aufkommen zu lassen.

Tab. III.30-3: Empfehlungen für den Inhalt des Gesprächs nach der Geburt

✔ Der Frau Gelegenheit geben, ihr subjektives Geburtserlebnis zu erzählen (oft große Diskrepanz zum Empfinden des Geburtshelfers/der Hebamme).
✔ Medizinisch notwendige Handlungen unter der Geburt noch einmal verständlich erklären.
✔ Ernstnehmen von Schmerzen (auch von nicht nachvollziehbaren!).
✔ Schuldzuweisungen vermeiden („Wenn Sie ordentlich mitgepresst hätten ...", „Sie haben sich ja nicht richtig entspannt" usw.).

30.4 Sexualität nach Operationen

30.4.1 Körperbild und weibliche Identität

Das eigene Körperbild spielt eine Schlüsselrolle in der weiblichen Selbstachtung und dem daraus folgenden sexuellen Selbstbewusstsein (Morley 2003). Ein operativer Eingriff bedeutet folglich oft eine **ungewollte Veränderung** des eigenen Körpers und Körperbildes. Teils handelt es sich um eine tatsächliche Veränderung von Anatomie, Physiologie und Funktion, teils ändert sich die Selbstwahrnehmung durch den operativen Eingriff und die psychische Einstellung zum eigenen Körper.

! Generell lässt sich sagen: Je besser das Verständnis für den eigenen Körper ist, umso leichter sind Veränderungen anzunehmen.

Veränderungen der Sexualität durch Karzinomerkrankungen

Krebserkrankungen der Frau im gynäkologischen Bereich führen fast immer zu operativen Eingriffen, bei denen ein- oder mehrere Geschlechtsorgane entfernt werden. Dies bedeutet für jede Frau eine starke Veränderung, die durch geänderte Körperfunktionen, hormonelle Umstellung und seelische Belastung ausgelöst werden.

Mammakarzinom

Neben der körperlichen Veränderung bei einer Ablatio (☞ III.30.4.2, ☞ III.17.3) sind es meist die Nachbehandlungen mit Anti-Östrogenen, Aromatasehemmern und Gestagenen, die die Libido vermindern. Die auftretenden Symptome sind die klassischen Wechselbeschwerden mit **Hitzewallungen, Schlaflosigkeit, Depressionen** und **Libidoverminderung.**

Die Allgemeinsymptome können durch eine **begleitende psychologische Therapie** gemildert werden. Die Lokalsymptome wie trockene Scheide, verminderte Empfindlichkeit und sensorische Urge-Symptomatik der Harnblase können durch **lokale Östrogen-Gaben** (Cremes, Zäpfchen) behandelt werden. Auch bei Hormonrezeptor-positiven Karzinomen ist die vaginale Gabe von Östrogen zweimal wöchentlich gestattet. Zusätzliche **Gleitmittel** erleichtern die Penetration, sofern diese gewünscht ist.

Ovarialkarzinom

Nach Totaloperation sind die Veränderungen ausgeprägt, sowohl lokal (verkürzte Scheide, fehlender Uterus) als auch hormonell (Hitzewallungen, Schlafstörungen, Depressionen, Libidoverminderung).
Es gilt ebenfalls, die lokale Situation mittels **Cremes** oder **Zäpfchen** zu verbessern. Eine Penetration ist erlaubt und erwünscht, um eine Verkürzung der Scheide zu vermeiden oder wieder aufzuheben.

Zervix- und Endometriumkarzinom

Bei Tumoren des Uterus kommt es zu einer Entfernung von Uterus und/oder Adnexen mit zusätzlicher Scheidenmanschette (Zervix) und Lymphknoten- sowie Netzentfernung. Je nach Größe des Eingriffs sind die Folgerescheinungen mild oder ausgeprägt.
Beim **Zervixkarzinom** (☞ III.19.1) ohne Adnexektomie kann es nach der Operation zur Wiederaufnahme eines normalen Sexuallebens kommen. Die leichte Verkürzung der Scheide kann durch Sexualkontakt mit Penetration zurückgebildet werden. Die hormonelle Situation bleibt bestehen. Als einzige Veränderung kann es zu einer „Wertheim-Blase" (Sensibilitätsstörung der Harnblase) kommen, was mittels **physikalischer Therapie, Elektrostimulation** und mit **Parasympathomimetica** therapiert werden kann, um Restharnbildungen (unwillkürlicher Harnverlust) beim Verkehr zu vermeiden.
Beim **Endometriumkarzinom** (☞ III.19.2) ist der Eingriff um die Adnexektomie erweitert. Die Nachbehandlung mit Antiöstrogenen entfällt, jedoch ist durch die Entfernung der Ovarien der Hormonstatus – je nach Lebensalter der Frau mehr oder weniger störend – verändert. Auch hier ist eine Milderung der lokalen Symptome (Scheidentrockenheit, Herabsetzung der Empfindlichkeit) durch **Gleitmittel**, mäßige Gabe von **lokalen Östrogenen** und **psychologische Begleitung** anzustreben.

Vulvakarzinom

Eine operative Veränderung an der Scheide ist ein stark beeinträchtigender Eingriff (☞ III.20.1). Die offensichtliche Verstümmelung des äußeren Genitales beeinflusst das Sexualleben negativ. Wie beim Mammakarzinom (s. o.) ist eine **psychologische Begleitung** des Paars indiziert, da es häufig zum Irrglauben kommt, dass Geschlechtsverkehr vom Zeitpunkt der Operation an verboten ist. Da es sich bei Vulvakarzinomen um nicht hormonsensible Tumore handelt, kann jederzeit mit **lokalem Östrogen** die Durchblutung der Scheide unterstützt werden. Auch die Penetration an sich ist möglich und erlaubt.
Kommt es zu einer **postoperativen Bestrahlung**, kann eine Strahlenkolpitis zu einer deutlichen Verschlechterung der lokalen Situation beitragen. Die Patientin sollte auch in diesem Fall psychologisch begleitet werden. Darüber hinaus sollten **Gleitmittel, pflegende Wund- und Heilsalben** sowie **lokales Östrogen** zur Verfügung stehen. Oftmals entwickelt sich in Partnerschaften mit solcher Grunderkrankung ein eigener Weg der befriedigenden Sexualität, ohne dass es zu einer schmerzhaften Penetration kommt.

Veränderungen der Sexualität nach Chemotherapie

Jedes Karzinom, das mit einer Chemotherapie nachbehandelt werden muss, beeinträchtig die Lebensqualität der Frau zusätzlich. Die häufigen Krankenhausaufenthalte mit nachfolgender körperlicher Erschöpfung reißen die Frauen aus ihrer gewohnten Umgebung und konfrontieren sie regelmäßig schmerzlich mit ihrer Krankheit. Zusätzliche körperliche Veränderungen wie Haarausfall, trockene Haut oder Soorinfektionen lassen sie sexuell unattraktiv und nicht begehrenswert erscheinen.
Es sollte nicht das Ziel der begleitenden Ärzte sein, diesen Frauen ein intaktes Sexualleben im herkömmlichen Sinn zu verschaffen, sondern durch **Gespräche mit beiden Partnern** die Schwierigkeit der Situation zu analysieren und das Hauptaugenmerk auf die vorhandene Bereitschaft zu zärtlichem Körperkontakt zu lenken, die Scheu vor der

Berührung eines „kranken" Menschen zu nehmen und auf das Vorhandensein von erogenen Zonen zu verweisen.

30.4.2 Operationen und ihre Auswirkungen

Gynäkologische Operationen wirken sich unterschiedlich auf Frauen und ihre weibliche und sexuelle Identität aus. Abhängig davon, wie sehr eine Frau den operativen Eingriff als notwendig erkennt und akzeptiert bzw. ihn sogar wünscht, sind die seelischen und körperlichen Folgeerscheinungen gering bis weit reichend.

Das zunehmende Selbstverständnis, ein Recht auf befriedigende Sexualität zu haben, sowie die Veränderung in der Arzt-Patienten-Beziehung und eine offene Berichterstattung in Presse und Medien haben bewirkt, dass die Beratungsgespräche über Notwendigkeit eines Eingriffs und eventuelle Folgen mittlerweile in der Regel viel vertiefter geführt werden. Wichtig ist, dass Veränderungen oder kurzzeitige Schmerzzustände bei sexueller Aktivität nicht geleugnet, beschönigt oder bei optisch optimalen Operationsergebnissen vom Operateur negiert werden.

Narben und Narbenschmerzen

Sie können sowohl das Gefühl der „Verunstaltung" als auch ein gestörtes Körperempfinden hervorrufen. Berührungen werden als unangenehm empfunden, was oftmals zum kompletten Verbergen des Körpers vor dem Partner führt.

Mammaoperationen

Brusterhaltende Therapie

Brusterhaltende Mammaoperationen verändern die Sensibilität im Operationsgebiet kaum, sofern eine sorgfältige Blutstillung zur Vermeidung von postoperativen Hämatomen und eine möglichst atraumatische, intrakutane Hautnaht erfolgt. Auch im Fall eines Malignoms wird eine brusterhaltende Operation, sofern möglich, einer Ablatio vorgezogen.

Bei genauer Aufklärung und kompetentem präoperativen Gespräch sind daher die Auswirkungen auf die weibliche Sexualität minimal.

Ablatio mammae mit/ohne Rekonstruktionsplastik

Im Fall der kompletten Entfernung einer Brust muss von Veränderungen und Störungen der Einstellung zum eigenen Körper und von einer starken psychischen Belastung ausgegangen werden:

- Zusätzlich zur Diagnose „Krebs" und den damit verbundenen Ängsten kommt die deutlich sichtbare Entfernung eines sekundären Geschlechtsmerkmales mit der Furcht vor dem Verlust weiblicher Attraktivität erschwerend hinzu.
- Die Operation hat Auswirkung auf die weibliche Sexualität durch postoperative Sensibilitätsstörungen bis hin zu Missempfindungen und/oder Gefühllosigkeit. Es wurde auch beschrieben, dass bei Entfernung einer Brust die Mamillenempfindlichkeit der anderen Seite reduziert ist (Morley 2003).
- Sexuelle Zärtlichkeiten an den Brüsten werden eingeschränkt oder entfallen (vor allem in der postoperativen Phase).

> ! Bei jeder Patientin, bei der eine Ablatio wahrscheinlich ist, sollte die Ablatio so durchgeführt werden, dass ein möglicher Aufbau operativ ohne große Probleme durchführbar ist.

Operationen an den inneren Genitalen

Adnexektomie

Durch Entfernung der Adnexe (beidseits) kommt es:

- zur Abnahme des Östrogen-Spiegels,
- auch die Testosteron-Produktion sinkt, was zu einer reduzierten Libido führen kann (Morley 2003),
- klimakterische Veränderungen sind wahrscheinlich, wenn der Eingriff vor der Menopause vorgenommen wird. Außer Schweißausbrüchen, Herzklopfen, Schlaflosigkeit und Trockenheit der Scheide kommt es häufig zu Depressionen und Libidoverlust,
- die eigene Weiblichkeit wird dabei zunehmend in Frage gestellt, die Penetration als unangenehm oder schmerzhaft empfunden. Fehlen Alterna-

tiven, wird die Frau oft die sexuelle Aktivität einstellen.

Hysterektomie

Die Zahl der Hysterektomien sank in den letzen Jahren drastisch um ca. 30%, ihre Indikation wird kritisch hinterfragt.

- Ungewollte und/oder nicht akzeptierte Entfernungen der Gebärmutter können zu starken Veränderungen in Kompetenz, Weiblichkeitsgefühl und sexuellen Empfindungen führen. Obwohl dies physiologisch nicht nachvollziehbar ist, sind diese Veränderungen unbestritten vorhanden (Mackinger 2001, Thakar 2002).
- Die Zufriedenheit der Patientin ist stark von der Qualität der präoperativen Aufklärung abhängig (Mackinger 2001): Viele Frauen glauben, nach einer Entfernung der Gebärmutter „in den Wechsel" zu kommen.
- Zusätzliche Ängste, nach der Operation „frigide" oder unweiblich zu sein, können durch ein ausführliches Gespräch genommen werden. Neue Untersuchungen von Thakar (2002) zeigen, dass eine Hysterektomie keinen Einfluss auf die Sexualität hat.

Laparoskopie

Sichtbare körperliche Veränderungen und große Narben spielen in Zeiten der laparaskopischen Eingriffe meist keine große Rolle mehr.

Eine Laparaskopie hat dasselbe Nebenwirkungsprofil (Verletzungen von Nachbarorganen, Blutverlust durch Gefäßverletzungen) wie eine offene Bauchoperation. Die Operationszeiten sind bei geübtem Team nicht oder nur unbedeutend länger. Der Narbenschmerz ist bedeutend geringer. Ebenso die optische Veränderung durch Narben.

Eine nach den Regeln der Kunst durchgeführte Sterilisation sollte zu keiner hormonellen Veränderung führen.

Beckenbodenrekonstruktive Eingriffe

Noch wird auf die sexuelle Zufriedenheit nach diesen Operationen zuwenig Rücksicht genommen, z. B. bei der **Descensus-Chirurgie** (☞ III.12.2.2), bei **Inkontinenz-Operationen** (☞ III.11.2.5) oder **Prolapssanierungen** (vordere, hintere Plastik, Amreich II, Mesh-Interponate, lateral Repair):

- Dehnung und Anpassung von flexiblem Gewebe sind Voraussetzungen für eine schmerzlose Penetration.
- Obwohl die Scheide keine „Lustrezeptoren" an sich hat und hauptsächlich auf Druck reagiert, stellt die Intaktheit aller Anteile des Beckenbodens den Zug und Druck am klitoralen Gewebe sicher.
- Nur durch die Flexibilität der Scheidenwände ist es möglich, Muskeln anzuspannen, um den Penis besser halten zu können und die Kontraktionen der Beckenbodenmuskulatur als befriedigend zu spüren. Zusätzliches Aufrichten der Gebärmutter durch Kontraktionen des M. levator ani verhindert schmerzhafte Berührungen der Portio (Shafik 2000).
- Die Ligamenti pubourethralia, die sich von in die Scheide reichendem klitoralen Gewebe zur Symphyse und den Labia majora spannen, um bei Penetration auch eine Reizung der Klitoris zu gewährleisten, müssen beweglich – und vor allem – nicht durchtrennt sein (Rees 2000).

> ! Die Bedeutung einer mobilen Scheide für die weibliche Sexualität findet noch keine ausreichende Wahrnehmung in der gynäkologischen Chirurgie.

Dies zeigt sich daran, dass die Häufigkeit so genannter hinterer Plastiken (Kolporrhaphie mit Levatornähten, Amreich II), die einen massiven Eingriff in die Mobilität und Sensibilität des äußeren Genitales darstellen, kaum abnimmt, obwohl viele Patientinnen von Seiten ihrer hinteren Scheidewand symptomfrei waren.

Operationsfolgen für die sexuelle Aktivität

- Zu enge oder starre Scheiden, die die Penetration schmerzhaft machen.
- Eingeschränkte Empfindungsfähigkeit durch:
  - das Hochziehen der Mm. levatores bei Dammrekonstruktionen (Episiotomien, hintere Plastik, Amreich II), das die Kontraktilität herabsetzt, wobei ein Gefühl der „Leere" entsteht,

- die Durchtrennung des N. pudendus, der für die Sensibilität von Labia majora, Klitoris, Anus und Scheideneingang verantwortlich ist.
- Starke Verkürzung der Scheide bei zu ausgedehnten hinteren oder vorderen Plastiken, was zu Berührung des Scheidenendes auch bei nicht allzu tiefer Penetration und damit zu schmerzhaftem Druck auf das Peritoneum führt.
- Scheidenverschlussoperation (Labhartscher Verschluss) mit zu engem Introitus, was eine Penetration unmöglich macht.

Das optische und „ästhetische" Empfinden des Operateurs, wie eine Scheide auszusehen hat, scheint in diesen Tagen immer noch mit die Hauptindikation für beckenbodenrekonstruktive Eingriffe zu sein. Das belegt eine Umfrage in einer urogynäkologischen Ambulanz, bei der Nullipara niemals einen beckenbodenkorrektiven Eingriff erhielten, obwohl sie dieselben Symptome wie Mehrgebärende zeigten, was auf die fehlende optische Senkung der vorderen und/oder hinteren Scheidewand zurückzuführen ist (Krumpl-Ströher 2004).

MERKE

Die Enge der Scheide (unter der falschen Voraussetzung, dass ein straffer Beckenboden gleichbedeutend ist mit befriedigendem Verkehr) ist kein Kriterium für die Operationsqualität. Die gute Funktion und weitreichend belassene Beweglichkeit mit nachfolgend ungestörtem Sexualverhalten ist das einzige Qualitätskriterium.

Bei dieser Umfrage zeigte sich auch, dass doppelt so viele Frauen nach Operationen am Beckenboden über Schmerzen beim Geschlechtsverkehr klagten, als nicht voroperierte. Es wäre wünschenswert, dass im Bewusstsein derjenigen Ärzte, die beckenbodenrekonstruktive Eingriffe durchführen, die Physiologie der weiblichen Sexualität einen höheren Stellenwert erhält. Die Überbewertung der Sensibilität und Enge der Scheide sowie die Vernachlässigung der Empfindlichkeit der äußeren Geschlechtsteile führen zu falschen Operationszielen.

MERKE

Bei Senkungs- oder Inkontinenzoperationen ist der persönliche Leidensdruck die alleinige Operationsindikation. Eine diagnostizierte Senkung ohne Beschwerden ist kein Grund für eine Operation.
Falls der Leidensdruck der Patientin eine Operation notwendig macht, sollte so wenig Scheidenhaut wie möglich reseziert und möglichst keine anatomischen Veränderungen (Verengung der Scheide durch Levatornähte) vorgenommen werden. Außerdem ist auf eine kleine Schnittführung zu achten, um die Narbenbildung begrenzt zu halten.

Episiotomie

(☞ III.5.3, ☞ III.30.3.4).

30.4.3 Präoperative Konsultation

Aufgrund von Hemmungen zwischen Operateur und Patientin kommt es häufig zum Nicht-Ansprechen des Themas „Sexualität" vor einem geplanten Eingriff. Dadurch kann es zu falschen Erwartungen von beiden Seiten kommen. Unter Umständen werden nach störenden Veränderungen von Seiten der Patientin dann (berechtigte) Vorwürfe erhoben.
Tatsache ist, dass es bei den meisten Operationen nicht exakt vorauszusehen ist, wie sehr Körperfunktionen verändert oder beeinträchtigt werden. Selbst der erfahrenste Operateur ist nicht gefeit vor Zwischenfällen oder unerwarteten Ergebnissen.

! Umso wichtiger ist es, vor der geplanten Operation nicht nur die Komplikationen, sondern auch eventuell veränderte Körperempfindungen anzusprechen.

Es überrascht immer wieder, wie selten die Frage nach Veränderungen der sexuellen Funktion vor der Operation aktiv von Seiten der Patientin gestellt wird. Spricht man Frauen allerdings auf ihr Sexualverhalten und die möglichen postoperativen Veränderungen an, so werden doch massive Ängste und Zweifel ausgesprochen.

Empfehlungen für die präoperative Konsultation (☞ Tab. III.30-4)

- Die Bedeutung der inneren Geschlechtsorgane sollte auf jeden Fall erklärt werden. Ängste bezüglich Gebärmutterentfernungen können damit auf ein minimales Maß herabgesetzt werden.
- Vor Entfernung von Ovarien muss auf die hormonelle Veränderung eingegangen werden und in einem ausführlichen Gespräch schon vor der Operation die Möglichkeiten einer hormonellen Ersatztherapie besprochen werden.
- Bei einer eventuellen Ablatio mammae sollte der Patientin unbedingt die Möglichkeit einer Aufbauplastik gegeben werden (ggf. in einem vorherigen Gespräch mit einem plastischen Chirurgen).

Tab. III.30-4: Punkte, die vor der Operation besprochen werden sollten

Körperliche Veränderungen	Hormonelle Veränderungen
Beschreibung evtl. Narbenbildungen an Brust, Bauch oder Scheide.	Genaue Erklärung der Adnex-Funktion und Auswirkungen einer Entfernung.
Genaue Erklärung der Funktion von Uterus und Beschreibung des Situs vor und nach Entfernung sowie genaue Beschreibung des Scheidenblindsackes.	Bei Adnektomien beidseits die Möglichkeit einer Hormonersatztherapie anbieten.
Genaue Darstellung einer Inkontinenzoperation mit möglichen Änderungen des Miktionsverhaltens. Bei beckenbodenrekonstruktiven Eingriffen sexuelle Bedürfnisse ansprechen und genaues Eingehen auf postoperativ entstehende Veränderungen.	Bei Endometriose mögliche Auswirkung von GnRH-Analoga, die über einen Zeitraum von drei bis sechs Monaten notwendig sind.
Erläutern der optischen Veränderungen bei Brustoperationen (mit dem Angebot einer plastischen Rekonstruktion).	Bei Hormonrezeptor-positiven Mammakarzinomen Wirkung und Nebenwirkung von Antiöstrogenen ansprechen.

30.5 Sexualität im Alter

30.5.1 Physiologische Veränderungen

Während des Klimakteriums (☞ III.10) kommt es bei der Frau zu folgenden hormonellen Veränderungen:

- Die **Produktion von Östradiol und Progesteron nimmt ab**, wobei ersteres unter anderem für die Steigerung der Erregbarkeit und Aktivität der Gebärmuttermuskulatur und die Regeneration von Haut und Schleimhäuten verantwortlich ist (Diedrich 2000). Damit ist die Feuchtigkeit der Scheide stark herabgesetzt und die vaginale Verletzlichkeit steigt.
- Ein zusätzliches Phänomen des lokalen Hormonmangels ist die lästige **Harndrang-(Urge-)Symptomatik** (☞ III.11.2.2), die zu ungewolltem Harnverlust bei ständigem Harndrang führt und große Unsicherheitsgefühle auslöst.
- Die leichte **depressive Verstimmung** rund um den „Wechsel" ist meist auch auf die sinkenden Hormonspiegel zurückzuführen.

Aber auch Veränderungen des Körpers spielen eine Rolle. So nimmt die Wahrscheinlichkeit, an den Geschlechtsorganen operiert zu werden, mit steigendem Alter zu. Fast die Hälfte aller Frauen über 50 Jahre hat zumindest einen (klein-)chirurgischen Eingriff am Genitale erlebt (Krumpl-Ströher 2003).

> ! Die subjektive Empfindung von Wechselbeschwerden ist auch von der erlebten Wertschätzung im persönlichen Umfeld abhängig.

In unserem Kulturkreis, in dem „Jugend" eine Voraussetzung und „Anti-Aging" eine Notwendigkeit ist, fühlen sich viele menopausale Frauen unnütz und wenig geschätzt (Dennerstein 2001).

30.5.2 Realität

Sex wird mit Jugend, Sportlichkeit, körperlicher Unversehrtheit, Fruchtbarkeit und Lust assoziiert. Diese Kriterien werden in unserer Wahrnehmung von alternden Menschen nicht mehr erfüllt. Außerdem basiert unsere herkömmliche Definition von sexueller Aktivität auf den drei Fixpunkten „Erektion/Lubrikation, Penetration, Orgasmus“, und so haben wir mehr oder weniger Probleme, uns alternde Menschen beim Sex vorzustellen: Sexualität im Alter ist ein Tabuthema.

Untersuchungen ergaben:

- dass ca. 40% der Frauen im Alter ab 65 Jahren ohne Partner sind,
- dass ungefähr bis Mitte/Ende der sechsten Lebensdekade Geschlechtsverkehr von den meisten Paaren praktiziert wird,
- dass die Masturbationsaktivität in der Regel unverändert bleibt und Zärtlichkeit lebenslang von Bedeutung ist.

Einflussfaktoren

Biographie

Es ist bekannt, dass Frauen aus höheren sozialen Schichten, mit besserem Selbstbewusstsein, verheiratete Frauen und Frauen mit höherem Bildungsniveau größeres sexuelles Interesse zeigen und ihre Bedürfnisse auch ausleben. Eine Abnahme des sexuellen Interesses ist assoziiert mit niedrigem Bildungsniveau, niedriger Einkommensschicht und schlechtem Allgemeinbefinden (Dennerstein 2001).

Hormonersatztherapie

Frauen mit einer kombinierten Hormontherapie (Östrogen und Androgen, ☞ III.10.4) haben eine höhere Frequenz an sexuellen Kontakten, stärkere Libido und weniger Gewichtszunahme aber gleichzeitig haben dieselben Frauen, die Hormone einnehmen, ein höheres Bildungsniveau, sind besser informiert und zeigen ein höheres Selbstbewusstsein (De Lignieres et al. 1990).

Trotzdem ist eine Hormoneratztherapie nur bei starkem Leidensdruck indiziert und eine Zunahme der sexuellen Aktivität durch Hormonpräparate als alleinige Indikation kritisch zu betrachten.

Beziehung und Interesse

Durch Gabe einer Kombination aus Östrogen und Testosteron kann zwar die Libido postmenopausaler Frauen erhöht werden, die Grundvoraussetzung ist aber immer ein Fortbestehen des gegenseitigen Interesses der Partner aneinander (Penteado 2003).

Zusätzlich ist die nicht mehr notwendige Verhütung und die daher fehlende Angst vor Schwangerschaft bei einigen Frauen ein sexueller Stimulus. Bei Bestehen einer liebevollen Partnerschaft oder bei Beginn einer neuen Liebe kann es weiterhin zu Höhepunkten sexueller Befriedigung kommen.

Umfeld

Ein wichtiger Faktor für das Ausleben von Sexualität ist das soziale Umfeld. Wird die alternde Frau als solche mit Respekt behandelt, und bleibt ihr Schlafzimmer weiterhin ein privater Bereich, bleibt auch das Sexualleben intakt (Hawton 1990).

Intimverkehr im Alter

Die ausgeprägte **Trockenheit der Scheide** mit Wund- und Schmerzgefühl aufgrund lokalen Hormonmangels erschwert körperliche Intimität (Gentili 1998).

Klitoris: Durch die hormonellen Veränderungen kommt es zu herabgesetzter Empfindlichkeit der Klitoris, weshalb eine längere und intensivere (nicht stärkere!) Stimulation notwendig ist (Gentili 1998).

Der **„vaginale“ Orgasmus** durch Penetration existiert nicht. Er kommt nur durch indirekte Stimulation der Klitoris und Zug der Ligg. pubourethralia zustande (Rees 2000), und das auch nur bei maximaler genitaler Durchblutung und Erregung. Ein „vaginaler“ Orgasmus ist daher bei atropher oder operierter Scheide fast unmöglich.

Harnverlust bei Geschlechtsverkehr durch unwillkürlichen Drang oder aber auch bei schwachem Beckenboden führt zu Verunsicherung und Scham. In der Folge entsteht daraus oft der Wunsch nach sexueller Abstinenz.

Eine herabgesetzte Libido, keine Lust auf Penetration oder Veränderungen im Lustempfinden sind alles Faktoren, die als sexuelle Dysfunktion gelten. Sie können im Alter durchaus „normal“ sein und trotzdem einen befriedigenden Sexualkontakt mit dem Partner zulassen (Morley 2003).

Schmerzen

In Gesprächen mit Frauen, die keine sexuelle Beziehung mehr zu ihren Partnern hatten, kam eindeutig zur Sprache, dass zwar körperliche Berührung als angenehm und befriedigend empfunden wird, die darauf folgende Penetration durch herabgesetzte Lubrikation und begleitende Uteruskontraktionen schmerzhaft und unangenehm ist (Masters 1981).

Operationen und Operationsfolgen am Genitale

Sie sind eine weitere Ursache für Schmerzen, Unlust oder sogar Enthaltsamkeit. Je höher das Alter, umso wahrscheinlicher die Tatsache, dass eine Frau am Genitale oder Beckenboden operiert wurde. Die typischen Folgeerscheinungen von Operationen treten oft erst in Kombination mit dem Eintritt des Hormonmangels auf, daher werden viele Frauen erst im Alter symptomatisch.
Operative Verengungen oder der operative Verschluss der Scheide, führen zur Unmöglichkeit der Penetration, auch wenn diese gewünscht wird.

30.5.3 Fachärztliche Begleitung

Theorie

Zwei extreme Einstellungen gegenüber älteren Patientinnen sind möglich:

- den Patientinnen unveränderten „Sex" ermöglichen und, um den Libidoverlust auszugleichen, hormonelle oder antidepressive Therapie verordnen, oder
- es als „normal" anzunehmen, dass ältere Patientinnen keine Lust mehr auf Sexualität haben und daher das Gespräch darüber vermeiden.

Beide Möglichkeiten werden der Wirklichkeit unserer Patientinnen nicht gerecht. Die im Alter auftretenden Veränderungen der sexuellen Aktivität müssen weder mit einem Leidensdruck aufgrund der reduzierten Libido noch mit Aversion gegen sexuelle Vereinigung einhergehen:

- die Häufigkeit der sexuellen Lust hat nichts mit der Qualität der tatsächlichen sexuellen Betätigung zu tun,
- der so genannte Libidoverlust bedeutet häufig keine Störung in der Lebensqualität,
- die Abneigung gegen Penetration ist nicht auch gleichzeitig ein Zeichen für Libidoverlust.

> **!** Allen operativ-tätigen Gynäkologen sollte bewusst sein, dass ihre Eingriffe sehr wohl eine Veränderung des Sexuallebens ihrer Patientinnen nach sich ziehen oder ziehen können.

Daher muss jede Indikation zu einem vaginal-operativen bzw. beckenbodenrekonstruktiven Eingriff streng gestellt und mit der Patientin alle Möglichkeiten sexueller Veränderungen besprochen werden.

Praxis

Hilfestellungen bei störenden Problemen

- Voraussetzungen für Schmerzfreiheit herstellen:
  - Die stark herabgesetzte Lubrikation kann durch lokale Hormontherapie mittels Zäpfchen oder Cremes (von den meisten Frauen bevorzugt) deutlich gebessert werden,
  - auch postoperative Schmerzen durch zu engen Introitus oder Narbenbildung können durch Dehnung mittels Massage durch Creme-benetzte Finger verbessert werden,
- Eine orale, systemische Hormontherapie ermöglichen: Frauen, die ein Grundbedürfnis nach Intimverkehr haben, aber lustlos sind und auch darunter leiden, fühlen sich unter einer kurzzeitigen Kombination aus Östrogen-/Androgentherapie häufig zufriedener mit ihrem Sexualleben. Als Dauertherapie sollte möglichst eine Östrogen-Monotherapie angestrebt werden, um das Brustkrebsrisiko klein zu halten (☞ III.10.4.1, ☞ III.10.4.3).
- Der älteren Frau und ihrem Partner den Druck nehmen, ein Plan-Soll erfüllen zu müssen, bzw. Änderungen sexueller Vorlieben und Bedürfnisse als pathologisch zu betrachten.

30.6 Die weibliche Sexualität aus homöopathischer Sicht

30.6.1 Begriffsbestimmung

Der Begriff „Sexualität" umfasst einerseits körperliche und biologische Vorgänge, die dazu führen, dass jede Frau Änderungen in Bezug auf Ihr Geschlecht individuell erlebt. Andererseits umfasst die Sexualität das Empfinden in der Partnerbeziehung. Eine als erfüllt erlebte Sexualität ist für die Frau (und den Partner) eine beglückende Lebenserfahrung. Sobald Störungen der Sexualität im Sinne der Partnerschaftsbeziehung auftreten, zeigen sich Symptome, die einen Konflikt sowohl in der Frau selbst als auch mit dem Partner ausdrücken.

30.6.2 Sexualmedizin in der homöopathisch-gynäkologischen Praxis

Die große Bedeutung, die in der Homöopathie der Anamneseerhebung zukommt, legt es nahe, in der homöopathischen Praxis im Gespräch mit der Patientin behutsam, aber ohne Scheu nach der **sexuellen Zufriedenheit** zu fragen. Zufriedene Patientinnen werden dies auch ohne große Scheu frei berichten. Es ist deshalb wichtig, dass homöopathische Ärzte über ausreichende sexualmedizinische Kenntnisse verfügen.

Erfahrungsgemäß gibt es im Gespräch mit der Patientin in Bezug auf die partnerschaftliche Sexualität Themen, die häufig Klärungsbedarf haben:

- Frauen sprechen meist mehr auf **taktile und emotionale Reize** an als Männer, die stärker auf visuelle Reize reagieren.
- Der **Ablauf der sexuellen Reaktionen** (☞ Tab. III.31-1) bei der Frau von der Erregung zum Orgasmus bis zum Spannungsabbau verläuft variabler als beim Mann.
- Der **Orgasmus hält bei der Frau meist länger** an als beim Mann.
- Die Fähigkeit zu **multiplen Orgasmen** ist bei der Frau ausgeprägter als beim Mann.

30.6.3 Spezielle sexualmedizinische Fragestellungen

Viele Frauen jeden Alters haben allerdings oft Hemmungen, mit ihrem Arzt von sich aus über unklare Fragen zu sprechen, die ihre Sexualität betreffen.

In der gynäkologischen Praxis ist die zunehmende Tendenz zu beobachten, für Jugendliche eine **„Teenagersprechstunde"** einzurichten. Mit diesem Angebot sollen Jugendliche dazu ermuntert werden, über offene Fragen oder Probleme zu sprechen, die mit ihrem heranwachsenden Körper zu tun haben. Das häufigste Thema ist dabei die **Empfängnisverhütung** (☞ III.9). Dieser Kontext bietet sich an, um Fragen zur Sexualität zu besprechen.

Für schwangere Frauen ist es oft eine Erleichterung, wenn von Seiten des Arztes das Thema **Sexualität und Schwangerschaft** (☞ III.30.2) angesprochen wird. Dabei sollte unterstützend zur Sprache kommen, dass bei einem unauffälligen Schwangerschaftsverlauf keine Bedenken gegen Geschlechtsverkehr oder (auch ungewöhnliche) sexuelle Praktiken bestehen. Da bei Schwangerschaftskontrolluntersuchungen häufig der Partner dabei ist, kann dieses Thema mit beiden Partnern zusammen angesprochen werden.

Nach der Geburt haben Frauen meist Angst vor dem ersten Geschlechtsverkehr, besonders dann, wenn bei der Geburt ein Dammschnitt vorgenommen wurde. Bei der ersten Untersuchung nach der Geburt ist es für die Frau beruhigend zu erfahren, dass die Genitalorgane wieder vollkommen „in Ordnung" sind. Durch einfühlsame Darstellung des Untersuchungsergebnisses kann der Frau gezeigt werden, dass die Scheide nach der Geburt weder zu weit, noch zu eng geworden ist. Auch die Frage nach einer günstigen Empfängnisverhütung im Wochenbett (Kondom, ggf. Spirale) sollte besprochen werden. Da postpartal über einen ungewissen Zeitraum (Stillphase) Amenorrhoe besteht, ist z. B. die Temperaturmethode als Empfängnisschutz (☞ III.9.2.1) nicht möglich.

Wichtig ist der Hinweis auf die möglicherweise sowohl physisch als auch psychisch zunehmende Belastung durch die **Mutterschaft**. Die Frau hat unter Umständen nach der Geburt zahlreiche Rollen zu bewältigen (Mutter, Hausfrau, Ehefrau, zusätzliche Berufstätigkeit). Sie muss es lernen, sich Zeit zu lassen, sich Zeit zu nehmen für sich und ggf. das Kind auch einmal abgeben zu können, um sich wieder der Partnerschaft widmen zu können.

Muss sich die Frau im Laufe ihres Lebens einer **gynäkologischen Operation** (z. B. Hysterektomie, Scheidenplastik, Mammakarzinom) unterziehen, führt dies meist zu einer starken Beeinflussung des sexuellen Verhaltens. Durch gezielte Information (Scheidenblindsack nach Hysterektomie; eine Scheidenplastik bedeutet eine plastische, wiederherstellende Operation etc.) kann dem Paar viel Angst genommen werden. Gerade bei einer Tumoroperation ist das gegenseitige Vertrauen in der Beziehung ein wichtiger Prognosefaktor. Eine stabile Partnerschaft wird für die Frau eine starke Stütze sein.

Sexualität im Alter kann sehr beglückend sein. Allerdings hängt die sexuelle Aktivität von der körperlichen und seelischen Gesundheit der Frau und des Partners ab. Oft wird bei vorliegenden Beschwerden das Thema tabuisiert. Frauen stellen meist sehr leicht ihre sexuellen Wünsche zurück, wenn es dem Partner nicht gut geht, oder wenn er z. B. Potenzstörungen hat. Meist zeigt sich in zunehmendem Alter, dass der Frau Zärtlichkeit wichtiger ist als der Geschlechtsverkehr. Frauen klagen in diesem Alter oft über eine Zunahme von Scheidentrockenheit. Gleitcremes, Öleinstreichungen und ggf. eine kurzfristige Hormonsalbenanwendung können rasche Besserung herbeiführen.

Nach dem Tod eines Partners versuchen Alleinstehende häufig, wieder eine Beziehung (meist ohne zu heiraten) einzugehen. Falls bei den Partnern in den vorausgegangenen Beziehungen keine sexuellen Probleme vorhanden waren, zeigt sich, dass auch in den neuen Beziehungen keine sexuellen Probleme auftreten.

Falls bei einer Frau oder bei ihrem Partner eine schwere, evtl. chronische Erkrankung (neurologische Erkrankung, schwere Herz- oder Nierenerkrankung etc.) vorliegt, tritt das Thema der sexuellen Aktivität meist völlig in den Hintergrund. In diesen Fällen wird sich das Paar in einer stimmigen Beziehung vor allem der emotionalen Stützung zuwenden.

Literatur

Avery MD: The experience of sexuality during breastfeeding among primiparous women, J Midwifery Women's Health 2000(45): 227–237

Barrett G: Women's sexual health after childbirth, BJOG 2000(107): 186–195

Bartellas E: Sexuality and sexual activity in pregnancy, BJOG 2000 (107):964–968

Basson R: Pharmacotherapy for sexual dysfunction in women, Expert Opin Pharmacother 2004(5):1045–1059

Bodner K: Perineal lacerations during spontaneous vaginal delivery, Wien klin Woschr 2001(113):743–746

Busing S: Sexual satisfaction of women – development and results of a questionnaire, Psychother Psychosom Med Psychol 2001(51):68–75

Cutner A: The lower unrinary tract in pregnancy and the puerperium, Int Urogynecol J 1992(3):317–323

Davidson JK: The role of the Grafenberg Spot and female ejaculation in the female orgasmic response: an empirical analysis, J Sex Marital Ther 1989(15):102–120

De Lignieres B. et al.: Relations interactives entre comportements sexuels et hormontherapie substitutive post-menopausique: enquete sofres, Gynecol Obstet Invest 1990(85):581–586

DeCherney A: Hormone Receptors and sexuality in the Human female, J Women's Health 2000(9): 9–13

Dennerstein L: Are changes in sexual functioning during midlife due to aging or menopause?, Fertil Steril 2001 (76):456–460

Diedrich K: Lehrbuch für Gynäkologie und Geburtshilfe, Springer, Heidelberg 2000

Fleming N: Changes in postpartum perineal muscle function in women with and without episiotomies, J Midwifery Women's Health 2003(48):53–59

Gentili A: Sexual Dysfunction in older adults, Clinics Geriat Med 1998(14):2

Glazener CM: Sexual function after childbirth: womens experiences, persistent morbidity and lack of professional recognition, BJOG 1997(104):330–335

Hawton K: Sexual function in a communitysample of middel-aged women with partners: effects of age, martial, socioeconomic, psychiatric, gynecological, and menopausal factors, Arch Sex Behav 1990(19):259–268

Hicks TL: Postpartum sexual functioning and method if delivery: summary of the evidence, J Midwifery Women's Health 2004 (49): 430–436

Krumpl-Ströher M: Die weibliche Sexualität im gynäkologischen Alltag – welchen Platz nimmt sie ein?, Speculum, Sonderheft 2003(1):79

Krumpl-Ströher M: Epi – nein danke, Jatros 2002(4):30

MacArthur C: Faecal incontinence after childbirth, BJOG 1997(104): 46–50

Mackinger HF: Unterschiede in der psychischen Befindlichkeit zwischen hysterektomierten und nicht-hysterektomierten Frauen, Wien Klin Woschr 2001(113):954–959

Masters WH: Sex and the aging process, K Amer Geriatr Soc 1981(29):385

Meston CM: Update on female sexual function, Curr Opin Urol 2001(11):603 – 609

Morley J: Female sexuality, Med Clin N Amer 2003(87):1077 – 1090

Penteado SR: Sexuality in healthy postmenopausal women, Climacteric 2003(6):321 – 329

Reamy K: Sexuality and pregancy, a prospective study, J Reprod Med 1982(27):321 – 327

Rees M: The suspensory ligament of the clitoris: connective tissue supports of the erectile tissues of the female urogenital region, Clin Anat 2000(13):397 – 403

Shafik A.: The Role of the levator ani muscle in evacuation, sexual performance and pelvic floor disorders, Int Urogynecol J 2000(11): 361 – 376

Stanton SL: The incidence of urological symptoms in normal pregnancy, BJOG 1980(87):897 – 900

Sueiro E: Sexuality and pregnancy, Aten Primaria 1998(15):340

Sultan AH: Anal-sphincter disruption during vaginal delivery, N Engl J Med 1993(329):1905 – 1911

Sydow K: Sexual enjoyment and orgasm postpartum: sex differences and perceptual accuracy concerning partner's sexual experience, J Psychosom Obstet Gynecol 2002(23):147 – 155

Thakar R: Hysterectomie and pelvic organ dysfunction, N Engl J Med 2002(347):1318 – 1325

31 Störungen der Sexualität

SEXUALMEDIZIN

31.1 Weibliche Sexualität und ihre Störungen

Die traditionelle Einteilung der sexuellen Störungen stammt von Masters und Johnson (1970) sowie von Kaplan (1976) und basiert auf Untersuchungen an Männern, deren Beobachtungen und Ergebnisse auf die weibliche Sexualität übertragen wurden. Erst im Laufe der Jahre wurde die weibliche Sexualität dann von der männlichen differenziert.
Abhängig von der Art der körperlichen Reaktionen, die individuell große Unterschiede aufweisen kann, lassen sich vier verschiedene Phasen unterscheiden (Tab. III.31-1).
Die Einteilung der weiblichen sexuellen Störungen erfolgte auf der Grundlage der Untersuchung der Erregungsphasen, wie folgt:

- Libido- und Lubrikationsstörungen,
- Orgasmusstörungen,
- Dyspareunie,
- Vaginismus.

Um eine sexuelle Störung bei einer Frau zu diagnostizieren, muss ein subjektiver Leidensdruck vorhanden sein. Diesen bei den eigenen Patientinnen

Tab. III.31-1: Die unterschiedlichen Phasen weiblicher Sexualität und die Art der körperlichen Reaktionen

Phase	Reaktionen
Erregungsphase	• Anschwellen von Klitoris und Labien • Lubrikation • Weitung und Öffnung der Vagina • Aufrichten und Anschwellen der Mamillen, leichte Brustvergrößerung • Beschleunigung von Puls und Atemfrequenz
Plateauphase	• Anspannung der Beckenbodenmuskulatur und damit Aufrichten des Uterus, Höhertreten der Zervix • Verengung des äußeren Drittels der Vagina • Sekretion der Bartholinischen Drüsen • Zurückziehen des Präputium hinter die Glans clitoridis
Orgasmus	• Rhythmische Muskelanspannungen des äußeren Scheidendrittels, des Uterus und der Beckenmuskulatur • Eintauchen des Muttermundes in den hinteren Teil der Scheide
Entspannung (Refraktärphase)	• Nachlassen der Erregung • Lösen der Museklanspannungen • Entspannung von Klitoris und Labien • Verlangsamung von Puls und Atemfrequenz • Rückkehr des Uterus in die Ausgangsposition

zu erkennen, ist eine Herausforderung für jeden Gynäkologen. Es zeigt sich auch in der heutigen Praxis immer noch, dass Gespräche über Sexualität sowohl von den Patientinnen als auch ihren betreuenden Ärzten gemieden werden. Ein verständlicher Grund für das Schweigen beim Arztbesuch liegt oft in der Angst der Patientin, dass sie, wenn sie über sexuelle Probleme spricht, ein Versagen zugeben würde, das ihre Weiblichkeit in Frage stellt. Außerdem wird von fast allen Patientinnen erwartet, dass ihr behandelnder Arzt bzw. ihre Ärztin die Initiative zu einem solchen Gespräch ergreift (Metz 1990).

31.2 Libido- und Lubrikationsstörungen

Diese Störungen der weiblichen Sexualität gelten als die häufigsten (Leiblum 1998).

31.2.1 Beschreibung und Definition

Störungen der Libido

Definition: kein oder verringerter Wunsch nach Sexualität.

Ursprünglich wurde als Hinweis für eine Libidostörung ausschließlich der fehlende Wunsch nach Kohabitation gewertet. Mittlerweile ist bekannt, dass Frauen, die sexuelle Phantasien haben, damit bereits eine entsprechende Libido zeigen (Basson 2003).

> ! Neue Definition der Libidostörung: Fehlen von sexuellen Bedürfnissen und Wünschen sowie fehlende sexuelle Phantasien.

Störungen der Lubrikation

Definition: Verminderung oder Ausbleiben der Transsudation der Scheidenmukosa.

Eine verminderte oder fehlende vaginale Sekretion war der traditionelle Marker für Störungen der sexuellen Antwort. Subjektive Erregung und vaginale Sekretion korrelieren jedoch nicht immer (Basson 2003). Es wurde festgestellt, dass Phantasien und sexuelle Vorstellungen, die Frauen erregen, nicht immer eine genitale Antwort bedingen.

> ! Angesichts neuer Erkenntnisse gibt es zwei Definitionen von Störungen der Lubrikation bzw. der sexuellen Antwort:
> 1. Eine subjektiv sexuelle Erregung fehlt bei sexueller körperlicher Stimulation, wobei es zu verstärkter vaginaler Sekretion oder Zeichen anderer körperlicher Antwort kommen kann.
> 2. Genitale Zeichen von Erregung fehlen bei subjektiv sexuell erregender Stimulation.

31.2.2 Realität

Im Leben jeder Frau verändern sich sowohl psychosoziale Lebensumstände als auch ihre Hormonspiegel. Damit verbunden kommt es auch zu Schwankungen in der sexuellen Aktivität:

- **Libidoveränderungen in der Schwangerschaft** sind durchaus normal und erklärbar (☞ III.30.2).
- Die weibliche **Phantasie** ist der stärkste Stimulus im sexuellen Leben einer Frau. Eine ausschließliche körperliche, genitale Stimulation kann zwar zu vaginaler Sekretion führen, dabei kann eine sexuelle Erregung jedoch ausbleiben (Basson 2003).
- **Psychisch belastende Situationen** beeinträchtigen die weibliche Phantasie und werden damit zum „Killer" der sexuellen weiblichen Bedürfnisse.
- **Veränderungen der Libido** können auch nach Geburten, Operationen, bei chronischer Erkrankung oder im Alter auftreten.
- **Fehlender Wunsch nach Penetration** muss nicht mit Libidoverlust einhergehen. Gerade in hormonellen „Umstellungssituationen" kann körperliche Nähe oder manuelle Stimulation sexuell befriedigender und durchaus erwünscht sein.

> ! Negative sexuelle Erfahrungen im Leben einer Frau sind oft Auslöser für eine Vermeidungshaltung und verursachen als Folge eine Minimierung der sexuellen Phantasie, eine Reduktion der sexuellen körperlichen Antwort und bedingen damit weitere negative sexuelle Erlebnisse.

31.3 Orgasmusstörungen

Der Begriff „Orgasmus" kommt aus dem Griechischen von „orgon" in der Bedeutung von „etwas heftig verlangen", „mit Lust anschwellen". Orgasmusstörungen gelten als zweithäufigstes Zeichen bei weiblichen Sexualstörungen.

Fälschlicherweise wird im allgemeinen Sprachgebrauch unter „Orgasmus" noch oft ein gemeinsam zu erlebender Höhepunkt in der geschlechtlichen Vereinigung der Partner verstanden.

31.3.1 Physiologie und Definition des Orgasmus

Beschreibung

Orgasmus ist der Höhepunkt der sexuellen Erregung mit intensiver Lustempfindung (☞ Tab. III.31-1):

- beim Mann begleitet durch die Ejakulation,
- bei der Frau einhergehend mit weiterer Erhöhung der Herzfrequenz und des Atemminutenvolumens, verstärkter Hyperämie der Beckenorgane und rhythmischen Kontraktionen des äußeren Scheidendrittels, des Uterus und der Beckenmuskulatur, dabei taucht der Muttermund in den hinteren Teil der Scheide.

Die Anzeichen des weiblichen Orgasmus sind nicht so eindeutig wie die Ejakulation beim Mann.

Klitorale Stimulation durch vaginale Penetration

Ein Orgasmus wird durch klitorale (direkte) oder vaginale (indirekte) Stimulation des klitoralen Gewebes ausgelöst. Die Klitoris kann während der Penetration indirekt stimuliert werden, wenn der Kontakt des Penis mit dem die Klitoris umgebenden Gewebe gewährleistet ist. Dies erfolgt bei maximal durchbluteten Schamlippen, einer zur Kontraktion fähigen Beckenbodenmuskulatur und einer Nervenreizung durch Zug an den Ligg. pubo-urethralia. Die Voraussetzung für das Erleben eines Orgasmus ist des Weiteren, dass die Frau sexuell stark erregt ist, keine Schmerzen hat, ihr Beckenboden intakt ist, und sie psychisch beim Koitus maximal entspannt sein kann. Das Fehlen auch nur einer Komponente kann als Folge das Ausbleiben des Orgasmus bei Penetration bedingen.

Definiton

Orgasmusstörungen sind daher definiert als das Fehlen von Orgasmus-Erlebnissen oder als eine deutlich herabgesetzte Intensität des Orgasmus bei jeder Art von sexueller Stimulation.

31.3.2 Realität

Bei verschiedenen Umfragen unter Frauen (Busing et al. 2001, Abraham 2002) zu Themen wie Frequenz und Dauer von heterosexuellen Kontakten, Zufriedenheit mit der Frequenz, der Dauer und zu Wünschen bezüglich des sexuellen Verhaltens stellte sich heraus, dass

- das Erreichen eines Orgasmus für 50% der Befragten eine große Rolle spielt,
- für 37% der befragten Frauen die emotionelle und körperliche Nähe wichtiger ist als ein Orgasmus (Busing 2001),
- die weibliche Phantasie der wichtigste Auslöser für das Erleben eines Orgasmus ist und über eine ausschließlich körperliche Stimulation dominiert (Abraham 2002),
- der Koitus sich in Bezug auf den weiblichen Orgasmus in den meisten Studien als die ineffizienteste Methode erwiesen hat und nach wie vor trotzdem die gängigste Sexualpraktik darstellt (Alzate 1985),
- manuelle und orale Befriedigung von den Frauen nicht als „Sex" definiert wird, selbst wenn es dabei zum Orgasmus-Erlebnis kommt.

31.4 Ursachen für Störungen von Libido, Lubrikation und Orgasmus

Störungen der weiblichen Sexualität sind fast immer durch mehr als einen Faktor bedingt und können ursächlich unterschiedlich eingeteilt werden (☞ Tab. III.31-2) (Walton 2003):

- hormonell,
- medikamentös (Nebenwirkung einer Medikamenteneinnahme),
- neurogen,
- psychologisch,
- urogynäkologisch,
- vaskulär,
- allergisch bzw. hypersensibel (Reaktionen auf intravaginale Kontrazeption).

Abklärung körperlicher oder seelischer Ursachen

- Genaue Anamneseerhebung.
- Erfragen von Medikamenteneinnahme, Operationen oder Vorerkrankungen.
- Gynäkologische sowie internistische Untersuchung.

Auf diese Weise lassen sich organische Veränderungen erkennen und ggf. therapeutisch beheben.

Tab. III.31-2: Mögliche organische und nicht organische Ursachen für Störungen von Libido, Lubrikation und Orgasmus

Hormonell	Medikamentös	Neurogen	Psychologisch	Urogynäkologisch	Vaskulär
• Post partum • Endokrinopathien • Menopause • Diabetes mellitus	• Kontrazeptiva • Sedativa • Antihistaminika • Psychopharmaka (Antidepressiva, Antikonvulsiva, Neuroleptika) • Antihypertensiva • Diuretika • Chemotherapeutika	• Alkoholismus • Diabetes mellitus • Rückenmarksläsionen • Beckentraumata	• Stress • Negative sexuelle Erfahrungen • Veränderungen der Lebenssituation • Veränderungen des Körperbildes • Depression • Suchtverhalten (Drogen, Alkoholismus)	• Zystitis • Vulvovaginitis • Endometriose • Uterusprolaps • Inkontinenz • Tumorerkrankung und Strahlentherapie • Operativ bedingte Veränderungen	• Allergische bzw. hypersensible Reaktionen • Hypertonie • Diabetes mellitus • KHK • Rauchen • Hypercholesterinämie

MERKE

> Jede körperliche Pathologie bedingt jedoch meist auch eine seelische, sodass in bei fast allen betroffenen Patientinnen eine psychotherapeutische Begleittherapie indiziert ist.

Von Jugend an bestehende oder erworbene Ursachen

Veränderungen der Lebenssituation, Operationsfolgen, hormonelle Veränderungen oder negative sexuelle Erfahrungen führen häufig erst im Laufe des weiteren Lebens zu Störungen der Sexualität. Auch hier ist eine gezielte und ausführliche Anamnese der erste Schritt für eine mögliche Therapie.

Ständige oder situationsabhängige Ursachen

Gewisse körperliche Stellungen, bestimmte Partner oder veränderte Lebenssituationen können zu wiederkehrenden Störungen führen, die nur in diesen Situationen auftreten, unter anderen Bedingungen aber nicht. Es bedarf einer psychoanalytischen Anamnese (von einem geschulten Psychoanalytiker durchzuführen) und Therapie, um dies zu eruieren.

31.5 Dyspareunie

Ursprünglich (aus dem Griechischen) als „Nicht-Zusammenpassen in der Ehe" und als seelische Qual verstanden, wurde dieser Begriff zum Synonym für alle Arten von Schmerzen beim Koitus. Die Dyspareunie gilt als dritthäufigstes Symptom der sexuellen Störungen der Frau.

31.5.1 Beschreibung und Definition

Schmerzen im Vaginalbereich

Sie können bedingt sein durch:

- Verletzungen am äußeren Genitale,
- Überreizung des N. pudendus (Entzündung, Verletzung, Operation) an:
  - Schamlippen,
  - Klitoris,
  - Anus,
  - am ersten Drittel des Introitus vaginae.

Entzündung

Die Ursache für Entzündungen sind Bakterien, Viren (z. B. Herpes genitalis) oder Pilze. Sie entstehen aber auch, weil die Vaginalhaut durch Hormonmangel trocken ist und zusätzlich mechanisch (manuell oder durch den Penis) gereizt wird.

Verletzung

Wird trockene oder entzündete Vaginalhaut durch Reibung gereizt, entstehen Verletzungen.

Operationsfolge

Verengungen der Scheide (speziell im Introitusbereich), z. B. nach operativen Eingriffen wie Episiotomie (☞ III.5.3.2), Versorgung nach Dammrissen und Levator-Nähten bei hinterer Beckenbodenplastik führen zu Schmerzen bei der Penetration – speziell bei trockener Scheide.

Andere Schmerzlokalisation

- Bei Druck auf die Portio oder den Douglas-Raum kommt es zur **peritonealen Reizung**, die Schmerz auslöst.
- **Schmerzhafte Berührungen der Portio** kommen bei Eindringen des Penis ohne vorherige Erregung auch bei ganz gesunden jungen Frauen vor (bei vorausgehender sexueller Erregung wird durch Kontraktionen des M. levator ani die Scheide im letzen Drittel erweitert und die Portio damit nach hinten gekippt). Ausnahme: ausgeprägte Senkung des Uterus oder postoperativ vernarbte Mm. levatores (nach Beckenboden-rekonstruktiven Eingriffen).
- **Schmerzen im kleinen Becken** bei Druck können durch das Vorliegen einer Adnexitis, Endometritis, Endometriose oder Adhäsionen sowie bei Chronic-pelvic-pain-Syndromen ausgelöst werden.

Psychosomatisch bedingte Schmerzen

Seelischer Kummer, sexuelle Traumatisierung oder das „Nicht-Zusammenpassen in der Ehe" (s. o.) führen zu verminderter Koitusbereitschaft der Frau und damit verbundener verminderter sexueller Erregung, eventuell sogar zu Ablehnung oder Angst vor dem Geschlechtsverkehr.

Definition
Eine Dyspareunie ist definiert als ein Zustand mit ständigen oder wiederkehrenden Schmerzen während und nach sexueller Stimulation bei versuchter oder kompletter Penetration. Man bezeichnet Dyspareunien, die seit dem ersten Geschlechtsverkehr bestehen, als primäre, später erworbene gelten als sekundäre.

31.5.2 Realität

> ! Schmerzen während und nach Geschlechtsverkehr können für Frauen jahrelang ein Problem sein. Ein erlebter Schmerzzustand bedingt Angst vor dem nächsten Mal, und einmal in diesem Kreis gefangen, ist ein Herausfinden von allein für die Frau fast unmöglich.

Der häufigste Grund ist eine **entzündliche Erkrankung des äußeren Genitales**, die durch wiederkehrende Reizung bei Penetration aggraviert. Weitere beschriebene Ursachen für Dyspareunie sind:
- durch **Hormonmangel bedingte Entzündungen,** die weniger offensichtlich, jedoch ebenso schmerzhaft sind. Frauen klagen dabei über Scheidentrockenheit und Missempfindungen bis hin zu unerträglichem Brennen. Als Therapie dieser Symptome werden häufig erfolglos Antimykotika oder Antibiotika verordnet.
- Frauen mit Zustand nach Beckenboden-rekonstruktiven Operationen klagen doppelt so häufig über Schmerzen beim Koitus wie nicht operierte Frauen (Krumpl-Ströher 2003, Tunuguntla 2006).

31.6 Vaginismus

Es gibt Autoren, die die Existenz von Vaginismus als Erkrankungsentität bezweifelt und ihn als Reaktion auf schmerzhaften Verkehr definiert (z. B. Reissing 1999).

31.6.1 Terminologie

Beschreibung
Bei Vaginismus kommt es zu individuell unterschiedlich ausgeprägten Muskelkontraktionen, die ein Eindringen in die Vagina (z. B. mit Finger, Penis oder Tampon) verhindern.
Eine Variante, bei der es mit Vollzug der Penetration zu Kontraktionen kommt und damit das Lösen des Penis aus der Scheide unmöglich werden soll, ist Fiktion.

Definition
Als sexuelle Störung ist Vaginismus definiert als bestehende Unmöglichkeit, die Scheide einer Frau mit Finger oder Penis, trotz bewussten Wunsches der Frau, zu penetrieren, weil eine unbewusste Anspannung des äußeren Scheidendrittels mit Kontraktion der Beckenbodenmuskulatur ein Eindringen verhindert.
Die Unmöglichkeit der Penetration bei Hymenalhypertrophie (☞ III.1.2.1) ist in jedem Fall von Vaginismus zu trennen.

31.6.2 Realität

Spasmen des Beckenbodens, die eine Penetration unmöglich machen, sind meist Abwehreaktionen einer Frau auf in der Vergangenheit erfolgte körperliche oder seelische Verletzungen (z. B. bei als traumatisch erlebten ersten gynäkologischen Untersuchungen, iatrogener Defloration oder Vergewaltigungen).
Das Krankheitsbild einer Anorexie (☞ III.25.4) als Ausdruck der Verleugnung der eigenen Weiblichkeit beinhaltet ebenfalls häufig Vaginismus.

31.7 Ursachen von Störungen der Penetration wie Dyspareunie und Vaginismus

Emfpehlenswert ist folgende ätiologische Unterscheidung:
- körperliche oder seelische Ursachen,
- von Pubertät an oder erworben (primär oder sekundär),
- ständig oder situationsbezogen.

Die körperlichen Ursachen dieser Störungen lassen sich anatomisch dem äußeren Genitale oder dem kleinen Becken zuordnen (☞ Tab. III.31-3).

Tab. III.31-3: Organische Ursachen für Störungen der Penetration

Äußeres Genitale	Kleines Becken
• Entzündungen: – bakteriell, viral (Herpes genitalis) oder Mykosen – durch Hormonmangel • Operationsfolgen (z. B. Z. n. Episiotomie, Beckenbodenrekonstruktion) • Hymenalhypertrophie	• Adnexitis, Endometritis, Endometriose • Adhäsionen • Senkungszustände • Peritoneale Reizung durch rezidivierende Harnwegsinfekte

31.8 Empfehlungen zu Prophylaxe und Therapie

Störungen der weiblichen Sexualität können zwar unterteilt und definiert werden, meist liegt jedoch eine multifaktorielle Entstehung zugrunde bzw. besteht eine Kombination aus mehreren, ineinander greifenden Veränderungen. Deshalb ist es auch nicht möglich, die Prophylaxe und Therapie auf einen Teilbereich zu fokussieren.

! Die Prophylaxe von Sexualstörungen ist eine Aufgabe der behandelnden gynäkologischen Fachärzte.

Als Empfehlungen gelten:

- Sprachlich angemessene **Aufklärung** über die weibliche Anatomie und Physiologie möglichst schon bei frühen Patientenkontakten mit jungen Mädchen (☞ III.1, ☞ III.2) kann falschen Erwartungen vorbeugen (ggf. auch in Kleingruppen als eigene „Mädchen-Sprechstunde“, in der das Fragenstellen leichter fällt). Das Wissen um die Bedeutung der äußeren Geschlechtsorgane sowie die Erläuterung der Funktionen von Scheide und inneren Geschlechtsorganen sind wichtig.
- **Offenheit** und **Bereitschaft**, über Sexualität bzw. deren Störungen zu sprechen. Wird das Angebot von der Patientin angenommen, ist für eine ungestörte Gesprächssituation zu sorgen (Telefon, Rückfragen der Praxismitarbeiter, keine begleitende Arbeit am Computer).
- **Achtsame Indikationsstellung** für Operationen am Beckenboden. Dieselbe Sorgfaltspflicht gilt für das Anlegen und Versorgen von Episiotomien und Dammrissen.

Überdenken d**er Nebenwirkungen jeder medikamentösen Therapie** im Hinblick auf sexuelle Störungen und eine Indikationsstellung, die eine ausführliche Information der Patientin mit einbezieht.

MERKE: Um eine suffiziente Therapie sexueller Störungen einleiten zu können, sollte neben der ausführlichen Anamnese zunächst eine gynäkologische Untersuchung zum Ausschluss von organischen Ursachen und gegebenenfalls zur Schmerzlokalisation durchgeführt werden.

- Nach der entsprechenden Diagnosestellung mit der Feststellung von körperlichen Ursachen (z. B. Narben, Verengungen, straffer Hymenalsaum, Zysten, Myome, Entzündungen) müssen die **verschiedenen Therapieoptionen** mit der Patientin besprochen werden. Dabei sollte jede Patientin die Möglichkeit haben, mit zu entscheiden und die vorgeschlagene Therapie anzunehmen bzw. abzulehnen. Auch die Möglichkeit hormoneller Veränderungen ist in Erwägung zu ziehen und einer Abklärung zuzuführen.
  Weder blande Zysten noch Myome müssen operativ entfernt werden, wenn die Patientin mit regelmäßigen Kontrollen einverstanden ist. Zusätzlich können Narben massiert, mit lokalen Östrogenen oder Gleitcremes behandelt werden. Auch Dehnungen der Scheide mittels Glas- oder Plastikpenissen sind, je nach Kooperationsbereitschaft der Patientin, möglich.
  Sexualtherapien sind niemals vom behandelnden Gynäkologen durchzuführen, sondern von Psychoanalytikern, Psychologen oder Sexualtherapeuten.

MERKE Gegebenenfalls ist der Patientin auch eine begleitende Psychotherapie anzubieten.

Generell ist es empfehlenswert, die gynäkologische Untersuchung und die psychologische Beratung nicht von ein und derselben Person durchführen zu lassen.

31.9 Homöopathische Therapie sexueller Störungen

31.9.1 Angst als Auslöser sexueller Störungen

Das Erleben und Ausleben der Sexualität wird angeregt durch Lustempfinden. Fehlt diese Voraussetzung, und es findet dennoch Geschlechtsverkehr statt, wird dies mit der Zeit zu **Libido- und Lubrifikationsstörungen** (☞ III.31.2) führen. Als Gründe lassen sich meist Ängste (vor Koitus, Versagensangst, Angst vor Beschmutzung etc.) eruieren.
Gerade jüngere Frauen bzw. Frauen, die noch keine Sexualerfahrung haben, haben Ängste vor dem Koitus (auch Verletzungs- und Versagensängste) oder irrationale Vorstellungen davon.
Es können aber auch tiefer liegende Ängste vorhanden sein, die das Lustempfinden und eine Lubrifikation unmöglich machen. Diese intrapsychischen Ursachen können ebenso bei **Orgasmusstörungen** (☞ III.31.3) und **Dyspareunie** (☞ III.31.5) eine wichtige Rolle spielen. In diesem Zusammenhang werden häufig Phantasien von Ekel oder Beschmutzung beobachtet. Vage Vorstellungen über den Vorgang der Lubrifikation oder die Beschaffenheit von Ejakulat können zu einer **phobischen Vermeidung** führen. Daraus kann eine Abneigung gegen Geschlechtsverkehr entstehen, was über längere Zeit zu einer Verminderung der sexuellen Reaktionsfähigkeit (Abnahme der Libido) führt. Dies verstärkt wiederum bestehende Beschwerden beim Geschlechtsverkehr (Dyspareunie).
Versagensangst: Die Angst davor, den Partner nicht zufrieden stellen oder ihn im Falle von Nicht-Befriedigung verlieren zu können, führen unter Umständen schon zu Beginn einer erhofften befriedigenden sexuellen Partnerschaftsbeziehung zu Störungen.
Ist die Sicherheit über die eigene **sexuelle Identität** noch nicht ausgereift, kann dies zu starker Verunsicherung führen. So können junge Frauen unter der angstvollen Phantasie leiden, daß ihre Vagina zu klein oder zu eng sei. Dahinter steht eine noch unklare Haltung gegenüber ihrer eigenen Entwicklung als Frau.

31.9.2 Libido- und Lubrifikationsstörungen in der gynäkologisch-homöopathischen Praxis

Behandlungsstrategie

Am häufigsten ist in der gynäkologisch-homöopathischen Praxis die Libidostörung anzutreffen. Allerdings bringen die Frauen selten direkt das Beschwerdebild der Libido- oder Lubrifikationsstörungen zur Sprache. Meist finden sie sich eingebettet in Beschwerden von **unklaren Unterbauchschmerzen**. Häufig werden Libidostörungen auch in den **Wechseljahren** thematisch.
Nachdem im ausführlichen Anamnesegespräch die Gesamtheit der Symptome erfasst wurde, wird die Behandlung nach den Regeln der homöopathischen Konstitutionstherapie durchgeführt (☞ II.4). Bei der Bewertung der Symptome ist auf den miasmatisch-psorischen (☞ Tab. III.20-5) Anteil von Störungen im Lustempfinden zu achten, z. B.:

- Menstruations-Symptome wie Amenorrhoe, Hypo- und Hypermenorrhoe, Dysmenorrhoe,
- Folgen von Hormontherapien (z. B. hormonelle Antikonzeption),
- hartnäckiger Fluor vaginalis,
- ausgeprägte Schwangerschaftsbeschwerden,
- Abort,
- Folgen unterdrückter Hautbeschwerden

Wichtige Libido-Rubriken

In der Analyse einer chronischen Fallaufnahme nehmen nach den auffallenden, merkwürdigen, charakteristischen Symptomen (Organon, §153) die Geistes- und Gemütssymptome den höchsten Rang in der Hierarchisierung ein.

Die Hauptrubrik im Repertorium (Synthesis 9.1) lautet „Weibliche Genitalien – sexuelles Verlangen – fehlend". Daneben finden zahlreiche verwandte Themen v. a. unter den Geist- und Gemütssymptomen Beachtung.

Libido-Symptome im Repertorium
Gemüt
– Angst – sexuelles Verlangen – durch unterdrücktes
– Berührtwerden – Abneigung, berührt zu werden – sexuell berührt zu werden
– Beschwerden durch – Enthaltsamkeit – sexuelle
– Eifersucht – sexuelle Erregung, mit
– Furcht – moralischer Verfehlung, vor – abwechselnd mit – sexueller Erregung
– Furcht – Sex – in Bezug auf
– geschäftig – muss in geschäftiger Tätigkeit sein – sexuelle Verlangen zu unterdrücken, um das
– Gesellschaft – Abneigung gegen – Verlangen nach Einsamkeit – nachzugehen – um ihren Phantasien – sexuellen Phantasien
– Hysterie – sexuell – Erregung – durch Unterdrückung der sexuellen
– Verzweiflung – religiöse Verzweiflung am Seelenheil – abwechselnd mit – sexueller Erregung
– Reizbarkeit, Gereiztheit – sexuellen Verlangens – durch Verlust
– Reizbarkeit, Gereiztheit – sexueller Schwäche, mit
– Reue – Traum – nach einem sexuellen
– Schüchternheit, Zaghaftigkeit – Sprechen, beim – sexuelle Wünsche – über ihre
– Spaßen – Abneigung gegen – sexuelle Witze
– tadelt sich selbst, macht sich Vorwürfe – sexuelle Gedanken, über
– Traurigkeit – abwechselnd mit – sexueller Erregung
– Verwirrung – geistige – Identität – in Bezug auf seine – sexuelle Identität
– Widerwillen – Sex, Küsse etc. – gegen
– Zorn – sexueller Erregung, nach
Kopf
– sexuelles Verlangen – unterdrücktes sexuelles Verlangen agg.
Zähne
– Zähneknirschen – sexueller Erregung, bei
Blase
– Entzündung – Koitus, nach – neuen sexuellen Beziehung – seit einer
Weibliche Genitalien
– Menses – blass – sexuelles Verlangen – mit Verlust des
– Menses – fehlend – sexuelles Verlangen
– Menses – spärlich – sexuelles Verlangen verloren
– Koitus – Abneigung gegen/sexuelles Verlangen – fehlend
– sexuelles Verlangen – vermindert
– sexuelles Verlangen – vermindert – Gleichgültigkeit, mit
– sexuelles Verlangen – vermindert – sexueller Erregung, mit
Träume
– sexuelle Identität – ist sich nicht klar über die eigene
Allgemeines
– Schwäche – begleitet von – sexuelles Verlangen – vermindertes
– sexuelles Verlangen – Unterdrückung des sexuellen Verlangens

Prognose

Im Regelfall zeigt sich, dass die Frau unter einer erfolgreichen homöopathischen Therapie ihre innere Ruhe wiederfindet. Falls im Rahmen der homöopathischen Behandlung zusätzlich Probleme in der Beziehung bearbeitet werden, werden sich auffallend rasch Störungen in der Sexualität bessern.

Literatur

Abraham G: The psychodynamics of orgasm, Int J Psychoanal 2002 (83):325 – 338

Alzate H: Vaginal eroticism and female orgasm: a current appraisal, J Sex Martial Ther 1985 (1):271 – 284

Basson R: Definition of women's sexual dysfunction reconsidered: Advocating expansion and revision, J Psychosom Obstet Gynecol 2003(24):221 – 229

Busing S: Sexual satisfaction of women – development and results of a questionnaire, Psychother Psychosom Med Psychol 2001 (51): 68 – 75

Kaplan HS: Hypoactive sexual desire, J Sex Martial Ther 1979 (3):3 – 9

Krumpl-Ströher M: Die weibliche Sexualität im gynäkologischen Alltag – welchen Platz nimmt sie ein?, Speculum 2003 (Sonderheft 1)

Leiblum SR: Definition and classification of female sexual disorders, Int J Impotence Res 1998(10, suppl. 2):104 – 106

Masters WH, Johnson V: Human sexual response, Little, Browne & Co, Boston 1966

Metz ME: Men's expectations of physicians in sexual health concerns, J Sex Martial Ther 1990(16):79 – 88

Reissing E: Does vaginismus exist? A critical review of the literature, J Nerv Mental Disease 1999(187):261 – 274

Tunuguntla HS: Female sexual dysfunction following vaginal surgery, J Urol 2006(175):439 – 446

Walton B: Female sexual dysfunction, Curr Womens Health Rep 2003(3):319 – 326

32 Sexueller Missbrauch und Vergewaltigung

SEXUALMEDIZIN

32.1 Definition

„Vergewaltigung ist die absolute Loslösung der Sexualität von Reproduktion und die Anbindung von Tod an Sexualität." (Mitchell, 2000)
Vergewaltigung ist der durch Gewalt erzwungene oder bei Willens- bzw. Bewusstlosigkeit durchgeführte Geschlechtsverkehr.

Sexueller Missbrauch/sexuelle Gewalt umfasst Handlungen, die dem Kind bzw. der Frau aufgedrängt oder aufgezwungen werden. Sexuelle Gewalt ist ein Akt der Aggression und des Machtmissbrauchs und kann nicht als das Resultat unkontrollierbarer sexueller Triebe entschuldigt werden (Appelt et al. 2001).
Man unterscheidet zwischen **institutionalisierter sexueller Gewalt** (Weber 1970) und **individuali-**

sierter sexueller Gewalt. Letztere findet meist im unmittelbaren sozialen Umfeld (sozialer Nahraum) statt.

32.2 Instutionalisierte Gewalt

Sexueller Missbrauch als sexualisierte Gewalt gegen Frauen kann institutionalisiert verübt werden: Die Vergewaltigung von Frauen ist ein Symbol der Machtbrechung des realen oder fantasierten Gegners: z. B. „Juden“ als Kollektiv, die von Menschen, auch wenn sie nie im Leben mit Juden zu tun hatten, als Gegner, Feinde, gesehen werden.

Vergewaltigungen werden instrumentalisiert für Kriegspropaganda oder politische Gewinne aller beteiligten Parteien; dafür nur einige Beispiele aus der jüngeren Geschichte angeführt:

- In der konzertanten Aktion des „Novemberpogroms“ im Jahr 1938 waren die Nazis angewiesen, Jüdinnen zu vergewaltigen.
- Im zweiten Weltkrieg wurde Vergewaltigung durch Soldaten der sowjetischen Armee beim Marsch auf Berlin als Rache eingesetzt (Lockot 1994).
- In Vietnam vergewaltigten US-amerikanische Soldaten auf höheren Befehl systematisch einheimische Frauen, um die Bevölkerung gezielt in Schrecken zu halten und zu unterwerfen: „Standing operating procedure aimed at terrorizing the population into submission“ (Bergmann 1974, zit. nach Olujic1995).
- Flüchtlinge aus Bosnien berichteten, dass im früheren Jugoslawien Frauen gezielt öffentlich von Militärs vergewaltigt wurden, um Familien mit dem Ziel der „ethnischen Säuberung“ zum Verlassen ihrer Dörfer zu zwingen (Olujic 1995).
- Die Mehrzahl der weiblichen Opfer starb an den Folgen der Vergewaltigung, durch Erschießung oder Selbstmord. Die überlebenden Frauen sind für den Rest ihres Lebens traumatisiert.

Bestimmte soziokulturelle Positionen gegenüber der Vergewaltigung verschlimmern die Situation der Frauen. In der muslimischen Kultur fällt der Schatten auf der Ehre der Frau auf die ganze Familie – entsprechende Konsequenzen für die Frau sind bekannt: Verstoßung aus der (Dorf-)Gemeinschaft, Tötung oder Aufforderung zum Selbstmord. Selbst wenn die Frauen körperlich weitgehend geschont werden (im Sinne von nicht direkt verfolgt), verspüren sie oft selbst eine kulturelle Verantwortung. Sie glauben, ihre Familien beschützen zu müssen. Deshalb schweigen sie, begeben sich freiwillig in Isolation oder begehen Selbstmord.

Die Kenntnis dieser Fakten ist hilfreich beim Umgang mit den Frauen, die als Opfer solcher Katastrophen in Ambulanzen, Arztpraxen und Institutionen des öffentlichen Gesundheitswesens Hilfe suchen (☞ III.32.7).

Zemp und Pircher (1996) interviewten 10 geistig behinderte und 5 körperlich behinderte Frauen; davon gab jede zweite Frau Erfahrungen mit sexueller Gewalt an.

Der Medizinsoziologe Forster (2002) beklagt, dass es in Österreich keinerlei verlässliche Daten zu Gewalt in der Psychiatrie gibt.

32.3 Sexueller Missbrauch/ sexuelle Gewalt im sozialen Nahraum

Alle Forscher, die sich mit der traumatisierenden Wirkung von sexuellen Übergriffen, insbesondere Vergewaltigungen, beschäftigen, sind sich in einer Konsequenz dieses Traumas einig: Die Schäden sind umso folgenschwerer, je früher diese Übergriffe stattfinden. Das Trauma verhindert die Entwicklung einer primären Identität im Sinne der Vorstellung „Ich werde immer diese bestimmte Frau mit diesen oder jenen Qualitäten sein ...“ und die Entwicklung einer halbwegs stabilen Vorstellung vom Wert der eigenen Person. Die betroffene Person entwickelt eine angepasste Fassade, hinter der sich enorme Persönlichkeitsdefizite verbergen (Rosenfeld 1977, Meiselmann 1979). Eine besonders pathogene Wirkung zeigen Traumen wie Misshandlungen und Inzesthandlungen, da sie zu Schmerzen, Angst und Wut führen, insbesondere wenn sie dem Kind von einem Elternteil zugefügt wurden. In diesen Fällen gibt es niemanden, an den sich das Kind mit seinem

Leiden wenden kann, außer an den Peiniger selbst – einem Elternteil. Aus Angst, dass die Androhung von fürchterlichen Strafen wahr gemacht wird, wenn sie über die Vorfälle einer dritten Person berichten, schweigen die Kinder leider oft. Auch wird den Kindern häufig einfach nicht geglaubt. Sandor Ferenczi beschrieb 1932 in seinem Artikel „Sprachverwirrung zwischen den Erwachsenen und dem Kind" als Folge eines Inzests eine besonders frühreife Progression, eine Art Altklugheit, die aber letztlich einen normalen Entwicklungsvorgang verhindert. Auch Anna Freud (1981) betonte die besondere Pathogenität des Inzests, weil das Kind seine ödipalen Phantasien durch eine Wirklichkeit ersetzen muss, auf die es nicht vorbereitet ist. Die Folge ist eine Entwicklungsbehinderung und eine fatale Bindung zwischen dem Kind und seinem Verführer.

Alle Autoren stimmen darin überein, dass sowohl schwere Misshandlungen als auch sexuelle Übergriffe und Vergewaltigungen in der Regel in einem schon primär pathogenen Familienklima wachsen. Die Pathogenität ist nicht die Folge des Ereignisses, sondern das Ereignis die Folge des pathogenen Familienklimas. Oder anders ausgedrückt: Das Ereignis ist die Spitze eines Eisberges, das pathogene Familienklima der Teil des Eisbergs, der sich unter Wasser befindet.

In der Literatur weichen die Daten über die Anzahl der Frauen, denen im Laufe ihres Lebens durch den Partner sexuelle Gewalt zugefügt wird, stark voneinander ab. Man findet Angaben zwischen 10% und 96% (Krug et al. 2002).

Nur selten handelt es sich bei sexueller Gewalt um ein einmaliges Ereignis. In den meisten Fällen erstreckt sich der Missbrauch über einen längeren Zeitraum, sodass die betroffenen Frauen und Kinder bzw. Jugendliche unter ständiger Bedrohung leben (Sutherland et al. 2002).

Nach der im Auftrag des Bundesministeriums für Familien, Senioren, Frauen und Jugend von Monika Schröttle und Ursula Müller (2004) durchgeführten Prävalenzstudie (Stichprobe mehr als 10 000 Personen) haben 25% der in Deutschland lebenden Frauen sexuelle und körperliche Gewalt durch aktuelle oder frühere Beziehungspartner erlebt.

Astrid Lampe (2002) hat 24 europäische Studien zum Thema „Sexueller Missbrauch" verglichen. Bei einer engen Definition von Missbrauch, d.h. Ausschluss von Erfahrungen mit Exhibitionismus, geben 6 – 15% der Frauen und 1 – 9% der Männer sexuellen Missbrauch in ihrer Kindheit an. In 90% der Fälle sind Männer die Täter. Sexueller Missbrauch findet bei Mädchen meist innerhalb der Familie (2,6 – 78%), bei Jungen meist außerhalb der Familie statt (innerhalb der Familie: 0 – 22%).

„Enge" Definitionen von Missbrauch schließen körperliche Übergriffe ein: Zwang zu genitaler/analer Masturbation des Erwachsenen, mutuelle Masturbation, Berührungen des Genitales zwecks sexueller Stimulation, orale, genitale, oder anale Penetration mit dem Finger oder dem Penis. „Weite" Definitionen schließen Erfahrungen mit Exhibitionismus, Zwang zum Betrachten von pornographischen Darstellungen etc. ein.

32.4 Ursachen sexueller Gewalt

Als Ursachen von sexueller Gewalt sind Verflechtungen intrapersoneller, interpersoneller, sozialpsychologischer und soziokultureller Faktoren anzunehmen. Oft ist der Missbrauch in der Familie in eine Generationenkette eingebettet: Personen, denen selbst als Kinder psychische, physische oder sexuelle Gewalt angetan wurde, neigen eher dazu, dieses Verhalten selbst zu übernehmen. Besonders deutlich wird das bei weiblichem perversivem Verhalten (Springer-Kremser et al. 2003). Sexuelle Gewalt ist in der Regel auch mit physischer und psychischer Gewalt verknüpft: 40% aller weiblichen Opfer von Gewalt sind auch sexuell missbraucht worden (Campbell 1989). Es ist nicht nachgewiesen, dass sexuelle Gewalt in der Familie allein auf besondere Persönlichkeitsmerkmale oder psychopathologische Strukturen zurückzuführen ist, auch wenn Personen mit einer antisozialen Borderline-Persönlichkeit signifikant häufiger unter den Tätern zu finden sind als Personen mit anderen psychischen Störungen.

32.5 Auslöser und Risikofaktoren für sexuelle Gewalt

Auslöser und Risikofaktoren für sexuelle Gewalt in der Familie werden auch im Zusammenhang mit Fragen der Prävention diskutiert. Frühgeburten, untergewichtige Kinder und Stiefkinder werden überproportional oft misshandelt. In diesen Fällen wird die soziale Elternschaft der Täter von deren biologischer Elternschaft getrennt: Der sexuelle Missbrauch des – oft adoleszenten – Stiefkindes wird nicht als Inzest gesehen und somit auch nicht als verwerflich empfunden. Die Gründe hierfür sind vielfältig. Die Betreuung dieser Kinder kann schwierig sein: Bei untergewichtigen oder behinderten Säuglingen stören oder gefährden häufig erforderliche Krankenhausaufenthalte den Aufbau einer Mutter-Kind-Beziehung und somit mütterliche Wachsamkeit. Eifersucht auf frühere Partner oder die biologischen Väter oder Mütter der Stiefkinder können eine Rolle spielen. **Soziale Faktoren** wie ungünstige gesellschaftliche Rahmenbedingungen können das innerfamiliäre Gewaltpotential erhöhen. Dazu zählen Armut, beengte Wohnverhältnisse, Arbeitslosigkeit, Isolation, Umweltbelastungen wie Lärm und Luftverschmutzung sowie räumliche Enge. Außerdem können **Alkoholismus** und damit verbundene krisenhafte sexuelle Beziehungen, soziale Normen und Werte und die Akzeptanz des Ausmaßes von sexueller Gewalt als Mittel zur Konfliktaustragung als ursächlich angesehen werden.

MERKE

Nicht das Kind, sondern der Erwachsene muss die Grenzen kennen.

32.6 Folgen von sexuellem Missbrauch und sexueller Gewalt

Sexueller Missbrauch ist neben oft dramatischen körperlichen Verletzungen immer auch mit einem massiven psychischen Trauma verbunden. Man unterscheidet unmittelbare Folgen und Spätfolgen.

Unmittelbare Folgen

- **Emotionale Symptome:** Schock, intensive Angst, Weinen, Wut, Hilflosigkeit, heillose Agitation oder totale Lähmung, Schuldgefühle, Schamgefühle.
- **Kognitive Symptome:** Verwirrtheit, Desorientierung, Amnesie, Hypermnesie, Konzentrationsstörungen.
- **Körperliche Symptome:**
  - Verletzungen, sexuell übertragbare Erkrankungen,
  - Muskelverspannungen, Erschöpfung, Schlafstörungen,
  - Gastrointestinale Störungen, Herzrhythmusstörungen,
  - Schmerzzustände, besonders im Bereich des Unterbauches („pelvic pain").
  - Nägelkauen, Einnässen, evtl. Ess-Störungen, Zwänge (Waschzwang), Schulprobleme, Weglaufen von zu Hause.

Spätfolgen

- **Störungen der Beziehungsfähigkeit:** Misstrauen, Angst, Isolation/Anklammerung.
- **Posttraumatic stress disorder (PTSD):**
  - Wiedererfahren des Traumas in Tag- und Nachtträumen („flash-backs"), falls ein Mädchen darüber berichtet, ist dies als Realität zu verstehen, bis das Gegenteil sicher ist.
  - Vermeidung aller Erinnerungen.
  - Schreckhaftigkeit, Angstzustände.
  - Schlafstörungen, vielfältige neurotische Symptome, Somatisierungen.
- **Depression:** Hoffnungslosigkeit, Selbstwertkrisen, Lustlosigkeit, Appetitlosigkeit, Schlafstörungen, Selbstmordgedanken, Selbstmord.
- **Psychosomatische Störungen:** Chronic pelvic pain, Störungen der Reproduktion, z. B. unerklärliche Infertilität, Zyklusstörungen, gastrointestinale Störungen etc.
- **Alkohol- und/oder Substanzmissbrauch.**
- **Desorganisation der Persönlichkeitsstruktur:** Borderline, Psychose.
- **Auffälliges Sexualverhalten:** z. B. unangemessen „verführerisches" Verhalten.

32.6.1 Einteilung „typischer Folgen" sexuellen Missbrauchs nach Entwicklungsphasen

Gerade in der psychoanalytischen Theorie als Psychologie vom Menschen wurde immer wieder versucht, abgrenzbare psychopathologische Erscheinungen auf ganz spezifische Ursachen zurückzuführen. Es ist jedoch nicht möglich, definierbare Symptome als lineare Folge bestimmter biologischer, anatomischer oder psychologischer Störungen zu beschreiben. Einige Untersuchungen weisen statistisch signifikante Korrelationen zwischen sexuellem Missbrauch und der beschriebenen Symptomatik nach (Campbell 2002). Das heißt aber nicht zwingend, dass diese Symptomatik nicht auch als Folge anderer, insbesondere körperlicher Misshandlungen, auftreten kann.

Nachfolgend werden für eine bestimmte Entwicklungsphase jeweils die Symptome beschrieben, die signifikant mit sexuellem Missbrauch korrelieren (Hirsch 1994).

Kindheit und Adoleszenz

(☞ III.1.7).

- **Vor der Latenzperiode (vor dem 6. Lebensjahr):** unspezifische Ängste, Anklammerungstendenzen, Ernährungsstörungen, Ess-Störungen, insbesondere Anorexie oder Bulimie (Oppenheimer, 1985), Erbrechen, Verdauungsstörungen, Sprachstörungen, exzessive Masturbation sowie Einnässen und Einkoten.
- **Während der Latenzphase (ca. 6. bis 9./10. Lebensjahr):** Angstzustände, Zwänge, Tics, psychosomatische Störungen vielfältiger Art, Lern- und Verhaltensstörungen, auffällig sexuell getöntes Verhalten (exzessive Masturbation oder auffallend verführerisches Verhalten), Pseudodebilität und eine Art von Abschalten, bei welcher die Kinder in einer Traumwelt versunken zu sein scheinen.
- **Adoleszenz:** seelische Verwahrlosung, Weglaufen, Promiskuität. Insbesondere bei Kindern, die von zu Hause weglaufen, ist der Verdacht auf einen sexuellen Missbrauch nahe liegend.

Frauen im reproduktiven Alter

Von 163 Patientinnen, die wegen unterschiedlichster körperlicher oder seelischer Beschwerden an die psychosomatische Frauenambulanz der Universitätsfrauenklinik in Wien überwiesen wurden, berichteten 115 von sexuellem Missbrauch oder Vergewaltigung in ihrer Biografie (Springer-Kremser et al. 1989). In einer Prävalenzuntersuchung an 157 nicht ausgewählten Patientinnen der gleichen Klinik hatten 30% der Patientinnen Gewalterfahrungen, davon 51% sexuelle Gewalterfahrungen.

Eine signifikante Korrelation besteht zwischen diesen „life events" und **somatoformen Störungen** (ICD-10 F 45). Diese betreffen vor allem die Organe und Organsysteme des reproduktiven Bereichs: Störungen im menstruellen Zyklus, rezidivierende Eileiterentzündungen oder schmerzende Verdickungen der Eileiter, Ovarialzysten etc. (Achs et al. 2005).

Psychogene Schmerzen sind eine weitere Folgeerscheinung, vor allem Rückenschmerzen, Migräne und chronische Schmerzen im Unterbauch („chronic pelvic pain").

Sexuelle Funktionsstörungen können im Anschluss an ein sexuelles Trauma auftreten: Erregungsstörungen, Dyspareunie, Orgasmusstörungen und Vaginismus (oft sekundär).

Außerdem werden **konversionsneurotische Beschwerden** beobachtet, d.h. funktionelle Beschwerden als theatralischer Ausdruck eines inneren Konfliktes wie hysterische Anfälle oder hysterische Lähmungen.

Haut- und Magenerkrankungen werden beschrieben (v.a. Hautekzeme) sowie Asthma bronchiale und Colitis. Bei zwei Drittel der Patientinnen, die an Anorexie oder Bulimie leiden, findet sich ein sexuelles Trauma in der Anamnese.

Auch das **soziale Verhalten** im weitesten Sinne ist betroffen:

- Frauen, die „gelernt" haben, Sexualität als eine Möglichkeit zu nutzen, um menschliche Nähe wie Zuwendung und Körperkontakt zu bekommen, zeigen ein sexualisiertes Verhalten. Bei diesen Frauen scheint die Kontaktaufnahme in Gestik, Mimik und Aufmachung stark erotisiert. Da dieses Verhalten primär gar nicht auf Sexualität ausgerichtet ist, wird es als „affection seeking behavior" bezeichnet (Richter-Appelt 1997).

- Promiskuität als sexuelles Agieren sowie das wiederholte Misslingen von Partnerbeziehungen. In den Partnerbeziehungen werden die Frauen häufig physisch und/oder psychisch misshandelt oder ausgebeutet, sowohl emotional als auch finanziell oder beides (Richter-Appelt, 1997).

Einige Autoren gehen davon aus, dass zwischen 20% und 50% der Prostituierten (manche sprechen sogar von 90%) in ihrer Anamnese ein sexuelles Trauma aufweisen, das für ihre Laufbahn oder Berufswahl sehr wahrscheinlich eine wesentliche Rolle gespielt hat (Marwitz et al. 1990).

32.6.2 Psychische Folgen des sexuellen Missbrauchs

Symptome, die als Ausdruck von Schuldgefühlen gewertet werden können, sind z. B. **Depressivität**, ein **niedriges Selbstwertgefühl** und **Suizidalität.**

Depressivität

Depression als „pathologische Trauer" ist die krankhafte Reaktion auf einen Verlust, die meist dann auftritt, wenn die normale Trauer über diesen realen oder fantasierten Verlust unmöglich oder „verboten" ist. Frauen mit derartig traumatisierenden Erfahrungen haben einiges „verloren": die Vorstellung von der eigenen Unversehrtheit, die Vorstellung geliebt oder geachtet zu werden, etc. Auch die unterdrückte, ohnmächtige Wut über implizite Schuldzuweisungen aus dem sozialen Umfeld („Wenn man sich so anzieht wie die, ist es ja kein Wunder") kann zu depressiven Verstimmungen führen. Die depressiven Verstimmungszustände sind immer auch mit Angst, frei flottierender oder situativer Angst (Phobie) verbunden (Fischer-Kern et al. 2005).

Schuldgefühle

Schuldgefühle können sich auf die subjektive Vorstellung beziehen, nicht genügend Widerstand geleistet oder einen materiellen oder sonstigen Gewinn erzielt zu haben. Schließlich sind orgastische Reaktionen auch im Zusammenhang mit Missbrauch (Inzest) oder Vergewaltigung möglich und besonders tabuisiert und schuldbeladen. Gefühle von Feindseligkeit und Wut auf andere Personen (z. B. die Mutter) entstehen, weil diese nicht den entsprechenden Schutz bieten konnten. Mütter, welche Missbrauch eines Kindes durch den Partner nicht wahrhaben wollen, also Wirklichkeiten verleugnen, liefern das Kind dem Täter indirekt aus, oder Andeutungen des Opfers über das ihm zugefügte Trauma werden nicht aufgegriffen, weil man ihm misstraut.

Eine weitere Ursache für die Entwicklung von Schuldgefühlen ist die Erinnerung an den Zusammenbruch der Familie. Mitunter wird der Inzest öffentlich oder ruchbar. In einigen Fällen hat er zur Folge, dass sich die Mutter vom „Täter" trennt und die Kinder mitnimmt. Die „Schuld" an der Trennung wird häufig dem missbrauchten Kind zugeschoben, wie Sigmund Freud schon 1895 in der Krankengeschichte „Katharina" beschrieben hatte.

Autoaggressive Handlungen sind ein weiterer Ausdruck von Schuldgefühlen: Die betroffene Person fügt sich Verletzungen zu, beschädigt sich selbst oder setzt sich traumatisierenden Situationen aus. Selbstbeschädigung vermindert vorübergehend das Schuldgefühl oder, was fataler ist, dient als eine Art Übergangshandlung, welche den Übergang aus einer oft phantasierten geschützten Kindheit in die Einsamkeit des Opfers überbrücken helfen soll (Hirsch 1994). Die Täter schüchtern die missbrauchten Kinder meist ein.

Schamgefühle

Schuld begrenzt Stärke, Scham hingegen deckt eine Schwäche zu. Scham hat immer ein Element von Überraschung, sich unerwartet einer peinlichen Situation, dem sexuellen Missbrauch oder einem Verhalten ausgesetzt zu fühlen. Scham tritt in der Regel dann auf, wenn Ziele und Vorstellungen, die das Ich-Ideal repräsentieren, nicht erreicht werden oder gewaltsam eingerissen werden.

Der wesentliche Unterschied zwischen den Scham- und Schuldgefühlen besteht nach Jacobson (1964) darin, dass Schamgefühle nicht wieder gutgemacht werden können. Für eine Tat, durch die man schuldig wurde, kann man büßen, oder die Tat sühnen.

Eine Vergewaltigung hat in der Regel intensivste Schamgefühle zur Folge. Scham hat auch einen bipolaren Charakter: Man schämt sich vor jemandem und man schämt sich für etwas. Eine Vergewaltigung führt oft dazu, dass die betroffene Frau die Aburteilung, Zurückweisung und Strafe durch die Öffentlichkeit, sei es auch nur in ihrer Phantasie, selbst übernimmt. Beim Vergleich der eigenen realen Lebenssituation mit der Idealvorstellung von der eigenen Person kann die Wirklichkeit nicht bestehen. Das ist beschämend. Man muss sich vor sich selbst verstecken. Diese verinnerlichte Scham ist in der Regel viel mächtiger als die realistische Scham vor den Reaktionen der Öffentlichkeit (äußere Scham). Die äußere Scham kann als Schutzschild für eine drohende innere Schamüberflutung dienen. Frauen, die schon einmal Opfer von sexueller Gewalt waren, führen mitunter unbewusst wieder Situationen von Erniedrigung und eventuell auch neuerlicher sexueller Gewalt herbei, um die Gefühle von Wertlosigkeit nicht zu spüren, welche die Folge des ersten Traumas sind. Es entsteht ein Teufelskreis, indem der alte Konflikt auf diese Weise wieder belebt und verstärkt wird. Dies führt zu einer unbewussten Triebkraft, die beschämenden Situationen immer wieder aufzusuchen.

Dieser Teufelskreis, in seiner Motivation vollkommen verkannt, aber in seinen Auswirkungen durchaus von manchen Personen erahnt, ist die Basis für Aussprüche wie: „Die sucht ja so eine Situation, die will das ja“. Man kann sich aber vorstellen wie schrecklich das innere psychische Leiden sein muss, wenn eine solche äußere Situation mitunter als ein „geringeres Übel“ für die Persönlichkeitsstruktur gilt.

Die Bezeichnung „Die Scham“ ist schließlich auch ein volkstümliches Synonym für das weibliche Genitale. Frauen wird dadurch vermittelt, dass die Scheide ein Organ ist, dessen man sich prinzipiell zu schämen hat. Im Gegensatz dazu, wird im Volksmund das männliche Genitale auch als „das Gemächt“ bezeichnet – eine Bezeichnung, die Macht signalisiert.

Suizidalität

Manche Frauen reagieren mit einer „anniversary reaction“, d. h. am Tag der Aufdeckung der Tat kommt es zu einer Intensivierung der Schuldgefühle des Opfers und in der Folge besteht erhöhte Suizidhandgefahr.

Auch Geisteskrankheiten im engeren Sinn können durch ein sexuelles Trauma ausgelöst werden, wobei es hier allerdings besonders heikel ist, von einem linearen Zusammenhang zu sprechen. In der Regel ist das schreckliche traumatisierende Lebensereignis für die Inhalte der Wahnstimmung bestimmend, keineswegs aber zwingend für den Ausbruch der Wahnkrankheit an sich.

Weitere Folgen: Angststörungen, Beziehungsstörungen, Persönlichkeitsstörungen.

32.7 Zum Umgang mit sexuell missbrauchten Patientinnen in der gynäkologischen Sprechstunde/Ambulanz

> ! Der erste Kontakt mit Arzt/Ärztin kann ausschlaggebend sein dafür, dass die Betroffenen mit diesem Trauma nicht (nur) selbstzerstörerisch umgehen, sondern adäquate Hilfsangebote auch nutzen können.

Ein erfolgreiches Management dieser Patientinnen zielt auf optimale Compliance für notwendige diagnostische und therapeutische Maßnahmen ab. Der Erfolg ist an folgende Bedingungen und Erfordernisse geknüpft, welche sowohl die affektive als auch die kognitive Situation der Patientinnen berücksichtigen:

- Der Arzt übt eine „Containerfunktion“ aus, indem er Raum und Zeit zur Verfügung stellt.
- Alles anhören, ohne Erstaunen, Entsetzen oder Mitgefühl zu äußern.
- Beschämende oder beschuldigende Äußerungen oder Aktivitäten jeder Art vermeiden.
- Maximale Klarheit über die Ereignisse gewinnen, ohne von Neugier motivierte Fragen zu stellen.

- Jede notwendige körperliche Maßnahme von sachlicher Information begleiten, keine „stummen“ Aktivitäten.
- Der Patientin bei der Gestaltung des Untersuchungssettings möglichst viel Wahlfreiheit überlassen: Geschlecht der Untersucher, anwesende Personen, Stellung – ist es zwingend erforderlich auf dem gynäkologischen Stuhl zu untersuchen, kann Arzt/Ärztin seitlich neben der Patientin und nicht zwischen ihren Beinen stehen? etc.
- Teilnahme an einer Balintgruppe oder einem Qualitätszirkel.

32.8 Erkennen eines sexuellen Missbrauchs und die korrekte ärztliche Vorgehensweise

32.8.1 Voraussetzungen

Der Begriff „sexueller Missbrauch“ bezieht sich generell auf Sexualdelikte und nicht nur eingeschränkt auf sexuelle Übergriffe auf Kinder (☞ III.1.7).
Das Erkennen eines sexuellen Missbrauchs stellt besonders hohe Anforderungen an die befassten Ärzte und erfordert in vielen Fällen jahrelange Erfahrung und ein großen Maß an Verantwortung. Die Feststellung eines sexuellen Missbrauchs führt den Arzt auch in den strafrechtlichen Bereich, wodurch diese Fälle nicht nur mit therapeutischen Maßnahmen verbunden sind, sondern auch **forensisches Wissen** erfordern.
Die Diagnose „sexueller Missbrauch“ kann nur dann gestellt werden, wenn **beweisende Befunde** vorliegen. In allen anderen Fällen kann man nur von dem „Verdacht eines Missbrauchs“ sprechen. Daher müssen diese sicheren Beweise erkannt, dokumentiert und so früh wie möglich sichergestellt werden.
In manchen Fällen lässt sich persönliche Betroffenheit bei den erstuntersuchenden Ärzten nicht vermeiden, besonders wenn es sich um Kinder oder um besonders beeinträchtigt erscheinende Opfer handelt. Daher empfiehlt sich ein **schematisierter Untersuchungsablauf (Checkliste)**, um eine zweckmäßige Abfolge von Untersuchungen, Befragungen und nachfolgenden Maßnahmen zu gewährleisten. In den gynäkologischen Ambulanzen vieler Krankenhäuser stehen so genannte Spurensicherungs-Sets zur Verfügung. Diese beinhalten eine ausführliche Checkliste mit Körperschemen zum Einzeichnen eventueller Verletzungen sowie Behälter und Verpackungsmaterial für die asservierten Spurenträger und Kleidungstücke, außerdem sterile Tupfer und destilliertes Wasser. Solche „Spurenkits“ können auch von gerichtsmedizinischen bzw. rechtsmedizinischen Instituten angefordert werden.

32.8.2 Allgemeine Grundsätze

Primäre Abklärung

- Handelt es sich um einen akuten oder schon längere Zeit zurückliegenden Fall?
- Erfolgt der Übergriff durch Fremdtäter oder durch Personen aus dem Familien-/Bekanntenkreis?
- Wurde eine Anzeige bei der Polizei erstattet?

Diese Informationen können bei telefonischer Ankündigung einer Patientin nach sexuellem Missbrauch eingeholt werden um zu entscheiden, ob eine Untersuchung sofort stattfinden muss oder auf einen späteren Zeitpunkt verschoben werden kann. Des Weiteren können die Opfer ersucht werden, sich vor den klinischen Untersuchungen nicht zu reinigen, um Spuren des(r) Täter nicht zu entfernen, und Ersatzkleidung mitzubringen für den Fall, dass die zum Zeitpunkt des Vorfalls getragene Kleidung für spurenkundliche Untersuchungen benötigt wird.
Handelt es sich um kindliche Opfer und sind Verletzungen im Genito-Analbereich vorhanden, sollen die notwendigen Untersuchungen von Ärzten mit kindergynäkologischer Erfahrung durchgeführt werden (☞ III.1.7.2).

Akute Fälle

Gab es schon eine polizeiliche Anzeige und sind die untersuchenden Ärzte über die Tathandlungen vorinformiert, müssen die Patientinnen nicht ein zweites Mal detailliert zum sexuellen Übergriff befragt werden. Nicht selten werden diese Fragen als fortgesetzte psychische Belastung empfunden.
Hat noch keine polizeiliche Anzeige stattgefunden, sondern wurde primär ärztliche Hilfe gesucht, müs-

sen ungeachtet der Rechtsfolgen entsprechende Untersuchungen und Behandlungen vorgenommen werden. Es ist ethisch nicht vertretbar, Patienten ohne Behandlung wegzuschicken mit der Aufforderung, zuerst zur Polizei zu gehen.
Manche Opfer wollen nach einem sexuellen Missbrauch keine Anzeige erstatten, z. B. wenn es sich um Täter aus dem Familien- oder Bekanntenkreis handelt. In diesen Fällen sollten dennoch alle Verletzungen genau dokumentiert und Spurenmaterial (in erster Linie Körpersekrete, Haare) mit Einwilligung abgenommen und aufbewahrt werden. Häufig entscheiden sich Patientinnen erst einige Tage oder Wochen später zu einer Anzeige. In diesen Fällen steht das biologische Spurenmaterial dann für die weiteren Untersuchungen zur Verfügung.

MERKE
In jedem Fall ärztliche Behandlung und Abnahme der Spuren (nach Einwilligung) – auch vor einer polizeilichen Anzeige.

Die Patientinnen sollten über den Untersuchungsablauf und über den Zweck der einzelnen Untersuchungsschritte aufgeklärt werden. Abgesehen von einem möglichst angenehmen und ruhigen Ambiente empfiehlt es sich, die Untersuchungen durch eine Fachärztin oder zumindest in Anwesenheit einer Krankenschwester oder einer weiblichen Vertrauensperson durchzuführen.
Wichtig ist es auch abzuklären, ob sich die Opfer noch im Gefahrenkreis der Täter befinden und in welcher psychischen Verfassung man die Patientinnen aus der Behandlung entlässt.
Es sollten in jedem Fall **sekundärpräventive Maßnahmen** angeboten oder – falls gewünscht – veranlasst werden (z. B. Überweisung zu einer Opferschutzeinrichtung).

MERKE
Die Untersuchungsbedingungen sollten für Opfer nicht weiter traumatisierend sein

Länger zurückliegende Fälle

Für diese Patientinnen muss man einen Termin mit ausreichend Zeit einplanen.
Liegt keine Schwangerschaft, Geschlechtskrankheit oder Infektion als Folge eines ungewollten Geschlechtsverkehrs vor, wird der Nachweis eines sexuellen Übergriffs selten gelingen. Verletzungen sind meist abgeheilt oder noch in Form von Narben erkennbar. Befunde sind mit den Angaben über deren Entstehung zu dokumentieren.
Biologisches Spurenmaterial ist nur in Ausnahmefällen zu gewinnen. Z. B. kann – wenn dies nicht schon von der Polizei erhoben worden ist – im Gespräch abgeklärt werden, ob vom Ort des Geschehens noch Spurenträger (z. B. Leintücher, Teppiche, Bezüge von Autositzen) bzw. getragene (auch schon gewaschene) Kleidung existieren, die den entsprechenden Untersuchungen (DNA-Analysen) zugeführt werden können.
Auf die **psychosomatischen Erkrankungen** und die erforderliche individuelle psychische Betreuung wurde weiter oben (☞ III.32.6) ausführlich eingegangen.

Forensisch „sichere Beweise"

Da Täter nach Sexualdelikten in den seltensten Fällen bei Gerichtsverhandlungen ihre Taten eingestehen und Übergriffe fast immer ohne Zeugen erfolgen, sind für die nachfolgenden Gerichtsverfahren objektive Beweise unbedingt erforderlich. Mit ihrer Hilfe können als Täter verdächtige Personen überführt oder entlastet, die Aussagen der Opfer bestätigt und damit ihre Glaubwürdigkeit untermauert werden.
Objektive Beweise: In erster Linie handelt es sich um sichergestelltes **biologisches Spurenmaterial** von den Tätern (Körpersekrete, Haare), die bei der Erstuntersuchung erkannt, abgenommen und sichergestellt werden müssen sowie um eventuelle **Verletzungen des Opfers.**

- An der Kleidung und am Körper sichergestelltes Spurenmaterial wird in forensischen Labors aufbewahrt und über Gerichtsauftrag untersucht. Seit der Einführung der **DNA-Analysen** genügen kleinste Mengen an Spurenmaterial für die Identifizierung einer Person. Da es sich bei dem abgenommenen Material meist um Mischspuren (von Opfer und Täter) handelt, wird für die DNA-Ana-

lyse **Vergleichsmaterial** vom Opfer (Mundhöhlen-Abstrich oder eine Blutprobe) benötigt, um die festgestellten Merkmale den einzelnen Personen zuordnen zu können. Dieses Vergleichsmaterial wird gleichzeitig mit dem übrigen Spurenmaterial abgenommen und den Labors übermittelt.
- **Verletzungen im Genitalbereich** nach Vergewaltigungen sind in wenigen Fällen zu beobachten, in der überwiegenden Zahl handelt es sich um **Verletzungen an anderen Körperregionen,** die beim Überwältigen der Opfer zustande kommen.

MERKE

Objektive Beweise eines sexuellen Missbrauchs: Spuren und Verletzungen.

32.8.3 Untersuchungsablauf

Die erste Frage betrifft die akuten Beschwerden. Die Fragen über das Ereignis und die genauen Details wird man je nach Traumatisierung, Bewusstseinszustand und Verständigungsmöglichkeit gestalten. Bei stark beeinträchtigten Opfern kann man sich auf die Fragen beschränken, die für die Behandlung, Spurensicherung und Dokumentation der Verletzungen notwendig sind (☞ Tab. III.32-1).

Neben diesen und den fachspezifischen Informationen sind noch abzuklären:
- letzte Regelblutung, Schwangerschaft,
- Verhütungsmaßnahmen,
- Zeitpunkt des letzten konsensuellen Geschlechtsverkehrs,
- soziales Umfeld,
- aktuelle Bedrohungssituation.

Tab. III.32-1: Fragenkatalog für Akutbehandlung, Spurensicherung und Dokumentation

✔ Zeit und Ort des Geschehens
✔ Art und Lokalisation der Gewalteinwirkung
✔ Art der geschlechtlichen Handlungen, Schutzmaßnahmen (Verwendung eines Präservativs), Reinigungsmaßnahmen
✔ Ort der möglichen Sekretübertragung (Speichel, Sperma) am Körper, an der Kleidung, vor oder nach Reinigung
✔ Bewusstseinslage während des sexuellen Übergriffs (Beeinflussung durch Alkohol, Drogen, Medikamente, Verletzungen)
✔ Person des oder der Täter

Spurensicherung an der Kleidung

Unterwäsche bzw. Kleidungsstücke, die nach Angaben der Opfer als Spurenträger infrage kommen, sollten einzeln in getrocknetem Zustand in Papiersäcken verwahrt und später den Kriminalbeamten übergeben werden (feuchtes Milieu und Bakterienbefall, der bei Aufbewahrung der Kleidung in luftdicht abgeschlossenen Plastiksäcken gefördert wird, zerstört die DNA).

Bei der Sicherung von Spurenmaterial sind Einmalhandschuhe zu tragen, damit eine Kontamination des Materials vermieden wird.

Spurensicherung am Körper

Am Körper angetrocknete Sekrete (Sperma, Speichel) werden mit sterilen, mit destilliertem Wasser oder physiologischer Kochsalzlösung befeuchteten Wattetupfern, feuchte Sekrete werden mit trockenen sterilen Wattetupfern abgenommen. Sie werden einige Sekunden lang mit leichtem Druck kreisförmig abgerieben, wobei Einmalhandschuhe zu tragen sind. Anschließend werden die Tupfer einzeln und in getrocknetem Zustand in Spezialkartons (Papierfaltboxen) aufbewahrt. Statt Papierfaltschachteln können auch Briefkuverts verwendet werden.

In jedem Fall müssen auf die Behältern die Namen der Opfer, der Zeitpunkt der Abnahme und die Abnahmestellen am Körper beschrieben werden. Die Spurenträger können bei Zimmertemperatur aufbewahrt werden.

Je nach Anamnese werden Tupfer aus der Mundhöhle, vom äußeren Genital- und Analbereich, aus der Scheide, Zervix, Afteröffnung und von Körperstellen mit aufgebrachtem Sperma gesichert.
- **Spermaspuren** sind oral und anal nur Stunden nachweisbar, vaginal laut Fachliteratur drei bis sechs Tage nach einem Geschlechtsakt und in der Zervix mehr als eine Woche.
- Sind **Saugflecken, Kuss-, Leck- oder Bissspuren** vorhanden, werden diese mit befeuchteten Tupfern abgerieben und asserviert.

- Verklebte **Haare, Schamhaare** bzw. Schamhaare mit **Spermaspuren** werden abgeschnitten und aufbewahrt.
- Aufgelagerte **Fremdhaare** (die eventuell vom Täter stammen) werden ebenfalls in Röhrchen oder Kuverts aufgehoben.

Ergibt sich aus den Erhebungen, dass **der oder die** Täter vom Opfer gekratzt wurden, sind längere Fingernägel des Opfers an der Unterseite mit feuchten Wattetupfern abzureiben bzw. die Nägel abzuschneiden und in beschriftete Kuverts (getrennt nach linker und rechter Hand) aufzubewahren.

MERKE

Spurenabnahme: unter Verwendung von Einmalhandschuhen mit sterilen Wattetupfern.
Spurenaufbewahrung: trocken, getrennt, in beschrifteten Behältern.

Klinische Untersuchung

Optimal ist eine **Ganzkörperuntersuchung** der Opfer, um am Körper sichtbare Sekretspuren und Verletzungen festzustellen, die im Rahmen des Sexualdelikts, meist beim Überwältigen und Gefügigmachen der Opfer, entstanden sind.
Verletzungen in der Genitalregion entstehen in nur wenigen Fällen, meist bei Kindern, älteren Frauen, bei besonders brutalen sexuellen Übergriffen oder bei heftiger Gegenwehr der Opfer.

Extragenitale Verletzungen

In erster Linie Verletzungen, die durch Schläge, Festhalten, Fixieren, Fesseln oder beim gewaltsamen Entkleiden der Opfer entstanden sind. In den meisten Fällen handelt es sich um **Hämatome** und **kratzerartige Schürfungen**. Kleine Hämatome und Exkoriationen im Halsbereich, eine **Blutstauung und Schwellung des Gesichts** sowie **petechiale Blutungen** (punktförmige Blutaustritte) in den Augenbindehäuten sowie **Schluckbeschwerden** sprechen für einen Angriff gegen den Hals (Würgeakt).

Verletzungen in der Genital- und Analregion

Meist sind **Hämatome, Exkoriationen** und tiefe oder oberflächliche **Einrisse in der Genital- und Analregion** zu beobachten.

! **Dokumentation:**

- Verletzungen, auch wenn sie klein sind, werden möglichst genau beschreibend und nicht interpretierend dokumentiert (z. B. „kleine Hämatome im Halsbereich" statt „Würgespuren").
- Für die vom Gericht zu einem wesentlich späteren Zeitpunkt bestellten Sachverständigen, die auf die Krankenunterlagen der erstuntersuchenden Ärzten angewiesen sind, ist eine beschreibende Dokumentation der Verletzungen zweckmäßig.
- Größe, Farbe, Ausdehnung, Lokalisation und Alter der Verletzungen werden beschrieben und auf dem in den meisten Checklisten befindlichem Körperschema eingezeichnet. Noch aussagekräftiger sind Fotoaufnahmen.
- Die von den Opfern angegebenen Beschwerden werden dokumentiert, wenn (noch) keine Verletzungen sichtbar sind. Hämatome und Schürfungen können abhängig von der Lokalisation am Körper erst nach Stunden bis Tagen sichtbar werden.

Durch Sexualkontakt übertragene Erkrankungen/Schwangerschaft

Zur Feststellung bzw. zum Ausschluss einer Übertragung von Geschlechtskrankheiten und anderen Infektionen werden die **Abstriche** für Pilz- und Bakterienkulturen und andere Erreger sowie für **serologische Untersuchungen** (Lues, HIV, Hepatitis) abgenommen. Je nach Anamnese werden **Schwangerschaftstests** und prophylaktische Maßnahmen angeboten.

Asservierung von Blut- und Harnproben

Befinden sich Opfer nach Sexualdelikten in einem bewusstseinsveränderten Zustand oder berichten sie über einen solchen während des sexuellen Missbrauchs und liegt der Vorfall nicht zu weit zurück, sollte mit deren Einverständnis eine Urinprobe und ggf. eine Blutprobe für **chemische Untersuchungen** gewonnen und in EDTA-, Fluorid-, Heparinröhrchen gekühlt gelagert aufgehoben werden.

Alle Probenbehälter sind zu kennzeichnen, wobei der Name der Patientin und der Zeitpunkt der Gewinnung der Proben ersichtlich sein sollen. Die Proben können zu einem späteren Zeitpunkt untersucht werden.

Kontrolluntersuchungen

Abschließend werden die Patientinnen zu einer Kontrolluntersuchung bestellt, um den Verlauf der körperlichen und psychischen Verfassung überprüfen und die Ergebnisse der bakteriellen und viralen Untersuchungen mitzuteilen zu können.

32.8.4 Untersuchung von Kindern bei Verdacht auf sexuellen Missbrauch

Bei von **Fremdtätern** missbrauchten Kindern erfolgt in der Regel eine Anzeige. Alle weiteren Schritte werden dann von der Polizei eingeleitet.

Wesentlich häufiger sind Kinder Opfer sexueller Ausbeutung von **Familienmitgliedern** oder aus dem **Bekanntenkreis.** Dabei handelt es sich oft um wiederholte langzeitige sexuelle Übergriffe.

Sie kommen mit den verschiedensten Symptomen (☞ III.1.7.2, ☞ III.32.6) oder wegen Infektionen im Genital- und Analbereich in die gynäkologischen Ambulanzen oder zum Kinderarzt.

Wenn nicht eindeutig beweisende Verletzungen oder Erkrankungen festzustellen sind und der dringende Verdacht eines sexueller Übergriffs besteht, ist das Kind stationär aufzunehmen – z. B. in eine Kinderschutzgruppe, wo die Möglichkeiten einer interdisziplinären Zusammenarbeit von Experten aus den verschiedenen Fachbereichen gegeben ist.

MERKE

> Eine mehrfache Befragung der Kinder über die sexuellen Handlungen sollte unbedingt vermieden werden, da häufige Befragungen Kinder suggestiv beeinflussen und Anlass zu Widersprüchen geben können.

Die kindlichen Schilderungen über den Missbrauch werden möglichst wörtlich (kindgerecht) wiedergegeben. Auslegungen durch die Untersuchenden können bei späteren Gerichtsverhandlungen dazu führen, dass das Kind als „unglaubwürdig" eingestuft wird.

Untersuchungsablauf

Der Untersuchungsablauf unterscheidet sich in einigen Punkten von dem von erwachsenen Opfern (s. o.). Die Untersuchung von weiblichen Kindern und die Interpretation genitaler Befunde bei Verdacht auf sexuellen Missbrauch erfordert Kenntnis der physiologischen und anatomischen Besonderheiten im Kindes- und Jugendalter (☞ III.1.7.2).

MERKE

> - Untersuchung immer im Beisein einer Vertrauensperson.
> - Altersentsprechende Aufklärung und Einbeziehung des Kindes in die einzelnen Untersuchungsschritte (evtl. Handspiegel zum Beobachten).

Untersuchungsbefunde

Beim sexuellen Missbrauch von Kindern sind selten eindeutige Befunde vorhanden, immer wieder auftretende **Entzündungen, Rötungen, Blutungen, Fluor, Juckreiz, sexuell übertragbare Erkrankungen** können darauf hinweisen.

Ein **intakter Hymen** schließt einen sexuellen Missbrauch nicht aus, so kann bei Manipulationen, z. B. Einführen von Fingern und Gegenständen in die Scheide durch die Hymenalöffnung, der Hymen unverletzt bleiben, kleine oberflächliche Schleimhautverletzungen heilen innerhalb einiger Tage narbenlos ab. Die Zeitpunkte der Untersuchung und des sexuellen Übergriffs sind deshalb zu dokumentieren.

Die Beschreibung „intakter Hymen" wird von Verteidigern im Gerichtsverfahren sehr gerne als Beweis dafür herangezogen, dass kein sexueller Missbrauch stattgefunden haben kann. Viel aussagekräftiger ist es, die Form des Hymens und die Größe und Dehnbarkeit der Hymenalöffnung (z. B.: für einen oder zwei Finger durchgängig), zu beschreiben, um eine konkrete Vorstellung zu haben, ob die Aussagen des Kindes nachvollziehbar sind.

Verdächtig sind **verdickte Hymenalsäume** bzw. eingerollte Ränder sowie eine deutliche **Vergröße-**

rung der Hymenalöffnung, die nicht durch die Untersuchungstechnik hervorgerufen wird.

Manipulationen in der **Afterregion** hinterlassen selten spezifische Befunde, selbst beim Einführen des Penis in die Afteröffnung entstehen nicht zwingend Verletzungen. Bei oberflächlichen Schleimhautfissuren sind differentialdiagnostisch Obstipationen, ein harter Stuhl und Infektionen in Erwägung zu ziehen.

Schlaffheit des Anus ohne anderweitige Erklärung, reflektorische Analdilatation von mehr als einem Zentimeter und akute Veränderungen (Erytheme, Schwellungen, Fissuren, venöse Dilatation, Hämatome) sind Befunde, die die Diagnose „Missbrauch" unterstützen, aber nicht beweisen.

Beweise für einen sexuellen Missbrauch

- **Deflorationsverletzungen** (Risse oder Narben, die bis zur hinteren Vaginalwand reichen)
- **Scheideneinrisse, Hämatome** und **Quetschungen** in der Genital- und Analregion
- Spezifische, nur durch **Geschlechtsverkehr übertragbare Erkrankungen**
- **Nachweis von Spermien.** Bei Kindern sind Spermaspuren in den meisten Fällen nicht in der Scheide nachzuweisen, manchmal im Analkanal, häufiger im äußeren Genital- und Gesäßbereich oder in unmittelbarer Nähe, z. B. an den Oberschenkeln oder an anderen Körperregionen.
- Tiefe **Schleimhauteinrisse** (von der Analhaut in die Schleimhaut einreichend) und Spermaspuren.

MERKE

Bei kindlichem Missbrauch sind selten eindeutige Befunde vorhanden. Eine beschreibende Dokumentation der Befunde ist für später vom Gericht beauftragte Gutachter zweckmäßiger.

32.8.5 Zusammenfassung

Das Erkennen eines sexuellen Missbrauchs und die Sicherung von Beweismaterial durch die erstintervenierenden Ärzte für die späteren Gerichtsverfahren sind Vorraussetzung dafür, dass die Glaubwürdigkeit der Opfer unterstützt und Täter identifiziert und überführt werden können.

Der zusätzliche Aufwand für eine ausführliche Dokumentation und Sicherung und Asservierung von Spuren ist verhältnismäßig gering im Vergleich zum Gewinn an Rechtssicherheit und der Stärkung der Position der Opfer im Falle einer Anzeige.

32.9 Sexueller Missbrauch: homöopathische Therapie

32.9.1 Häufige Beschwerdebilder nach sexuellem Übergriff

Das Problem des millionenfachen sexuellen Missbrauchs wird noch immer allgemein verdrängt. Die unmittelbaren und Spätfolgen schlagen sich auf der körperlichen, kognitiven und vor allem psychischen Ebene der betroffenen Frauen nieder (☞ III.32.6). Das durch die Missbrauchserfahrung ausgelöste Leid ist groß, trotzdem wird das Thema aus Scham (falls der erlittene Missbrauch der Frau bewusst ist) im Gespräch mit dem (homöopathischen) Arzt in der Regel nicht angesprochen.

Patientinnen kommen meist wegen **psychosomatischer Störungen** in die homöopathische Sprechstunde, z. B.:

- unklare, immer wiederkehrende Unterbauchschmerzen,
- gastrointestinale Störungen,
- Sterilität,
- chronischen Schlafstörungen,
- unbestimmte Angstzustände,
- Bulimia/Anorexia nervosa.

32.9.2 Bewältigungsstrategien

Verdrängung

Möglicherweise hat die Patientin wegen dieser Beschwerden bereits eine Psychotherapie versucht, bewahrt aber trotzdem Stillschweigen, weil ihr z. B. die Aufforderung des Täters Stillschweigen zu bewahren, als Drohung präsent ist. Meistens versuchen missbrauchte oder misshandelte Frauen durch Verdrängung das Problem zu bewältigen, um weiter überleben zu können. Die Verdrängungsstrategie kann im homöopathischen Sinn als **Unterdrückung** verstanden werden. Sie ist ein wichtiges Symptom in der Behandlung von missbrauchten Frauen, wobei die individuelle Reaktion auf das stattgefundene Trauma zu berücksichtigen ist. Die Verdrängung ist ein Ausdruck dafür, dass ein Trauma auf dem Boden eines miasmatisch (meist psorischen) belasteten Organismus unterschiedliche, individuelle Symptome produziert.

Tab. III.32-2: Hinweise auf einen psorisch belasteten Organismus
• Angststörungen • Depressionen • Chronische Schlafstörungen • Chronische Schwindelzustände • Chronische Magenstörungen, Sodbrennen, rezidivierendes Erbrechen • Anorexia nervosa • Rezidivierende Darmstörungen (chronische Diarrhoe, Obstipation) • Libidostörung • Störungen im Zusammenhang mit den Menses • Zwänge (z. B. Waschzwang)

Angststörung

Für die gesunde Entwicklung eines Kindes ist das Vertrauen zu Erwachsenen notwendig. Wird dieses Vertrauen erschüttert, bestimmt Angst in unterschiedlichen Ausprägungen die psychische Entwicklung. Häufig ziehen sich missbrauchte Kinder zurück **(Regression)** und schaffen es nicht, für ihr eigenes Tun aktive Verantwortung zu übernehmen. Später sieht man Frauen, die sich anderen Menschen (v. a. Männern) unterordnen, so, als könnten sie nicht für sich selbst sorgen. Ihre Gefühlswelt ist durch Schuldgefühle bestimmt. Es ist als kindliches Opfer schwer, Schuld bei dem Täter zu sehen (falls der Täter im engen Familienkreis ist). Anstelle des Täters übernehmen die Opfer die Schuldgefühle.

Weitere Missbrauchsfolgen

Missbrauchte Frauen leiden häufig unter Depressionen, Angstzuständen, Selbsthass und dem Gefühl von Sinnlosigkeit. Um dieses Gefühl zu betäuben, entwickeln viele dieser Frauen **Suchtverhalten** (Alkohol- und Drogenmissbrauch, Kaufsucht, Arbeitssucht, Ess-Sucht etc.).

Missbrauchte Frauen entwickeln ihrem Körper gegenüber eine abwehrende und ablehnende Einstellung. Sie wollen ihren Körper, der dieses Trauma erlitten hat, nicht „haben", da er sie bewusst oder unbewusst an das Geschehene erinnert. Es ist auffällig, dass Frauen, die in der Kindheit missbraucht wurden, häufig in der **Partnerwahl** einen Mann mit sadistischen Tendenzen suchen. In sexuellen Beziehungssituationen kommen häufig die durchlebten Bilder wieder hoch, die einerseits Angst machen, andererseits aber auch sexuelle Phantasien hervorrufen können, was wiederum Angst-erzeugend sein kann. Häufig findet man bei Prostituierten sexuelle Missbrauchserfahrungen in der Vorgeschichte. Durch die Prostitution haben sich die Frauen aus der Opferrolle gelöst, andererseits sind sie wiederum abhängig von ihrem sozialen Kontext.
In Ablehnung des eigenen Körpers sieht man Frauen, die sich **Selbstverletzungen** zufügen. Einige Frauen leiden unter überwiegend psychogenen Beschwerden, insbesondere unter **unklaren, rezidivierenden Schmerzen im Unterleib.**

32.9.3 Behandlungsstrategie

Bei der Behandlung der unmittelbaren oder Spätfolgen eines Missbrauchs ist nach den Richtlinien einer chronischen Erkrankung vorzugehen. Das Trauma des Missbrauches wird homöopathisch als Ursache für die daraus entstandenen Symptome (Depression, Ängstlichkeit, Vergesslichkeit u.a.) verstanden. Ist sich eine Patientin bereits ihres Traumas bewusst, wird sie in einer sicheren Atmosphäre in der Praxis darüber sprechen können. Wichtig ist es, dass sich der Arzt Zeit nimmt, empathisch, aber ohne Wertung zuzuhören und sich auf ein Gespräch mit der Patientin einzulassen.
Taucht im Verlauf einer homöopathischen Behandlung der Verdacht auf einen Missbrauch auf, kann der Arzt diesen Verdacht behutsam ansprechen.

MERKE

Falls im Verlauf einer homöopathischen Behandlung in der Anamnese ein Missbrauch hervortritt, ist die Patientin auf die Möglichkeit bzw. Notwendigkeit einer Psychotherapie hinzuweisen.

Wichtige Rubriken zum Thema „Unterdrückung"

Symptome als Unterdrückungsfolge im Repertorium (RADAR 9.1)
Gemüt
– Angst – sexuelles Verlangen – durch unterdrücktes
– Angst – unterdrückt
– Beschwerden durch – emotional unterdrückt wird – dadurch, dass er
– Beschwerden durch – Erregung – unterdrückte
– Beschwerden durch – Zorn – unterdrückten Zorn, durch
– Destruktivität, Zerstörungswut – Gemütsbewegungen, Zerstörungswut durch unterdrückte
– Furcht – Menses – unterdrückte Menses – durch Furcht
– Gefühle, Emotionen, Gemütsbewegungen – unterdrückte
– Schlafwandeln – Gemütsbewegungen – nach unterdrückten
– Traurigkeit – sexuelle Erregung – unterdrückte, durch
– Verlangen, Wunsch nach – unterdrückt sein Verlangen, seine Wünsche
Kopf
– Schmerz – Gemütsbewegungen – unterdrückte
– Schmerz – Weinen, durch – unterdrücktes Weinen, durch
Allgemeines
– Sykose – unterdrückte
– unterdrückte Erkrankungen – Beschwerden durch

Prognose

Eine behutsam und erfolgreich durchgeführte homöopathische Behandlung kann der Patientin einen Weg aufzeigen, um eingefrorene psychische Reaktionsmuster wie Angst, Schuldgefühle, Verdrängung aufzulockern. Bemerkt die Patientinnen, dass sie sich aus eigener Kraft auf diesen Weg machen kann, wird sie sich dadurch innerlich etwas freier fühlen.

32.9.4 Homöopathische Kasuistiken

Kasuistik 32-1: Diffuse Rücken- und Kopfschmerzen (Krankengeschichte einer Patientin mit sexuellem Missbrauch als Kind)

Jutta Gnaiger-Rathmanner

Alter, Aussehen der Patientin

49 Jahre alt, wirkt die schlanke, blasse, blonde Pat. infantil und hilflos. Ihr Auftreten wirkt auffällig milde, zu sanft, zu artig, unsicher und angepasst für ihr Alter, sie vermittelt dem Gegenüber den Eindruck von „harmlos" und „hilfsbedürftig". Die Haltung ist etwas gebeugt.

Therapiebeginn: 21. Januar 2004.

Vorgeschichte

Die Pat. kommt seit vielen Jahren in homöopathische Behandlung. Hinter ihrer milden, lieblichen Fassade versteckt sich ein sehr verschlossenes Wesen. Sie leidet unter **ständigen Brustschmerzen**, die seit zehn Jahren bekannte **zystische Mastopathie** ist unter ständiger Beobachtung und von wechselndem Ausmaß. Ein Therapieversuch mit Nolvadex®, dann Danokrin® wurde vom Gynäkologen wegen der Hartnäckigkeit des Befundes (s.u. „Diagnostik") und der Schmerzen als Ultima Ratio verordnet. Die medikamentöse Therapie wurde jedoch wegen der Nebenwirkung auf die Varizen nach einem Jahr abgebrochen.

Mit den großen, eindrücklich geschilderten Sorgen um den Mammabefund schwingen viele Ängste um ihre Gesundheit mit. Zuspruch und ärztliche Aufklärung beruhigen jedes Mal, doch wirkt dies nur kurzzeitig.

In der Vorgeschichte gab es immer wieder Teilerfolge unter homöopathischer Therapie (*Calcium carbonicum, Silicea, Phytolacca* und *Asterias rubens*). Nach dem Tod der Mutter half *Natrium muriaticum* bei massivem Herpes labialis und rezidivierendem Fluor vaginalis.

Diese Arzneien können im Rückblick als Vergleichsarzneimittel in dieser Krankengeschichte gewertet werden.

Spontanbericht

Nach zwei Jahren Behandlungspause meldet sich die Pat. im Januar 2004 wegen Beschwerden, die seit einem halben Jahr zunehmen: **Nacken- und Schulterschmerz, ausstrahlend in den Kopf**, bis in die **Stirn**, aber auch **den ganzen Rücken entlang**, bis zum Kreuz absteigend. Dabei treten oft **Ohrensausen** und **Schwindel** auf. Diese Beschwerden schränken ihre Konzentrationsfähigkeit ein. Nachts hat sie keine Beschwerden. Ein gerade durchgemachter Infekt habe den Zustand verschlimmert. Eine Akupunkturbehandlung und physiotherapeutische Maßnahmen haben nur geringen Erfolg gebracht.

Das Beschwerdebild erscheint diffus, der Leidensdruck ist groß. Die Beschwerden „behindern die Lebensqualität", „drücken auf die Stimmung, vermitteln ein Gefühl der Unsicherheit." Die Pat. ist empfindlicher geworden und leicht zu Tränen gerührt. Bei diesen Worten beginnt sie, still und schluchzend in sich hinein zu weinen.

Schon vor zwei Jahren hatte sie sich wegen der Brustbeschwerden und des Abschieds von der Mutter nach deren Tod so schlecht gefühlt, dass sie eine Psychotherapeutin aufsuchte. Bei der zweiten Sitzung sei sie in einen seltsamen Zustand verfallen (Panikattacke und Gefühl von höchster Gefahr). Dabei habe sie viel weinen müssen. Zusammen mit der Psychotherapeutin kam sie zu dem Schluss, es müsse mit einem schrecklichen Erlebnis in ihrer Kindheit zusammenhängen. Mehr wollte sie damals nicht wissen und brach die Therapie ab.

In der Folgezeit hat die Pat. immer wieder über diesen Gefühlsausbruch von damals nachgedacht. Seitdem sind mehr und mehr Erinnerungen in ihrem Bewusstsein aufgestiegen, und es sei ihr immer deutlicher geworden, dass sie als Kind sexuell missbraucht wurde: Ihr elf Jahre älterer Bruder musste oft auf sie aufpassen; als sie etwa fünf Jahre alt war, hat er sie zweimal sexuell genötigt (Details spricht sie nicht klar aus).

Die Pat. äußert still die Vermutung, dass die diffusen Rückenschmerzen mit diesen frühkindlichen Erfahrungen zusammenhängen. Sie habe darüber noch mit niemandem gesprochen. Dann schweigt sie in sich gekehrt.

Eigenanamnese

Die Pat. ist in bäuerlichem Umfeld in einem Bergdorf unter vier Brüdern als jüngstes Kind aufgewachsen. Nesthäkchen des Vaters, den sie als streng und gut bezeichnet. Die Mutter war bei ihrer Geburt schon 40 Jahre alt. Sie vermittelte Geborgenheit. Die Kinder mussten mithelfen, so auch der große Bruder beim Kinderhüten.

Familienanamnese

Mutter: Variköser Symptomenkomplex, an Darmkarzinom verstorben.

Vater: An akuter Hirnblutung verstorben.

Urgroßmutter: An einem Mammakarzinom verstorben.

Gelenkter Bericht

Geschlechtsorgane: Menses alle ein bis zwei Monate, rezidivierende Soorkolpitis von Jugend an.

Extremitäten: kalte Hände und Füße.

Allgemeines: Appetit, Verdauung und Schlaf gut, keine Träume.

Diagnostik

Mammographie: Zystische Mastopathie beidseits, zeitweise **histologisch** proliferative Areale nachgewiesen (Präkanzerose). Dieser Befund hat sich über den langen Beobachtungszeitraum subjektiv und objektiv stetig gebessert, was vom Gynäkologen mehrmals bestätigt wurde.

Gynäkologisch: meist o. B.

Haltung: gebeugte Haltung mit Schulter- und Beckenschiefstand, am Schultergürtel massive Myogelosen.

Röntgen der Wirbelsäule: mäßige Kyphoskoliose der BWS.

Fallanalyse

Ein Großteil der Beschwerden behielt trotz systematischer Befragung einen allgemeinen Charakter und war somit für die Repertorisation unbrauchbar. Nachdem die Pat. schon zahlreiche Arzneien bekommen hatte, wurden bevorzugt außergewöhnliche Symptome gewählt. Manche Rubriken wurden nur aufgrund des Verhaltens der Pat. ausgesucht, da alle Äußerungen über ihre Person äußerst knapp gehalten waren und sie manches nur durch ihr Schweigen und ihre Körpersprache zum Ausdruck bringen konnte. In der Wertung der Symptome steht die Ätiologie im Sinne von „Beschwerden durch" ganz vorne.

Verschreibung

REPERTORISATION (RADAR 9.1)
Gemüt - Beschwerden durch - Missbrauch, Misshandlung, nach - sexuellem Missbrauch, nach - Kindern, bei
Gemüt - Beschwerden durch - Scham
Gemüt - Schüchternheit, Zaghaftigkeit
Gemüt - Schweigsam
Gemüt - Weinen - Kleinigkeiten, über
Gemüt - Furcht - Krankheit, vor drohender
Gemüt - Hypochondrie
Gemüt - Verlassen zu sein, Gefühl
Gemüt - Hilflosigkeit, Gefühl der
Gemüt - Verzweiflung - Unterstützung, Zuwendung, möchte
Gemüt - Selbstvertrauen - Mangel an Selbstvertrauen - Unterstützung, Zuwendung, möchte
Gemüt - Erschöpfung, geistige - Schmerzen, durch
Rücken - Schwäche

Bambusa arundinacea D 30, 3 × 5 Glob., einmal wöchentlich.

Begründung der Mittelwahl: *Bambusa* führt in dieser Repertorisation, obwohl es in den hochwertigen auslösenden Rubriken „Beschwerden durch sexuellem Missbrauch bei Kindern" (noch) fehlt. Es folgen *Ignatia, Natrium muriaticum* und *Lycopodium*, die alle ebendort aufscheinen.

Bambusa-Patienten leiden unter ihrem schwachen Rücken und dem Mangel an Selbstvertrauen und verlangen vor allem nach Unterstützung. Damit liegt *Bambusa* als pflanzliche Arznei dem mineralischen *Silicea* sehr nahe (Schuster 1996).

Follow-up nach drei Wochen (3. Februar 2004)

Drei Tage lang unerträgliche Kopfschmerzen, auch nachts sehr schlimm, die Pat. war verzweifelt. Einen Tag lang konnte sie nicht aufhören zu weinen. Dann wurde alles lockerer. Nacken und Rücken fühlen sich freier an. Sie fühlt mehr Energie, mehr Wohlgefühl, besonders präkordial. Sie schläft wieder gut. Befragt nach den Träumen, verstummt die Pat., als ob sie ein Geheimnis hüten wolle.

Nach Auskunft der Pat. ruht der seelische Schmerz um das kindliche Missbrauchserlebnis wieder. Dabei beginnt sie, still zu weinen: „Es war so lange zugedeckt, ich spüre jetzt erst allmählich meine innere Verkrampfung."

Verschreibung: *Bambusa arundinacea* D 30, 3 × 5 Glob., einmal wöchentlich.

Follow-up nach weiteren fünf Wochen (9. März 2004)

Das Allgemeinbefinden hat sich weiter gebessert, die Pat. hat kaum mehr Rückenschmerzen. Das Weinen kommt nur noch selten, gelegentlich beim Darandenken: „Meine Energie fließt freier, ich stecke mir jetzt Ziele, ich fühle mich mutiger und zuversichtlicher. Ich war wie in einer Sackgasse. Jetzt fühle ich endlich den Zorn auf meinen Bruder. Früher hatte ich ihn sogar beschützt."

Verschreibung: *Bambusa arundinacea* D 30, 3 × 5 Glob., einmal wöchentlich.

Telefonisches Follow-up nach weiteren drei Monaten (2. Juli 2004)

Ein massiver Rückfall der Kopfschmerzen. Es gibt große familiäre Probleme, weil eine Nichte eine Hirnblutung hatte.

Verschreibung: *Bambusa arundinacea* C 200, 3 × 5 Glob. an einem Tag.

Follow-up nach weiteren 13 Monaten (10. August 2005)

Bambusa „hat eingeschlagen“ und bezüglich Schmerzen und Energie nachhaltig (bis vor zwei Monaten) gewirkt. Aktuell fühlt sich die Pat. wieder unsicher und schwach.
Verschreibung: *Bambusa arundinacea* M Korsakoff, 3 × 5 Glob. an einem Tag.

Follow-up nach weiteren vier Monaten (12. Dezember 2005)

Durch die erneute *Bambusa*-Gabe hat sich wieder Besserung eingestellt. Mit dem Kindheitstrauma ist die Pat. vorerst versöhnt.
Frage: Wie fühlt sie sich gegenüber ihrer Herkunftsfamilie?
Das Schlimmste in ihrer Erinnerung war die Tatsache, dass dieser Missbrauch geheim gehalten werden musste unter Drohungen ihres Bruders, und dass nach außen in der Familie alles weiterging, als ob nichts geschehen wäre. In ihrer Angst vor dem Bruder blieb sie alleine, fühlte ich isoliert, gequält von großem Schamgefühl. Möglicherweise hatte der sexuelle Missbrauch schon viel früher (im Alter von drei Jahren) begonnen und war wahrscheinlich viel häufiger geschehen.
Die Mutter war zwar lieb und hätte ihre Tochter bestimmt beschützt, aber die Pat. konnte sich ihr nicht anvertrauen. So verhält es sich bis heute bei allen Familientreffen. Sie bleibt mit allen Beteiligten auf Distanz. Es ekelt sie, wenn sie ihren Bruder sieht und wenn dieser mit seinen häufigen (Sex-)Reisen nach Thailand prahlt.
Mit ihrem Bruder darüber zu sprechen, hat sie noch nicht übers Herz gebracht. Sie würde ihn gerne einmal fragen: „Was stellst Du mit den Frauen an?“ und: „Ich weiß genauso wie Du, was Du mit mir damals angestellt hast, als ich noch klein war“.
„Auch meinen Mann habe ich noch nicht über dieses Trauma eingeweiht. Ich wollte es vor unserer Hochzeit vor 25 Jahren tun, doch ich habe es nicht geschafft“.
Therapiestrategie: keine Verordnung, Kontrolle bei Bedarf.
Unterstützende Maßname: Aussprache mit dem Ehemann, Wiederaufnahme der Psychotherapie bei Bedarf.

Diskussion

Bambusa arundinacea hat den mühsamen Weg einer frühkindlich traumatisierten Patientin eine Phase lang begleitet und erleichtert. Auf die anfängliche Erstreaktion (Verschlimmerung der rheumatoiden Schmerzen) folgte eine dauerhafte Entlastung.
Gemäß der Hering'schen Regel (☞ II.5.1.1) erfolgte der Heilungsprozess „von innen nach außen“: Es gelang der Pat., den Zugang zu ihren verdrängten Gefühlen in Zusammenhang mit dem Missbrauch zu ertasten und ihnen in Form von Tränen und Worten Ausdruck zu verleihen. Das kann nur schrittweise und ohne äußeren Druck geschehen. Es ist in solchen Fällen darauf zu achten, dass die Pat. die Kontrolle über diesen Prozess selbst behält und selbst bestimmt, wann sich eine neue Einsicht einstellt und sie dafür ihre eigenen Worte und Bilder findet.
Bambusa war hilfreich in der Phase, als sich alle Spannung im Rücken manifestierte. In der Krankengeschichte gab es davor die Brustschmerzen, danach (ab Januar 2006) bahnten sich Regelstörungen aufgrund von Ovarialzysten an. Dies erfordert eine Neuaufnahme des Beschwerdebildes und neue Arzneien.
Die Erfahrung mit der homöopathischen Begleitung von frühkindlich traumatisierten Patienten entspricht den Aussagen von Psychotherapeuten: Es sind tief sitzende Störungen, die nur stufenweise über einen langen Zeitraum glaubwürdig ihren Ausgleich und ihre Heilung finden (Herman 1998).
Die Homöopathie als eine individuelle Arzneitherapie ist, da individuell, auch eine kommunikative Medizin (Gottschlich 2003). Sie bietet der Patientin das offene, persönliche, unvoreingenommene Gespräch an und vermag es gezielt, mit der passenden Arznei abgespaltene, „blockierte Bereiche“ der Seelenwelt der Patientin energetisch anzustoßen und zu lösen. Das mobilisiert die Fähigkeit, zu sich selbst zu finden, sich zu erinnern und sich zur eigenen Geschichte vorzutasten – behutsam und schrittweise.
Beobachtungszeitraum: zwei Jahre

Kasuistik 32-2: Sexueller Missbrauch und larvierte Depression

Jutta Gnaiger-Rathmanner

Alter, Aussehen der Patientin

Die 46 Jahre alte Pat. wirkt fraulich und gepflegt, zeigt vornehmes Benehmen, bleibt während des ganzen Gesprächs distanziert und unnahbar, wie hinter einer Maske versteckt. Ihre Stimme klingt für ihre kräftige Konstitution zu hoch, manchmal weiten sich ihre Augen (wie gezeichnet von Angst und Schreck) im Sinne einer Retraktion beider Oberlider, was als eine unwillkürliche vegetative Begleitreaktion zu werten ist.

Therapiebeginn: 12. März 1990.

Spontanbericht

Die Pat. leidet seit 25 Jahren unter Mundgeruch. Die mehrmaligen Durchuntersuchungen bleiben ohne Befund, die Tonsillektomie 1969 war ein frustraner Therapieversuch. Sie selbst bemerkt den Mundgeruch nicht. Spontane Frage: „Ist er psychosomatisch bedingt?".

Seit langem rezidivierende juckende Urtikaria am Rücken, jede Art von seelischer und mechanischer Belastung kann zum Auslöser werden.

Eigenanamnese

Die Pat. ist seit drei Jahren in zweiter Ehe verheiratet. Sie hat eine erwachsene Tochter aus erster Ehe, die nach 16 Jahren geschieden worden war. Der erste Mann war Trinker, die Pat. lebte in ständiger Angst vor seinen Schlägen.

Vor vielen Jahren – noch in der Ehe mit dem ersten Mann – Hormontherapie wegen Kinderwunsches.

Schicksalsschläge, Kränkungen, Demütigung, Verlust

Die Pat. empfindet noch große Bitterkeit gegenüber ihrem ersten Mann.

Als Kind hat sie ihren Vater, den sie als heiter und fröhlich in Erinnerung hat, sehr geliebt und dann vermisst, als sich ihre Eltern scheiden ließen, als sie fünf Jahre alt war. Ihre Mutter erlebte sie als lieb, distanziert, schlampig, als mit sich selbst beschäftigte Künstlernatur.

Gelenkter Bericht

Geist, Gemüt: Die Pat. fühlt sich ständig nervös, hektisch, sie kann sich schlecht konzentrieren. Jede Aufregung, jeder seelische Druck belastet sie. Sie bewegt sich sehr gerne, was ihren Spannungszustand erleichtert.

Geschlechtsorgane: Menses normal. Sexualleben mit ihrem Mann normal.

Extremitäten: Kalte Hände und Füße.

Nahrungsmittelverlangen, -abneigung: Sie hat immer Hunger, neigt jedoch bei Sorgen zu Gewichtsabnahme. [V] scharfe Speisen. [A] Milch verträgt sie schlecht.

Allgemein: Schlaf und Verdauung sind gut.

Fallanalyse

Hinter den langjährigen somatischen Beschwerden verbirgt sich eine Geschichte von Kummer und seelischem Verlust, die die Pat. zuerst anhand ihrer ersten Ehe formuliert. Dahinter liegt die kindliche Sehnsucht nach dem verlorenen Vater. Im distanzierten Verhalten der Pat. zeigen sich die verletzten Gefühle von damals.

Verschreibung

REPERTORISATION (RADAR 9.1)
Gemüt – distanziert
Gemüt – Beschwerden durch – Liebe, enttäuschte
Gemüt – Kummer, Trauer – still – Liebe, aus enttäuschter
Gemüt – verweilt – vergangenen unangenehmen Ereignissen, bei
Mund – Geruch – übel riechend
Haut – Hautausschläge – Urtikaria – chronisch
Auge – offene Augen, geöffnete Lidspalte – krampfhaft
Allgemeines – Speisen und Getränke – Milch – agg.

Natrium muriaticum C 200, einmalig 5 Glob.

Begründung der Mittelwahl: *Natrium muriaticum* führt an, es erfüllt alle Symptome, außer der Distanziertheit. *Phosphorus* und *Sulphur* folgen in den nächsten Rängen. *Natrium muriaticum* ist eine große Kummerarznei, die unter den oben angegebenen Gemütsrubriken hochwertig rangiert. Wir finden sie auch unter den neu eingeführten Rubriken wie „Beschwerden von Streit", „von Uneinigkeit zwischen den eigenen Eltern", „von Vernachlässigung durch die Mutter bzw. den Vater", „Beschwerden von sexuellem Missbrauch bei Kindern".

Follow-up nach fünf Wochen (18. April 1990)

Die Pat. fühlt sich insgesamt deutlich ruhiger, jedoch seit einer Woche wieder Unruhe. Der Mundgeruch ist ihrem Mann kaum mehr aufgefallen. Sie entdeckt einen neuen Zug an sich selbst: Sie bekommt emotionalen Zugang zu den Verlustängsten in ihrer Kindheit. Sie erkennt, dass ihr „perfektionistisches und fast steriles" Verhalten eine Folge ihrer Kindheitstraumata sind: „Ich habe meine Ängste nie gesehen."
Verschreibung: *Natrium muriaticum* M 1, einmalig 5 Glob.
Unterstützende Maßnahme: Die Pat. wird angehalten, ein Tagebuch für die Kindheitserinnerungen anzulegen.

Follow-up nach weiteren zwei Monaten (26. Juni 1990)

Die Pat. hat viel über ihre Vergangenheit, über alte, vergessene Ereignisse nachgedacht: „Da war eine Zeit wiederholten sexuellen Missbrauchs. Es waren halbwüchsige Jungen, die als Kriegsflüchtlinge in unserer Wohnung untergebracht waren. Ich war damals vier Jahre alt. Ich versuchte es meiner Mutter mitzuteilen, die aber mit ihren eigenen Angelegenheiten beschäftigt war und weder ein Ohr noch Interesse dafür hatte. Da entdeckte ich in mir den riesigen Hass von damals auf meine Mutter." Beim Erzählen weiten sich die Augen der Pat. mehrmals wie in großem Schrecken. Sie hat im Anschluss ein Gespräch mit ihrer Mutter gesucht, die sich jedoch wie damals sofort abwendete und ohne Antwort nach Hause fuhr.
Haut und Mundgeruch sind gut, die Verträglichkeit von Speisen (insbesondere von Milch und Kaffee) hat sich verbessert.
Strategie: Keine weitere Arzneigabe.

Telefonisches Follow-up nach weiteren zwei Jahren

Die Pat. hat kaum mehr Kontakt zu ihrer Mutter. Sie plant gerade eine Gesprächstherapie. Die nervösen und somatischen Beschwerden haben sich nicht wieder verschlimmert.

Diskussion

Diese Kasuistik ist ein eindrucksvolles Beispiel dafür, wie eine homöopathische Arzneitherapie samt intensiver therapeutischer Zuwendung die Tore zu alten seelischen Blockaden (frühkindliche Traumata bzw. chronische Belastungsstörungen) öffnen kann und durch das Erinnern eine seelische Entwicklung einsetzt. Das völlige Verdrängen eines Seelentraumas aus der Erinnerung und die Somatisierung in körperliche Beschwerden ist ein typisches Phänomen, besonders bei Betroffenheit im Kleinkindesalter (Eckardt 2005).
Bei seelischen Traumata sind die Verletzungen häufig in übereinander liegenden Schichten zu finden; in diesem Fall: obenauf die Kränkung durch den ersten Ehemann und die Scheidung, darunter und am Beginn steht die Enttäuschung und das Verlassensein des Kleinkindes im Schatten des Beziehungskonfliktes der Eltern. Das seelisch ohnehin geschwächte Mädchen musste zusätzlich die Belastung des sexuellen Missbrauchs durch familienfremde Personen erdulden, alleingelassen von ihrer Bezugsperson, der Mutter.
Durch eine derart substanzielle Begegnung wird der Ausdruck der distanzierten Pat. „nahbar" und einfühlbar. Die Arznei *Natrium muriaticum* ist dabei Schlüssel und Regulationshilfe. Im heilsamen Erinnern der Pat. entdeckt sie ihren Hass auf die Mutter und kann ihn erstmals aussprechen. *Natrium muriaticum* deckt auch dieses Symptom ab. Dieser Seelenvorgang ist im Gespräch, aber auch mit der Arznei, gut begleitet.
Beobachtungszeitraum: zweieinhalb Jahre.

Kasuistik 32-3: Schlafstörungen nach frühkindlichem sexuellen Missbrauch

Jutta Gnaiger-Rathmanner

Alter, Aussehen der Patientin

Schlanke, burschikose 27-jährige Pat. mit dunklem, glattem Haar und straffer Haltung. Sie spricht schnell, viel, monoton, wie gedrängt und gehetzt. Der Blick ist direkt, klar und kritisch, dann wieder nach innen gekehrt und abschweifend. Die Pat. lächelt phasenweise gewinnend wie ein kleines Mädchen, im nächsten Augenblick wirkt sie präsent, kontrolliert, sehr bestimmend und streitbar, kühl und abweisend. Sie ist figurbetont und mondän gekleidet.
Therapiebeginn: 30. März 1995.

Vorgeschichte

Mit sechs Jahren Operation einer Nabelhernie, sie fühlte sich alleine im Krankenhaus. Im Alter von sechs bis zehn Jahren rezidivierende Zystitiden. Um das 20. Lebensjahr Essstörung mit Essanfällen und Adipositas. Ab dem 20. Lebensjahr massiv Zahnkaries. Von 18 bis 23 Jahren häufiger Status febrilis unklarer Genese, zeitweise lag sie den ganzen Winter im Bett, deswegen nach vielen Antibiotikakuren mit 20 Jahren Tonsillektomie.
Nach ihrer Scheidung vor fünf Monaten Psychotherapie.

Spontanbericht

Die Pat. leidet seit langer Zeit unter **Schlafstörungen**. Sie kann nur sehr schwer einschlafen, findet die innere Ruhe nicht, morgens erwacht sie unerquickt. Träume begleiten sie oft über Jahre. Derzeit bestehen ihre Träume aus wohltuenden Bildern. In der Kindheit hatte sie einen häufigen Schreckenstraum: Sie liegt im Kinderzimmer, es erscheint ein Schatten mit einem riesigen Phallus, sie verfällt in Panik. Sie fragt sich, ob das etwas mit ihrem Vater zu tun hat.
Phasenweise leidet sie unter **rezidivierenden Infekten**. Wegen einer afebrilen Seitenstrangangina und einem grippalen Infekt musste sie erst kürzlich zweimal Antibiotika einnehmen.

Eigenanamnese

Seit fünf Monaten nach zweijähriger Ehe geschieden. Der Sohn aus dieser Ehe ist zwei Jahre alt. Nach der Geburt hatte die Pat. kein sexuelles Verlangen mehr. Sie konnte den daraus entstehenden Konflikt mit ihrem Mann nicht länger ertragen. Er wollte nicht darüber sprechen und keine Paartherapie besuchen. Die Pat. lebt jetzt alleine mit ihrem Sohn. Sie beobachtet ihm gegenüber eine verkrampfte, klammernde, aufopfernde Haltung und empfindet dies selbst als unnatürlich.

Kindheit

Die Pat. sagt von sich, dass sie nach dem Motto lebte, dass sie nicht älter als 20 Jahre alt würde. Das und all ihre Krisen waren eine Verweigerung des Erwachsenwerdens, gegen die Erwachsenen, gegen die Eltern. Es war eine Stimmung von „es gibt keine Zukunft“. Sie hat eine jüngere Schwester. Gegenüber der Mutter empfand sie sich schon immer blockiert, sie konnte die Liebe der Mutter, die sie scheinbar sehr liebte, nie annehmen. Im Alter von sechs Monaten kam sie zu einer Tagespflegemutter, mit drei Jahren in den Ganztagskindergarten. Große Eifersucht auf ihre Schwester.
Der Vater war sehr „sexuell“, sobald er nach Hause kam, zog er sich nackt aus und lebte so das Familienleben. Er war ein FKK-Anhänger und die Töchter fühlten sich gezwungen mitzumachen und nackt zu baden. Die Pat. litt unter dem „schmutzigen Blick“ ihres Vaters, noch heute erzeugt er in der Erinnerung Gefühle des Horrors. Früher empfand sie Hass und Aggression gegen ihren Vater, den „Macho“ und entwickelte viele Ängste: Angst zu versagen, Angst, vor den Eltern nicht zu genügen, Angst vor Verlassenheit, vor Geistern, mit reger Phantasie. Sie hatte Angst vor der Farbe Schwarz und vor Einbrechern, die sie ermorden würden.

Familienanamnese

Mutter: mehrfache Allergien.
Vater: chronische Diarrhoe, Nikotin- und Alkoholabusus.

Gelenkter Bericht

Geschlechtsorgane: Menarche mit 15 Jahren. Amenorrhoe bis zu sechs Monaten, besser seit dem 20. Lebensjahr.

Fallanalyse

Die Pat. vermittelt insgesamt die Atmosphäre von großer innerer Spannung, von innerem Getriebensein, was der Schlüssel zu ihrer Schlafstörung sein könnte. Seit fünf Monaten ist sie in psychotherapeutischer Behandlung. Es ist anzunehmen, dass dies für die Erstanamnese hilfreich war, damit die Pat. sich so offen und verständlich äußerte. Dieser Prozess steht am Beginn. Dies gilt sowohl für die Einblicke in die Psychotherapie als auch in das homöopathische Gespräch. In der Kindheit erlebte sich die Pat. als ungeschützt, ausgeliefert, bedroht, weder Mutter noch Vater waren ihr seelisch nahe. Diese Symptome werden, soweit im Repertorium verfügbar, berücksichtigt.

Die große Lebenskrise mit 20 Jahren bringt destruktive, (selbst)zerstörerische Züge zum Ausdruck, im miasmatischen Sinne syphilitisch. Diese Daten zusammen ergeben den Hinweis auf ein Spinnengift.

Verschreibung

REPERTORISATION (RADAR 9.1)
Gemüt - Tod - Gedanken an den Tod
Gemüt - Wahnideen - sterben - gleich sterben, man würde gleich
Gemüt - Verlassen zu sein, Gefühl - Isolation, Gefühl von
Gemüt - entfremdet - Familie, von seiner
Gemüt - Wahnideen - verfolgt zu werden, wegen der Haltung, Einstellung etc. - er würde verfolgt
Gemüt - simuliert - krank zu sein - Kindern, bei
Gemüt - Furcht - schwarzer Farbe, vor - allem Schwarzen, vor
Gemüt - Zorn - Verzweiflung, mit
Gemüt - Hass
Gemüt - Exzentrizität, Überspanntheit
Gemüt - Stimmung, Laune - veränderlich - plötzlich
Schlaf - Schlaflosigkeit - Ruhelosigkeit, durch

Tarentula hispanica D 200, einmalig 5 Glob.

Begründung der Mittelwahl: In der Repertorisation erscheint *Tarentula*, die Tarantel-Spinne, im zweiten Rang hinter der Pflanze *Pulsatilla*, an dritter Stelle gefolgt von *Lachesis*, einer weiteren Tierarznei. *Tarentula* findet sich in allen gewählten Symptomen außer im zweiten bis vierten Symptom der obigen Liste.

Follow-up nach fünf Wochen (2. Mai 1995)

Die Pat. fühlte sich zehn Tage lang auffallend ruhiger. Dann kamen wieder schlimme Nächte, seit zwei Wochen schläft sie fast gar nicht. Die Pat. ist verzweifelt. Sie fühlt sich abends zwar müde, doch kommt kein Schlaf, oder sie schläft ein, erwacht und ist dann stundenlang schlaflos. Sie leidet dabei unter Gedankenandrang, Herzklopfen und einer großen Unruhe.

Das ist wie in früheren Zeiten: Bei jeder größeren Veränderung in ihrem Leben hat es dies gegeben. Sie sagt, sie lebe gerade in einer „Umbruchphase" ihres Lebens: in Bezug auf Selbstvertrauen und Selbstverantwortung, auf Sexualität, im Blick auf ihre Kindheit. Sie meint, sie übergehe ihren Körper, indem sie zu viel isst und raucht. Sie fühlt sich deshalb ekelhaft. Die Träume sind zurzeit selten, das Thema des Verlassenseins und Betrogenseins von einer Freundin tauchte auf, so wie es tatsächlich geschehen war und sie sehr verletzt hatte.

Sie entdeckt ihre derzeitigen Ängste: Sie sind diffus, unterschwellig, namenlos. Es handelt sich aber vor allem um sexuelle Ängste. Nach jeder längeren Beziehung mit einem Mann entwickelt sie panische Ängste vor seinem Penis. Sie berichtet von ihrem ersten sexuellen Kontakt mit einem Freund mit ihrer Einwilligung, sie erlebte sich dabei als sehr verkrampft und hatte danach lange Zeit Unterleibschmerzen.

Verschreibung: *Tarentula hispanica*, M Korsakoff, 5 Glob. einmalig, zusätzlich für alle Fälle ein Rezept für ein allopathisches Schlafmittel (Rohypnol®).

Begründung der Mittelwahl: Die Pat. hat mit dem Follow-up-Termin lange gewartet. Die Situation erscheint bedrohlich. Homöopathisch gesehen, bedeutet sie entweder eine Verschärfung der Symptomatik im Sinne einer Erstreaktion oder es ist die Dynamik des Krankseins der Pat. Für die erste Variante spricht die Tatsache, dass die Pat. dieses Symptomenbild von früher kennt und dass die Erlebnisse im Zusammenhang mit einem Aufspüren ihrer Gefühlswelt stehen, also im Sinne der Bewegung von innen nach außen (Hering'sche Regel, ☞ II.5.1.1). Mit der Steigerung der Potenz kommt es zu einer deutlichen und raschen Klärung dieser Frage. Da die Pat. erschöpft und verzweifelt ist, bekommt sie Rohypnol® zur Absicherung mit.

Follow-up nach weiteren drei Wochen (24. Mai 1995)

Die Einnahme von Rohypnol® war nicht notwendig. Der Schlaf hat sich allmählich gebessert, ist jetzt gut und erquicklich. Sie hat viel Trauer verspürt in den vergangenen Tagen („unendliche Trauer"). Sie musste häufig weinen, was ihren Seelenzustand entlastet hat. Vor vier Tagen hat sich die Pat. verkühlt mit Schulterschmerzen links, was ein ist ihr bekanntes Muster ist.
Verschreibung: *Tarentula hispanica* D200.
Begründung der Mittelwahl: Ein interkurrenter Infekt während einer laufenden, erfolgreichen Therapie mit Hochpotenzen kann, je nach Intensität, entweder ohne neuerliche Arznei in Beobachtung gehalten werden oder es kann die aktuelle Arznei, meist in veränderter Potenz, wiederholt werden.

Follow-up nach weiteren 18 Monaten (29. November 1996)

Lange Zeit hat die Pat. gut geschlafen. Die Infektanfälligkeit hat erst im Herbst wieder eingesetzt. Die Psychotherapie läuft noch intensiv. Die Pat. deutet an, dass das Kindheitstrauma näher rückt. Sie beschäftigt sich mit dem Vaterbild und erkennt, dass bei ihr jeder Kontakt zu einem Mann sexuell gefärbt ist. Dies sei ihr Weg, um für Liebe und Anerkennung zu werben. Sie entdeckt die Aggression gegen sich selbst, besonders gegen ihren eigenen Unterleib. Sie empfindet dabei Trauer, Verzweiflung und weint viel.
Sie steht momentan vor der Konisation der Portio uteri, da sie seit der Schwangerschaft vor drei Jahren wiederholt einen Pap-III-Abstrich hatte.

Weiterer Verlauf

Über die folgenden Jahre muss die Pat., begleitet durch sorgfältige Psychotherapie und Homöopathie, unter vielen seelischen Schmerzen und Erschütterungen entdecken, dass sie nicht nur von ihrem Vater regelmäßig und zurück bis in die früheste Kindheit zurück sexuell missbraucht worden war, sondern auch von ihrem Großvater und vom Mann aus der Pflegefamilie.
Tarentula wird noch öfters eingesetzt, es werden jedoch auch andere Arzneien wichtig, in Abstimmung mit dem Verlauf der psychischen und körperlichen Reaktionsphasen.
Die Pat. schaffte es trotz der schweren Traumatisierung, diesen langen Weg der Therapie konsequent, energisch und selbstgewählt zu verfolgen. Sie wird durch diese gemeinsame Begleitung von Psychotherapeutin und homöopathischer Ärztin zu einer immer selbstbewussteren, selbstbestimmteren, glücklicheren und gesünderen Frau, die – gemäß ihren eigenen Worten – auch mehr und mehr beziehungsfähig wird.

Diskussion

Dieser Fall beschreibt die erste Behandlungsphase einer schwer traumatisierten Patientin. Obwohl die Erstanamnese an Symptomen im homöopathischen Sinne sehr ergiebig war, konnte nur ein erster Schritt getan werden, mit einer ersten wirkungsvollen Arznei. Viele wichtige Einsichten in die Gemütssphäre eröffneten sich erst später über die Jahre. Diese Krankengeschichte zeigt zudem auf, wie wertvoll und wichtig die interdisziplinäre Zusammenarbeit für das Wohl der Patientin ist. So können mit der schrittweisen, schichtweisen Annäherung an die Patientin die Gesamtsituation und die Ganzheit der Symptome erfasst werden. Damit ist genügend Zeit gegeben, die eine substantielle Begegnung und Entwicklung erfordert.
Beobachtungszeitraum: acht Jahre.

Das Arzneimittelbild von *Tarentula hispanica* hat ein hohes Ausmaß an Dynamik, zum einen an Destruktivität und Gefährdung und zum anderen an Not und Verzweiflung. Es ist eine Arznei für viele Formen von Seelentrauma und deren Folgen in Form von Essstörungen, Selbstverletzung, offener und verdeckter Aggression (Vermeulen 2000).

Tarentula ist nicht ausreichend im Repertorium vertreten in den Rubriken für Kindheitstrauma wie Beschwerden durch Scham, Missbrauch, sexuellem Missbrauch, Streit, Vernachlässigung als Kind. Das Repertorium bleibt ein offenes Buch, weshalb ein ständiges Einarbeiten neuer Prüfungen und klinischer Erfahrungen an Patienten gefordert ist.

Literatur

Achs U, Hofer E, Ponocny-Seliger E, Leithner-Diubas K, Springer-Kremser: Women Victims of Violence. Violence Against Women, accepted 2006.

Appelt B, Höllriegl A, Logar R: Gewalt gegen Frauen und ihre Kinder, in: Bundesministerium für soziale Sicherheit und Generationen, Abteilung V/7 (Hrsg.): Gewalt in der Familie, Gewaltbericht, 2001.

Campbell J, Alford P: The dark consequences of marital rape, Am J Nurs 1989(89):946 – 949

Campbell J, Poland M, Walder J, Ager J: Correlates of battering during pregnancy, Research in Nursing and Health 15, 1992(3):219 – 266

Eckardt J: Kinder und Trauma, Vandenhoeck & Ruprecht, Göttingen 2005

Ferenczi S (1932): Sprachverwirrung zwischen den Erwachsenen und dem Kind. Unveränderter Nachdruck der 1938 im Internationalen Psychoanalytischen Verlag, Leipzig, erschienen Erstausgabe. Bausteine zur Psychoanalyse Band III, Bern/Stuttgart: Huber 1964.

Fischer-Kern M, Schuster P, Springer-Kremser M (2005) spezifizierte therapeutische settings für depressive Patienten an der Universitätsklinik für Tiefenpsychologie und Psychotherapie. In: Leuzinger-Bohleber M, Deserno H (Hg.): Schriften des Sigmund-Freud-Instituts. Band 1: Depression: Pluralismus in Praxis und Forschung. Göttingen: Vandenhoeck & Ruprecht, S 106 – 123.

Forster R Zur Gewalt in der Psychiatrie. In: Ertl M, Keintzel B (Eds) Ich bin 1000 Ich. Wien: Facultas Verlags-Und Buchhandels AG, 2002; S 270 – 287

Freud A: A Psychoanalyst's view of sexual abuse by parents, in: Mrazek PB, Kempe CH (eds.): Sexually abused children and their families, Pergamon, Oxford/New York 1981.

Freud S Breuer J (1895) Studien über Hysterie Frankfurt: Fischer 1970, S 100 – 108.

Herman JL: Die Narben der Gewalt, Kindler, München 1998

Hirsch M: Realer Inzest. Psychodynamik des sexuellen Missbrauchs in der Familie, Springer, Berlin/Heidelberg 1994

Jacobson E: The Self and the Object World, Int. Univ. Press, New York 1964

Jones DPH and the Royal College of Physicians: Sexueller Mißbrauch von Kindern. Gesprächsführung und körperliche Untersuchung, Thieme, Stuttgart 1996

Krug EG, Dahlberg LL, Mercy JA, Zwi AB, Lozano R (eds.): World report on violence and health, World Health Organisation, Geneva 2002

Lampe A: Prävalenz von sexuellem Mißbrauch, physischer Misshandlung und emotionaler Vernachlässigung in Europa. Z Psychosom Med Psychother 48, 370-380, 2002

Leitlinie der österreichischen Gesellschaft für Gynäkologie und Geburtshilfe (OEGGG) bei Verdacht auf Vorliegen von Sexualdelikten, Stand 2001 (www.oeggg.at)

Levine P: Trauma-Heilung, Synthesis, Essen 1998

Lockot R: Die Reinigung der Psychoanalyse. Die Deutsche Psychoanalytische Gesellschaft im Spiegel von Dokumenten und Zeitzeugen (1933 – 1951), Edition Diskord, Tübingen 1994

Marwitz G, Hörnle R, Luber EM: Prostitution als Bewältigungsform in der Kindheit erlittenen sexuellen Missbrauchs mit seinen Folgen, Off Gesundh Wes 1990(52):658 – 660

Meiselmann KC: Incest: A psychological study of causes and effects, Jossey-Bass, San Francisco 1979

Mitchell J: Mad Men and Medusas, London: Penguin Press 2000

Navratil F: Sexuelle Ausbeutung von Mädchen: Problematik, Schwierigkeiten und Grenzen der klinischen Diagnose, Korasion 1995(10): 17 – 20

Nedelmann B: Gewaltsoziologie am Scheideweg. Die Auseinandersetzungen in der gegenwärtigen und Wege der künftigen Gewaltforschung, Kölner Zeitschrift für Soziologie und Sozialpsychologie, Sonderausgabe 1997(37/97):59 – 85

Olujic M Rape and War: The continued Trauma of Refugees and Displaced Persons in Croatia, Anthropology of East Europe Review 1995 Vol 13, No 1

Oppenheimer R, Howells K, Palmer RL, Chaloner DA (1985) Adverse sexual experience in childhood and clinical eating disorders: A preliminary description. J Psychiatr Res 19: 357-361.

Rauch E, Weissenrieder N: Verdacht auf sexuellen Missbrauch, Rechtsmedizin 2004(Bd.14):S209 – 218

Röhr HP: Ich traue meiner Wahrnehmnung, Walter, Düsseldorf, 2005

Rosenfeld A, Nadelson C, Krieger M, Backmann JH: Incest and sexual abuse of children, J Am Acad Child Psychiatry 16 1977(2):327 – 339

Springer-Kremser M, Haberl R, Brunner K, Urbas E: „Life events" und Psychosomatik der Frau, in: Söllner W et al. (Hrsg.): Sozio-Psychosomatik, Springer, Berlin/Heidelberg 1989

Springer-Kremser M, Leithner K, Fischer M, Löffler-Stastka H: Gender and Perversion – what constitutes a „Bad Mother", Arch Women Ment Health 2003(6):109 – 114

Strauss MA, Gelles RJ (Eds.): Physical violence in American families: Risk factors and adaptations to violence in 8.145 families. University Press, New Brunswick, Canada 1990

Sutherland CA, Bybee DI, Sullivan CM: Beyond bruises and broken bones: the joint effects of stress and injuries on battered women´s health, Am J Community Psychol 30, 2002(5):609 – 36

United Nations (Hrsg.): The Beijing Declaration and the Platform for Action, Fourth World Conference on Women, Beijing, 1995, , New York UN eds 1996

Weber, M. (1970) Vorlesung. „Einführung in die vergleichende Regierungslehre", Universität Kiel, Politikwissenschaften, 18.10.1970.

Zemp, A Pircher E: Weil das alles weh tut mit Gewalt. Sexuelle Ausbeutung von Mädchen und Frauen mit Behinderung. Schriftenreihe der Frauenministerin Band 10. Wien: Bundesministerium für Frauenangelegenheiten (1996)

Homöopathische Literatur

Gottschlich M: Ähnlichkeit als kommunikatives Prinzip, in: Documenta homoeopatica, Band 23, Maudrich, Wien 2003:1 – 18

Schuster B: Bambus: homöopathische Prüfung und Verifizierung, Kent Gesellschaft, Kronberg 1996

Vermeulen F: Konkordanz der Materia medica, Emryss, Haarlem 2000

IV
Anhang

33 Informationen

33.1 Ärztliche Organisationen

Deutscher Zentralverein homöopathischer Ärzte e. V. (DZVhÄ)
Am Hofgarten 5
D–53113 Bonn
Tel.: +49 (2 28) 2 42 53 30
Fax: +49 (2 28) 2 42 53 31
E-Mail: info@dzvhae.de
Internet: www.welt-der-homoeopathie.de
Anschriften der Landesverbände ☞ Homepage

Hahnemann-Gesellschaft – Arbeitsgemeinschaft klassisch homöopathisch behandelnder Ärzte e. V.
Tucholskystr. 13
D–14712 Rathenow
Tel.: +49 (33 85) 49 82 68
Fax: +49 (33 85) 49 95 46
Internet: www.hahnemann-gesellschaft.de

Ärztegesellschaft für klassische Homöopathie (ÄKH)
Kirchengasse 21
A–5020 Salzburg
Telefon: +43 (6 62) 43 78 41
Fax: +43 (6 62) 43 78 41-15
E-mail: office@aekh.at
Internet: www.aekh.at

Österreichische Gesellschaft für Homöopathische Medizin (ÖGHM)
Mariahilferstraße 110
A–1070 Wien
Tel.: +43 (1) 5 26 75 75
Fax: +43 (1) 52 67 57 54
E-Mail: sekretariat@homoeopathie.at
Internet: www.homoeopathie.at

Schweizerischer Verein Homöopathischer Ärztinnen und Ärzte (SVHA)
Sekretariat SVHA
Dorfhaldenstrasse 5
CH–6052 Hergiswil
Tel.: +41 (41) 6 30 07 60
Fax: +41 (41) 2 80 30 36
E-Mail: sekretariat@svha.ch
Internet: www.svha.ch

33.2 Internationale Organisationen

Europa

Europäisches Institut für Homöopathie (InHom)
Homöopathie-Stiftung des DZVhÄ
Springstraße 28
D-06366 Köthen (Anhalt)
Tel: +49 (34 96) 30 38 14
Fax: +49 (34 96) 30 38 16

E-Mail: info@homeostift.de
Internet: www.homoeopathie-stiftung.de

The Society of Homeopaths
11 Brookfield
Duncan Close
Moulton Park
GB–Northampton NN3 6WL.
Tel.: +44 (8 45) 4 50 66 11
Fax: +44 (8 45) 4 50 66 22
E-Mail: info@homeopathy-soh.org
Internet: www.homeopathy-soh.com

European Committee for Homeopathy (ECH)
Chaussée de Bruxelles 132, box 1
B–1190 Brussels
Tel.: +32 (23) 45 35 97
Fax: +32 (23) 46 18 26
E-Mail: info@homeopathyeurope.org

Liga Medicorum Homeopathica Internationalis (LMHI)
Internet: www.lmhi.net
Ländersekretariate ☞ Homepage

USA

National Center of Homeopathy
801 North Fairfax Street
Suite 306
USA–Alexandria, Virginia 22314
Tel.: +1 (7 03) 5 48 77 90
Fax: +1 (7 03) 5 48 77 92
E-Mail: info@homeopathic.org
Internet: www.homeopathic.org

33.3 Homöopathische Bibliotheken

Bibliothek der Österreichischen Gesellschaft für Homöopathische Medizin (ÖGHM)
Mariahilfstraße 110
A–1070 Wien
Präsenzbibliothek,
Montag, Dienstag, Mittwoch, Freitag von 9 –16 Uhr
Voranmeldung erbeten unter: +43 (1) 5 26 75 75

Bibliothek des Instituts für Geschichte der Medizin der Robert-Bosch-Stiftung
Straussweg 17
D–70184 Stuttgart
Montag bis Freitag 9 – 16 Uhr
(Benutzung nach vorheriger Anmeldung)
Tel.: +49 (7 11) 46 08 41 71 + 72
Fax: +49 (7 11) 46 08 41 81
E-Mail: bibliothek@igm-bosch.de
Internet: www.igm-bosch.de/f4.htm

Wolfgang-Schweitzer-Bibliothek – Homöopathische Bibliothek Hamburg
Einrichtung des Deutschen Zentralvereins Homöopathischer Ärzte (DZVhÄ)
Von-Melle-Park 3
D–20146 Hamburg
Montag u. Donnerstag 11 – 14 Uhr,
Dienstag u. Mittwoch 15 – 18 Uhr
Tel.: +49 (40) 4 10 14 69
E-Mail: hombib@sub.uni-hamburg.de
Internet: www.homoeopathiker.de/bibliothek/bibliothek.html

33.4 Zeitschriften

Allgemeine Homöopathische Zeitung (AHZ)
Wissenschaftliche und praktische Homöopathie
gegründet 1832
erscheint 6 × jährlich
Karl F. Haug Verlag in
MVS Medizinverlage Stuttgart GmbH & Co. KG

Deutsches Journal für Homöopathie
Barthel & Barthel Verlag
Berg/Schäftlarn
1982 – 1996, 4 × jährlich

Documenta Homoeopathica
Hrsg. vom Ludwig-Boltzmann-Institut für Homöopathie, Jahrbuch der ÖGHM
Wilhelm Maudrich Verlag
(bis einschl. Bd. 9 Karl F. Haug Verlag)
Universitätsbuchhandlung und Verlag für medizinische Wissenschaften, Wien

Homeopathic Links
The International Journal for Classical Homoeopathy
erscheint 4 × jährlich
Sonntag Verlag in
MVS Medizinverlage Stuttgart GmbH & Co. KG

Homeopathy
Formerly the British Homeopathic Journal
erscheint 4 × jährlich
Elsevier Verlag

Zeitschrift für Klassische Homöopathie (ZKH)
Grundlagen – Materia medica – Praxis
erscheint 4 × jährlich plus Sonderheft
Karl F. Haug Verlag in
MVS Medizinverlage Stuttgart GmbH & Co. KG

33.5 Homöopathie an Kliniken

Gynäkologisch-geburtshilfliche Ambulanz
Abteilung für Gynäkologie und Geburtshilfe
Wilhelminenspital der Stadt Wien
Montleartstraße 37
A–1160 Wien
Jeden 2. Mittwoch im Montag 15 – 18 Uhr
Tel.: +43 (1) 4 91 50 47 12

Gynäkologisch-geburtshilfliche Ambulanz
Abteilung für Gynäkologie und Geburtshilfe
Krankenhaus Hietzing
Wolkersbergenstraße 1
A–1130 Wien
Anmeldung Montag bis Freitag 8–12 Uhr
Tel.: +43 (1) 8 01 10 22 99

Homöopathisches Ärztezentrum Oberland-Klinik
Pütrichstraße 30 – 32
D–82362 Weilheim
Tel.: +49 (8 81) 6 30 88
Fax: +49 (8 81) 6 30 86
E-Mail: r.koedel@online.de oder m.takacs@gmx.net
Internet: www.homoeopathie-oberland.de

Clinica St. Croce
Via al Parco 27
CH–6644 Orselina
Sekretariat Homöopathie (9 – 11 h)
Tel.: +41 (91) 7 35 43 72 (deutsch, italienisch)
Fax: +41 (91) 7 35 43 74
Internet: www.clinicasantacroce.ch

Hahnemann-Klinik
Stahlbad Imnau
D–72401 Haigerloch-Bad Imnau
Tel.: +49 (74 74) 95 80 58
Fax: +49 (74 74) 9 56 18 88
E-Mail: anmeldung@hahnemann-klinik.de
Internet: www.hahnemann-klinik.de

Spezialambulanz „Homöopathie bei malignen Erkrankungen"
Abteilung für Onkologie
Klinik für Innere Medizin I
Medizinische Universität Wien
Währinger Gürtel 18 – 20
A–1090 Wien
Montag und Donnerstag 8 – 13 Uhr,
Mittwoch 10 – 15 Uhr
Tel.: +43 (1) 4 04 00 44 66

Stichwortverzeichnis

Homöopathische Arzneimittel sind in *kursiver Schrift* gesetzt.

A

B

C

D

J

K

L

M

N

O

R

S

T

U